妇科肿瘤学

Gynecologic Oncology

（第 2 版）

妇科肿瘤学

Gynecologic Oncology

（第 2 版）

主　　编　孙建衡　盛修贵　白　萍
副 主 编　吴小华　朱笕青　孔为民

北京大学医学出版社

FUKE ZHONGLIU XUE

图书在版编目（CIP）数据

妇科肿瘤学 / 孙建衡, 盛修贵, 白萍主编.—2版
.—北京：北京大学医学出版社，2019.5
ISBN 978-7-5659-1947-3

Ⅰ.①妇⋯　Ⅱ.①孙⋯ ②盛⋯ ③白⋯　Ⅲ.①妇科学
—肿瘤学　Ⅳ.①R737.3

中国版本图书馆CIP数据核字(2018)第303346号

妇科肿瘤学（第2版）

主　　编：孙建衡　盛修贵　白　萍
出版发行：北京大学医学出版社
地　　址：（100191）北京市海淀区学院路38号　北京大学医学部院内
电　　话：发行部 010-82802230；图书邮购 010-82802495
网　　址：http://www.pumpress.com.cn
E-mail：booksale@bjmu.edu.cn
印　　刷：中煤（北京）印务有限公司
经　　销：新华书店
责任编辑：马联华　责任校对：靳新强　责任印制：李　啸
开　　本：889 mm×1194 mm　1/16　印张：74.75　插页：14　字数：2007千字
版　　次：2019年5月第2版　2019年5月第1次印刷
书　　号：ISBN 978-7-5659-1947-3
定　　价：298.00元

编 者 名 单

名誉主编　蔡树模　高永良
主　　编　孙建衡　盛修贵　白　萍
副主编　吴小华　朱笕青　孔为民

编　　委（按姓名汉语拼音排序）
白　萍　蔡红兵　高雨农　黄　啸　孔为民　郎景和
李　斌　李广太　李淑敏　刘芝华　乔友林　沈丹华
盛修贵　孙建衡　王建东　王建六　王淑珍　吴小华
向　阳　臧荣余　朱笕青

编　　者（按姓名汉语拼音排序）
白　萍　中国医学科学院北京协和医学院肿瘤医院
布　洁　中国人民武装警察部队总医院
蔡红兵　武汉大学中南医院
蔡树模　复旦大学附属肿瘤医院
曹　箭　中国医学科学院北京协和医学院肿瘤医院
陈惠祯　武汉大学中南医院
戴景蕊　中国医学科学院北京协和医学院肿瘤医院
冯力民　首都医科大学附属天坛医院
高永良　浙江省肿瘤医院
高雨农　北京大学肿瘤医院
郭红燕　北京大学第三医院
郭会芹　中国医学科学院北京协和医学院肿瘤医院
郭丽娜　中国医学科学院北京协和医学院协和医院
郝玉芝　中国医学科学院北京协和医学院肿瘤医院
胡尚英　中国医学科学院北京协和医学院肿瘤医院
黄　啸　复旦大学附属肿瘤医院
孔为民　首都医科大学附属妇产医院
郎景和　中国医学科学院北京协和医学院协和医院
李爱玲　中国医学科学院北京协和医学院肿瘤医院
李　斌　中国医学科学院北京协和医学院肿瘤医院
李广太　煤炭总医院
李红霞　首都医科大学附属北京世纪坛医院
李　华　北京大学第三医院
李联昆　辽宁省肿瘤医院
李淑敏　中国医学科学院北京协和医学院肿瘤医院
李晓江　中国医学科学院北京协和医学院肿瘤医院

李子庭　复旦大学附属肿瘤医院
廖革望　湖南省肿瘤医院
刘继红　中山大学肿瘤防治中心
刘　琳　中国医学科学院北京协和医学院肿瘤医院
刘芝华　中国医学科学院北京协和医学院肿瘤医院
楼洪坤　浙江省肿瘤医院
马绍康　中国医学科学院北京协和医学院肿瘤医院
欧阳汉　中国医学科学院北京协和医学院肿瘤医院
钱海利　中国医学科学院北京协和医学院肿瘤医院
乔友林　中国医学科学院北京协和医学院肿瘤医院
沈丹华　北京大学人民医院
盛修贵　中国医学科学院肿瘤医院深圳医院
宋　磊　中国人民解放军总医院
孙建衡　中国医学科学院北京协和医学院肿瘤医院
孙　俪　山东省肿瘤医院
孙晓光　中国医学科学院北京协和医学院协和医院
王建东　首都医科大学附属妇产医院
王建六　北京大学人民医院
王淑珍　首都医科大学附属朝阳医院
魏丽惠　北京大学人民医院
吴　琨　昆明医科大学附属第一医院
吴　宁　中国医学科学院北京协和医学院肿瘤医院
吴小华　复旦大学附属肿瘤医院
向　阳　中国医学科学院北京协和医学院协和医院
许洪梅　北京大学第一医院丰台医院
俞　华　浙江省肿瘤医院
余小多　中国医学科学院北京协和医学院肿瘤医院
臧荣余　复旦大学附属中山医院
曾四元　江西省妇幼保健院
张　蓉　中国医学科学院北京协和医学院肿瘤医院
张师前　山东大学齐鲁医院
张　新　辽宁省肿瘤医院
张震宇　首都医科大学附属朝阳医院
张志毅　复旦大学附属肿瘤医院
张智慧　中国医学科学院北京协和医学院肿瘤医院
章文华　中国医学科学院北京协和医学院肿瘤医院
周春晓　美国北卡罗来纳州大学 UNC 医院
朱笕青　浙江省肿瘤医院
邹小农　中国医学科学院北京协和医学院肿瘤医院

第2版前言

《妇科肿瘤学》第1版2011年出版。我在第1版前言中介绍了我们组织编写本书的三个目的：介绍妇科肿瘤学的特点；反映50年来我们在妇科肿瘤防治方面的成绩和经验；给后来人留下一些资料，使他们了解前辈们的工作，激励他们努力奋斗，发展妇科肿瘤事业。本书第1版出版6年来，我深感当年出版本书实有必要。书中的一些观点仍然是当前讨论的热点，内容也正是当今妇科肿瘤医师所应了解的。我们国家日益兴旺和发达，肿瘤事业不断进步，新形势下，有新的内容、新的体会、新的观点，这也是我们编写《妇科肿瘤学》第2版的原因。

本书第2版保持了第1版的风格，作者团队新增加了一些当前妇科肿瘤学界有作为的中青年骨干。本书第2版增加了一些章节，由第1版的70章增加至85章，使内容更为广泛和深入。第2版对第1版的修订包括：补充了第1版欠缺的部分，如妇科肿瘤病理学（包括腹水和术中腹腔冲洗液细胞病理学及细针吸取细胞学）、尿道癌等；增加了新的内容，如转化医学、获得性人类免疫缺陷综合征（艾滋病）与宫颈癌等；反映了当前转化医学、精准治疗的一些成绩，如糖代谢与子宫内膜癌等；将阴道镜、宫腔镜和腹腔镜有关内容列为独立的章节；介绍了一些单位和作者的经验，如宫颈癌手术有关的其他手术方式、国内宫颈癌主流腔内放射治疗（简称放疗）方法、后装锥切等；在一些章节内在介绍新名词和新译文的同时，保留了其以往的概念和原文，如转化医学、精准治疗、多学科治疗、缓和医疗和安宁养护等，以使读者更好地获得新的认识。此外，随着时间的推移，知识的累积和技术的进步，第1版中有的内容已不适应当今的需要，因此，第2版也删除或简化了一些章节。

本书不是一家之言，第2版更具包容性。作者们所受教育及知识和工作背景并不一致，故对一些问题的观点和处理有所不同，我们尊重作者，对作者的表述未做原则改动，仅在书中用某些方式做了磨合，如对几种肿瘤进行的论述对其几种治疗方法做了分章介绍，希望读者能结合各自的临床实践做进一步探索。总之，我们希望，本书能对从事妇科肿瘤工作的读者提供进一步的帮助，并希望读者对本书提出宝贵的意见和建议！

孙建衡
中国医学科学院北京协和医学院肿瘤医院
（简称医科院肿瘤医院）
2018 年 12 月

第1版前言

组织本书写作有三个目的。第一是介绍妇科肿瘤学的特点。自 20 世纪 60 年代末起，妇科肿瘤学逐渐从传统的妇科学中分离出来，形成了独立分支学科，其标志是妇科肿瘤临床专科的设置和学术组织相继成立，以及妇科肿瘤专科医师的出现；但我们对此并不很熟悉，因而介绍妇科肿瘤学的特点有助于本学科的发展和专科医师水平的提高。第二是反映 50 年来我们在妇科肿瘤防治方面的成绩和经验，介绍当前一些科技热点；尽管我国妇科肿瘤专业底子薄弱，但 50 年来仍取得了不小的成绩，这无疑会对今后的事业发展有所助益。第三是给后来人留下一些资料，使他们了解前辈们的工作，激励他们在我国当前科技发展大好环境下继续努力奋斗，发展妇科肿瘤学。

正因为有上述考虑，本书形成了自己的特点：不是一家之言，特别是对一些临床肿瘤问题，是多人的手笔。这也许会使本书的某些章节出现某些认识和做法上的分歧。但是，这正反映了目前的一些学术观点和经验的不同，却也会使我国尚不十分熟悉妇科肿瘤学的医师们了解目前的发展现状，在他们实践之外，尚有许多百花齐放、争奇斗艳的精彩之处，值得他们学习借鉴。书中的一些观点，虽只代表了写作者个人的看法，但我认为它们无论对临床实践或临床科研都具有较高的参考价值。阅读本书可以丰富我们的知识面，特别是对需要多学科知识的妇科肿瘤医师来说更是如此。

与各个学科的发展一样，医学也是一个持续发展的学科，没有过去的医学成就就没有今天继续发展的基础和成就。不深刻地了解过去，就不能很好地理解今天的问题，就会片面地把当前的某些观点当成"真理"而轻率地接受，甚至以之否定过去，这对做好工作是有害的。只有了解了过去，并且通过自己的认真实践，才会有所发现，有所发展，不断前进。应该牢记，今天我们所做的工作是继承前辈们的工作而延续下来的，是前人给我们打下的基础。了解过去，对丰富和发展今天关系甚大。在这方面，由于资料的缺乏等原因，我们做得还远远不够，仍留有疑问。若本书有机会得以再版，希望能加以改进。

最后，我想强调一下，肿瘤是威胁人类的严重疾病，仍是目前的重要课题。就其治疗而言效果并不理想，特别对中晚期肿瘤；因此，不能停留在老方法上，必须有所改进，有所创新。然而，新技术、新方法一定要经过严格的、科学的验证，弄清其利弊，找出其适应证；如果不经过验证而盲目推广使用，则会给新技术、新方法的正确评价及患者带来不利的影响，也会搞乱学术思想，这点应切实重视。

本书的一些重要章节是由一些老前辈及颇有造诣的知名专家撰写或把关的，他们对本书的编写十分热心，对组稿工作给予了多方协助，使人感动，在此特别对他们致谢！

孔为民博士、王建东博士和王淑珍博士，除了完成本书有关章节的写作外，在繁忙的临床工作中还协助进行了本书的校正及初审工作，在此也对他们致谢！

还要感谢的是美国北卡罗来纳大学妇产科肿瘤部的周春晓博士，他为本书提供了很好的建议和信息。

笔者从事妇科肿瘤工作已逾 50 个年头，特别是近些年，每完成一项工作，总会想起已故的前辈专家吴桓兴教授、曾绵才教授、刘炽明教授，是他们培养了我，给我指出了方向，创造了条件，遗憾的是，对于他们的一些想法我并未能满意地做好，本书也是作为纪念和回报他们之作。

由于一些原因，原来的一些想法未能在本书中完全体现，想包括的内容也未能完全收入，但总的说来，本书还是一本较为全面的、有价值的参考书。由于本人的水平有限，本书定会有不少缺点，敬请读者多加批评指教。

孙建衡

医科院肿瘤医院

2011 年 5 月 1 日

目　录

第一篇　概　论　篇

第二篇　临床总论篇

第三篇　临床研究篇

第四篇　外阴、尿道、阴道篇

第五篇　宫 颈 癌 篇

第六篇　子 宫 体 篇

第七篇　输卵管与卵巢篇

第十篇　妊娠与妇科肿瘤

第十一篇　个案病例介绍及点评

第一篇

概论篇

第 **1** 章　妇科肿瘤学概述

第一节　妇科肿瘤学发展简史

妇科肿瘤学已成为一个独立的医学分支。实际上，妇科肿瘤学探讨的是妇科恶性肿瘤，因为妇科恶性肿瘤的发生、发展和临床处理有其特殊性，与妇科良性肿瘤不同，妇科肿瘤学已跳出传统妇科学的范畴。故本书定名为《妇科肿瘤学》。

从医学的发展史来看，新的医学分支或称之为"学科"的出现是一个逐渐的过程，它与医学本身的发展和整体的科学技术的发展息息相关，也反映了客观的需要。人们往往渴求了解一个不易说清的新学科出现的具体年代和代表人物，以填补某些可能存在的缺憾。妇科恶性肿瘤学也是逐渐形成的，谈起这一过程，笔者总愿意从 1898 年及 Wertheim 和 Curie 谈起 [1-3]。

我们把 1898 年奥地利医师 Wertheim 实施的广泛性子宫切除术＋盆腔淋巴结切除术看做是妇科恶性肿瘤标准治疗的开始，因为手术包括了肿瘤原发灶、浸润灶及区域性淋巴结的切除。直至今天，这也被认为是合乎原则的恶性肿瘤治疗。可以把 Wertheim 术看做是治疗妇科恶性肿瘤的新开端的代表。

也是在 1898 年，Curie 夫妇发现了镭。很快镭被用于宫颈癌的治疗并取得了良好的疗效。在 Wertheim 所处的时代，医学水平所限，妇科恶性肿瘤手术死亡率和并发症发生率高，而生存率不高，因而镭疗很快被广泛接受。妇科医师们将治疗恶性肿瘤的重点转向了放疗，他们与从事妇科肿瘤放疗的放疗专科医师共同为妇科肿瘤的放疗的发展做出了很大的贡献，并打下了多种手段治疗妇科肿瘤的基础。而肿瘤手术被停滞了近 30 年，直至 20 世纪 40 年代前后由于麻醉、输血和抗生素的临床使用促进了外科手术发展，而其时美国宫颈癌的放疗效果并不理想。Meigs 医生重新考虑了 Wertheim 术，认为其是合乎肿瘤治疗逻辑的，因此在新的条件下发展了 Wertheim 术——至 20 世纪 50 年代被称为 Wertheim-Meigs 手术 [4]，对于早期宫颈癌达到了与放疗效果相似的水平，使手术得到复兴。在此前一段时间，妇科肿瘤的放疗得到快速的发展，至 20 世纪 30 年代末，在欧洲已形成斯德哥尔摩、巴黎、曼彻斯特三大腔内镭疗学派，加之体外照射与腔内镭疗的配合，宫颈癌的放疗日趋成熟，疗效得到进一步提高。但其时已认识到镭的缺点及其对从事镭疗人员的放射损害。从 20 世纪后半期起随着原子能、工业自动化、电子工业的发展及计算机在医学领域的使用，镭被其他同位素取代，传统的腔内放疗被腔内后装放射源取代，而计算机在治疗中解决了剂量的即时运算、治疗计划设置、治疗过程控制并与影像学相结合，以影像学为基础的腔内放疗成为当今放疗的主流。

20 世纪 50 年代初，临床医师观察到氮芥治疗卵巢癌的效果，开始应用化疗药物治疗妇科恶性肿瘤 [5]。此后化疗新药不断出现，联合化疗及较为满意的辅助药物的临床使用，促进了妇科肿瘤化疗的发展。化疗对滋养细胞肿瘤的根治效果及对生殖细胞肿瘤和卵巢上皮癌的治疗作用已成为治疗妇科恶性肿瘤的不可或缺的手段。

在 20 世纪早期，即 20 世纪 20 年代前后，手术、放疗乃至手术放疗的合并治疗均已被应用于宫颈癌的治疗，但评价治疗方法没有统一标准，治疗颇为混乱。当时在国联卫生组织的倡导下，肿瘤国际分期出现。这一方面说明妇科肿瘤治疗渐入正规，另一方面说明多学科、多手段的综合治疗在妇科肿瘤的治疗上很早即已开始。

在妇科肿瘤学发展的同时，其他部位的肿瘤治疗也在发展，包含肿瘤外科、放射肿瘤、肿瘤化疗的肿瘤学已形成一个医学分支。1965 年，美国肿瘤学会（ASCO）的成立标志着肿瘤学成为一门独立的学科[6]。妇科肿瘤学当然也是肿瘤学的一部分，但妇科肿瘤学有其临床独特之处，而且也与妇科学紧密相连。其时，任何一门业已存在的学科都无法包括内容如此广泛又具有特殊性的妇科肿瘤。20 世纪 60 年代末，美国一些有识之士提出成立妇科肿瘤学会并得到了支持，于 1969 年正式成立了妇科肿瘤学会（ASGO），次年召开了第一次年会。正如 Griffiths[7] 所说，在 20 世纪 70 年代，妇科肿瘤学已作为一个独立的学科而被承认。作为妇科肿瘤医师，则要具备手术、放疗、化疗和病理学知识。妇科恶性肿瘤的处理应由妇科肿瘤医师处理。在 20 世纪 80 年代初，在美国仅有 202 位医师取得了妇科肿瘤医师资格。1987 年得到国际妇产科学会（FIGO）认可的国际妇科肿瘤学会（IGCS）成立，妇科肿瘤学的队伍及影响逐渐扩大，至今已成为学术界的一支颇为活跃的队伍。

在我国，虽然 20 世纪 40 年代在北京、上海大医院妇产科内已经存在拥有多种治疗手段的妇瘤科雏形，但妇瘤科只是在 1958 年医科院肿瘤医院成立及 1960 年上海医学院肿瘤医院两个单位建成时才得以很好地体现和被重视。此后由于历史的原因，我国肿瘤学发展停滞，肿瘤医师培养中断，学术上与国际脱轨。直至 20 世纪 70 年代末，我国肿瘤学发展才得以恢复。1990 年，中国抗癌协会在原有的宫颈癌专业委员会（1986 年组成）的基础上，成立了妇科肿瘤专业委员会；2004 年，中华医学会妇科肿瘤学会成立，我国妇科肿瘤学进入了新阶段。

第二节　现代妇科肿瘤学的概念

妇科肿瘤学实际上是由两条道路发展而来的（图 1-1）。其一，来自传统的妇科学的肿瘤部分；20 世纪初，妇科学脱离了外科学，肿瘤是妇科学内很重要的部分。其二来自肿瘤学，其中有肿瘤外科、肿瘤放疗和肿瘤化疗。这两条道路各自一条都构成不了现代妇科肿瘤学。若只强调妇科学部分，传统的治疗方法是手术，只能在手术方面发展，不能很好地、全面地选择有利于患者的治疗方法，不能了解其他治疗方法的特点及其治疗中的变化，也不能解决治疗后出现的变化和问题；若只强调肿瘤学，没有扎实的妇科部分的基本功，不会妇科检查、不会分期，也不能很好地判断肿瘤状况并制订合理的治疗方案，也难以合理地处理妇科合并症和并发症，而且往往会忽视患者的生理功能和治疗后生活质量，也不能很好地随诊。因此，不论具有何种治疗专长，参与处理妇科恶性肿瘤的医师都必须有相同的基本知识面和临床技能基本功，否则就不能成为一名合格的妇科肿瘤临床医师，甚至连参与会诊和学术讨论也困难。

妇科肿瘤学来自妇科学和肿瘤学的有关部分，但它也有其独立的特点。这些我们将在以后的章节中予以详细介绍，这里仅列举说明。就手术而言，妇科肿瘤学强调无菌术，也强调"无瘤术"；妇科恶性肿瘤手术往往超出了传统妇科手术的范围。就放疗而言，妇科肿瘤学强调腔内治疗与体外照射的合理配合，与普通肿瘤不同，直至目前，妇科肿瘤的放疗计划的

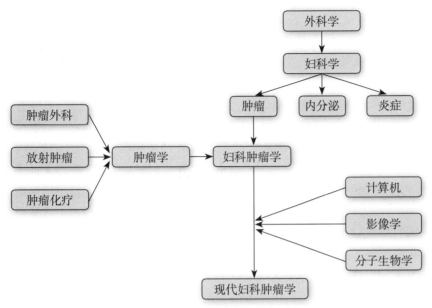

图 1-1　现代妇科肿瘤学的发展

制订不是仅靠影像学表现，而仍以盆腔检查为主。就化疗而言，滋养细胞肿瘤是目前少有的可以化疗根治的肿瘤；晚期卵巢癌综合应用化疗与减瘤术治疗又是妇科肿瘤的特征性治疗手段。而病理学表现则是诊断肿瘤的金标准，也是临床医师选择治疗及判断预后的重要依据；因此，病理学历来被视为肿瘤临床医师不可或缺的必备知识。

　　如上所述，妇科肿瘤学历来是以多种治疗手段来处理肿瘤问题的。早期，妇科肿瘤学强调医师应具有手术、放疗、化疗和病理学知识，但目前看来这四方面的知识已经不够了。

　　自 20 世纪 90 年代以来，医学发展迅速，特别是影像学和分子生物学的发展，妇瘤科医师还需要有影像学和分子生物学知识。虽然目前除胸部、骨的影像学检查阳性表现可用于分期外，CT、MRI、PET 等检查都没被国际妇产科学会当作分期的依据，但它们已是诊治中的重要参考依据。肿瘤分子生物学发展迅速，已不再局限于肿瘤标志物检查，还可以从分子生物学方面入手来选择治疗和判断预后。对于生物治疗以及当前肿瘤新热点的靶向治疗，作为妇科肿瘤专科的临床医师，如果没有分子生物学知识，则已难以适应临床需要。计算机已进入现代妇科肿瘤学临床和科研领域，而且会越来越广泛，越来越深入。图 1-1 显示了妇科肿瘤学的发展过程。还要强调的是，具有多学科知识的妇科肿瘤医师的临床效果判断标准是不同于非肿瘤专科医师的，如他们对某种治疗方法和技术价值的考虑是以长期生存率来做标准的，特别是长期无瘤生存率和并发症发生率，当然也包括治疗后生活质量，而不是以我是否能实施和具有某种新技术和设备来判断的。此外，对治疗方案的选择是依据患者的特点，强调个体化，而不是依据医师的个人专长。

第三节　中国妇科肿瘤学的发展

　　据我们调研，早在 20 世纪 20 年代中后期，北京协和医院就已开始以镭治疗宫颈癌，上海则于 1930 年前后开始[8]。新中国成立前，北京协和医院已有妇科肿瘤及镭疗教授；当时国内镭疗除上海镭锭医院外，基本上是在妇科内实施。刘泰福及曾绵才教授分别于 1956 年及 1958 年发表了宫颈癌放疗 5 年生存率的报告。宫颈癌根治手术始于 20 世纪 50 年代前期，

1956年，江西杨学志教授首先发表了"宫颈癌广泛性根治摘除手术"。20世纪50年代初，杨大望教授将巴氏细胞学诊断技术及其子宫颈涂片分级法引进我国，并于1957年在人民卫生出版社出版《阴道细胞学》一书，为我国宫颈癌的普查及早期癌的发现发挥了重要作用。1957年，北京首先进行了宫颈癌普查，其后天津、上海、甘肃、江苏、陕西等地也相继展开宫颈癌普查。

1958年，在我国肿瘤发展史上有重要意义的医科院肿瘤医院成立，并且当时即设立了具有多种治疗手段的妇瘤科——其建制是由林巧稚教授直接规划的，原北京协和医院妇产科负责肿瘤及镭疗部分的曾绵才教授为主要负责人。在当时肿瘤外科前辈金显宅教授和放疗前辈、肿瘤医院院长吴桓兴教授的指导下以及肿瘤医院放疗科的协助下，建立起了具有手术、放疗、化疗多种手段的妇瘤科。在上海，1954年，上海镭锭医院划归上海医学院，成为上海医学院附属肿瘤医院（即现在的复旦大学附属肿瘤医院），并于1960年建立了妇瘤科——其建制与医科院肿瘤医院妇瘤科相同，也是一个具有多种治疗手段的科室。这两所医院的妇瘤科为我国早期妇科肿瘤学培养了大批的骨干。他们为我国妇科肿瘤学的发展做了大量的工作。在20世纪70年代末，随着改革开放的东风，我国妇科肿瘤学得以加快发展并取得显著的成就。

一、宫颈癌的普查普治及高发区现场研究

（一）宫颈癌的普查普治

20世纪70年代后，我国多个地区开展了宫颈癌普查（screening），得到了一些地区的宫颈癌患病率资料并了解了一些宫颈癌流行病学特点，如宫颈癌分布不均匀，山区患病率高于平原，农村患病率高于城市，并有高发区存在，发病因素集中于婚产、宫颈糜烂等。普查普治使一些地区和人群的患病率下降，上海纺织女工的患病率由1958年的136.09/10万降至1977年的9.49/10万。江西靖安县的发病率由1976年的827.29/10万降至1983年的141.92/10万。普查普治带来的另一成绩是病死率的下降。根据全国肿瘤防治办公室资料，1973—1975年，全国宫颈癌病死率为9.98/10万，1990—1992年降至3.25/10万；北京由6.93/10万降至1.34/10万，上海由4.67/10万降至1.46/10万；在一些宫颈癌病死率较高的省份，如山西、内蒙古、陕西、湖北，病死率也均有下降。

进入21世纪，大规模普查已很少进行，但仍有地区性局部地区的筛查（screening）及机会性筛查。由于我国地域辽阔，人口众多，经济发展不平衡，一些筛查资料很难代表我国妇科肿瘤发病及患病的真实情况。当前肿瘤登记及死亡登记业已在全国多地开展。从全国肿瘤防治办公室公布的死亡排名顺序看，宫颈癌已从1973—1975年的第2位变为2004—2005年的第7位。卵巢癌及子宫内膜癌均位于前十位之后（见表1-1）。

表1-1 死亡排序（女性恶性肿瘤）

	1973—1975	1990—1992	2004—2005
卵巢癌	—	10⁺	10⁺
子宫内膜癌	—	10⁺	10⁺
宫颈癌	2	6	7

从肿瘤登记数据得到的发病率来看，东部一些地区，特别是东部发达地区，如北京、

上海、杭州等地，宫颈癌的发病率已居于女性恶性肿瘤前十位之外，而且几种主要妇科恶性肿瘤的发病位置是相互接近的，如宫颈癌、子宫内膜癌、卵巢癌，但仍有属第一位的地区，多在一些经济发展水平较差地区。下面为 2006 年肿瘤登记的数据*：

北京　卵巢癌（8.8/10 万）位于乳房癌、肺癌、结肠癌、胃癌、肝癌、直肠癌之后，排第 7 位，子宫体癌（7.1/10 万）排第 8 位。

上海　卵巢癌（10.7/10 万）排第 7 位。

杭州　子宫体癌（7.2/10 万）排第 10 位。

广州　子宫体癌（7.1/10 万）、卵巢癌（6.3/10 万）、宫颈癌（5.7/10 万）排第 8~10 位。

阳城　宫颈癌（93.7/10 万）排第 1 位，卵巢癌、子宫体癌未排在前十位内。

*位于十位后者未列入。

从北京市总工会女工四病保险资料可见，在北京地区的女性工薪阶层，宫颈癌、子宫内膜癌、卵巢癌在 2006—2008 年连续 3 年的赔付是基本一致和稳定的（表 1-2）。

表 1-2　北京市总工会女工四病赔付情况

年度	乳腺癌	卵巢癌	宫颈癌	子宫内膜癌	CIN 3
2006	62%	9%	9%	11%	—
2007	64.52%	8.24%	8.24%	7.89%	10.57%
2008	63.79%	8.09%	7.54%	10.11%	7.17%

CIN：宫颈上皮内瘤变

（二）宫颈癌高发区的现场防治研究

在高发区现场开展研究是我国肿瘤防治研究的特色。

1974 年，江西妇幼保健院杨学志等人在宫颈癌高发区江西省靖安县建立了防治研究基地，其后成立了靖安县宫颈癌防治研究所。1978 年，宫颈癌协作组在靖安县进行了系列合作研究。该协作组根据配对研究结果认为，性因素（如初次性交年龄、男性、女性性伴数）、包皮垢、宫颈糜烂为发病相关因素，检查的疱疹Ⅱ型病毒（HSV-2）感染在该地区宫颈癌患者中阳性率达 95%。20 世纪 80 年代后期，医科院肿瘤医院经调查发现，山西省襄垣县为山西省宫颈癌高病死率区，确认该县为宫颈癌高发区。1988 年，一支多学科队伍在山西省襄垣县进行了每 2 年一次的普查，并且他们结合国家"八五""九五"攻关重点课题，进行了宫颈癌及其癌前病变与人乳头状瘤病毒（HPV）关系的研究[9]，发现该地区 HPV 感染率为 1 109.1/10^5，宫颈癌患病率为 879.3/10^5。HPV DNA 阳性率在宫颈癌癌前病变及癌中为 25%~69.7%，其中 HPV16 占 66.2%，HPV18 占 8.8%[9]。20 世纪 90 年代中、后期，一个国际协作组对山西省襄垣县宫颈癌高发区进行了普查、普治并开展了有关宫颈癌的流行病学及病因学的有关研究。目前有关 HPV 疫苗对预防宫颈癌的作用也在现场观察中。

二、临床治疗方面

（一）放疗方面

1．宫颈癌

1960 年以前，我国宫颈癌的镭疗基本上是沿袭欧洲三大学派的方法，如北京协和医院采用的是巴黎镭容器（Colpostat），治疗方法则是沿袭曼彻斯特方法（每次治疗40～48 h，采用A、B点做剂量参照点）；上海有关医院则沿袭斯德哥尔摩方法，采用排管式镭容器，分次镭疗，每次24 h。体外照射则多采用180～220 kV X线机；个别医院还采用过350 kV X线机。在此时期，宫颈癌的5年生存率在上海医学院院附属肿瘤医院为：Ⅰ期67%，Ⅱ期45%，Ⅲ期28%，Ⅳ期0%，在北京协和医院为Ⅰ期75%，Ⅱ期25%，Ⅲ期0%。1958年，医科院肿瘤医院成立，由原上海镭锭医院院长吴桓兴任院长，他与该院妇瘤科刘炽明等医师开展了北京型镭容器的研究及临床使用，建立了我国治疗宫颈癌的原则和方法，使宫颈癌的治疗水平大幅提高。其后孙建衡、祝庆林在国内首次应用计算机进行北京型容器剂量的计算及绘制剂量分布图的工作，完善了北京型容器的临床使用，形成了我国腔内放疗的独立体系。以医科院肿瘤医院为例，宫颈癌的总的5年生存率已达65.7%。20世纪70年代后，我国开始了腔内后装治疗宫颈癌的工作，开始研发后装机。1976年，北京妇产医院引进了加拿大Brachytron高剂量率 ^{60}Co后装机；其后天津中心妇产医院引进了单管道Buchler后装机；1982年，医科院肿瘤医院引进了三管道 ^{137}Cs Buchler机，并保持阴道容器类似北京型阴道容器。由此后装治疗广泛开展，并逐渐取代了传统的腔内放疗。进入20世纪90年代，又经历了后装机换代和后装机国产化。以往的电机控制的后装机已被由计算机控制的有治疗计划系统及治疗控制系统的多功能、高强度 ^{192}Ir后装机取代。20世纪末，国产 ^{252}Cf中子后装机问世，并首先在重庆大坪医院使用。至今已有近20台中子后装机在临床使用，也有较高的长期生存率临床报告发表。20世纪90年代后，随着妇科后装机换代及计算机化，孙建衡等在以往对北京型剂量研究及近十年后装机的治疗经验基础上，以影像学为基础，先后设计了妇科肿瘤腔内后装放疗WD-18（ ^{192}Ir）S系列及 ^{252}Cf SL（N）系列的标准程序，简化了后装机治疗过程，使其便于普及而得到了广泛应用。近年，后装锥切已开始在临床使用[10]并受到了同道的关注。

2. 子宫内膜癌

20世纪80年代中后期，医科院肿瘤医院妇瘤科开始关注子宫内膜癌的放疗问题，他们分析了以往治疗中存在的问题（如按宫颈癌模式治疗，剂量概念模糊，治疗存在盲目性等）并报道了单纯放疗的结果：总的5年生存率为48.9%，治疗效果不够理想。在开始后装治疗时，为对其放疗进行改进，孙建衡等提出以A、F两个参照点来评估子宫内膜癌腔内治疗剂量的合理性，从而使子宫内膜癌Ⅰ、Ⅱ期单纯放疗的5年生存率由50%提高到65.4%。

3. 阴道癌

近20余年来，我国逐渐有大病例数的阴道癌临床报告。上海、北京、浙江均以放疗作为本病治疗的主要手段。上海刘淑香报告的5年生存率为54.83%，丁亚琴等报告的5年生存率为69.8%，北京孙建衡等报告的5年生存率为51.75%，杭州楼寒梅等报告的5年生存率为40.0%。后装治疗仍保持了类似结果，如本世纪初北京孔为民报告的5年生存率为58.8%；2010年北京马绍康报告的5年生存率为42%。

由计算机控制的微型源、高剂量率 ^{192}Ir后装机也使某些妇科肿瘤得以实施组织间放疗。

进入21世纪后，放疗新技术发展很快，X刀、γ刀、三维适形照射（3-DCRT）、调强放疗（IMRT）在妇科均有所应用，开阔了妇科放疗的新视野，使局部肿瘤剂量、淋巴结剂量、复发肿瘤剂量得以提高。

（二）手术方面

1. 宫颈癌手术

我国开始宫颈癌根治性手术应是新中国成立以后的事。有资料见证的是上海第一人民医院林元英于1951年始做了广泛性子宫切除术及淋巴结切除术，而首先发表论文的是江西杨学志（1956）。1958年，金显宅、刘炽明在医科院肿瘤医院进行了脏器切除术（exenteration）；张志毅则发表了18例妇科恶性肿瘤盆腔脏器清扫术的经验。关于阴式宫颈癌手术，张其本在他所著《宫颈癌手术学》中提到，1955年始做了此手术，但首次发表有关论文的是上海第二医学院附属仁济医院妇产科（1960）。

1958年后，有关宫颈癌手术的著作陆续问世。较早的有苏应宽、江森、高学良主编的《妇科手术学》（1958），杨学志、刘淑香、张其本的《宫颈癌根治手术》（1958及1962），柯应夔、林元英的《宫颈癌广泛性切除术》（1962）等，这些专著的出版促进了宫颈癌手术的发展和提高。

20世纪90年代后，广泛性子宫切除术及盆腔淋巴结切除术普及很快，很多基层医院也可实施此种手术。进入21世纪，腹腔镜下广泛性子宫切除术及淋巴结切除术（包括腹腔镜下淋巴结切除术＋阴式广泛性子宫切除术）发展也颇快。对年轻、想保有生育功能的女性也开展了广泛性宫颈切除术。也有医师将淋巴结清扫术范围扩大到主动脉旁淋巴结。

2. 子宫内膜癌手术

以往多以全子宫附件切除术为基本手术治疗方式，如上海翁仲颖报告，1958—1973年间，对Ⅰ期患者均行全子宫附件切除术。四川陈毅男报告，1955—1978年，施行全子宫附件切除术手术者占58.4%，次全切除占10.1%。行广泛性子宫切除术及淋巴结清扫术者为数不多。20世纪后期，手术范围扩大，特别是1988年国际妇产科学会（FIGO）手术分期发布后，手术范围扩大，包括广泛性子宫切除术及盆腔和主动脉旁淋巴结清扫术。20世纪90年代后，医科院肿瘤医院采用了淋巴结取样术，对有适应证者施行系统淋巴结切除术，以避免过度手术问题。进入21世纪，学术界注意到，子宫内膜癌手术分期发布后存在过度手术问题，并对早期低危病例进行主动脉旁淋巴结切除术有了一致看法[11]。

3. 外阴癌手术

以往外阴癌均以手术治疗为基本治疗手段。如上海张志毅报告，1957—1973年，除晚期病例外，对外阴癌病例均实施手术治疗；手术方式多为广泛性外阴切除术＋腹股沟淋巴结清扫术，少数则行盆腔淋巴结清扫术。如北京俞高志报告，行淋巴结清扫术者33例，仅7例做盆腔淋巴结切除术。20世纪70年代前，手术强调整块性、广泛性；其后则重视个体对待及手术和放疗综合治疗。也有将腹股沟部弧形切口改做两个腹股沟切口，从而将腹股沟组织和外阴组织分别切除，并注意保留皮下组织厚度，缩短伤口愈合时间，避免植皮，从而减少了并发症。20世纪80年代后，外阴癌手术范围有逐渐缩小趋势，重视患者生活质量；如江西罗兵等提出根据病变的情况，采取不同的外阴部分切除及病变侧广泛性外阴切除术＋区域淋巴结清扫术。但也有对外阴大病灶进行广泛切除者，如四川彭芝兰报告，对外阴大病灶病例进行广泛性外阴切除术及淋巴结清扫术，对外阴行肌皮瓣转移外阴再造，缩短住院时间。江森等对外阴癌侵犯尿道者施行外阴癌根治术＋全尿道切除术＋膀胱直肠吻合（肛门排尿）＋乙状结肠肛门括约肌内肛门后造口（改良的Gersung-Cowsley手术），这些手术对治疗后生活质量有利。我国外阴手术治疗效果与国际持平，如上海张志毅、北京白萍报告的5年生存率Ⅰ期为100%，Ⅱ期为84.2%～94%，Ⅲ期为65.2%～83.8%。

4. 卵巢癌手术

卵巢癌是妇科主要肿瘤之一，其发病率与子宫内膜癌相近；1990年以前，可能因临床上所见病例多系晚期，无特殊有效治疗方法，报道并不多。卵巢癌首选治疗方法为手术，20世纪70年代以前多系全子宫附件切除术，之后全子宫附件、大网膜、阑尾切除成为常规手术方法；20 世纪 90 年代以后，还重视腹膜后淋巴结切除术。新化疗药物的出现，特别是顺铂、泰素等化疗药物用于临床后，对卵巢癌采取手术及化疗综合治疗取得了明显的进步，单纯手术治疗只局限于早期病例。卵巢癌的减瘤术在 20 世纪 60 年代已用于临床，减瘤术后联合化疗已成为晚期卵巢癌的主要治疗方式。20 世纪 90 年代也开展了再探术并取得了临床经验。

5. 阴道癌手术

阴道癌手术治疗国内报道不多，少数阴道上 1/3 病例是按宫颈癌手术原则进行治疗的。对于阴道黑色素瘤，有行全子宫、全阴道切除术及淋巴结清扫术＋阴道成形或乙状结肠代阴道的经验，相信随着综合治疗的经验积累，阴道癌手术治疗会得到更多关注。

（三）化疗方面

化疗在相当长的时期是被当作姑息治疗方法的。作为根治方法，我国在绒癌的治疗方面工作出色，走在了世界前列。1958 年始，宋鸿钊考虑到绒癌的特点，开始进行绒癌的化疗研究，先后发现大剂量 6- 巯嘌呤（6-MP）、5- 氟尿嘧啶（5-fluorouracil，5-FU）、放线菌素 D（KSM）、磺巯嘌呤钠（AT-1438）、邻脂苯芥（AT-581）和硝卡芥（AT-1258）等对治疗绒癌有很好的疗效，并对单药治疗、多药多途径治疗直至联合用药的方案进行了研究和完善，使绒癌的病死率由 1949—1958 年的 89.2% 降至 1973—1975 年的 21.4%，其中Ⅰ、Ⅱ期病例均无死亡。此项研究改变了绒癌的传统的以手术为主的治疗方法，使绒癌成为化疗能治愈的肿瘤。此外，对绒癌的转移、分期、难治性绒癌、耐药等都进行了深入系统的研究。

（四）综合治疗

综合治疗是当今肿瘤治疗的发展方向。妇科肿瘤综合治疗开展得较早，也是妇科肿瘤治疗的特点，近年来又获得了长足的发展。

1. 卵巢恶性肿瘤的手术与化疗的综合治疗已成为卵巢癌的基本治疗方法

20 世纪 80 年代后，以顺铂为主的联合化疗与手术的配合（包括减瘤术）在我国普遍开展。联合化疗取代了单药化疗，全身及腹腔用药、介入治疗、新辅助化疗等均已用于临床，使疗效得到了不同程度的提高。二线化疗药物也在增加，如托泊替康、吉西他滨、依托泊苷、泰素等，给耐药、复发癌提供了用药选择。卵巢生殖细胞癌手术与化疗的综合治疗取得了明显进步，采用 VAC、PVB、BEP 治疗恶性生殖细胞瘤明显改变了此类肿瘤的预后，使早期癌的长期生存率达到 94.3%，晚期癌的长期生存率达到 73.3%，复发后的长期生存率达到 51.6%，使复发率降至 44.4%。

2. 子宫内膜癌放疗与手术综合治疗

翁仲颖在总结 1958—1973 年的子宫内膜癌时已建议，除Ⅰ期外均应进行放疗与手术综合治疗。他的一组术前镭疗病例的生存率达 91.4%，明显高于应用其他方法组。孙建衡等对Ⅰ、Ⅱ期子宫内膜癌的治疗方法进行了研究，结果表明，术前全量腔内放疗＋全子宫附件切除术并以手术探查结果决定术后是否进行体外照射的方法，5 年生存率Ⅰ期达到 96.5%，Ⅱ期达到 90.9%，且复发率、转移率、并发症发生率均较低。

3. 外阴癌的手术与放疗的综合治疗

20 世纪 60 年代后期，逐渐开展外阴癌手术与放疗综合治疗，其重点为晚期外阴癌及腹股沟照射。外阴癌放疗主要分为术前和术后照射，用于缩小肿瘤，以及对保留的尿道、肛门和术后切缘的放疗。淋巴区的治疗包括腹股沟及盆腔。章文华等报告，晚期外阴癌的放疗与手术综合治疗后 5 年生存率达到 60.8%。

4. 宫颈癌的放疗与化疗的综合治疗

20 世纪 90 年代后，我国已开始关注宫颈癌的放疗与化疗的综合治疗，以期能提高宫颈癌的生存率，此一工作仍在进行中。放疗与化疗的同期治疗是当前的热点，对此多数评价是肯定的，但也有不同的意见。此外，宫颈癌新辅助化疗及早期高危患者术前和术后放疗也在临床中使用颇广。

5. 绒癌的综合治疗

化疗虽已成为根治绒癌的有效方法，但对有团块状转移灶和耐药等病例仍有疑问。化疗与手术、放疗的综合治疗也成为关注的方法。

（五）生物治疗与靶向治疗

增强机体免疫力及预防和逆转细胞癌化的生物反应调节剂在临床已运用多年，如干扰素、白介素、造血生长因子、肿瘤疫苗等，虽然它们各自的独立抗肿瘤作用在妇科肿瘤中并不突出，但在治疗中的辅助作用不容忽视。以基因研究为基础的靶向治疗，在妇科肿瘤中也起了不少作用，从较早的 p53 基因治疗到目前的抗血管内皮因子抗体在卵巢癌治疗中已应用较多，主要用于晚期、耐药病例，与化疗联合用药。目前关于生物治疗与靶向治疗，已不仅关注其疗效，也关注其并发症。

三、临床诊断

（一）细胞病理学

20 世纪 50 年代初，杨大望引进了巴氏细胞学，主要用于临床发现早期癌和宫颈癌普查。1978 年，杨大望主持了以巴氏分级为基础的子宫颈细胞分级，对我国宫颈癌普查和早期癌的发现起了颇大作用。宫颈细胞学也扩展到腹水、子宫内膜的细胞学检查。20 世纪 80 年代末，TBS（The Bethesda System）出现，刘淑范等对其术语解释和液基细胞学在我国的运用和推广做了大量工作。目前我国多数单位已用液基细胞学检查取代了巴氏细胞学检查。细胞学检查也从以往的仅为涂片检查发展到目前的穿刺细胞学检查。妇科细胞学检查也成为当今细胞病理学检查的一部分，宫颈癌癌前病变也已统一为高级别的宫颈上皮内病变（CIN 2~3）及低级别的宫颈上皮内病变（CIN 1）。

（二）肿瘤标志物

肿瘤临床一直关注着肿瘤标志物，希望能有更多的肿瘤标志以作为肿瘤诊断和监测的依据。目前很多与分子生物学有关的研究也都在探索、寻找肿瘤标志物。妇科肿瘤学目前采用的有价值的标志物有 hCG、ATP、CA125、CEA、SCCA、CA19.9 等。近年也有用多种标志物与多种基因联合检查来提高检查的特异性及敏感性的方法，但临床上尚有颇多问题，需要进一步研究。

四、病因研究

20 世纪 80 年代前，病因研究多限于对有关宫颈癌发病相关因素的调查，如婚产、初次性交年龄、性伴侣数、包皮垢、性病史及子宫颈局部病变（如宫颈糜烂）等。江西、北京做过疱疹病毒 -2 及人巨细胞病毒（HCMV）的研究。20 世纪 80 年代后，随着 Zur Hausen 提出 HPV 系宫颈癌病因及研究的深入，我国也将重点转向了 HPV。HPV 与宫颈癌的发生及与宫颈癌癌前病变的关系和疫苗的制备研究被列入我国"八五""九五""十五"重点课题。现已弄清了 HPV16、HPV18 为我国的主要致宫颈癌及其癌前病变的 HPV 类型。目前 HPV 的四价及二价疫苗正在多个地区试用中。

20 世纪 80 年代后，一些分子水平的技术已被用于我国妇科各种肿瘤的癌基因和抑癌基因表达的研究，以探讨它们与肿瘤发病、进展和预后的关系，找出一些与治疗有关的新靶点，解释临床存在的问题，以及为新药研究提供依据。这些研究提示，癌变发生是一个复杂过程，而且是多基因改变。基因芯片和蛋白质组也被用于监测众多基因的表达，以比较不同状态下基因表达的变化，从而更深入地了解癌变过程。

五、其他方面

（一）规范化治疗

为提高肿瘤的治疗水平，从 20 世纪 80 年代开始强调规范化治疗。1990 年出版了由卫生部医政司及全国肿瘤防治办公室委托组织的国内有关专家编写的《宫颈癌诊治规范》（中国常见恶性肿瘤诊治规范第七分册）。1999 年出版了由我国抗癌协会组织编写的《新编常见恶性肿瘤诊治规范》，其中妇科肿瘤部分包括外阴癌、宫颈癌、子宫内膜癌、恶性滋养细胞肿瘤、卵巢恶性肿瘤。2005 年出版的《临床诊治指南肿瘤分册》的妇科肿瘤部分和 2009 年出版的《妇科恶性肿瘤诊疗纲要》[11]，均为规范化治疗提供了依据。

（二）学术专著

20 世纪 80 年代后，妇科肿瘤学术界颇为活跃，继宋鸿钊主编的《滋养细胞肿瘤的诊断与治疗》出版后，多种包括有多学科内容的专著不断出版，如连丽娟主编的《林巧稚妇科肿瘤学》、曹泽毅主编的《妇科肿瘤学》、张惜阴主编的《临床妇科肿瘤学》、陈惠祯主编的《现代妇科肿瘤学》等。此外，有关手术的专著有张志毅主编的《妇科肿瘤手术学》、陈惠祯主编的《妇科肿瘤手术图解》。涉及放疗的有孙建衡主编的《妇科恶性肿瘤放射治疗学》及《妇科恶性肿瘤的近距离放射治疗》。还有孙建衡、蔡树模、高永良等主编的国家"十一五"重点图书《妇科肿瘤学》等。可喜的是，一些中青年学者，如王建六、黄啸等，分别主编了《子宫内膜癌》及《宫颈癌的综合治疗》。这些专著都为从事妇科肿瘤专业的同道提供了工作中的参考。

第四节　妇科肿瘤学今后的发展方向和面临的挑战

一、走具有我国特色的道路

新中国成立 60 年来，我国妇科肿瘤学取得了重大发展，肿瘤三级预防取得了显著的成就。我国肿瘤三级预防措施是可行的。一级预防是病因的预防，目前大多数肿瘤的病因仍难以确定，但研究共识是：肿瘤为多基因、多因素、多阶段发生的十分复杂的疾病。以前的一级预防多为消除有关因素的预防，并非真正意义的病因预防。即使像宫颈癌这种病因找出了，疫苗问世了，也并不能说一切问题都解决了，尚有许多问题有待解决。而且像我国这样的发展中大国，费用就是一个大问题。高危 HPV 感染是宫颈癌的病因，目前已知 HPV 感染相当普遍，为何仅部分感染者发生宫颈癌，必然还有其他因素存在。我国宫颈癌的发生率、病死率已有明显的下降，特别是在经济发达的东部地区，但年轻宫颈癌患者却有增加的趋势。预防也有多种途径。我国地域辽阔，各地区风俗、习惯、文化背景、经济发展不同，肿瘤分布也不同，因而不同地区应有不同的策略。消除一些发病高危因素，有助于预防肿瘤的发生。但有的肿瘤即使了解了其高危因素，也难以予以干预，如部分子宫内膜癌的发生与内源性雌激素有关，但目前还难以干预。而卵巢癌目前还不清楚其发生的相关因素，自然也谈不到病因预防了。二级预防为早期发现、早期诊断、早期治疗，简称"三早"。我国对宫颈癌的筛查、癌前病变的治疗已取得很多经验和成效，但对其他妇科恶性肿瘤，如子宫内膜癌和卵巢癌，就不能与宫颈癌同日而语。对于像卵巢癌之类早期诊断也困难的肿瘤，三级预防尤显重要。三级预防的主要目标是提高治疗率、治愈率和生活质量。我国肿瘤三级预防仍是我们今后应走的道路，但具体措施应有所改进，如不同地区应有所区别。大规模普查可能不适于目前的形势。局部地区的筛查可能更实际；而且筛查不应仅局限于宫颈癌，而应同时包括其他妇科肿瘤。近几年在一些地区，宫颈癌已不再是妇科肿瘤中的第 1 位肿瘤，子宫内膜癌、卵巢癌的发病率已与宫颈癌处于同一水平。宫颈癌的发病也有新的情况，如有年轻患者发病增加的趋势，需引起注意。对于一些高发地区、高发人群、高发职业，特别要加强医学知识和妇女卫生知识的宣传教育，提高妇女自强、自尊意识和人文素质。肿瘤登记制度是一项重要制度，应培养一批高素质的队伍做好肿瘤登记工作，这不是短期能解决的事情，而且还有经济投入问题。

我国肿瘤专业的一个特点是肿瘤专科医院多（在美国肿瘤专科医院很少），目前除个别省、自治区外，各省均有省级肿瘤医院，很多地区也成立了肿瘤医院或肿瘤科，尽管各医院或单位的建制有所不同，但妇科肿瘤专科不可或缺。但目前地区间医疗资源很不平衡，差距很大，直接影响了患者的治疗。如何解决这个问题，无疑是一个巨大挑战。

二、转化医学、精准医学

近 3～5 年，转化医学（translational Medicine）、精准医学（precision in medicine）是肿瘤界的热门话题。转化医学与我们一直强调基础研究与临床研究相结合是一致的，其强调基础研究的课题应来自临床，其成果应迅速在临床应用，造福患者，否则就是无意义的研究。精准医学与近些年肿瘤分子生物学、基因研究、靶向治疗研究发展及深入有关。精准医学给临床治疗又加入了患者分子遗传和靶向分子发病机制的信息，当然也包括转化医学的最新成就。这些对临床治疗的规范化、个体化具有重大意义。本章提到的我们以往对规范化和个体化的认识，与今天的转化医学、精准医学的概念相比，已显得肤浅了，然而就目前认识水平而言，我们离精准治疗尚有距离。

三、规范化、个体化

近二十余年来一直在强调规范化治疗，其目的就是要提高医疗质量，提高治愈率，减少病死率，改善生存质量。经多次修订、补充并完善"规范"的含义，我们现在的"规范"要求内容是成熟的，能够普及到基层医院。强调规范化治疗无疑对避免临床治疗的混乱起到了积极的作用，但也存在一定的问题。从"规范"到"指南"有一个过程，但不是所有临床妇科肿瘤工作者都了解得很清楚。"规范""指南"让大家有章可循，但对其内容的认识仍有些分歧。而且"规范"之后必然会碰到个体化的问题。肿瘤患者的个体情况（身体、心理素质）很难相同，肿瘤大小、类型、病理及分化程度也有所区别。我们在临床上常常能碰到，即使上述种种找不出明显差异，但患者对治疗的反应也有不同，预后也不同。这些年我们明白了其中还有更深层的、微观因素的存在，这也是我们临床医师关注转化医学、精准医学的原因。

目前我国已有几个版本的有关妇科肿瘤规范化治疗（指南）的小册子，也有一些地方性甚至个别医院的规范或指南，有的做过几次修订，它们的内容有相似之处，也有一定的差异，这不足为奇。近十余年来，美国国立综合性癌症网络（NCCN）妇科肿瘤诊治指南也受到了国内同道的重视，但其要求与国内要求并不相符，内容变化多，普及有困难，与国内观点也有不一致之处，有的带有临床试验性质，并不成熟。我国在强调贯彻规范化治疗过程中，也感到了个体化治疗的重要性，做好个体化治疗对临床医师的要求更高。期待有更多转化医学和精准医学成果补充到我国的临床规范化和个体化治疗中去。

四、综合治疗

肿瘤的综合治疗是当前的共识，妇科肿瘤的综合治疗已有很长的历史，并已取得了很好的成效。由于历史的原因，从事肿瘤治疗的妇科医师在妇科肿瘤成为独立的医学分支以前，就已了解并掌握了手术之外的其他方法（放疗、化疗）。20世纪70年代前，我国肿瘤医院妇瘤科的设置，多数是具有多种治疗手段的科室。妇科医师进入肿瘤医院培养、进修，也进行多种治疗方法培训，给临床和患者治疗带来很大好处[12]。这样设置的妇瘤科本身为多手段的综合治疗提供了方便和条件，实际上就是多学科治疗（multiple disciplinary treatment，MDT）的一种形式。近十年来有些变化，不少的妇瘤科改变了以往的组织构成，把妇科放疗部分归至放疗科，妇科化疗归属肿瘤内科。把妇科肿瘤的综合治疗称之为MDT尚有道理，这里不讨论哪种设置更合理，这里要说明的是，综合治疗不是几种治疗手段的叠加，不是"拼盘"。综合治疗的传统的含义是：根据患者的身体状况、肿瘤的病理类型、侵犯范围（病期）和发展趋向，有计划、合理地应用现有的治疗手段，以期较大地提高治愈率，改善生活质量[13]。这个含义是多年临床治疗的总结。以传统的单一治疗手段（手术、放疗、化疗）治疗肿瘤患者，由于各种治疗方法均有其缺点，并可能于治疗之后影响生活质量，要想较大提高生存率实属不易。综合治疗是必然之路，其目的明确，其方法是有计划和合理的，而不是"补漏"，即在不适当的手术后以辅加其他手段来改变预后等。

综合治疗的模式仍在争论和探讨。如综合治疗也应有其适应证，如对一些早期肿瘤，单一手段即可治愈，何必再加其他治疗。如有的肿瘤基本治疗模式有了，如对卵巢癌采取手术与化疗综合治疗，但具体治疗方案仍有很多问题，如化疗是在手术前还是在手术后进行、手术范围、化疗疗程、药物选择、给药途径等均存在问题与争论。另外，如对宫颈癌的同步放疗化疗在一些医院被确定为常规治疗方式，但对此国内外均有不同的声音。应指出，综合治疗要避免盲目性，否则既达不到综合治疗的目的，还会造成过度治疗，给患者带来沉重的经济负担。当然，随着医学的发展，综合治疗也会有新的内容补充入其中。如选择综合治疗方案时考虑分子生物学的特点。当前的转化医学和精准医学的概念也要融入综合治疗方案的制订，本书以后的章节还会提到。

我们强调综合治疗多年，不能说已做得很好，仍存在不小的问题。有的专家说我国现在的综合治疗处于初级阶段；有的说是雷声大，雨点小；有的说仍停留在吆喝阶段。做得不好的原因与目前分科体制等等有关[14]。如何做好综合治疗也是我们面临的挑战。

五、循证医学

临床医学是实践学科，是在经验基础上发展起来的。至今有一些临床问题仍需经验加以解决，如子宫颈放疗之后往往需要一段较长的时间才能确定肿瘤是否得到控制，所以按计划完成放疗之后，判断肿瘤是否控制，经验很重要。但是，经验存在局限性，个人因素颇大。我们在编写和贯彻"规范""指南"中有不同的看法和意见，个人经验不同是其原因之一。好的临床论文，也是对以往经验的科学总结，要想得到承认，就要符合循证医学的原则。按循证医学要求，一项好的研究，应有良好的设计只有通过多中心、前瞻性、随机性大样本研究得出的结果才具有说服力。这种临床研究并非易事。我们有很多好的临床研究结论和临床经验未被承认，往往就是因达不到循证医学要求。这是我们努力的方向。当然循证医学、医学统计学也存在问题，也有批评意见，但它们毕竟具有被公认的科学性。

六、实验室研究与临床相结合

20 世纪 80 年代后，我国妇科肿瘤实验室研究有很大发展，特别是在北京、上海、广州、杭州、武汉等地的肿瘤医院、肿瘤研究所、重点医科大学附属医院的妇科及有关硕士点、博士点，他们做了大量工作，涉及的范围也很广。有与肿瘤发生、发展有关的，有与诊断及预后有关的，有与治疗有关的，等等。当今任何与临床有关的新措施都要先经过实验室研究阶段。实验室研究应与临床密切结合，以研究出能为临床诊断、治疗、监测提供帮助的成果。实验室研究与临床相结合是我们多年来一直强调的方向。转化医学实际上就是这一方向的发展和体现。

七、加强防癌宣传

目前妇科肿瘤仍是威胁我国妇女生命的重要疾病。预防肿瘤，减少发病率需要采取综合措施，包括在全民中进行抗癌宣传，普及相关医学知识。应在妇女中广泛宣传卫生知识，克服不良的卫生习惯及生活习惯，定期做妇科检查，以降低妇科肿瘤的发生率。

第五节　妇科肿瘤专科医师的培养

妇科肿瘤专科医师的培养是一件重要大事。我国尚无妇科肿瘤专科医师的培养和认定制度，也无培养的既定模式和成熟经验。在大学里，妇科肿瘤是在妇产科学里讲授。1958 年，医科院肿瘤医院成立，当时老一代的领导及专家认识到了肿瘤临床医师需要有多学科知识和妇科肿瘤知识的特殊性，建立了具有多种治疗手段的妇瘤科并开始有计划地培养妇科肿瘤医师，但不久受一些变故的影响而中断。目前从事妇科肿瘤治疗工作的医师大部分仍是妇科医师，他们多没有受过多学科的肿瘤医师系统培养，与肿瘤专科医院的医师认知上有差别，在一些问题上看法不一。因此，在短期之内妇科肿瘤医师培养问题也不易解决，这是现实。如何解决目前的妇科肿瘤专科医师培养问题，今后培养道路如何？

我国学者、外科教授裘法祖曾说[5]：如果一名医学毕业生预备做肿瘤专科医生，则他（她）除了学习必须具备的化疗、放疗、免疫治疗、生物治疗知识外，至少还要到三个专科轮转，第一是影像科，第二是病理科，第三是肿瘤外科；一名肿瘤科专科医生，在医学院毕业后定专科之前也要轮转三个科，第一是影像科，第二是病理科，第三是肿瘤外科。前文已谈到妇科肿瘤医师应具有的业务素质在此不再赘述。这说明妇科肿瘤医师培养在大学学习中是无法完成的。我国目前的情况是，妇科肿瘤专科医师的培养主要是通过医院有计划的医师培养及继续教育进行；少数是通过具有临床工作经验的医师进入有条件培养研究生的大医院进行。

医科院肿瘤医院的妇科肿瘤医师是从住院医师（包括研究生）开始进行系统培训，有计划地在有关科室轮转（如腹部、泌尿肿瘤外科、病理科、影像科、肿瘤内科、放疗科等），然后固定于妇瘤科。成为妇瘤科医师后，还要在科室各部分工作，在临床实践中不断学习提高；妇科基础差的还应去妇科进修；达到一定水平后（如副主任医师）应固定发展方向。在按治疗手段分科的医院，凡是没有妇科基本功的医师均应去妇瘤科培养，否则可能就不会做妇科检查、不会分期和不会随诊（如治疗后放射改变）。无多种治疗手段的妇瘤科应与其他科室（如放疗科）协作共同提高治疗水平。

综合医院妇产科培养妇科肿瘤医师的方式与肿瘤医院有所不同。他们的医师由妇科住院医师到主治医师需要更长的时间（如以往妇科住院医师晋升为主治医师要 5 年，晋升为妇科肿瘤主治医师则要 7 年）。综合医院的妇科肿瘤医师最好到有条件的肿瘤医院妇瘤科去进修。要特别强调的是，凡是从事妇科肿瘤治疗的医师都要有妇科的基本功，如放射科医师要了解妇科放疗的特点，不要把对其他部位肿瘤进行放疗的方法搬到妇科肿瘤的放疗中来（如不做妇科检查，直接用影像学资料做治疗计划，随诊时也只做影像学检查）。关于国外妇科肿瘤医师的培养我们得到的信息是，做妇科住院医师满 4 年后才有申请妇科肿瘤医师培训的资格，经过 4 年的培训（要有 1 年的妇科肿瘤实验室研究，或用 1 年时间取得相关学科的硕士学位）后还要通过妇科肿瘤医师资格委员会的答辩和技能测试，才能获得妇科肿瘤医师资格证书。据说，美国每年能得到肿瘤医师培训的不过 40～45 人，有的名牌医院每年招收学员也不过 1～2 名。所以得到妇科肿瘤医师认证非常不易。

在我国，继续教育对于一些已从事妇科肿瘤临床工作的医师和骨干显得更为重要，他们应争取机会到肿瘤专科进修，或参加有多年肿瘤临床经验和学识的专家授课的培训班，或参加学术会议。科室领导要多为培养年轻的妇科肿瘤医师创造机会，切忌门户之见。

在培养过程中也要强调医学人文教育，人文学者提醒我们，要注意功利主义的膨胀而将我们传统的人文理念边缘化，这也是我们培养后继专科医师不能忽视的。

一名高素质的临床医师，要有知识、经验和技能，要与时俱进，要不断地充实自己，只有这样才能符合时代的要求。还要强调，我们说的"多学科"不是说你会是具有多种治疗手段的专家，而是说你有你的专长，但你也必须具备上述有关学科与妇科肿瘤的有关知识。

妇科肿瘤专科医师的培养是妇科肿瘤学前进的关键[12,14]，也是我国面临的最大挑战。中华人民共和国成立前，我们医疗水平落后，妇科肿瘤专业基本处于空白状态。20 世纪 50 年代末 60 年代初，肿瘤专业受到了关注，有拥有多种治疗手段的妇瘤科出现。

这种组织形式也与妇科肿瘤专业的发展历史有关。在宫颈癌镭疗早期，以手术为主要治疗手段的妇科医师们就掌握了镭疗，并在他们以后的工作中将其扩大到了女性生殖器官其他恶性肿瘤的治疗中。在我国早期的肿瘤医院中，妇瘤科多拥有多种治疗手段，妇瘤科医师也按此种模式培养。但目前的组织形式有所改变，妇瘤科医师培养模式也变了，特别是在妇科放疗的归属方面。近些年来，在一些医院，原属妇瘤科的放疗部分归属放射科了，造成了临床工作出现矛盾和困难，这也引起了学术界的一些争论，这是一个需要认真对待的问题。20 世纪七八十年代间，为了妇瘤科放疗部分的归属，笔者曾受医院领导的委托，征求过前辈学者林元英教授（原上海第一人民医院妇产科主任，是我国宫颈癌根治术的最早倡导者，也从事妇科肿瘤的镭疗工作）的意见，他认为：归属问题并不重要，而要看对患者是否有利；要看庙里的住持（指学科带头人）是否主持得了。妇瘤科放疗部分的归属要考虑具体条件，基础好的妇瘤科应有放疗部分，这样对妇科肿瘤学的发展、妇科肿瘤患者的治疗有利。现实也说明，近年的妇科肿瘤放疗技术和综合治疗的发展与妇瘤科医师有直接关系。还要提醒肿瘤医院的妇瘤科医师，若不具有多学科知识和条件，仅着眼于手术，那与综合医院的妇科又有何不同呢！

（孙建衡）

参考文献

[1] Heyman J. Radiological or operative treatment of cancer of uterus. Acta Radiol, 1927(8): 363-409.

[2] Meigs J V. Carcinoma of the cervix-the Wertheim operation. S G O, 1944, (78): 195-199.

[3] Vahrson H, Rauthe G. High dose rate after loading in the treatment of cancer of the uterus, breast and rectum. Munchen Wien Baltimore: Urban, Schwarzenberg, 1988: 2-5.

[4] Meigs J V. Radical hysterectomy with bilateral pelvic lymph node dissections: a report of 100 patients operated on five or more years ago. Am J Obstet Gynecol, 1951, 62(4): 854-857.

[5] Li M C, et al. Effect of MTX therapy upon choriocarcinoma and chorioadenoma. Exper Biol Med. 1956(93): 361.

[6] 董志伟, 谷铣之. 临床肿瘤学. 北京: 人民卫生出版社, 2002.

[7] Griffiths C T, Fuller A F, Jr. Gynecology Oncology. Boston: Martiaus Nijhoff Publishers, 1983: ix-xii.

[8] 孙建衡, 蔡树模, 高永良, 等. 中国妇癌防治50年//中国癌症研究基金会. 中国肿瘤史料研究. 第二卷. 北京: 军事医学科学出版社, 2004: 1-15.

[9] 吴爱如, 孙建衡, 章文华. 山西襄垣宫颈癌高发区妇女生殖道人乳头瘤病毒(HPV)感染与宫颈癌的关系研究. 中华肿瘤杂志, 1992, 14(4): 293-296.

[10] 孙建衡. 子宫颈上皮内瘤变治疗的新挑战. 中华肿瘤杂志, 2016, 38(7): 556-557.

[11] 孙建衡. 妇科恶性肿瘤诊疗纲要. 北京: 北京大学医学出版社, 2009: 148-151.

[12] 孙建衡, 蔡树模, 高永良. 妇科肿瘤学的一些问题及妇科肿瘤专科医师培养. 中华肿瘤杂志, 2009(12): 946-948.

[13] 孙燕, 谷铣之. 肿瘤综合治疗的原则和实践. 中国肿瘤, 1999(01): 21-23.

[14] 屠规益, 徐震纲, 刘绍严. 从头颈外科学到头颈肿瘤学——肿瘤综合治疗的学科保证. 中华肿瘤杂志, 2009(11): 877-879.

推荐阅读文献

[1] 裘法祖, 于世英, 庄亮. 寄语青年肿瘤医师. 中华肿瘤杂志, 2008, 30(8): 561-562.

[2] 魏丽惠, 吴小华, 刘继红. 关于《子宫内膜癌腹主动脉旁淋巴结切除术的相关问题》和《Ⅰ期低危型子宫内膜癌是否需要切除淋巴结?》的专家点评. 中华妇产科杂志, 2016(4): 318-320.

第 *2* 章 循证医学

第一节 循证医学的产生及其意义

一、循证医学的概念和产生

循证医学（evidence-based medicine，EBM），也称有据医学、求证医学或实证医学，循证医学创始人之一 David Sackett 于 2000 年对循证医学的定义为：慎重、准确和明智地应用当前所能获得的最好的研究证据，同时结合临床医师个人专业技能和多年临床经验，并考虑患者的价值和愿望，将三者完美地结合起来，确定每一名患者的最佳诊治措施[1-4]。

狭义的循证医学主要指循证临床实践，广义的循证医学还包括循证宏观医疗卫生决策，即任何关于群体医疗卫生服务的循证实践。临床实践是针对个体患者的，宏观政策是针对群体的医疗卫生服务活动的。典型的个体决策犹如一名患者应该用哪种治疗方案，典型的群体决策有如医疗卫生政策和管理方案[2-3]。循证医学必须通过宏观决策者和临床医生的日常实践活动来实现。实施循证医学，将有利于推广低廉有效、物有所值的措施，阻止新的无效措施进入医学实践，淘汰现行无效的措施，从而充分利用有限的卫生资源，不断改善医疗卫生服务的质量和效率，提高人民健康水平。

所以，循证医学是关于如何遵循科学证据进行医学实践的学问。更确切地说，循证医学是基于现有的最好的证据、兼顾经济效益和价值取向进行医学实践的科学。

循证医学的研究方法主要是大样本、多中心、前瞻性、盲法、随机对照试验（randomized controlled trial，RCT），并尽可能长时间地追踪观察；另一条途径是对临床研究资料进行二次分析，如系统评价（system review；SR）和 meta 分析（meta-analysis）[3,5]。

循证医学的基本思想可追溯至 18 世纪的中国清朝乾隆年间，当时的学者发展了一种研究历史的方法，称之为考证，又称之为实证研究，即对所能得到的各种史料按照一定的标准进行严格的评价，用以证明其真伪。1769 年，Morgagni 用尸体解剖方法研究疾病，此可为西方医学求证之肇始。19 世纪中期法国大革命之后的拿破仑时代，"唯结果论"的兴盛催生了循证医学的萌芽。"唯结果论"主张某一行为的正确与否应该用其结果来衡量。一批医生如 Pierre Louis 等首先自觉地将这一思想应用于临床实践，他们拒绝盲目地遵循官方所公布的治疗方案，要求注重临床实际效果，强调经过大量临床实践观察证实有效的治疗手段才是正确的，即有确凿证据证实为有效的医疗手段才是好的、可取的。拿破仑本人更是唯结果论的提倡者和拥护者，他对患者推行医院式管理，由此产生了医院。也由于医院的产生，使所有患者能够一起接受治疗，使临床试验研究得以开展，从而产生了有说服力的临床证据。在临床证据面前，拿破仑又不惜武力强制施行某种治疗手段。例如，在发现了阿尔卑斯山区单纯性甲状腺肿和克汀病的高发病率与地理环境有关后，拿破仑派遣军队强制当地居民迁移，使此类疾病获得了有效控制 [3,6]。

　　现代循证医学产生于 20 世纪 80 年代，以英国 Archie Cochrane（1909—1988）为代表的一些流行病学家经过大量调查发现，只有低于 20% 的临床诊治措施被证明是有效的，从而疾呼临床实践需要证据。他们的努力使大规模的 RCT 在 20 世纪 80 年代蓬勃开展起来，进而为 20 世纪 90 年代循证医学的发展及其地位的确立奠定了基础 [7]。第一个循证医学经典研究来源于妇产科。1987 年，世界循证医学之父 Archie Cochrane 进行的系统评价表明，有先兆早产的孕妇使用氢化可的松可使早产儿死亡率下降 30%~50%。这种疗法推广后不仅避免了欧洲成千上万的早产儿死亡，同时也降低了不必要的卫生资源消耗［该项评价结果的森林图成为循环医学（Cochrane）协作网的标志图标］[3-5]。此系统评价第一次以不争的事实展示了循证医学在指导临床决策中的巨大作用：使健康服务可以做到既保证疗效又提高效率——这就是循证医学的终极目标。另一典型例子是 1989 年公布的心律失常抑制试验（CAST），其结果表明，长期用于急性心肌梗死（AMI）临床的 I 类抗心心律失常药物恩卡尼等虽然可以抑制室性心动过速，但也可以使患者的猝死率和总病死率增加。又如硝苯地平等第一代钙通道阻滞剂，可以扩张动脉血管、降低血压、降低心脏后负荷，长期以来一直用于心肌梗死治疗，但 RCT 表明，此类药物会增加心肌梗死发生率和病死率。

　　这些具有里程碑意义的研究使广大临床医生不得不接受循证医学，而现代流行病学及信息技术和互联网的发展更为循证医学提供了方法学支持。同时，循证医学的理论体系不断发展、成熟，它在遵循临床证据的基础上，不再排斥基础科学研究和医生的临床经验——循证医学不是对以往的经验医学模式的全盘否定，而是对经验医学的一场"变革"。终于自 20 世纪 90 年代起开始了医学发展史上的新纪元——循证医学时代。由于 Archie Cochrane 对循证医学的重要贡献，Cochrane 成为循证医学的代名词。

　　1987 年，Archie Cochrane 提出，应该按照人类共同关心的大病种、大疗法收集全世界范围内的质量可靠的临床 RCT，进行等级评价、综合分析，并不断更新以评价这些大病种疗法是否真正有效，为临床实践提供可靠的依据。这一见解立刻得到广泛响应。1992 年，在 Iainchalners 博士领导下成立了以 Cochrane 命名的英国 Cochrane 中心——循证医学中心。1993 年，召开了第一届年会，正式成立了国际 Cochrane 协作网，以纪念循证医学思想的先驱、已故的 Archie Cochrane[3,5-6]。1997 年 7 月，我国在华西医科大学建立了中国 Cochrane 中心，成为国际 Cochrane 协作网的第十五个中心。

　　循证医学和传统医学的明显区别是：后者关注的是"疾病"，而前者关注的是"患者"，其中"人"是中心。在治疗疗效的判定上，传统医学依据的是动物实验或仪器检查结果（即替代指标或中间指标，surrogate outcome），而循证医学依据的是在人体上进行的临床多中心、大样本 RCT 和患者的病死率、生活自理能力、生命质量等最终结局指标（即终点指标，end point）。在医疗决策的选择上，在传统医学中，医生的个人专业技能和经验居于主宰地位，往往将专家意见与科研结论等而论之甚至凌驾于后者之上，患者只能被动地接受；而在循证医学中，患者可以主动利用最新医学信息，医生也有义务寻找经系统严格评价的世界公认的证据，并将当前的有效诊疗方法及其费用和副作用告诉患者，供患者根据自己的意愿和支付能力进行选择 [3,5-6,8]。但是，循证医学是建立在传统医学之上的，它没有也不可能排斥医生个人的专业技能和经验，它只是将自己的经验放在循证医学的海洋中验证，它所强调的正是个人经验与现有科研证据的完美结合。

二、循证医学的重要性和意义

从一个崭新视角去审视过去的临床实践，循证医学概念的确立是医学史上一次跨越式的进步，这是由于[2-3,6,8-10]：①传统医学解决临床问题的局限性造成某些疗法虽有充分证据证明有效，却长期未被采用，如心肌梗死的溶栓疗法在20世纪70年代已有多篇文献证实有效，却到20世纪80年代末才被广泛应用；另外一些疗法根本无效甚至有害，却被长期应用，如20世纪80年代应用大剂量维生素D治疗佝偻病，虽然可控制症状，但由于缺乏大量临床对照及远期毒副作用观察，导致一些病例出现钙沉积于心、肺、肾等脏器造成不可逆性后遗症。所以，RCT及meta分析的许多研究结果对改变全世界临床实践及指导临床研究课题的方向具有重要的指导意义。②信息技术的迅速发展，互联网知识的普及，最新知识、最新技术和最新药物的不断涌现，促使我们对过去的临床实践进行反省和提出质疑——我们的决定是否正确？我们的治疗方案是否最合理？③临床指南的制定需要更多地依靠研究证据。④全世界各类医学书刊、学术交流活动等使医生们在浩瀚的医学信息中无所适从，而且许多医学文献存在缺陷和错误。⑤患者及其家属在获得医疗信息知识上与医生处于同一平台，对医疗质量、医疗服务和医疗费用的考虑相应增加，要求得到既有效又经济的医疗服务——需要以证据为基础来选择治疗措施；⑥卫生经济学也对合理的价格/效益的依据提出了更高要求。⑦不同地区的医疗实践存在巨大差异。⑧医学科研质量正在逐步提高，例如，没有RCT验证疗效，新的药物不可能进入临床；这是因为随机分组可使多种已知和未知的影响因素在两组达到平衡，由此得到的疗效差异就是治疗措施不同所致，而其他非随机研究方法虽可控制已知的影响预后的因素，但却不能控制未知因素，因而很难区别疗效的差异是治疗措施的作用还是未知影响因素的作用。⑨医学进展日新月异，新技术、新药物很快就会渗透到临床，医生的知识更新迫在眉睫。

所以，在这种情况下只有循证医学才能系统评价医疗诊治证据的准确性，才能把人们期待的治疗方法挖掘出来，才能从患者的实际出发，采取利大于弊（do more good than harm）的治疗措施，即从患者的角度，以患者为中心，充分考虑患者的愿望，有助于避免医疗纠纷[2-3,10]。循证医学还有助于培养当代医生养成终身学习的习惯，提高医生的教育水平、理论水平和实践水平。通过不同的临床学习方法，可以自己进行系统综述，为他人提供最佳证据，也可以查寻他人进行循证医学研究的结果，从而充分利用信息资源，减少临床试验成果应用于临床实践的时间。一句话，循证医学可使临床决策更具合理性和科学性。

恶性肿瘤的发病率正在逐年增加。长期以来，在肿瘤的综合治疗中，对某一种疗效的评价往往根据实验室或仪器检查的指标是否有所改善来判断，而不是以患者生存与否、治疗后是否利大于弊来判断。至今根据医生的个人经验或学科带头人、医学权威对患者做出的诊疗决定仍然是中外医院医疗行为的最基本的模式。尽管随着新的抗肿瘤药物和医疗新技术的不断出现，肿瘤的治愈率明显提高，但肿瘤的综合治疗仍需通过循证医学获得的最佳证据来分析肿瘤的病因学、遗传学、流行病学特点并根据患者的实际情况进行辨证临床分析，从而提高疗效[2-3,10-11]。

例如，Cochrane协作网系统评价资料库2002年公布了关于晚期卵巢癌化疗的循证医学证据：汇总了49项RCT中的8 763例卵巢癌病例进行了生存风险比（hazard ratio，HR）分析，非铂类单药化疗对铂类联合用药的HR为0.93［95%置信区间（CI）为0.83～1.05］；非铂类方案对非铂类方案＋卡铂的HR为0.88（95% CI为0.79～0.98）；单用铂类对铂类联合用药的HR为0.91（95% CI为0.79～0.98）；顺铂对卡铂的HR为1.02（95% CI为0.93～1.12）；

以上结果均有统计学显著性差异（ $P<0.05$ ）。关于年龄、分期、分级、组织学类型、手术切除、残瘤大小的比较只在顺铂和卡铂组之间未发现统计学显著性差异。根据上述证据，Cochrane 协作网指出，以铂类为基础的化疗方案优于非铂类方案；并且有证据表明，与单药相比，铂类联合用药能延长患者的生存期。但是，顺铂和卡铂之间疗效无统计学显著性差异。这项结果深刻影响了对晚期卵巢癌患者治疗的决策。

又如，晚期子宫内膜癌术后首选是化疗还是放疗？循证医学的研究也找到了答案。2006 年，妇科肿瘤学组（ Gynecologic Oncology Group，GOG ）的 122 项临床 RCT 结果显示，在 396 例全面手术分期的Ⅲ-Ⅳ期子宫内膜癌患者中，化疗组（ 202 例，AP 方案，即多柔比星＋顺铂）的 5 年无进展生存期（ progression-free survival，PFS ）和 2 年总生存期（ overall survival, OS ）均优于全腹放疗组，分别为 50% 对 38%（ $P<0.01$ ），55% 对 42%（ $P<0.01$ ），且化疗组的死亡风险降低 30%[12]。2008 年日本妇科肿瘤学组（ JGOG ）的 RCT 结果显示，在 120 例高危子宫内膜癌患者（Ⅰc，>70 岁；G_3；深肌层侵犯，细胞学阳性）中，化疗组的 OS 和 PFS 均高于放疗组，分别为 90% 对 74%，80% 对 66%[13-14]。据此循证医学证据，目前认为，对晚期子宫内膜癌患者进行辅助化疗的 5 年生存率比进行辅助全腹放疗的高。故在 2007 年版《NCCN（美国国立综合癌症治疗中心网）子宫内膜癌的诊疗指南》已将化疗作为Ⅲa 期或以上患者的首选治疗。

在 2016 年 GOG 晚期宫颈癌加用贝伐珠单抗（ bevacizumab ）的治疗 240 项 RCT 中，452 例患者入组，结果显示，在托泊替康治疗的低危组、中危组和高危组 HR 分别为 1.18、1.11 和 0.84，而在贝伐珠单抗治疗的三组患者中 HR 分别为 0.96（ $P=0.9087$ ）、0.673（ $P=0.0094$ ）和 0.536（ $P=0.0196$ ）。因此，目前认为，贝伐珠单抗在晚期宫颈癌治疗中的获益者主要集中于中高危患者，使其中危 OS 增加 5.8 个月 [15]。

因此，循证妇科肿瘤学要求医生必须认识到最新的研究证据在指导妇科肿瘤临床诊断治疗中的重要地位。妇科肿瘤的诊治是多学科知识的综合运用，是循证渐进的临床科学。妇科肿瘤医生应该充分利用现代信息技术，从患者的利益出发，给予患者有证据证实有效的治疗措施，而不墨守主观认为有效而实际无效的治疗措施 [16-18]。

第二节 循证医学存在的问题

一、循证医学的局限性

循证医学源于"唯结果论"，而"唯结果论"本身就是有争议的问题，它只注重事物的结果，而忽略事物的原因及发展过程，因而循证医学一诞生便褒贬不一。

循证医学要求某种医疗手段经过真实可信的临床试验研究，以证实其是否有效，其合理性是一个不争的事实。反对的意见则认为，循证医学阻碍科学创新，与科学发展背道而驰，限制把最新的科学发现试验性地应用于临床；循证医学并不是什么新东西，只是一种新的提法，临床医生长期以来一直在运用这种哲学思维，以不断地发现问题、提出问题、分析问题，并利用医学文献指导临床实践来解决问题的；循证医学只是一群年轻、自信、有较高数学水平的学院派医生，把临床流行病学术语和统计学小技巧结合在一起的手段，轻视有经验的临床医生的实际技能；他们把循证医学的教条奉为顶礼膜拜的圣经，用近乎传教式的热情疾呼，在几项大规模、昂贵的临床试验结果通过专家委员会评审之前，医务人员不应该采取任何行动 [3,8,19]。

对循证医学的批评还包括[6,19-21]：①许多重要的临床疗效（如对疼痛）、复杂结果（如生活质量）和某些指标（如公正）等无法客观地衡量，这样的证据缺乏说服力。②医生没有统一的行为规范，他们可能受利益驱动和政治因素影响，而且很多人缺乏纯熟的循证医学技能，因此，很难保证每个结果都能全面、真实、客观。③循证医学的证据是临床试验结果，而临床试验要以患者为对象，容易触犯伦理，遭到禁止和攻击；如RCT会引起大量伦理问题，包括受试者的选择、受试者的知情同意、随机化、停止试验的方式以及完成试验后对受试者的继续治疗等，而对照组当以安慰剂处理时有悖《赫尔辛基宣言》要求的治疗必须是"现行最好的"治疗；所以医生对患者道义上的责任与要求患者参加RCT的建议是不相符合的，因为两者之间存在利益冲突。④循证医学是用主观选定的、随心所欲总结的、漂洗过的、带有偏移的、不能确定真实性和可靠性的结论来取代原始研究的发现；这项工作由那些在临床方面缺乏能力、经验和技能的所谓委员会或一些知名的专家取代临床专家做出评估与决断，而且使用的方法很含糊，阻碍了对原始资料的批判性评估。⑤循证医学是"菜谱医学"（cook book medicine），以为所有决策都只需依靠证据，排除了临床经验。⑥循证医学不假思索地把群体研究的结果应用到个体，与个体化治疗相矛盾，如RCT常常需要大量病例，而样本量越大，研究合并的亚组越多，得出的结果就越笼统，对具体病例的适用性就越差。⑦多中心临床研究中，不同中心的技术水平、病例分布、材料收集、试验实施和标准执行情况等的差异影响试验的可比性。⑧对于某些临床问题，常常没有RCT或"金标准"可供参考。

虽然这些批评难免失之偏颇，但循证医学自身确有其不足和局限性，并且在临床实施中有很多困难：

1. 证据的评价往往存在一定的偏倚。其内在偏倚包括[16]：①文献发表偏倚：研究结果（阳性结果远较阴性结果的研究容易发表）、经费来源（大的协作中心或权威机构的研究容易发表）、课题组成员身份（有无权威人士）、研究者的投稿倾向等因素均影响优先发表或不能（或及时）发表；②文献查询偏倚：由于语言偏倚、文献数据库偏倚、重复发表偏倚、数据提供偏倚等导致不能全面准确地获得已发表的相关文献；③文献筛选偏倚：由于文献筛选不当，错误地剔除了某些有用的文献；④外部偏倚：证据和事实都是不断发展的，循证医学目前得出的结论也不是绝对正确的终极的最佳证据，许多案例的临床试验或系统评价目前仍难以得出结论，需要根据提出的问题重新设计相关课题或进行更大型的试验才能验证。

2. 每一临床试验都有明确的和严格的患者入选和排除标准，试验结果仅适用于一定范畴的特定患者群，并且大多数临床试验选择的是病情相对稳定和程度偏轻的患者，因而不能将某一试验的结果不加限定地在同一类患者中推广应用，因为即使平均益处比害处多，也并不意味着某些患者受到的损害就比较少[2-3]。在入选的试验患者群中也有不同临床情况（如不同病因、不同严重程度，合并用药等）的不同亚组，他们对同一干预手段获益或有害的程度不同。例如，与安慰剂相比，应用溶栓药物前壁心肌梗死患者的病死率下降幅度大于下壁心肌梗死，而非Q波心肌梗死亚组未见获益。

3. 即使精确设计的RCT也存在：观察和随访时间不够而难以评价远期疗效，常常不是安慰剂对照，纳入人群限制，效益容易被低估，治疗组常选自患者中风险较低的人群，除死亡及重大心脑血管事件外其他临床观察终点外的效益未列入评价（如减少致残、防止疾病进展、改善生活质量以及依从性、价/效比、医学伦理的影响等），研究结论随研究的人群、年龄、国家、地域、观察终点、观察方法的不同而有所差异等缺陷。

4. 大规模临床试验耗资、费时，临床上大量实际问题缺乏证据，即"灰区"，一些可能有效的疗法目前可能尚无可靠的 RCT 证据作为依据；但没有有效的证据不等于有无效的证据，临床医生不可能等到有了这种有效证据、等到所有临床试验完成后才决定患者的治疗方案。

5. 证据与临床实践的差距。临床医生不能按照试验的纳入和排除标准拒绝医治患者；试验结果的"统计学上有显著性差异"不等于临床意义很大；试验常用的比率及一些相对值当它们离开绝对值、相对危险及 95% 置信区间（CI）往往不具有临床价值；不能将国外试验结果机械地套用到国人。

6. 循证不能排除经验。临床试验仅在宏观上明确疾病防治对策，但在医疗实践中诊治每一名具体患者仍需医生进行个体化治疗手段的获益 / 风险比评价，以确定治疗方案，并在长期医疗实践中不断积累经验。

7. 因临床环境限制，不能及时采用证据。目前可供应用的循证医学证据资源远远不能满足临床工作的需要。

8. 循证医学的确切效用往往滞后。

9. 检索到的循证医学结论可能不一致甚至相反，常使临床医生无所适从。

10. 临床医生直接利用系统综述结果往往存在一定风险：①综述作者提供的信息不完整；②综述作者提供了虚假信息；③综述作者提供的信息是真实、完整的，但由于综述作者理解错误而导致了错误的结论。

11. 临床医生尚缺乏必要的循证医学知识和技能。循证医学依赖于医学知识和技术的标准化。提供循证医学证据的团队需要具备临床实践、临床流行病学方法学、生物统计学、卫生经济学、社会医学和计算机技能等知识。临床医生只有具备这些知识，才能分辨试验的设计是否合理，受试对象的入选和排除标准是否恰当，试验的样本量是否达到统计学要求，对统计学意义和置信区间的解释是否合理，不同的 RCT 是否同质等；才能辨别哪些证据是高质量的、有价值的、可以利用的，哪些证据是不完善的、有问题的、需要摒弃的；才能决定哪些证据可以应用到目前患者的治疗中去。

12. 检索和获得证据非常困难。由于医学问题的重要性、复杂性、多样性以及人类不断探索研究的积累进步和局限性，医学证据的数量大、种类多、分布广，而且部分证据模糊不清或不完整。从粗略的层面和实用的角度看，临床实践中遇到的需要检索证据的问题又太多，更新知识非常困难。研究表明，平均 1 名住院患者可能遇到 5 个问题，平均 3 名门诊患者可能遇到 1 个问题，每名医生每周可能遇到 60 个有待回答的问题，而实际可掌握的证据不到 1/3。问题总是多于答案，证据总是落后于需要，这个临床探索认识过程永远不会完结[8,10,16,18-20]。而且，应用循证医学需要有寻找和评价证据的专门技巧，从设置适当问题、找寻证据、评价证据到使用证据需要数小时，这可能使部分工作繁重、无时间针对患者情况进行文献检索的临床医生知难而退。

13. 循证医学中的统计学分析不可能完全取代或代表个案分析，临床个案分析在临床医疗中的重要性不能被忽视。

14. 循证医学的终点指标是一些确定性的生物学指标，如死亡、心肌梗死等，故容易忽略人的社会属性，忽略患者对医疗保健的需求和期待，忽略与患者相关的心理和群体的痛苦，忽略生活质量对患者的影响，忽略生物 - 心理 - 社会的有机融合，对此还有赖于价值医学（value-based medicine）的实践。

二、循证医学展望

循证医学在医学知识积累和医学实践之间建立了更加紧密的联系，为临床开辟了极具吸引力和挑战性的新天地，使我们在控制医学不确定性的征途上又向前跨出了一大步。但是，事物都是一分为二的，由于循证实践的复杂性和多样性，它在降低医学不确定性的同时，又带来了新的不确定性。这种新的不确定性来源于对医学文献真实性判断的能力，对医学文献质量评价和甄别的能力以及评价方法本身[16-17,22]。

首先，我们广义地理解医学证据的总体含义——它能够作为决策依据的所有信息和知识的集合。循证医学的要点是利用现有证据。它的主要作用是解读信息或学习，保证我们"接踵"于最新最佳的研究证据。它可以通过全面地搜集、严格地评选和科学地综合解读那些原本"杂乱无章"的医学证据，或得出比较明确的结论或提出新的研究方向，但要认识到是基于现有证据而不直接生产证据，所以循证医学并不是临床医学的一个新分支，而是一种临床新范式，是医学的"上层建筑"。

其次，要理解患者价值取向和意愿的重要性。患者参与决策的意愿以及医生与患者在决策中角色有别对于我们实现证据与医疗决策最佳结合的认知有重要意义。我们对如何肯定患者是否希望参与决策、了解患者在多大程度上希望知道治疗方案的利弊还停留在表面。

再次，循证医学本身有局限性，如所用信息的真实性、完整性和偏倚，评价方法有固有的缺陷和不确定性，证据与临床实践的差距，社会功利主义对循证医学实施的影响，使循证医学在为临床医学带来挑战的同时也为自己带来了新的挑战。

因此，我们在高度重视循证理念实践价值的同时，也要以"批判理性主义"（critical rationalism）精神去审视所有证据。在"言必称循证"的时代，在以标新立异为引领时尚潮流的今天，保持冷静和理性的思考，因为在逼近真理的道路上即使一小步的超越也会迈向谬误。把循证医学公式化、教条化的结果必然导致循证医学的滥用，使循证医学变成束缚医学和禁锢自身的枷锁。要清醒地认识到，循证医学作为一种方法和标准，作为一种思维和行为方式，决不能代替传统的基础训练和学习；循证医学只是对传统医学的扬弃和修正，而绝不是否定和决裂[2-3]。在某种意义上说，循证医学是放大了的经验医学，而经验医学是缩小了的循证医学。

同时，我们也要认识到，虽然循证医学并没有彻底解决传统医学的固有矛盾，虽然运用循证医学又产生了新的不确定性，但这些不确定性是在较小范围、较低层次而更加容易控制的不确定性；循证医学的实践过程可能并不十全十美，但其与时俱进的基本原则和理念却显示了旺盛的生命力，其缺陷有待于在今后的临床实践中不断完善而使之趋于成熟。因此，无论人们如何认识和褒贬、见仁见智，循证医学推动了医学的科学化进程这一点是毫无疑义的，在其后的价值医学、转化医学（translational Medicine）甚至精准医学（precision in medicine）的发展演变上都可找到它的影子或影响，而价值医学更是周身打满了它的印记[23-26]。

第三节　循证医学的基本原理和方法

循证医学实施的主要步骤包括：①明确提出需要解决的问题；②寻找可以回答上述问题的最佳证据；③评价证据的正确性、有用性、重要性和实用性；④应用证据；⑤应用效果评估。其中，寻找、评价和正确使用证据是循证医学的"三要素"，其核心是科学评价现有证据（文献）。

一、确定问题

明确地提出需要回答的问题是十分重要的，可将诊断、治疗、预防、预后、病因、护理质量、医源性伤害或卫生经济学等方面的情况转换为一个需要回答的问题。常见的问题有 [2,10-11,27]：①病因，如何确定某疾病的发病原因；②临床表现，如何正确获得和解读从病史及体检中得到的临床发现；③鉴别诊断，如何根据病变发生的可能性、严重性和可治疗性进行鉴别诊断和处理排序；④诊断试验，如何选择诊断试验并解释其结果；⑤预后，如何估计患者可能经过的临床过程和可能发生的并发症；⑥治疗，如何选择对患者有益而无害或利大于弊的治疗手段，要考虑效果 - 费用比；⑦预防，如何通过识别和改变危险因素来减少疾病发生的机会及早期诊断疾病；⑧自我提高，如何保持知识更新、提高医疗技能，进行更好、更有效的临床实践。

二、寻求证据

在提出问题的基础上，通过各种方式寻找现有的最佳证据。常用的寻求证据手段包括互联网检索、图书馆文献检索、会议交流资料、专家通信，可根据所提问题的性质和目的，决定所需文献的范围和种类，进行系统的文献检索。

（一）证据分级

循证医学强调，证据必须来源于临床试验及对临床试验的系统评价。不同的研究机构的证据的可靠性的评估分级标准不同，但其基本要点均是以统计学的基本原则来确定的。一些学者在美国肿瘤临床协会提出的临床证据可靠性分级基础上将循证医学证据分为五个等级，可供参考 [2-3]。

Ⅰ级：研究证据来自对所有设计良好的前瞻性随机对照试验（RCT）的综合分析（如 meta 分析）结果及得到明确结论的大样本多中心临床试验。证据的可靠性最高，可作为"金标准"。

Ⅱ级：研究结论至少来自一个严格设计和实施的前瞻性分析结果。此级证据也有较高的可靠性，建议采用。

Ⅲ级：研究结论来自设计良好的前瞻性试验研究，如非随机的、单组对照的、前后队列（cohort）、时间序列或配对病例对照研究（case-control study）系列。证据有一定的可靠性，可以采用。

Ⅳ级：研究结论来自设计良好的试验研究（非前瞻性、非随机性），如比较和相关描述及病历研究。证据的可靠性较差，可供参考。

Ⅴ级：研究结论来自个案报道、临床总结（非前瞻性、非 RCT）和专家意见，可靠性最差，仅供参考。

（二）证据来源

包括数据库、杂志、指南、专著和"灰色文献"（研究生论文、内部报告、未列入数据库的杂志和制药工业资料、通过私人查询获得的未发表资料或已发表的研究报告的原始资料等）。

1. 原始研究证据

（1）Medline-Index Medicus Online（PubMed）：网址为 http://www.ncbi.nlm.nih.gov/PubMed/。

（2）Medical Matrix：美国医学信息学会的免费临床医学数据库，网址为 http://www.

medmatrix.org/index.asp。

（3）Medscape：收集了最多免费的临床医学全文，网址为 http://www.medscape.com/。

（4）Embase 数据库：网址为 http://www.healthgate.com/embase/search-embase-pre.shtml。

（5）中国生物医学文献数据库（CBM）。

（6）中国循证医学 /Cochrane 中心数据库：网址为 http://www.chinacochrane.org.。

（7）国立研究注册：网址为 http://www.update-software.com/National/nrr-frame.html。

（8）中国知网（CNKI）数据库：网址为 www.cnki.net.。

2．二次研究证据

（1）数据库

1）Cochrane 图书馆（CL）：由国际 Cochrane 协作网建立。其目的是产出、保存、传播和更新医学各领域的系统评价（SR），为临床治疗和医疗卫生决策提供可靠依据。网址为 http://www.cochrane.org。

2）循证医学评价：Ovid 公司制作的付费数据库，并与 Medline 收录的杂志全文相链接。

3）评价与传播中心数据库：网址为 http://nhscrd.york.ac.uk/。

4）临床证据：网址为 http://www.ovid.com/products/clinicalevidence.cfm。

5）美国国立卫生研究院卫生技术评估与导向发布数据库：网址为 http://odp.od.nih.gov/consensus/。

（2）期刊

1）循证医学杂志：网址为 http://www.acponline.org/journals/ebm/ebmmenu.htm。

2）美国医师学会杂志俱乐部：网址为 http://www.acponline.org/journals/acpjc/jcmenu.htm。

3）Bandolier：主要提供干预疗效方面的最佳证据，网址为 http://www.jr2.ox.ac.uk/Bandolier/。

4）循证护理杂志：网址为 http://www.bmjpg.com/template.cfm?name=specjou_nu。

5）循证卫生保健杂志：网址为 http://www.harcourt-inernational.com/journals/ebhc。

（3）指南

1）国立指南库（NGC）：网址为 http://www.guidelines.gov/index.asp。

2）美国国立综合癌症网络（National Comprehensive Cancer Network，NCCN）：每年以循证医学证据发布更新各种恶性肿瘤临床实践指南。网址为 https://www.nccn.org/。

3）指南：由英国牛津医学科学研究院制作，网址为 http://www.ihs.ox.ac.uk/guidelines/。

（三）证据检索

1．计算机检索

将所提出的临床问题分解为几个独立的词汇，参考拟检索的数据库词典，选择与已分解的独立词汇最相适应的词汇进行转化，可采用 And、Or 或 Not 对词汇实施最佳组合后进行检索，并根据需要限定检索项目。

2．人工检索

国际 Cochrane 协作网为最大限度收集已发表的临床试验研究而组织了一个医学杂志、会议论文集等的检索项目。由美国新英格兰 Cochrane 中心（NECC）具体协调执行。为避免重复，需将准备检索的杂志向 NECC 登记注册。国内由中国循证医学中心统一向 NECC 注册并报告检索结果。要按照 Cochrane 协作网工作手册和临床流行病学的纳入标准（including criteria）及排除标准（excluding criteria）最大限度地注册、检索有可能刊登 RCT 的医学杂志、会议论文集、内部刊物等，至少应有两人交叉检查核对，逐期、逐篇查阅所有含随机、半随机、双盲、单盲、安慰剂等字样的 RCT 和临床对照试验（controlled clinical trial, CCT）报告及合格的诊断试验文章、摘要、专栏及信件等。

3．其他检索

阅读循证医学相关期刊、专著及专业杂志和书籍，随时掌握最新信息和证据。

三、评价证据

循证医学强调将最佳的研究成果或证据运用于指导医疗实践，所以在将证据运用于医学实践之前，需根据自己的专业知识、流行病学知识和统计学知识等对证据的可靠性、科学性、实用性和有效性进行严格评价（critical appraisal），以判断这些证据是否为最佳证据，即对一个研究证据的质量进行科学的鉴别，分析它的真实性和可靠程度；如果其真实可靠，还要进一步评价其是否有重要临床价值；如果其既真实又有重要的临床价值，还要看其是否适用于具体的临床诊疗实践以解决临床实际问题。

证据质量的评价方法的主要依据是其是否或有可能存在偏倚（bias）。偏倚越小，其证据的价值越大，反之亦然。然而，从根本上来说，任何证据都带有一定的偏倚，这些偏倚可能来自各个方面，从实验设计、病例选择以至论文的发表都可能存在偏倚，但多数情况下偏倚主要来自作者。

常见的实验偏倚有：①选择性偏倚，在选择和分配研究对象时，因随机方法不完善造成组间基线不可比，可夸大或缩小干预措施的疗效；②实施偏倚，在干预措施的实施过程中，除比较的措施外，向试验组和对照组研究对象提供的其他措施不一样；③随访偏倚，在试验的随访过程中，试验组或对照组因退出、失访、违背治疗方案的人数或情况不一样造成的系统差异；④测量偏倚，测量试验组和对照组结果的方法不一致造成的系统差异，特别是当主观判断研究结果时 [3,22,27-28]。

（一）真实性（validity）的评价

1．内在真实度的评价

内在的真实度是指单个研究结果接近真值的程度，即受各种偏倚因素如选择、实施、失访和测量偏倚的影响情况；因此，其评价是对一个研究结果所提供的证据进行严格评价所获得的真实性的结论，表明该证据的真实程度，真实度越高就越有价值 [2-3]。

（1）研究设计因素

研究设计因素包括：①是否有明确的问题；②病例和试验手段的选择是否合理；③对病例和对照是否设定了参考标准；④制定方法是否合理和强有力；⑤是否有方法学的比较和最终结局的比较，是否遵循盲法原则；⑥是否去除了混杂的变量因素；⑦是否有可以重复的方法学描述等。

（2）研究对象因素

研究对象因素包括：①诊断标准，必须确定适当的、明确的纳入标准及排除标准，使被纳入的研究对象不能主观随意分配；②样本量，样本量大，受机遇因素影响就小，犯Ⅰ类错误（假阳性）或Ⅱ类错误（假阴性）的概率就小，证据强度就高而可信；③混杂因素，指除了研究对象所患疾病等因素之外并存的能影响同一后果的其他因素，例如，雌激素增高的子宫内膜癌患者同时患有高血压、肥胖和糖尿病等即为混杂因素。

（3）资料收集与整理因素

必须按设计方案的要求和已实施的观测结果如实地进行收集和整理科研资料，绝不能人为取舍或"创造"，要注意：①组间基线状况与可比性（comparability），试验观测指标在中间期和终末期的数据要与基线状况相比较，以了解其间数量和数据的差异；②研究对象对研究措施的依从性（compliance），在规定的观测期和试验终点，是否全部研究对象均完成了所规定的检查或治疗，若依从者低于80%，则必然影响结果的真实性。

（4）观测结果因素

临床试验终点指标的观察，除了痊愈、残废及死亡等硬指标外，用于观测干预效应的实验室和影像学方法以及测试指标和结果的正确与否对证据的真实性是非常重要的。应注意实验方法、试剂的标准及同一性、测试结果的精确性和重复性、测试指标对观测结果的敏感性（sensitivity）和特异性（specificity）；采用盲法（blind）判断试验结果是避免测量偏倚（同一份资料不同观测者或同一观测者在不同时间观测时可以出现不同的结论）的常用而有效的重要方法，为判断其是否存在或发生的概率能否被接受，可做观测间的一致率和 κ 检验。

（5）统计分析因素

必须明确所采用的统计学方法是否正确合理，如果研究结果数据的性质不同，则采用的统计学处理也不同。

2. 外在真实度的评价

研究证据外在的真实度是指一种研究的证据具有普遍的代表性、研究结果可以应用于研究对象以外的其他人群的程度。因为临床试验不同于基础医学研究，其复杂性和困难程度相当高，即受患者的数量和来源、患者的病情、患者的社会和经济状况、医学研究人员的素质和研究工作的条件等的影响，所以临床研究的规模必有所限制，同一疾病的同一个或类似的多个研究所获得的研究结果也必有所差异。为了将多个不同的临床研究所采用的同一种疗法治疗同一种疾病的结果及证据归纳在一起进行分析评价，以求得它们外在真实性，产生了另一种严格的评价方法——系统评价。

此外，对于在临床实践中证明了对有关疾病的特效疗法或药物无论在何时何地都能显现良好者，也称之为外在真实度良好。例如，奎宁制剂治疗疟疾，青霉素治疗钩端螺旋体病，早期无转移宫颈癌的根治术等等。

（1）系统评价

系统评价即在经过严格评价确定了具有良好的内在真实性的基础上，将各个单一的研究证据进行综合评价，是一种全新的高质量的文献综合评价方法，所获得的证据具有良好的外在真实性和普遍的指导意义。它是以某一具体临床问题为基础，系统、全面地收集所有相关的研究结果，采用临床流行病学评价文献的原则和方法，对每一单个的研究逐一严格评价，应用明确的可重复性强的评价指标筛选出符合质量标准的文献、进行定性分析（原始文献的研究结果被总结但未经统计学合并时）或定量合成分析（应用统计学方法对几个主要研究的结果进行定量统计合并）并对评价结果予以客观的解释，从而得出综合可靠的结论；而且它随着新的研究的出现进行及时更新，以随时提供最新信息和证据指导临床决策。系统评价的科学性体现在：可用一些系统的方法（例如，Pooled 分析可对不同研究结果的原始数据进行汇总分析，meta 分析可对具有相同目的的多个独立研究结果进行汇后分析）尽可能地减少单个研究可能存在的偏倚和随机误差。最常用的定量分析方法是 meta 分析法；定性分析法是对文献进行的批判性评估（a critical review of the literature），后者采用评分表来评价方案设计和方案分析的质量，即获得分数最高的研究方案其结论就最可信。

1）系统评价与传统文献综述的区别：前者采用了科学的方法控制偏倚和随机误差；而传统的文献综述缺乏明确表述的系统评价方法，因此其偏倚和随机误差发生的可能性大，不能作为临床工作的依据。系统评价的目的是解决某一具体临床问题，其范围虽小但有深度；

传统的文献综述往往就一个主题的多个环节进行论述，其范围大但不注重深度，故其有助于了解某一类临床问题的概况，但不能作为临床工作的依据。

2）系统评价的原则：①结果是否真实；②结果是否重要；③评价结果是否可用于我的患者。系统评价报告的结果是所有研究对象的"平均效应"，能否用于我的患者还要考虑系统评价中的干预措施在我的医院是否可行，我的患者与系统评价中的研究对象在性别、年龄、合并症、疾病严重程度、病程、依从性、文化背景、社会因素、生物学及临床特征等方面的差异，该措施的费用及利弊如何，患者价值观、期望及对疗效和不良反应态度如何[2-3,29]。

3）系统评价的质量评价标准：①研究的问题是否明确；②是否有允许进入和排除进入本研究的严格标准；③文献的搜寻是否完全；④对不同的文献是否给予不同的权重；⑤使用的统计学方法是否正确合理；⑥对结果是否做了合理的解释。

4）系统评价的基本步骤和方法：①确立题目、制订系统评价计划书，题目主要来源于临床实践中某些干预措施的利弊，仅凭单一研究结果难以确定或在临床应用过程中存在较大差异和争议的问题；题目确立后要制订系统评价计划书，内容包括系统评价题目、目的、背景资料、检索文献的方法及策略、选择合格文献的标准、评价文献质量的方法、收集和分析数据的方法等。②检索文献，要系统、全面地收集所有相关的文献资料。③选择文献，选择标准应根据确立的研究问题及构成研究问题的四要素（研究对象、干预措施、主要研究结果和研究的设计方案）而制定。④评价文献质量，应用循证医学评价文献质量的原则和方法分析评价其内在真实性、外在真实性和影响结果解释的因素。⑤收集数据，包括一般资料、研究特征、结果测量等，所有的数据资料均要输入系统评价管理软件（review manager；Revman）进行文献结果的分析和报告。⑥分析资料和报告结果，定性分析采用描述的方法列表以浏览纳入研究的情况、研究方法的严格性和不同研究间的差异以及计划合成和结果解释；定量分析包括同质性检验、meta 分析和敏感性分析。⑦解释系统评价的结果，进行讨论和结论。⑧更新系统评价，在系统评价发表以后，定期收集新的原始研究文献，按前述步骤重新进行分析、评价，以及时更新和补充新的信息，使系统评价更臻完善[2-3]。

（2）Meta 分析

Meta 分析也称荟萃分析。Meta 分析方法最早见于 1955 年 Beecher 发表的《安慰剂的功效》一文。1971 年 Light 和 Smith 提出可以从不同研究结果汇总原始数据进行综合分析。1976 年 Glass 首次将这种类型的分析称为 meta 分析，并将 meta 一词定义为进一步的综合，认为 meta 分析是为了达到统一研究目的，对收集到的多个研究进行的综合统计分析，是数据收集和相关信息处理的一系列统计原则和过程，而不是一个简单的方法。Finney 则把对不同来源科学技术信息的定量化汇总分析统称为 meta 分析。因此，meta 分析是汇总多个研究的结果并分析评价其合并效应的一系列过程，包括提出研究问题、制定纳入和排除标准、检索相关研究、汇总基本信息、综合分析并报告结果等等。

1）Meta 分析的目的和意义：①提高所研究结果的统计功效，改进和提高由于样本量小对统计效能的影响，从而增强统计把握度和提高统计功效；②避免单个小样本研究所致的偶然性，发现某些单个研究未阐明的问题，从而帮助解决专家间对同一问题研究结果的分歧；③增强对治疗作用大小估计的正确性；④相对于一般文献及综述报告的或多或少的主观评价，meta 分析可定量综合评价效应大小，对某些研究结果不一致或矛盾的情况做出较客观的判断和较可靠的结论；⑤可处理大量文献而不受研究样本的限制；⑥估计成本 - 效果分析中的结果；⑦确定进一步研究的问题，还可能得出新的临床见解。

2）Meta 分析的局限性：作为一种对文献资料进行的定量再分析方法，因受原始文献资料的制约和影响，难免存在一些缺陷，主要表现在发表偏倚、权重偏倚、缺乏同质性、资料分析的主观性和结果的应用问题等，而且一些局限性很难或几乎无法用统计学方法解决：①方法自身的缺陷：meta 分析的主体在于被动观察和接受已经形成的研究结果，被综合的多个研究在方法上很难做到一致，其背后可能存在数据不齐、数据真实性、干扰因素控制不好等问题；②出版偏倚和发表偏倚，纳入的相关文献不全；③无法控制原始研究报告的质量，可能无法获得所有的相关原始数据，故难以保证原始试验的真实性；④文献检索偏倚和筛选偏倚[17]。

3）Meta 分析的质量评价：meta 分析是对原有研究结果的再分析，其研究质量既取决于各个独立研究的质量，也取决于其研究方法本身（包括研究设计、资料收集、统计分析等）的质量。因此，应从下列方面进行质量评价：①各个独立研究的质量评价，设计是否合理，主要特征（研究对象、处理因素、效应指标）定义是否准确，描述是否清楚，统计分析是否正确，偏倚是否得到控制。②敏感性分析，常用分层分析法，是评价在一定假设条件（例如，研究设计类型，患者年龄、性别、职业，暴露，用药剂量、剂型、给药途径、疗程，文献发表刊物、年代，研究中偏倚控制情况等）下所获得的结果的稳定性的方法。如果某因素变化导致合并结论发生大的改变，则说明结论对该因素的敏感性高而结论的稳定性较差。③本身的质量评价，包括有无研究设计、是否有文献检索方法的说明、纳入与排除标准是否明确、是否列入了所有纳入和排除的文献、对排除的文献是否有理由说明、对合并结果是否进行了均匀性检验、是否采用了正确的统计学方法、是否进行了敏感性分析，若合并后效应有统计学意义，则是否考虑到发表偏倚、是否做出了推荐性结论并指明了尚需进一步开展的研究等。

4）Meta 分析的统计方法：基本思想是对将按照研究计划收集的计量资料的统计检验 t 值、u 值、F 值、相关系数 r 以及计数资料的统计指标如 OR 值、χ^2 值等进行综合加权，估计合并的平均统计量，得出较为客观可靠的结论。不论定性还是定量 meta 分析，在实施过程中均有相同分析步骤，即提出问题、检索与题目相关的所有文献、筛选出符合纳入标准所有相关研究并进行严格评价、收集必要的数据信息、对单个研究进行汇总描述、制订效应综合分析与评价计划书、进行异质性检验、敏感性分析以及估计合并效应等。具体步骤包括：①对多个独立研究的统计量进行一致性检验，若一致，则可将多个统计量加权合并；若不一致，则剔除某些特大或特小或方向相反的统计量，然后再综合。②对具有一致性的统计量进行加权合并，综合估计平均统计量。③对综合估计的统计量进行统计检验和统计判断。④计算统计指标的 95% 置信区间并辅以图示。

5）计数资料（分类变量）的 meta 分析：计数资料可用列联表表示，最简单的是四格表，用以表示临床试验研究结果、队列研究结果和病例 - 对照研究结果。综合四格表资料的 meta 分析方法有：①固定效应模型，适用于各个独立试验无差异、随机具有相同的效应者，常用 Mantel-Haenszel 法［利用分层分析的原理将每一层作为一个独立研究，计算综合的比值比（OR）并进行检验］、Peto 法（是对 Mantel-Haenszel 法的修改）和 Fleiss 法等；②随机效应模型，可用 Dersimonian-Laird 法（D-L 法），该法允许各独立试验之间存在差异。

6）计量资料（数值变量）的 meta 分析：①合并检验法，常用 Fisher 法、Winner 法及 Stouffer 法等；②效应大小的测量，效应指数法。

（二）临床意义的严格评价

任何临床研究的证据即使经过严格评价认为具有良好的内在真实性，对其临床价值还需要进行其临床意义的严格评价。因此，需要有一系列考核客观效果的指标，而且这些指标的临床意义需根据不同疾病的现实状况并结合专业实际加以评定。常用的效果指标如下所述[1-3,5]。

（1）事件发生率（event rate）：例如，痊愈率、有效率、残废率、病死率、发病率、患病率、药物不良反应率。这些事件在不同的组别分别表示为：①试验组事件发生率（experimental event rate，EER）；②对照组事件发生率（control event rate，CER）；③预期事件发生率（patient's expected event rate，PEER），指如果患者在不接受任何有效治疗的情况下，预期事件发生的概率。

（2）绝对风险降低率（absolute risk reduction，ARR）：即试验组事件发生率与对照组事件发生率的绝对差值。

（3）相对风险降低率（relative risk reduction，RRR）：指 ARR 除以 CER 所得商数值的（%）。

（4）绝对风险增高率（absolute risk increase，ARI）：常用于表示试验组与对照组发生药物不良反应或严重事件发生率的绝对差值，即 ARI=EER−CER。

（5）相对风险增高率（relative risk increase，RRI）：指 ARI 除以 EER 所得商值（%），即 RRI=（EER – CER）/EER。

（6）相对风险（relative risk，RR）：用于观测某种危险因素暴露组的事件发生率（如发病率或死亡率）和对照组相同事件发生率的比值比，说明暴露组与未暴露组相比发生的机会（即风险）增加或减少（%）。

（7）比值比（比数比，优势比，odds ratio，OR）：是表示某种事件发生机会大小的一种指标，用于回顾性病例 - 对照研究或系统评价中表示暴露组与非暴露组发生率比值的相对比，其意义与 RR 相近，但在以医院病例为基础的病例 - 对照研究中一般可计算 OR，而不能计算 RR；在一定条件下，OR 近似于 RR。

（8）置信区间（CI）：为了判断上述指标的真实范围，应用有关统计学方法，计算相应的 95% 置信区间，其分布范围是越窄，其精度越高，可靠性和代表性越好。

（9）治疗多少例患者才发生 1 例副效（number need to harm，NNH）：用 ARI 的倒数表示，即 NNH=1/ARI。

（10）诊断性试验的评价：评价新的诊断性试验首先必须确定金标准（gold standard），然后将新的诊断试验结果与金标准进行同步盲法比较。所谓金标准是指在目前被临床医师公认的诊断疾病的最可靠的、敏感性和特异度都最高的方法，如活检、尸检、手术发现、病理检查、微生物培养、影像学和其他特殊检查以及长期随访的结果等。诊断价值的评估包括诊断敏感性和诊断特异性的各项指标。除诊断敏感性、特异性、阳性预测值和阴性预测值外，还包括用受试者工作特征曲线（receiver operator charicteristic curve，ROC 曲线）确定界限值（cut off value），并用 ROC 曲线下面积比较不同试验的优劣。但随着检测范围的扩大，患病率下降，阳性预测值降低，阴性预测值增高，准确度也有轻度增加，而敏感性、特异性和似然比则稳定不变。

（三）临床适用性的严格评价

经过证据真实性和临床重要性的严格评价之后，如果证据不合格，则根本没有临床应用价值；如果证据合格，也不一定可以马上照搬到临床上去应用，还要进一步考虑医生和患者的情况以及他们所处的外部客观条件，因为患者的病情特征、社会经济状况、医疗环境条件以及医生的技能水平等都可能有差异，所以还需要经过医生的努力、患者的合作以及具备一定的外部条件，最佳证据才能适用。例如，卵巢癌以手术为主的综合治疗已证明是改善卵巢癌患者预后的有效治疗手段，但若患者不愿意接受手术治疗或无经济条件接受治疗，或者经治医生尚不具备成熟的手术和化疗经验，则此时此地再好的证据也无临床适用性。

四、应用证据

循证医学的目的不仅在于确定证据的真实性和重要性，而且在于将其与自己的临床专业知识结合起来用以指导临床诊治实践和决策。

对于不同的问题，存在着几种不同的证据状况：①有较全面的研究，且大部分证据的结论比较一致，随机或随意选择几篇证据文献进行综合所得结论具有代表性，这类证据或已被纳入常规实践，已不是问题，或有待归纳综合，尽快推广；②有较多的研究，但质量良莠不齐，结论不一，可通过循证处理和归纳得出一定的结论，或推广应用，或深入研究；③有一定的研究，但是缺乏针对性或设计不佳，只能参考并结合经验和有关知识来处理这类证据，有待进一步研究；④缺乏研究，只有通过经验和有关知识的类推处理，有待研究。实际情况比上述的几种状况要复杂得多，但笼统地说，循证实践应特别重视第 2 种情况和第 1 种情况中未及时归纳推广的部分 [2-3]。

（一）诊断性试验

在临床实践中应用具有真实性、重要性的诊断性试验时应考虑下列问题。

（1）试验的可行性、准确性和精确性以及成本 - 效果比：首先需考虑所在的医疗机构有无具备实施该诊断试验的技术和设备条件，若有，要考虑其准确性和精确性如何。应注意到，在不同的患者应用同一诊断性试验其价值是不同的；诊断试验的似然比在晚期病例中较高，而在早期轻型病例中则往往较低，故应使用多层次的似然比以减少诊断试验的偏差。另外，初级医疗机构向上级医疗机构转诊时，常因假阳性病例的增多而使诊断试验的特异性降低。因此，在应用诊断试验证据时，要考虑上述因素的影响并估计由此产生的似然比或验后概率的变化是否足以改变诊断结果和临床决策，同时需考虑应用后的成本 - 效果比。

（2）能否合理地估计患者的验前概率：可根据患者的临床表现等重要资料来估计其所在医疗机构某一疾病的验前概率（患病率）。在缺乏这些资料的情况下，若所处的诊断条件和患者特征类似于诊断试验报告中的情况，则可应用文献的验前概率；若诊断条件和患者特征与文献报道不同，则以报告的验前概率为基点并根据实际情况在一定的范围内变动，观察验后概率的变化，以确定该试验的实用价值。

（3）获得的验后概率是否达到了一定阈值并能否影响对患者的诊断和治疗决策：验后概率阈值包括试验阈值和治疗阈值，前者指诊断试验为阴性或似然比远小于 1.0，故验后概率很低，可据此排除诊断；后者指诊断试验为阳性或似然比高，故验后概率很高，据此可肯定诊断并选择最佳治疗方案。在上述两种情况下，验后概率均达到了一定阈值，可停止进一步的检查。但若验后概率介于试验阈值与治疗阈值之间，则需进一步检查以肯定或否定待查的疾病；若单个试验不能确定上述阈值时，可采用联合试验方法，计算总的验后概率以有助于制定临床决策。

（4）是否考虑了患者的意愿：选择诊断性试验时还必须考虑可能带给患者的痛苦、危险，必须征求患者及其亲属的知情同意方可进行。

（二）治疗性研究

在应用真实、重要的治疗研究证据时既要考虑治疗方案的效果、安全性及对患者的可能影响，还要考虑患者的期望，如下列问题。

（1）是否适合我的患者：应分析我所医治的患者同研究证据文献中的研究对象在性别、年龄、临床特征、并发症、疾病严重程度、社会因素、生物学特征等方面的差异，并结合临床专业知识及生物学知识综合判断该治疗研究的外延性。一般而言，大样本试验或系统综述的结论对指导具体患者治疗价值更大。若肯定我所医治的患者确实不同于文献中的研究对象、该证据对治疗决策毫无帮助时，则应予舍弃。

（2）治疗措施用于患者时效果如何：治疗性试验研究证据的结果是作用于患者的平均治疗效果，在考虑单个具体的患者的效果时，可采用测量治疗措施是否有效的指标需要治疗的人数（number needed to treat，NNT），即用某种治疗措施观察一定时间，需治疗多少例患者才能防止 1 例出现某种结局。可将文献报告的 NNT 转变为适合我的患者的 NNT：首先确定患者发生某种结局的绝对易感性，即预期事件发生率（PEER）乘以文献报告的 RRR 值得到 ARR，然后转换为 NNT。

（3）治疗措施的效果、安全性以及患者的期望如何：制定治疗决策前必须考虑患者的价值观和喜好，向患者和家属讲明治疗方案的效果及安全性，以取得患者的合作和依从而得到最佳的治疗效果。

（三）不良反应的研究

应用疾病治疗中有关不良反应的研究证据时应考虑下列问题。

（1）文献研究的结果是否适合于患者：主要考虑我的患者是否确实不同于文献中的研究对象，是否存在本质的差别以至文献结果对临床决策毫无帮助。

（2）估计的治疗的不良反应对患者的影响：参照研究证据来确定我的患者发生不良反应的可能性与文献报告的患者发生不良反应可能性的比值（F）。用文献报告的 NNH，即需要治疗多少例患者才会发生 1 例不良反应的结果除以 F，即得到我的患者发生不良反应的 NNH。

（3）考虑患者的期望：因为不同的患者在权衡治疗副作用的效应时意见不同，所以在进行治疗决策时应根据患者喜好、关心和希望解决的问题适当改变 F 值，调整 NNH 并与 NNT 进行比较。如果 NNH<NNT，则要考虑改变治疗措施。

（4）尽可能选择不良反应更小的方案：若有不良反应更小的治疗措施备选，也应考虑更换其他备选治疗措施来尽可能减少或避免不良反应。

五、后效评价

后效评价是对所做的工作、应用的效果进行再评价。应充分估计在实施上述 1～4 步时的效力和效果，严密观察应用证据后的临床效果，严格评价证据的有效性、科学性和实用价值，并考虑患者的期望，进行临床经济学评价，分析其成本（cost）与效果（effectiveness）、效用（utility）及效益（benefit）比，找出证据应用中可能存在的问题，以便在下一次实施中加以改进 [2-3,26,28]。

因此，循证医学是一个不断实践、不断更新和不断完善的过程，也是一个临床医生不断学习、不断认识和不断提高的过程。这种由实践到认识、又由认识到实践的循环往复过程可使人们的认识由浅入深、由低级向高级发展。同时，使临床医生能在获得最佳证据的同时掌握提出问题、分析问题和解决问题的能力，培养终身学习的习惯，以更好地为患者服务。

（李广太）

参考文献

[1] 王家良. 临床流行病学. 北京: 人民卫生出版社, 2000.

[2] 吴一龙, 杨学宁. 循证医学与临床研究. 循证医学, 2001(1): 1-4.

[3] 王家良. 循证医学. 北京: 人民卫生出版社, 2001.

[4] Dickersin K, Manheimer E. Dickersin K. The Cochrane Collaboration: evaluation of health care and services using systematic reviews of the results of randomized controlled trials. Clinical obstetrics and gynecology, 1998, 41(2): 315-331.

[5] 王建华. 流行病学. 第5版. 北京: 人民卫生出版社, 2001.

[6] 董碧蓉. 循证医学与治疗决策. 中国循证医学, 2002(2): 108-111.

[7] Engel G L. The need for a new medical model: a challenge for biomedicine. Science, 1977(196): 129-136.

[8] 王拥军. 循证医学——是工具还是圣经? 国外医学: 脑血管疾病分册, 2003(1): 38-40.

[9] 李广太. 循证医学对卵巢上皮性癌化疗决策的影响. 中华妇产科杂志, 2012, 47(8): 582-586.

[10] Vourlekis B, Ell K, Padgett D. Evidence-based assessment in case management to improve abnormal cancer screen follow-up. Health Soc Work, 2005, 30(2): 98-106.

[11] Haie-Meder C, Fervers B, Fondrinier E, et al. SOR guidelines for concomitant chemoradiotherapy for patients with uterine cervical cancers: evidence update bulletin 2004. Ann Oncol, 2005, 16(7): 1100-1108.

[12] Randall M E, Filiaci V L, Muss H, et al. Randomized phase III trial of whole-abdominal irradiation versus doxorubicin and cisplatin chemotherapy in advanced endometrial carcinoma: a Gynecologic Oncology Group study. J Clin Oncol, 2006, 24(1): 36-44.

[13] McMeekin D S, Filiaci V L, Thigpen J T, et al. The relationship between histology and outcome in advanced and recurrent endometrial cancer patients participating in first-line chemotherapy trials: a Gynecologic Oncology Group study. Gynecol Oncol, 2007, 106(1): 16-22.

[14] Watanabe Y, Kitagawa R, Aoki D, et al. Practice pattern for postoperative management of endometrial cancer in Japan: a survey of the Japanese Gynecologic Oncology Group. Gynecol Oncol, 2009, 115(3): 456-459.

[15] Tewari K S, Sill M W, Monk B J, et al. Prospective validation of pooled prognostic factors in women with advanced cervical cancer treated with chemotherapy with/without bevacizumab: NRG oncology/GOG study. Clin Cancer Res, 2015, 21(24): 5480-5487.

[16] Dolan M S. Interpretation of the literature. Clin Obstet Gynecol, 1998(41): 307-314.

[17] Thacker S B, Stroup D F, Peterson H B. Meta-analysis for the practicing obstetrician-gynecologist. Clinical obstetrics and gynecology, 1998, 41(2): 275-281.

[18] Biagi J J, Eisenhauer E A. Systemic treatment policies in ovarian cancer: the next 10 years. Int J Gynecol Cancer, 2003, 13 (Suppl 2): 231-240.

[19] 刘鸣. 十年纷争十年发展——正确理解循证医学的临床实践. 国外医学: 脑血管疾病分册, 2003(1): 29-33.

[20] 鲍遇海. 循证医学为什么遭到抵触? 中国脑血管病杂志, 2004(4): 148-151.

[21] 王一尘. 客观分析循证医学的研究结果. 上海第二医科大学学报, 2004(9): 784-787.

[22] Tsay M Y, Yang Y H. Bibliometric analysis of the literature of randomized controlled trials. J Med Libr Assoc, 2005, 93(4): 450-458.

[23] 肖飞. 从循证医学到精准医学的思考. 中华肾病研究电子杂志, 2014, 3(3): 123-128.

[24] 肖飞. 转化医学是实现精准医学的必由之路——思考精准医学、循证医学及转化医学之间的协同关系. 转化医学杂志, 2015, 4(5): 257-260.

[25] 陈志南. 自循证医学至精准医学的跨越. 2015年中国药学大会暨第十五届中国药师周报告集. [出版地不详: 出版

社不详]2015: 3.

[26] 何权瀛. 如何科学地制定临床决策——循证医学、指南共识、精准医学、整合医学与临床决策. 医学与哲学,
2016, 37(6): 1-3, 7.

[27] Kew F M, Roberts A P, Cruickshank D J. The role of routine follow-up after gynecological malignancy. Int J Gynecol
Cancer , 2005, 15(3): 413-419.

[28] Delaney G, Jacob S, Barton M. Estimation of an optimal radiotherapy utilization rate for gynecologic carcinoma: part
II-carcinoma of the endometrium. Cancer, 2004, 101(4): 682-692.

[29] 沈铿. 价值医学与妇科肿瘤临床决策. 中华妇产科杂志, 2010, 45(11): 817-818.

推荐阅读文献

[1] Brown G C, Brown M M, Sharma S. Value-based medicine: Evidence-Based Eye Care, 2002(3): 8-9.

[2] Advanced Ovarian Cancer Trialists Group. Chemotherapy for advanced ovarian cancer. Cochrane Database Syst Rev,
2000(2): CD001418.

[3] Brown G C, Brown M M, Brown H C, et al. The goal of value-based medicine analyses: comparability-the case for
neovascular macular degeneration. Trans Am Ophthalmol Soc, 2007, (105): 160-169.

[4] Craig J C, Irwig L M, Stockler M R. Evidence-based medicine: useful tools for decision making. Med J Auxt, 2001 (174):
248-253.

[5] Edwards B K, Brown M L, Wingo P A, et al. Annual report to the nation on the status of cancer, 1975-2002, featuring
population-based trends in cancer treatment. J Natl Cancer Inst, 2005, 97(19): 1407-1427.

[6] Lefebvre G, Allaire C, Jeffrey J, et al. SOGC clinical guidelines: hysterectomy. J Obstet Gynaecol Cancer, 2002, 24(1):
37-61; quiz 74-76.

[7] Sackett D L, Straus S E, Richardson W S, et al. Evidence-based medicine: how to practice and teach EBM. 2nd ed.
Edinburgh: Churchill Livingstone, 2000: 1-60.

[8] Willis B H, Barton P, Pearmain P, et al. Cervical screening programmes: can automation help? evidence from systematic
reviews, an economic analysis and a simulation modelling exercise applied to the UK. Health Technol Assess, 2005,
9(13): 1-207.

第 *3* 章 妇科肿瘤中的伦理学问题

第一节 概述

一、妇科肿瘤的工作特点

随着医学的发展，妇科专业也出现了多个分支，妇科肿瘤就是其中之一，它既与传统的妇科学相关，又与外科学、肿瘤学、内科学、放射治疗学相关；它与妇产科一样具有下述工作特点。

（一）妇科肿瘤工作环境中女性居多

妇科肿瘤患者均为女性，这是妇科肿瘤的一个特点。在医务人员中，与其他科室相同的是，护士中全部或主要是女性；与其他科室不同的是，医生中也以女性居多。在这样的工作环境中，女性的隐私保护容易被忽略。女性在工作中会有很多的共同话题，有时候会不自觉地在工作场合聊工作以外的兴趣和爱好，容易引起患者的不满。当发生纠纷的时候，面对男性家属，女性医务人员会处于劣势。

（二）妇科肿瘤对患者的影响更大

妇科肿瘤常常涉及婚姻、家庭和两性关系等个人隐私。妇科肿瘤除了对患者本人的躯体以及心理带来打击和创伤外，也会对亲属的心理产生影响，有时候还会影响到家庭的稳定和经济状况。妇科肿瘤患者除了承受以上情况外，还会有治疗后性功能的恢复、生育能力等方面的担心，有时候会承受丈夫的不理解甚至离婚。所以在治疗方法的选择上，医务人员要理解患者的选择，在治疗过程中要注意对患者的性功能和生育能力的保护，在沟通中要着重与患者及其家属沟通这方面的问题。

（三）妇科肿瘤患者的隐私问题更突出

对患者的病情等都需要保密，对于妇科肿瘤患者来讲，隐私问题更是突出。近年来，从事妇科肿瘤专业的男医生特别是在大城市逐渐增多。除了要注意男医生做妇科检查时一定要有女性医务人员在场外，在询问病史、讨论病情以及与患者家属沟通时也要注重患者隐私的保护，例如，婚产史、性生活史、治疗后对患者功能特别是性功能和生育能力的影响等，除了对无关人员保密外，对患者家属交代病情一般也要征求患者本人的意见或取得患者本人的授权[1]。

二、妇科肿瘤患者的心理行为特征

在就诊和接受治疗过程中，妇科肿瘤患者会对不了解自己的疾病而焦虑，会对治疗效果的不确定而担心，有时候也会为治疗疾病的费用而焦躁。患者会希望在治疗疾病的同时，尽可能少地影响自身的正常功能。例如，卵巢的切除问题、生育能力问题以及治疗后的性功能问题。患者身为女性，还会考虑美容的问题，例如，腹部手术切口的问题。

三、医学伦理学的具体原则

医学伦理学是运用伦理学的一般原则解决医疗卫生实践中和医学发展过程中的医学道德问题和医学道德现象的学科，它是医学的一个重要组成部分，又是伦理学的一个分支。医学伦理学是运用伦理学的理论、方法研究医学领域中人与人、人与社会、人与自然的关系的道德问题的一门学问。医学伦理学的具体原则包括如下内容。

（一）尊重与自主

1. 尊重原则

在医疗活动中，医患双方应尊重对方的人格。医务人员除了应尊重患者的人格，还应尊重患者的自主性。患者享有人格权，这是尊重原则之所以具有道德合理性的前提和基础。尊重原则也是现代生物 - 心理 - 社会医学模式的必然要求和具体体现，是医学人道主义基本原则的必然要求和具体体现。实现尊重原则是建立和谐医患关系的必要条件和可靠基础，是保障患者根本权益的必要条件和可靠基础。

尊重原则实现的关键是医方对患方的尊重，但同时也要有患者一方对医方的尊重。如果患者一方对医方缺少应有的尊重，良好的医患关系和医疗秩序就难以建立，并将给医疗过程及其效果带来严重影响。

2. 自主原则

自主原则是医师尊重患者的自主性，保证患者自己做主、理性选择诊治决策的伦理原则。自主原则的实质是对患者的自主知情、自主同意、自主选择等权利的尊重和维护。自主原则的具体要求是：在通常情况下，医务人员有义务主动提供适宜的环境和必要的条件，以保证患者充分行使自主权，尊重患者及其家属的自主性或自主决定，保证患者自主选择医生，治疗要经患者知情同意，以及保守患者的秘密、保护患者的隐私、尊重患者的人格等。

医务人员要实现自主原则，必须处理好患者自主与医方做主之间的关系，尤其是要正确运用医疗干涉权，因为患者自主与医方做主既相容又矛盾；医疗干涉既必要又不可滥用。

（二）有利与不伤害

1. 有利原则

有利原则就是在诊疗活动中医务人员把有利于患者健康放在第一位。有利于患者是医学伦理的第一位的、最高的原则。有利原则具体体现在：提供最优化服务，努力使者受益，即解除由疾病引起的疼痛和不幸；预防疾病和损伤，促进和维持健康；努力预防或减少难以避免的伤害；对利害得失全面权衡，选择受益最大、伤害最小的医学决策；坚持公益原则，将有利于患者同有利于社会健康公益有机地统一起来。

2. 不伤害原则

不伤害原则是临床诊疗过程中不使患者受到不应有的伤害的伦理原则，是一系列具体原则中的底线原则。不伤害患者是古老的传统行医规则，是医学人道观念的突出体现。医疗过程中的伤害带有一定的必然性，不伤害原则的真正意义不是消除医疗活动中对患者的任何医疗伤害，而是强调培养对患者高度负责、保护患者健康和生命的医学伦理理念和作风，选择最佳诊治方案，并在实施中尽最大努力避免使者受到不应有的医疗伤害或把不可避免但可控伤害控制在最低限度之内。

（三）公正与互助

1. 公正原则

公正原则作为医学伦理原则，是现代医学服务高度社会化的集中反映和体现，其价值主要在于：合理协调日趋复杂的医患关系，合理解决人民群众日益增长的健康需求与有限的医疗卫生资源的矛盾。公正原则要求医生公平对待患者，不分性别、年龄、肤色、种族、身体状况、经济状况或地位高低，一视同仁。另一方面，公正原则也包括资源分配公正，要求以公平优先、兼顾效率为基本原则，优化配置和利用医疗卫生资源。医务人员在医疗活动中直接担负着兑现医疗公正的责任，必须具备公正的素质，保证公正在医疗服务中得到充分的体现。

2. 互助原则

互助原则是指在医学诊疗过程中医生和患者互相合作、互相帮助的伦理原则。患者在医疗活动中得到的医学关怀与救助是显而易见的，同时，医者提供的良好服务以及体现出的自身价值也恰恰是对方配合与帮助的结果。这个过程既包含物质交往，又包含精神交往，既包含技术互动，也包含道德互动，即互助精神。在现代的医患关系中，互助精神更为突出和重要。因为，现代医学高度社会化，医患交往多元化，医学人际关系更为复杂，如果缺少各种合作，就不可能有良好的医学服务。互助原则要求医务人员尊重患者、平等对待患者，尊重同事、团结协作，也要求患者给予医生应有的理解。

第二节　妇科肿瘤诊疗过程中的伦理学问题

一、妇科肿瘤确诊后的伦理学问题

（一）病情的告知

妇科肿瘤不同于一般妇科良性疾病，其预后差，花费高，患者及其家属开始的时候大多难以接受。传统上认为不应将患者的真实病情告诉患者，以免患者对治疗失去信心，并出现焦虑、抑郁等不良反应，影响患者的治疗。而医学伦理学的首要原则为知情同意。从这一原则出发，患者有了解自身疾病及接受何种治疗的权利；医生有责任告知真情，隐瞒病情可能会造成医患之间的不信任。但究竟应如何告知患者真实病情，医生应根据具体情况，选择最佳时机，根据患者的承受能力及人格特征，以最大限度地调动患者的能动性，使其积极配合治疗，有信心恢复健康；同时医生也要考虑告知患者病情不能对患者造成伤害，必要的时候应将患者的病情告诉患者的家属或委托人。妇科肿瘤确诊后，医生应尊重患者的权利，如实和及时地告知患者或其家属病情，并避免由于武断告知造成对患者的伤害[2]。

（二）治疗方案的沟通

妇科肿瘤确诊后医生要根据患者疾病的病理类型、分化程度、分期以及患者的身体和经济状况选择治疗方案。治疗方案的确定必须是最有利于患者的方案，而不是最适合医生或医院的方案。由于医患双方对医学知识掌握的不同，医生更有责任如实告知患者每种治疗方案的优缺点，包括治疗的效果、治疗的副作用和花费。患者有权利知道是否有可以替代的治疗方案，在此基础上，患者才可能参与治疗方案的选择，医患关系也才有可能融洽[3]。患者也有选择拒绝治疗的权利，医生要处理好治疗决定权和患者的自主权的关系，要站在患者的角度，按照患者利益第一和不伤害的原则选择最终的治疗方案[4]。

二、妇科肿瘤治疗过程中的伦理学问题

（一）妇科肿瘤治疗方案的实施

在临床实践中，妇科恶性肿瘤的治疗大多离不开手术、放疗和化疗。医生和患者沟通好治疗方案后，患者要签署知情同意书。在实施治疗方案的过程中，要及时和患者或其家属沟通治疗的效果、出现的并发症及处理方法。例如，在实施手术治疗前，确定手术方式和麻醉方法方面应与患者或其家属交换意见，这是对患者知情权的尊重，也可避免将来医疗纠纷的发生。手术前应对患者心理上的反应给予一定的心理安慰，这是由生物 - 心理 - 社会医学模式决定的[5]。妇科疾病患者，尤其是青少年和老年患者，除疾病本身痛苦外，常常出现一些特殊的心理活动。术前医护人员也可在不妨碍保密原则的基础上对患者进行心理治疗和护理，使其平稳渡过手术前的等待期，增强信心，打消顾虑，以利手术。例如，术前手术室的有关人员进行术前探视，给患者以心理安慰；给予医学知识宣教，生活照顾等，减轻患者痛苦。手术中严格执行手术操作的流程，尽职尽责，对不同婚姻状况、不同种族、不同阶层以及不同经济状况的患者一视同仁，态度严谨，技术精益求精，不讨论与手术无关的事情，更不能把个人的不良情绪带到手术中，更不能将患者的隐私作为笑料传播。术中遇到意外状况或与术前诊断不符时，应本着科学的态度，沉着、果断、灵活，不得因手术时间长、个人私事或顾及个人荣誉等而对患者不负责任，潦草完成手术。手术后要严格按规程对患者进行术后的观察、护理和必要的临床处理，及时发现并防止术后并发症的发生，不能错误地认为，手术结束就万事大吉，手术只是整个治疗中的一个阶段，而不是治疗的结束。术后严密观察病情变化还可发现一些术中的误差，及时补救[6]。放疗和化疗也一样，在实施的过程中，要注重患者的利益，遵守不伤害的原则。

（二）妇科肿瘤治疗后的随访

妇科肿瘤治疗后的随访非常重要，包括治疗后的副作用，治疗后的饮食以及心理问题，特别是妇科肿瘤往往需要连续治疗，例如，化疗，一般需要多个疗程。规律的治疗是疗效的保证，医生需要跟患者沟通连续治疗的重要性。有的晚期妇科肿瘤患者往往会因为副作用大或经济问题，拒绝再次治疗。对于晚期妇科肿瘤患者，放弃无效治疗是临床客观存在的一种现象，但这一行为本身必须符合伦理，必须是合法的[7]；这就要求必须由权威性的医疗组讨论，确认治疗是无效的。向家属详细说明患者的疾病性质、现状、预后和代价等信息，并由患者或其家属独立地做出是否放弃治疗的决定。医务人员必须在得到患者或其家属的明确的具有法律意义的决定后才能采取进一步的行动，并应有详细的病情记录及相关决定的文字契约。即使放弃治疗，医生仍有责任尽量减轻患者的痛苦；同时，医务工作者也应明确，放弃治疗是相对的，只是为了减轻患者的痛苦，减少不必要的资源浪费；对疾病的进一步研究始终不能放弃，医学的终极目标是治疗患者，而绝不是放弃[8]。

第三节　妇科肿瘤教学过程中的伦理学问题

大多数三级医院都是医学院校的教学医院，除了临床任务外，还承担着医学生的实习任务以及进修生和住院医生的教学任务。医生的成长都离不开医院实习这一环节。临床实习既是医学生把理论知识转化为专业技能的重要途径，也是医学生接触社会、服务患者、强化医德意识、确立医德信念的关键时期，是培养临床医学生向一名合格医生转变的重要医学教育

过程[9]。但在教学过程中，要注意保护患者的隐私，男医生对妇科肿瘤患者进行检查和操作时一定要有女性医务人员在场；学生参与医疗活动时，一方面必须有上级医师在场指导，另一方面，必须征得患者的知情同意。在跟患者沟通时，首先要讲明自己的身份，学生沟通时最好有老师在场，一定要事前沟通，征得患者同意后再操作，否则就容易被动。严禁在面对患者时只考虑技术的需要和自己的方便，而忽视患者内心的感受，甚至把患者看做是自己实践的"工具"，态度生硬，动作粗鲁。实习生表现出的嬉笑打闹、漫不经心、表情不严肃、态度不认真等不尊重患者的现象会直接妨碍患者对教学的配合。带教老师在从事医疗活动中的言传身教无疑会对实习生今后的职业生涯造成重要的影响。所以，教育者应首先学习和建立新型的伦理学观念和规范，要尊重患者的人格和权力，帮助学生树立正确的医学伦理道德价值观，培养良好的医德医风。学生参与妇科肿瘤的临床操作时，必须有上级医师在场并指导，保证患者安全是前提。

第四节　妇科肿瘤临床试验中的伦理学问题

一、临床试验的概念

临床试验（clinical trial），指任何在人体（患者或健康志愿者）进行药物的系统性研究，以证实或揭示试验药物的作用、不良反应及/或试验药物的吸收、分布、代谢和排泄，目的是确定试验药物的疗效与安全性。

二、临床试验中的伦理原则

（1）知情同意原则：尊重和保障受试者是否参加研究的自主决定权，严格履行知情同意程序，防止使用欺骗、利诱、胁迫等手段使受试者同意参加研究，允许受试者在任何阶段无条件退出研究。

（2）控制风险原则：首先将受试者的人身安全、健康权益放在优先地位，其次才是科学和社会利益，研究风险与受益比例应当合理，力求尽可能使受试者避免伤害。

（3）免费和补偿原则：应当公平、合理地选择受试者，对受试者参加研究不得收取任何费用，对于受试者在受试过程中支出的合理费用还应当给予适当补偿。

（4）保护隐私原则：切实保护受试者的隐私，如实将受试者的个人信息的储存、使用及保密措施情况告知受试者，未经授权不得将受试者个人信息向第三方透露。

（5）依法赔偿原则：受试者参加研究受到损害时，应当得到及时、免费治疗，并依据法律法规及双方约定得到赔偿。

（6）特殊保护原则：对儿童、孕妇、智力低下者、精神障碍患者等特殊人群的受试者，应当予以特别保护。

三、药物临床试验中的伦理要求

受试者参加临床试验时，按照临床试验方案要求进行的各项检查在检查前都应当取得受试者或其家属或法定代理人的同意和签字。通过临床试验性检查，研究者可以判断受试者是否符合入选、排除标准，从而决定该受试者是否能入组临床试验。试验过程中按照方案要求进行随访和检查，为研究者进行下一步临床试验性治疗提供依据。研究者应该使用通俗易懂的语言详细告知受试者或其家属或法定代理人：①试验的目的，试验药物的性质、作用、疗效及安全性；②试验的过程与期限；③试验性检查项目；④受试者预期可能的受益和风险；⑤受试者可能被分配到试验的不同组别，每组的受益、风险及对照组相应的补偿；⑥必须给受试者充分的时间考虑是否愿意参加试验。

（王建东）

参考文献

[1] 杨曦, 白文佩. 妇产科临床实践中的医患沟通要点. 中国心理卫生杂志, 2012, 26(3): 161-163.

[2] 姚坚. 建立良好医患沟通推进和谐医患关系. 中国医学伦理学, 2010, 23(1): 28-29.

[3] Goldin-Meadow S, Alibali M W. Gesture's role in speaking, learning, and creating language. Annu Rev Psychol, 2013(64): 257-83.

[4] 王锦帆. 医患沟通. 北京: 人民卫生出版社, 2013.

[5] 侯胜田, 王海星. 国外医患沟通模式对我国和谐医患关系构建的启示. 医学与社会, 2014, 27(2): 51-54.

[6] 李亚蕊, 冀璐, 石文娜, 等. 从医疗纠纷的产生原因谈医患沟通的重要性. 山西医药杂志, 2014, 43(4): 438-439.

[7] Surbone A. Cultural aspects of communication in cancer care. Support Care Cancer, 2008, 16(3): 235-40.

[8] 王利娟, 安瑞芳. 妇科恶性肿瘤治疗中的若干伦理学问题. 中国医学伦理学, 2002 (1): 8.

[9] Karin A, Amirhossein M, Gary A. Ethics training in obstetrics and gynecology residency: the next vital sign? Am J Obstet Gynecol, 2015, 213(2): 251.

推荐阅读文献

[1] World Medical Association. World Medical Association Declaration of Helsinki: ethical principles for medical research involving human subjects. JAMA, 2013, 310(20): 2191-2194.

[2] 刘惠军. 医学人文素质与医患沟通技能. 北京: 北京大学医学出版社, 2013.

[3] 王晓翔, 石军梅. 药物临床试验中研究护士与受试者的沟通技巧. 河北医药, 2013, 35(1): 151-152.

附件 1　赫尔辛基宣言 2013 版

《赫尔辛基宣言》全称《世界医学协会赫尔辛基宣言》，该宣言制定了涉及人体对象医学研究的道德原则，是一份包括以人作为受试对象的生物医学研究的伦理原则和限制条件，也是关于人体试验的第二个国际文件，比《纽伦堡法典》更加全面、具体和完善。

目录

1．历年宣言修订

2．宣言前言

3．医学研究的基本原则

4．研究应遵循的附加原则

一、历年宣言修订

赫尔辛基宣言在第 18 届世界医学协会联合大会（赫尔辛基，芬兰，1964 年 6 月）采用，并在下列联合大会中进行了修订：

- 第 29 届世界医学协会联合大会，东京，日本，1975 年 10 月
- 第 35 届世界医学协会联合大会，威尼斯，意大利，1983 年 10 月
- 第 41 届世界医学协会联合大会，香港，中国，1989 年 9 月
- 第 48 届世界医学协会联合大会，西索莫塞特（Somerset West），南非，1996 年 10 月
- 第 52 届世界医学协会联合大会，爱丁堡，苏格兰，2000 年 10 月
- 第 53 届世界医学协会联合大会，华盛顿，美国，2002 年
- 第 55 届世界医学协会联合大会，东京，日本，2004 年
- 第 59 届世界医学协会联合大会，首尔，韩国，2008 年 10 月
- 第 64 届世界医学协会联合大会，福塔莱萨，巴西，2013 年 10 月

二、宣言前言

世界医学会制订了《赫尔辛基宣言》，作为涉及人类受试者的医学研究的伦理原则。涉及人类受试者的医学研究包括利用可鉴定身份的人体材料和数据所进行的研究：

1.《赫尔辛基宣言》应作整体解读，它的每一个组成段落都不应该在不考虑其他相关段落的情况下使用。

2. 虽然宣言主要以医生为对象，但世界医学会鼓励参与涉及人类受试者的医学研究的其他人遵守这些原则。

3. 促进和维护患者，包括那些参与医学研究的人的健康也是医生的义务。医生应奉献其知识和良知以履行这一义务。

4. 医学的进步是以研究为基础的，这些研究最终必须包括涉及人类受试者的研究。那些在医学研究中没有充分代表的人群也应该获得适当参与研究的机会。

5. 在涉及人类受试者的医学研究中，个体研究受试者的安康必须优于其他所有利益。

6. 涉及人类受试者的医学研究的主要目的是了解疾病的原因、发展和结果，改进预防、诊断和治疗的干预措施（方法、程序和处理）。即使是当前最佳的预防、诊断和治疗措施，也必须通过研究继续评估它们的安全性、有效性、效能、可达性和质量。

7. 在医学实践和医学研究中，大多数预防、诊断和治疗措施都包含风险和负担。

8. 医学研究必须遵守的伦理标准是：促进对人类受试者的尊重并保护他们的健康和权利。有些研究人群尤其脆弱，需要特别的保护。这些脆弱人群包括那些自己不能做出同意或不同意的人群，以及那些容易受到胁迫或受到不正当影响的人群。

9. 医生既应当考虑自己国家关于涉及人类受试者研究的伦理、法律与管理规范和标准，也应当考虑相应的国际规范和标准。任何国家性的或国际性的伦理、法律或管理规定，都不得削弱或取消本宣言提出的对人类受试者的任何保护。

三、医学研究的基本原则

11. 在医学研究中，医生有责任保护研究受试者的生命、健康、尊严、完整性、自我决定权、隐私，以及为研究受试者的个人信息保密。

12. 涉及人类受试者的医学研究必须遵循普遍接受的科学原则，必须建立在对科学文献和其他相关信息的全面了解的基础上，必须以充分的实验室实验和恰当的动物实验为基础。必须尊重研究中所使用的动物的福利。

13. 在进行有可能危害环境的医学研究的过程中，必须谨慎从事。

14. 涉及人类受试者的每一项研究的设计和实施必须在研究方案中予以清晰的说明。方

案应该包含一项关于伦理考虑的说明，应该指出本宣言所阐述的原则如何贯彻执行。方案应该包括下列信息：研究的资金来源、资助者、所属单位、其他潜在的利益冲突、对受试者的激励，以及对那些由于参加研究而遭受伤害的受试者提供的治疗和（或）补偿。方案应该说明，在研究结束后如何为研究受试者提供本研究确定为有益的干预措施或其他相应的治疗受益。

15．在研究开始前，研究方案必须提交给研究伦理委员会进行考虑、评论、指导和批准。该委员会必须独立于研究者、资助者，也不应受到其他不当的影响。该委员会必须考虑进行研究的所在国的法律和条例，以及相应的国际准则或标准，但不可允许这些削弱或取消本宣言所提出的对研究受试者的保护。该委员会必须拥有监测正在进行的研究的权利。研究者必须向该委员会提供监测信息，尤其是有关任何严重不良事件的信息。如果没有委员会的考虑和批准，研究方案不可更改。

16．只有受过恰当的科学训练并合格的人员才可以进行涉及人类受试者的医学研究。在患者或健康志愿者身上进行的研究要求接受有资格且有能力的医生或其他医疗卫生专业人员的监督。保护研究受试者的责任必须始终由医生和其他医疗卫生专业人员承担，而绝不是由研究受试者承担，即使他们给予了同意。

17．仅当医学研究为了弱势或脆弱人群或社区的健康需要和优先事项，且该人群或社区有合理的可能从研究结果中获益时，涉及这些人群或社区人群的医学研究才是正当的。

18．每一项涉及人类受试者的医学研究开始前，都必须仔细评估对参与研究的个人和社区带来的可预测的风险和负担，并将其与给受试者以及受所研究疾病影响的其他个人和社区带来的可预见受益进行比较。

19．在招募第一个受试者之前，每一项临床试验都必须在公开可及的数据库中注册。

20．除非医生确信参与研究的风险已得到充分评估且能得到满意处理，医生不可进行涉及人类受试者的研究。当医生发现风险超过了潜在的受益，或已经得到阳性和有利结果的结论性证据时，医生必须立即停止研究。

21．只有当研究目的的重要性超过给研究受试者带来的风险和负担时，涉及人类受试者的医学研究才可进行。

22．有行为能力的人作为受试参加医学研究必须是自愿的。虽然征询家庭成员或社区领导人的意见可能是合适的，但除非有行为能力的受试本人自由同意，否则他 / 她不可以被征召参加医学研究。

23．必须采取各种预防措施以保护研究受试者的隐私，必须对他们的个人信息给予保密，以及必须将研究对他们身体、精神和社会完整性的影响最小化。

24．在涉及有行为能力的受试者的医学研究中，每个潜在的受试者都必须被充分告知研究目的、方法、资金来源、任何可能的利益冲突、研究者所属单位、研究的预期受益和潜在风险、研究可能引起的不适以及任何其他相关方面。必须告知潜在的受试者，他们有权拒绝参加研究，或有权在任何时候撤回参与研究的同意而不受报复。应该特别注意个体的潜在的受试者的特殊信息要求和传递信息所用方法。在确保潜在的受试者理解信息之后，医生或另一个具备合适资质的人必须获得潜在的受试者自由给出的知情同意，最好是书面同意。如果不能用书面表达同意，那么非书面同意必须正式记录在案，并有证人作证。

25．对于使用可识别身份的人体材料或数据进行的医学研究，医生必须按正规程序征得受试者对于采集、分析、储存和（或）再使用材料和数据的同意。在获取参与这类研究的同意不可能或不现实，或会给研究的有效性带来威胁的情况，只有经过研究伦理委员会的考虑和批准后，研究才可进行。

26．在征得参与研究的知情同意时，如果潜在的受试者与医生有依赖关系，或者可能在胁迫下同意，则医生应该特别谨慎。在这种情形下，应该由一位完全独立于这种关系的具有合适资质的人员去征得知情同意。

27．对于一个无行为能力的潜在受试着，医生必须从合法授权的代表那里征得知情同意。不可将这些人包括在对他们不可能受益的研究内，除非这项研究意在促进这些潜在受试者所代表的人群的健康；该研究不能在有行为能力的人身上进行；以及该研究只包含最低程度的风险和最低程度的负担。

28．当一个无行为能力的潜在受试者能够赞同参与研究的决定时，除了获得合法授权代表的同意外，医生必须获得这种赞同，潜在的受试者的同意。潜在受试者的不同意应该得到尊重。

29．受试者在身体或精神上不能给予同意，例如无意识的患者，那么仅当使这些受试者不能给出知情同意的身体或精神上的病情是研究人群必须具备的特征时，涉及这类受试者的研究才可进行。在这种情况下，医生应该从法律授权代表那里征得知情同意。如果没有这样的代表，并且该研究不能被推迟，那么这项研究可以在没有知情同意的情况下进行，如果在研究方案中已经说明为什么要那些具有使他们不能给予知情同意的病情的受试着参与研究的特殊理由，且该研究已经被研究伦理委员会批准。应尽快从受试者或其法律授权代表那里征得继续参与这项研究的同意。

30．作者、编辑和出版者在发表研究结果的时候都有伦理义务。作者有义务使他们在人类受试者身上进行的研究的结果公开可得，对他们报告的结果的完整性和准确性负责。他们应该坚持公认的合乎伦理的报告原则。阴性结果、不能给出明确结论的结果和阳性结果均应发表或使其能公开可得。资金来源、所属单位和利益冲突都应该在发表的时候说明。不符合本宣言原则的研究报告不应该被接受和发表。

四、研究应遵循的附加原则

31．医生只有在以下条件下可以把医学研究和医疗结合起来：研究的潜在预防、诊断或治疗的价值可证明此研究正当，而且医生有很好的理由相信，参加这项研究不会给作为研究受试的患者的健康带来不良影响。

32．对新的干预措施的受益、风险、负担和有效性的检验必须与当前经过证明的最佳干预措施相比较，但以下情况可以例外：当不存在当前经过证明的干预措施时，安慰剂或不治疗是可以接受的；或由于令人信服的或科学上有根据的方法学理由，有必要使用安慰剂来确定一项干预措施的疗效或安全性，而且接受安慰剂或无治疗的患者不会遭受任何严重的或不可逆的伤害的风险。必须给予特别的关怀以避免造成这种选项的滥用。

33．研究结束时，参加研究的患者应被告知研究的结果，分享由此获得的任何受益，例如获得本次研究确定的有益干预措施或其他相应的治疗或受益。

34．医生必须充分告知患者医疗中的哪些方面与研究有关。医生绝不能因为患者拒绝参与研究或决定退出研究而影响医患关系。

35．在治疗患者的过程中，当不存在经过证明的干预措施或这些干预措施无效时，如果根据医生的判断，一项未经证明的干预措施有挽救生命、恢复健康或减轻痛苦的希望，医生在取得专家的建议后，获得患者或其合法授权代表的知情同意，可以使用这种未经证明的干预。可能时，应该对该项干预进行研究，旨在评价其安全性和有效性。在任何情况下，新的信息都应该被记录下来，并且在适当时候使其公开可及。

附件 2 涉及人的生物医学研究伦理审查办法

中华人民共和国国家卫生和计划生育委员会令第 11 号

第一章总则

第一条为保护人的生命和健康，维护人的尊严，尊重和保护受试者的合法权益，规范涉及人的生物医学研究伦理审查工作，制定本办法。

第二条本办法适用于各级各类医疗卫生机构开展涉及人的生物医学研究伦理审查工作。

第三条本办法所称涉及人的生物医学研究包括以下活动：

（一）采用现代物理学、化学、生物学、中医药学和心理学等方法对人的生理、心理行为、病理现象、疾病病因和发病机制，以及疾病的预防、诊断、治疗和康复进行研究的活动；

（二）医学新技术或医疗新产品在人体上进行试验研究的活动；

（三）采用流行病学、社会学、心理学等方法收集、记录、使用、报告或储存有关人的样本、医疗记录、行为等科学研究资料的活动。

第四条伦理审查应当遵守国家法律法规规定，在研究中尊重受试者的自主意愿，同时遵守有益、不伤害以及公正的原则。

第五条国家卫生计生委负责全国涉及人的生物医学研究伦理审查工作的监督管理，成立国家医学伦理专家委员会。国家中医药管理局负责中医药研究伦理审查工作的监督管理，成立国家中医药伦理专家委员会。省级卫生计生行政部门成立省级医学伦理专家委员会。

县级以上地方卫生计生行政部门负责本行政区域涉及人的生物医学研究伦理审查工作的监督管理。

第六条国家医学伦理专家委员会、国家中医药伦理专家委员会（以下称国家医学伦理专家委员会）负责对涉及人的生物医学研究中的重大伦理问题进行研究，提供政策咨询意见，指导省级医学伦理专家委员会的伦理审查相关工作。

省级医学伦理专家委员会协助推动本行政区域涉及人的生物医学研究伦理审查工作的制度化、规范化，指导、检查、评估本行政区域从事涉及人的生物医学研究的医疗卫生机构伦理委员会的工作，开展相关培训、咨询等工作。

第二章伦理委员会

第七条从事涉及人的生物医学研究的医疗卫生机构是涉及人的生物医学研究伦理审查工作的管理责任主体，应当设立伦理委员会，并采取有效措施保障伦理委员会独立开展伦理审查工作。

医疗卫生机构未设立伦理委员会的，不得开展涉及人的生物医学研究工作。

第八条伦理委员会的职责是保护受试者合法权益，维护受试者尊严，促进生物医学研究规范开展；对本机构开展涉及人的生物医学研究项目进行伦理审查，包括初始审查、跟踪审查和复审等；在本机构组织开展相关伦理审查培训。

第九条伦理委员会的委员应当从生物医学领域和伦理学、法学、社会学等领域的专家和非本机构的社会人士中遴选产生，人数不得少于 7 人，并且应当有不同性别的委员，少数民族地区应当考虑少数民族委员。必要时，伦理委员会可以聘请独立顾问。独立顾问对所审查项目的特定问题提供咨询意见，不参与表决。

第十条伦理委员会委员任期 5 年，可以连任。伦理委员会设主任委员一人，副主任委员若干人，由伦理委员会委员协商推举产生。

伦理委员会委员应当具备相应的伦理审查能力，并定期接受生物医学研究伦理知识及相关法律法规知识培训。

第十一条伦理委员会对受理的申报项目应当及时开展伦理审查，提供审查意见；对已批准的研究项目进行定期跟踪审查，受理受试者的投诉并协调处理，确保项目研究不会将受试者置于不合理的风险之中。

第十二条伦理委员会在开展伦理审查时，可以要求研究者提供审查所需材料、知情同意书等文件以及修改研究项目方案，并根据职责对研究项目方案、知情同意书等文件提出伦理审查意见。

第十三条伦理委员会委员应当签署保密协议，承诺对所承担的伦理审查工作履行保密义务，对所受理的研究项目方案、受试者信息以及委员审查意见等保密。

第十四条医疗卫生机构应当在伦理委员会设立之日起 3 个月内向本机构的执业登记机关备案，并在医学研究登记备案信息系统登记。医疗卫生机构还应当于每年 3 月 31 日前向备案的执业登记机关提交上一年度伦理委员会工作报告。

伦理委员会备案材料包括：

（一）人员组成名单和每位委员工作简历；

（二）伦理委员会章程；

（三）工作制度或相关工作程序；

（四）备案的执业登记机关要求提供的其他相关材料。

以上信息发生变化时，医疗卫生机构应当及时向备案的执业登记机关更新信息。

第十五条伦理委员会应当配备专（兼）职工作人员、设备、场所等，保障伦理审查工作顺利开展。

第十六条伦理委员会应当接受所在医疗卫生机构的管理和受试者的监督。

第三章伦理审查

第十七条伦理委员会应当建立伦理审查工作制度或操作规程，保证伦理审查过程独立、客观、公正。

第十八条涉及人的生物医学研究应当符合以下伦理原则：

（一）知情同意原则。尊重和保障受试者是否参加研究的自主决定权，严格履行知情同意程序，防止使用欺骗、利诱、胁迫等手段使受试者同意参加研究，允许受试者在任何阶段无条件退出研究；

（二）控制风险原则。首先将受试者人身安全、健康权益放在优先地位，其次才是科学和社会利益，研究风险与受益比例应当合理，力求使受试者尽可能避免伤害；

（三）免费和补偿原则。应当公平、合理地选择受试者，对受试者参加研究不得收取任何费用，对于受试者在受试过程中支出的合理费用还应当给予适当补偿；

（四）保护隐私原则。切实保护受试者的隐私，如实将受试者个人信息的储存、使用及保密措施情况告知受试者，未经授权不得将受试者个人信息向第三方透露；

（五）依法赔偿原则。受试者参加研究受到损害时，应当得到及时、免费治疗，并依据法律法规及双方约定得到赔偿；

（六）特殊保护原则。对儿童、孕妇、智力低下者、精神障碍患者等特殊人群的受试者，应当予以特别保护。

第十九条涉及人的生物医学研究项目的负责人作为伦理审查申请人，在申请伦理审查时应当向负责项目研究的医疗卫生机构的伦理委员会提交下列材料：

（一）伦理审查申请表；

（二）研究项目负责人信息、研究项目所涉及的相关机构的合法资质证明以及研究项目经费来源说明；

（三）研究项目方案、相关资料，包括文献综述、临床前研究和动物实验数据等资料；

（四）受试者知情同意书；

（五）伦理委员会认为需要提交的其他相关材料。

第二十条伦理委员会收到申请材料后，应当及时组织伦理审查，并重点审查以下内容：

（一）研究者的资格、经验、技术能力等是否符合试验要求；

（二）研究方案是否科学，并符合伦理原则的要求。中医药项目研究方案的审查，还应当考虑其传统实践经验；

（三）受试者可能遭受的风险程度与研究预期的受益相比是否在合理范围之内；

（四）知情同意书提供的有关信息是否完整易懂，获得知情同意的过程是否合规恰当；

（五）是否有对受试者个人信息及相关资料的保密措施；

（六）受试者的纳入和排除标准是否恰当、公平；

（七）是否向受试者明确告知其应当享有的权益，包括在研究过程中可以随时无理由退出且不受歧视的权利等；

（八）受试者参加研究的合理支出是否得到了合理补偿；受试者参加研究受到损害时，给予的治疗和赔偿是否合理、合法；

（九）是否有具备资格或经培训后的研究者负责获取知情同意，并随时接受有关安全问题的咨询；

（十）对受试者在研究中可能承受的风险是否有预防和应对措施；

（十一）研究是否涉及利益冲突；

（十二）研究是否存在社会舆论风险；

（十三）需要审查的其他重点内容。

第二十一条伦理委员会委员与研究项目存在利害关系的，应当回避；伦理委员会对与研究项目有利害关系的委员应当要求其回避。

第二十二条伦理委员会批准研究项目的基本标准是：

（一）坚持生命伦理的社会价值；

（二）研究方案科学；

（三）公平选择受试者；

（四）合理的风险与受益比例；

（五）知情同意书规范；

（六）尊重受试者权利；

（七）遵守科研诚信规范。

第二十三条伦理委员会应当对审查的研究项目作出批准、不批准、修改后批准、修改后再审、暂停或终止研究的决定，并说明理由。

伦理委员会作出决定应当得到伦理委员会全体委员的二分之一以上同意。伦理审查时应当通过会议审查方式，充分讨论达成一致意见。

第二十四条经伦理委员会批准的研究项目需要修改研究方案时，研究项目负责人应当将修改后的研究方案再报伦理委员会审查；研究项目未获得伦理委员会审查批准的，不得开展项目研究工作。

对已批准研究项目的研究方案作较小修改且不影响研究的风险受益比的研究项目和研究风险不大于最小风险的研究项目可以申请简易审查程序。

简易审查程序可以由伦理委员会主任委员或由其指定的一个或几个委员进行审查。审查结果和理由应当及时报告伦理委员会。

第二十五条经伦理委员会批准的研究项目在实施前，研究项目负责人应当将该研究项目的主要内容、伦理审查决定在医学研究登记备案信息系统进行登记。

第二十六条在项目研究过程中，项目研究者应当将发生的严重不良反应或严重不良事件及时向伦理委员会报告；伦理委员会应当及时审查并采取相应措施，以保护受试者的人身安全与健康权益。

第二十七条对已批准实施的研究项目，伦理委员会应当指定委员进行跟踪审查。跟踪审查包括以下内容：

（一）是否按照已通过伦理审查的研究方案进行试验；

（二）研究过程中是否擅自变更项目研究内容；

（三）是否发生严重不良反应或不良事件；

（四）是否需要暂停或提前终止研究项目；

（五）其他需要审查的内容。

跟踪审查的委员不得少于2人，在跟踪审查时应当及时将审查情况报告伦理委员会。

第二十八条对风险较大或比较特殊的涉及人的生物医学研究伦理审查项目，伦理委员会可以根据需要申请省级医学伦理专家委员会协助提供咨询意见。

第二十九条多中心研究可以建立协作审查机制，确保各项目研究机构遵循一致性和及时性原则。

牵头机构的伦理委员会负责项目审查，并对参与机构的伦理审查结果进行确认。

参与机构的伦理委员会应当及时对本机构参与的研究进行伦理审查，并对牵头机构反馈审查意见。

为了保护受试者的人身安全，各机构均有权暂停或终止本机构的项目研究。

第三十条境外机构或个人与国内医疗卫生机构合作开展涉及人的生物医学研究的，应当向国内合作机构的伦理委员会申请研究项目伦理审查。

第三十一条在学术期刊发表涉及人的生物医学研究成果的项目研究者，应当出具该研究项目经过伦理审查批准的证明文件。

第三十二条伦理审查工作具有独立性，任何单位和个人不得干预伦理委员会的伦理审查过程及审查决定。

第四章知情同意

第三十三条项目研究者开展研究，应当获得受试者自愿签署的知情同意书；受试者不能以书面方式表示同意时，项目研究者应当获得其口头知情同意，并提交过程记录和证明材料。

第三十四条对无行为能力、限制行为能力的受试者，项目研究者应当获得其监护人或法定代理人的书面知情同意。

第三十五条知情同意书应当含有必要、完整的信息，并以受试者能够理解的语言文字表达。

第三十六条知情同意书应当包括以下内容：

（一）研究目的、基本研究内容、流程、方法及研究时限；

（二）研究者基本信息及研究机构资质；

（三）研究结果可能给受试者、相关人员和社会带来的益处，以及给受试者可能带来的不适和风险；

（四）对受试者的保护措施；

（五）研究数据和受试者个人资料的保密范围和措施；

（六）受试者的权利，包括自愿参加和随时退出、知情、同意或不同意、保密、补偿、受损害时获得免费治疗和赔偿、新信息的获取、新版本知情同意书的再次签署、获得知情同意书等；

（七）受试者在参与研究前、研究后和研究过程中的注意事项。

第三十七条在知情同意获取过程中，项目研究者应当按照知情同意书内容向受试者逐项说明，其中包括：受试者所参加的研究项目的目的、意义和预期效果，可能遇到的风险和不适，以及可能带来的益处或影响；有无对受试者有益的其他措施或治疗方案；保密范围和措施；补偿情况，以及发生损害的赔偿和免费治疗；自愿参加并可以随时退出的权利，以及发生问题时的联系人和联系方式等。

项目研究者应当给予受试者充分的时间理解知情同意书的内容，由受试者作出是否同意参加研究的决定并签署知情同意书。

在心理学研究中，因知情同意可能影响受试者对问题的回答，从而影响研究结果的准确性的，研究者可以在项目研究完成后充分告知受试者并获得知情同意书。

第三十八条当发生下列情形时，研究者应当再次获取受试者签署的知情同意书：

（一）研究方案、范围、内容发生变化的；

（二）利用过去用于诊断、治疗的有身份标识的样本进行研究的；

（三）生物样本数据库中有身份标识的人体生物学样本或相关临床病史资料，再次使用进行研究的；

（四）研究过程中发生其他变化的。

第三十九条以下情形经伦理委员会审查批准后，可以免除签署知情同意书：

（一）利用可识别身份信息的人体材料或数据进行研究，已无法找到该受试者，且研究项目不涉及个人隐私和商业利益的；

（二）生物样本捐献者已经签署了知情同意书，同意所捐献样本及相关信息可用于所有医学研究的。

第五章监督管理

第四十条国家卫生计生委负责组织全国涉及人的生物医学研究伦理审查工作的检查、督导；国家中医药管理局负责组织全国中医药研究伦理审查工作的检查、督导。

县级以上地方卫生计生行政部门应当加强对本行政区域涉及人的生物医学研究伦理审查工作的日常监督管理。主要监督检查以下内容：

（一）医疗卫生机构是否按照要求设立伦理委员会，并进行备案；

（二）伦理委员会是否建立伦理审查制度；

（三）伦理审查内容和程序是否符合要求；

（四）审查的研究项目是否如实在我国医学研究登记备案信息系统进行登记；

（五）伦理审查结果执行情况；

（六）伦理审查文档管理情况；

（七）伦理委员会委员的伦理培训、学习情况；

（八）对国家和省级医学伦理专家委员会提出的改进意见或建议是否落实；

（九）其他需要监督检查的相关内容。

第四十一条 国家医学伦理专家委员会应当对省级医学伦理专家委员会的工作进行指导、检查和评估。

省级医学伦理专家委员会应当对本行政区域内医疗卫生机构的伦理委员会进行检查和评估，重点对伦理委员会的组成、规章制度及审查程序的规范性、审查过程的独立性、审查结果的可靠性、项目管理的有效性等内容进行评估，并对发现的问题提出改进意见或建议。

第四十二条 医疗卫生机构应当加强对本机构设立的伦理委员会开展的涉及人的生物医学研究伦理审查工作的日常管理，定期评估伦理委员会工作质量，对发现的问题及时提出改进意见或建议，根据需要调整伦理委员会委员等。

第四十三条 医疗卫生机构应当督促本机构的伦理委员会落实县级以上卫生计生行政部门提出的整改意见；伦理委员会未在规定期限内完成整改或拒绝整改，违规情节严重或造成严重后果的，其所在医疗卫生机构应当撤销伦理委员会主任委员资格，追究相关人员责任。

第四十四条 任何单位或个人均有权举报涉及人的生物医学研究中存在的违规或不端行为。

第六章法律责任

第四十五条 医疗卫生机构未按照规定设立伦理委员会擅自开展涉及人的生物医学研究的，由县级以上地方卫生计生行政部门责令限期整改；逾期不改的，由县级以上地方卫生计生行政部门予以警告，并可处以3万元以下罚款；对机构主要负责人和其他责任人员，依法给予处分。

第四十六条 医疗卫生机构及其伦理委员会违反本办法规定，有下列情形之一的，由县级以上地方卫生计生行政部门责令限期整改，并可根据情节轻重给予通报批评、警告；对机构主要负责人和其他责任人员，依法给予处分：

（一）伦理委员会组成、委员资质不符合要求的；

（二）未建立伦理审查工作制度或操作规程的；

（三）未按照伦理审查原则和相关规章制度进行审查的；

（四）泄露研究项目方案、受试者个人信息以及委员审查意见的；

（五）未按照规定进行备案的；

（六）其他违反本办法规定的情形。

第四十七条 项目研究者违反本办法规定，有下列情形之一的，由县级以上地方卫生计生行政部门责令限期整改，并可根据情节轻重给予通报批评、警告；对主要负责人和其他责任人员，依法给予处分：

（一）研究项目或研究方案未获得伦理委员会审查批准擅自开展项目研究工作的；

（二）研究过程中发生严重不良反应或严重不良事件未及时报告伦理委员会的；

（三）违反知情同意相关规定开展项目研究的；

（四）其他违反本办法规定的情形。

第四十八条医疗卫生机构、项目研究者在开展涉及人的生物医学研究工作中，违反《执业医师法》、《医疗机构管理条例》等法律法规相关规定的，由县级以上地方卫生计生行政部门依法进行处理。

第四十九条违反本办法规定的机构和个人，给他人人身、财产造成损害的，应当依法承担民事责任；构成犯罪的，依法追究刑事责任。

第七章附则

第五十条本办法自 2016 年 12 月 1 日起施行。本办法发布前，从事涉及人的生物医学研究的医疗卫生机构已设立伦理委员会的，应当自本办法发布之日起 3 个月内向本机构的执业登记机关备案，并在医学研究登记备案信息系统登记。

第 **4** 章　肿瘤的流行病学研究及三级预防

第一节　肿瘤三级预防

　　肿瘤三级预防是世界卫生组织在 20 世纪提出的概念。一级预防，即病因预防，是针对肿瘤病因的人群预防，包括为降低或消除人群对肿瘤致病因素（包括环境致癌因素和生活方式，如营养和身体活动方面）的暴露、避免或减少肿瘤的发生所采取的预防策略和措施。二级预防，即三早预防：早期发现，早期诊断，早期治疗，是通过重视个体的健康体检，或对群体系统开展肿瘤筛查，使处于能被有效治愈的患者及时得到检查和诊断。三级预防，是临床预防或康复预防，即通过治疗癌症和康复过程，减少癌症的复发或转移，减少残疾和后遗症，提高生活质量，延长患者的生存期。肿瘤一级预防和二级预防针对的主要是正常或无症状的人群和个体，侧重于公共卫生的策略和措施。肿瘤三级预防的对象是肿瘤患者，主要是临床肿瘤工作[1-8]。

一、常见妇科肿瘤的流行特点与病因学预防

　　全球范围内，发病率较高的妇科肿瘤主要有宫颈癌、子宫内膜癌和卵巢癌。据国际癌症研究中心统计，全世界每年新发生的宫颈癌约有 52.8 万例，占恶性肿瘤的 7.9%；子宫内膜癌约有 32 万例，占 4.8%；卵巢癌约有 23.9 万例，占 3.5%。每年死于宫颈癌的人数为 26.6 万，占恶性肿瘤死亡人数的 7.5%；死于子宫内膜癌的为 7.6 万，占 2.1%；死于卵巢癌的为 15 万，占 4.3%[1]。

（一）宫颈癌的流行特点与病因学预防

1. 流行特点

　　宫颈癌是全球女性第 4 位恶性肿瘤。每年全球新发生的宫颈癌约有 52.8 万例，发病率为 14.0/10 万（世界人口标化，本章同），占 7.9%（表 4-1）。每年全球有 26.6 万余名女性死于宫颈癌，死亡率为 6.8/10 万，居女性恶性肿瘤死因的第 3 位，占 3.7%。

　　宫颈癌是发展中国家女性第 2 位恶性肿瘤，发达国家女性第 11 位恶性肿瘤。发展中国家的宫颈癌发病率（15.7/10 万）约是发达国家（9.9/10 万）1.6 倍；死亡率（8.3/10 万）是发达国家（3.3/10 万）的 2.5 倍。世界各大区域中，宫颈癌在非洲区的发病率最高（33.4/10 万），是东地中海区（6.4/10 万）的 5.2 倍；死亡率也是非洲区最高（21.5/10 万），是东地中海区和西太平洋区（3.6/10 万）的 6 倍。

　　我国每年大约有 6.2 万例新发生的宫颈癌，大约 3 万名女性死于宫颈癌。宫颈癌在我国女性恶性肿瘤中居第 8 位，占 5.0%，发病率（7.5/10 万）明显低于全球以及发展中国家和发达国家平均水平。宫颈癌在我国女性恶性肿瘤死因中排在第 7 位，死亡人数占恶性肿瘤3.8%。我国的宫颈癌死亡率（3.4/10 万）明显低于全球（6.8/10 万）和发展中国家（8.3/10 万）

的平均水平，与发达国家（3.3/10 万）的平均水平比较接近。

表 4-1　全球及各地区宫颈癌的发病和死亡情况

地区	发病				死亡			
	病例数（例）	位次	标化发病率（1/10 万）	肿瘤构成（%）	病例数（例）	位次	标化死亡率（1/10 万）	肿瘤构成（%）
全球	527 624	4	14.0	7.9	265 672	3	6.8	3.7
发达国家	83 078	11	9.9	2.9	35 514	9	3.3	2.8
发展中国家	444 546	2	15.7	11.6	230 158	3	8.3	10.2
非洲区	92 340	2	33.4	24.3	56 601	1	21.5	22.6
美洲区	83 195	4	14.9	5.8	35 673	5	5.9	5.7
东地中海区	14 861	2	6.4	5.1	7 791	6	3.6	4.4
欧洲区	67 355	6	11.2	4.0	28 003	7	3.8	5.4
东南亚区	175 229	2	20.5	19.3	94 294	2	11.3	17.0
西太平洋区	94 442	7	8.5	5.0	43 220	8	3.6	3.9
中国	61 691	8	7.5	5.0	29 526	7	3.4	3.8
印度	122 844	2	22.0	22.9	67 477	2	12.4	20.7
美国	12 966	13	6.6	1.7	6 605	11	2.7	2.3

2. 病因与预防

（1）人乳头瘤病毒（human papillomavirus，HPV）感染

国际上很多研究表明，HPV 感染增加宫颈癌发病的风险，HPV 阳性者发展为宫颈癌的风险比阴性者高百倍，95% 以上的宫颈癌病例可以检测出 HPV 感染。事实上，几乎所有的宫颈癌都与 HPV 感染有关，已经发现致病的 HPV 亚型主要是 16 型和 18 型等 10 余种。多数 HPV 感染并不是持续的，多数持续性 HPV 感染不会引起宫颈癌。因此，HPV 感染是宫颈癌发生的必要原因而非充分完全的和充分的原因。营养状况可能会影响感染的易感性。

（2）性行为及生育因素

多个性伴侣、初次性交年龄过早或早婚育与宫颈癌的发生明显相关。在修女、处女中很少发生宫颈癌。性卫生不良、早育、多产也会增加宫颈癌的发病率。

（3）吸烟

吸烟增加宫颈癌发病的风险。吸烟者发生宫颈癌的风险是不吸烟者的 2 倍；在女性吸烟者的宫颈黏液中可检测到烟草的副产物。吸烟对宫颈癌的作用独立于病毒感染之外。

（4）药物

妊娠时使用己烯雌酚（一种合成雌激素，现已禁用）是其女儿发生阴道和宫颈透明细胞腺癌的原因之一。

（5）膳食与营养因素

有限证据表明，胡萝卜对宫颈癌有预防作用；叶酸可降低 HPV 的持续感染，能单独使高危型 HPV 感染女性发生癌前病变的风险降低；摄入蔬菜和水果可以预防 HPV 的持续感染。

（二）子宫内膜癌的流行特点与病因学预防

1. 流行特点

子宫内膜癌是全球女性第 6 位恶性肿瘤。每年全球新发生的子宫内膜癌约 32 万例，发病率为 8.2/10 万，占 5.9%（表 4-2）。全球每年有 7.6 万名女性死于子宫内膜癌，死亡率为 1.8/10 万，在恶性肿瘤死因中排第 14 位，占 2.1%。

子宫内膜癌在发达国家较高发，每年有 16.8 万新病例，居女性恶性肿瘤的第 4 位，占 5.9%。发达国家的子宫内膜癌发病率（14.7/10 万）是发展中国家（5.5/10 万）的 2.7 倍，死亡率（2.3/10 万）是发展中国家（1.5/10 万）的 1.5 倍。世界各大区域中，子宫内膜癌在欧洲区的发病率最高（13.6/10 万），是东南亚区（2.8/10 万）的 4.9 倍；死亡率也是欧洲区最高（2.6/10 万），是东南亚区（1.0/10 万）的 2.6 倍。

我国每年有大约 7.3 万例新的子宫内膜癌病例，约 1.7 万人死于子宫内膜癌。子宫内膜癌在我国恶性肿瘤中排第 6 位，占 5.9%，发病率（8.6/10 万）高于全球和发展中国家平均水平，低于发达国家。子宫内膜癌在我国恶性肿瘤死因中排第 12 位，占 2.2%，死亡率（1.9/10 万）明显低于发达国家而高于发展中国家，与全球平均水平相近。

表 4-2 全球及各地区子宫内膜癌的发病和死亡情况

地区	发病				死亡			
	病例数（例）	位次	标化发病率（1/10万）	肿瘤构成（%）	病例数（例）	位次	标化死亡率（1/10万）	肿瘤构成（%）
全球	319 605	6	8.2	4.8	76 160	14	1.8	2.1
发达国家	167 859	4	14.7	5.9	34 720	10	2.3	2.7
发展中国家	151 746	7	5.5	4.0	41 440	14	1.5	1.8
非洲区	8 730	9	3.6	2.3	3 216	14	1.3	1.3
美洲区	74 294	5	12.3	5.2	13 590	12	2.0	2.2
东地中海区	7 609	13	3.5	2.6	2 440	18	1.2	1.4
欧洲区	107 496	4	13.6	6.2	25 878	9	2.6	3.0
东南亚区	23 300	10	2.8	2.6	8 225	16	1.0	1.5
西太平洋区	98 140	6	8.5	5.2	22 776	13	1.8	2.1
中国	73 188	6	8.6	5.9	17 160	12	1.9	2.2
印度	12 325	10	2.3	2.3	4 773	16	0.9	1.5
美国	49 645	4	19.5	6.4	6 925	9	2.2	2.4

2. 病因与预防

（1）肥胖

有充分的研究证据显示，身体肥胖可增加子宫内膜癌发病风险。身体质量指数（body

mass index，BMI）每增加 5 kg/m² 可使子宫内膜癌的发病风险增加 52%，或使年轻成人子宫内膜癌的发病风险增加 31%。身体肥胖可直接影响许多循环激素，如胰岛素、胰岛素样生长因子和雌激素，形成一种促进致癌作用和抑制凋亡的环境，可刺激炎症反应，后者在癌症的启动和促进阶段发挥一定作用。

（2）激素

性类固醇水平升高与子宫内膜癌的发病风险有很强的相关性。绝经后使用孕酮与雌激素联合治疗可以降低因激素治疗而升高的子宫内膜癌的风险。

（3）身体活动

增加身体活动很可能会降低患子宫内膜癌的风险。持续适度的身体活动可提高代谢率和增加最大氧摄取，这种长期规律的身体活动可以提高身体的代谢率和能力，降低血压和胰岛素抗性。身体活动可影响绝经后期女性血清雌二醇、雌酮和雄激素水平，直接或间接通过减少身体脂肪储备而影响雌激素代谢，从而降低子宫内膜癌的风险。

（4）膳食因素

研究发现的较多摄入红肉和较低摄入新鲜的非淀粉类蔬菜可增加子宫内膜癌的危险因素已被世界卫生组织专家归类为有限的提示性证据。关于对其他膳食因素的研究，如谷物及其产品和水果、豆类等，其证据也属有限证据。非淀粉类蔬菜中有可能产生预防作用的是多种植物性食物成分，包括膳食纤维、类胡萝卜素、叶酸、硒、硫代葡萄糖苷、硫糖苷水解物、吲哚、香豆素、抗坏血酸、叶绿素、类黄酮、烯丙基硫醚、植物雌激素，其中一些成分是抗氧化剂。抗氧化剂可以消除自由基和活性分子，抵御氧化性损伤。

（三）卵巢癌的流行特点与病因学预防

1. 流行特点

卵巢癌是全球女性第 7 位恶性肿瘤。每年全球新发生的卵巢癌约 23.9 万例，发病率为 6.1/10 万，占恶性肿瘤 3.5%（表 4-3）。全球每年有 15.2 万名女性死于卵巢癌，死亡率为 3.7/10 万，居恶性肿瘤死因第 8 位，占 4.3%[1]。

卵巢癌在发达国家较高发，每年有大约 10 万新病例，是第 5 位女性恶性肿瘤，占 3.5%，发病率（9.1/10 万）是发展中国家（5.0/10 万）的 1.8 倍，死亡率（5.0/10 万）是发展中国家（3.1/10 万）1.6 倍。世界各大区中，欧洲区的卵巢癌发病率最高（9.4/10 万），是非洲区（4.5/10 万）的 2.1 倍；死亡率也是欧洲区最高（5.2/10 万），是西太平洋区（2.1/10 万）的 2.5 倍。

我国每年大约有 3.4 万例新卵巢癌病例，约 1.5 万人死于卵巢癌。卵巢癌在我国女性恶性肿瘤中排第 10 位，占 2.8%，发病率（4.1/10 万）低于全球、发展中国家和发达国家平均水平。卵巢癌在我国女性恶性肿瘤死因中排第 13 位，占 1.9%，死亡率（1.7/10 万）低于发达国家、发展中国家和全球平均水平。

2. 病因与预防

（1）生育因素：卵巢癌的风险受女性一生中月经周期的影响。不生育也可增加卵巢癌的风险。反之，生育可降低卵巢癌的风险。虽然女性生殖细胞癌的发病高峰在 15～35 岁，但在绝经前发生的卵巢癌病例仅占 10%～15%。哺乳可推迟生育后月经出现和排卵的时间，对卵巢癌可能具有预防作用的机制。与母乳喂养有关的月经周期数的减少对预防卵巢癌发生的证据属于提示性的有限证据。

（2）口服避孕药：口服避孕药对卵巢癌有保护作用。

（3）非淀粉类蔬菜：队列研究表明，增加非淀粉类蔬菜的摄入量可降低卵巢癌的风险。队

表 4-3　2012 年全球及各地区卵巢癌的发病和死亡情况

地区	发病				死亡			
	病例数 （例）	位 次	标化发病率 （1/10 万）	肿瘤构成 （%）	病例数 （例）	位次	标化死亡率 （1/10 万）	肿瘤构成 （%）
全球	238 719	7	6.1	3.5	151 917	8	3.7	4.3
发达国家	99 752	5	9.1	3.5	65 904	6	5.0	5.1
发展中国家	138 967	8	5.0	3.6	86 013	14	3.1	3.8
非洲区	13 034	6	4.5	3.4	9 758	5	3.6	4.0
美洲区	41 450	8	6.9	2.9	28 466	6	4.3	4.6
东地中海区	12 354	4	5.3	4.2	8 708	4	4.1	4.9
欧洲区	70 320	5	9.4	4.0	45 945	6	5.2	5.4
东南亚区	46 636	4	5.5	5.5	32 854	5	4.0	4.0
西太平洋区	54 888	10	4.8	2.9	26 163	11	2.1	2.4
中国	34 575	10	4.1	2.8	14 676	13	1.7	1.9
印度	26 834	4	4.9	5.0	19 549	4	3.6	6.0
美国	20 874	10	8.0	2.7	15 377	10	5.0	5.2

列研究的 meta 分析显示，非淀粉类蔬菜可显著降低卵巢癌的风险，有明显的剂量 - 反应关系[2]。

（4）成年获得性身高：成年身高与卵巢癌的关系有多项研究的证据并被国际专家组评价为很可能增加卵巢癌风险的证据。成年身高不可能直接改变卵巢癌的风险，但可作为从妊娠前期到线性生长过程中遗传、环境、激素以及可能影响生长的应用因素的标志物。引起成年身高增加的因素及其结果可能影响卵巢癌风险的合理机制包括：早期营养状况、激素轮廓改变和性成熟速度，这些均有可能增加卵巢癌发生的风险。

第二节　机会性筛查与人群筛查

通过提高对癌症前期征兆或表现的公共的和专业的认知，及早诊断出尚未发展到晚期病程的肿瘤患者，从而能够采用简便经济而有效的治疗方案获得良好疗效的过程称为肿瘤的早诊断（early diagnosis）。早诊断包括两个部分，一是教育，即帮助人们认识癌症的早期征兆，力争做到"三早"（早发现、早诊断、早治疗）；二是筛查，又可分为机会性筛查和人群筛查。

一、机会性筛查

机会性筛查（opportunistic screening）是一种在常规卫生服务中进行的非计划性的筛查。这种筛查可以是患者因各种原因就医或体检时进行的疾病筛查，也可以是医务人员在提供咨询时向患者推荐、由患者自己提出而进行的进一步临床检查。机会性筛查的特点是：无需进行额外的组织，只增加少量检查费用，受检人群的顺应较好，适宜癌症的早发现。在许多国家的疾病预防实践中，机会性筛查都显示了其优越性，可以节省医疗资源；尤其是在医疗条件和财力有限的地区，机会性筛查是提高筛查效率和覆盖率的一种简便易行的方法。在我国，一些地区开展的癌症机会性筛查提高了癌症及癌前病变的早期发现率和治愈率，取得了较好的社会效益和经济效益。

二、人群筛查

人群筛查简称筛查（screening），是指在假定无症状人群中有组织有计划地开展的筛查试验，其目的是及时发现早期的癌症患者和可以治愈的癌前病变。适宜开展筛查的癌症应满足下列条件：①发病率或死亡率较高的常见癌症；②有明确的可以监测的临床前期（无症状期），临床前期治疗对于阻止病程的发展有积极作用；③具备进一步的有效且能够负担的诊疗手段，可以降低发病率和死亡率；④筛查试验简单、安全、敏感、特异，费用低廉且易被受检者接受。

世界卫生组织认为适宜进行人群筛查的肿瘤包括宫颈癌，特别是在发病率较高的发展中国家高危妇女中进行的筛查被认为是能有效降低宫颈癌死亡率的一项重要措施。近数十年来，我国在宫颈癌高发现场也进行了很多现场研究，建立了我国的宫颈癌筛查和早诊早治技术与方法。

（一）传统巴氏细胞学涂片

巴氏涂片源于 1941 年 Papanmicolaou（巴氏）的发明，已被广泛应用于宫颈癌的临床筛查实践中。很多国家的资料显示，自采用巴氏涂片技术进行人群筛查以来，浸润性宫颈癌的发病率降低了 70% ~ 90%。但是，建立高标准的细胞学检查所需费用可观，培养合格的细胞学技术人员需要长期的严格的培养条件。因此，在发展中国家，使用和推广巴氏涂片技术进行筛查尚有所局限。

（二）液基细胞学和细胞学自动阅片系统

薄层液基细胞学技术是 1996 年美国 FDA 批准的一项改善的制片技术，目前主要有 ThinPrep 和 AutoCyte Prep 两种，其基本原理类似。此项技术于 1998 年引入我国，用于高发现场的人群筛查。

（三）HPV DNA 检测

由于确立了 HPV 感染是宫颈癌发生的必要条件，HPV 检测技术的发展推动了宫颈癌筛查的进展。HPV 检测方法有细胞学法、斑点印迹法、滤膜原位杂交法、原位杂交法、Southern 杂交法、聚合酶链反应法和杂交捕获法（表 4-4）。

表 4-4　HPV 检测方法比较

方法	敏感性	特异性	说明
细胞学	低	低	简易、较便宜、不敏感，特异性差
斑点印迹	中	中	有放射性
滤膜原位杂交	低	低	较少使用
原位杂交	高	中	蜡块组织内检测 HPV
核酸印迹原位杂交	高	高	标准、复杂、不宜大规模临床使用
杂交捕获	高	高	无放射性、简易，比斑点印迹试验便宜
聚合酶链反应	很高	低	假阳性较高

杂交捕获试验是行之有效的宫颈癌筛查新技术，其原理是利用化学发光对抗体捕获的信号加以放大后进行检测。第一代产品可检测 9 种高危型 HPV，包括 HPV 16、18、31、33、35、45、51、52 和 56 型；第二代产品在第一代产品基础上增加了检测 HPV 39、58、59 和 68 型的功能，共能检测 13 种高危型 HPV。

（四）肉眼检查

肉眼检查是指用化学溶液涂抹宫颈使其染色后，用普通光源照明、用肉眼观察宫颈上皮，直接对病变进行的诊断。目前采用的有用 3%～5% 冰醋酸染色的方法（visual inspection with acetic acid，VIA），

（五）阴道镜检查

阴道镜是一种内镜，可放大 10～40 倍，在强光源下用双目镜直接观察宫颈上皮及其血管的细微形态变化，检查宫颈癌及其癌前病变。阴道镜有光学镜和电子镜两种，是早期诊断宫颈癌及其癌前病变的重要辅助方法之一。阴道镜与 HPV 检查或细胞学联合使用可减少假阴性的发生，提高宫颈上皮内瘤变（cervical intraepithelial neoplasia，CIN）和宫颈癌的早诊率。

第三节　肿瘤高发现场研究

世界卫生组织认为，各国应制定适合本国实际的癌症防治策略。在社会经济发展程度较低的国家，防治策略包括：建立肿瘤和其他慢性病预防控制的基础体系和设施，控制吸烟，提倡健康饮食；加强教育，提高公众对恶性肿瘤早期病兆的认知度，争取早诊早治；规范化肿瘤治疗，促进公众平等享受公共卫生资源；制定姑息治疗方案，缓解疼痛，提高肿瘤患者的生活质量。在中等发达国家，则应控制肿瘤相关危险因素的流行，提倡健康膳食，增加运动，减少酒精消费；通过教育培训，提高公众对常见恶性肿瘤早期征兆的认知；推广和实施宫颈癌的早期筛查，扩大其人群覆盖率；规范肿瘤的治疗，采用可治愈且低成本策略，避免增加患者的不必要的经济负担；医疗机构通过放疗、化疗和使用低成本药物或其他干预手段，缓解患者疼痛，提高生活质量。在经济发达国家，应采取更高的策略与目标，即提高公众对常见恶性肿瘤早期病兆的认知程度；推广宫颈癌、乳腺癌的早期筛查；规范姑息治疗方案，缓解疼痛，使公众便利地享受公共卫生服务；建立监测体系，掌握疾病谱的变化并及时调整公共卫生服务的目标和内容。

在我国，在各级政府领导下，肿瘤防治工作以高发现场为基地，以肿瘤专业机构为技术支撑，开展了大量工作，宫颈癌的防治也取得了可喜进展。

一、肿瘤高发现场防治基地的建设与发展

自明确主要恶性肿瘤具有区域分布差异特征以来，我国建立了一批肿瘤防治现场，逐步形成了我国特有的肿瘤防治研究基地，恶性肿瘤的人群防治开始起步，对包括宫颈癌在内的 6 种常见恶性肿瘤在现场进行了长期的考察调研；对肿瘤防治现场的战略意义、作用与功能以及应承担的任务、必要条件与要求等有了统一明确的认识，促进了肿瘤防治研究事业的发展，探索出了一条适合我国国情的以二级预防为重点的综合防治道路，取得了一批世界领先的成果。通过现场、实验室和临床相结合的防治研究，逐步确立了"预防为主、防治结合、重在三早（早期发现、早期诊断、早期治疗）、力攻三关（病因、早诊断、综合治疗）、突出高发现场优势和中西医结合特色"的肿瘤防治研究战略。

二、肿瘤高发现场的防治效果

近年来，在国家卫生健康委员会（简称卫健委，原卫生部）《中国癌症预防与控制规划纲要（2004—2020 年）》精神指导下，我国在包括宫颈癌在内的一些肿瘤的高发现场开展了以二级预防（即早诊断、早治疗）为主要目标的防治工作，建立了示范基地，取得了成效。宫颈癌的防治工作尤其进展较快，死亡率明显下降；江西靖安县和河北赤城县宫颈癌的死亡率呈下降趋势（表 4-5）。

表 4-5　全国城乡及两个农村县三个时期的宫颈癌的死亡率（1/10 万）

地区	1973—1975 年			1990—1992 年			2004—2005 年		
	死亡率	标化死亡率（1982）	构成（%）	死亡率	标化死亡率（1982）	构成（%）	死亡率	标化死亡率（1982）	构成（%）
全国	11.35	11.10	17.91	3.89	3.25	4.86	2.86	1.89	2.86
全国城市	11.27	11.00	16.29	3.27	2.45	3.93	2.83	1.67	2.53
全国农村	11.38	11.20	18.57	4.11	3.60	5.21	2.88	2.01	3.07
河北赤城县	21.46	23.15	38.38	7.90	6.77	14.55	6.05	4.44	8.12
江西靖安县	39.29	33.24	45.39	7.50	6.51	13.73	4.50	2.67	7.51

第四节　肿瘤登记

一、肿瘤登记报告的意义

肿瘤登记报告是一项按一定的组织系统经常性地搜集、储存、整理、统计分析和评价肿瘤发病、死亡和生存资料的统计制度。建立和完善肿瘤登记制度是肿瘤防治的一项基础建设，属于疾病发生和死亡统计的一个组成部分，是癌症防治的基础工作。

肿瘤登记主要分为以医院为基础和以人群为基础的肿瘤登记两类。前者收集和保存本医院或某些医疗机构诊治的肿瘤病例的有关资料，目的在于评价和改善诊疗工作和医疗服务质量。后者收集和整理本地区全部新发生的肿瘤病例的相关资料，目的是掌握人群肿瘤发生的整体水平、分布特征和变化情况。在某肿瘤较高发的地区，或为某项专项研究目的，也有对某种或某些部位肿瘤进行的专门登记。国际上比较重视以人群为基础的肿瘤登记。

二、肿瘤登记的技术方法和指标

（一）资料收集的方法

肿瘤登记处收集资料的主要目的是对人群或地区肿瘤发病水平及分布情况进行统计分析。收集资料分为病例的资料（分子）和人群或地区的人口统计资料（分母）两部分，其中，病例信息的收集一般需要严密的设计、反复收集和确认才能完成。

1. 人口资料的收集

肿瘤登记需要的人口资料，人口总数可从当地统计部门、卫生部门、公安部门等直接获取，性别、年龄别人口数可用当地最近的人口普查数据进行推算。

2．病例资料的收集

（1）肿瘤新病例资料的收集

病例指某一时间范围登记地区新发生的恶性肿瘤病例。通常必须建立一个病例报告系统，制订登记报告实施细则和报告程序，明确规定实施报告的单位、病例发生的时间、病种范围、内容以及如何报告。

（2）报告的单位

肿瘤登记中报告的单位一般包括：①登记地区所有具备肿瘤诊治能力的医疗机构（报告新诊治的肿瘤病例）；②死因登记部门（报告死亡医学证明书中肿瘤死亡病例）；③新型农村合作医疗管理部门；④其他，如开展专题研究和筛查项目的研究机构（报告发现的肿瘤病例）。

（3）登记报告项目和内容

登记报告项目主要包括病例的基本情况（如住址、姓名、联系方式、职业、单位等）、诊断依据和病理学类型等信息资料。

（4）报告的病种

肿瘤登记变更的病种包括全部恶性肿瘤以及脑部和中枢神经系统的所有肿瘤。

（二）资料的审核与评价

常用的审核方法与质量控制指标如下所述。

（1）检查肿瘤新病例资料的完整性

1）病例报告完整：尽可能包括登记的人群范围内的全部病例，应达到90%以上。

2）报告项目齐全：病例的性别、年龄/出生日期、发病（诊断日期）肿瘤原发部位编码、组织学（形态学）编码、行为学（动态）编码和诊断依据。

3）缺失信息少：报告病例中性别不详的比例必须小于3%；年龄不详的比例小于3%。

4）其他指标：如医学证明书的比例（DCO%）死亡/发病比（M/I ratio）等等。

（2）评价肿瘤新病例登记资料的准确性

准确性评价指标包括：登记报告卡中病例的信息必须有较好的一致性，经组织学确诊的比例必须合理，仅依据《死亡医学证明书》补报的病例、原发性肿瘤部位不明的比例与当地肿瘤诊疗水平和资料收集情况相符。

（3）综合审核

综合审核必须遵循以下原则：肿瘤死亡数与发病数之比合理；病例统计情况与当地实际情况相符；在无特殊情况时，年度间发病率和死亡不应有过大波动。

（三）统计分析指标

1．发病频度指标（表4-6）

（1）发病（死亡）率（incidence/mortality rate）：肿瘤发病率表示在某地某人群发生肿瘤的强度。死亡率表示在某时某地某人群死于所有原因或某种疾病的频率。一般以年为时间单位，分子是人群在该时段发生的肿瘤病例数或死亡数，人口为分母，相除得到发病率（分子是新病例总数）或死亡率（分子是死亡总数），以十万人口计。

（2）年龄别发病（死亡）率（age specific rate）：年龄别发病（病死）率是一年或数年内某年龄组的平均发病（死亡）率，可根据各年龄别组平均人数和新病例（死亡）数计算。

（3）年龄调整（标化）率（age-adjusted rate，age-standardized rate，ASR）：在比较和分析不同人群、不同地区之间的发病水平时，为消除年龄结构差异的影响，要对发病率和死亡率进行年龄调整（也称年龄标化）。进行年龄调整后的率简称调整率或标化率。可以采用标准人口结构计算调整率，如采用我国人口普查的年龄结构或世界人口的年龄结构为标准计算调整率，简称中调率或世调率。

（4）构成比（constitution ration）：构成比是指按分类统计的某个部位（或各部位）肿瘤在全部肿瘤病例中所占比例，用百分数（%）表示，简称构成比。

（5）累积率（cumulative rate）：累积发病（死亡）率是指某病在某一年龄内的累积发病（死亡）率，即从出生到某一年龄时（74 岁或 64 岁）每岁发病（死亡）率的总和，是从出生到某个年龄时发生（或死于）肿瘤概率的粗略估计，一般用百分率表示。在累积率小于 10%时，其值与累积风险非常接近。因此，肿瘤统计的累积率可作为累积风险（cumulative risk）的近似值。

（6）调整截缩率（truncated age standardized rate，TASR）：国际上在进行肿瘤流行病学研究时，有学者认为，高龄病例的诊断较难确定，影响这一部分人群的发病统计的准确度。因此，提出截缩率（TASR）概念，即截取 35 岁（第 8 年龄组）至 64 岁（第 13 年龄组）6 个年龄组的年龄别专率与世界标准人口构成计算的率。

表 4-6　常见的肿瘤统计指标及计算方法（1）

指标	计算公式	说明	意义与用途
发病（死亡）率（C）	$C = \dfrac{R}{N} \times 100\ 000$	R = 某年某地肿瘤新病例数或死亡总数 N = 同期同地的年中人口总数	描述人群中肿瘤的发生与死亡的强度。用肿瘤和人口的总数统计，也称粗率
年龄别发病（死亡）率（a_i）	$a_i = \dfrac{r_i}{n_i} \times 100\ 000$	r_i = 第 i 年龄组病例（或死亡）数 n_i = 第 i 年龄组人口数	描述人群各年龄组肿瘤的发生与死亡的强度，用于不同年龄组发病和死亡强度的比较，是计算调整率的基础数据
构成比（P）	$P = \dfrac{n}{N} \times 100\%$	n = 某种肿瘤病例数 N = 全部肿瘤病例数	描述某肿瘤在全部肿瘤中的比例
调整率或标化率（ASR）	$\sum\limits_{x} a_x w_i{}'$	a_i = 第 i 年龄组肿瘤发病（死亡）率 w_i = 第 i 年龄组标准人口数	用于不同人群的发病率或死亡率间的比较
累积率（Cum.rate）	$\text{Cum.rate} = \sum\limits_{i=1}^{A} a_i t_i$	a_i = 第 i 年龄组肿瘤发病（死亡）率 t_i = 年龄组距	描述某人群在一定年龄段内累积的发病（死亡）率
调整截缩率（TASR）	$\text{TASR} = \dfrac{\sum\limits_{i=8}^{13} a_i w_i}{\sum\limits_{i=8}^{13} w_i}$	a_i = 第 i 年龄组肿瘤发病（死亡）率 w_i = 第 i 年龄组世界标准人口构成	用于不同人群 35～64 岁的发病率或死亡率的比较

2．相关因素分析指标（表 4-7）

（1）相对风险（relative risk，RR）：RR 是反映暴露与发病（死亡）关联强度的最有用的指标，用于估计暴露与疾病的关联程度。RR 也叫风险比（risk ratio）或率比（rate ratio），表示暴露人群与未暴露人群疾病的发病（死亡）率比值。RR 与 1 相差越大，表明暴露的效应越大，暴露与结局关联的强度也越大。

（2）特异风险（attributable risk，AR）：AR 表示某暴露因素对人群（或暴露组）的绝对影响，反映暴露人群与非暴露人群的发病率的绝对差异。

（3）比数比（odds ratio，OR）：OR 又称优势比、比值比、交叉乘积比，反映疾病与研究因素间的关联强度。若病例组某因素的频数较高，则 OR>1，表示该因素增加该疾病的风险；OR<1，表示该因素对该疾病的发生有保护作用。当研究因素与疾病之间关联强度较强时，OR 与 1 差值的绝对值则比较高。

（4）95% 置信区间（95% confidence interval）：在统计检验中，显著性指标中 P 值的大小由组间差异和样本量两个因素决定。置信区间是表明关联的 P 值是否具有统计学显著性的信息。在 0 假设下，即设相对风险为 1.0，如果 95% 置信区间将 1.0 包括在内，则其对应的 P 值大于 0.05；反之，如果 95% 置信区间不包括 1.0，则该关联具有统计学的显著性。在科研报告中，95% 置信区间通常与 RR、OR 等指标一起使用。

表 4-7 常见的肿瘤统计指标及计算方法（2）

指标	计算公式	说明	意义与用途
相对风险	$RR = \dfrac{R_e}{R_0}$	R_e = 暴露者某疾病的发病率 R_0 = 未暴露者某疾病的发病率	估计暴露与疾病关联程度
特异风险	$AR = (I_e) - (I_o)$	I_e = 暴露者的发病率 I_o = 未暴露者的发病率	反映暴露人群与非暴露人群的发病率的绝对差异
比数比	$OR = \dfrac{a/b}{c/d}$	a = 有某因素的病例数 b = 无某因素的病例数 c = 有某因素的对照数 d = 无某因素的对照数	反映疾病与研究因素间的关联强度

（四）肿瘤分类与编码

国内外肿瘤登记资料处理大多采用国际疾病分类的肿瘤学专辑（ICD-O）的原则，ICD-O 是一个既有解剖部位又有形态学编码系统的双重分类方法。解剖部位编码描述肿瘤的原发部位，并使用与 ICD-10 相同的三位数和四位数类目（C00-C80）；形态学编码描述肿瘤的细胞类型及其生物学活性，换言之，即肿瘤本身的特性。

ICD-O 确定了肿瘤的解剖部位、形态学、动态或行为学及组织学等级和分化程度编码规则，详见参考文献。妇科肿瘤的解剖部位及其分类编码详见表 4-8 至 4-10。

表4-8　女性生殖器官各亚部位编码

ICD-10 编码	部位	ICD-10 编码	部位
C51.0	大阴唇	C54.1	子宫内膜
	大阴唇，未特指		子宫内膜腺体
	前庭大腺		子宫内膜基质
	大阴唇皮肤	C54.2	子宫肌层
C51.1	小阴唇	C54.3	子宫底
	小阴唇	C54.8	子宫体交搭跨越的损害
	阴唇系带	C54.9	子宫体
C51.2	阴蒂	C55.9	子宫
C51.8	外阴交搭跨越的损害		子宫，未特指
C51.9	外阴，未特指	C56.9	卵巢
	女性外生殖器	C57.0	输卵管
	阴唇系带	C57.1	阔韧带
	阴唇，未特指		卵巢系膜
	阴阜，未特指		卵巢冠区
	阴部	C57.2	圆韧带
	外阴皮肤	C57.3	子宫旁组织
C52.9	阴道，未特指		子宫韧带
	阴道穹		子宫骶韧带
	加特纳管（卵巢冠纵管）	C57.4	子宫附件
	处女膜	C57.7	女性生殖器官的其他特指部位
C53.0	子宫内膜		沃尔夫体（中肾体）
	内口		沃尔夫管（中肾管）
	宫颈管	C57.8	女性生殖器官交搭跨越的损害
	宫颈内膜		输卵管－卵巢
	宫颈内膜腺		子宫－卵巢
	纳博特腺	C57.9	女性生殖道，未特指
C53.1	外子宫颈		女性泌尿生殖道，未特指
	外口		尿道阴道隔
C53.8	子宫颈交搭跨越的损害		膀胱子宫颈组织
	子宫颈残端		膀胱阴道隔
	宫颈鳞状柱状上皮交界处	C58.9	胎盘，未特指
C53.9	子宫颈，未特指		胎膜
C54.0	子宫峡		
	子宫下段		

表 4-9　肿瘤的第五位数动态编码

编码	描述
0	良性
1	良性或恶性未肯定
	交界恶性
	潜在低度恶性
	潜在恶性未肯定
2	原位；非侵袭性
	上皮内的
	非浸润性
	非侵袭性
3	恶性，原发部位
6*	恶性，转移性
	恶性，继发部位
9*	恶性，原发部位或转移部位未肯定

* 癌症登记处未使用

表 4-10　对组织学等级和分化程度的第六位数编码

编码	描述
1	Ⅰ级　高分化
2	Ⅱ级　中分化
	已中等分化
	中分化
3	Ⅲ级　低分化
4	Ⅵ级　未分化
	间变
9	分级或分化程度未确定、未指出或不适用的

来源：董景五 . 国际疾病分类肿瘤学专辑 . 第 3 版 . 北京：人民卫生出版社，2003.

第五节　死因调查

　　居民病伤死亡原因统计（简称死因统计）是居民健康状况研究的一个重要内容。由于死亡界限明确，是生命的终结，死因统计更具有特殊重要的意义。死因统计研究人群死亡水平、死因构成、变动规律及发展趋势等。这些资料从死亡角度反映居民健康水平，反映各种疾病对人群生命威胁的严重情况。死因统计资料可通过人群死因报告系统和疾病监测体系收集，也可通过对人群死因调查获得。在我国，国家卫健委（原卫生部）已在全国范围内开展过三次以肿瘤为重点的全死因回顾调查，即 1973—1975 年的第一次调查、1990—1992 年的第二次调查和 2004—2005 年的第三次调查，其中后两次调查为抽样调查。三次全国死因调查基本上摸清了我国城乡居民死亡率水平和主要死亡原因，尤其是肿瘤死亡的流行规律及分布特征。调查结果表明，我国城乡地区肿瘤死亡呈快速增长趋势，成为威胁我国居民的主要死亡原因。

在我国进行的全国第三次死因调查数据中，宫颈以及部位不明的子宫、子宫体、卵巢的恶性肿瘤的死亡率超过 1/10 万，提示这些部位的恶性肿瘤的发病率较高（表 4-11）。近 30 年来，我国全国宫颈癌死亡率有明显下降的趋势。1990—1992 年我国宫颈癌死亡率比 1973—1975 年降低了 74.77%，2004—2005 年时比 1990—1992 年再度降低 25.93%，消除年龄结构差异的标化率分别降低了 83.51% 和 42.68%。上述数据反映了我国宫颈癌防治工作的实质进展以及我国在着力解决妇女健康问题上取得的进步（表 4-12）。

表 4-11　第三次全国死因调查妇科肿瘤患者死亡情况

部位	ICD-10	死亡率 （1/10 万）	标化死亡率（1982 年） （1/10 万）	构成 （%）
宫颈	C53	2.86	1.89	2.86
子宫，部位不明	C55	2.71	1.80	2.72
子宫体	C54	1.62	1.08	1.62
卵巢	C56	1.44	0.97	1.45
外阴	C51	0.04	0.02	0.04
阴道	C52	0.02	0.01	0.02
其他女性生殖器	C57	0.08	0.05	0.08
胎盘	C58	0.01	0.01	0.01
女性全部		99.95	63.69	100.00

摘自中华人民共和国卫生部《全国第三次死因回顾抽样调查报告》

表 4-12　全国三次调查宫颈癌死亡率的变化（%）

	1973—1975 年	1990—1992 年	2004—2005 年	1973—1990 年变化	1990—2004 年变化
死亡率	5.55	1.89	1.40	-74.77	-25.93
标化死亡率	5.70	1.64	0.94	-83.51	-42.68

摘自中华人民共和国卫生部《全国第三次死因回顾抽样调查报告》

（邹小农）

参考文献

[1] WHO/IARC. Global Cancer Observatory. http://gco.iarc.fr. 2017. 1. 131.

[2] 陈君石. 食物、营养、身体活动和癌症预防. 北京: 中国协和医科大学出版社, 2008: 331-341.

推荐阅读文献

[1] Boyle P, Parkin D M. Statistical methods for registries//Jensen O M, Parkin D M, Mclennan R, et al. Cancer registry: pricinple and methods. Lyon: IARC Scientific Publication No 95, 1991: 126-138, 147, 150.

[2] IARC. Biological agents: IARC monographs on the evaluation of carcinogenic risks to humans v 100B. Lyon: IARC Press, 2011: 267-274.

[3] 董景五. 国际疾病分类肿瘤学专辑. 第3版. 北京: 人民卫生出版社, 2003: 23, 26, 63-65, 76-77.

[4] 董志伟. 中国癌症研究进展——中国主要癌症的筛查及早诊早治. 北京: 北京大学医学出版社, 2004: 212-240.

[5] 中华人民共和国卫生部. 全国第三次死因回顾抽样调查报告. 北京: 人民卫生出版社, 2008: 22-23, 25, 41.

[6] 中国疾病预防控制中心. 癌症的预防与早期发现. 北京: 人民卫生出版社, 2009: 155-156.

第二篇

临床总论篇

第 *5* 章　妇科肿瘤病理学

第一节　妇科肿瘤的 WHO 分类

　　妇科肿瘤的诊断涉及临床、影像、血清中肿瘤标志物以及病理学诊断，就目前医学科学水平而言，病理学诊断仍是妇科肿瘤诊断的最终诊断，也是后续制订肿瘤治疗方案的重要依据。肿瘤的病理诊断涉及组织起源、组织类型以及肿瘤分级和分化。虽然国内外妇产科病理学专著以及妇科肿瘤专著繁多，但有关妇科肿瘤的分类不尽相同；各国、各个地区甚至不同医院对同一肿瘤的命名也会有所不同。目前最为公认的分类系统仍是世界卫生组织编写的妇科肿瘤分类，简称 WHO 分类。妇科肿瘤的 WHO 分类自 20 世纪 80 年代开始撰写。到 2014 年最新的第 4 版出版，以往三版妇科肿瘤的 WHO 分类都是与乳腺肿瘤的 WHO 分类合并为一个分册的，从第 4 版开始将女性生殖器官肿瘤分类（以下简称第 4 版分类）单独成册。

　　自 2003 年第 3 版《WHO 乳腺与女性生殖器官肿瘤分类》（以下简称第 3 版分类）推出以来，得到了妇产科临床医师及病理医师的认可，经过 10 余年的学习，在中国，大多数医院的病理科都已基本掌握了 WHO 分类的命名及诊断标准，对妇科肿瘤的分类与病理诊断已趋于一致，使临床与病理能更好地沟通。随着医学及生物科学技术的发展，特别是分子遗传学的进步，人们对一些肿瘤的发病机制又有了新的认识[1]。第 4 版分类由 Kurman 等四位著名的妇产科病理学家主编，内容涵盖了近 10 余年以来妇科肿瘤的病因学、病理学、流行病学以及分子遗传学方面的研究进展，充分体现了 WHO 分类"作为临床治疗的指南，提供使疾病条理化的框架，有助于科学研究的深入，可以作为培训的教科书"的目的。

　　第 4 版分类仍以器官为单位分为九章，分别是卵巢肿瘤、腹膜肿瘤、阔韧带和其他子宫韧带肿瘤、子宫体肿瘤、妊娠滋养细胞疾病、子宫颈肿瘤、阴道肿瘤及外阴肿瘤。该分类对于每一个疾病或肿瘤均给予命名，并且在每一名称后面标注了 ICD-O 编码，编码中斜杠（/）后面的数字表示这一肿瘤的生物学行为，/3 表示恶性，/2 表示原位癌或Ⅲ级上皮内瘤变，/1 表示交界性或不能确定其生物学行为，/0 表示良性。以下重点介绍第 4 版分类中重要的变化。

一、卵巢及腹膜肿瘤

　　卵巢上皮性肿瘤是妇科肿瘤治疗的难点，因为其分型较为复杂，肿瘤性质多样，从良性、交界性到恶性，生物行为差异大，因此，其正确的病理诊断、分型及分级对于临床的治疗与预后判断至关重要。以往临床及病理医生较为熟悉的分类及分级系统是第 3 版分类系统。随着近十年来分子遗传学技术的进步，人们对卵巢上皮性肿瘤的发病机制有了新的认识，特别是对卵巢浆液性癌发病的二元论学说已经认可[2-3]。因此，第 4 版分类对于卵巢上皮性肿瘤的分类及分级都做出了调整与变化。以浆液性癌为例，第 4 版分类采用了二级分类：低级别浆液性癌（low-grade serous carcinoma，LGSC）和高级别浆液性癌（high-grade serous carcinoma，HGSC）；取消了以前的高、中、低分化的三级分类法[4]。从临床上观察，LGSC进展缓慢，有些病程可长达20多年；大多数病例对于铂类化疗药物不敏感，超过半数的患者最终死于广泛的腹腔内播散，但此肿瘤仍呈现低度恶性的组织形态学。从病理组织学上观察，LGSC常形成明显的乳头结构，细胞一般中度异型，肿瘤中常可见交界性病变，甚至良性病变；肿瘤可能来源于卵巢表面生发上皮，细胞遗传学改变主要是 KRAS、BRAF、ERBB和 PTEN 基因突变。而 HGSC 临床进展迅速，早期即出现卵巢外转移，就诊时常常为高临床分期；初始时采用铂类化疗药物有效，但容易发生耐药，患者多于短期内死于肿瘤的复发和转移。组织学上，HGSC 的乳头结构不明显，常呈实性片状生长，细胞分化差，异型明显，核分裂象易见（>12 个 /10 HPF），肿瘤中一般不出现交界性病变或低级别肿瘤成分；细胞遗传学改变主要为 TP53 基因或家族性 BRCA 基因突变。除此之外，近年来提出，HGSC 可能是起源于输卵管黏膜的恶性转变。有文献报告，如果对输卵管进行仔细检查，在伴有 BRCA突变发生恶性肿瘤病例，100% 可以发现输卵管原发的病变。随后的研究发现，在不考虑是否有 BACR 突变时，大约有 63% 的腹膜原发性癌和 49% 的原发性卵巢浆液性癌伴有早期输卵管癌[5]。此外，Kindelberger 等[6] 检查了一组盆腔浆液性癌病例，并对其所有输卵管均采用 SEE-FIM 法（将全部输卵管分段取材切片后观察）进行了检查，发现在卵巢癌的病例中，75% 的输卵管内膜受累，67% 伴有输卵管上皮内癌（tubal intraepithelial carcinoma，TIC），而且 TIC 中 p53 基因突变与卵巢以及腹膜发生的浆液性癌是相同的。我们的研究[7] 也证实了这一发现。这一新的卵巢 HGSC 发病模式的提出颠覆了以往附件肿瘤以卵巢为中心的概念，将重心转向输卵管病变。因此，对于发生在卵巢以及盆腔的浆液性癌，病理科均应按广泛逐层切取检查法（sectioning and extensively examining the fimbria，SEE-FIM）将输卵管全部取材，进行病理学检查，以寻找有无输卵管病变。

对于卵巢交界性病变的命名一直存在争议，有学者建议继续使用交界性肿瘤（borderline tumor）命名，以提示其具有恶性潜能，例如，浆液性交界性肿瘤常常会出现临床高分期、腹膜种植及淋巴结受累，应注意充分取材，进行准确的临床分期。对于出现腹膜浸润性种植的病例，临床则需按照低级别浆液性癌处理，且术后需要化疗。而另一些学者则建议用非典型增生性浆液性肿瘤（atypical proliferative tumor，APT）命名，以强调其良性本质，这主要是针对那些非浆液性的交界性肿瘤，如黏液性、子宫内膜样、透明细胞和 Brenner 交界性肿瘤。如果肿瘤局限于卵巢内，且经过充分取材排除了微小浸润性癌，则大部分患者预后好。因此，第 4 版分类对这两个命名都予以保留，采用交界性肿瘤 / 非典型增生肿瘤（BT/APT）的形式来命名这类肿瘤[4]。此外，在浆液性交界性肿瘤（serous borderline tumor，SBT）中，有一型微乳头肿瘤更易出现高的临床分期以及浸润性种植，其临床预后较普通的 SBT 差，并且大约 50% 的病例可能同时伴有浸润性的 LGSC，而这一比例在普通型的 SBT 仅为 8%。因此，第 4 版分类将其单独列出，命名为 SBT 微乳头亚型 / 非浸润性低级别浆液性癌，以提示其不良的预后。因此，当病理医生报告微乳头亚型 SBT 时，临床医生应予以特别关注。

第 4 版分类在上皮性肿瘤中新增加了浆液黏液性肿瘤类型——以前这类肿瘤被归类为子宫颈黏液型肿瘤，但其肿瘤部分病理形态表现以及临床进程类似于浆液性肿瘤，如可以出现微乳头以及腹膜种植等，因而，给予其新的命名及分类。但是，这一名称提出后也受到一些质疑，因为这一肿瘤中并非只有浆液与黏液两种上皮成分，肿瘤中还常常混有子宫内膜样、透明细胞等成分，且肿瘤与子宫内膜异位症关系更为密切，其分子遗传学改变类似于子宫内膜样及透明细胞肿瘤。因此，近期有学者提出采用 müller 上皮混合性肿瘤来命名这一肿瘤更恰当[8]。

第 3 版分类将卵巢鳞状细胞肿瘤归入卵巢上皮 - 间质肿瘤中，并分为鳞状细胞癌和表皮样囊肿。而在第 4 版分类中，在上皮肿瘤分类中取消了鳞状细胞肿瘤，而在单胚层畸胎瘤以及来源于皮样囊肿的体细胞型肿瘤中列出了鳞状细胞癌，并将其定义为皮样囊肿内鳞状上皮的恶性转化。此外，第 4 版分类还取消了移行细胞癌，因为这一肿瘤的分子遗传学及免疫表型不同于尿路上皮癌而与高级别浆液性癌相似，即其肿瘤呈现 WT-1（＋）、p53（＋），而尿激酶（－），从临床上看其肿瘤的生物学行为多数是高度恶性的，诊断时大约 70% 的病例有盆腹腔的播散，该肿瘤对铂类化疗药物敏感，因而以往诊断的所谓"移行细胞癌"被认为实际上是分化较差的高级别浆液性癌。

在腹膜肿瘤分类中，与第 3 版最大的变化是，第 4 版取消了原发性腹膜癌及原发性腹膜交界性肿瘤的分类，而是采用 müller 型上皮性肿瘤来命名发生在腹膜的这类肿瘤，其中包括 SBT/APST、浆液性癌（LGSC、HGSC）和其他组织类型肿瘤。之所以如此，是基于盆腔浆液性癌可能起源于输卵管病变的新认识（详见上文）。

二、输卵管肿瘤

正如前述，有关卵巢及盆腔浆液性癌起源新学说的推出，使输卵管病变受到了重视，第 4 版分类中列出了输卵管上皮前驱病变，将这一病变命名为输卵管浆液性上皮内癌（serous tubal intraepithelial carcinoma，STIC），其定义为输卵管中的非浸润性浆液性癌。STIC 除了可见于 BRCA 突变携带者的输卵管切除标本，也可见于散发性的卵巢及盆腔浆液性癌，表明它们相互间关系密切。STIC 多位于输卵管远端，即伞端和漏斗部；形态学表现为核明显多形性，核仁明显，核浆比增加；由于细胞黏附性差，常脱落入管腔，进而播散到卵巢及盆腔，导致卵巢及盆腹腔浆液性癌的发生[5]；免疫组化染色，肿瘤细胞 p53 呈强阳性，Ki-67 阳性率为 15%～50%。不满足上述标准的病变可诊断为输卵管上皮非典型性、低级别 STIC 和输卵管浆液性上皮内病变。

三、子宫体肿瘤

第 4 版分类中有关子宫体病变的变化内容较多，最主要的变化在子宫上皮性肿瘤的癌前驱病变及子宫内膜间质肿瘤中。

首先，在子宫上皮性肿瘤中列出了癌前驱病变，这一组病变包括子宫内膜增生伴非典型性和不伴非典型增生（atypical hyperplasia，AH）/ 子宫内膜上皮内瘤变（endometrial intraepithelial neoplasm，EIN）[9]。而第 3 版分类中并没有明确子宫内膜增生性病变是子宫内膜癌的前驱病变，并且分类是根据结构的拥挤程度（单纯性 / 复杂性）和核的改变（非典型 / 无非典型）分为四种类型，即单纯性增生、单纯性增生伴非典型性、复杂性增生及复杂性增生伴非典型性[10]。并且第 4 版分类中取消了单纯性增生与复杂性增生之分，将其合并为不伴有非典型性的子宫内膜增生，使分类简单化，也提高了病理诊断的一致性。此外，在单纯性增生与复杂性增生之间临床治疗并无明显差别，而是否具有细胞及结构的非典型性才是临床预后的关键。值得注意的是，第 4 版分类将 AH 与 EIN 并列，后者是 2000 年 Mutter 及其国际子宫内膜合作组提出了一种分类名称（详见第 51 章第一节）——认为 EIN 是明确的子宫内膜样癌的癌前病变。有研究显示，诊断为 EIN 的妇女在随后 1 年内发生子宫内膜样癌的比例高达 41%，并且研究显示，EIN 具有与子宫内膜样腺癌相类似的细胞遗传学改变[11]。由于 AH 与 EIN 在组织形态上有交叉，第 4 版分类将 AH 与 EIN 归为同类，并进一步明确此类病变都为子宫内膜样癌的前驱病变。有相当一段时间子宫内膜上皮内癌（endometrial intraepithelial carcinoma，EIC）被认为是子宫内膜浆液性癌的前期病变，其组织学特征是：在萎缩的子宫内膜背景下，明显异型的肿瘤细胞替代子宫表面上皮或浅表的子宫内膜腺体，但不出现子宫肌层及间质的侵犯，并且这些异型肿瘤细胞 p53 呈强阳性表达。然而，越来越多的研究发现，EIC 常与浸润性浆液性腺癌共同存在。临床上，即使病变没有侵犯子宫内膜间质或肌层，EIC 的细胞也可脱落而出现子宫外的播散，如盆腔及腹膜的播散性转移 [12]。因此，第 4 版分类没有将该病变放在癌前驱病变中，而是将其归为子宫内膜浆液性癌的一个亚型，并命名为浆液性子宫内膜上皮内癌（serous endometrial intraepithelial carcinoma，SEIC），表明其具有高度侵袭性，其与普通浆液性癌所不同之处在于，病变表浅而微小。第 4 版分类推荐在活检中使用微小子宫浆液性癌（minimal uterine serous carcinoma，MUSC）来命名这类病变，这样不会导致临床低估病变的性质 [9]。

第 4 版分类中在子宫间叶性肿瘤中增加了高级别子宫内膜间质肉瘤，这一肿瘤在第 3 版分类中曾被取消——其被直接归类到了未分化子宫肉瘤中。然而，在临床诊治过程中，发现有部分肿瘤的临床预后界于低级别间质肉瘤与未分化子宫肉瘤间；显微镜下，肿瘤生长方式类似于低级别内膜间质肉瘤，但通常呈融合性和破坏性生长，肿瘤主要由高级别圆形细胞构成，伴有多少不等的低级别梭形细胞成分，核分裂象通常 >10/10 HPF。重要的是，这一肿瘤具有与低级别子宫内膜间质肿瘤所不同的分子遗传学改变：t(10:17)(q22:p13)，产生 YWHAE-FAM22 融合基因 [13]。因而，第 4 版分类将其重新命名为高级别子宫内膜间质肉瘤并列入子宫内膜间质肿瘤中。此外，第 4 版分类还对血管周上皮样细胞肿瘤（perivascular epithelioid cell tumor，PEComa）进行了分类编码，特别列出了恶性 PEComa。PEComa 的预后影响因素包括：大小（>5 cm）、边缘浸润、高级别核异型、细胞丰富、核分裂指数（>1/50 HPF）、坏死和血管侵犯。如果仅有核的多形性和（或）出现多核巨细胞或肿瘤大小 >5 cm，则诊断为恶性潜能未定的 PEComa。如果伴有上述两种或以上不良预后因素时，则诊断为恶性 PEComa，可转移到肺及骨，罕见者可发生淋巴结转移。

四、子宫颈、阴道及外阴肿瘤

第 4 版分类对子宫颈、阴道及外阴 HPV 感染相关的鳞状细胞肿瘤的前驱病变的命名进行了修订，将其命名统一为鳞状上皮内病变，并且采用两级分类，分别命名为低级别鳞状上皮内病变（low-grade squamous intraepithelial lesion，LSIL）和高级别鳞状上皮内病变（high grade squamous intraepithelial lesion，HSIL），而将以往我们已经非常熟悉的 CIN、VaIN 及 VIN 病变的命名放在同义名中，其中，与 LSIL 同义的是 CIN 1、VaIN 1 及普通型的 VIN 1，与 HSIL 同义的是 CIN 2 及 CIN 3、VaIN 2 及 VaIN 3、VIN 2 和 VIN 3 [14-16]。这样的分类使病理诊断的重复性提高了，并且这一组织学分级与细胞学分级相互对应；更为重要的是，能更好地指导临床处理及预后判断。以子宫颈病变为例，目前临床处理基本上是按照两级来进行的，LSIL（CIN 1）随诊，而 HSIL（CIN 2、3）需要进行临床治疗。这里值得注意的是，年轻女性，特别是未完成生育的女性，涉及保留生育功能，并且研究显示部分 CIN 2 可能消退，因而不必都行宫颈切除术。故在病理诊断中区分 CIN 2 和 CIN 3 仍有一定的临床意义，建议在病理报告中将两种命名都列上，如 HSIL（CIN 2）、HSIL（CIN 3）等，以便于临床进行个体化的治疗。对于外阴的非 HPV 感染的鳞状上皮内病变，第 4 版分类中将其命名为外阴分化型 VIN，其发病机制与 HPV 感染性 VIN 不同，病变 HPV 检测呈阴性，但常呈现 p53 基因突变，常见于老年女性，与外阴的鳞状细胞癌关系密切，需特别引起病理及临床的重视。

第 4 版分类对子宫颈腺上皮前驱病变的命名也做了调整，仅将原位腺癌（adenocarcinoma in situ，AIS）列入前驱病变中，与之同义的名称是高级别 CGIN（HG-CGIN）。以前诊断的宫颈内膜腺体不典型性或低级别 CGIN 由于界定不清楚，可重复性差，且临床上也不做进一步处理，因而，第 4 版分类没有将其列入腺性肿瘤的前驱病变中 [17]。第 4 版分类中还在 AIS 中列出了一个变异亚型：产生黏液的复层上皮内病变（stratified mucin-producing intraepithelial lesion，SMILE），临床上应按照 AIS 处理。

在第 4 版分类中，特别提出了 p16 免疫组化染色在 HPV 感染相关的上皮病变诊断中的作用，包括鳞状上皮病变及腺性病变。在 HPV 感染所致的高级别病变中，p16 呈大块状深棕色染色，因而在病理诊断需鉴别是 HSIL 还是不成熟鳞化、萎缩、修复性上皮增生等类似肿瘤病变时，当有疑问的 CIN 2 以及细胞学或 HPV 检测有高危病变可能性但组织学上没有发现明显病变时，可使用 p16 免疫组化染色帮助诊断 [14]。同样，与 HPV 感染相关的子宫颈腺性病变也可以呈现 p16 阳性 [17]。

第 4 版分类在在宫颈黏液腺癌中增加了胃型黏液腺癌，这一肿瘤显示胃型腺体分化，高分化者与微小偏离腺癌和恶性腺瘤是同义词 [17]。与普通型宫颈腺癌不同，胃型黏液腺癌与 HPV 感染无关，高分化者由于细胞异型不明显，在筛查中极易被漏诊。在神经内分泌肿瘤中，第 4 版分类依据肿瘤细胞的异型程度及临床预后情况将其分为低级别和高级别两类，这也与消化系统神经内分泌肿瘤分类趋于一致，从而为这一肿瘤的靶向治疗提供依据。

此外，第 4 版分类还在卵巢、腹膜、韧带以及子宫颈等章节中增加了一组类似肿瘤但并非肿瘤性质的疾病，以便于病理医生学习并在诊断中注意与肿瘤性病变鉴别。

第二节　免疫组织化学染色在妇科肿瘤病理诊断中的应用

免疫组织化学染色是依据免疫学原理，采用免疫组织化学技术检测细胞和组织中的蛋白质成分（抗原）。免疫组织化学染色的优点在于其具有较高的敏感性以及特异性，适用于福尔马林固定、石蜡包埋的组织标本，是妇科肿瘤病理诊断以及相关研究中不可或缺的辅助诊断技术。掌握及合理应用这项技术是病理医师做出正确病理诊断的关键；对于临床医生来讲，了解常用抗体的意义对于充分理解病理报告的内涵以及了解患者的预后并制订相应的治疗方案也非常重要。下面介绍在妇科肿瘤诊断中常用的一些抗体及其判读中的注意事项。

虽然，免疫组织化学染色具有较好的特异性，但同一抗体在不同组织中的表达会有一定的交叉，例如，CK20 主要在肠道系统肿瘤表达，但部分卵巢来源的肠型黏液性肿瘤也可表达 CK20；结蛋白（desmin）主要在子宫平滑肌肿瘤中表达，但部分子宫内膜间质肿瘤也可局灶表达结蛋白。因此，病理医生进行病理诊断要依据肿瘤的临床表现、病理组织形态特征以及免疫组织化学染色结果综合做出。选择抗体也并非只使用一种抗体，而是挑选一组抗体进行。

一、确定肿瘤组织起源的抗体

1. 上皮标志物

（1）细胞角蛋白（cytokeratin，CK）：是存在于上皮细胞中的中间丝成分，根据不同的分子量可以将其分为 20 余种，不同器官表达的 CK 分子量有所不同，因而可以用来检测上皮性肿瘤的来源。

（2）CK7/CK20：是女性生殖系统疾病诊断中最常用到抗体组合。绝大部分 müller 上皮发生的肿瘤均表达 CK7，如卵巢、输卵管、子宫等来源的肿瘤，但一般不表达 CK20（肠型黏液型肿瘤除外），而由女性生殖系统以外器官转移来的肿瘤则呈现不同的表达 [18]，例如，结肠癌转移到卵巢，形态上很难与卵巢的黏液腺癌区别，但结肠癌只表达 CK20，不表达 CK7；此外，卵巢癌还常常表达 WT1 和 CA125，结肠癌则表达 CDX2 和 β 连环蛋白（β-catenin）；依据这些标志物可将两者区别开来 [19]。

（3）CK5/6：是一个高分子角蛋白，联合应用 EMA、calretinin 以及 Ber-EP4 可以帮助区别盆腔腹膜发生的肿瘤是间皮瘤还是来自卵巢以及其他女性生殖器官的癌转移 [20]。间皮瘤表达 CK5/6 和 calretinin，但不表达 Ber-EP4 和 EMA；而盆腹腔的转移癌常常表达 EMA 和 Ber-EP4，几乎不表达 CK5/6 和 calretinin。CK5/6 这一抗体还可以用于胸腹水的细胞学检查，对胸腹水沉淀包埋及切片后，可对体液中的脱落细胞进行免疫组织化学染色，评估其中细胞是脱落的反应性增生间皮细胞，还是真正的转移种植的肿瘤细胞。

（4）上皮膜抗原（epithelial membrane antigen，EMA）：是一种糖蛋白，绝大多数正常及肿瘤上皮表达 EMA，因而，可以用来标记女性生殖系统的腺癌。

2．间叶标志物

（1）波形蛋白（vimentin）：是细胞中间丝的一种，间叶组织细胞（如纤维细胞、平滑肌细胞、血管内皮细胞）中具有这种中间丝，因而，间叶组织起源的肿瘤均可表达波形蛋白，如卵巢的纤维瘤、子宫平滑肌瘤等均可表达波形蛋白。但是，一些上皮或神经来源的肿瘤波形蛋白也可呈阳性表达，例如，子宫内膜腺癌也可表达波形蛋白，但一般子宫颈的腺癌并不表达波形蛋白，利用此点可协助诊断发生在子宫下段的腺癌是来自子宫还是来自子宫颈。

（2）结蛋白（desmin）：是一种肌型中间丝，存在于平滑肌和骨骼肌的细胞胞质中，它与 caldesmon 可以用于平滑肌肿瘤的诊断，有学者认为，caldesmon 的特异性更好。这两种抗体再结合 CD10，对于鉴别子宫内膜间质肿瘤与平滑肌肿瘤——特别是高度富于细胞的子宫平滑肌瘤——非常有帮助。

（3）CD10：在多数女性生殖道肿瘤中有表达，绝大多数子宫内膜间质肿瘤 CD10 呈弥漫阳性，而结蛋白和 caldesmon 一般呈阴性或呈局灶阳性，而平滑肌肿瘤对结蛋白及 caldesmon 呈强阳性反应，一般不表达或仅局灶表达 CD10。因而依据上述特征可以将子宫内膜间质肉瘤与平滑肌肿瘤区别开来 [21]。

3．性索间质标志物

（1）α 抑制素（α-inhibin）：是一种由卵巢粒层细胞产生的肽类激素，大部分卵巢性索-间质来源的肿瘤表达 α 抑制素，例如，卵巢粒层细胞瘤、Sertoli-Leydig 细胞瘤以及伴有性索间质结构的子宫内膜间质肿瘤等均可表达抑制素；此外，子宫的蜕膜以及部分中间滋养细胞也可表达抑制素。

（2）FOXL-2：90% 的卵巢成人型颗粒细胞瘤具有 FOXL2 基因错义体细胞点突变，但其相关免疫组织化学抗体并非特异性地针对成人型颗粒细胞瘤，但仍可以作为性索间质肿瘤的标志物之一使用 [22]。

4．生殖细胞及滋养细胞标志物

（1）CD117：是 c-KIT 的标志物，常用于胃肠道间质肿瘤（GIST）的诊断；女性生殖细胞肿瘤，如无性细胞瘤、性腺母细胞瘤，均可表达 CD117。此外，胎盘碱性磷酸酶（placental alkaline phosphatase，PLAP）也见于生殖细胞肿瘤。

（2）甲胎蛋白（α-fetoprotein，AFP）：是一种在胎儿血浆中出现的糖蛋白，来源于胎儿的肝、卵黄囊的内胚层，在卵黄囊瘤（内胚窦瘤）可检测出 AFP 的表达，因而可用于与卵巢透明细胞癌的鉴别。

（3）OCT3/4、SALL4 和 LIN28：它们均是转录因子，对于生殖细胞来源的肿瘤较为特异，可以用于标记卵巢无性细胞瘤、胚胎性癌等 [23]。

（4）hCG：是由合体滋养细胞分泌的绒毛膜促性腺激素，常用于确定绒毛膜癌的诊断及检测生殖细胞肿瘤中是否有滋养细胞分化的成分。

人胎盘催乳素（human placental lactogen，hPL）：是一种胎盘蛋白质，可用于确定生殖细胞肿瘤及妊娠滋养细胞肿瘤，特别是起源于种植部位中间滋养细胞的肿瘤或病变，例如，胎盘部位滋养细胞肿瘤，超常胎盘部位反应 hPL 可以呈现阳性。

5. 神经内分泌标志物

突触素（synaptophysin，SyN）和嗜铬粒 A（chromogranin，CgA）：前者是一种穿膜糖蛋白，后者是嗜铬粒家族的成员之一，两者均可以在正常、反应性的神经外胚和神经内分泌细胞中存在，因而，在来自神经外胚和神经内分泌细胞的肿瘤中有表达，故可用于子宫颈或卵巢小细胞癌的诊断。

6. 其他标志物

（1）Napsin A：是天门冬氨酸蛋白酶家族成员之一，在表面活性蛋白 B 成熟中起重要作用，正常情况下，在肺的 II 型肺泡上皮细胞胞质及巨噬细胞中表达，可与 TTF-1 联合用于诊断肺腺癌。近年研究发现，卵巢透明细胞癌以及透明细胞腺纤维瘤也表达 Napsin A，而浆液性肿瘤极少表达 Napsin A，因此，Napsin A 可用于透明细胞肿瘤与浆液性肿瘤的鉴别；但子宫内膜样肿瘤也可以表达 Napsin A，故 Napsin A 无法用于两者的鉴别。

（2）HNF-1β：肝细胞核因子 1β：是涉及胚胎发育（肝、肾、胰腺及 müller/wolff 管）的转录因子；现发现卵巢透明细胞癌中有 HNF-1β 表达，随后又陆续报道卵巢良性、交界性及恶性透明细胞肿瘤均有 HNF-1β 表达，因而 HNF-1β 被认为可以作为透明细胞肿瘤的一种标志物 [24]；但随着研究的深入，发现一些子宫内膜样癌、部分浆液性癌也可以有 HNF-1β 表达，但其表达强度及范围不及透明细胞癌。现在认为，HNF-1β 对于透明细胞癌敏感性较高，但特异性有限，诊断时需结合形态学表现和其他标志物综合考虑。

二、协助诊断病变的性质及程度的抗体

（1）Ki-67：Ki-67 是细胞增生指数，反映了细胞的增生活性；肿瘤性病变分化越不好，细胞增生越活跃，Ki-67 指数越高。例如，在子宫颈上皮病变、正常子宫颈鳞状上皮细胞，Ki-67 仅出现在上皮的基底层或副基底层的细胞核中，在萎缩性或化生性鳞状上皮，Ki-67 阳性细胞仅局限在副基底层，而在高级别鳞状上皮内病变（CIN 2 级 /CIN 3 级），Ki-67 的表达可以超过上皮的 1/2 甚至到全层。此外，子宫颈腺性病变也呈现类似的表现，在良性或化生性腺体，Ki-67 指数较低；在原位腺癌或浸润腺癌，Ki-67 指数会明显升高。因而，可以通过标记 Ki-67 来判断子宫颈上皮病变的程度。对于其他妇科肿瘤，如子宫内膜癌、子宫平滑肌肿瘤、卵巢癌，也可通过标记 Ki-67 来判断肿瘤的恶性程度并预测预后。

（2）p16：p16 是一种细胞周期蛋白依赖性激酶抑制剂，参与细胞周期的调控。大量的研究证实，绝大部分子宫颈鳞状上皮病变及部分腺性病变与高危型 HPV 持续性感染相关，而其中病毒原癌蛋白 E6 和 E7 可间接导致 p16 蛋白在细胞中堆积，通过免疫组织化学染色可以检测出在细胞核及细胞质中的 p16 高表达。因而，p16 的表达可用于检测子宫颈黏膜是否受到高危型 HPV 感染。在高级别宫颈鳞状上皮瘤（CIN 2/CIN 3）或宫颈原位腺癌中，p16

常呈弥漫强阳性表达，并且这种表达与上述 Ki-67 的表达常常是一致的，两者具有一定的互补性。因此，可联合应用 Ki-67 和 p16 评估子宫颈上皮病变的程度[25]。

（3）p53：p53 是大家熟知的肿瘤抑制基因，在发生突变时，其半衰期延长，故可通过免疫组织化学染色检测到。已经明确，输卵管 - 卵巢的浆液性癌（高级别）以及 Ⅱ 型子宫内膜浆液性癌的发生与 p53 突变密切相关，因此，在这些肿瘤甚至是在它们的癌前病变以及早期癌中均可检测到 p53，这其中包括近年提出的输卵管上皮内癌及 p53 印记。因而，发现 p53 对于早期发现这类高度恶性肿瘤非常有意义。

此外，2004 年国际外阴疾病诊断将外阴癌的前期病变分为普通型 VIN 和分化型 VIN。如前所述，第 4 版 WHO 分类也将外阴鳞状上皮癌前病变分为 HPV 感染相关型与分化型两大类型[16]，两种类型的发病机制不同，治疗方案及预后也不同，因此需要区分清楚。由于分化型 VIN 的主要发病机制是肿瘤抑制基因 p53 的突变，故其免疫组织化学染色 p53 呈阳性表达，而普通型 VIN 常与高危型 HPV 感染相关，故其 p16 常常呈阳性，但一般不表达 p53[6]。

（4）PTEN：PTEN 是一种抑癌基因，研究发现，Ⅰ 型子宫内膜样腺癌（包括其癌前期病变）常常伴有 PTEN 基因的突变，故可应用免疫组织化学染色检测子宫内膜非典型增生以及子宫内膜样癌 PTEN 表达缺失情况来评估[26-27]。

（5）IMP 3：IMP 3 是一种胰岛素样生长因子 Ⅱ mRNA 连接蛋白 3，在子宫内膜浆液性癌（包括它的前期病变）中均有很强且弥漫的表达，但在子宫内膜样癌及癌前期病变中，表达较少且阳性程度也较弱[28]。因此，可联合应用 p53、ER、PR、PTEN 协助区分两型子宫内膜癌及其前期病变。

（6）p57：p57 是一种父系印迹，母系基因表达产物。免疫组织化学染色时所有类型妊娠的蜕膜和绒毛外滋养细胞细胞核均表达 p57。完全性水泡状胎块为空卵父系受精，缺乏母系染色体，故不能表达父系基因产物，因此，几乎所有完全性水泡状胎块绒毛间质及细胞滋养细胞 p57 均呈阴性，而其他妊娠（包括部分性水泡状胎块）大约有 >25% 的绒毛间质及细胞滋养细胞 p57 呈阳性。因此，根据 p57 的表达情况可以协助区分水肿性流产、完全性葡萄胎以及部分性葡萄胎[29]。

三、为下一步的治疗提供依据

1. 激素受体

激素受体是靶器官细胞内的激素效应器，目前常用的是分别针对雌激素、孕激素以及雄激素的受体 ER、PR 及 AR，检测这些激素受体的表达情况除了可以协助诊断外，还可以检测组织及肿瘤中雌激素受及孕激素受体的表达情况，帮助指导包括子宫内膜增生症、子宫内膜样癌以及子宫内膜间质肿瘤的下一步的激素治疗。

2. HER2

HER2 是一种细胞膜蛋白，表皮生长因子受体家族成员之一，在 20% 左右的乳腺癌中过表达，预示肿瘤预后不良；由于其只在 20% 左右的乳腺癌中过表达，针对其的靶向药物 Herceptin 的治疗有限。新近的研究显示，部分子宫内膜癌以及卵巢浆液性癌也过表达 HER2，并可能对 Herceptin 治疗有效[30]。

第三节 妇科肿瘤的分子遗传学进展

以往妇科肿瘤的诊断、临床治疗以及预后判断很大程度上依赖于病理学诊断，而传统的病理学诊断主要取决于细胞及组织形态改变；近 10 年来随着分子技术进步，DNA、RNA 以及蛋白质水平的检测技术的推广应用，肿瘤的诊断已经发生变化，第 4 版 WHO 分类方法已经不仅仅基于肿瘤的病理形态改变以及临床生物学行为进行分类了，更为重要的是，已通过肿瘤的分子遗传学特征确定了一些新的分类与分级方案，从而能够更为准确地反映肿瘤的生物学行为，从而更好地指导临床治疗。以下重点介绍常见妇科肿瘤的分子遗传学进展。

一、卵巢肿瘤的分子遗传学进展

（一）遗传性卵巢癌

研究显示，大约 10% 的卵巢癌为遗传性的，其中 90% 呈现 BRCA 基因突变，其余 10% 与 Lynch 综合征相关。两项大型的回顾性研究显示，到 70 岁时有 BRCA1 突变的女性发生卵巢癌的累积风险为 39%～40%，而伴有 BRCA2 突变的女性发生卵巢癌的累积风险为 11%～18%[31]。从组织病理学上看，BRCA 基因突变型的卵巢癌大部分是高级别浆液性癌。从临床上看，与非 BRCA 基因突变的卵巢癌患者相比，BRCA1 突变型卵巢癌的中位生存期更长，而 BRCA2 突变型卵巢癌对化疗的有效率更高，且无进展生存期更长。有研究认为，与 BRCA1 突变型相比，BRCA2 突变型的复发间隔及整体生存期更长；但也有研究没有发现两者之间的差别。2014 年 12 月，美国 FDA 批准了阿斯利康生产的 PARP 抑制剂奥拉帕利（olaparib）用于治疗 BRCA1/2 基因突变的晚期卵巢癌患者，开启了分子靶向药物在妇科肿瘤治疗中的进程。

Lynch 综合征是一种 DNA 错配修复（mismatch repair，MMR）基因的胚系突变所导致的常染色体显性遗传病。这种突变具有家族聚集性，肿瘤发病年龄较早，最多见的肿瘤为结直肠癌（且好发于右半结肠），伴同时性或异时性的肠外恶性肿瘤，特别是子宫内膜癌、胃癌。文献显示，患有 Lynch 综合征的女性一生中患有卵巢癌的风险为 6.7%～8%，并且其发病年龄要低于普通人群（43 岁对 59 岁）[31]。

（二）卵巢上皮性肿瘤的分子分型

随着对卵巢癌分子遗传学研究的深入，Kurman 等依据发病机制及分子遗传学改变将卵巢上皮性肿瘤分为两大类型[26]：Ⅰ型肿瘤和Ⅱ型肿瘤。Ⅰ型肿瘤包括低级别浆液性癌、黏液性癌、子宫内膜样癌、恶性 Brenner 肿瘤和透明细胞癌；其中浆液性和黏液性肿瘤起源于卵巢表面上皮或包涵囊肿，而子宫内膜样和透明细胞肿瘤起源于子宫内膜异位或子宫腺肌瘤，它们都经过囊腺瘤和腺纤维瘤、交界性肿瘤逐步由良性进展为恶性浸润性肿瘤。以低级别浆液性癌（LGSC）为例，目前推测它的发生发展是：卵巢生发上皮包含囊肿→良性囊腺瘤→浆液性交界性肿瘤→微乳头型交界性肿瘤→低级别浸润性浆液性癌。大部分Ⅰ型卵巢上皮性肿瘤常常呈现的分子遗传学改变是 KRAS、BRAF 的突变，其中，透明细胞肿瘤常常（45%～57%）伴有 ARID1A 基因突变，而子宫内膜样肿瘤常常伴有 β 连环蛋白、PIK3CK 和 PTEN 的突变。此外，第 4 版分类中新分类出的浆液黏液性肿瘤则呈现与透明细胞肿瘤相类似的分子遗传学改变，即 ARID1A 基因突变，显示其与子宫内膜异位的关系密切[8]。Ⅱ型卵巢上皮性肿瘤包括高级别浆液性癌、恶性中胚叶混合瘤（癌肉瘤）和未分化癌，其重要的分子遗传学改变是 p53 突变。此外，如前所述，近一半的高级别浆液性癌还可出现 BRCA1和 BRCA2 的失活，20%～67% 的肿瘤中有 HER-2 基因的放大 / 过表达，12%～18% 的这一型癌中还有 AKT2 基因的放大 / 过表达，而这两种基因的放大在其他组织类型的卵巢上皮性肿瘤以及低级别浆液性癌中非常罕见。

（三）卵巢非上皮性肿瘤的分子遗传学改变

卵巢性索间质肿瘤是一组异质性肿瘤，包含良性和恶性。性索肿瘤与非性索肿瘤的诊断可以通过一组免疫组织化学染色鉴别，如 inhibin、CD99、calretinin 等。但性索间质肿瘤之间缺乏特异性免疫组织化学染色标志物。近年分子遗传学研究发现，不同的性索间质肿瘤中具有相对特异的分子遗传改变，可用于诊断。成人型颗粒细胞瘤具有特异性的 FOXL2 基因错义突变：134W（402C 变为 G），而这种突变并不发生在幼年性颗粒细胞瘤中，因此，当两型颗粒细胞瘤鉴别困难时，可检测是否存在 FOXL-2 基因的突变[22,32]。

对于男性性索间质细胞来源的肿瘤，如 Sertoli-Leyding 细胞瘤，其分子遗传学改变是胚系的 DICER1 基因突变，而伴有环状小管的卵巢性索肿瘤，也可发生在黑斑息肉综合征（PJ 综合征），并且伴有 SKT11 胚系基因突变[33]。

二、子宫体肿瘤的分子遗传学特征

（一）子宫上皮性肿瘤的分子遗传学改变

近年来对子宫内膜癌前病变以及子宫内膜样癌的发病机制以及分子遗传特征有了深入研究，一些分子遗传学改变被发现，并且很多特征性的分子改变可以通过免疫组织化学染色技术检测到，其中最有意义的分子标志物是 PTEN 基因的突变。Mutter 等[11]发现，在正常子宫内膜中，PTEN 的突变率为 0%，在子宫内膜上皮内瘤（EIN）中突变率为 55%，在子宫内膜癌中突变率可以达到 83%。应用免疫组织化学染色可以检测到 PTEN 蛋白表达变化：在正常增生期子宫内膜腺体及间质中，PTEN 蛋白的表达增加；在 EIN 和子宫内膜癌中，腺体表达 PTEN 减少。随后的研究证实，这种 PTEN 蛋白表达的缺失与 PTEN 的体系突变相一致。

此外，有关子宫内膜癌的分子分型也越来越受到关注。有研究提出，Ⅰ型子宫内膜样癌可以进一步分为低级别及高级别两个亚型，其中低级别亚型常常发生 PTEN、PIK3CA、β 连环蛋白和 K-ras 突变，表达 ER、PR 并出现微卫星不稳定（MSI），而高级别亚型除了发生 PIK3CA 突变外，还可发生 p53 突变。因此，也有学者提出，部分高级别的内膜样癌应归入Ⅱ型浆液性癌[34]。应用癌症基因组图谱（The Cancer Genome Atlas，TCGA）对 373 例子宫内膜样瘤进行分子分型后，25% 的高级别子宫内膜样瘤被重新归入浆液性癌中。应用 TCGA 还发现，在 10% 的子宫内膜样癌中可以出现 DNA 多聚酶 E（polymerase E，POLE）超突变；而非子宫内膜样癌中几乎无 POLE 突变。有 POLE 突变的子宫内膜样癌被称为 POLE 突变型子宫内膜样癌，这一型癌多为年轻女性，整体预后好，极少复发[35]。另一型为与家族遗传相关的子宫内膜样癌，这一型子宫内膜样癌常伴有遗传性非息肉病性结直肠癌（HNPCC），也就是常说的 Lynch 综合征，该型子宫内膜癌患者发病年龄早，是一种常染色体显性遗传性疾病，由 DNA 错配修复（mismatch repair，MMR）系统缺陷及基因突变导致微卫星不稳定（MSI），从而使其患结肠癌及子宫内膜样癌的风险增加，组织类型主要是子宫内膜样型；除遗传性子宫内膜癌外，研究发现，大约 20% 的散发性子宫内膜癌也具有 MMR 缺陷，这一缺陷常常是由于 MLH1 启动子甲基化所致，并且可以通过免疫组织化学染色检测到 MLH1 蛋白表达的缺失[35]。研究还发现与 Lynch 综合征相关的子宫内膜非典型增生也可以检查到 MLH1 和 MSH2 的表达缺失以及 MLH1 基因的甲基化[26]。

（二）子宫内膜间质肿瘤的分子遗传学改变

子宫内膜间质肿瘤是子宫体发生的较为少见的肿瘤，第 4 版分类将其分为子宫内膜间质结节、低级别子宫内膜间质肉瘤（low grade endometrial stromal sarcoma，LGESS）、高级别子宫内膜间质肉瘤（high grade endometrial stromal sarcoma，HGESS）以及未分化子宫肉瘤[9]。如前所述，HGESS 是新增加的类型，除了在组织形态与临床表现上与 LGESS 不同外，重要的是两者的分子遗传学表现完全不同。研究显示，大多数子宫内膜间质结节及 LGESS 会出现 t(7:17)(q21:q15)，导致 JAZF1 与 SUZ12 基因的融合，而在 HGESS 中则出现的是完全不同的分子遗传学改变：t(10:17)(q22:p13)，导致产生 YWHAE-FAM22 融合基因[13]，这些异常的融合基因可以通过荧光原位杂交技术（FISH）进行检测。未分化子宫肉瘤缺乏上述两种染色体易位所产生的融合基因，但有更为复杂的染色体异常改变，包括多条染色体长臂或短臂的增多或丢失。

三、分子技术在宫颈癌筛查及诊断中的应用

由于豪森教授的贡献，已经明确了绝大多数宫颈癌的发生与 HPV 感染密切相关，从而使 HPV 检测成为宫颈癌筛查的指标之一。HPV 检测以往主要用于细胞学异常的分流及辅助细胞学筛查；近年来 HPV 检测技术不断更新，随着高危型 HPV DNA、HPV E6、HPV E7mRNA 以及 HPV 甲基化检测技术的推出，宫颈癌筛查方案多元化[36]。2014 年，美国 FDA 首次批准 Rocher cobas HPV16、18 分型检测技术可以单独用于 25 岁以上女性的宫颈癌筛查。然而，HPV 检测也并非完美无缺，有研究显示，单独行 HPV 初筛同样具有一定比例的漏诊。此外，虽然 HPV 感染与宫颈癌发生关系密切，但大部分女性，特别是年轻女性，其 HPV 感染是一过性的，80%～90% 的 HPV 感染阳性可以在 1～2 年内自然转阴。因此，如果采用 HPV 作为初筛，可能会使过多的女性进入下一步的筛查流程，增加后续的检查及治疗负担。鉴于以上原因，目前国际上最为认可的筛查方式是 HPV 检测＋细胞学的联合筛查模式。此外，一些高危型 HPV 感染的间接分子标志物也在用于子宫颈病变的诊断与细胞学筛查中，例如，p16 在宫颈鳞状上皮内病变的诊断及预后判断中的应用（详见前述），近年来罗氏公司推出的 p16 与 Ki-67 双染试剂盒可用于细胞学或 HPV 初筛后的分流。

四、葡萄胎的分子诊断进展

葡萄胎也称为水泡状胎块，以间质水肿导致绒毛肿大并伴有不同程度的滋养细胞增生为特征，依据其发病机制不同分为部分性和完全性葡萄胎，其治疗与预后有所不同。以往有关葡萄胎的诊断与分型主要依据组织病理学形态。随着有关葡萄胎发病机制的研究，一些生物标志物可用于葡萄胎的诊断。目前应用最广泛的是 p57，p57 是一种位于 11p15.5 父系印迹，母系基因 CDKN1C 表达产物，完全性葡萄胎可通过免疫组织化学染色帮助诊断[29]（详见上文免疫组织化学染色一节），但 p57 无法区别水肿性流产和部分性水泡状胎块，以及一些出现绒毛水肿的非葡萄胎性的病变。近年来，分子遗传学技术已应用于葡萄胎的诊断，目前主要采用的是 PCR 技术放大短串联重复（short tandem repeat，STR）位点进行分子基因分型。STR 是 2～7 个核苷酸长度的 DNA 重复序列，在人类基因组的非编码区非常丰富并具有高度的遗传稳定性，通过鉴定特异位点 STR 的数目可以确定一个个体或细胞的遗传特点。基于葡萄胎发生的遗传学机制[37]，采用此技术分析妊娠组织和相应的母体组织的 STR 多态性，可以获得水泡状胎块中双亲的遗传学成分，从而帮助诊断葡萄胎，并进一步区分出其是完全性葡萄胎还是部分性葡萄胎[38]。

（沈丹华）

<h1 style="text-align:center">参考文献</h1>

[1] 沈丹华. 近十年中国妇产科病理学回顾与进展. 中华病理学杂志, 2015(12): 842-848.

[2] 申彦, 杨帆, 刘劲松. 卵巢浆液性癌的组织学分级与发病机制研究新进展. 中华病理学杂志, 2011, 40(8): 507-510.

[3] 郭冬辉, 郑文新. 对卵巢上皮性肿瘤的定义、亚型与病理诊断的新认识. 中华病理学杂志, 2013, 42(9): 624-627.

[4] Longacre T A, Wells M. Serous tumor//Kurman R J, Carcangiu M L, Herrington C S, et al. WHO classification of tumor of female reproductive organs. 4th ed. Lyon: IARC Press, 2014.

[5] Lee Y, Miron A, Drapkin A, et al. A candidate precursor to serous carcinoma that originates in the distal fallopian tube. J Pathol, 2007, 211(1): 26-35.

[6] Kindelberger D W, Lee Y, Miron A, et al. Intraepithelial carcinoma of fimbria and pelvic serous carcinoma: evidence for causal relationship. Am J Surg Pathol, 2007, 31(2): 161-169.

[7] Hoevenaars H M, van der Avoort I A, de Wilde P C, et al. A panel of p16^{INK4A}, MIB1 and p53 proteins can distinguish between the 2 pathways leading to vulvar squamous cell carcinoma. Int J Cancer, 2008, 123(12): 2767-2773.

[8] Rambau P F, Mclntyre J B, Taylor J, et al. Morphologic reproducibility, genotyping, and immunohistochemical profiling do not support a category of seromucinous carcinoma of the ovary. Am J Surg Pathol, 2017, 41(15): 685-695.

[9] Zaino R, Matias-Guiu X, Carinelli S G, et al. Tumours of the uterine corpus: epithelial tumours and precursors//Kurman R J, Carcangiu M L, Herrington C S, et al. WHO classification of tumor of female reproductive organs. 4th ed. Lyon: IARC Press, 2014.

[10] Sliverberg S G, Kurman R J, Nogales F, et al. Tumours of the uterine corpus, epithelial tumours and related lesions// Tavassoli F A, Devilee P. World Health Organization classification of tumours: pathology and genetics. tumours of the breast and female genital organs. Lyon: IARC Press, 2003.

[11] Mutter G L, Baak J P A. Endometrial precancer diagnosis by histopathology, clonal analysis, and computerized morphometry. J Pathol, 2000, 190(4): 462-469.

[12] 张廷国, 郑文新. 子宫内膜浆液性癌及其癌前病变的概念和诊断进展. 中华病理学杂志, 2012, 4(11): 724-726.

[13] Lee C H, Marino-Enriquez A, Ou W, et al. The Clinic-pathologicfeaturesof YWHAE-FAM22 endometrial stromal sarcomas: a histologically high-grade and clinically aggressive tumor. Am J Surg Pathol, 2012, 36(5): 641-653.

[14] Stoler M, Kim K R, Bergeron C, et al. Squamous cell tumors and precursors//Kurman R J, Carcangiu M L, Herrington C S, et al. WHO classification of tumors of female reproductive organs. 4th ed. Lyon: IARC Press, 2014.

[15] Ferenczy A S, Colgan T J, Herrington C S, et al. Epithelial tumors//Kurman R J, Carcangiu M L, Herrington C S, et al. WHO classification of tumors of female reproductive organs. 4th ed. Lyon: IARC Press, 2014.

[16] Crum C P, Herrington C S, McCluggage W G, et al. Epithelial tumors//Kurman R J, Carcangiu M L, Herrington C S, et al. WHO classification of tumors of female reproductive organs. 4th ed. Lyon: IARC Press, 2014.

[17] Wilbur D C, Mikami Y, Colgan T J et al. Glandular tumors and precursors// Kurman R J, Carcangiu M L, Herrington C S, et al. WHO classification of tumors of female reproductive organs. 4th ed. Lyon: IARC Press, 2014.

[18] Tot T. Cytokeratins 20 and 7 as biomarkers: usefulness in discriminating primary from metastatic adenocarcinoma. Eur J Cancer. 2002, 36(6): 758-63.

[19] McCluggage W G, Wilkinson N. Metastatic neoplasms involving the ovary: a review with an emphasis on morphological and immunohistochemical features. Histopathology, 2005, 47(3): 231-247.

[20] Ordonez N G. Value of immunohistochemistry in distinguishing peritoneal mesothelioma from serous carcinoma of the ovary and peritoneum: a review and update. Adv Anat Pathol, 2006, 13(1): 16-25.

[21] Baker P, Oliva E. Endometrial stromal tumours of the uterus: a practical approach using conventional morphology and ancillary techniques. J Clin Pathol 2007, 60(3): 235-243.

[22] Jamieson S, Butzow R, Andersson N, et al. The FOXL2 C134W mutation is characteristic of adult granulosa cell tumors of the ovary. Mod Pathol, 2010, 23(11): 1477-1485.

[23] Thomas M U. Germ cell tumors of the gonads: a selective review emphasizing problems in differential diagnosis, newly appreciated, and controversial issues. Mod Pathol, 2005, 18(supp 12): 61-79.

[24] Hoang L N, Han G, McConechy M, et al. Immunohistochemical characterization of prototypical endometrial clear cell carcinoma-diagnostic utility of HNF-1β and oestrogen receptor. Histopathology, 2014, 64(4): 585-596.

[25] Agoff S N, Lin P, Morihara J, et al. p16(INK4a) expression correlates with degree of cervical neoplasia: a comparison with Ki-67 expression and detection of high-risk HPV types. Mod Pathol, 2003, 16(7): 665-73.

[26] 吴焕文, 刘彤华. 免疫组织化学在子宫内膜癌鉴别诊断中的应用. 中华病理学杂志, 2012, 41(11): 784-788.

[27] 张彤, 沈丹华, 陈云新, 等. PTEN、PAX-2和β-catenin在Ⅰ型子宫内膜癌及其癌前病变中的表达及意义. 现代妇产科进展, 2014, 23(2): 85-88.

[28] Zheng W, Yi X, Fadare O, et al. The oncofetal protein IMP3: a novel biomarker for endometrial serous carcinoma. Am J Sug Pathol, 2008, 32(2): 304-315.

[29] Fukunaga M. Immunohistochemical characterization of p57(KIP2) expression in early hydratidiform moles. Hum Pathol, 2002, 33(12): 1188-1192.

[30] Buza N, English D P, Santin A D, et al. Toward standard HER2 testing of endometrial serous carcinoma: 4-year experience at a large academic center and recommendations for clinical practice. Mod Pathol, 2013, 26(12): 1605-1612.

[31] Ramalingam P. Morphologic, immunophenotypic, and molecular features of epithelial ovarian cancer. Oncology, 2016, 30(2): 166-176.

[32] Foulker W D, Gore M, McCluggage W G. Rare non-epithelial ovarian neoplasms: pathology, genetic and treatment. Gyncol Oncol, 2016, 142(1): 190-198.

[33] Witkowski L, McCluggage W G, Foulkes W D. Recently characterized molecular events in uncommon gynaecological neoplasms and their clinical importance. Histopathology, 2016, 69(6): 903-913.

[34] Binder P S, Prat J, Mutch P D G. Molecular staging of gynaecological cancer—what is the future? Best Pract Res Clin Obstet Gynaecol, 2015, 29(6): 776-789.

[35] Cancer genome Atlas Research Network, Kandoth C, Schultz N, et al. Integrated genomic characterization of endometrial carcinoma. Nature, 2013, 497(7447): 67-73.

[36] 于露露, 陈汶. 宫颈癌筛查技术新进展. 中华妇产科杂志, 2015(4): 312-315.

[37] 惠培, 刘岩. 葡萄胎的遗传学基础. 中华病理学杂志, 2012, 41(11): 721-724.

[38] 刘从容, 惠培. 葡萄胎的分子诊断. 中华病理学杂志, 2011, 40(1): 6-10.

第 *6* 章 子宫颈细胞病理学描述性诊断的变革与 TBS 描述性诊断术语及诊断准确性问题

第一节 宫颈癌细胞病理学描述性诊断的变革与 TBS 描述性诊断术语

子宫颈 / 阴道细胞学诊断的报告方式主要有两种：分级诊断和描述诊断。传统的巴氏五级分类诊断法已沿用多年，由于在不同的国家和地区，很多专家有各自理解和习惯用法，巴氏五级分类方法和诊断标准相差悬殊。目前宫颈细胞学诊断面临挑战，需要从取材、制片、诊断报告方式各个环节进行改革。因而近年来，世界卫生组织和美国细胞病理学家积极倡导描述性诊断方法。

在中国，宫颈和阴道细胞学诊断报告也一直采用巴氏五级分类法，或称改良的巴氏五级法。1978 年杨大望教授主持制定了宫颈细胞学诊断分级法的诊断标准，以巴氏分级法为框架，详细说明了每级诊断的内容，并提出一套幻灯片作为标准参考，这在中国防癌普查中起到细胞学诊断规范化作用，在不少细胞学实验室沿用至今[1]。但是，现在当务之急是把巴氏五级分类法放进 "历史博物馆"，而提倡描述性诊断报告方式，这样才能适应 21 世纪的科学发展。

一、巴氏五级分类法和描述性诊断报告方式

（一）原始巴氏五级分类法（1943 年提出）

Ⅰ级　未见异型性细胞或不正常细胞。

Ⅱ级　细胞有异型性，但无恶性特征。

Ⅲ级　怀疑恶性，但证据不足。

Ⅳ级　高度提示恶性。

Ⅴ级　肯定恶性。

（二）我国 1978 年制定的宫颈细胞学诊断标准

1978 年 7 月全国宫颈癌防治研究协作会议，杨大望教授主持制定了以巴氏五级分类法为基础的改良的宫颈细胞学诊断标准。

Ⅰ级　未见异常细胞——基本正常。

Ⅱ级　见有异常细胞，但均为良性。

　　　轻度（炎症）核异质细胞、变形细胞等。

　　　重度（癌前）核异质细胞，属良性，需定期复查。

Ⅲ级　见可疑恶性细胞。

　　　性质不明的细胞：细胞形态明显异常，难于肯定良性或恶性性质，需近期复

　　　查核实。

　　　未分化的或退化的可疑恶性与恶性裸核。

Ⅳ级　见有待证实的可疑恶性细胞（有高度可疑的恶性细胞）。

　　　细胞有恶性特征，但不够典型而数目少，需要核实，如高度可疑的未分化的癌细胞，或少数未分化的癌细胞。

Ⅴ级　见有癌细胞，细胞有明显恶性特征，或低分化的癌细胞。

（三）世界卫生组织（1988 年）提倡应用描述性报告和宫颈上皮内瘤变（CIN）作为宫颈细胞学诊断癌前病变报告术语

建议使用如下术语：

涂片不满意（应注明理由）

无异常细胞（注明化生）

非典型（atypia）细胞形态符合

　　　——炎症影响

　　　——滴虫影响

　　　——病毒影响

　　　——酵母菌影响

　　　——放射线影响

　　　——角化影响

　　　——不典型化生

　　　——湿疣影响

　　　——其他

异常细胞形态符合不典型增生

　　　——轻度非典型增生（CIN 1）

　　　——中度非典型增生（CIN 2）

　　　——重度非典型增生（CIN 3）

异常细胞形态符合恶性肿瘤

　　　——原位鳞癌（CIN 3）

　　　——浸润性鳞癌

　　　——腺癌

　　　——不能肯定类型

不能肯定类型的异型细胞

　　　——附注释

（四）2001 年 TBS 术语

1988 年美国推出宫颈细胞病理学诊断报告方式（The Bethesda System，TBS）。1991 年召开第二次会议。2001 年召开第三次会议，范围扩大，有不同国家 42 个学术团体参与研讨会，对 TBS 术语有一定的修改，现介绍 2001 年 TBS 译文如下[2]。

标本类型：指明巴氏涂片或液基细胞学或其他

标本质量：

● 满意（描述是否存在子宫颈或移行带细胞成分和其他质控指标，例如，部分细胞成分被血遮盖和炎症等）

● 不满意（详细说明原因）

拒收或不做制片的标本（详述原因）

标本进行制片并做了检查，但因为什么原因无法满意地对上皮的异常做出评估。

总分类（任选）：

- 未见上皮内病变或恶性

- 上皮细胞异常：见描述结果（详细说明鳞状上皮、腺上皮）

- 其他：见描述结果（例如，宫内膜细胞≥40岁）

细胞自动识别：

如果病例标本是用自动化设备检查的，说明其方法和结果。

辅助实验：

简洁描述实验方法并报告结果，使之更易为临床医生理解。

描述和结果：

- 未见上皮内病变或恶性病变（在没有瘤变的细胞学证据时，要在前面的总分类和/或报告的描述结果中陈述是否有微生物或其他非肿瘤性的细胞形态特征）

  微生物：

  滴虫性阴道炎

  真菌感染，形态符合念珠菌属

  阴道菌群变异提示细菌性阴道病

  细菌形态符合放线菌属

  细胞形态改变符合单纯疱疹病毒感染

  其他非肿瘤性的形态特征（目录中未包括所有的病变，只做选择列举或报告）：

  反应性细胞改变与____有关

  炎症（包括典型修复细胞）

  放疗反应性细胞改变

  宫内节育器（intrauterine device，IUD）

  子宫切除术后涂片中出现腺细胞

  萎缩

- 其他

  宫内膜细胞（≥40岁）（如果未见鳞状上皮内病变则详细说明）

- 上皮细胞异常

  鳞状上皮细胞：

  非典型鳞状上皮细胞（ASC）

  无明确诊断意义的非典型的鳞状上皮细胞（ASC-US）

  不除外 HSIL（ASC-H）

  低度鳞状上皮内病变（LSIL）

  包括：HPV 感染 / 轻度非典型增生 /CIN 1

  高度鳞状上皮内病变（HSIL）

  包括：中、重度非典型增生，原位癌 /CIN 2 和 CIN 3

  指出有可疑浸润的特征（如果怀疑浸润）

  鳞癌

  腺上皮细胞：

  不典型的

子宫颈管细胞［不做特殊说明（NOS）或在注解中说明］

子宫内膜细胞［不做特殊说明（NOS）或在注解中说明］

腺细胞［不做特殊说明（NOS）或在注解中说明］

非典型的

子宫颈管细胞，倾向瘤变

腺细胞，倾向瘤变

宫颈内膜原位癌

腺癌

宫颈腺癌

子宫内膜腺癌

宫外腺癌

不明来源的［或不能分类的（NOS）］

- 其他恶性肿瘤（详细说明）

建议（任选）：建议应当是简洁的，并与专业出版物发表的临床随访规范一致（可参考相关的出版物）

（五）2014 版 TBS 术语与 2001 版 TBS 术语的几处重要不同

- 2014 版 [3] 的各级判读均与 HR-HPV 相联系，从不满意标本到鳞状上皮病变细胞以及腺上皮细胞均谈及与 HR-HPV 的相关性。

- 2001 版 TBS 规定：宫内膜细胞（≥40 岁）（如果未见鳞状上皮内病变则详细说明）。2014 版 TBS 规定：宫内膜细胞（≥45 岁）（如果未见鳞状上皮内病变则详细说明）。

- 2001 版 TBS 规定：鳞状上皮细胞的病变诊断不是低度鳞状上皮内病变（LSIL），就是高度鳞状上皮内病变（HSIL）。但是，临床工作中可以见到多数细胞支持低度鳞状上皮内病变，有少数细胞显示不成熟的胞质特征，有较高的核质比。这样的形态特征既不完全支持 LSIL，也不完全支持 HSIL。2014 版给出了一个新的术语低度鳞状上皮内病变细胞，不除外高度病变（LSIL-H）。

- 在鳞状细胞癌一节，2014 版 TBS 根据 2014 版 WHO 术语将鳞状细胞癌术语描述为角化鳞状细胞癌和非角化鳞状细胞癌。

二、对比巴氏与 TBS 报告方式

（一）巴氏与 TBS 报告方式比较（表 6-1）

表 6-1　巴氏与 TBS 报告方式比较

巴氏分级（Pap's Classes）	改良的宫颈上皮内瘤变（Modified CIN）	美国的 Bethesda 系统（TBS）
Ⅰ阴性（negative）	阴性（negative）	在正常范围（within normal limits）
Ⅱ异型性的（atypical）	异型性：鳞状上皮炎症等（atypia: squamous inflammatory etc.）	良性细胞改变，具异型性，不能明确诊断（benign cellular changes atypia of undetermined significance）
Ⅲ可疑（suspicious）	宫颈上皮内瘤变 1、2（CIN 1、CIN 2）	低度鳞状上皮内病变（LSIL）

表 6-1 巴氏与 TBS 报告方式比较 （续表）

巴氏分级（Pap's Classes）	改良的宫颈上皮内瘤变（Modified CIN）	美国的 Bethesda 系统（TBS）
Ⅳ高度可疑 （Ⅳ strongly suspicious）	宫颈上皮内瘤变 3（CIN 3）	高度鳞状上皮内病变 （HSIL）
Ⅴ阳性（Ⅴ positive）	癌症（cancer）	癌（carcinoma）

从上表不难看出这种对比不够准确，因为巴氏Ⅲ和Ⅳ并非指癌前病变，仅仅是表明诊断癌的把握程度

（二）2004 年 Diane 发表的 TBS 报告术语与巴氏分级比较示意图（图 6-1）

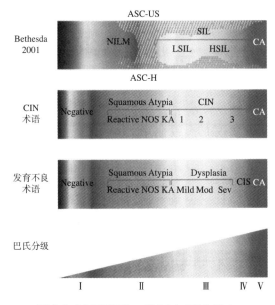

图 6-1（也见彩图） 2004 年 TBS 示意

注：● 彩色图像代表的区域强调细胞学形态特征的连续性和术语间难以截然区分的移行状态
● 巴氏五级分类以楔形图像代表体内潜伏癌的风险增加
● 图中展示的几种报告方式并非意味纵向对比的合理性

（三）巴氏与 TBS 报告方式的特点

巴氏与 TBS 报告方式的特点列于表 6-2 中。

表 6-2 巴氏与 TBS 报告方式的特点

	巴氏	TBS
制定时间	1943	1988
方式	五级分类	描述法：①标本质量 ②总范围（分类） ③具体描述
术语	核异质	高度 鳞状上皮内病变 低度 鳞状上皮内病变
特点	·简练 ·表示对恶性诊断的把握程度（可疑、高度可疑、恶性）	·报告术语要求规范 ·在报告中对标本质量进行评估

三、巴氏五级分类法与 TBS 报告方式比较

（一）两种报告方式比较（表 6-3 ）

表 6-3　巴氏五级分类法与 TBS 报告方式比较

巴氏分类法	TBS
·1943 年提出，对于防治宫颈癌起了巨大作用	·1988 年美国 NCI 首先提出
·使用时间长，标准已不统一	·我国使用时间短，部分细胞学者不熟悉
·简练，已不适应现代细胞学发展	·描述具体，尤其是病原微生物、非肿瘤性细胞学所见
·核异质术语与组织学不一致	·提出新的术语
·可疑、高度可疑和癌表明诊断的把握程度	·原位癌包括在 HSIL 中
·与临床联系不够	·肯定癌
	·对标本质量进行评估，加强与临床医生的联系

（二）巴氏五级分类法应放进"历史博物馆"

巴氏涂片及其五级分类法对全世界（包括对中国）的宫颈癌的防治做出过巨大贡献，已完成了其历史使命。目前宫颈细胞病理学面临严峻挑战，无论取材工具、制片技术、阅片的辅助诊断和报告方式均要进行改革，以适应 21 世纪的科学发展。

四、核异质术语

核异质术语何时引入巴氏分类法中尚不十分清楚，但中国从 1951 年杨大望教授将其引进宫颈细胞学时就应用了。

核异质细胞是巴氏 II 级中术语，又分为轻度（炎症）核异质细胞和重度（癌前）核异质细胞，重度核异质细胞，定期复查。但核异质细胞学诊断标准中提及轻度核异质细胞核比中层增大 2 倍以上，多见中表层细胞。重度核异质细胞多见深层细胞的改变。

复查本室在高发区普查涂片 100 例轻度核异质细胞，按 TBS 报告方式分析：

炎症反应性细胞改变　　　　36 例
ASCUS　　　　　　　　　　10 例
LSIL　　　　　　　　　　　52 例
HSIL（CIN 2 ）　　　　　　2 例（阅片漏诊少数小 HSIL 细胞）

从以上简单结果可知，轻度核异质细胞，尽管称为炎性核异质细胞，实际上包括半数 LSIL，理应追踪和进行阴道镜观察。

五、我国 TBS 的应用概况和建议

1990 年中国开始引进 TBS 报告方式，从下述历次学术会议可了解其逐步推广的阶段性和过程：

1. 1990 年介绍 1988 年 TBS 出笼情况。
2. 1991 年介绍 TBS 讨论情况。
3. 重点讲解 TBS 中 SIL 和 ASCUS、AGUS 的标准。100 多册 TBS 诊断原版书到细胞病理

和妇科专家手中。

4. 展示几种诊断报告方式，进行对比浅析。

5. 1996 年细胞学研讨会提出我国用改良的 TBS。

6. TBS 的细胞病理学诊断标准。

7. 2001 年 TBS 术语学简介。

8. 有关 TBS 五则（5 个问题）。

9. 介绍 2004 年第 2 版 TBS 内容。

医科院肿瘤医院从 1996 年下半年起着手策划描述性诊断回报单，1997 年初正式使用。天津市妇产中心医院等相继使用改良的 TBS 报告方式。

新技术的引进推动了 TBS 的广泛使用，例如，图像分析和液基细胞学制片（TCT 和 Auto Cyto）均要求使用 TBS 报告。

建议目前还在应用巴氏五级分类法的细胞病理学工作者尽快改用描述性报告系统，以提高中国的细胞病理学诊断水平。

六、勿用巴氏五级分类理解 TBS 报告术语

TBS 术语与巴氏五级分类对比不够合适：

1. 过去半个多世纪巴氏五级分类贡献巨大，但现在应被其他更好的体系取代。

2. 巴氏五级分类在不同国家和地区的实验室的诊断标准很不一致，如果用其标注 TBS 术语，会造成概念的混乱。

3. 再次建议无论选择哪种制片方法（包括传统涂片制备），均应用描述性报告，目前 TBS 为宫颈细胞学最佳诊断报告方式。

（张智慧）

参考文献

[1] 中国医学科学院肿瘤研究所肿瘤医院细胞学室. 临床肿瘤细胞学图谱. 北京: 人民卫生出版社, 1975.

[2] Diane S, Ritu N. The Bethesda system for reporting cervical cytology. 2nd ed. New York: Springer, 2004.

[3] Ritu N, David C W, et al. The Bethesda system for reporting cervical cytology. 3nd ed. New York: Springer, 2014.

第二节　子宫颈细胞病理诊断准确性

细胞病理学对宫颈癌前病变的认识在 TBS 诊断中分为鳞状细胞癌前病变和腺细胞癌前病变两部分。

低度鳞状上皮内病变（low-grade squamous intraepithelial lesion，LSIL）（图 6-2）对应组织病理学上诊断的 CIN 1 和 CIN 1~2 级，细胞学涂片中主要表现为中表层鳞状上皮细胞异常。文献报道低度鳞状上皮内病变随诊不稳定，病变可自然消退、持续存在或进展成高度病变。筛选可能进展的病例目前较有意义的是 HPV DNA 检测以及 p16（INK4a）和 Ki-67 双染色。高危 HPV DNA 或 HPV16/18 型 DNA 病毒感染者被视为有可能进展为高度病变甚至癌。Ziemke[1] 观察了 260 例 LSIL 病变 1~58 个月（平均 24.9 个月），用 p16（INK4a）和 Ki-67

免疫细胞化学双染色对 LSIL 进行进展预测，结果发生 CIN 2+ 的阳性预测值和阴性预测值分别为 51.4%、96.1%。细胞学异常结合 HPV DNA 检测以及 p16（INK4a）和 Ki-67 双染色在临床管理子宫颈病变中已起到积极有效的作用。

需要强调的是，由于细胞学的局限性，涂片中的病变细胞可能并不具有代表性，患者完全可能存在一个更重的病变甚至癌。细胞学 LSIL 与活检病理诊断的一致性较低，为 30% ~ 50%，可能与病变小、病变隐藏深、阴道镜及病理检查医师的经验等有关，临床应根据细胞学涂片报告、HPV 检测或 p16 等方法结合其他临床信息综合分析，采取随诊观察或阴道镜检查和活检等方式管理患者，筛选可能的进展病例，采取适时措施，阻断癌前病变的进一步发展。

高度鳞状上皮内病变（high-grade squamous intraepithelial lesion，HSIL）（图 6-3）对应病理学上诊断的 CIN 2、CIN 3 和原位癌，细胞学涂片上主要表现为中底层细胞或储备细胞或不成熟化生细胞的异常。许多研究表明，高度病变细胞与高危型 HPV 感染关系密切，在 HSIL 中，高危型 HPVDNA 的检测阳性率为 80% ~ 90%。

细胞学诊断 HSIL 与组织病理诊断 HSIL 具有较好的一致性。但也有少数的假阳性，其发生主要与细胞学诊断医生的经验不足有关，良性反应性改变，如储备细胞、修复细胞以及 IUD 等，引起的细胞变化常需要与高度病变细胞相鉴别。对于一些位置较深较高而较小的病变，阴道镜及组织活检也易漏诊。对于细胞学诊断为高度病变细胞，如果组织病理学为阴性，首先应复阅涂片（至少有两位高年资医生），如果仍然认为是病变细胞，应重视，必要时需做宫颈环状电外科切除术（电外科襻切除术）（loop electrosurgical excision procedure，LEEP）或宫颈锥切术。

对于高度鳞状上皮内病变的管理，临床医师需立即给患者做阴道镜检查和病理活检，以除外早期浸润癌。一旦病理活检证实为高度病变，也需要临床医师采取宫颈 LEEP 或锥切术，消除病变并加强患者的随诊观察。

非典型鳞状上皮细胞（atypical squamous cell，ASC）为细胞学不能明确诊断的一类，其细胞形态表现超出良性反应细胞的范畴，又不够上皮内低度或高度病变和癌的诊断标准。ASC 主要包含几类细胞变化，第一类为极度的良性反应性细胞改变，此类可能伴有某种明显感染（如细菌、滴虫或真菌感染）或某种明显反应（如 IUD、萎缩、LEEP 或锥切术后）等；其鳞状上皮细胞形态变化不能完全由炎症或反应引起所解释；对于此类 ASC，可在消除感染或引起反应的因素后进行复查。第二类为病变细胞本身为介于良性反应性改变与上皮内低度病变之间的一种过渡细胞变化，如低危 HPV 感染所致或 HPV 感染早期细胞形态变化，对

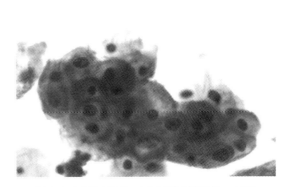

图 6-2（也见彩图） 子宫颈液基涂片，LSIL

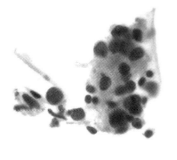

图 6-3（也见彩图） 子宫颈液基涂片，HSIL

于此类细胞变化需要随诊观察，可能部分此类 ASC 为癌前病变。第三类 ASC 是由于病变本身（如分泌物多、易触血等）或由于临床医师取材方法不当等所致标本不满意所致，涂片中仅出现少量异常细胞，难以准确诊断归类，此类 ASC 可通过重新取材获得满意标本进行明确诊断，它可以是癌前病变甚至是癌。

非典型鳞状上皮细胞分为两类，一类为意义不明非典型鳞状细胞（atypical squamous cell of undetermined significance，ASC-US），另一类为不能除外高度鳞状上皮内病变非典型鳞状细胞（atypical squamous cell cannot exclude high-grade squamous intraepithelial lesion，ASC-H）（图 6-4）。ASC-US 诊断标准为细胞核增大为正常中层细胞核的 2.5～3 倍，核有轻度不规则或 / 和深染，包括角化异常细胞或 HPV 诊断证据不足的细胞变化，如一些轻微核变化的角化珠。对于与萎缩有关的非典型鳞状上皮细胞，可做局部增生试验加以区别。ASC-H 包括未成熟非典型化生细胞、储备细胞非典型改变、非典型小细胞诊断高度病变证据不足以及非典型修复细胞和一些不规则形态、排列紊乱、拥挤的组织片段细胞群。

对于 ASC-H，要求临床医师进行阴道镜检查及活检以防漏诊、漏治。实验室非典型鳞状上皮细胞的诊断数据是判断实验室诊断水平高低的重要指标之一，原则上其诊断数量不能超过同期该实验室上皮内病变和癌诊断数量的 3 倍。

利用 HPV DNA 检测可帮助进一步分流非典型鳞状细胞，筛选出可能的癌前病变。ASC 是宫颈细胞学异常诊断中最多的一类，ASC-US 占 ASC 诊断的 90% 以上；有 10%～20% 的患者有潜在的 CIN 2/3。ASC-H 为 CIN 2/3 和癌的潜在风险为 30%～40%；有 ASC-H 的妇女感染高危 HPV 的比例比 LSIL 者高，检出 CIN 2/3 和癌的风险也远高于有 ASC-US 者。不同地区、不同人群 ASC 的检出率和预测 CIN 2/3 和癌的风险是有差异的[2]。在中国宫颈癌高发区，宫颈癌普查 2 万余妇女，ASC 的总检出率为 10.3%（6.3%～14.9%），有 ASC-US 和 ASC-H 者中 CIN 2 检出率为 3.2% 和 30.7%[3]。美国 Elsheikh[4] 对 12 万余细胞学检查的回顾研究显示，ASC-US 和 ASC-H 的检出率为 3.19% 和 0.24%，其中 ASC-US 和 ASC-H 患者随访活检的 HSIL 检出率为 8.5% 和 44.6%。巴西 Scapulatempo[5] 在液基细胞学诊断中，ASC-US 和 ASC-H 的检出率分别为 3.4% 和 4.6%。北京地区王建东[6] 对 6 339 妇女进行的宫颈癌筛查中，ASC-US 的发生率为 6.5%，其中 7.0% 的妇女病理确诊为 CIN 2。土耳其 Cetiner[7] 对近 10 万例宫颈细胞学涂片进行了随访研究，在有 ASC-H 的妇女中有 41% 为 CIN 2/3。

对于 ASC 的临床处理，因患者年龄、人群、病变类型等情况选择不同的方法。对于 ASC-US，6～12 个月复查细胞学，对于 ASC-H 和持续两次以上的 ASC-US，转阴道镜检查及活检；对于萎缩相关的 ASC，可以阴道局部给予雌激素治疗后 1 周复查宫颈细胞学等。目前，也采用 HPV DNA 检测（高危 HPV 或 HPV16/18 型）对 ASC-US 进行分流管理（≥30 岁妇女）：HPV 阴性，12 个月重复细胞学；高危 HPV 或 HPV16/18 型阳性，转阴道镜检查和活检。

有关腺细胞的癌前病变的相关研究较少，且不及对鳞状细胞的研究深入。在 TBS 诊断中，腺细胞癌前病变进一步分为非典型腺细胞意义不明（atypical glandular cell, not otherwise specified，AGC-NOS）、非典型腺细胞倾向瘤变（atypical glandular cell, favor neoplasia, AGC-FN）和原位腺癌三类；又根据来源分为颈管腺细胞、宫内膜腺细胞和其他来源腺细胞。

非典型腺细胞（atypical glandular cell, AGC）检出率低，为 0.2%～1.8%。在中国宫颈癌高发区宫颈癌普查中，AGC 检出率为 0.2%，随诊 CIN 2 检出率为 14.8%。在巴西 Scapulatempo[5] 一项研究中，AGC 的检出率为 0.3%。美国 Chhieng[8] 报道，在 43 456 例细胞学检查中，AGC 的检出率为 0.5%，其中 24.8% 病理证实有癌及癌前病变，CIN 2/3 占

13.5%，腺癌占 5.3%。美国 Castle[9] 观察了 1 422 例，AGC 中有 16.7% 的患者被确诊为 CIN 2、宫内膜癌和其他癌。Saad[10] 报道，在对 25 727 例进行的细胞学诊断中，AGC 检出率为 0.34%，随访 90 例子宫内膜来源的 AGC 患者，60% 为正常或良性病变，40% 为子宫病变（15% 为子宫内膜增生、18% 为子宫内膜癌、7% 为 HSIL/ 鳞癌）。10% ~ 40% 的有 AGC 的患者随访结果为高度鳞状上皮内病变。多项研究表明，AGC 的诊断中组织病理检查，鳞状细胞病变多于腺上皮的病变，可能的原因是子宫颈高度上皮内病变与非典型腺细胞形态上有许多相似处，诊断者经验不足易将二者混淆。也有腺细胞的病变与鳞状细胞病变同时存在的可能，细胞形态学腺细胞异常较难识别，AGC 诊断的重复性较低。有文献对细胞学 AGC 诊断随诊未发现病变的细胞学样本进行复阅诊断，一致性不足 40%。

对于 AGC 的临床处理比较复杂。美国 ASCCP 指南（Stewart 等，2013）建议[11]，对于非典型子宫颈管细胞，需进行阴道镜检查（包括颈管取样）和子宫内膜取样（若 >35 岁或有内膜病变风险）；对于非典型子宫内膜腺细胞，需要子宫内膜或子宫颈管取样活检，必要时做阴道镜检查；对于非典型宫颈腺细胞倾向瘤变，若无浸润性病变，需要做子宫颈诊断性锥切术。目前，在中国，对于宫颈非典型腺细胞，建议做高危 HPV 检测。在 Krane[12] 对 178 994 例进行的细胞学研究中，AGC 检出率为 0.1045%，HPV 检测对 AGC 的阳性预测为 61%。中国李琳[13] 研究了 38 890 例细胞学检查分析，AGC 的检出率为 3.4%；随访的妇女中 AGC-NOS 和 AGC-FN 的患病率分别为 23.1% 和 48.7%，高危 HPV 感染率分别为 39.3% 和 46%。

在原位腺癌（adenocarcinoma in situ，AIS）（图 6-5）中，颈管原位腺癌的发生率远比原位鳞癌少，可发生于浸润腺癌的相邻部位；通常无症状，阴道镜检查无特殊表现，少数可有触血或阴道出血；组织学上诊断难度比原位鳞癌大，强调其病变局限于子宫颈内膜层和表层腺体。已报道的细胞学诊断文献不少，但需要有可靠的具重复性的诊断指征。细胞学涂片诊断原位腺癌最具诊断特征的是细胞和核的排列形式。异常腺细胞拉长呈高柱状，细胞核也拉长呈雪茄样，过度拥挤重叠呈假复层，细胞呈片状、条索状或玫瑰花样排列，细胞核朝向细胞群周边甚至突出于胞质外呈指突状，细胞质朝向中心形成"羽毛状"外观。单个瘤细胞少见，核染色质深，核仁不明显，常伴有鳞状上皮细胞的不典型改变，涂片背景干净。

子宫颈取材主要是子宫颈外口和移行区取材，腺病变发生在子宫颈管易漏诊，细胞学对腺病变认识难度大，经验不足的诊断者也是导致易误诊的原因之一。

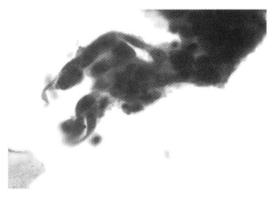

图 6-4（也见彩图）　子宫颈液基涂片，ASC-H

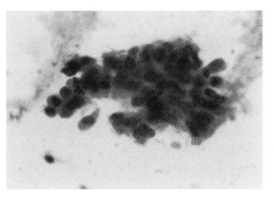

图 6-5（也见彩图）　子宫颈液基涂片，AIS

　　宫颈癌前病变及早期癌临床常无特殊症状细胞学涂片检查有很大优势，诊断准确性高，中晚期恶性肿瘤由于取材易触血检出率并不理想，有文献报道细胞学诊断中晚期浸润性鳞癌（图6-6）准确性仅有50%，漏检的主要原因是取材失败，临床如果看见明显的肿物建议直接取活检而非涂片检查以免延误诊治。宫颈腺癌发生率远远低于鳞癌，但病变多发生在颈管更加隐蔽，高分化腺癌细胞形态与增生及非典型增生腺细胞相近似，细胞学诊断者经验不足也是容易漏诊的主要原因之一，临床医生更要小心谨慎（图6-7和6-8）。分化差的恶性肿瘤由于细胞异型明显，细胞学诊断恶性不困难，但由于分化特征不明显，细胞学上需要仔细观察其分化的蛛丝马迹以判断肿瘤类型，经验不足者容易发生分型错误（图6-9）。

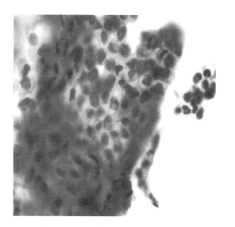

图 6-6（也见彩图）　子宫颈液基涂片，鳞癌细胞

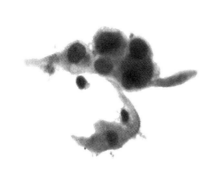

图 6-7（也见彩图）　子宫颈液基涂片，宫颈高分化腺癌（胃型）

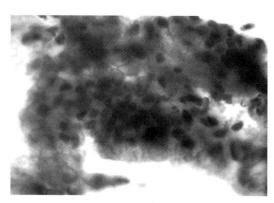

图 6-8（也见彩图）　子宫颈液基涂片，子宫颈微偏腺癌

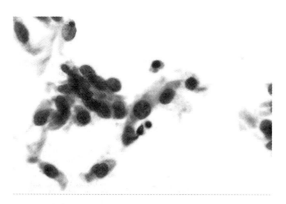

图 6-9（也见彩图）　子宫颈液基涂片，膀胱移行细胞癌转移

（曹　箭）

参考文献

[1] Ziemke P, Marquardt K, Griesser H. Predictive value of the combined p16 and Ki-67 immunocytochemistry in low-grade squamous intraepithelial lesions . Acta Cytol, 2014, 58(5): 489-494.

[2] Davey D D, Greenspan D L, Kurtycz D F, et al. Atypical squamous cells, cannot exclude high-grade squamous intraepithelial lesion: review of ancillary testing modalities and implications for follow-up. J Low Genit Tract Dis, 2010, 14(3): 206-214.

[3] Pan Q J, Hu S Y, Zhang X, et al. Pool analysis of the performance of liquid-based cytology in population-based cervical cancer screening studies in China. Cancer Cytopathol, 2013, 121(9): 473-482.

[4] Elsheikh T M, KirKpatrick J L, Wu H H. The significance of "low-grade squamous intraepithelial lesion, cannot exclude high-grade squamous intraepithelial lesion" as a distinct squamous abnormality category in Papanicolaou tests. Cancer Cytopath, 2006, 108(5): 277-281.

[5] Scapulatempo C, Fregnani J H, Campacci N, et al. The significance of augmented high-grade squamous intraepithelial lesion detection on pap test examination: partial results from the RODEO study team. Acta Cytol, 2013, 57(5): 489-494.

[6] 王建东, 武明辉, 张淞文, 等. 北京地区宫颈细胞学ASC-US患者的病理结果及影响因素分析. 中华肿瘤防治杂志, 2010, 17(4): 249-252.

[7] Cetiner H, Kir G, Kaygusuz E, et al. Is the low-grade squamous intraepithelial lesion/atypical squamous cells cannot exclude high-grade squamous intraepithelial lesion category associated with cervical intraepithelial neoplasia 2? Acta Cytol, 2013, 57(6): 581-584.

[8] Chhieng D C, Elgert P A, Cangiarella J F, et al. Clinical significance of atypical glandular cells of undetermined significance: A follow-up study from an academic medical center. Acta Cytol, 2000, 44(4): 557-566.

[9] Castle P E, Fetterman B, Poitras N, et al. Relationship of atypical glandular cell cytology, age, and human papillomavirus detection to cervical and endometrial cancer risks. Obetet Gynecol, 2010, 115(2 Pt 1): 243-248.

[10] Saad R S, Takei H, Liu Y L, et al. Clinical significance of a cytologic diagnosis of atypical glandular cells, favor endometrial origin in pap smears. Acta Cytol, 2006, 50(1): 48-54.

[11] Massas L S, Einstein M H, Huh W K, et al. 2012 Updated consensus guidelines for the management of abnormal cervical cancer screening tests and cancer precursors. J Low Genit Tract Dis, 2013, 17(5): S1-27.

[12] Krane J F, Lee K R, Sun D, et al. Atypical glandular cells of undetermined significance: outcome predictions based on human papillomavirus testing. Am J Clin Pathol. 2004, 121(1): 87-92.

[13] 李琳, 臧春逸. 321例宫颈细胞学不典型腺细胞癌临床分析. 中国预防医学杂志, 2010, 11(8): 833-835.

推荐阅读文献

[1] Kurman R, Solomon D. The Bethesda system for reporting cervical/vaginal cytologic diagnoses. New York: Springer-Verlag, 1994.

[2] Nayar R, Wilbur D C. The Bethesda system for reporting cervical cytology. 3rd ed. New York: Springer, 2015.

第 **7** 章 腹水和术中腹腔冲洗液细胞病理学诊断及细针吸取细胞学检查在妇科肿瘤诊断中的应用

第一节 腹水和术中冲洗液细胞病理学诊断

在腹水中查出恶性肿细胞往往表明其病变为疾病晚期。腹水细胞学诊断准确性较高，细胞形态结合影像学检查和免疫细胞化学结果常能明确原发灶和组织类型。术中腹腔冲洗液细胞学检查主要是发现肉眼看不见的微小转移灶，其对指导恶性肿瘤临床分期、手术切除范围、术后治疗及判断预后均有非常重要的意义[1-2]。

一、样本制备

选择干净空瓶加抗凝剂（如 100 ml 积液需加 300 单位肝素或 3.8% 枸盐酸钠 1 份加 10 份积液），抽出积液以 150～200 ml 为佳，至少需 50 ml，立即放入准备好的干净瓶中并立即送检，避免送检引流出的陈旧液，以防细胞退变影响诊断。如果不能立即送检，可将样本放冰箱（4℃以下）保存或加冰低温保存，但时间不能超过 24 h。样本 1 500～2 500 转 / 分离心 10～15 min，轻轻弃去上清液，查看沉淀物，一般可见两层，下层为血细胞层，上层为白膜层，取白膜层涂片，如果用 ThenPrep 液基薄层涂片技术，可将白膜层直接转入 ThenPrep 消化液（血细胞层明显时）或保存液（血细胞层不明显时）中并按液基薄层涂片技术程序制片。制好的涂片潮干后用 95% 酒精固定不少于 15 min，进行 HE 或巴氏染色，二甲苯透明树胶封片。

二、涂片

由于病变性质以及积液中的细胞量和种类不同，一般可见不同量的间皮细胞、组织细胞、炎细胞，在术中冲洗液中还可见创伤间皮细胞。

（一）间皮细胞

间皮细胞为积液中最常见的细胞之一，为成熟淋巴细胞的 1～2 倍；细胞以单个散在为主，偶尔可见小团状排列；细胞大小与鳞状细胞外底层细胞大小相似；细胞呈圆形或卵圆形；核以居中为主，核呈圆形或卵圆形，染色质细，分布均匀，可见小核仁，可见双核。积液中间皮细胞增生活跃和退变同时存在。细胞退变时变大，结构模糊，胞质中常出现空泡，有时大空泡将核挤向一边使细胞呈印戒状细胞，其核膜规则，染色质均细，核小（图 7-1）。积液也是良好的细胞培养基，细胞在其中可分裂繁殖，常见间皮细胞明显增生，比一般间皮细胞大 2～3 倍，核仁明显，染色质不增加，核膜较规整光滑，常见双核或多核，分裂象常见。偶尔可见增生的小团细胞，增生间皮细胞核大小形态相近，其三维立体结构不明显是其与分化好的腺癌的主要鉴别点。

（二）创伤间皮细胞

由于机械损伤，间皮组织可大量剥脱下来，这种间皮细胞被称为创伤间皮细胞。创伤间皮细胞主要出现在术中冲洗液或术中积液中，间皮损伤也可能是在少量积液时抽液造成的。术中积液或冲洗液阳性细胞学发现对患者的后续治疗和预后有非常重大意义，近年来已有越来越多的临床医生采用这类检查。创伤间皮细胞的特点是：保持原组织形态和结构，呈单层平铺，细胞呈多边形，核呈圆形或卵圆形；由于在生理盐水中难于保存，细胞退变表现得尤其突出，细胞大小和核大小比自然积液中的间皮细胞都大，核膜可不规则，但染色质不深。由于受到各种因素的刺激，细胞增生也很突出，可见成熟、胞质丰富、多边形间皮细胞，也可见不成熟、类似基底样细胞的间皮细胞，也可出现在自然积液中罕见的小乳头或团样结构的间皮细胞，偶尔可见砂粒体（图 7-2）。女性腹腔冲洗液中偶尔可见输卵管来源的纤毛细胞（图 7-3），也常可见到宫内膜异位腺细胞（图 7-4）。

（三）组织细胞

组织细胞是术中积液中最常见的细胞，散在分布，以单核小细胞为多见，可增生非常活跃，也可大量出现。典型的小组织细胞的胞质常丰富，呈泡沫状；核呈豆形或肾形，染色质浅而淡染，核膜多有切迹，双核或多核也不少见，多核时核形态大小较一致，多核细胞可达数十个甚或上百个。多核组织细胞的出现与肉芽肿性病变或结核病变无一定的相关性。癌

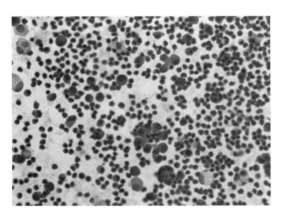

图 7-1（也见彩图）　腹腔冲洗液中的间皮细胞

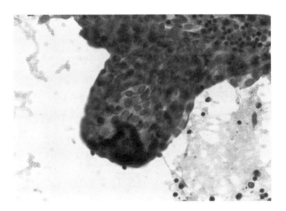

图 7-2（也见彩图）　腹腔冲洗液中的间皮细胞

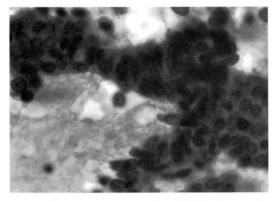

图 7-3（也见彩图）　腹腔冲洗液中的纤毛细胞（输卵管来源）

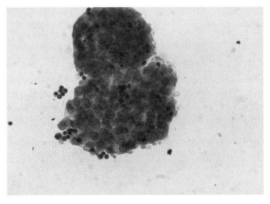

图 7-4（也见彩图）　腹腔冲洗液中的宫内膜异位腺细胞

性积液涂片背景中也可见多核组织细胞。外伤时多核组织细胞常常大量出现。在变态反应性病变，如红斑狼疮、风湿或类风湿或过敏性疾病时，组织细胞极活跃，细胞和核可出现一定畸形，如呈长纤维状，易被误诊为恶性细胞，须谨慎。诊断时如果有一丝疑问，多与临床沟通可避免误诊。组织细胞退变时胞质可呈大空泡，核被挤向一边，有时与退变的间皮细胞难以区别，但核的特征是两者区别的根本。

（四）炎细胞

涂片中炎细胞很常见，需要注意的是，恶性积液中炎细胞也很常见，有时为积液中的主要背景成分，因而涂片中见到大量炎细胞时需仔细寻找肿瘤细胞。常见的炎细胞有淋巴细胞、中性粒细胞、浆细胞等。淋巴细胞主要为成熟小淋巴细胞，也可见不成熟淋巴细胞。细胞类型的多样性是与淋巴瘤的鉴别点之一，核形相对规整也是重要的鉴别要点。恶性积液中也常同时出现多样炎细胞成分，因而炎细胞的种类和数量并不能提示炎症性病变。积液中。偶尔可出现骨髓中不成熟细胞。

非肿瘤性积液中不应该出现上皮细胞成分。有报道称，间皮可鳞化或腺上皮化生，但极少见到。

三、恶性积液中细胞形态特征

继发肿瘤引起的恶性积液远远多于原发性肿瘤，最常见的是转移腺癌，占80%。全身的各种恶性肿瘤均可转移到腹膜引起腹水，原发灶在男性主要来自消化道，在女性主要来自生殖道和消化道，少见的有甲状腺、膀胱等，少数（文献报道占5%～10%）不能发现原发灶。恶性肿瘤的主要类型为腺癌，较少见的有鳞癌、小细胞癌和其他恶性肿瘤，如黑色素瘤、恶性纤维组织细胞瘤等。在年轻女性还有卵巢交界瘤种植引起的腹水。

（一）腺癌

腺癌的形态特征依原发灶和病理类型而异。其原发灶主要依靠临床资料和免疫细胞化学检查来判断，有时判断相当困难。在腹腔积液中，腺癌细胞紧密成团，呈彩球样、乳头状、腺腔样、腺泡状排列，细胞相互拥挤，细胞群边缘光滑是最有用的诊断腺癌的特征，在低倍下一目了然，诊断很容易（图7-5）。单个散在癌细胞的诊断主要靠高倍镜下详细观察细胞核的恶性特征；单个细胞胞质稀薄；核偏位，核膜不规则，核仁明显，染色质增粗不及其他种类涂片明显；胞质可将核挤向一边呈印戒样细胞。单个散在的细胞需与增生活跃的间皮细胞和组织细胞相区别，间皮细胞增生也可呈小乳头状排列，排列较松散，一般不超过10个细胞，也缺乏三维立体感，核形较规则，细胞大小相对一致（图7-6）。组织细胞有时很活跃，

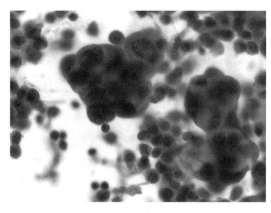

图7-5（也见彩图） 腹水中的卵巢腺癌

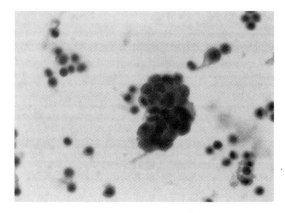

图7-6（也见彩图） 间皮细胞

核仁明显，其核呈豆形，胞质泡沫状。组织细胞活跃时核增大明显，但染色质不增加，此为其与腺癌的主要鉴别要点。积液中见到大团细胞或相互排列很紧密的细胞团或具有腺细胞的排列形式，如栅栏状、高柱状假复层等，应考虑腺癌（图7-7）。术中积液或冲洗液中可出现成团的或大片的创伤间皮细胞，诊断时要特别小心，成团细胞核的恶性特征不明显时不要轻易诊断为恶性的。大片细胞的核可明显增大，核型可不规则，但染色质均细和单层平铺排列是间皮细胞的特征[3-4]（图7-8）。

单个小的分化差的腺癌有时需与淋巴细胞相区别。积液中可见转化淋巴细胞或骨髓中的未成熟细胞，这些细胞幼稚、胞质少、核增大，可误诊为恶性细胞。淋巴细胞胞界清晰，核常有沟裂；而恶性细胞核不规则，核膜不光滑，染色质粗等可资鉴别。

（二）淋巴瘤

在积液中相对常见的非上皮性肿瘤其诊断特征是：有较一致的小圆细胞，核形不规则，有沟裂，呈分叶状，胞质量很少，呈月牙形。在诊断中要注意良性积液中也可见到不成熟的淋巴细胞。

（三）原发性肿瘤

间皮原发性肿瘤很少见，遇到最多见的是上皮性恶性间皮瘤，其形态特征与腺癌很相似，两者的鉴别很大程度上依赖于影像学诊断和免疫细胞化学检查。以下特征有助于与腺癌区别：

（1）肿瘤细胞和增生间皮细胞之间有过渡形态细胞（图7-9）。

（2）细胞异型性和恶性特征不及腺癌明显（图7-10）。

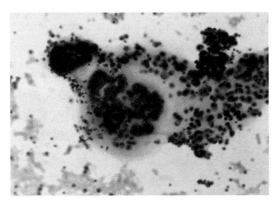

图 7-7(也见彩图)　腹水液基涂片，黏液腺癌

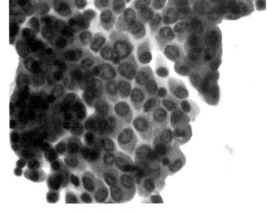

图 7-8(也见彩图)　腹腔冲液基涂片，间皮细胞

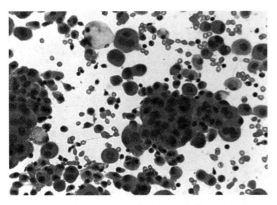

图 7-9（也见彩图）　腹水液基涂片，间皮瘤

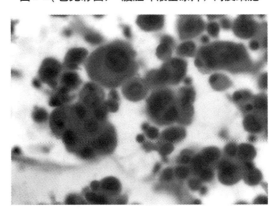

图 7-10（也见彩图）　腹水液基涂片，间皮瘤

（3）细胞质较厚实，胞质中无明确的分泌液，如黏液或浆液等，成团细胞的三维立体感不明显。

（4）细胞间有"开窗"，细胞团有"裙边"现象，这是由于间皮细胞有细长微绒毛所致。

（5）免疫细胞化学检查对诊断帮助很大。BerEp4、Moc31、B72.3 通常只在上皮源细胞表达，在间皮细胞呈阴性或弱阳性。有文献报道，EMA 染色模式有助于两者区别，间皮瘤主要是胞膜着色，腺癌主要是胞质着色。另有文献报道，CK5/6 在间皮瘤表达阳性，在两者的鉴别中有一定意义。E-cadherin 则在区别良恶性间皮细胞中有意义，恶性细胞呈阳性，增生间皮细胞呈阴性。

四、免疫细胞化学检查的应用

积液的细胞学诊断在临床诊疗中的意义和作用非常重大。假阴性诊断会导致临床上进行完全不必要的手术。积液中发现恶性细胞可能是临床上唯一的形态诊断依据，假阳性诊断甚至会导致完全错误的治疗，后果十分严重。文献报道，细胞学假阴性率可达 50%，这时间皮细胞和恶性细胞的鉴别很困难，即使是对术中冲洗液细胞学检查十分有经验的细胞学诊断医师鉴别起来也有时感到很困难。近十年液基薄层细胞学的发展为细胞学更好地开展免疫细胞化学将两者鉴别开来有很大的帮助[5-7]。对肿瘤原发病灶的判断、转移性腺癌和原发性间皮瘤的鉴别更是依赖免疫细胞化学检查[8]。对于鉴别间皮细胞增生和腺癌，通常推荐的抗体有上皮性抗体 BerEp4、B72.3、Moc31、EMA、CEA、Leum1、WT1 等；间皮细胞较特异的抗体有 CK5/6、结蛋白、calrentinin、villin（图 7-11 和 7-12）等；对判断良恶性细胞有帮助的可选 EMA、CEA、Ki67、E-cadherin 抗体等。在积液中对判断原发灶可能有帮助的抗体有 TTF1、CK7、Napsen A（肺癌）、CK20、CDx2（消化道癌）、ER、PR（乳腺癌）、TTF1、TGB（甲状腺）等；某些抗体对分型有帮助，如 CK10/13、P63 对鳞癌有意义，TTF1、CK7、CK20 对腺癌较有用，LCA、CD 系列对淋巴瘤有帮助，抑制素、HMB-45 对黑色素瘤特异性较好，CD56、synaptophysin 对神经内分泌肿瘤有诊断价值等。评价免疫细胞化学检查时，需注意单一抗体阳性或抗体弱阳性的诊断价值有限，形态学特征仍是诊断根本，免疫细胞化学检查也有假阳性、假阴性，有的敏感性和特异性也不高，因此，形态学结合多种抗体组合诊断才能达到一个理想的诊断准确性。

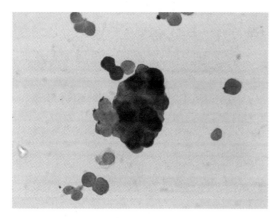

图 7-11（也见彩图） 腹水液基涂片，间皮瘤（calrentinin阳性）

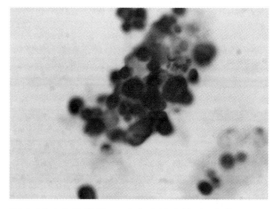

图 7-12（也见彩图） 腹水液基涂片，间皮瘤（villin阳性）

五、细胞学诊断的评价

文献报道，细胞学对积液的诊断敏感性为 50% ~ 80%。影响检出的主要因素是取材和制片，取材标本量应不低于 100 ml，而且标本要新鲜，离心沉淀后要准确将细胞层转移到涂片上。液基薄层技术的开展能尽可能地保存细胞并为进一步开展免疫细胞化学工作留下样本。对间皮细胞增生和恶性细胞的形态特征认识不足也是导致漏诊的另一原因。在积液中某些腺癌细胞异型性不明显，与增生性或反应性间皮细胞难以区别，对此免疫细胞化学检查有很大帮助。增生性或反应性间皮细胞的变化在一些良性病变中可以类似恶性细胞，尤其是在术中冲洗液中，两者的鉴别十分困难，可能造成假阳性诊断，文献报道的假阳性可达 3% ~ 5%。细胞学假阳性诊断后果十分严重，因为积液的细胞学诊断可能是唯一的形态学诊断依据，因而如果积液中细胞形态不是十分典型，不能下肯定诊断，可进行多次检查以获得足够的诊断依据或进一步进行免疫细胞化学检查。

（曹　箭）

参考文献

[1] Tebeu P M, Popowski G Y, Verkooi H M, et al. Impact of peritoneal cytology on survival of endometrial cancer patients treated with surgery and radiotherapy. British journal of cancer, 2003 89(12): 2023-2026.

[2] Tebeu P M, Popowski G Y, Verkooijen H M, at al. Positive peritoneal cytology in early-stage endometrial cancer does not influence prognosis. British Journal of Cancer, 2004, 91(8): 720-724.

[3] Kodera Y, Ito S, Mochizuki Y, et al. A phase II study of radical surgery followed by postoperative chemotherapy with S-1 for gastric carcinoma with free cancer cells in the peritoneal cavity (CCOG0301 study). Eur J Surg Oncol, 2009, 35(11): 1158 - 1163.

[4] Lee S D, Ryu K W, Eom B W, et al. Prognostic significance of peritoneal washing cytology in patients with gastric cancer. Bri J of Surgery, 2012(99): 397 - 403

[5] Hasteh F, Lin G Y, Weidner N, et al. The use of immunohistochemistry to distinguish reactive mesothelial cells from malignant mesothelioma in cytologic effusions. Cancer Cytopathol, 2010, 118(2): 90-96.

[6] Hanna A, Pang Y, Bedrossian C W, et al. Podoplanin is a useful marker for identifying mesothelioma in malignant effusions. Diagn Cytopathol, 2010, 38(4): 264-269.

[7] Su X Y, Li G D, Liu W P, et al. Cytological differential diagnosis among adenocarcinoma, epithelial mesothelioma, and reactive mesothelial cells in serous effusions by immunocytochemistry. Diagn Cytopathol, 2011, 39(12): 900-908.

[8] Ikeda K, Tate G, Suzuki T, et al. Diagnostic usefulness of EMA, IMP3, and GLUT-1 for the immunocytochemical distinction of malignant cells from reactive mesothelial cells in effusion cytology using cytospin preparations. Diagn Cytopathol, 2011, 39(6): 395-401.

第二节　细针吸取细胞学检查在妇科肿瘤诊断中的应用

细针吸取（fine-needle aspiration，FNA）细胞学检查已有一百多年的历史。早在 1904 年，英国外科医生 Greig 和 Gray 就曾通过淋巴结穿刺标本查找锥虫[1]。20 世纪 70 年代，FNA 细胞学检查已成为欧美国家临床的常规检查手段，20 世纪 80 年代这项检查技术在中国开始广泛应用。最初，FNA 细胞学检查主要应用于体表可触及肿物的细胞病理学诊断，随着影像技术的发展，近年来影像引导下的 FNA 细胞学检查在深部脏器病变的病理诊断中的应用越来越多。

一、妇科肿瘤原发灶的 FNA 细胞学检查

卵巢和输卵管肿物由于位置深在，很难取到病理学样本，其术前诊断一直以影像学检查为主。卵巢和输卵管肿物的术前病理学诊断主要用于两种情况：一是在年轻女性，需进行病理学诊断来鉴别女性生殖系统的囊肿和囊性肿瘤，以避免不必要的外科手术；二是分期较晚（ⅢC 期或Ⅳ期）、疑为苗勒上皮来源的肿瘤需要进行术前化疗时必须进行病理学诊断。腹腔和盆腔肿物的 FNA 细胞学检查往往需要在影像引导下进行，如 CT、MRI、B 超和超声内镜。B 超因其操作简便、费用低且可实时观察进针情况，是目前应用最多的影像引导方法。超声内镜下 FNA 主要用于影像（CT、MRI、B 超）引导下经腹腔取材有困难的情况，在这种情况下可在超声内镜引导下经肠道取材。但是有研究认为，对于卵巢囊性肿物，此种经肠道取材的方法有可能引起感染。因此，对于囊性肿物，经肠道穿刺应慎重或口服抗生素预防感染[2]。

盆腔肿物 FNA 细胞学检查总体来讲是一种安全和准确的检查，文献报道其对肿瘤 / 非肿瘤、良性 / 恶性诊断的准确性为 93.94%[3]。但 FNA 细胞学诊断也有其局限性：首先，虽然在肿瘤良恶性的判断上，FNA 细胞学检查与粗针组织学诊断的能力没有差别[3]，但要对肿瘤亚型进行精确诊断，组织学标本是必需的；其次 FNA 细胞学检查对于卵巢交界性肿瘤的诊断就其细胞形态来说，很难与分化好的腺癌鉴别，甚至有时会将其误认为良性囊腺瘤。对于交界性肿瘤的诊断，不仅 FNA 活检存在其局限性，粗针组织学活检，甚至术中冰冻活检都存在一定程度的局限性。我们主张进行 FNA 活检时同时穿取组织条活检，但是并不是说组织学诊断能够完全替代 FNA 细胞学检查，因为小的活检组织由于获取的标本量少，在一部分病例也很难做出诊断，这时细胞学标本可以作为有益的补充。

二、妇科肿瘤转移灶的 FNA 细胞学检查

在妇科肿瘤原发灶的诊断中，我们主张进行 FNA 活检时尽量同时获得组织学样本，但对于妇科肿瘤转移灶，由于已有明确的组织学分型，单独的 FNA 细胞学诊断往往就能满足临床的需要。如果 FNA 细胞学诊断有困难时，可以再考虑补充进行组织学检查。对于表浅的能够触及的转移灶，可以由细胞学医师徒手进行 FNA 活检，而对于因位置深在或病灶微小而不能触及的病灶，则需要在影像引导下进行 FNA 活检。FNA 细胞学诊断肿瘤转移灶的准确性很高，笔者医院总结了 259 例妇科肿瘤转移灶 FNA 细胞学检查结果，FNA 细胞学诊断的敏感性为 96.3%，特异性为 100%，并且 FNA 细胞学诊断漏诊的病例均为取材原因所致，不存在形态学诊断疑难的病例[4]。因此，FNA 活检是诊断转移性恶性肿瘤的最简单、有效的检查方法。

（郭会芹　张智慧）

参考文献

[1] Koss L G. Koss' diagnostic cytology and its histopathologic bases. 5nd ed. Philadelphia: Lippincott Williams & Wilkins, 2005: 1186-1228.

[2] Rzouq F, Brown J, Fan F, et al. The utility of lower endoscopic ultrasound-guided fine needle aspiration for the diagnosis of benign and malignant pelvic diseases. J Clin Gastroenterol, 2014, 48(2): 127-130.

[3] Pal S, Chakrabarti S, Deuoghuria D, et al. Evaluation of ultrasound-guided fine-needle aspiration cytology of ovarian masses with histopathological correlation. Acta Cytologica, 2015, 59(2): 149-155.

[4] 张智慧, 郭会芹, 黄苏里, 等. 针吸穿刺细胞学在妇科肿瘤诊断中的临床价值. 肿瘤学杂志, 2009, 15(5): 447-449.

第 *8* 章 肿瘤标志物及其在妇科肿瘤临床中的应用

第一节 概述

一、肿瘤标志物的定义

肿瘤标志物（tumor marker）是 1978 年 Herberman 在美国国家癌症研究所（National Cancer Institute，NCI）召开的"人类肿瘤免疫诊断"会议上提出的，随后开始被公开引用。肿瘤标志物是指肿瘤组织和细胞由于癌基因及其产物的异常表达所产生的抗原和生物活性物质，在正常组织或良性疾病几乎不产生或产生甚微。肿瘤标志物反映了肿瘤的发生和发展过程以及癌基因的活化程度，可在肿瘤患者的组织、体液和排泄物中检出，是检测肿瘤的敏感标志物。理想的肿瘤标志物需要具备以下特点：①特异性强；②敏感性高，③表达量与肿瘤组织多寡成正比；④血清中的含量与肿瘤组织多寡成比例。目前尚未发现一种肿瘤标志物能够完全具备上述特点，但有些肿瘤标志物仍有一定的临床应用价值[1]。

大多数体液中的肿瘤标志物既存在于肿瘤患者中，也存在于正常人和非肿瘤患者中，只是在肿瘤患者中的浓度高于在正常人和非肿瘤患者中的浓度。大多数肿瘤标志物在某一组织类型的多种肿瘤中呈阳性，但阳性率高低不一，往往把阳性率较高的一种肿瘤或一类肿瘤作为这一标志物的应用对象。除少数肿瘤外，某一特定肿瘤常有多种肿瘤标志物呈阳性。即使在同一种特定的肿瘤，在不同的时期、不同的病理类型，呈现阳性的肿瘤标志物也可能不同，或相同的肿瘤标志物阳性率不同，这些增加了肿瘤标志物临床应用中的复杂性。

二、肿瘤标志物的分类

目前肿瘤标志物没有统一的分类，一般根据其来源将其分为细胞肿瘤标志物和体液肿瘤标志物两种。细胞肿瘤标志物主要是指在肿瘤组织或肿瘤细胞膜上表达的标志物，如生长因子、癌基因以及癌基因表达的产物等。体液肿瘤标志物是由肿瘤组织分泌到外周血和尿等体液物质中的标志物，其浓度高于正常生理水平，如肿瘤相关抗原以及（CEA）、甲胎蛋白（AFP）和癌抗原（CA）等。这种分类较为简单。也有学者将肿瘤标志物分以下四类：①蛋白质类肿瘤标志物；②酶类肿瘤标志物；③癌基因与抑癌基因类肿瘤标志物；④其他类肿瘤标志物，如淋巴因子等。还有学者将肿瘤标志物分为以下五类：①胚胎、胎盘性抗原，如 CEA、AFP 等；②癌相关抗原，如 CA125、CA199 等；③癌相关同工酶，如乳酸脱氢酶（LDH）、神经元特异性烯醇酶（NSE）等；④激素类，如人绒毛膜促性腺激素（hCG）、雌激素、睾酮等；⑤肿瘤相关物质，如铁蛋白、免疫抑制酸性蛋白质等[2]。

三、肿瘤标志物的临床意义

现有的肿瘤标志物的临床应用价值在于：①肿瘤高危人群的筛查：主要是用快速的试验将表面健康的人区分为可能患病者和可能无病者。筛查不具有诊断意义，对阳性者必须进一步检查确诊。由于肿瘤标志物的敏感性和特异性都不是很高，肿瘤标志物用于普查时受到限制。②原发性肿瘤的诊断和鉴别诊断：虽然肿瘤标志物的特异性和敏感性都不是很高，但它们是发现早期无症状肿瘤患者的重要线索，作为肿瘤的辅助诊断工具，它们已广泛应用于临床。有些肿瘤标志物如 AFP、β-hCG 等还有助于肿瘤的确诊。肿瘤标志物还能为区分良、恶性肿瘤提供有用的信息。大多数肿瘤标志物与疾病分期有关，且其浓度通常与肿瘤大小或分期有关联。③肿瘤治疗疗效的观察：大部分肿瘤标志物的检测值和肿瘤治疗疗效相关。肿瘤在有效治疗后，肿瘤标志物会明显下降，其下降的程度一般能反映治疗疗效的程度。④复发和转移的监测：肿瘤在有效的治疗后，肿瘤标志物会下降到正常水平；如果标志物再次升高，提示肿瘤有复发和转移的可能。⑤预后的判断：有些肿瘤标志物与肿瘤的预后相关，标志物可以帮助判断肿瘤的预后。⑥有些肿瘤标志物还可以用于治疗，包括基因治疗和免疫治疗等。

四、肿瘤标志物临床应用中存在的问题

尽管肿瘤标志物在肿瘤检测中的应用日益广泛和成熟，但由于这些肿瘤标志物的敏感性和特异性低，肿瘤标志物在临床中作为辅助肿瘤诊断、监测疗效及判断复发的标志物时还存在诸多问题。

临界值是肿瘤标志物临床评估的生命线。在中国，多数肿瘤标志物还未建立临界值，只能参考国外资料或数据。此外，在对肿瘤标志物进行评价时，一般要按照临床流行病学原理和方法来确定肿瘤标志物的临界值及临床诊断价值，并与公认的最准确的诊断方法——金标准进行比较，以得出该肿瘤标志物的敏感性、特异性、阳性预测值和阴性预测值、准确性等，才能确定此种肿瘤标志物的诊断价值。目前在实际工作中，临床医生并没有很好地理解肿瘤标志物的临床价值和各种检测的特点，而把各类肿瘤标志物及其检测技术不加评价地用于普通正常人群的筛查，这样既降低了检测效能，又增加了患者的经济负担。

肿瘤标志物的检测方法有多种，不同测定系统之间的校准方法并不统一，因而来自于检测的整个过程和用于检测的试剂、仪器的实验室间变异较大，这些因素导致了无法保证肿瘤标志物检测结果之间的可比性和溯源性。

第二节　肿瘤标志物在妇科肿瘤临床中的应用

一、CA125 抗原

1981 年 Bast 等发现，以卵巢浆液性囊腺癌细胞株 OVCA433 作为抗原所产生的单克隆抗体 OC125 可以识别卵巢上皮癌的肿瘤抗原，并将这种抗原称为 CA125 抗原。CA125 是一种细胞表面糖蛋白，分子量在 500 000 道尔顿以上。CA125 的组织分布广泛，可在下列组织中检出：①间皮细胞组织，包括胸膜、腹膜和心包膜；②苗勒管上皮，包括输卵管、子宫内膜及宫颈内膜；③自间皮细胞及苗勒管衍生物所发生的肿瘤，包括卵巢上皮癌、输卵管癌、子宫内膜癌、宫颈癌以及间皮细胞瘤等；④其他苗勒管衍生物的良性肿瘤、子宫

内膜异位症、腹膜炎性反应及腹腔结核等。在妇女月经周期以及妊娠期中，CA125 的值也会有波动，但是，妇科良性疾患的血清 CA125 值较低，而卵巢上皮癌的 CA125 值则很高。Bast 等建立了一种检测血清中 CA125 的放射免疫检测方法，检测了 101 例卵巢癌患者和 888 例健康人的血清，结果 82% 的卵巢癌患者的血清 CA125 值大于 35 U/ml，而仅有 1% 的正常人的血清 CA125 值大于 35 U/ml。因而，他们将 35 U/ml 作为血清 CA125 正常值，其敏感性为 82%。连丽娟等检测了正常妇女、良性妇科疾病以及卵巢癌患者的血清 CA125 值，以 35 U/ml 作为 CA125 正常值标准，其敏感性和特异性分别为 93.5% 和 75.2%[1]。同样以 35 U/ml 作为 CA125 正常值标准，Hoffmann 等检测了 287 例卵巢上皮癌患者的血清 CA125 值，结果敏感性为 93%。以上结果说明，CA125 是卵巢上皮癌的敏感肿瘤标志物。CA125 在血清和组织中的检测结果有时并不符合，如 CA125 可在组织中的检测结果为阴性时，在血清中的测定结果为阳性，这可能是由于原发性肿瘤组织内不存在或仅存在少量 CA125 抗原，但由于肿瘤在腹膜广泛种植，使腹膜产生了大量 CA125 而使血清 CA125 呈阳性。另一方面，在某些肿瘤组织中可以检测到 CA125 抗原的存在，而在血清检测中却为阴性，这可能是由于肿瘤组织中虽然有 CA125 抗原存在，但其量很少，因而血液循环中的量更少而不易测出。

　　CA125 在卵巢癌高危人群筛查中的应用价值还有争议。临床研究证明，Ⅰ期卵巢上皮癌的 5 年生存率可达到 85% 以上，但是，临床上 70%～80% 的卵巢癌患者就诊时已属Ⅲ期或Ⅳ期，而晚期卵巢上皮癌的 5 年生存率仅在 20%～30% 之间。因此，从理论上讲，在卵巢癌高危人群的筛查 CA125 可提高早期卵巢癌的诊断率，对于改善卵巢癌患者的预后有重要意义。Menon 等对 22 000 名绝经后妇女进行了 CA125 检测，并同时进行了 B 超检查，结果表明，两者联合使卵巢癌的诊断敏感性达到了 79%，但对早期卵巢癌的诊断敏感性只有 50%。Jones 等也得到了相似的结论。Woolas 和 van Haaften-Day 等同时检测了 CA125、OVX1 和 M-CSF 三种肿瘤标志物，其中任何一个升高均算作阳性，结果表明，三者联合诊断早期卵巢癌的敏感性高达 98%，但其特异性却大大下降。Crump 认为，在众多的卵巢上皮癌肿瘤标志物中，CA125 的应用价值最具有潜力。但 Jacobs 等报道了一项大样本随机对照研究结果，该研究将 21 935 名年龄大于 45 岁的绝经后妇女随机分为两组，一组用 CA125 联合超声检查的方法进行筛查，并对筛查到的卵巢癌患者进行及时的正规治疗；另一组作为对照，不进行 CA125 和超声检查，仅进行严密随诊。7 年后，两组的病死率却没有差别。因而，该作者认为，用 CA125 和超声方法筛查卵巢癌高危人群是否有价值尚需要进一步的研究。

　　目前对卵巢癌的早期诊断尚缺乏既有较高的敏感性又有较高的特异性的肿瘤标志物。有学者报道，CA125 联合盆腔 B 超检查有助于提高卵巢癌诊断的特异性。Gadducci 等报道，在应用 CA125 联合 D- 二聚体检测的 56 例卵巢上皮癌和 65 例卵巢良性疾病患者中，敏感性为 73%，特异性为 100%。Woolas 等联合 CA125、OVX1、LASA、CA15-3 和 CA72-4 共五种卵巢上皮癌肿瘤标志物对卵巢癌和卵巢良性疾病患者进行了检测，得到了敏感性和特异性分别为 90.6% 和 93% 的理想结果。因此，CA125 与其他卵巢上皮癌肿瘤标志物联合检测可以提高诊断的敏感性和特异性。

　　CA125 在卵巢癌病情监测中也发挥着重要作用。卵巢癌在化疗过程中仅依靠一般的临床检查很难评估其疗效。Vergote 等在患者化疗期间连续监测其血清中 CA125 的值发现，92% 的患者的 CA125 水平与化疗的疗效有关。化疗无效的患者在临床进展前的 1～8 个月（平均 3 个月）CA125 水平开始升高；化疗有效的患者于第一个疗程治疗 4 周后 CA125 水平下降 30%～95%（平均 65%），化疗 3 个月后 CA125 水平降至正常。这些表明 CA125 的监测有助于早期判定卵巢癌的化疗疗效，从而有助于决定化疗是否继续进行。

CA125 水平还是监测卵巢上皮癌治疗后有无复发的有效标志物。Rustin 等研究发现，卵巢上皮癌患者在出现临床复发之前，约有 70% 的患者的 CA125 水平升高，而且这一升高一般要比临床发现复发提前 4 个月。因为肿瘤的大小和肿瘤的数量与卵巢上皮癌的预后有关，所以如果能及时发现肿瘤的复发，则将有利于改善患者的预后。对于卵巢癌的病情监测，临床上普遍以 35 U/ml 作为血清 CA125 的正常值。Noloff 等报道，CA125 预示肿瘤临床复发的特异性和敏感性分别为 88% 和 94%。不少作者根据二次剖腹探查手术的结果来评价血清 CA125 的阳性预测值和阴性预测值，发现几乎所有血清 CA125 大于 35 U/ml 者的腹腔内都有癌灶，阳性预测值为 100%；而血清 CA125 小于 35 U/ml 者，阳性预测值仅有 33% ~ 50%。Gallion 曾对临床完全缓解而血清 CA125 小于 35 U/ml 的患者进行了二次剖腹探查手术，发现 CA125 值虽然已经正常，但其绝对值对体内是否存在癌灶的预测仍有价值，CA125 小于 7 U/ml 时，仅 21% 的患者体内可见肉眼癌灶，而 CA125 在 20 ~ 35 U/ml 时，92% 的患者体内存在肉眼或镜下癌灶。因此，该作者认为，对于临床完全缓解的患者，当评估其体内是否有癌灶时，将 CA125 的界限划在 20 U/ml 可以提高 CA125 阳性预测值。

血清 CA125 的表达量与卵巢上皮癌的预后的关系尚存在争议。有许多学者对 CA125 与卵巢上皮癌的预后关系进行了研究。大多数作者认为，CA125 水平高低并不是卵巢上皮癌的独立预后因素。也有作者报道，在卵巢 I 期上皮癌中，CA125 水平是重要的预后因素。其对 201 名 I 期卵巢上皮癌患者进行的分析发现，CA125 水平高于 65 U/ml 的患者其死亡风险是 CA125 水平低于 65 U/ml 的患者的 6.37 倍。Fayers 等分析了 248 例卵巢上皮癌患者第三次化疗之前的 CA125 水平，并以 70 U/ml 作为 CA125 值的分界线将患者分为两组。结果发现，在 CA125 值高于 70 U/ml 的一组中，57% 的患者在 12 个月内出现了病情进展或死亡，而在 CA125 值低于 70 U/ml 的一组中，80% 的患者均无病存活。Fayers 等还认为，CA125 值高于 70 U/ml 的一组患者中仍有 43% 的患者能存活 12 个月说明，CA125 作为单独一种肿瘤标志物很难准确预测患者的预后。CA125 与其他肿瘤标志物联合检测来预测卵巢上皮癌的预后的研究正在进行之中。

CA125 的单克隆抗体还可应用于卵巢癌的免疫治疗。应用 CA125 的单克隆抗体 OC125 进行卵巢癌免疫治疗的报道较少。Ma 等利用 DL- 乳酸 - 己醇酸结合的鼠单克隆抗体制成的生物降解免疫微球进行了诱导体液和细胞免疫反应研究。该单克隆抗体可以识别人卵巢癌抗原 CA125，研究结果显示，该免疫微球导致了 T 细胞的免疫应答反应。Schultes 等进行的研究也发现，CA125 的单克隆抗体能产生介导肿瘤细胞杀伤作用的 Fc 片断。这些研究结果提示，CA125 的单克隆抗体为卵巢癌的免疫治疗提供了可能性。

在子宫内膜癌患者中，有一部分有 CA125 升高，但其敏感性和特异性都比较低。CA125 水平升高与晚期内膜癌有明显相关性，但其对早期内膜癌的诊断及复发检测有一定的局限性，I 期子宫内膜癌患者中仅有 10% ~ 20% 的患者 CA125 水平升高，无症状复发的患者中有 25%CA125 水平升高 [3]。临床中较少应用，多结合其他肿瘤标志物共同应用。

二、人附睾蛋白 4（HE4）

人附睾蛋白 4（human epididymis protein 4，HE4）属于乳清酸性 4- 二硫化中心（WFDC）蛋白质家族，具有疑似胰蛋白酶抑制剂的特性，HE4 首先是在附睾远端的上皮中被发现，并且最初被认为是一种与精子成熟相关的蛋白酶抑制剂。HE4 在呼吸道和生殖道组织以及卵巢癌组织的上皮内均有所表达。在一项关于卵巢癌患者与健康者的病例对照研究中发现，HE4 检测卵巢癌的特异性和敏感性分别为 96% 和 67%[4]。在随后的一项对卵巢癌相关的大量生物标志物的评价研究中，HE4 检测卵巢癌具有最高的敏感性，尤其是在疾病的早期阶段。该项研究还发现，HE4 与 CAl25 联合使用比单独使用任何一种对恶性肿瘤都具有更为准确的预测性，其敏感性和特异性分别为 76% 和 95%[3,5]。

Havrilesky 等[6] 以 396 名健康人为对照，检测了 133 例 Ⅰ、Ⅱ 期和 67 例Ⅲ期卵巢癌患者的血清 HE4 水平，结果表明，Ⅰ、Ⅱ 期的敏感性为 82.7%，Ⅲ 期的敏感性为 92.5%，两组特异性均为 86.3%。Moore 等[7] 研究发现，单独使用 HE4 对卵巢癌的诊断敏感性为 72.9%，诊断特异性为 95%，是检测早期卵巢癌的最佳标志物，HE4 在卵巢癌诊断方面的优于 CAl25。在卵巢癌早期，HE4 和 CAl25 联合检测的敏感性为 50.0%。将 HE4 和 CAl25 联合起来应用的卵巢恶性肿瘤风险算法（Risk of Ovarian Malignancy Algorithm，ROMA）能明显改善女性盆腔肿块卵巢癌的风险评估；在绝经前女性中 HE4 权重更高，HE4 特异性更高；在绝经后女性中 HE4 和 CA125 权重相当；联合应用 HE4 和 CAl25 筛查卵巢癌的特异性更高，可以减少标志物阴性卵巢癌的漏诊[8]。研究显示，在所有复发卵巢癌患者中，CAl25 的敏感性为 96%，HE4 的敏感性为 100%，其中 52%（14/27）的患者的 HE4 水平上升，比 CAl25 的上升提前 6～69 周出现，41% 的患者此两种血清肿瘤标志物上升的时限基本相同，4% 的患者血清中 CAl25 水平升高更早一些[7]。

三、癌胚抗原

癌胚抗原（carcino-embryonic antigen，CEA）是 1965 年 Gold 和 Freeman 等首先在大肠癌中发现的，它是分子量为 180 KD 的糖蛋白。CEA 是一种广谱性肿瘤标志物，在多种肿瘤中表达，特别多见于消化道肿瘤，在多种妇科肿瘤的肿瘤组织及血清中也检测到了 CEA。在妇科恶性肿瘤中，宫颈癌、子宫内膜癌、卵巢上皮癌及非上皮性癌的 CEA 血清阳性率分别为 41.7%、37.6%、39.5% 及 30.3%。已有的研究表明，血清中 CEA 浓度与肿瘤分期、肿瘤范围、肿瘤组织中的 CEA 浓度及抗原代谢有关。由于 CEA 特异性不强，敏感性不高，限制了它在临床中的应用。

四、CA19.9

CA19.9 属于肿瘤相关糖链抗原，是涎酸 Lea 末端半乳糖上连接唾液酸形成的糖神经节脂，在血清中主要以黏蛋白的形式出现，相对分子量在 500 万以上。CA19.9 在肝胆癌、胰腺癌、胃癌和结肠癌患者中均有升高。但在少数急性胰腺炎、胆囊炎、肝炎和肝硬化中患者 CA19.9 也有不同程度的升高。在妇科肿瘤中，CA19.9 在卵巢上皮性癌增高 37%～53%，在卵巢黏液性囊腺癌血清增高 76%，在卵巢浆液性囊腺癌增高 29%。此外，CA19.9 在子宫内膜癌增高 27%，在宫颈癌增高 14%，在卵巢良性肿瘤增高 20%，CA19.9 和 CA125 联合检测，可以提高卵巢黏液性癌及透明细胞癌的诊断敏感性。

五、甲胎蛋白（AFP）

甲胎蛋白（alpha-fetoprotein，AFP）是单链多肽，相对分子量为 70 000 道尔顿，糖含量为 3%。AFP 主要由胚胎肝和卵黄囊合成，胎儿胃肠道也有少量合成，妊娠 3 周后合成减少，出生后含量很低。胚胎中可检测到 AFP，随着胚胎的发育成熟，血清内 AFP 相应减少，至出生后数日或数周即不能测出，所以正常人血清中检测不到 AFP。卵巢卵黄囊瘤患者大多有 AFP 升高，Kawai 等报道阳性率为 100%，未成熟畸胎瘤为 61.9%，这对于鉴别卵巢肿瘤的类型很有价值。若患者血清检测阳性，AFP 也可作为患者治疗后随访的一个重要指标；若

AFP 值持续不降低，往往预示病变持续存在；若 AFP 值降至正常后又升高，往往预示肿瘤复发。对于卵巢肿瘤患者，尤其是年轻患者，术前均应检测 AFP 以期发现生殖细胞肿瘤。

六、人绒毛膜促性腺激素（hCG）

人绒毛膜促性腺激素（human chorionic gonadotropin，hCG）是一种糖蛋白激素，其相关分子组成了 hCG 分子家族。hCG 分子家族在分子水平的结构具有多型性的特点。通过对 hCG 分子家族的测定，可以诊断妊娠以及妊娠有关的疾病，特别是滋养细胞肿瘤。

大多数 hCG 是由合体滋养细胞分泌的，细胞滋养细胞也可以产生，但量很少。国内外关于 hCG 的测定方法很多，最初为生物测定，但由于特异性和试验稳定性较差，现在几乎已被淘汰。近年来主要为免疫测定，包括放射免疫测定法、免疫放射测定法和非放射性核素测定法。

有人研究表明，每产生 1 IU hCG 需要 10^5 个滋养细胞工作一天。滋养细胞疾病患者的血清中的 hCG 含量可以反映体内生长活跃的滋养细胞的含量。葡萄胎排出后 60～90 d 血清 hCG 仍未降到正常范围或持续不下降甚至上升者，提示可能已发生恶变。正常分娩和流产后患者的血清 hCG 常在 1～3 周内转为正常，个别 4～8 周才较为正常。如果超过这一时限患者的血清 hCG 仍维持在高水平，则高度怀疑为绒癌。如果患者合并子宫增大、阴道不规则出血及出现阴道、肺或其他部位转移，则可以明确诊断[1]。hCG 水平的变化也可以指导化疗、监测病情变化和评价治疗的疗效。hCG 还可以用于侵蚀性葡萄胎或绒癌治疗后的随诊，以监测是否有复发。

七、鳞状细胞癌抗原（SCCA）

鳞状细胞癌抗原（squamous cell carcinoma antigen，SCCA）是鳞状上皮癌相关抗原 TA-4 的亚单位，是一种分子量为 48 000 道尔顿的糖蛋白，1977 年由 Kato 等从子宫颈的鳞状上皮细胞中分离出来。SCCA 存在于子宫、子宫颈、头颈等鳞状上皮细胞的胞质中，SCCA 在高中分化的宫颈鳞癌的检测中敏感，在低分化鳞癌和宫颈腺癌中敏感性差。SCCA 水平有随着宫颈鳞癌病情加重、病理分级增高而增加的趋势。治疗前 SCCA 升高是早期宫颈癌的独立预后因素。一部分子宫内膜腺鳞癌患者也可以有 SCCA 的升高。

八、组织多肽性抗原（TPA）

组织多肽性抗原（tissue polypeptide antigen，TPA）是 1957 年由瑞典 Bjorklun 从肿瘤组织中分离出来的一种不含糖和脂的蛋白质，分子量范围在 17 000～40 000 道尔顿之间。目前认为 TPA 是一个增殖分化的标志物，在消化道肿瘤、乳腺癌、泌尿系统肿瘤和呼吸道肿瘤中均有升高。Panza 等检测了 81 例卵巢癌、171 例正常人和 105 例非卵巢癌的其他肿瘤患者的血清中 TPA，其诊断卵巢癌的敏感性为 78.6%，特异性为 96.5%。吴令英[9] 等动态观察了 19 例卵巢癌患者治疗后的 TPA 和 CA125 变化结果，发现 TPA 和 CA125 两者与病情转归是一致的，提示 TPA 在卵巢癌的病情监测中有较好的应用前景。

九、乳酸脱氢酶（LDH）

乳酸脱氢酶（lactic dehydrogenase，LDH）是卵巢癌专有性不强的肿瘤标志物。许多学者认为，正常组织癌变后，糖的无氧酵解增强，促糖酵解的关键酶活性升高。Yuce 等研究发现，卵巢癌中 LDH 的含量明显高于卵巢良性疾病，而且 LDH 的含量与卵巢癌的分期和组织分化有关，因而认为 LDH 可以预测卵巢癌的预后。

十、乳腺癌易感基因（BRCA1）

20 世纪 90 年代初，通过遗传连锁分析发现，早发性家族遗传性乳腺癌的发生与染色体 17q21 的一个基因突变有关，并将其命名为乳腺癌易感基因（breast cancer susceptibility，BRCA1）。人 BRCA1 基因组的 DNA 全长约为 100 kb，编码序列约为 5.6 kb，其蛋白质的分子量约为 220 000 道尔顿。研究发现，80%~90% 的遗传性卵巢癌患者携带 BRCA1 的胚系突变，而散发性卵巢癌患者中仅有 10%~20% 为 BRCA1 突变携带者，但无论是在遗传性卵巢癌中还是在散发性卵巢癌中，约 90% 的患者其癌组织的 BRCA1 质 mRNA 及蛋白质表达下降。因此，BRCA1 被认为是一种抑癌基因，其表达的下降与遗传性及散发性卵巢癌的发生发展均有关。

作为一种抑癌基因，BRCA1 有抑制肿瘤生长的作用。体外实验证明，BRCA1 mRNA 或 BRCA1 蛋白表达下降，则细胞增殖明显增加；而将 BRCA1 基因直接导入这些细胞，则细胞生长则受到抑制。另外，BRCA1 蛋白的过度表达可导致肿瘤细胞凋亡，这也是 BRCA1 作为肿瘤抑制基因的直接生物学证据。其次，BRCA1 具有转录调节因子的作用，参与 p21、c-myc 等基因的转录。BRCA1 还参与细胞周期调节，介导细胞凋亡等过程，在正常细胞的生命活动中也发挥重要作用。

在 BRCA1 与卵巢癌性相关的基础研究中发现，在遗传性卵巢癌中，BRCA1 突变率高，存在突变热点，其中检测较多的包括 185delAG、5382insC，两者突变频率在犹太人群中为 1%~2%，在犹太人群卵巢癌患者中为 41.5%。BRCA1 基因的杂合型缺失（loss of heterozygosity，LOH）研究显示，其在遗传性卵巢癌中的发生率可达 90%，在散发性卵巢癌中的发生率在 30%~60% 之间。Werness 等对 1 例携带 BRCA1 突变的高危妇女进行了预防性卵巢切除，结果发现其为卵巢原位癌，并对其进行了癌上皮和正常间质细胞的 BRCA1 及 p53 的 LOH 检测，发现两者均为阳性，提示 LOH 也可能为 BRCA1 失活的机制之一，并可能发生于卵巢癌的早期。

BRCA1 可应用于卵巢癌高危人群的筛查和早诊。携带 BRCA1 突变基因的妇女一生中患卵巢癌的风险达 65%，因此，有必要进行 BRCA1 突变筛检。BRCA1 在遗传性乳腺癌和卵巢癌患者中的突变率为 50%~100%，在卵巢癌和（或）乳腺癌患者的 1~3 级亲属中突变携带率为 10%~30%，在普通人群中不到 0.1%。因此，BRCA1 突变检测的对象主要是卵巢癌和乳腺癌患者的 1~3 级亲属，以期达到预防和早期发现卵巢癌的目的。Piver 等对 324 名接受预防性双侧卵巢切除的妇女进行了回顾性研究，发现在切除双侧卵巢后 10 年内有 6 例（1.8%）发生了原发性腹膜癌。预防性手术的适宜年龄尚未确定，需考虑家族性遗传性乳腺癌、卵巢癌的平均发病年龄为 40 岁这一因素。化疗是卵巢癌的主要治疗方式之一，但尚未证实药物能降低有遗传癌变倾向者发生癌症的风险。

BRCA1 与卵巢癌的临床指标及预后的关系还在研究之中。Barakat 等对 BRCA1 杂合型个体进行了预防性卵巢切除，并对切除卵巢进行了组织病理学、免疫组织化学（BRCA1、p53、Her-2 的表达、Ki-67 表达、TUNEL 表达）定量分析，结果显示，临床上 BRCA1 杂合型的正常卵巢在组织学、分子标志物、细胞增殖方面没有癌前病变的证据。Casey 等的研究分析了对有遗传性乳腺癌和卵巢癌家族史的 BRCA1 携带者与非携带者行预防性切除卵巢的组织形态学变化的差别，发现前者并不存在卵巢组织异型性、交界性肿瘤等改变，两者之间唯一有显著性差异的是突变携带者的卵巢表面微乳头存在率更高。原发性卵巢癌

BRCA1 突变携带者与非携带者在初诊年龄上未见显著差异。Otis 通过对各类型卵巢上皮癌 BRCA1 的 LOH 检测发现，浆液性乳头状囊腺癌中发生率高（5/6），透明细胞癌及交界性肿瘤发生率低（1/8、1/7），提示不同细胞类型及生物学行为的卵巢上皮癌的癌变机制可能不同。Peyrat 等对 84 例有家族史的乳腺癌和（或）卵巢癌患者进行了 BRCA1 系统测序，发现 BRCA1 突变携带者的肿瘤病理级别为 G3，多数无淋巴结转移。目前，BRCA1 突变状况尚不能作为判断卵巢癌预后的独立因素。有关 BRCA1 对临床疾病发展的影响还需要进一步研究。

BRCA1 还可用作卵巢癌的基因治疗，其原理主要是：将携带 BRCA1 基因的反转录病毒输入患者体内，诱导 BRCA1 蛋白在患者体内表达，从而发挥其抑癌基因的作用。BRCA1 应用于卵巢癌基因治疗的第一代产品是以反转录病毒为载体的 LXSN-BRCA1sv，因被补体中和不能在腹腔中稳定存在而停止于 II 期临床试验；第二代产品 MFG-BRCA1，仍以反转录病毒为载体，但具有补体抵抗性，且包含 BRCA1c DNA 的全长序列，已通过 FDA 认证，临床前期实验表明其比 LXSN-BRCA1sv 更稳定，更有效，显示出了较好的临床应用前景。

十一、C-erbB2

C-erbB2 是表皮生长因子受体（EGFR）家族中的一员，能够形成分子量为 185 000 道尔顿的蛋白质。Slaman 等首次报道了 C-erbB2 癌基因活化与卵巢癌的发生有关。进一步的研究发现，26% ~ 32% 的卵巢癌有 C-erbB2 的扩增和过度表达。有作者报道，C-erbB2 在卵巢癌的发生和发展过程中起主要作用，是卵巢细胞恶性变的标志物，提示对 C-erbB2 表达的检测有助于卵巢癌的早期诊断。Meden 等研究发现，C-erbB2 高表达的卵巢癌患者其复发和转移时间明显短于 C-erbB2 低表达或不表达的卵巢癌患者。Berckuk 等研究也发现，C-erbB2 高表达患者的 5 年生存率显著低于阴性表达者，说明 C-erbB2 表达可成为评估卵巢癌预后的标志物。Xu 等研究发现，C-erbB2 的过度表达还可以使肿瘤对化疗产生耐药。由于 C-erbB2 表达于细胞表面，它成为理想的抗体治疗的靶分子。目前，C-erbB2 单抗已经在转移性乳腺癌的治疗中发挥着重要的作用，相信它也会成为卵巢癌生物治疗的效应分子和理想的导向载体。

十二、nm23 基因

nm23 基因是 Steeg 等对转移能力不同的肿瘤细胞株进行克隆差异杂交分析时发现的一个具有抑制肿瘤细胞转移作用的基因，因而命名为 nm（non metastatic）。Qian 等研究发现，nm23 蛋白在卵巢上皮癌中的表达率为 38.6%，有盆腔淋巴结转移的患者其 nm23 的表达明显降低，只有 18.2%，而且有 nm23 蛋白表达的患者的生存期显著长于无 nm23 表达的患者。

十三、MDR1 基因

MDR1 基因又称为多药耐药基因（multidrug resistance gene），是第一个被确定的多药耐药基因，它编码相对分子量为 170 000 道尔顿的 P- 糖蛋白（P-gp）。以往的研究表明，P-gp 在卵巢癌组织中的阳性表达率为 15% ~ 40%，接受化疗或复发者的阳性表达率增加，但 P-gp 表达与肿瘤的病理类型和预后的关系尚存在争议。Zquierdo 等通过研究发现，P-gp 不能介导铂类和烷化剂等药物的耐受，其表达与晚期卵巢癌患者的化疗反应和预后不相关。也有学者认为，在判断临床用药时检测 MDR1 耐药相关基因的表达可得到一定的耐药信息，对临床化疗方案的制订将有较大的指导价值。

十四、Kallikrein（KLK）基因家族

KLK 基因家族是属于丝氨酸蛋白酶家族的一组蛋白质分解酶。最早的研究认为，KLK 基因家族只包括 3 个基因，即 KLK-1、KLK-2 和 KLK-3；最近 2~3 年又陆续发现了许多 KLK 基因家族成员。目前认为 KLK 基因家族包括 KLK-1 至 KLK-14 共 14 个基因成员。许多组织中可检测到 KLK 基因的表达，如肾、胰腺、前列腺、脑和生殖器官等。Diamandis 等首次报道了卵巢癌患者中 KLK-6 和 CA125 的测定结果，发现 KLK-6 和 CA125 的变化具有相关性，认为 KLK-6 可能会成为卵巢癌的一种新的肿瘤标志物。在前列腺癌、乳腺癌、内膜癌和卵巢癌组中发现了 KLK-4 的表达，而且其表达水平与病情有关，是潜在的监测病情的肿瘤标志物。Yousef 等研究发现了 KLK-9 基因，并认为 KLK-9 有可能成为卵巢上皮癌的有前景的能预测预后的肿瘤标志物。KLK-5 和 KLK-11 也被认为与卵巢癌有关，有望成为新的卵巢癌肿瘤标志物。

十五、其他

还有许多被认为有可能成为卵巢癌肿瘤标志物的基因正在研究之中，如 mmp-2 和 CR 等，但包括 CA125 在内的各种与妇科恶性肿瘤有关的肿瘤标志物中尚没有一种达到 Cantarow 提出的关于早期诊断的要求，即：①存在于血清中；②在病灶局限的患者中能检测到，③对卵巢癌是特异的。由于卵巢癌的发生和发展过程中有多种癌基因的变化，并且它们各自出现的时间不同，意义也不同，因而临床上倾向于进行几种肿瘤标志物的联合检测，如联合 CA125 和 CA19.9 检测，联合 CA125、OVX1 和 M-CSF 检测，以达到对卵巢癌的早期诊断，提高诊断的特异性和敏感性，以及与其他疾病的正确鉴别诊断和对预后的准确判断等等。另一方面，许多学者正致力于寻找新的肿瘤标志物的研究，如对卵巢癌肿瘤抗原新基因的研究[10]，希望能发现对卵巢癌特异的肿瘤标志物，从而解决卵巢癌诊断和治疗过程中的棘手问题。随着各种技术的不断发展，对卵巢癌肿瘤标志物的研究必将越来越深入，最终达到理想的卵巢癌早期诊断和病情监测的目的，为改善卵巢癌患者的不良预后提供可能性。

第三节　肿瘤标志物的检测技术

尽管可以用于肿瘤标志物的检测技术有很多，但真正用于临床检测的技术只有数种，主要有以下几方面。

生物化学技术：利用该技术可以测定肿瘤细胞产生并分泌到体液中的肿瘤标志物，这种技术没有损伤性，并可以进行定量测定。由于肿瘤标志物的含量与肿瘤活动度有关，它对于肿瘤患者的监测是有意义的。

免疫组织化学技术：该技术可以从形态学上阐明细胞分化、增殖和功能变化的情况，有助于确定肿瘤组织类型，进行肿瘤定位、分期、预后和临床特征的分析。

肿瘤免疫显像技术：具体来说就是主要利用放射性标记的肿瘤标志物（抗体），确定肿瘤积蓄的细胞、组织和器官，进行肿瘤定位，从而有利于进一步进行治疗。

基因诊断技术：随着人类基因组计划研究的完成，应用新的生物学技术，通过分析基因结构和功能的改变，进行肿瘤发病机制等研究也是肿瘤标志物的重要研究内容。基因诊断技术具有其特有的高敏感性和高特异性，可以直接查明基因水平的变化，已经开始应用于肿瘤诊断和病因学的研究。

酶联免疫吸附试验（ELISA）：其检测浓度可达 ng/ml，不需要特殊仪器装置，简便，容易掌握，一般实验室即可操作，价格便宜，检测项目最多，但其操作步骤和影响因素较多，易造成假阴性和假阳性。因此，每次检测均需设定阳性和阴性对照。

PCR 及其相关技术：1985 年美国 Cetus 公司 Kary Mullis 博士首创出 PCR 技术，这是一种极为简便和快速的体外扩增 DNA 的方法，能在很短时间内，通过变性、退火和延伸，使数量仅几个拷贝的基因放大上百万倍，极大地提高了 DNA 扩增率。PCR 技术已成生物学普遍应用的技术。PCR 技术具有诸多特点，如简便、快速、敏感性高，不足之处是由于过分敏感，容易污染，需特别注意使用专用器具、专用场所等。

核糖核酸印迹（northern blot）、脱氧核糖核酸印迹（southern blot）、原位杂交（FISH）等技术也用于一些肿瘤标志物的检测。

20 世纪 90 年代后期，随着计算机信息化的飞快发展和人类基因组测序的完成，后基因组学、蛋白质组学研究不断取得进展，芯片技术、纳米技术也不断发展，开发准确、快速、自动化、大量分析和鉴定新基因及其功能的技术成为后基因组时代的首要任务，基因芯片技术、组织芯片技术和蛋白质芯片技术用于肿瘤标志物的监测越来越成为可能。一些重要技术进一步完善，还出现了一些新技术，如双向电泳（2-DE）、生物芯片、表面增强激光解吸电离飞行时间质谱（SELDI-TOF-MS）等，目前这些技术均在筛选和发现新的肿瘤标志物方面发挥着巨大的作用。肿瘤分子生物标志物的研究正在起步，方法学正向着敏感、特异、重复性好、适合推广的方向改进，这对于肿瘤的诊断、治疗和预防将起重要的促进作用。

综上所述，伴随着肿瘤蛋白质组学基础研究的快速进展，新的肿瘤标志物不断出现，肿瘤标志物检测技术也正飞速地发展和日益完善，正朝着更敏感、更特异、更准确、更快速、样品量小、广谱性分析、高通量、自动化的方向推进，相信通过基础和临床科学家的共同努力，一定会提供肿瘤早期诊断和有效治疗的措施。

（王建东）

参考文献

[1] 连利娟. 卵巢肿瘤标志物及其对病情监测的意义. 实用肿瘤杂志, 1993, 8(4): 195-197.

[2] 王建东, 章文华, 吴令英, 等. 卵巢上皮癌相关肿瘤抗原新基因的研究. 中国优生与遗传杂志, 2010, 18(1): 12-15.

[3] 吴飞, 周慧芹, 崔满华, 等. 联合检测CA125与HE4在子宫内膜癌诊断中的价值. 中国妇幼保健, 2011, 26(10): 1559-1561.

[4] 卢仁泉, 郭林, 胡娟. 人附睾上皮分泌蛋白4在卵巢癌诊治中的应用价值. 中华检验医学杂志, 2009, 32 (12): 1379-1383.

[5] 石华, 罗蔚, 李文胜, 等. 血清人附睾上皮分泌蛋白4水平检测在卵巢癌的应用价值. 实用妇产科杂志, 2015, 31(4): 267-270.

[6] Havrilesky L J, Whitehcad C M, Rubatt J M, et a1. Evaluation of biomarker panels for early stage ovarian cancer detection and monitoring for disease recurrence. Gynecol Oncol, 2008, 110(03): 374-382.

[7] Moore R G, Memkni D S, Brown A K, et a1. A novel mulitple marker bioassay utilizing HE4 and CA125 for the prediction of ovarian cancer in patients with a pelvic mass. Gynecol Oncol, 2009, 112(1): 40-46.

[8] Moore R G, Brown A K, Miller M C, et al. The use of multiple novel tumor biomarkers for the detection of ovarian carcinoma in patients with a pelvic mass. Gynecol Oncol, 2008, 108(2): 402-408.

[9] 吴令英, 孙建衡, 王希霞, 等. 组织多肽抗原在卵巢癌诊断及监测中的应用. 中华妇产科杂志, 1998, 33(2): 92-93.

[10] 王建东, 章文华, 吴令英, 等. BARD1剪切变异体在卵巢癌组织的表达及临床意义. 中国优生与遗传杂志, 2010, 18(3): 32-33.

推荐阅读文献

[1] Kyo S, Kanaga T, Takakura M, et al. Human telomerase reverse transcriptase as a critical, determinant of telomerase activity in normal and malignant endometrial tissues. Int J Cancer, 1999(80): 60-63.

[2] Filella X, Friese S, Roth H J, et al. Technical performance of the Elecsys (R) CA72-4 test: development and field study. Anticancer Res, 2000(20): 5229-5232.

[3] Moslehi R, Chu W, Karlan B, et al. BRCA1 and BRCA2 mutation Analysis of 208 Ashkenazi Jewish women with ovarian cancer. Am J Hum Genet, 2000(66): 1259-1272.

[4] Werness B A, Parvatiyar P, Ramus S J, et al. Ovarian carcinoma in situ with germline BRCA1 mutation and loss of heterozygosity at BRCA1 and TP53. J Natl Cancer Inst, 2000(92): 1088-1091.

[5] Casey M J, Bewtra C, Hoehne L L, et al. Histology of prophylactically removed ovaries from BRCA1 and BRCA2 mutation carriers compared with noncarriers in hereditary breast ovarian cancer syndrome kindreds. Gynecol Oncol, 2000(78): 278-287.

[6] Diamandis E P, Yousef G M, Soosaipillai A R, et al. Human kallikrein 6 (zyme/protease M/neurosin): a new serum biomarker of ovarian carcinoma. Clin Biochem, 2000(33): 579-583.

[7] Christine H, Holschneider M, Berek J, et al. Ovarian cancer: epidemiology, biology, and prognostic factors. Seminars in Surgical Oncology, 2000(19): 3-10.

[8] Fukushi Y, Sato S, Yokoyama Y, et al. Detection of numerical aberration in chromosome 17 and c-erbB2 gene amplification in epithelial ovarian cancer using recently established dual color FISH. Eur J Gynaecol Oncol, 2001(22): 23-25.

[9] Yousef G M, Kyriakopoulou L G, Scorilas A, et al. Quantitative expression of the human kallikrein gene 9 (KLK9)in ovarian cancer: a new independent and favorable prognostic marker. Cancer Res, 2001(61): 7811-7818.

[10] Kim H, Scorilas A, Katsaros D, et al. Human kallikrein gene 5 (KLK5) expression is an indicator of poor prognosis in ovarian cancer. Br J Cancer, 2001(84): 643-650.

[11] Yousef G M, Magklara A, Chang A, et al. Cloning of a new member of the human kallikrein gene family, KLK14, which is down-regulated in different malignancies. Cancer Res, 2001(61): 3425-3431.

[12] un W J, Feng L, Jean L J, et al. VEGF expression and enhanced production by gonadotropins in ovarian epithelial tumors. Int J Cancer, 2002(97): 163-167.

[13] Diamandis E P, Okui A, Mitsui S, et al. Human kallikrein 11: a new biomarker of prostate and ovarian carcinoma. Cancer Res, 2002(62): 295-300.

[14] Gronlund B, Hogdall C, Hilden J, et al. Should CA-125 response criteria be preferred to response evaluation criteria in solid tumors (RE-CIST) for prognostication during second-line chemotherapy of ovarian carcinoma? Clinical Oncology, 2004(22): 4051-4058.

[15] Ginath S, Menczer J, Friedmann Y, et al. Expression of heparanase, Mdm2, and erbB2 in ovarian cancer. Int J Oncol 2004(18): 1133-1144.

[16] Dong Y, Kaushal A, Bui L, et al. Human kallikrein 4 (KLK4) is highly expressed in serous ovarian carcinomas. Clin Cancer Res, 2004(7): 2363-2371.

[17] Andre T B, Cecelia H B, Jacqueline M L, et al. Soluble epidermal growth factor receptor (SEG-FR) and cancer antigen 125 (CAl25) as screening and diagnostic test for epithelial ovarian cancer. Cancer epidemiology, biomarkers and prevention. 2005(14): 306-309.

[18] Kim Y T, Yoon B S, Kim J W, et al. Pretreatment levels of serum squamous cell carcinoma antigen and urine polyamines

in women with squamous cell carcinoma of the cervix. Int Gyn & Obs, 2005(91): 47-52.

[19] Moss E L, Hollingworth J, Reynolds T M. The role of CAl25 in clinical practice. Clinical pathology, 2005(58): 308-312.

第 9 章　妇科肿瘤的影像学检查

第一节　妇科肿瘤的超声检查

超声检查在妇科肿瘤诊断中的应用已经十分广泛，由于超声检查具有操作简便、价格低、无放射性、诊断准确率高等优势，在妇科肿瘤诊断中有不可替代的优势。

一、检查方法

（一）仪器的选择

一般常规选用经腹超声检查仪，探头频率为 3.5 ~ 5.0 MHz。经阴道专用腔内探头频率高，一般为 5 ~ 7.5 MHz，探头是直接放入阴道内，紧贴阴道穹及子宫颈，使盆腔器官处于声束近区，从而使盆腔器官的声像图分辨率高，对子宫内膜和卵巢的观察更为清晰，并且在检查过程中不需充盈膀胱，且不受肥胖的限制，目前也成为妇科超声检查重要手段。

（二）检查技术

1. 经腹检查

为了避免肠道内气体的影响，一般于检查前需饮水使膀胱适度充盈，以能显示子宫底部为宜。检查时患者取平卧位，经下腹部纵向、横向和多种角度扫查可以观察肿瘤的大小、囊实性等特点，以及有无腹水、实质性脏器转移及腹膜后淋巴结情况。

2. 经阴道检查

无需充盈膀胱，或膀胱少量充盈以利于检查时子宫的定位。检查时患者取膀胱截石位或用枕头垫高患者臀部，以显示盆腔前方结构。先将消毒的塑料套或避孕套内放入适量的耦合剂后套入阴道探头前端，再将探头放入阴道内直至子宫颈表面或阴道穹部，可做纵向、横向及多方向扫查。经阴道超声检查对盆腔病变分辨率高，但成像视野小，对肿瘤分期作用不大，对未婚、月经期、阴道畸形、炎症期妇女不应使用本法。

二、检查内容

（一）判别肿块的形态轮廓

圆形或不规则形，边界清楚或模糊，边缘光滑或粗糙。

（二）测量子宫及肿块的大小

（三）确定肿块的内部结构

确定肿块为囊性、实性还是混合性肿块；如果为囊性肿块，内部有无间隔、厚薄不均或局限性增厚区；结合囊壁的特征则可区别有无恶变之可能；如果为实性肿块，回声是否均匀或伴有钙化；肿块后方回声有无增强效应或声影。

（四）了解肿块的位置以及与子宫的毗邻关系

对附件部肿块首先应确定其与子宫的关系，再判别肿块是单侧的或还是双侧的，有无融合连续性，以鉴别肿块是来自子宫或附件。

（五）判断肿块对周邻和远隔脏器的影响

对较大肿块可用手推动，以观察肿块与周围组织的关系，如有无粘连或浸润固定。卵巢及子宫颈部肿块常可压迫输尿管引起同侧输尿管扩张、积水和肾盂积水，因此，应观察肾和输尿管的情况。还需观察腹部大血管周围有无肿大的淋巴结以及有无远处脏器转移。

（六）有无腹腔积液征象及腹膜情况

妇科恶性肿瘤常可出现腹水，必须仔细探测有无盆腔积液及积液的量。妇科恶性肿瘤腹膜转移常可使肠壁粘连，固定于腹后壁，并常伴有腹膜增厚，甚至形成"腹膜饼"。

（七）彩色多普勒超声的应用

彩色多普勒可提供生理和病理状态下的血供特点和有关血流动力学的信息，更有助于对病变性质的判断。多数妇科恶性肿瘤血管丰富、走行紊乱。血流频谱测定多呈高速低阻状态，阻力指数多小于 0.5；而良性肿瘤周边和内部血流则稀少，阻力指数大于 0.5。

三、妇科肿瘤的超声表现

（一）子宫肿瘤

1. 宫颈癌

经腹超声成像分辨率较低，对宫颈癌的诊断及分期价值极为有限，但有助于观察有无肾盂积水、子宫腔积液及腹膜后淋巴结肿大。经阴道超声成像有助于观察子宫颈肿瘤大小、形态，也可以根据子宫旁组织是否对称、子宫颈轮廓是否光整、子宫颈是否偏侧移位评估有无子宫旁侵犯，但易漏诊浸润深度小于 5 mm 的肿瘤，且易将子宫旁炎症误诊为子宫旁浸润。

宫颈癌超声表现（图 9-1A）可为子宫颈增大，子宫颈回声不均匀，部分可见中等回声肿物；彩色多普勒超声检查可见丰富血流信号，呈树枝样走行（图 9-1B）。肿瘤阻塞子宫颈内口可以有子宫腔积液。肿瘤侵犯膀胱时可表现为膀胱后壁连续性中断、输尿管扩张及肾积水。经腹超声还可以观察肾盂积水情况及腹膜后淋巴结肿大情况[1-2]。

2. 子宫内膜癌

经腹超声对子宫结构的分辨率低，能观察到子宫内膜厚度，但对评估肿瘤侵犯肌层程度

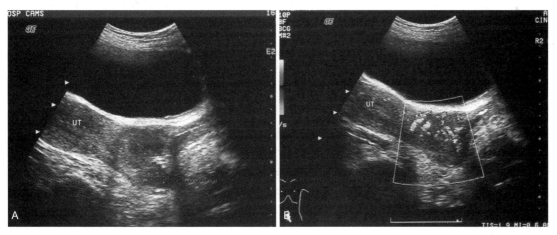

图 9-1（也见彩图） 子宫颈增大，回声不均匀，可见子宫颈等回声肿物，边界不清。彩色多普勒超声检查可见子宫颈肿物内丰富血流信号

准确率低。经腹超声检查也可以观察盆腔内其他器官结构及淋巴结情况。经阴道超声不受肠道气体的影响，也不必充盈膀胱，对子宫内膜显示较为清晰，可以观察肌层的浸润，但观察的范围小，对腹部淋巴结及其他器官结构的改变的观察受到限制。

子宫内膜癌早期超声表现为子宫大小正常，子宫内膜与肌层界限清晰，仅表现为子宫内膜增厚（图9-2A）；随着肿瘤组织生长，正常子宫内膜线消失，子宫内膜弥漫或不均匀增厚，呈高回声或回声不均匀；有时可见宽基底肿物；肿瘤周边或内部可见血流信号（图9-2B），多普勒可表现为低阻力型[3-4]。肿瘤阻塞子宫颈管时子宫腔内可出现积液或积血所致的无回声区。子宫内膜连接带完整者可见完整晕环，提示肌层无浸润或表浅浸润；晕环中断或消失者内膜与肌层界面不规则，肌层回声不均匀，提示肿瘤侵及肌层。对绝经后子宫腔内有少量积液者应警惕子宫恶性肿瘤的可能。晚期肿瘤侵犯盆腔其他脏器，可探及子宫旁混合性肿块，与子宫分界不清。

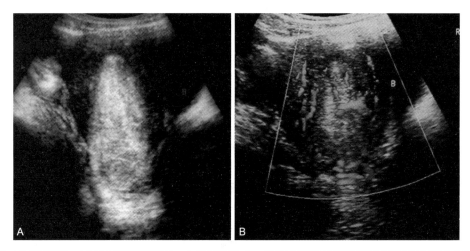

图9-2（也见彩图）　子宫内膜明显增厚，内部回声均匀。彩色多普勒超声检查显示子宫内膜内血流丰富

（二）卵巢肿瘤

1. 上皮间质性肿瘤

卵巢上皮间质肿瘤在卵巢肿瘤中占67%～75%，在原发性卵巢恶性肿瘤中占85%以上，其中以浆液性和黏液性居多，按病理形态和生物学行为可以分为良性、交界性和恶性。

（1）卵巢癌

在卵巢恶性肿瘤中以浆液性囊腺癌及黏液性囊腺癌为常见，子宫内膜样癌、透明细胞癌及移行细胞癌少见。

肿瘤超声表现呈椭圆形或分叶状；内部以囊实性或囊性为主；囊壁不均匀增厚，有分隔时，隔膜较厚且不均，可见乳头状光团突入囊内或侵犯囊壁外（图9-3A和B及9-4）；在部分浆液性囊腺癌，肿瘤可伴有沙砾样钙化。彩色多普勒超声显示，肿瘤实性部分及分隔可见较丰富血流信号，阻力指数多小于0.5。晚期肿瘤可向子宫和肠管浸润，或向腹膜广泛性转移，引起腹水，形成粘连性肠管并固定于腹后壁，腹膜可增厚形成"腹膜饼"，如肿瘤种植于肝表面，则可压迫肝表面，呈弧形或波浪状。

（2）交界性上皮肿瘤

交界性上皮肿瘤是低度恶性或潜在恶性肿瘤，患者发病年龄较早，肿瘤生长较慢，多为

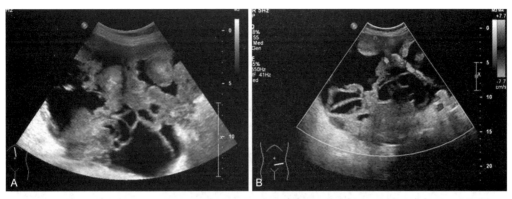

图 9-3（也见彩图）　超声检查可见盆腔内囊实性肿物，肿物边界尚清晰，内部回声不均匀，可见较厚的分隔及不规则实性区。彩色多普勒超声检查可见分隔上丰富的血流信号。病理诊断为浆液性乳头状囊腺癌

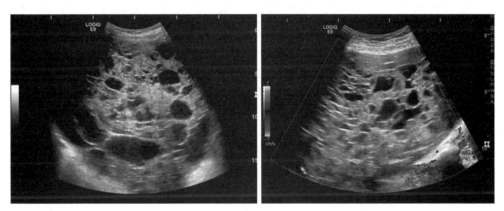

图 9-4（也见彩图）　超声检查可见盆腹腔内巨大囊实性肿物，边界清晰；囊腔小而多。彩色多普勒超声检查显示，肿物内部有少许血流，呈低阻力指数表现。病理诊断为黏液性囊腺癌

交界性黏液性囊腺瘤及交界性浆液性囊腺瘤。

　　肿瘤超声表现大多数边界清楚，以囊性为主，囊内实性成分或乳头状结节较良性肿瘤稍多，略不规则[5]，与恶性鉴别较困难（图 9-5）。

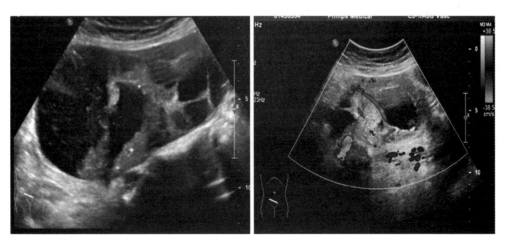

图 9-5（也见彩图）　超声检查可见盆腹腔内巨大囊实性肿物，肿物内部可见乳头状结节及较厚分隔。彩色多普勒超声检查可见分隔上少量血流信号。病理诊断为交界性黏液性囊腺瘤

2．性索间质肿瘤

（1）颗粒细胞瘤

颗粒细胞瘤多伴有临床症状，表现为停经后阴道出血或育龄期月经不规则。肿瘤可呈不均质实性、多房囊实性或单房囊实性，超声表现为肿瘤的囊壁及间隔较厚，实性部分回声低，可呈不均匀回声，囊性区后方回声增强，实性部分及间隔可见较丰富血流信号（图 9-6）。

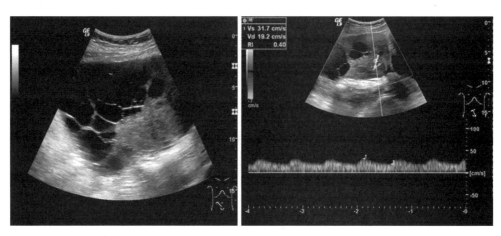

图 9-6（也见彩图） 超声检查可见盆腹腔囊实性肿物，边界清晰，内部回声不均匀，可见较多细分隔；彩色多普勒超声检查显示低阻力指数表现。病理诊断为颗粒细胞瘤

（2）卵泡膜细胞瘤及卵泡膜纤维瘤

卵泡膜细胞瘤分泌雌激素，可合并子宫内膜增生、息肉或内膜癌及子宫肌瘤。超声表现为边界清晰的实性低回声肿块，肿瘤可为均匀低回声，伴有玻璃样变性时常伴有明显声衰减（图 9-7）[6-7]，当合并坏死时可表现为囊实性肿块，但实性区域回声均匀（图 9-8）。

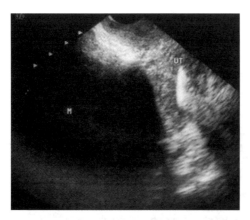

图 9-7 子宫上方肿物，前方呈高回声，后方伴有声影

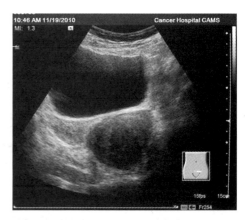

图 9-8 盆腔低回声肿物，边界清晰，呈实性，内部回声欠均匀

3．生殖细胞肿瘤

卵巢畸胎瘤：是最常见的卵巢肿瘤之一，可含有单个或多个胚层组织，肿瘤可发生于任

何年龄，但 80% ~90% 的患者为生育年龄的年轻妇女。畸胎瘤超声图像表现错综复杂，主要取决于瘤内的结构成分。超声表现除卵巢囊肿特征外，还可以表现为多种不同征象：①脂液分层征：肿瘤内有一高回声水平分界线，线上方为脂质成分的；②面团征：毛发 - 脂质裹成的团块附于囊肿壁的一侧的；③囊中囊征：肿瘤的无回声区内可见到小（子）囊；④壁内结节征：囊壁内隆起的结节呈高回声，其后可伴有声影；⑤杂乱结构征：囊内成分复杂，含有牙齿、骨组织、钙化及油脂样物质（图 9-9 和 9-10）[8]。

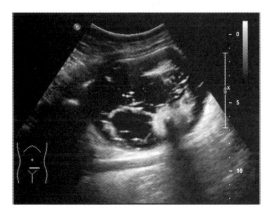

图 9-9　超声检查可见左侧卵巢囊性肿物，边界清晰，其内可见钙化伴声影

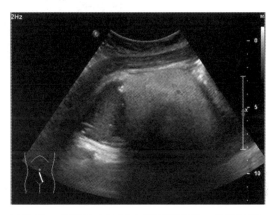

图 9-10　超声检查可见右侧卵巢肿物，边界清晰，可见"面团征"

4. 卵巢转移瘤

卵巢转移瘤的最常见的原发性肿瘤为消化道肿瘤，其次为乳腺恶性肿瘤。双侧卵巢受累者占 70% ~90%。卵巢转移瘤的表现与原发性恶性肿瘤非常相似，术前与原发性卵巢肿瘤鉴别困难。来源于胃癌的卵巢转移瘤的超声表现多以实性为主，呈圆形或椭圆形（图 9-11）。彩色多普勒超声检查表现为血流位于瘤体中心，呈放射状分布（图 9-12）[9-10]。肠道来源的卵巢转移瘤超声表现多以囊实性为主，回声不均匀，实性部分可见血流信号。应仔细询问病史以鉴别原发性卵巢肿瘤。

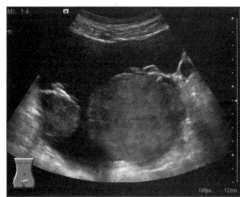
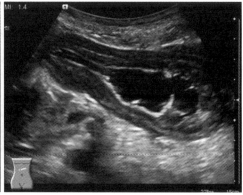

图 9-11　超声检查可见盆腔双侧卵巢实性肿物，形态规则，内部回声均匀。同一患者上腹部超声检查，饮水后可见胃壁全周性增厚，呈"皮革胃"

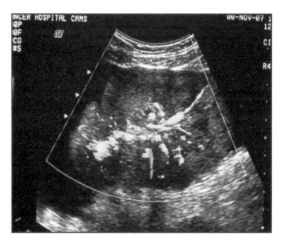

图 9-12（也见彩图） 胃癌卵巢转移血流位于瘤体中心

（郝玉芝）

参考文献

[1] 邓丽波,周玮,常淑芳,等.经阴道彩色多普勒超声诊断宫颈癌的临床研究解放军医学杂志,2011,36(9): 951-953.

[2] 周永昌,郭万学.超声医学.第4版.北京:科学技术文献出版社,2003: 1261-1262.

[3] 谢阳桂,于秀,张玉泉,等.应用阴道彩色多普勒超声诊断子宫内膜癌并分期,中国医学影像技术,2011, 27 (1): 116-119.

[4] Frei K A, Kinkel K. Staging endometrial cancer: role of magnetic resonance imaging. J Magn Reson Imaging, 2001, 13(6): 850-855.

[5] 叶琴,薛恩生,梁荣喜,等.彩色多普勒超声对卵巢交界性上皮性肿瘤的诊断价值.中华超声影像学,2014,23(8): 697-700.

[6] 常青,郝玉芝,吴宁,等.卵泡膜细胞瘤的超声声像图特点.中国超声医学,2008,24(8): 749-752.

[7] 常青,郝玉芝,吴宁,等.卵泡膜细胞瘤的超声表现和病理对照研究.中华肿瘤,2008,30(6): 473-475.

[8] 杨清,任芸芸,孙莉.卵巢畸胎瘤的超声诊断价值——附204例病例分析.上海医学影像,2012,21(3): 165-167.

[9] 严霞瑜,杨太珠,罗红,等.转移性卵巢肿瘤的临床及超声特点.声学技术,2013,32(4): 370-373.

[10] 郝玉芝,黄苏里,牛丽娟,等.卵巢转移瘤超声诊断.中国医学影像技术,2002,18(4): 358-359.

第二节　妇科肿瘤的 CT 检查

妇科肿瘤中最常见的恶性肿瘤有宫颈癌、子宫内膜癌、卵巢癌；良性肿瘤有子宫肌瘤、卵巢良性畸胎瘤等。了解各种影像学检查方法的应用范围、作用及优缺点并灵活应用可为肿瘤的检出、诊断、治疗及随访等各方面提供更有价值的信息并节约宝贵的医疗资源。

一、CT 检查及其与其他影像学检查的比较

影像学检查在妇科肿瘤中主要应用于子宫及卵巢肿瘤，可为检出和诊断肿瘤提供诊断信息，并提供肿瘤侵犯范围、淋巴结转移和远程转移以及肿瘤治疗结果和随访等信息。常用的

影像学检查方法有超声（包括经腹超声及经阴道 / 直肠腔内超声）、CT、MRI、PET/CT 等。

由于妇科肿瘤的生长部位、解剖特点及生物学行为，以及 CT 检查的物理特性，CT 检查是妇科肿瘤的最重要的检查方法。CT 的密度分辨率高，可敏感地显示微小钙化及脂肪，在此方面优于 MRI 及 B 超，在卵巢肿瘤诊断及鉴别诊断中有较大帮助；其扫描时间短，在短时间内可获得盆腔、腹腔及胸部的广泛、大范围图像，这是其他方法无法比拟的；并且 CT 检查费用适中。CT 检查的缺点是：患者需接受放射线照射，平扫提供的信息量少，必须行增强扫描；肾功能不良及有碘过敏反应史的患者只能做平扫，检查效果差。

CT 检查在观察、诊断淋巴结是否转移以及术后随诊、检出肿瘤复发等方面的作用同 MRI，优于 B 超。与 CT 相比，MR 扫描具有较高的软组织分辨力，其多序列、多体位扫描方式在子宫肿瘤的检出、定位上有巨大优势，尤其是在宫颈癌及子宫内膜癌的诊断、协助分期、监测疗效上优于 CT 及超声，为首选的检查方法；但其一次检查的范围局限，检查费用高而受到限制。与 CT 相比，超声检查操作简便，检查费用低，在妇科肿瘤诊断中应用广泛，但其分辨率低，在卵巢肿瘤的分期中价值低于 CT，在子宫恶性肿瘤的检出、诊断及分期中价值低于 MRI[1]。PET/CT 在肿瘤的检出、良恶性鉴别、检出淋巴结转移方面敏感性较高，可用于评估全身转移情况，但对原发性子宫肿瘤价值较低，另外检查费用昂贵。

二、CT 检查的注意事项

扫描前患者放置阴道栓，可以选择分次口服对比剂使肠管充盈，特别是使盆腔内的肠管充盈。对比剂有助于区别肠管与肿物或淋巴结，口服对比剂方法是：扫描前 4 h、2 h、45 min 患者分别服用 2% 碘水对比剂 300 ~ 450 ml 使肠管充盈。另外，上床前患者喝清水 300 ~ 450 ml 使胃充盈。对疑有直肠或乙状结肠受侵者，必要时自肛门注气 200 ml。扫描时采用压力注射器以 2 ml/s 的流速静脉注射对比剂（60% 非离子型或离子型对比剂 100 ml，30 g I），在注射后 50 s 开始扫描（子宫强化效果较好）。一般采用螺旋 CT，准值 1.5 ~ 5 mm，连续扫描，重建层厚 1.5 ~ 5 mm。卵巢癌患者扫描范围应自横膈顶（包括部分肺底、肋膈角）至耻骨联合下缘，以观察腹腔内（肝、脾、肠系膜、网膜、横膈腹膜面、腹腔及腹膜后区淋巴结）有无转移瘤灶。扫描后图像要做多平面重建，矢状位更有利于显示、检出子宫颈、子宫内膜病变。

三、常见妇科肿瘤的 CT 表现

大部分肿瘤在影像学上都有一定的特征性表现，术前可做出正确诊断；少部分肿瘤单靠影像学检查要做的明确诊断有难度，要结合患者的年龄、临床症状及生化检查来提高正确诊断率或提出多个鉴别诊断，最终需要进行组织病理学诊断。

（一）宫颈癌

子宫颈为可视器官，宫颈癌的诊断主要依靠临床及病理学诊断，影像学检查主要用于评估子宫颈病变的侵犯范围、检出肿大淋巴结及远处转移。由于子宫颈及其病变均为软组织，密度分辨率差异不大，CT 虽然能检出肿瘤，但在评估肿瘤侵犯范围、显示病变大小方面有一定困难，只有 50% 的显示率，因此，对于子宫颈病变，CT 仅作为二线检查方法；另外，如果仅做 CT 平扫则丢失的信息更多，不能诊断，必须做增强扫描，扫描时也要注意注射对比剂后的延迟时间。

1. 宫颈癌的 CT 表现

肿瘤局限在子宫颈，子宫颈增大，前后径超过 3.5 cm，边缘光整，无子宫旁引流及肿块。增强扫描肿瘤呈低密度肿块，周围为高密度正常子宫颈组织。50% 的肿瘤有坏死和溃疡的低密度区，约有半数肿瘤呈等密度，仅能由子宫颈增大做出诊断。多平面重建矢状位图像可增加病灶的显示率。子宫颈管阻塞时可引起子宫腔积液。

子宫旁组织浸润，子宫颈边缘不规则，子宫旁有软组织条索、结节或脂肪组织消失，与盆壁之间应有厚度至少为 3~4 mm 的脂肪间隙相隔；子宫旁也可有偏心软组织肿块；子宫旁输尿管边缘模糊不清、密度增高或输尿管管壁增厚或消失，上端输尿管扩张。

盆壁受侵，肿瘤直接侵犯梨状肌及闭孔内肌，表现为肿瘤与肌肉之间有粗条索影相连，肿瘤与肌肉之间的脂肪间隙 <3 mm；也可表现为肿瘤直接与盆壁肌肉融合，髂血管被包裹并扭曲。

阴道受侵为阴道壁一侧或偏侧不规则增厚。

邻近器官受侵，肿瘤侵犯膀胱或直肠表现为膀胱壁或肠壁呈弥漫、结节状增厚或呈锯齿状，周围脂肪不清晰或消失，肿物可突入膀胱或直肠腔内。

区域淋巴结转移，一般淋巴结短径 >1 cm 被判为异常。不同部位的淋巴结的正常最大径略有差异：髂内淋巴结 7 mm；髂外淋巴结 10 mm；髂总淋巴结 9 mm，大于上述诊断指标提示淋巴结有转移。如果肿大淋巴结的边缘不锐利，中央有更低密度区，则是更可靠的诊断淋巴结转移的证据（图 9-13 至 9-16）。

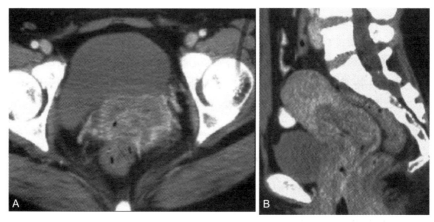

图 9-13　宫颈癌

A．CT 增强相横断面，子宫颈不规则增大，密度不均匀，边缘不光整，有低密度索条影，可疑肿瘤外侵。B．CT 增强矢状位重建，子宫颈低密度肿块，沿子宫颈管向上浸润，侵犯子宫体下段，阴道上段前壁增厚，密度低，有肿瘤侵犯

远处转移，肿瘤也可发生腹膜后及腹股沟淋巴结转移。腹主动脉旁淋巴结最大径为 10 mm 即提示转移可能，腰大肌转移是宫颈癌较其他肿瘤转移的较常见部位。远处器官（肺、骨、肝等）也可发生转移。

2. CT 对宫颈癌的诊断作用

常规 CT 对于 ≤Ⅰb1 期的肿瘤检出率低，虽然多层螺旋 CT 后再行多平面重建（MPR）可增加检出率，但仍不如 MRI。CT 对宫颈癌的诊断准确率为 58%~88%。CT 对盆腔淋巴结转移的诊断准确率为 65%~80%，其标准为 >1 cm 为阳性，敏感性为 25%~70%，特异性为 78%~97%。CT 对子宫旁浸润、阴道受侵常有错误估计，原因是：①将子宫旁韧带、血管或炎性浸润误认为是子宫旁浸润或未能显示子宫旁浸润；②当肿瘤与阴道软组织周邻形成部分容积效应时误认为肿瘤侵犯阴道或未诊断。与 CT 相比，MRI 的软组织分辨率高，显示及检出病灶较 CT 佳。对转移淋巴结的诊断，MRI 与 CT 相同，将淋巴结大小作为诊断指标，因而有相同的局限性，因为淋巴结的增大不一定是转移，可为炎性或反应性淋巴结（假阳性）；并且正常大小的淋巴结内也可包括微小的转移灶（假阴性）。MRI 诊断转移淋巴结的准确率约为 86%，与 CT 相仿[1-5]。

3. 宫颈癌治疗后的 CT 随诊

宫颈癌治疗后影像学检查随诊是早期检出残余肿瘤和（或）复发转移的重要参照手段[6]，一般以治疗结束后 1～3 个月的基线片作为随诊对比片。

肿瘤治疗失败的原因多为局部复发和（或）淋巴结转移。淋巴结转移最初发生在子宫颈旁、子宫旁、髂内、髂外及闭孔淋巴结，以后可侵犯骶前、髂总、主动脉旁及腹股沟组淋巴结；纵隔、锁骨上淋巴结转移少见。远处转移可见于腹膜、肝、肾上腺、肺及骨骼；骨骼转移多由邻近的淋巴结转移直接侵犯所致，以腰椎最为多见。有报道提及，HIV 感染者好发生腰大肌受累，宫颈癌的发展较迅猛。

宫颈癌放疗后肿瘤逐渐缩小，原发性肿瘤体积大于 50 cm³ 者缩小较缓慢。放疗后子宫颈呈萎缩状态。残余肿瘤在 CT 增强扫描时呈局部子宫颈不萎缩或增大，肿物强化程度低于正常子宫颈组织。

宫颈癌中央复发表现为盆腔软组织肿物，直径超过 3 cm，形态不规则，密度不均匀。增强扫描显示肿物强化，中央有不规则低密度区是更可靠的诊断复发的征象。肿瘤可向盆壁伸延或侵犯盆壁。CT 还可以检出盆腔及腹主动脉旁转移淋巴结。CT 不能准确地检出直肠

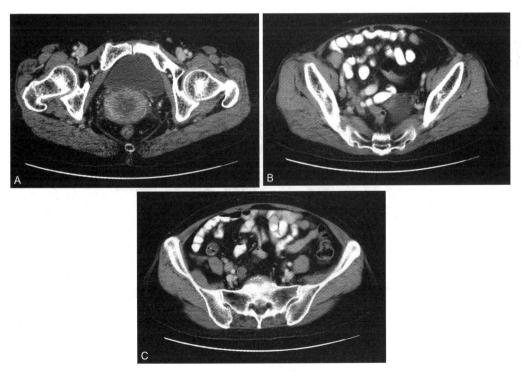

图 9-14 宫颈癌 LNM

A. CT 增强相横断面，子宫颈增大，中心部可见低密度肿块，边缘模糊。B 和 C. CT 增强相横断面像，右侧髂外血管后方、髂总血管前方及下腔静脉后方分别可见肿大淋巴结，为淋巴结转移

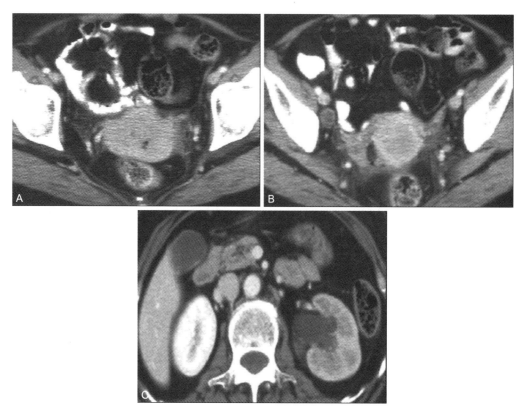

图 9-15　宫颈癌。子宫旁、盆壁侵犯，输尿管受侵伴肾盂积水，淋巴结转移

A 和 B. CT 增强相横断面，子宫颈增大，内有低密度肿块，子宫颈边缘不光整，双侧子宫旁可见索条状及带状软组织，与盆壁软组织相连、内拉，为盆壁受侵犯。右侧髂外血管后方可见结节影有强化，其内密度不均匀（坏死），为转移肿大的淋巴结。C. CT 增强相横断面，左侧肾盂扩张、积水

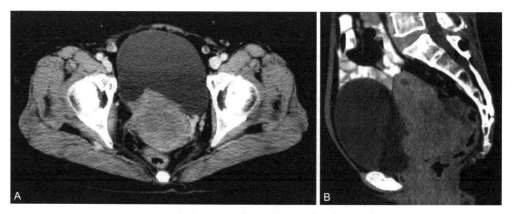

图 9-16　宫颈癌侵犯膀胱

A. CT 增强相横断面，子宫颈增大，密度不均匀，边缘不光整，右侧子宫旁脂肪间隙内可见肿瘤呈索状及带状向外生长，膀胱腔内也可见肿瘤向前侵犯膀胱壁后突入腔内。B. CT 增强矢状重建，子宫颈明显不规则增大，密度不均匀，向前侵入膀胱，向后压迫直肠

和膀胱受侵，也常不能显示盆壁受侵的具体范围，并且不能鉴别放射后纤维变或肿瘤复发。MRI 平扫及增强扫描有助于鉴别，放射后纤维变在 SE T1WI、T2WI 以及增强扫描均呈低信号，无强化。CT 是检出复发的常用方法，CT 能显示病变的大小、范围及转移淋巴结直接侵犯邻近肌肉及骨骼，准确率可达 85%，其敏感性不如 MRI。

（二）子宫内膜癌

子宫内膜癌的诊断主要依靠病理学诊断，影像学检查主要用于评估子宫内膜病变的侵犯范围，检出肿大淋巴结及远处转移。由于子宫、子宫内膜及其病变均为软组织，密度分辨率差异不大，CT 在显示小的、早期肿瘤有困难，而对评估较大的病变、侵犯范围、淋巴结转移及远处转移有帮助。

1. 子宫内膜癌的 CT 表现

子宫腔扩大，内有软组织密度肿物，其密度低于强化的正常子宫肌层。肿瘤呈菜花状或结节状，周围可为更低密度的子宫腔内积液所环绕，也可以充填全部子宫腔；小的肿瘤可以侵入肌层，而大的菜花状肿瘤也可以只向子宫腔内生长而不侵犯肌层。

肿瘤侵犯肌层时强化的正常肌层内可见局限或弥漫性低密度，肌层变薄。老年患者子宫萎缩，肌层变薄，影响评估子宫肌层受侵程度的准确性。大的子宫腔内肿瘤挤压局部子宫壁，也影响评估子宫肌层受侵程度的可靠性。

子宫下段或子宫颈、阴道阻塞时，子宫腔扩大，内有积液（积血或积脓）和（或）坏死碎屑，肌壁变薄或厚薄不均，偶尔可因坏死组织内细菌生长而产生气泡（图 9-17 至 9-18）。

附件受侵表现为与子宫相连的软组织密度肿块，密度均匀或不均匀，形态不规则。在盆腔或腹膜后淋巴结转移以及盆壁直接蔓延受侵，所见与宫颈癌相仿。

腹腔内播散表现为腹膜、肠系膜或网膜不均质肿块和腹水，肿块大者可将邻近的肠管包绕。

2. CT 对子宫内膜癌的诊断作用

CT 诊断子宫内膜癌的检出率低于 MRI 及腔内超声检查，与 MRI 及腔内超声检查相似的是不能与其他内膜恶性肿瘤鉴别。CT 评估子宫内膜癌的分期的总的准确率为 84%~88%，可以较好地显示局限在子宫内的肿瘤（83%~92%）。CT 显示子宫外播散的准确率为 83%~86%[7-8]。

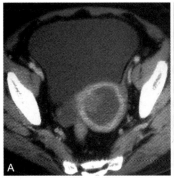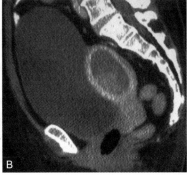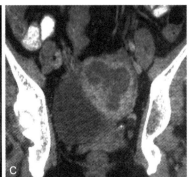

图 9-17　子宫内膜癌

A 至 C. CT 增强相横断面、矢状位及冠状位重建像：子宫腔扩大，内有积液，子宫右前壁可见不规则的软组织密度肿物向腔内生长，边缘模糊；其余子宫肌壁变薄，浆膜面尚光整

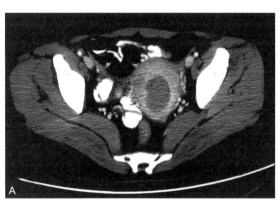
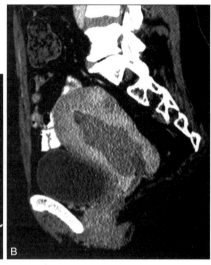

图 9-18　子宫内膜癌侵犯子宫颈

A. CT 增强相横断面，子宫腔增大，内有低密度肿块，边缘模糊。B. CT 矢状位重建像，子宫腔内充满低密度肿物，肿物向下侵犯子宫颈几乎达外口

3．子宫内膜癌的鉴别诊断

（1）息肉：息肉边缘清晰，密度均匀，如果息肉边缘显示不清晰，不能与内膜癌区别。

（2）增生：病变边缘可不清晰，密度欠均匀，单从影像学表现不能与内膜癌区别，需结合临床及病理组织学考虑。

（3）恶性中胚叶混合瘤：少见肿瘤，影像学表现同子宫内膜癌。

（4）淋巴瘤：原发性女性生殖系统淋巴瘤罕见，几乎均为非霍奇金淋巴瘤。肿瘤只侵犯子宫内膜时，其表现同子宫内膜癌；如果肿瘤弥漫侵犯肌层，可同时侵犯全子宫、子宫颈、阴道，整个子宫明显增大，甚至可如足月妊娠大小，而影像学检查可见子宫大致仍保存"正常"结构，CT 平扫呈均质软组织密度，增强扫描强化不明显。

4．子宫内膜癌治疗后的 CT 随诊

在治疗后应做基线 CT。对于有复发临床症状的患者，CT 增强扫描可作为首选的影像学检查方法。扫描范围下端必须包括耻骨联合下缘，以保证显示阴道；上缘必须包括横膈顶，以免遗漏腹膜及肝转移。复发肿瘤可发生在盆腔内，阴道顶端是最常见的复发部位，肿物形态常不规则，中度强化，密度常不均匀，边缘不锐利。肿瘤也可种植播散至腹腔而致"网膜饼"或腹膜结节、腹水等网膜、腹膜转移征象；肿瘤也可经淋巴道转移至盆腔或腹膜后淋巴结，经血转移至肝、肺、脑等。首次治疗采用单纯放疗者的复发肿瘤可阻塞子宫颈内口，引起子宫腔积水、积血或积脓；子宫增大，中央呈低密度。

（三）子宫的其他恶性肿瘤

1．子宫肉瘤

子宫肉瘤包括非上皮及上皮和非上皮混合型的恶性肿瘤。非上皮性恶性肿瘤包括平滑肌肉瘤、子宫内膜间质肉瘤；上皮和非上皮混合性肿瘤，如恶性中胚叶混合瘤（苗勒管混合瘤、癌肉瘤）及腺肉瘤，更少见。平滑肌肉瘤在肉瘤中最常见，在子宫肉瘤中约占 50%，包括原发性和继发性的（子宫平滑肌瘤恶变）。子宫内膜间质肉瘤是起源于子宫内膜间质细胞的肿瘤，占子宫肉瘤的 8%。恶性中胚叶混合瘤来源于苗勒管衍生物中分化最差的子宫内膜间质组织，占子宫肉瘤的 40%，病情发展快，大部分病例在诊断时肿瘤已侵及宫外。子宫肉瘤的 CT 表现：子宫增大，形态不规则，其内结构显著不均匀，影像学表现无明显特异性。其中，平滑肌肉瘤常单发，体积较大，常伴退变，信号不均匀，侵犯邻近结构，边缘模糊；子宫内膜间质肉瘤的子宫内膜增厚，子宫腔内形成结节或肿物，或弥漫侵犯、于肌层内形成肿瘤播散灶（图 9-19）；恶性中胚叶混合瘤及腺肉瘤呈广基息肉状充满子宫腔，可外突至子宫颈口外 [9-10]。

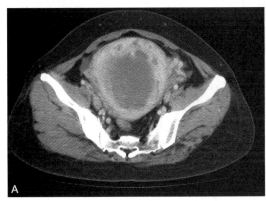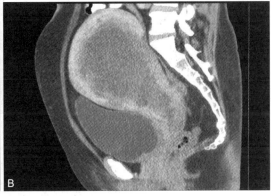

图 9-19　子宫内膜间质肉瘤

A. CT 增强相横断面，子宫腔明显增大，内有低密度肿块，边缘模糊。B. CT 矢状位重建像，子宫腔内充满低密度肿物，子宫壁变薄，肿物向下侵犯子宫颈

2. 子宫良性肿瘤

（1）子宫平滑肌瘤：子宫平滑肌瘤是育龄期妇女的常见病。B 超是发现及诊断子宫平滑肌瘤的首选方法，CT 是常用的方法，然而平滑肌瘤及含脂肪的肿瘤的 MRI 表现具有一定的特异性，是其他方法诊断困难时的补充手段。

子宫肌瘤的 CT 表现：子宫肌瘤常因盆腔肿物或因其他疾病做盆腔 CT 时被检出，其 CT 表现取决于其部位、有无退行性变以及退变的类型，主要表现为子宫增大，表面凸隆，多发肌瘤者其子宫轮廓可呈分叶状，子宫腔可受压移位或变形。子宫肌瘤大多呈圆形，边缘光整；小的子宫肌瘤不引起子宫大小、轮廓改变；大的子宫肌瘤边缘可见低密度的薄环围绕。肿瘤的密度与正常肌层一致，平扫的诊断价值不大，仅可见轮廓改变，少数有钙化者可见瘤内有不规则的粗钙化。增强后肿瘤的密度与正常子宫相仿，明显高于盆壁的骨骼肌，可见其内有漩涡状或分层状结构；血供高者密度明显增高；有透明变性者有片状低密度区；有囊性变者呈低密度囊状表现。此外，应注意有无合并卵巢的良性或恶性肿物（图 9-20）[11]。

（2）子宫含脂肪的肿瘤：子宫含脂肪的肿瘤包括单纯脂肪瘤、平滑肌肌脂肪瘤及分化差的脂肪细胞肉瘤样变的一组肿瘤，则十分罕见，在子宫肿瘤中占 0.03%~0.2%，多发生在50 岁以上。

由于肿瘤中有成熟脂肪成分（构成其影像学表现的基础），CT 可见边缘清楚的肿瘤中有负 CT 值的成分 [12]。

（3）鉴别诊断

1）子宫腺肌病：是子宫肌层内的内膜良性侵入，伴有平滑肌增生。子宫腺肌病病理表现分弥漫型和局限型。弥漫型多见，子宫呈弥漫增大，切面可见肌壁增厚，以后壁增厚为

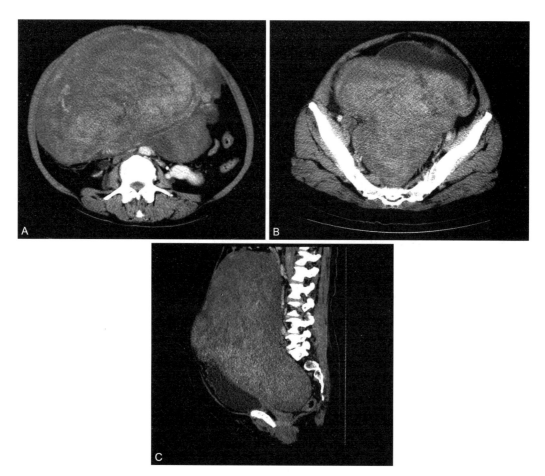

图 9-20 子宫巨大肌瘤

A 和 B．CT 增强相横断面：盆腔内巨大的不规则软组织肿块，边缘尚清楚，肿块内密度不均匀，但未见坏死区，密度稍高的软组织似呈"漩涡"状。C．CT 增强矢状位重建像，可见肿块密度不均匀，下前部密度稍高，可疑为子宫，子宫与肿块无分界

多；肌层内肌束增生，但无包膜，也不形成结节，其间散在由针尖至数毫米大小的小腔，其中充满暗红色或蓝色液体。局限型子宫肌层内有单个或多个结节，无假包膜，该处肌层增生，夹杂出血小腔。CT 表现为子宫增大，肌壁增厚、密度不均匀，内有小的低密度区。局限型腺肌病表现为局部肿物，密度不均，有时与肌瘤常难以鉴别。MRI 的 SE 序列 T2WI 示肌层低信号，边界模糊，内有高信号的小灶，为内膜腺体出血或扩张。子宫内膜线扭曲不规则。T1WI 子宫呈中、低信号，如有出血，有小的高信号灶[13]。

2）阔韧带肌瘤：发病低于子宫肌瘤，病理基础及表现同子宫肌瘤，仅部位不同。

（四）卵巢肿瘤

卵巢是生殖器官，内有各种组织结构，多种细胞具有很强的向多方向发育潜能，发生肿瘤时各种细胞可单独形成肿瘤，也可向多种组织细胞分化或多种细胞混合形成肿瘤，因此，卵巢肿瘤病理类型繁多，并且部分细胞具有内分泌功能。卵巢肿瘤病理学主要有几大类：上皮间质肿瘤、性索间质肿瘤、生殖细胞肿瘤、混合成分肿瘤及组织来源未定的肿瘤；根据其细胞分化程度又分为良性、交界性（不典型增生性）和恶性。其他组织来源及混合成分的肿瘤较少。另外，卵巢是转移瘤常常侵犯的器官，因此，卵巢转移瘤也是卵巢肿瘤的一个常见类型。

卵巢肿瘤以良性居多，占卵巢肿瘤的 51%～80%，其中以囊性畸胎瘤最多，约占 50%；恶性肿瘤占 20%，以恶性上皮性肿瘤为最多，占卵巢恶性肿瘤的 60%～90%。卵巢癌是女性生殖系统最常见的原发性恶性肿瘤，发现时为Ⅲ期或Ⅳ期者达 70%，而生殖细胞肿瘤就诊时为Ⅲ期或Ⅳ期者仅占 20%。卵巢癌可与其他器官肿瘤同时发生，最常见的是与子宫内膜癌同时发生，其发病率为 14.7%～18.6%。约有 1/3 的卵巢内膜样癌合并子宫内膜癌；反之，子宫内膜癌患者尸检中有 34%～40% 发现有卵巢癌。因此，在卵巢癌影像学诊断中一定要注意子宫内膜的改变，以免漏诊子宫内膜癌。

卵巢恶性肿瘤的扩散途径有：种植转移、淋巴转移、直接蔓延和血行转移；不同病理类型的肿瘤其转移方式又可以有所不同。

种植转移是卵巢恶性肿瘤的主要转移方式。肿瘤细胞自卵巢表面脱落，随腹腔内液体流动，可以种植在腹膜的任何部位，最常见的部位是腹腔液体因重力聚集处，即子宫直肠窝、右侧结肠旁沟、乙状结肠系膜表面等；也可种植在面积大的网膜及肠系膜表面；由于呼吸的负压吸引作用，肿瘤细胞也常种植在肝及右侧横膈表面；罕见的种植部位有小网膜囊及其隐窝、肝裂等。

卵巢有丰富的淋巴，因此，淋巴转移是继种植转移第二多发的转移途径。肿瘤沿子宫动脉的淋巴网可转移至髂内、髂外、髂总及腹主动脉旁各组淋巴结；沿卵巢动脉淋巴网则直接转移到肾门淋巴结（左）及主动脉 - 下腔静脉旁淋巴结（右）；沿圆韧带内淋巴可转移至腹股沟淋巴结。

肿瘤还可直接蔓延至盆腔邻近组织及器官，包括子宫、输卵管、对侧卵巢、膀胱、直肠等。有报道称，内胚窦瘤常直接蔓延或通过淋巴转移至对侧卵巢。

血行转移较为少见，可转移至肺、肝、脾等。

卵巢肿瘤影像学检查方法的选择：用于卵巢肿瘤的常用检查方法有 B 超、CT、MRI。经腹 B 超扫描是妇科疾患的初筛方法。B 超可进行多轴位扫描，对于检出囊内结节优于 CT。B 超扫描示卵巢肿物内回声越高，恶性可能性越大，鉴别良、恶性肿瘤的准确率 CT 为 94%，B 超为 80%。经阴道 B 超扫描（endovaginal ultrasonography，EVS）有助于检出小的卵巢肿物。Van Nagell Jr 等应用 EVS 对绝经后妇女进行筛查，以 8 cm^3 作为卵巢正常或异常的诊断阈，在 1 300 名受检者中有 2.5% 属于不正常，但大部分为卵巢良性肿物。EVS + 彩超有助于检出早期卵巢癌，敏感性为 100%，特异性为 83%，但作为普查人群中的卵巢癌其价值尚有待研究，但对高危人群及 CA125 水平升高者有一定意义。

卵巢上皮肿瘤（癌）易早期发生种植转移，患者就诊时多为Ⅲ期或Ⅳ期，因此，我们把卵巢肿瘤称为全腹性病变，就诊时应首选 CT。另外，95% 以上的卵巢生殖细胞性肿瘤含有脂肪及钙化组织，CT 对检出这些组织敏感性较高，因此也成为首选的检查方法。

MR 可进行多轴扫描，对软组织分辨率高，增强扫描能进一步提高对软组织的分辨率，因而 MR 对子宫、乙状结肠、膀胱、横膈、肝表面转移瘤的检出率较高，在卵巢癌的诊断、鉴别诊断方面与 CT 相仿。对疑有出血病灶的鉴别可选择 MRI 检查。

目前对原发性卵巢癌的诊断、协助分期以及监测复发仍以 CT 为首选，MRI 可作为释疑的补充手段[1]。对于血液检查（CA125 升高）有异常、常规 CT 检查阴性者，PET-CT 对于检出复发小病灶有价值。

1. 上皮间质性肿瘤

卵巢上皮间质性肿瘤来自覆盖在卵巢表面的生发上皮，在卵巢恶性肿瘤中最多见，占 70%～75%。生发上皮细胞具有多分化潜能，可形成多种上皮组织类型的肿瘤，如浆液性、黏液性、宫内膜样、透明细胞、Brenner 瘤、混合上皮性及未分化癌等，其中以浆液性和黏液性居多。

（1）卵巢癌原发灶的表现

肿瘤呈囊性或以囊性为主时，显示肿瘤为低密度肿块，囊壁及分隔厚且不规则，有时可见软组织结节或肿块；软组织成分内可见肿瘤血管或增强后明显强化。肿瘤边缘清楚或不清楚。可压迫周围肠管或器官移位。肿瘤呈囊实性时，肿瘤形态多不规则，边缘不清晰，与周围肠管或器官之间的界限常不清楚。肿瘤内囊实性部分的形态也不规则，界限可不清晰；软组织实性部分增强后有强化或可见肿瘤血管。肿瘤呈实性时，形态不规则，边缘模糊、不清，可侵蚀邻近器官，导致肠管狭窄，肠壁不规则增厚，或膀胱、子宫形态不规则，边缘模糊；膀胱腔内可有软组织影或子宫密度不均匀。卵巢肿瘤内密度因肿瘤坏死可显示不均匀，增强后肿瘤实性成分有强化或有肿瘤血管。卵巢癌可有不规则、边缘模糊的钙化，CT 对钙化显示及检出敏感。

卵巢癌以浆液性囊腺癌最为常见，占 1/2 ~ 1/3，50% 为双侧卵巢受累；瘤体较大，常呈囊性或囊实性，以单房或少量房隔为主（图 9-21）；部分肿瘤以实性成分为主或完全为实性；

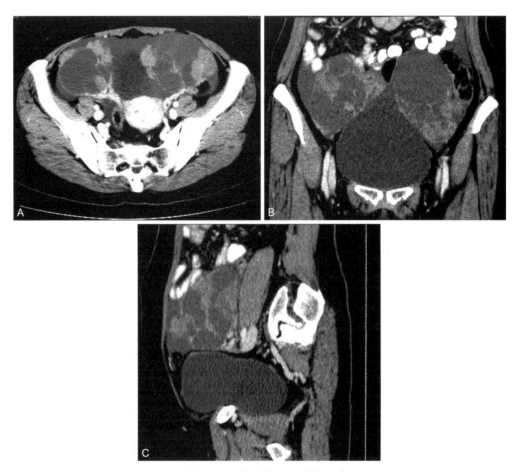

图 9-21　双侧浆液性乳头状囊腺癌

A. CT 增强相横断面，子宫双侧可见以囊性为主的囊实性肿块，囊壁及房间隔均可见不规则增厚及突入腔内的不规则实性结节，结节表面不光整，呈菜花状。B 和 C. CT 冠状位及矢状面增强相，显示囊壁及房间隔的不规则增厚及乳头结节更加清晰

部分肿瘤有明显钙化砂粒体。少数肿瘤仅发生在卵巢表面，病灶小，卵巢大小正常，较早发生广泛腹腔内转移，需与原发性腹膜癌鉴别。

　　黏液性囊腺癌是第二个常见的类型，占卵巢恶性肿瘤的10%，10%～20%为双侧卵巢受累；瘤体常较浆液性肿瘤大，常呈囊性或囊实性，以多房为主；因囊内黏液蛋白质的量不一及常有出血，其密度较浆液性肿瘤高，且各房的密度可高低不一（图9-22）；可发生腹腔假黏液瘤。

　　子宫内膜样癌占卵巢上皮恶性肿瘤的10%～20%，1/3以上为双侧卵巢受累，瘤体常较前两种小，以实性或囊实性多见。透明细胞癌占原发性卵巢恶性肿瘤的5%，常为单侧卵巢受累；肿瘤边界常较清楚，瘤体较小以实性居多，常伴有不规则坏死区，囊性少。恶性Brenner瘤少见，常以实性为主伴坏死样改变。混合上皮癌成分常由浆液性囊腺癌和其他上皮成分组成，瘤体多较小，也以实性成分居多，有少量囊性区。未分化癌因发展快，瘤体小，并以实性为主，较早伴有广泛转移。

　　（2）卵巢癌转移灶的表现

　　卵巢表面的癌细胞脱落到腹腔内形成种植转移，常伴有大量腹水。癌细胞自卵巢表面脱

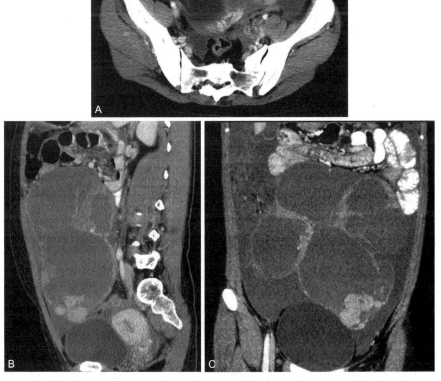

图9-22　黏液性囊腺癌

A至C. CT增强相横断面、矢状面及冠状面，盆腔及下腹部可见多房囊性肿块，各房大小不一；部分房间隔不规则增厚（A）及有不规则乳头结节及肿块，表面呈菜花状（B和C）；囊壁、房间隔及实性结节、肿块有明显强化；腹腔可见腹水

落后因重力关系首先聚集种植在盆腔和右结肠旁沟，以盆底子宫直肠窝最多见；癌细胞也可在呼吸的负压吸引下沉积在膈下及肝表面，在大量腹水的衬托下显示更加清晰，在腹膜面呈小结节状、斑片状或大片状不规则增厚，甚至呈大结节状、块状（图 9-23 和 9-24），可压迫肝、脾表面，呈弧状或波浪状；肿瘤也可种植在肠系膜表面及远侧肠管表面，压迫肠管；肿瘤种植到大网膜，大网膜呈网状、内有颗粒及饼状（图 9-25）；转移瘤在腹腔内也可形成假黏液瘤，表现为限局性低密度改变，边缘清楚，内呈水或接近水的密度，且均匀，壁内可有钙化。

淋巴结转移表现为盆腔或腹主动脉周围、腹股沟的＞1.0 cm 的结节。心隔组淋巴结是腹膜的主要引流部位，其输入道来自前胸、腹膜及横膈的淋巴管。卵巢癌膈下腹膜转移非常常见，因此易出现心隔组淋巴结的转移。只凭大小作为淋巴结转移的诊断指标必然有假阳性或假阴性。淋巴结内密度不均匀或有强化多为真阳性。

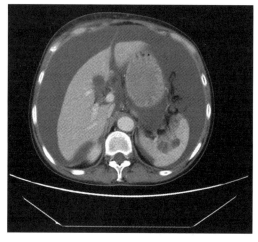

图 9-23　腹膜转移，脾受侵

CT 增强相横断面，腹腔及小网膜囊内可见大量腹水，脾门结构不清，有软组织肿物突入并侵犯脾实质，为脾门区腹膜转移瘤侵犯脾。此患者肿瘤分期应为Ⅲ期，不是Ⅳ期

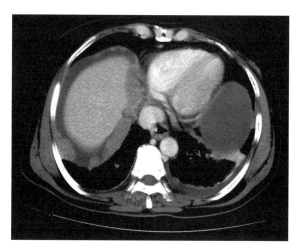

图 9-24　女，53 岁，腹胀，食欲减退 1 周。肝周腹膜转移胸水

CT 增强相横断面，肝周膈面可见不规则增厚软组织影，有强化，为卵巢癌转移灶。左侧胸腔可见胸水。胸水细胞学如果为阳性，则肿瘤分期为Ⅳ期

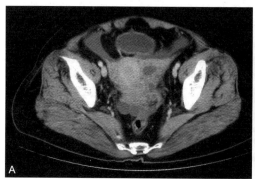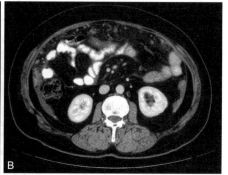

图 9-25　卵巢腺癌

A 和 B. CT 增强相横断面，子宫周围可见大片状软组织增厚影，密度欠均匀；周围可见质硬索条影；盆腔可见积液。大网膜增厚，呈网格状，内有颗粒状转移结节

卵巢癌发生血行转移较其他器官肿瘤少见，发生肝转移有 5%～10%，肺转移＜5%，骨及脑转移＜1%；脾或肝的转移瘤一般多呈圆形，单发或多灶，直径为 3～7 cm，边界模糊，CT 多呈低密度或为囊性，均匀或不均匀（图 9-24）[14]。患者胸腔出现胸水，如细胞学阳性，也为远处转移。

（3）交界性（不典型增生性）肿瘤

交界性（不典型增生性）肿瘤是低度恶性或潜在恶性的肿瘤，占 15% 以上，与卵巢癌相比发病年龄较早，生长速度慢，发现时大多数（80%～90%）为 I 期肿瘤，预后好。最常见的组织学类型是不典型增生性黏液囊腺瘤，其次为交界性浆液性囊腺瘤。大多数肿瘤边界清楚，以囊性为主；囊内软组织成分或乳头结节较良性肿瘤稍多，略不规则；影像学表现与恶性肿瘤往往不易鉴别[14]。

（4）良性的浆液性囊腺瘤和黏液性囊腺瘤

浆液性囊腺瘤占 10%，黏液性占 5%。可发生在双侧卵巢。肿瘤为薄壁囊性病变，偶尔有少量、规则的壁结节，壁规则，可有斑点状钙化。浆液性囊腺瘤大部分为单房改变，少量为多房改变，囊内液体一般清亮。CT 显示为低密度（接近水密度）肿块；增强扫描显示肿瘤囊壁及间隔更加清晰，无不规则乳头或结节。典型的黏液性囊腺瘤呈多房肿块，囊内液体为黏液，蛋白质含量高，其内可有少量出血。如果肿瘤内蛋白质含量高或有出血，CT 的密度值增高，各房的密度不一（图 9-26）。

（5）其他上皮间质性肿瘤

1）腺纤维瘤：发病率低，多数腺纤维瘤呈实性，边缘清晰锐利，密度均匀；部分腺纤维瘤可呈囊性，又称为囊腺纤维瘤。CT 显示为软组织密度肿块，密度均匀，无强化。肿瘤有囊变时，囊性部分与实性部分分界清楚，密度都均匀。

2）Brenner 瘤：罕见，在全部卵巢肿瘤中占 1.5%～2.5%。大部分为良性，少数为恶性。肿瘤发生在单侧卵巢。肿瘤边缘清楚锐利，可呈实性或囊实性及类似囊肿；可伴有不规则钙化，占 83%。肿瘤以囊性为主时可呈多房性。在 CT 增强扫描时肿瘤的实性成分可有中至高度强化，密度均匀。恶性肿瘤无特征表现，可伴有腹水[15]。

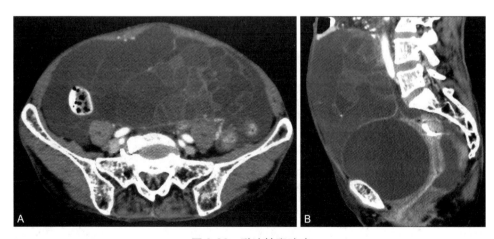

图 9-26　黏液性囊腺瘤

A 和 B. CT 增强相横断面，盆腔内可见多房囊性肿块，各房大小、形态不一、密度不一，说明各房内液体蛋白质含量或成分略不相同；肿块囊壁薄，房间隔略厚，但光整，有轻度强化

2. 性索间质肿瘤

卵巢性索间质肿瘤起源于卵巢实质内性索间质细胞，占卵巢肿瘤的 6%，多见于较高龄妇女。性索间质细胞也具有很强的分化潜能，反映了性索从原始性腺未分化期到成熟性腺各阶段的发育过程，并且具有内分泌功能。肿瘤如向卵巢型细胞分化则成为颗粒细胞瘤、卵泡膜细胞瘤；如向睾丸型细胞分化则成为支持细胞；间质细胞可单独组成相应的肿瘤，但也可两种或多种细胞出现在同一肿瘤内，如两性母细胞瘤、纤维卵泡膜细胞瘤、支持 - 间质细胞瘤等。类固醇细胞肿瘤也是起源于卵巢间质细胞的肿瘤，包括间质黄体瘤、间质细胞瘤（门细胞瘤、非门细胞间质瘤）、类固醇细胞瘤和肾上腺样肿瘤[16-18]。

（1）颗粒细胞瘤

颗粒细胞瘤是性索间质肿瘤中最常见的恶性肿瘤，占全部卵巢肿瘤的 1% ~ 2.5%，分为成年型（95%）及幼年型（5%）。成年型常发生在绝经前后，幼年型常发生在青春期前。

CT 显示肿瘤大部分发生于单侧，约 5% 发生在双侧。常伴有囊变，囊内可有出血。肿瘤为圆形或卵圆形不均质实性、多房囊性或单房囊性肿块，可有分叶。肿块的囊壁及间隔较厚，囊壁、间隔和实性部分血供丰富，在检查中可见有血流或强化。肿瘤以囊实性居多，与卵巢癌不同的是：囊性区内常没有乳头结节，增强后实性部分、囊壁及间隔可有中等或较明显强化，实性部分密度不均匀[19]。

（2）卵泡膜细胞瘤及纤维卵泡膜瘤

卵泡膜细胞瘤及纤维卵泡膜瘤是卵巢性索间质细胞的肿瘤，内含有卵泡膜细胞、梭形细胞及少量类脂质细胞。肿瘤多数为良性，偶尔为低度恶性。一般为实性，少数为囊性变。肿瘤囊性变及水肿多出现在肿瘤中心或偏心部，为片状或小簇状，肿瘤大多数发生在单侧，大小为 3.2 ~ 18 cm，呈圆形或卵圆形，可有分叶。

CT 显示肿瘤为软组织密度肿块，水肿明显者密度较低，常呈大片状；囊变时可呈水样密度，囊变区边界清楚；增强扫描肿瘤有轻度强化，肿瘤密度常低于肌肉。

卵泡膜细胞瘤有分泌雌激素的作用，可合并子宫内膜增生、息肉或内膜癌，子宫肌瘤，以及乳腺肿瘤等，因此，在影像学检查及诊断过程中应注意这些器官有无病变同时存在，这样也有助于卵泡膜细胞瘤的诊断（图 9-27）[20]。

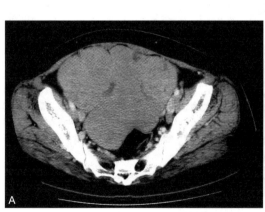
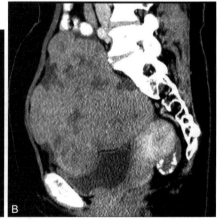

图 9-27 卵巢卵泡膜细胞瘤

A 和 B. CT 增强相横断面、矢状面及冠状面，子宫前上方可见不规则形实性肿块，边界清楚；肿块内有小片状低密度区，边界尚清楚；肿瘤轻度强化，为卵巢卵泡膜细胞瘤。子宫后方可见边缘钙化结节，为子宫肌瘤

3．生殖细胞肿瘤

生殖细胞肿瘤占卵巢肿瘤的 25%，其中 90% 为良性畸胎瘤，恶性仅占 5%。恶性肿瘤多发生于年轻育龄妇女、儿童或少年。

（1）畸胎瘤

畸胎瘤是卵巢最常见的肿瘤，可含有单个或多个胚层的组织，只含外胚层成分者称为皮样囊肿。95% 的畸胎瘤为成熟性囊性畸胎瘤，少数为不成熟畸胎瘤和单胚层高度特异化畸胎瘤，如卵巢甲状腺肿、类癌等。不成熟畸胎瘤内主要为不成熟的 2～3 胚层分化成分，以未成熟的神经组织为最多，也可有未成熟的软骨、间叶组织和腺管上皮。

良性畸胎瘤 CT 表现取决于瘤体内的结构，一般都有特征性表现，98% 以上为囊性，96% 含有脂肪及钙化、骨骼组织。脂肪组织呈低密度或脂液分层，囊性区的囊壁较厚但光整。瘤内可有不均质软组织成分，呈絮状、片状或块状，混杂分布于脂肪组织内或包绕脂肪组织或位于囊内；瘤内如有钙化、牙齿、骨骼，呈边界清楚的高密度灶更为典型。大多数肿瘤轮廓光滑、清晰或有分叶。当肿瘤有外侵或伴有感染时，其边缘不清、模糊。当肿瘤边缘不清、与周围结构粘连或肿瘤内脂肪、骨骼、钙化等特征性组织不明显时，需要与上皮肿瘤鉴别。另外，CT 窗宽窗位调整不合适（太窄）时，各类组织显示不清，也可造成误诊。

不成熟畸胎瘤主要表现为瘤内实性成分多、实性成分边缘模糊；钙化呈不规则细颗粒状，散在、混杂于实性成分内，增强扫描时实性成分明显强化。肿瘤向瘤外浸润生长或侵及周围器官时也应考虑不成熟性畸胎瘤（图 9-28 和 9-29）。

（2）无性细胞瘤

无性细胞瘤占原发性卵巢肿瘤的 1%～2%，占原发性恶性卵巢肿瘤的 3%～5%；可发生在任何年龄，但大部分（80%）发生于儿童或 30 岁以下青年成人；肿瘤大部分为单侧发生，10%～17% 为双侧发生。肿瘤多较大或巨大，呈卵圆形或不规则形，实性肿块，边缘较清楚；内部呈分叶状，密度均匀，可有少量出血、坏死。CT 显示肿瘤为实性，密度相对均匀或不均匀，可有少量低密度坏死区。肿瘤在增强扫描时有强化，其内间隔有明显强化（图9-30）。

（3）内胚窦瘤（卵黄囊瘤）和胚胎癌

内胚窦瘤（卵黄囊瘤）和胚胎癌均为高度恶性的卵巢生殖细胞肿瘤。内胚窦瘤为生殖细

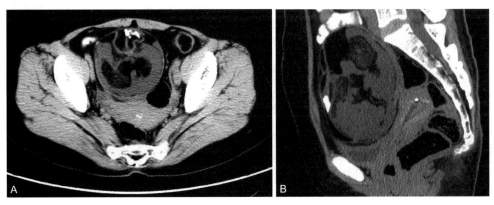

图 9-28　囊性成熟畸胎瘤

A 和 B. CT 平扫相横断面及矢状面，子宫前方可见不均质实性肿块，边界清楚；可见脂肪低密度及实性软组织密度区，分界清楚，其内可见边界锐利、粗大短棒状钙化

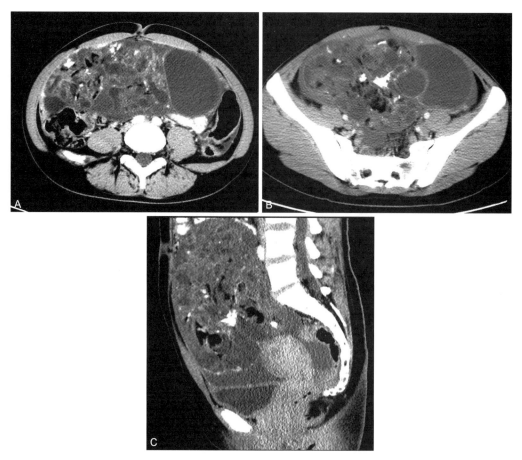

图 9-29　未成熟畸胎瘤

A 至 C. CT 增强相横断面及矢状面，可见中下腹部及盆腔巨大肿物，肿物内密度不均匀，为呈混杂密度的囊实性肿块，可见点状脂肪区及不规则斑片状、沙粒状或结节状钙化。腹腔可见少量腹水

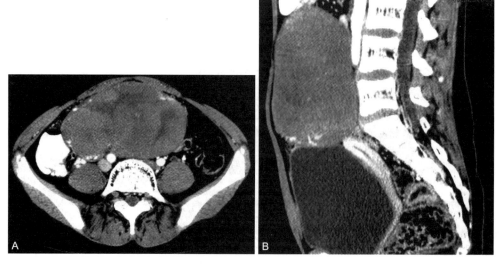

图 9-30　无性细胞瘤

A 和 B. CT 增强相横断面、矢状面及冠状面，下腹部可见边界清楚的实性肿块，略有分叶，中等强化，内密度欠均匀，有片状变性区及小囊性区

胞向胚外的中胚层分化。胚胎癌为生殖细胞开始向胚内和胚外结构分化。绝大多数患者发病年龄在 30 岁以下。肿瘤生长快，恶性度高，常单侧卵巢发生。内胚窦瘤多伴有血清甲胎蛋白（AFP）升高。

CT 显示肿瘤瘤体大，呈不规则形或圆形，密度不均匀，常有囊性区；增强后囊壁及实性部分有明显强化，其强化程度多高于上皮间质肿瘤的强化程度；其淋巴结转移瘤也有同样表现。

4. 转移瘤

卵巢是恶性肿瘤的常见转移部位，继肺、肝、骨之后居第四位，占全部卵巢肿瘤的 5% ～ 10%。最常见的原发性肿瘤为消化道、乳腺和生殖道的癌。转移瘤侵犯双侧卵巢占 70% ～ 90%。Krukenberg 瘤是指原发性消化道（胃和结肠）黏液腺癌的卵巢转移瘤，占卵巢转移瘤的 15% ～ 76%。

卵巢转移瘤的影像学表现与原发性恶性肿瘤非常相似，术前鉴别有一定困难。转移瘤可发生在单侧也可发生在双侧。肿瘤瘤体呈圆形或不规则形，多数呈实性或囊实性，少数呈囊性；实性区内有边缘清晰的小囊性区为其典型特征；增强扫描囊壁有明显强化。Kim 报道，实性肿瘤内有囊者转移癌明显多于原发性卵巢癌，分别为 69% 及 6%；而囊性肿物为主者转移瘤明显少于原发性癌，分别为 12% 及 63%；术前不能发现原发灶的转移瘤占 40%，术后重阅 CT 及 MRI 片发现原发病灶占 38%。因此，仔细询问有无原发性肿瘤病史，在各种检查中细心观察、查找消化道有无异常有助于明确诊断[21]。

5. 卵巢恶性肿瘤的影像学随诊

卵巢恶性肿瘤是一个全腹腔的肿瘤，发现时多已属晚期，单纯外科手术往往不能治愈。卵巢癌疗后容易复发，影像学检查往往不能检出小的转移灶。CT 的空间分辨率高，目前是卵巢癌随诊影像学的重要检查方法，检出复发的敏感性在 32% ～ 87% 之间。复发的好发部位是子宫直肠陷窝、阴道残端、肝表面、腹膜及肠系膜。肠系膜病变往往难以检出，应注意不要将血管横断面误认为肿瘤结节，一般血管横断面的大小相仿，而肿瘤结节往往大小不一，因此，对肠系膜部位的大小不一的小结节应提高警惕，增强 CT 或 MRI 使血管强化有一定鉴别价值。复发可表现为盆腔或腹腔内的局限肿物，也可以是弥漫的腹膜病变。有 11% ～ 17% 的复发仅局限于盆腔及腹膜后淋巴结。

CT 扫描检出率的高或低与检查方法有关。第一，在术后应做细致的基线扫描，以便与化疗后及二探前对比，避免将手术引起的改变（如淋巴管囊肿等）误认为复发病变。第二，要做好扫描前准备，要分次服用对比剂使肠管充分充盈，避免将未充盈的肠管误认为复发病灶，必要时要加用对比剂重复扫描。第三，必须做增强扫描，使血管和转移灶强化，以有利于鉴别。CT 的局限性是不能检出 <2 cm 的转移灶，以及由于部分体积效应，常不能检出阴道穹或膀胱顶、底部的转移病变。增强 MRI 及经阴道 B 超扫描对上述两个器官的转移灶可提供额外信息。近年来采用 PET-CT 进行肿瘤分期及检出复发，有较好的前景。

（戴景蕊）

参考文献

[1]　石木兰.肿瘤影像学.第1版.北京:科学出版社,2003.

[2]　戴景蕊,张泂,蒋玲霞,等.CT扫描对早期宫颈癌的诊断价值.中华肿瘤杂志,2006,28(2):151.

[3] 马莹,白萍,戴景蕊,等.宫颈癌盆腔淋巴结转移的CT评价.中华妇产科杂志,2009,44(6): 422-425.

[4] Kaur H, Silverman P M, Iyer R B, et al. Diagnosis, staging, and surveillance of cervical carcinoma. Am J Roentgenol, 2003, 180(6): 1621-31.

[5] Sala E, Wakely S, Senior E, et al. MRI of malignant neoplasms of the uterine corpus and cervix. Am J Roentgenol, 2007, 188(6): 1577-1587.

[6] 李相生,周纯武,戴景蕊,等.早期宫颈癌术后复发或转移的CT诊断.中国临床医学影像杂志,2007, 18(10): 719 - 721.

[7] 戴景蕊,王磊,赵燕风.子宫内膜病变的CT诊断价值.临床放射学杂志,2003(11): 931.

[8] Chung H H, Kang S B, Cho J Y, et al. Accuracy of MR imaging for the prediction of myometrial invasion of endometrial carcinoma. Gynecol Oncol, 2007, 104(3): 654-659.

[9] Grasel R P, Outwater E K, Siegelman E S, et al. Endometrial polyps: MR imaging features and distinction from endometrial carcinoma. Radiology, 2000, 214(1): 47-52.

[10] Ohguri T, Aoki T, Watanabe H, et al. MRI findings including gadolinium-enhanced dynamic studies of malignant, mixed mesodermal tumors of the uterus: differentiation from endometrial carcinomas. Eur Radiol, 2002, 12(11): 2737-2742.

[11] Murase E, Siegelman E S, Outwater E K, et al. Uterine leiomyomas: histopathologic features, MR imaging findings, differential diagnosis, and treatment. Radiographics, 1999, 19(5): 1179-1197.

[12] Tsushima Y, Kita T, Yamamoto K. Uterine lipoleiomyoma: MRI, CT and ultrasonographic findings. Br J Radiol, 1997, 70(838): 1068-1070.

[13] Tamai K, Togashi K, Ito T, et al. MR imaging findings of adenomyosis: correlation with histopathologic features and diagnostic pitfalls. Radiographics, 2005, 25(1): 21-40.

[14] Jeong Y Y, Outwater E K, Kang H K. Imaging Evaluation of Ovarian Masses. Radio Graphics, 2000, 20(5): 1445-1470.

[15] 王小艺,戴景蕊,赵燕风,等.卵巢Brenner的CT表现.中华肿瘤杂志,2010, 32(5): 359.

[16] 胡茂清,龙晚生,张朝桐,等.卵巢纤维瘤的CT及MRI诊断.放射学实践,2008, 23(9): 1035-1037.

[17] 张伟强,陈英,米翔,等.卵巢硬化性间质瘤CT诊断.放射学实践,2009, 24(7): 767-769.

[18] Outwer E K, Wagner B J, Mannion C, et al. Sex cord-stromal and steroid cell tumors of the ovary. Radiographics, 1998, 18(6): 1523-1546.

[19] 朱正,戴景蕊,赵燕风,等.卵巢颗粒细胞瘤的CT表现.临床放射学杂志,2010, 29(4): 51-54.

[20] 赵燕风,戴景蕊,王小艺,等.卵巢卵泡膜细胞瘤的CT表现.放射学实践,2010, 25(7): 780-783.

第三节　妇科肿瘤的 MRI 检查

一、概述

磁共振成像（magnetic resonance imaging，MRI）具有高度的软组织分辨力，多序列、多体位扫描方式，尤其是近年来随着MRI设备及序列的发展，包括场强的提高（1.5 T、3.0 T）、快速脉冲序列和盆腔相控阵线圈的出现，图像分辨率及信噪比明显提高了，使 MRI 成为妇科肿瘤检查的重要手段，目前已成为子宫内膜癌及宫颈癌的最佳影像学检查方法，其对肿瘤范围的显示、子宫肌层浸润深度的判断、向子宫旁和盆壁的蔓延、周围脏器侵犯以及盆腔淋巴结转移均能做出较准确的评估；对判断盆腔肿物来源及观察肿瘤的组织特性也有很高的价值，如能够判断附件肿物的囊实性和检出内部的成分特征，如出血、脂肪、软组织等；术前 MRI 对子宫平滑肌瘤的准确定位有助于确定治疗计划；对于接受激素治疗的子宫平滑肌瘤和腺肌症患者，MRI 也是评估病变的非常理想的方法。因此，MRI 在妇科良性肿瘤的检出和定位以及恶性肿瘤的诊断、病变范围、监测疗效和肿瘤复发等方面中发挥着越来越重要的作用。此外，MRI 检查无辐射，也是评估孕妇病变的重要手段 [1-2]。

二、检查方法

（一）一般准备及禁忌证

1. 扫描前除去身上金属异物。
2. 体内有子宫节育环、心脏起搏器、含金属的动脉夹和支架、钢板等以及患有幽闭恐惧症均为检查禁忌证。由于既往有药物过敏史和过敏体质的受检者对造影剂的不良反应发生率增加，不建议行增强扫描。
3. 于扫描前肌注东莨菪碱可抑制肠道蠕动而减少伪影干扰。
4. 适度充盈膀胱有助于观察膀胱受侵情况，但应注意避免膀胱过度充盈，以免子宫受压影响观察且患者难以耐受。
5. 检查中平静呼吸，严禁随意移动。

（二）线圈

应用盆腔相控阵线圈可以明显提高影像的信噪比，可应用小的扫描野（20～26 cm）获得较高矩阵，使子宫和子宫颈在 T2 加权像可以获得很高的分辨率。

经阴道线圈对子宫颈正常解剖及血管的细节显示好，有助于检出早期病变（Ia/ I b1 期）[3]。但是，经阴道线圈明显增加患者痛苦及检查费用，限制了其在临床的应用。

（三）基本扫描断面和序列

（1）基本扫描断面

对盆腔不同脏器的显示层面最常用的是横断面和矢状面。横断面能够显示盆腔脏器的毗邻关系，矢状面能够直观显示子宫形态、有助于判断肿瘤上下及前后关系。

（2）T1WI

T1WI 上软组织均呈等信号，对子宫颈、子宫腔内和肌壁间的病变的显示效果不佳，但能够检出病变内脂肪、出血、黏液及黑色素等成分，对于妇科肿瘤尤其是卵巢肿瘤的诊断及鉴别诊断有重要价值。

（3）T2WI

T2WI 是主要检查序列，能够显示子宫体、子宫颈区带样解剖结构，检出肌壁间的病变，对子宫肌瘤和腺肌症很敏感，对于观察子宫内膜增厚程度、发现子宫颈和子宫腔内占位性病变以及判断恶性肿瘤的侵犯范围和深度等都有重要价值。T2WI 横断面能够很好地观察子宫旁和盆壁组织蔓延及邻近器官（膀胱、直肠）的侵犯情况；应用脂肪抑制序列能够提高淋巴结与周围组织的对比度而提高对盆腔淋巴结的检出率。沿子宫长轴方向扫描的矢状面 T2WI 直观显示子宫形态，能够很好地显示病变并观察病变沿子宫及阴道向上下侵犯的范围及周围脏器的侵犯情况，从而提供分期的重要依据。建议冠状面 T2WI 沿子宫长轴方向进行定位，以有利于观察病变向上下侵犯的情况，另外也可较好地观察子宫旁及盆壁的侵犯情况；而沿子宫体短轴方向的 T2WI 能够观察病变向子宫肌层和子宫颈间质深部的侵犯 [4]。

（4）扩散加权成像（DWI）

扩散加权成像（diffusion weighted imaging，DWI）在妇科肿瘤中的诊断价值已得到广泛认可，目前广泛采用自旋回波 - 平面回波序列（spin echo-echo planer imaging，SE-EPI），b 值通常选用 800～1 000 s/mm^2。由于恶性肿瘤内水分子扩散受限，DWI 呈明显高信号，表观扩散系数（apparent diffusion coefficient，ADC）减低，因此，DWI 可用于检出肿瘤。联合 T2WI 及 DWI 观察肿瘤侵犯范围其准确性超过单独采用 T2WI 及 DWI 序列 [5]。对于鉴别宫颈癌放疗后残存和纤维化、肿瘤复发以及盆腔淋巴结转移的检出，DWI 均有重要价值 [6]。此外，DWI 有助于鉴别卵巢肿瘤囊实性及判断肿瘤的良恶性 [7]。

（5）增强扫描

增强扫描采用多期动态增强扫描或灌注加权成像，应用容积扫描序列，能够观察病变在注射对比剂前及增强后不同时相的一系列连续变化，有助于对病变进一步定性及了解病变血供情况，对病变诊断、鉴别诊断、判断病变范围及评估预后有重要意义。平扫由于瘤周炎症、水肿、活检后出血等，T2WI 可表现为与肿瘤信号相仿的中高信号；常规快速自回旋波序列增强扫描时间相当于动态增强延迟期，此时瘤周炎症、子宫体肌层及子宫颈基质等强化信号可与瘤体信号接近而影响评估准确性；动态增强扫描能够提供不同强化时相下肿瘤与周围组织的强化特征，可进一步提高肿瘤与周围组织的对比度，对恶性肿瘤的诊断及范围评估有重要意义 [8]。

增强扫描造影剂使用 Gd-DTPA，采用高压注射器经肘静脉注入，剂量为 20 ml，速度为 2 ~ 4 ml/s。对于盆腔淋巴结的显示，有报道称，超小型超顺磁氧化铁粒子（ultra-small superparamagnetic particles of iron oxide，USPIO）可以区分淋巴结转移、增生及炎性淋巴结，但目前国内应用较少。

（6）磁共振波谱（MRS）

磁共振波谱（MR spectroscopy，MRS）是近年发展的新的检查手段，作为一种无创伤的研究活体器官组织代谢、生化变化及化合物定量分析方法，其对妇科肿瘤的诊断及鉴别诊断有一定价值 [9]。

三、正常解剖及 MRI 表现

（一）子宫

子宫肌层由平滑肌组成，内 1/3 是致密排列的平滑肌束，与子宫内膜的基底层相平行，外层是随机排列的疏松的平滑肌束，这种内层和外层在排列方向和密度上不同的平滑肌束可能是形成 MRI 的特定肌层信号表现的因素之一。

子宫颈内腔呈梭形，为子宫颈管，长 2.5 ~ 3 cm，主要由结缔组织组成；子宫颈管内膜为柱状上皮，子宫颈阴道部覆以鳞状上皮，在子宫颈外口与子宫颈管柱状上皮相邻接，即所谓的移行带 / 鳞柱交界；受激素 / 阴道酸碱度的影响，移行带可上移或外移，为宫颈癌的好发部位。

1. 儿童子宫

子宫的大小及形态随着年龄增长而异。婴儿期子宫体与子宫颈之比为 1 : 2，随着年龄增长，子宫体与子宫颈的比例逐渐增大，在生育期可达 2 : 1。T2WI 上子宫主要表现为膀胱后方条带状低信号，儿童期子宫腔及子宫内膜显示欠佳。

2. 生育期子宫

（1）子宫体

在 MR-T2WI 上子宫体可分为三层结构，由内向外分别为内膜、连接带及外部肌层。其中，内膜及分泌物表现为均匀的高信号；内膜厚度随月经周期、激素水平及年龄的变化而变化，在子宫内膜增殖早期最薄，仅为 1 ~ 3 mm，在分泌晚期最厚，一般为 4 ~ 6 mm，但不超过 10 mm；生育期内膜信号较高；绝经期后子宫萎缩，内膜变薄，信号降低。内膜层向外与外部肌层之间的低信号带为连接带（又称为暗带），宽度为 2 ~ 8 mm，是由纵行的平滑肌构成，该层系致密肌纤维束，其细胞外间隙小，不受月经周期的影响而发生信号或厚度的变化，连接带是否完整可作为有无肌层浸润的标志，在子宫内膜癌分期上有重要意义；绝经后大部分女性此带显示模糊。子宫体最外层结构为外部肌层，厚度为 1~3 cm，信号强度也随月经周期而改变，分泌期信号略高于增殖期；青春期及绝经期后，子宫肌层在 T2WI 上为中等信号，在生育期则为高信号。

子宫的强化形式与激素状态及注射造影剂后的延迟时间有关。MRI 动态增强扫描动脉期可清楚地显示内膜下强化带，内膜下强化带位于内膜与连接带之间，主要是因为子宫内膜基底层和邻近肌层交界处血供比较丰富，而子宫内膜血管相对缺少，可作为有无肌层浸润的标志，且在增殖期和绝经期后子宫动态增强 MRI 上常见。内膜及肌层在动脉期强化不明显，随着时间推移，内膜与肌层逐渐强化，至延迟期两者强化明显，信号基本均匀 [10]。

（2）子宫颈部

在 T2WI 上子宫颈部同样分为三层结构，并分别与子宫体的三层结构相延续 [11-12]。最内层为子宫颈管黏膜及分泌物，呈高信号；中间层和最外层均为子宫颈的纤维肌肉性基质层，均由纤维母细胞及平滑肌细胞组成；内层基质厚为 3~8 mm，其细胞较致密，呈低信号；而外层基质结构较疏松，细胞成分较少，呈中等信号，厚为 2~8 mm。与子宫体部不同，子宫颈各个部分的 MRI 表现并不随患者激素状态而改变。

增强扫描子宫颈黏膜及基质表现为逐渐强化，至延迟期强化均匀。

3．老年子宫

老年子宫萎缩，体积减小，子宫的中间层与最外层分界不清楚。

（二）卵巢

MRI 能够显示大多数患者的双侧卵巢。正常卵巢在横断面或冠状面显示较好，其表现与激素水平有关。大多数育龄期妇女的卵巢体积较大，在 T2WI 上显示清楚，皮质呈低信号，髓质呈相对高信号；在 T1WI 上为中等信号或略低信号，与子宫、小肠不易区分；增强扫描显示卵巢基质的强化明显低于子宫肌层。髓质内常可见散在卵泡，呈囊性信号，增强扫描边缘强化。排卵侧卵巢在排卵期较卵泡期增大，无排卵的卵巢体积很小或难以辨认，而排卵后，卵巢体积并无明显缩小。

绝经后卵巢变小，皮髓质结构难以分辨，强化程度与子宫肌层相似。手术后移位的卵巢的影像学特征与正常卵巢相似，不应误认为转移性病变。

卵巢周围的血管表现为迂曲流空信号，可作为观察卵巢的标记。

四、妇科肿瘤的 MRI 表现

（一）子宫肿瘤

1．平滑肌瘤

（1）子宫体多见，单发或多发，大小不一。肌瘤根据其与肌层的关系分为黏膜下、肌壁间及浆膜下肌瘤。肌壁间肌瘤位于子宫肌层内，常表现为子宫不规则增大，子宫腔受压变形。肌瘤向浆膜外突出，为浆膜下肌瘤，表现为体积增大，与浆膜呈宽窄不一的基底相连，有时仅见一蒂，也可向阔韧带生长，形成阔韧带肌瘤。肌瘤位于子宫腔内，为黏膜下肌瘤，可致内膜及子宫腔变形。

（2）肌瘤边界清楚，边缘光滑，有时肌瘤周围可见假包膜。

（3）根据有否退变分为退变型及非退变型。非退变型肌瘤信号均匀一致，MRI 平扫表现为 T1WI 及 T2WI 均呈低信号；多数增强扫描方式与肌层一致，信号与肌层相仿或稍低，部分可表现为动脉期迅速强化，延迟期略降低。退变型肌瘤由于肿瘤的钙化、玻璃样变、囊性变、黏液样变及脂肪变性等，内部结构混杂，MRI 表现为 T2WI 呈不均匀高低混杂信号，肌瘤强化明显不均匀[13]。含有脂肪成分的平滑肌瘤称为脂肪平滑肌瘤，瘤内检出明显的脂肪成分是诊断的关键征象。

2. 子宫内膜息肉

（1）子宫腔内沿子宫长轴方向生长的长条形结节或肿物，可向双侧子宫角延伸，边界清楚，可有蒂与内膜相连，也可表现为与内膜信号相似，呈局灶性或弥漫性子宫内膜增厚。

（2）MRI 上 T2WI 为中高信号，增强扫描呈渐进性强化，典型者强化程度略低于内膜但与邻近肌层强化相似或略高于肌层，息肉较大者内可见多发囊变区，增强扫描呈网格状改变[14]。

3. 子宫内膜癌

（1）MRI 对子宫内膜癌的作用在于诊断、分期、疗效及预后评估、检出复发等，其中最主要的作用为评估肿瘤范围。

（2）MRI 对子宫内膜癌早期病变检出敏感，诊断及分期准确性高。子宫内膜癌局限于内膜者 T2WI 可表现为内膜异常稍高信号，甚至无阳性表现；动态增强扫描显示病变优于平扫。T2WI 低信号的连接带及动态增强扫描动脉早期的内膜下强化带是判断病变是否侵犯肌层的重要标志，对分期具有一定价值。

（3）子宫内膜癌 MRI 平扫呈 T1WI 等 T2WI 稍高信号；DWI 扩散受限明显，表现为明显高信号；增强扫描肿瘤轻度强化，信号低于邻近子宫体肌层。侵犯周围组织表现为相应部位出现肿瘤信号，正常结构中断。

（4）一般以区域淋巴结短径大于 1 cm 为转移。MRI 对 T 分期判断准确性最高，但对淋巴结转移的敏感性较低，与 CT 相仿，两者均低于 PET/CT。

4. 宫颈癌

（1）MRI 对宫颈癌的作用与对子宫内膜癌相仿，在肿瘤的诊断、分期、疗效及预后评估、检出复发等方面都有重要作用，是临床制定治疗策略的重要依据，在疗效评估、预测及预后评估方面也发挥着越来越重要的作用[4,8]。

（2）Ⅰa 期肿瘤影像学检查难以诊断。高于Ⅰa 期的肿瘤表现为子宫颈增大，局部结节或肿物。平扫 T1WI 为等信号，T2WI 多呈不均匀的中高或高信号，检出病变敏感；DWI 扩散受限显著，表现为明显高信号。瘤周常合并炎症及水肿，T2WI 也可表现为高信号，与肿瘤分界不清楚。动态增强扫描，肿瘤多为早期强化，晚期造影剂廓清，信号明显低于周围正常子宫颈基质，呈流出型曲线；而瘤周炎症表现为逐渐强化，水肿则无明确强化，可与肿瘤予以区别。因此，动态增强扫描显示肿瘤范围较平扫更清晰、准确。

（3）肿瘤侵犯周围组织表现为相应部位出现肿瘤密度 / 信号、正常结构中断。

（4）通常以区域淋巴结直径大于 1 cm 为转移。MRI 对 T 分期判断准确性最高，但对淋巴结转移的敏感性较低，与 CT 相仿，但两者均低于 PET-CT[15]。

（5）MRI 不用于宫颈上皮内瘤变（cervical intraepithelial neoplasia，CIN）的诊断，因其多无异常发现，有时可出现子宫颈管增宽，子宫颈黏膜欠规则，但信号无异常；此时 MRI 仅用于排除内生性宫颈癌及合并的其他疾病，CIN 的诊断主要依靠细胞病理学。

5. 子宫肉瘤及上皮和非上皮混合性肿瘤

（1）子宫增大，形态不规则，其内结构显著不均匀，影像学表现无明显特异性[16]。

（2）平滑肌肉瘤，单发，体积较大，常伴退变，信号不均匀，侵犯邻近结构，边缘模糊。

（3）子宫内膜间质肉瘤，内膜增厚，子宫腔内形成结节或肿物，或弥漫侵犯，于肌层内形成肿瘤播散灶。

（4）恶性中胚叶混合瘤及腺肉瘤，呈广基息肉状，充满子宫腔，信号无特异，可外突至子宫颈口外。

（二）卵巢肿瘤

1. 表面 - 上皮间质肿瘤

（1）卵巢最常见的肿瘤类型，其中以浆液性和黏液性为最多见，可为良性、交界性或恶性。

（2）囊腺瘤表现为盆腔囊性肿物，体积常较大，分隔纤细，囊壁及分隔可见强化，囊壁光滑。

（3）浆液性囊腺瘤常表现为较大的单房结构，分隔少，边缘光滑，囊液信号与单纯性液体相似，呈 T1WI 低 T2WI 均匀高信号。

（4）黏液性囊腺瘤常为多房囊性，大小不等，体积较浆液性囊腺瘤更大，直径一般大于 10 cm，囊壁薄但不均匀，部分病例有乳头样突起。由于囊内蛋白质含量较高，T1WI 和 T2WI 囊液的信号多高于浆液性囊腺瘤，且各囊间信号不一致。

（5）浆液性囊腺癌及黏液性囊腺癌可为囊性为主或囊实性或实性为主，实性成分多，分隔厚薄不均，囊壁不规则增厚，常侵犯腹膜产生腹水并导致腹腔广泛种植。浆液性囊腺癌可见外生性乳头状突起。黏液性囊腺癌囊内充满黏液，大小不一，肿瘤可自行破裂并腹腔种植形成"假黏液瘤"。MRI 增强扫描，肿块实性区不均匀强化，囊壁不规则强化，呈结节状或菜花状突起，坏死区及囊性区无强化[17-18]。

2. 生殖细胞肿瘤

卵巢生殖细胞肿瘤最常见的为成熟性囊性畸胎瘤（又称皮样囊肿）。MRI 对成熟性囊性畸胎瘤的定性诊断敏感性很高，但其检出钙化不如 CT；其压脂序列及化学位移序列正反相位能够敏感地检出囊内脂肪和脂质，并可与出血性囊肿及子宫内膜异位鉴别。

（1）在 T1WI 和 T2WI 上，肿瘤通常呈不均匀高信号，内部可见脂肪 - 水或液 - 液平面，病变内可见低信号的漂浮碎屑、钙化等，为典型特征。

（2）在 T2WI 上，脂肪的信号常稍低于出血灶，但出血甚至含蛋白质成分多的液体可表现为类似脂肪的高信号，因此，需选用 T1WI 和 T2WI 脂肪抑制序列，根据脂肪信号是否降低对上述病变进行鉴别诊断[19]。

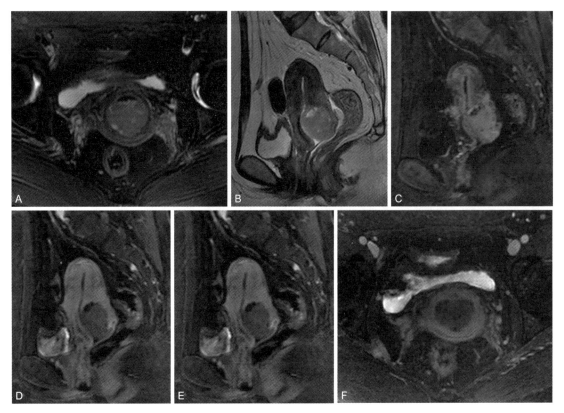

图 9-31　A 至 F

女,51 岁,阴道不规则出血20 d,子宫颈中低分化鳞癌(Ⅰb2 期)。A.横断面 T2WI 脂抑相。B.横断面 T1WI。C.矢状面 T2WI,示子宫颈软组织影,呈 T1WI 等 T2WI 稍高信号,侵犯子宫颈基质,未侵犯子宫旁。D 和 E.多期动态增强扫描矢状面动脉期及延迟期,肿瘤早期明显强化,强化程度明显高于周围肌层,延迟期肿瘤呈相对低信号。F.横断面增强扫描延迟期,示肿瘤周围高信号的基质环完整,未见中断

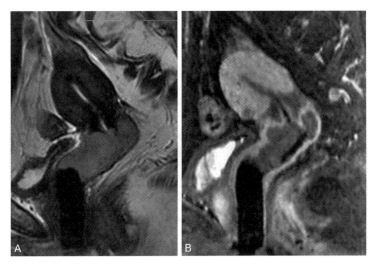

图 9-32　A 和 B

女, 52 岁,不规则阴道出血 2 个月,中分化宫颈鳞癌,侵犯阴道。A. 矢状面 T2WI。B.增强扫描矢状面延迟期示子宫颈部不规则肿物,边界不清楚,T2WI 呈中高信号,增强扫描延迟期呈不均匀强化,信号低于周围强化的子宫颈基质,肿瘤侵犯阴道穹及上段,局部与阴道前壁交界毛糙

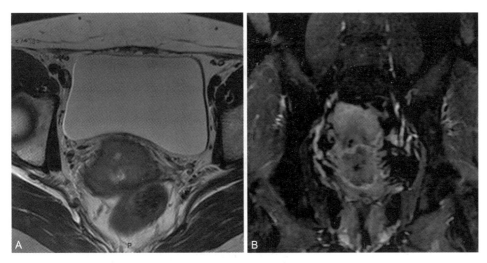

图 9-33 A 和 B

女，50 岁，阴道不规则出血半年余，宫颈癌，侵犯子宫旁（ⅡB 期）。A. 横断面 T2WI。B. 增强扫描冠状面延迟期示子宫颈部不规则肿物，边界不清楚，T2WI 呈中高信号，外缘毛糙，增强扫描延迟期呈不均匀强化，双侧基质环中断，肿瘤侵出子宫

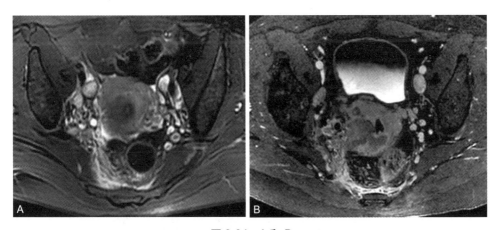

图 9-34 A 和 B

女，45 岁，接触性出血半个月，子宫颈低分化鳞癌，侵犯盆壁及多发淋巴结转移（Ⅲ期）。A. 横断面 T2WI 脂抑相。B. 增强扫描延迟期横断面示子宫颈部不规则肿物，边界不清楚，T2WI 及其脂肪抑制呈中高信号，增强扫描延迟期呈明显不均匀强化，信号低于邻近强化的子宫颈基质，肿瘤右侧部基质环中断，病变侵出子宫并蔓延至右侧盆壁，双侧髂血管旁多发淋巴结肿大

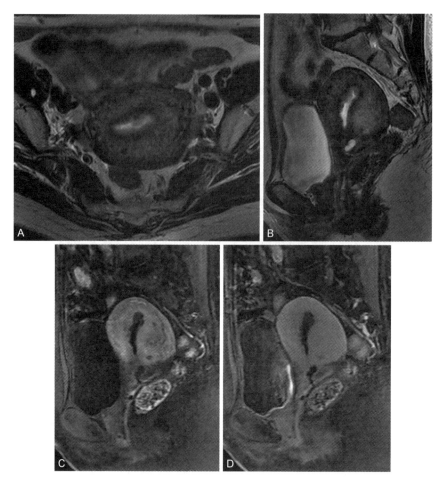

图 9-35 A 至 D

女，59 岁，子宫中分化内膜样腺癌，侵及浅肌层（ⅠA 期）。A.横断面 T2WI。B.矢状面 T2WI 示子宫内膜略增厚，信号不均匀，内膜（明显高信号）混杂中高信号的肿瘤组织。C 和 D.动态增强矢状面动脉期及延迟期，示肿瘤各期均呈轻度强化，信号均低于邻近肌层，动脉期内膜下强化带中断，病变与肌层交界毛糙，侵犯肌层深度小于肌层的 1/2（本例合并子宫体后壁腺肌症）

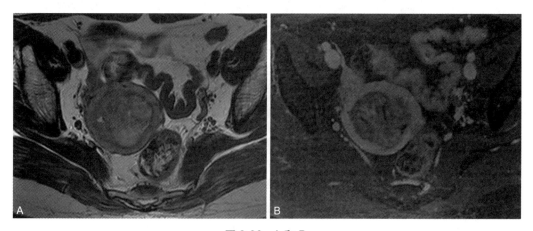

图 9-36 A 和 B

女，52 岁，绝经后阴道出血 2 个月，子宫内膜中分化鳞癌，少部分伴腺癌分化，侵犯深肌层（Ⅰb 期）。A.横断面 T2WI。B.增强扫描延迟期横断面示子宫腔内不规则肿物，T2WI 呈不均匀稍高信号，增强扫描轻度不均匀强化，信号低于周围肌层，侵犯肌层深度大于 1/2

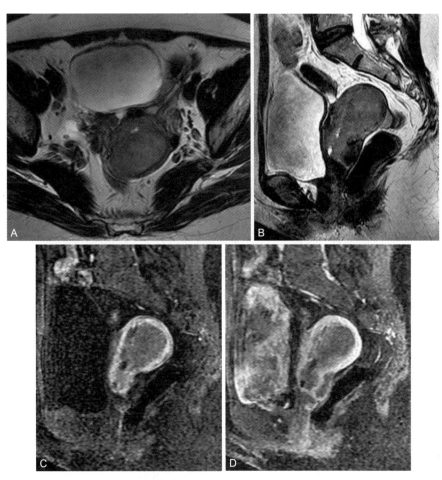

图 9-37　A 至 D

女，54 岁，绝经后阴道出血 3 个月，子宫内膜样腺癌（Ⅱ期）。A. 横断面 T2WI。B. 矢状面 T2WI。C 和 D. 增强扫描矢状面动脉期及延迟期，示子宫增大，子宫腔内不规则肿物，T2WI 呈不均匀中高信号，增强扫描呈不均匀轻度强化，信号低于邻近子宫体肌层，病变局部肌层深度大于 1/2，并向下侵犯子宫颈基质

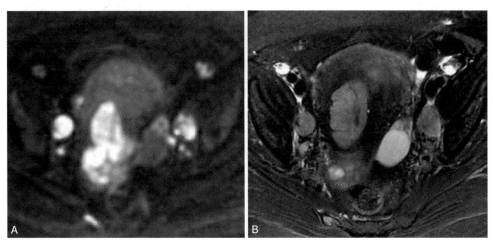

图 9-38　A 和 B

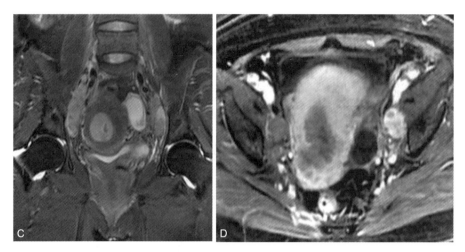

图 9-38（续） C 和 D

女,53 岁,不规则阴道出血 4 个月,子宫内膜低分化内膜样腺癌,双侧髂外血管区多发淋巴结转移（Ⅲ C 期）。A. DWI。B 和 C. 横断面及冠状面 T2WI 脂抑相。D. 增强扫描横断面示子宫体不规则肿物，T2WI 脂抑相呈不均匀中高信号，伴双侧髂血管旁多发肿大淋巴结；DWI 显示子宫腔内病变及淋巴结均呈明显高信号，提示扩散受限，增强扫描肿物轻度强化，信号强度明显低于邻近肌层，淋巴结呈中度不均匀强化

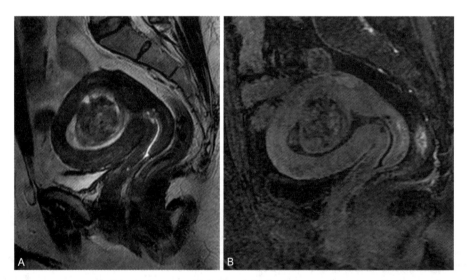

图 9-39 A 和 B

女，40 岁，子宫黏膜下平滑肌瘤伴退变。A. 矢状位 T2WI。B.矢状位动态增强动脉期及延迟期，示子宫腔内肿物，T2WI 信号不均匀，以低信号为主，内混杂高信号，增强扫描不均匀强化，病变边界清楚，边缘光滑，邻近肌层受压

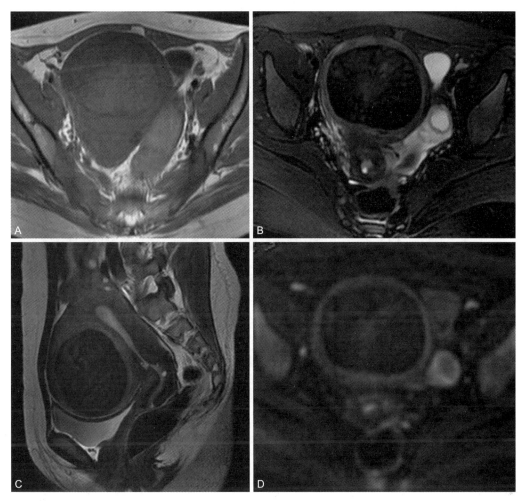

图 9-40 A 至 D

女，37 岁，子宫肌壁间肌瘤。A. 横断面 T1WI。B. 横断面 T2WI 脂抑相。C. 矢状面 T2WI。D. DWI，示子宫体前壁肌壁间肿物，T1WI 呈等信号，T2WI 及其脂抑相以低信号为主，混杂斑片状稍高信号，DWI 大部分区域呈低信号，边界清楚

3. 性索间质肿瘤

实性为主，可伴囊变。

纤维瘤及卵泡膜瘤：组织学上两者相互重叠，故常称为卵泡膜纤维瘤。因其富含纤维成分，常表现为 T1WI 中等信号，T2WI 低信号，病变内可见囊变，呈 T1WI 低 T2WI 高信号，边界清楚，不同于坏死，动态增强肿瘤多呈轻度强化[20]。

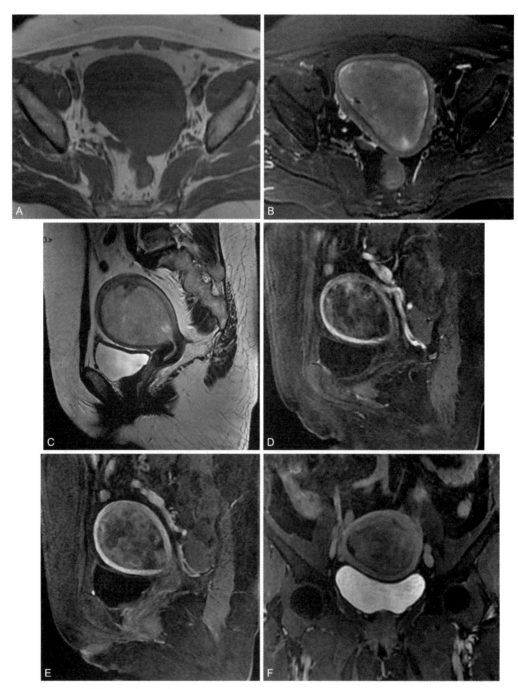

图 9-41　A 至 F

女，63 岁，子宫恶性中胚叶混合瘤。A. 横断面 T1WI。B. 横断面 T2WI 脂抑相。C. 矢状面 T2WI。D 和 E. 动态增强扫描矢状面动脉期及延迟期。F. 增强扫描延迟期冠状面，示子宫腔内肿物，T1WI 呈中等信号，T2WI 及其脂抑相呈略不均匀稍高信号，病变左上部可见不规则蒂样结构，余肿瘤部分与肌层交界光滑，无明显侵犯肌层征象，增强扫描肿瘤呈不均匀强化，动脉期左上部不规则蒂样结构明显强化

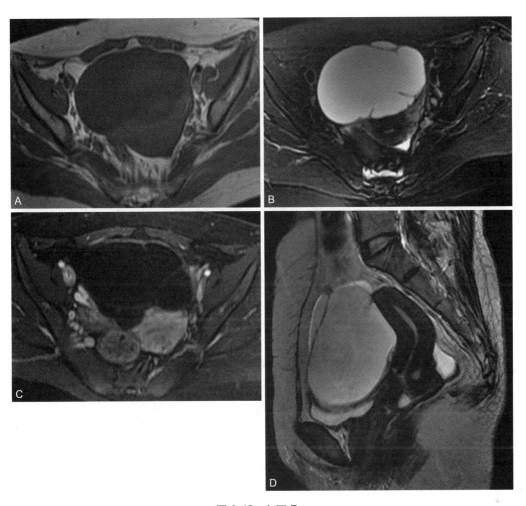

图 9-42　A 至 D

女，38 岁，右侧卵巢浆液性囊腺瘤（手术病理证实）。A. 横断面 T1WI。B. 横断面 T2WI 脂抑相。C. 矢状面 T2WI。D. 横断面增强扫描延迟期，示子宫前方多房囊性肿物，囊内信号均匀、T1WI 呈低信号，T2WI 及其脂抑相呈明显高信号，囊内分隔纤细、呈 T1WI 等 T2WI 中等信号。增强扫描分隔呈中度强化，囊内未见强化的实性成分

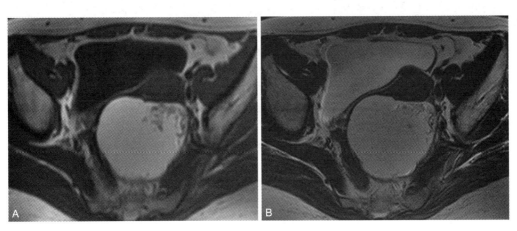

图 9-43　A 和 B

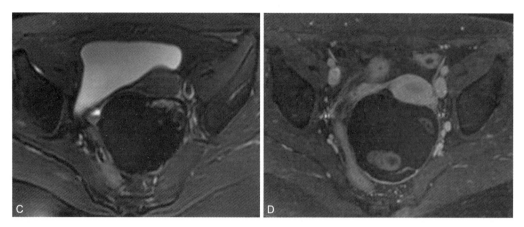

图 9-43（续） C 和 D

女，52 岁，左侧卵巢畸胎瘤（手术病理证实）。A. 横断面 T1WI。B 和 C. 横断面 T2WI 及其脂抑相。D. 横断面增强扫描，示子宫后方偏左侧肿物，推压子宫向前方移位，病变大部分区域呈脂肪信号，即 T1WI 及 T2WI 明显高信号，T2WI 脂抑相其内大部分区域信号降低呈明显低信号，增强扫描未见强化，其内另见散在少许小片状 T2 高信号，增强扫描强化明显，手术证实为毛发组织

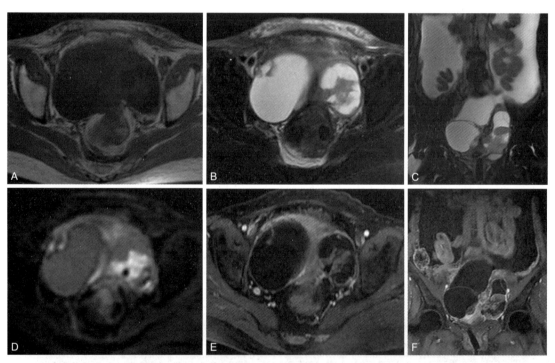

图 9-44 A 至 F

女，52 岁，发现腹水及盆腔肿物 1 个月，双侧卵巢高分化浆液性乳头状囊腺癌（手术病理证实）。A. 横断面 T1WI。B 和 C. 横断面及冠状面 T2WI 脂抑相。D. DWI。E 和 F. 增强扫描横断面及冠状面，示双侧附件区囊实性肿物，左侧实性成分较多，囊性成分呈 T1WI 低 T2WI 明显高信号，DWI 呈低信号，无明确强化，实性成分边界不清楚，呈 T1WI 等 T2WI 中高信号，DWI 明显高信号，增强扫描强化明显。腹盆腔可见大量积液

（欧阳汉　余小多）

<h1 style="text-align:center">参考文献</h1>

[1] 石木兰. 肿瘤影像学诊断. 北京: 中国科学技术出版社, 2003: 690-746.

[2] 周纯武. 肿瘤影像诊断图谱. 北京: 人民卫生出版社, 2011: 523-569.

[3] Downey K, Jafar M, Attygalle A D, et al. Influencing surgical management in patients with carcinoma of the cervix using a T2-and ZOOM-diffusion-weighted endovaginal MRI technique. Br J Cancer, 2013, 109(3): 615-622.

[4] Devine C, Gardner C, Sagebiel T, et al. Magnetic resonance imaging in the diagnosis, staging, and surveillance of cervical carcinoma. Semin Ultrasound CT MR, 2015, 36(4): 361-368.

[5] Deng L, Wang Q P, Chen X, et al. The combination of diffusion-and T2-weighted imaging in predicting deep myometrial invasion of endometrial cancer: a systematic review and meta-analysis. J Comput Assist Tomogr, 2015, 39(5): 661-673.

[6] Kallehauge J F, Tanderup K, Haack S, et al. Apparent diffusion coefficient (ADC) as a quantitative parameter in diffusion weighted MR imaging in gynecologic cancer: dependence on b-values used. Acta Oncol, 2010, 49(7): 1017-1022.

[7] Kierans A S, Bennett G L, Mussi T C, et al. Characterization of malignancy of adnexal lesions using ADC entropy: comparison with mean ADC and qualitative DWI assessment. J Magn Reson Imaging, 2013, 37(1): 164-171.

[8] Kaur H, Silverman P M, Iyer R B, et al. Diagnosis, staging, and surveillance of cervical carcinoma. Am J Roentgenol, 2003, 180(6): 1621-1631.

[9] 余小多, 欧阳汉, 周纯武, 等. 子宫肿瘤1H-MRS研究. 放射学实践, 2012, 27(5): 527-531.

[10] Yamashita Y, Harada M, Sawada T, et al. Normal uterus and FIGO stage I endometrial carcinoma: dynamic gadolinium-enhanced MR imaging. Radiology, 1993, 186(2): 495-501.

[11] Scoutt L M, McCauley T R, Flynn S D, et al. Zonal anatomy of the cervix: correlation of MR imaging and histologic examination of hysterectomy specimens. Radiology, 1993, 186(1): 159-162.

[12] deSouza N M, Hawley I C, Schwieso J E, et al. The uterine cervix on in vitro and in vivo MR images: a study of zonal anatomy and vascularity using an enveloping cervical coil. Am J Roentgenol, 1994, 163(3): 607-612.

[13] Murase E, Siegelman E S, Outwater E K, et al. Uterine leiomyomas: histopathologic features, MR imaging findings, differential diagnosis, and treatment. Radiographics, 1999, 19(5): 1179-1197.

[14] Grasel R P, Outwater E K, Siegelman E S, et al. Endometrial polyps: MR imaging features and distinction from endometrial carcinoma. Radiology, 2000, 214(1): 47-52.

[15] Choi H J, Roh J W, Seo S S, et al. Comparison of the accuracy of magnetic resonance imaging and positron emission tomography/computed tomography in the presurgical detection of lymph node metastases in patients with uterine cervical carcinoma: a prospective study. Cancer, 2006, 106(4): 914-922.

[16] Sahdev A, Sohaib S A, Jacobs I, et al. MR imaging of uterine sarcomas. Am J Roentgenol, 2001, 177(6): 1307-1311.

[17] Jeong Y Y, Outwater E K, Kang H K. Imaging evaluation of ovarian masses. Radiographics, 2000, 20(5): 1445-1470.

[18] Jung S E, Lee J M, Rha S E, et al. CT and MR imaging of ovarian tumors with emphasis on differential diagnosis. Radiographics, 2002, 22(6): 1305-1325.

[19] Outwater E K, Siegelman E S, Hunt J L. Ovarian teratomas: tumor types and imaging characteristics. Radiographics, 2001, 21(2): 475-490.

[20] Jung S E, Rha S E, Lee J M, et al. CT and MRI findings of sex cord-stromal tumor of the ovary. Am J Roentgenol, 2005, 185(1): 207-215.

第四节　妇科肿瘤的 PET-CT 检查

正电子发射断层成像（positron emission tomography，PET-CT）是常用分子影像技术，采用放射性核素标记参与人体代谢的生理物质，合成与肿瘤发生、发展有关的特异性示踪剂，并通过 PET 在体外动态、直观显示上述示踪剂在人体内的分布来反映肿瘤的生物学信息。目前 PET 已成为检查肿瘤和治疗监测的有效方法。[18]F 标记脱氧葡糖（[18]F-fludeoxyglucose，[18]F-FDG）PET 适用于临床怀疑有肿瘤而其他影像学检查呈阴性或诊断不明的病例，而且作为全身扫描，它可以更准确地评估肿瘤的局部和远处转移。近年来，PET-CT（正电子发射计算机断层成像，在临床上应用广泛，在妇科恶性肿瘤的范围、预后评估、疗效评价和临床随访中显示出了重要的临床应用价值。

一、PET-CT 的基本原理

PET 可以针对肿瘤的生物学特征，通过选择不同的显像剂，从分子水平显示肿瘤细胞的特征，为临床提供诊疗信息。PET 最常用的显像剂是 ^{18}F-FDG，是一种葡萄糖的类似物，通过与葡萄糖转运体 -1（glucose transporter-1，Glut-1）和葡萄糖转运体 -3（glucose transporter-3，Glut-3）进入细胞，在细胞质内经己糖激酶催化为 6- 磷酸 -FDG，后者因不能被特异的果糖 -1- 激酶识别和催化，不能参与下一步糖代谢而积聚在胞质内。因此，可利用在不同生理和病理状态下，细胞对葡萄糖利用的变化反映人体的某些功能改变。由于肿瘤细胞对能量和增殖相关物质需求增多，葡萄糖转运 mRNA 表达增加，葡萄糖转运蛋白 Glut-1 和 Glut-3 水平增高，己糖激酶水平升高，葡萄糖 -6- 磷酸酶水平下调，以及糖酵解酶的活性增高，肿瘤组织呈现 ^{18}F-FDG 摄取增高的代谢特征。

^{18}F-FDG 不是肿瘤的特异性显像剂，诊断中存在假阳性和假阴性。任何引起葡萄糖代谢增高的病变都可能出现 ^{18}F-FDG 摄取增高，如手术后淋巴结反应性增生、术后炎性反应。假阴性常见于病灶较小和某些组织学类型，如卵巢的囊腺癌等。

二、PET-CT 适应证

PET-CT 将功能分子影像与解剖结构影像进行图像融合，改善了病灶对位，提高了诊断的特异性。其在肿瘤中的临床应用主要包括：肿瘤诊断、肿瘤分期、转移癌的不明原发灶查找、放疗计划制订、疗效监测、肿瘤复发的诊断和再分期、肿瘤治疗新技术与新药研究等。在妇科肿瘤中，[18]F-FDG PET 可显示高代谢的肿瘤病灶，有助于判断肿瘤扩散范围、正常大小的转移淋巴结，并有助于鉴别手术区或放疗野内有无肿瘤残存或复发，特别是对治疗后肿瘤标志物增高者查找复发或转移灶。

三、妇科肿瘤的 PET-CT 表现

（一）宫颈癌

研究显示，宫颈癌的 ^{18}F-FDG 摄取增高（图 9-45），可能与 GLUT-1 表达有关。由于空间分辨率的限制，PET 对小病灶的检出较差，不适合早期宫颈癌的筛查，而且在评估肿瘤局部侵犯程度方面存在限制。

PET 在宫颈癌的转移淋巴结定位、制订放疗计划、评价疗效、检出复发灶和判断预后方面具有重要价值。目前美国国立综合癌症网络（National Comprehensive Cancer Network，

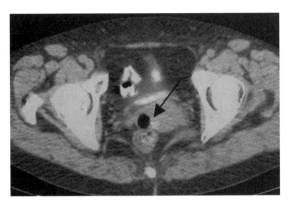

图 9-45（也见彩图）

宫颈腺癌。盆腔淋巴结清扫术后无淋巴结转移。A. PET-CT 横断面融合图像示子宫颈略增大，伴轻度代谢增高灶（黑箭头所示），最大标准化摄取值（standardized uptake value, SUV）为 2.6。手术后病理诊断为宫颈高 - 中分化腺癌

NCCN）的宫颈癌指南（2016 版）推荐，对于分期为 I b 及以上的患者，进行 PET-CT 检查作为术前评估。

宫颈癌妇科常用国际妇产科联合会（International Federation of Gynecology and Obstetrics, FIGO）分期，不包括淋巴结转移情况。但是，淋巴结转移是影响宫颈癌患者的重要预后因子，对于患者治疗策略的选择很重要。常规影像学检查是以淋巴结大小作为转移的判断标准，对于小于 1 cm 的转移淋巴结难以判断，会低估分期。Meta 分析显示，^{18}F-FDG PET 评估主动脉旁淋巴结转移的总敏感性和总特异性分别为 84% 和 95%，对盆腔淋巴结转移的总敏感性和总特异性分别为 79% 和 99%，对临床复发诊断的总敏感性和总特异性分别为 96% 和 81%。^{18}F-FDG PET 还可发现 CT 和 MRI 难以检出的盆腔外转移和病灶（如第二原发性癌），可为评估预后和制订治疗计划提供重要的补充信息（图 9-46）。此外，前瞻性研究显示，^{18}F-FDG PET-CT 可作为宫颈癌的预后因子 [1]。在多因素分析中，PET 所提示的主动脉旁淋巴结阳性

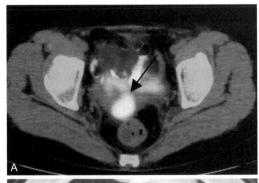
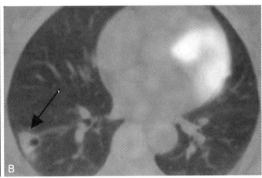
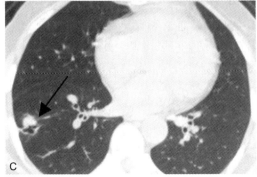

图 9-46（也见彩图）

宫颈鳞癌。A. PET-CT 横断面融合示子宫颈增大，伴代谢增高灶（黑箭头所示），最大 SUV 为 10.0。PET-CT 横断面（B）和屏气胸部 CT（C）示右肺下叶背段不规则结节（黑箭头所示），大小约为 1.7 cm，牵拉邻近胸膜，伴轻度代谢增高，最大 SUV 为 4.1。子宫活检病理诊断为浸润性鳞癌；手术切除为右肺下叶腺癌，为第二原发性癌

与否是影响预后的最重要因素[2]。

由于 18F-FDG PET-CT 在检出淋巴结转移和远处转移方面准确性良好，可以优化放疗野，已被放疗医生当作指导调强放疗的有用工具。将 18F-FDG PET-CT 数据纳入调强放疗计划可减少周围正常组织的照射剂量，并可提高目标区域的照射剂量。另外，肿瘤乏氧是影响肿瘤放疗结果的不利因素，与肿瘤局部复发和转移有关。一些 PET 显像剂可无创地评估肿瘤乏氧状况，如 18F- 硝基咪唑丙醇。

治疗前行 18F-FDG PET-CT 检查，对治疗策略的选择是非常重要的。Yen 等的研究显示，PET 检查后，65% 的患者的治疗计划调整了[3]。

宫颈癌临床预后不良因素包括肿瘤大小、病理组织分型、FIGO 分期、盆腔及腹主动脉旁淋巴结转移、淋巴血管浸润和子宫体侵犯。Kidd 等对 287 例治疗前宫颈癌的研究结果显示，标准化摄取值（standaridized uptake value，SUV）是与总生存（overall survival，OS）有关的独立预后因子[4]。近期有关肿瘤代谢容积的定量参数已逐渐引起了大家的关注，其中肿瘤代谢体积（metabolic tumor volume，MTV）是具有较高糖代谢水平的肿瘤体积，糖酵解总量（total lesion glycolysis，TLG）是肿瘤 MTV 与 SUV 均值的乘积。与 SUV 比较，MTV 和 TLG 可以反映肿瘤的负荷，多项研究显示它们在宫颈癌患者的预后评估方面是更有用的指标[5]。

宫颈癌治疗后，约 30% 的患者会出现肿瘤复发。CT 或 MRI 对于鉴别肿瘤复发与治疗后的纤维化及坏死较为困难。18F-FDG PET 有助于提供重要的鉴别诊断信息。Mittra 等的研究结果显示，18F-FDG PET 对宫颈癌局部肿瘤复发和远处转移的诊断具有很高的准确性。Meta 分析显示，PET 或 PET-CT 检出宫颈癌局部复发的总敏感性为 0.82[95% 置信区间（confidence interval，CI）：0.72 ~ 0.90]，总特异性为 0.98（95% CI：0.96 ~ 0.99）；远处转移的总敏感性为 0.87（95% CI：0.80 ~ 0.92），总特异性为 0.97（95% CI：0.96 ~ 0.98）[6]。此外，Chang 等报道，对于临床治疗后完全缓解的患者（常规检查未能检出病灶），再次出现肿瘤标志物升高时，PET-CT 的检出率达 94%[7]。最新的 NCCN 指南推荐 FDG PET-CT 用于监测临床症状提示复发可能的患者。由此可见，PET-CT 在判断宫颈癌复发和远处转移的检出方面是一个非常有价值的检查手段[8]（图 9-47）。

（二）子宫内膜癌

18F-FDG PET 受空间分辨率的限制，对小病灶的检出不佳，不能用于早期子宫内膜癌的筛查，而且在排卵期和月经期子宫内膜会出现生理性的摄取增高，子宫的良性病变也可出现摄取增高，因此，PET 对子宫内膜癌的诊断价值有限。但是，在子宫内膜癌分期、放疗计划、评价疗效和治疗后监测方面，PET 是一个有效的检查手段。

淋巴结转移与否和转移淋巴结的定位对于制订治疗计划非常重要。Horowitz 等的研究结果显示，PET 检出子宫内膜癌盆腔及腹主动脉旁淋巴结转移的敏感性为 60%，特异性为98%[9]。Park 等比较了 53 例子宫内膜癌的 PET-CT 和 MRI 结果，结果显示，PET-CT 在判断盆腔淋巴结转移和腹主动脉旁淋巴结转移方面有更好的敏感性和特异性[10]。PET 作为全身显像，可以在治疗前更全面地评估淋巴结转移情况，特别是可以检出少见部位且容易忽略的转移，如锁骨上区、纵隔淋巴结转移、骨转移和肌肉内转移。然而，PET 对直径小于 5 mm 的淋巴结转移的检出率很低。

有研究显示，术前淋巴结摄取程度与子宫内膜癌复发有关。Chung 等回顾性分析了 70 例手术切除的子宫内膜癌的 PET-CT 结果，结果显示，淋巴结 SUV>15 的子宫内膜癌患者的肿瘤复发显著高于淋巴结 SUV≤15 的患者[11]。因此，术前 SUV 可以反映肿瘤的侵袭

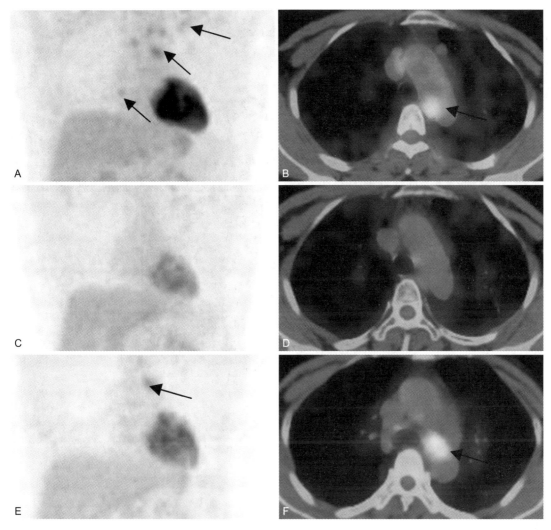

图 9-47（也见彩图）

宫颈鳞癌，行术前放疗和手术切除后 10 年，左肺上叶转移瘤放疗后 9 年，近期肿瘤标志物 SCCA 持续升高（3.8 μg/ml），PET-CT 发现左侧锁骨上及纵隔淋巴结转移。PET MIP（A）和横断面融合图像（B）（2008-11-13）示左侧锁骨上及纵隔（黑箭头所示）多发高代谢淋巴结，最大 SUV 为 3.3。后行化疗和双侧锁骨上区放疗，于化疗结束 1 个月和放疗结束 3 个月后行 PET-CT 检查，同期肿瘤标志物 SCCA 降至正常，PET-CT MIP（C）和横断面融合图像（D）（2009-4-14）示左侧锁骨上及纵隔淋巴结代谢明显减低。1 年后，肿瘤标志物 SCCA 再次升高（5.9 μg/ml），PET MIP（E）和横断面融合图像（F）（2010-4-13）纵隔淋巴结再次增大，伴代谢增高（黑箭头所示），最大 SUV 为 3.1

性，预测子宫内膜癌的不良预后，从而有助于临床治疗策略的选择。近期多项研究显示，与 SUV 比较，原发病灶 MTV 和 TLG 与子宫内膜癌临床病理特征的相关性更好，有研究结果显示它们可作为预测子宫内膜癌复发的独立预后因子[12-14]。

与常规影像学检查相比，^{18}F-FDG PET 在检出复发病灶和评价治疗疗效方面更好（图 9-48）。Belhocine 等回顾性分析了 34 例患者的 41 次检查，^{18}F-FDG PET 监测治疗后复发的敏感性、特异性、准确性、阳性预测值和阴性预测值分别为 96%、78%、90%、89% 和 91%[15]。与常规影像学检查和肿瘤标志物相比，^{18}F-FDG PET 在检出病灶方面有更高的敏感性、特异性和准确性，特别是约 1/3 的病例在 PET 检查后调整了治疗计划。

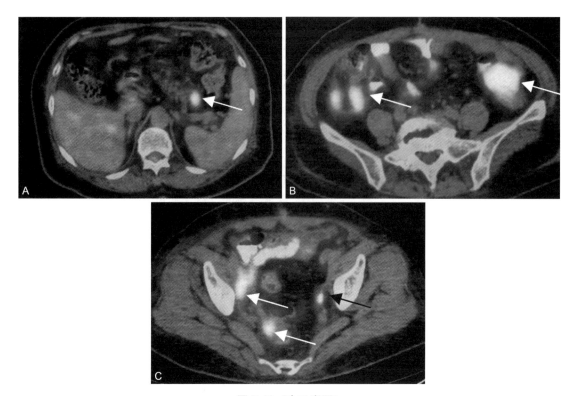

图 9-48（也见彩图）

子宫内膜癌，术后腹盆腔多发种植转移。子宫内膜癌术后 8 个月发现肿瘤标志物 CA 125 升高（81.59 U/ml）。A 至 C.融合图像示，腹盆腔腹膜和肠系膜增厚及结节，为多发转移灶（白箭头所示），伴代谢增高，大者 4.1 cm×3.2 cm，最大 SUV 为 7.4，左侧髂血管旁摄取增高影，为输尿管生理性摄取（黑箭头所示）

（三）卵巢癌

卵巢癌在 ^{18}F-FDG PET 上呈高代谢，但并不推荐 PET 用于常规检查。CT、经阴道超声和 MRI 仍是诊断卵巢癌的常规检查手段。Nam 等收集了 133 例可疑卵巢癌患者，与组织病理学结果比较，PET-CT、盆腔超声、腹腔盆腔 CT 和 MRI 对鉴别卵巢癌与卵巢交界性肿瘤和良性肿瘤的准确性分别为 92.1%、83.0%、74.9% 和 74.9%[16]。需要注意的是，该组研究中的 PET-CT 的 CT 部分采用的是增强 CT，因此，这可能是导致其比增强 CT 有更高的准确性的原因。研究显示，在卵巢良恶性肿瘤的鉴别诊断方面，在超声和 MRI 检查后，^{18}F-FDG PET 并不能显著增加补充信息，因为所有常规检查所提示的可疑病灶仍需手术和组织学结果。PET 敏感性低与囊性成分为主的卵巢癌和有些卵巢癌病灶小有关。PET 假阴性与交界性或分化好的卵巢癌有关。假阳性常见于卵巢的生理性摄取、潴留囊肿、炎性病变和子宫内膜异位。

卵巢癌采用 TNM 分类方法分期，与其他检查技术相比，PET-CT 在 T 分期，特别是软组织侵犯的判断方面存在局限性。越来越多的证据显示，PET-CT 有助于淋巴结分期和远处转移的检出。由于卵巢癌的临床症状和体征不明显，患者就诊时病变已处于进展期，常伴有局部和腹部的播散。这种情况明显降低了根治性手术的可能性，这些患者的生存率很低且复发率高，卵巢癌Ⅲ期的 5 年生存率为 20% ~ 40%、复发率为 75% ~ 80%；Ⅳ期的 5 年生存率仅为 10%、复发率高达 90% ~ 95%。回顾性研究结果显示，PET-CT 在盆腔和腹主动脉淋巴结分期方面是一个准确的检查方法，其敏感性、特异性、准确性、阳性预测值和阴性预测值分别为83.3%、98.2%、95.6%、90.9%和96.5%[17]。在组织病理学证实的95例卵巢癌中，78.0%的患者PET-CT分期与手术分期一致；在15.8%的患者，PET-CT检出了腹腔外淋巴结转移，在另外3.8%的患者检出了第二原发性癌。此外，近期研究结果显示，[18]F-FDG PET-CT测定的容积代谢参数可以反映肿瘤治疗前的代谢负荷，特别是TLG，有研究结果它是影响卵巢癌的生存的独立预后因子[18-19]。

　　卵巢癌复发或残存的诊断困难，特别是腹膜转移，对此[18]F-FDG PET优于CT和MRI，特别是对于卵巢癌治疗后肿瘤标志物再次升高的患者（图9-49）。PET-CT检出的腹膜转移表现为代谢增高的结节或肿块，可融合成团或包绕腹腔内脏器。盆腔复发肿瘤常伴腹腔种植转移和腹水，囊实性肿块中实性成分可有摄取增高。文献报道，meta分析显示，PET诊断卵巢癌残存和复发的总敏感性和总特异性分别为96%和80%。此外，PET更容易发现常规影像学检查容易漏诊的隐匿病灶，特别是术后肿瘤标志物CA125升高而常规检查阴性的患者。对于卵巢癌可疑复发患者，常采用腹腔镜或剖腹探查以进行再分期。有研究显示，在患者无进展生存方面，二次手术探查组和PET检查组的无统计学差异。因此，PET可减少因再分期而进行有创的手术探查，从而可降低医疗费用。还有研究显示，在PET引导下可以更彻底地切除卵巢癌复发肿瘤，从而改善患者的预后[20]。在前瞻性研究中，治疗后复发患者进行PET-CT检查后，58%的患者再分期改变，从而调整了治疗计划。此外，[18]F-FDG PET在监测疗效方面具有价值。研究显示，在化疗第1~3周期后，病灶代谢改变与总生存率存在相关性。

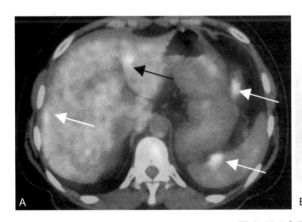
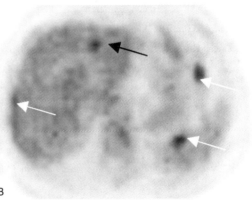

图9-49（也见彩图）

卵巢癌术后化疗后肝转移，腹膜及腹腔多发转移。卵巢癌术后10个月，化疗结束后5个月余，肿瘤标志物CA125升高（99 U/ml）。A和B. PET-CT融合图像示肝周腹膜增厚，腹膜及腹腔多发高代谢结节（黑箭头所示），最大SUV为5.9，位于左上腹部。肝左叶外侧段代谢增高灶（白箭头所示），最大SUV为4.1，考虑为转移

　　[18]F-FDG PET-CT结合了肿瘤的代谢和形态学特征，改善了妇科常见肿瘤诊断和分期的准确性，尤其是宫颈癌患者的分期和再分期，在疗效监测和预后方面发挥着重要作用。

（吴　宁　梁　颖）

参考文献

[1] Kidd E A, Siegel B A, Dehdashti F. Lymph node staging by positron emission tomography in cervical cancer: Relationship to prognosis. J CIin Oncol, 2010, 28(12): 2108-2113.

[2] Grigsby P W, Siegel B A, Dehdashti F. Lymph node staging by positron emission tomography in patients with carcinoma of the cervix. J Clin Oncol, 2001, 19(17): 3745-3749.

[3] Yen T C, Lai C H. Positron emission tomography in gynecologic cancer. Semin Nucl Med, 2006, 36(1): 93-104.

[4] Kidd E A, Siegel B A, Dehdashti F. The standardized uptake value for 18 F fluorodeoxyglucose is a sensitive predictive biomarker for cervical cancer treatment response and survival. Cancer, 2007, 110(8): 1738-1744.

[5] Hong J H, Min K J, Lee J K, et al. Prognostic value of the sum of metabolic tumor volume of primary tumor and lymph nodes using 18F-FDG PET/CT in patients with cervical cancer. Medicine, 2016, 95(9): e2992.

[6] Chu Y, Zheng A, Wang F, et al. Diagnostic value of 18F-FDG-PET or PET-CT in recurrent cervical cancer: a systematic review and meta-analysis. Nucl Med Commun, 2014, 35(2): 144-150.

[7] Yen T C, See L C, Chang T C, et al. Defining the priority of using 18 F-FDG PET for recurrent cervical cancer. J Nucl Med, 2004, 45(10): 1632-1639.

[8] Mittra E, El-Maghraby T, Rodriguez C A. Efficacy of 18F-FDG PET/CT in the evaluation of patients with recurrent cervical carcinoma. Eur J Nucl Med Mol lmaging, 2009, 36(12): 1952-1959.

[9] Horowitz N S, Dehdashti F, Herzog T J, et al. Prospective evaluation of FDG-PET for detecting pelvic and paraaortic lymph node metastasis in uterine corpus cancer. Gynecol Oncol, 2004, 95(3): 546-551.

[10] Park J Y, Kim E N, Kim D Y, et al. Comparison of the validity of magnetic resonance imaging and positron emission tomography/computed tomography in the preoperative evaluation of patients with uterine corpus cancer. Gynecol Oncol, 2008, 108(3): 486-492.

[11] Chung H H, Cheon G J, Kim H S, et al. Preoperative PET/CT standardized FDG uptake values of pelvic lymph nodes as a significant prognostic factor in patients with endometrial cancer. Eur J Nucl Med Mol Imaging, 2014, 41(9): 1793-1799.

[12] Shim S H, Kim D Y, Lee D Y, et al. Metabolic tumour volume and total lesion glycolysis, measured using preoperative 18F-FDG PET/CT, predict the recurrence of endometrial cancer. BJOG, 2014, 121(9): 1097-1106.

[13] Kitajima K, Suenaga Y, Ueno Y, et al. Preoperative risk stratification using metabolic parameters of (18)F-FDG PET/CT in patients with endometrial cancer. Eur J Nucl Med Mol Imaging, 2015, 42(8): 1268-1275.

[14] Husby J A, Reitan B C, Biermann M, et al. Metabolic tumor volume on 18F-FDG PET/CT improves preoperative identification of high-risk endometrial carcinoma patients. J Nucl Med, 2015, 56(8): 1191-1198.

[15] Belhocine T, De Barsy C, Hustinx R, et al. Usefulness of 18 F-FDG PET in the post-therapy surveillance of endometrial carcinoma. Eur J Nucl Med Mol Imaging, 2002, 29(9): 1132-1139.

[16] Nam E J, Yun M J, Oh Y T, et al. Diagnosis and staging of primary ovarian cancer: correlation between PET/CT, Doppler US, and CT or MRI. Gynecol Oncol, 2010, 116(3): 389-394.

[17] Signorelli M, Guerra L, Pirovano C, et al. Detection of nodal metastases by 18F-FDG PET/CT in apparent early stage ovarian cancer: a prospective study. Gynecol Oncol 2013, 131(2): 395-399.

[18] Takeuchi S, Lucchini M, Schmeler K M, et al. Utility of 18F-FDG PET/CT in follow-up of patients with low-grade serous carcinoma of the ovary. Gynecol Oncol, 2014, 133(1): 100-104.

[19] Yamamoto M, Tsujikawa T, Fujita Y, et al. Metabolic tumor burden predicts prognosis of ovarian cancer patients who receive platinum-based adjuvant chemotherapy. Cancer Sci, 2016, 107(4): 478-485.

[20] Peng P, Zhu Z H, Zhong Z J, et al. Benefits of fluorine-18 fludeoxyglucose positron emission tomography in secondary cytoreductive surgery for patients with recurrent epithelial ovarian cancer. Br J Radiol, 2015, 88(1052): 20150109.

推荐阅读文献

[1] Chang T C, Law K S, Hong J H, et al. Positron emission tomography for unexplained elevation of serum squamous cell carcinoma antigen levels during follow-up for patients with cervical malignancies: a phase Ⅱ study. Cancer, 2004, 101(1): 164-171.

[2] De Gaetano A M, Calcagni M L, Rufini V, et al. Imaging of gynecologic malignancies with FDG PET-CT: case examples, physiologic activity, and pitfalls. Abdom Imaging, 2009, 34(6): 696-711.

[3] Gjelsteen A C, Ching B H, Meyermann M W, et al. CT, MRI, PET, PET/CT, and ultrasound in the evaluation of obstetric and gynecologic patients. Surg Clin North Am, 2008, 88(2): 361-390.

[4] Havrilesky L J, Kulasingam S L, Matchar D B, et al. FDG-PET for management of cervical and ovarian cancer. Gynecol Oncol, 2005, 97(1): 183-191.

[5] Kawahara K, Yoshida Y, Kurokawa T, et al. Evaluation of positron emission tomography with tracer 18-fluorodeoxyglucose in addition to magnetic resonance imaging in the diagnosis of ovarian cancer in selected women after ultrasonography. J Comput Assist Tomogr, 2004, 28(4): 505-516.

[6] Pandit-Taskar N. Oncologic imaging in gynecologic malignancies. J Nucl Med, 2005, 46(11): 1842-1850.

[7] Schröder W, Zimny M, Rudlowski C, et al. The role of 18F-fluoro-deoxyglucose positron emission tomography (18F-FDG PET) in diagnosis of ovarian cancer. Int J Gynecol Cancer, 1999, 9(2): 117-122.

第 *10* 章 临床核医学与常见妇科肿瘤的诊治

核医学是应用加速器生产的放射性核素或核素发生器产生的放射性核素（同位素）进行诊断、治疗疾病的一门学科，包括体内诊断、体外诊断和治疗。随着现代核医学仪器的不断更新和发展，如 SPECT-CT、PET-CT 的问世，新的放射性标记药物的研发和研制，核医学已成为肿瘤临床诊断与治疗的常用诊疗技术。近年 PET-MRI 已逐步应用于临床诊断。

一、核医学基础知识

核医学体内诊断原理：采用放射性核素或放射性核素标记某种化合物形成的放射性药物，通过静脉、皮下或肿瘤内注射，使放射性核素进入人体内；在正常或异常、生理或病理情况下，人体内器官或组织摄取的放射性核素是不同的，并且放射性核素在体内的分布会形成差异，因此通过应用探测 γ 射线或正电子的设备（γ 相机、SPECT、PET-CT、PET-MRI）可以探测到放射性核素在人体内的分布变化，经计算机采集、处理生成图像或功能曲线，然后做出核医学诊断。

核医学治疗肿瘤的原理：放射性核素或放射性核素标记的药物可产生 β 射线或 γ 射线，肿瘤病变部位可聚集放射性核素或放射性药物，而核素发出的射线照射病变细胞可达到杀伤肿瘤细胞直至其死亡，进而达到治疗的目的。常用放射性核素有：^{99m}Tc、^{18}F……（表 10.1）。

^{99m}Tc 的物理特性：Tc 是元素周期表中ⅦB 族元素，外层具有 7 个电子且它们都很容易失去，形成的 TcO_4^- 在溶液中很稳定；Tc 的半衰期为 6 h，γ 射线的能量为 140 keV；目前核医学诊断常用的放射性药物多为 ^{99m}Tc 标记的化合物，如 ^{99m}Tc-MDP、^{99m}Tc-DTPA 等。

^{18}F 的物理特性：F 是元素周期表中ⅦA 族卤族元素，F 的外层电子结构为 $2S^2 2P^5$，它没有空的轨道；F 的氧化性最强，易获得一个电子，形成 -1 价的稳定结构；^{18}F 的半衰期为110 min，是小型加速器生产的半衰期最长的一种放射性核素；^{18}F-FDG 常用于肿瘤显像以及心、脑显像等研究。

^{131}I 的物理特性：I 位于元素周期表中ⅦA 族；^{131}I 的半衰期为 8 d，γ 射线的能量为365 keV，并且有 β 射线；由于其价格便宜，临床上常将 ^{131}I 用于治疗及制备体内诊断放射性药物。

表 10-1　常用的放射性核素

核素	半衰期	射线种类	临床应用
^{99m}Tc	6 h	γ	诊断
^{131}I	8 d	γ、β	诊断或治疗
^{153}Sm	46.3 h	γ、β	治疗及诊断
^{89}Sr	50.6 d	β	治疗
^{18}F	110 min	$β^+$	诊断

二、临床常用的核医学检查

（一）全身骨显像

许多恶性肿瘤在中晚期常发生多脏器转移与骨转移，早期诊断骨转移对于治疗方案的制订及骨转移的治疗非常重要。对于诊断有无骨转移，骨显像是首选的检查方法之一。一次全身骨显像可以清晰地显示全身所有骨骼，骨显像敏感性高并能比 X 线或 CT 提早 3~6 个月发现骨转移。

1. 原理

在骨骼中，矿物质占骨组织干重的 2/3，矿物质主要为羟基磷灰石晶体。将磷（膦）酸盐化合物与放射性核素锝（Tc）连接，由于磷（膦）酸盐含有 P-O-P 或 P-C-P 结构，并可被骨中新生的羟基磷灰石吸附，在骨骼中可形成局部的放射性浓聚或增高区，即在骨显像中在骨骼上形成点状或片状黑色区域。

2. 显像的药物

（1）^{99m}Tc-MDP（锝亚甲基双膦酸盐）：临床上最为常用。

（2）^{99m}Tc-PYP（锝焦磷酸盐）。

3. 临床应用

（1）治疗前了解全身骨有无转移。

（2）治疗后随访和骨转移治疗后的观察指标。

4. 骨显像评估

（1）正常骨显像

正常骨显像表现为全身骨骼放射性分布均匀，左右对称；肾及膀胱显像。由于全身不同部位骨骼密度不同，血供与代谢活跃程度也有差异，扁平骨、长骨骨骺端和大关节放射性聚集较多，长骨骨干等密质骨放射性聚集相对较少，骨显像中前、后位片显示骨骼的清晰度也有差异，如脊柱在后位片比前位片清晰。

（2）异常骨显像

异常放射性浓聚或增高灶（热区）：骨病变局部由于血供增加或骨盐代谢异常活跃，或由于成骨细胞异常活跃，病变部位异常摄取放射性药物，骨显像表现为病变局部较对侧骨骼或邻近/周围骨组织放射性药物异常聚集，即放射性"热区"，该现象为骨显像中最为常见的异常表现。

异常放射性稀疏或缺损区（冷区）：骨病变局部由于血供减少，或由于以溶骨性成分为主，局部骨盐代谢降低，导致放射性药物不能正常进入骨组织，或进入骨组织的放射性药物减少，病变局部几乎不摄取放射性药物或摄取放射性药物明显减少，骨显像表现为放射性稀疏或缺损区，即放射性"冷区"。该现象在骨显像中较少见，一旦骨病变表现为放射性稀疏或缺损区，则具有病理诊断意义，常常提示局部骨质破坏。有时在溶骨性病变周围也可伴有新骨的生成，即表现为中心为放射性稀疏或缺损区，周围形成放射性浓聚。

无论骨病变是放射性浓聚或增高灶，还是放射性稀疏或缺损区，因部位不同，病变可表现为点状或片状、圆形、条状、团块状，甚至是整块骨骼。根据病变累及部位的多少，可分为单发、多发、局限性、弥漫性、对称性等。恶性肿瘤的骨转移常表现为无规律性。

妇科常见的恶性肿瘤，如宫颈癌、卵巢癌、外阴癌、子宫内膜癌等，其主要转移途径为直接蔓延或淋巴结转移，而血行转移较少。常见妇科肿瘤的中晚期常常发生骨转移。余高志等[1]统计分析了 1958—1991 年治疗的宫颈浸润癌 14 827 例，在治疗中或治疗后随诊中发现，有骨转移 130 例，占总病例数 0.88%，最常见骨转移部位为腰椎，占 44.69%；其次是骨盆，占 34.61%；肋骨占 11.53%，均经 X 线片证实。据统计，1983—2010 年我院门诊或住院治疗的宫颈癌、卵巢癌、外阴癌患者中有 749 例进行了骨显像检查，其中宫颈癌 462 例，骨显像阴性 265 例，阳性 108 例，良性 88 例，骨转移率为 23.37%；卵巢癌 276 例，阴性 166 例，阳性 54 例，良性 56 例，骨转移率为 19.56%；外阴癌 11 例，阴性 4 例，阳性 3 例，良性 4 例。无论是宫颈癌还是卵巢癌，其骨转移中多发骨转移远多于单发骨转移，最常见的骨转移部位为脊柱，占骨转移的 29.69%，骨盆骨转移占 29.01%，肋骨骨转移占 18.77%；其次是股骨、肱骨、肩胛骨、胸骨、颅骨等，偶尔见到胫骨、尺桡骨及锁骨骨转移。骨显像敏感性高，但特异性差，因此，当临床医师阅读核医学图像及检查报告描述局部骨异常（放射性聚集或放射性稀疏或缺损区）时，首先应排除非肿瘤因素导致的骨显像异常，其次应结合其他影像学资料并参考肿瘤标志物进行综合判断；患者有症状及阳性体征而骨显像检查为阴性时，应及时行 CT 或 MRI 或 SPECT-CT 检查，以明确诊断，减少漏诊。宫颈癌患者以中老年女性居多，出现下列情况时应注意鉴别诊断：中老年女性尤其是绝经后常伴有的不同程度的骨质疏松；常见的胸、腰椎骨质增生，其局部可见异常放射性增高；腰椎间盘疾病、类风湿关节炎、陈旧性骨折、骨结核等病变部位也可见异常放射性增高；骨折或外伤、穿刺局部、拔牙也能异常聚集放射性药物；甚至宫颈癌放疗后左、右骶髂表现为弥漫性对称性放射性增高；骨坏死、软组织肿物累及骨骼也可见放射性稀疏或缺损区。

我们统计了 749 例宫颈癌、卵巢癌、外阴癌患者复查骨显像检查的情况，其中，复查 1 次 66 例，复查 2 次 8 例，复查 3 次 4 例，复查 4 次仅 1 例，全组复查率为 10.55%。建议有条件的患者在手术治疗后或放、化疗后到医院定期复查时常规进行骨显像检查一次，以备将来随诊时复查对比。

（二）肾功能及肾静态显像

1. 微机肾图

（1）原理：静脉注射由肾小球滤过或肾小管上皮细胞分泌而不被吸收的放射性药物，应用微机肾图仪在体表连续记录滤过、分泌和排泄的过程，可以了解肾功能和尿路排泄通畅情况。

（2）放射性药物：^{131}I-OHI（邻碘马尿酸）；^{99m}Tc-EC（锝双半胱乙酯）；^{99m}Tc-MAG$_3$（锝苯甲酰硫乙甘肽）。

（3）临床应用：了解治疗前、后肾功能的变化；了解患者原发性肾疾病对肾功能的影响。

（4）常用正常参考值：峰时（Tb）：3～5 min；半排时间（C1/2）：≤8 min；尿残留率（C15）：<50%；肾指数（RI）>45%。

2. 肾动态显像

肾动态显像包括肾血流显像及肾小球滤过率（glomerular filtration rate，GFR）。

（1）原理：利用某些放射性药物（如 ^{99m}Tc-DTPA）能从肾小球自由滤过而不被肾小管重吸收和分泌的特性，测定单位时间内由肾清除这类药物的血浆容积或肾的清除率，即为GFR。

（2）放射性药物：^{99m}Tc-DTPA（锝亚锡喷替酸）；^{99m}Tc-MAG$_3$（锝苯甲酰硫乙甘肽）。

（3）临床应用：了解治疗前、后肾功能的变化；了解患者原发性肾疾病对肾功能的影响。

（4）正常参考值：混合组单侧为（52.9±10.6）ml/min，总 GFR 为（105.6±18.7）ml/min。

临床上常用的生化肾功能指标主要反映左、右肾功能的总和，而核医学肾功能检查既能反映单侧肾功能，又能反映总肾功能。肾图主要反映肾小管的分泌与排泄功能，GFR 主要反映肾小球功能，由于核医学仪器的不断更新及发展，目前肾图在大中型医院几乎已淘汰，更多是应用 SPECT 行肾血流显像及 GFR 测定，该检查既可了解肾血流，又可测定肾小球功能。在妇科肿瘤诊治中，肾动态显像在治疗前可用于了解肿瘤对肾功能的影响，在治疗中可用于评估放疗、化疗对肾功能的影响，在手术后可用于了解肿瘤切除后肾功能的改善，出现术后并发症时可用于了解其对肾功能或上尿路的影响。刘琳[2]统计分析了 1993 年 7 月至 10 月 186 例门诊及住院妇科肿瘤患者微机肾图结果，其中包括子宫肿瘤 11 例，宫颈癌 88 例，卵巢癌 91 例，阴道癌 6 例；结果显示，微机肾图的异常率以卵巢癌术前为最高，占 70.8%；宫颈癌 II、III 期次之，为 56% ~ 66%。卵巢癌肾图异常术前多为肿瘤压迫输尿管、大量腹水所致，其次为盆腔复发或化疗药物的肾毒性导致；而宫颈癌肾图异常常由于子宫旁组织受侵、复发、放疗后纤维化所致，其次为肿瘤压迫或侵犯造成梗阻引起输尿管或肾盂积水所致；个别患者肾图异常是由于手术并发症（如淋巴囊肿或输尿管损伤）所致。

GFR 的正常参考值随着年龄的增长而变化，不同厂家生产的仪器其 GFR 值也有些差异，而影响 GFR 的因素较多，如放射性药物的标记率及注射质量的好坏，患者有无高血压、糖尿病、慢性肾病等疾病，血脂的高低，患者检查时的状况，肿瘤的大小等，这些因素都会影响 GFR。因此，临床医师应综合患者的基本情况参考应用，如有疑问应及时联系核医学医师。对于宫颈癌根治术后一周出现阴道排液量明显增加的患者，应用肾动态显像既可了解肾功是否受影响及尿路通畅情况，又可判定是否有尿漏存在，该方法无需特殊准备，无痛、无创，有助于确定尿漏的部位。

3．肾静态显像及定位

（1）原理：一类放射性药物被肾吸收后于一段时间内在体内达到平衡并聚集于肾小管上皮细胞中，应用 γ 相机进行肾显像，可了解肾的形态、位置、大小、占位性病变和功能。

（2）放射性药物：^{99m}Tc-DMSA（锝二巯丁二酸）；^{99m}Tc-EC（锝双半胱乙酯）。

（3）临床应用：宫颈癌或其他恶性肿瘤腹部照射时保护肾。

（三）平衡法核素心室造影（左心功能）

（1）原理：应用放射性核素结合人血液内的某些成分（红细胞），静脉注射 1 h 后无明显溢出血管壁外，可行心功能测定。

（2）放射性药物：^{99m}Tc-RBC（锝红细胞）；^{99m}Tc-HSA（锝人血白蛋白）。

（3）临床应用：了解患者的左心功能；监测某些抗肿瘤药物对心脏的毒性反应。

（4）常用正常参考值：静息状态左室射血分数（LEVF）≥50%。

（四）肝血池显像

（1）原理：应用放射性核素标记人的血液内的某些成分（红细胞）或能滞留在血管内的标记化合物，从而显示肝的血供。

（2）放射性药物：^{99m}Tc-RBC；^{99m}Tc-HSA。

（3）临床应用：肝血管瘤；原发性肝癌；肝囊肿。

（五）甲状腺显像

（1）原理：^{131}I 进入体内后主要被甲状腺摄取浓聚，而 ^{99m}TcO$^-$ 与 I$^-$ 相似，进入体内后被甲状腺吸附，而使甲状腺显像。

（2）放射性药物：^{99m}TcO$^-$（高锝酸钠）；^{99m}Tc-MIBI（锝甲氧异腈）。

（3）临床应用：甲状腺结节的诊断与鉴别诊断；判断颈部肿物与甲状腺的关系；卵巢甲状腺肿。

（六）前哨巴结显像和探测

1. 前哨淋巴结的概念

前哨淋巴结（sentinel lymph node，SLN）是指原发性肿瘤淋巴引流到达的第一站淋巴结，即肿瘤细胞转移首先到达的淋巴结。

2. 检测的方法

（1）生物染料定位法。

（2）核素淋巴显像 γ 探针定位法。

（3）染料-核素联合定位法。

3. 核素淋巴显像 γ 探针定位法

（1）常用的放射性药物：^{99m}Tc-SC 类（硫化锝）；^{99m}Tc-HAS（锝人血白蛋白）；^{99m}Tc-DX（锝右旋糖酐）。

（2）放射性药物的剂量：74～370 MBq（2～10 mCi）/（0.4～1）ml。

（3）注射部位：肿瘤周围；肿瘤内。

（4）核素淋巴显像：宫颈癌患者仰卧于妇科诊查床上，在子宫颈肿瘤周围2°及10°处或在阴道镜直视下，距肿瘤边缘5～10 mm处的黏膜下分别注射 ^{99m}Tc-DX 37 MBq（1 mCi）；然后仰卧于SPECT或伽玛相机探头下，以子宫颈为中心并包括盆腔和下腹部行前位淋巴显像，在30 min、60 min、120 min分别行前位或侧位淋巴显像。外阴癌受检者仰卧于检查床上，在距肿瘤5～10 mm处的皮下四点注射 ^{99m}Tc-DX 74 MBq（2 mCi），在注射后15 min、30 min、60 min、120 min行淋巴显像；淋巴显像结束后，患者进入手术室，术中用 γ 放射免疫肿瘤探测仪进行探测。探测时间设定5 s，首先探测注射点的计数、本底的计数并记录，然后根据核素淋巴显像的结果，用 γ 探针在肿瘤周围注射点及淋巴引流区域反复进行探测。若探测到5 s计数是本底计数的10倍，对该热点重复探测3次以上，即判定此点为SLN的位置，则术中切除SLN并送病理检查。

4. 临床应用

国内妇科肿瘤多用于宫颈癌、外阴癌，国外报告用于宫颈癌、外阴癌、卵巢癌、子宫内膜癌等。

Perez 等[3]统计分析了行根治性子宫切除术＋盆腔淋巴结清扫术的患者，发现其淋巴结转移率为16%～18%。盆腔淋巴结的转移很难依靠临床因素（如原位肿瘤的大小、形态和子宫颈局部状况等）来确定。Niikura 等[4]分析了在早期宫颈癌中应用 ^{99m}Tc-肌醇六磷酸和专利蓝探测前哨淋巴结（sentinel lymph node，SLN），发现其对盆腔淋巴结转移的敏感性和特异性均为100%；并报告了已发表的9项研究，共有295例宫颈癌，总的敏感性为93.0%，特异性为100%。Cicco 等[5]分析了在早期外阴癌中进行的SLN活检，发现37例中8例有腹股沟SLN转移，其中有3例有腹股沟非前哨淋巴结（non-SLN，NSLN）转移。我们分析了2000—2003年对27例早期宫颈癌进行SLN显像的结果，27例中10例SLN位于盆腔单侧的一个淋巴结组，16例分布于双侧两个淋巴结组，1例分布在双侧四个淋巴结组。双侧对称分布5例，其中闭孔4例，髂内1例。经手术、病理证实盆腔SLN转移6例（6/27例，22.2%）。2010年对这27例宫颈癌患者进行了随诊，有随诊记录9例，随诊5年1例，随诊6年1例，随诊7年1例，随诊8年1例，随诊9年5例，仅1例随诊5年后复查CT发现阴道残端软组织肿块，双侧髂血管区、骶前、腹膜后多发肿物，双肺转移，其余8例盆腔B超或腹盆部CT、胸部X线片或胸部CT检查未见异常。对早期宫颈癌进行的SLN显像研究表明，盆腔SLN的病理结果基本可以准确反映盆腔淋巴结的病理状态，为临床提供了一个客观评估盆腔淋巴结状态的诊断技术，具有临床实用价值和广阔的应用前景，值得在国内进行探索和推广应用。但是，选择在肿瘤区内注射时，注射点应尽量避开肿瘤表面的糜烂或溃疡面，以减少注射的失误，提高 SLN 活检的成功率。

三、放射性核素治疗

（一）放射性核素治疗骨转移癌

恶性肿瘤的中晚期常常会发生骨转移或多脏器（如肺、肝、脑、淋巴结、肾上腺等）转移。骨转移伴疼痛在临床上是很常见的，癌性疼痛常常表现为持续而顽固的疼痛，它会对患者的身体、生理和心理等造成伤害，明显降低患者的生活质量，并且将影响治疗的实施和效果。放射性核素内照射治疗作为骨转移癌的治疗方法之一，可以减缓甚至消除恶性肿瘤骨转移导致的剧烈疼痛，改善症状；抑制骨转移灶的发展，提高生活质量；降低部分生化指标（部分患者可出现血清碱性磷酸酶下降、肿瘤标识物如 CEA 降低）；减少骨转移造成的骨破坏，有减轻骨质溶解、修复骨质作用。在患者病情相对稳定、一般情况允许的条件下，可以重复多次进行核素内照射治疗。但是，在治疗中也不可避免地会产生一些临床常见的轻微的毒副作用，如可逆性骨髓抑制、反跳痛等。

1. 治疗原理与放射性药物

（1）原理：骨转移灶常常表现为过度活跃的骨盐代谢，而核素内照射利用趋骨性放射性药物具有在骨转移灶内浓集的特性，应用其发射的 β 射线可对肿瘤进行内照射，达到止痛和破坏肿瘤的目的。

（2）放射性药物：用于治疗的放射性药物有 $^{89}SrCl_2$（二氯化锶）、^{153}Sm-EDTMP（乙二胺四甲撑膦酸）、^{188}Re-HEDP（羟基亚乙基双膦酸）等。近年临床常用 $^{89}SrCl_2$（二氯化锶）。2013 年 5 月，美国 FDA 批准了治疗伴骨转移的去势抵抗性前列腺癌的新药 Xofigo（radium-223 dichlorine，$^{223}RaCl2$，二氯化镭）。Xofigo 与骨中矿物质结合直接释放辐射至骨肿瘤，限制其对周围正常组织的损伤。

2. 适应证与禁忌证

（1）适应证：临床、病理、X 线和骨显像确诊为多发骨转移的患者；患者的白细胞 >3.5 G/L，血小板 >90 G/L；骨转移癌导致的剧烈骨疼痛经放疗和化疗治疗无效者。

（2）禁忌证：6 周内进行过细胞毒素治疗的患者；化疗和放疗后出现严重骨髓功能障碍的患者；有严重的肝、肾功能障碍的患者；X 线表现为溶骨性病变伴软组织肿块、骨显像显示为放射性冷区或稀疏区的患者；妊娠或哺乳的患者；预期生存期不到 4 周的患者。对 EDTMP 或类似膦酸盐过敏者禁用。对脊椎转移造成脊髓压迫或瘫痪的患者不推荐使用。

3. 治疗前的准备与评估

（1）治疗前的准备：患者 4~6 周内未行放疗或化疗；检查血常规，肝、肾功能，肿瘤标志物，骨显像，X 线或 CT/MRI；患者无明显的恶病质；选择 ^{153}Sm 治疗前停用非放射性双膦酸盐类药物 2 周；选择 ^{89}Sr 治疗前停用钙剂 2 周。

（2）治疗前对患者的一般情况与症状的评估：放射性核素治疗骨转移癌多为姑息性治疗，其主要目的是缓解症状、尽可能提高患者的生活质量。因此，治疗前对患者的一般情况与症状的正确评估对于选择合理的治疗和促进癌痛治疗疗效有决定性作用。疼痛是一种不愉快的感觉和情绪的感受，在临床实际工作中，由于患者个体对疼痛的感觉程度及阈值的差异，患者主观感觉与客观评价之间往往存在差异，可影响医师对疗效的正确判断。根据我们的经验，推荐 Karnofsky 评分作为治疗前对患者基本情况的评估标准。

4. 治疗方法

（1）放射性药物的剂量：$^{89}SrCl_2$ 的治疗剂量一般按 1.48～2.22 MBq/kg，成人每次 111～185 MBq，最常用 148 MBq。^{153}Sm-EDTMP 与 ^{188}Re-HEDP 的治疗剂量一般按 17.50～37 MBq/kg。重复治疗时间根据放射性药物的半衰期及患者的病情来确定，$^{89}SrCl_2$ 一般每次间隔 3～5 个月，^{153}Sm-EDTMP 与 ^{188}Re-HEDP 一般每次间隔 4～6 周，^{153}Sm-EDTMP 以治疗 3 次为一个疗程。

（2）用药后的反应：①不良反应：大多数患者用药后短期内无不良反应，少部分患者可以有轻度恶心、呕吐、腹泻或便秘、蛋白尿、血尿、皮肤红斑或皮疹、发烧或寒战等症状和体征，应及时发现并对症处理。②可逆性骨髓抑制：部分患者产生轻 - 中度骨髓抑制，主要表现为血小板和（或）白细胞计数暂时性降低，多数可自行部分或全部恢复至正常；部分患者使用提升血象的药物后可恢复至正常。③反跳痛或称闪烁痛：在治疗后 1～3 d，部分患者出现疼痛较治疗前加剧的现象，称为反跳痛或闪烁痛；$^{89}SrCl_2$ 在治疗后 2～7 d 可出现短暂的疼痛加重，一般持续 5～7 d，然后疼痛逐步减轻；^{153}Sm-EDTMP 在治疗后 1～3 d 可出现短暂的疼痛加重，持续 3～4 d 后疼痛减轻；患者出现反跳痛常常预示治疗结果好，但神经性疼痛除外。④治疗反应的时间：$^{89}SrCl_2$ 在治疗后 7～14 d 可产生疗效，止痛起效较慢但持续时间长达 2～4 个月；^{153}Sm-EDTMP 与 ^{188}Re-HEDP 大约为治疗后 48 h 产生疗效，^{153}Sm-EDTMP 与 ^{188}Re-HEDP 止痛起效快、迅速，并且可用于治疗后显像，维持时间为 4～6 周。

5. 辐射安全与防护

（1）$^{89}SrCl_2$ 为纯 β 射线，对医院的工作人员、患者家庭成员及公共场所的人员几乎没有辐射危害。

（2）^{153}Sm-EDTMP 既有 β 射线又有 γ 射线，因此在治疗后 5 d 内患者应自我隔离，尽量不去公共场所或远离婴幼儿或未成年人，远离家庭成员中的孕妇。

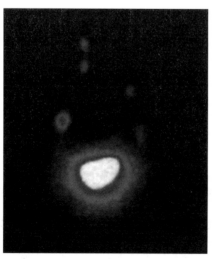 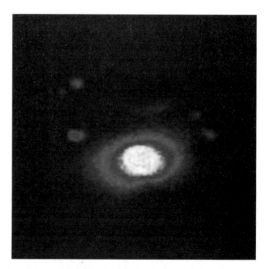

图 10-1（也见彩图） 患者女，36 岁，宫颈癌，注射 ^{99m}Tc-DX 于 60 min 时前位淋巴结显像

图中可见倒 Y 形的盆腔淋巴链，下方大的近椭圆形放射性浓聚区为子宫颈注射部位的放射性。在大的近椭圆形放射性浓聚区的上方，左、右可见数个近椭圆形小圆点，即为前哨淋巴结（SLN）

图 10-2（也见彩图） 患者女，66 岁，外阴癌，注射 ^{99m}Tc-DX 于 60 min 时前位淋巴结显像

图正中大的近椭圆形放射性浓聚区即为外阴的注射部位的放射性。在大的圆形放射性浓聚区的两侧，可见数个小圆点，即为前哨淋巴结（SLN）

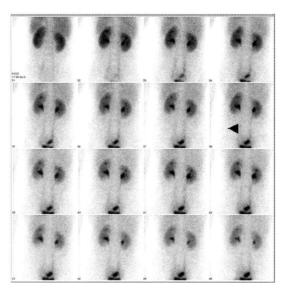

图 10-3　患者女，42 岁，宫颈癌术后阴道排液增加

肾动态显像显示，随着时间延长，左侧输尿管下端外靠近膀胱处有异常放射性浓聚区，示左输尿管下端尿漏

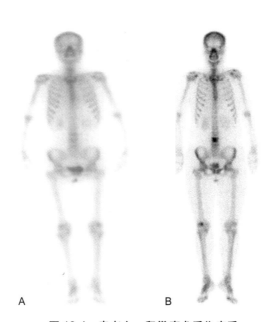

图 10-4　患者女，卵巢癌术后化疗后

A. 2002 年 10 月骨显像呈阴性。B. 2010 年 3 月骨显像发现 L4 椎体异常放射性增高灶，考虑 L4 椎体转移，已经 CT 证实

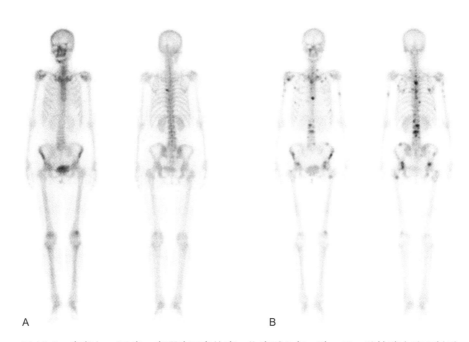

图 10-5　患者女，56 岁，宫颈癌同步放疗、化疗后 5 年，肺、骨、脑转移全脑照射后
A. 2010 年 5 月骨显像，T6 椎体异常放射性增高灶，考虑 T6 椎体转移。B. 2011 年 1 月骨显像，全身多处骨异常放射性增高灶，考虑全身多发骨转移

（二）^{131}I 治疗分化型甲状腺癌及其转移

（1）原理：分化型甲状腺癌及其转移灶具有一定的摄取 ^{131}I 功能，因而可以利用 ^{131}I 发射的 β 射线对癌组织进行破坏而达到治疗目的。

（2）放射性药物：^{131}I。

（3）适应证：甲状腺癌伴颈淋巴结或软组织转移术后；甲状腺癌伴肺、骨转移等；卵巢甲状腺肿恶变或腹腔种植；白细胞 >3.5 G/L。

（4）治疗方法：口服 ^{131}I。甲状腺癌术后单纯去除残余甲状腺需治疗 2～3 次，甲状腺癌伴肺、骨转移等需治疗 4～6 次以上。

（5）疗效：80%～90% 有效。

（三）放射性胶体（^{32}P）腹腔内介入治疗

^{32}P 胶体为无毒的惰性胶体，呈绿色，胶体颗粒大小为 0.05～1.0 μm，半衰期为 14.3 d，发射纯 β 射线，其平均能量为 0.69 MeV，在组织中平均射程为 4 mm。临床上常用 ^{32}P 胶体 370～740 MBq（10～20 mCi）注入卵巢癌患者腹腔，注射后让患者定时翻动身体、变换体位，使其均匀分布到浆膜腔内并黏附于粟粒状癌性转移灶，腹腔积液中游离的癌细胞与转移灶接受 β 射线的照射后，其渗出液减少或消失。随着近代化疗药物治疗卵巢癌的进展，化疗药物的应用范围扩大，^{32}P 胶体治疗卵巢癌恶性腹水已完全被化疗所取代。

（刘　琳）

参考文献

[1]　俞高志. 宫颈癌骨转移. 中华肿瘤杂志, 1994, 16(3)231-232.

[2]　刘琳. 383例微机肾图的临床分析. 医学研究通讯, 1995(7): 25-26.

[3]　Perez C A, et al. Principles and practice of radiation. Philadelphia: Lippincott company, 1987.

[4]　Niikura H, Okamura C, Akahira J, et al. Sentinel lymph node detection in early cervical cancer with combination 99mTc phytate and patent blue. Gynecol Oncol, 2004, 94(2): 528-532.

[5]　Cicco C D, Sideri M, Bartolomei M, et al. Sentinel node biopsy in early vulvar cancer. Cancer research campaign, 2000, 82(2): 295-299.

第 *11* 章 阴道镜检查

阴道镜检查（colposcopy）就是通过阴道镜观察涂抹了 3%～5% 的醋酸溶液后的子宫颈、阴道、外阴及肛周等下生殖道黏膜或皮肤有无异常，并进行定位活检辅助病理诊断的一种临床诊断技术。阴道镜检查是宫颈癌筛查和早诊早治"三阶梯"诊断中的重要中间环节，它不仅在宫颈癌前病变和早期癌的诊断方面发挥重要作用，而且在治疗和治疗后的随诊监测中也占有举足轻重的地位。

一、阴道镜的演变

阴道镜是由德国学者 Hinselmann 于 1925 年发明的。随着细胞学的出现和人们对细胞学应用的认识，以及学者们对阴道镜的结构和应用功能的不断改进，阴道镜检查技术在 20 世纪 60 年代末才得以推广。20 世纪 70 年代初国际子宫颈病理和阴道镜联盟（International Federation for Cervical Pathology and Colposcopy, IFCPC）成立并定期召开会议，讨论、修改、推出描述阴道镜检查的规范化术语，进一步促进了阴道镜检查技术的规范化使用。

阴道镜自 20 世纪 20 年代问世以来，经过近百年的不断改良和研发，经历了从单目到双目光学阴道镜→光电一体阴道镜→电子阴道镜的发展和创新。三种阴道镜各具特色[1]：①光学阴道镜，光学显微成像，具有图像清晰、立体、观察精细等优点，但实施阴道镜检查者易疲劳，且需较多的附加设备方可准确记录和保存阴道镜下观察的图像；②光电一体阴道镜，也是光学显微成像，但同时可将后者转变为电子信号传入计算机的图像处理系统，然后将图像呈现在显示屏上，具有双重观察、实时保留图像、打印报告、现场教学和培训等优势，但操作较复杂，且目镜观察和电子显示屏图像不同步；③电子阴道镜，数码电子成像，操作简便，减轻了操作者的视觉疲劳，图像可及时保存、打印图文报告，便于现场教学和学术交流，可动态观察比较病情变化。

深圳金科威公司于 1999 年推出了中国自主研发的电子阴道镜 SLC-2000，并于 2001 年首次将电子阴道镜 SLC-2000 引入山西省襄垣县宫颈癌高发区的筛查现场，验证了电子阴道镜：①诊断≥CIN 1 的特异性、阳性预测值和准确率（分别为 61.2%、55.6% 和 69.3%）均优于光学阴道镜（分别为 21.4%、41.3% 和 48.5%；P 值分别为 0.000、0.035 和 0.000），而其敏感性（83.3%）略低于光学阴道镜（95.0%），但差异无统计学意义（P=0.075）；②诊断≥CIN 2 的敏感性、特异性、阳性预测值和准确率与光学阴道镜相比均无统计学差异（P=0.075）[2]，证实了电子阴道镜在临床诊断中的可行性和实用性。

二、阴道镜检查的适应证

阴道镜检查不单纯是一种临床诊断方法，在 CIN 和子宫颈早期癌、外阴上皮内瘤变（vulval intraepithelial neoplasia，VIN）及阴道上皮内瘤变（vaginal intraepithelial neoplasia，VAIN）的临床处理中也具有指导作用。阴道镜检查适用于以下情况：①宫颈癌筛查阳性的

女性，包括宫颈细胞学检查（TCT）结果为≥ASC-US 或 AGC、VIA/VILI（醋酸肉眼观察 /
碘液肉眼观察）阳性、HR-HPV DNA 阳性者，特别是 HPV16/18 型阳性或持续感染者；②临
床疑似癌的女性；③发现下生殖道有可疑病变者，如外阴、肛周、阴道及子宫颈部位有结
节、斑丘疹、白斑或色素性结节 / 斑块等；④ CIN 和宫颈癌、VAIN 及 VIN 治疗前了解病变
的范围，辅助临床医师制订恰当的治疗方案或确定适宜的切除范围；⑤动态追踪观察未治疗
的 CIN、VAIN 和 HR-HPV 持续感染者的病变进展情况，如≤21 岁的青春期女性和妊娠期内
CIN 患者等。

　　文献报道，阴道镜检查最常见的适应证为细胞学结果异常，占 76.7%；其次为临床疑似
癌，占 14.9%[1]。

三、阴道镜检查的主要靶区

　　子宫颈的转化区（transformation zone，TZ），尤其是靠近鳞柱交界（squamous columnar
junction，SCJ）[指新鳞柱交界（new SCJ，nSCJ）]的转化区，是 CIN 和宫颈癌的好发部位，
几乎所有的 CIN 和宫颈癌均发生在 TZ 内。因此，TZ 是阴道镜检查的重点靶区，也是阴道
镜检查医生必须掌握的子宫颈解剖形态和生理学知识。TZ 是介于新鳞柱交界（也叫生理性
鳞柱交界）与原始鳞柱交界之间的子宫颈化生上皮区域。SCJ 的位置会随着卵巢功能状态及
阴道环境 pH 的变化而发生改变，青春期前女性的卵巢未发育，不分泌性激素，SCJ 一般位
于子宫颈管内；青春期和育龄期女性的卵巢功能旺盛，受性激素分泌的影响，SCJ 完全外
移到外子宫颈；而围绝经期和绝经期女性的卵巢功能开始衰退，分泌性激素减少直至消失，
SCJ 逐渐退缩到子宫颈管内，故此年龄段女性的 SCJ 表现为部分可见或完全不可见。

　　2003 年，第 11 届 IFCPC 国际会议按照子宫颈 nSCJ 的状态将 TZ 分为三种类型（图
11-1）：① I 型，指 SCJ 和 TZ 均位于子宫颈口的外子宫颈，完全可见，阴道镜检查满意；
② II 型，指 SCJ 和 TZ 部分伸入子宫颈管内，借助子宫颈管扩张器可见上界，阴道镜检查满
意；③ III 型，指 SCJ 和 TZ 部分或全部在子宫颈管内，借助宫颈管扩张器上界也不可见，阴
道镜检查不满意。

四、阴道镜诊断

　　阴道镜检查的主要目的是发现肉眼无法确认的病变，在阴道镜指示下定位活检、病理诊
断的准确率可达 88.3%～97.2%；与细胞学联用，诊断的准确率高达 98%～99.4%[1,3]。获得
准确病理诊断的必要前提是进行阴道镜下子宫颈病变的准确诊断，需要细致、准确地评估阴
道镜下所见的各种图像。为了便于阴道镜检查医生和临床医生之间的沟通和学术交流，进一
步提高阴道镜检查医生的诊断水平，通常要按照 IFCPC 提出的阴道镜术语进行描述，做出
相应诊断。2011 年，第 14 届 IFCPC 国际会议通过的新阴道镜术语已直接做出了分类诊断（表
11-1），并且还增加了有关子宫颈病变治疗类型的子宫颈阴道镜检查术语附件以及阴道和外
阴的临床和阴道镜检查术语（表 11-2 至 11-4）。也可参照改的 Reid 评分法，将阴道镜下
所见的图像变化直接予以量化评分（表 11-5），并根据分值对病变做出诊断[1,4-6]，此类标准
有助于初学者尽快掌握阴道镜检查的技巧并提高阴道镜下识别病变的能力及诊断水平。

　　IFCPC 阴道镜检查术语或改良的 Reid 阴道镜评分标准虽然给出了描述性的 / 或量化的
阴道镜下诊断病变的参考模板，但不同专业水平人员（专门从事阴道镜检查的妇科肿瘤或妇
产科医生与从事妇幼保健、计划生育的医生或护理人员）进行阴道镜检查诊断的准确性之间
差异较大。文献报道，阴道镜诊断与活检病理诊断的一致率为 40%～94.1%[1]。对于阴道镜

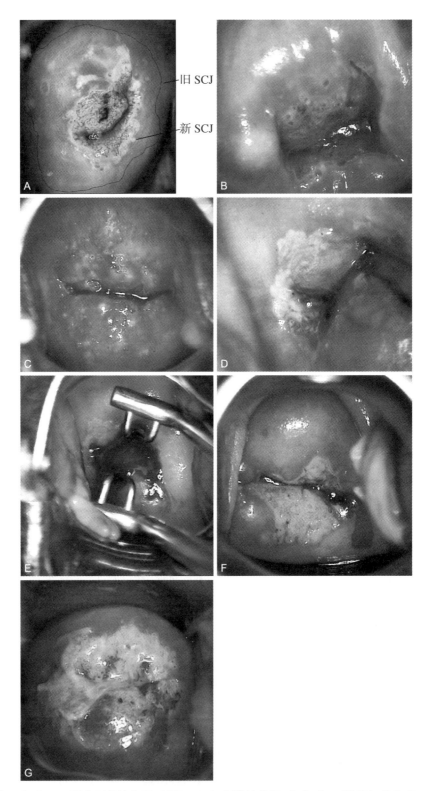

图 11-1（也见彩图） 不同类型的转化区（TZ）。A. 识别的转化区；B 和 C. I 型 TZ；D 和 E. II 型 TZ，病理为 CIN 2；F 和 G. III 型 TZ，病理为 CIN 3[1]

下图像较典型的病变，诊断较容易；但是，对于某些特殊情况下的阴道镜检查，如微小病灶的病变、腺上皮异常或原位/早期腺癌、绝经后老年女性的子宫颈萎缩、TZ 完全未见且上皮缺失或病变弥漫整个子宫颈及阴道上段者，即使是经验丰富的阴道镜检查医生，也难以准确诊断而使病变漏诊。因此，要不断加强阴道镜检查人员的技术培训，更新阴道镜检查相关的专业知识（包括细胞学、病理学及妇科解剖学知识等），规范操作流程，定期进行学术交流，以对阴道镜下病变的诊断标准逐步形成共识，从而确保阴道镜检查的质量，提高阴道镜检查的诊断水平。

表 11-1　2011 年 IFCPC 子宫颈的阴道镜术语

总体评估		• 充分 / 不充分，说明原因，如被炎症、出血、瘢痕掩盖 • 鳞柱交界可见性：完全可见（360° 均可见到），部分可见（包括病变遮盖了位于子宫颈管内的内边界），不可见（全部或绝大部分位于子宫颈管内，看不到） • 转化区类型：1、2、3 型
正常阴道镜所见		• 原始鳞状上皮：成熟，萎缩 • 柱状上皮：异位 / 外翻 • 化生鳞状上皮；Naboth 囊；腺窝（腺体）开口 • 妊娠期蜕膜
异常阴道镜所见	一般原则	• 病变的部位：转化区内或转化区外；按时钟定位病变的部位 • 病变的大小：病变覆盖子宫颈的象限数 　　　　　　　　病变大小占子宫颈的百分比
	1 级（次要的）	细小的镶嵌，细小的点状血管，薄的醋白上皮，不规则、地图样边界
	2 级（主要的）	边界锐利；内边界标志，嵴样隆起，浓厚的醋白上皮，粗大的镶嵌，粗大的点状血管，醋白反应迅速出现，袖口状腺窝（腺体）开口
	非特异的	白斑（角化，过度角化），糜烂 Lugol 染色（Schiller 试验）：染色或不染色
可疑浸润		非典型血管 其他征象：脆性血管，不规则的表面，外生性病变，坏死，溃疡（坏死性的），肿瘤或肿块新生物
其他		先天性转化区，湿疣，息肉（子宫颈外或子宫颈管内），炎症，狭窄，先天异常，治疗结果，子宫内膜异位症

表 11-2　2011 年 IFCPC 子宫颈的阴道镜术语——附件

切除性治疗类型	切除类型 1、2、3
切除标本的测量	长度——从远端或外边界到近端或内边界的距离
	厚度——从切除标本的间质边缘到表面的距离
	周径（可选择的）——切除标本的周长

表 11-3 2011 年 IFCPC 阴道的临床 / 阴道镜检查术语

总体评估	• 充分或不充分，说明原因，如炎症、出血、瘢痕 • 转化区	
正常阴道镜 所见	原始鳞状上皮：成熟或萎缩	
	一般原则	上 1/3 或下 2/3 前壁、后壁或侧壁（右侧或左侧）
异常阴道镜所见	1 级（次要的）	薄的醋白上皮，细小点状血管细小镶嵌
	2 级（主要的）	浓厚的醋白上皮，粗大点状血管粗大镶嵌
	可疑浸润	• 非典型血管 • 其他征象：脆性血管，表面不规则，外生性病变，坏死溃疡 （坏死的），肿瘤或肿块新生物
	非特异性的	柱状上皮
		Lugol 溶液染色病变（Schiller 试验）：染色或不染色，白斑
其他	糜烂（创伤性的），湿疣，息肉，囊肿，子宫内膜异位症，炎症，阴道狭窄，先天性转 化区	

2011 年的 IFCPC 阴道镜检查术语中，子宫颈和阴道的术语描述很相似，均在 2011 年巴西里约热内卢的 IFCPC 世界大会上确定。而外阴（包括肛门）的临床 / 阴道镜术语在外阴病变术语小组委员会的主导下经过广泛的（通过专用网站、邮箱和会议）讨论，在 2011 年的 IFCPC 世界大会上被会员大会接受，于 2012 年 3 月最终完成。IFCPC 外阴命名小组委员会是在新的 ISSVD 外阴术语完成后才通过了外阴（包括肛门）的临床 / 阴道镜术语，它考虑到新的 ISSVD 外阴术语，增加了特指其他区域与阴道镜检查相匹配的术语。参考 2011 ISSVD 外阴疾病的术语分类给出了原发性病变的类型和次要形态学表现的具体定义[6]。2011 IFCPC 的外阴（包括肛门）的临床 / 阴道镜术语中对阴道镜检查的描述很少，只有最后的一小部分，大部分描述均属于肉眼临床检查的内容。由此可见，阴道镜检查在外阴病变诊断中的作用是有限的。有关阴道镜检查在外阴病变（VIN）诊断中的临床研究报道较少。国内有研究报道，VIN 的阴道镜下图像除了表现为醋白上皮（82.4%）外，还呈现色素改变区或斑块等（17.6%），通常没有血管改变（无点状血管、镶嵌等改变），应在醋白上皮区和色素改变区进行多点活检，以提高 VIN 的检出率，减少漏诊[7]。此外，VIN 通常表现为多中心、多灶病变，阴道镜检查应全面观察整个外阴的皮肤和黏膜，尤其是有毛附着的皮肤区，以减少病变漏诊。

2011 年 IFCPC 通过的外阴（包括肛门）的临床 / 阴道镜检查术语的目的是帮助还不了解女性外阴疾病的卫生保健人员熟悉外阴疾病，改善外阴病变患者的护理质量，并有助于不同卫生保健人员的交流。

表 11-4 2011 年 IFCPC 外阴（包括肛门）的临床 / 阴道镜检查术语

基本定义	各种结构	尿道、Skene 导管开口、阴蒂、阴蒂包皮、系带、耻骨、大阴唇、小阴唇、阴唇沟、前庭、前庭腺导管开口、巴氏腺导管开口、处女膜、阴唇系带、会阴、肛门、肛门的鳞柱交界（齿状线）
	构成	•鳞状上皮：多毛的 / 无毛的、黏膜
正常所见	微乳头状瘤病、皮脂腺（福代斑点）前庭发红	
异常所见	一般原则	•大小用厘米（cm）表示，部位
	病变类型	•斑点、补片、丘疹、斑块、结节、囊肿、水泡 •大疱、脓疱
	病变颜色	•皮肤色的、红的、白的、暗淡的
	次生形态	•湿疹、苔藓样硬化、抓痕、紫斑、瘢痕化、溃疡 •糜烂、裂缝、疣
其他所见		•创伤、畸形
可疑恶性		•大体肿物、溃疡、坏死、出血，外生型病变、过度角化 •有或无白色、灰色、红色或棕色变色
异常的阴道镜检查 / 其他放大所见		•醋白上皮、点状血管、非典型血管、表面不规则 •异常的肛门鳞柱交界（注意齿状线的位置）

表 11-5 Reid 改良的阴道镜评分标准（RCI）*

阴道镜下所见 项目	评分标准		
	0 分	1 分	2 分
醋白上皮的颜色	薄的醋白，透明或半透明	亮白色中等厚度不透明的醋白上皮	浓厚的牡蛎白或灰白色醋白上皮，出现快，持续时间长
醋白上皮的边界	病变扁平，边界模糊呈羽毛状、锯齿状或地图状	病变形状规则，表面平滑，病变锐利、清晰	边界隆起、卷曲或上皮剥脱，有内边界，表面轮廓不规则、凸起
血管形态	细小点状血管，细小镶嵌，血管管径细，间距、排列均匀	无	粗大点状血管，粗大镶嵌，异型血管，血管管径和间距增大，排列不规则
碘试验	碘摄取阳性，呈红棕色；或小病变摄取阴性（即根据前三项评分总和≤3 分的病变黄染）	部分区域碘摄取，呈杂色或斑点状黄染	碘摄取阴性，病变区呈芥末黄或香蕉黄（即根据前三项评分总和≥4 分的病变黄染）

*一般根据 RCI 总分可预测阴道镜检查下组织活检的病理诊断：①0～2 分，正常或 CIN 1（LSIL）/HPV 感染；②3～5 分，CIN 1～2；③6～8 分，CIN 2～3（HSIL）

关于 Reid 阴道镜检查评分标准中碘试验，有学者认为，子宫颈涂碘液后着色反应的评判尺度难以掌握，且碘染色后可能会影响阴道镜下对醋白病变严重程度的准确判断和定位，影响活检病理诊断的准确性，故建议取消碘试验，根据前三项的评分结果进行诊断：①若≥3 分，则总分再加 2 分；②若≤2 分，则总分加 0 分。其研究结果证实可获得同样的诊断效果，活检病理诊断的准确率高达 96.5%[8]。

五、阴道镜下活检部位的确定和技巧

阴道镜检查的主要目的是发现肉眼无法识别的癌前病变及早期癌，并进一步取活检进行组织病理学诊断证实，以规范后续处理；其次是在某些癌前病变/癌症治疗前进行进一步的阴道镜检查以了解病变累及的范围，结合患者的具体情况，制订恰当的、更有益于维护患者生活质量的治疗方案，例如，在老年患者的 CIN 2 和 CIN 3，早期子宫颈病变广泛累及子宫颈和阴道，达阴道的上 1/2，如此时选择放疗，则更有利于维持患者的生活质量，甚至更有助于改善患者的远期疗效。

精准的定位活检是组织病理学诊断准确的前提。如何精确定位活检部位呢？传统的阴道镜下活检是选择阴道镜下病变最重的部位取多点活检，但文献报道此种方法会导致22.9% ~ 37.4% 的 CIN 2 以上病变漏诊[1]。医科院肿瘤医院/肿瘤研究所与美国克利夫兰医学中心两次合作研究，在山西省襄垣县宫颈癌高发现场采用了子宫颈四象限多点活检＋宫颈内刮除术的 5 点活检的新技术来诊断子宫颈病变，即对阴道镜下异常象限病变最重的部位取活检（即直接活检）＋正常象限的 SCJ 处活检（即随机活检）＋宫颈内刮除术（ECC），其检出≥CIN 2 病变的准确率可达 94.5% ~ 97.6%[9-10]，并推荐该方法为目前阴道镜检查活检的金标准。医科院肿瘤医院/肿瘤研究所最近报道了 17 项以人群为基础的宫颈癌筛查研究的汇总分析结果：对于筛查结果阳性、阴道镜检查阴性的女性，行常规四象限 SCJ 处活检而未行 ECC 时，导致 9.3% 的≥CIN 2 和 18.5% 的≥CIN 3 的病变漏诊[11]，进一步验证了子宫颈四象限活检（直接活检＋随机活检/或均随机活检）+ECC 的重要性，尤其是对于筛查结果阳性而阴道镜检查正常的女性。

取组织活检时应定位准确，操作稳定、果断、迅速，防止对周围组织的划伤和撕脱对患者造成不必要的伤害——这也影响组织病理学的准确诊断；咬取活检的组织应具备一定的体积（宽度和深度均为 2 ~ 3 mm）[1]；取的组织最好立即平铺在专用的小纸片上，并立即置入装有 10% 中性福尔马林固定液的标本小瓶中，且不同部位的活检标本应分别标记。

六、阴道镜检查的注意事项

阴道镜检查是用于下生殖道病变的一种辅助诊断方法，在阴道镜检查需注意以下情况：①阴道镜检查前至少 48 h 内应禁性生活、阴道检查、阴道冲洗、阴道上药、细胞学抹片和 HPV-DNA 检查等；②阴道镜检查前应充分告知患者检查的必要性、风险及可能的结果，且患者应签署知情同意书；③若患者合并有严重的阴道炎，应先予以治疗，待停药至少 5 d 后再行阴道镜检查；④绝经后女性合并严重的老年性阴道炎时，应先局部给予雌激素软膏予以治疗，治疗后再检查；⑤应避开月经期和月经前行阴道镜检查及活检；⑥在阴道镜检查中应保证醋酸与子宫颈等上皮充分作用的时间、充分观察子宫颈等上皮和血管变化的时间，醋酸作用至少持续 30 s 以上，一般维持 30 ~ 60 s；观察 3 ~ 5 min，必要时可重复使用醋酸；⑦应全面地、依次顺序地观察子宫颈及子宫颈口与相应的部分颈管，阴道穹和阴道前、后、左、右各壁，整个外阴的皮肤和黏膜，以及肛门和肛周的皮肤与黏膜，尤

其是细胞学 /HPV 筛查阳性而阴道镜下图像正常的患者，以防漏诊病变；⑧阴道镜检查的诊断结果不是最终诊断，不能作为患者临床处理的依据。

（李淑敏）

参考文献

[1]　章文华. 阴道镜诊断图谱. 第1版. 北京: 人民卫生出版社, 2012: 1-3, 11-17, 41, 97.

[2]　章文华, 黄曼妮, 李淑敏, 等. 电子阴道镜和光学阴道镜在宫颈早期病变诊断中的比较研究. 中华肿瘤杂志, 2002, 24(6): 570-572.

[3]　章文华. 子宫颈病变的诊治要点. 第2版. 北京: 人民卫生出版社, 2015: 65-86.

[4]　赵昀, 魏丽惠. IFCPC 2011年新阴道镜术语解读. 中华妇产科杂志, 2013, 48(8): 638-640.

[5]　Bornstein J, Bentley J, Bösze P, et al. 2011 Colposcopic terminology of the international federation for cervical pathology and colposcopy. Obstet Gyneco, 2012, 120(1): 166-172.

[6]　Bornstein J, Sideri M, Tatti S, et al. 2011 terminology of the vulva of the International Federation for Cervical Pathology and Colposcopy. Journal of lower genital tract disease, 2012, 16(3): 290-295.

[7]　梁开如, 徐基成, 王小银, 等. 阴道镜检查在34例外阴上皮内瘤变诊断中的应用. 实用妇产科杂志, 2013, 29(1): 70-71.

[8]　黄曼妮, 章文华, 李淑敏, 等. 应用改良Reid阴道镜评分诊断宫颈疾病164例初步分析. 中国实用妇科和产科杂志, 2002(8): 495-497.

[9]　Pretorius R G, Zhang W H, Belinson J L, et al. Colposcopically directed biopsy, random cervical biopsy, and endocervical curettage in the diagnosis of cervical intraepithelial neoplasia Ⅱ or worse. A J Obstet & Gynecol, 2004, 191(2): 430-434.

[10]　Pretorius R G, Bao Y P, Belinson J L, et al. Inappropriate gold stand bias in cervical cancer screening studies. Int J Cancer, 2007, 121(10): 2218-2224.

[11]　Hu S Y, Zhang W H, Li S M, et al. Pooled analysis on the necessity of random 4-quadrant cervical biopsies and endocervical curettage in women with positive screening but negative colposcopy. Medicine, 2017, 96(17): 1-9.

第 *12* 章 宫腔镜检查

一、宫腔镜的发展

宫腔镜（hysteroscopy）在 150 年前左右问世。1853 年，法国医生 Antonin J. Desomeaux 应用早期的内镜观察了"子宫内口"，并报告为首次成功的"子宫腔检查"[1]。1869 年，爱尔兰的 Pantaleoni[2] 为一位绝经后有异常子宫出血的患者进行了宫腔镜检查，并发现其有子宫腔息肉样新生物。Pantaleoni 医生首先在英国杂志上提出了宫腔镜的概念，宫腔镜也被称为子宫镜（metroscopy 或 uteroscopy），由此揭开了人类探索应用宫腔镜的序幕。1978 年，Neuwirth 等 [3] 首次报道应用泌尿科的前列腺电切镜切除子宫黏膜下肌瘤，由此改变了宫腔镜只能检查不能手术的传统观念，赋予了宫腔镜新的面貌，标志着子宫内镜手术的开始。在中国，宫腔镜技术起步较晚，但发展迅速。20 世纪 50 年代末，中国已有医技人员开始探索和研制宫腔镜。1990 年，夏恩兰教授开展了电切割宫腔镜手术并取得了成功，随之成立了国际宫腔镜培训中心亚洲分中心，成为中国宫腔镜手术的先驱者，对中国宫腔镜的发展起了积极的推动作用 [4]。至今，宫腔镜已成为妇科有关疾病检查的常用技术，其在子宫腔内肿瘤的诊治中的应用也日益广泛。

二、宫腔镜系统

（一）宫腔镜设备

宫腔镜是利用一整套照明、成像、动力能源体系，在子宫腔膨胀的状态下进行子宫腔内疾病的诊治的一种内镜系统，根据其用途分为宫腔镜检查设备及宫腔镜电切设备。宫腔镜检查设备主要用于诊断，仅由照明系统、成像系统以及膨宫和灌流系统组成。如果宫腔镜设备带有动力能源设备，则具有了电切、电凝功能。当然，如果配备的是激光设备，则宫腔镜可利用激光进行子宫腔内组织的切割。

（二）宫腔镜电切设备

宫腔镜电切镜根据能源设备的不同分为单极和双极电切镜，其区别在于电流回路不同，而镜体、手柄、内鞘、外鞘等均无明显差别；但操作上需要注意的是，单极电切镜使用葡萄糖水 [5] 等非电解质溶液，在术前要贴好电极片，否则电流无回路，电切和电凝的作用无法产生；而双极电切镜电流回路在切割电极的两端，无需贴电极片，使用生理盐水等含有电解质的溶液膨宫。

（三）窄带成像技术

窄带成像（narrow band imaging，NBI）技术是宫腔镜成像系统中一种新的成像方式，即在可见光谱中选择一个窄范围的波长，如利用氙气光源产生波长在可见光光谱（415±30）nm 中的蓝光来成像，可以很好地显示黏膜下毛细血管类型。由于穿透深度局限于 0.15～0.3 nm，使用 415 nm 波长的光成像便可以很清楚地显示黏膜的浅层结构。Surico 等 [6] 应用 NBI 和放大的内镜评估绝经后的子宫异常出血（abnormal uterine bleeding，AUB）患者，初步经验显示，NBI 可以清楚地看到微血管的结构，帮助医生识别伴有密集和不规则的微血管的可疑部位，早期评估子宫内膜病变。

三、宫腔镜手术

宫腔镜手术虽以"简单易行"著称，但其风险也是术者不可不评估的标准。熟练掌握宫腔镜手术的最佳手术时机、适应证与禁忌证等，应是一名从事宫腔镜手术的医生不可或缺的技能。

（一）宫腔镜手术术前准备

1. 基本准备

宫腔镜检查术前，医生需要评估患者是否有宫腔镜手术禁忌证，需要详细询问病史，进行常规体检和妇科检查，并完善辅助的检查和化验检查等。

2. 子宫颈准备

手术前一天晚上酌情放置子宫颈扩张器扩张子宫颈，或给予米索前列醇 400 μg，口服或阴道穹后放置，以软化子宫颈，以便于术中子宫颈扩张。宫腔镜手术术前用扩子宫条自小号起逐号进行子宫颈扩张。

3. 其他特殊准备

（1）子宫肌瘤预处理：对于直径≥4 cm 的 I 型和 II 型黏膜下肌瘤及肌壁间内突肌瘤或黏膜下肌瘤合并严重贫血者，应用 GnRH-a 治疗 2~3 个月，使肌瘤和子宫体积缩小，纠正贫血。

（2）在绝经后女性：当排除了内膜癌的可能后，可考虑阴道使用雌激素软膏，增加阴道及子宫颈黏膜厚度，以便于术中操作。

（3）在合并胚物残留的患者：术前应进行综合评估，选择恰当处理方式；进行术前备血，必要时行动脉栓塞，或术前使用药物治疗，以配合宫腔镜手术。

（二）宫腔镜手术时机

对于需要宫腔镜诊治的患者，我们一般选择在患者月经干净 3~7 d 即早卵泡期实施，此时子宫内膜较薄，视野相对开阔，便于手术操作。对于术前需进行药物预处理者，完成预处理后即可进行手术。若有无法控制的出血，也可急症手术。

（三）宫腔镜手术的适应证与禁忌证

1. 适应证

宫腔镜手术适应证包括：①药物治疗无效或效果欠佳的异常子宫出血，排除恶性病变，患者无生育要求而有保留子宫愿望者；②子宫腔与子宫颈管内膜息肉；③有症状的、影响子宫腔形态的子宫肌瘤；④子宫腔与子宫颈管粘连且有症状和（或）有生育要求者；⑤子宫畸形且有症状或生育要求者；⑥子宫腔残留物与异物需手术取出者；⑦子宫内膜异常增生，排除恶性病变或需进一步明确诊断者；⑧阴道异物需手术取出者。

2. 禁忌证

宫腔镜检查及手术无绝对禁忌证，但有相对禁忌证，包括：①全身或生殖道感染急性期，包括生殖系统结核未经抗结核治疗者；②严重的内外科疾病难以耐受手术和麻醉者；③有大量活动性子宫出血者；④近期曾发生子宫穿孔者；⑤子宫过屈或子宫腔过度狭小，宫腔镜无法置入子宫腔者；⑥子宫颈瘢痕或质硬难以扩张者；⑦已明确诊断为子宫颈浸润癌或子宫内膜癌患者；⑧子宫腔过大、过深，子宫腔长度超过 12 cm 者。

（四）操作流程

1. 准备过程

打开宫腔镜检查术所需各系统的设备并正确安装，将术中所需宫腔镜操作器械按顺序摆放整齐。让患者取膀胱截石位，注意臀部尽可能伸出检查床床边，双腿尽量外展，便于操作者能观察到双侧子宫角。常规消毒外阴、阴道、子宫颈，进行双合诊，了解患者子宫大小、位置、屈度。

2. 操作过程

对于无需麻醉患者，提醒其手术即将开始，注意放松，配合医生操作。患者如需麻醉，则行相关麻醉。用子宫颈钳钳夹子宫颈，用探针探查子宫腔深度，用扩子宫条自小号起逐号扩张子宫颈，至其直径大于所使用的宫腔镜外径 0.5 mm。打开膨宫灌流系统，排空空气，让液体流出宫腔镜物镜端，然后手持宫腔镜，沿子宫颈管小心缓慢置入宫腔镜，按不同介质所需的压力及速度注入膨宫液，使子宫腔充盈，视野明亮。转动镜体。按一定顺序进行全面观察，先检查子宫底和输卵管开口，再检查子宫腔前后、左右及侧壁，最后检查子宫颈管。检查完毕后，将视野置于子宫腔正中，缓慢退出 00 镜。

3. 手术结束

关闭各设备，拆除宫腔镜各个连接部件，仔细清洗宫腔镜，做好宫腔镜的日常维护。

四、子宫内膜癌的宫腔镜诊断

子宫内膜癌（endometrial cancer）是女性生殖系统常见的三大恶性肿瘤之一，约占女性癌症总数的 7%，占女性生殖道恶性肿瘤的 20%～30%，并且近年来其发病率有明显上升趋势，因此，子宫内膜癌的准确诊断和有效治疗是临床妇科医生面临的主要问题。随着宫腔镜技术的成熟，宫腔镜在子宫内膜癌诊治中的应用价值越来越受人关注。

子宫内膜癌的高危因素包括：①不孕、未产、长期无排卵型功血、绝经期延迟等使子宫内膜长期处于激素的刺激状态；②与雌激素水平增高相关的妇科疾病，如多囊卵巢综合征、卵巢粒层细胞瘤、子宫内膜增生等仅有雌激素的刺激而无孕激素的拮抗疾病；③使用合成性雌激素史；④垂体功能失调性疾病，如糖尿病、高血压；⑤家族癌瘤史，复发癌及重复癌倾向，乳癌、卵巢癌病史等；⑥乳癌术后长期服用他莫昔芬病史。

（一）宫腔镜检查对子宫内膜癌早期诊断的价值

长久以来，临床对子宫内膜癌的诊断主要依靠诊断性刮宫（diagnostic curettage），但由于受到盲视和子宫颈解剖结构的制约，诊断性刮宫常常不能准确获取病变内膜，更有可能造成子宫腔内微小病灶的遗漏。Gimpelson 等 [7] 报道称，即使是有经验的妇科医生进行诊断性刮宫，每次诊断性刮宫也可能会有 10%～35% 的子宫内膜区域刮不到。

宫腔镜技术使妇科医生可以"眼见为实"，可以最直接、近距离地观察整个子宫腔而无盲区，尤其是对于临床症状典型且同时具有高危因素而辅助检查却未证实内膜病变者，更应尽快行宫腔镜检查，以确定诊断。

子宫内膜癌宫腔镜下主要表现为局部病灶的形态及表面血管异常，总体来讲为乳头状或息肉状突起，与周围正常子宫内膜或萎缩性内膜分界清楚；病灶高低不平，表面灰白无光泽，有污秽感，并可见不规则的扩张血管，有的有伴出血和坏死（图 12-1）；主要有以下几种表现。

（1）菜花状赘生物：肿物可生长在子宫腔的任何部位，但以子宫腔前后壁及子宫底最为常见；肿物呈菜花样或细小乳头状，往往合并出血和坏死，使肿物表面呈褐色或灰褐色；乳头表面有形态异常的血管，血管的形态多种多样，多数呈不规则状，可见血管成团或呈螺旋状围绕在腺体周围。

（2）弥漫型病变：子宫腔内病变范围大，表现为内膜弥漫性增厚，表面呈乳头样改变，其内有粗细不等的异型血管（图 12-2 ）。

（3）局灶性息肉状病灶：子宫腔内病变可表现为息肉样新生物，此时肿物表面血管分布明显增多，可有粗细不等的异型血管。

Marchetti 等[8] 回顾分析了 181 例子宫内膜癌患者，宫腔镜诊断的敏感性为 93.10%，特异性为 99.9%，阳性预测值为 99.96%，阴性预测值为 98.18%；若再结合子宫内膜定位活检，则其敏感性和特异性可提高至 96.55% 和 100%。

宫腔镜对早期或局灶性内膜病变的诊断优势和诊断的正确性是其他辅助诊断方式无法相比的，目前宫腔镜诊断被认为是诊断早期子宫内膜病变的最佳方法。

（二）宫腔镜检查与其他辅助检查的比较

1. 宫腔镜检查与盆腔超声的比较

超声检查的优点：无创、方便、易行、无痛苦，可提示盆腔包块。超声检查的缺点：对内膜增厚不具特异性，对子宫内膜增生性病变以及早期内膜癌变不能提供特异性鉴别诊断，尤其是容易遗漏小于 5 mm 的子宫内膜病变。Jacobs 等[9] 认为，绝经后妇女子宫内膜厚度≥5 mm 时，阴道彩超检查可提高子宫内膜癌的诊断率，其敏感性为 80.5%；而宫腔镜诊断子宫内膜增生或子宫内膜癌的敏感性为 90%~100%，特异性为 97%~100%。那么若做反向思考，作者认为，当子宫内膜厚度 <5 mm 时，超声检查可能会漏诊恶性病变，尤其是对于有异常子宫出血的绝经后妇女，宫腔镜下活检是必需的。Vasile[10] 认为，宫腔镜检查较超声检查更为直观，即使是对于绝经后没有临床症状、超声检查提示为萎缩性子宫内膜的患者，也可以获取足够的组织标本进行病理学检查。尽管阴道超声检查测量内膜厚度时创伤小，准确性高，但其鉴别子宫内膜病变的低特异性和对子宫内膜癌低阳性预测值使其不能作为使用外源性激素治疗患者子宫内膜厚度的可靠监测方法，尤其是服用他莫昔芬（ tamoxifen，TAM ）的患者。Mkrtchian 等[11] 报道，B 超和宫腔镜对不典型增生和早期子宫内膜癌患者预后评估的失误率分别为 14.3% 和 5.5%，两者有显著差异。

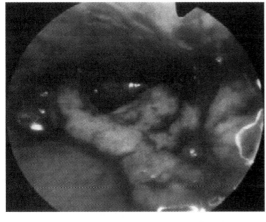

图 12-1（也见彩图）　子宫内膜癌宫腔镜下表现

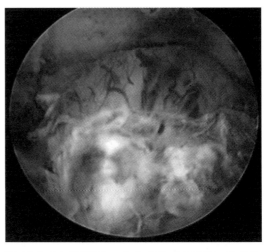

图 12-2（也见彩图）　子宫内膜癌宫腔镜下内膜弥漫型病变表现

2. 宫腔镜检查与诊断性刮宫的比较

诊断性刮宫是评估子宫内膜病变和子宫内膜癌的传统检查方法，但其为盲视手术，完全凭借术者的感觉和经验进行，容易遗漏子宫腔内微小或局灶性病变。研究表明，即使是有经验的妇产科医生，也只能刮到最多 50%～60% 的内膜。Bedner 等 [6] 对 442 名有异常子宫出血或超声发现子宫内膜病变的围绝经期妇女进行诊断性刮宫检查后，又进行了宫腔镜直视下活检，结果发现，宫腔镜漏诊了 4 例病变，而诊断性刮宫漏诊了 21 例病变。由此可见，宫腔镜直视下活检发现子宫腔内病变的敏感性要比诊断性刮宫高。Saygili[12] 比较了 42 名绝经后出血或子宫内膜增厚患者诊断性刮宫和子宫切除术后的病理检查，结果发现，诊断性刮宫结果为复杂性子宫内膜增生者中，50% 术后病理结果为不典型增生；而诊断性刮宫结果为不典型增生者中，有 2/3 术后被诊断为子宫内膜癌。作者建议对于此类第一次病理结果为癌前病变患者，应进行第二次诊断性刮宫或宫腔镜检查。Garuti[13] 曾将 176 名服用他莫昔芬后子宫内膜厚度达到 5 mm 的乳腺癌患者分为两组，94 名进行了宫腔镜下活检术，而 82 名进行了诊断性刮宫，结果发现，34.1% 的诊断性刮宫患者因所取组织量过少未能做出病理诊断。作者认为，对于服用他莫昔芬的患者，诊断性刮宫不能取到足够量标本，也不能发现因他莫昔芬引起的子宫内膜病变，如囊性萎缩及合并子宫内膜癌的子宫内膜息肉。在区别正常和异常内膜上，宫腔镜的敏感性、阴性预测值、阳性预测值分别为 100%、100%、68.9%，而盲视诊断性刮宫的敏感性、阳性预测值分别仅为 68.9% 和 43.7%。对于全面了解他莫昔芬引起的子宫内膜病变，宫腔镜活检的依从性无疑更好。

3. 宫腔镜检查与病理诊断比较

Alanis 等 [12] 对 372 名绝经后妇女行宫腔镜检查发现，宫腔镜检查结果和病理结果有很高的一致性。作者认为，宫腔镜可以作为子宫腔内良恶性病变的首选检查方法。有关子宫内膜增生的宫腔镜图像与病理组织学的关系，Dotto 等 [14] 将宫腔镜下的子宫内膜图像分为五类：正常、良性病变、低危子宫内膜增生、高危子宫内膜增生和子宫内膜癌；与子宫内膜活检的病理结果对照，图像与病理有高度的一致性。Garuti 等 [13] 报道，宫腔镜对子宫内膜增生诊断的敏感性、特异性、阴性预测值、阳性预测值分别为 63.7%、91.7%、91.3% 和 64.7%。因此，作者认为，对于子宫内膜增生，目前宫腔镜诊断的准确性并不高，对于宫腔镜检查示不规则或增厚的内膜，病理学检查是必需的。Garuti 等发现，宫腔镜预见子宫内膜增生合并浸润癌的敏感性、特异性、阴性预测值、阳性预测值分别为 84.6%、100%、87.5% 和 100%，由此认为宫腔镜检查是诊断子宫内膜增生合并浸润癌的敏感特异方法 [7]。若结合子宫内膜定位活检，其敏感性和特异性可提高到 96.55% 和 100%。

宫腔镜检查为微创性检查，诊断准确性高，已成为子宫内膜增生诊断和保守治疗随访的理想工具。现在普遍认为，对可疑病变进行宫腔镜直视下活检是诊断异常子宫出血的金标准，是安全、容易和有效的评估异常子宫出血的方法。

（三）宫腔镜检查能否造成癌细胞播散

20 世纪 90 年代初，有病例报告：宫腔镜检查可以造成子宫内膜癌的盆腔转移、子宫血管内瘤栓甚至肺转移。宫腔镜所需的特殊的手术环境——膨宫压力与灌流介质，对子宫内膜癌细胞逆流腹膜腔播散及其对患者生存预后影响的问题，一直困扰着从事宫腔镜技术的同道。近年来，大部分学者认为，宫腔镜检查可以造成腹腔冲洗液细胞学阳性，但不影响预后。

Leveque 等报道了 19 例临床 I 期的子宫内膜癌患者，在子宫切除术前进行了宫腔镜检查并于开腹手术中常规进行了腹腔冲洗液的细胞学检查的结果，7 例为阳性，但以后的随访未发现腹膜复发。Lo 等研究了 162 例子宫内膜癌患者，在开腹手术前进行了宫腔镜检查，对其中 120 例患者，70 例应用 CO_2 膨宫，50 例盐应用水膨宫，结果有 8 例患者腹腔冲洗液细胞学检查癌细胞为阳性，其中盐水膨宫 7 例，CO_2 膨宫 1 例，两者相比有显著差异。所有腹腔冲洗液细胞学阳性的患者均未附加另外的治疗，随访无瘤生存 12 ~ 34 个月，表明应用盐水较应用 CO_2 做膨宫介质更易使癌细胞扩散到腹腔；但对临床预后的影响还有待于进一步随访观察。Kuzel 等研究了 42 名有子宫内膜癌风险的妇女，进行了液体膨宫的宫腔镜检查、定位活检和诊断性刮宫，并分别于宫腔镜检查前、定位活检后和诊断性刮宫后取腹腔冲洗液进行了检查。结果共有 11 次冲洗液阳性结果，在宫腔镜检查前和定位活检后之间冲洗液阳性无统计学意义，而在定位取材后和诊断性刮宫后冲洗液阳性率分别为 33.3%和 88.9%，有显著差异，表明诊断性刮宫本身而非宫腔镜下的定位活检促进了瘤细胞进入腹膜腔。Arikan 等研究了 24 个因子宫内膜癌而行全子宫和双侧附件切除术的离体标本：无子宫浆膜面和子宫外病变，内膜癌病变面积大于 1 cm；用 5 mm 硬管行宫腔镜检查，最大灌注压为 100 mmHg，流速为 150 ml/min，灌注 3 min，收集经输卵管流出的液体，离心沉淀后，进行细胞学检查和细胞黏附生存能力实验，结果在 20/24 例（83%）中收集到液体，在 17/24 例（71%）中发现了癌细胞，10/24 例（42%）中扩散的癌细胞有再生种植能力。从这个实验模型得出的结论为：宫腔镜检查会造成癌细胞扩散，而且扩散的癌细胞具有黏附和种植能力。日本曾做过大规模调查，结论是：宫腔镜检查与 5 年存活率无关。Revel 回顾性分析了 1980 — 2001 年 Medline 数据库中所有有关宫腔镜检查后内膜细胞播散的文章，得出结论是：目前尚不能确认腹膜上的内膜细胞是因子宫腔镜灌流冲洗、逆流至盆腔所致；目前也无前瞻性、随机研究证实宫腔镜检查或手术会造成肿瘤播散。目前尚无研究证实进行宫腔镜检查的子宫内膜癌患者的预后比进行其他传统检查的子宫内膜癌患者的预后差。尽管如此，我们在临床中仍强调，行宫腔镜检查时，必须尽量降低膨宫压力，而且应尽量避免加压。目前尚无循证医学证据证实究竟应用多大的膨宫压才能避免子宫内膜细胞播散。

五、宫腔镜检查的并发症

（一）常见并发症

自从 1869 年文献报道宫腔镜应用于妇科疾病的临床诊治后，其并发症（表 12-1）[15] 随之成为了术者最为关心的话题[16]。2014 年 Kayatas 等[17] 报道，宫腔镜手术相关并发症的发生率为 0.27%。检索中国知网数据库 1978—2014 年和万方数据库 2000—2014 年有关宫腔镜手术并发症的文章共计 17 篇。在报道宫腔镜手术总例数的 13 篇文献中，宫腔镜手术并发症发生率为 0.64%[16]，提示宫腔镜手术的并发症发生率较低。然而，宫腔镜虽是相对安全的手术，但其并发症也是不可忽视的。充分认识并积极预防其并发症，并熟练掌握宫腔镜并发症的抢救技巧，是对从事妇科内镜工作者的最基本的要求。

表 12-1　宫腔镜检查并发症及其相关因素

相关因素	宫腔镜检查并发症
体位	骨筋膜室综合征
麻醉	全身麻醉、局域麻醉、清醒镇静及局部麻醉等导致的并发症
获得性因素	子宫颈和子宫体撕裂，子宫穿孔
空气	气体栓塞

表 12-1　宫腔镜检查并发症及其相关因素　　　　　　　　　　　　　　（续表）

相关因素	宫腔镜检查并发症
穿孔	子宫穿孔，邻近结构（肠管、膀胱、血管）穿孔
出血	子宫颈、子宫内膜、子宫肌层及子宫周围血管出血
感染	子宫内膜炎，腹膜炎
晚期并发症	子宫颈粘连和其他并发症

（二）常见并发症的处置方法

1. 子宫穿孔

出现子宫穿孔后应立即确定穿孔部位、范围，判断出血量及是否有其他脏器的损伤，根据具体情况制订处理方案。一般的方法有：①给予缩宫素；②腹腔镜缝合或电凝止血；③开腹探查。

2. 出血

①应用促进子宫收缩的药物，如宫缩剂、米索前列醇等；②电凝止血；③球囊压迫止血；④子宫动脉栓塞；⑤若这些方法治疗无效，切除子宫。

3. 空气栓塞

应立即停止操作，改变头低臀高位，吸氧，同时放置中心静脉导管，监测心肺动脉压，纠正心肺功能衰竭；给予大量生理盐水促进血液循环，最后可进行高压氧舱治疗。

4. 感染

主要是针对病因治疗，通过药物敏感试验合理选用抗生素。

近年来宫腔镜学科在中国已有了飞跃的发展与进步。宫腔镜检查对于早期子宫内膜癌的诊断有着重要作用。充分了解宫腔镜的检查流程与并发症，是从事妇科内镜学医师的基本功课，可以避免盲目的后续治疗。

（冯力民　张　奇）

参考文献

[1] Behrman S J. Hysteroscopy: an overview. Clin Obstet Gynecol, 1976, 19(2): 307-314.

[2] Pantaleoni D. On endoscopic examination of the cavity of the womb. Med Press Coirc, 1896(8): 26-28.

[3] Neuwirth R S. A new technique for and additional experience with hysteroscopic resection of submucous fibroid. Am J Gynecol, 1978, 131(1): 91-94.

[4] 夏恩兰. 宫腔镜技术的近年进展. 中国实用妇科与产科杂志, 2000, 16(3): 182-184.

[5] 冯力民, 夏恩兰. 宫腔镜电切手术应用. 中华妇产科杂志, 1996, 31(05): 302-304.

[6] Bedner R. Hysteroscopy with directed biopsy versus dilatation and curettage for the diagnosis of endometrial hyperplasia and cancer in premenopausal women. Eur J Gynaecol Oncol, 2007, 28(5): 400-402.

[7] Gimpelson R J. A comparative study between panoramic hysteroscopy with direct biopsies and curettage. Am J Obstet Gynecol, 1988, 158(3 Pt 1): 489-492.

[8] Marchetti M, Litta P, Lanza P, et al. The role of hysteroscopy in early diagnosis of endometrial cancer. Eur J Gynaecol Oncol, 2002, 23(2): 151-153.

[9]　Jacobs I, Gentry-Maharaj A, Burnell M, et al. Sensitivity of transvaginal ultrasound screening for endometrial cancer in post-menopausal women: a case-control study within the UKCTOCS cohort. Lancet Oncol, 2011, 12(1): 38-48.

[10]　Vasile C. Accuracy of office hysteroscopy in the diagnosis of endometrial hyperplasia. Clin Exp Obstet Gynecol, 2003, 30(4): 223-225.

[11]　Mkrtchian B B. Transvaginal ultra sonography in atypical hyperplasia and early cancer of endometrium (diagnostic significance and prognostic evaluation). Georgian Med News, 2007, 145(4): 12-16.

[12]　Alanis F J. Hysteroscopy findings in patients with postmenopausal genital bleeding. Ginecol Obstet Mex, 2007, 75(5): 253-258.

[13]　Garuti G. Hysteroscopically targeted biopsies compared with blind samplings in endometrial assessment of menopausal women taking tamoxifen for breast cancer. J Am Assoc Gynecol Laparosc, 2004, 11(1): 62-67.

[14]　Dotto J E, Lema B, Dotto J E, Jr, et al. Classification of microhysteroscopic images and their correlation with histologic diagnoses. The journal of the American Association of Gynecologic Laparoscopists, 2003, 10(2): 233-246.

[15]　夏恩兰. 宫腔镜手术并发症的过往及现状. 中华妇幼临床医学杂志: 电子版, 2016, 12(3): 249-254.

[16]　夏恩兰. 宫腔镜手术并发症诊治现状及展望. 中国实用妇科与产科杂志, 2015, 31(5): 369-373.

[17]　Kayatas S, Meseci E, Tosun O A, et al. Experience of hysteroscopy indications and complications in 5474 cases. Clin Exp Obstet Gynecol, 2014, 41(4): 451-454.

第*13*章 妇科恶性肿瘤分期

第一节 概述

肿瘤分期是肿瘤临床中的重要工作。妇科肿瘤的第一个分期是 1929 年的宫颈癌分期，其目的是为了在比较不同医院、不同治疗方法的结果时有一个统一的评定标准，以使统计资料有可比性。随着对肿瘤病程的认识的深入，以及临床诊治方法的发展和经验的积累，肿瘤分期在不断的修订。肿瘤分期的目的除用于分析统计资料的可比性外，还用于帮助确定治疗方案和判断预后。了解肿瘤国际分期的制定、修订的演变过程，有助于加深我们对肿瘤分期的理解和正确使用，以及对其存在问题的了解。实际上，这个过程也能反映妇科恶性肿瘤学的发展过程，了解它将有益于我们的临床工作。

一、宫颈癌分期从国联卫生组织分期到国际妇产科协会（FIGO）分期

20 世纪 20 年代初，宫颈癌的治疗已有明显的发展，放疗、手术、手术联合放疗均已在临床开展，特别是放疗更受到关注。当时国际联盟卫生组织（the Health Organization of the League of Nations，简称国联卫生组织）号召进行国际间的研究，要求欧洲一些国家的医院报告宫颈癌的放疗效果，为此这些国家必须要有统一的评定标准，以便比较；因此，国联卫生组织委托 Heyman 教授（斯德哥尔摩）、Laccassagne 教授（巴黎）和 Voltz 教授（慕尼黑）负责起草了临床分期标准，将宫颈癌分为四期，此标准于 1929 年得到了国联卫生组织的认可。从此以后就按此标准，将不同国家、不同医院的治疗结果集中于《宫颈癌放射治疗结果国际年报》（Annual report on the results of radiotherapy in carcinoma of the uterine cervix，"国际年报"）发表。1937 年，此标准有较大修改，修订后的宫颈癌的临床分期已在很多国家使用（美国未采用）。第二次世界大战之后，国联不存在了。1950 年，国际年报编委会在纽约举行的国际第 4 届美国妇产科大会之际，与美国医学会妇产科部、美国妇产科协会、美国腹外科及妇科协会共同举行会议并达成协议，在 1937 年分期中增加了 0 期，即原位癌，其他四期基本未变。此后，宫颈癌的临床分期成为全世界共同使用的临床分期，被称为宫颈癌国际临床分期（International Clinical Classification of the Stages of Carcinoma of the Uterine Cervix），而 1929 年及 1937 年的分期被称为国联卫生组织的宫颈癌分期。

1954 年，国际妇产科联盟（the International Federation of Gynecology and Obstetrics，FIGO）成立并于 1958 年接管了"国际年报"的工作，FIGO 肿瘤委员会（Cancer Committee of FIGO）负责妇科肿瘤分期及报告治疗结果的工作。1961 年，FIGO 在维也纳会议上对宫颈癌国际临床分期做了修订，并于 1962 年开始使用。此后，我们将妇科肿瘤的分期统称为 FIGO 分期。FIGO 做了大量的工作，完成子宫体癌、阴道癌、卵巢癌、外阴癌、输卵管癌及滋养细胞肿瘤的分期，对多种肿瘤分期进行了多次修订，2009 年又完成了子宫肉瘤分期，

1914 年又对卵巢癌、输卵管癌分期做了修订。

除国联卫生组织的宫颈癌分期 → 宫颈癌国际临床分期 → FIGO 分期这一过程外，国际上还有另外一个重要的被承认和采用的分期，即 UICC 的 TNM 体系存在。

二、TNM 分期

20 世纪 40 年代，法国学者 Pierre Denoix 即提出了 TNM 分期的概念。20 世纪 50 年代，TNM 分期被国际抗癌联盟（the International Union Against Cancer，UICC）接受。此后 UICC 与美国癌症联合会（the American Joint Committee for Cancer，AJCC）联手合作，发展了规范统一的 TNM 分期系统。UICC、AJCC 与 FIGO 长期紧密合作，1966 年在 FIGO 分期的基础上提出了宫颈癌的 TNM 分期。1970 年，FIGO 对外阴癌采用的是 TNM 分期。每次分期的修订均经 UICC、AJCC 与 FIGO 讨论取得了一致意见 [1]。

TNM 分期中，T 代表原发性肿瘤，以原发性肿瘤局部侵及范围及大小分为 T1、T2、T3、T4，TX 为无法评估原发性肿瘤，T0 为未发现原发性肿瘤的证据。

N 代表区域淋巴结情况，以侵及范围及个数分为 N1、N2、N3，NX 为无法评估区域淋巴结情况，N0 为未发现区域淋巴结转移（除区域淋巴结以外的任何淋巴结转移都列为远处转移）。

M 代表远处转移，MX 为无法评估是否有远处转移，M0 为未发现有远处转移，M1 为有远处转移；并且进而可用 PUL 表示肺转移，OSS 表示骨转移，HEP 表示肝转移，LYM 表示淋巴结转移，等等。

TNM 分期的一些基本原则与 FIGO 分期相同，如分期系治疗前确定，不能更改；若分期有疑问，则采用较早期别等。TNM 分期也是不断修订的。FIGO 与 UICC 的分期的修订是经彼此讨论协调的，彼此都接受，内容基本类似，但具体意义仍有一定的差别。

对于妇科恶性肿瘤的分期，我们习惯于采用 FIGO 分期。其实，TNM 分期也有颇多优点，如分期内容较多，还有分期组合，因而易于选择治疗方案和评估预后等。对于没有手术分期的肿瘤，如宫颈癌手术病例，也可采用 TNM 分期，以弥补临床分期的不足。

第二节 手术分期与临床分期

肿瘤分期有临床分期（clinical stage）和手术分期（surgical stage）之分。

临床分期是基于临床检查结果来分期，包括：触诊、视诊、阴道镜检查、子宫颈管刮取、宫腔镜、膀胱镜、直肠镜、静脉肾盂造影、肺及骨的 X 线检查等。此外，宫颈锥切术及宫颈切除术也属临床检查。有些检查虽对临床诊断和处理有一定意义，但未被承认是分期的依据，如淋巴造影、静脉造影、腹腔镜、B 超、CT、MRI 等。但在不同肿瘤有一定区别，如在宫颈癌、子宫体癌、阴道癌，基本方法相同，但在卵巢癌却有所区别，如 FIGO 曾推荐可采用腹腔镜对原发性卵巢癌进行分期，而且细胞学结果也是分期的依据；对 CT 则说得较为模糊，只说对开始分期及以后随诊有所帮助。

手术分期是以手术探查和切除标本病理检查为分期的依据。1988 年，子宫内膜癌手术分期用于临床之后，我们临床上相当流行"分期手术"的说法。其实，"分期手术"与手术分期是两个不同的概念。"分期手术"的做法使人认为手术是为分期而做的，这当然是与医学伦理不符，而且扩大了手术的范围，对多数患者来说是过度手术。手术是有指证的，对于一位患者不能开始即行手术，起码应评估一下病变的情况，确定一下治疗方案，这是临床分期所能做到的。所以有的肿瘤有了手术分期,临床分期也有意义 [2-4]。

手术分期对于确定肿瘤的范围比临床分期准确,但也是相对的。没有哪位有经验的手术医师敢于说自己的手术"彻底"到了肿瘤可能存在的所有部位。肿瘤分期的意义在于按统一的要求,达到"可比性"。在比较结果时,手术分期只能与手术分期比较,将手术分期与临床分期比较是无意义的,反之亦然。

卵巢癌分期在相当长的时间内是以临床检查和开腹探查发现为基础的,1988 年,FIGO 将卵巢癌分期改为手术分期,主要是基于手术探查,但仍指出可被最后的病理诊断、临床检查、影像学检查及活检结果所修订。

FIGO 分期中目前除宫颈癌、阴道癌、滋养细胞肿瘤外均有手术分期。UICC 的 TNM 分期也有手术分期及临床分期,其定义也有修改。对于滋养细胞肿瘤,N 没有意义,而改为 TM 及高危、低危因素。

第三节　各部位妇科恶性肿瘤分期的演变

本节中我们将对妇科肿瘤的 FIGO 分期的演变,以我们所能找到的资料予以系统介绍,并与 TNM 分期进行对比。2014 年的 FIGO 分期除卵巢癌和输卵管癌外与 2009 年分期相比没有变化,因此,其他妇科肿瘤仍用 2009 年的分期。

一、宫颈癌分期

下文将依次介绍 1929 年、1937 年、1950 年、1961 年、1970 年、1985 年、1994 年和 2009 年宫颈癌临床分期。临床分期是基于仔细的临床检查,包括:触诊、视诊、阴道镜、子宫颈管刮取、宫腔镜、膀胱镜、直肠镜、静脉尿路造影、肺部和骨骼 X 线检查、宫颈锥切术、宫颈切除术。膀胱、直肠受侵需有活检病理证实。淋巴造影、动脉造影、静脉造影、腹腔镜、超声检查、CT、MRI 的表现不影响分期。分期系治疗前确定,不能被以后检查所更改。分期应由有经验的医师确定,当定期存有疑问时,应定于偏早期别 [5-14]。

(一)1929 年宫颈癌分期(国联卫生组织宫颈癌分期)

Ⅰ期:病变严格局限于子宫颈,子宫可活动。

Ⅱ期:病变扩散到一侧或多侧阴道穹,邻近子宫旁的浸润可有可无,子宫保留一定程度的可活动性。

Ⅲ期:

  (a)一侧或双侧子宫旁结节样浸润达盆壁,子宫保留有限的可活动性,或一侧子宫旁团块状浸润伴子宫固定。

  (b)病变浸润大部分阴道,子宫可活动。

  (c)盆腔孤立淋巴结转移及有相对小的原发灶。

  (d)阴道下段孤立性转移。

Ⅳ期:

  (a)双侧子宫旁团块样浸润至盆壁。

  (b)病变累及膀胱、直肠。

  (c)病变浸润全阴道,或浸润一侧阴道并与原发灶相连。

  (d)远处转移。

（二）1937 年宫颈癌分期（国联卫生组织宫颈癌分期）

Ⅰ期：癌严格局限于子宫颈

Ⅱ期：癌浸润一侧或双侧子宫旁，但未到盆壁。（Ⅱ期，子宫旁）

　　　癌浸润阴道，但未达下 1/3。（Ⅱ期，阴道）

　　　颈管癌扩散到子宫体。（Ⅱ期，子宫体）

Ⅲ期：癌浸润一侧或双侧子宫旁到盆壁，直肠指检盆壁与肿瘤无间隙。（Ⅲ期，子宫旁）

　　　癌累及阴道下 1/3。（Ⅲ期，阴道）

　　　盆壁可触及孤立的转移（不管原发性宫颈癌瘤的范围）。（Ⅲ期，孤立的盆壁转移）

Ⅳ期：膀胱镜发现癌累及膀胱或膀胱阴道瘘。（Ⅳ期，膀胱）

　　　癌累及直肠。（Ⅳ期，直肠）。

　　　癌扩散至真骨盆外（下为阴道腔之外，上为真骨盆缘，远处转移）。（Ⅳ期，远处播散）

通则：以检查发现来分期。

　　　期别依治疗前检查确定，不能改变。个别病例延误定期应说明理由。

　　　分期若有疑问，以早前分期为准。

　　　若单一病例具有两个或多于两个定期条件，不影响分期。

　　Ⅱ期与Ⅲ期的区别是依靠阴道和直肠指检时肿瘤和盆壁的关系而定，盆壁是指盆骨、肌肉、筋膜、脉管和淋巴结。

（三）1950 年宫颈癌分期（纽约会议，宫颈癌国际分期）

0 期：原位癌，即浸润前癌，上皮内癌及类似情况。

Ⅰ期：癌严格局限于子宫颈。

Ⅱ期：癌超过子宫颈，但未达到盆壁。

　　　癌累及阴道，但未达下 1/3。

Ⅲ期：癌已达盆壁（直肠检查时肿瘤与盆壁间无空隙）。

　　　癌累及阴道下 1/3。

Ⅳ期：癌侵犯膀胱或直肠，或两者，或超过以上所述的范围。

（四）1961 年宫颈癌临床分期

　　FIGO 对上述分期又进行了修改，制定了新的修订方案。1961 年在维也纳举行的国际妇产科联盟（FIGO）大会上获得一致赞同，称为临床分期，并于 1962 年开始临床使用，其定义如下：

浸润前癌

0 期：原位癌，上皮内癌。0 期病例不包括在任何治疗统计中。

浸润癌

Ⅰ期：癌严格局限于子宫颈（不必考虑子宫体是否被累及）。

　　　Ⅰa 期：早期间质浸润（临床前癌）。

　　　Ⅰb 期：其他Ⅰ期癌。

Ⅱ期：癌超出子宫颈，但未达到盆壁。

　　　癌累及阴道，但未达阴道下 1/3。

　　　推荐Ⅱ期可再分为Ⅱa（未累及子宫旁）及Ⅱb（累及子宫旁）两个亚组。

Ⅲ期：癌已达盆壁，直肠检查时肿瘤与盆壁间无空隙。

　　　癌累及阴道下 1/3。

Ⅳ期：癌已超出真骨盆或膀胱，直肠黏膜受累。泡样水肿不诊断为Ⅳ期。

此外，在分期注解中指出：Ⅰa 期为显微镜下诊断，其他Ⅰ期病例可以是临床诊断；子宫旁非结节样固定于盆壁属Ⅱ期；Ⅲ期系子宫旁结节样固定于盆壁或肿瘤本身扩张至盆壁；泡样水肿或肿物突向膀胱、直肠不属Ⅳ期，除非膀胱浸润被活检证实；膀胱壁的隆起及沟裂在检查时仍固定于肿物时可解释为膀胱黏膜下受累表现。

（五）1970 年宫颈癌临床分期的修订

1970 年，纽约 FIGO 会议对宫颈癌临床分期又进行了修订，并于 1972 年 1 月 1 开始使用，其定义如下：

浸润前癌

0 期：原位癌，上皮内癌。0 期病例不包括在任何治疗统计中。

浸润癌

Ⅰ期：癌严格局限于子宫颈（不必考虑子宫体是否被累及）。

　　Ⅰa期：不能被临床检查诊断。

　　　　（i）早期间质浸润;（ii）隐匿癌。

　　Ⅰb 期：其他Ⅰ期癌。

Ⅱ期：癌超出子宫颈，但未达到盆壁。

　　癌累及阴道，但未达阴道下 1/3。

　　Ⅱa 期：无明显的子宫旁浸润。

　　Ⅱb 期：有明显的子宫旁浸润。

Ⅲ期：癌已达盆壁。直肠检查时肿瘤与盆壁间无空隙。

　　癌累及阴道下 1/3。

　　肾盂积水或肾无功能。

　　Ⅲa 期：未扩散到盆壁。

　　Ⅲb 期：已扩散到盆壁。

Ⅳ期：癌已超出真骨盆，或膀胱、直肠黏膜受累。

　　泡样水肿不属Ⅳ期。

作者注：上述 1970 年分期来源于 1973 年出版的 Kottmeier H L 主编的 *Annual report on the results of treatment in carcinoma of the uterus and vagina, Vol 15*。但在 Kottmeie H L 于 1975 年寄给 *Gynecologic Oncology* 的文章 *Presentation of therapeutic results in carcinoma of the female pelvis: experience of the annual report on the results of treatment in carcinoma of th uterus, vagina, and ovary*（1976 年发表）中，隐匿癌是在Ⅰb 期中，并指出应标明"occ"，且明确说明是组织学诊断浸润癌及大于早期间质浸润。此外，将肾盂积水或无肾功能列入Ⅲb 期中。在该年报第 16 卷（1976）也有相同记载，也说明"occ"是在锥形切除术、宫颈切除术、子宫全切后组织学诊断，浸润大于早期间质浸润。作者考虑到上述 1970 年分期要求临床使用时间（1972 年 1 月）离作者注中所示修改时间太近，也未找到具体修改时间及地点，未将其列为新分期，而仍将其列在 1970 年分期中。特此说明。

（六）1985 年 FIGO 宫颈癌临床分期

1985 年，FIGO 肿瘤委员会分期的声明主要对Ⅰ期进行了修改，并删除"occ"。

0 期：原位癌，上皮内癌。0 期病例不包括在对浸润癌的任何治疗统计中。

Ⅰ期：癌严格局限于子宫颈（不必考虑子宫体是否被累及）。

　　Ⅰa 期：子宫颈临床前癌，显微镜下诊断。

Ⅰa1 期：显微镜下轻微浸润。

Ⅰa2 期：显微镜下发现的可测量病变，浸润深度从上皮或腺体基底膜向下不超过 5 mm，水平扩散不超过 7 mm。大于上述属Ⅰb 期。

Ⅰb 期：病变范围大于Ⅰa2 期，临床可见或不可见病变，已存在的脉管间隙受累不改变分期，但应特别注明，以便确定以后是否影响治疗决定。

Ⅱ期：癌超出子宫颈，但未达到盆壁。癌累及阴道，但未达阴道下 1/3。

Ⅱa 期：无明显的子宫旁浸润。

Ⅱb 期：有明显的子宫旁浸润。

Ⅲ期：癌已达盆壁。直肠检查时肿瘤与盆壁间无空隙。癌累及阴道下 1/3。有肾盂积水或无肾功能均为Ⅲ期，除非另有原因所致。

Ⅲa 期：未扩散到盆壁，但累及阴道下 1/3。

Ⅲb 期：已扩散到盆壁或有肾盂积水或无肾功能。

Ⅳ期：癌已超出真骨盆，或临床膀胱，直肠黏膜受累。

Ⅳa 期：肿瘤扩散至邻近器官。

Ⅳb 期：肿瘤扩散至远处器官。

（七）1994 年 FIGO 宫颈癌分期的修订

1994 年 FIGO 蒙特利尔会议，又对Ⅰ期做了进一步的修订，此分期一直沿用至 2009 年新分期出现前。

0 期：原位癌，上皮内癌、CIN 3（0 期病例不列入任何治疗统计中）。

Ⅰ期：癌局限于子宫颈（子宫体是否受累不予考虑）。

Ⅰa 期：显微镜下浸润癌，肉眼所能见到的病变即使是表面浸润，也属Ⅰb 期，间质浸润的范围，最深不超过 5 mm，宽不超过 7 mm（浸润深度从其起始部的上皮或腺体基底膜向下不超过 5 mm，静脉或淋巴管间隙受累不改变分期）。

Ⅰa1 期：间质浸润深度不超过 3 mm，宽不超过 7 mm。

Ⅰa2 期：间质浸润深度大于 3 mm，小于 5 mm，宽不超过 7 mm。

Ⅰb 期：临床检查病变局限于子宫颈或临床前病变大于Ⅰa 期。

Ⅰb1 期 临床可见病变不超过 4 cm。

Ⅰb2 期 临床可见病变大于 4 cm。

Ⅱ期：病变超出子宫颈，但未达盆壁，阴道受累，未达阴道下 1/3。

Ⅱa 期：无明显子宫旁浸润。

Ⅱb 期：有明显子宫旁浸润。

Ⅲ期：癌侵犯达盆壁，直肠检查时，肿瘤与盆壁间无间隙；癌累及阴道下 1/3；肾盂积水和无肾功能，除非另有原因所致。

Ⅲa 期：癌累及阴道下 1/3，但未达盆壁。

Ⅲb 期：癌已达盆壁和（或）有肾盂积水或肾无功能。

Ⅳ期：癌已超出真骨盆，或已侵及膀胱或直肠黏膜（活检证实）。泡样水肿不属Ⅳ期。

Ⅳa 期：癌扩散至邻近器官。

Ⅳb 期：癌转移至远处器官。

1994 年宫颈癌 FIGO 分期与 UICC 的 TNM 分期对照如表 13-1 所示。

表 13-1 1994 年宫颈癌 FIGO 分期与 UICC 的 TNM 分期

FIGO	UICC		
分期	T	N	M
0	T_{is}	N_0	M_0
I a1	T_{1a1}	N_0	M_0
I a2	T_{1a2}	N_0	M_0
I b1	T_{1b1}	N_0	M_0
I b2	T_{1b2}	N_0	M_0
II a	T_{2a}	N_0	M_0
II b	T_{2b}	N_0	M_0
III a	T_{3a}	N_0	M_0
III b	T_1	N_1	M_0
	T_2	N_1	M_0
	T_{3a}	N_1	M_0
	T_{3b}	任何 N	M_0
IVa	T_4	任何 N	M_0
IVb	任何 T	任何 N	M_1

（八）2009 年 FIGO 宫颈癌分期

I 期：癌局限于子宫颈（子宫体是否受累不予考虑）。

　　I a 期：显微镜下浸润癌，浸润深度≤5 mm，宽度≤7 mm。

　　　　I a1：间质浸润深度≤3 mm，宽度≤7 mm。

　　　　I a2：间质浸润深度＞3 mm，但不＞5 mm，宽度不＞7 mm。

　　I b 期：临床可见病变限于子宫颈，或临床前癌大于 I a 范围*。

　　　　I b1：临床可见最大病变≤4 cm。

　　　　I b2：临床可见最大病变＞4 cm。

II 期：病变超出子宫颈，但未达盆壁或阴道受累，但未达阴道下 1/3。

　　II a 期：无子宫旁浸润。

　　　　II a1：临床可见最大病变≤4 cm。

　　　　II a2：临床可见最大病变＞4 cm。

　　II b 期：有明显的子宫旁浸润。

III 期：癌侵犯达盆壁和（或）累及阴道下 1/3 和（或）肾盂积水和无肾功能#。

　　III a 期：癌累及阴道下 1/3，但未达盆壁。

　　III b 期：癌侵犯达盆壁和（或）肾盂积水和无肾功能。

IV 期：癌已超出真骨盆或已侵及膀胱或直肠黏膜（活检证实）。泡样水肿不属 IV 期。

　　IVa 期：癌扩散至邻近器官。

　　IVb 期：癌转移至远处器官。

*所有肉眼能见病变，即使浅表浸润也属Ⅰb期。浸润局限在可测量的间质浸润深度不超过 5 mm，水平扩散不超过 7 mm。深度是由起始的上皮组织或腺体基底膜测量，不超过 5 mm。浸润深度应用 mm 报告，即使"早期（最小的）间质浸润"（～1 mm）、脉管／淋巴管间隙受累也不改变分期。

#直肠检查时，肿瘤与盆壁间无间隙；肾盂积水和无肾功能，除非另有原因所致。

2009 年宫颈癌 FIGO 分期与 UICC 的 TNM 分期对照如表 13-2 所示。

表 13-2　2009 年宫颈癌 FIGO 分期与 UICC 的 TNM 分期

FIGO	UICC		
分期	T	N	M
Ⅰ	T_1	N_0	M_0
Ⅰa	T_{1a}	N_0	M_0
Ⅰa1	T_{1a1}	N_0	M_0
Ⅰa2	T_{1a2}	N_0	M_0
Ⅰb	T_{1b}	N_0	M_0
Ⅰb1	T_{1b1}	N_0	M_0
Ⅰb2	T_{1b2}	N_0	M_0
Ⅱ	T_2	N_0	M_0
Ⅱa	T_{2a}	N_0	M_0
Ⅱa1	T_{2a1}	N_0	M_0
Ⅱa2	T_{2a2}	N_0	M_0
Ⅱb	T_{2b}	N_0	M_0
Ⅲ	T_3	N_0	M_0
Ⅲa	T_{3a}	N_0	M_0
Ⅲb	T_{3b}	任何 N	M_0
	$T_1 \sim T_3$	N_1	M_0
Ⅳa	T_4	任何 N	M_0
Ⅳb	任何 T	任何 N	M_1

二、子宫体癌分期

　　早在 20 世纪 30 年代，"国际年报"发表宫颈癌放疗结果时即考虑到，在报道宫颈癌治疗效果的同时要报道子宫体癌（宫体癌）的治疗结果，为此也应有宫体癌的临床分期。后经"国际年报"征求意见和 1950 年纽约会议时讨论，国际年报编委会才提出了一个主要以宫体癌能否手术作为标准的分期，即最早的宫体癌的国际临床分期标准，我们称之为 1950 年分期。此标准于 1961 年、1971 年又经修订。1988 年，FIGO 又推出了手术分期，后者 2009 年又经修订[6,13,15-20]，现分别列出如下。

（一）1950 年子宫体癌的临床分期标准

0 期：病理学工作者认为的形态很似癌的病变，但显微镜观察难以肯定诊断。

Ⅰ期：病变限于子宫。

　　1 组：适于手术。

　　2 组：手术危险。

Ⅱ期：病变超出子宫体。

注：Ⅰ期 2 组手术危险系指患者年老、肥胖，或有心血管、糖尿病合并症，有手术危险。

（二）1961 年子宫体癌临床分期的修订

1961 年对上述分期标准进行了修订，不再根据能否手术作为标准，也采用了与宫颈癌分期类似的原则，分为四期，于 1962 年临床使用，具体标准如下。

0 期：组织学可疑为恶性，但不能肯定诊断。

Ⅰ期：病变局限于子宫体。

Ⅱ期：病变累及子宫体与子宫颈。

Ⅲ期：病变超出子宫，但未超出盆腔。

Ⅳ期：病变扩散至真骨盆外或明显累及膀胱、直肠黏膜。

（三）1971 年子宫体癌临床分期的修订

1971 年临床使用新修订分期。新分期按子宫腔的深度将Ⅰ期分为两个亚期。此外，对腺癌按分化程度再分为 G1、G2、G3。宫体癌临床分期的原则与宫颈癌相同，具体标准如下。

0 期：内膜非典型增生，原位癌，组织学检查可疑为恶性。0 期不包括在任何治疗统
　　　计中。

Ⅰ期：病变限于子宫体。

　　Ⅰa 期：子宫腔深度≤8 cm。

　　Ⅰb 期：子宫腔深度>8 cm。

Ⅱ期：病变累及子宫体及子宫颈，但未超出子宫。

Ⅲ期：病变超出子宫，但未超出真骨盆。

Ⅳ期：病变扩散至真骨盆外或有明显的膀胱、直肠黏膜受累（泡样水肿不属Ⅳ期）。

　　Ⅳa 期：病变扩散到邻近器官，如膀胱、直肠、乙状结肠或小肠。

　　Ⅳb 期：病变扩散至远处器官。

　　G1：高分化腺癌。

　　G2：中分化腺癌，部分为实质。

　　G3：实性组织为主或全部为未分化癌。

　　Gx：未能评估。

作者注：1971 年分期，开始在Ⅰ期中以组织分化分为 G1、G2、G3 亚组，后来分亚组则不限于Ⅰ期，并增加了 Gx。

（四）1988 年子宫体癌的手术病理分期

1988 年，FIGO 提出了手术病理分期，具体标准如下。

Ⅰ期：

　　Ⅰa 期：G1、G2、G3，病变限于内膜。

　　Ⅰb 期：G1、G2、G3，子宫肌层受累<1/2。

　　Ⅰc 期：G1、G2、G3，子宫受累>1/2。

Ⅱ期：

    Ⅱa 期：G1、G2、G3，仅子宫体腺体受累。

    Ⅱb 期：G1、G2、G3，子宫体间质受累。

Ⅲ期：

    Ⅲa 期：G1、G2、G3，病变累及浆膜层或附件或（和）腹腔细胞学阳性。

    Ⅲb 期：G1、G2、G3，阴道转移。

    Ⅲc 期：G1、G2、G3，盆腔或（和）主动脉旁淋巴转移。

Ⅳ期：

    Ⅳa 期：G1、G2、G3，病变侵犯膀胱或（和）直肠黏膜。

    Ⅳb 期：肿瘤远处转移，包括腹内或（和）腹股沟淋巴结转移。

组织分化程度：

G1：非鳞状或非桑椹实体状生长形态 <5%。

G2：非鳞状或非桑椹实体状生长形态为 6%～50%。

G3：非鳞状或非桑椹实体状生长形态 >50%。

并注明：1.有明显的核异型性，不适宜按结构分级，应进一级，即 G1 进为 G2；

        2.对浆液性、透明细胞癌、鳞癌按核分化分级；

        3.伴鳞状细胞分化的腺癌按腺成分和分化分级。

在使用手术分期时，对以往用的分段刮取内膜来区分Ⅰ期及Ⅱ期不再适用；首选放疗病例仍可用 1971 年临床分期；肿瘤浸润深度应与肌层厚度一起测量。

1988 年子宫体癌 FIGO 分期与 UICC 的 TNM 分期对照如表 13-3 所示。

表 13-3　1988 年子宫体癌 FIGO 分期与 UICC 的 TNM 分期对照

FIGO	UICC		
分期	T	N	M
0	T_{is}	N_0	M_0
Ⅰa	T_{1a}	N_0	M_0
Ⅰb	T_{1b}	N_0	M_0
Ⅰc	T_{1c}	N_0	M_0
Ⅱa	T_{2a}	N_0	M_0
Ⅱb	T_{2b}	N_0	M_0
Ⅲa	T_{3a}	N_0	M_0
Ⅲb	T_{3b}	N_0	M_0
Ⅲc	T_1	N_1	M_0
	T_2	N_1	M_0
	T_{3a}	N_1	M_0
	T_{3b}	N_1	M_0
Ⅳa	T_4	任何 N	M_0
Ⅳb	任何 T	任何 N	M_1

（五）2009 年子宫体癌新分期

Ⅰ期[*]：肿瘤局限于子宫体。

  Ⅰa 期[*]：无或<1/2 肌层浸润。

  Ⅰb 期[*]：>1/2 肌层浸润。

Ⅱ期[*]：肿瘤侵犯子宫颈间质，但未超出子宫[**]。

Ⅲ期[*]：肿瘤局部和（或）区域扩散。

  Ⅲa 期[*]：肿瘤累及浆膜层和（或）附件[#]。

 Ⅲb 期[*]阴道和（或）子宫旁受累[#]。

  Ⅲc 期[*]：盆腔淋巴结和（或）腹主动脉旁淋巴结转移[#]。

  Ⅲc1[*]期：盆腔淋巴结阳性。

  Ⅲc2[*]期：腹主动脉淋巴结阳性，有/无盆腔淋巴结阳性。

Ⅳ期[*]：肿瘤侵犯膀胱和（或）肠黏膜，和（或）远处转移。

  Ⅳa 期[*]：肿瘤侵犯膀胱和（或）肠黏膜。

  Ⅳb 期[*]：远处转移，包括腹内和（或）腹股沟淋巴结转移。

[*] 包括 G1、G2、G3。

[**] 仅有颈管内膜腺体受累应属Ⅰ期，不再属Ⅱ期。

[#] 细胞学阳性需另行报告，不改变分期。

2009 年子宫体癌 FIGO 分期与 UICC 的 TNM 分期对照如表 13-4 所示。

表 13-4 2009 年子宫体癌 FIGO 分期与 UICC 的 TNM 分期

FIGO	UICC		
分期	T	N	M
Ⅰ	T_1	N_0	M_0
Ⅰa	T_{1a}	N_0	M_0
Ⅰb	T_{1b}	N_0	M_0
Ⅱ	T_2	N_0	M_0
Ⅲ	T_3	N_0	M_0
Ⅲa	T_{3a}	N_0	M_0
Ⅲb	T_{3b}	N_0	M_0
Ⅲc1	$T_1 \sim T_3$	N_1	M_0
Ⅲc2	$T_1 \sim T_3$	N_2	M_0
Ⅳa	T_4	任何 T	M_0
Ⅳb	任何 T	任何 T	M_1

三、阴道癌分期

1961 年分期

1961 年前未见阴道癌分期，但在说明宫颈癌、宫体癌和阴道癌的分类定义（1951—

1961 年使用）时指出，符合下述条件属阴道癌：肿瘤位于阴道，子宫颈完好无瘤，无支持肿瘤不是原发于阴道的理由；子宫颈有肿瘤的病例属宫颈癌。

1961 年，FIGO 有了阴道癌分期，于 1962 年临床使用。阴道癌定义有了一定的改动，即肿瘤原发于阴道，除外了来自生殖道其他部位或生殖道以外部位的肿瘤；肿瘤延至子宫颈阴道部及达到子宫颈外口属宫颈癌；肿瘤累及外阴属外阴癌；肿瘤局限于尿道属尿道癌。

浸润前癌

0 期：原位癌，上皮内癌。

浸润癌

Ⅰ期：癌局限于阴道壁。

Ⅱ期：癌浸润阴道下组织，但未达盆壁。

Ⅲ期：癌浸润已达盆壁。

Ⅳ期：癌扩散至真骨盆外，或累及膀胱、直肠黏膜。泡样水肿不属Ⅳ期。

此后至 2009 年，阴道癌分期基本没变，只是 20 世纪末在 0 期增加了上皮内瘤变 3；将Ⅳ期再分为Ⅳa 及Ⅳb 期 [15-19]。即：

0 期：原位癌，上皮内癌，上皮内瘤变 3。

Ⅳ a 期：癌扩散至邻近器官和（或）直接超出真骨盆。

Ⅳ b 期：癌扩散到远处器官。

阴道癌 FIGO 分期与 UICC 的 TNM 分期对照如表 13-5 所示。

表 13-5　阴道癌 FIGO 分期与 UICC 的 TNM 分期

FIGO	UICC		
分期	T	N	M
0	Tis	N_0	M_0
Ⅰ	T_1	N_0	M_0
Ⅱ	T_2	N_0	M_0
Ⅲ	T_1	N_1	M_0
	T_2	N_1	M_0
	T_3	N_0	M_0
	T_3	N_1	M_0
Ⅳa	T_4	任何 N	M_0
Ⅳb	任何 T	任何 N	M_1

四、外阴癌分期

（一）1970 年外阴癌的临床分期

1970 年前，FIGO 无外阴癌分期，但 UICC 于 1967 年曾提出 TNM 分期。此后，FIGO 几经讨论，于 1970 年 FIGO 日内瓦会议同意接受并提出以 TNM 为基础的外阴癌临床分期（但与 UICC 的 TNM 仍稍有不同），于 1971 年开始临床使用 [13,15-19]。其内容如下：

T：原发性肿瘤。

T_1：肿瘤限于外阴，肿瘤 $\leqslant 2\ cm$。

T_2：肿瘤限于外阴，肿瘤 $>2\ cm$。

T_3：肿瘤任何大小，但扩散到邻近的尿道，和（或）阴道，和（或）会阴，和（或）肛门。

T_4：肿瘤任何大小，但浸润膀胱黏膜和（或）直肠黏膜或两者，包括上部尿道黏膜和（或）固定到骨。

N：区域性淋巴结。

N_0：无淋巴结触及。

N_1：腹股沟淋巴结可触及，但未增大，可动（临床不怀疑为肿瘤）。

N_2：任一侧或双侧腹股沟淋巴结可触及，增大，硬，可动（临床怀疑为肿瘤）。

N_3：淋巴结固定或溃疡。

M：远处转移。

M_0：无临床转移。

M_{1a}：触及深部盆腔淋巴结。

M_{1b}：其他远处转移。

临床期别：

Ⅰ期：$T_1N_0M_0$

$\qquad T_1N_1M_0$

Ⅱ期：$T_2N_0M_0$

$\qquad T_2N_1M_0$

Ⅲ期：$T_3N_0M_0$

$\qquad T_3N1M_0$

$\qquad T_3N_2M_0$

$\qquad T_1N_2M_0$

$\qquad T_2N_2M_0$

Ⅳ期：$T_1N_3M_0$

$\qquad T_2N_3M_0$

$\qquad T3N_3M_0$

$\qquad T_4N_3M_0$

$\qquad T_4N_0M_0$

$\qquad T_4N_1M_0$

$\qquad T_4N_2M_0$

$\qquad$ 其他的 M_{1a} 或 M_{1b} 情况

若淋巴结细胞学或病理检查有恶性细胞，则应在 N 处加（＋）；若无恶性细胞，则应在 N 处加（－）。

（二）1988 年 FIGO 外阴癌临床分期的修订

仍以 TNM 分类为基础，但与 UICC 的 TNM 分类仍有一定不同。

T：原发性肿瘤。

T_{is}：浸润前癌（原位癌）。

T_1：肿瘤位于外阴和（或）会阴，最大径 $\leqslant 2\ cm$。

　　T_2：肿瘤位于外阴和（或）会阴，最大径 > 2 cm。

　　T_3：肿瘤任何大小，但扩散到邻近的尿道，和（或）阴道，和（或）会阴，和（或）肛门。

　　T_4：肿瘤任何大小，但浸润膀胱黏膜和（或）直肠黏膜，包括上部尿道黏膜和（或）固定到骨。

N：区域性淋巴结。

　　N_0　未触及淋巴结。

　　N_1　单侧区域性淋巴结转移。

　　N_2　双侧区域性淋巴结转移。

M：远处转移。

　　M_0　无临床转移。

　　M_1　远处转移（包括盆腔淋巴结转移）。

0 期：原位癌，上皮内癌。

　　T_{is}

Ⅰ期：肿瘤位于外阴和（或）会阴，最大径 ≤ 2 cm，未触及淋巴结。

　　$T_1N_0M_0$

Ⅱ期：肿瘤位于外阴和（或）会阴，最大径 > 2 cm，未触及淋巴结。

　　$T_2N_0M_0$

Ⅲ期：肿瘤任何大小及

　　$T_3N_0M_0$　扩散到邻近的下尿道，和（或）阴道，和（或）会阴，和（或）肛门，和（或）

　　$T_3N_1M_0$　单侧淋巴结转移

　　$T_1N_1M_0$

　　$T_2N_1M_0$

Ⅳa 期：肿瘤浸犯上尿道，有膀胱黏膜、直肠黏膜、盆骨和（或）

　　$T_1N_2M_0$　双侧区域性淋巴结转移

　　$T_2N_2M_0$

　　$T_3N_2M_0$

　　T_4 任何 NM_0

Ⅳb 期：任何远处转移，包括盆腔淋巴结。

　　任何 T

　　任何 TM_1

（三）1994 年 FIGO 外阴癌的手术分期

　　1994 年，FIGO 对外阴癌分期做了修改，最后诊断是按外阴和淋巴结手术标本病理检查决定。此外，对区域性淋巴结的界定为股、腹股沟淋巴结，而 1988 年为股、腹股沟、髂外、髂内淋巴结；把盆腔淋巴结（髂内、外，闭孔，髂总）定为远处转移。

　　0 期：原位癌，上皮内瘤变Ⅲ。

　　Ⅰ期：病变位于外阴和（或）会阴，最大径 ≤ 2 cm，无淋巴结转移。

　　　　Ⅰa 期：病变位于外阴和（或）会阴，最大径 ≤ 2 cm，间质浸润 ≤ 1.0 mm[*]，无淋巴结转移。

　　　　Ⅰb 期：病变位于外阴和（或）会阴，最大径 ≤ 2 cm，间质浸润 > 1.0 mm[*]，无淋巴结转移。

Ⅱ期：病变位于外阴和（或）会阴，最大径 >2 cm，无淋巴结转移。

Ⅲ期：肿瘤任何大小及扩散到邻近的下尿道，和（或）阴道，和（或）会阴，和（或）肛门，和（或）单侧区域性淋巴转移。

Ⅳ期：

Ⅳa 期：肿瘤浸犯上尿道，有膀胱黏膜、直肠黏膜、盆骨和（或）双侧区域淋巴结转移。

Ⅳb 期：任何远处转移，包括盆腔淋巴结。

* 肿瘤浸润深度的测量是由邻近最表浅上皮乳头处的上皮 - 间质结合部到最深浸润点。

1994 年外阴癌 FIGO 分期与 UICC 的 TNM 分期对照如表 13-6 所示。

表 13-6　1994 年外阴癌 FIGO 分期与 UICC 的 TNM 分期

FIGO	UICC		
分期	T	N	M
0	T_{is}	N_0	M_0
Ⅰa	T_{1a}	N_0	M_0
Ⅰb	T_{1b}	N_0	M_0
Ⅱ	T_2	N_0	M_0
Ⅲ	T_1	N_1	M_0
	T_2	N_1	M_0
	T_3	N_0	M_0
	T_3	N_1	M_0
Ⅳa	T_1	N_2	M_0
	T_2	N_2	M_0
	T_3	N_2	M_0
	T_4	任何 N	M_0
Ⅳb	任何 T	任何 N	M_1

（四）2009 年 FIGO 外阴癌分期的修订

Ⅰ期：肿瘤位于外阴。

Ⅰa 期：病变位于外阴和（或）会阴，最大径 ≤2 cm，间质浸润 ≤1.0 mm*，无淋巴结转移。

Ⅰb 期：病变位于外阴和（或）会阴，最大径 >2 cm，间质浸润 >1.0 mm*，无淋巴结转移。

Ⅱ期：肿瘤任何大小，伴侵犯邻近组织（尿道下 1/3，阴道下 1/3，肛门），无淋巴结转移。

Ⅲ期：肿瘤任何大小，有（无）邻近组织侵犯（尿道下 1/3，阴道下 1/3，肛门），有淋巴结转移。

Ⅲa 期：1 个淋巴结转移（≥5 mm）或 1~2 淋巴结转移（<5 mm）。

Ⅲb 期：≥2 个淋巴结转移（≥5 mm）或≥3 个淋巴结转移（<5 mm）。

Ⅲc 期：阳性淋巴结伴包膜外扩散。

Ⅳ期：肿瘤侵犯其他区域（尿道上 2/3，阴道上 2/3），或远处转移。

Ⅳa 期：肿瘤侵犯上尿道和（或）阴道黏膜、膀胱黏膜、直肠黏膜，或固定于盆骨；或腹股沟 - 股淋巴结固定或溃疡。

Ⅳb 期：任何远处转移（包括盆腔淋巴结）。

*肿瘤浸润深度的测量是由邻近最表浅上皮乳头处的上皮 - 间质结合部到最深浸润点。

2009 年外阴癌 FIGO 分期与 UICC 的 TNM 分期对照如下表 13-7 所示。

表 13-7　2009 年外阴癌 FIGO 分期与 UICC 的 TNM 分期

FIGO	UICC		
分期	T	N	M
Ⅰ	T_1	N_0	M_0
Ⅰa	T_{1a}	N_0	M_0
Ⅰb	T_{1b}	N_0	M_0
Ⅱ	T_2	N_0	M_0
Ⅲa	T_1, T_2	N_{1a}, N_{1b}	M_0
Ⅲb	T_1, T_2	N_{2a}, N_{2b}	M_0
Ⅲc	T_1, T_2	N_{2c}	M_0
Ⅳa	T_1, T_2	N_3	M_0
	T_3	任何 N	M_0
Ⅳb	任何 T	任何 N	M_1

五、卵巢癌分期 [11,15–21]

（一）1964 年 FIGO 卵巢癌分期

1964 年，FIGO 采纳了下述基于临床检查发现和手术探查的卵巢癌分期。

Ⅰ期：肿瘤限于卵巢。

Ⅰa 期：肿瘤限于一侧卵巢，无腹水。

Ⅰb 期：肿瘤限于双侧卵巢，无腹水。

Ⅰc 期：肿瘤限于一侧或双侧卵巢，腹水中有恶性细胞存在。

Ⅱ期：肿瘤累及一侧或双侧卵巢，伴盆腔扩散。

Ⅱa 期：肿瘤扩散和（或）转移仅为子宫和（或）卵管。

Ⅱb 期：肿瘤扩散到其他盆腔组织。

Ⅲ期：肿瘤累及一侧或双侧卵巢，伴广泛的腹膜内播散，转移到腹腔（大网膜、小肠及其系膜）。

Ⅳ期：肿瘤累及一侧或双侧卵巢，远处转移到腹腔外。

注：腹水存在，不影响Ⅱ期、Ⅲ期、Ⅳ期分期。

（二）1971 年 FIGO 卵巢癌分期

1971 年 FIGO 卵巢癌分期仍基于临床检查发现及手术探查。

Ⅰ 期：肿瘤限于卵巢。

  Ⅰa 期：肿瘤限于一侧卵巢，无腹水。

    ①囊壁未破；②囊壁已破。

  Ⅰb 期：肿瘤限于双侧卵巢，无腹水。

    ①囊壁未破；②囊壁已破。

  Ⅰc 期：肿瘤限于一侧或双侧卵巢，腹水中有恶性细胞存在。

    ①囊壁未破；②囊壁已破。

Ⅱ 期：肿瘤累及一侧或双侧卵巢，伴盆腔扩散。

  Ⅱa 期：肿瘤扩散和（或）转移到子宫，和（或）卵管，和（或）另一侧卵巢。

  Ⅱb 期：肿瘤扩散到其他盆腔组织。

Ⅲ 期：肿瘤累及一侧或双侧卵巢，伴广泛播散腹膜转移。

Ⅳ 期：肿瘤累及一侧或双侧卵巢伴远处转移。

（三）1974 年 FIGO 卵巢癌分期修订

1974 年 FIGO 卵巢癌分期仍基于临床检查发现及手术探查，术后组织学、细胞学、腹腔液要考虑到分期里。

Ⅰ 期：肿瘤限于卵巢。

  Ⅰa 期：肿瘤限于一侧卵巢，无腹水。

    ①表面无肿瘤，包膜完好。

    ②表面有肿瘤，或（和）包膜已破。

  Ⅰb 期：肿瘤限于双侧卵巢，无腹水。

    ①表面无肿瘤，包膜完好。

    ②表面有肿瘤，或（和）包膜（单或双）已破。

  Ⅰc 期：肿瘤Ⅰa 期或Ⅰb 期，但有腹水存在[*]或腹腔冲洗液阳性。

Ⅱ 期：肿瘤累及一侧或双侧卵巢，伴盆腔扩散。

  Ⅱa 期：扩散和（或）转移到子宫和（或）卵管。

  Ⅱb 期：扩散到其他盆腔组织。

  Ⅱc 期：肿瘤Ⅱa 期或Ⅱb 期，但有腹水存在[*]或腹腔冲洗液阳性。

Ⅲ 期：肿瘤累及一侧或双侧卵巢，并有盆腔外的腹内转移和（或）腹膜后淋巴结阳性。

  肿瘤限于真骨盆，有组织学证实的小肠或大网膜转移。

Ⅳ 期：肿瘤累及一侧或双侧卵巢伴远处转移。

  胸水存在，但只有细胞学阳性时才属Ⅳ期。

  肝实质转移属Ⅳ期。

[*]外科医师认为腹水为病理性的，或（和）明显超过正常量。

（四）1985 年 FIGO 卵巢癌分期

1985 年，FIGO 发布了新的卵巢癌分期，对卵巢癌的分期做了修改，但新的分期仍基于临床检查发现及手术探查。FIGO 在通则中指出，卵巢癌的诊断很少能像子宫癌及阴道癌临床分期中所用的方法作出。FIGO 推荐，原发性卵巢癌临床分期可用腹腔镜、开腹手术、常规临床检查及 X 线检查。开腹手术可切除卵巢肿物、子宫，对可疑部位进行活检，如大网膜、肠系膜、肝、膈、盆腔、腹主动脉旁淋巴结等。手术后组织学最后诊断（和采用的细胞学诊断）应考虑在分期中。卵巢癌常规临床检查包括胸部 X 线检查。CT 在开始分期及以后随诊中可以有所帮助。

Ⅰ 期：肿瘤限于卵巢。

　　Ⅰa 期：肿瘤限于一侧卵巢，无腹水。

　　　　　表面无肿瘤，包膜完好。

　　Ⅰb 期：肿瘤限于双侧卵巢，无腹水。

　　　　　表面无肿瘤，包膜完好。

　　Ⅰc 期*：肿瘤 Ⅰa 期或 Ⅰb 期，但一侧或双侧卵巢表面有肿瘤；或囊壁已破；存在含恶性细胞的腹水或腹腔冲洗液阳性。

Ⅱ 期：肿瘤累及一侧或双侧卵巢，伴盆腔扩散。

　　Ⅱa 期：扩散和（或）转移到子宫和（或）输卵管。

　　Ⅱb 期：扩散到其他盆腔组织。

　　Ⅱc* 期：肿瘤 Ⅰa 期或 Ⅰb 期，但一侧或双侧卵巢表面有肿瘤；或囊壁已破；存在含恶性细胞的腹水或腹腔冲洗液阳性。

Ⅲ 期：肿瘤累及一侧或双侧卵巢，伴盆腔外种植和（或）腹膜后淋巴结或腹股沟淋巴结阳性。肝表面转移属 Ⅲ 期。

　　肿瘤限于真骨盆，有组织学证实的小肠或大网膜转移。

　　Ⅲa 期：肿瘤大体所见限于真骨盆，淋巴结阴性，但组织学证实腹腔腹膜面有镜下种植。

　　Ⅲb 期：肿瘤累及一侧或双侧卵巢，但组织学证实腹腔腹膜面种植直径 <2 cm。淋巴结阴性。

　　Ⅲc 期：腹腔腹膜面种植直径 >2 cm 和（或）腹膜后淋巴结或腹股沟淋巴结性阳性。

Ⅳ 期：肿瘤累及一侧或双侧卵巢伴远处转移。

　　胸水存在，但只有细胞学阳性才属 Ⅳ 期。

　　肝实质转移属 Ⅳ 期。

*为估计 Ⅰc 期及 Ⅱc 期预后，应注明恶性细胞是来源于腹水还是来源于腹腔冲洗液；囊壁破裂是自然破裂还是手术所致。

（五）1988 年 FIGO 卵巢癌手术分期

1988 年，FIGO 里约热内卢会议虽对卵巢癌期别内容改动不多，但指出了分期主要是基于手术探查，临床及影像学检查可以影响最后分期。通则指出，须有组织学确诊，分期是在减瘤术前手术发现确定，但可被组织病理、临床、胸部 X 线以及切除和活检标本检查修订。影像学及肿瘤标志物检查可能对分期及以后随诊有所帮助。

Ⅰ 期：肿瘤局限于卵巢。

　　Ⅰa 期：肿瘤限于一侧卵巢；无含恶性细胞的腹水。

　　　　　表面无肿瘤，囊壁完好。

　　Ⅰb 期：肿瘤限于双卵巢；无含恶性细胞的腹水。

　　　　　表面无肿瘤，囊壁完好。

　　Ⅰc 期*：肿瘤 Ⅰa 期或 Ⅰb 期，但一侧或双侧卵巢表面有肿瘤，或囊壁已破，或存在含恶性细胞的腹水或腹腔冲洗液阳性。

Ⅱ期：肿瘤累及一侧或双侧卵巢，伴盆腔扩散。

　　Ⅱa期：扩散和（或）转移到子宫和（或）输卵管。

　　Ⅱb期：扩散到其他盆腔组织。

　　Ⅱc*期：肿瘤Ⅰa期或Ⅰb期，但一侧或双侧卵巢表面有肿瘤；或囊壁已破；存在含恶性细胞的腹水或腹腔冲洗液阳性。

Ⅲ期：肿瘤累及一侧或双侧卵巢，伴组织学证实的盆腔外种植和（或）腹膜后淋巴结或腹股沟淋巴结阳性。肝表面转移属Ⅲ期。肿瘤限于真骨盆，有组织学证实的小肠或大网膜转移。

　　Ⅲa期：肿瘤大体所见限于真骨盆，淋巴结阴性，但组织学证实腹腔腹膜面有镜下种植，或有组织学证实的小肠或系膜转移。

　　Ⅲb期：肿瘤累及一侧或双侧卵巢，有组织学证实种植，直径<2 cm。淋巴结阴性。

　　Ⅲc期：骨盆外腹膜转移直径>2 cm和（或）腹膜后淋巴结或腹股沟淋巴结阳性。

Ⅳ期：肿瘤累及一侧或双侧卵巢伴远处转移。胸水存在，但只有细胞学阳性才属Ⅳ期。肝实质转移属Ⅳ期。

*为估计Ⅰc期及Ⅱc期预后，应注明恶性细胞是来源于腹水还是来源于腹腔冲洗液；囊壁破裂是自然破裂还是手术所致。

1988年卵巢癌FIGO分期与UICC的TNM分期对照如表13-8所示

表13-8　1988年卵巢癌FIGO分期与UICC的TNM分期

FIGO	UICC		
分期	T	N	M
Ⅰa	T_{1a}	N_0	M_0
Ⅰb	T_{1b}	N_0	M_0
Ⅰc	T_{1c}	N_0	M_0
Ⅱa	T_{2a}	N_0	M_0
Ⅱb	T_{2b}	N_0	M_0
Ⅱc	T_{2c}	N_0	M_0
Ⅲa	T_{3a}	N_0	M_0
Ⅲb	T_{3b}	N_0	M_0
Ⅲc	T_{3c}	N_0	M_0
	任何T	N_1	M_0
Ⅳ	任何T	任何N	M_1

（六）2014 年卵巢癌和输卵管癌 FIGO 分期与 UICC 的 TNM 分期（表 13-9）

表 13-9　2009 年卵巢癌和输卵管癌 FIGO 分期与 UICC 的 TNM 分期

FIGO 分期		TNM
I	肿瘤局限于卵巢或输卵管	T_1
I a	肿瘤局限于一侧卵巢（未累及包膜）或一侧输卵管，卵巢或输卵管表面没有肿瘤，腹水或腹腔冲洗液中没有恶性细胞	T_{1a}
I b	肿瘤局限于双侧卵巢（未累及包膜）或双侧输卵管，卵巢或输卵管表面没有肿瘤，腹水或腹腔冲洗液中没有恶性细胞	T_{1b}
I c	肿瘤局限于一侧或双侧卵巢或输卵管，有如下情况之一：	T_{1c}
	I c1：术中手术导致肿瘤破裂	
	I c2：术前肿瘤包膜破裂，或者卵巢或输卵管表面出现肿瘤	
	I c3：腹水或腹腔冲洗液中出现恶性细胞	
II	肿瘤累及一侧或双侧卵巢或输卵管，伴有盆腔蔓延（在骨盆缘以下）或腹膜癌（Tp）	T_2
II a	肿瘤蔓延至和（或）种植于子宫和（或）输卵管和（或）卵巢	T_{2a}
II b	肿瘤蔓延至盆腔的其他腹膜内组织	T_{2b}
III	肿瘤累及一侧或双侧卵巢或输卵管，或原发性腹膜癌，伴有细胞学或组织学确认的盆腔外腹膜播散和（或）转移至腹膜后淋巴结	T_3
III a	转移至腹膜后淋巴结，伴有或不伴有骨盆外腹膜的微小转移	T_1, T_2, $T_{3a}N_1$
	III a1：仅有腹膜后淋巴结阳性（细胞学或组织学确认）	$T_{3a}/T_{3a}N_1$
	III a1：①转移灶最大直径≤10 mm（注意是肿瘤直径而非淋巴结直径）	$T_{3a}/T_{3a}N_1$
	III a1：②转移灶最大直径＞10 mm	$T_{3b}/T_{3b}N_1$
	III a2：骨盆外（骨盆缘之上）累及腹膜的微小转移，伴有或不伴有腹膜后淋巴结阳性	$T_{3c}/T_{3c}N_1$
III b	骨盆缘外累及腹膜的大块转移，最大直径≤2 cm，伴有或不伴有腹膜后淋巴结阳性	任何 T，任何 N
III c	骨盆缘外累及腹膜的大块转移，最大直径＞2 cm，伴有或不伴有腹膜后淋巴结阳性[*]	M_1
IV	腹腔之外的远处转移	$T_{3c}/T_{3c}N_1$
IV a	胸水细胞学阳性	
IV b	转移至腹腔外器官（包括腹股沟淋巴结和腹腔外淋巴结）[#]	

[*] 包括肿瘤蔓延至肝或脾包膜，但不包括脏器实质的受累

[#] 脏器实质转移属于 IV b 期

作者注：该分期于 2012 年 12 月提交 FIGO 执行委员会并获得批准，后提交 AJCC，2013 年 5 月提交 UICC，2014 年发布。

六、妊娠滋养细胞肿瘤分期 [2,4,15-19,22-25]

（一）1985 年 FIGO 妊娠滋养细胞肿瘤的临床分期

妊娠滋养细胞肿瘤的最初的 FIGO 临床分期基本上采用了中国宋鸿钊教授于 20 世纪 60 年代初提出的解剖临床分期法。1985 年出版的 *Annual report on the results of treatment in Gynecological Cancer. Vol 19* 内容如下：

Ⅰ期：肿瘤限于子宫。

Ⅱ期：肿瘤超出子宫，累及附件，但仍限于生殖器官。

Ⅲ期：肿瘤转移至肺，有或无生殖道转移。

Ⅳ期：其他部位转移。

FIGO 还提出下述检查可用于上述分期：触诊、视诊、膀胱镜、静脉肾盂造影、脑电图、肺 X 线检查、盆腔检查、脑 CAT（计算机轴向断层扫描）、肝功能、肝扫描、刮宫。

子宫切除术及诊断性刮宫也被认为是临床检查。

（二）1991 年 FIGO 妊娠滋养细胞肿瘤分期

1991 年，FIGO 新加坡会议对妊娠滋养细胞肿瘤分期做了修订，保留了原来以解剖为基础的分期，但增加了两个危险因素，即尿 hCG>100 000 mIU^{-1} 和（或）血清 β-hCG>40 000 mIU^{-1} 及末次妊娠终止后疾病时间 >6 个月。

Ⅰ期：病变局限于子宫。

　　Ⅰa 期：病变局限于子宫，无危险因素。

　　Ⅰb 期：病变局限于子宫，伴一个危险因素。

　　Ⅰc 期：病变局限于子宫，伴两个危险因素。

Ⅱ期：肿瘤超出子宫，但限于生殖器官（附件、阴道、阔韧带）。

　　Ⅱa 期：侵犯生殖器官，无危险因素。

　　Ⅱb 期：肿瘤超出子宫，但限于生殖器官，伴一个危险因素。

　　Ⅱc 期：肿瘤超出子宫，但限于生殖器官，伴两个危险因素。

Ⅲ期：肿瘤转移至肺，伴有或不伴有生殖道转移。

　　Ⅲa 期：肿瘤转移至肺，伴有或不伴有生殖道转移，无危险因素。

　　Ⅲb 期：肿瘤转移至肺，伴有或不伴有生殖道转移，伴一个危险因素。

　　Ⅲc 期：肿瘤转移至肺，伴有或不伴有生殖道转移，伴两个危险因素。

Ⅳ期：其他部位转移。

　　Ⅳa 期：其他部位转移，无危险因素。

　　Ⅳb 期：其他部位转移，伴一个危险因素。

　　Ⅳc 期：其他部位转移，伴两个危险因素。

（三）2000 年 FIGO 妊娠滋养细胞肿瘤分期（表 13-10）

2000 年，FIGO 对妊娠滋养细胞肿瘤分期进行了修订，以 FIGO 评分替代了原亚期，期别及评分标准如下所述。

Ⅰ期：病变局限于子宫。

Ⅱ期：病变超出子宫，但限于生殖器官（子宫旁、附件、阴道）。

Ⅲ期：病变转移至肺，伴有或不伴有生殖道转移。

Ⅳ期：病变转移至脑、肝、肠、肾等其他器官。

表 13-10　2000 年妊娠滋养细胞肿瘤 FIGO 评分

预后因素	评分			
	0	1	2	4
年龄	<39（岁）	>39（岁）		
末次妊娠	葡萄胎	流产	足月产	
妊娠终止至化疗开始间隔（月）	<4	4～6	7～12	>12
hCG（IU/L）	$<10^3$	$10^3～10^4$	$10^4～10^5$	$>10^5$
肿瘤最大直径（cm）	3～4	>5		
转移部位		脾、肾	胃肠道	脑、肝
转移瘤数目 *		1～4	4～8	>8
曾否化疗		单药化疗	多药化疗	
总计分	0～6 低危	≥7 高危		

* 肺内转移瘤超过 3 cm 者或根据 X 线胸片可计数的予以计数

2000 年妊娠滋养细胞肿瘤 FIGO 分期与 UICC 分期对照如表 13-11 所示。

表 13-11　2000 年妊娠滋养细胞肿瘤 FIGO 分期与 UICC 分期

FIGO	UICC		
分期	T	M	高危因素
I	T_1	M_0	未知
I a	T_{1a}	M_0	低危
I b	T_{1b}	M_0	高危
II	T_2	M_0	未知
II a	T_{2a}	M_0	低危
II b	T_{2b}	M_0	高危
III	任何 T	M_{1a}	未知
III a	任何 T	M_{1a}	低危
III b	任何 T	M_{1a}	高危
IV	任何 T	M_{1b}	未知
IV a	任何 T	M_{1b}	低危
IV b	任何 T	M_{1b}	高危

M_0：无远处转移；M_1：有远处转移；M_{1a}：肺转移；M_{1b}：其他部位远处转移

七、输卵管癌分期

1991 年，FIGO 在新加坡会议上首次制定了输卵管癌的手术病理分期，并推荐于 1992 年临床使用。该分期基本与卵巢癌相似，也强调以开腹后、减瘤术前探查发现为基础。

2014 年输卵管癌分期与卵巢癌一致，重复如下：

Ⅰ期：肿瘤局限于输卵管。

  Ⅰa期：肿瘤局限于一侧输卵管，浸润黏膜下和（或）肌层，但未侵及浆膜；无腹水。

  Ⅰb期：肿瘤局限于双侧输卵管，浸润黏膜下和（或）肌层，但未侵及浆膜；无腹水。

  Ⅰc期：肿瘤Ⅰa期或Ⅰb期，肿瘤穿过或达到浆膜表面；或腹水中有瘤细胞或腹腔冲洗液阳性。

Ⅱ期：肿瘤累及一侧或双侧输卵管，伴盆腔内扩散。

  Ⅱa期：扩散和（或）转移至子宫和（或）卵巢。

  Ⅱb期：扩散至其他盆腔组织。

  Ⅱc期：肿瘤Ⅱa期或Ⅱb期，腹水中有瘤细胞或腹腔冲洗液阳性。

Ⅲ期：肿瘤累及一侧或双侧输卵管，伴盆腔外的腹腔内种植和（或）腹膜后或腹股沟淋巴结阳性。肝表面转移属Ⅲ期。

  Ⅲa期：肿瘤大体所见局限于盆腔，淋巴结阴性，但腹腔腹膜面有镜下种植。

  Ⅲb期：肿瘤累及一侧或双侧输卵管，组织学证实的腹膜种植瘤直径 <2 cm。

  Ⅲc期：腹腔种植瘤直径 >2 cm 和（或）腹膜后或腹股沟淋巴结阳性。

Ⅳ期：肿瘤累及一侧或双侧输卵管，伴远处转移。胸水存在，必须细胞学阳性。肝实质转移属Ⅳ期。

2014 年输卵管癌 FIGO 分期与 UICC 的 TNM 分期对照如表 13-12 所示。

表 13-12　2014 年输卵管癌 FIGO 分期与 UICC 的 TNM 分期

FIGO	UICC		
分期	T	N	M
Ⅰa	T_{1a}	N_0	M_0
Ⅰb	T_{1b}	N_0	M_0
Ⅰc	T_{1c}	N_0	M_0
Ⅱa	T_{2a}	N_0	M_0
Ⅱb	T_{2b}	N_0	M_0
Ⅱc	T_{2c}	N_0	M_0
Ⅲa	T_{3a}	N_0	M_0
Ⅲb	T_{3b}	N_0	M_0
Ⅲc	任何 T	N_1	M_0
Ⅳ	任何 T	任何 N	M_1

八、子宫肉瘤分期

2009 年前，FIGO 无子宫肉瘤分期，临床医师常借助 UICC 子宫肉瘤临床分期。1988 年 FIGO 子宫内膜癌手术病理分期应用于临床后，也被借用于子宫肉瘤分期，但结果均不满意。2009 年 FIGO 子宫肉瘤分期将子宫肉瘤分为三类进行分期[2,22-23,25-27]，具体内容如下所述。

（一）子宫平滑肌肉瘤

Ⅰ期：肿瘤局限于子宫。

　　Ⅰa期：< 5 cm。

　　Ⅰb期：>5 cm。

Ⅱ期：肿瘤扩散到盆腔。

　　Ⅱa期：侵犯附件。

　　Ⅱb期：侵犯子宫外的盆腔内组织。

Ⅲ期：肿瘤扩散到腹腔。

　　Ⅲa期：一个部位

　　Ⅲb期：多个部位。

　　Ⅲc期：侵犯盆腔和（或）腹主动脉旁淋巴结。

Ⅳ期：肿瘤侵犯膀胱和（或）直肠或有远处转移。

　　Ⅳa期：肿瘤侵犯膀胱和（或）直肠。

　　Ⅳb期：远处转移。

（二）子宫内膜间质肉瘤和腺肉瘤 *

Ⅰ期：肿瘤局限于子宫。

　　Ⅰa期：肿瘤局限于子宫内膜或颈管内膜，无肌层侵犯。

　　Ⅰb期：肿瘤累及≤1/2肌层。

　　Ⅰc期：肿瘤累及 >1/2肌层。

Ⅱ期：肿瘤扩展到盆腔。

　　Ⅱa期：侵犯附件。

　　Ⅱb期：侵犯子宫外的盆腔内组织。

Ⅲ期：肿瘤扩散到腹腔。

　　Ⅲa期：一个部位。

　　Ⅲb期：多个部位。

　　Ⅲc期：侵犯盆腔和（或）腹主动脉旁淋巴结。

Ⅳ期：肿瘤侵犯膀胱和（或）直肠或有远处转移。

　　Ⅳa期：肿瘤侵犯膀胱和（或）直肠。

　　Ⅳb期：远处转移。

（三）子宫癌肉瘤

同子宫内膜癌分期。

* 子宫体和卵巢 / 盆腔同时存在肿瘤并合并卵巢 / 盆腔内膜异位时，应另作为独立的原发性肿瘤进行分类。

第四节　临床分期中的一些问题

分期的初衷是比较不同治疗方法的结果，必须有统一的标准才能有统计学的意义。此外，分期有助于临床医师制订治疗计划，判断预后，改进治疗和结果，方便治疗单位交换信息和进行肿瘤的研究。

为此，应严格执行分期的原则和标准。但是，在临床实践中这也并非易事，其中这有分期本身的原因，也有医师的原因。

　　理想的分期除应具有可比性外，还应具有可靠性、实用性和价值。目前已有的分期均不能全面达到这些目标；而且从第一个分期开始至今已有八十余年的历史，经历了几代人，多次修改，医师们很难系统地了解分期制定的全过程；加之个人的工作经验、背景、专业知识的局限性，都会对分期的理解、解读产生一定的影响，在实施中出现分歧。例如，临床工作中对同一患者，不同医师分期的差别颇大，由此对所谓的"降期治疗"、对Ⅲ期宫颈癌的手术治疗的不同意见等都与此有颇大关系。在文献中我们看到也存在一些"矛盾"及不衔接，或文字连贯性不够之处。国内因文献、资料不全，加之我们没有直接参与分期修订，我们除滋养细胞肿瘤外很少采用中国的资料，也影响我们对分期及分期发展的全过程的理解。本章参考文献中列举了国内一些文献，读者可作参考。此外，一些杂志及会议均有些有关分期的文章，内容有一定的差别，值得我们认真对待和沟通。

　　此外，我们对翻译文字也要注意，应尽量确切。要做到这点，既需要外文水平也需要专业水平，还要进行仔细的推敲。当然，原文也有不尽理想之处。

　　肿瘤离不开病理，分期也一样，2009年新分期对病理要求更高了，要与病理医师沟通和密切协作，这是做好分期必要的条件。

　　2009年，经过一些学术组织的数年讨论，出台了几个妇科肿瘤的新分期。新分期出台一方面说明存在的问题不少，另一方面一些多年的问题仍没解决，有的限于目前的科技水平无法将再推进一步，有的尚需更多地经验积累。FIGO肿瘤委员会鼓励妇科肿瘤医师更多地进行探讨，并与他们沟通。2009年和2014年妇科肿瘤分期有了新内容，在中国妇科肿瘤分期尚属起步阶段，我们尚需在临床实施过程中发现存在的问题，深入理解。

（王建东　孙建衡）

参考文献

[1] 毛伟征, 苏东明, 李雪萍, 等 (主译), AJCC癌症分期手册 (AJCC cancer staging manual, sixth edition). 沈阳: 辽宁科学技术出版社, 2005: 241-300.

[2] 孙建衡. 妇科恶性肿瘤继续教育教程. 北京: 协和医科大学出版社, 2007: 197-201, 280-286.

[3] 张志毅. 妇科肿瘤手术学. 上海: 上海科学技术出版社, 2009: 1-10.

[4] 孙建衡. 妇科恶性肿瘤诊疗纲要. 北京: 北京大学医学出版社, 2009.

[5] 吴爱如. 临床分期//中国常见恶性肿瘤诊治规范. 第七分册, 宫颈癌. 北京: 北京医科大学、中国协和医科大学联合出版社, 1991: 24-27.

[6] 孙建衡. 宫颈癌及子宫体癌国际临床分期及修订的回顾. 中华妇产科杂志, 2000(04): 57-59.

[7] Heyman J. Annual report on the results of radiotherapy in carcinoma of the uterine cervix, Vol 4. Stockholm: Kungl. Boktryckerlet. P. A. Norstedt & Sőner, 1941: 24-28.

[8] Heyman J. Annual report on the results of radiotherapy in carcinoma of the uterine cervix, Vol 6. Stockholm: Kungl. Boktryckerlet. P. A. Norstedt & Sőner, 1951: 8-13.

[9] Heyman J. Annual report on the results of radiotherapy in carcinoma of the uterine cervix, Vol 7. Stockholm: Kungl. Boktryckerlet. P. A. Norstedt & Sőner, 1952: 7-19.

[10] Kottmeier H L. Annual report on the results of treatment in carcinoma of the uterus and vagina, Vol 14. Stockholm: Kungl. Boktryckerlet. P. A. Norstedt & Sőner, 1967: 24-30.

[11] Kottmeier H L. Presentation of therapeutic results in carcinoma of the female pelvis: experience of the annual report on the results of treatment in carcinoma of th uterus, vagina and ovary. Gynecol Oncol, 1976, 4(1): 13-19.

[12] Pettersson F, et al. Staging and reporting of cervical carcinoma. Seminars in oncology, 1982, 9(3): 287-298.

[13] FIGO Committee on Gynecological Oncology. Revised FIGO staging for carcinoma of the vulva, cervix. and endometrium. Int J Gynecol and Obstet, 2009, 105(2): 103-104.

[14] Pecorelli S, Zigliani L, Odicino F. Revised FIFO staging for carcinoma of the cervix. Int J Gynecol and Obstet, 2009, 105(2): 107-108.

[15] Pettersson F. Annual report on the results of treatment in gynecological cancer, Vol 19. Stockholm: FIGO, 1985: 210-212, 280-281.

[16] Pettersson F. Annual report on the results of treatment in gynecological cancer, Vol 20. Stockholm: FIGO, 1988: 110-111.

[17] Pettersson F. Annual report on the results of treatment in gynecological cancer, Vol 22. Stockholm: FIGO, 1994: 30-50.

[18] Pecorelli S. Annual report on the results of treatment in gynecological cancer, Vol 23. Milan: FIGO, 1998: 5-7, 35-37, 63-65, 75-77, 103-104, 111-112, 129-130.

[19] Pecorelli S. Annual report on the results of treatment in gynecological cancer, Vol 24. Milan: FIGO, 2001: 7-9, 47-49, 89-91, 107-110, 155-156, 141-142, 177-178.

[20] Creasman W. Revised FIFO staging for carcinoma of the endometrium. Int J Gynecol and Obstet, 2009, 105(2): 109.

[21] International Federation of Gynecology and Obstetrics. 2014 FIGO staging for ovarian, fallopian tube and peritoneal cancer. Gynecol Oncol. 2014, 133(3): 401-404.

[22] 林巧稚. 妇科肿瘤. 北京: 人民卫生出版社, 1982.

[23] 连丽娟. 林巧稚妇科肿瘤学. 第3版. 北京: 人民卫生出版社, 2000.

[24] 吴香达. 临床妇科学. 第4版. 台北: 茂昌图书有限公司, 1998.

[25] 连丽娟. 林巧稚妇科肿瘤学. 第4版. 北京: 人民卫生出版社, 2006.

[26] 曹泽毅. 中华妇产科学. 第2版. 北京: 人民卫生出版社, 2004: 1875-1881.

[27] FIGO Committee on Gynecological Oncology. FIGO staging for uterine sarcomas. Int J Gynecol and Obstet, 2009, 104(3): 177-178.

第 *14* 章　妇科恶性肿瘤的手术治疗

第一节　妇科恶性肿瘤手术的特点

在第一章中我们已经提到，妇科几种基本治疗手段均有其独特的特点。手术是传统的妇科治疗手段，但是，妇科肿瘤手术却有别于传统的妇科手术，其特点如下所述。

（1）不仅强调无菌术（aseptic surgery），而且强调无瘤术（no contamination surgery）。肿瘤是可以转移的，一旦转移，患者预后截然不同。转移有各种方式，可以是直接浸润、经淋巴管、血管转移或肿瘤细胞脱落种植，每种方式都可由于手术操作促成。为此在临床实践中形成了"无瘤术"概念，即在临床中不因操作不当引致转移或以后复发。像外科无菌术一样，我们在医学生时期就开始学习，无菌术的观念已根深蒂固。同样，作为肿瘤科医生，应该具有无瘤术观念，从而避免临床操作中人为的促成转移的习惯和方法。无瘤术是肿瘤科医生的基本功，不仅要切实注意。无瘤术的具体内容有专节介绍。

（2）要切除原发灶，还要切除周围可能的浸润区（即亚临床病灶）及区域性淋巴组织。肿瘤可浸润邻近组织，往往不能被发现，这种病灶称为亚临床灶。浸润癌可沿着脉管转移，较早期别的肿瘤常常是沿淋巴管转移到区域性淋巴结的。一个肿瘤手术，如宫颈癌手术，应包括广泛性子宫切除术 + 盆腔淋巴结清扫术，临床上也常称为广泛性子宫切除术 + 盆腔淋巴结切除术（radical hysterectomy and pelvic-node dissection），后者为英文翻译术语，但往往被误认为只切除淋巴结，实际上还包括切除子宫旁组织内的淋巴管，所以还是用广泛性子宫切除术 + 盆腔淋巴结清扫术为好。但也可认为广泛性子宫切除术包括子宫旁组织内的淋巴管[1]。

（3）肿瘤手术范围已经超出了传统的妇科手术范围。传统的妇科手术局限在盆腔内的女性生殖器官，一般不超过全子宫附件切除术；而妇科肿瘤手术往往不限于全子宫附件切除术，可能还要处理邻近器官的相关问题，如直肠与膀胱的修补、造瘘、膀胱镜、直肠镜等，甚至超出盆腔，如腹主动脉旁淋巴结切除术，涉及的范围要视肿瘤情况而定。

（4）减瘤术（debulking surgery，cytoreductive surgery）。减瘤术也是妇科肿瘤的特征性手术。例如，晚期卵巢肿瘤体积常常较大，并且由于盆腹腔广泛扩散影响器官功能，手术常常不能切除干净，因而通常是将大的主要肿瘤部分切除，以减小肿瘤的负荷，减轻患者的负担，并有利于术后的治疗，这几乎成了晚期卵巢癌患者的常规治疗手术。

（5）关心女性生理功能。妇科肿瘤手术伤及女性生殖器官，影响女性生育及内分泌功能，特别是术后对年龄较轻的患者生活可造成很大影响。因此，医生必须考虑这方面的问题，应在不影响肿瘤治疗情况下尽量保留卵巢（哪怕是部分卵巢）。近年对于有生育要求的早期宫颈癌年轻患者，可以行保留子宫体的广泛性宫颈切除术。

（6）更强调手术指征。有些妇科肿瘤因为有其他好的根治方法，如宫颈癌的放疗、滋养细胞肿瘤的化疗，手术治疗方法不是唯一或首选方法。而且随着放疗新技术及化疗等的进步，加之手术本身的局限性，更强调手术指征，而不倾向于扩展手术。

第二节　妇科肿瘤基本手术类型

在临床实践中，妇科肿瘤手术方式在妇科传统恶性肿瘤手术的基础上有很多改良或变异，即手术医师根据患者的病变及全身状况结合妇科肿瘤手术的特点，对手术的范围或广度做了变动，考虑到手术名称的不统一，本节将概括介绍妇科肿瘤手术的基本类型，一些有代表意义的手术（包括微创手术）将有专章介绍。

一、外阴手术

（一）外阴局部切除术

外阴局部切除术是指对病灶的局部完整切除，一般要在麻醉下进行，强调做到病变的完全切除，包括病灶的四周边缘及基底部位，适用于外阴的良性肿瘤，如外阴纤维瘤、脂肪瘤、乳头瘤等。

（二）单纯外阴切除术

单纯外阴切除术（simple vulvectomy）较外阴局部切除术范围要大，包括外阴大、小阴唇和阴蒂的切除，切除深度限于皮肤和皮下脂肪，适用于保守治疗无效的外阴白斑、广泛的外阴重度不典型增生等。

（三）局部广泛性外阴切除术

对局部病变不大（<2 cm）、浸润不深（<1 cm）的肿瘤可实施局部广泛性外阴切除术（外阴局部根治性切除，modified radical vulvectomy）。内外切缘距离肿瘤 1～2 cm，非中心性肿瘤可保留阴蒂。近年来有学者对此类肿瘤，实施所谓单侧或局部外阴扩大切除术，疗效未降低，有较好的生活质量。

（四）广泛性外阴切除术

广泛性外阴切除术（根治性外阴切除术，radical vulvectomy）切除范围较局部广泛性外阴性切除术范围大且深，切缘外侧距离肿瘤 2～3 cm，内侧常在尿道口旁，甚至切除部分尿道。肿瘤范围较大者常联合术前、术后放疗，以尽量保留排尿、排便功能。

（五）腹股沟淋巴结切除术（清扫术）

1. 淋巴结的大块活检

一般适用于晚期外阴癌伴有大的淋巴结转移者，手术将此转移处淋巴结连同周围脂肪组织一同切除，术后对腹股沟区进行放疗。

2. 腹股沟淋巴结清扫术

腹股沟淋巴结清扫术（inguinal lymphadenectomy）有单纯腹股沟浅淋巴结清扫术及腹股沟深浅淋巴结清扫术，目前对外阴癌的淋巴结清扫多已不主张包括盆腔内的淋巴结，也有不结扎大隐静脉的做法。

（六）广泛性外阴切除术＋腹股沟淋巴结切除术

在外阴手术与腹股沟手术组合上有如下方式。

1. 整块切除

整块切除（en bloc）为将腹股沟区淋巴和脂肪组织连同阴阜脂肪与外阴肿瘤一并切除（图 14-1），切下的标本为一整块蝶形组织（图 14-2）。此术式首先由法国医生 Bassett 倡导，以后由 Taussig 和 Way 进行了广泛推广，使外阴癌 5 年生存率从 25% 提高到 70%，成为外阴癌治疗的标准术式。但该术式有其严重的并发症，伤口裂开率高达 50%～70%，由于伤口感染、坏死以及伤口创面大，往往需要植皮，住院时间延长，而且外阴严重变形可导致生理和心理影响，近些年来已逐渐被非整块切除术式所替代。

2．非整块切除

外阴和腹股沟淋巴结切除术采用三个切口，即外阴椭圆形切口及基本与腹股沟韧带平行的两个横切口或经过腹股沟韧带的纵斜行切口，这种手术方式可保留切口间皮肤组织，从而可改进伤口愈合，并且具有与整块切除术一样的生存率。非整块切除是近年来临床普遍采用的术式。

二、子宫手术

（一）宫颈锥切术

宫颈锥切术（conization of cervix）主要用于子宫颈病变的诊断与治疗，但若病变延至或超过子宫颈边沿并且为萎缩性或肥大性子宫颈，则不适于行宫颈锥切术。目前有两种锥形切除方式。

1．宫颈环状电外科切除术

宫颈环状电外科切除术（电外科袢切除术）（loop electrosurgical excision precedure，LEEP）即在电切的同时电凝，止血效果好，患者不需要住院，可在无麻醉下进行。

2．冷刀宫颈锥切术

冷刀宫颈锥切术（cold knite conization，CKC）为传统的手术术式（图 14-3）。标本边缘不致被电热所破坏而影响诊断。

（二）宫颈切除术

宫颈切除术为用于子宫颈病变的诊断与治疗的手术方式，对于不适于采用锥形切除术的上述情况可采用此法。该术式由于经阴道进行，所以对延及阴道穹的病变，可同时切除部分阴道壁。

（三）根治性宫颈切除术

根治性宫颈切除术（radical trachelectomy）为 20 世纪 80 年代后期兴起的手术方式，主要适于希望保持生育功能的早期宫颈癌年轻患者。子宫颈根治术分为腹式和阴式两种，各有优缺点。该手术常与盆腔淋巴结清扫术同时进行，后者需经腹或腹腔镜手术进行。

（四）子宫切除术

子宫切除术有腹式及阴式之分。经腹子宫切除术常与附件切除术一起进行，并根据患者

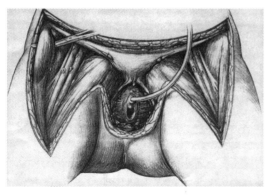

图 14-1　外阴与腹股沟整块切除切口

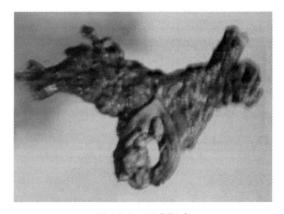

图 14-2　手术标本

年龄及病变情况决定卵巢的去留。

1. 单纯子宫切除术

因肿瘤而行单纯子宫切除术（simple hysterectomy）均系筋膜外子宫切除术。紧沿子宫旁及子宫颈旁将子宫完整切下（图14-4）。也有将膀胱推走，再将子宫旁稍推开，子宫旁切除约1cm（一般不打开隧道），有学者称之为扩大的筋膜外子宫切除术。

2. 广泛性子宫切除术

广泛性子宫切除术主要是指子宫旁（包括子宫骶韧带）较宽切除，子宫旁宽度均在2cm以上，均需打开隧道，游离输尿管。中国学者们曾按子宫旁切除宽度分为次广泛性子宫切除术（modified radical hysterectomy）（图14-5）——子宫旁组织切除不小于2cm、广泛性子宫切除术（radical hysterectomy）（图14-6）——子宫旁组织切除3~4cm以及超广泛性子宫切除术——子宫旁组织切除至盆壁，属Piver等分类的Ⅱ-Ⅳ类[2]。

（五）盆腔脏器切除术

经典的盆腔脏器切除（exenteration）分为前盆腔脏器切除术、后盆腔脏器切除术及全盆腔脏器切除术。宫颈癌侵犯膀胱可行前盆腔脏器切除术，即膀胱切除术＋广泛性子宫切除术＋盆腔淋巴结清扫术＋回肠代膀胱术。宫颈癌侵犯直肠可行后盆腔脏器切除术，即直肠切除术＋广泛性子宫切除术＋盆腔淋巴结清扫术＋结肠造瘘术。宫颈癌侵犯膀胱、直肠者

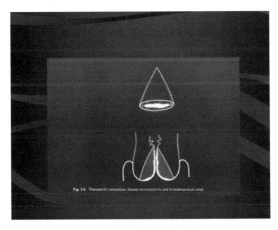

图14-3　宫颈锥切术

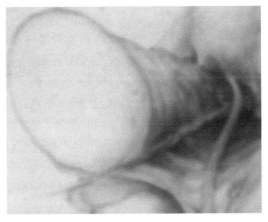

图14-4　筋膜外子宫切除术

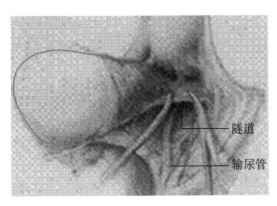

图14-5　次广泛性子宫切除术

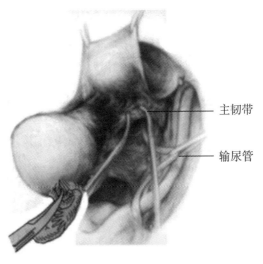

图14-6　广泛性子宫切除术

可行全盆腔脏器切除术。手术涉及范围广，创伤很大，手术后患者的排尿、排便方式改变，影响患者的生理和心理，生活质量下降。目前，盆腔脏器切除术应用较少，特别是经典的盆腔脏器切除术的应用已不多，多用于肿瘤复发、未控及有严重膀胱、直肠并发症者，且对手术范围会有个别对待。

（六）盆腔淋巴结切除术

盆腔淋巴结切除术（pelvic lymphadenectomy）一般经腹切除，少有经腹膜外切除。

1. 淋巴结活检

淋巴结活检是对个别的淋巴结进行的摘取。

2. 淋巴结取样

与系统的淋巴结清扫术不同，淋巴结取样（node sampling）是对盆腔及主动脉旁不同淋巴链进行的切除，一般在常易发生转移的多个淋巴区取样，对于子宫内膜癌，有学者特别愿意采用此种方式，以免行系统的淋巴结清扫术而有过度手术之虑。

3. 系统的淋巴结清扫术

系统的淋巴结清扫术即通常所说的盆腔淋巴结切除术。

4. 盆腔淋巴结切除术 + 腹主动脉旁淋巴结切除术

近年有学者对子宫癌淋巴结实施了盆腔淋巴结切除术（pelvic lymphadenectomy）＋腹主动脉旁淋巴结切除术（paraaortic lymphadenectomy）。腹主动脉旁淋巴结切除术水平一般在肠系膜下动脉起始部，少有达肾静脉水平者。

（七）广泛性子宫切除术 + 盆腔淋巴结清扫术

广泛性子宫切除术（extended hysterectomy 或 radical hysterectomy）＋盆腔淋巴结清扫术（pelvic lymphadenectomy）是目前对 I b～II a 期宫颈癌最常用的手术方式，临床多用上文所述的次广泛切除及广泛切除，相当于 Piver 分类的 II、III 类[3]。

手术方式也有广泛性子宫切除术与盆腔淋巴系统切除连成一体的整块切除（en bloc）及非整块切除，后者多为不同组的淋巴区分别锐性切除或撕拉。图 14-7 为整块切除手术标本。

（八）其他

1. 减瘤术

减瘤术（cytoreductive surgery，debulking surgery）用于卵巢癌有大的病灶和广泛的盆腹腔播散，目的是将大病灶肿瘤切除并将肉眼能见病灶尽量清除，术后化疗。此种方式的临床效果得到了肯定，特别是当残存病灶 <1 cm 时。减瘤术在肿瘤手术治疗上有其地位，目前在其他肿瘤治疗中也有尝试者，但价值尚难评说。

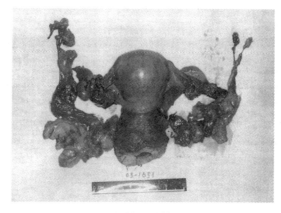

图 14-7　整块切除的手术标本

2．二次剖腹探查术

二次剖腹探查术指满意肿瘤细胞减灭术后，经过 6 ~ 8 个疗程化疗，临床检查及实验室检查（包括 CT 等辅助检查）均无肿瘤复发证据而实行的再次剖腹探查手术。目前认为意义不大，但有学者认为在实施二次剖腹探查时进行卵巢癌腹膜后淋巴结切除术有意义。

第三节　无瘤术

无瘤术是肿瘤医师的基本功，是指在临床操作中，特别是在手术中避免操作不当造成肿瘤扩散、转移、种植。临床上有由于忽视无瘤术的概念导致的肿瘤治疗失败，有的学者称之为"医源性肿瘤播散"[4-5]。临床工作和肿瘤手术中由于无瘤术意识差所导致的不良后果临床上屡见不鲜，在这里做一个概括介绍。

一、临床工作中易被忽视的无瘤术概念

（一）肿瘤种植及转移

1．手术导致的肿瘤种植常是忽视无瘤术概念导致的结果

手术中肿瘤破裂或用手直接接触肿瘤后没有冲洗或更换手套容易使肿瘤细胞种植在手术切口及手术野中；子宫内膜癌术中探查及操作可使子宫内膜癌细胞脱落于阴道，形成阴道种植、复发；腹水患者术中由于切口保护和腹水处理不当污染切口，术后可出现切口种植。有些巨大卵巢囊肿，如黏液性、交界性甚至是恶性肿瘤，因切口小不能完整取出，采用先抽出囊内液使囊肿缩小后再手术切除的方法，但粗心的操作会使囊内液外漏，发生腹腔种植。肿瘤本身的生物行为如恶性程度高、生长快、体积大、期别晚、分化差，则较易出现种植。

2．肿物活检术

肿物活检术包括穿刺活检术、切取活检术和切除活检术。穿刺活检术有导致针道转移的可能；切取活检术为切除部分肿瘤组织，有导致肿瘤细胞播散的可能；切除活检术是将肿瘤完整切除后送病理检查，不切入肿瘤，造成肿瘤播散的可能较小。这三种活检方法与其后手术衔接的时间越短越好，且将活检切口、针道及瘢痕一并切除为好。覃宗升等[6]回顾了1979—2006 年国内所发表的有关恶性肿瘤针道种植转移的 15 篇文献，结果为穿刺至发现肿瘤种植时间间隔为 20 ~ 780 d，中位时间为 120 d；肿瘤种植直径为 0.5 ~ 10 cm；种植部位有皮下脂肪组织、胸壁肌肉组织、膈肌、肋骨、肝表面、腹膜等处。文献中明确提到，使用 <1.0 mm 的细针穿刺所致种植的患者占 50%，60%的患者有多次穿刺病史。

3．各种穿刺操作

临床常用穿刺术包括胸腔穿刺术、腹腔穿刺术、囊肿穿刺术等。杜光红等[7]报道，13 例癌性腹水穿刺后发生了针道种植转移，且发生在粗针多次穿刺后的 3 ~ 75 d，平均 14 d；临床表现上穿刺部位疼痛占 84.62%，穿刺部位出现结节占 100%。

肿瘤远处转移与局部注射相关，早在 20 世纪 70 年代曾试用 5- 氟尿嘧啶局部注射治疗宫颈癌，结果 15 例中有 5 例发生了肺转移（33.3%）[8]。局部注射与肺转移的关系值得质疑。局部注射药物治疗往往需要多次穿刺或多点注射，这样的操作不符合无瘤术的观念，但是，近年来，仍有学者热衷于肿瘤局部注射，这是不可取的方法。

4．腹腔镜手术

当今微创手术颇为广泛，从开始的良性肿瘤腹腔镜手术到目前的恶性肿瘤腹腔镜手术，在国内和全世界范围开展起来。随之，腹腔镜手术后的肿瘤种植、转移、复发等问题也暴

露出来，近年来也越来越多地受到医学界的关注。子宫肉瘤的诊断在术前仍然困难，如子宫内膜间质肉瘤，平均体积为 6.5 cm[9]，多数患者术前诊断为子宫肌瘤，手术选择腹腔镜下分碎后取出，造成腹腔内的广泛种植、播散和转移，可造成患者死亡的惨重后果[10]。临床教训警示我们，必须重新评价选择腹腔镜下子宫肌瘤的分碎手术。对于子宫底部子宫肌瘤超过 10 cm、子宫颈部超过 6 cm 大小、肌瘤生长快、临床可疑恶性潜能未定平滑肌瘤或肉瘤的患者，不要采用腹腔镜分碎手术，以避免肿瘤的种植、播散和转移。

另外，腹腔镜手术后穿刺点种植转移问题不容忽视。Vergote 等[11] 报道，173 例 FIGO Ⅲ期和Ⅳ期卵巢癌患者接受开放式腹腔镜诊断后，71 例患者在肿瘤细胞减灭术时接受了全部的穿刺点切除，结果发现，17%（30/173）的患者有穿刺点种植转移，其中 5%（8/173）的转移是临床诊断，31%（22/71）是切除穿刺点后的病理确诊。

各种妇科恶性肿瘤腹腔镜手术后均可发生穿刺点转移。Ramirez 等[12] 对 31 篇报道了 58 例不同类型妇科肿瘤病例的英文文献进行了 meta 分析，发现 50%～71% 的复发是单发在穿刺点处；甚至早期病例也有腹腔镜手术后穿刺点种植的风险。对于恶性肿瘤来说，腹腔镜手术中肿瘤破裂将人为造成肿瘤分期提高。GOG157 随机临床研究的成果之一曾提示：如果Ⅰ期卵巢癌复发，其预后将与晚期卵巢癌一样差；如果因为应用腹腔镜而人为造成分期提高，由Ⅰa 期变为Ⅰc 期，则预后将与晚期卵巢癌一样差，这是不能接受的。

（二）宫腔镜检查及诊断性刮宫引起子宫内膜细胞脱落及播散

宫腔镜目前已经成为临床的重要诊断及治疗手段，广泛应用于阴道不规则出血、不孕症的诊治，特别是子宫内膜癌的诊断。宫腔镜检查引起子宫内膜细胞脱落问题随之而来，尤其是子宫内膜癌细胞的脱落使盆腹腔冲洗液发现恶性细胞的比率上升问题也引起了学术界的关注。

通过 Medline 检索到 30 篇相关文献，其中认为宫腔镜检查后子宫内膜细胞脱落，尤其是子宫内膜癌细胞的脱落，使盆腹腔冲洗液细胞学阳性率升高的文章为 19 篇（占 63.3%）[13-16]，阳性率为 1.4%～38.7%。宫腔镜检查 + 诊断性刮宫后有更加明显的升高，最高报道达到 88.9%，而阳性率没有变化的文章有 11 篇（占 36.7%）。Lo 报道[17]，120 例腹腔细胞学阴性的子宫内膜癌患者手术中行宫腔镜检查后，6.7% 腹腔细胞学转为阳性。Zerbe 回顾研究了 222 例子宫内膜癌，64 例手术前做过宫腔镜检查，对照组 158 例未做，宫腔镜组腹腔冲洗液细胞学阳性率为 17.2%，高于对照组的 6.3%，差异有显著性。从膨宫介质来说，液体介质较 CO_2 气体危险更大。Lo 等比较了 120 例 CO_2 气体和液体膨宫介质，腹腔细胞学阳性为 1.4% 和 14.0%（OR 为 11.2，95% CI 为 1.3～94.5，P=0.009）。宫内压力越大，盆腹腔冲洗液细胞学阳性率越高。输卵管的开放压力为 40 mmHg，而要满意地观察子宫内膜病变，膨宫压力要达到 50～150 mmHg，然而这样增加了内膜细胞经过输卵管脱落到腹腔的可能性。另外，子宫内膜的脱落还与月经周期相关，并与肿瘤的危险程度相关，早期分化好的肿瘤细胞不易脱落，而晚期及某些特殊病理类型的肿瘤细胞更易播散。

因此，有作者提出，对可疑内膜癌或内膜癌患者慎用宫腔镜检查。但是，文献中还有一定比率的作者发现，宫腔镜检查后盆腹腔冲洗液细胞学阳性率升高的风险无统计学差异，且子宫内膜癌患者的单纯冲洗液细胞学阳性对预后的影响存在争议。

诊断性刮宫同宫腔镜检查一样，有子宫内膜播散的可能，尤其是刮出的子宫内膜组织没有及时肉眼识别而行全面的刮宫术时，手术的挤压破坏可使癌细胞浸入肌层并促使肿瘤细胞通过淋巴管或血管发生转移。

二、妇科手术操作中无瘤术注意事项

无瘤操作是肿瘤医师必须重视的问题，无瘤术概念应自始至终贯穿在肿瘤治疗中，从检查、诊断到治疗的全过程。忽视手术操作的无瘤术也可能导致瘤栓脱落，发生肺栓塞可致猝死，发生脑转移可致昏迷而死。我们在今后肿瘤临床实践中应进一步提高对无瘤概念的认识，避免给患者造成负面影响。

（1）保护切口：切开腹直肌前鞘后首先缝以纱布垫以严密保护切口，关腹前更换手套及器械，关闭腹膜后可用蒸馏水浸泡或生理盐水反复冲洗切口。

（2）手术切口合适：手术切口长度以视野清晰、易于手术为宜。对于有大量腹水者，先做腹膜小切口以吸出腹水，再进行手术以避免腹水外溢导致种植。

（3）探查盆腹腔时应按照从远而近的顺序，最后探查肿瘤及邻近组织。我们在首选手术治疗子宫内膜癌时，先将子宫口"8"字缝合，将子宫旁钳夹后，再探查盆腔、触摸子宫，避免癌细胞脱落而发生阴道、盆腔种植及沿脉管转移[18]。

（4）手术操作过程中，动作轻柔，最好距离肿瘤一定范围做手术，切忌粗暴或挤压肿瘤。粗暴操作会破坏基底膜及细胞间的黏附状态及脉管壁，增加局部的压力，促使扩散和转移，特别是在有粘连、肿瘤壁薄处更应注意操作轻柔，避免肿瘤破裂。一旦出现破裂，要很好处理，如冲洗、腹腔用药。若注意到有破裂可能，分离前在肿瘤周围围好棉垫，以免内容物扩散。肿瘤如有溃疡或菜花样外翻，可用手术巾或塑料布、纱布将其包扎，使肿瘤面与正常组织隔离。切除肿瘤时，应先处理肿瘤血管，要求先结扎静脉，之后结扎动脉，从而尽量减少癌细胞血行播散的可能。

（5）手术切下的组织勿用手直接接触，须用弯盘接递。腹腔镜手术时用标本袋取出组织。

（6）诊断性刮宫时先刮取子宫颈管内膜，深度要 <3 cm，再探子宫腔；刮出的组织一旦发现质地糟脆，应停止全面刮宫；避免对肿瘤区域的反复操作、反复刮取子宫内膜或全面刮宫。对于防止宫腔镜检查后子宫内膜癌细胞脱落至腹腔，段华等报道，缩短宫腔镜检查时间可减少腹腔冲洗液的阳性率[13]。此外，控制膨宫压力、选用气体介质膨宫也很重要。

（7）对于恶性度高的肿瘤（如黑色素瘤），应尽量避免活检，或减少活检与手术的间隔时间。

（8）诊断性穿刺应减少穿刺次数，再次穿刺应更换穿刺针，针尖退出瘤体后应保持穿刺针注射器的负压，然后再拔针。对于表浅的肿物，宜用切除活检代替穿刺或切取活检。

第四节　妇科肿瘤手术并发症

手术并发症影响患者手术后康复和生活质量，严重时甚至威胁生命。手术并发症不仅医师要足够认识，重视避免和减少并发症出现，而且也要使患者和家属了解和理解，避免可能出现的纠纷。

手术并发症的发生与手术范围、手术指征的掌握、医师技术水平、患者体质和肿瘤病理特征高度相关。其中，手术范围越大，风险就越大，发生各种并发症的概率就越大。手术指征的掌握也是相关因素之一。对于肿瘤分期已属很晚期、已不适于手术而强行施行手术的患者，手术并发症势必增多。患者的体质不能耐受手术或有严重的合并症、贫血等，都影响手术后患者的恢复和伤口愈合，甚至发生手术意外。患者有放疗史、盆腔炎、子宫内膜异位、多次手术史，均可增加手术难度，使手术损伤等并发症增加。

妇科恶性肿瘤手术常见的并发症如下所述。

一、出血

手术创伤可引起术中出血、术后出血、凝血机制障碍所导致出血以及弥散性血管内凝血（DIC），后两者情况均较少发生，DIC 是由手术范围过大所致广泛组织创伤、受损组织释放凝血活酶类物质引起。

一般手术中出血有组织创伤的渗血、静脉丛损伤出血以及小血管损伤出血，这些出血通过压迫、缝合可以止血。大血管损伤出血多见于淋巴结清扫术时或肿瘤侵及血管时，如髂内和髂外静脉、髂总静脉、下腔静脉损伤；下腔静脉出血有时只是主干上的细小分支出血，在钳夹时将破口扩大可引起大量出血。处理原则上，仍然是先用纱布垫压迫止血，调整好灯光，吸干血液，保证术野清晰，用无损伤血管钳夹住出血部位，用血管缝合线缝合止血。若压迫止血不能控制出血，应该阻断出血血管的上、下端，待受损血管显露清晰后再缝合止血。

二、感染

感染是盆腔手术术后的常见并发症。无菌术及抗生素的应用都是为了有效防止感染的发生与发展。常见的妇科肿瘤手术术后发生的感染有：泌尿系感染、盆腔感染、肺部感染、切口感染等。

泌尿系感染：在宫颈癌根治术术后的发生率为 30%，主要由于尿潴留、反复导尿和长期留置导尿管损伤输尿管或其血管、神经致使输尿管张力降低、蠕动减少、走向改变或成角，导致输尿管积水而继发感染；在年老体弱、营养障碍患者，还与操作不严格，外阴污染等相关，可造成膀胱炎、尿道炎，甚至上行发生肾盂肾炎。

盆腔感染：手术时间长、创面大、术后渗血、渗液、血肿、淋巴囊肿发生感染而成。也可因为阴道、肠道准备不佳，术中受到感染引起，甚至发生盆腔脓肿。

肺部感染：常见肺不张、肺炎，少数可发生肺脓肿，肺部感染是继泌尿系感染和刀口感染之后的第三位并发症。由于抗生素的普遍应用，术后严重肺部感染已经明显减少。

切口感染：据国内外报道，切口感染发生率为 2%～5.5%。严格无菌操作、预防性应用抗生素可大大减少切口感染概率。

三、损伤

手术损伤常因解剖或分离引起，特别是有肿瘤侵犯时更易发生。有盆腔严重粘连时手术损伤概率增大。

不同的手术可能有不同的损伤，如阴道内手术、宫颈锥切术、阴道壁肿瘤、阴式子宫切除术，可能导致阴道壁、直肠、尿道甚至膀胱的损伤。宫颈癌根治术经常出现输尿管损伤，如输尿管被结扎、剪裂、切断或输尿管的血液供应障碍，导致输尿管缺血、坏死，出现输尿管瘘的严重并发症。手术中的输尿管损伤及时处理多不致留下不良后果。

肠道损伤：既往有手术史、盆腹膜炎症、子宫内膜异位症或恶性肿瘤浸润，可使肠管与子宫、卵巢、输卵管发生粘连，分离粘连时可发生肠管的损伤。一旦发生，应立即进行修补，大的损伤可考虑部分肠管切除加吻合术。

神经损伤：在对宫颈癌进行盆腔淋巴结清扫术时可发生闭孔神经和生殖股神经损伤。闭孔神经损伤引起下肢内收肌群功能障碍，闭孔神经挫伤一般 6 周可恢复，远端神经纤维功能恢复将延至 6～12 周。

四、功能障碍

（1）膀胱功能障碍：是广泛性子宫切除术后的常见并发症，由手术导致支配膀胱逼尿肌的感觉和运动神经损伤是引起膀胱功能障碍的直接原因。膀胱功能障碍通常表现为尿意丧失、排尿困难、残存尿过多、尿潴留，多数患者手术后 1～3 个月内恢复自行排尿功能。

（2）大便功能障碍：较膀胱功能障碍少见。目前行广泛性子宫切除术时对处理子宫骶韧带多较为保守，对直肠功能影响较小。手术后大便困难、便秘多由于腹壁力量减弱所致。

（3）卵巢功能降低或早衰：年轻患者子宫切除术后由于丧失了靶器官，卵巢分泌雌激素和孕激素的功能降低，患者未到绝经年龄而出现卵巢早衰现象。宫颈癌根治术中尽管对卵巢进行了移位，且术后避免了盆腔放射线的照射，但术后卵巢仍然可出现早衰或无功能，表现在雌激素水平下降，更年期症状出现，性功能减退。

（4）性功能障碍：广泛性子宫切除术将损伤盆腔交感神经和副交感神经，使性唤起和性交时阴道充血、润滑功能减退，阴道感觉迟钝，术后阴道缩短、干涩，对性生活有一定影响。

五、深静脉血栓

深静脉栓塞日渐被人们所认识，也是手术常见的并发症之一，其发生率与手术方式、肿瘤性质、患者个人血液状态相关。恶性肿瘤患者血液多为高凝状态，手术切除范围大、术后卧床时间长；肥胖者术后血栓形成发生率高，有报道可达 12%～33%。

六、淋巴囊肿

淋巴囊肿是盆腔淋巴结清扫术后常见的并发症，发生率为 5%～30%，多发生在手术后几天内。小的淋巴囊肿临床上无症状；大的淋巴囊肿可产生压迫症状，引起深静脉栓塞，输尿管梗阻，下肢和外阴水肿、感染和疼痛。临床上对大的淋巴囊肿的处置是在 B 超定位下穿刺，抽出囊内液体，做常规检查以及细胞学检查和细菌学检查，有感染发生时应用抗生素治疗。少数较大的淋巴囊肿经久不退，压迫症状明显，形成脓肿者可考虑手术处理。

七、肠粘连、肠梗阻

术后肠粘连颇为常见，可有肠鸣、腹痛、便稀、肠道易激惹。严重者可出现部分性或完全性肠梗阻，特别是在卵巢癌多次手术后最常出现，而且可粘连广泛，梗阻多部位，临床处理困难，常为死亡原因。

八、下肢水肿

下肢水肿也颇为常见，可因淋巴回流障碍所致，如外阴癌淋巴结清扫术后，静脉血栓致血液回流障碍，输尿管术后扭曲，肾盂积水，肾功能障碍等。处理依不同原因分别对待[19-20]。

（白　萍　孙建衡）

参考文献

[1] 孙建衡.宫颈癌的前哨淋巴结问题.中华妇产科杂志, 2004, 39(1): 2-3.

[2] 江森, 李诚信.手术治疗//全国肿瘤防治办公室, 中国抗癌协会.中国常见恶性肿瘤诊治规范: 第七分册, 宫颈癌. 北京: 北京医科大学.中国协和医科大学联合出版社, 1990: 28-33.

[3] 张志毅.妇科肿瘤手术学.上海: 上海科学技术出版社, 2009.

[4] 沈镇宙.肿瘤医源性播散的预防//沈镇宙.肿瘤外科手术学. 1版.南京: 江苏科学技术出版社, 2001: 4-5.

[5] 屠规益, 外科治疗//董志伟, 谷铣之.临床肿瘤学.北京: 人民卫生出版社, 2002: 243-251.

[6] 覃宗升, 张永珍, 韦仁锋.经皮穿刺致恶性肿瘤针道种植转移(附1例报告并文献复习).中华临床医学研究杂志, 2006, 12(10): 1300-1301.

[7] 杜光红, 王忠琼, 邓明明, 等.癌性腹水穿刺后针道种植转移13例临床分析.泸州医院学报, 2006(5): 450-451.

[8] 中国医学科学院日坛医院妇瘤科.5-氟尿嘧啶治疗宫颈癌的初步体会.肿瘤工作简报, 1972(17): 22-24.

[9] 李超, 张国楠.腹腔镜下子宫(肿瘤)分碎术对早期子宫肉瘤预后的影响.肿瘤预防与治疗, 2012, 25(4): 268-271.

[10] 赵万成, 杨清.分碎术在次全子宫切除术中用于未预料子宫恶性肿瘤病例对照研究.现代妇产科进展, 2015, 24(12): 919-922.

[11] Vergote I, Marquette S, Amant F, et al. Port-site metastases after open laparoscopy: a study in 173 patients with advanced ovarian carcinoma. Int J Gynecol Cancer, 2005, 15(5): 776-779.

[12] Ramirez P T, Frumovitz M, Wolf J K, et al. laparoscopic port-site metastases in patients with gynecological malignancies. Int J Gynecol Cancer, 2004, 14(6): 1070-1077.

[13] 段华, 李伟, 张颖, 等.宫腔镜手术中子宫内膜腹腔播散的研究.中华妇产科杂志, 2007, 42(2): 99-101.

[14] Ranta H, Aine R, Oksanen H, et al. Dissemination of endometrial cells during carbon dioxide hysteroscopy and chromotubation among infertile patients. Fertil Steril, 1990, 53(4): 751-753.

[15] Zerbe M J, Zhang J, Bristow R E, et al. Retrograde seeding of malignant cells during hysteroscopy in presumed early endometrial cancer. Gynecol Oncol, 2000, 79(1): 55-58.

[16] Kuzel D, Toth D, Kobilkova J, et al. Peritoneal washing cytology on fluid hysteroscopy and after curettage in women with endometrial carcinoma. Acta Cytol, 2001, 45(6): 931-935.

[17] Lo K W, Cheung T H, Yim S F, et al. Hysteroscopic dissemination of endometrial carcinoma using carbon dioxide and normal saline: a retrospective study. Gynecol Oncol, 2002, 84(3): 394-398.

[18] 白萍、孙建衡.妇科肿瘤临床操作的无瘤术概念.中华妇产科杂志, 2008, 43(5): 394-395.

[19] 孔北华, 张友忠.宫颈癌的手术治疗及并发症的处理.实用妇产科杂志, 2001, 17(02): 65-67.

[20] 谭文福, 金晶.盆腔根治术并发症的处理//陈惠桢, 蔡红兵, 毛永荣.现代妇科肿瘤学.武汉: 湖北科学技术出版社, 2006: 987-1013.

第15章 腹腔镜与妇科肿瘤

腹腔镜手术作为内镜手术的重要组成部分，已经成为外科革命的先锋。随着腹腔镜设备及手术器械（如高清及3D腹腔镜设备、超声刀、血管闭合器、吻合器及高级电凝器械）的发展和进步，腹腔镜已从最初的诊断工具发展成为外科医生可应用实施的复杂手术操作。

妇科腹腔镜手术因其精细、损伤小、术后痛苦少、住院时间短、机体恢复快、美容效果好等优点，近年来在妇科肿瘤手术中得到大范围的推广及应用，并逐渐发展成为独立于经腹、经阴道等传统手术方式以外的另一种全新术式。

一、腹腔镜技术与妇科肿瘤

（一）腹腔镜技术的发展

腹腔镜外科技术诞生于一个世纪前，近20年得到了很大发展。1805年，德国Bozzini医生用一金属管在蜡烛光的反光下检查了人体前尿道，这一借助外物来窥视器官的解剖和病变的方法成为腹腔镜的原始起源。1901年，俄罗斯妇科医师Ott在腹前壁做一小切口，插入窥阴器到腹腔内，用头镜将光线反射进入腹腔，对腹腔进行了检查，并称这种检查为腹腔镜检查。同年，德国Kelling医生首次用膀胱镜对活狗进行了腹腔检查并介绍了用过滤空气制造气腹的方法，即所谓的"腹腔内镜检查"，为今天的腹腔镜技术奠定了基础，Kelling也因此被视为现代腹腔镜的鼻祖。1910年，瑞典斯德哥尔摩的Jacobaeus医生首次使用了腹腔镜检查（laparoscopy）这一名词，他用一种套管针制造气腹，主要对有腹水的患者实施这种检查，将腹腔镜引入了诊断腹腔镜时代。1911年，美国Johns Hopkins医院的外科医师Bernhein经腹壁的切口把直肠镜插入腹腔，首次使用发射光做光源。1924年，美国堪萨斯的内科医师Stone用鼻咽镜插入狗的腹腔，并推荐用一种橡胶垫圈帮助封闭穿刺套管以避免操作中漏气，制造了人工气腹。1938年，匈牙利的外科医师Veress介绍了一种注气针，可以安全地形成气腹。在做气腹时，Veress针可以防止针尖损伤针下的内脏。用Veress针制作气腹的主张被普遍接受并沿用至今。真正针对性腹腔检查术的发明者是德国的胃肠病学家Kalk，他发明了一种直前斜视135°角的透镜系统，并于1929年首先提出双套管穿刺针技术，他因此被认为是世界上诊断肝和胆囊疾病腹腔镜检查术的奠基人。

美国医生Fervers被认为是第一位用腹腔镜施行外科手术的医生，他于1933年报告了在腹腔镜下使用活检装置进行组织活检。法国外科医师Mouret于1987年为患者实施了病变胆囊切除术并获得成功，这是世界上首例人体腹腔镜胆囊切除术。这一术式的成功首先震动了美国外科界，并随后在美国获得了推广应用。1991年2月，云南荀祖武医生完成了国内第一例腹腔镜胆囊切除术，这也是中国第一例腹腔镜外科手术。

（二）腹腔镜技术在妇科肿瘤手术中的应用

德国医生Boesch是将腹腔镜应用于妇科手术的第一人，他于1936年首次开展了腹腔镜单极电凝输卵管绝育术。1944 年，法国 Palmer 医生开始使用腹腔镜为妇科患者进行盆腔妇科探查，并强调了术中监测腹腔压力的重要性，他被称为"妇科腹腔镜第一人"。

1972 年，美国妇科腹腔镜医师协会首先提出计划：在未来数年中完成近 50 万例腹腔镜探查，从此这种检查法逐渐被妇科医师所接受。这一时期内，位于洛杉矶的 Cedars-Sniai 医学中心有近 1/3 的妇科手术借助腹腔镜技术完成。20 世纪 60 年代至 70 年代，诊断性腹腔镜及腹腔镜下电凝绝育术逐步获得广泛应用，被用于处理子宫内膜异位症、宫外孕、盆腔炎性包块、卵巢囊肿等妇科疾病。

1985 年，德国 Reich 医生报道了世界第一例腹腔镜下全子宫切除术，这又是腹腔镜技术在妇科手术中应用的 [1] 一大进步。技术的推广离不开器械和支持，德国 Semm 是腹腔镜学者兼工程师，他于 1960 年发明了自动 CO_2 气腹机、气腹压力监测系统、盆腔冲洗泵、内凝器、钩剪、组织粉碎钳等，并进行了广泛的腹腔镜手术尝试，对腹腔镜从诊断到手术的转变做出巨大贡献。自此腹腔镜手术进入了迅猛发展时代。1989 年，Querleu 率先开展了腹腔镜下盆腔淋巴结清扫术，开创了腹腔镜下手术治疗妇科恶性肿瘤的历史。自 20 世纪 90 年代以来，腹腔镜的应用范围进一步拓宽，盆底重建术及早期妇科恶性肿瘤手术也可通过腹腔镜下完成。

1979 年，美国 Phillip 医生将腹腔镜技术带到中国，他向医科院肿瘤医院赠送了中国第一套腹腔镜器械及相关机器，然而因技术不够成熟，腹腔镜手术未能立即开展及推广。1993 年，湖北张爱容医生完成了中国第一例腹腔镜下子宫切除术。北京协和医院郎景和医生在中国首次发表了"腹腔镜在妇科临床诊断上的应用"一文，并于 1994 年带领协和医院开始了腹腔镜下全子宫切除术 [2]。1998 年，广东李光仪医生则开展了中国首例腹腔镜下广泛性全子宫切除术及盆腔淋巴结清扫术。从此，腹腔镜技术在妇科肿瘤手术中的应用逐渐得到推广及完善。

腹腔镜手术因其创伤小、恢复快等优点而被患者和妇科医生所接受。近年来，新型微创手术设备"达·芬奇"机器人辅助手术系统也逐渐应用于妇科肿瘤腔镜中，引发了又一波微创手术高潮 [3-4]。与此同时，腹腔镜应用的一些相关问题也在热议，如腹腔镜能量器械损伤问题、恶性肿瘤应用指征问题、无瘤技术问题等，这些也成为妇科肿瘤学界的争论焦点。

二、腹腔镜妇科肿瘤手术常用能量器械介绍

能量器械的产生是科技发展的必然结果，能够显著提高手术效率、有效减少出血以及提高手术速度和精准度。但是，对于能量器械的使用，要求操作医师对器械的工作原理、手术操作技巧及局部解剖熟练掌握，否则将导致不可逆转的问题，相较于非能量器械，腹腔镜能量器械的热损伤要严重得多。下面就腹腔镜妇科肿瘤手术中常用的能量器械做一下简要介绍。

（一）普通单极电刀

1. 工作原理

通过一个完整的电路来切割和凝固组织，该电路由高频电刀内的高频发生器、患者极板、接连导线和电极组成。在实际应用中，电流通过有效导线和电极穿过患者，再由患者极板及其导线返回高频电刀的发生器而形成回路。

2. 使用技巧

腹腔镜下使用的单极设备包括电刀、电铲、电钩等，使用时需注意：①使用能完成操作的最小功率：各个仪器或同一单极电手术设备的不同状态的实际能量输出是有变化的，一

般电切参数不超过 40 W，电凝参数不超过 60 W。②单极电切的原理是间断放电形成电火花，完成切开及凝固，不能将电刀当成刀，应让电刀和组织保持较小的距离，产生均匀的火花，切勿把电刀用力压到组织上，否则影响切除效果，使用单级电手术器械时游走速度要适中。③与正常器官及组织保留一定的安全距离：单极器械的侧方热传导最大，热传导随功率的增加而增加，有时可超过 10 mm，所以使用时要注意保持安全距离。④始终使单极电手术器械的尖端处于腹腔镜的视野当中，以避免误伤视野以外的正常器官（如小肠）及组织，这种电热损伤术中往往无法及时发现，而后果都比较严重。⑤注意避免单极电手术器械的尖端接触腹腔镜的金属穿刺器，以避免发生电偶联，损伤腹壁组织。⑥单极电刀不能直接凝切直径较大的血管或静脉丛（如子宫及卵巢的血管），否则容易导致出血；可以使用双极电凝器或缝扎的方法处理。

（二）普通双极电刀

1. 工作原理

双极高频电刀通常采用一把手术钳的两叶作为两极，用作单极电刀中的作用极和回路极。双极电刀的电流被限定在双叶直接钳夹的组织的区域中，临床上主要用来进行凝血。与单极电刀相比，无须与患者人体形成回路，相对单极电手术器械安全性更好。

2. 注意事项及使用技巧

①在处理子宫血管或骨盆漏斗韧带时，先用血管夹或血管钳暂时阻断血流再进行电凝效果将更好。②也要与正常器官及组织保留一定的安全距离：双极器械的侧方热传导安全距离小于单极，但也可达到 5 ~ 10 mm，热传导随功率的增加和使用时间的延长而增加，所以使用时要注意保持安全距离。③采用间断电凝的方法比采用持续电凝的方法效果更好。④相对于单极电刀，双极电刀可凝闭直径较大的血管及静脉丛，且无单极的切割作用。

（三）Ligasure 计算机反馈控制双极电刀系统

1. 工作原理

Ligasure 计算机反馈控制双极电刀系统是双极电刀系统的改良成果，其 Ligasure 两叶刀片之间的电压明显低于传统双极电刀的电压，且 Ligasure 刀片与组织接触的面积明显大于传统的双极电刀，因此，其两叶之间容许更大的电流通过。Ligasure 切割闭合系统是应用实时反馈和智能主机技术，输出高频电能，结合电刀片之间的压力，使要切割的血管胶原蛋白和纤维蛋白熔解变性，血管壁熔合形成一个透明带而产生永久性管腔闭合。计算机主机可通过反馈控制系统感受到刀片之间靶组织的电阻抗，当组织凝固达到最佳程度时，系统自动断电。此外，Ligasure 结扎血管闭合系统附带刀片开关，按压此开关可以推出自带的刀片以切断凝固的组织。

2. 优点

①可闭合直径 7 mm 以内的血管；②闭合组织中的血管时无须过多分离；③形成的闭合带可以抵御超过 3 倍正常人体收缩压的压力；④闭合速度较快，无烟雾，不影响手术视野；⑤闭合时不产生碳化，无异物残留；⑥闭合时局部温度不高，侧方热传导少，热传导距离仅为 1.5 ~ 2 mm，对周围组织无损伤。

3. 注意点

①钳夹组织宜少不宜多，否则影响闭合效果。②对于类似骨盆漏斗韧带的血管束，应凝固 2 次再行切割。③处理子宫血管应先裸化、显露，避免钳夹过多周围组织，造成闭合不全出血。

（四）超声刀

1. 工作原理

通过特殊转换装置，将电能转化为机械能，以正弦波形式作用于前端的金属刀头，使刀头产生 50 ~ 100 μm 振幅的机械性振荡，从而产生摩擦热及由于组织张力而形成的向两边的切向作用力，使所接触的组织细胞内的水汽化，蛋白质氢键断裂，蛋白质变性，组织凝固后被切开。

2. 优点

①超声刀具有切割精确、止血牢固、操作可控性强等优点，适于进行精细分离，可安全地在重要脏器和大血管旁边进行切割。②操作过程少烟、少焦痂，使腹腔镜手术视野更清晰。③器械采用机械能，无电流通过人体，使手术更安全；侧向热传导通常只有 1 mm，远远小于电刀，因而可减少电热损伤导致的并发症。

3. 超声刀切割止血效果的影响因素及注意事项

①超声刀的工作档位：高档 - 切；低档 - 凝；高档位时切割效率高，但凝血作用不强；低挡位时切割效率低，但凝血作用强；术者可根据需要选择不同的档位。②超声刀切割时组织的张力：无血管组织，张力提高，切割速度快；富血管组织，降低张力，凝血效果好。③超声刀夹持组织的压力：压力高，切割快；压力低，止血好。④超声刀工作面的选择：锐面，切割快；钝面，止血好。⑤尽量使用超声刀头的前 1/3 ~ 1/2 钳夹组织，以将钳口内组织的止血、切断一次性完成。

4. 常见超声刀不当或错误操作

①工作刀头紧贴重要器官操作：应充分挑起组织，使工作面远离组织，或者使非工作面靠近重要组织。②大块钳夹组织：这样操作无法精细解剖和止血；③激发时接触金属或骨骼：易导致刀头断裂或组织损伤；④长时间激发：一次激发应尽量<7 s，否则会对刀头造成损伤；⑤夹持少量组织空激发：这样操作也会对刀头造成损伤，测试时刀头分开，夹持组织适中；⑥长时间带痂工作：会影响操作精准性，应定时清理。

掌握能量器械，首先要学习理论知识，熟知每种能量器械特性，并在实践中不断摸索，积累属于自己的经验；同时，在使用能量器械时应让助手使用吸引器或纱布同时操作，以有效显露手术视野。此外，任何使用电能量的器械在操作过程中都会产热，因此，应保证术中能量器械时刻处于视野范围内，以避免意外导致术野外其他器官及组织的热损伤。

三、妇科恶性肿瘤治疗中腹腔镜手术的应用

（一）宫颈癌

1988 年，Dargent 最早实施了根治性阴式子宫切除术及腹腔镜下盆腔淋巴结切除术[5]，之后，越来越多的医生相继介绍了各自的治疗经验。1992 年，Nezhat 首次报道了腹腔镜根治性子宫切除术＋盆腔淋巴结清扫术，拉开了全程腹腔镜下手术治疗早期宫颈癌的序幕。目前已形成了一系列腹腔镜下根治性子宫切除术式，包括腹腔镜根治性子宫切除术、腹腔镜根治性宫颈切除术、腹腔镜辅助经阴道根治性子宫切除术。目前这些术式已经广泛开展，并日趋成熟。

一些研究已经充分证实了宫颈癌腹腔镜手术的可行性、安全性及有效性。Suh 等对一组早期宫颈癌病例实施了腹腔镜下根治性子宫切除术，结果显示，腹腔镜手术术后疼痛轻、出血量少、恢复时间短，并没有明显增加并发症；因此，作者认为，早期宫颈癌患者的根治性子宫切除术完全可在腹腔镜下实施，安全、可行[6]。Taylor 等对 27 例接受腹腔镜下根治

性子宫切除术和开腹根治性子宫切除术的Ⅰa2～Ⅰb1早期宫颈癌患者进行了回顾性分析，观察了两组的平均切除淋巴结数目、失血量、住院日及术后切口感染例数，除外切口感染例数外，两组比较差异无统计学意义，而腹腔镜组术后无切口感染，开腹组 5 例有术后切口感染。该作者认为，腹腔镜下实施宫颈癌根治性手术优于开腹[7]。在另一项研究中，Malzoni 等报道了 77 例行全腹腔镜下根治性子宫切除术的早期宫颈癌患者，术后中位随访时间为 64 个月，结果显示其总复发率为 6.4%，无瘤生存率为 100%（Ⅰa1）和 93.5%（Ⅰa2，Ⅰb1）。Malzoni 等据本研究得出结论认为，腹腔镜根治性手术对患者生存不产生影响[8]。Colombo 等分别对同步放化疗后局部晚期宫颈癌患者行开腹及腹腔镜下根治性全子宫切除术，并比较了两者的术后生存率及并发症发生率，该作者认为，腹腔镜手术不改变患者结局，但可以明显提高患者术后生活质量[9]。近期，一项包括 740 例早期宫颈癌患者的前瞻性、多中心临床随机对照研究已于 2008 年发起，旨在观察完全腹腔镜根治性子宫切除术和经腹根治性子宫切除术在无瘤生存率、治疗相关患病率、患者花费、复发模式、生活质量、盆底功能、总生存率等多项指标的差异，以评价腹腔镜手术治疗早期宫颈癌的效果，这是一项腹腔镜应用于宫颈癌手术的具有决定意义的研究，其结果值得期待。

（二）子宫内膜癌

1993 年，Childers 率先提出早期子宫内膜癌腹腔镜手术病理分期概念，继之有关子宫内膜癌腹腔镜辅助分期手术报道逐渐增加。子宫内膜癌的传统术式是经腹全子宫双侧附件切除术＋盆腔和（或）腹主动脉旁淋巴结清扫术。腹腔镜下全子宫切除术的术式包括腹腔镜辅助阴式子宫切除术、完全腹腔镜下全子宫切除术[10]。目前子宫内膜癌的腹腔镜手术已经相当普及，成为标准术式。

腹腔镜应用于子宫内膜癌的效果也得到了一些研究的证实。Obermair 等回顾性分析了 510 例Ⅰ～Ⅳ期子宫内膜癌患者，其中 226 例行完全腹腔镜全子宫切除术，284 例行经腹全子宫切除术，术后随访时间中位数为 29.4 个月，两组之间无瘤生存率、总生存率差异无统计学意义，提示腹腔镜手术方式对患者预后无明显影响[11]。在另一项前瞻性研究中，Palomba 等对四项随机对照研究进行 meta 分析，结果表明，对于早期子宫内膜癌，腹腔镜手术分期组的总生存率、无瘤生存率与开腹手术组之间差异无统计学意义；腹腔镜手术组手术时间长于开腹手术组，但术中出血量较少，术后并发症发生率低；两组盆腔、腹主动脉旁淋巴结切除术数量无差异；腹腔镜手术组术中并发症有所降低[12]。Kong 等报道了 104 例分别行腹腔镜手术和开腹手术子宫内膜癌患者，两者比较，腹腔镜手术出血量少，住院时间短，安全性较高。以上研究均证实，腹腔镜应用于子宫内膜癌手术的效果肯定，对于条件允许的患者，实施腹腔镜手术优于开腹[13]。一项前瞻性研究进行了腹腔镜手术和开腹手术治疗早期子宫内膜癌的安全性研究，其采用了多中心随机对照研究方法，共纳入 210 例早期子宫内膜癌患者为腹腔镜手术组，176 例开腹手术患者作为对照组，研究者认为，完全腹腔镜手术治疗早期子宫内膜癌的安全性与开腹手术相似，且与开腹手术相比具有住院时间短、出血少、恢复快的优势[10]。

（三）卵巢癌

目前，妇科学界认为，对早期卵巢癌患者可实施腹腔镜全面确定分期或再分期手术；对晚期卵巢癌患者可借助腹腔镜进行诊断及全面探查术，以评估开腹减瘤的可行性[14]；而对晚期卵巢癌或复发性卵巢癌行腹腔镜下肿瘤细胞减灭术尚有争议。

关于腹腔镜卵巢癌手术目前也有较多研究，但均属于初期探索。Tozzil 等对 24 例Ⅰa～Ⅰb 期卵巢癌患者实施了腹腔镜下首次手术治疗或再分期手术，手术范围包括一侧卵巢切除或双侧附件切除术、腹腔镜辅助阴式子宫切除术、盆腔和腹主动脉旁淋巴结切除术、卵巢悬韧带高位切除、阑尾切除和部分大网膜切除。通过比较两组手术时长、术中术后并发症、穿刺口转移率、术后无瘤生存率及复发率，研究者认为，腹腔镜手术治疗早期卵巢癌是安全和有效的，患者预后满意[15]。Jung 等对 24 例行腹腔镜手术的卵巢癌患者进行了可行性评估，19 例行首次腹腔镜分期手术，5 例行再分期手术，手术包括盆腔、腹主动脉旁淋巴结切除术，盆腹腔多部位活检，腹腔冲洗液细胞学检查，大网膜切除，阑尾切除术，腹腔镜辅助阴式子宫切除术，以及双侧附件切除术。切除的肿瘤平均直径为（8.4±3.3）cm，平均手术时间为（253.7±65.7）min，平均失血量为（567.0±170.9）ml，清扫的平均盆腔淋巴结数目为（22.5±8.9）个，腹主动脉旁淋巴结数目为（11.0±5.8）个，术后平均住院日为（10.6~44.0）d，无中转开腹，未发生术中严重并发症[16]。Leblanc 等分析了早期卵巢癌腹腔镜再分期手术的 10 年回顾性资料，结果表明，腹腔镜手术并发症发生率为 7.5%，复发率为 6.5%，而开腹手术的并发症发生率为 10%，Ⅰa 期卵巢癌复发率为 3%~18%，由此可见，腹腔镜手术不影响患者预后[17]。经验丰富、训练有素的妇科肿瘤医师可以完成腹腔镜下早期卵巢癌手术的复杂手术步骤，不影响手术效果，可使患者受益。

而对于晚期卵巢癌，多数学者仍支持开腹手术，认为腹腔镜手术具有探查不全、无瘤观念差，手术难度大等问题[18]。也有一些学者对此进行了探讨，Nezhat 等回顾分析了 32 例接受腹腔镜手术的进展期卵巢癌、输卵管癌和原发性腹膜癌患者，手术类型有初次减瘤术、中间性减瘤术、诊断性腹腔镜手术；开腹手术组和腹腔镜组之间手术时间和并发症发生率无统计学差异；腹腔镜组复发平均时间为 31.7 个月，开腹手术组为 21.5 个月[19]，由此认为，腹腔镜手术对于进展期卵巢癌、输卵管癌及原发性腹膜癌的诊断、分期手术及减瘤术值得尝试。目前，卵巢癌的腹腔镜手术已经纳入 NCCN 指南，具有相关经验的医生可以对一些条件适合的病例实施腹腔镜下的分期减瘤[20]。但晚期卵巢癌腹腔镜手术的应用仍是临床争论的焦点。

四、腹腔镜手术治疗妇科恶性肿瘤存在的问题

尽管腹腔镜技术已日臻完善，在妇科肿瘤手术领域已逐渐推广，其根治性及安全性已逐渐得到肯定，但也存在一些问题及风险，有待探讨及解决。腹腔镜手术范围应相当于开腹手术，手术的并发症应减少，否则即失去其优点。同时腹腔镜手术具有器械依赖和技术依赖的双重特点，即除了需具备良好的器械外，医师也要经过正规而严格的培训。妇科恶性肿瘤腹腔镜手术医师资质的评估认证体系需要完善。开展妇科恶性肿瘤腹腔镜手术的单位应具有一定的辅助治疗条件，应避免盲目开展手术。腹腔镜广泛性全子宫切除术和盆腔腹主动脉淋巴结切除术的安全性仍需进一步落实；术中损伤及术后并发症仍需重视。

（一）CO_2 气腹对肿瘤细胞的播散、转移的影响

研究显示，CO_2 气腹环境能刺激肿瘤细胞生长。Shen 等学者在裸鼠腹腔内注入肿瘤细胞模拟了临床手术过程，15 d 后比较各组动物种植转移肿瘤的重量。研究发现，CO_2 气腹组较剖腹组更易引起肿瘤在手术创面及远处的转移，并且其肿瘤的重量 4 倍于对照组；其机制可能为：CO_2 可溶于水，可使腹腔内环境酸化，在此状态下可将细胞需氧代谢转变为厌氧代谢，从而下调腹腔内巨噬细胞的吞噬作用，抑制机体的免疫功能，从而刺激肿瘤细胞的生长[21]。有学者担忧这一现象会制约恶性肿瘤治疗中腹腔镜的应用，但相关机制目前并无临床研究证实。

（二）穿刺孔部位种植转移

腹腔镜穿刺孔部位出现肿瘤种植转移可明显影响患者预后。目前对腹腔镜手术治疗妇科

恶性肿瘤后发生穿刺孔部位种植转移的确切概率、发生机制尚不明确。晚期肿瘤，尤其有腹腔积液或恶性肿瘤发生破裂时，易出现穿刺孔种植。

有报道Ⅰa期卵巢癌患者腹壁穿刺孔部位转移率为 1.2%，Ⅰb～Ⅳ期则增至 26%[22]。但也有早期子宫内膜癌、宫颈癌发生穿刺孔肿瘤种植移的报道。值得注意的是，腹腔镜手术后发生穿刺孔肿瘤转移往往是一个孤立事件，发生时间短者仅几天，长者达数年，其高危因素包括晚期卵巢癌、癌性腹腔积液、肿瘤破裂、低分化肿瘤、姑息性手术等。此外，CO_2 气腹常被认为与穿刺孔部位种植有关。

（三）腹腔镜卵巢癌细胞减灭术的利与弊

肿瘤细胞减灭术是晚期卵巢癌的常用术式，术后残存癌灶最大直径≤2 cm 为满意减瘤[23]。对于临床Ⅱ期及Ⅱ期以上乃至复发性卵巢恶性肿瘤患者，究竟是否适于行腹腔镜下肿瘤细胞减灭术，一直是人们争议的焦点。由于该手术操作本身无法做到无瘤操作，手术中肿瘤细胞脱落播散，加之 CO_2 气腹作用，均可能加速肿瘤的扩散转移，因此，妇科肿瘤学家中反对腹腔镜下卵巢癌细胞减灭术者甚众。目前腹腔镜手术在卵巢恶性肿瘤中的应用仍处于探索阶段，指征如何把握将通过进一步研究来探讨。

五、腹腔镜妇科肿瘤手术中的脏器损伤及处理

腹腔镜手术是器械依赖性手术，主要使用能量器械，如电钩、电刀、超声刀、血管闭合系统（Ligasure）、等离子刀（PK 刀）、激光刀、百克钳等多种手术能量器械；腹腔镜的应用极大限度简化了手术步骤，降低了操作难度，可减少副损伤和失血量，充分体现了微创的概念，对妇科肿瘤手术技术有很大的促进作用。然而，能量器械的使用易于导致盆腔脏器损伤。相关研究表明，腹腔镜手术并发症的发生率为 0.8%～2.9%[24]，其中输尿管、膀胱、胃肠道及血管损伤为较为严重的并发症，其发生率为 0.4%～4%[24-25]，发生率并不低于开腹手术，值得关注。

（一）膀胱损伤

1. 损伤诱因及部位

妇科肿瘤腹腔镜手术的膀胱损伤多见于瘢痕子宫、子宫颈肿瘤体积较大或既往有盆腔手术或放疗史、膀胱阴道间隙解剖层次不清的患者，在分离膀胱、子宫颈和阴道以及切断膀胱子宫颈韧带时较易发生。损伤的部位多见于膀胱后壁。妇科肿瘤腹腔镜手术使用能量器械操作较多，热损伤也是导致膀胱损伤的常见原因。

2. 损伤确定

术中如果见膀胱黏膜外露，或发现术野有液体不断溢出，经导尿管引流出血性尿液或尿袋胀气，应考虑膀胱损伤。

3. 处理方式

一旦发现膀胱损伤，立即在腹腔镜下进行膀胱修补术，用 3-0 可吸收线进行黏膜层和肌层全层缝合，注意输尿管开口位置，避免缝闭输尿管开口而造成输尿管梗阻。如果损伤部位距离输尿管位置较近，为避免术后组织水肿挤压输尿管开口，在缝合前插入输尿管导管。缝合要严密，松紧适度，止血充分。术后留置导尿管 2 周，保持尿管通畅，持续保持膀胱处于低张状态；术后加强预防感染治疗，必要时用 1∶5 000 呋喃西林溶液膀胱低压冲洗。

热损伤常发生于术后 7～11 d，可形成膀胱阴道瘘，多表现为术后导尿管无尿或少尿或阴道分泌物量多且呈水样。此时可行亚甲蓝试验和膀胱镜检查以明确瘘口的位置、大小，以及损伤部位与输尿管开口的关系。由于尿液持续流经瘘口，膀胱阴道瘘很难自行愈合，大多

需要进行手术修补。目前，膀胱阴道瘘常用的手术修补路径有经阴道、经腹、经腹联合经阴道修补三种，手术路径的选择主要取决于术者对手术成功的把握度，如果经腹膀胱瘘修补会增加更多的手术创伤和瘢痕，尤其是如果经腹手术不成功，会造成包括医疗纠纷在内的一系列问题，值得关注。此外，对于一些患者可采用经阴道修补术，其优点是创伤小，成功率高，更符合微创的概念。经阴道修补需先行保守治疗 3 个月，待瘘口局部炎性反应基本消失、瘢痕软化后再进行。在等待期间，为减少因漏尿造成患者的生活质量下降，可行肾盂造瘘或留置菌状导尿管持续引流尿液。修补术前应行亚甲蓝试验，再次确定瘘口的位置及数量。瘘口修补区应无肿瘤，无炎症，无组织水肿，血液供应正常。如果患者已绝经，术前应使用雌激素以利于手术及修补术后切口的愈合。修补方法采用从外周向内游离阴道黏膜的向心分离法，分 2 ～ 3 层缝合瘘口，瘘口过大者可用脱细胞异体真皮覆盖手术创面加固。

（二）输尿管损伤

妇科肿瘤腹腔镜手术的输尿管损伤多位于与子宫动脉交叉、骨盆漏斗韧带、输尿管膀胱入口或子宫骶韧带处。此外，肿瘤浸润和压迫、既往手术等因素易造成输尿管解剖位置改变，在手术中容易误伤[26]。输尿管的损伤包括剪断、误扎、电热灼伤等，其中尤其要注意超声刀等能量器械损伤输尿管鞘膜导致输尿管血运破坏导致的瘘。广泛性子宫切除术术中发生的输尿管损伤多数与游离输尿管和处理输尿管隧道有关。

术前常规留置输尿管导管有助于术中辨别输尿管和防止输尿管隐匿性损伤，对于肿瘤复发、盆腔粘连、残余宫颈癌等解剖不清、输尿管显露困难的患者可减少术中输尿管损伤和术后尿瘘形成，为保证医疗安全，建议作为一种常规方法施行。要求术者熟悉输尿管盆腔段的解剖和走行，正确使用各种能量器械，工作状态的热能量器械应注意保持与输尿管的安全距离，避免误伤输尿管。输尿管壁锐性损伤可见手术野流出多量淡红色或基本清亮液体，仔细探查输尿管走行部位可发现无出血的管状断端有液体溢出，一旦确诊输尿管损伤，可行输尿管插管。即使输尿管没有损伤，也可行输尿管插支架管。如果输尿管没有破损，但输尿管鞘膜有明确的电热灼伤，也应行预防性输尿管插支架管。输尿管瘘常因输尿管壁受损、感染、缺血而继发坏死形成，常发生于术后 9 ～ 11 d[27]。

输尿管瘘根据经瘘口流出尿液的去向可分为：①内瘘，瘘孔与阴道不通，尿液直接漏于盆腔；②外瘘，瘘孔与阴道相通，尿液经阴道流出，形成输尿管阴道瘘。内瘘的临床症状主要表现为痛、胀、热、块；如果腹膜直接受尿液刺激，会出现腹痛；如果肠管受尿液刺激，肠蠕动会受抑制，出现肠胀气甚至肠梗阻而导致腹胀；如果患者术后排气后再发生肠胀气，应警惕输尿管盆腔瘘；如果尿液渗入盆腹腔，腹膜刺激或继发感染可出现发热；如果尿液刺激局部组织，会出现炎性增生，组织包裹、粘连，形成盆腔包块。输尿管瘘严重者，易造成输尿管无法游离，影响输尿管修补及吻合手术。出现阴道漏尿可以通过亚甲蓝试验区别输尿管阴道瘘和膀胱阴道瘘；必须行膀胱镜检查，明确输尿管损伤的侧别；有条件时可行输尿管镜，通过膀胱镜和输尿管镜进行患侧输尿管插管和逆行造影；也可以行静脉肾盂造影和CT 水成像；这些都有助于明确输尿管损伤的位置和侧别以及肾功能等，同时可观察输尿管有无狭窄、扩张或梗阻。

输尿管损伤的后果比较严重，术中一旦发现输尿管损伤，必须尽早处理。若输尿管已结扎切断，应切除损伤部位，行输尿管端端吻合或输尿管膀胱吻合术，留置 d-J 管支撑；吻合口应无张力，断端血供良好，黏膜对合黏膜无扭曲，以防术后输尿管狭窄。输尿管膀胱吻合术成功率高，术后不易发生输尿管吻合口狭窄。由于术中较难发现输尿管损伤，术后一旦确诊，应尽早行患侧输尿管留置输尿管 3 ～ 6 个月，或联合肾盂造瘘术等充分引流尿液，绝大多数的输尿管损伤仍然可以自行愈合。若输尿管插管失败，应尽早手术，需行输尿管端端吻合或输尿管膀胱吻合术；术中放置双 J 导管，术后 6 个月取出[28]。

（三）肠管损伤

妇科肿瘤腹腔镜手术的肠管损伤发生率为 0.10%～0.54%[25]，一般发生于有腹腔手术史、盆腹腔粘连、子宫骶韧带肿瘤浸润以及直肠受侵者。术中发生的肠管电热损伤可见肠管有破口，并有肠内容物流出。一旦发现术中肠管损伤，应立即修补，常规使用 3-0 可吸收线全层缝合破损部位，褥式减张缝合浆肌层，保持肠管管腔无狭窄、扭曲。术后持续胃肠减压，腹腔留置双腔冲洗管，禁食水 12 d 以上，待排气方可拔除胃管，逐步恢复饮食。术后发生肠管损伤多因电凝、电切等导致的肠黏膜受损以及肿瘤浸润等所致，多在术后 7～9 d 出现。如果肠瘘瘘口与阴道不通，粪便及肠液流入盆腹腔，患者会出现腹痛、肠胀气、高热，严重者出现脓毒血症，甚至危及生命。小肠瘘还可导致化学性腹膜炎，患者立即出现剧烈腹痛并很快波及全腹，症状更重。小肠损伤一旦明确诊断，应立即剖腹探查，并行肠管修补术，必要时行损伤肠段切除术。结肠造瘘对肠瘘治疗和恢复很有效，必要时可行单管结肠造瘘术，待肠瘘愈合后再行还纳术。

直肠损伤因位置较低，术后可出现阴道排气及粪便经阴道流出。直肠阴道瘘若未发生内瘘，可以加强支持治疗、控制感染、保持局部清洁，等待 3～6 个月。如果瘘孔未愈合，可行经阴道直肠阴道瘘修补术。术前应做充分的肠道准备，手术方法与膀胱阴道瘘的修补方法相同。由于肠腔内粪便及气体会造成肠腔内压力增高，严重影响修补口的愈合，肠瘘瘘口修补的缝合层数应比膀胱阴道瘘多 2～3 层。为保证缝合处正常愈合，可每日 4 次扩肛，每次 15 min，使肛门括约肌松弛，降低直肠腔内的压力[29]。如果能在修补术前行结肠造瘘，对缝合口的愈合更有利，但因生命质量严重受损，患者有时不能接受结肠造瘘。

（四）血管损伤

血管损伤是妇科肿瘤腹腔镜手术最常见的严重并发症，发生率为 1.6%～4.4%[24-25]。发生血管损伤多与淋巴结清扫术步骤有关，主要发生于腹主动脉、髂血管和变异的血管。

一旦发生血管损伤，首先评估损伤的程度和腹腔镜下修补的难易程度，迅速做出腹腔镜下修补或开腹修补的决策，采用电凝、修补、缝合或血管缝合的方法进行处理。在发生出血时，要沉着冷静，准确细致，找准出血点并进行止血，切忌在血泊中盲目钳夹及电凝止血，以防损伤输尿管等其他器官。

需要特别注意的是腹膜后大血管损伤，多发生在行腹主动脉旁淋巴结清扫术中用能量器械清扫淋巴结时，灼伤击穿血管壁会造成汹涌的大出血；此外，由于下腔静脉前壁有一些细小分支，术中清扫淋巴结时的牵拉等操作有时会撕裂血管壁导致大出血。腹膜后大血管损伤后出血凶猛，止血困难，一旦发生，需迅速压迫出血点，掌握好中转开腹时机，及时中转开腹，避免侥幸心理。如果术者镜下缝合血管经验不足，应及早决定开腹修补血管，并召唤血管专科医师协助处理。修补血管时要注意防止血管狭窄导致血栓。腹腔镜手术视野广且清晰，血管的变异以及微小的出血都可以准确判断和准确止血。但是，在腹腔镜下实施疑难及重大手术时，除了对解剖结构很熟悉外，还需要丰富的开腹行肿瘤切除手术的经验、熟练的腹腔镜操作技术和沉着果断处理术中各种并发症的经验。

在腹腔镜手术开始前，应常规备好开腹器械，做好随时中转开腹的准备，并向家属充分交代可能发生的风险。由于腹腔镜手术多采用能量器械，术者必须熟悉各种能量器械的性能，熟练掌握它们的使用方法，严格遵循手术原则，术中仔细操作，正确分离解剖层次，合理使用能量器械，发现损伤，应及时修补。一旦发生病情复杂、损伤严重、难以在腹腔镜下修补的情况，及时更改手术方式，争取以最小的创伤获得最好的医疗效果，应把医疗安全永远放在第一位。

（李　斌　张震宇）

参考文献

[1] 王振海, 等. 腹腔镜手术在妇科肿瘤中的应用. 国际妇产科进展, 2011, 7(230): 643-644.

[2] 郎景和. 妇产科学新进展//宋磊, 黄柯. 妇产科手术副损伤. 北京: 人民军医出版社, 2012: 48-56.

[3] 刘忠宇, 李秀丽. 达·芬奇机器人手术系统在妇科肿瘤的临床应用. 中华腔镜外科杂志, 2017, 6(24): 85-88.

[4] Nezhat F. Minimally invasive surgery in gynecologic oncology: laparoscopy versus robotics. Gynecol Oncol, 2008, 111(2 Suppl): 29-32.

[5] 徐惠成, 梁志清. 宫颈癌腹腔镜手术操作指南. 中国癌症防治杂志, 2012, 4(1): 23-28.

[6] Suh D H, Kim J W, Adz M F, et al. Asian society of gynecologic oncology workshop 2010. Gynecol Oncol, 2010, 21(3): 137-150.

[7] Taylor S E, McBee W C, Jr, Richard SD, et al. Radical hysterectomy for early stage cervical cancer: laparoscopy versus laparotomy. J SLS, 2011, 15(2): 213-217.

[8] Malzoni M, Tinelli R, Cosenfino F, et a1. Laparoscopic radical hysterectomy with lymphadenectomy in patients with early cervical cancer: ourinstrumentsandtechnique. Surg Oncol, 2009, 18(4): 289-297.

[9] Colombo P E, Bertrand M M, Gutowski M, et al. Total laparoscopic radical hysterectomy for locally advanced cervical carcinoma(stages II B, II A and bulky stages)after concurrent chemo-radiationtherapy: surgical morbidity and oncological results . Gynecol Oncol, 2016, 114(3): 404-409.

[10] Qvigstad E, Lieng M. Surgical treatment of endometrial cancer and atypical hyperplasia: a trend shift from laparotomy to laparoscopy. Obstet Gynecol Int, 2011, 2011(2011): 829425.

[11] Obermair A, Gebski V, Frumovitz M, et a1. A phase III randomized clinical trial comparing laparoscopic or robotic radical hysterectomy with abdominal radical hysterectomy in patients with early stage Cervical cancer. Minim Invasive Gynecol, 2008, 15(5): 584-588.

[12] Palomba S, Falbo A, Mocciaro R, et a1. Laparoscopic treatment for endometrial cancer: a meta-analysis of randomized controlled trials (RCTs). Gynecol Oncol, 2009, 112(2): 415-421.

[13] Kong T W, Lee K M, Cheong JY, et a1. Comparison of laparoscopicversusconventional open surgical staging procedure for endometrial cancer. Gynecol Oncol, 2010, 21(2): 106-111.

[14] 陈宜斌, 等. 腹腔镜手术与开腹手术治疗妇科疾病的疗效分析. 腹腔镜外科杂志, 2013, 3(9): 235-237.

[15] Tozzil R, Kohler C, Ferrara A, et al. Laparoscopic treatment of early ovarian cancer: surgical and survival outcomes. Gynecol Oncol, 2004, 93(1): 199-203.

[16] Jung U S, Lee J H, Kyung M S, et a1. Feasibility and efficacy of laparoscopic management of ovarian cancer. Obstet Gynecol Res, 2009, 35(1): 113-118.

[17] Leblanc E, Qnerleu D, Nantucci F, et a1. Laparoscopic restaging of early stage invasive adnexal tumors: a 10-year experience. Gynecol Oncol, 2004, 94(3): 624-629.

[18] Frederick P J, Ramirez P T, McQuinn L, et al. Preoperative factors predicting survival after secondary cytoreduction for recurrent ovarian cancer. Int J Gynecol Cancer, 2011, 21(5): 831-836.

[19] Nezhat F R, Ezzati M, Chuang L, et al. Laparoscopic management of early ovarian and fallopian tube cancers: surgical and survival outcome. Am J Obstet Gynecol, 2009, 200(1): 83-85.

[20] 高庚辰. 腹腔镜应用于妇科肿瘤治疗的临床效果观察. 中国中医药杂志. 2012, 4(5): 260.

[21] Shen M Y, Huang I P, Chen W S, et a1. Influence of pneumoperitoneum on tumor growth and pattern of intra-abdominal tumor spreading: in vivo study of a murine model. Hepatogastrcentemlogy, 2008, 55(84): 947-951.

[22] Lee C L, Kay N, Chen H L, et al. The roles of laparoscopy in treating ovarian cancer. Taiwan J Obstet Gynecol, 2009, 48(1): 9-14.

[23] 马耀梅, 曲芃芃, 等. 腹腔镜在妇科恶性肿瘤中的应用现状与展望. 国际妇产科学杂志. 2015, 8(42): 41-45.

[24] 冷金花, 郎景和, 黄荣丽, 等. 腹腔镜手术并发症34例分析, 中华妇产科杂志, 2001, 36(3): 146-149.

[25] 郎景和, 冷金花, 李志刚, 等. 腹腔镜手术并发症及其相关因素分析. 现代妇产科进展, 2002, 11(6): 430-433.

[26] 刘开江, 吴令英, 等. 腹腔镜在妇科恶性肿瘤中的应用. 癌症进展杂志, 2009, 3(7): 135-137.

[27] 罗剑儒, 陈颖, 杨延林, 等. 1860例妇科腹腔镜手术并发症分析. 四川大学学报, 2016. 8(2): 364-369.

[28] 高劲松, 冷金花, 郎景和, 等. 妇科内镜手术中输尿管损伤的临床特点及处理. 中华妇产科杂志, 2004, 39(5): 311-314.

[29] 梁志清, 等. 腹腔镜在妇科恶性肿瘤治疗中的适应证和并发症及其处理. 中华妇幼临床医学杂志. 2016, 2(51): 241-245.

第*16*章　妇科恶性肿瘤的放疗

第一节　放疗在妇科肿瘤治疗中的地位

放疗用于妇科肿瘤的治疗已有近 120 年的历史，时至今日，尽管治疗模式有一定改变，但仍具有重要地位。据我们对 20 世纪 80～90 年代所做的粗略统计，70%～80% 的宫颈癌、60%～80% 的子宫内膜癌、68%～80% 的阴道癌以及 37%～60% 的外阴癌与放疗有关。据"国际年报" 26 卷提供的资料推算，1999—2011 年间，64% 的宫颈癌、52% 的子宫内膜癌、64% 的阴道癌、35% 的外阴癌、3.2% 的输卵管癌以及 1.6% 的卵巢癌与放疗有关。因此，放疗仍是妇科肿瘤治疗的基本疗法之一，其使用广泛，可用作根治治疗、综合治疗或姑息治疗疗法。看起来采用放疗的患者比例有下降趋势，可能与多种因素有关，如提供资料的医院性质（肿瘤医院与综合医院有所不同），病期早晚比例有所不同，医师的背景不同，对放疗技术的改进认识不足等。射线对癌细胞的作用是肯定的，尽管有对射线敏感和不敏感之分，但对癌细胞会有所损伤，这也是它作为治疗肿瘤放疗使用广泛的根据。对放疗而言，提高肿瘤敏感性是大家关注的事，遗憾的是进展缓慢，临床增敏剂不够理想。

第二节　妇科肿瘤放疗的基本特点

与其他部位肿瘤的放疗相比，妇科肿瘤放疗有其独自的特点。

一、近距离照射与远距离照射合理配合为根治治疗的基本方法

作为根治性治疗的方法，如对宫颈癌、子宫内膜癌、阴道癌的放疗，近距离放疗（腔内放疗）与远距离放疗（体外照射）的配合是常规治疗。"合理"配合是取得治疗成功的保证。所谓合理配合是指：①了解近距离放疗及远距离放疗剂量分布的特点，相互补充以适应肿瘤原发灶、浸润区和淋巴转移区的治疗，并降低照射区内正常组织、器官的受量；②了解患者器官的特殊性（如阴道狭窄）及肿瘤的特殊性（如肿瘤内生溃疡、外生巨块），使用最为有利的配合方法。

几十年前即出现过想以体外照射取代腔内放疗治疗宫颈癌的试尝，结果是没有达到腔内治疗＋体外照射的效果。近年来的调强放疗（intensity modulated radiation therapy，IMRT）等放疗新技术也不行，局部剂量达不到腔内治疗水平，而且，妇科肿瘤的放疗范围是盆腔（传统上局限在盆腔的病变也被称为"局部"病变），病变范围大，病变不局限，治疗区内器官多，IMRT 的优点失去了。我们曾见到一些计划，其剂量图与全盆照射基本是相似的。

二、仍以临床妇科盆腔检查为治疗方案设计和放疗后随诊的基本依据

妇科盆腔检查是制订放疗计划及随诊的基础　近二十年来，放疗技术发展很快，这与影像学发展密切相关。像 3-DCRT、IMRT 等均以影像学的表现来做治疗计划。与其他部位肿瘤不同，影像学表现虽对妇科治疗计划的制订具有参考价值，但妇科肿瘤根治性放疗仍以盆腔检查为基础。这是因为：①当代影像学技术还不能很好地显示盆腔内妇科肿瘤病变（包括PET-CT）；②靶区在盆腔，GTV（肿瘤区）、CTV（临床靶区）、PTV（计划靶区）难以区分；③影像学表现至今仍未被作为分期依据。随诊也一样，影像学不能很好地反映放疗后病变的改变。目前一些做妇科肿瘤放疗的工作者在放疗前不做妇科检查，放疗后随诊也不做妇科检查，仅以 CT、MRI 当作依据是不对的。妇科检查是妇科肿瘤放疗医师的基本功。

三、强调剂量与临床相结合

当代妇科近距离放疗的一个重大进展是：计算机在治疗中解决了剂量计算问题。长期以来，放疗剂量一直是建立在经验基础上的，如宫颈癌的腔内放疗剂量。20 世纪 30 年代末，曼彻斯特剂量体系提出的 A、B 点作为宫颈癌腔内治疗参照点的概念也不过是点剂量而已，仍是以经验为基础的。只有在计算机运用于治疗之后才解决了治疗体积内各点的剂量以及平面和体积内的剂量分布。但是，剂量只是一个重要因素，它是一个物理量，生物学因素（所谓的生物剂量）还远未解决，其对临床的最直接影响是：当完成初始计划的剂量时，肿瘤是否得以控制？下一步的决策是什么？妇科肿瘤放疗通过临床观察及多学科处理经验累积，将剂量与临床表现融为一体，在初始计划完成前后可以判断肿瘤是否得到控制，是否需要增减剂量。此外，当今采用的高剂量率的后装治疗其剂量下降很快，治疗之初是高剂量率治疗，治疗后期可能成为中剂量率治疗，甚至低剂量率治疗，临床上难以将剂量率改变的影响反映到治疗上来，这也依靠临床经验来判断。这种剂量与临床互相依存的概念，我们称之为剂量与临床相结合的原则，不把剂量看做是不能改变的教条，这也是妇科肿瘤放疗的又一突出特点，也是我们一再强调的。

四、个别对待

个别对待，即个体化治疗，是临床治疗公认的原则，妇科肿瘤也是一样，强调个别对待，这不仅由于肿瘤及个体的差异，也由于一些原因和受传统治疗方法的影响——采用不变的方案和剂量，影响了治疗的质量。个别对待绝不是一句空话，而是有具体依据的，包括肿瘤的部位、大小、病理性质、肉眼的类型、个人体质、免疫状态以及治疗过程中反映出的对肿瘤的敏感性等，体现在治疗的具体方案中，如近距离与远距离放疗的配合、治疗的时机以及治疗方案的修改等。我们临床发现，瘦弱的宫颈癌患者其子宫颈局部呈深空洞（此时已无瘤床），给予过早的腔内治疗可促使肿瘤扩散。当前，个体化治疗又有了新的内容，加入了遗传、基因等分子生物学信息，形成了新的热点，即所谓精准治疗。

五、重视患者的生理功能

肿瘤发生的年轻化、治愈率的提高、生活水平的提高均使人们对疗后的生活质量越来越重视，特别是在年轻女性，肿瘤治愈后还有很长的生活之路要走，要特别关怀她们的生理功能的维持。如何保护卵巢功能及减少更年期综合征是很重要的课题。

实施妇科肿瘤放疗的医师除了认识妇科肿瘤放疗不同于其他部位放疗的特殊性外，也深知其与妇产科及手术是密不可分的，这不仅是诊断、分期、腔内放疗的操作，而且是涉及合并妊娠、妇科疾病、放疗并发症等的处理及放疗后妇科手术问题。在这里知识、经验和技能的重要性是不言而喻的。

第三节　放疗方式与方法

一、从照射方式而言，有近距离放疗和远距离放疗之分

（一）近距离放疗

近距离放疗是指放射源在肿瘤附近或组织内进行的放疗，后者又称为组织间放疗。妇科近距离放疗最常用腔内放疗，指将放射源置于子宫腔、阴道内进行治疗。

近距离放疗始于腔内镭疗，由于防护等原因现已被后装治疗取代。后装治疗是指先把不带放射源的治疗容器放置于治疗部位、后将放射源送入治疗容器进行的治疗。近距离放疗由于剂量随着距离放射源的距离的平方衰减，治疗体积内不同点的剂量各异，故临床上选择一定有代表意义的点——称为参照点（reference point）——作为判断剂量标准。宫颈癌治疗时通常选用 A 点，子宫内膜癌选用 F 点，并用 F 点、A 点两个参照点来评估剂量分布的合理性。其他情况则可根据病变情况选择，如选用肿瘤基底量、表面量、邻近组织和器官有临床意义点作为参照点。后装治疗按剂量率分为高剂量率（high dose rate，HDR）、低剂量率（low dose rate，LDR）及中剂量率（middle dose rate，MDR）治疗，依参照点的剂量率来区分，如宫颈癌腔内高剂量率后装放疗，A 点剂量率 >12 Gy/h（>20 cGy/min），中剂量率为（2～12）Gy/h［（3.33～20）cGy/min］，低剂量率为（0.4～2）Gy/h［（0.67～3.33）cGy/min］。国内及发展中国家后装治疗基本为 HDR；欧洲的一些单位偏爱 LDR，认为低剂量率照射放射生物效应好，并有采用高剂量率治疗机间断治疗，使总治疗时间延长，类同低剂量率照射，称为间断治疗率［或称脉冲剂量率（pulse dose rate，PDR）］治疗。目前国外仍有使用者，国内曾有个别单位使用，但未见结果报道。

近距离后装治疗放射源，主要有 ^{60}Co、^{137}Cs、^{192}Ir，而又多以 ^{192}Ir 用于现代高剂量率的机型中。现代高剂量率机型为单一、高强度 ^{192}Ir 源，有计算机控制的治疗计划系统及控制系统，治疗过程颇为复杂，需先用不带放射性的模拟源进行摸拟定位（或拍摄定位片），再行源位置空间再建，经优化处理得出合理的剂量分布；或以治疗床与模拟定位机相接，再直接将容器位置送入计算机中的计划系统进行优化。此过程往往费时较长，治疗则仅以分计，而且此过程易于使容器移动，不能保证恰当的治疗位置，特别是由于组织及肿瘤不能在 X 线及模拟机下显示，即使显示了容器（源）的位置，也难以得知是否与肿瘤相适应。由于妇科治疗有一定解剖结构做依据（如子宫的位置、大小），有长期治疗经验和剂量基础，故可设计标准程序进行治疗，如医科院肿瘤医院的 S- 系列妇科腔内放疗标准程序，简化了治疗过程，方便、适用而又易普及，在国内得到广泛应用。

^{252}Cf 的腔内放疗也已在临床使用多年，得到大家注意。^{252}Cf 在衰变过程中释放中子，被视为中子源，中子有与以往 γ 射线不同的生物特性，对氧的依赖性小，对瘤灶中的乏氧癌细胞有与其他细胞同样的生物效应，被视为提高腔内放疗疗效的途径，目前国内已用于妇科肿瘤后装放疗 10 年有余。

（二）远距离放疗

远距离放疗又称体外照射，射线经过一定空间到达肿瘤组织进行治疗。目前主要由 ^{60}Co 体外治疗机及加速器实施（见图 16-1 和 16-2）。

妇科肿瘤体外照射方式有盆腔垂直照射（包括全盆及四野照射），旋转、钟摆照射，等中心照射，腹股沟和腹股沟阴阜野、外阴野、全腹条形移动野，以及盆腔＋主动脉旁延伸野照射。下面将妇科肿瘤体外照射及主要照射野分别予以介绍。

（1）外阴癌腹股沟野（图 16-3）：腹股沟野上、下界与腹股沟韧带平行，内侧界达耻骨结节，外侧界达髂前上棘内 1 cm，面积为（8~12）cm×（12~14）cm。图 16-4 为腹股沟阴阜野，用于病变较晚或中心型外阴癌及阴阜部位皮下切除不够者。

（2）以子宫颈为中心行 300° 旋转治疗剂量分布（图 16-5），以双侧 B 点为中心行 160° 钟摆照射剂量分布（图 16-6）：放射源为 ^{60}Co，照射野面积为 15 cm×8 cm。以往是先托出体模，算出平均深度，按照射野大小及深度查表找出肿瘤空气比（TAR）或肿瘤最大剂量比（TMR）计算。

医科院肿瘤医院在 20 世纪 60 年代初曾开展 ^{60}Co 旋转治疗与钟摆治疗晚期宫颈癌的临床研究，其目的是探讨是否能以体外照射取代腔内镭疗，其结果是 3 年生存率低于腔内镭疗

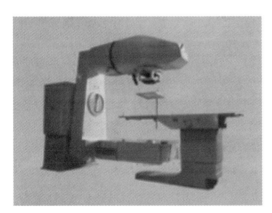

图 16-1　国产 ^{60}Co 机

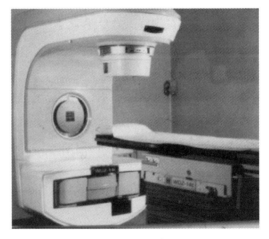

图 16-2　加速器

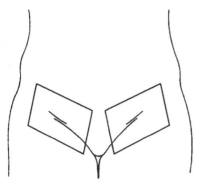

图 16-3　腹股沟野

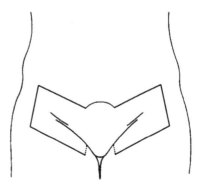

图 16-4　腹股沟阴阜野

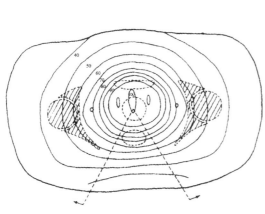

图 16-5　以子宫颈为中心行 300° 旋转治疗剂量分布

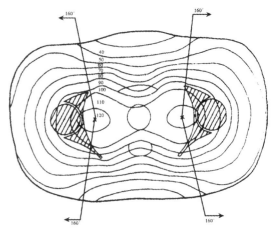

图 16-6　以双侧 B 点为中心行 160° 钟摆治疗剂量分布

+ 体外照射，且并发症发生率高。但是，后者辅加部分腔内镭疗能使生存率提高。此后，国内很多单位利用此法治疗宫颈癌，减少了腔内镭疗的次数。医科院肿瘤医院在 20 世纪 70 年代前期因顾虑机器磨损而终止了这种疗法，但此法仍有其可用之处，而且等中心治疗乃至 γ 刀、X 刀都与之有关。

（3）盆腔常规四野垂直照射野（图 16-7）：此方式为以腔内为主，体外为辅的宫颈癌放疗。体外基本采用此种照射野，采用源皮距离及百分深度量计算（图 16-8 为剂量分布图）。现很多单位用等中心方法，以肿瘤空气比（TAR）或肿瘤最大剂量比（TMR）计算，并且可采用 TPS 做计划，使临床治疗更为方便和准确。照射野上界为 L5-S1 水平，照射下界为耻骨联合上缘下 3 ~ 5 cm，照射野侧界不超过股骨头中线。照射野一般为 7 ~ 8 × 14 ~ 15（cm²），包括部分髂总淋巴结及盆腔内淋巴区。两野间距 3 cm。若除去间距，即为全盆腔照射。照射野的高度可依据病变情况加以调整。

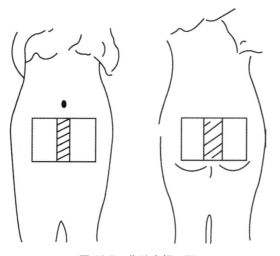

图 16-7　盆腔常规四野

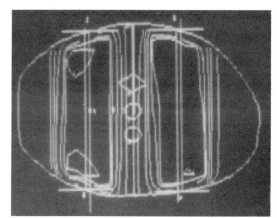

图 16-8　盆腔常规四野放疗剂量分布

（4）延伸野（图 16-9）：延伸野主要用于有主动脉旁淋巴结转移或潜在转移（如髂总淋巴转移或盆腔多组淋巴转移，或多个淋巴转移合并预后不良因素）时照射主动脉淋巴区，上方可高达 T10。有时也依具体情况照射到肾动脉或十二指肠下动脉水平。常用凸状野及多边野。有条件的医院及患者可用 3-DCRT 或 IMRT 照射主动脉旁淋巴区。

对多边形照射野的计算，可先计算出等校方野边长，查得百分深度量，计算出肿瘤量。等校方野边长（S）可由经验公式，即四倍野面积除以不规则野各边长之和得出。如图 16-9 所示。S≈4（16×17+8×19）÷（17+17+16+16+19+19）≈ 16.62（cm），再以此查表。

在照射主动脉淋巴区前可定出肾位置，若包括面较大，可予以保护。

（5）盒式照射野（Box 野）剂量分布（图 16-10）：此照射野主要用于体胖女性的盆腔照射，用前后野对照达不到满意的深度量，故加两侧野，而且可减少腹壁及小肠受量。盆腔 Box 野的照射野包括前后及左右四个矩形野，在盆腔中形成如同盒状的剂量分布，即所谓的"盒式"野照射。对一般体型女性及 8 MV 以上加速器照射者大可不必。图 16-10 前后全盆给予 B 点剂量 40 Gy，侧野给予 B 点剂量 15 Gy。

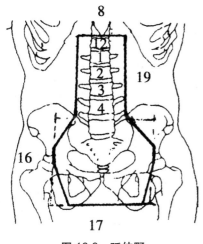

图 16-9 延伸野

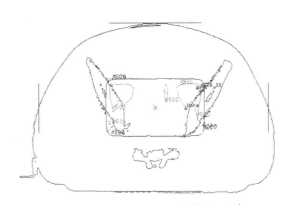

16-10 盒式照射野（Box 野）放疗剂量分布

（6）全腹照射野（图 16-11）：全腹照射野多用于卵巢癌的放疗。为减少反应，也可分为几个部分照射。在肝区及肾区，可用射线的 1~2 个半价层防护。

（7）全腹移动照射野（图 16-12）：全腹移动照射野为另一种方式的全腹照射。该照射野是将全腹分成若干 2.5 cm 宽的条形野，由盆底至横膈按一定规律照射，被认为可减少反应，提高生物效应，目前已少用。图 16-12 中有肝、肾防护部位。

（8）全腹照射野、延伸野、盆腔照射野之间的关系（图 16-13）：近年来，三维适形放疗及 IMRT 的发展，随着通过影像学技术把肿瘤的情况以三维方式显示，通过计划系统使肿瘤得到适于其形状的照射，而对正常组织能给予保护，已开始在妇科对某些情况（如增加局部转移区或淋巴转移区的剂量）及复发性肿瘤进行治疗，但尚不能取代腔内治疗作为根治方法。图 16-14 为宫颈癌调强剂量分布图，可见膀胱、直肠均未能得到很好的保护，而且在实施过程也存在一定问题（如位置可变异，做不到每次疗前定位等）。理解全腹照射野、延伸野、盆腔照射野之间的关系有助于根据临床具体情况调节，以避免遗漏或照射范围过大。

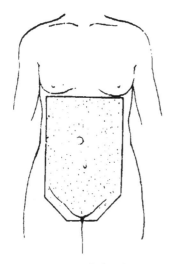

图 16-11　全腹照射野

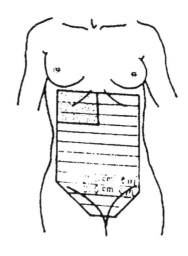

图 16-12　全腹移动照射野

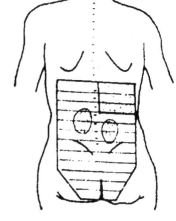

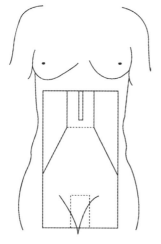

图 16-13　全腹照射野、延伸野、盆
腔照射野之间的关系

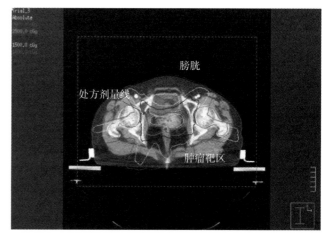

图 16-14　宫颈癌调强放疗剂量分布

二、从治疗方法而言，有单纯放疗和综合治疗之分

（一）单纯放疗

单纯放疗多为近距离与远距离放疗配合，如宫颈癌、子宫内膜癌、阴道癌的放疗。腔内放疗主要针对原发灶，体外照射则对肿瘤周围浸润区及淋巴转移区照射，以弥补腔内治疗的不足。

近距离与远距离放疗配合依给予参照点的剂量又可分为：①腔内为主，体外为辅；②体外为主，腔内为辅；③腔内与体外相似。对宫颈癌而言，若 A 点剂量的 2/3 来自腔内，则认为是腔内为主；若 2/3 来之体外，则认为是体外为主；若腔内与体外剂量相近，则认为是第三种情况。

（二）综合治疗

放疗为综合治疗的一部分，主要有与手术配合的综合治疗及化疗与放疗配合的综合治疗。

1. 与手术配合的综合治疗

与手术配合的综合治疗分为术前、术中、术后放疗及放疗后手术。

（1）术前放疗：目的为缩小肿瘤以利手术及降低肿瘤细胞活性，以减少可能在手术过程发生的种植或转移。目前术前放疗有增多趋势，因为术前放疗保持原器官的解剖、血供，对放疗有利，多用于宫颈癌 Ⅰb2 期或 Ⅱa 期、子宫内膜癌以及外阴部较大的病灶或累及尿道口、肛门周围的病变。

（2）术中放疗：20 世纪 70～80 年代后使用较多，多以电子线治疗，在手术中对切不净的肿瘤灶给予照射，照射时用特制限光筒，并保护好脏器，我国西安、北京、杭州都曾对宫颈癌、卵巢癌用过此方法进行照射。目前，对此方法的重视程度已明显降低。近距离术中照射妇科使用不多。

（3）术后照射：多用于手术不够彻底或疑有残存病灶的病例，也有近距离、远距离术后照射。前者主要用于阴道残端及阴道壁的治疗，后者主要用于盆腔、主动脉旁及外阴部照射。多年来，不少学者不主张根治术后体外大剂量照射，对生存率影响不大，反而使并发症增高，并发症与手术范围、剂量及照射野大小直接相关。

（4）放疗后手术：主要用于宫颈癌全量放疗后有中心型未控病变或巨块性、桶状子宫颈病变放疗后疑有残存病变者，全量放疗后手术并发症高，一般多采用筋膜外子宫切除术，仍有较好的生存率。子宫内膜癌以往多采用术前腔内放疗，若病变超出子宫，则采用术前全量腔内放疗 + 体外，而后再手术。

2. 与化疗配合的综合治疗

与化疗配合的综合治疗有放疗前化疗、放化疗同期进行及放疗后化疗之分。化疗常用全身化疗、介入化疗、腹腔化疗。

（1）放疗前化疗：也为新辅助化疗的一种，对于缩小局部肿瘤体积及减少全身潜在性转移有利，多用于宫颈癌的放疗前，但对其作用有所质疑。目前，已将重点转向放、化疗同期进行。

（2）放化疗同期进行：使用较广，20 世纪末及 21 世纪初，据美国几篇报道，提高了宫颈癌的生存率，降低了死亡率，受到广泛关注。此后，国内外颇多单位使用这种方法，但对其适应证等存在一定分歧，而且也有负面结果的报道。

（3）放疗后化疗：以往常用此种方式，化疗作为晚期肿瘤放疗后补充治疗或姑息治疗。目前认为，除对有盆外转移或疑有及潜在转移的癌使用外，由于放疗后盆腔纤维化，小血管闭塞，其对盆腔肿瘤的作用有限。

腹腔化疗多用于卵巢癌晚期盆腹腔转移及有腹水者，也可用于术前或术中及术后，有不少学者肯定了腹腔化疗的价值。

第四节　后装放疗

一、概念

20 世纪后半期后装放疗发展并取代了传统的近距离放疗，是妇科肿瘤放疗的重大技术改革。后装是指先将不带放射源的治疗容器置于治疗部位，然后再将放射源送入治疗容器内进行治疗。所以后装应称为后装放射源治疗。后装（afterloading）一词始于 Henschke 的工作，他 1953 年在介绍放射性金籽植入治疗时描写了这一技术：先将装有假源的尼龙管置入治疗部位，定位满意之后，再将放射性金送入尼龙管内进行治疗。此后"afterloading"一词一直在有关文献中采用，我们也简称之为"后装"。若追溯历史，早在 1903 年，Strebel 即曾将一根导管插入肿瘤中，然后将镭送入进行治疗，此为"原始"手工后装及组织间治疗的开始，那时是为治疗的方便，而不具有近代后装治疗的概念。

近代后装放疗应该说始于 20 世纪 50 年代末至 60 年代初，它的发展与对放射损害的认识和原子能工业发展、镭被其他放射性同位素取代、自动化工业及电子工业特别是计算机的发展息息相关。

虽然放射损伤早已被认识，居里夫人及 Becquerel 均受过放射危害，但长期以来，从事镭疗工作人员的防护一直未能很好解决。随着第二次世界大战中原子弹的爆炸、此后的氢弹试验、反应堆事故所致的后果、人们对放射损害的认识的深入，解决职业性防护的要求越来越迫切，在肿瘤的放疗中，后装治疗技术得到发展。

手工后装（manual afterloading）虽然在组织间治疗及宫颈癌腔内放疗中得到了一定程度的发展，但由于不能满意解决工作人员防护等问题，早已不受临床放射医师的重视。但手工后装治疗容器却用在远距离控制的后装（remote controlled afterloading）治疗中，并得到了改进。手工后装治疗有的完全沿袭传统宫颈癌腔内放疗，如 Fletcher 手工后装（图 16-15）及 Amersham 手工后装（图 16-16）。亦有远距离控制的高剂量率手动后装（图 16-17 和 16-18）。

20 世纪 60 年代前后，Henschke 及 Walstam 等已开始用远距离控制的后装机治疗宫颈癌。他们的思想对以后的后装机生产有很大影响。图 16-19 为 Henschke 远距离控制的后装机治疗宫颈癌示意图。20 世纪 60 年代初出现的高剂量率 ^{60}Co 后装机，如 Cathetron、Brachytron 等原理基本与它相似。

从以上回顾可见，后装治疗的发展经历了由手工后装到机器控制后装过程。下面对临床治疗影响较大的主要后装机型予以介绍。

二、后装机

20 世纪 90 年代初，我国有多种后装机在临床中使用，后装治疗已有 10 年余的临床经验，并已开始了后装机的换代工作。作者在 20 世纪 90 年代初介绍国内外使用的有影响的机型时，曾将后装机分为两大类，即妇科肿瘤腔内放疗为主的后装机和当代多功能型后装机。这两种类型的后装机也反映了从机械和电机阶段逐渐向计算机控制的阶段发展的过程，但放射源都

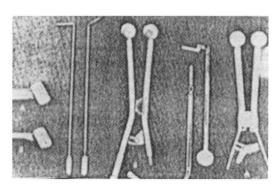

图 16-15 Fletcher 手工后装容器

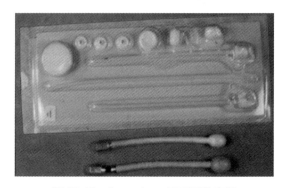

图 16-16 Amersham 手工后装容器

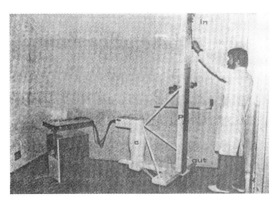

图 16-17 意大利远距离手工控制后装机

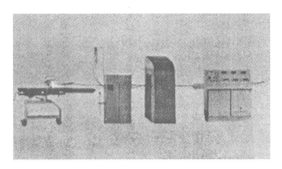

图 16-18 中国四川 HZJ-1 型远距离手控后装机

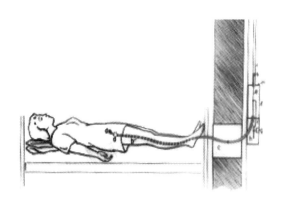

图 16-19 Henschke 远距离控制的后装机示意图

属 γ 线源（^{60}Co、^{137}Cs、^{192}Ir）。20 世纪末我国出现了中子后装机。

（一）妇科肿瘤腔内放疗为主的后装机

后装治疗实际上是由宫颈癌腔内放疗发展起来的，所以后装机主要适用于宫颈癌的治疗，但它们的特点各有不同，如剂量率、管道数、放射源和排列、运动方式以及安全保障等。随着临床经验的增多，各机型各有其优缺点，彼此取长补短，不同机型共同点增多了，并且为了适应市场的需要，同一机型既可为高剂量率，又可为中、低剂量率。放射源即可为 ^{60}Co，也可为 ^{137}Cs 或 ^{192}Ir。

此类后装机国外机型有：Cathetron（英）、Brachytron（加拿大）、Curietron（法）、Gynetron（法）、Cervitron（瑞士）、Ralstron（日本）、Buchler（原西德）、Selectron（荷兰）、GammaMed（原西德）、Decatron（原东德）和 АΓ AT-B3（原苏联）。国内生产机型有：AH-II（安徽）、FOL-10A（上海）、BJ-1（天津）和 HZJ-1（四川）。

1．Cathetron 机

^{60}Co 源，高剂量率后装机（图 16-20 和 16-21），总源强度可达 30 Ci 以上；A 点剂量率可达 3 Gy/min，共有 9 条管道，每条管道有固定的源辫。源辫系由真假源珠按一定要求串联而成，由电机牵引重锤运行，源辫到位固定，开始治疗。若有故障，电源中断，重锤降落，将源拉回源罐。9 条管道中有 1～2 条管道可做传送模拟源之用，模拟源强度为治疗源的 1/1 000～1/2 000。治疗时先将模拟源送至治疗部位进行测量，在宫颈癌治疗中，如直肠的剂量达 A 点剂量的 60%，则需重新放置容器以减少直肠受量。本机是高剂量率后装机早

期机型，1978年伦敦国际后装会议有大量报道，累积了丰富的经验。但当我国引进后装机时，国际上很多机型也积累了经验。本机由于体积大、重量大、源辫多，多年无改进，未被引进。

2. Brachytron机

^{60}Co源，高剂量率后装机（图16-22）；3管道，源强10～20 Ci。其特点为：治疗时源可固定也可摆动，所以尽管管道数不多，源数量减少，仍有较大的治疗范围，源运行依靠电机牵引重力，也为早期高剂量率后装机。我国北京妇产医院20世纪70年代曾引进一台，20世纪80年代刘延富等人有总结报告发表。

3. Curietron机

原为^{137}Cs低剂量率机型（图16-23），放射源总强度不过300 mCi，治疗时将机器推至床边进行治疗。有4条管道，一机一床，电机传送。备有蓄电池和曲柄，当电源发生故障时可以用于退源。我国曾有两台。

4. Ralstron机

^{60}Co源，高剂量率后装机（图16-24）；3条管道，源强达20 Ci。用于子宫腔治疗的放射源，受步进机控制，呈步进式跳动。源位置及每步停留时间可自动调节。储源罐中另有模拟管，供假源模拟治疗用。机器另有储源装置，以备电源发生故障时保障源安全返回。我国曾有六台。

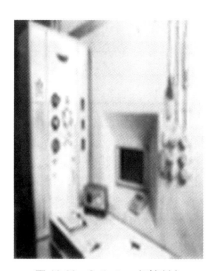

图16-20 Cathetron机控制台

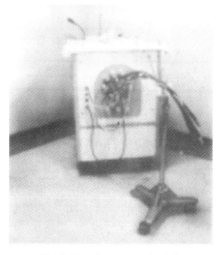

图16-21 Cathetron机主机

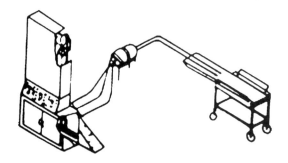

图16-22 Brachytron机示意图

5．Buchler 机

Buchler 机（图 16-25 和 16-26）原为单一管道，^{192}Ir 源，源强为 10 Ci；有两台 PTW 剂量测量仪与控制台相连，可直接进行膀胱、直肠测量。当达到预定剂量时，即使 A 点未完成计划剂量，放射源也可自动返回。20 世纪 80 年代初，中国医学科学肿瘤医院订购了一台 3 管道机，^{137}Cs 源，该院为保持腔内治疗传统，将阴道容器及源的排列做成类似北京型容器式样，中间源可摆动也可固定，由程序盘（program disc）——工业中称为凸轮——控制，而侧源为固定源，为中、高剂量率。此后，我国引进了约 20 台 3 管道 ^{137}Cs 源 Buchler 机。20 世纪 80 年代中后期，曾有人一度将国产 ^{192}Ir 源用于此机。我国有多篇报道治疗结果的文章。

6．Selectron 机

荷兰核通公司产。20 世纪 70 年代后期有低、中剂量率 6 管道 ^{137}Cs 源 Selectron 机（图 16-27），同时可治疗 2 例妇科患者。20 世纪 80 年代又有高剂量率、^{60}Co 源 3 管道机型。四川省肿瘤医院曾引进一台后者。

7．Cervitron 机

低剂量率、^{137}Cs 源后装机（图 16-28），20 世纪 70 年代机型，我国曾引进一台。

8．其他未被引进的国外机型

（1）АГ AT-B3 机：^{60}Co 源、高剂量率后装机（图 16-29），曾在我国展示过，但未被引进。

（2）Decatron 机：高剂量率、^{192}Ir 源（图 16-30），源强可达 20 Ci。20 世纪 70 年代已

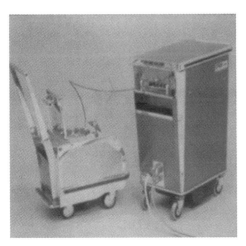

图 16-23　Curietron 机

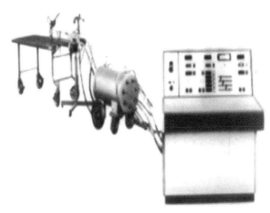

图 16-24　Ralstron 机

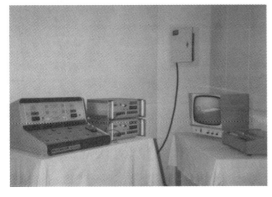

图 16-25　Buchler 机控制台及两台测量仪

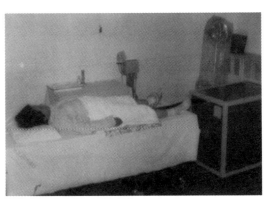

图 16-26　Buchler 机后装治疗中

用于治疗妇科肿瘤。电机控制步进源运动。

9. 国产 BJ-1

20 世纪 80 年代中期，天津有高剂量率、^{192}Ir 源后装机问世，^{192}Ir 源也为国产（图 16-31）。样机已在临床使用。后因当代多功能型后装机国产化，本机也未再生产。

（二）当代多功能型后装机

20 世纪 80 年代后半期，逐渐发展出新一代后装机，我们称之为当代多功能型后装机。这一代机型国外主要有：GammaMed IIi（原西德）、microSelectron（荷兰）、Buchler-facts（原西德）和 Ominitron（美国），尤以 microSelectron 影响较大。进入 20 世纪 90 年代后，类似机型在国内出现，主要有广东的 WD-HDR18 和天津的 ZL-HDR18，此外，山东等地也均有生产品。

1. 当代后装机的共同特点

（1）单一高强度 ^{192}Ir 源：源外径 0.5 ~ 1.1 mm，长 3.5 ~ 10 mm，源强可达 10 Ci。源运动靠计算机控制的步进机执行。步进距离可为 2.5 mm、5 mm 和 10 mm。虽然仅有一个源，但可进入 10 ~ 18 通道进行治疗，保证了各种功能的完成。

（2）具有计算机控制治疗计划系统和控制系统：计划系统保证了准确的放射源位置重建，方式有：①常用等中心法及正交法：可由拍摄等中心或正侧位（正交法）两张 X 线片将

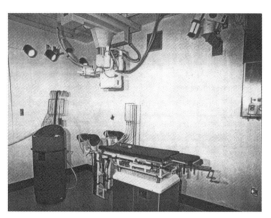

图 16-27　Selectron 机

（左 L、MDR^{137}Cs 源型，右 HDR^{60}Co 源型）

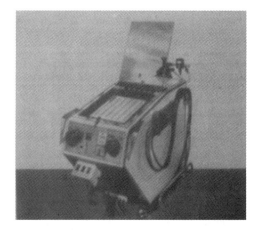

图 16-28　Cervitron 机

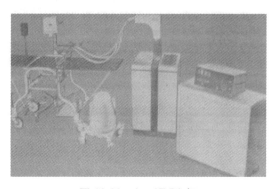

图 16-29　АГАТ-B3 机

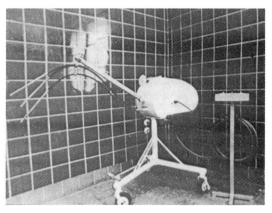

图 16-30　Decatron 机

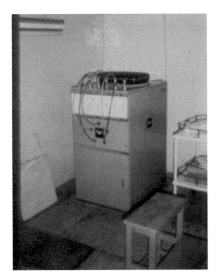

图 16-31　国产 BJ-1 机

模拟源位置输入，显示出源在空间位置，然后输入有关参数，进行优化处理，得出剂量分布及参照点剂量和治疗时间；②将治疗床与模拟机、计算机、控制台相连：将模拟机显示的位置直接送入计算机进行优化计算，将结果送入治疗控制系统进行治疗，此过程免除了摄片、输入等过程，有学者称之为"一体化"治疗；③将治疗容器位置与 MRI 相连，进行优化计算，再送至治疗控制系统，进行治疗。以上均可称为以影像学为基础的腔内治疗，尚做不到像 Cyberknife 那样的导向追踪定位治疗。由于后装机的计算机化，做到了剂量运算的准确、即时，保证了放射源的位置及自动进入不同管道以及治疗过程和资料的储存。

（3）多功能：此型后装机不仅可行腔内放疗，也可行管内及组织间后装治疗，可用于术前、术中及术后治疗。

（4）安全性能高：放射源为单一的微型 ^{192}Ir，易于防护。1 m 远处测得的剂量均远比国际标准为低；机器内各种内锁、自检、模拟源探路运行、报警、紧急退源、监视系统保障了治疗过程的安全。

2. 机型介绍

（1）microSelectron 机：荷兰 Nucletron 公司产品。该公司自 1978 年推出低中剂量率 Selectron 机后，产品不断发展，并很快由低、中剂量率改为高剂量率。当代高剂量率机型有 18 个通道、48 个贮留点，有独立的计划系统及控制系统。治疗时先将治疗计划存入磁卡中，再将磁卡送入控制系统进行治疗。1989 年我国引进并开始临床使用此机型。该机软件不断改进，并已与影像学设备联机，如与 CT、MRI 联机，能得出三维剂量分布。现 ^{192}Ir 源外径为 0.9 mm，长为 4.5 mm。步进距离为 2.5～5～10 mm。由于目前影像学条件所限，肿瘤靶区不能很好显示，治疗时以治疗容器所显示的位置制订治疗计划，且受传统的曼彻斯特系统影响，治疗上不够灵活，价格又较昂贵（图 16-32 和 16-33）。

（2）Buchler-facts 机（图 16-34）：为 Buchler 公司于 20 世纪 80 年代末推出的机型，有 12 条管道，除通常使用源活性区直径为 0.5 mm，长为 5 mm，放射源外径为 1.1 m 的 ^{192}Ir 源外，尚有点源，直径为 1.1 mm（点源外径 1.6 mm）。放射源最小步进距离为 1 mm。柱型源最小步进距离为 5 mm。有 60 个贮留点，保持原 Buchler 机传统，有两台 PTW 测量仪。各类容器均可使用。我国曾引进两台。

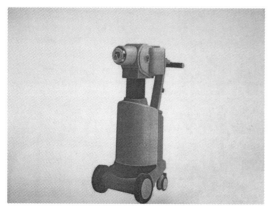

图 16-32　microSelectron 机主机

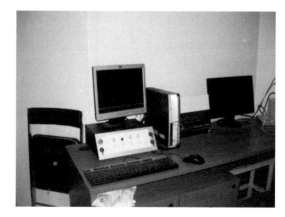

图 16-33　microSelectron 机控制台

（3）GammaMed IIi 机（图 16-35）：原西德 Dr. Sauerwein 放射技术公司产品。该公司 20 世纪 60 年代已生产后装机，并最早以 ^{192}Ir 源可移动的后装机对脑瘤进行术中照射。20 世纪 80 年代后期，该公司推出的 GammaMed Iii 多功能型当代后装机有 12 个通道，常用源活性区直径为 0.6 mm，长为 4 mm，外径为 1.1 mm。也有点源，源直径为 1.2 mm（外径为 1.8 mm）。有 40 个贮留点，步进长度为 5 mm 或 10 mm。该机型体积小，重量轻。我国未引进此型后装机。

（4）Omnitron 机：美国产，有 10 个通道，其有别于其他机型之处是：其放射源 ^{192}Ir 直径为最小，活性区直径为 0.34 mm，外径仅有 0.57 mm，长为 10 mm，适于组织间插植治疗。我国未曾引进（图 16-36）。

（5）WD-HDR18 机：为广东威达集团公司 20 世纪 90 年代初产品，具有上述当代多功能后装机的各种特点。该产品初期放射源 ^{192}Ir 也为国产。该产品的问世促进了我国后装机的换代及国产化。其计划系统及控制系统等均由一台计算机完成，并附有 S- 系列妇科肿瘤治疗程序，该程序简化了治疗过程，易于普及，得到了广泛应用（图 16-37）。目前使用的初始

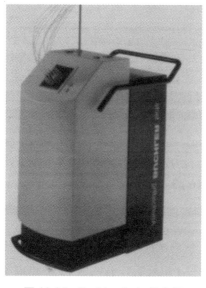

图 16-34　Buchler-facts 机主机

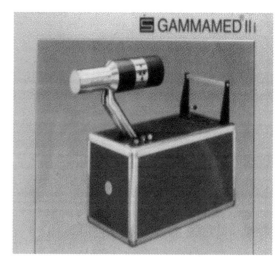

图 16-35　GammaMed IIi 机

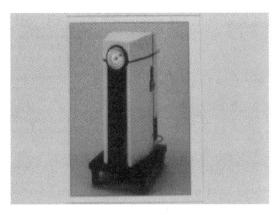

图 16-36 Omnitron 机

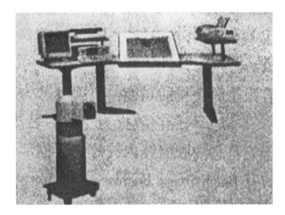

图 16-37 WD-HDR18 后装机

源强已超过 10 Ci，放射源活性区直径为 0.7 mm，有效长为 3.5 mm，源外径为 1.1 mm，长为 6.5 mm。

（三）灵顿中子后装机

1998 年，我国生产的中子后装机在重庆大坪医院开始临床使用。该机由我国灵顿公司研制开发，具有当代后装机的特征，已批量生产。该机由计算机控制，有治疗计划系统及治疗控制系统。该机模拟机或定位 X 线片直接与计划系统相连，将放射源信息传至计算机进行优化计算后，转至控制系统进行治疗。放射源来自俄罗斯，为 ^{252}Cf，放射源强度为 100 ~ 1 000 μg。在我国，初始放射强度一般为 600 μg。放射源价格颇为昂贵，产生于高通量的反应堆，仅俄罗斯、美国能生产。该机主机内有贮源铅罐，主机外壳为铸铁。贮源铅罐与外壳间有液体屏蔽，以确保良好的防护。灵顿后装机（图 16-38）贮源铅罐表面 γ 射线剂量率＜4 μGy/h，中子剂量率＜0.4 μSv/h，表面总剂量率最大值＜4.5 μSv/h，符合国际防护标准（＜10 μSv/h）。此外，其外还有屏障层，防护更为可靠。目前我国使用的源有效长为 5 mm，直径为 1.4 mm，全长 10 mm，外径为 3 mm（图 16-39）。目前由于源较粗，不适于组织间放疗。

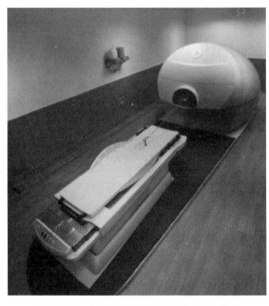

图 16-38 灵顿中子后装机主机及治疗床

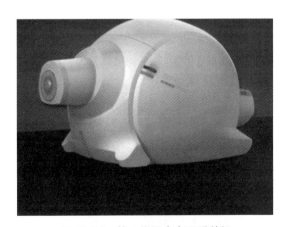

图 16-39 第二代国产中子后装机

（目前国产第二代中子后装机已在国内多家医院使用）

步进距离为 5 mm 和 10 mm。目前我国已有 ^{252}Cf 治疗宫颈癌的疗效不错的 3 年生存率、5 年生存率的报道。

三、后装治疗容器

后装治疗主要用于妇科肿瘤的放疗。治疗总是先把治疗容器放置于治疗位置，然后再将源送入治疗容器。妇科后装容器基本上是沿袭传统治疗容器并加以改进，以适应后装治疗方法。作者曾将用于妇科的容器分为两大类，如下所述。

（一）放射源在容器中的治疗位置与源的传送方向一致

此一类容器包括宫腔管、组织间插植针（图 16-40）、Hanschke 阴道后装容器（图 16-41）、灵顿阴道后装容器（图 16-42）、俄罗斯 3 管道中子后装容器（图 16-43）等。

（二）源在容器中的治疗位置与源的传送方向成一定角度

在正常解剖情况下，子宫腔轴与阴道轴是成一定角度的，一个标准治疗位置是子宫腔源与阴道源垂直。在传统腔内治疗中保持此位置并不困难，但在后装治疗中由于管道的存在不易保持此位置，所以将阴道容器成一定角度（图 16-44 和 16-45），而且角度的存在可增加放射源传送的安全性。

这一类容器有 Fletcher-Suit 阴道后装容器、模拟传统的北京型阴道容器用于 Buchle 后装机和 WD-18 后装机的阴道容器及其改良型（图 16-46 至 16-49）等。

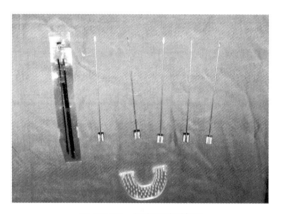

图 16-40　组织间插植针

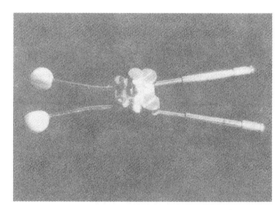

图 16-41　Hanschke 阴道后装容器

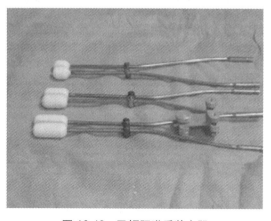

图 16-42　灵顿阴道后装容器

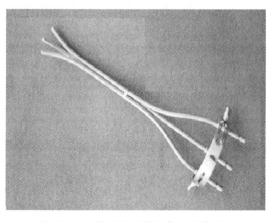

图 16-43　俄罗斯 3 管道中子后装容器

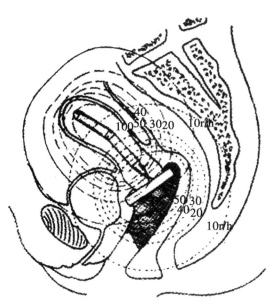

图 16-44　传统腔内放疗中子宫腔容器与阴道容器的标准位置

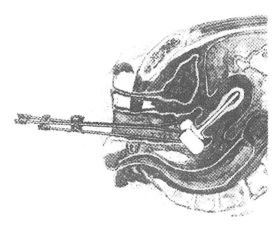

图 16-45　后装腔内放疗中子宫腔容器与阴道容器的标准位置

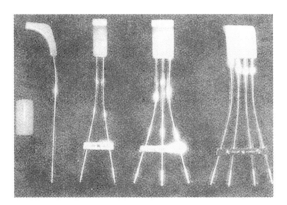

图 16-46　北京型后装容器（Buchler 机用）

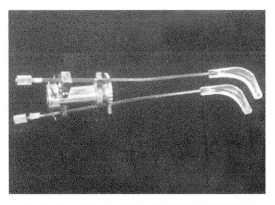

图 16-47　WD-18 后装机北京型阴道后装容器

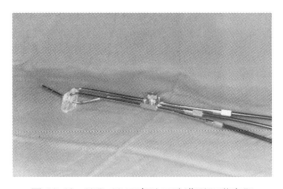

图 16-48　WD-18 子宫腔及改进型阴道容器

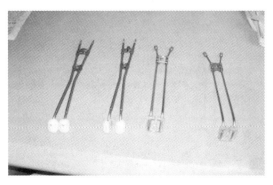

图 16-49　Fletcher-Suit 阴道后装容器（左）及 WD-18 改进型阴道后装容器（右）

第五节　当代后装治疗的实施与 S 系列治疗标准程序

当代后装治疗是由计算机参入的治疗计划系统及控制系统完成。20 世纪 90 年代，医科院肿瘤医院妇科肿瘤科首先开展了这一治疗，当时制订治疗计划时，首先是在患者体内放置好治疗容器，然后将模拟的金属定位串放入容器，以等中心的方法摄取两张 X 线定位片，并放置于发光板上，按计算机要求回答有关问题，完成后，用鼠标将两张定位片中的模拟定位串金属标志输入计算机内，重建放射源空间位置（图 16-50）。确定贮留点及相应参照点的位置后，进行优化处理，得出满意的剂量分布及治疗时间，此后即由控制系统完成源的运行，停留时间，结束治疗过程。这一过程相当繁琐，往往费时 1 h 以上，当容器放置不满意而需重新重复这一过程时，费时更长。

20 世纪 90 年代早期，我国新一代具有计算机控制的后装机普及甚快，但模拟定位机甚少，而且此时，国内了解妇科腔内放疗临床剂量学的专业人员不多，因此即使有了先进后装机，治疗也难以进行，而且我们也需解决治疗患者多的压力。因此，我们在对以往北京型容器剂量分布研究的基础上，结合近 10 年后装治疗的经验，与当时的威达公司协作，以影像学为基础，制定了妇科后装治疗的标准治疗程序，称为 S- 系列标准程序，解决了当时条件不够而有当代后装机的单位的治疗问题。使用 S- 系列标准程序，不需辅助设备，而且简化了治疗过程，易于普及及实施，方便了医师和患者，受到欢迎。一些国产机型也复制了 S- 系列标准程序，在临床使用。S- 系列标准程序优化过程有一定的缺点，常常由于给予的条件超出范围而出现贮留点负贮留时间，需要反复优化；而且贮留点多时需要多组优化。所以在本世纪初，生产中子后装机的灵顿公司提出协作制定中子治疗后装标准程序 SL（n）时，我们改变了以往 S- 系列优化方法，而采用了权重方法，但 S- 系列给我们提供了重要的参考。

2010 年，医科院肿瘤医院引进了 microSelectron 机，尽管其颇具先进性，妇科肿瘤科仍将以往 S- 系列治疗标准剂量分布复制到 microSelectron 机上用于临床。目前仅对少数患者采用其计划系统。图 16-51 为 microSelectron 机模拟 WD-18 机 S- 系列标准治疗子宫腔 5 cm 时的梨形剂量分布（见图 28-18），但用的源的步进距离为 5 mm，同等量曲线的量纲为多。

用 ^{192}Ir 的 S- 系列程序及用 ^{252}Cf 的中子治疗后装标准程序 SL（n）均以临床病变和基本操作中获得的信息及所需的剂量分布来选择程序，如宫颈癌、内膜癌，子宫腔深度、阴道宽度（容器距离）及梨形、倒梨形、柱形、哑铃型剂量分布等，简单、易行、实用，而且灵活。

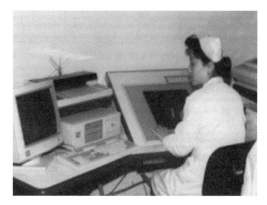

图 16-50　放射源空间位置重建

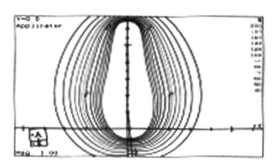

图 16-51　microSelectron 机模拟 WD-18 机子宫腔 5 cm 时的剂量分布

第六节　组织间后装放疗

组织间放疗是将针状容器插入肿瘤或其邻近组织进行治疗。虽然在镭疗早期已有使用，但在当代后装机出现后才得以发展。放射源的微型化、高强度，计算机的使用，组织损伤小，治疗时间短，以及剂量即时计算，这些均为临床组织间放疗提供了有利的条件。组织间放疗的优点在于：放射源直接在肿瘤或其邻近组织照射，肿瘤局部剂量高，周围组织受量小。医科院肿瘤医院首先在国内使用和报道了组织间后装治疗妇科肿瘤，主要用于子宫颈外生性大肿瘤的消除以及阴道壁及其黏膜下残余灶或转移灶的治疗。国外应用较我们为多，特别是对外阴癌的组织间后装放疗。我们一般不将其作为一种根治的方法，治疗次数不宜多，一般阴道插植用局麻即可（图16-52和16-53），治疗时要无菌操作。

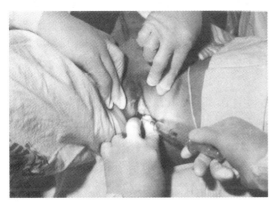

图16-52　阴道组织间插植（局麻）

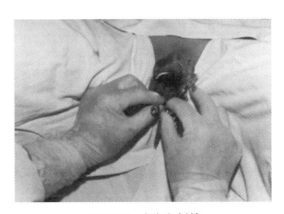

图16-53　组织间插植

第七节　后装锥切

2016年，孙建衡在近年腔内后装放疗治疗宫颈上皮内瘤变（cervical intraepithelial neoplasia，CIN）及术后复发的基础上提出了后装锥切的概念，并介绍了治疗方法，向宫颈癌癌前病变（高级别CIN，即CIN 2、3级）的治疗提出了挑战。其所以提出此法是因为传统治疗方法存在一些缺点，如相当多病例行锥切术未能切净病变，再治疗困难，子宫切除术对子宫颈上皮内病变无疑是过度手术，对术后出现的阴道上皮内瘤变（vaginal intraepithelial neoplasia，VAIN）无满意治疗方法等。后装锥切是在标准程序的基础上，调节权重，不取下窥器，不强力填塞阴道，窥器只做支撑用，以减少卵巢及阴道壁受量，保证生活质量。后装锥切已受到同道的关注。下文节选自发表在2016年7月《中华肿瘤杂志》上有关后装锥切的内容。

可在标准程序基础上调节权重，得到与后装锥切相似的剂量分布（也可称之为后装锥切），这样既可使卵巢受量在耐受量之下，又可保持子宫内膜不受破坏，阴道弹性不受影响，锥形基底大小则以病变范围调节。颈管受累、原位腺癌也可改变权重，增加子宫颈管剂量，疗后有正常月经，生活质量不受影响。图16-54为标准锥切术与后装锥切剂量分布（图16-55）的对照。

近年来，我们曾对多例CIN及放疗后和术后VAIN病例行后装治疗。以下介绍1例24岁未婚CIN 3患者行"中子刀"后装锥切病例，患者疗后生活正常。患者XX，24岁，未婚。

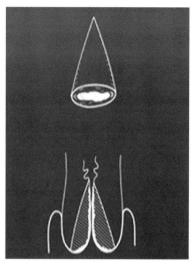

图 16-54　标准宫颈锥切术示意图

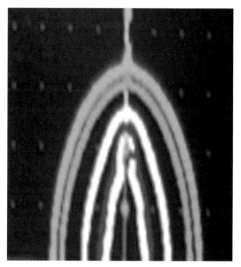

图 16-55　后装锥切剂量分布，由外到内量纲分别为 500 cGy、700 cGy、1 000 cGy、2 000 cGy 和 3 000 cGy

14 岁月经来潮，20 岁开始性生活。无痛经史。月经规律，3～4 d/27 d。因白带增多曾在其他医院妇科检查，病理检查为 CIN 3，建议手术治疗未接收。于 2014 年 11 月 22 日在长治肿瘤医院行 ^{252}Cf "中子刀" 后装锥切。患者治疗前检查：阴道（－）；子宫颈 2.5 cm×3.0 cm，子宫口有 1.0 cm×0.5 cm 糜烂面；子宫体前位，大小正常；子宫旁软；肛指检（－）；阴道检查指套有触血。中子刀治疗每周 1 次，共 6 次。在治疗中，为减少卵巢受量，不按常规行阴道强力填塞，只做容器支撑。治疗子宫颈边缘剂量为 3 150 cGy，卵巢受量为 198 cGy。治疗结束后患者于 2015 年 1 月 13 日月经来潮，以后月经规律如前，2016 年 5 月通讯告知其 TCT 检查无异常。

因此有理由相信，文中提及的后装锥切的方法能克服手术治疗 CIN 的不足，扩大了后装治疗的范围。在临床中，只要医师具有一定剂量分布的基本知识并掌握后装治疗的原则，技术上并无难处，治疗过程中患者也无痛苦。后装锥切定会受到医师的关注。

（孙建衡）

第八节　正常组织和器官的保护及精心的临床处理

一、正常组织和器官的保护

减少正常组织和器官的受量，保护正常组织和器官，维持器官的功能是放疗的通则。放疗应尽量避免放射损伤，减少疗后并发症。放疗并发症的多寡和严重程度是治疗方法优劣和放疗水平高低的标志，也与疗后生活质量直接相关。放疗的理想剂量（optimal dose）是指既能治愈肿瘤，又不致引起正常组织和器官的放射损伤而引起严重的并发症。临床上给予一个理想的剂量并不容易，它与肿瘤的致死量（敏感性）及正常组织的耐受性有关。在实施放疗时，临床医师要利用已有的条件尽量提高治疗比率。治疗比率是指正常组织的耐受量与肿瘤组织的致死量的比率。表 16-1 种列举了一些正常组织的耐受量（cGy），表中 TD5/5 为最小耐受量，是指在标准治疗条件下疗后 5 年少于 5% 的患者发生严重并发症的剂量；TD50/5 为最大耐受量，是指在标准治疗条件下，在治疗后的 5 年内 50% 的患者发生严重并发症的剂量。标准治疗条件为 1 ~ 6 MeV 高能射线，每周 1 000 cGy，每周治疗 5 次，疗程为 2 ~ 8 周。

表 16-1　一些正常组织和器官的放射耐受量

器官	损伤	1% ~ 5%（TD5/5）	25% ~ 50%（TD50/5）	照射野面积或长度
皮肤	溃疡、严重纤维化	5 500	7 000	100 cm²
胃	溃疡、穿孔、出血	4 500	5 500	100 cm²
小肠	溃疡、穿孔、出血	5 000	6 500	100 cm²
结肠	溃疡、狭窄	4 500	6 500	100 cm²
直肠	溃疡、狭窄	6 000	8 000	100 cm²
肝	急慢性肝炎	2 500	4 000	全肝
		1 500	2 000	全肝条形
	肝衰竭、腹水	3 500	4 500	全肝
肾	急慢性肾炎	2 000	2 500	全肾
		1 500	2 000	全肾条形
膀胱	挛缩	6 000	8 000	全膀胱
输尿管	狭窄	7 500	10 000	5 ~ 10 cm²
卵巢	永久不育	200 ~ 300	625 ~ 1 200	全卵巢
子宫	坏死、穿孔	10 000	20 000	全子宫
阴道	溃疡、瘘	9 000	10 000	全阴道
乳腺				
儿童	不发育	1 000	1 500	全乳腺
成人	萎缩、坏死	>5 000	>10 000	全乳腺
脊髓	梗死、坏死	4 500	5 500	10 cm²
肌肉				
儿童	萎缩	2 000 ~ 3 000	4 000 ~ 5 000	整块肌肉
成人	纤维化	6 000	8 000	整块肌肉
骨髓	再生不良	200	450	全身骨髓
淋巴结及淋巴管	萎缩、硬化	5 000	>7 000	整个淋巴结
毛细血管	扩张、硬化	5 000 ~ 6 000	7 000 ~ 10 000	
胎儿	死亡	200	400	整个胎儿
外周神经	神经炎	6 000	10 000	10 cm²
大动静脉	硬化	>8 000	>10 000	10 cm²

临床医师要根据病变情况，选择适当的照射面积，可利用分野、铅挡、多野、等中心选择合适的射线及能量、合理的分割来提高治疗比率。对一些特殊的病变也可选择 X 刀、γ 刀、适形照射、调强照射、近距离照射来提高局部病变的剂量，减少周围组织受量。要特别重视患者的以往放疗史及手术史。经过放疗的部位再放疗不仅肿瘤不如首次放疗敏感，而且最易产生放射损伤，所以一定得弄清以往放疗的部位、时间、剂量、照射野大小、射线质、放射反应等。经历手术的患者再行，特别是经历大手术、根治术后再行放疗，易引起严重的放疗并发症，如肠梗阻、肠坏死、肠穿孔等。

二、精心的临床处理

精心的临床处理特别重要，关系到治疗的成败，包括：治疗前明确诊断，了解肿瘤的性质、范围、分期，一般情况的评估和合并症的处理，治疗过程中仔细观察，细心护理，避免发生并发症，心理干预，疗后指导等。

准确地确定病变范围非常重要，治疗范围内高危器官和敏感器官的保护在设计治疗计划中应予以考虑。

了解患者的合并症，如常见的心血管疾患、糖尿病、结核、肝炎、肾炎等，在治疗过程中除合并处理外，还应注意对有病器官的保护。

肿瘤的局部处理很重要，如宫颈癌、外阴癌肿瘤局部合并感染，要予以局部清洁。合并盆腔感染者其盆腔内处于淤血、缺氧状态，影响放疗，所以要进行抗炎处理。行盆腔检查和治疗操作时，既要注意无菌术，又要注意无瘤术。

在治疗过程中要注意观察，重视患者诉说，及时处理患者不适。当放射反应严重时，可暂停放疗。特别要注意局部肿瘤反应，了解肿瘤消退情况，评估其敏感性，必要时修改治疗计划。要进行例行的常规检查，有时患者尚未有主诉时常规化验中已出现问题，这反映了器官的受量。治疗过程中要避免发生并发症，如由于操作不当所致的子宫穿孔、盆腔炎、盆腔腹膜炎等，可明显影响患者的预后。

癌症患者在治疗过程中有心理问题，思想负担重，医务人员要以高度的责任心和同情心多与她们沟通，解决她们的思想问题。治疗结束时，要详细予以解释疗后注意事项，包括性生活问题，嘱咐定期随诊。

（孙建衡）

第九节　放疗的不良反应

放疗不良反应分近期反应及远（晚）期反应。近期反应指放疗过程中或结束不久产生的反应。晚期反应则指放疗结束之后数月甚至数年之后出现的与放疗有关的反应。近期反应可以在治疗停止或结束后恢复。晚期反应往往是放疗所致的改变所留下的后果，常迁延很长时间，症状明显，后果较为严重，常称之为放疗后并发症。放疗后并发症可致患者痛苦，严重者可影响生命或降低生活质量。当今已把生活质量看做是治疗优劣的重要因素，不能不引起重视。以往多重视生存率的报道，常忽视对放疗反应的研究分析。妇科放疗常以临床症状和检查为依据，将放射晚期反应大致分为轻、中、重三度。这种分级较为实用，但评价标准不够一致，不好比较。下面将国际肿瘤放疗协作组（Radiaton Therapy Oncology Group，RTOG）及欧洲肿瘤放射治疗学会（European Oncology Radiation Therapy Committee，

EORTC）制定的标准的有关部分摘录如表 16-2 和 16-3，以供参考。但这些标准并不完全合乎妇科肿瘤临床实际（如放射性直肠、膀胱反应等），也没被国内妇科肿瘤放疗医师广泛接受。

表 16-2　RTOG 急性放射损伤分级标准

器官组织	0 级	1 级	2 级	3 级	4 级
皮肤	无变化	滤泡样暗红色红斑 / 脱发 / 干性脱皮 / 出汗减少	触痛性成鲜红色斑、片状湿性脱皮 / 中度水肿	皮肤皱褶以外部位的融合的湿性脱皮 / 凹陷性水肿	溃疡、出血、坏死
黏膜	无变化	充血 / 可有轻度疼痛，无需镇痛药	片状黏膜炎 / 有炎性分泌物 / 有中度疼痛，需镇痛药	融合的纤维黏膜炎 / 可伴重度疼痛，需麻醉药	溃疡、出血、坏死
下消化道盆腔	无变化	排便次数增多或排便习惯改变，无需用药，直肠不适，无需镇痛治疗	腹泻，需用抗副交感神经药（如止吐宁）/ 黏液分泌增多，无需卫生垫 / 直肠或腹部疼痛，需镇痛药	腹泻，需肠胃外支持 / 重度黏液或血性分泌物增多，需卫生垫 / 腹部膨胀（X 线平片示肠管扩张）	急性或亚急性肠梗阻、瘘或穿孔 / 胃肠道出血，需输血 / 腹痛或里急后重，需置管减压 / 肠扭转
生殖泌尿道	无变化	排尿频率或夜尿为疗前的 2 倍 / 排尿困难、尿急，无需用药	排尿困难或夜尿少于每小时 1 次 / 排尿困难、尿急、膀胱痉挛，需局部用麻醉剂（如非那吡啶）	尿频伴尿急和夜尿，每小时 1 次或更频 / 排尿困难、盆腔痛或膀胱痉挛，需定时频繁地给予麻醉剂 / 肉眼血尿 / 伴有或不伴有血块	血尿，需输血 / 急性膀胱梗阻、非继发性血块、溃疡或坏死
白细胞（×10⁹/L）	≥4.0	3.0 ~ <4.0	2.0 ~ 3.0	1.0 ~ 2.0	<1.0
血小板（×10⁹/L）	>100	75 ~ <100	50 ~ <75	25 ~ <50	<25 或自发性出血
中性粒细胞（×10⁹/L）	≥1.9	1.5 ~ <1.9	1.0 ~ <1.5	0.5 ~ <1.0	<0.5 或败血症
血红蛋白（g/L）	>110	110 ~ 95	95 ~ 75	75 ~ 52	-
红细胞沉降率（%）	≥32	28 ~ <32	<28	需输注红细胞	-

表 16-3　RTOG 急性放射损伤分级标准 *

器官组织	0级	1级	2级	3级	4级
皮肤	无	轻度萎缩，色素沉着，些许脱发	片状萎缩，中度毛细血管扩张，完全脱发	明显萎缩，显著的毛细血管扩张	溃疡
皮下组织	无	轻度硬化（纤维化）和皮下脂肪减少	中度纤维化，但无症状；放射野轻度挛缩<10% 线性单位	重度硬化或皮下组织减少；放射野挛缩>10% 线性单位	坏死
黏膜	无	轻度萎缩或干燥	中度萎缩或毛细血管扩张，无黏液	重度萎缩，完全干燥；重度毛细血管扩张	溃疡
脊髓	无	轻度 L' Hermitte 综合征	重度 L' Hermitte 综合征	在低于治疗脊髓水平有客观的神经体征	同侧、对侧象限性瘫痪
小肠 / 大肠	无	轻度腹泻，轻度挛缩，轻度直肠分泌物增多或出血	中度腹泻和肠绞痛，大便多于每日5次，多量直肠黏液或间断出血	梗阻或出血，需手术	坏死 / 穿孔、瘘
膀胱	无	轻度上皮萎缩，轻度毛细血管扩张，间断性肉眼血尿	中度尿频，广泛毛细血管扩张，间断性肉眼血尿	重度尿频和排尿困难，重度广泛毛细血管扩张（常伴瘀斑），频繁血尿，膀胱容量减少（<150 ml）	坏死 / 膀胱挛缩（容量<100 ml），重度出血性膀胱炎
骨	无	无症状，无生长停滞，骨密度降低	中度疼痛或触痛，生长停滞；不规则骨硬化	重度疼痛或触痛，骨生长完全停滞，致密骨硬化	坏死自发性骨折
关节	无	轻度关节强直，轻度运动受限	轻度关节强直，间断性或中度关节疼痛，中度运动受限	重度关节强直，疼痛伴严重运动受限	坏死 / 完全固定

*5 级：直接死于放射晚期反应

资料来源：殷蔚伯，等 . 肿瘤放射治疗学，第 4 版 . 北京：中国协和医科大学出版社，2008.

（布　洁）

推荐阅读文献

[1] 孙建衡，曾绵才，徐见道 . 单纯 ^{60}Co 体外旋转及钟摆治疗晚期宫颈癌的探讨 . 天津医学杂志肿瘤附刊，1966, 4(1): 17-19.

[2] 张励身 . 1628 例宫颈癌的单纯 ^{60}Co 外照射 . 中国放射肿瘤学，1990(3): 50.

[3] 孙建衡 . 高 LET 射线治疗妇科恶性肿瘤 . 国外医学妇产科分册，1991(5): 283-285.

[4] 蔡树模 . 卵巢恶性肿瘤的放射治疗 . 上海医学，1991(12): 338-339.

[5] 谷铣之，殷蔚伯，刘泰福，等 . 肿瘤放射治疗学 . 北京：北京医科大学中国协和医科大学联合出版社，1993: 155-158, 159-222, 335-355.

[6] 孙建衡 . 妇科肿瘤的后装放射治疗 . 中华妇产科杂志，1993(28): 643-645.

[7] 连利娟 . 林巧稚妇科肿瘤学 . 第2版 . 北京：人民卫生出版社，1994: 90-98.

[8] 盛修贵，孙建衡，周春晓 . Ⅰ期卵巢上皮癌的治疗研究——辅助放射治疗评价 . 中华肿瘤杂志，1996(4): 314-316.

[9]　李亚星, 陈口雄. 手术中放射治疗及其在妇科恶性肿瘤的应用. 中华妇产科杂志, 1999, 34(9): 571-573.

[10]　祝晓莲, 崔恒, 魏丽惠. 手术中放射治疗及其在妇科恶性肿瘤的应用. 中华妇产科杂志, 1999, 34(8): 509-511.

[11]　丁亚琴, 翁练斌. 20例外阴癌电子束照射. 中国癌症杂志, 1999(3): 197-199.

[12]　孔为民, 孙建衡. 子宫内膜癌放射治疗的现状和进展. 中华妇产科杂志, 2000, 35(7): 445-446.

[13]　白萍, 孙建衡. 子宫肉瘤放射治疗的临床观察. 中华妇产科杂志, 2001, 36(3): 159-161.

[14]　李爱苓, 孙建衡, 吴令英. 65例女性盆腔恶性肿瘤组织间插植照射. 现代妇产科进展, 2002, 11(5): 367-368.

[15]　孙建衡. 妇科恶性肿瘤放射治疗学. 北京: 中国协和医科大学出版社, 2002: 231-274.

[16]　孙建衡. 妇科恶性肿瘤放射疗法现状. 中国医学科学院学报, 2003, 25(4) 418-483.

[17]　孙建衡. ^{252}锎中子近距离后装治疗妇科肿瘤. 中华医学信息导报, 2004, 19(5): 14.

[18]　孙建衡. 妇科恶性肿瘤的近距离放射治疗. 北京: 中国协和医科大学出版社, 2005.

[19]　孙建衡. 做好妇科肿瘤的放射治疗. 中国实用妇科与产科杂志, 2006, 22(8): 564-565.

[20]　白萍, 李晓江, 俞高志, 等. 妇科肿瘤全量放疗后手术82例回顾分析. 肿瘤学杂志, 2006, 12(5): 366-369.

[21]　白萍, 张蓉, 李晓光, 等. 宫颈癌同步放化疗的疗效与副反应. 中华肿瘤杂志, 2007, 29(6): 467-469.

[22]　孙建衡. 妇科恶性肿瘤继续教育教程. 北京: 中国协和医科大学出版社, 2007: 21-26.

[23]　孙建衡. 关注宫颈癌的放射治疗. 中华妇产科杂志, 2007, 42(11): 721-722.

[24]　布洁. 适形、调强放射治疗在妇科恶性肿瘤中的应用 // 孙建衡. 妇科恶性肿瘤继续教育教程. 北京: 中国协和医科大学出版社, 2007: 48-51.

[25]　戴建荣. 调强适形放射治疗//殷蔚伯, 等. 肿瘤放射治疗学, 第4版. 北京: 中国协和医科大学出版社, 2008: 179-182.

[26]　胡逸民. X(γ)射线立体定向放射治疗//殷蔚伯, 等. 肿瘤放射治疗学. 北京: 中国协和医科大学出版社, 2008: 183-221.

[27]　白萍, 孙建衡. 宫颈癌放射治疗的现状、新技术的运用和展望//黄啸. 宫颈癌综合治疗. 南京: 江苏科学技术出版社, 2009: 156-161.

[28]　盛修贵, 陈真运. 三维适形调强放疗在宫颈癌治疗中的作//黄啸. 宫颈癌综合治疗. 南京: 江苏科学技术出版社, 2009: 162-169.

[29]　白萍, 马莹, 李巍. 宫颈癌全量放疗后局部肿瘤未控或中心型复发患者的手术治疗. 中华肿瘤杂志, 2010, 32(1): 52-55.

[30]　布洁, 李韧, 宋微, 等. 252锎中子腔内照射加体外照射治疗宫颈癌110例临床分析. 中华肿瘤杂志, 2010, 32(8): 619-621.

[31]　孙建衡, 蔡树模, 高永良, 等. 妇科肿瘤学. 北京: 北京医科大学出版社, 2011: 200-201.

[32]　Heyman J. Radiological or operative treatment of cancer of uterus. Acta radiol, 1927, 8(5): 363-409.

[33]　Tod M C, Meredith W J. A dosage system for use in the treatment of cancer of the uterine cervix. Br J Radiol, 1938, 11(6): 809-818.

[34]　Heyman J, Renterwall O, Bemner S, et al. The Radiumhemment experience with radiotherapy in cancer of the corpus of the uterus. Acta Radiol, 1941(22): 14-98.

[35]　O' Brien F W. The radium treatment of cancer of the cervix. Am J Roentgenol. 1947, 57(3): 281-297.

[36]　Henschke U K. "Afterloading" applicator for radiation therapy of carcinoma of uterus. Radiology, 1960, 74(5): 834.

[37]　Henschke U K, Hilaris B S, Mahan G D. Remote afterloading with intracavitary applicator. Radiology, 1964, 83(2): 344-345.

[38]　Fletcher G H, Rutledge F N. Extended field technique in the management of the cancers of the uterine cervix. Am J Roent Rad Therap Nucl Med, 1972, 114(1): 116-121.

[39]　Brady L W, Lewis G C, Antoniades J, et al. Evolution of radiotherapeutic technique. Gynecol Oncol, 1974, 2(2-3): 314-317.

[40]　Smith J P, Rutledge F. Advances in chemotherapy for gynecologic cancer. Cancer, 1975, 36(S2): 669-674.

[41]　Kjellgren O, Sigard J. Efficacy of primary radiation in carcinoma of the endometrium. Five-year follow up of

unselected material from a specific region in the north of Sweden. Acta obstetricia et gynecologica scandinavica, 2011, 9(2): 102-114.

[42] Nelson J H, Boyce J, Macasaet M, et al. Incidence, significance and follow-up of para-aortic lymph node metastases in late invasive carcinoma of the cervix. Am J Obstet Gynecol, 1977, 118(3): 336-340.

[43] Pierquin B, Dutreix A, Paine C H, et al. The Paris system in interstitial radiation therapy. Acta Radiol Oncol Radiat Phys Biol, 1978, 17(1): 33-48.

[44] Hilgers R D, Bush S E, Ampuero F. Heavy partical radiation in gynecological malignancies//Griffiths C T, Faller A F, Jr. Gynecology oncology. Boston: Martinus Nijhoff Publishers, 1983: 299-311.

[45] Hamberger A D, Unal A, Gershenson D M, et al. Analysis of the severe complications of irradiation of carcinoma of the cervix, whole pelvis irradiation and intracavitary radium. Int J Rad Oncol, 1883, 9(3): 369-371.

[46] Maruyama Y, kryscio R, Van Nagell J, et al. Neutron brachytherapy is better than conventional radiotherapy in advanced cervical cancer. lancet, 1985, 325(8438): 1120-1121.

[47] ICRU. Dose and volume specification for reporting intracavitary therapy in gynecology. ICRU Report 38, 1985.

[48] Riippa P, Kivinen S, Kauppola A. Comparison of Heyman packing and cathetron afterloading method in the treatment of endometrial cancer. Br J Radiol, 1985, 58(689): 437-441.

[49] Van Nagell J, Maruyama Y, Donaldson E S, et al. Phase II clinical trial using ^{252}Cf fast Neutron brachytherapy, external pelvic radiation and extra facial hysterectomy in the treament of bulky, barrel shaped stage Ib cervical cancer. Cancer, 1986, 23(2): 256-257.

[50] Vahrson H, Glaser F H. History of HDR afterloading in brachytherapy. Sonderb Strahlenthera Onkol. 1986(82): 2-6.

[51] Rose P G, Barkers S, Kern M, et al. Primary radiation therapy for endometrial carcinoma: a case controlled study. Int J Radiat Oncol Biol Phys, 1993, 27(3): 585-590.

[52] Wahlen S A, Slater J D, Wagner R J, et al. Concurrent radiation therapy and chemotherapy in the treatment of primary squamous cell carcinoma of the vulva. Cancer, 1995, 75(9): 2289-2294.

[53] Fishaman D A, Roberts K B, Chambers J T, et al. Radiation therapy as exclusive treatment for medically inoperable patients with stage I and II endometrial carcinoma of the endometrium. Gynecol Oncol, 1996, 61(2): 189-196.

[54] Stock R G, Chank, Terk M, et al. A new technique for performing Syed-Neblett femplate interstitial implant for gynecologic malignancies using transrectal-ultrasound guidance. Int J Radiat Oncol Biol Phys, 1997, 37(4): 819-825.

[55] Perez C A, Grigsby P W, Chao C, et al. Irradiation in carcinoma of the vulva: factors affecting outcome. Int J Radiat Oncol Biol Phys, 1998, 42(2): 335-344.

[56] Knocks T H, Kucera H, Dorfler D, et al. Results of postoperative radiotherapy in the treatment of sarcoma of the corpus uteri. Cancer, 1998, 83(9): 1972-1979.

[57] Bush M, Wagener B, Duhmek E. Long-term results of radiotherapy alone for carcinoma of the vulva. Adv Ther, 1999, 16(2): 89-100.

[58] Gupta A K, Vicini F A, Frazier A J, et al. Iridium-192 transperineal interstitial brachytherapy for advanced or recurrent gynecological malignancies. Int J Radiat Oncol Biol Phys, 1999, 43(5): 1055-1060.

[59] Morris M, Eifel P J, Lu J, et al. Pelvic radiation with concurrent chemotherapy compared with pelvic and paraaortic radiation for high risk cervical cancer. N Engl J Med, 1999, 340(15): 1137-1143.

[60] Onnis A, Marchetti M. Hormonal replacement therapy and gynecological cancer. Clin Exp Obstet Gynecol, 1999, 26(1): 5-8.

[61] Tewari K, Cappuccini F, Syed A M, et al. Interstitial brachytherapy in the treatment of advanced and recurrent vulvar cancer. Am J Obsted Gynecol, 1999, 181(1): 91-98.

[62] Loizzzi V, Cormio G, et al. Chemoradiation: a new approach for the treatment of cervical cancer. Int J Gynecol Cancer, 2003, 13(5): 580-586.

[63] Suarez E, Prieto M. Cervical cancer: the Chilean perspective. FIGO 26th Annual Report on the Results of Treatment

in Gynecological Cancer. International Journal of Gynaecology & Obstetrics the Official Organ of the International Federation of Gynaecology & Obstetrics, 2006, 95(Suppl 1): 215.

[64] Calatayu D J, Kuiper S F, Ballester F, et al. Exclusive MRI-based tandem and colpostate reconstruction in gynaecological brachytherapy treatment planning. Radio Oncol, 2009, 91(2): 181-186.

[65] Haack S, Nielsen S K, lindegaard J C, et al. Applicator reconstruction in MRI 3D image-based dose planning of brachytherapy for cervical cancer. Radio Oncol, 2009, 91(2): 187-193.

[66] Jürgenliemk-Schulz I M, Robbert J H A, Tersteed J M, et al. MRI-guided treatment-planning optimisation in intracavitary or combined intracavitary/interstitial PDR brachytherapy using tandem ovoid applications in locally advanced cervical cancer. Radio Oncol, 2009, 93(2): 322-330.

第十节　以影像学为基础的妇科肿瘤三维腔内放疗

一、三维腔内放疗的背景

妇科腔内放疗是宫颈癌治疗的重要组成部分，具有近源处剂量高、剂量下降快的特点，在提高肿瘤局部放疗剂量的同时能有效降低周围正常组织［如膀胱、直肠、乙状结肠等高危器官（organ at risk，OAR）］所受的剂量。

20 世纪 90 年代，宫颈癌的外照射开始采用三维影像技术进行靶区勾画及剂量优化，在取得了较好的治疗效果的同时有效降低了 OAR 所受的剂量。腔内放疗是根据国际辐射单位和测量委员会（the International Commission on Radiation Units and Measurements，ICRU）[1] 38 号文件的建议给予 A 点处方剂量和 OAR 参考点剂量，这种方式容易导致局部肿瘤剂量的高估和正常组织参考点剂量的低估，尤其是在晚期肿瘤。研究显示，传统的二维腔内放疗对局限性子宫颈病灶（肿瘤病灶 <4 cm）的局控率为 74%～97%，而对 ≥4 cm 的肿瘤病灶局控率仅为 44%～78%。高剂量率的后装腔内照射是现阶段临床常用的宫颈癌腔内治疗方式，在有效提高肿瘤局控率的同时也增加了正常组织晚期反应的发生率，约为 15%。因此，有学者提出，在腔内治疗时通过观察施源器与肿瘤、OAR 的关系，对靶区而不是对 A 点进行剂量优化，以提高局控率，并尽可能地减少对周围正常组织的照射，降低并发症的发生率。1987 年 [2]，第一篇使用电子计算机 X 射线断层扫描（computed tomography，CT）影像技术进行腔内治疗的报道正式发表，新型的三维腔内治疗技术（three-dimensional brachytherapy，3D BT）引起了广泛的关注。但随着相关研究的逐渐深入，人们发现，不同的机构及团体间缺乏统一的标准，临床交流上存在极大困难。

2000 年，欧洲肿瘤放射协会（the European Society for Therapeutic Radiology and Oncology，ESTRO）成立了宫颈癌三维后装工作组，目的就在于明确宫颈癌三维腔内治疗中的一些基本的概念、术语和参数，以便于不同的工作团体之间能够使用统一的标准进行研究和交流。经过不懈努力，2005 年，美国腔内治疗协会（the American Brachytherapy Society，ABS）和 ESTRO 经过协商，同意将后者的研究成果作为将来临床和科研的参考，并发表在同年及 2006 年的《放射治疗和肿瘤杂志》上 [3-5]。

二、三维腔内放疗的基本内容

ESTRO 关于以三维影像特别是以磁共振成像（magnetic resonance imaging，MRI）为基

础的宫颈癌腔内治疗计划设计问题、基本概念和术语如下所述。

（一）靶体积的概念

新的治疗方法带来的主要问题是：如何定义和描绘宫颈癌腔内治疗中的靶体积。因此，工作组按照肿瘤负荷和复发的风险，也考虑了肿瘤在诊断时和在 BT 开始时以及在 BT 过程中的变化，提出了不同的肿瘤靶体积的概念。

1. 肉眼可见肿瘤靶体积

肉眼可见肿瘤靶体积（gross target volume，GTV）可分为诊断时 GTV 和腔内治疗时 GTV。诊断时 GTV 是指在诊断时由临床检查和影像学检查特别是 MRI 所见的肿瘤范围，表示为 GTVD。腔内治疗时 GTV 是指在每次腔内治疗前检查所见的 GTV，表示为 GTVB1，GTVB2。当患者只进行腔内治疗时，GTVB = GTVD。在这一点上，GTV 的定义和常规外照射治疗 GTV 的定义是不一样的。每次治疗之前，都要重新做充分的检查并勾画 GTV。

2. 临床靶体积

与外照射不同之处是，腔内放疗定义了三个临床靶体积（clinical target volume，CTV），即高危 CTV（high risk CTV，HRCTV）、中危 CTV（intermediate risk CTV，IRCTV）和低危 CTV（low risk CTV，LRCTV）。不同的 CTV 要求给予不同的剂量。每次治疗之前，都要勾画这三个 CTV 并给予不同的剂量。

（1）HRCTV：在每次腔内治疗时描述 HRCTV1、HRCTV2……表示高肿瘤负荷区，为肉眼可见肿瘤区，包括全部子宫颈和腔内治疗前认定的肿瘤扩展区，不增加安全边缘，要求给予尽可能高的根治剂量。

（2）IRCTV：在每次腔内治疗时描述 IRCTV1、IRCTV2……表示明显的显微镜下肿瘤区，包绕 HRCTV 的 5~10 mm 的安全边缘区，需要参考原肿瘤大小和位置、可能的肿瘤扩展和肿瘤治疗后的情况以及治疗方式来确定，相当于二维腔内放疗时 60 Gy 的剂量范围。

（3）LRCTV：指可能的显微镜下肿瘤播散区，可用手术或外照射处理，在腔内治疗时不具体描述。不再考虑器官移动和摆位误差，即在内照射时不考虑 LRCTV，但需要定义出来，要靠外照射来解决这些问题。

3. 计划靶体积

由于假设没有器官移动等不确定因素，没有定义计划靶体积（plan target volume，PTV），而把 CTV 等同于 PTV。

（二）靶体积的变化

研究组根据诊断时和腔内治疗时的不同肿瘤体积变化，对于靶体积勾画具体规定如下：

1. 对于局限性肿瘤（大小 <4 cm），可能行单纯腔内放疗或术前腔内放疗或合并体外照射。IRCTV 在 HR CTV 基础上，前后方向外放 5 mm 边界，头尾方向外放 10 mm 边界，两侧外放 10 mm 边界。

2. 对于大多数晚期病例，腔内放疗和体外照射需要很好的结合。腔内放疗时 IRCTV 的勾画需要参考诊断时 GTV，并根据不同的体外照射后肿瘤退缩情况来区分：

   对于肿瘤完全缓解病例，IRCTV 包括 HRCTV 和诊断时肿瘤侵犯范围，不外放安全边界。

   对于肿瘤部分退缩病例，IRCTV 包括 HRCTV 和诊断时肿瘤侵犯范围。如果退缩 <1 cm，有子宫颈外残留病灶，则需要外放 10 mm 边界。

   对于肿瘤稳定病例，需要在诊断时肿瘤范围外放 10 mm 边界。

（三）剂量体积直方图分析

同外照射一样，三维剂量分布可以进行剂量体积直方图（dose volume histogram，DVH）

评价，直观地分析子宫颈肿瘤靶区处方剂量和 OAR 的曲线，以反映出直肠膀胱的受量，可以做一个很好的评估。因此，除了对 GTV、CTV 进行定义外，2006 年，ESTRO 妇科学工作组通过 DVH 评估了腔内治疗的优劣，他们提出了几个评价指标：

（1）GTV、HRCTV、IRCTV 的 90% 剂量线（D90）、100% 剂量线（D100）：指最少分别得到 90%、100% 处方剂量的体积。

（2）V100、V150 和 V200 分别指 100%、150% 和 200% 的高剂量体积。

（3）用 OAR 0.1 cm³、1 cm³、2 cm³ 或 5 cm³、10 cm³ 的剂量来评估正常组织的最小剂量。如果评估的剂量太高，需要降低正常组织的受量，以更好地保护膀胱和直肠。

（四）三维腔内治疗期望目标

对于局部晚期的宫颈癌，通过定义不同的靶体积，应用以 3D 影像为基础的腔内放疗，高危 CTV 剂量要求在 85 Gy 以上，局部失败率期望达到 10% 以下，同时降低 3 级和 4 级毒副作用，从 10% 减到 5% 左右。

（五）三维腔内治疗具体实施方法

1. 全面的临床检查

全面的临床检查包括妇科检查、病理检查和影像学检查，确定诊断时 GTV、HRCTV、IRCTV 的范围。

2. 制订三维腔内治疗计划

需要先放置施源器，再进行模拟 CT 或以及 MRI 扫描。在三维图像上，把定义的 GTV、CTV 和 OAR 进行勾画。物理师进行施源器的重建，然后进行优化、剂量评估，再实施治疗。

三、三维腔内放疗的临床研究

紧随 2005 年 ESTRO 的报道，Kirisits 等[3] 进行了 MRI 引导下的 3DBT 治疗，证实了该方法可以得到较好的靶区剂量覆盖，同时可以把对 OAR 的照射控制在限制剂量之内：平均 D90 HRCTV =（87±10）Gy（$\alpha/\beta=10$），D100 HRCTV =（66±7）Gy（$\alpha/\beta=10$），V100 HRCTV = 89±8%，D2CC（2 cm³ 体积的剂量）膀胱 =（83±9）Gy（$\alpha/\beta=3$），D2CC 直肠 =（64±6）Gy（$\alpha/\beta=3$），D2CC 乙结肠 =（63±7）Gy（$\alpha/\beta=3$）。

根据 De Brabandere[6] 的研究结果，使用 MRI 引导下的 3DBT 可以在提高靶区覆盖（D90 HRCTV 平均提高 3 Gy，$\alpha/\beta=10$）的同时降低膀胱和乙状结肠的副反应，D2CC 膀胱和 D2CC 乙结肠平均降低（5±7）Gy 和（2±7）Gy（$\alpha/\beta=3$）。

Pötter[7] 对 145 例患者进行的 3DBT 治疗结果表明，肿瘤 2～5 cm 时，完全缓解率约为 96%，而肿瘤 >5 cm 时，完全缓解率为 90%。

四、三维腔内放疗的优势和存在问题

宫颈癌的三维腔内放疗与常规的放疗计划相比有很明显的优势。我们过去临床上常用一个点（参照点）来反映剂量，有很大的局限性。后装治疗所用的二维治疗反映的是二轴平面的剂量分布，这也存在很大的缺陷，不能很好地反映不同期别、不同局部情况的宫颈癌治疗的合理性。应用三维放疗可以给予一个较好的适于病变的剂量分布图。

虽然与传统的二维后装腔内治疗相比，3DBT 具有明显的优势，但临床上的应用面临着诸多困难。

首先，是 3DBT 设备的要求问题。在后装室同时配备治疗机及 MRI 并不现实，放置施源器后患者须在两处设备之间移动，且 MRI 设备上并无腔管等固定装置，容易导致施源器位置变化，成像摆位的重复；再者每次后装前进行 MRI 扫描勾画靶区需耗费较大的人力及财力。因此，国外目前的应用方案从成本效益比来说并不适合我国国情。若仅在第一次后装治疗前行 MRI 扫描，随着治疗的进行，子宫旁浸润病灶逐渐退缩后子宫的位置变化较大，则同样影响摆位的重复性。上述诸多问题都有待于我们在临床工作中逐步解决。

其次，宫颈癌 3DBT 中施源器的放置和重建也是需要考虑的问题和困难。施源器的几何结构是从患者的三维图像中获取并传输到治疗计划系统，这一过程称为施源器的重建。2010 年，ESTRO 对这一问题进行了研究报道[8]。他们认为，由于腔内治疗的非常陡的剂量梯度，重建的错误会导致严重的靶区和高危器官的剂量偏差。因此，必须有合适的施源器的放置和重建方法，以使不确定因素最小化并避免随机错误。CT 可以很好地显示放射源的通道，而用于 MRI 的假体比较有限，需要钛施源器。需要进行薄层扫描（≤5 mm），最好在同一图像上进行靶区勾画和重建以避免融合误差。严格控制重建误差可以使之小于勾画靶区和器官移动的误差。

此外，根据 2005 年台湾 Sun[9] 的前瞻性研究，相对于排空小便，充盈的膀胱可以使膀胱壁平均降低约 48% 的照射剂量（$P<0.001$），但最大照射剂量没有区别，也不影响直肠壁所受的剂量。随之而来的难题是患者是否可以耐受整个 BT 治疗期间膀胱的充盈状态，而且膀胱的充盈量是随着时间的改变而增加的，是否会影响放射剂量仍有待研究。

另外，仍存在影像学诊断与疾病不相符合的问题。三维计划设计均以影像学表现为基础，但目前影像学技术对子宫颈病变及其病变范围显示不甚理想，其解释与临床也存在一些不符问题。因此，目前宫颈癌的根治性放疗计划的制订仍以临床妇科检查和影像学相结合的方法比较合适。

五、三维腔内放疗的展望

随着计算机和影像学技术的进一步发展，基于正、侧位 X 线片的二维后装治疗计划系统将逐渐被基于 CT、MRI、PET 等影像学技术的三维后装治疗计划系统所取代。3DBT 技术开展的时间较短，对设备及人员的要求较高，尤其是国内该项工作开展较晚，仅有的少数文献报道也仅限于研究阶段，但三维后装治疗计划系统的研究和应用可使宫颈癌腔内后装治疗中靶区和正常组织的相互关系以及剂量分布变得精确和直观，从而可实现后装治疗的三维剂量优化、个体化和可视化。从理论而言，三维后装治疗计划系统有很多优点，但目前临床应用中仍有不少问题。相信 3DBT 是未来宫颈癌腔内治疗的趋势，随着研究的深入，临床面临的难题必将逐步解决。

（黄　啸　蔡树模）

参考文献

[1] ICRU Report 38. Dose and volume specification for reporting intracavitary therapy in gynaecology. Bethesda: International Commission on Radiation Units and Measurements, 1985.

[2] Ling C C, Schell M C, Working K R, et al. CT-assisted assessment of bladder and rectum dose in gynecological implants. Int J Radiat Oncol Biol Phys, 1987(13): 1577-1582.

[3] Haie-Meder C, Pötter R, Van Limbergen E, et al. Recommendations from Gynaecological (GYN)GEC-ESTRO Working Group (I): concepts and terms in 3D image based 3D treatment planning in cervix cancer brachytherapy with

emphasis on MRI assessment of GTV and CTV. Radiother Oncol, 2005, 74 (3): 235-245.

[4] Kirisits C, Pötter R, Lang S, et al. Dose and volume parameters for MRI based treatment planning in intracavitary brachytherapy of cervix cancer. Int J Radiat Oncol Biol Phys, 2005(62): 901-911.

[5] Pötter R, Haie-Meder C, Van Limbergen E, et al. Recommendations from gynaecological (GYN) GEC ESTRO working group (II): concepts and terms in 3D image-based treatment planning in cervix cancer brachytherapy-3D dose volume parameters and aspects of 3D image-based anatomy, radiation physics, radiobiology. Radiother Oncol, 2006, 78 (1): 67-77.

[6] De Brabandere M, Mousa A G, Nulens A, et al. Potential of dose optimisation in MRI-based PDR brachytherapy of cervix carcinoma. Radiother Oncol, 2008, 88 (2): 217-226.

[7] Pötter R, Dimopoulos J, Georg P, et al. Clinical impact of MRI assisted dose volume adaptation and dose escalation in brachytherapy of locally advanced cervix cancer. Radiother Oncol, 2007(83): 148-155.

[8] Hellebust T P, Kirisits C, Berger D, et al. Recommendations from Gynaecological (GYN) GEC-ESTRO Working Group: considerations and pitfalls in commissioning and applicator reconstruction in 3D image-based treatment planning of cervix cancer brachytherapy. Radiother Oncol, 2010, 96 (2): 153-160.

[9] Sun L M, Huang H Y, Huang E Y, et al. A prospective study to assess the bladder distension effects on dosimetry in intracavitary brachytherapy of cervical cancer via computed tomography-assisted techniques. Radiother Oncol, 2005, 77 (1): 77-82.

第十一节 妇科肿瘤调强放疗

近二十多年来，放疗技术迅猛发展，肿瘤的调强放疗（IMRT）是放疗新技术的代表之一，目前已广泛应用于临床肿瘤治疗中，在鼻咽癌、前列腺癌等癌症的治疗中取得了较好的疗效。目前在妇科肿瘤的治疗中该技术的应用也越来越多，下面就该技术在妇科肿瘤中的应用做一简要介绍。

一、调强放疗的主要特点

（一）调强放疗的物理学优势

IMRT 和传统的全盆腔照射（whole pelvic radiation therapy，WPRT）及三维适形放疗（three dimensional conformal radiation therapy，3D-CRT）相比有许多物理学优势。首先，IMRT 能够优化配置照射野内各线束的权重，使高剂量区的等剂量分布在三维方向上与靶区的实际形状一致，并可使计划靶区（planning target volume，PTV）内的剂量分布更均匀，同时还可以在 PTV 边缘形成非常陡的剂量梯度，所以 IMRT 能增加肿瘤区受量，减少周围正常组织受量，提高治疗增益。其次，IMRT 的潜在效率更高，因为在其计划设计过程中，对各项参数（如照射野方向等）要求不高，而且除计算机控制的多叶光栅（multileaf collimator，MLC）外，无需其他照射野形状修饰装置。再次，可在一个计划内同时实现多个剂量水平，满足不同靶区对放射剂量的要求，临床应用上更加方便、快捷。

（二）调强放疗与常规放疗的比较

1. 减少正常组织受量

常规放疗（conventional radiotherapy，CRT）技术在妇科肿瘤治疗中已经沿用了几十年，取得了较好的疗效，但是，以骨性标志定位的照射技术，如前后对穿或四野照射[1]，包括较大体积的正常组织（如小肠、直肠、膀胱及骨盆，野内的肠道、膀胱），受量基本等同于处方剂量，发生急慢性放射性肠炎、放射性膀胱炎等并发症的概率（13%~20%）较高[1]，甚至会出现肠梗阻、肠穿孔、膀胱瘘等严重的并发症。IMRT 则能明显减少肠道、膀胱的高剂量区体积，使 V40~V50<50%~60%（V40~V50<50%~60% 即指 40~50 Gy 的照射体积小于整个器官体积的 50%~60%），从而减少并发症的发生[2]。Mundt 等[3] 报告了 IMRT 治疗的 40 例妇科恶性肿瘤病例，与 35 例采用传统放疗方法治疗的患者相比，其急性 2 级胃肠道反应由 91% 降至 60%，急性 2 级泌尿系统反应由 20% 降至 10%，晚期胃肠道毒性由 50% 降至 11%；但是，也要提醒，对于多方向转移的妇科肿瘤，也有漏掉转移或潜在转移灶的可能。

同步放化疗在妇科肿瘤的治疗中广泛应用，其造血系统的副作用受到了重视，大约 50% 的造血骨髓组织位于盆腔及低段椎体，CRT 会不可避免地照射到髂骨、坐骨、耻骨、低段椎体、近端股骨，造成血液系统的副作用。研究认为，骨髓低剂量照射（<20 Gy）与急性造血系统毒性相关，高剂量（>30 Gy）照射则可导致延迟性骨髓抑制。减髓（bone marrow sparing，BMS）（限制骨髓剂量）IMRT（BMS-IMRT）通过勾画盆腔各骨来限制骨髓剂量，可减少血液学毒性。Brents 等[4] 的研究认为，应用 BMS-IMRT，V10<95% 和 V20<76% 可以减少 3 级以上的血液学毒性。

2. 增加肿瘤剂量

盆腔 CRT 照射野内剂量均匀性差，存在低剂量区，可导致盆腔复发。文献报道[5-6]，CRT 与化疗同步治疗宫颈癌，仍然有 25%~30% 的患者盆腔复发。研究显示，利用三维计划系统模拟常规的二维设野方法，在 CT 重建的腹盆腔冠状面上勾画放射野，参照点为几何中心与患者体厚 1/2 的重合点，剂量显示，CRT 计划中 30% 的肿瘤及淋巴引流区达不到处方剂量。IMRT 处方剂量则包括 95% 的靶区体积，肿瘤剂量均匀，可望达到更好的局部控制。

二、调强放疗在临床中实施的步骤

IMRT 在临床中的应用包括体位固定、靶区勾画、计划设计以及计划确认与验证等步骤，现以宫颈癌为例加以说明。

（一）体位固定

将患者用热塑体膜或负压成型垫固定在模拟 CT 机上扫描，采集图像并传输到调强计划系统上。患者的体位可取仰卧位或俯卧位，许多研究比较了两者的优劣。Stromberger 等[7] 认为，在靶区受量相同的俯卧位，小肠的平均受照体积为 1 193.4~2 443.9 ml，大于仰卧位的 683.8~1 825.9 ml，但小肠的 V20、V30、V40、V50.4 均小于仰卧位（P=0.01）；俯卧位时，10~40 Gy 的直肠体积增加（P<0.01），两种体位的直肠 V50.4 均<5%；俯卧位时，50.4 Gy 的膀胱受照体积明显减少（P=0.03）。Adli 等[8] 认为，在妇科肿瘤的 IMRT 中，采用俯卧位使小肠受照体积减小的作用有限，但直肠的受照体积将会增加；而仰卧位的重复性好，摆位误差较小。

（二）靶区勾画

1. 肉眼可见靶体积的勾画

肉眼可见靶体积（gross target volume，GTV）即指肿瘤的临床灶，为一般的诊断手段能够诊断出的可见的具有一定形状与大小的恶性病变的范围，包括转移的淋巴结和其他转移的病变。转移的淋巴结和其他转移病变可以视为第二肿瘤区。确定肿瘤区的方法应与 TNM 等肿瘤分期标准一致。肿瘤已行根治术后则可以视为没有肿瘤区。鉴于宫颈癌分期主要依照临床检查，GTV 的确定不能完全依赖影像学检查，而必须结合妇科检查明确阴道及盆腔韧带是否受侵。盆腔 CT 软组织的分辨率较差，MRI 可弥补这一缺陷，T2 加权像能较好地提供子宫旁组织的浸润成像，与病理学的吻合率较高，所以将 CT 与 MRI 图像结合更加有利于 GTV 的准确勾画 [9-10]。

2. 临床靶体积（CTV）的勾画

CTV 指按一定的时间剂量模式给予一定剂量的肿瘤的临床灶（肿瘤区）、亚临床灶以及肿瘤可能侵犯的范围。目前对妇科肿瘤的 CTV 还没有统一的指南，为了更好地进行临床研究，RTOG 于 2008 年、2011 年分别制定了子宫内膜癌、宫颈癌术后放疗以及宫颈癌根治性放疗 CTV 勾画的共识，现介绍如下文。

子宫内膜癌、宫颈癌术后放疗 CTV 的勾画共识 [11]：包括髂总、髂外、髂内淋巴引流区，阴道断端下 3 cm，以及阴道旁软组织；如果子宫颈间质受侵，CTV 包括骶前淋巴结。

子宫颈根治性放疗 CTV 的勾画共识：由于 CT 上很难分辨软组织影，强烈推荐采用 MRI，最好采用 T2 加权像结合弥散成像勾画 CTV。CTV 包括：GTV、子宫颈（如果不包括在 GTV 中）、子宫、子宫旁组织、卵巢、阴道组织（阴道未受侵或微小浸润者，包括 1/2；侵犯 1/2 者，包括 2/3；阴道广泛受侵者，包括全阴道）。淋巴结 CTV 应当包括累及的淋巴结和相应的淋巴引流区（髂总、髂外、髂内、闭孔及骶前淋巴结），根据病变侵及范围及分期决定是否包括腹主动脉淋巴结。

对子宫旁组织的勾画有一定的分歧，目前共识推荐：①前界，膀胱后壁或髂外血管后缘；②后界，子宫骶韧带和直肠系膜；③侧界，闭孔肌内缘；④上界，输卵管或阔韧带顶部，取决于子宫角度；⑤下界，尿生殖隔。

3. 计划靶体积（PTV）的勾画

PTV 指包括临床靶区 CTV 本身、照射中患者器官运动以及由于日常摆位、治疗中靶位置和靶体积变化等因素引起的扩大照射的组织范围，目的是确保 CTV 得到规定的治疗剂量。在考虑器官运动及摆位误差的基础上，通过 CTV 外放确定 PTV。在宫颈癌的 PTV 的勾画中，应考虑直肠膀胱的充盈状态对 CTV 的影响。Buchali 等 [12] 研究认为，膀胱从排空到充盈状态时，子宫体向上移动 7 mm，向后移动 4 mm，子宫颈向上移动 4 mm。Kaatee 等 [13] 研究了在子宫颈放置标志物、通过外照射时拍片、测量，标志物与骨性结构的关系，得出的子宫颈的移动范围为：向上移动 3 mm，前后移动 1.7 mm，左右移动 1.3 mm。目前对于这种器官运动、摆位误差导致的 CTV 外放还没有统一的标准，通常子宫体、子宫颈的 PTV 在 CTV 上外放 15 ~ 20 mm；淋巴结的运动很少，淋巴结的 PTV 主要考虑摆位误差，在 CTV 上外放 7 ~ 10 mm。另外，还要考虑肿瘤在治疗过程中的消退对子宫的形状、位置、运动的影响。

4. 高危器官（OAR）的勾画

OAR 指可能卷入射野内的重要组织或器官，它们的放射敏感性（耐受剂量）将显著地影响治疗方案的设计或确定靶区处方剂量的大小。在勾画 OAR 时，应考虑器官本身的运动和治疗摆位误差的影响，其扩大后的范围称为计划 OAR 区。要勾画的正常组织包括：骨盆骨髓、股骨头、膀胱、直肠和肠道。大多数有关直肠和膀胱的研究包括器官壁和内腔整体勾画，勾画小肠包括小肠袢。

（三）计划设计

目前临床常用的宫颈癌 IMRT 实现方式分为固定野调强和容积旋转调强两种。

1. 固定野调强计划设计

（1）射野数目与布野方式

宫颈癌的固定野 IMRT 计划常采用 7 野均分的布野方式 [14]，典型射野角度为 0°、52°、104°、155°、205°、256°、308° 或 25°、76°、128°、180°、232°、284°、335°。5 野和 9 野的布

野方式在临床中也有使用，但对于宫颈癌，5 野 IMRT 计划的剂量分布比 7 野 IMRT 计划的差，而射野数目大于或等于 9 野时，剂量分布没有明显改善。因此，7 个照射野可能是多数宫颈癌 IMRT 计划时的最佳选择。

（2）射野能量选择

临床常用的光子束能量范围为 4~25 MV。由于许多宫颈癌患者腹围较大，在传统 2 野对穿照射或 4 野箱式照射时，往往需要采用较高能量光子束以得到均匀的剂量分布。对于 IMRT 则有所不同，与传统方法相比，宫颈癌 IMRT 照射对能量选择的需要明显减少。Roeske 等[15] 比较了 18 MV 和 6 MV 两种能量的 IMRT 计划，认为 18 MV 光子束并不能提高治疗增益比。甚至有的研究结论是，采用高能光子束可使直肠和膀胱的 15% 的体积受照剂量更高[16]。由于 IMRT 治疗时总兆伏数较多，出束时间长，采用高能光子束易产生感生射线，不利于防护，因此，在满足临床要求的前提下，应尽量选用中低能量的光子束。

（3）靶区剂量要求和 OAR 限制条件

1）靶区剂量参考要求：在宫颈癌 IMRT 的计划设计时，PTV 处方剂量为 45~50 Gy，分次方案为 1.8~2.0 Gy/25~28 f，剂量要求为处方剂量包括 PTV 体积不小于 95%，PTV 中最大剂量不高于处方剂量的 107%。

2）OAR 参考限制条件：在宫颈癌的 IMRT 实践中，常见的 OAR 包括直肠、膀胱、小肠、股骨头、双肾和脊髓。以下为靶区和 OAR 参考限制条件。

直肠：V40<35% 且 V30<50%，V50.4<1 ml

膀胱：V40<40% 且 V35 Gy<50%，V50.4<1 ml

小肠：V30 G<30% 且 V25<50%

股骨头：V50<5%

骨髓：V10< 95% 且 V20<76%

双肾：V20<33%

脊髓：最大剂量为 30 Gy

实际上，就靶区剂量而言，国际辐射单位和计量委员会（International Commission on Radiation Units and Measurement，ICRU）50 号报告推荐为处方剂量的 –5% 到 +7%；但是，在大多数 IMRT 实践中，处方剂量的 ±10% 是一个被广泛接受的标准[17]。因此，在宫颈癌的临床治疗中若难以达到剂量限制条件，则均匀性要求可适当放宽。如有文献报道，IMRT 计划靶区限定条件为靶区内处方剂量的 110% 和 115% 的体积应分别小于 20% 和 2%。在 IMRT 计划中，通过适当降低靶区剂量均匀性限制条件，可达到更好的靶区覆盖和保护周围正常组织的目的。

对于 IMRT 治疗计划设计，OAR 的限制条件还没有统一的标准。对于宫颈癌，文献报道中的剂量限制条件各不相同。事实上，正常组织的耐受剂量与多种因素有关，例如，分次剂量、靶区体积、是否与化疗同步，患者年龄和体质，有无糖尿病等基础性疾病，放射敏感性，影响因素相当复杂，因此不同患者同一器官的耐受剂量必然有所差别。因此，以上剂量限制条件应针对不同情况做出相应调整。需要注意的是，由于宫颈癌放疗往往在外照射的同时还要予以腔内照射，在设计 IMRT 计划时，必须将腔内照射对 OAR 的剂量贡献考虑进去，以避免错误估计而产生严重的放射损伤。

2. 容积旋转调强计划设计

容积旋转调强是一种最新的 IMRT 实现方式，与固定野调强技术相比，其特点是在治疗的过程中射束可围绕人体旋转，同时射束形状和射线强度不断变化，旋转 1~3 个弧便可完成一次调强照射，大大缩短了照射时间，目前已用于宫颈癌的临床治疗。Luca Cozzia 等 [18] 选择了 8 例宫颈癌病例，将容积旋转调强计划和固定野调强计划进行了比较，发现两者均可得到相同的靶区覆盖程度，但容积旋转调强提高了靶区均匀度，直肠、膀胱等 OAR 的平均受照剂量显著减少，可使正常组织并发症发生概率降低 30%～70%，并且治疗时间大幅缩短，对提高治疗疗效可产生有意义的影响。

（四）计划验证

宫颈癌的 IMRT 的验证分为剂量验证和位置验证两个重要部分。

1. 剂量验证

在 IMRT 治疗前要对治疗计划的计算结果进行绝对剂量和相对剂量的验证。绝对剂量采用电离室测量，相对剂量采用胶片或阵列测量。首先，将用于验证的模体经 CT 传输至计划系统，再将患者的 IMRT 计划射野数据移植到验证模体上计算，调整等中心位置使电离室测量点位于剂量均匀的区域，将计划传输至加速器，验证模体摆位，插入电离室和胶片（或阵列），出束照射，电离室测量得出绝对剂量，胶片（或阵列）测量得出相对剂量分布。若绝对剂量测量值与计算值相差小于 ±5%，并且相对剂量曲线与计划中的剂量曲线相差小于 ±3 mm，则视为计划合格；若超出此范围，则需检查调整 IMRT 治疗计划，并重新验证直至满足剂量准确性要求。

2. 位置验证

剂量验证通过后，在患者治疗开始前，采用射野影像系统（如 EPID）验证患者治疗位置是否与 CT 定位时一致。若偏差超过允许值，则需调整患者或治疗床位置；若位置一致性符合要求，则可以进行治疗。在首次治疗完成后，还要定期（如 1～2 周）重新验证患者位置，及时对偏差做出调整，必要时重新定位和设计治疗计划。

三、调强放疗在妇科肿瘤治疗中的应用

（一）增加肿瘤区或淋巴转移区受量

如前所述，IMRT 能够减少正常组织的受量，这样就可以适当增加肿瘤区域或淋巴结转移区的受量。Souza 等 [19] 报道，与 CRT 比较，IMRT 可提高子宫切除术后盆腔放射剂量至 54 Gy，可以增加照射次数，使总剂量提高。这些也可通过同步加量的技术实现，根据正常组织与肿瘤组织不同的放射生物学特点，并参照功能影像学提供的肿瘤区域，在每次照射中，CTV 受到常规剂量照射，GTV 剂量高于常规剂量，从而更好地控制肿瘤。

（二）复发灶或转移灶的照射

宫颈癌治疗后复发原因很多，如肿瘤的生物学行为、手术方式、照射剂量、放疗技术、个体差异等。对于患者首次放疗后复发，由于首程放疗后邻近正常组织器官已接受了相当的照射剂量，再行常规放疗时即使剂量受到限制，也会加重放射性损伤，导致患者的死亡率增加和生存质量下降。行 IMRT 则可以对肿瘤靶区与邻近敏感器官进行有效地分割，从而达到提高肿瘤控制率和降低 OAR 的照射剂量。

（三）腹主动脉淋巴引流区的照射

当有髂总淋巴结或腹主动脉淋巴结转移时，需要进行扩大野照射腹主动脉淋巴引流区。采用 CRT 技术会带来较大的胃肠道毒性，剂量也不能超过 DT 45 Gy。与传统的照射技术相比，采用 IMRT 技术可使正常组织受量降低 30%～70%。Portelance 等 [16] 的数据显示，应用 IMRT 的扩大野照射盆腔及腹主动脉淋巴引流区，与传统的 2 野、4 野对照，在肿瘤受量相同时，正常组织的受量明显减少。对于孤立的淋巴结转移，可以采用同步加量的 IMRT 技术，

以使 GTV 的剂量高于 CTV，从而提高转移淋巴结的受量，提高疗效。

（四）术后照射

对于具有高危因素的宫颈癌（Ⅰb~Ⅱa）根治术后患者，行术后照射能够增加局部控制率。但是，CRT 会带来严重的副作用，如小肠梗阻、放射性肠炎、放射性膀胱炎。应用 IMRT 技术行术后照射，可减少并发症的发生。Chen[20] 等应用盆腔 IMRT 联合同步顺铂化疗治疗具有高危因素的 54 例宫颈癌（Ⅰb~Ⅱa）根治术后患者，IMRT 盆腔照射 DT 50.4 Gy/28 f，阴道 HDR 腔内照射 DT 18 Gy/3 f，每周 1 次顺铂 50 mg/m²，共 4~6 次，结果 3 年局部控制率为 93%，无病生存率为 78%，所有患者均完成治疗，仅 1 例发生了 3 级慢性泌尿系统并发症，无 3 级以上慢性肠道并发症。

（五）不适于腔内治疗的患者

对于不适于腔内治疗的宫颈癌患者，尝试使用 IMRT 来代替腔内治疗。IMRT 是一种非侵入性手段，剂量分布可以形成类似 HDR 近距离放疗的管状分布，并使靶区受到均匀照射；但是，像近距离放疗平方反比的衰减很难达到，同时必须考虑器官运动，且 OAR 受到的剂量高于近距离放疗。同步加量的 IMRT 治疗则增益比更高，在单次治疗中不同区域给予不同的剂量，可缩短治疗时间，提高肿瘤灶的受量，减少直肠膀胱的受量。Guerrero 等 [21] 应用调强同步加量（intensity-modulated radiotherapy simultaneous integrated boost，IMRT-SIB）替代腔内治疗补量，通过计算放射生物的 BED、EUD 得出等剂量关系，对照组常规照射全盆 DT 45 Gy/25 f，高剂量率后装补量 30 Gy/5 f；实验组设计了三个 IMRT-SIB 计划，盆腔淋巴结均为 25×1.8 Gy，肿瘤剂量三个计划分别为 25×2.4 Gy（60 Gy）、25×2.8 Gy（70 Gy）和 25×3.2 Gy（80 Gy）。当靶区覆盖 94%~95.5%，肿瘤剂量为 60~70 Gy，直肠、膀胱剂量明显增加。这种方法可以使治疗时间缩至 5 周，但将 IMRT-SIB 应用于临床还需要进一步研究。

四、调强放疗在宫颈癌治疗中存在的问题

（1）随着 IMRT 的广泛应用，尝试用 IMRT 替代腔内放疗，但一直存在质疑。早在 20 世纪 60 年代，国内就尝试用旋转照射或双轴钟摆照射盆腔，探索以体外照射取代腔内镭疗的可能性。当时，以子宫颈为中心的旋转照射，子宫颈局部剂量达 60~80 Gy；以双侧 B 点为中心的钟摆照射，子宫颈、双侧 B 点剂量均达到 65 Gy，结果是其 3 年生存率与常规放疗的 5 年生存率相比相差甚远 [22]。近年来，国内有医师以 IMRT 治疗宫颈癌，虽然近期可达到部分缓解乃至完全缓解，但远期无瘤生存率不乐观。所以，IMRT 如何更好地与腔内治疗合理配合受到关注。

（2）如何更加准确地勾画靶区也存在问题。当前的影像学技术对于显示盆腔浸润灶并不满意，淋巴结又存在假阳性与假阴性的问题。根据 FIGO 分期，Ⅲ期是肿瘤达盆壁，而盆壁是指骨、筋膜、肌肉、脉管及淋巴结，所以宫颈癌的放疗常规野的边界在股骨头的 1/2。在 IMRT 中，CTV 由哪几部分组成意见大致统一，然而，定义其中的不同部分却是难题，子宫旁组织的放疗界线仍未明确定义，对于子宫和和阴道在 CTV 中到底包括多少也缺乏相关数据。

（3）器官运动、摆位误差对治疗的影响以及治疗中肿瘤消退、解剖变异带来的问题均需进一步解决。特别需要提出的是，肠道和膀胱的移位和运动均对治疗的准确性有所影响，而且做不到每次治疗前均予以定位，即使能做到，治疗期间位置的变化（如膀胱充盈程度的变化）也难以掌握。目前这些问题都没很好解决。

（4）膀胱阴道膈与直肠阴道膈不过 3 ~ 5 mm，以膀胱而言，膀胱三角区仍在 IMRT 的 PTV 之内，所以，正常组织的高剂量仍难以控制。

（5）由于野数增加，正常组织受到的低剂量区体积相应增加，而低剂量区增加导致的继发性肿瘤也是我们必须面对的问题 [23]。

（6）IMRT 的高成本应引起重视，价值医学概念已摆在我们面前。IMRT 对于像宫颈癌这种已有多年放疗经验和疗效不错的肿瘤，如何用价值医学概念加以评价是需要认真思考的。

（布　洁　杨书明）

参考文献

[1] 孙建衡. 妇科恶性肿瘤放射治疗学. 北京: 中国协和医科大学出版社, 2002: 42-43.

[2] Mundt A J, Mell L K, Roeske J C. Preliminary analysis of chronic gastrointestinal toxicity in gynecology patients treated with intensity-modulated whole pelvic radiation therapy. Int J Radiat Oncol Biol Phys, 2003, 56(5): 1354-1360.

[3] Mundt A J, Roeske J C, Lujan A E, et al. Initial clinical experience with intensity-modulated whole-pelvis radiation therapy in women with gynecologic malignancies. Gynecol Oncol, 2001, 82(3): 456-463.

[4] Brents S. Rose, B S, Bulent A Y, et al. Normal tissue complication probability modeling of acute hematologic toxicity in cervical cancer patients treated with chemoradiotherapy. Int J Radiation Oncology Biol Phys, 2011, 79(3): 800-807.

[5] Kim R Y, McGinnis L S, Spencer S A, et al. Conventional four-field pelvic radiotherapy technique without computed tomography treatment planning in cancer of the cervix: potential geographic miss and its impact on pelvic control. Int J Radiat Oncol Biol Phys, 1995, 31(1): 109-112.

[6] Bonin S R, Lanciano R M, Corn B W, et al. Bony landmarks are not an adequate substitute for lymphangiography in defining pelvic lymph node location for the treatment of cervical cancer with radiotherapy. Int J Radiat Oncol Biol Phys, 1996, 34(1): 167-172.

[7] Stromberger C, Kom Y, Kawgan-Kagan M, et al. Intensity-modulated radiotherapy in patients with cervical cancer, an intra-individual comparison of prone and supine positioning. Radiation oncology, 2010, 5(1): 63-71.

[8] Adli M, Mayr N A, Kaiser H S, et al. Does prone positioning reduce small bowel dose in pelvic radiation with intensity-modulated radiotherapy for gynecologic cancer? Int J Radiat Oncol Biol Phys, 2003, 57(1): 230-238.

[9] Hricak H, Lacey C G, Sandles L G, et al. Invasive cervical carcinoma: comparison of MR imaging and surgical findings. Radiology, 1988, 166(3): 623-631.

[10] Greco A, Mason P, Leung A W, et al. Staging of carcinoma of the uterine cervix: MRI-surgical correlation. Clin Radiol, 1989, 40(4): 401-405.

[11] Small W, Jr, Mell L K, Anderson P, et al. Consensus guidelines for delineation of clinical target volume for intensity-modulated pelvic radiotherapy in postoperative treatment of endometrial and cervical cancer. Int J Radiat Oncol Biol Phys, 2008, 71(2): 428-434.

[12] Buchali A, Koswig S, Dinges S, et al. Impact of the filling status of the bladder and rectum on their integral dose distribution and the movement of the uterus in the treatment planning of gynaecological cancer. Radiother Oncol, 1999, 52(1): 29-34.

[13] Kaatee R S, Olofsen M J, Verstraate M B, et al. Detection of organ movement in cervix cancer patients using a fluoroscopic electronic portal imaging device and radiopaque markers. Int J Radiat Oncol Biol Phys, 2002, 54(2): 576-583.

[14] Mundt A J, Lujan A E, Rotmensch J, et al. Intensity-modulated whole pelvic radiotherapy in women with gynecologic

malignancies. Int J Radiat Oncol Biol Phys, 2002, 52(5): 1330-133.

[15] Roeske J C, Lujan A, Rotmensch J, et al. Intensity-modulated whole pelvic radiation therapy in patients with gynecologic malignancies. Int J Radiat Oncol Biol Phys, 2000, 48(5): 1613-1621.

[16] Portelance L, Chao K S, Grigsby P W, et al. Intensity-modulated radiation therapy (IMRT) reduces small bowel, rectum, and bladder doses in patients with cervical cancer receiving pelvic and para-aortic irradiation. Int J Radiat Oncol Biol Phys, 2001, 51(1): 261-266.

[17] Tyagi A, Supe S S, Sandeep, et al. A dosimetric analysis of 6MV versus 15MV photon energy plans for intensity modulated radiation therapy (IMRT) of carcinoma of cervix Reports of Practical oncology and Radiotherapy, 2010, 15(5): 125-131.

[18] Cozzi L, Dinshaw K A, Shrivastava S K, et al. A treatment planning study comparing volumetric arc modulation with RapidArc and fixed field IMRT for cervix uteri radiotherapy. Radiotherapy and Oncology, 2008, 89(2): 180-191.

[19] D'Souza W D, Ahamad A A, Lyer R B, et al. Feasibility of dose escalation using intensity-modulated radiotherapy in post hysterectomy cervical carcinoma. Int J Radiat Oncol Biol Phys, 2005, 61(4): 1062-1070.

[20] Chen M F, Tseng C J, Tseng C C, et al. Adjuvant concurrent chemoradiotherapy with intensity-modulated pelvic radiotherapy after surgery for high-risk, early stage cervical cancer patients. The cancer journal, 2008, 14(3): 200-206.

[21] Guerrero M, Li X A, Ma L J, et al, Simultaneous integrated intensity-modulated radiotherapy boost for locally advanced gynecological cancer: radiobiological and dosimetric considerations. Int J Radiat Oncol Biol Phys, 2005, 62(3): 933-939.

[22] 孙建衡, 曾绵才, 徐见道. 单纯[60]钴体外旋转及钟摆照射治疗晚期宫颈癌的探讨. 天津医学杂志肿瘤副刊, 1966(4): 17-19.

[23] Zwahlen D R, Ruben J D, Jones P, et al. Effect of intensity modulated pelvic radiotherapy on second cancer risk in the postoperative treatment of endometrial and cervical cancer. Int J Radiat Oncol Biol Phys, 2009, 74(2): 539-545.

附: 盒式 (BOX) 照射野的设计 [1-2]

盒式或称箱式（BOX）野照射，是传统放疗的一种特殊照射方法，可用于盆腔、腹主动脉淋巴结照射或盆腔延伸野（盆腔＋腹主动脉淋巴结）照射。

与盆腔、腹腔前后野（AP、PA 野）照射相比，盆腔 BOX 野照射设计的目的是减少对照射野内的正常组织的照射，特别是减少肠道的照射，以减少放射引起的正常组织损伤。

盆腔 BOX 野照射采取前后野照射和左右两个侧野照射。由于其侧野的面积较小，可避开部分肠道和膀胱；由于对前后照射野的四角和左右侧野脊柱后侧挡铅，减少了对正常组织的照射。随着影像学引导的放疗技术的发展，BOX 野照射技术已逐渐被适形和调强等精确放疗取代。但是，现代的精确放疗技术都是从传统放疗技术演变而来的，特别是 BOX 野照射技术是适形放疗四野照射的基础。在无适形放疗或 IMRT 设备的基层医院，BOX 野放疗技术仍可作为盆腔或腹主动脉淋巴结照射的放疗方法的选择。由于 BOX 照射野的设计有一定的复杂性，故下文对其照射野的设计予以介绍。

一、盆腔 BOX 野

盆腔 BOX 野照射的前后野的大小和形状与盆腔前后野照射的相同，通常照射野上界在 L4 ~ L5 间隙，下界在骨性闭孔下缘，两侧界在真骨盆外缘外 1.5 ~ 2 cm，一般不超过股骨头中线；其侧野的上下界同前后野的上下界水平，前后界平行于治疗床，前界为耻骨联合前缘的垂直线，后界在 S2～S3 间隙，包括髂内、髂外、闭孔、骶前和部分髂总淋巴结。如果需照射髂总淋巴结，照射野上界提高到 L3～L4 间隙。如果有阴道受侵，照射野下界下移到肿瘤最末端下 3 cm 或达阴道口。以上是 BOX 野的基本形态，可根据患者肿瘤和体型做适当调整。为了保护正常组织，可对照射野予以铅挡。对前后野四角可予以挡铅，并对侧野的前后界的部分组织予以挡铅，见图 1，目的是减少部分肠道、膀胱和盆腔软组织的照射。

如果对挡铅技术不熟悉，可采取简单的盆腔前后和两侧的 BOX 矩形野照射，以避免肿瘤及亚临床播散区落到照射野外而影响局部肿瘤控制。

二、腹主动脉旁淋巴结照射

采用 BOX 野照射技术照射腹主动脉淋巴结区可减少对脊髓和小肠的照射。在保护脊髓、小肠的同时，可适当提高转移淋巴结的照射剂量，以有利于控制肿瘤。

单纯的腹主动脉旁淋巴结照射较少见。如果需要同时照射腹主动脉淋巴结和盆腔，则可采取盆腔延伸野（包括盆腔及腹主动脉淋巴结）照射或采取分段照射。

在设计腹主动脉淋巴结照射野或腹主动脉淋巴结及盆腔分段照射时，应注意照射野的衔接。照射野的衔接有多种方法，最简单的方法是在普通 X 线模拟定位下，两个照射野的间距 ≥1 cm。事实上，就分次照射而言，不管采用哪种照射野衔接技术，都无法完全避免照射野间距过宽形成放射低剂量区，或间距过窄引起放射剂量重叠。鉴于上述原因，临床医师多采用腹主动脉淋巴区和盆腔的联合野照射，即盆腔延伸野照射。

由于盆腔延伸野的照射范围较大，如果采用前后对穿野照射，往往胃肠道及骨髓抑制等反应较大，患者难以耐受；如果减少分次照射剂量，或因无法耐受而中断放疗，则对肿瘤控制不利。采用挡铅技术后，BOX 野照射体积相对较小。在无适形放疗、IMRT 条件时，BOX 延伸野照射是一种较好的选择。

盆腔延伸野照射，照射野上界根据需要在 T12～L1 间隙或 T11～T12 间隙，下界同盆腔照射野的下界，腹主动脉段野宽 9～10 cm，见图 1。

盆腔延伸野范围较大，主要涉及的剂量限制器官有脊髓和肾，在设计照射野时应注意避让。脊髓剂量控制在 45 Gy 以下，肾剂量控制在 18 Gy 以下。

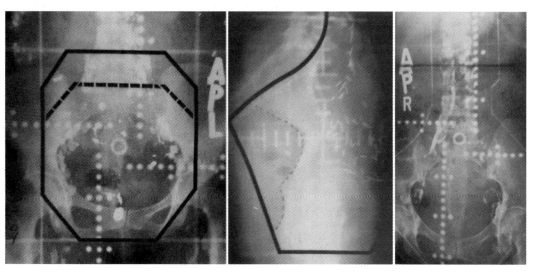

图 1　BOX 盆腔野及 BOX 盆腔延伸野示意图

BOX 照射野的设计一般采用前后和左右垂直的照射野。为了保证肿瘤的照射和减少对重要的正常器官的照射，也可选择不同的照射角度进行照射野设计。

传统的盆腔或腹主动脉淋巴结前后野照射或 BOX 野照射技术，是适形放疗和 IMRT 的基础。任何一种精确放疗都不能因为强调保护正常组织而违背肿瘤转移和正常脏器移动的基本规律。

三、BOX 野的设计和制作

（一）模拟定位

在患者阴道内放置定位标记，患者平卧在体模架上，固定体模，在体模的上、下缘用定位笔做体模的体表标记，并在体模中间画三个点做体表的三角形定位标记。

在 X 线模拟定位机下，确定前后野和左右两个侧野的位置以及照射野中心，确定各照射野的大小和挡铅的部位。根据照射野在体表的投影，在体罩上做好标记。拍摄 X 线定位片，并在放疗计划单上记录相应数据。

（二）制订治疗计划

BOX 野的治疗计划制订有多种形式，各医疗单位可根据自身的设备和技术力量选择治疗计划的制订方法。最基本的方法是根据 X 线模拟定位的数据，按照临床治疗的要求，即肿瘤消退所需的剂量和重要器官对射线的耐受量，确定照射所需的射线能量、照射总剂量和分次照射剂量，填写放疗单并绘制照射示意图。

（三）治疗计划的验证

在放疗机下核对照射野，如果照射野符合设计要求，予以摄片，即可按计划进行放疗。

四、BOX 照射野的临床应用

BOX 野照射技术是传统放疗中的一种特殊照射技术，它通过采用前、后和左、右四个不同方向的照射野，使肿瘤的照射剂量更均匀。它可通过减少对肠道、膀胱、脊髓等正常组织器官的照射，减轻相应的不良反应。通过这种方法，患者对放疗的耐受性增强，放疗过程更顺利，也有机会提高肿瘤放疗剂量。

BOX 野照射技术也有其缺点和局限性：①它会增加总的受照射体积和剂量，也会增加股骨头的照射受量，对机体有一定影响；②由于 BOX 野的侧野比较窄，且对照射野做了许多铅挡，如有不慎，容易漏照射；③ X 线模拟定位机下无法完全分辨出相关的组织和器官轮廓，可能造成误判；④由于器官解剖变异和充盈、蠕动，照射后的肿瘤缩小和解剖位置的改变以及腹部体厚的变化影响照射的准确性。临床上可通过实时监控和二次计划对照射野做相应的调整。

由于盆腔、腹腔照射时涉及许多中空器官，肠道和膀胱内容物的改变以及子宫的移动等均影响照射的准确性。因此，在设计 BOX 照射野时，应留有足够的余地，如果没有充分的把握，不要轻易地缩小照射范围或做铅挡。

为了充分覆盖盆腔内的肿瘤及区域淋巴结，对于Ⅰb期宫颈癌，后界至少应包括一半直肠。对于更晚期的癌，后界应包括整个骶骨，甚至包括骶孔。其时，BOX 野的优越性很小。对于盆腔内有大肿瘤的患者，临床上更偏向于采用简单的前后两野的照射方法。

BOX 野照射时，侧野的界限是影响疗效和正常组织反应的关键。随意扩大侧野范围，不能减少正常组织的照射，可导致并发症增加；而缩小照射野范围或对正常组织做过多的铅挡，则可能导致靶区的遗漏，增加复发机会。

　　由于 BOX 野的特点，它更适合腹部肥胖的患者。对于身体瘦小、盆腹腔前后径小的患者，它不但不能减少正常组织受照射的剂量，反而能增加照射体积，增加股骨头的照射剂量，弊大于利。

　　由于盆腹腔的厚度较大，最好采用 10 MV 或以上的高能光子束照射。BOX 野照射更适合采用低能光子束（^{60}Co 或 4 ～ 6 MV X 线）。各医疗单位可根据各自相应的设备及技术条件，选择合适的照射方法。

　　影像学技术的发展为临床放疗提供了更有效的辅助手段，CT、PET-CT、MRI 等有助于判断肿瘤大小和侵犯范围，了解肿瘤与正常组织的关系，对设计照射野很有帮助。一些学者 [3-5] 通过影像学的观察分析发现，根据骨性标记定位的常规照射野有相当一部分未能完全覆盖需照射的组织，并可能包括更多的正常组织。适形放疗、IMRT 在妇科肿瘤放疗领域的广泛应用使常规放疗的地位受到挑战，但对于许多肿瘤局限或经济状况一般的患者，以及无适形放疗、IMRT 设备的基层医疗单位，只要设计合理，传统的前后野照射或 BOX 野照射仍是很好的治疗选择。

（俞　华）

参考文献

[1] 俞华. 盒式(BOX)照射野的设计//孙建衡. 妇科肿瘤学. 北京: 北京大学医学出版社, 2011: 237-239.

[2] Perez, Carlos, Brady et al. Principles and practice of radiation oncology. American journal of clinical oncology, 1987, 15(3): 277.

[3] Zunino S, Rosato O, Lucino S, et al. Anatomic study of the pelvis in carcinoma of the uterine cervix as related to the box technique. Int J Radiat Oncol Biol Phys, 1999, 44(1): 53-59.

[4] Finlay MH, Ackerman I, Tiron ARG, et al. Use of CT simulation for treatment of cervical cancer to assess the adequacy of lymph node coverage of conventional pelvic fields based on bony landmarks. Int J Radiat Oncol Biol Phys, 2006, 64(1): 205-209.

[5] Beadle B, Jhingran A, Salehpour M, et al. Tumor regression and organ motion during the course of chemoradiation for cervical cancer. Int J Radiat Oncol Biol Phys, 2009, 73(1): 235-241.

第 *17* 章　妇科恶性肿瘤的化疗

一、妇科恶性肿瘤化疗的历史

　　肿瘤化疗是在肿瘤姑息性治疗中起步的，经过 60 多年的努力，已成为根治肿瘤的主要治疗手段（单独或综合治疗）。妇科恶性肿瘤的化疗最早应用的是烷化剂氮芥，主要用于卵巢癌和绒癌以及各种晚期妇科恶性肿瘤的姑息治疗。1956 年，Hertz 等[1]首先报道了应用甲氨蝶呤（methotrexate，MTX）治愈了转移性绒癌，从此开创了化疗治疗恶性实体瘤的新时代。1960 年 Hertz 等[2]发现长春碱（vinblastine，VLB）和 1962 年 Ross 等[3]发现放线菌素 D（dactinomycin，ACT）对绒癌均有较好疗效，且对 MTX 耐药的患者也有一定疗效。1962 年，宋鸿钊等[4]应用大剂量 6- 巯嘌呤（6-mercaptopurine，6-MP）治疗绒癌取得了与 MTX 相似的疗效。接着学者们又发现，5- 氟尿嘧啶（5-fluorouracil，5-FU）治疗绒癌与 MTX、6-MP 疗效相似，而且毒性反应较低，且可以不切除子宫，保留患者的生育功能。20 世纪 50 年代，学者们发现，烷化剂盐酸氮芥（chlormethine hydrochloride）、苯丁酸氮芥（chlorambucil）、塞替派（thiotepa）、环磷酰胺（cyclophosphamide）对卵巢癌等有一定疗效，作为当时的主要治疗药物。

　　20 世纪 70 年代，学者们发现，丝裂霉素（mitomycin）和多柔比星（doxorubicin）对卵巢癌有疗效。1978 年，美国食品与药品管理局（Food and Drug Administration，FDA）批准顺铂（cisplatin）应用于临床，发现其对卵巢癌的疗效优于烷化剂。1983 年，依托泊苷（etoposide）应用于临床，对卵巢癌、绒癌有疗效。

　　20 世纪 80 年代以前（顺铂应用以前），治疗卵巢癌的主要药物为烷化剂。

　　1992 年，美国 FDA 批准紫杉醇（paclitaxel，taxol）用于复发卵巢癌[5]。1995 年，国内首次报道了紫杉醇治疗难治性卵巢癌和输卵管癌的临床疗效以及紫杉醇治疗子宫内膜癌也有较好疗效[6-7]。1996 年，多西他赛（docetaxel）应用于卵巢癌，被证实与紫杉醇同样有显著疗效。同年托泊替康（topotecan，TPT）和伊立替康（irinotecan）应用于临床，被证实对妇科恶性肿瘤有一定疗效[8]。

　　2000 年，有学者报道，吉西他滨（gemcitabine，GEM）对卵巢癌也有疗效[9-10]。

　　2007 年，Mutch 等[11]报道，脂质体多柔比星（doxorubicin）对复发性卵巢癌有疗效，可作为二线化疗药物。

　　另外，自 20 世纪 80 年代后期起，在肿瘤化疗不良反应方面，5-HT 拮抗剂和粒细胞集落刺激因子（granulocyte colony-stimulating factor，GCSF）在止吐和升白细胞方面发挥了独特的疗效。

　　近年来，在妇科恶性肿瘤中肿瘤的生物治疗已进入临床研究。2006 年，Bidus 报道，单用贝伐珠单抗（bevacizumab）治疗难治性卵巢癌有疗效。2010 年，ASCO 会议上 Burger 等[12]

报道，GOG-0218 III 期研究结果表明，初治晚期卵巢癌采用 TP（紫杉醇＋卡铂）＋贝伐珠单抗并维持化疗能延长无进展生存期，且毒副反应未见增加；且复发卵巢癌也可获益。该研究为第一项显示抗血管药物一线治疗卵巢癌有临床获益的随机研究。

20 世纪 70 年代后，化疗发展迅速，从单药化疗发展为多药联合化疗，并应用多种给药途径，增加了肿瘤的局部药物浓度，提高了疗效，减轻了全身反应，如介入化疗（动脉插管化疗）和腹腔化疗等。妇科恶性肿瘤加入化疗的综合治疗，又使卵巢癌、子宫内膜癌和宫颈癌的治疗水平有了明显提高。

化疗作为恶性滋养细胞肿瘤的根治手段，国内多数医院采用北京协和医院的治疗方案[4]，以 5-FU＋春雷霉素（kasugamycin，KSM）为主，配合多途径的治疗方案，已取得显著疗效，但对晚期患者的疗效仍不满意。1980 年，上海肿瘤医院蔡树模等[13]报道，以四联化疗（MOMK 和 MOFK）及四联化疗合并分段放疗治疗晚期绒癌，特别对肺团块转移及脑转移患者取得了显著疗效[14-15]。1984 年，Bagshawe[16]创建的 EMA-CO/EP 方案治疗晚期及耐药绒癌，已在国内应用，收到了良好疗效。

目前，卵巢上皮癌的标准化疗方案仍为紫杉醇＋铂类，卵巢生殖细胞肿瘤术后补充化疗以 BEP 方案为主，对大多数患者已能根治[17-19]。子宫内膜癌以紫杉醇＋铂类或蒽环类＋铂类最为常用[20]。晚期子宫内膜癌的内分泌治疗主要是孕激素和雌激素拮抗剂，根据受体检测结果应用。宫颈癌则以紫杉醇＋铂类抗癌药或托泊替康＋铂类抗癌药联合化疗，疗效最为明显，已在国内普遍应用[21]。

二、妇科恶性肿瘤化疗的现状

绒癌是实体瘤中第一个单用化疗方法获得治愈的肿瘤。近年来，肿瘤化疗发展迅速，化疗在妇科恶性肿瘤中的地位日益提高。目前，对于恶性滋养细胞肿瘤，应用化疗后绝大多数可获得根治，可以不切除子宫，保全生育功能。对于卵巢恶性生殖细胞肿瘤，术后补充化疗，多数也能得到根治。对于卵巢癌而言，除少数早期患者外，均须术后化疗，否则即使手术切尽，绝大多数仍会复发。因此，术后化疗与首次手术处于同样重要的地位。

卵巢癌因早诊率低，确诊时约 70% 为晚期，预后差。多年来，人们试用过多种方法，以期提高疗效，但至今仍无明显进展。紫杉醇＋卡铂联合应用贝伐珠单抗作为一线治疗，虽能延长无进展生存期，但未能提高总体生存率。复旦大学附属肿瘤医院妇科对晚期卵巢癌（IIIC～IV期）在满意细胞减灭术后，设计三步化疗法进行治疗，初步显示能提高 5 年以上无病生存率，现正在进一步研究中[22]。

而宫颈癌、子宫体癌化疗可作为综合治疗的重要组成部分，除早期患者可单用手术外，多数患者也须采用多学科综合治疗，有目的地配合手术或放疗，可以提高治愈率。对于晚期和复发妇科恶性肿瘤，化疗可达到改善症状、延长生命，少数患者也可获得根治。

近年来，靶向药物治疗已广泛应用于临床，目前在妇科肿瘤中以血管生成抑制剂贝伐珠单抗的应用为最多，对卵巢癌、宫颈癌、子宫内膜癌均有一定作用，与化疗合并应用能提高晚期和复发妇科恶性肿瘤的疗效。

三、妇科恶性肿瘤常用化疗药物及不良反应

抗肿瘤药物可分为化疗、内分泌和免疫治疗药物。根据化学结构和作用机制，化疗药物可分为烷化剂、抗生素、抗代谢药、拓扑异构酶 I 和 II 抑制剂、有丝分裂抑制剂、铂类化

合物和其他。肿瘤细胞的作用靶点可位于 DNA、RNA 或蛋白质水平。

（一）烷化剂

这类药物主要通过与 DNA 的化学作用而发挥抗肿瘤效应。这些药物可形成极不稳定的烷化基团，可与许多重要有机化合物如核酸、蛋白质、氨基酸的电子富聚区相互作用。这些相互作用产生主要的细胞毒效应，使 DNA 交叉并产生单链或双链 DNA 断裂，结果导致 DNA、RNA 和蛋白质合成的抑制。

（1）氮芥：主要治疗绒癌肺转移、淋巴瘤、常见毒性骨髓抑制、恶心呕吐。

（2）环磷酰胺：主要治疗卵巢癌、乳腺癌、软组织肉瘤，常见毒性反应为骨髓抑制、膀胱炎。

（3）苯丙氨酸氮芥：主要治疗卵巢癌、乳腺癌，常见毒性反应为骨髓抑制、恶心呕吐。

（4）异环磷酰胺：主要治疗卵巢癌、宫颈癌、软组织肉瘤，常见毒性反应为骨髓抑制、膀胱炎、神经毒性、胃肠反应。

（5）替莫唑胺（temozolomide）：主要治疗黑色素瘤、转移性脑肿瘤，常见毒性反应为胃肠道反应、骨髓抑制。

（6）曲贝替定（trabectedin）：主要治疗卵巢癌，常见毒性反应为肝损伤、骨髓抑制、胃肠反应。

（二）抗生素类药物

这类药物与 DNA 的相互作用常表现为这些化合物插入 DNA 碱基对之间。另一个被认为很重要的抗肿瘤作用机制是形成可损伤 DNA、RNA 及重要蛋白质的自由基，其他效应包括金属离子螯合和改变肿瘤细胞膜特性。

（1）蒽环类（多柔比星）：主要治疗卵巢癌、子宫内膜癌、乳腺癌，常见毒性反应骨髓抑制、心脏毒性、脱发。

（2）放线菌素 D：主要治疗绒癌、卵巢生殖细胞肿瘤、软组织肉瘤，常见毒性反应为胃肠反应和骨髓抑制。

（3）博来霉素：主要治疗卵巢生殖细胞肿瘤、宫颈癌，常见毒性反应为发热、皮肤反应、肺毒性、过敏反应。

（4）丝裂霉素 C：主要治疗卵巢癌、乳腺癌、宫颈癌、常见毒性反应为骨髓抑制、胃肠反应、局部静脉炎。

（5）脂质体多柔比星：主要治疗卵巢癌、子宫内膜癌，常见毒性反应为手足综合征、骨髓抑制、口腔炎。

（三）抗代谢药物

这类药物与细胞内重要酶相互作用，导致酶失活或产生没有细胞功能的类似物。它们的结构与正常的嘌呤和嘧啶相似，或与细胞功能的正常物质相似。许多抗代谢药物作用于生物合成的不同位点，干预细胞生存的重要功能而发挥抗癌作用。

（1）氟尿嘧啶：主要治疗绒癌、宫颈癌、子宫体癌，常见毒性反应为骨髓抑制、胃肠反应、脱发。

（2）甲氨蝶呤：主要治疗绒癌、乳腺癌、卵巢癌，常见毒性反应为骨髓抑制、肝毒性、口腔炎。

（3）吉西他滨（健择）：主要治疗卵巢癌、乳腺癌，常见毒性反应为骨髓抑制。

（4）培美曲塞（pemetrexed）：主要治疗卵巢癌、恶性间皮瘤，常见毒性反应为骨髓抑制、肝肾损害。

（四）植物碱类药物

长春新碱和长春碱主要通过与细胞内重要的微管蛋白结合，特别是微管素，抑制微管组装以及纺锤体形成，导致细胞停滞在有丝分裂期。紫杉醇有独特的作用机制，与微管结合并引起微管的聚合和稳定，最终导致细胞死亡。拓扑异构酶Ⅰ抑制剂与酶 DNA 复合物结合，导致 DNA 链持久断裂和细胞死亡。

（1）长春新碱：主要治疗卵巢胚胎细胞瘤、肉瘤、宫颈癌、绒癌，常见毒性反应有神经毒性、脱发、骨髓抑制。

（2）长春瑞滨（诺维苯）：主要治疗卵巢癌、乳腺癌，常见毒性为骨髓抑制、便秘、周围神经炎。

（3）依托泊苷：主要治疗卵巢癌、绒癌、卵巢胚胎性癌，常见毒性反应为骨髓抑制、脱发。为 DNA 拓扑异构酶Ⅱ抑制剂。

（4）紫杉醇：主要治疗卵巢癌、乳腺癌、子宫内膜癌，常见毒性胃骨髓抑制、脱发、过敏反应。

（5）多西紫杉醇：主要治疗卵巢癌、乳腺癌，常见毒性反应为骨髓抑制、脱发、过敏反应、外周性水肿。

（6）紫杉醇脂质体（力扑素）：主要治疗卵巢癌、宫颈癌、子宫内膜癌，常见毒性反应为骨髓抑制、脱发。

（7）白蛋白结合型紫杉醇：主要治疗卵巢癌、宫颈癌、子宫内膜癌，常见毒性反应为骨髓抑制、脱发。

（8）羟基喜树碱：主要治疗卵巢癌、宫颈癌、绒癌，常见毒性反应为骨髓抑制、血尿。

（9）托泊替康：主要治疗卵巢癌、宫颈癌，常见毒性为骨髓抑制。

（10）伊立替康：主要治疗卵巢癌、宫颈癌，常见毒性反应为骨髓抑制、腹泻。

（五）其他分类化疗药物

铂类抗癌第二代和第三代药物已普遍应用于临床，它们的毒副反应不同。顺铂具有类似烷化剂双功能基团的作用，与细胞内亲核基团结合，主要与 DNA 链上的碱基作用，改变其正常复制模板的功能，引起 DNA 复制障碍，从而抑制癌细胞分裂。顺铂分子中的中心铂原子对其抗癌作用具有重要意义。

（1）顺铂：主要治疗卵巢癌、乳腺癌、子宫内膜癌、宫颈癌，常见毒性反应有肾毒性、耳毒性、胃肠反应、骨髓抑制。

（2）卡铂（carboplatin，CBP）：主要治疗同顺铂，常见毒性反应中的肾毒性较顺铂为低，但血液毒性较高，尤其是血小板降低较顺铂为高。

（3）奈达铂：主要治疗卵巢癌、宫颈癌，常见毒性有骨髓抑制、胃肠反应；

（4）草酸铂：主要治疗卵巢癌、宫颈癌，常见毒性反应有周围神经毒性、胃肠反应、骨髓抑制。

（5）铬铂：主要治疗卵巢癌，常见毒性有骨髓抑制、血小板减少。

（6）达卡巴嗪：主要治疗黑色素瘤、软组织肉瘤，常见毒性有骨髓抑制、胃肠反应、肝毒性。

（六）内分泌药物

（1）他莫昔芬：用于治疗子宫内膜癌、乳腺癌、卵巢癌，常见毒性反应为胃肠道反应。

（2）甲地孕酮：用于治疗子宫内膜癌、乳腺癌、卵巢癌，常见毒性反应为乳房痛、月经失调。

（3）来曲唑：用于治疗子宫内膜癌、乳腺癌、卵巢癌，常见毒性反应为胃肠道反应、头痛、骨痛。

（七）靶向药物

（1）贝伐珠单抗：用于治疗卵巢癌、宫颈癌、子宫内膜癌，常见毒性反应为高血压、蛋白尿，少见肠穿孔。

（2）奥拉帕利（olaparib）：用于治疗卵巢癌，常见毒性反应为乏力、恶心、呕吐、贫血。

（3）帕唑帕尼（pazopanib）：用于治疗卵巢癌，常见毒性反应为高血压等。

四、循证医学与个体化原则

循证医学的核心思想是任何医疗决策都应建立在新近最佳的临床科学研究证据的基础上，以保证治疗决策能够给患者带来最大益处。证据主要来源于医学文献的研究报告，特别是采用随机对照试验方法、设计合理、方法严谨的临床研究数据（随机对照试验和 meta 分析），并用统计学对新方法的临床意义进行有效的评价，但只有对大样本才能进行真正有效的评价。

临床用药必须了解药物的特性，又要考虑个体的特点。药物作用于不同个体会产生不同的反应，实施临床用药的个体化因素较多：①不同年龄的患者对药物的反应不同，由于患者的年龄差异，其新陈代谢和生理功能也有差异，对药物的敏感性也不同；②不同患者处于不同的病理状态，其对药物的反应不同，如肝肾功能不良的患者应避免使用对肝肾功能有害的药物，或减少药物剂量；③不同患者存在个体差异，对药物的反应不同；④伴随疾病影响治疗耐受性；⑤肿瘤存在异质性。

五、妇科恶性肿瘤化疗的几种类型

（一）根治性化疗

单用化疗可根治的妇科恶性肿瘤如恶性滋养细胞肿瘤、晚期患者都用联合化疗，要求足量、及时以求首次治疗成功。

（二）辅助化疗

辅助化疗是指肿瘤原发灶经手术和放疗控制后给予全身化疗其主要是针对可能存在的微转移病灶，防止肿瘤的复发、转移。

（三）新辅助化疗

对于晚期患者，在手术或放疗之前，先使用化疗，通过化疗使肿瘤缩小以利于手术或放疗，提高手术切除率，减少并发症，如卵巢癌、宫颈癌的新辅助化疗[23]。目前，宫颈癌的新辅助化疗适用于Ⅰb2期。卵巢癌的新辅助化疗用于某些ⅢC和Ⅳ期患者，横膈大块病灶，肠系膜根部大块病灶，腹膜多处斑块转移，大量胸腹水、一般情况差、不能接受手术者。但新辅助化疗的应用尚有不同意见。

（四）同期放化疗

化疗和放疗同时进行，这种化疗除可使肿瘤缩小和消灭微小转移灶外，与放疗有协同抗癌的作用，近年来已广泛应用于宫颈癌的同期放化疗，能提高疗效[24]。

（五）姑息性化疗

主要目的是减轻患者的痛苦，提高生活质量，延长患者生命，应避免因化疗而使患者的生活质量下降。

（六）研究性化疗

试验应有明确的目的、完善的计划、观察和评价方法应符合医疗道德标准（伦理委员会

通过)，并且只有在患者签署知情同意书后才可进行新药或新方案的临床试验。

六、联合化疗的原则

（一）联合化疗的目的

（1）在机体可耐受药物毒性范围内及不减量的前提下，杀死更多的肿瘤细胞。

（2）在异质性肿瘤细胞群中杀死更多的耐药细胞株。

（3）预防或延缓新耐药细胞株的产生。

（二）联合化疗的原则

（1）单药对肿瘤有效。

（2）几种药物的抗肿瘤机制不同，如细胞周期特异性药物（CCSA）和细胞周期非特异性药物（CCNSA）相配合。

（3）选药时尽可能使各药的毒性不相重叠，以提高正常组织的耐受性。

（4）选择药物的最佳剂量和方法。

七、剂量强度的概念

对于对药物敏感的肿瘤，合适的药物剂量是影响化疗疗效的主要因素。化疗药物的剂量疗效曲线多数是呈陡峭的直线状，也有开始是直线、以后变成平台型的。在临床应用中已观察到由于顾虑化疗药物的毒性作用，将药物剂量降低或化疗间隙期延长导致疗效明显下降的情况。

关于如何比较不同药物剂量的治疗效果，Hryniak 等 [25] 通过分析大量肿瘤的治疗疗效提出了剂量强度（dose intensity）的概念。所谓剂量强度是指疗程中单位时间内所给药物的剂量，均以 $mg/（m^2, w）$ 表示。相对剂量强度则是指实际给药剂量强度与一个人为的标准剂量强度之比。对于联合化疗，则可计算出几种药物的剂量强度及平均相对剂量强度。剂量强度是整个疗程中平均每周所能接受的剂量，因此，在临床化疗中，不论减少每次给药剂量或延长间隔时间，剂量强度均会降低。在临床治疗中，对于有治愈可能的患者，应尽可能采用可耐受的最大剂量强度的化疗，以保证疗效。剂量强度概念主要适用于细胞毒性药物，其他类型的治疗药物，如生物治疗药物，其疗效往往不与剂量成正比，应寻找最佳的效应剂量。

近年来，临床研究显示，周疗优于三周常规疗法，周疗对于三周疗法耐药的患者也有一定疗效。

日本 Isonishi 报道（2008 年）了紫杉醇＋卡铂周疗与传统的紫杉醇＋卡铂 3 周疗法治疗 Ⅱ～Ⅳ期卵巢上皮癌、输卵管癌、原发性腹膜癌的比较研究。传统的紫杉醇＋卡铂 3 周疗法（C-TC 组）：卡铂，血药浓度 - 时间曲线下面积（area under the curve，AUC）为 6，紫杉醇，$180 \, mg/m^2$，第 1 天，每 3 周 1 次，共 6 个疗程；紫杉醇＋卡铂周疗（dd-TC 组）：卡铂，AUC 为 6，紫杉醇，$80 \, mg/m^2$，第 1、8、15 天，每 3 周 1 次，共 6 个疗程。631 例患者入组，中位随访 29 个月，C-TC 组和 dd-TC 组患者的中位无进展生存期（PFS）分别为 17.1 个月和 27.9 个月，差异有统计学意义（$P=0.0014$）；两组 2 年总体生存率分别为 77.7% 和 83.6%，差异有统计学意义（$P=0.05$）；3～4 度贫血多见于 dd-TC 组，其他不良反应两组相仿。因此认为，对于晚期卵巢癌，TP 周疗比 TP 3 周疗法更能延长无进展生存期。

美国国家综合癌症网（the National Comprehensive Cancer Network，NCCN）将 dd-TC 方案作为晚期卵巢癌的常用方案之一 [26]。

八、给药途径

一般认为，药效为药物浓度与药物作用时间的乘积。传统的给药途径有口服、静脉或肌肉注射，一般以静脉滴注或推注最为普遍。为了提高疗效，研究不同给药途径的疗效在临床上取得很好的成果。

（一）动脉介入化疗

为了提高抗肿瘤药物在肿瘤局部的有效浓度，可用动脉内给药化疗。动脉内给药化疗对于一些器官肿瘤的确比静脉给药优越，其药物肿瘤部位首过能达到提高疗效和降低毒副作用的效果，如对于局部晚期的宫颈癌，介入化疗后肿瘤缩小，可提高手术切除率[27-28]。

（二）腹腔化疗

腹腔化疗在卵巢癌治疗中有很重要的地位，腹腔化疗是基于药物的腹膜清除较血浆清除慢进行的。由于卵巢癌播散转移主要位于腹盆腔内，腹腔化疗可以提高腹腔药物浓度并延长肿瘤与药物接触时间，从而提高治疗疗效[29-30]。

1.腹腔化疗的主要用途

（1）腹腔化疗对微小残存病灶（镜下病灶或最大径≤5 mm）最为有效。

（2）配合全身化疗进行局部加强治疗。

（3）对晚期伴有大量腹水患者进行治疗。

2.腹腔化疗的局限性

（1）腹腔化疗常引起化学性腹膜炎及腹膜粘连，影响药物在腹腔的均匀分布，影响疗效，有时产生难以忍受的腹痛。

（2）研究证明，腹腔内药物渗入肿瘤的深度仅限于1~2 mm，因此，腹腔化疗适用于微小病灶，超过此范围，则只有肿瘤对药物敏感者经反复多次给药，才能收到较好的疗效。

（三）药物的选择

腹膜对药物的吸收受药物的分子量和溶解度的影响，分子量大、溶解度低、不易快速被腹膜吸收的药物以及对腹膜刺激性小的药物适用于腹腔化疗。顺铂的分子量较大，溶解度低，是目前卵巢癌腹腔化疗的一个主要药物，常用联合方案有顺铂＋依托泊苷、顺铂＋5-氟嘧啶和顺铂＋紫杉醇。

近年来，国内外学者对腹腔化疗的价值进行了深入研究，认为对于晚期卵巢癌经满意减灭术（残存癌<1 cm）后化疗，腹腔化疗优于静脉化疗。GOG172研究表明，腹腔化疗和静脉化疗患者的中位无进展生存期分别为23.8个月和18.3个月（P=0.05），中位总生存期分别为65.6个月和49.7个月（P=0.03）。

九、靶向治疗

目前，多种靶向药物已广泛应用于临床，取得了明显疗效。不同种类的靶向药物适用于不同癌种。在妇科肿瘤中，应用最广的为血管生成抑制剂，如贝伐珠单抗、奥拉帕利、帕唑帕尼。

（一）贝伐珠单抗

2006年，Cohn报道了对10例进展性、复发性、难治性卵巢癌采用每2周1次贝伐珠单抗（10 mg/kg）和紫杉醇周疗病例。结果表明，9例患者的血CA125下降，症状（钝痛、恶心、腹水）好转。同年，Bidus报道，单用贝伐珠单抗治疗1例复发难治性分化好的浆液性内膜样卵巢癌病例、1例浆液性原发性腹膜癌病例和1例混合性浆液内膜样卵巢癌病例，

3 例患者均获得显著疗效，分别缓解了 15、15 和 22 个月。另有 MONK 报道，贝伐珠单抗单用治疗难治性卵巢癌的有效率为 16%，主要不良反应有高血压、蛋白尿、肠瘘、肌肉痛、骨关节痛、乏力等。

在两项Ⅲ期临床试验 GOG0218 和 ICON7 中，将贝伐珠单抗联合紫杉醇卡铂应用于晚期卵巢癌的一线治疗，并于化疗结束后行贝伐珠单抗维持治疗。结果显示，患者的无进展生存期均显著延长了，但总生存期未能提高。对于复发性卵巢癌，不论是铂类敏感或耐药，Ⅲ期临床试验的结果均显示，化疗联合贝伐珠单抗均能提高疗效。

有研究显示，将 484 例铂类敏感的复发卵巢癌、原发性腹膜癌或输卵管癌患者随机分为两组，研究组（贝伐珠单抗 15 mg/kg＋ 吉西他滨 ＋ 卡铂）和对照组（安慰剂 ＋ 吉西他滨 ＋ 卡铂）治疗 6 个疗程后，分别再以贝伐珠单抗和安慰剂维持治疗，直至出现疾病进展为治疗终点。随访 24 个月，研究组患者的中位无进展生存时间较对照组延长 4 个月（分别为 12.4 个月和 8.4 个月，$P<0.0001$），研究组的客观反应率高于对照组（分别为 78.5% 和 57.4%，$P<0.0001$），但总生存时间分别为 35.2 个月和 33.3 个月，差异无统计学意义（$P>0.05$）[31]。

在另一项研究中，将 361 例铂类耐药的卵巢癌患者随机分为单药组和联合组。单药组患者采用紫杉醇、托泊替康、脂质体多柔比星任意一种周疗，联合组加贝伐珠单抗，10 mg/kg，每 2 周 1 次，或 15 mg/kg，每 3 周 1 次，首要终点为无进展生存时间，次要终点为客观反应率和总生存时间。中位随访 13.9 个月，单药组 91% 的患者出现疾病进展，联合组 75% 的患者出现疾病进展，联合组患者的无进展生存时间比单药组患者明显延长（分别为 6.7 个月和 3.4 个月），两组患者的客观反应率分别为 27.3% 和 11.8%（$P=0.001$），总生存时间分别为 16.6 个月和 13.3 个月，差异无统计学意义（$P>0.05$）[32]。

一项Ⅲ期随机研究将复发难治性或转移性宫颈癌患者分为两组，一组接受紫杉醇卡铂化疗 ＋ 贝伐珠单抗，另一组接受单纯化疗，结果显示，贝伐珠单抗联合化疗能将患者的总生存时间延长 3.7 个月（分别为 17.0 个月和 13.3 个月）。

GOG 一项临床研究结果显示，贝伐珠单抗对复发子宫内膜癌有一定的疗效，总缓解率为 13.5%。紫杉醇 ＋ 卡铂 ＋ 贝伐珠单抗 6 个疗程，再用贝伐珠单抗维持治疗，能提高总生存率。

有研究显示，贝伐珠单抗单药联合体外照射治疗 15 例复发性子宫内膜癌，结果患者的 1 年和 3 年无进展生存率分别为 80% 和 67%；1 年和 3 年总生存率分别为 93% 和 80%，提示贝伐珠单抗联合放疗对复发性子宫内膜癌患者控制局部肿瘤有一定的疗效。

（二）奥拉帕利

奥拉帕利（olaparib）是一种 PARP 抑制剂。一项多中心研究显示，在 BRCA 基因突变铂类敏感复发的高级别浆液性卵巢癌患者中，奥拉帕利维持治疗组与对照组相比显著延长了无进展生存时间（分别为 11.2 个月和 4.3 个月，$P<0.001$）。2016 年，美国临床肿瘤协会（the American Society of Clinical Oncology，ASCO）报道，将 265 例铂类敏感复发浆液性卵巢癌患者在接受以铂类为基础的化疗后随机分为奥拉帕利组（奥拉帕利 400 mg，每日 2 次）和对照组（安慰剂），研究结果显示，两组的总生存期分别为 34.9 个月和 30.2 个月，提示奥拉帕利维持治疗能明显延长患者的总生存时间，特别是对于具有 BRCA1/2 突变患者。

Domchek 等[33] 报道，奥拉帕利单药治疗复发性携带 BRCA1/2 基因突变卵巢癌患者 137 例，结果显示，客观反应率为 34%（46/137），中位缓解时间为 7.9 个月；铂类耐药患者的客观反应率为 30%，铂类敏感和铂类耐药组患者的中位客观缓解相似（8.2 个月对 8.0 个月）。

（三）帕唑帕尼

帕唑帕尼（pazopanib）是一种小分子的酪氨酸酶抑制剂。Ⅲ期临床研究结果显示，在一线化疗缓解后加用帕唑帕尼维持治疗的试验组与对照组相比，可增加患者的无进展生存时间（分别为 17.9 个月和 12.3 个月）。2015 年，NCCN 建议，在 Ⅱ～Ⅳ期卵巢癌一线化疗缓解后加帕唑帕尼维持治疗（2B 类证据）。

Pignata 等 [34] 报道，对 37 例耐药性卵巢癌患者采用紫杉醇周疗＋帕唑帕尼治疗，并以 37 例单纯紫杉醇周疗患者作为对照，随访 16.1 个月，联合组患者的中位无进展生存时间长于单药组（分别为 6.35 个月和 3.49 个月，P=0.002）。

十、常用化疗方案

（一）恶性滋养细胞肿瘤

1. Ⅰ期（无转移）和低危组（FIGO 评分≤4 分）可用单药或联合化疗

（1）甲氨蝶呤	$14～16 \ mg/m^2$ ivgtt	第 1～5 天	每 2 周重复
（2）放线菌素 D	$300 \ \mu g/m^2$	ivgtt	第 1～5 天	每 2 周重复
（3）MTX-CF				

甲氨蝶呤（MTX）	1 mg/kg	im	第 1、3、5、7 天	每 2 周重复
甲酰四氢叶酸钙（CF）	0.1 mg/kg	im	第 2、4、6、8 天	

2. Ⅱ～Ⅲ期和 FIGO 评分＜6 分的患者

（1）甲氨蝶呤	$14～16 \ mg/m^2$	ivgtt	第 1～5 天	每 3 周重复
放线菌素 D	$300 \ \mu g/m^2$	ivgtt	第 1～5 天	

（2）5- 氟尿嘧啶	$750～800 \ mg/m^2$ ivgtt	第 1～5 天	每 3 周重复
放线菌素 D	$300 \ mg/m^2$	ivgtt	第 1～5 天	

3. Ⅳ期和 FIGO 评分≥7 分的患者

（1）5- 氟尿嘧啶＋放线菌素 D 为主，配合多种药，多途径化疗

（2）EMA-CO（EMA-EP）方案

EMA 方案

第 1 天	春雷霉素	500 μg +5% 葡萄糖	200 ml	ivgtt	1 h
	依托泊苷	$100 \ mg/m^2$＋生理盐水	300 ml	ivgtt	1 h
	甲氨蝶呤	$100 \ mg/m^2$＋生理盐水	30 ml	iv	
	甲氨蝶呤	$200 \ mg/m^2$＋生理盐水	1 000 ml	ivgtt	12 h
第 2 天	春雷霉素	500 μg +5% 葡萄糖	200 ml	ivgtt	1 h
	依托泊苷	$100 \ mg/m^2$＋生理盐水	300 ml	ivgtt	1 h
	甲酰四氢叶酸钙	15 mg＋生理盐水	4 ml	im	Q12 h×4（自静注甲氨蝶呤开始计算，24 h 后应用）

CO（EP）方案

第 8 天	长春新碱	$1 \ mg/m^2$＋生理盐水	30 ml	iv	
	环磷酰胺	$600 \ mg/m^2$＋生理盐水	50 ml	iv	
或					
	依托泊苷	$150 \ mg/m^2$＋生理盐水	300 ml	ivgtt	

　　　　顺铂　　　　75 mg/m² ＋生理盐水　　　　　　300 ml　　　ivgtt（水化）
第 15 天开始下一个疗程。
（3）MOMK（MOFK）

甲氨蝶呤	14～16 mg/m²	ivgtt	第 1～5 天
或			
5- 氟尿嘧啶	750～800 mg/m²	ivgtt	第 1～5 天
放线菌素 D	300 μg/m²	ivgtt	第 1～5 天
长春新碱	1.4 mg/m²	iv	第 1 天
氮芥	3 mg/m²	iv	第 1、3、5 天

每 3 周重复

（二）卵巢上皮癌

Ⅰa 或Ⅰb　　G1　　观察
　　　　　　　G2　　观察或紫杉醇联合卡铂（TP）方案 3～6 个疗程
Ⅰa 或Ⅰb　　G3
Ⅰc　　　　　G1～3　　TP 方案 3～6 个疗程

Ⅱ～Ⅲ期　行肿瘤细胞减灭术后残癌＜1 cm 者，给予腹腔化疗配合静脉化疗或静脉 TP
　　　　　方案 6～8 个疗程。

化疗方案选择

1. 紫杉醇	135 mg/m²	ivgtt	第 1 天
＋顺铂	75～100 mg/m²	ip	第 2 天
＋紫杉醇	60 mg/m²	ip	第 8 天
2. 紫杉醇	175 mg/m²	ivgtt	＋卡铂　AUC　5.0～6.0 ivgtt 第 1 天
3. 多西他赛	60～75 mg/m²		＋卡铂　AUC　5.0～6.0 ivgtt 第 1 天
4. 紫杉醇	80 mg/m²	第 1、8、15 天	＋卡铂　AUC　5.0～6.0 ivgtt 第 1 天
5. 紫杉醇	60 mg/m²		＋卡铂　AUC　2　ivgtt 第 11 天，每周 3 次，共 18 次

（三）宫颈癌

1. 紫杉醇	175 mg/m²	＋顺铂	75 mg/m²	ivgtt	第 1 天
2. 紫杉醇	175 mg/m²	＋卡铂	AUC 5.0～7.5	ivgtt	第 1 天
3. 托泊替康	1～1.5 mg/m²	＋顺铂	20～25 mg/m²	ivgtt	第 1～3 天
4. 吉西他滨	800～1 000 mg/m²	＋顺铂	40 mg/m²	ivgtt	第 1、8 天
5. 异环磷酰胺	1 200 mg/m²	ivgtt	第 1～3 天（用美司钠保护）		
顺铂	20～25 mg/m²	ivgtt	第 1～3 天		

（四）子宫内膜癌

1. 表柔比星	50～60 mg/m²	ivgtt	＋顺铂	50～60 mg/m²	ivgtt 第 1 天
2. 紫杉醇	175 mg/m²		＋卡铂	AUC 5.0～7.0	ivgtt 第 1 天
3. 表柔比星	40 mg/m²		＋顺铂	60 mg/m² ＋紫杉醇 150 mg/m² 第 1 天	

（蔡树模）

参考文献

[1] Hertz R, Li M C, Spencer D B. Effect of methotrexate therapy upon choriocarcinoma and chorioadenoma. Proc Soc Exp Biol Med, 1956, 93 (2): 361-366.

[2] Hertz R, Lipsett M B, Moy R H. Effect of Vincaleukoblastine on metastatic choriocarcinoma and related trophoblastic tumors in women. Cancer Res, 1960 (20): 1050-1053.

[3] Ross G T, Stolbach L L, Hertz R. Actinomycin D in the treatment of methotrexate-resistant trophoblastic disease in women. Cancer Res, 1962 (22): 1015-1017.

[4] 宋鸿剑, 夏宗馥, 吴葆桢, 等. 20年806例绒癌和恶性葡萄胎化学治疗经验总结. 中华妇产科杂志, 1979, 14(4): 255.

[5] Caldas C, McGuire W P, 3rd. Paclitaxel (Taxol) therapy in ovarian carcinoma. Semin Oncol. 1993, 20 (4 Suppl 3): 50-55.

[6] 蔡树模, 汤洁, 范建玄, 等. 紫杉醇治疗难治性卵巢癌和输卵管癌的临床疗效: 附30例分析. 中华肿瘤杂志, 1995 (2): 135-138.

[7] 蔡树模, 汤洁, 范建玄, 等. 紫杉醇(泰素)治疗耐药性妇科癌症的临床报告. 肿瘤, 1995 (6): 444-448.

[8] ten Bokkel Huinink W, Gore M, Cavmichael J, et al. Topotecan versus paclitaxel for The treatment recurrent epithelial ovarian cancer. J Clin Oncol, 1997, 15 (6): 2183-2193.

[9] Shapiro J D, Millward M J, Rischin D, et al. Activity of gemcitabine in patients with advanced ovarian cancer: response seen following platinan and paclitaxel. Gynecol Oncol, 1996, 63 (1): 89-93.

[10] Ozols R F. The role of Gemcitabine in the treatment of ovarian cancer. Semin Oncol, 2000, 27(1 Suppl 2): 40-47.

[11] Mutch D G, Orlando M, Goss T, et al. Randomized phase III trail of gemcitabine compared with pegylated liposomal doxorubicin in patients with platinum-resistant ovarian cancer. J clin Oncol, 2007, 25 (19): 2811-2818.

[12] Burger R A, Brady M F, Bookman M A, et al. Incorporation of bevacizumab in the primary treatment of ovarian cancer. N Engl J Med, 2011, 365 (26); 2473-2483.

[13] 蔡树模, 王荣业, 丁亚琴, 等. 绒毛膜癌和恶性葡萄胎的综合治疗. 上海医学, 1980 (11): 19-23, 61-62.

[14] 蔡树模, 王荣业, 丁亚琴, 等. 晚期绒毛膜癌的综合治疗: 附60例分析. 中华肿瘤杂志, 1986 (6): 470-473.

[15] 蔡树模, 王荣业, 李子庭, 等. 绒癌脑转移的放射治疗13例临床分析. 上海医学, 1987 (11): 645-648.

[16] Bagshawe K D. Treatment of high-risk Choriocarcinoma. J Reprod Med, 1984, 29 (11): 813-820.

[17] 黄惠芳. 卵巢内胚窦瘤的联合化疗. 中华妇产科杂志, 1995, 30 (5): 265-269.

[18] 张容, 洪婉君, 刘丽彩, 等. 卵巢恶性生殖细胞肿瘤的治疗: 附233例临床分析. 中华肿瘤杂志 1998, 20 (2): 155.

[19] Williams S, Blessing J A, Liao S Y, et al. Adjuvant therapy of ovarian germ cell tumors with cisplatin, etoposide, and bleomycin: a trial of the Gynecologic Oncology Group. J Clin Oncol, 1994, 12 (4): 701-706.

[20] Lissoni A, Gabriele A, Gorga G, et al. Cisplatin, epirubicin-and paclitaxel-containing chemotherapy in uterine adenocarcinoma. Ann Oncol, 1997, 8 (10): 969-972.

[21] Long H J, 3rd, Bundy B N, Grendys E C, Jr, et al. Randomized phase III trial of cisplatin with or without to potecan in carcinoma of the uterine cervix: a Gynecologic Oncology Group study. J Clin Oncol, 2005, 23 (21): 4626-4633.

[22] 蔡树模, 汤洁, 黄啸, 等. 晚期卵巢癌(ⅢC/Ⅳ期)术后3步化疗法: 附15例分析. 中国癌症杂志, 2013, 23 (12): 980-983.

[23] Sardi J E, Girroli A, Sananes C, et al. Long-term follow-up of the first randomized trial using neoadjuvant chemotherapy in stage Ib squamous carcinoma of the cervix: the final results. Gynecol Oncol, 1997, 67 (1): 61-69.

[24] Peters W A, 3rd, Liu P Y, Barrett R J, 2nd, et al. Concurrent chemotherapy and pelvic radiation therapy compared with pelvic radiation therapy alone a sadjuvant therapy after radical surgery in high-risk early-stage cancer of the cervix. J Clin Oncol, 2000, 18 (18): 1608-1613.

[25] Hryniuk W M. Average relative dose intensity and the impact on design of clinical trials. Semin Oncol, 1987, 14 (1): 65-74.

[26] Katsumata N, Yasuda M, Yakahashi F, et al. Dose-dense paclitaxel once a week in combination with carboplatin every 3 weeks for adranced ovarian cancer: a phase 3, open-label, randomized controlled trial. Lancel, 2009, 374 (9698): 1331-1338.

[27] 谭道彩. 动脉插管化疗配合根治术治疗稍晚期宫颈癌. 癌症, 1982 (2): 115-117.

[28] 成文彩, 蔡桂如, 顾美皎, 等. 髂内动脉插管化疗提高妇科恶性肿瘤疗效的探讨. 中华妇产科杂志, 1992 (6): 387.

[29] Markman M, Bundy B N, Alberts D S, et al. Phase III trial of standard-dose intravenous cisplatin plus paclitaxel versus moderately high-dose carboplatin followed by intravenous paclitaxel and intraperitoneal cisplatin in small-volume stage III ovarian carcinoma: an intergroup study of the Gynecologic Oncology Group, Southwestern Oncology Group, and Eastern Cooperative Oncology Group. J Clin Oncol, 2001, 19 (4): 1001-1007.

[30] Armstrong D K, Bundy B, Wengel L, et al. Intraperitoneal cisplatin and paclitaxel in ovarian cancer. N Engl J Med, 2006, 354 (1): 34-43.

[31] Aghajanian C, Blank S V, Goff B A, et al. OCEANS: a randomized, double-blind, placebo-controlledphase III trial of chemotherapy with or without bevacizumabinpatientswithplatinum-sensitiverecurrentepithelialovarian, primary peritoneal, or fallopian tube cancer. J Clin Oncol, 2012, 30 (17): 2039-2045.

[32] Pujade-Lauraine E, Hilpert F, Weber B, et al. Bevacizumab combined with chemotherapy for platinum-resistant recurrent ovarian cancer: the AURELIA open-label randomized phase III trial. J Clin Oncol, 2014, 32(13): 1302-1308.

[33] Domchek S M, Aghajanian C, Shapira-Frommer R, et al. Efficacy and safty of olaparib monotherapy in germline BRCA1/2 mutation carriers with advanced ovarian cancer and three or more line of prior therapy. Gynecol Oncol, 2016, 140 (2): 199-203.

[34] Pignata S, Lorusso D, Scambia G, et al. Pazopanib plus weekly paclitaxel versus weekly paclitaxel alone for platinum-resistant or platinum-refractory advanced ovarian cancer (MITO 11): a randomised, open-label, phase 2 trial. Lancet oncol, 2015, 16 (5): 561-568.

第 *18* 章　妇科恶性肿瘤的综合治疗

一、综合治疗的概念

手术、放疗、化疗是妇科肿瘤治疗的基本方法，单一的治疗方法对于一些妇科肿瘤虽然取得了不错的疗效，如宫颈癌放疗总的 5 年生存率达到 40%～60%，宫颈癌Ⅰ～Ⅱa 期手术的 5 年生存率达到 80%～90%，恶性滋养叶细胞化疗死亡率已由 90% 以上降低至 10%。但是，要靠单一的手段进一步提高疗效并非易事。因此，大家把提高疗效的希望寄托于综合治疗，并认为综合治疗是临床治疗的发展方向。综合治疗的确提高了一些妇科肿瘤的疗效，如医科院肿瘤医院的一项研究报告 [1]，子宫内膜癌Ⅰ、Ⅱ期单纯手术 5 年生存率分别为 83.1% 及 82.0%；单纯放疗为 62.5% 及 62.7%，而腔内全量放疗＋子宫切除术±体外照射为 96.5% 及 90.9%。而且阴道残端复发率及并发症均低。1999—2000 年，美国连续发表了 5 篇有关宫颈癌同期放化疗的报告，各期死亡风险降低了 30%～50%，5 年生存率提高了 9%～18%[2-3]。综合治疗是当前肿瘤治疗的热点，应用颇为广泛，但也存在不少问题。本节强调综合治疗的概念和一些临床上常碰到的原则性问题，甚至是误区。

综合治疗不是将几种根治性治疗方法叠加，盲目的多种治疗会造成过度治疗，对患者并无好处。肿瘤专家多次强调，综合治疗是指以患者的具体状况、肿瘤的病理类型、侵犯范围和发展趋势，有计划、合理地应用现有的治疗手段，以期较大幅度地提高治愈率，改善患者的生存质量。可见进行综合治疗并不简单，其核心意义有三点：首先，综合治疗的目的明确，即提高生存率，改善患者的生活质量；其次，要有根据，即要以患者和肿瘤的具体情况为依据；最后，方法要得当，要有计划和合理，应当有适应证。

二、综合治疗的方式

（一）手术前的放疗和化疗

手术前的放疗和化疗主要是为了缩小肿瘤体积和保留正常生理功能。

缩小肿瘤体积有利于手术切除及降低肿瘤细胞的活力，从而减少术中肿瘤播散及术后复发转移的风险。如外生型大的Ⅰb2、Ⅱa2 期宫颈癌术前放疗或新辅助化疗可缩小肿瘤体积，有利于子宫旁及阴道旁的切除和抑制肿瘤细胞的活性，从而减少手术后转移灶的形成 [4]。

保留正常生理功能有利于改善生活质量，减少并发症。累及尿道及肛门口的外阴癌术前放疗可保留排便功能；大面积的外阴癌术前放疗可缩小病灶，有利于伤口的愈合；子宫内膜癌先行腔内放疗、再行筋膜外子宫切除术，再根据探查情况决定是否行术后放疗，有助于避免术后照射的盲目性，提高生存率，降低并发症发生率和阴道残端的复发率。

术前化疗是新辅助化疗的一种。对晚期（Ⅲ、Ⅳ期）卵巢癌实施新辅助化疗，可改变盆腹腔肿瘤的情况，有利于手术进行，减少术中出血，降低切除脏器可能性和手术相关并发症发生率，提高理想的减瘤术概率，对无瘤生存和总生存没有影响[5-6]。

（二）放疗前化疗

放疗前化疗也属新辅助化疗，近年来多认为意义不大，但也有报道好于单纯放疗。

（三）术后放疗

术后放疗有助于清除手术可能残留的病灶，有明显预后不良因素者术后盆腔照射，有利于减少复发和提高疗效。对明显的肿瘤残存病灶，应用适形调强技术，局部已能达到 60 Gy 的剂量，可减少手术后的粘连导致严重并发症。乳腺癌的所谓的"小手术，大放射"的方法可保留女性乳房，提高生活质量。

（四）术后化疗

特别是对于有盆外转移和盆外潜在转移者以及恶性程度高且易血行转移的肿瘤患者，术后化疗应予以考虑。术后化疗是卵巢癌治疗的常规方法。

（五）同步放化疗

同步放化疗主要是协同两者的抗癌作用，同时提高放疗的敏感性。同步放化疗是近年来宫颈癌治疗的热点，多数报道均显示提高了疗效（包括术后同步放化疗），但国内外也均有相反意见。

（六）放疗后手术

对子宫颈体积大的肿瘤、桶状宫颈癌早有报道，全量放疗后予以筋膜外子宫切除术是一种好的选择[7]。对放疗后中心性复发，筋膜外子宫切除术仍有颇高的 5 年生存率且并发症发生率不高[8-9]。

第二节　妇科恶性肿瘤综合治疗存在的问题

一、过度治疗

目前综合治疗越来越被大家所重视，随之而来的是出现了过度治疗问题，所谓过度治疗如下所述。

（一）治疗超出病变的范围

对于早期肿瘤，由于肿瘤较为局限，单一手段的区域治疗即可达到满意疗效，不需要扩大治疗范围或再增加其他治疗，如 I a 期（FIGO2009，内膜及≤1/2 肌层受侵）子宫内膜样腺癌，高或中分化，对这样的患者施行广泛性子宫切除术 + 盆腔及主动脉淋巴结清扫已有过之，术后还给予 6~8 个疗程的化疗显然是一种过度治疗，而且扩大治疗范围并不能增进生存结果。国内也已有几个单位报道，对早期子宫内膜癌进行淋巴结清扫没有意义。再如，对于一些早期肿瘤，给予新辅助化疗，根治术后又给予 6 个疗程的全身化疗，就是将一个局部问题扩大到全身。对于卵巢交界瘤，手术后一般不给予化疗，其对化疗也并不敏感，增加化疗只会增加化疗副反应，患者不能从中受益。关于目前中晚期宫颈癌同步放化疗问题，虽然多数研究结果证实可以提高 5 年生存率，降低死亡风险，但国内及国外都有不同的报道。对各种不同期别、不同情况均给予放化疗同步治疗甚至作为常规治疗方法，对于相当多的早期患者而言并无必要，且不论对生存率的影响，并发症的问题也是必须注意的。2005 年，Kirwah 对 19 组资料进行了 meta 分析，对 1 766 例同步放化疗与单纯放疗病例进行了比较，结果表明，Ⅲ、Ⅳ级 WBC 下降增加 2 倍（OR 为 2.15，$P<0.001$），Ⅲ、Ⅳ级 PLT 下降增加

3 倍（OR 为 3.14，$P \approx 0.005$），胃肠道反应增加 2 倍（OR 为 1.92，$P < 0.001$）。

（二）两种甚至多种根治性方法的盲目叠加

肿瘤的综合治疗并不是几种根治性治疗方法的叠加，这样的治疗方法是要尽量避免的，否则会给患者带来极大痛苦，甚至失去生命。

Nelson 报道[10]，宫颈癌放疗后再行根治性手术其并发症发生率高达 17.5%，而放疗 + 保守性筋膜外子宫切除术的并发症发生率为 7.4%，提示为减少并发症发生率，根治性放疗后应避免进行根治性手术。Rutledge[7] 报道了 44 例放疗后复发或病灶持续存在行手术治疗病例，第一组 13 例为 Ⅰb ~ Ⅱa 期行根治性腹式或阴式子宫切除术病例，并发症发生率为 31%；第二组 20 例为晚期病变行根治性手术，主要并发症发生率为 50%，第三组 8 例行扩大的 Wertheim 手术，包括侵及膀胱或子宫旁，并发症发生率为 75%，其中 2 例死亡，瘘发生率为 26%。有这样高的并发症发生率甚至患者死亡，这样的治疗方法优点何在呢？

临床上更为常见的情况是，所有癌手术病例，不分具体情况，手术后一律放化疗，结果是，生存期未增加，并发症严重，患者人财两空。

（三）所谓的为预防肿瘤复发而采取的对身体有害的治疗

对于治疗后无特殊情况，无任何肿瘤迹象，甚至是获得根治治疗的早期患者，为"预防"肿瘤复发而行预防性放疗或化疗，可造成免疫力下降，生活质量下降，生活不幸福，甚至复发或出现第二种肿瘤。

（四）在宁左勿右的治疗思想指导下的治疗计划

人们对肿瘤恐惧，错误地认为肿瘤意味着死亡，要避免肿瘤的发生，应将其消灭于癌前阶段，于是对 CIN 均予以治疗。CIN Ⅲ 有原位癌之称，于是对其实施了广泛性子宫切除术 + 盆腔淋巴结清扫。曾碰到一位舞蹈演员，患了早期子宫内膜癌，做了根治手术，又做了根治放疗，虽然生命保全，但艺术生命却提前结束。

二、"补漏"治疗不是综合治疗

这也是临床常见的，不遵循手术指证，不应该手术的也手术了，如宫颈癌 Ⅱb 期、Ⅲ 期，造成手术切不净，想以术后放疗来弥补，这是不现实的，这样做改变不了患者的预后，而且复发会更快，患者更痛苦。肿瘤的初始治疗最为重要，综合治疗不能弥补初始治疗的错误。要避免"补漏"治疗，则应在治疗开始之前依患者及肿瘤的具体情况研究制订适当的治疗方案。

三、综合治疗方案要考虑生活质量

随着国民经济的发展、人们素质的提高以及医疗卫生条件的改善，早期患者增多，治愈率提高，而且近年来年轻女性的肿瘤患病率增高，恶性肿瘤患者疗后的生存期延长，特别是年轻女性，疗后还有很长的路要走，因此，在制订综合治疗方案时，必须考虑治疗对生活质量的影响。要让肿瘤患者治好了病，活着幸福。要摒弃"好死不如赖活着"的陈旧观念。只知治疗肿瘤，不考虑生活质量是当今治疗的误区，应当切实注意。

综合治疗是当前肿瘤治疗的热点，是大家所关注的，但若陷入误区，也会影响患者的生存，使疗后生活质量降低、治疗费用增加，给社会、家庭及患者本人造成很大不利。综合治疗有成绩，但仍有很多具体问题存在，如理想的综合治疗模式尚需探索，尚存在困惑和矛盾，一些较深层次问题目前不好解决。当前所谓的多学科治疗（MDT）、转化医学、精准治疗是热点，这就是我们以前强调的多学科治疗。实验室与临床相结合的观点，又给我们的综合治疗增加了深度和广度（如分子生物学、遗传等的信息），也让我们更明确了前进的方向 。

（白　萍）

参考文献

[1] 孙建衡,盛修贵,周春晓. Ⅰ期、Ⅱ期子宫内膜癌治疗方法评价. 中华妇产科杂志, 1997, 32 (10): 601-604.

[2] Rose P G, Bundy B N, Watkins E B, et al. Concurrent cisplatin-based radiotherapy and chemotherapy for locally advanced cervical cancer. N Engl J Med, 1999, 340 (15): 1144-1153.

[3] Morris M, Eifel P J, Lu J, et al. Pelvic radiation with concurrent chemotherapy compared with pelvic and para-aortic radiation for high-risk cervical cancer. N Engl J Med, 1999, 340 (15): 1137-1143.

[4] 蔡树模. 妇科恶性肿瘤的综合治疗//孙建衡. 妇科恶性肿瘤继续教育教程. 北京: 中国协和医科大学出版社, 2007: 40-47.

[5] Kehoe S, Hook J, Nankivell M, et al. Primary chemotherapy versus primary surgery for newly diagnosed advanced ovarian cancer (CHORUS): an open-label, randomized, controlled, non-inferiority trial. Lancet, 2015, 386 (9990): 249-257.

[6] Fagotti A, Ferrandina G, Vizzielli G, et al. Phase Ⅲ randomized clinical trial comparing primary surgery versus neoadjuvant chemotherapy in advanced epithelial ovarian cancer with high tumour load (SCORPION trial): Final analysis of peri-operative outcome. Eur J cancer, 2016 (59): 22-33.

[7] Rutledge S, Carey M S, Prichard H, et a1. Conservative surgery for recurrent or persistent carcinoma of the cervix fo11owing irradiation: is exenteration always necessary ? Gyneco1 Oncol, 1994, 52 (3): 353-359.

[8] 白萍,李晓江,俞高志,等.妇科肿瘤全量放疗后手术82例分析.肿瘤学杂志, 2005 (12): 366-370.

[9] 白萍,马莹,李巍,等.宫颈癌全量放疗后局部肿瘤未控或中心性复发患者的手术治疗. 中华肿瘤杂志, 2010 (32): 52-55.

[10] NelSon A J, F1etcher G H, Wharton J W. Indications for adjunctive conservative extrafascial hysterectomy in selected cases of carcinoma of the Uterine cervix. Am J Roentgenol, 1975, 123 (1): 91-99.

第*19*章 妇科恶性肿瘤患者的转诊及疗后随诊

第一节 妇科恶性肿瘤患者的转诊

妇科肿瘤患者首诊多数是在妇科门诊和妇幼保健医疗单位，或由常规体检发现。有的检查后可确诊为癌症，有的可拟诊为癌症。此时，首诊单位应评估自己的条件（包括个人的技术水平和设备），迅速对患者的下一步处置做出安排。因首诊单位条件所限，难以做进一步的检查及治疗，应将患者转诊至肿瘤医院或妇科肿瘤治疗中心及有条件的医院。肿瘤患者的预后与首次治疗有直接关系。第一次治疗不当，后果往往难以补救。

对于一个医疗单位是否具有处置妇科恶性肿瘤的条件，首先是要看医师的技术和经验。发达国家有妇科肿瘤医师这种专科医师，但取得这种专科医师执照的医师并不多，因为需要这种专科医师经过严格的培训和考核。一般的妇科大夫是不被认为有资格处置妇科恶性肿瘤患者的。妇科肿瘤医师要具备多学科知识，能够按处置肿瘤的原则来决定患者的合理治疗。中国目前尚无肿瘤专科医师认证制度，但仍可对有资质的医师从其受培养的背景以及处置肿瘤患者的技术、经验和学识来评估。如对于宫颈癌根治术，我们可以从其对手术指征的掌握、切除子宫旁组织的宽度和淋巴结的数量、手术并发症以及治疗结果来评估。我们一再强调，看一个人的技术水平，不是仅限于看他（她）能否实施某项技术，而是看结果。而看一个医疗单位的水平，不仅要看个人水平，还要看其整体水平，要看这个单位的队伍，这不限于有一支强的手术队伍，还要有熟悉其他治疗手段的技术人员（如放疗）或具有妇科知识和专业基本功的合作者，他们对妇科肿瘤的处置原则有共同的认知和临床经验。此外，还要有强有力的细胞病理科和影像科。

至于说到设备，对于一个有能力处置妇科肿瘤的科室而言，应有阴道镜、宫腔镜。所属单位应有 B 超、CT 或 MRI，特别是要有远距离放疗设备（加速器、^{60}Co 机）及近距离后装治疗机。放疗在妇科恶性肿瘤的治疗中具有重要地位，在根治治疗、综合治疗、姑息治疗中都有其价值。有无放疗设备和有无能正确使用放疗设备的医师是判断一个医疗单位能否全面、合理治疗妇科肿瘤患者的重要标志。

当某个医疗单位发现妇科肿瘤患者或拟诊妇科肿瘤时，若无条件进一步处置，应将其所有检查资料，如临床资料（包括处置经过）、病理切片（活检等）、影像学资料，交给转诊医院，以有利于患者的进一步处置。

当某个医疗单位对患者已经进行了一些治疗但出现问题时，如手术中发现诊断与术前不符、手术未能切除或未能切净，需要转院治疗时，应将手术前后的有关重要资料交转诊医院；对手术残存的肿瘤应仔细标明肿瘤部位（可在术中留下标志），对完成手术的患者应将手术探查情况、切除组织的详情（包括范围、切除淋巴结数量）、病理报告（包括病理切片）在转诊的同时交转诊医院。对于已经做过放疗的患者，当某个医疗单位因设备问题（如有体外照射设备而无腔内治疗设备），或经验不足对放疗过程中出现的问题难以处理而需转院治疗时，应将治疗前盆腔检查图附上，所做的计划设计、放疗机、射线的质、治疗方法（如常规照射野、等中心、3DCRT、IMRT）、野的大小及标志、分割、已给予的肿瘤受量均应详细、明确；对于已行后装治疗的患者，应详细介绍机型、后装前的子宫颈局部情况（病变大小、子宫颈阴道部长度）、消除量、A 点剂量等，这些对于患者的下一步的合理治疗极为重要。

要特别强调的是，恶性肿瘤的治疗在同一医院进行最为恰当。不具有条件的医院，不应尝试进行治疗，以免对以后的治疗造成困难。前面已经提到，首次治疗是治疗的关键。医师对肿瘤患者的治疗方案的确定，是以治疗开始前的情况为根据的，临床的分期也是疗前确定的，以后不能更改。

第二节　妇科恶性肿瘤患者的疗后随诊

恶性肿瘤患者疗后均应随诊。目前肿瘤的治疗方法，如手术、放疗、化疗、综合治疗，都有一定的局限性。总的说来，约有 50% 的患者得不到彻底治愈，疗后一定时间，肿瘤有可能出现复发或转移。放疗作用在完成治疗之后会持续一段时间，治疗结束时通常难以确定肿瘤是否得以控制。每种治疗方案都有一定的副作用，疗后一段时间会出现并发症，且并发症出现的时间可在疗后数月乃至数年，如放射性直肠炎疗后 9 个月到一年半为发病高峰时间，放射性膀胱炎可于疗后数年出现。疗后患者生活质量也一直是当今关注重点之一，所以肿瘤患者疗后必须随诊。疗后随诊可了解患者存在的问题，并给予相应的处置和指导。不同肿瘤、不同治疗方法、不同疗后时间的随诊内容有相同之处，也有不同之处。

一般而言，首次随诊在出院 1 个月内进行较为合适。对手术而言，出院近 1 个月时与手术直接有关的问题均已出现；对放疗而言，停止放疗近 1 个月时，比放疗刚结束时更易于判断治疗剂量是否合适，是否需增加剂量。首次随诊应包括一般问诊和常规体检；了解患者有何不适；对于手术患者，要关注其手术伤口，根治术后要注意患者盆壁处是否有淋巴囊肿；对于放疗患者，要注意其后续的放疗反应，特别是直肠、膀胱的有关症状。首次随诊一般不做三合诊盆腔检查，但应做阴道窥视，并可行直肠指检。对手术病例还要检查其阴道伤口的愈合情况，缝线是否吸收，阴道内有无液体；需行指检时，注意其盆底是否有陈旧血肿或积液；对放疗病例要检查其子宫颈局部的放射反应，白膜情况，子宫颈大小，与治疗结束时相比子宫颈是否进一步缩小，是否有直肠水肿，指套是否有血迹等，并根据情况做血尿常规检查。对子宫癌患者，疗后首次随诊除 B 超外，一般不做 CT、MRI 检查，因放疗作用尚在，对肿瘤判断意义不大。对卵巢癌尚需另一疗程化疗者的随诊，则需进行血生化及有关标志物检查。首次随诊根据具体情况决定下一步处理意见，告知下次随诊时间。一般而言，疗后 1 年内，若无特殊情况，可 3 个月随诊一次。伤口未愈合者暂不能进行性生活。

手术后首次随诊发现残端异常，可做细胞学或病理活检，但这对放疗后意义不大，因放射后细胞出现放射反应，异于正常细胞，常被误认为癌细胞，因此不能以此作为判断未控的依据。一般认为 3 个月后这类检查才有意义。临床医师要根据临床检查、剂量分析和经验做出判断。

子宫内膜癌放疗后首次随诊，应探查子宫腔深度。子宫腔仍深于正常者尚难说明肿瘤未控，应扩子宫颈管，保持颈管通畅。疗后 3 个月若子宫腔仍深，应取子宫腔组织进行病理检查（或在宫腔镜下取组织）。

随诊中除常规妇科检查外，还可依病种可做肿瘤标志物检查，并可按具体需要做 B 超、

CT、MRI 乃至 PET 检查，若随诊无特殊异常，随着疗后时间延长，随诊间隔可逐渐延长；疗后 2 年，可 3~6 个月一次；疗后 3 年可 6 个月一次；治疗 5 年后，可每年一次。若为外地患者，不能来院随诊时可在当地检查并将结果寄回，保持联系。

　　对随诊过程中发现的问题，要综合分析，全面评估，不可单凭某项检查的异常而轻易地下结论而轻率处置；一旦确诊为肿瘤，则应及时处置。

　　随诊时应对患者疗后生活予以关怀和指导，如工作、社会活动、心理、康复、性生活、阴道冲洗，并告知可能发生的并发症及其预防；特别应告诫患者，对于出现的问题，不应随便处理，例如，出现放射性直肠炎时，要避免对直肠进行活检，因为阴道直肠瘘的发生常是由直肠活检部位伤口不愈发展而来的。

　　疗后随诊是肿瘤临床的重要内容，有随诊才有生存率，才能评估治疗方法的价值。随诊应是长期的，对于多数妇科肿瘤，90% 可复发于 5 年内，5 年后仍可复发，所以有不少报道关注了 10 年无瘤生存率；而且也有疗后再发第二种肿瘤的可能，值得关注。本书有专章介绍了放疗后再发肿瘤问题。

　　传统上，肿瘤统计将失随诊患者当死亡计，当前统计概念虽有变革，但其基础仍建立在随诊基础上。所以在随诊过程中需核对患者的通讯地、联系方式及有关亲属、单位，以便追溯，否则，将会影响我们工作的真实性和科学性。

（李爱苓）

第 20 章　妇科恶性肿瘤患者治疗后的生活质量

　　癌症是威胁患者生命的严重疾病。癌症给患者带来机体痛苦、器官功能下降、精神损害，再加上治疗的痛苦，癌症患者的生活质量严重下降。近 20 年来，随着医学科学的进步，许多妇科恶性肿瘤患者能够长期带瘤生存，大多数癌症已经不再是死亡的代名词，而是以慢性疾病的形式长期影响患者的生活质量。

　　目前，生物学意义上的肿瘤消灭和生命延长已不再是癌症治疗的唯一目的，生活质量的提高更为重要。美国临床肿瘤协会（America Society of Clinical Oncology，ASCO）于 1996 年提出了癌症治疗的两类标准：一是肿瘤本身的结局（cancer outcomes），包括肿瘤反应率、反应持续时间、无瘤缓解时间等；二是体现在患者本身的结局（patient outcomes），如生存期、生活质量、毒性等；并明确指出应给予第二类指标更优先的考虑[1]。

　　21 世纪以来，肿瘤患者的生活质量作为一个新的交叉学科正在兴起，其研究涉及肿瘤学、内科学、外科学、麻醉学、营养学、心理学、护理学、康复学、伦理学和社会学等。经过跨学科专家学者的不懈努力，该领域呈现出日新月异的研究成果，使这一学科日臻完善。提高妇科肿瘤患者的生活质量是一个总的战略目标，在这个总的目标之下，据疾病自诊断起的不同阶段又形成了侧重点不同的概念和临床实践，其中最重要的两个概念就是缓和医疗（姑息治疗，palliative care）和安宁疗护（临终关怀，hospice）。

　　世界卫生组织对缓和医疗的定义是：改善致命性疾病患者及其家人生活质量的方法，这些方法包括早期确认、精确评估以及治疗疼痛和其他身体、心理、精神等问题，目的是预防和缓解患者及其家人的痛苦。缓和医疗通常在癌症的早期开始，结合其他延长生命的治疗方法如化疗、放疗等共同实施[2]。缓和医疗与安宁疗护常常被混淆，它们之间重要的不同是：缓和医疗可在癌症的任何阶段施行，可与治愈性治疗方法同时进行。多学科缓和医疗团队包括医生、护士和社会工作者（在西方还有牧师），在癌症的整个过程中，从诊断到死亡都对患者及其家人予以关注[3]，目的是减轻患者及其家人的痛苦和不便。安宁疗护主要针对只有 6 个月或更短生存时间的临终期患者，强调缓解疾病疼痛，并帮助患者及其家人做好接受死亡的准备工作，不再强调复苏抢救或其他人为延缓死亡的积极救治方法。实际上，缓和医疗的后期包括安宁养护。

　　本章将从实践出发，对妇科肿瘤治疗后的康复过程中的缓和医疗相关问题进行重点讨论，也就是对康复过程中的生活质量进行重点讨论，包括生活质量的定义、研究范围、评定方法和临床设计；康复期性功能保护，激素替代疗法的应用以及生活质量的研究目标、研究重点和存在问题。

第一节　生活质量的定义及其研究范围、评定方法和临床设计

一、生活质量的定义

生活质量并不是一个新名词，早在 1948 年，世界卫生组织就发表了关于健康的定义[4]：即身体和心理的完全康复，不仅仅是疾病和虚弱的祛除。根据这一定义，健康不仅是机体在解剖、生化、生理和病理上没有异常，而且是器官功能正常和患者心理健康。虽然多数人对生活质量有直观的认识，但不同的人有不同的解释。生活质量是一个广义的概念，出于研究的目的，人们提出了一系列关于生活质量的定义。1984 Calman[5] 指出，生活质量反映患病个体目前的状况与期望的状况之间的差距。Calman 认为可以从两个方面努力以提高生活质量，一是消除不良症状，二是调节个体的期望值，使之更靠近客观事实。Ferrans[6] 认为，生活质量是一种个人对健康的感觉，这种感觉来源于个体对生活中重要方面的满意程度。De Haes[7] 等则更简单地认为，生活质量是对生活所有方面的主观评价。目前对生活质量的定义有了渐趋一致的认识：①生活质量是一个主观的评价；②生活质量是患者对目前状况（包括身体状况、功能状况及周围环境）的满意程度的评价，这种评价是患者将目前状况与心目中的理想状况相比较而做出的。上述定义强调了两点，一是生活质量的主观性，两个身体状况相同的人对生活质量可能有不同的评价；二是生活质量的多维特性，即生活质量可衡量身体、功能、心理等各个方面，是所有各个方面的综合衡量，生活质量的这种多维特性使它有别于功能指数这一单项指标。

二、生活质量的研究范围

广义的生活质量受很多因素影响，例如，经济、安全、自由、工作满意度、环境等，但是，这些因素与医学和健康无关，医学工作者所关注的是与健康有关的生活质量。以下我们所探讨的均是与健康有关的生活质量。目前大多数学者认为生活质量包括下面四个方面：

1. 身体状况：包括肿瘤的存在与否、器官和形体状况以及有无症状。

2. 功能状况：包括活动能力、自我照顾能力、认知能力（思维、记忆、注意力等）、性功能以及生育功能。后两者是影响妇科恶性肿瘤患者生命活质量的重要因素。

3. 心理状况：包括正向心理（如有希望、被爱的感觉）和负向心理（如忧郁、焦虑等）以及心理状况与其他几方面的相互影响。

4. 家庭 / 社会 / 经济状况：主要包括：①与家庭、伴侣、同事、朋友的关系及其所提供的支持程度；②社会对病愈者提供的支持和就业机会；③休息及娱乐的条件；④医疗费用的支持程度。

三、生活质量的评定方法

Feinstein（1987）[8] 认为，生活质量像一把伞，其下放置着各种不同的指数，用于研究不同的侧重点。最早的生活质量评定始于 Karnofsky 功能指数表（1949）[9]，该表用来评价肿瘤患者化疗后的功能状况。目前评定生活质量主要用测量表格，评定的方式主要为网上问卷调查、面谈、电话访问等。近十余年来，评定生活质量的表格大量出现，有学者将这些调查工具表分为三类以便让人们有目的地选择：①既适于普通患者也适于癌症患者的一般性评定表；②专门适于评定癌症患者的评定表；③适于某种特定癌、特定治疗方法的评定表（Ganz，1994）[10]。这些调查表格的形式、标准和内容不同，但有一些共同特征：①由患者来完成；

②简单，通常 10~15 min 就能完成；③为多个方面的综合评定。2002 年，Mapi Research Trust 建立了一个几乎包括全部生活质量调查工具表的数据库，称为患者自我评价的临床结果和生活质量调查工具数据库（Patient-Reported Outcome and Quality of Life Instruments Database，PROQOLID™，http: //www. proqolid.org ）。为促进这些资源的传播利用，该组织于 2016 年 3 月又发起了电子商务平台，称为 Eprovide™，链接为 https://eprovide. mapi-trust. org/about/about-eprovide。截止到 2016 年底，该数据库收集了 1 336 个临床结果评价工具表，分别提供免费和付费的搜索途径，是很有用的临床参考数据库。

Mularski[11] 总结了 1990 年至 2005 年发表的 99 个与生活质量和安宁疗护有关的测量表，多数表格可以在 http://www. chcr. brown.edu/pcoc/toolkit. htm 的网站中找到。至 2010 年底，该网站共列出 293 个相关表格，均是免费的，但值得注意的是，一部分表格并没有经过临床大样本研究的验证和评估。因此，临床选用时应当首先选用经过验证的表格，并且当应用国外测量表格时，应当按照一定的规则进行翻译，例如，2009 年欧洲癌症研究治疗组织生活质量专业组为 EORTC 系列表格的翻译制定了翻译程序（Dewolf）[12]。翻译的表格不应当直接拿来应用，而是应该先做效度、信度的心理学测评。

在现有的适于癌症患者生活质量调查的工具表中，适于妇科肿瘤患者的生活质量评定的调查表很少，表 20-1 列出了目前应用较广的工具表，下面分别予以简述。

表 20-1　常用妇科恶性肿瘤患者生活质量调查表

工具表名称	作者	问题数目	用途
EORTC-QLQ-C30 第 3 版 （核心表格）	EORTC 生活质量组	30	适于各种恶性肿瘤
EORTC-OV28	EORTC 生活质量组	28	适于卵巢癌
EORTC-CX24	EORTC 生活质量组	24	适于宫颈癌
EORTC-QLQ-EN24	EORTC 生活质量组	24	适于子宫内膜癌
EORTC QLQ-ELD14	EORTC 生活质量组	14	适于老年癌症患者
EORTC QLQ-FA 12	EORTC 生活质量组	12	适于测量疲乏相关指数
EORTC-C15-PAL	EORTC 生活质量组	15	适于缓和医疗
EORTC IN-PATSAT32	EORTC 生活质量组	32	适于评定对医生、护理人员和相关组织服务的满意程度
FACT-G 第 4 版 （核心表格）	Cella 等	27	适于各种恶性肿瘤
FACT-O	Cella 等	39	适于卵巢癌
FACT-EN	Cella 等	43	适于子宫内膜癌
FACT-CX	Cella 等	42	适于宫颈癌
FSFI	Rosen 等	19	适于测定女性性功能

EORTC 系列表格：欧洲癌症研究治疗组织生活质量核心量表（European Organization for Research and Treatment of Cancer QLQ-C30，EORTC-QLQ-C30）是迄今为止全世界应用最广泛的工具量表，该表由 EORTC 的生活质量组设计并发表[13]，现今已更新至第 3 版[14]，至 2016 年底已经被译成近 81 种语言，包括中文，目前已应用于全世界 3 000 多项研究中。EORTC-QLQ-C30 包括三类问题：一是对整体生活质量的评价，含 2 个问题；二是对五种功能的评价（机体功能、角色功能、行为功能、认知功能、社会功能），含 15 个问题；三是对症状的评价，含 13 个问题。EORTC-QLQ-C30 是可以应用于各种癌症的通用表格，近年来用于特定妇科癌症的分表不断产生，包括用于测定宫颈癌患者生活质量的 EORTC-QLQ-CX24、测量卵巢癌的 EORTC-QLQ-OV28、测量子宫内膜癌的 EORTC-QLQ-EN24、测量老年患者的 EORTC-QLQ-ELD14、测量疲乏相关的 EORTC-QLQ-FA 12 以及测定缓和医疗的 EORTC-C15-PAL。最近，EORTC 又开发了 EORTC-IN-PATSAT32 表格，用于评定患者对医院的医生、护理人员以及相关组织和服务的满意程度。目前可以应用的 EORTC-QLQ-C30 总表和各种妇科癌症的分表都可以在 http: //groups. eortc. be/qol/ 的网站上找到。对于学术性的研究，这些表格是可以免费下载的。如果要应用某一个表格的不同语言版本，或者需要将之翻译为不同语言，则需要与 EORTC 翻译组联系以获得允许。

FACT 系列表格：癌症治疗功能评价表 – 通用版（Functional assessment of cancer therapy –general version，FACT-G）是由 Cella DF 1993 年设计的[15]，该表迄今已经更新为第 4 版，含有 27 个问题，现有 60 余种文字，包括中文。该表是适于各种癌症的通用表格，测定四个方面的生活质量，包括身体、功能、家庭与社会及情绪方面。近年来也发展了适于各种妇科癌症的专用分表格，例如，适于卵巢癌的 FACT-O、适于宫颈癌的 FACT-CX、适于子宫内膜癌的 FACT-EN、适于外阴癌的 FACT-V，详见 http://www. facit. org。只要在该网站登记，就可下载各种英文版本的表格。如果需要非英文版本，需要与网站联系获取。

女性性功能指数测量表（Female Sexual Function Index，FSFI）：该量表由 Rossen 等设计并于 2000 年发表[16]。经过在多个国家不同文化人群中进行心理学测评，该表被证明具有较高的信度和效度。FSFI 是一个测定普通女性人群性功能的表格，也适于癌症患者，包括 19 个问题，由受试者填写，评价最近一个月内女性性功能的六个方面：性欲（问题 1 ~ 2）、性兴奋（问题 3 ~ 6）、润滑（问题 7 ~ 10）、高潮（问题 11 ~ 13）、满意度（问题 14 ~ 16）和疼痛（问题 17 ~ 19）。其评分方法为：先根据性功能障碍的程度进行初始评分，问题 1、2、15 和 16 的分数范围为 1 ~ 5 分，其余问题的分数范围为 0 ~ 5 分，将构成每一个方面的所有问题的得分相加，乘以该方面的系数，得到该方面的最后分数，其中性欲、性兴奋、润滑、高潮、满意度和疼痛的系数分别为 0.6、0.3、0.3、0.4、0.4 和 0.4；再将每一个方面的最后分数相加得到总分数，总分数范围为 2.0 ~ 36.0，高分数代表性功能障碍的程度低。最近由孙晓光翻译的 FSFI 中文版已经在中国普通妇女人群中进行了心理学测评，证明其具有较高的信度和效度[17]。完成表格大约需要 15 min。表格可以在 www. fsfi-questionnaire. com 网站免费获得。

上述各表均已经过多年、多种文化人群的反复评估和验证，并已经在世界范围反复应用，是可以信赖的生活质量评定表，临床实践中应当优先使用这些表格，使结果具有可比性，以便于在世界范围的同领域中进行交流。

四、生活质量的临床设计

一个完整的临床设计应该包括以下步骤。

1. 明确测量生活质量的目的。生活质量可以作为一项临床试验的主要指标，也可以作为次要的或辅助的指标；可以用于比较两个治疗方案或两种手术方式的优劣，也可以了解一项治疗对患者的长期影响。目的明确是临床设计的先决条件。

2. 确定研究的对象。研究对象是根据研究目的决定的，进行此步骤时应明确纳入、排除或退出的标准。

3. 确定选用哪一种工具量表。每一种工具量表都有其特点和侧重，应该根据试验目的和所关心的问题选用。例如，卵巢癌化疗的试验通常关注各种症状和心理情况，宫颈癌的放疗通常关心放疗后的副作用和对性功能的影响。表格的选用目前有国际化的趋势，选用国际上通用的工具表可以使试验结果有可比性和说服力，但现成表格的应用有时会受到文化差异或试验特殊性的限制。这些在试验设计时都要予以充分考虑。

4. 确定评定的时间点。每一项试验都需要评定至少两次。试验开始时必须评定一次作为基础，以后评定的时间和次数则根据具体的试验而设计。例如，对于高剂量强度的周期性化疗，化疗开始的第三天和下一个周期开始前是评定的适当时间；对于放疗，应在放疗中和放疗停止后的不同时间进行评定，因为放疗所产生的影响可能持续很久；有些试验则需要根据患者和疾病的情况做周期性评定。总之，评定时间要根据试验目的、疾病和治疗的特点而周密计划。

5. 确定适当的统计学方法。对于根据事件发生而进行的重复评定，往往建立一个重复测定模型（repeated measure model），用简单的回归或方差分析就可以。对于随时间变化而进行的不规则或大量的评定材料，可以建立生长曲线模型（growth curve model），多用分段函数（piecewise）直线回归或多项式函数（polynomial functions）的方法进行统计学处理。临床评定时应尽量减少资料的不完整。一般来说，少于 5% 的资料缺失不影响试验的结论，10%～20% 的资料缺失也可能不影响试验结论，取决于具体试验。大于 50% 的资料缺失可能严重地影响试验结果。关于生活质量的临床设计和分析，Fairclough 在《生活质量研究的临床设计和分析》一书中有详细的论述 [18]。

第二节　康复期的性功能保护

当今妇科肿瘤学已将患者的生活质量提高到前所未有的高度。性生活作为生活质量的一个重要方面，从隐秘的角落逐渐走向前台。性是生命的动力，是人性的表达。健康和谐的性生活可使肿瘤患者的生活质量显著提高。然而，恶性肿瘤及其治疗可使患者的性功能严重损伤。研究显示，妇科肿瘤患者治疗期间大约 90% 发生性功能障碍，治疗结束 2 年时仍有 50% 的患者的性功能未完全恢复。妇科肿瘤患者性功能障碍的严重性、普遍性已被公认，然而由于该问题的特殊性和隐匿性，患者不愿也不知如何求助，而且训练有素并能提供有效指导的医师严重缺乏，性功能障碍的诊断和治疗处于边缘状态。可喜的是，目前妇科肿瘤学界已经认识到这种状况，并且诸多旨在避免、减轻、改善患者性功能障碍的努力已经付诸实施并已初见成效。本节论述妇科肿瘤患者的性功能障碍的定义、分类和评估方法，性功能障碍的各种影响因素，肿瘤治疗与性功能保护，以及康复期性功能障碍的干预。

一、性功能障碍的定义、分类和评估方法

1. 性功能障碍的定义

性是一个复杂的事物，涉及心理、生理、人际关系、行为学等各个方面。由于每个人

对正常性生活的认识有所不同，很难给性生活障碍做出精确的定义。目前有两种比较权威的定义经常被采用：① 1992 年世界卫生组织的定义是："个体不能像她所期望的那样参与性活动的种种表现"（World Health Organization. ICD-10，1992）[19]；② 1994 年美国精神病协会的定义为："性欲和性心理生理方面的扰乱，这种扰乱表现在性反应周期中，引起显著的个人痛苦或双方不协调（American Psychiatric Association. DSM-IV-TR ）"[20]。从以上定义可以看出，性功能障碍涵盖症状广泛，皆以个人的感受为主。

2. 性功能障碍的分类

近几十年来，已有一系列旨在探索精确实用的性功能障碍分类系统的努力。Hatzimouratidis 比较了六个常用性功能障碍分类系统的特点和异同[21]，其中以下面两个系统应用最为广泛：①世界卫生组织出版的国际疾病分类系统（World Health Organization. ICD-10，1992）[19]；②美国精神病协会制定的精神疾病诊断和统计手册（American Psychiatric Association. DSM-IV-TR，2000）[20]。2000 年，在美国泌尿疾病协会（AFUD）组织召开的第二次专家共识会议中，专家们根据前述两个分类系统提出了一个简单实用的女性性功能障碍分类系统（见表 20-2）。性功能障碍的分类是临床研究、诊断和治疗不可或缺的工具。

表 20-2　女性性功能障碍分类系统（Basson）[22]

Ⅰ	性欲改变
	A　性欲低下
	B　性嫌恶
Ⅱ	性唤起障碍
Ⅲ	性高潮障碍
Ⅳ	性交疼痛
	A　性交疼痛
	B　阴道痉挛
	C　其他性活动有关的疼痛

3. 性功能障碍的评估方法

妇科肿瘤患者的性功能评估通常在治疗后的随诊过程中进行。对于个体患者，为了解、诊断和一般指导而进行的评估通常是很简单的，根据患者的具体情况，依据性功能障碍的四个类别提出 4~5 个问题就可以基本了解患者有否性功能障碍。制作简单的调查表可以使医患交流更自然、快捷和有效。大样本的科学研究则可以使用国际上应用广泛的女性性功能调查表格。Meston 综述了五个常用测量表格的心理测量学特点，用以帮助研究人员选择有效的测量工具[23]。表 20-3 列举了目前临床应用较多的表格。更多表格可以在患者自我评价的生活质量调查工具数据库（Patient-Reported Outcome and Quality of Life Instruments Database，PROQOLID）中获得，链接网址为 https://eprovide.mapi-trust.org/about/about-proqolid。除了上述表格测定以外，完整的评估还应包括：①认真问诊以了解患者有无心理因素导致的性功能障碍；②仔细进行妇科检查以了解患者阴道有无狭窄、萎缩、过短、弹性消失、感染和盆腔粘连等，这些均可造成性生活不适；③测定血清激素水平。

表 20-3 调查女性性功能的工具表格

表格名称	作者	问题数目	用途
McCoy 妇女性功能调查表（MFSQ）	McCoy NL	19	测定女性性功能
妇女性功能指数（FSFI）	Rosen R[16]	19	测定女性性功能

二、性功能障碍的影响因素

（一）病变部位和年龄

性功能障碍的程度因肿瘤部位而异，由重到轻依次为阴道、卵巢、外阴、子宫；年轻患者由于肿瘤及其治疗引起的性功能障碍较绝经后女性更为显著。

（二）心理因素

患者常认为性生活可以使肿瘤传染给对方，可以促进肿瘤复发，特别是当宫颈癌患者认为其患病是通过 HPV 感染引起时，即使在康复期也排斥性生活。不同程度的抑郁可使性欲明显降低，治疗导致形体改变、脱发等可使患者降低自信心，患病带来的经济压力、社会 / 家庭角色的改变或与伴侣关系的紧张等均是性功能损伤的因素。

（三）手术因素

手术切除或改变局部器官的解剖结构，可直接或间接损伤性功能。性交能否成功直接取决于阴道切除术多少，例如，根治性全子宫切除术后患者由于阴道变短，术后半年仍存在性交疼痛和高潮障碍，2 年时仍存在性欲缺乏。以往的根治性外阴切除术若造成阴道口狭窄，则性交困难。阴道癌行全阴道切除术则使性交成为不可能。卵巢切除很快会引起绝经期症状，导致性欲降低、阴道干涩缺乏润滑。子宫切除术、盆腹膜切除、手术粘连等均可导致性交疼痛。

（四）化疗因素

妇科肿瘤化疗通常持续 3 ~ 6 个月。长期化疗对性功能影响显著。化疗的副作用如恶心、呕吐、腹泻等明显降低性欲和性频率。脱发等形体改变使患者自信心降低。化疗抑制卵巢功能，导致激素水平降低，进而导致阴道上皮变薄、萎缩、失去润滑，由此导致性欲降低、性交困难、性交疼痛等。化疗对卵巢功能的影响依患者年龄、药物及其剂量和停止化疗的时间不同而异，其影响程度及恢复时间很难估计，但这种影响通常是可逆的。化疗结束后一年不行经，FSH 水平超过 30 MIU/ml 一般认为是化疗引起的卵巢早衰。

（五）放疗因素

放疗的疗程一般为 1.5 ~ 2 个月。放疗对性生活的影响超过化疗。放疗期间产生乏力、恶心、腹泻等使性欲明显降低。局部高剂量射线导致阴道充血，继之血管消失、溃疡，放疗全程伴随着细菌感染和阴道炎，这些情况意味着放疗期间性生活需要停止。放疗后阴道逐渐纤维化、弹性消失、狭窄和短缩，产生明显的性交困难、疼痛，甚至性嫌恶。放疗晚期并发症如放射性膀胱炎和直肠炎严重损伤性功能，特别是多种形式的阴道瘘更是严重损伤性功能。另外，放疗剂量在 5 ~ 20 Gy 之间可引起永久卵巢功能衰竭，由此产生激素水平低下的一系列症状。

三、康复期性功能障碍的干预

（一）心理干预和性健康教育

性功能损伤的心理干预和性健康教育是肿瘤科医生的重要职责。由于性问题的隐私性，多数患者都不会主动寻求医生的帮助，因此医生有责任主动提出与解决问题。通过长期临床实践我们认为下列工作非常必要：①治疗前与患者沟通，告知治疗后机体结构和功能的改变，以使患者感到一切都在控制中，这样特别有助于患者性功能的恢复；②随诊时主动了解患者的性生活状况，仔细检查可能引起患者性功能障碍的原因，并给予针对性治疗；③澄清误解：康复期的患者可能认为性生活能够加重病情、引起肿瘤复发或传染给对方，应当给予充分的解释，以释放患者的心理负担；④给患者提供坦诚开放地讨论性问题的机会，并提供建议和指导以提高其性生活质量。

实际上很少有患者需要专门的性心理治疗，对于多数患者来说，提供适当的机会讨论性问题，利用有关的书、小册子、光盘等提供基本的信息和指导，澄清误解等已经足够。专门的性心理治疗可以有效改善症状、改善性功能，必要时转诊由性学家进行专门治疗。

生活方式的调节也很重要：①食物调节，含精氨酸食品、大豆类食品、银杏、人参类可缓解阴道内干涩并提高性欲；②盆底肌训练、定期性生活有利于提高性生活质量；③吸烟降低性欲和性生活质量。

（二）一线治疗（非激素治疗）

定期应用以水、矿物油、甘油为主要成分的保湿剂，以使阴道保持湿润状态。性交前应用无味、无刺激性、非油性润滑剂以明显改善性生活满意度（以上市面上均有售）。口服或局部应用 100～600 单位维生素 E 可增加阴道润滑。放疗后坚持阴道冲洗，有症状时局部应用抗生素栓剂可控制阴道感染。治疗后尽早开始性生活有助于防止阴道狭窄。阴道缩短和狭窄可以用阴道扩张器或仿阴茎性用品治疗，持之以恒是成功的保证。

（三）二线治疗（激素治疗）

1. 局部治疗

阴道内用雌三醇乳膏、更宝芬乳膏、可宝净片剂等，可有效改善阴道干涩、萎缩及炎症。雌三醇乳膏由于可全身吸收，应在医生指导下应用，激素依赖性肿瘤应当慎用或禁用。后两种药物机体吸收很少，易为患者所接受。

2. 全身治疗

口服或经皮贴剂激素替代疗法能够显著改善性生活质量，宫颈癌和外阴阴道癌患者应用可以显著受益，但应严格掌握适应证。初步研究显示，绝经后女性应用雄激素可提高性欲，有效改善性生活满意度，但其剂量、持续时间、安全性均有待于临床循证。激素替代疗法的其他适应证和禁忌证、用法将在下节（激素替代疗法在妇科肿瘤患者中的应用）中专门论述。

我们一直呼吁应重视妇科肿瘤患者的生活质量，特别是治疗后的性功能恢复（孙晓光）[24]。今后的工作任重而路远。我们需要顺应医疗模式的改变，将工作目标放在"既祛除疾病，又要使患者达到身体和心理的完全康复"这一高度上。我们需要加强医务工作者的训练使其具有良好的人文修养、交流技巧，可为患者提供性健康教育。我们需要更多的研究以建立妇科肿瘤患者性功能障碍的评估和治疗框架。

第三节　激素替代疗法在妇科肿瘤患者中的应用

一、妇科肿瘤患者能否应用激素替代疗法的争论

由于手术、放疗和化疗对卵巢组织的突然破坏或使其功能丧失，妇科肿瘤患者普遍存在雌激素水平低下，其围绝经期症状与自然绝经的女性比较更为显著。激素替代疗法（hormone replacement therapy，HRT）或绝经期激素治疗（MHT）（HRT 或 MHT 有同样的含义，本文采用 HRT）可以有效地提高妇科肿瘤患者的激素水平，改善围绝经期症状，包括潮热盗汗等血管神经症状以及心血管症状、骨质疏松等全身症状以及性欲低下、阴道干涩、性交疼痛等局部症状，从而肯定地提高妇科肿瘤患者的生活质量。尽管 HRT 可有效地改善围绝经期女性的生活质量，它的应用对癌症治愈后的女性是否安全是一个持续争论的问题。主要的顾虑是：HRT 有可能刺激激素敏感性肿瘤或残存的子宫内膜；另一个顾虑是：长期应用可能增加乳腺癌、结肠癌的风险。下文是近年有关 HRT 在不同妇科肿瘤患者中应用的主要观点。

（一）宫颈癌

宫颈癌是中国最常见的妇科肿瘤。虽然宫颈癌普查已经使发达地区的患病率明显降低，但在广大欠发达区，显著的降低尚需时日。宫颈癌中鳞癌占 80% 以上，腺癌占 5% ～ 10%，其他病理类型占 5%。近年的研究显示，宫颈鳞状细胞癌是非激素依赖性肿瘤，术后实施 HRT 没有降低无进展生存期和总生存期的风险，而有可能降低放疗后直肠、膀胱、阴道的副反应，改善绝经相关症状，提高生活质量 [25]。对不同病理类型的宫颈癌应区别对待，对于没有切除子宫而接受根治性放疗的宫颈鳞癌患者，虽然大多数情况下宫颈内膜已经受到不可逆的破坏，然而研究显示，残余的子宫内膜仍可能对 HRT 敏感，因此，对有完整子宫存在者应用雌激素和孕激素联合疗法被认为比较适当。对宫颈腺癌患者术后实施 HRT 尚缺乏相关研究，实施 HRT 应当谨慎，目前认为可参照子宫内膜癌处理。对宫颈透明细胞癌，由于其与己烯雌酚（DES）的先天关联性，也不推荐应用 HRT。

（二）外阴和阴道鳞癌

外阴和阴道鳞癌是非激素依赖性肿瘤，因此，可以应用 HRT。

（三）子宫内膜癌

子宫内膜癌是恶性程度较低的肿瘤，70% ～ 80% 的患者在诊断时为 I 期和 II 期，5 年生存率 85% 以上。近年将子宫内膜癌分成两种类型：I 型是占 90% 以上的子宫内膜样腺癌，此种肿瘤含有雌激素和孕激素受体，激素在癌生成过程中起非常重要的作用；II 型为浆液性乳头状腺癌或透明细胞癌，缺乏激素受体，恶性程度高。鉴于雌激素在 I 型子宫内膜癌发病机制中起重要作用，治愈后的患者应用 HRT 受到广泛质疑。在发达国家，由于女性对自身生活质量高度重视，即便是子宫内膜癌治愈者也会尝试应用 HRT。在中国，情况明显不同，子宫内膜癌患者鲜少尝试应用 HRT。鉴于子宫内膜癌是激素敏感性肿瘤，理论研究的结果提示，HRT 有潜在的促进肿瘤复发的作用，临床上则难以获得高质量的证据。Kuhle 等 [3] 总结了近年的研究成果，指出有限的数据表明，MHT（即 HRT）可以用于低级别、早期 I 型子宫内膜癌，而晚期子宫内膜癌则应避免使用 MHT。目前对 II 型浆液性乳头状腺癌和透明细胞癌能否用 HRT，研究很不充分。

（四）卵巢癌

卵巢癌是高度恶性的肿瘤，总体 5 年生存率低。上皮性卵巢癌在卵巢癌中占 90% 以上，恶性生殖细胞肿瘤和性索间质肿瘤各占 5%。目前没有任何证据提示 HRT 是卵巢恶性肿瘤的启动或促进因子，现有的少量研究也未能证实应用 HRT 组和对照组在预后上的不同。进一步的深入研究显示，不同种类的卵巢恶性肿瘤对 HRT 的敏感性可能不同。上皮性卵巢癌主要包含四种病例类型：浆液性乳头状癌、黏液性乳头状癌、透明细胞癌和子宫内膜样癌。近期的研究提出了倾向性建议，即 HRT 可以用于上皮性卵巢癌，如卵巢浆液性乳头状癌，也可用于生殖细胞肿瘤；而卵巢子宫内膜样腺癌、透明细胞癌和颗粒细胞瘤患者应避免使用 HRT，因为这些肿瘤可能是激素敏感性肿瘤 [3]。

总之，妇科肿瘤治愈后的 HRT 疗法是一个极有争议的议题，尚缺乏多中心、随机的、大样本、前瞻性的循证医学研究证据。总体原则是应持慎重态度，与患者充分沟通，知情选择。对于绝经期症状严重的患者，可以根据患者的情况，权衡利弊个体化应用，以提高患者的生活质量。不同肿瘤应用 HRT 的利弊给我们留下了一个广泛的研究探索空间，尚需要在多中心、大样本、长期观察之后做出确切结论。

二、HRT 的适应证、禁忌证和慎用情况 [25]

（一）HRT 的适应证

1.缓解绝经期相关症状（A 级证据）

月经紊乱、潮热、多汗、睡眠障碍、疲倦、情绪障碍（如易激动、烦躁、焦虑、紧张或心境低落等）。

2.泌尿生殖道萎缩相关的症状（A 级证据）

阴道干涩、疼痛、性交痛、反复发作的阴道炎、排尿困难、反复泌尿系感染、夜尿多、尿频和尿急。

3.低骨量和骨质疏松症（A 级证据）

低骨量和骨质疏松症，包括有骨质疏松症的危险因素（如低骨量）及绝经后期骨质疏松症。

（二）HRT 的禁忌证

原因不明的阴道出血，已知或怀疑有性激素依赖的恶性肿瘤，已知或可疑患有乳腺癌，患有活动性静脉或动脉血栓检塞性疾病（最近 6 个月内），严重肝肾功能障碍，血卟啉症，耳硬化症，以及已知患有脑膜瘤（禁用孕激素）是 HRT 禁忌证。

（三）HRT 的慎用情况（并非禁忌证）

HRT 慎用情况是可以应用 HRT 的，但是，在应用之前和应用过程中应该咨询相应专业的医生，共同确定应用 HRT 的时机和方式，同时采取比常规随诊更为严密的措施，以监测病情的进展。慎用情况包括：子宫肌瘤、子宫内膜异位症、子宫内膜增生史、尚未控制的糖尿病及严重高血压、有血栓形成倾向、胆囊疾病、癫痫、偏头痛、哮喘、高催乳素血症、系统性红斑狼疮、乳腺良性疾病以及乳腺癌家族史。

三、实施 HRT 的原则

关于实施 HRT 的原则，我们主要参考 2012 版中华医学会妇产科学分会绝经学组《绝经期管理与激素补充治疗临床应用指南》[25]，再结合近年关于妇科肿瘤患者绝经相关问题的研究做以下的阐述，临床实践中仅作为参考。

1. 个体化原则。需综合患者个体情况（年龄、绝经年限）、具体症状（全身症状、泌尿系统症状、阴道症状）、治疗目的和风险等方面进行综合考虑，决定是否应用 HRT。

2. 应用 HRT 的期限。对于没有禁忌的提前绝经者，推荐 HRT 应至少用至自然绝经的平均年龄，之后按照正常年龄绝经女性对待。治疗期间应每半年至一年进行一次个体化风险 / 受益评估，根据评估情况决定是否继续应用和疗程的长短。根据现有的循证医学证据，没有必要对 HRT 治疗持续时间进行限制，只要受益大于风险，即可继续使用 HRT。

3. 最低有效剂量原则。应该使用能够达到治疗目标的最低有效剂量。可在 HRT 治疗中逐渐调节剂量，比如每日口服 0.3 mg 结合雌激素，或 0.5 mg 戊酸雌二醇（补佳乐），或 1.25 mg 替勃龙、经皮每日释放雌二醇的贴片，如康美华控释贴膜剂或伊尔贴片等。

4. 应用途径。HRT 的最常用应用途径是口服给药。此外，还有经皮、经阴道等非口服途径。进行 HRT 时应根据个体具体情况及不同临床表现，选择适合的给药途径和方法。对于有全身血管舒缩症状者，（如潮热、多汗、睡眠障碍明显）或为预防骨质疏松，适于口服途径；对于口服不能耐受或不愿口服药物、口服不能很好吸收患者，适于经皮给予雌激素制剂，有贴剂、凝胶、软膏等剂型；对于仅有阴道干涩或性交不适症状者，首选阴道局部低剂量雌激素治疗。

5. 添加孕激素的原则。对于已经切除子宫的者，可单用雌激素，通常不必加用孕激素。对于有子宫者，或宫颈癌放疗后还残存有子宫内膜者，单用雌激素会增加子宫内膜癌发生风险，雌激素的致癌风险随剂量加大和治疗时间延长而增加。因此，对于该类患者在应用 HRT 时应加用孕激素以保护子宫内膜。孕激素可持续性或周期性添加，周期性添加每月给予孕激素不短于 10 ~ 14 d。对于使用含孕激素的宫内节育器者或不添加孕激素的超低剂量雌激素补充治疗的安全性尚无充分证据。

四、HRT 的具体实施

（一）口服途径

1. 常用药物

天然雌激素包括戊酸雌二醇、结合雌激素、17β 雌二醇。临床推荐应用天然雌激素。天然孕激素包括微粒化黄体酮胶丸和黄体酮胶囊，其中最接近天然孕激素的是地屈孕酮，较接近天然孕激素的是醋酸甲羟孕酮。建议使用天然或接近天然的孕激素。

2. 用药方法

（1）单纯雌激素补充治疗

单纯雌激素补充治疗适用于已切除子宫的患者。常用结合雌激素 0.3 ~ 0.625 mg/d，或戊酸雌二醇片 0.5 ~ 1 mg/d，连续应用。

（2）雌孕激素序贯用药

雌孕激素序贯用药适用于有完整子宫、围绝经期或绝经后期仍希望有月经样出血的患者。这种用药方式模拟的是生理周期，在用雌激素的基础上，每月加用孕激素 10 ~ 14 d。

这种用药方式按照雌激素的应用时间又分为周期序贯用药和连续序贯用药，前者每周期停用雌激素 5 ~ 7 d，后者连续应用雌激素。雌激素多采用：戊酸雌二醇 0.5 ~ 1 mg/d，或结合雌激素 0.3 ~ 0.625 mg/d；孕激素多用地屈孕酮 10 mg/d，或微粒化黄体酮胶丸 100 ~ 300 mg/d，或醋酸甲羟孕酮 4 ~ 6 mg/d。

1）周期序贯用药的常用方法：戊酸雌二醇 0.5 ~ 1 mg/d，或结合雌激素 0.3 ~ 0.625 mg/d，连用 21 ~ 28 d，后 10 ~ 14 d 加用孕激素。孕激素可用地屈孕酮 10 mg/d，或微粒化黄体酮胶丸 100 ~ 300 mg/d，或醋酸甲羟孕酮 4 ~ 6 mg/d，雌激素和孕激素共同停药 5 ~ 7 d 后再开始新一周期。周期性序贯也可应用复方制剂，戊酸雌二醇 / 雌二醇环丙孕酮片复合包装，如克龄蒙，按序每日 1 片，用完 1 盒后停 7 d 再开始下一盒。

2）连续序贯用药的常用方法：戊酸雌二醇 0.5 ~ 1.0 mg/d，或结合雌激素 0.3 ~ 0.625 mg/d，不间断，间隔 2 周服用 2 周孕激素。孕激素常用地屈孕酮 10 mg/d，或微粒化黄体酮胶丸 100 ~ 300 mg/d，或醋酸甲羟孕酮 4 ~ 6 mg/d。连续序贯用药也可用复方制剂，雌二醇 / 雌二醇地屈孕酮片（1/10 或 2/10），如芬吗通，按序每日 1 片，用完 1 盒后直接开始下一盒，中间不停药。

（3）雌孕激素连续联合用药

适用于有完整子宫、不希望有月经样出血的患者。该法每日均联合应用雌、孕激素，一般为连续性用药（连续用药不停顿）。雌激素多用戊酸雌二醇 0.5～1.0 mg/d，或结合雌激素 0.3～0.45 mg/d，加用孕激素，如地屈孕酮 5 mg/d，或微粒化黄体酮胶丸 100 mg/d，或醋酸甲羟孕酮 1～3 mg/d。也可采用复方制剂，雌二醇屈螺酮片，如安今益，每日 1 片。目前的研究表明，屈螺酮具有一定的抗盐皮质激素和抗雄激素作用，且对乳腺刺激较小，因此对代谢和心血管系统疾病具有潜在的益处，并可能具有更高的乳腺安全性。还有一种类似于连续联合用药的简单方式，即应用组织选择性雌激素活性调节剂（STEAR）替勃龙（利维爱，2.5 mg/片），该药口服后代谢成三种化合物而产生雌激素和孕激素活性和较弱的雄激素活性，对情绪异常、睡眠障碍和性欲低下的患者有较好的疗效，对乳腺刺激小，可能具有更高的乳腺安全性；另外，因其在子宫内膜处有孕激素活性，有子宫的患者应用此药时不必加用孕激素。利维爱推荐剂量为 1.25～2.5 mg/d。

（二）经皮给药途径

经皮给药途径可避免口服雌激素的肝的首过效应，剂量一般较口服剂量低，减少了肝代谢负荷。与口服途径相比，其静脉血栓与心血管事件、乳腺癌、胆囊疾病的风险较低。雌激素贴剂可用于单纯补充雌激素，也可在周期序贯、连续序贯或连续联合用药中加用孕激素。

经皮雌激素制剂有贴剂、凝胶、软膏等剂型。

（1）常用的经皮贴剂有：①松奇（每片贴膜含有 1.5 mg 的半水合雌二醇活性成分，每日释放 17β 雌二醇 50 μg，可每 7 日 1/2～1 帖）；②欧适可（两种制型，每片贴膜含 5 mg 或 10 mg 的 17β 雌二醇，每天释放 25 μg 或 50 μg 的 17β 雌二醇，每周 2 贴）；另外，还有康美华、伊尔贴片等。

（2）常用的雌激素凝胶有：①雌二醇凝胶（爱斯妥），每半剂量即 1.25 g 凝胶，含雌二醇 0.75 mg，可每日经皮涂抹 1.25 g 凝胶，每日 1 次；②苯甲酸雌二醇软膏，每次经皮涂抹 1.5 g（含苯甲酸雌二醇 1.35 g 或雌二醇 0.98 mg），每日 1 次。

（三）经阴道给药途径

经阴道给药途径是女性独特的一种用药方式，属于局部用药，因避免了肝的首过效应，剂量一般较口服的要低。

阴道局部用药适用于手术、盆腔放化疗有阴道萎缩和阴道狭窄，或有明显的局部泌尿生殖道症状（如阴道干涩、疼痛、性交困难、尿频、尿急）的患者，对这些患者推荐首选阴道局部用药。

1. 常用药物

（1）雌三醇乳膏，每克乳膏含雌三醇 1 mg。

（2）结合雌激素软膏，每克软膏含结合雌激素 0.625 mg。

（3）普罗雌烯阴道胶囊或乳膏，每粒或每克含普罗雌烯 10 mg。

（4）氯喹那多 - 普罗雌烯阴道片，每片含普罗雌烯 10 mg 和氯喹那多 200 mg。

2. 用药方法

经阴道局部用药，每日 1 次，连续 2 周；症状缓解后，改为每周用药 2～3 次。

3. 注意事项

使用不经过阴道黏膜吸收的普罗雌烯乳膏、普罗雌烯阴道胶囊、氯喹那多 - 普罗雌烯阴道片，无需加用孕激素。使用可经阴道黏膜吸收的低剂量雌三醇乳膏或结合雌激素软膏治疗阴道萎缩，如果少于 3 个月，也可不用加孕激素。

目前尚无资料提示局部使用上述药物超过一年的全身安全性问题。

五、非雌激素药物的应用

对于不愿意应用 HRT 或存在 HRT 禁忌证的患者，可选择非激素制剂来治疗绝经期症状，如下所述。

（一）植物类药物

植物类药物包括黑升麻异丙醇萃取物（进口药，商品名为莉芙敏）、升麻乙醇萃取物（国产药，商品名为希明亭），研究表明，该类药物对于缓解绝经相关症状安全有效。

1. 莉芙敏片

莉芙敏片是一种现代植物药，是北美黑升麻根茎的异丙醇提取物，由德国夏菩天然药物制药公司研发生产，每片中含有 20 mg 生药提取出的 1 mg 三萜类活性成分。根据中华医学会妇产科学分会绝经学组关于莉芙敏片临床应用指导建议[26]，莉芙敏片不含有已知的任何一种雌激素和植物雌激素，不与雌激素受体结合，对机体的激素没有任何影响，对靶器官也安全，不增加乳腺密度，不刺激乳腺细胞增生，不影响子宫内膜厚度。莉芙敏片通过直接调节神经系统发挥缓解绝经症状的作用。研究表明，其作用与 HRT 或替勃龙相当。莉芙敏片对于有绝经相关症状、不愿意应用 HRT 或有禁忌证的妇科肿瘤患者尤为适宜。特别是患有激素依赖性妇科肿瘤如（晚期）子宫内膜癌、宫颈腺癌、卵巢内膜样癌、子宫内膜间质肉瘤，是雌激素治疗的相对或绝对禁忌证，这些癌症患者中不能或不愿应用 HRT 的患者使用莉芙敏片可以安全有效地治疗绝经相关症状[27]。对乳腺癌患者进入绝经期后产生的绝经相关症状，也推荐使用莉芙敏片。莉芙敏片的服药方法是：每次一片，每日 2 次，用水吞服，不可含服。莉芙敏片口服后不会立即起效，通常使用 2~4 周时起效，一个疗程为 12 周。欧洲委员会推荐：莉芙敏片每日 40 mg，即相当于每日 2 片，不需要限制使用时间。莉芙敏片的不良反应轻微，国外报道有罕见的皮疹、瘙痒、胃肠不适、水肿；极少情况下，肝酶（氨基转移酶）可能升高。国内临床试验中少数病例出现乳房胀痛、阴道出血、腹痛、白带增多、水肿等，极少数病例出现头痛。

2. 希明亭

希明亭的主要成分为升麻总皂苷，为中药成分，主要用于女性围绝经期综合征，以改善烘热汗出、烦躁易怒、失眠、肋痛、头晕耳鸣、腰膝酸软、忧郁寡欢等症状。饭后口服，一次一片，每日 3 次，或遵医嘱，4 周为一疗程。

（二）植物雌激素

植物雌激素主要是大豆异黄酮。此类药物对机体各个系统的作用均存在争议，尚需更多随机对照研究来明确。初步研究显示，大豆异黄酮控制绝经相关症状的疗效比较理想，没有雌激素的副作用。大豆异黄酮的用法为：每天服用 50 mg，每日 1 次或每日 2 次。

（三）中医药

中国对中医药在肿瘤领域中的应用有悠久历史。中医药注重全身整体状况和肿瘤局部的关系，也注重调整正与邪、阴与阳、脏与腑的平衡，不仅在治疗肿瘤方面独树一帜，在缓解绝经相关症状、提高肿瘤患者的生活质量方面更有独特的经验累积。在调整绝经相关症状方面，中药有丰富有效的成方，如坤泰胶囊、坤宝丸、芙蓉片等。研究显示，这些药物对缓解绝经期症状安全有效。中医治疗，包括按摩理疗、药膳、针灸及耳穴贴压，也可起辅助治疗作用。

六、HRT 的疗效及随诊

通常 HRT 应用几个月后，血管运动功能不稳定症状会消失，如出汗、潮热等；神经精神症状也会明显减轻，如烦躁、易激动等；睡眠质量提高。此外，生殖道萎缩情况会明显好转，阴道干涩、泌尿系统炎症等会消失；骨密度会维持在相应的水平。

治疗中应定期随诊：①定期测定血液雌孕雄激素水平；②定期进行盆腔 B 超检查以了解子宫内膜厚度；③定期进行乳腺检查，如自检，超声，乳腺 X 线片；④定期监测骨密度变化；⑤定期测定血脂、血糖、肝肾功能、血常规、凝血功能等；⑥定期咨询医生，根据症状的缓解程度、副作用以及上述检查结果，评估应用 HRT 的风险/效益比有没有发生变化，以决定是否继续应用 HRT 和（或）调节 HRT 剂量。

第四节　妇科肿瘤治疗的目标、存在的问题和今后研究的重点

一、妇科肿瘤治疗的目标：完全意义的康复

当妇科肿瘤患者摆脱肿瘤之后，其机体逐渐恢复，心理的困扰逐渐归于平静，但是，这并不是完全意义上的康复。完全意义上的康复包括家庭角色、职业角色、社会角色的恢复以及希望的建立。唯有达到完全意义上的康复，并且没有重大的负担，如因癌症治疗带来的经济负担，患者才能获得最好的生活质量。这个目标不是单靠患者和医生的努力就能够实现的，还要靠患者的家庭成员、同事、社会的共同努力。

（一）家庭角色的恢复

在患者家庭角色的恢复中，患者的丈夫和家庭成员起重要作用。患者的丈夫可以协助患者与医生沟通，了解并解除患者的心理障碍，为患者创造良好的治疗和休息条件；可以协助并引导患者恢复性功能。家庭的关爱对患者的康复往往起决定性作用。家庭的支持可使患者尽快恢复角色，如妻子、母亲的角色。实践证明，与院内治疗相比，院外治疗患者的心情更愉快，因而有更高的生活质量。

（二）职业和社会角色的恢复

妇科肿瘤患者癌症治愈后，有愿望和能力恢复工作，或做自己力所能及的事情。适当的工作会使患者感到愉悦，淡化癌症的阴影。但是，在传统的观念中，癌症似乎意味着事业或职业的终止，癌症患者常常在过度的关爱中失去工作机会，这实际上不利于癌症患者的康复。社会应该给患者提供更多的做力所能及工作的机会，使患者有自食其力、实现自我价值的机会，这将有助于患者尽快回到职业和社会角色中去，实现真正意义上的康复。

（三）经济负担的缓解

癌症治疗需要很大的花费，特别是价格不菲的新方法、新药物不断涌现，给患者及其家人带来极大的经济和心理负担。患者常常在用金钱买一线生机的感觉中接受治疗，家人常常在沉重的经济负担和良心的选择中煎熬。经济问题也经常成为医生科学探索的新瓶颈。一个需要承受巨大经济负担的患者是不会有较高生活质量的。在中国，目前大病医疗保险制度已经建立并逐渐完善，这较大程度上满足了患者及其家人的医疗需求；商业补充保险的重要性也已逐渐被认识和接受。目前医生在选择治疗方法时，已经能够充分与患者及其家人沟通，以选择经济有效的方法。毋庸置疑，在新的医疗模式指导下，在社会、医生、家庭和患者的共同努力下，妇科肿瘤患者的生活质量会不断提高，达到真正意义上的康复的目标已为期不远。

二、妇科肿瘤治疗存在的问题和今后研究的重点

妇科肿瘤发病率正在增长。虽然致力于延长生命的医学研究正在继续，并且已取得了不俗的成绩，但有关生活质量的研究尚未充分开展。目前，还不清楚各种肿瘤的诊断、各种肿瘤的期别、各种治疗方法及各种因素对妇科肿瘤患者生活质量的影响，目前多中心的、随机和前瞻性研究还很缺乏。治疗前、治疗中和治疗后康复期间对患者的心理干预措施还未得到充分重视。今后的研究应当针对上述问题进行前瞻性、多中心研究，研究的重点应当放在：明确不同诊断、不同期别肿瘤对生活质量的影响特点；了解不同治疗方法对生活质量的影响特点；了解不同肿瘤康复期存在的问题，特别是性功能损伤的问题；探索不同情况下各种心理干预措施；探索对终末期各种症状的控制及改善生活质量的办法。

我们期望在不远的将来，对妇科肿瘤患者生活质量的研究同对延长患者生命的研究一样，获得高度重视和不俗的成果，使妇科肿瘤患者在获得满意生存时间的同时，能够获得满意的生活质量。

（孙晓光）

参考文献

[1] Anonymous. Outcomes of cancer treatment for technology assessment and cancer treatment guidelines. J Clin Oncol, 1996, 14 (2): 671-679.

[2] Sepulvada C, Marlin A, Yoshida T, et al. Palliative care: the World Health Organization's global perspective. J Pain Symptom Manage, 2002, 24 (2): 91-96.

[3] Kuhle C L, Kapoor E, Sood R, et al. Menopausal hormone therapy in cancer survivors: a narrative review of the literature. Maturitas. 2016 (92): 86-96.

[4] World Health Organization. Constitution of World Health Organization, Basic documents, WHO, Geneva, 1948.

[5] Calman K C. The quality of life in cancer patients: a hypothesis. J Med Ethics, 1984, 10 (3): 124-127.

[6] Ferrans C E. Development of a quality of life index for patients with canccr. Oncol Nurs Forum, 1990, 17 (Suppl): 15-19.

[7] De Haes J, Van Knippenberg F. Quality of life of cancer patients: a review of the literature. Soc Sci Med, 1985, 20 (8): 809-817.

[8] Feinstein A R. Clinimetric perspectives. J chronic Dis, 1987, 40 (6): 635-640.

[9] Karnofschy D, Burchenal J. The clinical evaluation of chemotherapeutic agents in cancer//Macleod C. Evaluation of chemotherapeutic agents. New York: Columbia University Press, 1949: 191.

[10] Ganz P A. Quality of life and the patient with cancer: individual and policy implications. Cancer, 1994, 5 (5): 376-388.

[11] Mularski RA, Dy SM, Shugarman LR, et al. A Systematic Review of Measures of End-of-Life Care and Its Outcomes. Health Serv Res, 2007, 42 (5): 1848-1870.

[12] Sun X, Li C, Jin L, et al. Development and validation of Chinese version of female sexual function index in a Chinese population—A pilot study. J Sex Med, 2011, 8 (4): 1101-1111.

[13] Aaronson N K, Ahmedzai S, Bergman B, et al. The European Organization for Research and treatment of Cancer QLQ-C30: A quality of life instrument for use in international clinical trials in oncology. J Natl Cancer Inst, 1993, 85 (5): 365-376.

[14] Fayers P, Bottomley A. Quality of life research within the EORTC-the EORTC QLQ-C30: European Organisation for

Research and Treatment of Cancer. Eur J Cancer, 2002, 38 (Suppl 4): 125-133.

[15] Cella D F, Tulscky D S, Gray G, et al. The functional assessment of cancer therapy scale: Development and validation of the general measure. J Clin Oncol, 1993, 11 (3): 570-579.

[16] Rosen R, Brown C, Heiman J, et al. The Female Sexual Function Index (FSFI): A multidimensional self-report instrument for the assessment of female sexual function. Sex Marital Ther, 2000, 26 (2): 191-208.

[17] Ramchandran K, Von Roenn J H. Palliative care always. Oncology (Williston Park), 2013, 27 (1): 13-16.

[18] Fairclough D L. Design and analysis of quality of life studies in clinical trials. Florida: Chapman & hall/CRC, 2002: 41-68.

[19] World Health Organization. ICD-10: International statistical classification of disease and related health problems. Geneva: World Health Organization, 1992.

[20] American Psychiatric Association. DSM-IV-TR: Diagnostic and statistical manual of mental disorders. 4th edition, Text revision. Washington DC: American Psychiatric Association, 2000.

[21] Hatzimouratidis K, Hatzichristou D. Sexual dysfunctions: Classification and Definitions. J Sex Med, 2007, 4 (1): 241-250.

[22] Basson R, Berman J, Burnett A, et al. Report of the international consensus development conference on female sexual dysfunction: definitions and classifications. J Urol, 2000, 163 (3): 888-893.

[23] Meston C M, Derogatis L R. Validated instruments for assessing female sexual function. J Sex Marital Ther, 2002, 28 (Suppl 1): 155-164.

[24] 孙晓光, 孙建衡, 沈铿. 应该重视妇科肿瘤患者的生命质量. 中华妇产科杂志, 2004 (1): 57-59.

[25] 中华医学会妇产科学分会绝经学组. 绝经期管理与激素补充治疗临床应用指南(2012版). 中华妇产科杂志, 2013, 48 (10): 795-799.

[26] 中华医学会妇产科学分会绝经学组. 莉芙敏临床应用指导建议. 中国实用妇科与产科杂志, 2012, 28 (7): 556-557.

[27] 田秦杰, 徐苓, 沈铿, 等. 黑升麻制剂治疗妇科恶性肿瘤术后绝经相关症状的初步研究. 生殖医学杂志, 2011, 20 (3): 167-173.

第三篇

临床研究篇

第 *21* 章　恶性肿瘤动物模型在妇科恶性肿瘤研究中的应用

　　人类疾病的发展十分复杂，人体本身作为实验对象不仅存在时间和空间上的局限性，而且许多实验在道义上和方法上也受到限制。因此，借助动物模型有意识地改变某些在自然条件下不可能或不易排除的因素，模拟人类疾病的发生和演变过程，可以更方便、更有效地认识人类疾病的发生发展规律，研究防治措施。动物疾病模型是一种通过人为改变动物状态而使其自发和诱发某种疾病状态的研究方法，可用于疾病发生机制、疾病治疗、新药筛选等多种医学研究，其意义极其重要且不可取代。通过模拟人的疾病发展过程，不仅可发现某种疾病的演变过程和特点，更好地理解疾病发展，还可以为进一步研究疾病的治疗方法提供合适的实验对象。随着人类肿瘤组织及肿瘤细胞株移植的成功，动物模型已成为妇科恶性肿瘤实验研究的重要工具。在妇科恶性肿瘤动物模型方面，国内外学者已进行了一系列研究。

第一节　妇科恶性肿瘤动物模型概述

一、妇科恶性肿瘤动物模型分类

　　妇科恶性肿瘤动物模型按动物种类可以分为小鼠模型、大鼠模型和其他动物模型。动物模型中小鼠模型最常用。鼠按其免疫状态可分为正常鼠和免疫缺陷鼠（裸鼠、SCID 鼠等）；模型按肿瘤来源可分为自发型、诱发型、移植型（人妇科恶性肿瘤癌切除标本和人恶性肿瘤癌细胞株）和转基因型，按接种后所在部位可分为腹腔型、皮下型和常位型（妇科器官组织内），按移植供体与受体的关系可分为同种移植和异种移植，按肿瘤转移率可分为低转移性和高转移性。

（一）自发瘤模型

　　实验动物未经任何有意识的人工处理，自然发生肿瘤。自发瘤模型的优点是：①近似人类肿瘤发生过程，实验结果更易于外推到人；②与移植瘤相比，对药物的敏感性不高，疗程长，便于进行综合治疗；③可观察遗传因素在肿瘤发生上的作用。自发瘤模型的缺点是：①个体之间生长速度差异较大，肿瘤发生发展参差不齐，很难在限定时间内获得大量生长均匀的荷瘤动物；②实验周期长；③需要的动物数多，费用高。自发瘤模型可应用于病因学研究，可转为移植瘤以继续发挥作用。

（二）诱发瘤模型

　　利用外源性致癌物引起细胞遗传特性改变，从而出现异常生长活性细胞，形成肿瘤。常用实验动物为大鼠，也可用小鼠、豚鼠、兔、犬等。诱发瘤模型的优点是：①近似人类肿瘤发病特点和过程（约80% 的癌症是由环境因素引起的）；②可以根据需要有目的地进行诱导。诱发瘤模型的缺点是：①诱导时间长（3~5 个月，甚至1~2 年），成瘤率不高；②动物死亡率高，费用高；③诱导剂有毒，需谨慎操作；④肿瘤出现的时间、部位、病灶数等在个体之间表型不均一。诱发瘤模型常用于验证可疑致癌因素的作用以及肿瘤病因学和肿瘤预防研究。

（三）移植瘤模型

将动物或人体肿瘤细胞/组织移植到动物体内连续传代而形成肿瘤，分为同种动物移植以及异种动物移植，主要是人体肿瘤的异种移植；后者应用更多一些。一般将人体细胞或组织移植于免疫缺陷的动物体内（为了避免免疫排斥），动物只是作为一个供给营养和生长环境的载体，肿瘤还能保持人体肿瘤的组织学、免疫学及生物特性，是研究人体肿瘤最重要的模型之一。移植瘤模型的优点是：①移植瘤保持着原发性肿瘤的大部分生物学特性；②几乎所有类型的人类肿瘤均能在免疫缺陷动物体内建立可移植性肿瘤模型；③同样的接种条件，动物个体间生长速度一致，成瘤速度差异较小，接种成瘤率高；④实验周期短。移植瘤模型的缺点是：①肿瘤增殖时间短，与人体肿瘤不同；②免疫缺陷动物需要饲养在无特定病原体（SPF）的环境中，费用高；③人体肿瘤的所有细胞亚群不能全部出现在移植瘤中；④获得的肿瘤组织的间质可能带有免疫缺陷动物的成分。

（四）基因组修饰模型

通过在动物整体敲除或插入特定的基因而建立的肿瘤模型。几种常用的转基因模型的优点是①可为环境因素与遗传背景相互作用的研究提供了很好的模型；②小鼠能自发地发生某种特定的肿瘤；③对于研究肿瘤的发生机制、肿瘤免疫逃避来说可能有更大的优势；缺点是：①模型建立过程较长；②费用比较高；可应用于研究癌前病变以及肿瘤发生发展过程。

二、几种常用的妇科恶性肿瘤动物模型

在实验动物中，小鼠因饲养简便，繁殖率高以及与人类基因的高相似性（80%）成为应用最多的动物，尤其是随着人类肿瘤移植于裸小鼠的成功，恶性肿瘤生物学的研究进入了一个崭新的阶段。裸鼠由于先天无胸腺，缺乏 T 细胞免疫功能，其人恶性肿瘤移植获得了较高的移植成功率，可保持人恶性肿瘤原有的结构、功能等一系列的特点，生长稳定，成为研究人恶性肿瘤的理想模型。目前带有裸基因的小鼠品系有 NIH、C3H、ICR、NC、BALB/C 和 C57BL/6 等。此外，大鼠、豚鼠等也可用来进行模型构建研究。

（一）妇科恶性肿瘤手术标本异种移植模型

2017 年，美国国家癌症研究所（NCI）宣布了一项重要声明：在癌症研究领域已经使用25 年之久的 NCI-60 细胞系将"退休"，取而代之的是患者来源的经小鼠体内培养扩增的新鲜样本，即"人源性肿瘤组织异种移植（PDX）"模型。这一模型是将取自患者的小块肿瘤组织植入实验小鼠体内，模拟其原来的生长环境，最大限度地保留了肿瘤自身的特征，同时由此培养的肿瘤还可移植给其他小鼠，扩大样本规模，用于各种研究。NCI 的声明反映了当今癌症研究的流行趋势：实验动物模型是癌症发病机制研究、预测后期临床疗效、降低临床开发风险的最重要步骤之一。来源于患者原代肿瘤组织的肿瘤移植模型（PDX 模型）为临床前药效评估以及生物标志物鉴定提供了有效的研发资源。与使用细胞系建立的肿瘤模型相比，PDX 模型减少了体外培养步骤，保持了临床肿瘤细胞的形态和分子生物学特征，用该模型做出的药效结果将更为准确，与临床试验结果更为接近。

肿瘤移植模型常用腹水瘤和实体瘤两种方式进行移植。对于能产生腹水的肿瘤，可将其一定数量的细胞注入受体动物的腹腔，形成腹水瘤或产生腹水。实体瘤移植是在无菌条件下，把实体瘤切成直径为 2~3 mm 的小块，植入受体动物皮下。陈爱平等[1]采用组织学完整的人卵巢癌实体瘤和腹水瘤标本植入裸小鼠腹腔和皮下，观察成瘤生长和转移以及形态学

特征，对移植瘤进行病理学和电镜观察、染色体核型分析及肿瘤标志物检查，结果证实均与人体原发性肿瘤一致，建立了人卵巢癌实体瘤和腹水瘤裸小鼠移植性动物模型。Xu 等[2] 把 20 份不同的人类卵巢癌手术标本植入 60 只 SCID 鼠卵巢脂肪垫（gonadal fat pad，GFP）中，通过原位杂交技术证实了肿瘤为人类来源，移植后 6 个月时移植瘤中仍可测到人类 B 细胞和浆细胞，传代 3 次后，肿瘤与原标本仍保持形态学上的一致。

（二）妇科恶性肿瘤细胞株移植模型

肿瘤可通过动物移植传代而培养出所需要的肿瘤细胞株。肿瘤细胞株是一种组织学类型和生长特性已趋稳定并能在同系或同种动物中连续传代的肿瘤细胞模型，国内外常用的细胞株有：NIH、OVCAR-5、36M2、A121、OVCAR-3、IGROV-1 等。移植成功的关键是移植细胞的数量和增殖能力；此外，移植成功与否还与移植的部位和途径、肿瘤的类型及动物自身的营养状态等因素有关。崔恒等[3] 在 SCID 小鼠皮下接种人卵巢癌细胞系 SKOV3，同时在其腹腔注射人脾或外周血淋巴细胞进行免疫功能重建；通过观察成瘤情况，用 ELISA 法检测鼠血清中人 IgG 含量，以及应用流式细胞学和 ABC 免疫组织化学法测定鼠脾内人 T 细胞表型鉴定免疫重建发现，用人外周血淋巴细胞免疫重建的效果优于用脾淋巴细胞重建的效果，为研究人卵巢癌的免疫治疗方法构建了合适的动物模型。许沈华等[4] 将人卵巢癌细胞系 HO-8910 移植于裸鼠皮下，建立了高转移性人卵巢癌裸鼠皮下移植瘤模型（NSMO），已传代 23 次，仍保持着高转移的特性，为转移机制的研究和寻找抗转移药物提供了理想的工具。

（三）化学诱导模型

利用各种化学致癌剂（如烷化剂、多环芳香烃类、亚硝胺类等）通过口服、注入、埋藏、涂抹等方式使动物发生肿瘤。Silva 等[5] 给予 24 只雌性豚鼠肌注不同剂量的雌二醇、己烯雌酚、雌酮、己二烯雌酚、己烷雌酚，在 2 ~ 9 个月内给予低剂量（0.25 mg 或 0.35 mg）和中等剂量（0.5 mg 或 0.7 mg）雌二醇的 5 只（5/7）豚鼠发生了双侧卵巢浆液性囊腺瘤；在 3 ~ 10 个月内，给予中等剂量（6 mg）和大剂量（10 mg 或 12 mg）己烯雌酚的 4 只（4/8）豚鼠发生了卵巢表面乳头状瘤。放射免疫测定显示，豚鼠血清中雌二醇的含量为 450 ~ 580 pg/ml，而卵巢中雌二醇的含量为 1 020 ~ 6 575 pg/ml。结果证实，雌激素可诱导卵巢肿瘤的发生，尤其是中等剂量的雌二醇和己烯雌酚，但两者可导致不同损害，雌二醇可引起卵巢浆液性囊腺瘤，而己烯雌酚则引起卵巢表面乳头状瘤。豚鼠作为研究卵巢肿瘤的良好模型，证实了激素对卵巢上皮肿瘤发病的诱导作用，并提示了不同激素可诱导产生不同病理类型的肿瘤。

（四）转基因模型

应用转基因技术可将人类肿瘤的癌基因直接转入动物体内进行表达，使动物模型的致癌过程和病理表现更接近于人体。1998 年，Rahman 等[6] 在鼠抑制素 α 亚单位启动子调节下使小鼠表达强病毒癌基因——猿猴病毒 40T 抗原（SV40-Tags），建立了性腺体细胞肿瘤的转基因小鼠模型。

第二节　妇科恶性肿瘤裸鼠模型在肿瘤研究中的应用

肿瘤异种移植常用腹水瘤和实体瘤两种方式进行移植。对于能产生腹水的肿瘤，可将其一定数量的细胞注入受体动物的腹腔，形成腹水瘤或产生腹水。实体瘤移植则是在无菌条件下，把实体瘤切成直径为 2 ~ 3 mm 的小块植入受体动物皮下。陈爱平等[1] 采用组织学完整的人卵巢癌实体瘤和腹水瘤标本，将其植入裸小鼠腹腔和皮下，观察成瘤生长和转移以及形态学特征，对移植瘤进行了病理学和电镜观察、染色体核型分析及肿瘤标志物检查，结果均证实与人体原发性肿瘤一致，由此建立了人卵巢癌实体瘤和腹水瘤裸小鼠移植动物模型。

一、人恶性肿瘤裸鼠模型的特点

（一）移植成功率高

肿瘤异种移植的尝试，特别是将人类肿瘤移植到动物体内的尝试，已有多年的历史，曾使用过不同的方法及途径，均未得到满意结果。自从 Rygaard 等[7]第一次应用裸鼠将人类肿瘤移植成功后，诸多学者采用手术后的新鲜肿瘤标本，将其移植于裸鼠皮下或腹腔，多获成功。盛修贵等[8]采用 14 例人子宫内膜癌的手术标本，将其接种在裸小鼠体侧皮下，结果原代移植成功率为 42.9%（6/14），第一代鼠与鼠之间的移植成功率为 83.3%（5/6）。Verschraegen 等[9]进行了 54 例裸鼠腹腔、61 例裸鼠皮下人卵巢癌手术后标本的移植，分别成功 15 例和 18 例，移植成功率达到 28% 和 30%。

（二）基本保持人恶性肿瘤的特点

经多次传代后，人恶性肿瘤裸鼠移植瘤的组织学形态和生物学特征能基本保持稳定。在功能上，原来的人绒毛膜上皮癌分泌人绒毛膜促性腺激素（HCG），移植瘤小鼠血中也可以检测到很高的 HCG 含量；若来源的癌组织产生 CA125、CEA，移植瘤也可产生 CA125、CEA；人癌标本有 ER、PR 表达的，移植十几代后 ER、PR 仍为阳性；细胞周期动力学也相似。

Zaino 等[10]通过观察已建立的两个子宫内膜癌移植瘤模型发现，在连续传代过程中其组织学形态和结构均未发生变化。Satyaswaroop 等[11]则在移植瘤（中分化腺癌）基础上成功建立了 1 株细胞系 ECC-1；将连续传代后的细胞接种于裸鼠皮下的结果是：再生成的肿瘤仍保持了中分化腺癌的形态，说明连续传代后，形态学特征未发生明显变化。

二、人恶性肿瘤裸鼠模型的类型

带有裸基因的小鼠品系有 NIH、C_3H、ICR、NC、BALB/C 和 C57BL/6 等，其中 BALB/C nu nu 最常用来进行裸鼠模型构建研究。目前主要有两种类型的移植瘤模型。

三、人恶性肿瘤裸鼠移植瘤模型的应用

人恶性肿瘤裸鼠模型是最接近于人恶性肿瘤的体内实验系统成为肿瘤病因学研究、治疗研究的理想模型。

（一）病因学研究

恶性肿瘤的发生起因于细胞的增殖和分化的失衡，这与癌基因的异常表达密切相关。Sakakibara 等[12]对两个雌激素受体（estrogen receptor，ER）、孕激素受体（progestogen receptor，PR）（＋）和一个 ER、PR（－）的人子宫内膜癌裸鼠模型的研究表明，对于 ER、PR（＋）的移植瘤，雌激素能诱导 c-fos 基因的一过性高表达，用药后 1 h 表达量即达高峰，持续 4 h 左右。而 c-fos 基因的表达产物与 DNA 结合后，具有直接调节转录活性的转录因子的作用，控制多种癌基因的表达，可使之活化，最终引起细胞的癌变。而对于 ER、PR（－）的移植瘤，给予雌激素后，c-fos 基因的表达变化不明显。因此，作者认为，在激素依赖性的肿瘤，雌激素是通过激活有关的癌基因而起作用的。

（二）化疗药物的治疗研究

1. 化疗药物的筛选

Sakamoto 等[13]用同一种化疗药物治疗 18 例临床肿瘤和其相应的裸鼠移植瘤，结果表明，

两种肿瘤对药物的反应率完全一致，说明移植瘤保持了原肿瘤的生物学特征，从而可为新药的筛选提供可靠的实验工具。

Fernando 等[14]对 8 种共 17 株人癌裸鼠移植瘤模型进行了多柔比星敏感性检测，结果表明，乳腺癌有效率为 3/3，卵巢癌 2 株移植瘤均消退，肺癌三组移植瘤中有两组肿瘤消退，黑色素瘤有效率为 2/3，前列腺癌模型有效率为 1/1，软组织肉瘤模型有效率为 1/1，结肠癌无 1 例有反应（0/3），喉癌模型无效（0/1）。作者通过与临床文献比较认为，结果与临床治疗结果非常一致。Beppino 等用多柔比星（ADR）、5- 氟尿嘧啶（5-FU）、氨甲蝶呤（MTX）、长春新碱（VCR）等药物对黑色素瘤、大肠癌、乳腺癌的裸鼠移植瘤的疗效进行了比较，发现单药疗效均较差，联合用药疗效较好。

穆玉兰等[15]用裸小鼠建立了卵巢浆液性上皮癌细胞株 SKOV3 腹腔瘤动物模型，然后将其分为常规顺铂化疗组、持续冲洗化疗组和对照组进行了腹腔化疗的动物实验，两个疗程后处死裸鼠，测量它们的体重、腹腔瘤大小，应用流式细胞术（FCM）检测它们腹腔冲洗液中细胞的细胞周期和凋亡率以及瘤组织 C-erbB2、Fas 的表达，结果显示，腹腔持续冲洗化疗治疗组裸小鼠的腹腔瘤比常规顺铂化疗组疗效显著，且毒性并未有增加的趋势。

2. 评价临床新药的疗效

应用多西他赛治疗子宫内膜癌是新的尝试。Shakuto 等[16]把 4 株子宫内膜癌细胞株接种于裸鼠皮下，多西他赛静脉给药，33 mg/kg，每周 1 次，共用 3 周。结果显示，多西他赛比顺铂、5- 氟尿嘧啶、丝裂霉素、环磷酰胺、多柔比星等具有更强的抗肿瘤活性，因此，认为，多西他赛是治疗子宫内膜癌的很有前途的药物。

Ecteinascidin-743（ET743）是一种细胞毒抗肿瘤药物，为探讨其抗肿瘤活性，Hendriks 等[17]对卵巢癌、肺癌、黑色素瘤三组裸鼠移植瘤应用静脉给药发现，来源于卵巢癌的移植瘤全部消退，而对耐药的另外 2 株移植瘤作用不明显。Boven 等[18]对 13 株组织学类型和倍增时间不同的卵巢癌裸鼠移植瘤模型用顺铂、环磷酰胺、多柔比星、六甲密胺、氨甲蝶呤、5- 氟尿嘧啶进行治疗，并与它们的临床疗效进行了比较，结果两者非常相似；通过比较顺铂和卡铂、异丙铂、Lm-40、螺铂对移植瘤的生长抑制作用发现，卡铂、异丙铂和顺铂的疗效相近，而 Lm-40、螺铂的疗效则较差。

以人癌裸鼠模型作为药物筛选或评价药物疗效需观察的指标除通常所用的瘤体大小、重量等外，还可直接检测不同肿瘤释放出的某些特殊抗原，如 CA125、CA19.9、AFP。

3. 研究 ER、PR 状态与孕激素及他莫惜芬（TAM）治疗的关系

1983 年，Satyaswaroop 等[19]成功建立了 2 株子宫内膜癌裸鼠模型，一株为 ER、PR（+），一株 ER、PR（－）。对 ER（+）的移植瘤给予雌二醇后，其生长速度明显加快，而 ER（－）的移植瘤的生长速度不受雌二醇的影响，说明雌二醇通过 ER 起作用，这为雌激素与子宫内膜癌之间的关系提供了很好的证据。进一步研究表明，PR 的存在依赖于 ER 和雌二醇的刺激。对于 ER、PR（+）的移植瘤，在传代过程中若不给予雌二醇，ER 会持续存在，而 PR 则失去结合孕酮的活性；若持续给予雌二醇，则 PR 保持较高的浓度。Clarke 等[20]对裸鼠移植瘤的研究也显示，孕激素受体的存在依赖于 ER，且在雌激素的诱导下产生。

为了证实雌二醇和他莫惜芬（tamoxifen，TAM）能提高子宫内膜癌对孕激素的反应，Satyaswaroop 等[11]应用建立起的两个 ER、PR（+）和 ER、PR（－）人子宫内膜癌裸鼠模型，分三组进行了实验，一组给予雌二醇，一组给予 TAM，一组作为对照。结果发现，EP、PR（－）的肿瘤其生长速度不受雌二醇和 TAM 的影响，给予孕激素也无效；对 ER、PR（+）组，雌二醇能加速肿瘤生长，在此基础上若不给予孕激素，小鼠很快死亡；若给予孕酮治疗，

11 周后肿瘤明显缩小；TAM 治疗后肿瘤也较对照组生长速度明显加快，但与雌二醇组相比明显慢一些，在此基础上若不给予孕酮，肿瘤仍继续缓慢生长，若给予孕激素治疗，肿瘤明显缩小；而在不给予雌二醇或他莫惜芬的情况下用孕激素治疗，则肿瘤对孕酮无反应。结果说明，对 ER（＋）性的肿瘤，雌激素和他莫惜芬能诱导 PR 的形成，同时他莫惜芬又有弱的雌激素样作用。Merenda 等也得到了与上述实验基本一致的观察结果。

（三）放疗研究

1. 观察裸鼠移植瘤放疗疗效的两个指标

（1）再生长延迟时间：指的是治疗组肿瘤体积达到初始体积的 2 倍所用的时间，减去对照组肿瘤达初始体积的 2 倍所用时间。有的作者主张用增大至原来体积的 2 倍，有的则主张用体积增大至原来的 4 倍，目前多主张用体积增大至原来的直径＋5 mm。

（2）TCD50：指的是一组经一定剂量射线照射后的荷瘤裸鼠，在一定观察时间内其移植瘤得到半数控制所用的剂量。

2. 比较不同裸鼠移植瘤的放射敏感性差异

盛修贵等 [21] 应用自行建立的 2 株人子宫内膜癌裸小鼠模型（1 株为高分化腺癌，1 株为低分化腺癌），用将 HeLa 细胞接种于裸小鼠皮下建立的移植瘤作为对照，采用 10 Gy、17 Gy、25 Gy 单次放射线照射的方式，观察移植瘤再生长延迟时间以了解其放射敏感性。结果显示，子宫内膜癌具有特殊的生物学行为，即使是高分化腺癌，也属放射敏感性肿瘤，放疗能够治愈。

Budach 等 [22] 把 5 株人恶性肿瘤细胞株（恶性旁神经节瘤、神经源性肉瘤、恶性神经细胞瘤、脑的原发性淋巴瘤、鳞癌）分别接种于裸鼠皮下，共获得 336 个肿瘤，选其中 234 个给予不同剂量的照射。结果显示，5 株移植瘤的平均 TCD50 值为 64.5 Gy、57.8 Gy、65.6 Gy、24.9 Gy 和 58.5 Gy，其再生长延迟 30 d 所需剂量分别为 35.1 Gy、30.3 Gy、19.9 Gy、15.5 Gy 和 37.1 Gy，提示淋巴瘤对放射线敏感，其他 4 种肿瘤放射敏感性相似，而且较差，这与临床治疗结果是基本一致的。作者还将恶性胶质瘤、软组织肉瘤和结肠癌的细胞系接种于裸鼠皮下，待移植瘤平均体积增大至 120 mm³ 后给予单次剂量射线照射。结果显示，三种移植瘤的 TCD50 值分别为 45.1 Gy、46.7 Gy 和 49.2 Gy，数值非常接近，说明其来源肿瘤的放射敏感性近似，均属中度敏感性肿瘤。

3. 比较不同射线及不同分割照射对移植瘤疗效的影响

Budach 等 [23] 比较 7～17 Gy ^{60}Co、2.5～5.5 Gy 的快中子单次照射和 9～24.0 Gy ^{60}Co 和 3～8.1 Gy 快中子分三次照射平滑肌肉瘤来源的裸鼠移植瘤，结果显示，单次治疗和三次照射其剂量 - 生长延迟时间曲线几乎重合，说明肿瘤固有的放射敏感性对疗效起主导作用，对放射不敏感的肿瘤即使进行超分割照射疗效也甚微。而对一些放射敏感肿瘤进行分割治疗其优越性还是很明显的。Kleine 等 [24] 应用已建立的 10 株妇科恶性肿瘤裸鼠移植瘤模型（5 个宫颈癌、2 个子宫内膜癌、1 个卵巢癌、1 个平滑肌肉瘤、1 个阴道鳞癌）进行了两组同样剂量不同分割次数的照射，一组为每次 10 Gy，每周 1 次，共 80 Gy；另一组为每次 10 Gy，每周 2 次，共 80 Gy，结果显示，前者控制率为 2/10，后者为 9/10。

此外，用裸鼠移植瘤还可以证实快中子在肿瘤放疗方面的优点，其引起同一肿瘤的相同再生长延迟时间的剂量比 ^{60}Co 要小得多。

（四）免疫治疗研究

1. 单抗和化疗药物结合治疗裸鼠移植瘤

单克隆抗体问世后，肿瘤的免疫治疗日益受到重视，但单独使用单克隆抗体的疗效并不理想。如今单抗已作为携带化疗药物或毒素或放射性同位素的工具，用于对肿瘤施行抗体导向治疗。裸鼠移植瘤的实验治疗是临床应用前必不可少的步骤。

应用人恶性肿瘤的裸鼠移植瘤模型进行的实验显示，单抗和化疗药物结合后对癌细胞有选择性的杀伤作用，效果比游离的药物要强得多。Trail 等[25]的研究结果表明，MAbBR96 是一种嵌合性抗体，能识别卵巢癌、乳腺癌、结肠癌、肺癌等癌细胞表面的相关抗体。作者将 MAbBR96 与多柔比星结合，通过尾静脉注入上述恶性肿瘤的荷移植瘤裸鼠体内，结果表明，注射 BR96 结合多柔比星组的裸鼠的移植瘤的消退率和无瘤生存率均较单用多柔比星、单抗或多柔比星和单抗单纯混合组明显增高。与表皮生长因子受体相关的一类癌基因，如 erbB 基因，其蛋白质产物需与 EGFR 结合后才能启动。Fan 等[26]研制出了两种单克隆抗体——225IG1 和 528IGG2a，与 EGFR 有很强的结合能力，可阻断 EGF- 诱导的酪氨酸激酶的活化。作者用上述两种抗体治疗人类卵巢癌、乳腺癌和结肠癌等表达 EGFR 的细胞系和裸鼠移植瘤发现，它们对细胞系和移植瘤的生长有明显的抑制作用；若合并多柔比星、顺铂或紫杉醇等化疗，则协同作用更加显著。

2. 探讨细胞因子治疗移植瘤的作用

治疗肿瘤的常用的细胞因子有 γ-IFN、IL-2、TNF-α 等。de Kossodo 等[27]在一组乳腺癌裸鼠模型体内注射重组 TNF-α 和 γ-IFN 后发现，它们能明显阻止移植瘤的生长，用药后数小时即造成了肿瘤血管壁的损伤、肿瘤细胞坏死和凋亡。

Klapdor 等[28]应用已建立的 12 株不同的人癌裸鼠移植瘤模型，观察了单纯用 Mab-BW494/32、TNF-α 和 γ-IFN 任何两种与联合用药的疗效，结果发现，联合用药的效果更好。袁巧玲等[29]应用卵巢癌裸鼠移植瘤模型证实，肿瘤坏死因子、放线菌素 D 和 γ-IFN 有协同抗卵巢癌细胞系 3AO 的作用，为临床提供了理论依据。

（五）基因治疗探讨

目前恶性肿瘤的基因治疗多数处于动物实验阶段，而裸鼠移植瘤为基因治疗临床前的应用提供了很好的实验工具。

多数恶性肿瘤中都存在着 P53 基因的突变或缺失，说明野生型 P53 基因的失活在肿瘤的发生发展中起着重要作用。Mujoo 等[30]应用腺病毒介导的野生型 P53 表达载体，将其注射入有高度侵袭性的卵巢癌裸鼠移植瘤体内（P53 缺失，移植瘤长出后动物 25～45 d 死亡），结果显示，动物的生存时间较对照组延长 50% 以上。

ErbB-2 基因的过度表达是许多肿瘤的一个重要病因因素。Deshane 等[31]构建了一个抗 erbB-2 的单链球蛋白基因片断，将其注入卵巢癌裸鼠腹水瘤模型腹腔内，发现其对 erbB-2 基因有明显的降调节作用，裸鼠皮下移植瘤几乎全部消失。Ramachandran 等应用多药耐药基因的反义寡核苷酸+多柔比星治疗耐多柔比星的裸鼠移植瘤，与单用反义寡核苷酸或多柔比星相比，联合用药组的肿瘤生长抑制作用均明显增强。

随着分子生物学、免疫学理论和基因转移技术的发展及对肿瘤发病机制的深入认识，基因治疗研究的重点逐渐由单基因治疗转向多基因联合治疗。李勤等[32]将人上皮卵巢癌细胞株 Hey 细胞植入裸鼠皮下，成瘤后半包埋缝于裸鼠脾区网膜，建立了网膜移植瘤模型，然后将 GE7-β-gal 四元复合体经腹腔注入荷瘤鼠体内，用 X-gal 染色法检测基因导入效率，用同法导入生理盐水、GE7-pcDNA3 四元复合体及 GE7-pcDNA3-NOEY2 四元复合体，以评估其抑制肿瘤生长的作用。结果显示，GE7 导入系统体内导入基因效率高，具有较高的肿瘤靶向性，GE7 导入系统介导抑癌基因 NOEY2 体内导入后能有效地抑制上皮性卵巢癌生长。

（六）建立细胞系，进一步研究肿瘤的分子遗传学特征

直接用人癌手术切除标本或活检标本进行体外细胞培养，从原代培养过渡到第一次传代所需时间，最短 7 d，最长达 104 d，以后还要经过一段缓慢生长期，一般难以成功；而用取自移植瘤的组织行体外细胞培养，生长迅速，短期内即可传代，建立细胞系较易成功。

四、人恶性肿瘤裸鼠移植的一些规律

（一）移植成功的含义

移植成功是指：①保持来源肿瘤的形态特点；②可再次移植到别的裸鼠，并可观察到明显的肿瘤生长；③病理学可证实；④能在此基础上建立细胞系。

（二）影响移植成功的因素

（1）人肿瘤的种类：妇科恶性肿瘤中，卵巢癌移植于裸鼠的成功率较高，其次为宫颈癌，子宫内膜癌较难移植成功。

（2）接种的动物：通常鼠龄越小，移植越容易成功。

（3）接种的标本：通常以人恶性肿瘤的细胞株移植较易成功，直接用手术标本移植的成功率较低，后者可能与局部供血不足有关。

（4）是否合用免疫抑制剂：据报道，如移植前对小鼠进行全身照射 450 cGy，可使成功率自 30% 提高到 70%，潜伏期缩短到 2～3 周。

（1）肿瘤细胞的分化程度：通常分化好的移植成功率较低，分化越差，移植越容易成功。

（三）移植潜伏期

通常移植后肿瘤生长时间为 1～3 个月。不同人肿瘤类型潜伏期各异，如肝癌约需 1 个月，胃癌潜伏期最短者为 34 d，长者约需 100 d。

（四）不同接种途径的不同表现

通常采用皮下接种，生长的结节为圆形或类圆形，如人卵巢癌细胞株腹腔内接种，在 4～7 周内可出现腹水。人恶性肿瘤裸鼠移植的生物学表现既与接种途径有关，又与分化程度有关，如分化差的人结肠癌皮下接种可见淋巴结转移，腹腔接种可见浸润、腹水，一旦形成血管瘤栓即有肺转移；但同样腹腔内接种，分化好者仅见实体肿瘤，而无腹水或肺转移。

五、人肿瘤裸鼠移植的一些问题

（一）移植后肿瘤生物学特性变化

人恶性肿瘤裸鼠移植瘤模型是最接近癌的动物模型，经连续传代可保持原人癌的组织形态结构和功能特征，但仍有某些生物学特征的改变。例如，有作者报道了一组 52 株人恶性肿瘤细胞，系接种于裸鼠并至少观察了 5 次传代，共有 37%（19/52）细胞有明显的分化改变，其中 10 例分化变好，9 例分化变差；仅有 63% 细胞分化保持稳定。如果移植瘤源的分化程度差，异质性明显，这一现象就更显突出。

裸鼠虽然有 T 细胞缺陷，但体液免疫尚存，对人体原发性癌的异种组织移植常有一定抵抗力，即使接受也常限于接种处，不发生转移，包括淋巴结。所以人肿瘤移植于裸鼠最重要的一个生物学特征的改变是转移率低。盛修贵等在已建立的 2 株子宫内膜癌移植瘤观察了多代，均未发现远处转移。也有报告人的肝癌、肺癌、乳腺癌、移行细胞癌等皮下移植至裸鼠后均不转移的报道。而转移是癌的最重要的特征之一，因此，裸鼠人肿瘤模型尽管很多方面接近人癌本身特征，但也只能代表原肿瘤中的某些特征，不能完全等同视之。

（二）裸鼠本身的一些问题

裸鼠在无菌条件下可生存 18 个月，而在开放条件下只生存 3～8 个月，容易感染病毒和其他疾病，自发死亡者多见肝炎、间质性肺炎，其他还有细胞性心内膜炎、心肌炎、肾小球病等，这些增加了裸鼠人肿瘤模型实验与临床研究的困难。

自 1968 年 Pantelouris 第一次发现裸鼠胸腺发育不全以来，各种人肿瘤裸鼠移植多已获得成功，并保持了其生长率与组织学结构等很多特征，目前已用于研究人肿瘤的许多方面，并广泛用于评估药物及各种治疗方法对肿瘤的疗效，所以裸鼠移植瘤模型在临床研究上有其实际意义。

（盛修贵　孙　俪）

参考文献

[1] 陈爱平, 王和, 彭芝兰, 等. 人卵巢癌裸鼠移植瘤和腹水瘤模型的建立及形态学观察. 肿瘤, 2001, 21 (2): 82-84.

[2] Xu Y, Silver D F, Yang N P, et al. Characterization of human ovarian carcinomas in a SCID mouse model. Gynecol Oncol, 1999, 72 (2): 161-70.

[3] 崔恒, 李艺, 童春容, 等. 免疫重建荷人卵巢癌-严重联合免疫缺陷小鼠模型的建立. 北京医科大学学报, 2000, 32 (6): 488-491.

[4] 许沈华, 牟瀚舟, 钱丽娟, 等. 高转移人卵巢癌裸鼠皮下移植瘤模型的建立及其生物学特性. 中华病理学杂志, 1996, 25 (1): 33-35.

[5] Silva E G, Tornos C, Deavers M, et al. Induction of epithelial neoplasms in the ovaries of guinea pigs by estrogenic stimulation. Gynecol Oncol, 1998, 71 (2): 240-246.

[6] Rahman N A, Kananen Rilianawati K, Paukku T, et al. Transgenic mouse models for gonadal tumorigenesis. Mol Cell Endocrinol, 1998, 145 (1-2): 167-174.

[7] Rygaard J, Povlsen C O. Heterotransplantation of a human malignant tumour to "Nude" mice. Acta Pathol Microbiol Scand, 1969, 77(4): 758-760.

[8] 盛修贵, 梁克, 孙建衡, 等. 人子宫内膜癌裸小鼠移植瘤放射敏感性的测定. 中华放射肿瘤学杂志, 1998 (3): 48.

[9] Verschraegen C F, Hu W, Du Y, et al. Establishment and characterization of cancer cell cultures and xenografts derived from primary or metastatic müllerian cancers. Clin Cancer Res, 2003, 9 (2): 845-852.

[10] Zaino R J, et al. Morphology of human uterine cancer in nude mice. Arch Pathol Lab Med, 1984, 108 (7): 571-578.

[11] Satyaswaroop P G, et al. Human endometrial adenocarcinoma transplanted into nude mice: Growth regulation by estradiol. Science, 1983, 219 (4580): 58-60.

[12] Sakakibara K, et al. Both 17 β-estradiol and TAM induce C-fos messenger ribonucleic acid expression in human endometrial carcinoma growth in nude mice. Am J Obstet. Gynecol, 1992 (166): 206-212.

[13] Sakamoto T. Experimental studies on heterotransplantation of human squamous cell carcinoma in nude mice and sensitivity test for anticancer agents. Hiroshima Daigaku Shigaku Zasshi, 1987, 9 (1): 1-13.

[14] Fernando C L, Frensley W R. Intrinsic high-frequency characteristics of tunneling heterostructure devices. Phys Rev Condens Matter, 1995, 52 (7): 5092-5104.

[15] 穆玉兰, 汤春生, 刘鸣, 等. 实验性持续腹腔化疗裸小鼠人卵巢癌腹腔移植瘤. 中国癌症杂志, 2001, 11 (3): 205-208.

[16] Shakuto S, Noguchi K, Bissery M C, et al. Antitumor effect of docetaxel against human endometrial tumor cell lines. Gan To Kagaku Ryoho, 2005, 2 (10): 1437-1442.

[17] Hendriks H R, Fiebig H H, Giavazzi R, et al. High antitumor activity of ET743 against human tumour xenografts from melanoma, non-small-cell lung and ovarian cancer. Ann Oncol, 1999, 10 (10): 1233-1240.

[18] Boven E, et al. A nude mice -phase Ⅱ model for human ovarian cancer. Strahlenther Onkol, 1989, 165 (7): 535-536.

[19] Satyaswaroop P G, Zaino R J, Mortel R. Estrogen-like effects of tamoxifen on human endometrial carcinoma transplanted into nude mice. Cancer Res, 1984, 44 (9): 4006-4010.

[20] Clarke C L, et al. Progesterone receptor regulation by 17 β-estradiol in human endometrial carcinoma growth in nude mice. Endocrinology, 1987, 121 (5): 1642-1648.

[21] 盛修贵, 孙建衡, 周春晓等. 人子宫内膜癌裸小鼠移植瘤模型的建立及生物学特性的研究. 中华妇产科杂志, 2002 (1): 36-38.

[22] Budach W, Budach V, Stuschke M, et al. The TCD50 and regrowth delay assay in human tumor xenografts: differences and implications. Int J Radiat Oncol Biol Phys, 1993, 25 (2): 259-268.

[23] Budach W, Taghian A, Freeman J, et al. Impact of stromal sensitivity on radiation response of tumors. J Natl Cancer Inst, 1993, 85 (12): 988-993.

[24] Kleine W, Haupt J, Stange S, et al. Modified Co-60-irradiation of xenotransplanted malignant gynecological tumors. Strahlenther Onkol, 1989, 165 (7): 512-513.

[25] Trail P A, Willner D, Lasch S J, et al. Cure of xenografted human carcinomas by BR96-doxorubicin immunoconjugates. Science, 1993, 261 (5118): 212-215.

[26] Fan Z, Baselga J, Masui H, et al. Antitumor effect of anti-epidermal growth factor receptor monoclonal antibodies plus cis-diamminedichloroplatinum on well established A431 cell xenografts. Cancer Res, 1993, 53 (19): 4637-4642.

[27] de Kossodo S, Moore R, Gschmeissner S, et al. Changes in endogenous cytokines, adhesion molecules and platelets during cytokine-induced tumour necrosis. Br J Cancer, 1995, 72 (5): 1165-1172.

[28] Klapdor R, Schwarzenberg O, Kuhl J S, et al. Effects of MAb BW 494/32 and rTNF-a/rIFN-g alone and in combination in nude mice bearing xenografts of human gastrointestinal/pancreatic carcinomas. Strahlenther Onkol, 1989, 165 (7): 549-550.

[29] 袁巧玲, 李进, 赵亚南. 肿瘤坏死因子、更生霉素和干扰素-Y 联合应用对人卵巢癌裸鼠模型的协同作用. 现代妇产科进展, 1998, 7 (1): 15-17.

[30] Mujoo K, et al. Preclinical studied on P[53]-adenoviral construction human ovarian carcinoma. Proc Annu Meet Am Assoc Cancer Res, 1995 (36): A3384.

[31] Deshane J, Cabrera G, Grim J E, et al. Targeted eradication of ovarian cancer mediated by intracellular expression of anti-erbB-2 single-chain antibody. Gynecol Oncol, 1995, 59 (1): 8-14.

[32] 李勤, 丰有吉, 郁茵华, 等. GE7导入系统介导抑癌基因NOEY2体内导入治疗上皮性卵巢癌裸鼠网膜移植瘤的研究. 现代妇产科进展, 2000, 9 (05): 328-331.

第 *22* 章 肿瘤研究实验方法介绍

第一节 流式细胞术

　　流式细胞术（flow cytometry，FCM）是以流式细胞仪为检测工具的一项快速、精确的对单个细胞进行多参数分析和分选的细胞技术，综合了激光技术、计算机技术、显微荧光光度测定技术、流体喷射技术、分子生物学和免疫学等多门学科的知识。流式细胞术最大的特点是：能在保持细胞及细胞器或微粒的结构及功能不被破坏的状态下，通过荧光探针的协助，从分子水平上获取多种信号，对细胞进行定量分析或纯化分选。

　　流式细胞仪主要由以下五部分构成[1]：①流动室及液流驱动系统；②激光光源及光束形成系统；③光学系统；④信号检测与存储、显示、分析系统；⑤细胞分选系统。流式细胞仪只能检测单细胞或微粒的信号，一般是将待测细胞进行荧光染色后制成悬液标本，在一定气体压力下将待测样品压入流动室，利用鞘流原理使待测细胞成单行排列依次通过流式细胞仪检测区域。流式细胞仪通常以激光作为激发光源，经过聚焦整形后的光束照射在样品流上。被荧光染色的细胞在激光束照射下产生散射光和激发荧光，这两种信号可同时被信号检测系统接收，从而可反映各个细胞的性质，同时通过细胞分选系统可将不同性质的细胞分离。

一、流式细胞仪的基本构造及工作原理[2]

（一）流动室

　　细胞流动室是流式细胞仪中最重要的部分，其构造运用了鞘流原理（图 22-1），即标本可在一定压力作用下以恒定的速度（5~10 m/s）进入流动室，同时使鞘液（sheath fluid）在高压下自鞘液管进入流动室，这样标本就可在鞘液的包被下恒定地处于同轴流动中心位置，

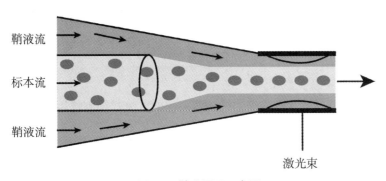

图 22-1　鞘流原理示意图

其精度可稳定在几微米之内。流动室的设计还运用了液体聚焦原理，把激光激发点放在液流聚焦点上，该处是液流直径最小处，通常为 10 ~ 20 μm，做到了可使单个细胞进入检测区。

（二）激发光源

流式细胞仪所用的激发光源包括弧光灯和激光两大类。汞灯是最常用的弧光灯，其发射的光的光谱大部分集中于 300 ~ 400 nm，很适合需要用紫外光激发的地方，具有价格便宜、激发光光谱范围广等优点，其激发光波长可覆盖紫外和可见光整个范围，经滤光片滤波后可同时得到多个波长的激发光，特别是在紫外光范围内也可以激发染料，因此，弧光灯非常适用于 DNA 分析和使用特殊荧光染料的研究。但弧光灯在单一谱线上的能量较弱且功率不够稳定，使其应用受到限制。现代流式细胞仪的激发光源通常采用激光，激光光源由于稳定性好、能量高、发散角小而得到广泛应用。近来以激光器作为激发光源已成为主流产品的标准配置。

（三）光信号检测部件

1. 前向散射光（forward scatter，FSC）

经过聚焦后的激光束垂直照射在样品流上，依次通过检测区的细胞在激光束的照射下产生散射光，散射光是围绕细胞 360° 散发的。一般来说，6° 以内的前向散射光为小角度散射光，可反映细胞体积的大小；大于 6° 的前向散射光为大角度散射光，可提供细胞内的信息，特别是核分叶的信息；细胞质粒存在与否会明显改变前向大角度散射光的强度。由于前向散射光的强度较强，用光电二极管做光电转换器。

2. 侧向散射光

侧向散射光（side scatter，SSC）是指与光束 - 液流平面垂直的散射光，又称 90° 散射光，它对细胞膜、胞质、核膜的变化敏感。由于细胞的膜表面结构不同，差异较大，总体来说，散射光强度的变化与细胞体积的大小和细胞的内部结构相关。

3. 荧光

荧光信号是由各种荧光色素分子受激发后发射的不同波长的荧光，如异硫氰酸荧光素被 488 nm 激光激发后发射 530 nm 的荧光。检测系统将接收到的这些荧光转换成与其量大小成正比的电压脉冲信号（该脉冲称为峰值脉冲），分析系统根据这些来自不同方向的信号把不同的细胞群加以区分。大多数流式细胞仪检测荧光的方向与侧向散射光相同。经荧光染色的细胞在激光束的照射下，其荧光染料吸收能量后发生能级跃迁并在短暂的延迟后（约几纳秒）返回基态而发出荧光。由于侧向散射光的波长与激发光的波长相同，而荧光的波长比激发光的波长要长，可以利用特定波长的双色性反射镜和带通滤光片将同一方向上的侧向散射光与荧光区分开。

分光器可将细胞中不同部分的不同色荧光分开并分别送入不同的检测器。检测器的搜集透镜将散射光聚焦在光电二极管的感光面上，这样就使一些特殊角度的散色光也能碰到透镜面而被聚焦。为了挡住来自液流的光线，第一透镜面前加一个激光吸收器，并用滤波片滤去被测光束不需要的光。

（四）细胞分选系统

细胞的分选是通过分离含有单细胞的滴液实现的。流式细胞仪运用滴液偏转的方法将不同的细胞从细胞群体中分离出来。液滴进入分选室时是不带电的，当液滴将要从液流中断开时要给液滴加电（2 ~ 6 kV），则滴液在从液流上断开落下时就带了同性电荷。当下落的滴液通过一个由平行板电极形成的静电场时，带正电荷的滴液向负极偏转，带负电荷的液滴向正极偏转，不带电的液滴垂直落入废液瓶，这样就可将要选定的单个细胞分离开。

二、荧光色素的特性及其应用

（一）单克隆抗体标记荧光探针

流式细胞技术的发展在很大程度上归功于现代单克隆抗体技术的发展。各种荧光探针标记的单克隆抗体不仅使传统的免疫学检测实现了定量分析，更为流式细胞仪在研究细胞膜和细胞内各种功能性抗原、肿瘤基因蛋白等领域扩展了无限的应用空间。荧光探针的选择对于流式细胞分析的结果至关重要，理想的荧光探针应满足以下四个方面的要求：①有尽可能高的光子产量，从而提高信号强度；②对激发光有较强的吸收能力，从而降低背景噪声；③激发光谱与发射光谱之间有尽可能大的差距（stock shift），以减少背景信号对荧光信号的干扰；④易于与被标记的抗原、抗体或其他生物物质结合而不影响被标志物的特异性。目前最为常用的荧光探针如表 22-1 所示。

表 22-1　目前最为常用的荧光探针

色素	荧光颜色	最大激发光	激发激光	最大发射光
Alexa Fluor 405	蓝	401	360、405、407	421
太平洋蓝（Pacific blue）	蓝	410	360、405、407	455
Alexa Fluor 488	绿	495	488	519
异硫氰酸荧光素 （fluorescein isothiocyanate，FITC）	绿	494	488	519
藻红蛋白（R-phycoerythrin，PE）	黄	496、546	488、532	578
藻红蛋白德州红偶联物（PE-Texas Red）	橙	496、546	488、532	615
德州红（Texas red）	橙	595	595	615
别藻蓝蛋白（allophycocyanin，APC）	红	650	595、633、635、647	660
Alexa Fluor 647	红	650	595、633、635、647	668
藻红蛋白偶联物（PE-Cy5）	红	496、546	488、532	667
多甲藻叶绿素蛋白 （peridinin chlorophyll protein，PerCP）	红	482	488、532	678
叶绿素蛋白偶联物（PerCP-Cy5.5）	远红	482	488、532	695
藻红蛋白偶联物（PE-Cy7）	红外	496、546	488、532	785
别藻蓝蛋白偶联物（APC-Cy7）	红外	650	595、633、635	785

（二）核酸荧光染料

用特异的荧光染料将细胞核染色后测量细胞发出的荧光强度，可以确定细胞核中核酸的含量，根据细胞核中 DNA 的含量可以对细胞周期和细胞的增殖状况进行分析。有多种荧光染料可以用于细胞中 DNA 或 RNA 的染色。常用的 DNA 染料包括碘化丙啶、DAPI、Hoechst 等。RNA 染料有吖啶橙、噻唑橙等。常用的核酸染料主要有以下几种。

1. 溴化乙啶（EB）和碘化丙啶（PI）

溴化乙啶（ethidium bromide，EB）和碘化丙啶（propidium iodide，PI）这两种染料同

属于嵌入性荧光染料，可选择性地嵌入核酸（DNA、RNA）的双螺旋碱基对中，但在用于DNA染色时，需使用RNase对细胞进行处理，以排除RNA对DNA荧光定量精度的影响。EB和PI的理化性质相同，在488 nm波长的光激发下，PI的发射光谱为610～620 nm，EB的发射光谱为603～610 nm，可以相互替代；但PI发射的荧光强度更大，变异更小，更常用于DNA分析。另外，这两种染料都不能透过活细胞膜对核酸进行染色，可用于鉴别死细胞。对活细胞进行染色时需要对细胞膜给予打孔处理。

2. 4,6-二氨基-2-苯基吲哚（DAPI）

4,6-二氨基-2-苯基吲哚（4,6-diamino-2-phenyl indole，DAPI）可以以非嵌入式方式与DNA链上的A-T碱基对特异性结合，在紫外线激发下发出蓝色荧光。该染料的最大特点是：所测荧光的变异小，特别是对石蜡包埋组织的DNA进行分析时，所测直方图中峰值的变异明显小于其他荧光染料，因此，对于配有紫外光源的流式细胞仪来说，DAPI是一种理想的DNA定量和周期分析的荧光染料。

3. Hoechst荧光染料（HO）

Hoechst荧光染料（HO）包括HO33324、HO33258、HO33378和HO33662，这些染料的特性与DAPI的特性相同，都是以非嵌入式方式与DNA链上的A-T碱基对特异性结合，在紫外线的激发下发出蓝色的荧光；其中以HO33324和HO33258最为常用，它们可用于直接染色活细胞而不需要在细胞膜上打孔。由于活细胞的钙离子通道开放，可以将荧光染料泵出细胞，影响染色效果，对于有抗药性的细胞尤为明显，因此，在样品处理时可以添加一些关闭钙泵的试剂。

4. TOT和YOY荧光染料

TOT和YOY染料为花青苷类荧光染料，以嵌入式方式与DNA双链结合，其荧光强度只与DNA的含量有关，而与碱基对的构成无关。TOT和YOY的激发光波长分别为488 nm和457 nm，发射的荧光波长分别为530 nm和510 nm，且具有非常高的量子产量，是EB发射荧光强度的50倍，而且荧光变异系数更小。

5. 吖啶橙（AO）

吖啶橙（acridine orange，AO）AO可以以两种方式与DNA、RNA结合：其一为嵌入式结合，主要是与DNA双链结合，AO分子嵌入在核酸双链上的碱基对之间，而且每嵌入一个AO分子可以导致核酸双链的空间构型旋转26°；其二为静电亲和方式结合，主要是AO与RNA单链结合，带正电荷的AO分子与带负电荷的磷酸根由于静电吸引而相互结合，结合比例为1∶1。在氧离子激光器488 nm波长激光的激发下，AO与DNA结合后可发射530 nm的绿色荧光，与RNA结合后可发出640 nm的红色荧光。在进行RNA单参数定量分析时，可先用DNase对细胞进行处理，以去除AO与DNA结合的荧光干扰；在进行DNA、RNA双参数分析时，通常使用EDTA以使RNA双链解旋为单链，同时DNA可保持双链不变，这样可使AO更好地与核酸结合。

6. 派若宁（PY）

派若宁（pyronin，PY）PY是一种碱性染料，可与胞质、核仁中的RNA单链结合，在488 nm波长激光的激发下可发出580 nm的红光，是对RNA进行单参数分析的一种很好的染料。但由于PY也可与解旋的DNA单链结合，在样品处理时要防止DNA解旋，或先用DNase进行消化处理，以防止DNA与PY结合对RNA定量检测的干扰。

7. 噻唑橙（TO）

尽管已有多种荧光染料可用于对网织红细胞中的RNA进行检测，但噻唑橙（thiazole

orange，TO）是效果较好的，可用于网织红细胞的定量分析。TO 在 488 nm 波长激光的激发下可发射出 530 nm 的荧光，它对细胞膜的通透性好，可直接对活细胞进行染色。

三、流式细胞术在肿瘤学中的应用：细胞周期与细胞凋亡分析

流式细胞术分析已成为肿瘤研究中的重要手段之一，能对肿瘤细胞的 DNA 含量做定量分析，解析细胞周期，通过细胞异倍体测定预测各种肿瘤的预后；并能对化疗中药物的选择以及放疗中射线的强度和照射时间的确定等起指导作用；对于解析抗癌药物作用机制以及对癌症进行早期诊断和鉴别良恶性也有一定参考价值。

（一）流式细胞周期与 DNA 倍体分析的基本原理

细胞核中 DNA 含量（content）会随细胞周期时相不同而改变。细胞周期一般包括以下几个时相：G0 → G1 → S → G2 → M 期。G0 期是第一次细胞分裂完成后进入第二次细胞分裂开始前的阶段。G0 期细胞是不参与细胞增殖的一群细胞，即为静止期细胞，其 DNA 含量为较恒定的 2C，即二倍体（diploid）。G1 期指第二次细胞分裂开始到本次 DNA 复制之前的阶段，此期作用主要是积累能量和原料为 DNA 复制做准备，故又称为 DNA 合成前期。G1 期细胞具有增殖活性，开始有 RNA 的合成，但此期 DNA 含量仍为 2C。S 期，又称为 DNA 合成期，此期 DNA 开始复制。当细胞进入 S 期后，DNA 含量值逐渐从 2C 增加为 4C，直到细胞 DNA 倍增结束。G2 期是从 DNA 复制完成到有丝分裂开始的阶段，又称为 DNA 合成后期或有丝分裂前期，此期细胞合成大量蛋白质，为 M 期的细胞分裂做准备。经过 G2 期后，细胞最终进入有丝分裂期，即 M 期。M 期又分为前、中、后、末四期。在 M 期，细胞分裂为两个子细胞之前，G2 期和 M 期的 DNA 含量均为恒定的 4C，即为四倍体细胞群 [3]。

1. 流式细胞术分析的基本方法

细胞周期和 DNA 倍体分析需要对 DNA 进行染色。荧光染料（如 PI）可与细胞 DNA 分子特异性结合，而且有一定的量效关系，即 DNA 含量与其与 PI 的结合量成正比，荧光强度与荧光直方图的通道数成正比。因此，应用流式细胞术分析一群细胞的细胞周期与 DNA 倍体时将 DNA 含量直方图分为三部分，即 G0/G1 期、S 期、G2/M 期三个细胞峰。G0/G1 和 G2/M 期峰呈正态分布，S 期细胞峰则呈一个加宽的正态分布（图 22-2）。

细胞凋亡（apoptosis）或程序化细胞死亡（programed cell death，PCD）是指有核细胞在

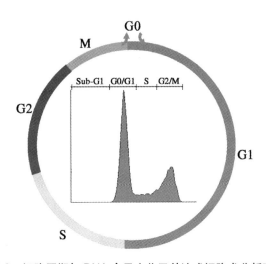

图 22-2　细胞周期与 DNA 含量变化及其流式细胞术分析直方图

一定条件下通过启动其自身内部机制——主要是通过内源性 DNA 内切酶的激活——而发生的细胞死亡过程。细胞凋亡是受基因控制的一种主动性细胞自杀过程，是生物体中一种普遍存在的现象，是维持人体正常生理过程和功能活动所必需的，是多细胞生物生命活动过程中不可缺少的过程，细胞凋亡贯穿于整个生命周期中[4]。

凋亡细胞的 DNA 被降解后，小分子 DNA 可通过细胞膜渗透到细胞外。另外，凋亡小体也可带走部分 DNA，造成了凋亡细胞的 DNA 含量非倍体性下降，由此可导致细胞 DNA 染料着色能力的下降，具体表现为：在 G1 期峰前出现亚二倍体峰，即亚 G1 期峰。常用 DNA 染料为 PI。由于 PI 不能通过活细胞进入胞内染色，具体操作时要用乙醇先将细胞膜打孔，再把染料引入胞内并将细胞固定。由于 PI 可同时与细胞内的 RNA 和 DNA 结合，需要用 RNA 酶先将 RNA 降解，再检测细胞内 DNA 含量的变化[5]。

2. DNA 倍体的判定标准

从理论上讲，一个正常的二倍体细胞峰其 G0/G1 期细胞的 DNA 含量为 2C，四倍体时应为 4C。由于测定过程中存在一定漂移，实际所测 DNA 含量直方图的 G0/G1 期峰为正态分布。目前大多数文献报道的 DNA 倍体的判定基本上依照如下的标准进行。

将二倍体参考细胞 G0/G1 期细胞 DNA 含量定为 2C，基于标准二倍体细胞的变异系数（coefficient of variation，CV）在 5% 以下，判定标准为：DNA 二倍体 = 2C±2CV，DNA 异倍体 ≠ 2C±2CV。因此，DNA 含量 = 2C±2CV 为二倍体，DNA 含量 = 2C±3CV 为近二倍体，DNA 含量 = 4C±2CV 为四倍体；DNA 含量 > 4C+2CV 为多倍体；其余 DNA 含量值均为非整倍体。

（二）流式细胞周期与 DNA 倍体的分析方法

要进行实体组织细胞周期与 DNA 倍体的流式细胞术分析，首先需要将其制备成单细胞悬液，然后再进行 DNA 染色和流式细胞仪检测。血液、骨髓或体液中细胞虽为单细胞悬液，但仍需要进行处理，将其制成所需浓度的有核细胞悬液。流式细胞周期与 DNA 倍体的分析步骤主要包括单细胞悬液制备、DNA 荧光染色或细胞生物学特性标记等，最后进行流式细胞仪检测。流式细胞术分析的对象主要是单个细胞悬液，因此，制备出合格的单细胞悬液是首要的一环。单细胞悬液主要来源于培养细胞、血液、脱落细胞、实体组织及石蜡包埋组织等，其中从实体组织中制备出单细胞最为复杂和最为困难。

1. 单细胞悬液制备[6]

单细胞悬液的制备是关系最终分析结果准确与否的最重要因素，不同的组织来源或保存方法不同要用不同的单细胞悬液制备方法。常用的几种单细胞悬液制备方法如下所述。

（1）酶消化法：酶对实体组织的分离作用原理主要有三方面：一是可以破坏组织间的胶原纤维等；二是可以水解组织细胞间紧密连接装置的蛋白质；三是可以水解组织间的黏多糖。酶消化法是实体组织分离为单细胞的常用方法之一。常用的酶类试剂有：①蛋白酶，能够释放所有组织中的细胞；②胰酶，能水解脂键和肽键；③胶原酶，能降解几种分子类型的胶原；④溶菌酶，能水解糖蛋白和肽的糖苷键；⑤弹性蛋白酶，能消化连接组织的精蛋白和弹性蛋白的纤维，可用于解离血管、心脏和肝的细胞。

（2）机械法：机械法分离实体组织的方法包括半自动机械法单细胞制备系统、吹打法、剪碎法、网搓法、研磨法等。机械法可因分离不好而造成细胞悬液中有细胞碎片和细胞团，所以机械法常与其他方法配合使用。

（3）化学试剂处理法：化学试剂处理方法的主要作用原理是将组织细胞间起粘连作用的 Ca^{2+}、Mg^{2+} 置换出来，从而使细胞分离下来。

2．DNA PI 染色及流式细胞术分析 [7]

骨髓、血液及体液等悬浮细胞或培养细胞标本。

（1）试剂：① PI 染色液：PI 50 mg 溶于 100 ml 蒸馏水中，2～8℃可保存 1 年；② RNase 溶液：RNase 100 mg 溶于 100 ml 磷酸盐缓冲液（phosphate buffered saline, PBS）中，完全溶解后分装于塑料带盖离心管中，每管 200 μl，置于 20℃以下低温冰箱中保存，临用时 37℃复融。

（2）染色步骤：取 70% 预冷乙醇（0～4℃）固定的单细胞悬液 200 μl，500 g 离心 5 min，弃上清。加入 2 ml PBS，混匀后取 300 g 离心 5 min，弃上清液。加入 50 μl 的 PBS，混匀后再加入 100 μl RNase 溶液，37℃水浴 30 min。加入 800 μl PBS、50 μl PI 染色液，避光染色 30 min，置 2～8℃冰箱避光保存，4 h 内进行流式细胞仪检测。

（3）流式细胞分析：用流式细胞仪检测 PI，用 488 nm 波长的氢离子激光器激发，用 630 nm 波长的带通滤光片接收，通过 FSC/SSC 散点图收集 10 000 个细胞，采用设门技术排除粘连细胞和细胞碎片，分析 PI 荧光直方图上细胞各周期的百分率及凋亡细胞百分率。凋亡细胞在 Gl/G0 期前出现一亚二倍体峰（sub-G1）（图 22-3）。

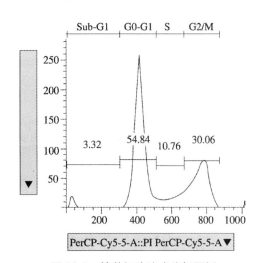

图 22-3　培养细胞流式分析图例

第二节　反义技术

反义技术是利用 DNA 或 RNA 分子通过碱基互补配对原则与目的基因的 mRNA 互补结合，通过各种机制使目的基因 mRNA 降解或抑制其编码蛋白的翻译，从而抑制目的基因表达的技术，是进行基因功能研究的一种有效手段。1978 年，Paul 等利用一段反义 DNA 寡聚核苷酸链成功地抑制了劳斯（Rous）肉瘤病毒的复制，引起了人们极大的关注 [8]。20 世纪 80 年代，寡核苷酸人工合成技术的成功使反义核酸的研究快速发展起来，使反义技术在抗肿瘤、抗病毒以及细胞凋亡机制、信号传递机制等方面的研究取得了一定的进展，将来反义技术可能成为人类研究和治疗病毒病、肿瘤乃至生物医学各领域的一种不可或缺的手段。

一、反义核酸的作用机制

（一）反义抑制机制

目前普遍认为，反义核酸可以在复制、转录、表达三个水平上发挥作用。其机制为：

①在细胞核内以碱基配对原理与基因组 DNA 结合，从复制与转录水平发挥反义阻止作用；②与 mRNA 的 5' 末端核糖体结合位点结合，阻碍核糖体的结合，从而阻碍翻译或使反义 RNA 与 mRNA 形成双链，而被水解酶水解；③与 mRNA 的核糖体结合位点上游的非编码区结合，改变 mRNA 的二级结构，从而阻碍核糖体的结合；④与 mRNA 的 5' 末端编码区（主要是起始密码 AUG）结合，阻止 RNA 的翻译；⑤与随从链复制所需的引物结合，从而在复制水平上阻止基因表达；⑥结合到前体 RNA 的外显子和内含子的连接区，阻止其剪接成熟；⑦作用于 mRNA 的 polyA 形成位点，阻止成熟和转运；⑧结合于 mRNA 的 5' 末端，阻止帽子结构的形成[9]。

（二）反义终止机制

在反义机制中，其终止机制分为阻塞机制与酶切除两种：①阻塞机制：是通过反义核酸与靶序列结合改变其空间构象，使参与复制、转录与翻译的各种酶无法接近该序列，从而抑制它们之间的结合。②酶切除机制：是反义核酸与靶序列结合后激活某些酶而将其降解；在这类机制中，最常见的是 RNase H 介导的酶切除终止机制，即反义 RNA 与 mRNA 结合形成双链结构，被 RNaseH 识别并将其水解。

除了 RNase H 外，越来越多的人已开始研究 RNaseⅢ、RNase L、RNase P 等非 RNase H 介导的酶切除终止机制以及将翻译核酸与剪切物连接等途径，主要是因为：①大多数经过修饰的寡核苷酸药物不支持 RNase H 活性，同时这些药物具有独特的药理学优点，如高稳定性；②不一定所有的组织和细胞都表达足够的 RNase H 以满足 RNase H 机制[9]。

二、几种反义技术

目前，可用于抑制基因表达的反义技术包括以下几类：①反义寡核苷酸（antisense oligonucleotide，As-ON），包括反义寡脱氧核苷酸（As-ODN）和反义 RNA；②具有催化活性的核酶（ribozyme）及 DNA 酶（DNAzyme）；③小干扰 RNA（small interfering RNA，siRNA）；④ miRNA 抑制剂（anti-miRNA inhibitor），是最近新出现的一种可以抑制 miRNA 成熟加工或直接抑制其成熟 miRNA 与靶基因结合的反义技术。

（一）反义寡核苷酸

As-ON 的作用机制与其骨架结构有关。首先，带有负电荷的 ODN，与互补 mRNA 结合后可以激活 RNase H，后者可切割 RNA-DNA 杂合双链中的 mRNA 链，抑制其表达。其次，其他不带负电荷的 As-ON 可通过空间位阻效应发挥作用。应用 As-ON 抑制特定基因表达时首先要解决寡核苷酸的稳定性问题。因为寡核苷酸在生物学介质中很容易被广泛存在的核酸酶降解。经过化学修饰 As-ON 的稳定性可大大增加，其中包括磷酸骨架的改变、戊糖的修饰（主要在核糖的 2' 羟基）等等。例如，硫代寡核苷酸（PS-ODN）、2'-O- 甲基 RNA 及 2'-O-甲氧基 RNA 等一二代 As-ON，以及两者的结合体等都可大大提高寡核苷酸抗核酸酶降解的能力。最近许多与 DNA 或 RNA 结构类似但由完全不同的化学成分构成的 DNA、RNA 类似物也已应用于反义研究中。例如，肽核酸（peptide nucleic acid，PNA）可将 DNA 的磷酸脱氧核糖骨架用聚酰胺键取代；锚定核酸（locked nucleic acid，LNA）可将 RNA 中的 2'-O 与 4'-C 通过亚甲基相连；以及 DNA–LNA 嵌和体等等。这些第三代 As-ON 可使寡核苷酸在生理条件下更加稳定，与互补 mRNA 的亲和力更高，但它们大多不能激活 RNase H[10]。

（二）核酶与 DNA 酶

1981 年，Cech 等证实了 RNA 分子可以具有催化活性，但直到 20 世纪 90 年代初，研究人员鉴定出一种相对简单的核酶催化结构域——"锤头"结构，才使核酶广泛应用于抑制目的基因的表达。锤头结构的核酶仅含有大约 30 个核苷酸，包括两个结构域，即催化结构域和位于两侧的底物结合结构域，催化结构域在目标 RNA 的 NUH 位点处切割（其中 H 为除 G 外的任意核苷酸）。在实际应用中，核酶同样面临着稳定性和有效位点的选择等问题。对于核酶，提高其稳定性较 As-ON 更困难，因为对核酶进行的修饰可能引起其构象的改变，造成其活性降低甚至失活。通过尝试，研究者设计了几种几乎不影响核酶活性的修饰。例如，Usman 等设计的一种稳定核酶结构：含有 5 个未修饰的核苷酸，第 4 位为 2'-c- 烯丙基尿嘧啶，4 个硫代核苷酸，其他位点为 2'-o- 甲基 RNA，3' 末端由反向 3', 3'-deoxyabasic sugar 保护。除化学修饰外，还可以利用含 Pol Ⅲ 启动子的载体在细胞内表达核酶，并且可以通过改造启动子进行诱导表达或组织特异性表达，这是 AS-ODN 所无法比拟的。

鉴于核酶的不稳定性以及化学修饰的复杂性，Santoro 等利用体外筛选的方法设计出了 Mg^{2+} 依赖性的特异性切割 RNA 的 DNA 酶，其中应用最广泛的是 "10 ~ 23 DNAzyme"，其结构和功能均与锤头结构的核酶类似，由 25 个核苷酸的催化结构域和两侧大约 8 个核苷酸的底物识别结构域组成，可特异性地切割与两臂互补的 RNA 中未配对的嘌呤和配对的嘧啶之间的磷酸二酯键，产生 2', 3'- 环磷酸基末端与 5'- 羟基末端。与核酶相比，DNA 酶更容易合成，对化学物质或核酸酶有更强的抵抗力，而且由于 DNA/RNA 杂化双链与 RNA/RNA 双链在药代动力学方面的区别，在酶的评价指标如底物的选择性和特异性、催化效率、酶的转换速率等方面，DNA 酶较核酶均有所提高。

（三）RNAi 和 siRNA

1998 年，Fire 等发现，将 dsRNA 注入线虫后可以有效地引起序列特异性的基因抑制，并将这种转录后水平的基因沉默机制称为 RNAi（RNA interference）。RNAi 在自然界中广泛存在，目前已经在植物、真菌、锥虫、涡虫、囊虫、果蝇、线虫、鼠早期胚胎等不同种属的生物体中得到证实。虽然在很多模式生物中可以应用 dsRNA 进行基因功能的研究，但在哺乳动物中这种应用受到了限制，因为较长的 dsRNA 在哺乳动物细胞中可以引发干扰素途径——激活 RNA 依赖的蛋白激酶（RNA-dependent protein kinase，PKR）和 2', 5'- 寡腺苷酸聚合酶。活化的 PKR 可使 eIF2α 发生磷酸化，导致非特异性翻译停滞；2', 5'- 寡腺苷酸聚合酶是非特异性核糖核酸酶（RNase L）的辅因子，RNase L 可降解 RNA。因此，dsRNA 在哺乳动物中应用可以引起非特异性的蛋白质翻译抑制和 RNA 降解。2001 年，Elbashir 等发现，将人工合成的 21 个核苷酸长的双链 siRNA 导入哺乳动物细胞，可以避开干扰素途径而特异性地抑制目的基因的表达。虽然真菌、植物等可以通过 RNA 依赖的 RNA 聚合酶（RdRP）进行 siRNA 的复制，在酵母、哺乳动物中尚无证据表明 siRNA 也可以复制，因此，在哺乳动物中通过转染 siRNA 介导的基因沉默是短暂的。为此，研究人员设计了多种载体表达 siRNA 或表达可以在细胞内被加工成 siRNA 的 RNA 分子，例如，发夹结构 RNA 等。目前报道的 siRNA 表达载体大多采用 RNA 聚合酶 Ⅲ 启动子，尤其是 U6 和 H1 启动子。应用各种 siRNA 表达载体比直接导入 siRNA 有明显的优势。一方面，利用载体表达 siRNA 可以延长作用时间；另一方面，利用载体可以将 RNAi 技术与基因的诱导表达和组织特异性表达等技术相结合，使研究者可以在特定的时空条件下抑制特定基因表达，从而有利于阐明基因在发育过程中以及组织器官中的功能，同时也为 RNAi 在基因治疗等方面提供了更广的应用前景。此外，利用病毒载体介导的 RNAi 技术可以进行转基因实验，为 RNAi 在生物体整体水平的研究提供了条件[11]。

目前有多种方法可以用于制备 siRNA，如化学合成、体外翻译和表达载体等。不管采用哪一种，首先需要选择 siRNA 靶点序列。siRNA 靶点序列选择一般遵循以下原则[12]：

1. 从起始密码下游开始，搜索 AA（N19）序列。

2. 正义链 1 位为 G 或 C，19 位为 A 或 U，双链 5' 端能量应该比 3' 端高，即正义链 15~19 至少有 3 个 A 或 U，或者 13~19 至少有 5 个 A 或 U，此原则最为重要。

3. siRNA5' 端必须磷酸化，3' 端悬垂两个 dTdT 或 UU。

4. 对 mRNA 目标区域进行二级结构预测，排除那些作用于复杂二级结构的 siRNA 序列。

5. Blast 对照，并进一步用 mRNA 相似性软件或脱靶控制软件筛选，把脱靶控制到最小水平。

6. 避免出现连续多个 G 或 C，GC 含量最好在 30%~52% 之间，16 位最好为 C，13 位最好为非 G。

而基于表达载体 RNAi 设计还要遵循另外几条原则：

1. 克隆到 shRNA 表达载体中的 shRNA 包括两个短反向重复序列，中间由一茎环（loop）序列分隔的，组成发夹结构，由 polⅢ 启动子控制。随后再连上 5~6 个 T 作为 RNA 聚合酶Ⅲ 的转录终止子。

2. 两个互补的寡核苷酸两端须带有限制性酶切位点。

3. Stratagene 发现，29 个寡核苷酸较原先推荐的 23 个寡核苷酸可以更有效的抑制目的基因。

4. 在启动子下游的酶切位点下方紧连一个 C，使插入片段和启动子有一定空间间隔以确保转录的发生。

5. shRNA 目的序列的第一个碱基必须是 G，以确保 RNA 聚合酶转录。如果选择的目的序列不以 G 开头，必须在紧连正义链的上游加一个 G。

6. ShRNA 插入片段中的茎环应当靠近寡核苷酸的中央。不同大小和核苷酸序列的茎环都被成功地运用过。其中包含一个独特的限制性酶切位点的茎环有利于检测带有 shRNA 插入片段的克隆。已比较了众多不同长度和序列的茎环，其中 5'TCAAGAG3' 序列最为有效。

7. 5~6 个 T 必须放置在 shRNA 插入片段尾部，以确保 RNA 聚合酶Ⅲ终止转录（stop）。

8. 在正义链和反义链序列上不能出现连续 3 个或以上的 T，这可能导致 shRNA 转录的提前终止。

（四）miRNA 抑制剂

MicroRNA（miRNA）是一种小的内源性非编码 RNA 分子，由 21~25 个核苷酸组成。这些小的 miRNA 通常靶向一个或多个 mRNA，通过翻译水平的抑制或断裂靶标 mRNA 而调节基因的表达。1993 年，Lee、Feinbaum 和 Ambros 等发现，线虫体内存在一种小 RNA（lin-4），是一种不编码蛋白质但可以生成一对小的 RNA 转录本，每一个转录本能在翻译水平通过抑制一种核蛋白 lin-14 的表达而调节线虫的幼虫发育进程。随后的十几年又分别在众多生物体如病毒、家蚕和灵长类动物中发现了成千的 miRNA。由于 miRNA 参与众多程序的调控，可在诸如生物发育、细胞增殖和凋亡以及近来被证明的与肿瘤发生相关等领域中发挥作用[13]。

1．microRNA 的体内合成

miRNA 起源于内源性表达转录本，是长 21~25 nt 的双链 RNA 分子，其典型特征是具有发卡结构。miRNA 途径开始于一个 miRNA 基因的 pri-miRNA（primary miRNA）转录本（第一步）；这个 70~100 nt 的发卡 RNA（pri-miRNA）在核内被核糖核酸酶 Drosha 加工处理而最终成为 pre-miRNA（precursor miRNA）（第二步）；之后 pre-miRNA 被核输出蛋白（exportin）5 转运入胞质（第三步），接着被第二个核糖核酸酶 Dicer 消化为 21~25 nt 的 miRNA（第四步）；这个阶段的 miRNA 可以结合 RNA 诱导的沉默复合体（RNA-induced silencing complex，RISC）并与靶标 mRNA 互补并列（第五、六步）；miRNA 和靶序列的互

补程度决定了靶基因 mRNA 或在翻译水平被部分抑制或完全断裂（第七步）[14]。在植物体中，断裂似乎是主要的工作方式，而在哺乳动物中则以翻译水平的抑制为主要方式（图 22-4）。

2. miRNA 抑制剂

目前人工合成抗 miRNA 寡核苷酸（anti-miRNA oligonucleotide，AMO）可通过与 pri-miRNA 或 pre-miRNA 互补来抑制 miRNA 成熟。也可以通过直接与成熟 miRNA 互补结合而抑制其与靶分子结合来达到抑制效果（图 22-5）[15]。

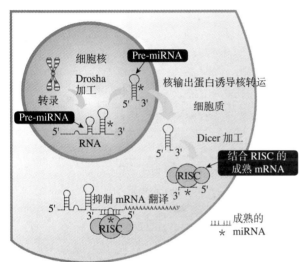

图 22-4　miRNA 体内合成

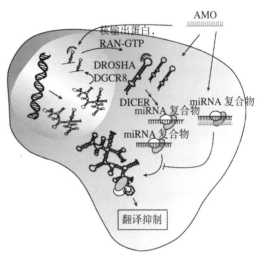

图 22-5　人工合成抗 miRNA 寡核苷酸（anti-miRNA oligonucleotide，AMO）抑制 miRNA 途径。AMO 抑制 miRNA 可通过与 pri-miRNA、pre-miRNA 或成熟 miRNA 互补来抑制 miRNA 活性

（1）基于载体的 miRNA 抑制剂

载体表达的 miRNA 抑制剂克隆导入细胞，转录后折叠形成一个稳定的陷阱结构分子（miArrest），显露出两个可以捕捉、结合靶 miRNA 的环。一分子的 miArrest 可结合两分子靶 miRNA。miArrest 可高效、特异地结合细胞内成熟的靶 miRNA，形成稳定的复合物，从而阻止 miRNA 对靶标 mRNA 的降解或翻译抑制，上调 miRNA 靶标基因的表达（图 22-6）。

载体表达 miRNA 抑制剂的特点[16]：①多样化：既有慢病毒表达载体，又有非病毒表达载体；②使用方便：易于导入非分裂的和难转染的细胞；载体带有荧光蛋白报告基因，便于转（感）染后的细胞筛选；③高效：与 LNA 修饰的或其他类型化学合成的 miRNA 抑制剂相比具有更强、更长久的抑制效力和极低的细胞毒性。

（2）化学合成的 miRNA 抑制剂

化学合成的 miRNA 抑制剂是序列特定的、单链寡核苷酸分子，适合瞬时转染。优化设计合成的 miRNA 抑制剂能够特异性和高效地结合成熟的靶 miRNA，阻止 miRNA 对靶基因的下调。目前常见的 miRNA 抑制剂种类有 PNA、LNA、2-Ome 和 2-MOE 修饰的单链核苷酸（图 22-7）。

1）肽核酸（peptide nucleic acid，PNA）：中性的肽链酰胺 2- 氨基乙基甘氨酸键取代了 DNA 的戊糖磷酸二酯键骨架。由于 PNA 不带负电荷，与核酸结合的稳定性和特异性都大为提高。

2）锁核酸（locked nucleic acid，LNA）：新型的寡核酸衍生物，结构中 β-D- 呋喃核糖的 2'O 与 4'C 位通过缩水作用形成环形结构，呋喃糖的结构锁定在 C3' 内型的 N 构型，形成了刚性的缩合结构[17]。

3）2-Ome 修饰的 RNA 是在 2'O 的位置进行了甲基化，从而增强了 RNA 的稳定性，与目的 RNA 结合后起到反义抑制作用。

4）2-MOE 修饰的 RNA 是在 2'O 的位置进行了 2- 甲氧基乙基化，比 2-Ome 修饰的 RNA 具有更强的与 RNA 结合能力和特异性。

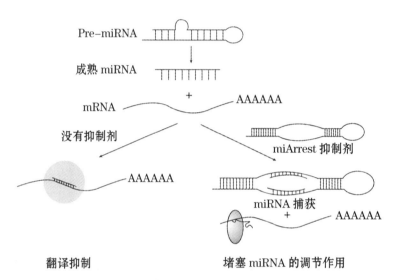

图 22-6　基于载体的 miRNA 抑制剂的作用机制

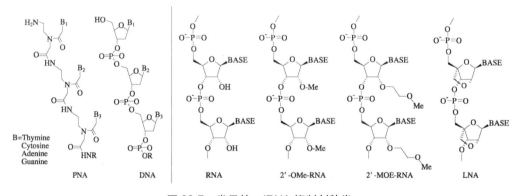

图 22-7　常见的 miRNA 抑制剂种类

第三节　免疫组织化学技术

免疫组织化学技术是利用抗体与抗原的特异性结合来检测组织或细胞内某种物质的性质，并利用酶作用于底物所产生的颜色反应来显示某种物质在细胞内的定位以及含量的一种技术。

一、免疫组织化学技术的原理和应用范围

(一)免疫组织化学技术的基本原理

免疫组织化学技术是应用显色剂标记的特异性抗体在组织细胞原位通过抗原抗体反应和组织化学的呈色反应，对相应抗原进行定性、定位、定量测定的一项技术；即先应用针对待测物质特异性抗体与组织或细胞中的这些化学物质特异性结合，再通过应用某种酶（常用辣根过氧化物酶）或生物素标记的第二抗体将抗原信号放大，由于抗体与抗原结合后形成的免疫复合物是无色的，还必须借助于组织化学方法将抗原抗体反应部位显示出来（常用显色剂DAB显示为棕黄色颗粒）。通过抗原抗体反应及呈色反应显示细胞或组织中的化学成分，由于在显微镜下可清晰地看见细胞内发生的抗原抗体反应产物，从而能够在细胞或组织原位确定某些化学成分的分布、含量。组织或细胞中凡是能用作抗原或半抗原的物质，如蛋白质、多肽、氨基酸、多糖、磷脂、受体、酶、激素、核酸及病原体等，都可应用相应的特异性抗体进行检测[18]。

免疫学的基本原理决定了免疫组织化学技术具有高度特异性，从理论上讲，免疫组织化学技术也是组织和细胞中抗原的特定显示，如角蛋白（keratin）显示上皮成分，LCA显示淋巴细胞成分。只有当组织细胞中存在交叉抗原时才会出现交叉反应。免疫组织化学技术还具有敏感性高的特点。免疫组织化学技术是通过抗原抗体反应及呈色反应对组织和细胞中的抗原进行准确定位，使其可以在同一组织或细胞中同时对不同抗原进行定位观察，并进行形态与功能相结合的研究[19]。

免疫组织化学染色方法：按标志物质的种类，如荧光染料、放射性同位素、酶（主要有辣根过氧化物酶和碱性磷酸酶）、铁蛋白、胶体金等，可分为免疫荧光法、放射免疫法、酶标法和免疫金银法等；按染色步骤可分为直接法（又称一步法）和间接法（二步、三步或多步法），与直接法相比，间接法的灵敏性提高了许多；按结合方式可分为抗原抗体结合［如过氧化物酶 - 抗过氧化物酶（PAP）法］和亲和连接［卵白素 - 生物素 - 过氧化物酶复合物（ABC）法、链霉菌抗生物素蛋白 - 过氧化物酶连接（streptavidin-perosidase, SP）法等］。

(二)免疫组织化学技术的应用范围

近年来，随着抗原的提纯和抗体标记技术的改进，尤其是杂交瘤技术和单克隆抗体技术的引入，制备的抗体具有高度的特异性。免疫酶标技术能够用于普通培养细胞、常规福尔马林固定石蜡包埋的组织切片标本等，使该技术在生物医学研究和临床病理学、微生物学诊断中，日益显示出巨大的实用价值。目前免疫组织化学技术主要应用在如下几个方面。

1. 确定细胞类型

通过特定抗体标记出细胞内相应特异性标志抗原，以确定细胞所属类型。如角蛋白是上皮性标记，前列腺特异性抗原仅见于前列腺上皮，甲状腺球蛋白抗体是甲状腺滤泡型癌的敏感标记，而降钙素抗体是甲状腺髓样癌的特有标记。

2. 辨认细胞产物

应用某些细胞产物为抗原制备的抗体可作为相应产物的特殊标记，如内分泌细胞产生的各种激素大多数可应用免疫组织化学技术标记出来，据此可以对内分泌肿瘤进行功能分类，以检测分泌异位激素的肿瘤等[20]。

3. 了解分化程度

大多数标志物都有其特定的分布部位，如上皮细胞膜抗原（EMA）着色部位在细胞膜上。角蛋白的含量还与分化程度有关，低分化或未分化癌含量较低、染色较弱。

4. 鉴定病变性质

通过标记 Ig 轻链（κ、λ）可以区分部分 B 细胞性淋巴瘤与 B 细胞反应性增生，前者常表达单一的 Ig 轻链（κ+/λ+），后者常为多克隆 Ig 轻链（κ+、λ+）。而标记 bcl-2 蛋白在区别滤泡型淋巴瘤和反应性滤泡增生上有相当的意义。

5. 发现微小转移灶

某些癌的早期转移有时与淋巴结内窦性组织细胞增生不易区别，而应用免疫组织化学方法（如用上皮性标志）十分有助于微小（癌）转移灶的发现。对于转移性肿瘤，也可借助免疫组织化学标志寻找原发性瘤，如骨组织内有前列腺特异性抗原阳性细胞提示前列腺癌转移。

6. 确定肿瘤分期

判断肿瘤是原位还是浸润以及有无血管、淋巴管侵袭与肿瘤分期密切相关。有时应用常规病理学方法难以判断，应用免疫组织化学方法则可以获得明确结果。如采用层粘连蛋白和 Ⅳ 型胶原的单克隆抗体可以清楚地显示基底膜的主要成分，一旦证实上皮性癌突破了基底膜，就不是原位癌，而是浸润癌，其预后是不同的。

7. 指导预后和治疗

免疫组织化学标记中与预后有关的标记大致可分为三类：①类固醇激素受体：如雌激素受体、孕激素受体等，它们与乳腺癌的关系已得到公认，性激素受体阳性者内分泌治疗效果较好，预后也较好；相似的结果也见于子宫内膜癌和卵巢癌。②肿瘤基因标记：如癌基因 Her-2、c-myc 等，在肿瘤中高度表达者，患者预后较差。③细胞增殖性标记：如表皮生长因子受体（EGFR）、增殖细胞核抗原（PCNA）、Ki-67 等，表达指数越高表明其增殖越活跃，恶性度增高，预后不良，其中以淋巴瘤、乳腺癌较为明显。Ki-67、PCNA、EGFR 阳性者淋巴结转移率高。

8. 寻找感染病因

有的人类疾病的致病微生物在常规病理检查中不易发现，尤其是病毒性致病微生物，因为其分子水平的结构在细胞水平上难以发现，而通过免疫组织化学方法可以明确病原体抗原所在部位并可以定量，如巨细胞病毒（CMV）、人乳头状瘤病毒（HPV）、单纯疱疹病毒（HSV）和乙型肝炎病毒（HBV）。

二、免疫组织化学标本的制备

免疫组织化学检测所用标本主要为组织标本和细胞标本两大类，前者包括石蜡切片（病理大片和组织芯片）和冰冻切片，后者包括组织印片、细胞爬片和细胞涂片。石蜡切片是最常用、最基本的组织标本，主要是因为石蜡切片的组织形态保存好，且能连续切片制作，有利于进行各种染色对照观察，还能长期存档。虽说石蜡切片的制作过程对组织内抗原显露有一定的影响，但可进行抗原修复，因此，在免疫组化中是首选的组织标本[21]。

（一）标本的处理

标本的处理是获得一个良好的免疫细胞组织化学结果的前提。必须保证要检测的细胞或组织取材新鲜，固定及时，形态保存良好，抗原不丢失、不扩散或被破坏。标本的处理过程中应注意取材和固定两个方面[22]。

1. 取材

细胞标本取材有印片法、穿刺吸取涂片法、体积沉淀涂片法、培养细胞标本取材及离心涂片机法。

（1）印片法：主要应用于制作活检组织标本和手术切除标本。对于新鲜标本，以最大面积剖开，充分显露病变区，将载玻片轻轻压于病变区，以使脱落细胞黏附于载玻片上，立即浸入细胞固定液中 5~1 min，取出后自然干燥，低温保存备用。

（2）穿刺吸取涂片法：主要应用于制作实质器官的病变区标本，如肝、肾、肺、淋巴结、软组织等。用细胞针穿刺吸取病变区内液体成分，直接涂抹在载玻片上，力求细胞分布均匀。如穿刺液较多，可用洗涤法，即将穿刺液滴入盛有 1~2 ml Hank（或 RPMI-1640）液的试管内，以 500 r/min 低速离心 5~10 min 后，弃上清液，将沉淀制成细胞悬液（ 1×10^6/ml），吸取 1 滴于载玻片上，轻轻涂抹或用离心涂片机制成涂片。

（3）体积沉淀涂片法：主要用于制作胸水、腹水、尿液、脑脊液等体液多细胞少的标本。体液采取后必须及时处理，不宜加固定剂。根据标本内细胞数量多少选用不同的处理方法：①细胞数量极多者，可吸取少量液体直接涂在载玻片上；②细胞数量少者，可将液体沉淀，然后取沉淀液以 1 500 r/min 离心 10 min，弃上清，将细胞涂片或用离心涂片制成涂片。

（4）培养细胞标本：根据培养细胞特性分别采用不同的方法。对某些贴壁生长的细胞，只需将载玻片插入培养瓶内即可制备理想的细胞标本；而对于悬浮培养的细胞，可用离心涂片机制成涂片。

（5）离心涂片机法：将待涂片的细胞样品制成（ $10^5 \sim 10^6$ ）/ml 的细胞悬液，吸取 50~100 μl 加入涂片机内，1 000 r/min 离心 2 min 后细胞就可均匀地分布于玻片上。

2. 固定

固定在整个免疫组织化学技术中是关键所在。首先，通过固定可使细胞内蛋白质凝固，防止细胞内酶反应过程，防止细胞自溶，保持细胞固有的形态和结构；其次，通过固定可以保存组织和细胞的抗原性。固定不足，抗原会丢失；固定过度，则抗原性质改变或抗原成分被遮蔽。

（1）固定液：固定液的选择是免疫组化技术成功与否的基础。免疫组织化学技术中应用的固定液种类较多，性能不一。不同抗原其稳定性各不相同，对固定液的耐受性差异也较大。所以不同的抗原和标本需要进行多次试验，必要时可进行多种固定液对比，以选出理想的固定液。最佳固定液的标准是：①最好地保持细胞和组织的形态结构；②最大限度地保存抗原的免疫活性。中性缓冲多聚甲醛（或福尔马林）液是适应性较为广泛的固定液。

（2）固定时间：组织固定时间最好在 12 h 内，一般固定时间不应超过 24 h。随着固定时间的延长，组织抗原的检出强度将逐渐降低。

（3）固定方法：常用的固定方法有两种：①浸入法，即将组织浸泡在固定液中（必要时在 4℃下），固定时间根据抗原的稳定性以及固定液的性质而定，一般在 2~12 h 之间；②灌注法，主要适用于动物研究，灌注固定不仅可以使固定液迅速到达全身组织以充分固定，而且灌注能冲洗掉红细胞，排除过氧化物酶的干扰。

3. 常用的固定液及其使用方法

（1）冷丙酮：可用于一般的免疫组化，将纯的丙酮预先放入冰箱 -20℃后便为冷丙酮。将细胞爬片取出后，用 PBS 洗 2 遍，便可加入冷丙酮于 -20℃固定 10 min。取出后，于室温干燥后放入 -20℃保存。

（2）多聚甲醛（常用 4%）：主要用于检测组织内一些性能较弱的抗原，特别是细胞表面抗原，例如，各类淋巴细胞分化决定簇（CD）、主要组织相容性抗原等。室温固定 15 min 后，将表面液体吹干后 -20℃保存。

（3）95% 乙醇：也可用于免疫组化，其优点是：穿透性强、抗原性保存较好。其缺点是：醇类对低分子量蛋白质、多肽及胞质内蛋白质保存效果较差，使蛋白质变性的作用轻，固定后可再溶解；染色过程中，温育时间长，抗原可流失而减弱反应强度。室温固定 15 min 后，将表面液体吹干后 –20℃保存。

（4）甲醛（福尔马林）：应用最广。其优点是：形态结构保存好，穿透性强。其缺点是：甲醛放置过久可氧化为甲酸，使溶液 pH 降低，影响染色；分子间交联形成的网格结构可能部分或完全掩盖某些抗原决定簇，使之不能充分显露。

（二）切片方法

1. 冰冻切片

冰冻切片是免疫组织化学中最常用的一种切片方法，能够最大量地保存抗原，操作简便，主要适用于不稳定的抗原（如检测细胞膜的某些抗原成分），但标本来源受限。冰冻切片时，组织中的水分易形成冰晶，影响抗原定位，且冰晶小而多，对组织结构损害大。

2. 石蜡切片

用于免疫组化技术的石蜡切片的制备与常规切片略有不同：①脱水、透明等过程应在 4℃下进行，以尽量减少组织抗原的损失；②组织块大小应<2 cm×1.5 cm×0.2 cm，以使组织充分脱水、透明、浸蜡；③浸蜡、包埋过程中，石蜡应保持在 60℃以下，以熔点低的软蜡为较好。

3. 振动切片

用振动切片机可以把新鲜组织（不固定不冰冻）切成 20～10 μm 厚片，以漂浮法在反应板上进行免疫组织化学染色，然后，在解剖显微镜下检测免疫反应阳性部位，修整组织进行后固定，最后按电镜样品制备、脱水、包埋、超薄切片、染色观察等。振动切片的组织不冰冻，无冰晶形成和组织抗原破坏，在免疫组化染色前避免了组织脱水、透明、包埋等步骤对抗原的损害，能较好地保留组织内脂溶性物质和细胞膜抗原，主要用于显示神经系统抗原的分布研究。这种包埋前染色尤其适用于免疫电镜观察。

4. 塑料切片

塑料包埋切片常用的包埋剂有甲基丙烯酸盐类及环氧树脂类（Epon 812，618），其优点是：可以同时进行光镜和电镜检查，所查抗原能相互对照，定位准确。塑料包埋切片切出的切片比石蜡切片更薄，光镜切片可薄至 0.5～2 μm，故称为半薄切片。甲基丙烯酸盐类包埋剂保存抗原较好，不与组织发生共聚合，但形态学结构欠佳。环氧树脂类包埋剂如 Fpon 和 Araldite，能较好地保存形态学结构，但在聚合过程中易与组织起作用，改变抗原结构。塑料包埋切片由于处理程序繁多，抗原活性易丢失，同时当对半薄切片进行免疫染色时，抗血清不易穿透树脂，因此，塑料切片主要用于免疫电镜的超微切片前定位。

三、组织切片的预处理

（一）抗原修复

由于组织切片标本用甲醛固定后，会使细胞内抗原形成醛键、羧甲键而封闭部分抗原决定簇，同时蛋白质之间发生交联而使抗原决定簇隐蔽，在进行免疫组织化学染色时，需要先进行抗原修复或显露，即破坏固定时分子之间形成的交联而恢复抗原的原有空间形态。抗原修复的几种常用方法如下所述。

（1）微波炉加热：在微波炉里加热 0.01 M 枸橼酸钠缓冲液（pH 6.0）至沸腾后，将组织切片放入，断电，间隔 5～10 min，反复 1～2 次。适用于来源于人、大鼠、小鼠的组织标本。

（2）沸热修复：用电炉或水浴锅加热 0.01 M 枸橼酸钠缓冲液（pH 6.0）至 95℃左右，

将组织切片放入，加热 10 ~ 15 min。

（3）酶消化方法：常用 0.1% 胰蛋白酶和 0.4% 胃蛋白酶液。胰蛋白酶使用前预热到 37℃，消化时间为 5 ~ 30 min。

（二）内源性酶和生物素的消除

在各种免疫组化染色方法中，大部分是应用过氧化物酶（HRP）标记抗体或应用过氧化物酶标记其他物质和底物作用，然后应用显色剂显色。也有应用碱性磷酸酶（AKP）进行标记的。由于生物体组织自身就含有一定量的过氧化物酶和碱性磷酸酶，它们也能催化底物使其显色，从而影响到免疫组化染色的特异性，故在免疫组化染色的第一步就应设法将组织中的内源性酶灭活，以保证免疫组化染色的特异性并消除非特异性背景着色。由于正常组织细胞中含有生物素，特别是腺上皮组织中的生物素含量更为丰富，在使用生物素 - 卵白素和生物素 - 链霉卵白素检测系统时，内源性生物素会严重干扰染色结果。内源性生物素主要以颗粒状形式存在于胞质中，在福尔马林固定、石蜡包埋的组织中，生物素被封闭，但进行抗原热修复后，内源性生物素也被同时活化。内源性生物素对免疫组化染色的影响远高于内源性过氧化物酶，因此，在使用亲和素试剂染色之前，必须对内源性生物素进行封闭处理。

1. 内源性过氧化物酶的消除方法

常用 H_2O_2 于室温下作用于组织切片，这样能够除去大部分内源性过氧化物酶。在冰冻切片或细胞涂片的标本中，由于大量的过氧化物酶与 H_2O_2 反应出现气泡，会对组织结构和细胞形态产生一些不良影响，因此，应用 H_2O_2 时其浓度不能过高，一般为 30 ml/L，应用时间也不能过长，一般为 5 ~ 10 min。

2. 内源性碱性磷酸酶的消除方法

最常用的方法是将左旋咪唑（24 g/L）加入 pH 7.6 ~ 8.2 的底物溶液中，以除去大部分内源性碱性磷酸酶。对于仍能干扰染色的酸性磷酸酶，可再用 0.005 mol/L 酒石酸抑制其活性。

3. 内源性生物素的消除方法

常用的方法是使用 0.001 ~ 0.01 g/L 卵白素溶液处理组织切片 20 min，使内源性生物素结合位点饱和，以消除其活性。

四、常用免疫组化操作方法

（一）Elivison 二步法

1. 脱蜡：将石蜡切片置于 67℃ 烘箱中，烘片 2 h。
2. 常规二甲苯脱蜡，梯度酒精脱水：二甲苯（Ⅰ）5 min →二甲苯（Ⅱ）5 min → 100% 酒精 1 min → 100% 酒精 1 min → 95% 酒精 1 min → 80% 酒精 1 min → 70% 酒精 1 min，用 pH 7.4 的磷酸盐缓冲液（phosphate-buffered saline，PBS）冲洗 3 次，每次 3 min。
3. 抗原修复：取一定量 pH 6.0 枸橼酸盐缓冲液，加入微波盒中，微波加热至沸腾，将脱蜡水化后的组织切片置于耐高温塑料切片架上，放入已沸腾的缓冲液中，中档微波处理 10 min，取出微波盒，流水自然冷却，从缓冲液中取出玻片，先用蒸馏水冲洗 2 次，之后用 PBS 冲洗 2 次，每次 3 min。
4. 灭活内源性过氧化物酶：每张切片加 1 滴 3%H_2O_2，室温下孵育 10 min，以阻断内源性过氧化物酶的活性。PBS 冲洗 3 次，每次 3 min。
5. 除去 PBS 液，每张切片加 1 滴相应的第一抗体（相应稀释倍数），室温下孵育 2 h。
6. PBS 冲洗 3 次，每次 1 min。除去 PBS 液，每张切片加 1 滴聚合物增强剂，室温下孵育 20 min。PBS 冲洗 3 次，每次 3 min。

7. 除去 PBS 液，每张切片加 1 滴酶标抗鼠 / 兔聚合物，室温下孵育 30 min。PBS 冲洗冲洗 3 次，每次 5 min。

8. 除去 PBS 液，每张切片加 1 滴新鲜配制的二氨基丁烷（diaminobutane，DAB）液，5 min 后显微镜下观察。

9. 苏木素复染，0.1% HCl 分化，自来水冲洗，蓝化，切片经梯度酒精脱水干燥，二甲苯透明，中性树胶封固，晾干后观察。

（二）SP 法

SP 法，即链霉菌抗生物素蛋白 - 过氧化物酶连接法。一般的 SP 法步骤如下：

1. 68℃烤片 20 min。

2. 常规二甲苯脱蜡，梯度酒精脱水；二甲苯（Ⅰ）5 min → 二甲苯（Ⅱ）5 min → 100% 酒精 1 min → 100% 酒精 1 min → 95% 酒精 1 min → 80% 酒精 1 min → 70% 酒精 1 min，用 pH 7.4 的 PBS 冲洗 3 次，每次 3 min。

3. 阻断内源性过氧化物酶：3% H_2O_2 37℃孵育 10 min，PBS 冲洗 3 次，每次 5 min。

4. 抗原修复：将切片置入 0.01M 枸橼酸缓冲液（pH 6.0）中用煮沸（95℃，15 ~ 20 min），自然冷却 20 min 以上，再用冷水冲洗容器，加快冷却至室温，PBS 冲洗 3 次，每次 5 min。

5. 正常羊血清工作液封闭，37℃ 10 min，倾去勿洗。

6. 滴加一抗 4℃冰箱孵育过夜，PBS 冲洗 3 次，每次 5 min（用 PBS 缓冲液代替一抗作为阴性对照）；滴加生物素标记二抗，37℃孵育 30 min，PBS 冲洗 3 次，每次 5 min。

7. 滴加辣根过氧化物酶标记的链霉素卵白素工作液，37℃孵育 30 min，PBS 冲洗 3 次，每次 5 min；

8. DAB/H_2O_2 反应染色：自来水充分冲洗后，苏木素复染，常规脱水，透明，干燥，封片。

第四节　分子杂交技术

互补的核苷酸序列通过碱基配对形成稳定的杂合双链分子 DNA 分子的过程称为杂交。杂交过程是高度特异性的，可以根据所使用探针的已知序列进行特异性的靶序列检测。杂交的双方是所使用探针和要检测的核酸。被检测对象可以是克隆化的基因组 DNA，也可以是细胞总 DNA 或总 RNA。根据使用的方法，被检测的核酸可以是提纯的，也可以是在细胞内杂交，即细胞原位杂交。探针必须经过标记，以便示踪和检测。目前使用最普遍的探针标志物是同位素，但由于同位素存在安全性问题，近年来发展了许多非同位素标记探针的方法。核酸分子杂交具有很高的灵敏性和高度的特异性，因而该技术在分子生物学领域中已广泛地应用于克隆基因的筛选、酶切图谱的制作、基因组中特定基因序列的定性和定量检测以及疾病诊断等方面，即不仅在分子生物学领域中具有广泛的应用，在临床诊断上的应用也日趋增多。

一、核酸探针标记的方法

探针根据其核酸性质不同可分为 DNA 探针、RNA 探针、cDNA 探针、cRNA 探针和寡核苷酸探针等。DNA 探针还有单链 DNA（single stranded，ssDNA）和双链 DNA（double stranded，dsDNA）探针。探针又根据是否使用放射性标志物分为放射性标记探针和非放射性标记探针；放射性标记探针又根据放射性标志物掺入情况分为均匀标记探针和末端标记探针。下面将介绍各种类型的探针及标记方法。

（一）双链 DNA 探针及其标记方法

1. 切口平移法

当双链 DNA 分子的一条链上产生切口时，应用 E. coli DNA 聚合酶 I 可将核苷酸连接到切口的 3' 羟基末端，同时该酶具有从 5' → 3' 的核酸外切酶活性，能从切口的 5' 端除去核苷酸。由于在切去核苷酸的同时又在切口的 3' 端补上核苷酸，切口沿着 DNA 链移动，用放射性核苷酸代替原先无放射性的核苷酸就可将放射性同位素掺入到合成新链中。

2. 随机引物合成法

随机引物合成双链探针是使寡核苷酸引物与 DNA 模板结合，在 Klenow 酶的作用下合成 DNA 探针。合成产物的大小、产量和比活性依赖于反应中模板、引物、dNTP 和酶的量。通常，产物平均长度为 400 ~ 600 个核苷酸。应用随机引物进行反应的优点是：① Klenow 片段没有 5' → 3' 外切酶活性，反应稳定，可以获得大量的有效探针；②反应时对模板的要求不严格，用微量制备的质粒 DNA 模板也可进行反应；③反应产物的比活性较高，可达 4×10^9 cpm/μg 探针；④随机引物反应还可以在低熔点琼脂糖中直接进行。

（二）单链 DNA 探针

用双链探针杂交检测另一个远缘 DNA 时，探针序列与被检测序列间有很多错配；而两条探针互补链之间的配对十分稳定，即形成了自身的无效杂交，其结果是使检测效率下降。应用单链探针可解决这一问题。单链 DNA 探针的合成方法主要有以下两种：①以 M13 载体衍生序列为模板，用 Klenow 片段合成单链探针；②以 RNA 为模板，用反转录酶合成单链 cDNA 探针。

（三）寡核苷酸探针

应用寡核苷酸探针可检测到靶基因上单个核苷酸的点突变。常用的寡核苷酸探针主要有两种，即单一已知序列的寡核苷酸探针和许多兼并性寡核苷酸探针组成的寡核苷酸探针库。单一已知序列寡核苷酸探针能与它们的目的序列准确配对可以准确地设计杂交条件，以确保探针只与目的序列杂交而不与序列相近的非完全配对序列杂交，对于一些未知序列的目的片段则无效。寡核苷酸可以用 T4 多核苷酸激酶在每个探针的 5' 末端多加一个磷酸 [γ-^{32}P]，理论上，这会影响其与 DNA 的杂交；因此，建议应用 Klenow DNA 聚合酶的链延伸法获得高放射性的寡核苷酸探针。

（四）RNA 探针

许多载体如 pBluescript、pGEM 等均带有来自噬菌体 SP6 或 E. coli 噬菌体 T7 或 T3 的启动子，它们能特异性地被各自噬菌体编码的依赖于 DNA 的 RNA 聚合酶所识别，合成特异性的 RNA。在反应体系中，若加入经标记的 NTP，则可合成 RNA 探针。RNA 探针一般都是单链，具有单链 DNA 探针的优点，又具有许多 DNA 单链探针所没有的优点，主要是：RNA-DNA 杂交体的稳定性比 DNA-DNA 杂交体更高，所以在杂交反应中，RNA 探针比相同比活性的 DNA 探针所产生信号要强。RNA-RNA 杂交体用 RNA 酶切比用 S1 酶切 DNA-RNA 杂交体更容易控制，所以用 RNA 探针进行 RNA 结构分析比用 DNA 探针效果好。

二、常用的杂交方法

分子杂交是通过各种方法将核酸分子固定在固相支持物上，然后用放射性标记的探针与被固定的分子杂交，经显影后显示出目的 DNA 或 RNA 分子所处的位置。常用的分子杂交方法如下所述。

（一）Southern 杂交

Southern 杂交：DNA 片段经电泳分离后，从凝胶中转移到硝酸纤维素滤膜或尼龙膜上，然后与探针杂交，被检对象为 DNA，探针为 DNA 或 RNA。Southern 杂交可用来检测经限制性内切酶切割后的 DNA 片段中是否存在与探针同源的序列，它包括下列步骤：

1. 酶切 DNA，凝胶电泳分离各酶切片段，然后使 DNA 原位变性。
2. 将 DNA 片段转移到固体支持物（硝酸纤维素滤膜或尼龙膜）上。
3. 预杂交滤膜，掩盖滤膜上非特异性位点。
4. 让探针与同源 DNA 片段杂交，然后漂洗以除去非特异性结合的探针。
5. 通过显影检查目的 DNA 所在的位置。

Southern 杂交能否检出杂交信号取决于很多因素，包括目的 DNA 在总 DNA 中所占的比例、探针的大小和比活性、转移到滤膜上的 DNA 量以及探针与目的 DNA 间的配对情况等。在最佳条件下，放射自显影曝光数天后，Southern 杂交能很灵敏地检测出低于 0.1 pg 与 ^{32}P 标记的高比活性探针的（$>10^9\,\text{cpm/μg}$）互补 DNA。如果将 10 μg 基因组 DNA 转移到滤膜上，并与长度为几百个核苷酸的探针杂交，曝光过夜，则可检测出哺乳动物基因组中 1 kb 大小的单拷贝序列。

（二）Northern 杂交

Northern 杂交与 Southern 杂交很相似，主要区别是其被检测对象为 RNA，其电泳在变性条件下进行，以去除 RNA 中的二级结构，保证 RNA 完全按分子大小分离。变性电泳主要有三种：乙二醛变性电泳、甲醛变性电泳和羟甲基汞变性电泳。电泳后的琼脂糖凝胶应用与 Southern 转移相同的方法将 RNA 转移到硝酸纤维素滤膜上，然后与探针杂交。

（三）斑点杂交

斑点杂交是指将 DNA 或 RNA 样品直接点在硝酸纤维素滤膜上，然后与核酸探针分子杂交，以显示样品中是否存在特异的 DNA 或 RNA。同一种样品经过不同倍数的稀释，还可以得到半定量的结果。斑点杂交是一种简便、快速、经济的分析 DNA 或 RNA 的方法，在基因分析和基因诊断中经常用到，是研究基因表达的有力工具。但由于目的序列未与非目的序列分离，斑点杂交不能应用于了解目的序列的长度，尤其是当本底干扰较高时，难以区分目的序列信号和干扰信号。

（四）原位杂交技术

原位杂交（in situ hybridization，ISH）也叫原位核酸分子杂交技术，是应用已知碱基顺序和带有标志物的核酸探针与组织、细胞中待检测的核酸按碱基配对原则进行特异性结合而形成杂交体，然后再应用与标志物相应的检测系统通过组织化学或免疫组织化学方法在被检测的核酸原位形成带颜色的杂交信号，在显微镜或电子显微镜下进行细胞内定位的杂交技术。这一技术可用于研究单一细胞中 DNA 和编码各种蛋白质、多肽的相应 mRNA 的定位，是从分子水平研究细胞内基因表达及有关基因调控的有效工具，可视为组织化学或免疫细胞化学中的革命性突破。1969 年，原位杂交是由美国耶鲁大学 Gall 和 Pardue 首先创立的，他们用爪蟾核糖体基因探针与其卵母细胞杂交，确定了该基因定位于卵母细胞的核仁中。同位素标记探针具有放射性，既污染环境，又对人体有害，因此，在随后的几十年中又逐步开发出多种非同位素标记探针，如荧光素标记、生物素标记和地高辛标记探针等。

原位杂交技术的基本流程包括：①杂交前准备，包括固定、取材、玻片和组织的处理，增强核酸探针的穿透性、减低背景染色等；②杂交；③杂交后处理；④显示，包括放射自显影和非放射性标记的组织化学或免疫组织化学显色。

1. 杂交前准备

（1）固定

原位杂交固定的目的是为了保持细胞的形态结构，最大限度地保存细胞内的 DNA 或 RNA 的水平，以及便于探针进入细胞或组织。DNA 是比较稳定的，RNA 易被酶降解。在 RNA 的定位上，如果要使 RNA 的降解减少到最低限度，取材后应尽快予以冷冻或固定。常用的固定方法包括：①多聚甲醛固定组织：因其不会与蛋白质产生广泛的交叉连接，不会影响探针穿透入细胞或组织；②醋酸 - 酒精的混合液和 Bouin 固定剂也能获得较满意的效果；③ mRNA 的定位：将组织固定于 4% 多聚甲醛磷酸缓冲液中 1 ~ 2 h，在冷冻前浸入 15% 蔗糖溶液中，置 4℃ 冰箱过夜，次日切片或保存在液氮中等待恒冷箱切片机或振荡切片机切片；④组织也可在取材后直接置入液氮冷冻，切片后再其浸入 4% 多聚甲醛中约 10 min，空气干燥后保存在 –70℃。

（2）玻片和组织切片的处理

1）增强组织的通透性和核酸探针的穿透性：增强组织的通透性的常用方法如应用稀释的酸洗涤、去垢剂（detergent）或称清洗剂 Triton X100、酒精或某些消化酶有蛋白酶 K、胃蛋白酶、胰蛋白酶、胶原蛋白酶和淀粉酶（diastase）等。

2）减少背景染色：背景染色的形成受诸多因素影响，杂交后的酶处理和杂交后的洗涤均有助于减少背景染色；在多聚甲醛固定后，浸入乙酸酐（acetic anhydride）和三乙醇胺（triethanolamine）中可以减少静电效应，减少探针对组织的非特异性背景染色；预杂交是减少背景染色的一种有效手段，预杂交液和杂交液的区别在于前者不含探针和硫酸葡聚糖（dextran sulphate）。将组织切片浸入预杂交液中可达到封闭非特异性杂交点的目的而减少背景染色。在杂交后洗涤中采用低浓度的 RNA 酶溶液（20 µg/ml）洗涤一次，可以减少残留的内源性的 RNA 酶而减少背景染色。

2. 杂交

杂交（hybridation）是将杂交液滴于切片组织上，加盖硅化的盖玻片，或采用无菌的蜡膜代替硅化的盖玻片，加盖玻片是为了防止孵育过程中杂交液的蒸发。在盖玻片周围加液体石蜡封固或加橡皮泥封固。硅化的盖玻片的优点是：清洁无杂质、光滑，不会产生气泡和影响组织切片与杂交液的接触，盖玻片自身有一定重量能使有限的杂交液均匀覆盖。可将复有硅化盖玻片进行杂交的载玻片放在盛有少量 5×SSC 或 2×SSC（标准枸橼酸钠缓冲液，standard saline citrate，SSC）溶液的湿盒中进行孵育。

3. 杂交后处理

杂交后处理（post hybridisation treatment）包括系列不同浓度、不同温度的盐溶液的漂洗，特别是当大多数原位杂交实验是在低严格度条件下进行时——非特异性的探针片段黏附在组织切片上而增强了背景染色。RNA 探针杂交时产生的背景染色特别高，但能通过杂交后的洗涤有效地减低背景染色而获得较好的反差效果。杂交后漂洗中的 RNA 酶液洗涤能将组织切片中非碱基配对 RNA 除去。一般遵循的共同原则是：盐溶液浓度由高到低而温度由低到高。必须注意的是，在漂洗的过程中，切勿使切片干燥。干燥的切片即使用大量的溶液漂洗也很难减少非特异性结合，因而会增强背景染色。

4. 显示

显示（visualization）又可称为检测系统（detection system）。根据核酸探针标志物的种类分别进行放射自显影或应用酶检测系统进行不同的显色处理。细胞或组织的原位杂交切片在显示后均可进行半定量的测定，如放射自显影可应用人工或计算机辅助的图像分析检测仪

（computer assisted image analysis）检测银粒的数量和分布的差异。非放射性核酸探针杂交的细胞或组织可应用酶检测系统显色，然后应用显微分光光度计或图像分析仪对不同类型、数量的核酸显色强度进行检测。

第五节　基因芯片

基因芯片（gene chip）又称为 DNA 微阵列（DNA microarray），是近年发展起来的一项 DNA 分析技术，一般包括寡核苷酸芯片和 cDNA 芯片两种，其基本原理是：在固相载体上按照特定的排列方式固定上大量已知的 DNA 片段，形成 DNA 微矩阵，将标记过的样品 DNA/RNA 与位于芯片上的已知序列 DNA 杂交，最后通过扫描仪及计算机进行综合分析，即可获得样品中大量基因表达的信息[23]。基因芯片在一张微小的芯片上能够在同一时间内平行分析大量的基因，进行大量信息的筛选和检测分析。

一、基因芯片的概念及其工作原理

基因芯片的工作原理与经典的核酸分子杂交方法（Southern，Northern）一致，均应用已知核酸序列作为靶基因与互补的探针核苷酸序列杂交，然后通过信号检测进行定性与定量分析。将许多特定的寡核苷酸片段或 cDNA 基因片段作为靶基因，有规律地排列固定于支持物上；样品 DNA/RNA 通过 PCR 扩增、体外转录等技术掺入荧光标记分子或放射性同位素作为探针；然后按碱基配对原理将两者进行杂交；再通过荧光或同位素检测系统对芯片进行扫描，由计算机系统对每一探针上的信号做出比较和检测，从而得出所需要的信息[24]。

DNA 芯片的优点在于：①强大类比性：使以往需多次处理的遗传分析在同一时间和条件下完成；②巨大信息量：在一张芯片上不仅可以获得组织、细胞、血液等基因表达信号的定性、定量分析，还可实现全局检测静态到动态、时间上与空间上的差异及遗传信息；③高敏感性和专一性：能可靠地准确检测出 10 pg/μl 的 DNA 样品；④高重复性：一张由尼龙膜制作的微阵列，可以重复杂交使用多达 20 次；⑤微型化和自动化：现已出现的芯片面积最大不过 525 cm^2，最小仅有 1 cm^2；每个阵列中阵点样品 DNA 的用量仅为 5 nl（0.5 μg/l）左右；试剂用量和反应体积大大减少，反应效率却成百倍提高。

基因芯片的制备方法：目前制作基因芯片的公司数以百计，虽然制造工艺也不尽相同，但基本技术主要包括四个主要步骤：芯片的制备、样品的制备、杂交反应以及信号检测和结果分析。

（一）芯片的制备

基因芯片种类较多，主要以玻璃片、硝酸纤维素膜或硅片为载体，制备方法基本上可以分为两大类，即原位合成法和合成后交联法。原位合成指直接在载体上用四种核苷酸合成所需的探针；合成后交联则是将预先制备好的探针应用手工或自动点样装置定位在经特殊处理的载体上。原位合成适用于寡核苷酸；合成后交联多用于大片段 DNA，有时也用于寡核苷酸或 mRNA。

1. 原位合成法

代表性的原位合成法是由美国 Affymetrix 公司开发的原位光刻合成寡聚核苷酸的原位光刻合成技术。其技术原理是：在合成碱基单体的 5' 羟基末端连上一个光敏保护基，应用光照射使羟基端脱保护，然后逐个将 5' 端保护的核苷酸单体连接上去，这个过程反复进行直至合成完毕。此方法的优点是合成循环中探针数目呈指数增长，由此可生产出 10^6/cm^2 高密度的阵列。合成 48（65536）个探针的 8 聚体寡核苷酸序列仅需 32 步操作，8 h 内完成。

　　2. 合成后交联法

　　直接点样将合成好的探针、cDNA 或基因组 DNA 通过人工或特定的高速点样仪直接点在载体上。点样仪为一套计算机控制的三维移动装置，包括多个打印 / 喷印针的打印 / 喷印头，一个减震底座，上面可放内盛探针的多孔板和多个载体。根据需要还可以有温度和湿度控制装置，针头洗涤装置等。打印 / 喷印针将探针从多孔板取出直接打印或喷印于载体上。

　　（二）样品的制备

　　待分析样品的制备是基因芯片实验流程的一个重要环节，探针在与芯片靶基因结合杂交之前必须进行分离、扩增及标记。标记方法根据样品来源、芯片类型和研究目的的不同而有所差异，通常是在待测样品的 PCR 扩增、反转录或体外转录过程中实现对探针的标记。对于检测细胞内 mRNA 表达水平的芯片，一般需要从细胞和组织中提取 RNA，进行反转录，并加入偶联有标志物的 dNTP，以完成对探针的标记过程。高密度芯片的分析一般采用荧光素标记探针，通过内参的适当设置及对荧光信号强度的标化，可对细胞内 mRNA 的表达进行定量检测。近年来应用的多色荧光标记技术可更直观地比较不同来源样品的基因表达差异，即把不同来源的探针用不同激发波长的荧光素标记，并使它们同时与基因芯片杂交，通过比较芯片上不同波长荧光的分布图获得不同样品间差异表达基因的图谱。常用的双色荧光试剂有 Cy3-dNTP 和 Cy5-dNTP。对多态性和突变检测型基因芯片采用多色荧光技术可大大提高芯片的准确性和检测范围，例如，用不同的荧光素分别标记靶序列及单碱基错配的参考序列，使它们同时与芯片杂交，通过不同荧光强弱的比较得出靶序列中碱基错配的信息。

　　（三）杂交反应

　　杂交反应是指被标记的样品与芯片上靶基因进行杂交，产生检测信号的过程。基因芯片与探针的杂交过程与一般的分子杂交过程基本相同，杂交反应的条件要根据靶基因或探针的长度、标记元素种类及芯片的类型来优化。进行基因表达检测时，所需的杂交时间较长；样品浓度相对高而杂交温度偏低，有利于增加检测的特异性和低拷贝基因检测的敏感性；进行多态性分析及基因测序或突变检测时，每个核苷酸或突变位点都必须显现出来，严谨的杂交温度和时间控制尤为重要。合适的杂交条件可使生物分子间的反应处于最佳状态，有助于提高检测的敏感性，减少错配率，提高信噪比。

　　（四）信号检测和结果分析

　　芯片经杂交反应后，各反应点形成强弱不同的光信号图像，用芯片扫描仪和相关软件加以分析，即可获得有关的信息。若用同位素标记靶基因，其后的信号检测采用放射自显影；若用荧光标记标记，则需要荧光扫描及分析系统来进行分析。图像的分析可用落射荧光显微镜（epifluorescence microscope）、电荷偶联装置照相机（charge-coupled device camera）、共聚焦激光扫描仪（confocal laser scanner）等进行。目前应用较多的是美国 General/Scanning 公司开发的基因芯片专用检测系统（Scan Array 3000、4000、5000），采用激光共聚焦扫描原理进行荧光信号采集，由计算机处理荧光信号，并对每个点的荧光强度数字化后进行分析。

二、基因芯片在肿瘤研究中的应用

　　（一）肿瘤基因突变及多态性检测

　　检测基因突变多态性的常规方法有聚合酶链反应（polymerase chain reaction，PCR）后测序、异源双链分析（HDA）、变性高效液相色谱（DHPLC）等。但这些方法由于自身的缺点不能满足大规模自动化的要求。而基因芯片方法可弥补这些不足。同时，寡核苷酸微阵列在检测突变中的准确率、敏感性等方面也具有一定优势[25]。

（二）寻找肿瘤相关基因

基因芯片应用于基因表达水平检测的优势在于：它可以同时自动快速检测待测标本中成千上万个不同基因的表达情况。应用 cDNA 微阵列技术，通过比较组织细胞基因的表达谱差异，可以发现新的可能的致病基因或疾病相关基因。目前这一方法在肿瘤研究中已被广泛应用[26]。

（三）肿瘤诊断的研究

从正常人的基因组中分离出 DNA 并与 DNA 芯片进行杂交可获得标准图谱。从受检者基因组中分离 DNA 并进行芯片杂交可得到病变图谱。通过对两种图谱进行比较、分析，就可以得出病变的 DNA 信息，后者不仅可以准确地确定患者的突变位点和突变类型，更主要的是，这种方法的快速高效是目前直接测序法所无法比拟的。通过基因芯片技术对成千上万个基因进行检测，可以得到代表着每个个体特性的多基因表达谱，可以从中筛选出预示着不同预后和治疗疗效的特征性标志基因，并将其应用于不同肿瘤细胞和标本的研究中，从而指导个体化的临床治疗[27]。近年来，各国的研究者在这方面进行了大量的实验研究，使基因芯片在个体化治疗方面的作用展现了光明的应用前景[28-31]。

（四）有效药物的筛选和药物治疗疗效的评价

基因芯片不仅可以用于比较正常及肿瘤组织基因表达谱的差异而用于病因学研究，还可以用于比较药物处理前后组织细胞基因表达的变化情况，有助于有效药物的筛选和药物治疗疗效的评价[14]。首先，药物处理后表达明显改变的基因往往与发病过程及药物作用途径密切相关，很可能是药物作用的靶点或后发事件，可作为药物筛选的进一步靶标或对已有的靶标进行效果验证。其次，药物处理后细胞基因表达的改变对药物作用机制的研究有一定的提示作用。最后，观察药物处理后细胞基因表达谱的改变可以使研究者对药物的毒性及代谢特性等有一个大致了解。美国国立癌症研究所（NCI）在癌症治疗发展计划中应用基因芯片分析了 65 000 多种化合物对 60 个肿瘤细胞系作用后的基因表达谱，所得数据为癌症药物的开发和研究提供了很有价值的参考作用。在此基础上，肿瘤生物学家应用基因芯片评估了药物肿瘤治疗的可行性[32]。

（五）基因功能的研究

众所周知，人类基因组中只有大约 3% 的序列表达。直接通过测序等手段来了解功能基因的情况相当费时、费力，而应用功能基因转录出来的 mRNA 与 cDNA 芯片杂交来研究功能基因，则效率可大大提高。肿瘤是一种多基因疾病，癌基因的激活和抑癌基因的失活是关键，但对其致癌机制还不十分清楚。应用基因芯片研究目标基因激活后靶基因表达谱的改变，不仅有助于阐明肿瘤的发病机制，还有助于了解肿瘤相关基因的功能[33]。

第六节　聚合酶链反应

聚合酶链反应（PCR）是 20 世纪 80 年代 K. Mullis 等发明的一种选择性体外扩增 DNA 片断技术。它是在体外应用 DNA 聚合酶针对目的基因设计的一对寡核苷酸引物，以目的基因为模板进行的 DNA 合成反应。它包括三个基本步骤：①变性（denature），目的双链 DNA 片段在 95℃下解链；②退火（anneal），两种寡核苷酸引物在适当温度（50℃左右）下与模板上的目的序列通过氢键配对；③延伸（extension），在 Taq DNA 聚合酶合成 DNA 的最适温度下，以目的 DNA 为模板进行合成。由这三个基本步骤组成一轮循环，理论上每一轮循环都将使目的 DNA 扩增一倍，这些经合成产生的 DNA 又可作为下一轮循环的模板，所以经过几轮循环就可以获得大量扩增目的 DNA 产物（图 22-8）。在过去的几十年中，PCR 技术不断发展，出现多种 PCR 衍生技术，如原位 PCR、反转录 PCR、重组 PCR 技术等，它们是广泛应用于分子生物学各个领域中[34]。

一、PCR 体系

（一）寡核苷酸引物

PCR 的反应产物特异性是由一对上下游引物所决定的。引物的好坏往往是 PCR 成败的关键。引物的设计和选择目的 DNA 序列区域可遵循下列原则[35]：①引物长度为 18～24 bp，太短会降低退火温度而影响引物与模板配对使非特异性增高，太长则比较浪费，且难以合成；②引物中 G+C 含量通常为 40%～60%，可按下式粗略估计引物的解链温度（Tm）＝4（G+C）

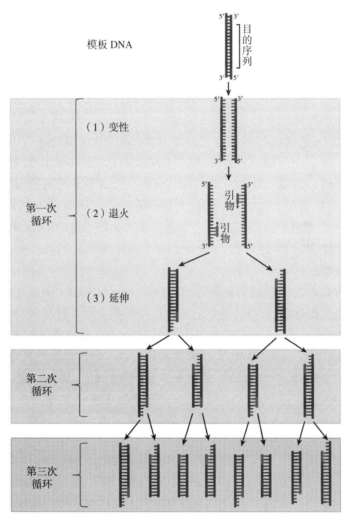

图 22-8（也见彩图）　PCR 的基本原理

+2（A+T）；③四种碱基应随机分布，在 3' 端不存在连续 3 个以上的 G 或 C；④引物 3' 端最好与目的序列阅读框架中密码子第一位或第二位核苷酸对应，以减少由于密码子摆动产生的不配对；⑤在引物内，尤其是在 3' 端，应不存在二级结构，两引物之间尤其是在 3' 端不能互补，以防出现引物二聚体，减少产量；⑥引物 5' 端对扩增特异性影响不大，可在引物设计中加上限制酶位点、核糖体结合位点、起始密码子、缺失或插入突变位点以及标记生物素、荧光素、地高辛等。

一般 PCR 中的引物终浓度为 0.2 ~ 1.0 μmol/L。引物过多会产生错误引导或产生引物二聚体，过低则降低产量。

（二）四种脱氧三磷酸核苷酸（dNTP）

脱氧三磷酸核苷酸（deoxy nucleotide triphosphate，dNTP）应用 NaOH 将 pH 调至 7.0，一般反应中每种 dNTP 的终浓度为 20 ~ 200 μmol/L。理论上，四种 dNTP 的浓度均为 20 μmol/L，足以在 100 μl 反应中合成 2.6 μg 的 DNA。dNTP 的终浓度大于 50 mmol/L 时可抑制 Taq DNA 聚合酶的活性。四种 dNTP 的浓度应该相等，以减少合成中由于某种 dNTP 的不足出现的错误掺入。

（三）缓冲液与 Mg^{2+}

反应缓冲液一般含 10 ~ 50 mmol/L Tris-Cl、50 mmol/L KCl 和适当浓度的 Mg^{2+}。Tris-Cl 在 20℃时 pH 为 8.3 ~ 8.8，但在实际 PCR 中，pH 为 6.8 ~ 7.8。50 mmol/L 的 KCl 有利于引物的退火。Mg^{2+} 浓度对 Taq DNA 聚合酶影响很大，可影响酶的活性和真实性，影响引物退火和解链温度，影响产物的特异性，以及引物二聚体的形成等。通常 Mg^{2+} 浓度范围为 0.5 ~ 2 mmol/L。对于一种新的 PCR，可以用 0.1 ~ 5 mmol/L 的递增浓度的 Mg^{2+} 进行预实验，选出最适浓度。

（四）模板

PCR 必须以 DNA 为模板进行扩增，模板 DNA 可以是单链分子，也可以是双链分子，可以是线状分子，也可以是环状分子。就模板 DNA 而言，影响 PCR 的主要因素是模板的数量和纯度。一般反应中的模板数量为 10^2 ~ 10^5 个拷贝。对于单拷贝基因，需要 0.1 μg 的人基因组 DNA、10 ng 的酵母 DNA 和 1 ng 的大肠杆菌 DNA；扩增多拷贝序列时，用量更少。灵敏的 PCR 可从一个细胞、一根头发、一个孢子或一个精子提取的 DNA 中分析目的序列。模板量过多则可能增加非特异性产物。

（五）DNA 聚合酶

一般 Taq DNA 聚合酶活性的半衰期为：92.5℃ 130 min，95℃ 40 min，97℃ 5 min。现在已发现许多新的耐热 DNA 聚合酶，这些酶在高温下的活性可维持更久。Taq DNA 聚合酶的一个弱点是有很高的错配率。一般 PCR 中错配率为 2×10^{-4} 核苷酸 / 每轮循环。在应用 PCR 克隆和进行序列分析时，一般选用保真度较高的聚合酶。目前实验室常用的耐热 DNA 聚合酶有许多种，各种耐热 DNA 聚合酶均具有 5'-3' 聚合酶活性，但不一定具有 3'-5' 和 5'-3' 的外切酶活性。3'-5' 外切酶活性可以消除错配，切平末端。5'-3' 外切酶活性可以消除合成障碍。由于上述这些不同，可以将耐热 DNA 聚合酶分为如下三类。

1. 普通耐热 DNA 聚合酶

（1）Taq DNA 聚合酶：来自嗜热古细菌的嗜热水生菌（*Thermus aquaticus*）。Taq DNA 聚合酶分子量为 94 kDa，为单分子酶，在 75℃活性最强。Taq DNA 聚合酶是发现的耐热 DNA 聚合酶中活性最高的一种，达 200 000 U/mg，而且具有良好的热稳定性，在 PCR 循环的高温条件下仍能保持较高的活性。在 92.5℃、95℃、97.5℃时，PCR 混合物中的 Taq DNA

聚合酶分别经过 130 min，40 min 和 5~6 min 后仍可保持 50% 的活性。Taq DNA 聚合酶还具有反转录活性，其作用于类似逆转录酶。反转录活性温度一般为 65~68℃，有 Mn^{2+} 存在时，其逆转录活性更高。TaqDNA 聚合酶具有 5'→3' 聚合酶活性和 5'→3' 外切酶活性，而无 3'→5' 外切活性，因此，在 PCR 中如发生某些碱基的错配，该酶是没有校正功能。Taq DNA 聚合酶还具有非模板依赖性活性，可将 PCR 双链产物的每一条链 3' 加入单核苷酸尾，故可使 PCR 产物具有 3' 突出的单 A 核苷酸尾；另一方面，在仅有 dTTP 存在时，它可将平端的质粒的 3' 端加入单 T 核苷酸尾，产生 3' 端突出的单 T 核苷酸尾。应用这一特性，可实现 PCR 产物的 T-A 克隆法。

（2）Tth DNA 聚合酶：Tth DNA 聚合酶来自嗜热热细菌（*Thermus thermophilus*）HB8。Tth DNA 聚合酶分子量为 94 kDa，在 74℃ 进行扩增，在 95℃ 的半衰期为 20 min。在 Mg^{2+} 存在下以 DNA 为模板合成 DNA，而在 $MnCl_2$ 存在下以 RNA 为模板合成 cDNA，因此，可在高温下做 RT-PCR、反转录和引物延伸（primer extension）反应，避免 RNA 反转录过程中形成的二级结构。

2. 高保真 DNA 聚合酶

（1）Pfu DNA 聚合酶：来自激烈热球菌（*Pyrococcus fariosus*）。Pfu DNA 聚合酶具有理想的扩增保真度，具有极高的热稳定性，不具有 5'-3' 外切酶活性，但具有 3'-5' 外切酶活性，可校正 PCR 扩增过程中产生的错误，使产物的碱基错配率极低。PCR 产物为平端，无 3' 端突出的单 A 核苷酸，是目前使用最广泛的具有 3'-5' 外切活性的 PCR 酶。

（2）Vent DNA 聚合酶：是从由火山口分离的嗜热球菌（*Thermococcus litoralis*）中分离的第一个具有 3'-5' 外切活性的高温 DNA 聚合酶，不具有 5'-3' 外切酶活性。Vent DNA 聚合酶的分子量为 85 kDa，具有更长的半衰期，在 100℃（使用 $MgSO_4$）时，其半衰期为 1.8 h。

（3）Pwo DNA 聚合酶：来自 *Pyrococcus woesei*。Pwo DNA 聚合酶分子量为 90 kDa，在 100℃ 的半衰期大于 2 h，出错率低，是使用较多的具有 3'-5' 外切活性的且具有高保真度的 PCR 酶。

（六）PCR 体系的其他辅助成分

PCR 增强剂能促进各种耐热 DNA 聚合酶对许多复杂结构的 DNA 模板（如高 GC 含量）的有效扩增，增加 PCR 的反应敏感性和特异性。其原理是通过提高 DNA 聚合酶的热稳定性，降低模板 DNA 的二级结构等机制提高目的片段的产量。

常见的 PCR 增强剂如下所述。

（1）二甲基亚砜（DMSO）：改善 GC 含量高的 DNA 的变性情况，使聚合酶更容易在二级结构处延伸，但当浓度高时（大于 10%）时会降低保真性。

（2）甘油：提高产量，增加酶的稳定性，含量（5%~20%）。

（3）甲酰胺：促进某些"引物-模板"退火，降低带有二级结构的 DNA 的变性温度，含量（1.25%~10%）。

（4）硫酸铵：增加反应体系的离子强度，改变 DNA 的变性及退火温度，调节酶活性。

（5）Taq DNA 聚合酶抑制剂：抗 Taq 抗体是 Hot Start PCR 用抗 Taq 抗体，其与 Taq 酶结合后抑制 DNA 聚合酶活性。在反应体系中加入抗 Taq 抗体进行 PCR 扩增时，高温变性前抗 Taq 抗体与 Taq 酶结合，抑制 DNA 聚合酶活性，能够在低温条件下有效抑制引物的非特异性退火及引物二聚体引起的非特异性扩增。在 PCR 最初的 DNA 变性步骤中，抗 Taq 抗体变性，DNA 聚合酶活性恢复，从而达到热启动 PCR 高特异性效果。

另外，反应液可加入 5 mmol/L 的二硫苏糖醇（DDT）或 100 μg/ml 的牛血清白蛋白（BSA），它们可稳定酶活性。另外，加入 T4 噬菌体的基因 32 蛋白则对扩增较长的 DNA 片段有利。

二、PCR 参数

（一）变性

在第一轮循环前，在 94℃下变性 5～10 min 非常重要，可使模板 DNA 完全解链，然后加入 Taq DNA 聚合酶（hot start），这样可减少聚合酶在低温下仍有活性而延伸非特异性配对的引物与模板复合物所造成的错误。变性不完全往往使 PCR 失败，因为未变性完全的 DNA 双链会很快复性，减少 DNA 产量。一般变性温度和时间为 94℃、0.5～1 min。对于富含 GC 的序列，可适当提高变性温度。但变性温度过高或时间过长都会导致酶活性的损失。

（二）退火

引物退火的温度和所需时间的长短取决于引物的碱基组成、引物的长度、引物的浓度以及引物与模板的配对程度。实际使用的退火温度比扩增引物的解链温度值（Tm）约低 5℃。一般当引物中 GC 含量高、长度长并与模板完全配对时，应提高退火温度。退火温度越高，所得产物的特异性越高。退火一般仅需数秒钟即可完成，反应中所需时间主要是为使整个反应体系达到合适的温度。通常退火温度和时间为 50℃～60℃，30 s。

（三）延伸

延伸反应温度通常为 72℃，接近于 Taq DNA 聚合酶的最适反应温度 75℃。实际上，Taq DNA 聚合酶每分钟约可合成 2 kb 长的 DNA。延伸时间过长会导致产物的非特异性增高。一般在扩增反应完成后，都需要一步较长时间（5～100 min）的延伸反应，以获得尽可能完整的产物。

（四）循环次数

当其他参数确定之后，循环次数主要取决于 DNA 浓度。一般而言 25～30 轮循环已经足够。循环次数过多，会使 PCR 产物中的非特异性产物大量增加。

三、聚合酶链反应衍生技术

聚合酶链反应（PCR）技术自 1985 年发明以来，因其具有高敏感性和良好的特异性受到了人们的高度重视，各种各样的以 PCR 为基础的 DNA 序列的扩增和检测方法迅速发展，几乎已应用于基础研究的各个领域，如反转录 PCR（RT-PCR）、多重 PCR、巢式 PCR、PCR 单链构象多态性（PCR-SSCP）、限制性片段长度多态性（RFLP）、随机扩增的多态性 DNA 技术（RAPD）和重复序列 PCR 技术（Rep-PCR）、荧光定量 PCR 等各种衍生技术。

（一）RT-PCR

RT-PCR 是将 RNA 的反转录（RT）和 cDNA 的聚合酶链扩增（PCR）相结合的技术。首先经反转录酶的作用从 RNA 合成 cDNA，再以 cDNA 为模板，扩增合成目的片段。RT-PCR 技术敏感而且用途广泛，可用于检测细胞中基因表达水平、细胞中 RNA 病毒的含量和直接克隆特定基因的 cDNA 序列。作为模板的 RNA 可以是总 RNA、mRNA 或体外转录的 RNA 产物。

用于反转录的引物可视实验的具体情况选择随机引物、Oligo dT 及基因特异性引物中的一种（表 22-2）。对于短的不具有发卡结构的真核细胞 mRNA，三种都可。

表 22-2 RT-PCR 引物的选择

随机引物	适用于长的或具有发卡结构的 RNA，适用于 rRNA、mRNA、tRNA 等所有 RNA 的反转录反应，主要用于单一模板的 RT-PCR
Oligo dT	适用于具有 PolyA 尾巴的 RNA（原核生物的 RNA、真核生物的 Oligo dT rRNA 和 tRNA 不具有 PolyA 尾巴）。由于 Oligo dT 要结合到 PolyA 尾巴上，所以对 RNA 样品的质量要求较高，即使有少量降解也会使全长 cDNA 合成量大大减少
基因特异性引物	与模板序列互补的引物，适用于目的序列已知的情况

（二）锚定 PCR

标准的 PCR 所用的引物都是根据靶序列两侧末端已知的 DNA 片段设计的，当所要扩增的靶序列两侧末端的 DNA 片段为未知序列时，可用锚定 PCR 方法扩增靶序列。当需要扩增某一末端序列未知的基因时，可以先用 DNA 末端转移酶在 DNA 3' 端加上 poly（dG）尾，再用与 poly（dG）尾互补的锚定引物，poly（dC）以及该基因另一侧特异的引物配对进行 PCR 扩增，就可以扩增出序列未知或未全知的核酸片段。

（三）多重等位基因特异性 PCR

PCR 是在 DNA 聚合酶的作用下，按碱基配对原则催化 PCR 体系中游离的单核苷酸（dNTP），按 5' → 3' 的方向从引物起始合成与模板 DNA 互补的半保留复制链，但当引物的 3' 端含有与模板不配对的碱基时就不能进行这种延伸反应。根据这一原理，等位基因特异性 PCR 设计一组等位基因特异性引物，这种特异性引物的 3' 端分别与突变基因和正常基因配对，通过适当的组合组成一个多重等位基因特异性 PCR 体系，通过一次 PCR 就可检测到一组不同的突变类型。

（四）嵌套式 PCR

嵌套式 PCR 是使用两对引物进行两次 PCR，能够极大地增加 PCR 扩增的敏感性和特异性。嵌套式 PCR 第二次反应的引物（内引物）位于第一次 PCR 扩增区域内。典型的嵌套式 PCR 扩增方法是用一对外引物进行第一次 PCR 扩增后，将第一次 PCR 扩增产物转移至第二次 PCR 反应管内，使用一对内引物进行第二次 PCR 扩增，最后用凝胶电泳鉴定扩增产物。另外，也可以使用一个内引物和一个来自于第一次 PCR 的外引物进行第二次 PCR 扩增（半嵌套式 PCR，hemi-nested PCR），同样也可以提高 PCR 的敏感性和特异性。嵌套式 PCR 可用于扩增极微量的 DNA 样品 [36]。

（五）不对称 PCR

不对称 PCR（asymmetric PCR）是用不等量的一对引物，PCR 扩增后产生大量的单链 DNA（ssDNA）。这对引物分别称为非限制性引物与限制性引物，其比例一般为（50 ~ 100）：1。在 PCR 的最初 10 ~ 15 个循环中，其扩增产物主要是双链，但当限制性（低浓度）引物消耗完后，非限制性（高浓度）引物引导的 PCR 就会产生大量的单链 DNA。

（六）免疫 PCR

免疫 PCR（immuno PCR）是 1992 年 Sano 等建立的一种检测微量抗原的高敏感性技术 [37]。该技术将抗原抗体反应的高特异性和聚合酶链反应的高敏感性有机地结合在一起，它的基本原理是用一段已知 DNA 分子标记抗体作为探针，用此探针与待测抗原反应，用 PCR 扩增黏附在抗原抗体复合物上的这段 DNA 分子，电泳定性，根据特异性 PCR 产物的有无来判断待测抗原是否存在。目前，国内外报道的免疫 PCR 的敏感性一般比现行的

ELISA 法高 $10^2 \sim 10^5$ 倍。由于 PCR 产物在抗原量未达到饱和前与抗原抗体复合物的量成正比，因此，免疫 PCR 还可用于抗原的半定量试验。

（七）原位 PCR

原位 PCR 就是在组织细胞内进行 PCR，它结合了具有细胞定位能力的原位杂交和高度特异敏感的 PCR 技术的优点，是细胞学科研与临床诊断领域中的一个有较大潜力的新技术。它是 Hasse 等于 1990 年建立的，采用新鲜组织、石蜡包埋组织、脱落细胞、血细胞等为标本。其基本方法为：①固定组织或细胞，将组织细胞固定于预先用四氟乙烯包被的玻片上，并用多聚甲醛处理，再灭活除去细胞内源性过氧化物酶；②蛋白酶 K 消化处理，用 60 μg/ml 的蛋白酶 K 将固定好的组织细胞片 55℃消化处理 2 h 后，96℃ 2 min 以灭活蛋白酶 K；③PCR 扩增，在组织细胞片上，加 PCR 反应液，覆盖并加液体石蜡后，直接放在扩增仪的金属板上，进行 PCR 循环扩增，有的基因扩增仪带有专门用于原位 PCR 的装置；④杂交，PCR 扩增结束后，用标记的寡核苷酸探针进行原位杂交；⑤显微镜观察结果。

（八）标记 PCR 和彩色 PCR

标记 PCR（labelled primer，LP-PCR）是应用同位素或荧光素对 PCR 引物的 5' 端进行标记，用来检测靶基因是否存在。彩色 PCR（color complementation assay PCR，CCAPCR）是 LP-PCR 的一种，它用不同颜色的荧光染料标记引物的 5' 端，扩增后的靶基因序列分别带有引物 5' 的染料，因而可根据不同荧光的颜色来确定靶序列是否存在。

（九）反向 PCR

反向 PCR（reverse PCR）是用反向的互补引物来扩增两引物以外的未知序列的片段，而常规 PCR 扩增的是已知序列的两引物之间 DNA 片段。检测时选择已知序列内部没有切点的限制性内切酶对该段 DNA 进行酶切，然后用连接酶使带有黏性末端的靶序列环化连接，再用一对反向的引物进行 PCR，其扩增产物将含有两引物外未知序列，从而对未知序进行分析研究。

四、PCR 技术的应用

（一）突变基因检测

基因突变（gene mutation）是遗传病和肿瘤发生的根本原因，检测与遗传病及恶性肿瘤发生有关的突变基因（mutant gene）是分子生物学、医学遗传学及肿瘤学研究的热点，对阐明遗传病和肿瘤发生的分子生物学基础及其诊断具有重要指导意义，PCR 技术的出现及近年来以 PCR 技术为基础，结合传统技术的突变基因分析方法为人们提供了许多快速、简便、准确的基因分析途径。

1. 应用 PCR 直接检测缺失

当基因内缺失时，可应用已知的该基因 DNA 序列在缺失片段的两侧设计一对引物，然后进行 PCR 并对其产物进行琼脂糖凝胶电泳、溴乙啶染色，紫外检测仪下检测有无特异性的扩增产物，即可非常容易地判断待检样本中有无 DNA 片段的缺失。

2. 单个碱基置换的 PCR 直接检出

对 PCR 产物进行的直接序列分析来检测目的基因是否存在突变。

（二）突变基因快速筛查

上述方法用于直接检出突变部位，前提是突变的性质和部位已经清楚，但在许多情况下，基因突变的位点不固定，而且性质也不是非常清楚，此时就需要应用一些快速简便的筛查方法确定有无基因突变。

1. PCR- 单链构象多态性（PCR-SSCP）

PCR- 单链构象多态性（PCR-single-strand conformation polymorphism，PCR-SSCP）是一种分析突变基因的方法，其原理是基于序列不同的单链 DNA 空间构象有所不同，当其在非变性聚丙烯酰胺凝胶中进行电泳时其电泳迁移速度也有所差异，据此判断有无突变存在。对于一段 DNA 来说，其单链具有特定的空间构象，这种空间构象的形成与该段 DNA 的碱基序列有关，当发生突变时，其空间构象也随之改变，因而在中性聚丙烯酰胺凝胶电泳时的迁移速度有所不同。

2. 变性梯度胶（DGGE）及温度梯度凝胶电泳（TGGE）检测基因突变

变性梯度胶（denaturing gel gradient electrophoresis，DGGE）及温度梯度凝胶电泳（temperature gradient gel electrophoresis，TGGE）方法是基于相同的原理设计的突变检测方法，它们仍均是根据 DNA 的解链特性而设计的。对于一定序列组成的 DNA 片段来说，它具有恒定的解链温度（Tm），但若其序列发生改变，其 Tm 值也发生改变。在含有变性因素（变性剂，高温）的凝胶中进行电泳，当其双链解开形成分叉时，电泳迁移的速度就会改变，因此，可采用变性梯度凝胶电泳及温度梯度凝胶电泳将其区分。

（三）mRNA 差异显示 PCR 技术（DD-PCR）

生物界的丰富多彩很大程度上取决于基因的选择性表达。高等生物的细胞内约含有几万个不同的基因，而在某个特定的细胞中，只有一小部分表达，而且在不同细胞中，选择性表达的基因是不同的。与细胞的正常生理反应一样，一些病理反应如肿瘤等也是由基因表达的改变引起的。所以，这种基因的选择性表达是细胞生物学研究的核心问题之一。美国哈佛大学医学院的 Liang 等发明的 mRNA 差异显示 PCR 技术（differential display of mRNA by PCR，DD-PCB）（Liang 和 Pardee，1992），即 DD 法，是一种新的研究基因差异表达的工具，其主要程序是将细胞内的 mRNA 反转录成 cDNA，然后经过 PCR 随机扩增，并在测序凝胶上电泳条带上的比较筛选出不同表达的基因，然后回收这些 DNA 片段，进行扩增后制成探针，在 cDNA 或基因组 DNA 库中扫描找到相关基因。原则上如果选用不同的引物组合，这个方法可以检测到细胞中约 15 000 种不同基因的表达情况，即可以给出了一个类似于蛋白质双向电泳的指纹图谱，如此立即就可以知道基因表达的不同，就可以分离该基因[36]。

第七节　基因组编辑技术

基因组编辑技术（genome editing）是一种可以在基因组水平上对基因组 DNA 序列进行定点改造的遗传操作技术。其原理是：应用人工内切酶，在预定的基因组位置切断 DNA，产生 DNA 双链断裂（double-strand break，DSB），断裂的基因组 DNA 可以在细胞自身 DNA 修复系统修复，而我们在这个修复过程中引入突变可以达到改造基因的目的。细胞内断裂的基因组 DNA 主要通过两种途径修复，即非同源末端连接（nonhomologous end joining，NHEJ）和同源重组（homologous recombination，HR）。HR 修复有可能会对靶位点进行恢复修饰或插入修饰，而 NHEJ 修复则容易发生插入或缺失突变。这两种修复都可以造成移码突变。通过这两种修复途径可以实现基因改造目的，即基因敲除、特异突变和转基因（如图 22-9 所示）。

目前基因组编辑技术主要有锌指核酸酶（ZFN）技术、转录激活因子样效应物核酸酶（TALEN）技术和 CRISPR/Cas9 核酸内切酶技术。

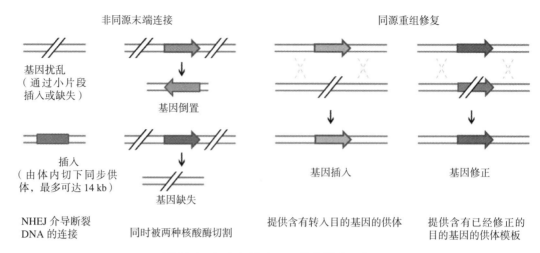

图 22-9　细胞内断裂 DNA 修复模式示意图

一、锌指核酸酶技术（ZFN 技术）

锌指结构最早是在 1983 年研究非洲爪蟾转录因子中发现的，是由多个半胱氨酸和组氨酸与锌离子螯合组成的四面体结构[38]。锌指核酸酶（zinc-finger nuclease，ZFN）是一类人工合成的限制性内切酶，由锌指 DNA 结合域（zinc finger DNA-binding domain）与限制性内切酶的 DNA 切割域（DNA cleavage domain）融合而成。其中，锌指 DNA 结合域一般包含 3 个独立的锌指（zinc finger，ZF）重复结构。Cys2His2 锌指是最为典型的锌指蛋白结构，每个锌指单位含 30 多个氨基酸残基，Zn^{2+} 离子存在时能形成保守的 ab2 结构（图 22-10）。单个锌指的 a 螺旋插入 DNA 双螺旋的大沟，能够特异性识别 DNA 上的 3 个连续碱基并与之结合，因而一个锌指 DNA 结合域可以识别 9 bp 长度的特异性序列（而 ZFN 二聚体则包含 6 个锌指，可以识别 18 bp 长度的特异性序列）。增加锌指的数量可以扩大 ZFN 特异性识别 DNA 序列的长度，从而获得更强的序列特异性。目前所筛选的锌指可以识别大部分三联碱基，因此，我们可以针对每一条需要识别的目标序列使用与密码子对应的锌指结构进行模块化组装，从而获得能够识别一定长度特定 DNA 序列的锌指蛋白结构。人工锌指蛋白通过与核酸内切酶（Fok I）的切割域相连形成能特异性切割目标 DNA 序列的人工核酸酶。目前为了发挥核酸内切酶 Fok I 的切割域最大活性，DNA 切割域常以二聚体的形式发挥作用。构建锌指核酸酶时，应针对 DNA 各链上的邻近区域设计两条 ZFN，使其 DNA 切割域能够位于双链的同一位置，同时两条 ZFN 识别位点相距 5 ~ 7 bp 为宜。

ZFN 技术的优势：锌指蛋白核酸酶的出现使基因打靶效率与被动的同源重组相比有了质的提升，并且可以做到针对某些特定的序列来设计实现靶基因的修饰。但是，TFN 技术本身有一定的局限性。首先，ZFN 的识别结构域中存在上下文依赖效应，使得 ZFN 的设计和筛选效率大大降低，无法实现针对任意一条序列均可设计出满足需要的 ZFN。其次，由于 ZFN 技术的脱靶切割会导致细胞毒性，使其应用具有一定局限性。

二、转录激活因子样效应物核酸酶技术（TALEN 技术）

转录激活因子样效应物核酸酶（transcription activator-like effector nuclease，TALEN）技术作为 DNA 结合域与 Fok I 核酸内切酶的切割域组成的。TALE 来源于黄单胞菌属

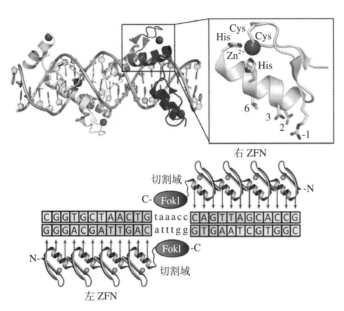

图 22-10（也见彩图）　ZFN 的结构以及作用模式示意图

（ 图 片 来 源：Gaj T, Gersbach C A, Barbas C F, 3rd. ZFN, TALEN, and CRISPR/Cas-based methods for genome engineering. Trends Biotechnol, 2013. 31(7): 397-405.）

（ *Xanthomonas* ），由 12 个以上具有识别特异性的 DNA 串联重复单元和两侧的 N- 末端以及 C- 末端组成 [39]。而每个重复单元一般含有 34 个氨基酸残基，其中第 12 位和第 13 位氨基酸高度可变，被称为重复可变双氨基酸残基（ repeat-variable diresidues，RVD ）。这些 RVD 与 A、G、C、T 这 4 个核苷酸碱基有恒定的对应关系：腺嘌呤（ A ）由 NI 识别；胸腺嘧啶（ T ）由 NG 识别；鸟嘌呤（ G ）由 NN 识别；胞嘧啶（ C ）则由 HD 识别。通过靶位点 DNA 序列可以反推出能特异性识别这一靶序列的二联氨基酸序列，从而根据靶序列碱基顺序将相应的 TALE 单元识别模块分几次进行串联与克隆即可（图 22-11 ）。不同类型的 TALEN 元件识别的特异性 DNA 序列长度有很大区别。一般来说，天然的 TALEN 元件识别的特异性 DNA 序列长度一般为 17 ~ 18 bp；而人工构建的 TALEN 元件识别的特异性 DNA 序列长度一般为 14 ~ 20 bp。

　　TALEN 技术的原理是：有序地实现引导 TALEN 元件进入细胞核、靶位点 DNA 特异性识别和靶位点 DNA 切割这三个功能。一个完整的 TALEN 元件需要根据目标 DNA 序列构建好的一对 TALE 靶点识别模块与 N 端的核定位序列、C 端的 Fok I 酶克隆，分别到特定真核表达载体中，其中关键就在于完成 DNA 的特异性识别功能。一般说来，完成这一功能分为两个步骤。首先，是构建 TALE 靶点识别模块。TALE 的 DNA 特异性识别单位是间隔 32 个恒定氨基酸残基的二联氨基酸。由于二联氨基酸与 A、T、C、G 这 4 个核苷酸碱基有一一对应关系，在实际操作中，我们通过靶位点的 DNA 序列可以反推能特异性识别这一序列的二联氨基酸序列，从而构建对应的 TALE 靶点识别模块。例如，针对靶序列，CTCCAACCAGGTGCTAA 所设计的识别模块对应的二联氨基序列如图 22-12 所示。然后将构建好的一对 TALE 靶点识别模块与 N 端的核定位序列、C 端的 Fok I 酶连接起来，组成一个完整的 TALEN 元件。在实际操作中，我们可以采用专门用于构建 TALEN 元件的真核表达载体体系，将一对特异性的 TALE 靶点识别模块克隆进该载体中（图 22-12 ）。

　　TALEN 技术的优势和局限性：相对于 ZFN 技术，TALEN 技术使用了 TALE 代替 ZF 作

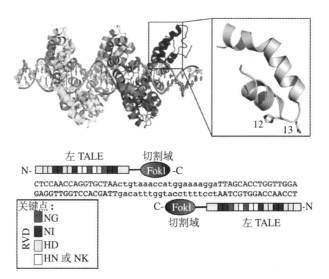

图 22-11（也见彩图） TALEN 元件的结构以及作用模式示意图

（图片来源：Gaj T, Gersbach C A Barbas, C F, 3rd. ZFN, TALEN, and CRISPR/Cas-based methods for genome engineering. Trends Biotechnol, 2013. 31(7): 397-405.）

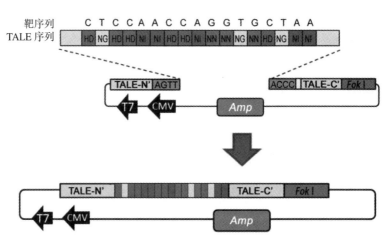

图 22-12（也见彩图） 完整的 TALEN 元件的构建示意图

为识别结构域，较好地解决了识别 ZF 对 DNA 序列识别的特异性问题，使基因组的编辑效率和可操作性得到了一定程度的提高。但是，TALEN 技术有其局限性，即在构建过程中，TALE 分子模块的构建和组装过程复杂，可操作性相对较低，普通实验室较难实现。

三、CRISPR/Cas9 技术

前面两种基因编辑技术（ZFN 技术和 TALEN 技术）依赖于 DNA 序列特异性结合蛋白识别模块，而最新出现的基因组编辑工具 CRISPR/Cas9 技术则是通过 RNA 导向的 DNA 识别。CRISPR/Cas9 技术使用一段序列特异性短向导 RNA 分子（short guide RNA，sgRNA）引导核酸内切酶到靶点处，从而完成基因组的编辑。CRISPR/Cas 系统最早是在细菌的天然免疫系统内发现的，其主要功能是对抗入侵噬菌体以及外源 DNA。1987 年，大阪大学（Osaka University）的研究人员在 K12 大肠埃希菌的碱性磷酸酶基因附近发现了串列间隔重复序列[19]，并发现这种结构广泛存在于细菌和古细菌的基因组中；后来将其命名为成簇的规律间隔的短回文重复（clustered regularly interspaced short palindromic repeats，CRISPR）。随后科研人员首次发现，细菌通过利用 CRISPR 系统抵抗噬菌体入侵以及外源 DNA 的转移[40-41]。目前 CRISPR/Cas 被认为是细菌、古细菌等原核生物中长期演化过程中形成的一种适应性免疫防御系统，其功能是识别外源性入侵的核酸序列并对其进行降解，以达到抗噬菌体的作用。当细菌或古细菌受到外源 DNA 以及噬菌体入侵时，会将入侵者的一段 DNA 序列插入到自身的基因组中并传递给后代，当后者遇到相同的入侵者时，内源 Cas9 会在 sgRNA 引导下，在靶位点将入侵者的 DNA 切割而抵御消灭它。

CRISPR/Cas 系统由 CRISPR 序列元件与 Cas 基因家族组成。以典型的 II 型CRISPR/Cas 为例（图 23-13），基因座结构可以分为三部分：5′ 端为 tracrRNA；中间为一系列的 Cas 蛋白编码基因，包括 Cas9、Cas1、Cas2 和 Csn2，这些基因编码的蛋白质具有核酸酶活性的功能域，可以对 DNA 序列进行特异性的切割；3′ 端为 CRISPR 基因座，其编码由启动子和一系列高度保守的重复序列（repeat），与同样高度保守的间隔序列（spacer）相间排列组成。CRISPR/Cas 系统的作用机制大致可以分为三个阶段：①外源 DNA 入侵阶段，当噬菌体等外源 DNA 侵入后，Cas 蛋白复合物靶向裂解噬菌体基因组中短原型间隔序列，并将这些原型间隔序列整合到宿主的自身的基因组中；② crRNA 合成阶段，CRISPR 区域第一个重复序列上游有一段 CRISPR 的前导序列（leader sequence），该序列作为启动子启动后续 CRISPR 序列的转录，转录及加工生成的 RNA 被命名为 CRISPR RNA（简称 crRNA）；③靶向噬菌体基因组降解阶段，当宿主再被相同的噬菌体感染时，crRNA 作为模板通过 Cas 复合物靶向降解噬菌体 DNA。

根据功能元件的不同，CRISPR/Cas 系统大致分为三类，其中 I 型和 III 型 CRISPR 系统由复杂的 Cas 复合物介导 DNA 或 RNA 降解。而在产脓链球菌（*Streptococcus pyogenes*）中发现的 II 型 CRISPR 系统组分相对简单，只包括 Cas9 和两个非编码 RNA：crRNA 与反式激活 crRNA（tracrRNA），即可介导 DNA 的靶向降解。目前对 CRISPR/Cas9 系统的研究比较多。在这个系统中，外源 DNA 进入细胞中，宿主细胞中由 CRISPR 上游的前导序列启动转录生成 pre-crRNA，经 RNase III 加工成成熟的 crRNA。crRNA 与 tracrRNA（反式激活的 crRNA）形成嵌合 RNA 分子，即短向导 RNA（sgRNA）。sgRNA 即可介导 Cas9 蛋白在特定序列处进行切割，形成 DNA 双链断裂（double-stranded break，DSB）（图 22-13）。

CRISPR/Cas 技术的优势：相对于前面两种人工核酸酶技术，CRISPR/Cas 技术的基因组编辑是由 crRNA 介导的，对靶序列的识别是 RNA 与 DNA 的碱基配对过程，其对序列的识别相对于蛋白质识别要精准得多，因此，脱靶切割概率大大降低，对细胞毒性也显著降低。另外，其构建过程相对简单，只需设计与靶序列互补的 RNA 即可，普通实验室也可实现构建。CRISPR/Cas 技术本身也存在一定不足：例如，Cas9 蛋白对目标序列的切割不仅仅依靠 crRNA 序列的匹配，而且在目标序列也必须存在一段特定序列——前间区序邻近基序，因此，其目的序列的选择不具备任意性。

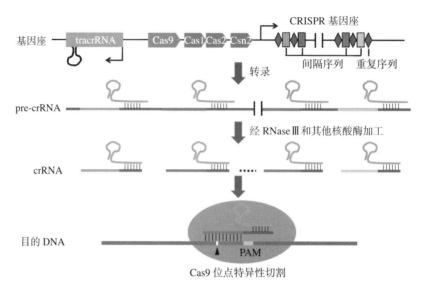

基因座 tracrRNA Cas9 Cas1 Cas2 Csn2 CRISPR 基因座

间隔序列　重复序列

转录

pre-crRNA

经 RNaseⅢ和其他核酸酶加工

crRNA

目的 DNA

PAM

Cas9 位点特异性切割

图 22-13　CRISPR/Cas9 介导基因组 DNA 位点特异性切割示意图

（刘芝华　李　义）

参考文献

[1] 宋平根. 流式细胞术的原理和应用. 北京: 北京师范大学出版社, 1992.

[2] 何克健, 流式细胞技术与流式细胞仪. 医疗装备, 2000, 13(5): 6-8.

[3] Shapiro H M. Practical flow cytometry. 2nd ed. New York: Wiley-Liss Inc., 1988.

[4] 王建中. 临床流式细胞分析. 上海: 上海科学技术出版社, 2005.

[5] 姜泊. 细胞凋亡基础与临床. 北京: 人民军医出版社, 1999.

[6] 左连富. 流式细胞术与生物医学. 沈阳: 辽宁科学技术出版社, 1996.

[7] 谭晓华, 张亚历, 姜泊, 等. PI 染色流式细胞仪检测细胞凋亡的影响因素. 第一军医大学学报, 2000 (20): 344-346.

[8] 张德明, 周继勇, 陈吉刚. 反义核酸技术的研究进展. 中国预防兽医学报, 2002 (2): 79-82.

[9] 王波、陈梅红. 反义技术研究进展. 中国生物工程杂志, 2004 (12): 43-47.

[10] Liang P. Pardee A B. Differential display of eukaryotic messenger RNA by means of the polymerase chain reaction. Science, 1992, 257 (5072): 967-971.

[11] 许德晖, 黄辰, 刘利英, 等. 高效 siRNA 设计的研究进展. 遗传, 2006 (11): 1457-1461.

[12] Xu D H, Huang C, et al. New progress of the highly efficient siRNA design. Yi Chuan, 2006, 28 (11): 1457-1461.

[13] Lee R C, Feinbaum R L, Ambros V. The C. elegans heterochronic gene lin-4 encodes small RNAs with antisense complementarity to lin-14. Cell, 1993, 75 (5): 843-854.

[14] Fire A, et al. Potent and specific genetic interference by double-stranded RNA in Caenorhabditis elegans. Nature, 1998, 391 (6669): 806-811.

[15] Lu Y, et al. A single anti-microRNA antisense oligodeoxyribonucleotide (AMO) targeting multiple microRNAs offers an improved approach for microRNA interference. Nucleic Acids Res, 2009, 37 (3): e24.

[16] Weiler J, Hunziker J, Hall J. Anti-miRNA oligonucleotides (AMOs): ammunition to target miRNAs implicated in human disease? Gene Therapy, 2006, 13 (6): 496-502.

[17] 刘德培, 查锡良, 药立波. 医学分子生物学. 北京: 人民卫生出版社, 2006.

[18] 许力, 昊珊, 杨清海, 等. 免疫组化技术(一). 诊断病理学杂志, 2009, 16 (2): 158.

[19] Ishino Y, Shinagawa H, Makino K, et al. Nucleotide sequence of the iap gene, responsible for alkaline phosphatase isozyme conversion in Escherichia coli, and identification of the gene product. J Bacteriol, 1987, 169 (12): 5429-5433.

[20] 黎红. 一种既能防脱片又能提高ER、PR阳性率的免疫组化检测方法. 实用医技杂志, 2006 (9): 1471-1473.

[21] 王文勇, 邓南生, 张志培, 等. 用细胞爬片和石蜡切片对HCV核心蛋白进行免疫组化染色的比较. 细胞与分子免疫学杂志, 2005 (3): 392-397.

[22] 齐新永. 免疫组化非特异性背景着色因素及其消除措施. 动物医学进展, 2006 (12): 113-114

[23] 马万山, 刘小信. 基因芯片技术在肿瘤检测中的应用. 齐鲁医学检验, 2000, 11 (4): 5-6.

[24] 张忠民, 陈建庭, 金大地. 基因芯片原理概述. 现代医院, 2002 (5): 3-4.

[25] 董兆文. 基因芯片技术及其应用. 中国计划生育学杂志, 2001 (6): 375-377.

[26] 欧盛敬, 苏建家, 李瑗. 基因芯片技术在肿瘤研究中的应用. 医学综述, 2002 (6): 315-317.

[27] Gress T M, Müller-Pillasch F, Geng M, et al. A pancreatic cancer-specific expression profile. Oncogene, 1996, 13 (8): 1819-30.

[28] 孙恒文, 胡义德. 基因芯片技术在肿瘤研究中的进展. 中华肿瘤防治杂志, 2006 (8): 635-638.

[29] 李自青, 王军. 基因芯片技术在肿瘤研究中的应用. 实用医学杂志, 2008 (7): 886-888.

[30] 齐力, 孟兴凯. 基因芯片在肿瘤个体化治疗中的应用进展. 临床军医杂志, 2008 (2): 283-285.

[31] 赖铭裕. 基因芯片及其在肿瘤研究中的应用. 医学综述, 2009, 15 (13): 1960-1962.

[32] Scherf U, Ross D T, et al. A gene expression database for the molecular pharmacology of cancer. Nat Genet, 2000. 24 (3): 236-244.

[33] 赵雨杰, 孙啸, 何跃农, 等. 基因芯片在医学中的应用. 临床检验杂志, 2000 (18): 373-375.

[34] Ochman H, Gerber A S, Hartl D L. Genetic applications of an inverse polymerase chain reaction. Genetics, 1988, 120 (3): 621-623.

[35] Wen W H, Bernstein L, et al. Comparison of TP53 mutations identified by oligonucleotide microarray and conventional DNA sequence analysis. Cancer Res, 2000, 60 (10): 2716-2722.

[36] Orita M, et al. Detection of polymorphisms of human DNA by gel electrophoresis as single-strand conformation polymorphisms. Proc Natl Acad Sci USA, 1989, 86 (8): 2766-2770.

[37] Sano T, Smith C L, Cantor C R. Immuno-PCR: very sensitive antigen detection by means of specific antibody-DNA conjugates. Science, 1992, 258 (5079): 120-122.

[38] Miller J, McLachlan A D, Klug A. Repetitive zinc-binding domains in the protein transcription factor IIIA from Xenopus oocytes. EMBO J, 1985, 4 (6): 1609-1614.

[39] Boch J, Scholze H, Schornack S, et al. Breaking the code of DNA binding specificity of TAL-type III effectors. Science, 2009, 326 (5959): 1509-1512.

[40] Barrangou R, Fremaux C, Deveau H, et al. CRISPR provides acquired resistance against viruses in prokaryotes. Science, 2007, 315 (5819): 1709-1712.

[41] Marraffini L A, Sontheimer E J. CRISPR interference limits horizontal gene transfer in staphylococci by targeting DNA. Science, 2008, 322 (5909): 1843-1845.

第23章　肿瘤转化医学

转化医学（translational medicine）是生物医学领域的交叉学科，是指将基础科学研究进展产生的新知识、机制和技术等转化为疾病的预防、诊断和治疗的方法，即知识的"从实验台到临床"（bench to bedside）转化[1]。转化医学的主要目的是把理论、资源、专家和技术整合起来促进疾病预防、诊断和治疗的进步。近年来，基础研究技术平台的发展与研究成果的爆发式积累为转化医学的发展提供了广泛的知识基础和技术资源。到目前为止，肿瘤研究与治疗是转化医学中最重要且前沿的领域。本章将从肿瘤的主要研究领域和肿瘤相关临床转化研究两个维度对肿瘤转化医学的研究与应用进行介绍。

第一节　肿瘤基因组学的转化医学研究与应用

癌症是多种遗传因素与环境因素共同作用导致的疾病，其在分子遗传水平上具有多基因驱动、动态变异、微效累加、分子-环境互作等特点。基因组变异包括基因突变、单核苷酸多态性、插入缺失变异、染色体变异、拷贝数变异、表观遗传修饰等。基因组变异是转录组、蛋白质组及代谢组等多水平生物分子发生变化的基础，是肿瘤发生发展的始动内部因素。针对肿瘤基因组的转化医学探索已持续多年，但该领域真正的飞速发展应当归功于近年来多项大型基础性研究计划的完成及高通量测序技术的发展。

从1990开始的10多年里，人类基因组计划的完成使基因研究进入了"有法可依"的阶段，该计划极大地推动了基因相关的各类研究理念和技术，其中最闪光的为该计划后续的高通量测序及分析技术的发展。至今，人类单样本全基因组测序时长从人类基因组计划时期的10余年缩短至数天，测序效率从数十个研究组合作精简至单台测序仪，成本从数十亿降低至千元水平，高效、快速、廉价等优势属性让大规模并行的肿瘤基因组研究和应用成为可能。至今，已开展了多项肿瘤高通量分析计划，这些计划多为全球多中心研究项目，针对多种肿瘤及相关样本进行基因组、转录组、蛋白质组等并行分析，并公开数据资源供全球科学家使用。其中，比较有代表性的如癌症基因图谱（the cancer genome atlas，TCGA）计划，是由美国国立卫生研究院（NIH）发起的癌症基因图谱计划，目前该计划拥有针对来自34种癌症的约1万例样本的基因组、转录组、表观组及蛋白质芯片并行检测数据，在保证生物学监测的统一性基础上，具有完善和诊断准确、一致的临床资料为我们采取大规模的数据分析提供了可靠的数据来源和平台。同时，COSMIC、dbSNP等数据库对肿瘤基因组突变的收录已经具备了极大的肿瘤科研和临床应用参考价值。目前已有启动了涉及多达数十万人的大样本基因组分析计划、药物敏感性测序计划、环境多因素测序计划等等，这些计划的深入开展将让人类对肿瘤的发生发展产生目前难以预估的深刻认识，其潜在推动价值可能超过高通量测序这一里程碑。众多大型计划的开展和有效落实为肿瘤基因组领域进入转化医学阶段奠定了坚实的基础。

癌症基因组分析是一个庞大的系统工程，从测序样本类型角度分为胚系基因组检测和肿瘤细胞基因组检测；从样品采集角度，分为实体瘤检测和液体活检；从分析策略角度，分为全基因组测序、全外显子组测序、目标区域捕获测序、单基因测序、PCR 等。目前肿瘤基因组领域具有医研一体的特点，该领域既是转化医学经典示例，又是重要的落实部分。随着大量肿瘤基因组研究计划的开展及推动，目前肿瘤基因组测定具有全面性、灵敏性、高效性、潜在廉价性等特点，这让肿瘤基因组分析在肿瘤研究与诊疗过程中具备了越来越重要的应用价值，其应用可全面渗入预防、诊断、用药、监测等方面的研究及临床应用中。下面就这些方面的具体研究及应用进行简要介绍。

一、遗传易感性

肿瘤的发生具有环境 - 遗传共同作用的特点，其中个体遗传差异导致的患癌风险大不相同，目前认为这主要是由个体胚系细胞中肿瘤易感基因的积累导致的。应用全基因组或全外显子组对胚系细胞样本基因组进行突变位点的精准定位，是目前肿瘤易感基因发现和功能性突变机制研究的重要手段。而目标区域捕获测序由于具有价格相对低廉、选择基因确定的特点，在肿瘤遗传筛查中已有一定的临床应用。在妇科肿瘤遗传筛查中，BRCA1、BRCA2、TP53 等基因即具备此类筛查特点，其序列异常有较大可能提高个体患乳腺癌等癌症风险。目前发现的较为明确的肿瘤易感基因已有上百个，对个体进行肿瘤易感基因筛查，能够提早认知并采取相应的干预手段预防。

二、病毒整合致病研究

12% ~ 15% 的癌症诱因是病毒感染，这一比例随着检测敏感性的提升还有可能升高。病毒序列整合到宿主基因组中会引起一系列意外的基因元件调控功能异常，导致正常细胞出现基因组不稳定、激活无限增殖、抗程序性细胞凋亡等特点，从而转化为肿瘤细胞。病毒整合宿主基因组的研究对阐明病毒致癌机制具有重要意义，这方面的研究目前主要包括病毒致癌性分析、病毒插入序列及高频整合位点分析、整合机制分析、病毒亚型分析等。这方面最著名案例是 HPV 在宫颈癌发病机制中的作用研究，通过对 HPV 病毒基因的检测及相关病毒疫苗接种流程的实施，宫颈癌预防已达到较好的效果。目前已证明，与病毒序列插入有关的癌症还包括鼻咽癌、肝癌、淋巴瘤等。

三、分子分型

临床病理学对肿瘤的特征描述已经从形态病理学分型转入分子病理学分型阶段，分子分型的精度正在逐步提高，以期达到精准判断肿瘤类型、精准用药及联合用药治疗、精准监测复发转移等目的。分子分型改进策略的提升主要是通过高通量测序获得尽量多的基因变异信息，如点突变、扩增、缺失等，结合临床病理特征进行分型标志筛选，再通过多级别生物学实验评估从而获得更为准确的分子分型策略。分子分型是指导精准个体化治疗的关键，其对肿瘤的诊断、治疗方案的选择、预测复发转移等具有重要意义。例如，乳腺癌分子分型正在从以 ER/PR/HER2 为基础的 4 分型深入到更为精细的 7 分型甚至 10 分型等研究中。

此外，肿瘤基因组学的研究进步还在逐渐克服一些常规方式难以解决的问题，如肿瘤异质性检测问题，近年兴起的肿瘤液体活检技术能通过检测血液中细胞游离 DNA 达到分析肿瘤全貌的目的，同时由于其操作避免了手术 / 穿刺等繁琐的组织取样过程，在肿瘤诊断、药物疗效、复发监测等领域也正在进行更为深入的研究。

第二节　肿瘤转录组学的转化医学研究与应用

肿瘤转录组（cancer transcriptome）即肿瘤中所有基因组转录物的集合，包括 mRNA、rRNA、tRNA、microRNA、lncRNA 等。兼顾全面性和高效性，转录组分析是目前最能反映组织细胞生物学状态的分析策略之一，通过分析转录物的种类及数量变化能对肿瘤生物学状态进行精密的分析。近年来，转录组在研究及临床中应用越来越广泛，这得益于转录组相关索引数据库的完善及高通量检测技术的发展。转录组分析能进行转录表达谱分析、分子分型、基因融合等方面的研究及应用，以下就这些方面做简要介绍。

转录表达谱分析：转录表达谱差异是基因组差异表达的最直接特征，目前转录组分析的主要价值有两个：一是配合基因组特征进行 DNA 元件鉴定及变异意义分析，这在 ENCODE 等顶级研究计划中得到了深刻体现；二是基于 GO、KEGG 等基因注释数据库的生物学功能、效应网络等的分析，该层次的分析是目前生物学分子表型及机制研究中最主流的分析技术，具有覆盖面宽、细节详实等特点。

分子分型：应用转录组进行肿瘤分子分型也是目前转化医学研究的热点。在乳腺癌研究中，Perou 等最早曾在原发性乳腺癌样本中通过基因表达谱将乳腺癌分为具有生物学和临床相关性的五个亚型[2]，而目前科学家已经能通过寻找转录组测序结果中的基因表达特征进行分子分型。乳腺癌转录组中的基因表达具有很高的异质性，如 Desmedt 等通过综合分析公共数据库中 2 100 例乳腺癌患者的基因表达及临床数据定义出 7 个基因表达模块，囊括了癌症发生发展进程中的关键生物学过程，包括肿瘤侵袭 / 转移、免疫应答损伤、持续的血管生成、逃避细胞凋亡、持续的生长信号及 ER 和 HER2 的信号转导。通过检查待测基因与特定进程的标准基因的共表达情况而将其定义至不同的基因模块，最终再根据 ER 和 HER2 基因表达模块状态将 2 100 例乳腺癌分为三种不同的分子亚型：$ER^-/HER2^-$、$HER2^+$ 和 $ER^+/HER2^{-[3]}$。随着基因表达状态研究的深入，以乳腺癌为代表的各个癌种分子分型也越来越精细。

基因融合 / 重排：转录组测序还能检测基因融合或重排。某些癌症（如肺癌及黑色素瘤）患者体内累积了大量由于吸烟及紫外辐射等致癌物暴露导致的点突变，但急性髓细胞性白血病和前列腺癌患者中发生的点突变非常少，而会出现更多的拷贝数变异和基因融合现象。在常规临床实践中，通常用荧光原位杂交（FISH）和 RT-PCR 来检测基因重排，但是，以上两种方法一次只能检测一个基因。转录组测序方法的优越性在于一次可以高通量地检测多个基因，并且相对于全基因组测序，其检测成本更低。Stransky 等人在癌症基因组图谱计划（TCGA）中综合分析了近 7 000 例癌症患者的 RNA 测序数据，得到了包括已知的和新发现的候选激酶基因融合图谱[4]；Klijn 等对 675 个肿瘤细胞系进行了 RNA-seq 分析，同样编绘出了激酶融合图谱[5]。检测新的融合激酶基因能够制定新的靶向治疗策略，以便对晚期癌症患者精准使用针对性激酶抑制剂。

多项技术的进步已揭示出，哺乳动物基因组广泛转录成许多不同类型的非编码 RNA，这些转录物广泛调控染色质修饰、表观遗传学调控、可变剪接等分子事件，与细胞迁移、侵袭、细胞周期异常调控等肿瘤表型密切相关，是转录组研究的又一个较为前沿的领域。

第三节　肿瘤蛋白质组学的转化医学研究与应用

肿瘤蛋白质组（tumor proteome）即肿瘤细胞产生所有蛋白质的集合。肿瘤细胞基因组异常会导致其蛋白质组也发生相应的异常改变，但由于转录 - 翻译过程的一系列过程，导致蛋白质组变异比基因组变异具有更加复杂的变异模式。人类对蛋白质的研究由来已久，随着近 20 年来几项大规模蛋白质组计划的实施，我们对人类蛋白质组的情况已有了相当深入的理解，相关的临床转化研究也已具有一定成果。对肿瘤细胞蛋白质组的研究不仅可对肿瘤的发病机制提供更加深入的理解，同时也为肿瘤的诊断和治疗提供了新途径。

目前，最普遍的蛋白质组鉴定和分析技术是蛋白质微阵列（protein microarray）和蛋白质谱分析（mass spectrometry，MS）。在临床研究上，这两种技术也是寻找和筛查肿瘤标志物的最常用方法。蛋白质微阵列技术的基本原理是：基于抗原 - 抗体的特异性相互作用，该技术可以一次性对数百种蛋白质进行定性定量分析；其基本分类包括正相平面阵列（forward-phase array，FPA）、反向平面阵列（reverse-phase array，RPA）和三明治抗体微阵列（sandwich antibody microarray）。其中，前两种是与癌症蛋白质组学相关的最常见的蛋白质微阵列形式。蛋白质谱分析是更为全面的蛋白质高通量分析技术，其基本原理是：所检测蛋白质经过蛋白酶的酶切消化成肽段混合物，通过电离源将肽段混合物离子化，然后经过质谱仪的电场、磁场将特定分子质量和电荷比（M/Z）的蛋白质分离出来，进一步分析鉴定。蛋白质分析的质谱分析法主要有串联质谱（tandem mass spectrometry，MS/MS）、基质辅助激光解吸附质谱（matrix-assisted laser desorption/ionization time-of-flight mass spectrometry，MALDI-TOF-MS）和电喷雾电离质谱（electrosprayionization，ESI -MS/MS）。

肿瘤蛋白质组研究的临床转化最主要体现在肿瘤标志物的应用研究领域。肿瘤蛋白质标志物主要可分为三大类[6]：①诊断标志物（diagnostic marker），主要用于辅助组织病理学肿瘤分类，肿瘤的准确诊断与分类有助于选择合适而有效的治疗方案，从而使治疗效果更加显著。②预后标志物（prognostic marker），可以预测肿瘤的疾病进程，包括复发率和恶性程度等，这些信息有助于肿瘤治疗策略的选择；另外，预后标志物对于转移性扩散风险的充分评估尤其重要；临床有许多使用预后标志物的例子，例如，激素受体、增殖标志物、蛋白酶等。③监测标志物（monitoring marker），用于监测对患者治疗的反应以及肿瘤复发和转移等，此类标志物主要针对于高风险人群，不同于诊断筛选标志物。

对肿瘤组织或细胞的整体蛋白质组学研究有助于鉴定新的癌症生物标志物和治疗靶标。过去的几十年，已有上千种生物标志物的候选蛋白质报道，但将这些候选蛋白质转化为更有效的诊断标志物和治疗靶点仍存在挑战。随着各学科理论及技术的不断发展，将会有越来越多的肿瘤蛋白质标志物被挖掘出来。

第四节　肿瘤代谢组学的转化医学研究与应用

代谢组学（metabomomics）是继基因组学、转录组学和蛋白质组学之后发展起来的又一门新兴学科，它通过对某一细胞、组织或器官在某一特定的生理或病理状态下所有低分子量代谢物（MW<1 000）同时进行定性和定量分析，以寻找代谢物与生理病理变化的关系。目前的研究发现，肿瘤存在着广泛的代谢重编程，包括有氧糖酵解（又称 Warburg 效应）、氧化磷酸化异常、营养摄取增加，等等。一系列针对肿瘤细胞代谢异常的实验研究和临床研究（http：//www.clinicaltrials.gov/）项目也在如火如荼地开展着。肿瘤代谢组学在临床的转化应用方面表现出了良好的前景。一方面，候选代谢标志物将为肿瘤的早期诊断和疾病监测提供有益参考；另一方面，针对肿瘤细胞代谢特征而开发的抗肿瘤药物也在肿瘤的治疗中发挥着重要作用。本部分将对代谢组学在肿瘤的诊断、治疗及预后等方面的临床转化应用研究做一

简要概述。

代谢标志物在肿瘤早期诊断、治疗和预后等方面的应用：目前有多种肿瘤标志物应用于临床，如甲胎蛋白（AFP）、前列腺特异性抗原（PSA）和癌胚抗原（CEA）等。但这些标志物在敏感性和特异性等方面存在一定缺陷，因此，从不同角度探索新的肿瘤标志物是科学家们一直努力的研究领域。目前基于代谢组学的方法，大量的候选代谢标志物表现出光明的前景。在一项前列腺癌研究中，研究者发现，肌氨酸（一种氨基酸）是一种潜在的肿瘤标志物。在 PSA 值介于 2 ~ 10 ng/ml 的男性中，尿液肌氨酸浓度能够比 PSA 更好地区分活检阳性和活检阴性的男性[7]。在乳腺癌的研究中，研究者发现，依据胞苷 -5- 环一磷酸腺苷 / 十五烷酸的比率值可以很明显地将乳腺癌患者与健康人区分开来，且其敏感性和特异性分别达到了 94.8% 和 93.9%[8]。目前结直肠镜检查配合肿瘤标志物 CEA 检测是结肠癌诊断的常用手段，但 CEA 是一种广谱肿瘤标志物，针对结直肠癌检测的特异性标志物还未发现。基于代谢组学的研究发现，^{28}C 和 ^{36}C 的羟基多不饱和超长链脂肪酸在结肠癌患者的血浆中稳定下调，并且两者对结肠癌的检测具有很高的敏感性和特异性[9]。除此之外，在胰腺癌、白血病、肺癌等多种肿瘤中也发现了许多候选代谢标志物。

靶向肿瘤代谢的治疗手段：肿瘤细胞存在着广泛的代谢异常，即使在氧气存在的情况下，肿瘤细胞也倾向于以有氧糖酵解的方式来代谢葡萄糖；同时，氧化还原平衡对于肿瘤细胞稳态的维持至关重要。科学家通过对有氧糖酵解和氧化还原平衡的干预发现了一些潜在的治疗靶点。己糖激酶 2（hexokinase 2）和丙酮酸激酶异构体 M2（pyruvate kinase isoform M2，PKM2）是糖酵解过程中的关键限速酶。研究发现，非特异性己糖激酶抑制剂 2-Deoxy-D-glucose 联合低剂量放疗能够延长胶质瘤患者的生存时间。另一项研究发现，一种 PKM2 抑制剂紫草素能够抑制肿瘤细胞糖酵解，抑制肿瘤细胞存活。此外，对糖酵解产物进行调控也是一种有效的治疗策略。有研究发现，敲除 MCT1/MCT4 后可抑制肿瘤细胞内的乳酸输出，细胞内酸度增加，进而可抑制结肠癌细胞的生长。谷胱甘肽（GSH）和烟酰胺腺嘌呤二核苷酸磷酸（nicotinamide-adenine dinucleotide phosphate，NADPH）对于氧化还原平衡的维持具有十分重要的作用。有研究用一种叫做 β 苯基乙基异硫代氰酸酯的化合物清除细胞内的谷胱甘肽，可导致 ROS 积累，从而对卵巢癌细胞和 BCR-ABL 造血细胞产生细胞毒作用。另一项研究报道，一氧化氮（NO）能够上调 NADPH 水平，抑制线粒体呼吸和 ROS 的产生，从而促进肿瘤细胞的增殖。目前的研究已经发现有许多代谢通路的靶点表现出良好的抗肿瘤效果，一部分临床试验也在积极开展。

第五节　肿瘤微环境研究的转化医学研究与应用

肿瘤微环境（tumor microenvironment）指肿瘤所处的局部环境中浸润的免疫细胞、间质细胞、成纤维细胞、细胞外基质以及多种活性细胞因子和物理状态（低氧，PH）等共同构成的肿瘤细胞生存环境。目前的研究已经证实，肿瘤微环境与肿瘤生长、转移扩散、复发以及治疗反应等都密切相关。因此，以肿瘤微环境为靶点的治疗策略逐渐受到研究者的关注。

总体来讲，针对肿瘤微环境的治疗策略大体包括以下几个方面：①免疫治疗：如清除肿瘤中浸润的免疫抑制细胞亚群，增强内源性抗肿瘤免疫；靶向免疫检验点阻断抗体 PD-1/PD-L1、CTLA4 等来阻止对效应 T 细胞免疫应答的抑制，目前已经上市的默沙东公司的 Pembrolizumab、罗氏公司的 Atezolizumab 等免疫检验点阻断抗体都表现出了非常好的抗癌效果。②基质细胞：通过抑制内皮细胞形成血管而抑制肿瘤进展，如目前临床上使用的内源性血管形成抑制剂、合成的血管形成抑制剂等；通过以间充质干细胞作为载体携带抗肿瘤药物杀伤肿瘤细胞等。③可溶性活性分子：肿瘤微环境中存在着大量的细胞活性因子，如细胞因子、趋化因子、代谢物小分子等等，通过对介导肿瘤细胞 - 微环境交叉对话的细胞活性因子的抑制，抑制肿瘤的发生发展、化疗耐药等。

传统的肿瘤治疗往往关注于肿瘤细胞本身，靶向肿瘤微环境的治疗策略将有助于克服传统治疗方法的诸多限制，最终在提高治疗疗效、延长患者生存等方面发挥重要作用。

第六节　肿瘤标本库在肿瘤转化医学中的应用

转化研究包含两个阶段的研发过程：第一阶段是根据实验室研究形成的对疾病机制的理解设计新的药物分子、治疗方法和设备；第二阶段是通过人体研究对这些候选方案进行验证，并将证实为有效的药物、治疗方法和设备转化为标准的临床治疗方案和健康管理决策过程[3]。肿瘤研究的体内和体外模型系统使科学家了解了癌症相关的分子事件，但如果没有对这些结果进行人体组织的验证和评估，将很难跨越基础医学研究成果向临床应用转化的障碍。因此，肿瘤生物样本库的建立、管理和应用是肿瘤生物学研究和转化医学研究的基础，对实现肿瘤"个体化治疗"的目标至关重要[5]。

肿瘤生物样本库（cancer biobank）是指肿瘤生物样本以及相关的临床病理学、流行病学和（或）生物分子信息数据的集合。肿瘤生物样本库以一定的管理标准处理、组织、储存和应用肿瘤生物样本和信息。肿瘤组织样本库应包含完善的相关信息，包括有代表性的肿瘤患者相关标本（肿瘤组织、患者血清、基因组 DNA 等）、最新的随访数据、全面的临床 / 病理和生物学信息等。

对某些医学问题的研究需要大量生物标本，这就需要对标本的组织和管理遵从一定的程序与国际规范，从而使标本的研究结果具有代表性、可靠性和稳定性。目前国际上一些生物标本库已经制定了一些相关的程序和指南，如 GenomEUtwin（www.genomeutwin.org）、EuroBioBank（European Network of DNA、cells and tissue banks for Rare Diseases，www.eurobiobank.org）、NUGENOB（Nutrient-Gene Interactions in Human Obesity，www.nugenenob.com）、PHOEBE（Promoting Harmonization of Epidemiological Biobanks in Europe，www.phoebe-eu.org）和 BBMRI（Biobanking and Bio-molecular Resources Research Infrastructure，www.bbmri.eu）[10]。

大规模的临床标本验证研究需要较多数量的标本及信息，有可能超过单一生物样本库所能提供的资源，因此，有可能需要跨生物样本库进行合作研究。生物样本库的合作形式主要有两种：第一种是"集中"模式，建立中心生物样本库，收集、处理、维护从周围各个标本收集中心获得的生物标本及信息，并依据标本使用规则向研究者提供相关标本及资料；第二种是"联合"模式，各生物样本库分散存在，分别储存相应的标本但共享组织标本的信息，以便于研究者进行生物标本的跨库合作。

肿瘤生物样本库的用途举例[5]：

1. DNA 连锁研究中把某些基因、基因组区域或 DNA 序列异常与特定类型疾病（如某些家族性综合征）联系起来，并建立起因果关系；
2. 采用单核苷酸多态性的相关性研究确定受累疾病个体与对照个体之间在遗传上的等位基因频率差异；
3. 采用免疫组织化学或分子病理学技术检测细胞表面和细胞间蛋白质，发现疾病诊断和预测的生物标志物。对于循环中的免疫学生物标志物研究，还需要收集血或血清标本；

4. 采用基于人群的流行病学研究发现疾病的发病率与特征、遗传相互作用、自然病程与治疗反应；

5. 细胞信号通路的转化研究、治疗靶点的发现以及药物研发；

6. 以深化个体化医疗为目标，进行药物代谢相关的药物遗传学研究、基于遗传异质性和特定不良反应事件的药物敏感性研究；

　　生物标本库的转化研究能够对来自基础研究的科学成果进行定性验证。作为一个有重要价值的研究资源中心，生物标本库广泛地收集了肿瘤和正常组织，特别是罕见疾病的标本，使研究团队能够获得具有重要疾病信息的优质生物标本，从而可减少实验偏差，提高临床研究结果的价值，使这些研究的结果更具有预测性，为个体化治疗提供更多的机会。由政府和公共利益相关者组织的生物样本库可以把广大的科学家、临床医生、制药业人员、患者联系在一起，在科学界建立更强有力的合作环境。

　　生物信息学在挖掘和应用生物标本库的科学价值方面起着至关重要的作用。综合数据库可将各种生物样本的相关信息整合到一个可互操作、一体化、安全的系统中，进行新药物发现、遗传分析、生物标志物验证和开发。这些工作都需要建立复杂的系统来存储和链接经详细注释的生物标本的初始诊断、治疗方案、治疗效果等方面的数据。目前越来越庞大的生物基因组学和其他组学数据库对于疾病信息的提取和挖掘已带来了巨大的挑战，因此，发展与之相适应的生物信息学技术与方法是有效利用生物标本库资源的重要工具之一。

第七节　组织芯片在肿瘤转化医学中的研究与应用

　　组织芯片也称为组织微阵列（tissue microarray，TMA），是由多个不同个体来源的组织标本按一定的规则以阵列的方式排放在固相载体上，再对其进行切片、贴片制成的。根据样本点数不同，TMA 可分为低密度芯片（<200 个点）、中密度芯片（200～600 个点）和高密度芯片（>600 个点）。研究者可以采用免疫组织化学（IHC）、原位 PCR、荧光原位杂交（FISH）等检测技术，对 TMA 组织中的特异靶点进行高通量分析。由于具有高通量、大样本、检测便捷等优点，TMA 在肺癌、乳腺癌、结肠癌等多种肿瘤研究中得到了广泛应用。研究者可有效利用肿瘤发生发展过程中不同时间、不同部位的组织标本来探讨特定基因及其蛋白质表达与肿瘤之间的相关关系，这对研究肿瘤诊断、肿瘤个体化治疗靶点、肿瘤转移及肿瘤预后等具有十分重要的实用价值。

　　在肿瘤的发生机制研究方面，Zhang 等采用免疫组织化学方法在 77 例子宫内膜组织芯片（由良性病变及不同临床分期、病理分级的子宫内膜癌组织组成）中检测了神经前体细胞表达的发育负调节蛋白 4（neural precursor cell expressed developmentally down-regulated protein 4，NEDD4）——一种泛素连接酶的表达，结果表明，NEDD4 在子宫内膜癌组织中广泛表达，并且随着肿瘤进展表达增强，这提示 NEDD4 可能在子宫内膜癌发生发展中发挥癌基因的作用[11]。子宫内膜癌病理分型分为：子宫内膜样癌、黏液腺癌、浆液性癌和透明细胞癌等；子宫内膜透明细胞癌和卵巢透明细胞癌在形态学上具有非常相似的特征，但也存在一些明确的表型差异。以往的研究表明，两者组织的 mRNA 表达谱和表达蛋白质极其相似，因此，找寻其差异表达蛋白质将有助于阐明两者存在细微差异表型的原因。Fata 等人对93 例子宫内膜透明细胞癌和卵巢透明细胞癌组织进行了质谱分析，获得了差异表达蛋白质53 个，进而在组织芯片中采用免疫组化法验证了其中 3 个差异蛋白质（AnxA4、波形蛋白和 14-3-3 beta/alpha）的表达。

在肿瘤化疗耐药研究方面，组织芯片也显示出了其强大的实用性。Saglam 等采用免疫组织化学方法在卵巢浆液癌组织芯片中检测了表皮生长因子受体 2 受体蛋白酪氨酸激酶 4（erb-b2 receptor tyrosine kinase 4，ERBB4）的表达，发现 ERBB4 在卵巢浆液癌组织中的表达水平显著高于对照组织，在铂类治疗不完全应答的卵巢浆液癌组织中的表达明显高于完全应答组织，这提示 ERBB4 的表达可能与卵巢浆液癌的化疗耐药相关[12]。Rubinsak 等通过类似的研究方法发现，叶酸受体 α（folate receptor α，FRA）在铂类耐药复发的卵巢癌组织中表达显著增强，而在原发性子宫内膜腺癌组织中不表达，这提示叶酸靶向治疗有可能对铂类化疗耐药的卵巢癌患者有益，而对子宫内膜癌患者无益[13]。

在肿瘤预后判断方面，组织芯片也成为一种可靠的研究手段。有研究者通过检测卵巢癌组织芯片中特定蛋白质分子的表达发现，CD8$^+$/CD20$^+$ 的肿瘤浸润淋巴细胞与卵巢癌患者的总生存显著正相关；血管细胞周围、成纤维细胞中 PDGFβR 表达与浆液性卵巢癌生存期呈负相关，有可能成为其预后标志物；而 HMGB1 可能是上皮卵巢癌的预后标志物。

第八节　肿瘤治疗干预靶点的转化医学研究与应用

肿瘤治疗靶点在转化医学研究与应用中越来越受到重视，具体治疗靶点涵盖 DNA 水平、转录前 / 中 / 后水平、翻译及翻译后水平等。

干扰转录前水平调控：大部分传统的抗肿瘤药物，如拓扑异构酶抑制剂、烷化剂、抗代谢物，都是直接或间接干扰核酸的生物合成或对 DNA 结构与功能造成影响，从而消灭肿瘤。但在临床治疗过程中，细胞能启动多种修复通路来应对不同类型的 DNA 损伤。由于这些通路的激活，化疗药物的抗肿瘤效果往往被削弱，故靶向 DNA 损伤修复系统可达到提高此类肿瘤患者药物治疗疗效的目的。

干扰转录水平调控：该部分涉及调控 RNA 的转录合成及转录物的存在，调控 DNA 修饰及 RNA 干扰靶点可达到此类目的。在 DNA 修饰方面，有研究表明，组蛋白去乙酰化酶（histone deacetylase complex，HDAC）的功能异常与肿瘤的发生发展有密切关系，其高度表达会抑制某些正常基因的表达，因此，组蛋白去乙酰酶也成为抗肿瘤药物中最重要的靶点之一。据临床数据统计，许多类型的 HDAC 抑制剂，如丁酸钠（sodium butyrate）和曲谷抑菌素（trichostain A）等，通过诱导癌细胞系分化达到抗癌作用，在转化医学的研究与应用中取得了良好进展。在 RNA 干扰方面，促癌 miRNA，如急性髓细胞白血病（AML）中的 miR-100[7]、淋巴瘤中的 miR-9[14]、结肠癌中的 miR-211、转移性胃癌细胞中检测到的 miR-223[15]，都高度表达；抑癌 miRNA，如 miR-7、miR-145[16]，均在抑制肝癌过程中发挥重要的作用，所以调控 miRNA 的表达水平可能是癌症治疗的一项有前景的手段。目前 miRNA 治疗还存在不少瓶颈需要克服，如药物递送方法、靶点特异性不高等。

干扰翻译及翻译后水平调控：这一水平主要为对特异蛋白质的靶向，最典型案例为靶向酪氨酸激酶。蛋白酪氨酸激酶（PTK）是位于细胞膜上的控制细胞生长和分化的重要蛋白质，PTK 的异常表达通常导致细胞增殖失调，致使肿瘤发生，因此，PTK 是肿瘤细胞上重要的治疗靶点之一。最近，对于多靶标酪氨酸激酶抑制（multiple targeted tyrosine kinase inhibition）的研究取得了重大进展，达到协同治疗、克服耐药的双重功能。据统计，目前已经有十多种该类药物先后进入临床研究，陆续有药物成功上市并发挥良好的抗癌作用。

此外，还有靶向泛素 - 蛋白酶体通路、靶向肿瘤干细胞微环境等方面的转化医学研究，这些研究也正在快速发展中。

第九节　肿瘤治疗新方法的转化医学研究与应用

　　近来基础医学研究及生物技术的迅速发展也带来了治疗方法的变革，催生出大量基于基础医学前沿理论及精密尖端技术的新治疗方法。这些新治疗方法为包括肿瘤、神经退行性疾病、心血管疾病在内的多种人类疾病提供了新的解决方案。在肿瘤治疗领域，为了进一步改进肿瘤患者的生存期与生活质量，更多的基础研究已进入临床应用，包括免疫治疗、细胞治疗及生物工程学在内的新治疗方法的转化医学已经取得了一定的成果。

　　与侵入性的手术治疗相比，肿瘤的非特异性的化疗及易复发的放疗、免疫治疗兼具有效性、特异性和系统性，在过去的几年中已取得了令人振奋的进展，包括免疫细胞输入疗法、单克隆抗体以及肿瘤疫苗等。而如何产生能够特异性识别并攻击肿瘤细胞的免疫细胞并长期维持其功能以及如何提高治疗的安全性一直是免疫疗法实际应用所面临的最大挑战。随着肿瘤免疫机制的深入研究以及新的生物材料及工程技术的研发，这一问题也在逐步破解。以细胞输入疗法为例，传统的 T 细胞扩增及活化的方法复杂而昂贵，输注后对 T 细胞扩增的控制也相对有限，无法更好地降低毒性及脱靶效应。Schneck 研究组采用人工抗原呈递细胞（artificial antigen presenting cell，aAPC）简化了体外 T 细胞的分离及扩增。aAPC 以磁性右旋糖苷铁微球为基础，结合 CD28 共刺激活化抗体以及肿瘤相关抗原的 MHC I 分子。通过对肿瘤相关抗原特异性的 T 细胞的磁性分选、共刺激及抗原呈递，与较传统的树突细胞共培养的方法相比，aAPC 的扩增效率在一周内可以提高近 1 000 倍。Stephan 等的研究则尝试在肿瘤附近植入镶嵌有 T 细胞的生物材料支架以克服传统输注中出现的 T 细胞死亡及迁移率低的问题[17]。

　　在肿瘤疫苗方面，通过前沿的生物工程技术，疫苗的潜能也在不断提升。最近获批的前列腺癌疫苗 sipuleucel-T 便是一个例证。sipuleucel-T 是由负载有人粒 - 巨噬细胞刺激因子（GM-CSF）融合蛋白的树突状细胞所构成，这一融合蛋白与在超过 90% 的前列腺癌中表达的前列腺癌抗原（PAP）相关。Ⅰ、Ⅱ期临床试验显示疫苗可以产生前列腺癌抗原特异性免疫反应，并且验证了疫苗的安全性。Ⅲ期临床试验的结果则显示，与无融合蛋白的疫苗相比，sipuleucel-T 可以进一步延长患者的生存期。此外，应用生物工程技术协同运输免疫刺激物及疫苗也在逐步改善肿瘤相关抗原免疫原性差这一疫苗实际应用中存在已久的问题。不仅如此，进一步的研究发现，一些生物材料，如聚合物胶束、阳离子脂质体等本身具有免疫刺激的效应，其作为载体的同时还可以直接协助免疫反应的激活[18]。

　　而针对肿瘤免疫治疗的基础研究也仍在不断开拓新的治疗方法。外泌体是由细胞膜或多囊泡胞内体在与细胞膜融合过程中产生的分子直径为 30 ~ 100 nm 的小囊泡，在真核生物体液中广泛存在，最近的研究发现，其可作为细胞间通信的重要介质参与众多病理生理过程。干细胞来源的外泌体可以通过其携带的转录产物及蛋白质协助肝细胞的更新及修复，这一发现也已被成功转化到组织修复及器官移植的临床应用中。而在肿瘤治疗方面，外泌体由于其自身的免疫原性，在作为载体递送免疫原的同时，其本身可以作为小的免疫体诱导受体细胞内的免疫反应。此外，外泌体本身对免疫系统具有一定的调节作用。例如，针对人乳腺癌细胞分泌的外泌体的研究发现，其在体外可以抑制人单核细胞的分化，具体机制可能是通过诱导白介素 6 来实现。而干细胞来源的外泌体则能诱导抗炎的白介素 10 和肿瘤生长因子 β1 的高表达。这些免疫学的特性都为其在肿瘤免疫治疗中的实际应用奠定了基础[19]。

随着基础医学研究的不断进步，新治疗方法的出现为肿瘤的诊治提供了技术基础。转化医学作为连接生物技术、药物研发与临床应用的桥梁，能够充分利用前沿知识和技术；更重要的是，通过灵活的整合药物机制、生物材料与临床需求，进一步推动新的治疗方法更快更好的研发。

第十节　新的研究与治疗评估模型在肿瘤转化医学中的应用

肿瘤新药在应用于临床治疗前，必须经过临床前动物模型来预测该药物对肿瘤患者的治疗效果。但是，多于 80% 的临床前肿瘤治疗新药在人体治疗中并不能发挥相应的效果，原因之一是所选用的动物模型不能完全代表人体，动物模型提供的肿瘤发生发展环境与人体环境存在明显差异，所以药物产生的相应生理或病理效应有差别。因此，在动物实验过程中选好模型就变得尤为重要。常用的动物模型是与人类亲缘关系很近的小鼠模型，小鼠模型具有操作简易、成本低、繁殖量大、周期短等优势。此外，肿瘤的发生发展过程不仅受到复杂的基因调控，还与患者的生活环境密切相关。因此，一些宠物模型也逐渐构建出来，某些宠物由于长期与人类一起生活，甚至同主人一起接受健康体检并被认为是家庭成员的一部分，宠物肿瘤模型带有的肿瘤在接受生活环境调控这一方面与人类更为相近，而且宠物肿瘤本身也与人体肿瘤极为相近。现在使用频率最高的宠物模型为狗模型。

裸鼠移植瘤模型为临床前试验最常用的动物模型，这一模型构建操作简单方便，即常直接将实验用肿瘤细胞系通过皮下注射的方式注入年轻健康的裸鼠，然后待细胞在裸鼠体内成瘤后进行药物治疗实验。在这种情况下，肿瘤细胞系在裸鼠体内生长，很大程度上提供了人类体内肿瘤发生发展所处的微环境条件，可重复性好。但由于注入细胞的单一性以及裸鼠免疫系统的缺陷，这一模型不能完全模拟人体肿瘤系统的复杂性和异质性，不能体现不同肿瘤细胞间的相互作用及肿瘤细胞与微环境细胞的相互作用，如免疫细胞间的相互作用。

患者起源的异种移植瘤模型（PDX）是指直接将患者肿瘤组织注射到裸鼠皮下或肿瘤相应灶位且不经过任何其他体外培养过程的动物模型。这一模型能够更为精确地代表人类肿瘤的异质性，既包括肿瘤间异质性，也包括肿瘤内异质性，从而能够更加真实地模拟患者情况，更为有效地预测不同药物对肿瘤的治疗效果，是迈向肿瘤个体化治疗的重要一步。但由于裸鼠免疫系统的缺陷，这一模型的实验结果并不能完全代表人类肿瘤的治疗效果。

遗传修饰小鼠（GEM）模型的成功构建使肿瘤临床前实验又向前迈出了一大步。这类模型是指在小鼠体内特异性地表达、敲除或突变某一基因，使小鼠能够自发瘤或在特定条件下诱发肿瘤。遗传修饰小鼠模型具有完整的免疫系统，从而能够更进一步真实地模拟人类肿瘤的发生发展过程。此外，这一模型也为肿瘤相关基因功能的研究提供了有效方法。但是，这一小鼠模型也并不是完全没有缺陷。首先，肿瘤自发或诱发时间远远长于移植瘤，这就大大延长了实验观察时间；其次，如果该模型中基因表达是由异源启动子启动的，那么可能会导致肿瘤微环境改变或免疫系统对该基因的表达产生应答。

人源化小鼠模型是指带有功能性人类基因、细胞或组织的小鼠模型，它的出现能够更进一步模拟人类肿瘤，在解码肿瘤发生发展及肿瘤治疗方面具有巨大应用前景。但该小鼠模型的构建目前还存在一定的发展瓶颈。

此外，狗是最常用的宠物模型，狗与小鼠相比具有与人类更近的亲缘性，以及与人类更为相近的肿瘤系统和药物敏感性，可以更为精确地提示药物对人类肿瘤的治疗效果。

随着对肿瘤发生发展机制的深入研究，我们知道，肿瘤的发生发展是一个极其复杂的过程，包括多基因间复杂的相互作用，以及微环境对细胞的调控等等。因此，要想实现通过临床前实验更为精确地预测药物对人体肿瘤的治疗效果，就需要设法构建或选择与人类肿瘤更为相似、更能模拟人体肿瘤发生发展的动物模型，从而为肿瘤治疗新药应用于临床治疗提供依据。

第十一节　转化医学面临的挑战

转化医学把基础科学研究推向了医学应用前沿，如在抗生素、疫苗和肿瘤治疗等方面的转化医学都取得了相当的成功，但是，实现转化医学的发展仍然面临着许多问题。首先，基础研究科学家和临床医生之间存在着文化和认识领域的差异，这会导致基础研究成果的实践应用价值得到认识的过程大大延长，表现为新设备和材料科学等的转化应用大大地滞后于科学创新发现和新学科领域的发展。为了弥补和结合这种差异，逐渐发展出了临床前 / 临床研究这些专业领域，由熟悉医学领域的研究者推动基础研究的新发现在临床前和临床研究中进行评估，并形成临床应用的新策略。其次，在转化医学的实践中还可能存在着研究单位和个人在知识产权、专利与发表文章等方面的利益分配纠葛，这会限制新发现转化为医疗实践的进程。同时，在多中心大样本数据才能产生新发现的情况下，往往存在着各中心之间的资源共享与利用方面的协调机制问题，这种现象在中国当前并不少见。最后，大量原始科学发现在转化为真正的临床实践的过程中存在着两个"死亡之谷"，第一个"死亡之谷"存在于实验研究成果向工业化研发的过程之间，第二个"死亡之谷"存在于工业化生产向临床应用转化的研发过程。在向临床应用转化研究的过程中，大量的原始科学成果在这两个"死亡之谷"中被发现存在无法克服的缺陷或障碍而遭淘汰，只有极少数能通过严格的工业化生产与临床研究评估走向实践应用。"死亡之谷"现象使转化研究的成功研发成本变得非常高昂，要消耗大量人力物力，超过一般研发单位的承受能力。因此，大量原始科学成果的出现为转化医学的发展奠定了广阔的基础，同时转化医学的研发也仍然是一条艰难而漫长的道路。

（钱海利　刘芝华）

参考文献

[1] Fontanarosa P B, DeAngelis C D. Basic science and translational research in JAMA. JAMA, 2002, 287 (13): 1728.

[2] Perou C M, Sorlie T, Eisen M B, et al. Molecular portraits of human breast tumours. Nature, 2000, 406 (6797): 747-752.

[3] Sung N, Crowley W, Genel M, et al. Central challenges facing the national clinical research enterprise. JAMA, 2003, 289 (10): 1278-1287.

[4] Stransky N, Cerami E, Schalm S, et al. The landscape of kinase fusions in cancer. Nat Commun, 2014 (5): 4846.

[5] Klijn C, Durinck S, Stawiski E W, et al. A comprehensive transcriptional portrait of human cancer cell lines. Nat Biotechnol, 2015, 33 (3): 306-312.

[6] Alaiya A, Linder S. Clinical Cancer Proteomics: Promises and Pitfalls. Journal of Proteome Research, 2005, 4 (4): 1213-1222.

[7] Trock B J. Application of metabolomics to prostate cancer. Urol Oncol, 2011, 29 (5): 572-581.

[8] Zhang A H, Sun H, Qiu S, et al. Metabolomics in noninvasive breast cancer. Clin Chim Acta, 2013 (424): 3-7.

[9] Ritchie S A, Ahiahonu P W, Jayasinghe D, et al. Reduced levels of hydroxylated, polyunsaturated ultra long-chain fatty

acids in the serum of colorectal cancer patients: implications for early screening and detection. BMC Med, 2010 (8): 13.

[10] Zika E, Paci D, Braun A, et al. A European survey on biobanks: trends and issues. Public Health Genomics, 2011, 14 (2): 96-103.

[11] Zhang Y, Goodfellow R, Li Y, et al. NEDD4 ubiquitin ligase is a putative oncogene in endometrial cancer that activates IGF-1R/PI3K/Akt signaling. Gynecol Oncol, 2015, 139 (1): 127-133.

[12] Saglam O, Xiong Y, Marchion D, et al. ERBB4 Expression in Ovarian Serous Carcinoma Resistant to Platinum-Based Therapy. Cancer Control, 2017, 24 (1): 89-95.

[13] Rubinsak L A, Cohen C, Khanna N, et al. Folate receptor alpha expression in platinum resistant/refractory ovarian carcinomas and primary endocervical adenocarcinomas. Appl Immunohistochem Mol Morphol, 2018, 26 (8): 567-572.

[14] Leucci E, Zriwil A, Gregersen L H, et al. Inhibition of miR-9 de-represses HuR and DICER1 and impairs Hodgkin lymphoma tumour outgrowth in vivo. Oncogene, 2012, 31 (49): 5081-5089.

[15] Li X, Zhang Y, Zhang H. miRNA-223 promotes gastric cancer invasion and metastasis by targeting tumor suppressor EPB41L3. Molecular cancer research, 2011, 9 (7): 824-833.

[16] Cho W C, Chow A S, Au J S. MiR-145 inhibits cell proliferation of human lung adenocarcinoma by targeting EGFR and NUDT1. RNA biology, 2011, 8 (1): 125-131.

[17] Stephan S B, Taber A M, Jileaevai, et al. Biopolymer implants enhance the efficacy of adoptive T-cell therapy. Nat Biotechnol, 2015, 33 (1): 97-101.

[18] Gammon J M, Dold N M, Jewell C M. Improving the clinical impact of biomaterials in cancer immunotherapy. Oncotarget, 2016, 7 (13): 15421-15443.

[19] Fatima F, Nawaz M. Stem cell-derived exosomes: roles in stromal remodeling, tumor progression, and cancer immunotherapy. Chin J Cancer, 2015, 34 (12): 541-553.

第24章 妇科恶性肿瘤生存率统计和有关的统计学问题

第一节 妇科恶性肿瘤生存率统计和有关的统计学问题

生存分析（survival analysis）是研究特定人群生存过程的统计分析方法，即将事件的结果（终点事件）和出现这一结果所经历的时间结合起来分析的一种统计分析方法，强调所研究问题的结果变量是某一事件发生的时间。对于急性病的疗效考核，一般用治愈率或病死率即可；但对于一些慢性病的预后，如肿瘤、结核等的预后，从开始观察到事件发生的时间不是短期内可以明确判断的，需长期随访，获得治疗后一定时期的生存、死亡情况，然后用生存分析方法做出统计判断[1-3]。

在临床医学中，对患者疗效主要考查治疗结局和生存时间。预后是用疾病过程中出现某种事件结果的概率来描述。原则上，也可通过队列观察，直到所有受观察者都出现该事件结果为止。但是，这种方法失访率高、效率低，不能有效地利用所有资料，故需要应用生存分析[1-7]。

生存时间有三个要素，即起点（一般指疗后即日）、终点（指研究结束之日或死亡之日）和时间尺度，用年、月、日来表示，这就是关于生存时间的全部信息。实际工作中，由于所收集的对象的起点和终点不同，难以得到这种"完全"的生存时间资料（完全数据，complete data）；而常见的是缺项的时间信息资料，即不完全数据资料（censored data，截尾数据、删失数据或终检值）。完全数据是指在随访期间患者出现肿瘤相关的预期的不良事件的时间，即从起点到死亡所经历的时间。截尾数据是指由于随访期间患者发生迁移失访、死于其他疾病、改变治疗方案或随访结束尚未出现预期不良事件（观察结束时患者尚存活等）以及因其他客观原因中途退出等截尾情况。这种失去随访患者（失随患者）的情况一般作为死亡病例处理，归入死亡率中。生存分析不同于其他多因素分析的主要区别点是：生存分析考虑了每个观测出现某一结局的时间长短，能处理这类资料是生存分析的一大优势[1,3,7-10]。

生存时间是一个随机变量，其分布特征在肿瘤临床研究中，由于样本量小等原因，常不是标准的正态分布，因而多用某年生存率、中位生存时间、中位肿瘤进展时间、中位无瘤生存时间等来表示，可以按计量资料处理，也可以按计数资料处理，是判定疗效的中长期指标。

鉴于生存时间特定的分布规律，可以使用死亡密度函数、生存函数、危险函数等三种方法描述：死亡密度函数 f（t），表示患者在时间 t 的瞬间死亡概率；生存函数 S（t），表示患者生存时间大于 t 的累积概率（活满时间 t+1 的概率），也即生存率 S（t+1）；危险函数 h（t），又称风险函数，表示 t 的瞬间死亡概率。它们的公式分别是：

$$S(t)=P(T>t)=1-F(t)$$

$$f(t)=\lim_{\Delta t\to 0}\frac{P(t<T<t+\Delta t)}{\Delta t}$$

$$h(t)=\frac{f(t)}{1-F(t)}-\frac{f(t)}{S(t)}$$

狭义的"生存时间"指患者的存活时间，即从某个标准时点起至死亡止。广义地讲，可将"死亡"定义为某研究目的的结果的发生，如疾病的痊愈、乳牙的萌出、节育器的脱落、月经来潮、肿瘤的复发、排斥或再感染等任何定期随访获得的事件的分析比较。只要该事件是两分的（即不是……就是……），而且在随访期间只发生一次，均能用生存分析加以研究。

生存分析的基本目的和主要内容包括[1-2,7,9]：①描述生存过程：研究生存时间的分布特点，估计生存率、生存曲线和平均存活时间等；②比较不同人群的生存过程：在获得生存率及其标准误的估计值后，进行两组及多组研究样本的生存率比较；③分析生存时间的相关影响因素：如患者的年龄、病程、术前健康状况，术前有无其他慢性疾病，有无癌转移，术后有无感染，辅助治疗方案等。

生存分析比较的假设检验方法有[1-2,7-11]：①参数法：一般用于多因素预后分析，也可计算生存率；参数法效率较高，但对生存时间的分布有要求，要符合某一特定类型，如对数正态分布、weibull 分布、指数分布、Gamma 分布、Logistic 分布等，而且计算复杂，需要用特定的分布函数分析。②非参数法：用于估计生存率和单因素预后分析，将生存率曲线（survival curve）作为整体进行曲线与曲线之间的比较，其零假设为各总体生存率曲线相同；计算比较容易，如用 Kaplan-meier 法（乘积限制法）或寿命表法（life table）求生存率，做生存曲线；用对数秩检验（时序检验）、Gehan 比分检验或 Breslow 检验（也称广义 Wilcoxon 检验）比较两组或几组生存率差异有无统计学意义。③半参数法：兼有参数法和非参数法的优点，如 Cox 比例风险回归模型。指数回归模型和 Weibull 回归模型是 Cox 比例风险模型的特例。

由于医学研究中的生存时间资料大多为不规则分布或分布未知，常采用非参数法进行假设检验。对于这类病例随访（follow up）资料，例数多时可以用直接计算法或寿命表法，例数少时可以用小样本生存率（或缓解率）计算法（如 Kaplan-Meier 法）求得其累计概率，绘出其生存率（或缓解率）曲线后用时序检验等比较各组间生存率差异；同时，进行 COX 回归分析影响生存率的因素[1-3,7-9]。

一、生存率的直接计算法

直接计算法计算出的是绝对生存率，是指开始治疗后活满某一年的病例数占治疗后观察满同年数病例的百分率。

$$n\,年生存率=\frac{n\,年年终存活人数}{随访满\,n\,年的人数}\times100\%$$

本法简便，在例数较多时误差不大，结果一般是满意的。但由于计算不同期限生存率所用的病例不同，有时会出现某一年比前一年生存率高的不合逻辑现象[1-2,4]。

【例 25-1】某医院收集了 1986 年至 1990 年治疗的 160 例Ⅱ～Ⅲ期卵巢癌综合治疗后的随访资料（表 24-1），观察生存率情况。

表 24-1　160 例卵巢癌治疗后 5 年生存情况

观察年份	收集的病例数	活过 X 年的病例数				
		1	2	3	4	5
1986	19	16	10	11	8	8
1987	26	16	9	10	0	
1988	34	24	20	20		
1989	39	28	16			
1990	42	29				
合计	160	113	55	41	8	8

其中，观察随访满 5 年的只有 1986 年的 19 例，满 4 年的只有 1986 和 1987 年的 45 例，满 3 年的 79 例，满 2 年的 118 例，满 1 年的 160 例。计算其绝对生存率如下：

1 年生存率 =113/160=70.6%

2 年生存率 =55/（160-42）=55/118=46.6%

3 年生存率 =41/（160-42-39）=41/79=51.9%

4 年生存率 =8/（160-42-39-34）=8/45=17.8%

5 年生存率 =8/19=42.1%

出现了 3 年和 5 年的生存率反而高于 2 年和 4 年的生存率的不合逻辑现象。此外，直接法计算 n 年生存率不能应用观察未满 n 年的病例资料（如 5 年生存率不能应用手术后未满 5 年者的资料），而年限越长，病例越少，未能充分利用资料所提供的信息，所以本法已被放弃。

二、生存率的寿命表法（life table method）

寿命表法，又称清算法，是生存分析中描述人群中死亡和生存情况的一种概括方法，是应用人口统计学中编制定群寿命表的原理来计算生存率方法，即首先求出患者在治疗后或健康者在预防措施后各时期的生存概率，然后根据概率的乘法法则，将各时期的生存概率相乘得到自观察开始到各时点的生存率[1-2,4,9]。寿命表法算得的各年限生存率呈逐年下降趋势，不会出现下一年高于上一年的不合理现象，因为算得的 n 年生存率应用的是 n 年来各年生存概率的因子。这种方法在肿瘤临床研究中仅见于大样本的超大型队列研究，平时少用，需编制寿命表[1-2,4-6,9]。

寿命表法的应用早于 Kaplan-Meier 法（乘积极限法，K-M 法），它是 K-M 法的近似方法（频数表法）。寿命表法只估计时段右端点的生存率，省略了时段内的生存率估计，将资料按生存期进行分组，在分组的基础上计算生存；寿命表法也能用于不分组的资料，此时计算结果与应用 K-M 法相同。由于寿命表法与 K-M 法的累计生存率及其标准误的计算公式完全相同，所以当分组资料中每一个分组区间中最多只有一个观察值时，寿命表法就是 K-M 法。

在应用寿命表法时，任一时点存活的机会是用活过那一时点之前每段时间的累计存活率估计的。若在间隔期内无人死亡，则生存率为 1。间隔期内可能有 1 例或多例患者死亡，此期间内的生存概率可以用存活数与有死亡风险的人数之比来计算。间隔期内如无一人死亡，则生存概率不变。有些患者早已死亡，已退出研究或在那个时候还没有随访到，因此都不算暴露人数，她们也就不做估计间隔存活情况之用。因此，实际上生存概率仅在间隔期内有死亡者才需重新算过，然后以概率论的乘法定律将各年的生存概率相乘，即得到其活过各年的累计生存率[1-2,4,12-14]。

生存率计算公式为：$S(t+1) = 1p_0 \times 1p_1 \times \cdots \times 1p_{n-1}$

相应时点 t+1（年）生存率的标准误 SE[S(t+1)]公式为：

$$SE[S(t+1)] = S(t+1)\sqrt{\sum_{i=1}^{t+1} \frac{q_i}{p_i n_i}}$$

注：$S(t+1)$ 表示各组段上限对应时点的生存率；t 为治疗后年数，以治疗后为观察起点，按术后年数划分组段；n_0 为期初观察人数，表示各组段下限对应时点的观察人数；c 为期内删失人数，表示相应时段内出现截尾（死于其他病、失访或研究结束时尚存活等）的人数；d 为期内死亡人数，表示相应时段内出现结局事件（如死亡）的人数；n 为校正期初观察人数（$n = n_0 - c/2$）；q 为相应时段内的死亡概率（$q = d/n$）；P 为生存概率（$p = 1 - q$）。

【例 25-2】仍以表 25-1 资料为例用寿命表法计算其观察生存率，如表 24-2 所示。

列①～③栏为随访获得的数据，其中：

下年第①项 n_0＝上年第①项 n_0－上年（②d＋③c）项，如第 3 年 55＝113－（50＋8）。

栏④～⑥项值的计算按其首行所附公式，即第④项 $n = n_0 - c/2$＝当年第①项－当年第③项 ÷2，如第 3 年 n ＝ 55-2÷2＝55-1 ＝ 54；第⑤项 $q = d/n$＝当年第② ÷ ④项，如第 3 年 0.2222＝12÷54；第⑥项 $p = 1 - q$＝1－ 当年第⑤项，如第 3 年 0.7778＝1-0.2222。

第⑦项生存率 $S(t+1)$ ＝ 上年第⑦项 × 当年第⑥项，如第 3 年的生存率 0.2973＝0.3823×0.7778。

第⑧项 SE[S(t=1)]按上述标准误公式算得。

表 24-2　某医院 160 例卵巢癌治疗后观察生存率（寿命表法）

治疗后时间（年）t	① 期初病例数 n_0	② 期内死于本病人数 d	③ 删失 c（死于其他病、失访等）	④ 校正后期内病例数 $n = n_0 - c/2$	⑤ 死亡概率 $q = d/n$	⑥ 生存概率 $p = 1 - q$	⑦ 生存率 $S(t+1)$	⑧ 标准误 SE[S(t=1)]
第 1 年或 0 年	160	47	0	160	0.293 8	0.706 3	0.706 3	0.036 0
第 2 年或 1 年	113	50	3+5	109	0.458 7	0.541 3	0.382 3	0.038 9
第 3 年或 2 年	55	12	1+1	54	0.222 2	0.777 8	0.297 3	0.037 2
第 4 年或 3 年	41	27	2+4	39	0.710 5	0.289 5	0.086 1	0.024 4
第 5 年或 4 年	8	0	0+0	8	0.000 0	1.000 0	0.086 1	0.024 4
第 6 年或 5 年	8	0	1+0+7	0	0.000 0	1.000 0	0.086 1	0.024 4

然后可用寿命表法计算的频数表资料的生存率绘制生存率曲线图，如图 24-1。生存曲线是以随访时间为横坐标、生存率为纵坐标绘制的曲线。

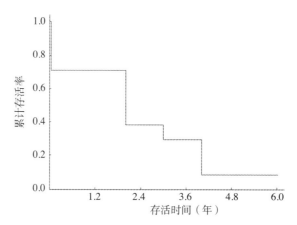

图 24-1 160 例卵巢癌治疗后生存率（寿命表法）曲线

寿命表法生存曲线的特点[1-3,7,9]：①曲线呈折线形，因为不知道时段内生存率的变化规律，故用直线连接各端点，因此形成一条折线；②曲线连续，可估计任意时点的纵坐标值（生存率）；③曲线尾部稳定性好，寿命表法用于大样本，通常最后一个时段仍有一定的观察例数，故曲线尾部稳定性比 K-M 法好。

必要时可按正态近似法估计总体生存率的置信区间（confidence interval，CI）。某时点 t_i 的总体生存率（$1-\alpha$）% 的 CI 为：$S(t_i) \pm u_{\alpha/2} \times SE[S(t_i)]$（如取 95% CI 时 $u_{\alpha/2}=1.96$，取 99% CI 时 $u_{\alpha/2}=2.58$，取 90% CI 时 $u_{\alpha/2}=1.64$）。如 3 年生存率的 CI：

上限为：$0.0861+1.96 \times 0.0244=0.1339$

下限为：$0.0861-1.96 \times 0.0244=0.0383$

即本组卵巢癌治疗后 3 年的存活率的 95% CI 在 3.8% ~ 13.4% 之间。

但要注意，对于接近生存率曲线尾部末端的生存率，由于期初观察例数较少，误差较大，会出现一些不合理的现象，故不宜用该方法计算总体生存率的置信区间。

三、Kaplan-Meier 法（乘积极限法，概率乘积法）

Kaplan-Meier 法（K-M 法，卡 - 迈法），又称乘积极限法（product-limit method），由 Kaplan 和 Meier 于 1958 年首先提出，是直接用概率乘法原理估计生存率（或缓解率），故称乘积极限法，是一种非参数方法，主要适用于样本含量较小的生存情况的原始资料，对删失数据无校正。

基本思想[1-3,9,12-13,15-19]：将生存时间由小到大依次排列，在每个死亡点上，计算其期初人数、死亡人数、死亡概率、生存概率和生存率。先计算出疗后生存到各时间段时的可能性（即各目的时间段点上的生存概率），然后用直接概率相乘法定律计算出各目的时间段点上的生存率，故 K-M 法计算的样本生存率是总体生存率的点估计。

步骤如下：

（1）将含量为 n 的样本观察值（生存时间 t）由小到大依次排列，秩次 i=1，2，…，n。重复数据只列一次。当非截尾值与截尾值相同时，将非截尾值排在前面。

（2）列出各时点（实为一短的时间单位）的初始存活例数（期初观察单位数）n 及该时段的死亡例数 d。

（3）计算各时点死亡概率 q（$q = d/n$）及生存概率 p（$p = 1-q$）。

（4）求活过各时点的生存率 $S(t_i)$，等于从开始观察时点到 t_i 时点各生存概率的连续乘积。

$$S(t_i) = P(T \geq t) = p_1 \times p_2 \times \cdots \times p_i$$

（5）生存率的标准误（Greenwood 估计）：

$$SE[S(t_i)] = S(t_i) \sqrt{\sum \left[\frac{1}{(n-i)(n-i+1)}\right]}$$

式中 i 为秩次。

（6）绘制生存率曲线。常绘制成阶梯形的曲线，方法是将各非截尾值及其对应的生存率标在直角坐标纸上，然后将各点垂直向下再水平向右连成阶梯形。

（7）必要时可按正态近似法估计总体生存率的置信区间，参见寿命表法。

【例 24-3】以 20 例卵巢癌治疗后的生存情况为例介绍 K-M 法的应用，资料和计算情况见表 24-3。与表 24-2 比较可看出，除了治疗后的时间间距没有统一的间隔和"本期病例数"不做校正外，两表其他项均相同，所用的计算形式也相同。列① ～ ④是随访资料，第⑤、⑥项按其所附公式算得，第⑦、⑧项的计算也按上述 K-M 法的生存率和生存率标准误公式。各栏的计算填写可仿照表 24-2 提供的形式。

表 24-3　某医院 20 例卵巢癌治疗后生存率分析

秩次 i	①治疗后时间（月）t_i	②期初病例数 n	③期内死于本病人数 d	④删失（死于其他病、失访等）c	⑤死亡概率 $q=d/n$	⑥生存概率 $p=1-q$	⑦生存率 $S(t_i)$	⑧标准误 $SE[S(t_i)]$
1	6	20	1	0	0.050 0	0.950 0	0.950 0	0.048 7
2	9	19	1	1	0.052 6	0.947 4	0.900 0	0.067 1
3	11	17	2	0	0.117 6	0.882 4	0.794 1	0.091 9
4	15	15	1	0	0.066 7	0.933 3	0.741 2	0.099 9
5	18	14	1	0	0.071 4	0.928 6	0.688 2	0.105 9
6	21	13	1	0	0.076 9	0.923 1	0.635 3	0.110 2
7	23	12	1	0	0.083 3	0.916 7	0.582 4	0.113 0
8	24	11	1	1	0.090 9	0.909 1	0.529 4	0.114 4
9	27	9	1	0	0.111 1	0.888 9	0.470 6	0.115 9
10	28	8	1	0	0.125 0	0.875 0	0.411 8	0.115 4
11	30	7	1	1	0.142 9	0.857 1	0.352 9	0.112 9
12	36	5	1	0	0.200 0	0.800 0	0.282 4	0.110 2
13	41	4	1	0	0.250 0	0.750 0	0.211 8	0.102 8
14	44	3	1	0	0.333 3	0.666 7	0.141 2	0.089 5
15	51	2	1	0	0.500 0	0.500 0	0.070 6	0.067 1

结果绘制 K-M 生存率曲线图，如图 24-2。

K-M 曲线有以下三个特点[7,9,12-13,19]：①曲线呈阶梯形：是由于不能用斜直线或曲线连接相邻的两个生存率散点所致，但是，随着目的时间段点（死亡时点）的增多，阶梯形状也可逐渐不明显；②曲线左连接：每一级台阶的右端为断点，当前死亡时点处的纵坐标值在下一个台阶，左边与死亡点相连；③曲线尾部不稳定：随着时间的增加，剩余样本（观察例数）越来越少，误差越来越大，曲线尾部极不稳定。在多组比较时，常发生曲线尾部交叉现象，这很可能是因误差大而出现的一种假象。此时可适当提前终止日期，使最后一个死亡时点仍有一定的观察例数。

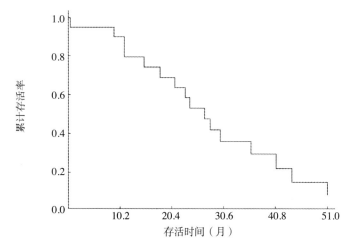

图 24-2　20 例卵巢癌生存率曲线（K-M 法）

四、生存曲线比较的假设检验

（一）当不需要整体比较而只要比较个别时间点上几组生存率时，可用下面方法

（1）两个生存率比较：生存率 S_1 和 S_2，其方差为 V_1 和 V_2；用卡方检验

$$\chi^2 = (S_1 - S_2) \times 2 \div (V_1 + V_2) \ [\text{df}=1]$$

（2）两个以上生存率比较：生存率 S_1、S_2 和 S_3，方差为 V_1、V_2 和 V_3；用卡方检验。它们的权重 $W_1 = 1/V_1$，$W_2 = 1/V_2$，$W_3 = 1/V_3$；加权平均生存率 $S = (W_1 \times S_1 + W_2 \times S_2 + W_3 \times S_3) / (W_1 + W_2 + W_3)$

$$\chi^2 = W_1 \times (S_1 - S) \times 2 + W_2 \times (S_2 - S) \times 2 + W_3 \times (S_3 - S) \times 2 \ [\text{df}=3-1]$$

例如，国际妇产科联盟（FIGO）比较了 1987—1993 年间不同病理分级的 Ⅱ 期子宫内膜癌患者的 5 年生存率情况，经统计学处理得出曲线图如图 24-3[20]。

从图中可以看出，G3（低分化）患者的 5 年生存率较高，中分化（G1、G2）患者的 5 年生存率低 20～30 个百分点，也低于 Ⅰc 期 G3 患者的 69% 的 5 年总生存率。故病理分级被认为是子宫内膜癌预后的重要因素。

如果要分析两个生存曲线差异有无统计学意义，可用对数秩检验、Gehan 比分检验或 Breslow 检验等。

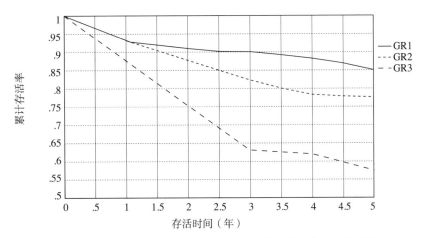

24-3　不同病理分级的 Ⅱ 期子宫内膜癌患者的 5 年生存率曲线

（二）对数秩检验

对数秩检验（Log-rank test）（也称为时序检验或 Cox-Mantel 检验），由 Mantel 等于 1966 年提出，用于两组生存情况比较或样本生存情况与总体生存情况比较［即实际死亡数与期望死亡数（理论死亡数）的比较］的显著性检验。当比较的几个样本生存分布全部为完全数据时，本检验又称为 Savage 检验。

基本思想：在无效假设成立的前提下，根据两种处理不同生存时间的期初观察人数和理论死亡概率计算出的理论死亡数（期望死亡数）应该与实际死亡数相差不大；如果相差较大，则无效假设不成立，可以认为两条生存曲线间的差异有统计学意义[1-3,9]。

可用于两组或多组生存率曲线的比较，比较整个生存时间的分布。既可用于未分组资料的生存曲线比较，又可用于分组资料的生存曲线比较。条件是各组生存曲线不能交叉，如果交叉，则提示存在混杂因素，则应采用分层分析方法或多因素分析方法来校正混杂因素。因此，实为一单因素分析，检验统计量为卡方。

处理方法有近似法（手工）和精确法（计算机软件）。近似法计算简便，但其结果较精确法（一般由统计软件计算并输出精确法计算结果）保守。

当假设检验有统计意义时，可从以下几方面来评价各组效应大小：生存曲线图目测判断、中位生存期比较等。

1. 对数秩检验的计算步骤

假设检验

H_0：两组总体生存率曲线相同

H_1：两组总体生存率曲线不同

$\alpha=0.05$

（1）将两组资料的生存时间混合后统一按秩次排序，如表 24-4 所示。

（2）分别统计两组在各时点的期初观察人数 n_1、n_2 和两组合计期初观察人数 N。

（3）分别计算各单位时段内 H_0 假设成立下两组的理论死亡数 $T=d \times n/N$，如第一组 $T=d \times n_1/N$。

（4）求各组的理论死亡数之和，即将第⑨栏和第⑩栏的数据分别求和。

（5）计算检验统计量：按公式 $\chi^2 = \sum \dfrac{(A-T)^2}{T}$ 计算值，在假设成立时，服从自由度 $\upsilon = \kappa - 1$（κ 为比较组数）的分布。

【例 24-4】某肿瘤两种治疗方法的生存率比较。资料如表 24-4，计算各组的理论死亡数 T，计算公式见表第二行⑨、⑩列处。如第二行⑨第 1 组 $T_1 = 1 \times 11 \div 21 = 0.5238$；⑩第 2 组 $T_2 = 1 \times 10 \div 21 = 0.4762$。余类推。

表 24-4　两种疗法治疗某肿瘤的结果分析

①组别	②疗后观察时间（月）t_i	期内死亡数			期初病例数 n			理论死亡数 T	
		③合计 d	④第 1 组 d_1	⑤第 2 组 d_2	⑥合计 N	⑦第 1 组 n_1	⑧第 2 组 n_2	⑨第 1 组 $T_1 = d \times n_1/N$	⑩第 2 组 $T_2 = d \times n_2/N$
1	2	1		1	22	11	11	0.500 0	0.500 0
1	4	1		1	21	11	10	0.523 8	0.476 2
2	5	1	1		19	11	8	0.578 9	0.421 1
1	9	2		2	18	10	8	1.111 1	0.888 9
1	10	1		1	16	10	6	0.625 0	0.375 0
1	16	1		1	15	10	5	0.666 7	0.333 3
2	17	1		1	14	10	4	0.714 3	0.285 7
2	22	1	1		13	9	4	0.692 3	0.307 7
1	24	1		1	12	8	4	0.666 7	0.333 3
1	27	2		2	11	8	3	1.454 5	0.545 5
1	28	0			9	8	1		
2	31	1	1		8	7	1	0.875 0	0.125 0
12	36	0			7	6	1		
2	37	2	2		6	5	1	1.666 7	0.333 3
12	39	1	1		4	3	1	0.750 0	0.250 0
12	40	0			3	2	1		
合计			7	9				10.825	5.175

计算结果：

死亡例数各列分别竖加，得 $d_1 = 7$，$d_2 = 9$，$T_1 = 10.825$，$T_2 = 5.175$

$\chi^2 = \sum [(A-T)^2/T] = (7-10.825)^2/10.825 + (9-5.175)^2/5.175 = 4.1787$

$df = 2-1 = 1$，单侧概率 $0.025 < P < 0.05$，以水准 0.05 拒绝 H_0，认为两组的生存时间曲线不等，即两种疗法的疗效不同。

2．对数秩检验的注意事项[3,7,9,12-13,15-19]

（1）对数秩检验用于整条生存曲线的比较，若比较两组某时间点处的生存率，则按下式计算：

$$u = \frac{S_1(t) - S_2(t)}{\sqrt{SE^2[S_1(t)] - SE^2[S_2(t)]}}$$

如比较多个时间点处的生存率，检验水准应取 Bonferroni 校正，即 $\alpha = \alpha' / \kappa$，其中 κ 为比较的次数，以保证总的 I 型错误概率不超过 α。

（2）用对数秩检验进行多个样本的生存期比较时，若拒绝了检验假设，则认为多组生存期有差异，必要时可进一步做趋势检验，以推断某因素与生存期长短有无关系。

（3）在生存曲线的比较的假设检验中，除了应注意适用资料类型外，还应注意应用条件，各样本生存曲线不能交叉。若出现交叉，提示可能存在混杂因素，则应采用分层分析如分层对数秩检验或其他多因素生存分析方法（如 Cox 比例风险模型等）进行分析。

（4）当各组生存分布之间呈比例风险关系时，$h_1(t) / h_2(t)$ 保持相对稳定水平，时序检验效率较高。若 $h_1(t) / h_2(t)$ 没有保持相对稳定水平，则应采用 Gehan 比分检验。

（5）生存时间分布的比较还可用 Gehan 比分检验、Mantel-Haenszel 检验和 Breslow 检验（本书不做介绍）。Gehan 比分检验用于两组未分组资料的生存期，用 u 检验，优点是计量简便，但不适用于多组比较以及分组资料的比较。Mantel-Haenszel 检验适用于检验两组分组资料的生存率差异有无显著性，用 χ^2 检验，但仅适用于两组比较。

（6）Breslow 检验和对数秩检验一样也可用于两个以上生存分布的比较。对数秩检验对所有四格表一视同仁，因四格表例数是逐渐减少的，所以它实际上相对重视了远期效应；而 Breslow 法以四格表的例数为权重，所以它相对重视了近期效应。因此，要根据对近期效应和远期效应的重视程度来选择方法。实际应用中常同时计算这两种统计量，当两者结论一致时，可认为近期疗效与远期疗效都有差异（或都无差异）；若 Breslow 法拒绝 H_0 而对数秩检验不拒绝 H_0，则说明近期疗效有差异而远期疗效无差异，反之亦然。

五、Cox 比例风险回归模型

Cox 比例风险回归模型（Cox's proportional hazards regression model）又称 Cox 回归模型、Cox 回归、Cox 模型、Cox 比例风险模型。该模型由英国统计学家 D.R. Cox 于 1972 年提出，允许资料有"删失（或截尾）"数据存在的，是一种可以同时分析众多因素对生存时间影响的多变量生存分析方法，主要用于肿瘤和其他慢性病等多因素（多变量）干预下的疾病的预后分析，也可用于队列研究的病因探索[1-2,4-5,7-9,11,21]。

Cox 比例风险回归模型的优点是[3,5,7,12-13,15-19,22-23]：①多因素分析方法，能从众多的影响因素中排除混杂因素的影响，找出影响生存时间的因素，根据各因素的参数估计出个体的生存率；②不考虑生存时间分布，属半参数模型，对资料没有特殊的要求，也可以估计各因素的参数，并能做多因素的统计分析；③可以利用截尾数据，④提高了分析效率，使临床观察的定性指标又加上定量指标进行分析。

基本思想是设计一个模型结构，在此结构中将每一位患者的生存时间与影响生存时间的所有相关因素按贡献比例的不同以函数形式确定下来，这样同一因素在不同患者身上的影响差别就可以反映出来，同时又可以反映某一因素在同一位患者身上的不同时间的影响差别。然后，依据原始资料结合风险函数确定每个患者的条件死亡概率。最后应用条件死亡概率的连乘积推出偏似函数和进行参数估计，计算出不同因素单独作用时的参数，再应用逐步回归的方法选出对死亡贡献最大的一项或数项因素。

（一）Cox 模型的基本形式

$$h(t, X) = h_0(t)\exp(\beta' X) = h_0(t)\exp(\beta_1 X_1 + \beta_2 X_2 + \cdots + \beta_m X_m)$$

注：公式右侧可分为两部分：$h_0(t)$ 没有明确的定义，分布无明确的假定，参数无法估计，为非参数部分；另一部分是参数部分，其参数可以通过样本的实际观察值来估计。正因为 Cox 模型由非参数和参数两部分组成，故又称为半参数模型。$h(t, X)$——t 时刻风险函数、风险率或瞬时死亡率（hazard function），表示具有协变量 X 的个体在时刻 t 的风险率；T 为生存时间。$h_0(t)$——基准风险函数，即所有变量（危险因素）都取 0 时 t 时刻的基础风险率，它是未知的，但假定它与 $h(t, X)$ 是成比例的。$X=(X_1, X_2, \cdots, X_m)$ 是协变量、影响因素、预后因素，表示与生存时间可能有关的协变量或交互项，其中的因素可能是定量的或定性的，在整个观察期间内不随时间的变化而变化。$B=(\beta_1, \beta_2, \cdots, \beta_m)'$ 为偏回归系数，是一组未知的参数，需根据实际的样本数据来估计。偏回归系数 β_m 的意义是：当其他协变量都不变时，X_m 每变化一个单位，相对风险的自然对数（lnRR）变化 β_m 个单位。其中 $RR=e^\beta$，若 $\beta>0$，则 $RR>1$，说明变量 X 增加时，风险率增加，即 X 是危险因素，越大使生存时间越短；若 $\beta<0$，则 $RR<1$，说明变量 X 增加时，风险率下降，即 X 是保护因素，越大使生存时间越长；若 $\beta=0$，则 $RR=1$，说明变量 X 增加时，风险率不变，即 X 是危险无关因素。

$h(t, x)$ 表示当各协变量值 X 固定时的风险函数，它与 $h_0(t)$ 成比例，所以该模型又称为比例风险模型（proportional hazard model）。COX 回归模型主要用于因素分析，不用于估计生存率。Cox 回归模型与一般的回归分析不同，它不是直接用生存时间作为回归方程的因变量，协变量对生存时间的影响是通过风险函数和基础风险函数的比值反映的，其中的风险函数和基础风险函数是未知的。另外，偏回归系数的估计需要借助于偏似然函数的方法。在完成参数估计的情况下，可对基础风险函数和风险函数做出估计，并计算每一个时刻的生存率[1-4,7,17,23-24]。当：

（1）只考虑 1 个协变量 X 时

$$RR = \frac{h(t)}{h'(t)} = \frac{h_0(t) \cdot \exp(\beta \times 1)}{h_0(t) \cdot \exp(\beta \times 0)} = \exp(\beta)$$

（2）考虑多个危险因素，其中 X_i 增加 1 个单位而其他变量都不变时，相对风险

$$RR_i = \frac{h(t)}{h'(t)} = \frac{h_0(t) \cdot \exp(\beta_1 X_1 + \beta_2 X_2 + \cdots + \beta_m X_m)}{h_0(t) \cdot \exp(\beta_1 X_1' + \beta_2 X_2' + \cdots + \beta_m X_m')}$$
$$= \exp[\beta_1(X_1' - X_1) + \beta_2(X_2' - X_2) + \cdots + \beta_m(X_m' - X_m)]$$
$$= \exp(\beta_i)$$

（3）同时考虑 2 个协变量，2 个因素都存在的风险率与 2 个因素都不存在时的风险率之比（相对风险）为

$$RR = \frac{h(t)}{h'(t)} = \frac{h_0(t) \cdot \exp(\beta_1 \times 1) + (\beta_2 \times 1)}{h_0(t) \cdot \exp(\beta_1 \times 0) + (\beta_2 \times 0)}$$
$$= \exp(\beta_1 + \beta_2) = \exp(\beta_1) \times \exp(\beta_2) = RR_1 \times RR_2$$

$\beta_1 X_1 + \beta_2 X_2 + \cdots + \beta_M X_M$ 便是风险指数（hazard index），记为 HI，为应用上的方便，通常用其标准化的估计值，即 $HI = \beta'_1 X'_1 + \beta'_2 X'_2 + \cdots + \beta'_M X'_M$，式中 $X'_1, X'_2, \cdots, X'_M$ 为标准

化自变量，β'_1，β'_2，…，β'_M 是 Cox 模型标准化回归系数。因风险可决定预后，故风险指数又称为预后指数（prognostic index）或预后得分（prognostic score）。当 HI=0 时，表示风险处于平均水平（中危）；当 HI<0 时，表示风险低于平均水平（低危）；当 HI>0 时，表示风险高于平均水平（高危）。

Cox 回归基本模型的两个前提假设是：①各危险因素的作用不随时间变化而变化，即 $h(t)/h_0(t)$ 不随时间变化而变化；②各危险因素之间不存在交互作用。

（二）Cox 回归分析的步骤

Cox 回归分析的步骤包括：确定自变量和因变量、参数估计、拟和模型、对模型的假设检验、模型的解释和应用、对模型的拟和优度检验（参考教科书）。其计算过程多需应用计算机才能完成[1-4,7,17,23-24]，故一些步骤无法详细示例。

1. 模型的参数估计

用偏似然法估计：假定有 n 个患者，他们的生存时间由小到大排列：$t_1 \leqslant t_2 \leqslant \cdots \leqslant t_n$。对于每个生存时间 t_i 来说，凡生存时间大于 t_i 的所有患者组成一个危险集，记为 Rt_i。危险集的意思是这一群患者虽然在 t_i 以前尚生存，但处在危险之中，随着时间的推移将陆续死亡，逐渐退出观察，直至最后一位患者死亡时危险集消失。公式为：

$$L(\beta) = \prod_{n=i}^{n} \frac{\exp(\beta_1 X_{i1} + \beta_2 X_{i2} + \cdots + \beta_m X_{im})}{\sum_{s \in R(t_i)} \exp(\beta_1 X_{s1} + \beta_2 X_{s2} + \cdots + \beta_p X_{sm})}$$

$L(\beta)$ 指第 i 个研究对象在 t_i 时刻死亡的概率应当是两部分的乘积，一是患者存活到 t_i 时刻的概率[与 $h_0(t)$ 有关]，二是该暴露人群 R_i 中恰好第 i 个患者死亡的概率（q_i），$L(\beta)$ 忽略了前者，故称之为偏似然函数。

2. 模型的假设检验[1-4]

（1）似然比检验（likelihood ratio test）：用于模型中原有不显著的变量的剔除和新变量的引入，以及包含不同变量数的各模型的比较。

假定建立一个包含 P 个因素的模型，其偏回归系数为向量 β，根据最大似然函数估计得到的似然函数值为 L（P），在上述模型中再增加 1 个因素，建立 1 个新模型，对应的偏回归系数为向量 β，根据最大似然估计得到的似然函数值为 l（P+1），检验统计量为：

$\chi^2 = 2[\ln L(P+1) - \ln L(P)]$（本式服从自由度为 1 的 χ^2 分布）

（2）得分检验（score test）：可检验一个或多个新变量能否引入模型，也可用于检验变量间的交互作用。假定已建立一个包含 P 个因素的模型，其参数估计为向量 β，信息矩阵为 I，方差 - 协方差矩阵为 V，当增加第 κ 个变量时，其对应的偏回归系数为 $\beta\kappa$，将模型中包含 P 个因素的偏回归系数向量和 $\beta\kappa$ 代入下式：

$$\ln L(\beta) = \sum_{i=1}^{n} \left\{ \delta_i \left[(\beta_1 X_{i1} + \cdots + \beta_m X_{im}) - \ln \sum_{s \in R(t_i)} \exp\left(\sum_{j=1}^{m} \exp\left(\sum_{j=1}^{m} \beta_j X_{sj} \right) \right) \right] \right\}$$

求其一阶偏导数 f_κ、二阶偏导数 g_κ、二阶混合偏导数 G_κ 和 $V = I^{-1}$，则 $\beta\kappa$ 是否为 0 的假设检验可如下计算 χ^2 统计量：

$$\chi^2 = \frac{f_\kappa^2}{g_\kappa - G_\kappa V G_\kappa'}$$

（χ^2 服从自由度为 1 的 χ^2 分布，式中 G_κ' 为 G_κ 转置的列向量）

（3）Wald 检验（Wald test）：用于检验模型中的变量是否应从模型中剔除。假定已建立一个包含 P 个因素的模型，对应的偏回归系数为向量 β，其信息矩阵与方差 - 协方差矩阵分别用 I 和 V 表示，并可求得各偏回归系数的标准误。如果要检验模型中第 κ 个因素对模型的贡献是否有意义，对应的 Wald 检验统计量为：$\chi^2_w = [\beta_\kappa / S\beta_\kappa]^2$，服从自由度为 1 的 χ^2 分布，其中 $S\beta_\kappa$ 表示偏回归系数 β_κ 的标准误。另外，Wald 检验还可按参数的置信区间（CI）推断模型内的参数是否为 0，其方法是当偏回归系数 95%CI 包含 0 时，即认为总体偏回归系数为 0。

（三）因素筛选与最优模型的建立

1. 变量筛选方法

变量筛选方法包括向前引入法（前进法，Forward）、向后剔除法（后退法，Backward）和逐步引入 - 剔除法（逐步法，Stepwise）

2. 检验水准

当进行初步的、探索性的研究或变量数较少时，可取 0.10；当进行设计严谨的、证实性研究或变量数较多时，可取 0.05 或 0.01。检验水准包括引入的检验水准和剔除的检验水准。一般地，剔除 α≥引入 α。

【例 24-5】临床试验评价 A、B 两方案治疗 25 例患者的效果，问不同治疗方案及肾功能对患者的生存时间是否有影响？将 A 组 12 人记为 0（group=0），B 组 13 人记为 1（group=1）；患者分组后检验其肾功能（kidney），功能正常者记 0，不正常者记为 1；治疗后生存时间记为 stime（天）；观察结果截尾时 censor=1，否则 censor=0。见表 24-5。

表 24-5　两种方案治疗 25 例某肿瘤患者的结果

编号 (NO.)	治疗方案 (group)	生存时间 (stime)	截尾情况 (censor)	肾功能 (Kidney)	编号 (NO.)	治疗方案 (group)	生存时间 (stime)	随访情况 (censor)	肾功能 (Kidney)
1	0	8	1	1	13	1	180	1	0
2	0	852	0	0	14	1	632	1	0
3	0	52	1	1	15	1	2 240	0	0
4	0	220	1	0	16	1	195	1	0
5	0	63	1	0	17	1	76	1	0
6	0	8	1	0	18	1	70	1	0
7	0	1 976	0	0	19	1	13	1	1
8	0	1 296	0	0	20	1	23	1	1
9	0	1 460	0	0	21	1	1 296	1	0
10	0	63	1	1	22	1	210	1	0
11	0	1 328	0	0	23	1	700	1	0
12	0	365	0	0	24	1	18	1	0
					25	1	1 990	0	0

计算结果见表 24-6。

表 24-6　两种方案治疗的 COX 运算值

变量	系数	标准误	Z 值	P
group	1.243078	0.599318	2.074	0.049
kidney	4.105455	1.164533	3.525	0.002

根据 Cox 模型进行估计：

$$\lambda(t) = \lambda_0(t) \exp(1.243\text{group} + 4.105\text{kidney})$$

（1）肾功能正常者接受 B 治疗方案比接受 A 治疗方案在某时刻死亡的相对风险为：

$$RR = \frac{\lambda(T/\text{group}=1, \text{kidney}=0)}{\lambda_0(t/\text{group}=0, \text{kidney}=0)} = \frac{\lambda_0(t)\exp(1.243\times1 + 4.105\times0)}{\lambda_0(t)\exp(1.243\times0 + 4.105\times0)}$$

$$= \exp(1.243) = 3.466$$

（即接受 B 治疗方案的患者比接受 A 治疗方案的患者的死亡风险高 3.466 倍）

（2）肾功能不正常者接受 B 治疗方案比接受 A 治疗方案在某时刻死亡的相对风险为：

$$RR = \frac{\lambda(t/\text{group}=1, \text{kidney}=1)}{\lambda(t/\text{group}=0, \text{kidney}=1)} = 3.466$$

（3）肾功能不正常者接受 B 治疗方案比肾功能正常者接受 A 治疗方案在某时刻死亡的相对风险为：

$$RR = \frac{\lambda(t/\text{group}=1, \text{kidney}=1)}{\lambda(t/\text{group}=0, \text{kidney}=0)} = \exp(1.243 + 4.105) = 210.300$$

（四）Cox 模型的注意事项及适用范围

1. 注意事项 [1,3,9,15-18,21-25]

（1）设计阶段应注意的问题：因素变量不能随时间变化而变化；样本死亡相对数不能过小；样本含量要足够大；因素各水平组的例数要适当。

（2）模型配合时应注意的问题：模型拟合要注意因素之间的交互作用；除生存资料的基本要求外，还要求因素对生存时间的作用不随时间变化（比例风险假定）。如观察年限超过 10 年，则癌症手术后放疗的治疗作用可能逐渐消失而不满足这一要求。

（3）因素分析时应注意的问题：筛选变量时要考虑该指标是否容易收集、是否费用较高等临床因素。分类型因素变量要建立亚变量。

（4）选入模型的变量是有统计学意义的有关变量，不一定都与生存时间有因果关系。其中某些变量可能只是伴随关系而已，未选入模型的变量不一定全是无关变量，要考虑是否模型内的某些变量代替了它的作用，或因例数不够，或因试验中对该变量进行了控制。

（5）检查可能的交互作用项是否显著：可一次引入一个交互作用项，看其对应的回归系数是否为 0。

（6）模型拟合优度考察：据预后指数 PI 分组，比较各组基于 Cox 模型的生存曲线与基于 Kaplan-Meier 法估计的生存曲线，如两组曲线吻合较好，表明 Cox 模型拟合较好。

（7）生存率分析：生存曲线不能随意延长，也不能轻易用于预测预报，经过大量研究所得的生存曲线才有可能推广应用。

2．适用范围

Logistic 回归模型可以做多因素分析，并可进行相对危险估计，但不考虑生存时间的长短，不能处理随访中常见的截尾数据。Cox 比例风险回归模型具有 Logistic 回归模型的所有优点，同时考虑生存结局和生存时间的长短，可处理截尾数据，且不考虑基准风险的分布[1-2,4,7,21,23]。三种回归的区别见表 24-7。

表 24-7　线性回归、Logistic 回归和 Cox 回归分析的区别

	线性回归	Logistic 回归	Cox 回归
因变量	连续型变量 服从正态分布	分类型变量 y 无分布要求	生存时间 t 无分布要求
模型	y 与 x 的线性关系	y 取某个值的概率 P 与 x 的关系	t 的风险函数 h 与 x 的关系
系数	b 表示 x 增加一个单位，y 的改变量	$\exp(b)=OR$，近似表示在 $x=x^*+1$ 时的发病率与 $x=x^*$ 时的发病率之比 RR（在发病率较低时）	$\exp(b)=RH$ 表示在 $x=x^*+1$ 时的风险与 $x=x^*$ 时的风险之比
公式	$\hat{y}=a+bx$	$P=P(y=1/x)=\dfrac{\exp(\alpha+\beta x)}{1+\exp(\alpha+\beta)}$	$H(t,x)=h(t)\exp(\beta x)$
数据类型	Y 数值变量	Y 分类变量	Y＝分类变量＋时间
参数估计	最小二乘法	最大似然法	最大似然法
参数检验	F 检验 t 检验	似然比检验 Wald 检验 score 检验	似然比检验 Wald 检验 score 检验
参数解释	回归系数 b	优势比 OR	RR
样本含量	至少变量数的 10 倍	至少变量数的 20 倍	非截尾例数至少变量数的 10 倍
应用	因素分析 预测预报 Y	因素分析 预测、判别 P（Y＝1）	因素分析 生存预测 S（t）

第二节　妇科肿瘤相关的其他统计学问题

在表达妇科肿瘤统计分析结果时，要给出完善信息和清晰透彻的统计分析方法，包括：①所选用的具体统计分析方法；②统计量的具体取值及其自由度 υ；③统计量的实际 P 值及所取的 α 水准；④相关参数的 95% CI；⑤如果做肿瘤预后分析，还需要计算生存率和中位生存率并绘制生存曲线和进行生存率比较，同时给出 Cox 回归模型，解释变量与风险之间的联系及其比例风险假定的假设检验。

一、生存资料的统计学处理问题

（一）生存资料分析中常见的错误 [5-6,8-11,19,26-30]

生存资料分析中常见的错误有：①忽略生存时间，采用 Logistic 回归分析死亡率；②忽略结局，采用 t 检验、线性回归分析生存时间；③采用平均生存时间而不是采用中位生存时间来表示生存时间的平均水平；④采用常规 t 检验或方差分析进行组间比较；正确的方法是采用对数秩检验几组生存时间的比较；⑤丢弃截尾数据，只考虑确切数据，损失了信息；⑥将截尾数据当作确切数据处理，低估了生存时间的平均水平。

（二）生存分析的统计描述指标

1. 死亡率

死亡率（mortality rate，death rate）表示某单位时间内的死亡强度。

2. 死亡概率

死亡概率（mortality probability）表示死于某单位时段内的可能性大小，即被观察对象在该时段区间内（无失访）死亡的概率估计。

$$q = \frac{在该时段区间死亡人数}{某时段区间初期尚存活人数}$$

3. 生存概率或条件生存概率

生存概率（survival probability）或条件生存概率（conditional probability of survival）表示某单位时段开始时存活的个体到该时段结束时（无失访）仍存活的可能性大小。

$$q = \frac{活过该时段区间人数}{某时段区间初期尚存活人数}$$

（三）生存资料的基本要求

生存分析用于处理随访研究资料，描述生存过程、比较生存过程、对影响生存过程的因素进行分析；可以充分利用失访资料所提供的不完全信息，但一般控制失访率 <20%；当失访率 >20% 时，可信度较差；当失访率 >50% 时，研究失败 [5-6,8,19,26]。因此，据随机抽样方法获得的样本要有一定的数量；死亡例数不能太少，否则易出现偏性；截尾比例不能太大，且截尾原因无偏性；缺项应尽量补齐；生存时间尽可能准确。因为常用的生存分析方法都在生存时间排序的基础上做统计处理，所以即使是小小的舍入误差，也可能改变生存时间顺序而影响结果。

（四）生存资料的统计学处理程序

1. 随访

随访（follow-up）记录的项目：（起始与终止）随访事件、生存时间（开始观察日期与终止观察日期）（年、月、天、小时、分、秒等）、分组变量（处理方法）和其他协变量（性别、年龄、职业、文化程度等）。

2. 设计

（1）估计：根据样本生存资料估计总体生存率和其他有关指标（如中位生存期等）。例如，根据卵巢癌患者治疗后的生存时间资料估计不同时间的生存率、生存曲线以及中位生存期等。

（2）比较：对不同处理组的生存率进行比较。例如，比较不同疗法治疗卵巢癌的生存率，以了解哪种治疗方案更优。

（3）影响因素分析：目的是探索和了解影响生存时间长短的因素，或平衡某些因素影响后研究某个或某些因素对生存率的影响。例如，为改善卵巢癌患者的预后，应了解影响患者预后的主要因素，包括患者的年龄、病程、肿瘤组织类型、分化程度、病变分期、治疗方案等。

（4）预测：具有不同因素水平的个体生存预测。例如，根据卵巢癌患者的年龄、病程、肿瘤组织类型、分化程度、病变分期、治疗方案等预测该患者 t 年（月）生存率。

（5）方法：前瞻性队列研究、回顾性队列研究、生存分析；确定起始事件、终点事件、随访终止日期、生存时间、截尾；确定可能的影响因素、水平以及量化方法。

（6）设计调查表：①一览表：因素较少时；②单一表：因素较多时，调查表中应包括可能的影响因素。

（7）样本含量：非截尾例数至少是可能影响因素的 10 倍。

（8）可能的影响因素：从病历获得。

（9）生存时间及结局：短期可观察到的结局可从病历获得；长期结局一般不能从病历直接获得，可通过信访、电话等得到。

3．整理资料和统计处理

（1）认真检查、核对原始数据：包括影响因素、生存时间和生存结局，尽量避免缺失值。

（2）建立数据库：FoxBase、Foxpro、Virual Foxpro 等专业数据库以及 Office 办公软件中的 Excel、Access 数据库。

（3）统计软件：SAS、SPSS、Stata、Statistica、Statistix、StatXact、Minitab、AcaStat、Medcalc 等，国产软件如 DPS、PEMS、CHISS、NOSA 等软件[1-3,15-19,24,28,31]。

4．生存分析结果报告形式

生存分析结果报告包括：①描述研究事件（如死亡时间等）；②说明研究起始时间与终止时间（如症状出现与康复时间、诊断日期与终止日期等）；③说明删失数据的种类与原因；④说明计算生存率的统计学方法；⑤绘制生存曲线；⑥给出每一组的中位生存期或某生存期生存率（如 5 年生存率）估计值及其置信区间（CI）；⑦说明生存率之间比较的统计学方法（如对数秩检验）及其检验获得的 P 值；⑧给出 Cox 回归模型，呈现解释变量与风险之间的联系；给出风险比（hazard ratio）及其 CI；给出比例风险假定的假设检验结果。

二、置信区间

按一定的概率或可信度（1-α）用一个区间来估计总体参数所在的范围，该范围通常称为参数的置信区间（confidence interval，CI），预先给定的概率（1-α）称为可信度或置信度（confidence level），即从总体中随机抽样，每个样本可以算得一个 CI；如 95% CI 意味着做 100 次抽样，算得 100 个 CI，平均有 95 个估计正确，估计错误的只有 5 次。5% 是小概率事件，实际发生的可能性很小，当然这种估计方法会有 5% 犯错误的风险。换句话说，也就是每个样本可以算得一个总体参数的可能范围，在 α=0.05 时，95% CI 估计正确的概率有 95%，估计错误的概率小于或等于 0.05，或者说该范围有 95% 的可能性包含了总体参数。

医学统计学主要有研究设计（专业设计和统计学设计）、统计描述（集中性和离散性）和统计推断三个基本内容。参数估计和假设检验是统计推断的两个重要领域。在统计学假设检验的显著性指标中，P 值的大小由组间差异和样本量两个因素决定。CI 不仅用于确定未知参数值的可能范围，而且可用于回答假设检验的问题，且能够比常用的假设检验（P 值）法提供更多的信息，即 CI 能表明关联的 P 值是否具有统计学显著性[2,7,9]。

参数估计是以样本指标数值（统计量）估计总体指标数值（参数）及其误差，主要有点估计和区间估计两种方法[1-3,15-18]：①点估计（point estimation），即给出被估计参数的适当数值及其误差，一般以统计量加减标准误（$P \pm Sp$）的方式给出参数的点估计值；②区间估计（interval estimation），是按预先给定的概率水准确定的一个包含未知总体参数的可能范围，该范围称为被估计参数的 CI，预先给定的概率水准 α 为可信度或可信系数（confidence coefficient），符号为 1–α，常取 95% 或 99%；按此水准确定的 CI 即 95%CI 或 95%CI。95%CI 意为在此区间内有 95% 的可能性包含了未知总体参数。

1. CI 的两个要素[1-3,14,26,32]

一是准确性，反映在可信度的大小，即区间包含总体均数的概率大小，越接近 1 越好。二是精密度，反映在区间的长度，长度越小越好。在样本含量确定的情况下，两者是矛盾的，若只管提高可信度，会把区间变得很长，故不宜认为 99%CI 比 95%CI 好，需要兼顾准确性和精密度，一般来说 95%CI 更为常用，在可信度确定的情况下，增加样本含量，可减少区间长度，提高精密度。

2. CI 的确定

CI 的确定因计算方法、资料类型及样本含量大小而异。样本含量较大（n＞50）且样本率（P）不太小时，t 分布逼近正态 u 分布，其计算公式为：

$$S(t_i) \pm u\alpha_{/2} \times SE[S(t_i)]$$（双侧，如取 95%CI，则 $u\alpha_{/2}=1.96$，取 99%CI 则为 $u\alpha_{/2}=2.58$，取 90%CI 则为 $u\alpha_{/2}=1.64$）

具体实例参见 P373"寿命表法"中生存率的 CI 计算。

3. CI 的用途

CI 的用途包括：①估计总体参数，例如，率的 CI 是用于估计总体率，均数的 CI 用于估计总体均数；②假设检验，例如，两种疗效的总体差值为 0 时两种疗效无差异，若某个研究的两样本均数（率）差值的 95% CI 不包含 0，即上下限均大于 0 或上下限均小于 0，则均为有统计学意义（$P＜0.05$）。

4. CI 与可信限及容许区间的区别和联系[1-3,26]

区间是指某一整体内的一个分段，分为开区间、闭区间和半开半闭区间。CI 通常由两个可信限（confidence limit）构成，其中较小者称为下限，记为 C_L 或 L_1，较大者称为上限，记为 C_U 或 L_2。严格地讲，CI 并不包括上可信限和下可信限两个值，即 CI(C_L，C_U)是一开区间。容许区间（tolerance interval，TI）是指总体中绝大多数个体观察值可能出现的范围。CI 和 TI 都表示某一范围，但其意义以及计算方法和用途均不同。TI 表示个体值的估计范围，用标准差计算，用于估计参考值范围（reference range）；CI 是总体参数的估计范围，需用标准误计算。例如，95% 参考值范围是指同质总体内包括 95% 个体值的估计范围，而总体均数 95% CI 是指按 95% 可信度估计的总体均数的所在范围。

5. CI 与假设检验的区别和联系

CI 推断参数值的范围（量的大小）；假设检验判断各参数间有无质的不同。由于 CI 给出了具体的数量范围，不但可回答差异有无统计学意义，而且当差异有实际意义的界值已知时，还可提示差异有无实际（专业）意义[1-3,15-18,26]：①若算得的 CI 包含检验假设 H_0，则按 α 水准不拒绝 H_0，差异无统计学意义；若 CI 不包含 H_0，则按 α 水准拒绝 H_0，接受 H_1，提示差异可能在其 α 水准上有统计学意义。②当 CI 的下限超过差异有实际意义的界值时，提示既有统计学意义又有实际意义，值得重视；当 CI 包含差异有实际意义的界值，但不包含

H_0，提示有统计学意义，也可能有实际意义；当 CI 的上限不包括差异有实际意义的界值，下限不包括 H_0，提示尽管有统计学意义，却无实际意义；当 CI 包含差异有实际意义的界值和 H_0，提示样本含量过小，抽样误差太大，尚难得出结论；当 CI 的上限在差异有实际意义的界值以下且包含 H_0，提示既无统计学意义，也无实际意义，即使增加样本例数得到有统计学意义的结果，也可能没有实际意义。

必须注意，尽管 CI 也可回答假设检验的问题并提供更多的信息，但并不意味着可以用 CI 代替假设检验[1-2,33-34]。因为假设检验可以获得较为确切的概率 P 值；CI 只能在预先规定的检验水准的前提下进行计算，仅揭示在 α 水准上有无显著性的统计学意义，并不能提供确切的概率 P 值，两者各有所长。只有 CI 与假设检验结合、相互补充，才是完整的分析。

95%CI 通常与 RR、OR 等一起使用。

三、受试者工作特征曲线

受试者工作特征曲线（receiver operating characteristic curve，ROC 曲线）又称感受性曲线（sensitivity curve），指曲线上各点反映着相同的感受性，它们都是对同一信号刺激的反应，只不过是在几种不同的判定标准下得到的结果而已。

ROC 曲线最初是为了增进军事雷达的敌我侦测能力而发展的。雷达接收的无线电波可能只是噪声，也可能是噪声加上真正的电磁波，如果把噪声判为敌机，或把敌机误判为噪声，都会使我方蒙受损失，因此，需要选择一个合理的指标作为判断标准。1954 年，哈佛大学 Meter 和 Middleton 以及密西根大学的 Peterson、Birdsall 和 Fox 同时提出了应用似然比（概算比，likelihood ratio）作为决策法则的报告。随后，这项决策法则被整合为 ROC 曲线。1971 年，Lusted 把 ROC 曲线的概念引介给医学界。他指出，ROC 曲线是"以 X 轴与 Y 轴分别代表伪阳性诊断与真阳性诊断"的点状图。1973 年，Simpson 及 Fitter 提出"以 ROC 曲线下的面积（area under the ROC curve，AUC）"作为诊断工具分辨能力的指标。根据此一理论，要了解一个诊断工具是否优于另一工具，只要比较两者的 AUC 就可以得到答案了。1975 年，Bamber 描述了 AUC 的意义：这个面积（大于 0，小于 1 的一个数字）代表在"强迫二选一（two-alternative-forced-choice，2AFC）"的情形下，诊断工具猜对有病者、无病者的概率。1983 年，Hanley 及 McNeil 提出了两条 AUC 的统计检定方法。1988 年，Hanley 提出了 AUC 的计算方法[7,23,27,35-36]。

临床上几乎不可能找到百分之百"正确"的诊断工具，一般认为可以作为"金标准"的长期随访、病理学检查、造影摄片和尸体解剖也不都是绝对正确的。因此，临床诊断试验评价常采用的主要指标有敏感性、特异性、诊断精确性、阳性似然比、阴性似然比、阳性预测值、阴性预测值、验前概率、验后概率、Youden 指数（正确指数）等，但这些指标的确定是与各项试验检测指标的临界值（决定阈值）密切相关的，而临界值的确定是诊断试验评价的生命线，不同数值作为临界值，其敏感性和特异性等指标是不一样的。例如，阳性预测值（或阴性预测值）是以具有某检验结果的人数为分母，以真实健康状态与检验结果相符的人数为分子。预测值的缺点是其会受患病率的影响，例如，两医院的某病患病率不同，这两家医院同一检验的阳性预测值也会不同。敏感性与精确性是以真实的健康状态人数为分母，以检验结果与该健康状态相符的人数为分子，不受患病率的影响，因此，各医院同一检验的敏感性与精确性是相同的；其缺点是敏感性与精确性彼此之间有交换性，当诊断标准趋于严格时（检验为阳性的人数减少），敏感性会降低，而精确性会升高。阳性似然比是具有某一状态者被检验为阳性的概率和不具有某一状态者被检验为阳性的概率之比值，因此，阳性似然比就是真阳性率与假阳性率的比值。由于真阳性率等于敏感性，假阳性率等于 1− 精确性，阳性似然比是整合敏感性与精确性的一个指标 [1,32,34]。不同的正常值会产生不同的阳性似然比，当我们将各个不同正常值下的阳性似然比的分母、分子做图即可得到一条以假阳性率（虚报概率）为横坐标（X 轴）、真阳性率（击中概率）为纵坐标（Y 轴）的曲线，由无数个临界值求出的无数对真阳性率和假阳性率做图构成的曲线即 ROC 曲线。

上述各临床诊断试验指标的计算公式和四格表如表 24-8 所示。

表 24-8　诊断试验四格表

诊断试验	金标准		合计
	病例组	对照组	
阳性	a 真阳性（TP）	b 假阳性（FP）	a+b
阴性	c 假阴性（FN）	d 真阴性（TN）	c+d
合计	a+c	b+d	N

敏感性（真阳性率）=TP/（TP+FN）×100%=a/（a+c）×100%
特异性（真阴性率）=TN/（TN+FP）×100%=d/（b+d）×100%
假阳性率 =FP/（FP+TN）×100%=b/（b+d）×100%
假阴性率 =FN/（FN+TP）×100%=c/（a+c）×100%
阳性预测值 =TP/（TP+FP）×100%=a/（a+b）×100%
阴性预测值 =TN/（TN+FN）=d/（c+d）×100%
正确指数 ={［TP/（TP+FN）+TN/（TN+FP）］−1}×100%

ROC 是描绘某种试验的敏感性与特异性的关系的曲线，它的每一点代表某一分界值的一对敏感性和特异性。一个完美的试验（病与非病两个分布没有重迭）的 ROC 曲线通过左上角，其真阳性率为 1.0 或 100%，假阳性率是 0 或特异性为 100%。如果两个分布一致，不能鉴别病与非病的试验的 ROC 曲线是 45℃的对角线（也称无信息线，line of no information），这条线代表诊断试验的诊断结果对于判断患者是否有病没有提供任何有效的信息，也就是说，做这项试验的效用与扔硬币（指正、反面出现的概率相等）决定有病、没病是一样的。因此，早期判断一项诊断试验是否可用就是看 ROC 曲线偏离 45 度对角线多远。大多数试验的 ROC 曲线是介于上述两种极端之间的。ROC 曲线越偏离 45 度对角线越好，越靠近左上角，试验的准确性就越高。传统的 ROC 曲线分类有三种：二等级法或二分类法、多等级法和百分法。改良的 ROC 法有 LROC 法、FROC 法和 SROC 法 [1,2,4,27,32-34,36]。

【例 24-6】检测 122 例卵巢癌和 125 例对照者的血清 CA125 水平，试做其 ROC 曲线。

为便于理解和计算，将 CA125 在以 30 KU/L、20 KU/L 和 10 KU/L 为诊断点时的各组阳性例数分别列于表 24-9 至 24-11。

表 24-9　CA125 为 10 KU/L 时诊断试验四格表

CA125		病例组	对照组	合计
阳性	>10 KU/L	122	61	183
阴性	<10 KU/L	0	64	64
合计		122	125	247

表 24-10　CA125 为 20 KU/L 时诊断试验四格表

CA125		病例组	对照组	合计
阳性	>20 KU/L	116	26	142
阴性	<20 KU/L	6	99	105
合计		122	125	247

表 24-11　CA125 为 30 KU/L 时诊断试验四格表

CA125		病例组	对照组	合计
阳性	>30 KU/L	97	17	114
阴性	<30 KU/L	25	108	133
合计		122	125	247

据这些四格表，依据上述公式可算出这三个诊断时点（阳性诊断阈值点）的：

敏感性分别为 a/（a+c）×100%=122/122=100.0%、116/122=95.1% 和 97/122=79.5%

特异性分别为 d/（b+d）=64/125=51.2%、99/125=79.2% 和 108/125=86.4%

1- 特异性分别为 1-51.2=48.8、1-79.2=20.8、1-86.4=13.6

在以敏感性为纵坐标，1- 特异性为横坐标的图中连接（0，0）、（13.6，79.5）、（20.8，95.1）、（48.8，100）、（100，100），得到一线平滑曲线，即 ROC 曲线（图 24-4）。

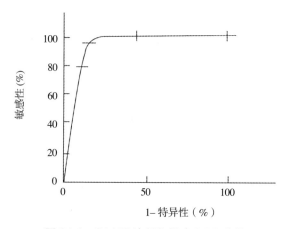

图 24-4　CA125 诊断卵巢癌 ROC 曲线

应用 ROC 曲线确定检测的最佳工作点（optimal operating point，OOP）：对于一个理想的诊断结果的概率分布——表明疾病的存在或不存在并不重叠，所选择阈值是在两个分布之间，这种结果的敏感性和特异性都是 100%，在 ROC 曲线上表现为 ROC 曲线从原点垂直上升至左上角，然后水平到达右上角的一个直角折线。如果敏感性和特异性 <100%，ROC 曲线不经过（0，1），则曲线最接近（0，1）的点为最佳工作点。在这种情况下，患者和非患者指标重叠较多，在保证一定敏感性和特异性的情况下确定的用于疾病诊断的切点（即临界点）并单凭这个切点诊断患者和非患者显然是武断的，存在一定的漏诊率和误诊率，尤其是对于患者和非患者的重叠区域[27,32,34,36]。一个诊断系统中，同时使误诊率和漏诊率较小、特异性和敏感性最大的临界点（cutoff point）即为最佳诊断工作点 OOP。

ROC 曲线下的面积（AUC，Az）的"强迫二选一"猜对有病者或无病者是指从有病组中挑出一个人，再从无病组中挑出一人，做一项检验后"必须"指出两人中哪一个是有病者。AUC 就代表诊断工具猜对的概率有多大。猜对的概率越大代表诊断工具越好。AUC 的意义有二：第一，AUC 反映了识别算法正确区分真假目标能力的大小；第二，AUC 等于任意选取的目标样本特征值大于任意选取的非目标样本特征值的概率。故计算 AUC 可用来评价诊断效率，其作为诊断试验真实性评价的固有准确性指标已被普遍认可。完全无价值的诊断试验 AUC 为 0.5，理想的诊断试验 AUC 为 1；而一般认为对于一个诊断试验，AUC 在 0.5 ~ 0.7 之间诊断价值较低，在 0.7 ~ 0.9 之间诊断价值中等，在 0.9 以上诊断价值较高[1-2,27,32,34]。例如，某诊断试验未光滑 ROC 曲线下面积为 0.85，表示其诊断价值中等；也表示如果随机选择两个患者，一个有病，一个无病，则有病患者的试验结果更令人怀疑患病的概率为 0.85。AUC 及其标准误的计算方法主要有双正态模型参数法、Hanley 和 McNeil 非参数法等，均适用于结果为连续性资料或等级资料的诊断试验准确性的评价，但计算均比较复杂，大多需要借助于统计软件来实现。

比较而言，Hanley 和 McNeil 非参数法计算尚简单，容易理解。它是根据诊断试验的检测结果直接计算绘制 ROC 曲线所需的工作点（敏感性和 1– 特异性），由此绘制未光滑 ROC 曲线，其曲线下面积可由梯形规则计算得到。Bamber 于 1975 年发现，未光滑 ROC 曲线下面积等价于病例组和对照组试验结果秩和检验的 Wilcoxon Mann-Whitney 检验统计量，因而可由 Wilcoxon Mann-Whitney 统计量估计曲线下面积的大小[1-2,10,33,37]。但在诊断试验检测结果相同值较多（如结果为有序资料的影像学检查）时及样本量较小时，其结果常小于真实的面积值。不过，非参数法因其没有限制条件，适用于任何诊断试验 ROC 曲线下面积的估计。参数法估计 AUC 是假设患者和非患者的试验结果均符合正态分布，根据试验结果拟合双正态模型，由模型拟合的 ROC 曲线称为拟合 ROC 曲线（fitted ROC curves）或光滑 ROC 曲线，该曲线可用两个参数 a、b 表示，由两个参数可得到绘制光滑 ROC 曲线所需的工作点及曲线下面积的估计值，而且得到的面积估计值一般是无偏的。双正态模型的两个参数可由最大似然估计法得到。参数法的应用条件为：患者与非患者的试验结果服从双正态分布，但这是指 ROC 曲线的函数形式，而不是指试验结果的基本分布，因为变量变换几乎可使任何试验结果转换为双正态分布，而且在样本量较大时参数法与非参数法估计的 ROC 曲线下面积常常近似相等。由于 AUC 的计算程序繁杂，本文从略。

ROC 曲线结合敏感性和特异性对诊断试验进行综合评价，根据曲线的形状和面积对诊断试验进行定量分析，较全面反映某项检验的性能特点，结果更为客观可靠。ROC 曲线的另一个作用是确定检测的最佳阈值，为临床实践提供估价最佳阈值的机会[10,32]。因此，ROC

曲线在诊断性试验中，主要就是用于正确选择各项检测指标的临界值，依据不同临界值来正确判断临床诊断的漏诊率与误诊率，或依据不同的临界值来进行疾病的筛查或确诊，并以全范围的临界值来表现临床准确性，对于临床诊断价值的评价工作极其重要。ROC 曲线已广泛应用于疾病的病原学诊断、病理学诊断、肿瘤标志物诊断、体内主要脏器及内分泌的诊断性试验、影像学诊断等领域的科研论文中，因为它提供的指标并不局限于参考值（或正常值）、阳性或阴性结果，而是根据 ROC 曲线确定的不同临界值或最佳临界值提供的一系列诊断指标（敏感性、特异性、诊断准确性、阳性似然比、阴性似然比、阳性预测值、阴性预测值、验前概率、验后概率）；这些诊断指标的应用，再结合临床流行病学方法，可正确认识诊断性试验的实用性与诊断价值，避免凭经验选择诊断指标的盲目性和应用的局限性[10,32,34,37]。例如，似然比是诊断性试验综合评价的理想指标，它综合了敏感性与特异性的临床意义，而且可依据试验结果的阳性或阴性，计算患病的概率，便于在诊断性试验检测后，应用验后概率更确切地对患者做出诊断。

也有人应用点图和频数分布直方图来检验诊断性试验。应用点图可直观反映两组资料的重叠情况，但直方图难以描述重叠的程度和比较两个试验的准确性，也无法在两组资料的重叠范围内正确选择诊断的临界值。而 ROC 曲线提供了试验区分患者两个亚类能力的综合图谱，一个试验的临床准确性可以用诊断敏感性和诊断特异性来测量，但仅报告敏感性和特异性一对数据可能产生误导和对准确性的认识过于简单化，只有 ROC 曲线才能提供试验准确性的完全图像，全面描述试验的性质。

四、相对风险

相对危险（relative risk，RR）也叫风险比（risk ratio）或率比（rate ratio），均以 RR 表示，是说明暴露与疾病的关联强度及其在病因学上意义大小的指标，是指暴露组发病率（I_e）与非暴露组发病率（I_o）之比。计算公式为：

$$RR = \frac{I_e}{I_o} = \frac{a/n_1}{c/n_0}$$

公式中各值取自表 24-12 四格表。

表 24-12　成组病例对照研究资料整理表

暴露或特征	病例	对照	合计
有	a	b	$a + b = n_1$
无	c	d	$c + d = n_0$
合计	$a + c = m_1$	$b + d = m_0$	$a + b + c + d = N$

RR 的意义：RR 说明暴露组的发病或死亡的风险是非暴露组的多少倍。RR 值的大小反映关联强度的标准可参考表 24-13，工作中仍需根据实际 RR 值的置信区间来判断其意义[5,32-33]。

表 24-13 相对风险与关联的强度

相对风险	关联的强度	
0.9 ~ 1.0	1.0 ~ 1.1	无
0.7 ~ 0.8	1.2 ~ 1.4	弱
0.4 ~ 0.6	1.5 ~ 2.9	中等
0.1 ~ 0.3	3.0 ~ 9.9	强
<0.1	10 ~	很强

相对风险（RR）无单位，比值范围在 0~∞ 之间。RR＝1，表明暴露与疾病无关联；RR<1，表明存在负关联（提示暴露是保护因子）；反之，RR>1 时，表明两者存在正关联（提示暴露是危险因子）。比值越大，关联越强。实际上，1 和 ∞ 只是理论上存在的值，恰恰等于 1 也不多见。

相对风险是估价暴露与疾病关联的一个点估计值，用它直接估计关联强度的大小误差较大。考虑到抽样误差的存在，常按照一定的概率（一般为 95%）以区间来估计 RR 总体所在的范围。RR 置信区间上下限的数值即为可信限，其计算公式为：

$$RR_U, RR_L = RR^{1 \pm Z/\sqrt{\chi^2}}$$

常取 95% 的 Z 值 1.96 计算 RR 的 95% 可信限。

五、比值比

比值（odds）是指某事物发生的概率与不发生的概率之比，比值比（odds ratio，OR）也称优势比、比数比、交叉乘积比，是指病例组中暴露人数与非暴露人数的比值除以对照组中暴露人数与非暴露人数的比值，是反映疾病与暴露之间关联强度的指标，其计算公式为：

$$比值比（OR）= \frac{病例组的暴露比值 a/c}{对照组的暴露比值 b/d} = \frac{ad}{bc}$$

OR 的含义与相对风险（RR）相同，指暴露组的疾病风险为非暴露组的疾病风险的多少倍。OR>1 说明疾病的风险因暴露而增加，暴露与疾病之间为"正"关联；OR<1 说明疾病的风险因暴露而减少，暴露与疾病之间为"负"关联。在患病率和发病率不同的情况下，OR 与 RR 是有差别的；但当疾病的发病率或患病率均 <5% 时，OR 近似等于 RR[10,32,34,37]。

六、归因风险

归因风险（attributable risk，AR）或率差（rate difference）是指暴露组发病率与非暴露组发病率之差，它反映发病归因于暴露因素的程度，其计算公式为：

$$AR = I_e - I_o = \frac{a}{a+b} - \frac{b}{c+d} = I_o（RR-1）$$

RR 与 AR 都是表示关联强度的重要指标，彼此密切相关，但其流行病学意义却不同。RR 说明暴露者与非暴露者比较相应疾病风险增加的倍数；AR 则是指暴露人群与非暴露人群比较所增加的疾病发生数量，如果暴露因素消除，就可以减少这个数量的疾病发生，使发病率减少多少（AR 的值）[5,10,33,37]。前者具有病因学的意义，后者更具有疾病预防和公共卫生学上的意义。

暴露组归因风险百分比（AR%）或病因分值（etiologic fraction，EF）是指暴露人群中由暴露因素引起的发病在所有发病或死亡中所占的百分比，其计算公式为：

$$AR\% = \frac{I_e - I_o}{I_e} \times 100\% = \frac{RR - 1}{RR} \times 100\%$$

当 AR% >75% 时，即可认为找到了主要病因。

人群归因风险（population attributable risk，PAR）表示在全人群中由于暴露而导致的发病率增加，即指总人群发病率中归因于暴露的部分。人群归因风险百分比（PAR%）是指 PAR 占总人群全部发病（或死亡）的百分比，即全人群中由暴露引起的发病在全部发病中的比例，其计算公式为：

$$PAR = I_t - I_0$$

I_t 代表全人群发病率，I_0 为非暴露组的率。

$$PAR\% = \frac{I_t - I_o}{I_t} \times 100\% = \frac{P_e(RR - 1)}{P_e(RR - 1) + 1} \times 100\%$$

式中 P_e 表示人群中有某种暴露者的比例，从该式可看出，PAR% 与相对风险及人群中暴露者的比例关系。

（李广太）

参考文献

[1] 杨树勤. 中国医学百科全书 医学统计学. 上海: 上海科学技术出版社, 1985: 207-212.

[2] 倪宗瓒. 医学统计学. 北京: 人民卫生出版社, 1990: 233-237.

[3] 金丕焕. 医用统计方法. 上海: 上海医科大学出版社, 1993: 309-325.

[4] 屠基陶, 吴传恩, 冯学山. 肿瘤诊治工作常用统计指标和统计方法//全国肿瘤防治研究办公室, 中国抗癌协会. 中国常见恶性肿瘤诊治规范(第九分册). 北京. 北京医科大学中国协和医科大学联合出版社, 1990: 1-38

[5] 王涛, 詹思延, 胡永华. 病例-时间-对照设计. 中华流行病学杂志. 2002, 23 (2): 115-117.

[6] 刘建平. 队列研究的设计、实施及方法学问题. 中西医结合学报, 2008, 6 (4): 331-336.

[7] Cleophas T J, Zwinderman A H, Cleophas T F, et al. Statistics applied to clinical trials. 4th ed. Netherlands: Springer, 2009: 319-328.

[8] WHO Handbook for reporting results of cancer treatment. Geneva: World Health Organization, 1979: 23-48.

[9] Armitage P, Berry G. Statistical methods in medical research. 2nd ed. London: Wiley-Blackwell, 1987: 421-439.

[10] Karl E, Chen D. Clinical trial methodology. NW: Taylor and Francis Group, LLC, 2001: 361-382.

[11] Miller A B, Hoogstraten B, Staquet M, et al. Reporting results of cancer treatment. Cancer, 1981, 47 (1): 207-214.

[12] 刘润幸. 医学统计方法与应用. 广州: 广东人民出版社, 2001: 292-306.

[13] 郝元涛, 方积乾. 生存质量研究资料的统计分析. 中国肿瘤, 2001, 10 (2): 72-76.

[14] 赵耐青. 医学统计学. 北京: 高等教育出版社, 2004: 162-175.

[15] 杨树勤. 卫生统计学. 第3版. 北京: 人民卫生出版社, 1994: 169-178.

[16] 夏元瑞. 医学统计方法. 北京; 人民卫生出版社, 1994: 86-106.

[17] 苏炳华. 医学统计学及其软件包. 上海: 上海医科大学出版社, 1996: 326-347.

[18] 李竹, 郑俊池. 新编实用医学统计方法与技能. 北京: 中国医药科技出版社, 1997: 137-147.

[19] 胡良平. 医学统计应用错误的诊断与释疑. 北京: 军事医学科学出版社, 1999: 26-38.

[20] Creasman W T, Odicino F, Maisonneuve P, et al. Carcinoma of the corpus uteri//FIGO 24th annual report on the results of treatment in gynecological cancer. Statements of results obtained in patients treated in 1993-95: inclusive overall survival up to 2000. J Epidemiol Biostat, 2001, 6 (1): 47-86.

[21] 孙尚拱. 实用多变量统计方法与计算程序. 北京: 北京医科大学中国协和医科大学联合出版社, 1990: 1188-201.

[22] 曹素华. 实用医学多因素统计方法. 上海: 上海医科大学出版社, 1998: 101-121.

[23] 刘润幸. 使用SPSS做多变量观察值的ROC曲线分析. 中国公共卫生, 2003, 19 (9): 1151-1153.

[24] 方积乾, 徐勇勇, 余松林, 等. 医学统计学与计算机实验. 上海: 上海科学技术出版社, 1997: 209-240.

[25] 蒋知俭. 医学统计学. 北京: 人民卫生出版社, 1997: 340-362.

[26] 任金马, 陈峰, 蓝绍颖. 成组病例对照研究优势比的几种可信区间估计方法比较. 中国卫生统计, 2004, 21 (1): 52-55.

[27] 鲍彦平, 万希润, 乔友林. 妇科恶性肿瘤的循证医学及相关统计//连利娟. 林巧稚妇科肿瘤学. 第4版, 北京: 人民卫生出版社, 2006: 937-964.

[28] 童星元, 王洪源, 郭秀华. 医学统计与CHISS应用. 北京: 人民军医出版社, 2006: 200-234.

[29] 项永兵. 癌症临床随访资料的生存率估计和统计学检验//孙建衡. 妇科恶性肿瘤(继续教育教程). 北京: 中国协和医科大学出版社, 2007: 136-145.

[30] Moertel C G, Hanley J A. The effect of measuring error on the results of therapeutic trials in advanced cancer. Cancer, 1976, 38 (1): 388-394.

[31] 尹海洁, 刘耳. 社会统计软件SPSS 15. 0 for Windows简明教程. 北京: 社会科学文献出版社, 2008: 153-168.

[32] 王家良. 临床流行病学. 第2 版. 北京: 人民卫生出版社, 2004: 71-75.

[33] 耿贯一. 流行病学. 北京: 人民卫生出版社, 1979: 71-81.

[34] 赵仲堂. 流行病学研究方法与应用. 第2 版. 北京: 科学出版社, 2005: 98-118.

[35] 李广太, 温廷如. 子宫动脉栓塞术治疗子宫肌瘤有效性和安全性的meta分析. 中华妇产科杂志. 2006, 41 (9): 697-700.

[36] 王先运, 吴多文, 汲伟明, 等. 用ROC曲线下面积进行差异性检验的常用方法. 中华放射学杂志, 2006, 40 (7): 763-764. .

[37] US Department of Health and Human Food and Drug Administration, Center for Drug Evaluation and Research, Center for Biologics Evaluation and Research. Guidance for industry clinical trial endpoints for the approval of cancer drugs and biologics. Apr, 2005. http: //www. fda. gov/cder/drug/cancer_endpoints/default. htm.

第四篇

外阴、尿道、阴道篇

第 **25** 章　外阴上皮内瘤变

外阴上皮内瘤变（vulval intraepithelial neoplasia，VIN）是目前外阴鳞状上皮细胞癌前病变的通俗用语。1981 年，VIN 被正式引入医学术语，并被世界卫生组织（WHO）、国际妇科病理学家学会（the International Society of Gynecological Pathologist，ISGYP）、国际妇产科联盟（the International Federation of Gynecology and Obstetrics，FIGO）和国际外阴疾病研究学会（the International Society for the Study Vulvar Diseases，ISSVD）采纳[1-3]。

VIN 一词源于宫颈上皮内瘤变（cervical intraepithelial neoplasia，CIN），它们的发病机制和组织学相似，但 VIN 的自然病程与 CIN 不同，其发生率远低于 CIN，为 1.2 ~ 7/10 万，而年轻女性 VIN 的发病人数近年呈上升趋势[1,3-7]。医科院肿瘤医院 2009 年报道了 35 例 VIN，占同期收治的外阴恶性肿瘤的 10.8%（35/324）[8]。

一、外阴上皮内瘤变的分型和分级

鲍温于 1912 年首次描述了鳞状上皮内瘤变——此后用过各种不同的术语，如 Queyrat 红斑、鲍文氏原位癌和单纯癌。1976 年，ISSVD 采用了一个新的简化术语——外阴原位癌和非典型病变——代替过去的所有术语；1986 年，ISSVD 又采用 VIN 取代以上的术语，将 VIN 参照 CIN 分为三级：VIN 1——相当于轻度不典型增生，细胞异型性轻，异常增殖细胞仅限于上皮层的下 1/3；VIN 2——相当于中度不典型增生，细胞异型性明显，异常增殖细胞限于上皮层的下 2/3；VIN 3——相当于重度不典型增生及原位癌，细胞异型性显著，异常增殖细胞扩展到上皮层的 2/3 以上甚至全层。随着 VIN 的临床病理资料的积累，研究发现，VIN 的病理诊断的可重复性差，VIN 1 仅发生在尖锐湿疣，而如果将 VIN 2 和 VIN 3 综合为一组病变，则病理诊断的重复性好[3,5,9]。因此，2004 年，ISSVD 再次修改了 VIN 分类，取消了 VIN 的分级系统和 VIN 1，引入两级分类，将 VIN 分为普通型 VIN（usual type VIN，uVIN）和分化型 VIN（differentiated type or simplex VIN，dVIN）[10-11]。uVIN 又分为三个亚型：疣状、基底细胞样和混合型（疣状、基底细胞样）[10-11]。这两种类型的 VIN（uVIN 和 dVIN）的病因、临床特征及生物学行为明显不同。但 WHO 的三亚型分类：VIN 1、VIN 2 和 VIN 3 还在广泛应用。

最近 ISSVD 推荐了新术语[12-13]，将 VIN 1 改名为低级别鳞状上皮内病变（low-grade squamous intraepithelial lesions，LSIL），将 uVIN 改名为高级别鳞状上皮内病变（high-grade squamous intraepithelial lesions，HSIL）。

VIN 的分类的演进如表 25-1 所示。

表 25-1 VIN 的分类的演进 [12-13]

ISSVD 1986	ISSVD 2004		LAST 2012
VIN 1	扁平湿疣或 HPV 影响		LSIL
VIN 2 VIN 3	普通型 VIN（uVIN）	疣状 基底细胞样 混合型	HSIL
分化型（单纯型）VIN	dVIN		

二、外阴上皮内瘤变的病因

大多数 VIN（90%）是 uVIN，主要与高危型 HPV 持续感染有关 [2-3,5,8,14-19]，尤其是与 HPV 16 型相关 [19-20]。据文献报道，VIN 中 HPV 的检出率高达 72%～100% [3,5,8,14-17,21]。免疫抑制和吸烟（降低局部的免疫反应）也是 VIN 的重要危险因素。研究发现，HIV 阳性女性发生 uVIN 的风险增加，其发病率达 0.5%～37% [3,5,18]。移植术后接受免疫抑制剂治疗女性患外阴癌的风险是免疫功能活跃者的 10～30 倍 [3,5,18]。宿主的免疫状态对 HPV 相关的 VIN 的转归起关键作用。医科院肿瘤医院报道的 35 例 VIN 患者中 HPV 的感染率达 63%（22/35）[8]。

dVIN 的确切病因尚不清楚，但与 HPV 感染无关 [5-6,9-11,21-22]。dVIN 常与外阴的硬化苔藓（lichen sclerosus，LS）和鳞状上皮增生相伴，推测硬化苔藓和鳞状上皮增生可能是 dVIN 的病因 [5,9,21,23-25]。

三、外阴上皮内瘤变的临床特征

（一）普通型 VIN（uVIN）

uVIN 较多见，常发生于 30～40 岁的年轻女性。瘙痒是最常见的症状，60% 的患者因瘙痒就诊。其他症状还有外阴疼痛、溃疡和尿痛。有 22% 的患者无任何症状，仅自检时发现外阴有异常区域。uVIN 的临床表现多样化，病变的关键特征为：边界清楚、凸出皮肤表面的、不对称的白色或红色斑块，而某些病变表现为色素性（棕色/棕褐色）斑块，通常发生在大阴唇、小阴唇和后联合，较少累及的部位是阴蒂、阴阜、会阴和肛周。40% 的患者的病变为多灶性的 [2]。多中心发生的 uVIN 患者也较常见，占 uVIN 患者的 25%～66% [1,3-4,8,14,26-28]；多中心发生的病变常见于 20～34 岁的青年女性（59%）；随着年龄的增长，其发生率下降到 10%；有多中心病变的患者的 HPV 感染较有单灶性病变的患者的 HPV 感染更常见 [1-6,8-11,14,28]。

（二）单纯型 VIN（dVIN）

dVIN 很少见，占所有 VIN 的 2%～5%，通常发生于老年女性 [1,3,5,9,14,21]。dVIN 很少单独发生，常发生在 LS 的基础上或外阴浸润性鳞癌的周边组织中，因此，常表现为外阴长期的持续性剧烈瘙痒和 LS 相关的其他症状，包括外阴疼痛、烧灼感、尿痛、干燥、尿路刺激症、便秘、出血和起水泡等。临床上常表现为：外阴表面粗糙的、灰白色的颜色缺失区，溃疡性的红色病变，红斑样的红色病变，或凸出皮面、边界欠清的白斑。一般 dVIN 发生大块性病变较 uVIN 少，绝大多数患者的病变呈单灶性，85.7% 的 dVIN 患者曾经或同时/或以后发生外阴浸润癌 [21]。

医科院肿瘤医院[8]报道的 35 例 VIN 3 患者未分型，其中，74% 的患者主诉外阴瘙痒，57% 的患者因外阴肿物就诊，31 例患者的病变发生在大阴唇和后联合，4 例患者的病变同时累及肛周皮肤；80% 的患者的病变表现为多灶性的、略高出皮肤表面的、边界清楚的色素斑块（褐色到黑色），直径为 0.1～2.0 cm，部分病变可融合成片状；仅 7 例患者的病变为单发性病变，直径为 1.5～4.0 cm，呈浅溃疡、色素沉着斑或色素缺失、皮赘样改变；40% 的患者表现为多中心病变（主要合并 CIN 和宫颈癌）。

四、外阴上皮内瘤变的诊断

VIN 的诊断仍依据特征性的外阴可见病变及随机活检的组织病理学诊断。uVIN 具有典型的镜下组织学特征，易于识别，其主要表现为：表皮增厚，并伴有最浅表层细胞的过度角化和（或）角化不全；表面呈波浪状，角化细胞排列紊乱，核浓染，核浆比例增大，核分裂象易见。疣状 uVIN 有湿疣样的外观，而基底细胞型上皮增厚相对扁平，无乳头瘤样表面，上皮内可见大量相对一致的基底细胞样的未分化细胞，缺少疣状 uVIN 的角化细胞和角化珠。dVIN 的镜下表现为：细胞分化程度高，缺少广泛的结构排列紊乱、核多形性和弥漫的核非典型性，非典型细胞仅局限于基底层和旁基底层，易误诊为良性皮肤病或表皮增生。

Ki-67 和 p53 等分子标志物的免疫染色有助于 dVIN 的鉴别诊断[14,22-23]。研究发现，Ki-67 和 p53 在 dVIN 的组织中呈强阳性表达，而在良性病变和正常皮肤组织中呈阴性[22-25]。

年轻女性 VIN 患者的病变常表现为多灶性和多中心性病变，因此，诊断 VIN 还应常规行宫颈细胞学检查，以明确是否同时合并 CIN/宫颈早期癌及阴道上皮内瘤（VAIN）。另外，对于病变广泛的多灶性病灶患者，也应常规行阴道镜检查并在阴道镜直视下行病变多点活检，以排除 VIN 中隐匿性的早期外阴癌并提高 VIN 的病理检查确诊率[26]。文献报道，VIN 患者外阴病理活检中隐匿癌的发生率为 3.2%～18.8%[1,4,6,8,17,19,21,24-25,28]。Polterauer 等[24]的研究结果显示，VIN 2 中隐匿癌的发生率为 3.8%，VIN 3 中隐匿癌的发生率达 11.9%。应用甲苯胺蓝或 5% 的醋酸有助于确定活检部位。细胞学诊断 VIN 的敏感性低，目前不推荐细胞学检查作为 VIN 的常规诊断方法。

五、外阴上皮内瘤变的治疗

VIN 的自发消退率低，uVIN 的自发消退率仅为 1.2%，且几乎所有患者均有症状[6]。因此，VIN 一经确诊即需要治疗。治疗的目的就是控制症状和防止病变进展为外阴浸润癌。可供选择的治疗方法有多种，包括手术治疗（冷刀切除和激光消融）和非手术治疗（药物治疗、光动力学治疗和疫苗治疗）。截至目前，VIN 尚无标准的治疗方案，但研究较多的还是手术治疗，也可根据 VIN 的类型、患者的年龄、病变范围、患者对保留外阴形态和功能的要求进行个体化治疗。

（一）dVIN 的治疗

dVIN 的恶性潜能高（在 dVIN 之前/之后和与 dVIN 同时发生的外阴浸润性鳞癌比 uVIN 高 3 倍），病变多为单灶性病变，且多发生于绝经后的老年女性，因此，治疗 dVIN 倾向于根治性手术切除，且术后最好在外阴疾病专科门诊随诊[1,21,23-24,29]。

（二）uVIN 的治疗

uVIN 的恶性潜能较低，多发生于年轻女性，治疗后易复发，常需多次治疗，对患者的性心理和性功能会产生不良影响[1,21,23-24,29]。因此，需要探寻替代手术的其他治疗方法。

1. 手术治疗

20 世纪 90 年代前，uVIN 的手术治疗倾向于广泛性切除，术式有单纯外阴切除、部分外阴切除和外阴肿物局部扩大切除，但无论采用何种手术方式，切缘常常呈阳性，术后复发率高达 53.5%[1-2,28]。虽然手术治疗是治疗 VIN 的有效方法，但复发率高，术后外阴的解剖结构改变，可能会影响患者的性心理和性功能，因此，近 10 余年来多采用切除肉眼可见病变的局部扩大切除术治疗 VIN[8,21,23-24,29-30]。另外，通过手术切除病变获得准确的组织病理学诊断可排除或发现隐匿性的早期外阴鳞癌。医科院肿瘤医院[8]2009 年报道，在 35 例 VIN 3 患者中，34 例行手术切除（14 例肿物局部扩大切除；20 例单纯外阴切除，其中 4 例同时行肛周皮肤切除），2 例切缘呈阳性，术后中位随诊时间 66 个月，有 11.8%（4/34）的患者术后复发，无 1 例患者进展为外阴浸润癌。

2. 激光治疗

激光治疗也称 CO_2 激光消融术，可以单用，也可以与冷刀手术结合用。激光治疗主要用于治疗外阴无毛区病变，治疗效果好，且不影响外阴的解剖结构和性功能，患者症状的控制率可达 100%，病变的治愈率达 87%，而总的复发率仅为 20%[1-2,28]。宋昱等[27]报道，激光治疗 VIN 2-3 的治愈率达 82.1%，平均随诊 29 个月，术后病灶残留率为 15.4%（术后 6 个月内复查阴道镜及活检有病变），复发率为 2.6%（治疗结束后 6 个月内阴道镜检查无病变，6 个月以后阴道镜及活检有病变）。病变范围小者，一次可治愈；而病变广泛者，常需在局部麻醉下多次治疗。激光治疗的最大缺点是：组织被破坏，无法进一步行组织病理学检查发现隐匿性的早期外阴浸润癌。因此，在激光治疗前应尽可能进行充分活检，以排除早期外阴浸润癌。

但 Lawrie 等[29]报道，外科手术与激光消融治疗 VIN 的复发率无显著差异，总的复发率为 51.0%，中位复发时间为 14 个月，且多灶性病变较单灶性病变更易复发（66.0% 比 34.0%）。

3. 药物治疗

药物治疗不仅具有保留外阴的解剖结构和性功能的优点，还具有使用方便（患者可自己直接用药）、易于监测疗效的优势。但药物治疗不能提供进一步的组织病理学诊断，有漏诊早期外阴浸润癌的风险。因此，治疗前获取准确的组织病理学活检至关重要。

目前研究较多、疗效较肯定的治疗药物首选 5% 的咪喹莫特软膏[3,5,23,29-33]。咪喹莫特是一种免疫反应调节剂，表面用药既可以显著减轻患者的症状，又可以使病变消退，同时还可清除 HPV 病毒感染。一般每周用药 2 ~ 3 次，直至病变消退。一项对 17 项研究的 210 例 VIN 患者进行的 meta 分析显示[33]，用药时间 3 ~ 32 周，随诊 1 ~ 30 个月，病变的完全缓解率（CR）为 26% ~ 100%，部分缓解率（PR）为 0 ~ 60%，复发率为 0 ~ 37%。另外两项前瞻性、随机双盲对照研究的结果也显示[30]，5% 咪喹莫特软膏治疗 uVIN 患者的有效率（CR+PR）达 81%，症状缓解率达 100%，而对照组（安慰剂组）为 0%（$P < 0.001$）。该药治疗引起的常见不良反应为：外阴局部有刺激感 / 烧灼感及疼痛，但绝大多数患者均能耐受。现在已有学者将其推荐为 uVIN 的一线治疗，但目前尚未见咪喹莫特软膏治疗 VIN 后远期随诊结果的报道[29]。

对于过去使用过的 5-FU 软膏、干扰素和西多福韦等其他药物，均进行过小样本研究，结果显示，它们的疗效差，毒副作用重，现在已很少使用。

4. 光动力治疗

光动力治疗（photodynamic therapy，PDT）是应用肿瘤定位的光敏剂与适当波长的可见光相互作用产生氧分子诱导的细胞死亡。其主要优点为：组织破坏少，愈合时间短，副作用少。PDT 治疗 VIN 的有效率为 0 ~ 71%，对小病变和单发病灶的治疗效果好，但对多灶性、色素沉着性的高度病变可能无效。PDT 治疗 VIN 的复发率为 48%，与手术和激光治疗无显著差异[3,5]。

5．治疗性疫苗接种

治疗性疫苗接种目前还在研究中，已有部分小样本研究发现，接种抗 HPV 的治疗性疫苗——TA-HPV（一种重组的疫苗病毒）后可刺激机体产生抗 HPVE 6/E7 蛋白的特异性免疫反应，使 uVIN 病变减少至少 50%，少数患者的病变还可以完全消退[15]。此外，Joura[34] 还报道了 HPV 四价预防性疫苗（HPV 6、11、16、18），对第一次接种时 HPV 阴性者 uVIN 的预防效果达 97%，对接种时已感染 HPV 者的 uVIN 预防效率也可达 71%。因此，预防性 HPV 疫苗不仅可成功地阻止宫颈癌和 CIN 的发生，可能也是预防 HPV 相关的 VIN 和 VAIN 的有效方法。

六、外阴上皮内瘤变的转归

有报道称 VIN 治疗后进展为浸润性鳞癌的发生率高于 CIN（0.22%），主要与 VIN 的分型有关（dVIN 还是 uVIN）。dVIN 治疗后有 32.8% 的患者进展为外阴鳞癌，进展为外阴癌的中位时间为 22.8 个月[21]。而 uVIN 治疗后进展为外阴癌的发生率为 3.3% ~ 5.7%，中位进展时间为 41.4 个月；未治 uVIN 的进展发生率为 9% ~ 15.8%，在 1 ~ 8 年的时间内发生，且基底细胞型 uVIN 的进展风险大于疣状型[21,23-24,33]。而 Lawrie 等[29] 报道，在外科手术或激光消融治疗后的 uVIN 患者中，有 15.1% 在疗后的 9 ~ 259 个月（中位时间为 71.5 个月）内进展为外阴浸润癌。文献报道，uVIN 治疗后的复发和进展与吸烟、多灶病变、病灶范围大及机体的免疫功能受损等因素有关[35-36]

由此可见，uVIN 无论采用手术、药物还是其他方法治疗，都易复发，尤其是有多灶性 / 多中心性病变年轻的患者，需多次治疗。医科院肿瘤医院的经验是：对于 VIN 初治后复发患者，进行激光 / 体外照射可再次有效控制病变，获得长时间的完全缓解。

（李淑敏）

参考文献

[1] Kaufman R H. Intraepithelial neoplasia of the vulva. Gynecol Oncol, 1995, 56 (1): 8-21.

[2] Van Beurden M, ten Kate F J, Smits H L, et al. Multifocal vulvar intraepithelial neoplasia grade III and multicentric lower genital tract neoplasia is associated with transcriptionally active human papillomavirus. Cancer, 1995, 75 (12): 2879-2884.

[3] Hart W R. Vulvar intraepithelial neoplasia: historical aspects and current status. Int J Gynecol Pathol, 2001, 20 (1): 16-30.

[4] 李华, 章文华, 吴令英, 等. 24例外阴上皮内瘤变患者的临床分析. 中华肿瘤杂志, 2005, 27 (5): 306-308.

[5] Joura E A. Epidemiology, diagnosis and treatment of vulvar intraepithelial neoplasia. Current Opinion of Obstetrics in gynecology, 2002, 14 (1): 39-43.

[6] van Seters M, van Beurden M, de Craen A J. Is the assumed natural history of vulvar intraepithelial neoplasia III based on enough evidence? A systematic review of 3322 published patients. Gynecol Oncol, 2005, 97 (2): 645-651.

[7] Judson I, Habcrmann B, Baxter N, et a1. Trends in the incidence of invasive and in situ vulvar carcinoma. Obstet Gynecol, 2006, 107 (5): 1018-1022.

[8] 张功逸, 吴令英, 李斌, 等. 外阴上皮内瘤变Ⅲ级35例临床分析. 中华妇产科杂志, 2009, 44 (3): 163-166.

[9] Wilkinson E J, Teixeira M R. Tumors of the vulva// Tavassoli F A. Pathology and genetics of tumors of the breast and female genital organs: World Health Organization classification of tumors. LYON: IARC press 2003: 313-334.

[10] Sideri M, Jones R W, Wilkinson E J, et al. Squamous vulvar intraepithelial neoplasia: 2002 modified terminology, ISSVD vulvar Oncology Subcommittee. J Reprod Med, 2005 (50): 807-810.

[11] Scurry J, Wilkinson E J. Review of terminology of precursors of vulvar squamous cell carcinoma. Journal of lower genital tract disease, 2006, 10 (3): 161-169.

[12] ISSVD. 2014 Bibliography. Current ISSVD terminology. http: //issvd. org/wordpress/wp-content/uploads/2014/02/2014-BIBLIOGRAPHY-CURRENT-ISSVDTERMINOLOGYrev. pdf 2014.

[13] Wilkinson E J, Cox J T, Selim M A, et al. Evolution of terminology for human-papillomavirus infection-related vulvar squamous intraepithelial lesions. Journal of lower genital tract disease, 2015, 19 (1): 81-87.

[14] Yang B, Hart R. Vulvar intraepithelial neoplasia of the simplex (differentiated) type: clinicopathologic study including analysis of HPV and p53 expression. Am J Surg Pathol, 2000, 24 (3): 429-441.

[15] Baldwin P J, van der Burg S H, Boswell C M, et al. Vaccinia-expressed human papillomavirus 16 and 18 e6 and e7 as a therapeutic vaccination for vulval and vaginal intraepithelial neoplasia. Clin Cancer Res, 2003, 9 (14): 5205-5213.

[16] Bourgault Villala I, Moyal Barracco M, Ziol M, et al. Spontaneous regression of grade 3 vulvar intraepithelial neoplasia associated with human papillomavirus-16-specific CD4 (+) and CD8 (+) T-cell responses. Cancer Res, 2004, 64 (23): 8761-8766.

[17] Srodon M, Stoler M H, Baber G B, et al. The distribution of low and high-risk HPV types in vulvar and vaginal intraepithelial neoplasia (VIN and VaIN). AM J Surg Pathol, 2006, 30 (12): 1513-1518.

[18] Jamieson D J, Paramsothy P, Cu-uvin S, et al. Vulvar, vaginal and perianal intraepithelial neoplasia in women with or at risk for human immunodeficiency virus. Obstet Gynecol, 2006, 107 (5): 1023-1028.

[19] Garland S M, Insinga R P, Sings H L, et al. Human papillomavirus infections and vulvar disease development. Cancer Epidemiol Biomarkers Prev, 2009, 18 (6): 1777-1784.

[20] Reyes M C, Cooper K. An update on vulvar intraepithelial neoplasia: terminology and a practical approach to diagnosis. Journal of clinical pathology, 2014, 67 (4): 290-294.

[21] Eva L J, Ganesan R, Chan K K, et al. Differentiated-type vulval intraepithelial neoplasia has a high-risk associated with vulval squamous cell carcinoma. Int J Gynecol Cancer, 2009, 19 (4): 741-744.

[22] vander Avoort I A M, vander Laak J A, Paffen A, et al. MIB1 expression in basel cell layer : a diagnostic tool to identify premalignancies of the vulva. Mod Pathol, 2007, 20 (7): 770-778.

[23] van de Nieuwengof H P, van der Avoort I A M, de Hullu J A. Review of squamous premalignant vulvar lesions. Critical reviews in Oncology/Hematology, 2008, 68 (2): 131-156.

[24] Polterauer S, Catharina Dressler A, Grimm C, et al. Accuracy of preoperative vulva biopsy and the outcome of surgery in vulvar intraepithelial neoplasia 2 and 3. Int J Gynecol Pathol, 2009, 28 (16): 559-62.

[25] Terlo U A, Blok L J, Helmerhorst T J, et al. Premalignant epithelial disorders of the vulva: squamous vulvar intraepithelial neoplasia, vulvar paget's disease and melanoma in situ. Acta obstetricia & gynecologica, 2010 (89): 741-748.

[26] 梁开如, 徐基成, 王小银, 等. 阴道镜检查在34例外阴上皮内瘤变诊断中的应用. 实用妇产科杂志, 2013, 29 (1): 70-71.

[27] 宋昱, 戴斐, 隋龙, 等. CO_2激光气化治疗外阴和阴道上皮内瘤变191例临床分析. 复旦学报 (医学版), 2015, 42 (4): 511-516.

[28] Sideri M, Spinaci L, Spolti N, et al. Evaluation of CO_2 laser excision or vaporization for the treatment of vulvar

intraepithelial neoplasia. Gynecol Oncol, 1999, 75 (2): 277-281.

[29] Lawrie T A, Nordin A, Chakrabarti M, et al. Medical and surgical interventions for the treatment of usual-type vulval intraepithelial neoplasia. Cochrane Database of Systematic Reviews, 2016, 05 (1): CD011837.

[30] Mathiesen O, Buus S K, Cramers M. Topical imiquimod can reverse vulvar intraepithelial neoplasia: a randomised, double-blinded study. Gynecol Oncol, 2007, 107 (2): 219-222.

[31] Le T, Menard C, Hicks-Boucher W, et al. Final results of a phase 2 study using continuous 5% Imiquimod cream application in the primary treatment of high-grade vulva intraepithelial neoplasia. Gynecol Oncol, 2007, 106 (3): 579-584.

[32] Iavazzo C, Pitsouni E, Athanasiou S, et al. Imiquimod for treatment of vulvar and vaginal intraepithelial neoplasia. Int J Gynaecol Obstet, 2008, 101 (1): 3-10.

[33] van Seters M, van Beurden M, ten Kate F J, et al. Treatment of vulvar intraepithelial neoplasia with topical imiquimod. N Engl J Med, 2008, 358 (14): 1465-1473.

[34] Joura E A, Leodolter S, Hernandez-Avila M, et al. Efficacy of a quadrivalent prophylactic human papillomavirus (types 6, 11, 16, and 18) L1 virus-like-particle vaccine against high-grade vulval and vaginal lesions: a combined analysis of three randomized clinical trials. Lancet, 2007, 369 (9574): 1693-1702.

[35] Fehr M K, Baumann M, Mueller M, et al. Disease progression and recurrence in women treated for vulvovaginal intraepithelial neoplasia. Journal of Gynecologic Oncology, 2013, 24 (3): 236-241.

[36] Van Esch E M G, Dam M C I, Osse M E M, et al. Clinical characteristics associated with development of recurrence and progression in usual-type vulvar intraepithelial neoplasia. International Journal of Gynecological Cancer, 2013, 23 (8): 1476-1483.

第26章 外阴癌概述

外阴癌（carcinoma of the vulva）是一种少见的恶性肿瘤，占所有女性生殖道恶性肿瘤的3%~5%，多发生于绝经后的老年女性[1-5]。外阴癌可发生于外阴的皮肤、黏膜及其附件组织，病理类型有鳞状细胞癌、腺癌、基底细胞癌、黑色素瘤、肉瘤和转移性癌等。本章将重点介绍外阴鳞癌的临床表现、诊断、治疗和预后等。

一、外阴癌的流行病学

虽然外阴癌的发生率呈上升趋势，但目前外阴癌的筛查流程尚未确立。在英国，外阴癌病例从1979年的739例上升到2001年的866例，增长了17%[6]。在美国，外阴癌也呈现增长趋势，1992年至1998年，外阴癌的发生率每年以2.4%递增[7]。2000年，英国登记的外阴癌与宫颈癌的比例由过去的1:（5~8）降为1:3，表明外阴癌病例增加，而宫颈癌的病例减少[8]。外阴癌的增加表现为两种趋向：一方面是75岁及以上老龄女性外阴癌的发病人数增加，可能与外阴的硬化苔藓病变有关；另一方面是≤50岁的外阴原位癌（VIN 3）的发生率呈上升趋势，从过去的1.1/10万上升到2.1/10万[9-13]，可能与人乳头瘤病毒（HPV）感染（尤其是年轻患者）有关。故近年有学者根据外阴癌的发病诱因将其分为两种类型[14]：第一种类型是与HPV感染（主要是HPV 16和HPV 18型）相关的外阴癌，VIN是其癌前病变，80%的未治疗VIN 3患者将进展为外阴浸润癌；其他可能的发病诱因还包括曾患湿疣、性传播性疾病、经济落后、吸烟等。第二种类型是HPV阴性的外阴癌，主要与外阴硬化苔藓等非肿瘤性上皮病变和高龄导致上皮细胞出现非典型性有关并最终进展为癌，此型多发生于老年女性。

二、外阴癌的临床表现

（一）发病年龄

外阴癌的发生年龄范围较宽，为21~101岁，高峰年龄为60~70岁[1-8,15-21]，但有15%的第一种类型的外阴癌发生在40岁以下患者[6-8]。

（二）症状

最常见的症状为外阴的长期持续性瘙痒、疼痛或灼痛；其次是外阴皮肤有增厚、凸出皮面的、红色、白色或黑色的斑块或丘疹；或有外阴肿物、外阴肿胀；当外阴癌发生坏死而形成溃疡时，可表现为阴道少量出血或排液，并有异臭味；当肿瘤侵及尿道口或尿道时，可出现排尿困难或排尿时灼痛；当有腹股沟淋巴结转移时，可发现腹股沟区肿块。另外，少数早期癌和VIN患者常无任何症状。

（三）体征

VIN和早期外阴癌患者的外阴皮肤或黏膜可见局限性或弥散的多灶性的黑褐色/棕褐色斑丘疹，或局灶的黏膜粗糙、糜烂，或增厚的、伴有裂口的外阴硬化苔藓病变。而浸润性鳞状细胞癌的原发灶常表现为单发的、局限性的、块状、溃疡型、白斑状或疣状肿物，边界较清楚；而多灶性生长的外阴鳞癌少见。外阴癌可发生在外阴的任何部位，以前半部为多见，70%的肿瘤发生在阴唇，大阴唇最为多见，其次为小阴唇、阴蒂和会阴[1-7]。肿瘤晚期可侵及尿道和（或）膀胱、肛门和（或）直肠、阴道及耻骨和（或）坐骨。当有腹股沟淋巴结转移时，可在单侧或双侧腹股沟区触及肿大淋巴结。当转移的淋巴结坏死或合并感染时，侵及腹股沟区的皮肤出现浸润性或炎症性反应，甚至破溃。当伴有盆腔淋巴结转移时，近盆壁或阴道旁可触及结节或包块等。

通常根据原发性肿瘤的部位将外阴癌分为：①侧位型：指肿瘤位于大阴唇和小阴唇，距离中线应≥1 cm；②中心型：指肿瘤发生在阴蒂、尿道口、阴道口、会阴后联合及会阴体。侧位型和中心型外阴癌的淋巴引流路径略有差异，影响早期外阴癌的手术治疗方式。

（四）伴发癌

有15%～33%的外阴癌患者在诊断的同时或治疗前/后伴发身体其他部位的原发性癌，最常见的是宫颈癌，多为原位癌和早期浸润癌[6,8,11,13]。约30%的外阴癌患者的癌旁组织存在VIN，而VIN患者中15%～22%有潜在的微小浸润癌[6,8,11,13]。

三、外阴癌的诊断

（一）询问病史

详细了解症状出现的时间、部位及持续时间，有无变化，是否有其他伴随症状等，尤其是既往患者是否有宫颈癌/宫颈上皮内瘤变（cervical intraepithelial neoplasia，CIN）、阴道癌/阴道上皮内瘤变（vaginal intraepithelial neoplasia，VAIN）的病史。

（二）体检

体检包括全身检查和妇科检查。全身检查：了解重要脏器的功能、有无合并症、体表淋巴结（尤其腹股沟淋巴结）有无转移等。妇科检查：明确肿物或病变的部位、大小、形状（丘疹或斑块、结节、菜花、溃疡等）、浸润的深度等，肿瘤是否累及尿道（口）、阴道、肛门和直肠等，评估肿瘤能否切净及手术的安全性。

（三）细胞和（或）病理学检查

组织病理学检查目前仍是确诊外阴癌的金标准。对于有多年外阴瘙痒史并伴有外阴白斑或经久不愈的糜烂、外阴结节、乳头状瘤、尖锐湿疣及溃疡等可疑病变，应及时取活检行组织病理学诊断；也可行细胞学检查。在阴道镜检查下行病变定位活检，对VIN 3和早期外阴癌尤为重要。对于有多灶性病变者，每个病灶均应取活检以除外有无浸润癌。治疗前应行宫颈/阴道细胞学检查，明确是否合并有子宫颈和阴道病变；必要时行阴道镜检查及镜下活检除外CIN/VAIN。

外阴癌的病理检查应包括明显的肿瘤、癌周皮肤和皮下组织。对于肿瘤直径≤2 cm的早期外阴癌，可在局部麻醉下行肿物完整的楔形切除活检，进行连续病理切片检查，准确评估肿瘤的浸润深度，以指导早期外阴癌的个体化治疗。

术后病理学检查还应注意：肿瘤的病理类型，分级，浸润深度，有无淋巴脉管间隙受侵，手术切缘和肿瘤基底是否切净，淋巴结转移的部位、数目及是否扩散到包膜外等，以确定肿瘤期别并指导术后辅助治疗。

（四）辅助检查

1.常规检查

治疗前应检查血、尿、便三大常规，肝、肾功能，以及血清肿瘤标志物（SCCA）等各项指标。

2.影像学检查

进行胸部 X 线检查以排除肺转移；进行 CT、MRI、PET 或 PET-CT 等影像学检查有助于发现腹股沟和盆腔肿大淋巴结、肿瘤的远处转移及外阴肿瘤与周围脏器的关系等，但对排除淋巴结转移的诊断价值有限。目前有学者认为，在 B 超引导下细针穿刺活检是诊断腹股沟淋巴结转移的一种有发展前景的技术，其诊断的敏感性可达 93%[22-24]。外阴癌术前淋巴显影和核素检查可发现并识别腹股沟前哨淋巴结（sentinel lymph node，SLN），相关研究结果已陆续发表，证实了早期外阴鳞癌（临床Ⅰ、Ⅱ期，肿瘤直径 < 4 cm）通过切除 SLN 评估腹股沟淋巴结转移的准确性和阴性预测值均可达 90% 以上[11,18,25-32]。

3.膀胱镜和（或）直肠镜检查

对于晚期外阴癌患者，应行膀胱镜和（或）直肠镜检查，了解尿道、膀胱和直肠黏膜受侵情况。

虽然外阴癌发生在体表部位，诊断并不困难，但有的患者由于有长期的外阴瘙痒或白斑病史而疏于检查，或由于有的老年女性羞于检查外阴，常致诊断延误达 1 年以上。因此，当发现外阴有长期或反复发作的瘙痒、疼痛或有斑块 / 结节 / 溃疡等及色素痣变化时，应及时予以检查和诊断。

四、外阴癌的转移途径

外阴癌生长缓慢，以局部浸润蔓延和区域淋巴结转移为主，血行转移少见。

（一）局部浸润蔓延

外阴各部位的肿瘤逐步进展可累及周围的组织器官，如累及尿道口或部分尿道，甚至膀胱、肛门或部分直肠，向深部还可侵及盆底肌肉、耻骨等组织。

（二）淋巴途径转移

外阴部位的组织中分布着极其丰富的淋巴管，且两侧之间有相互吻合的交通支，因此，外阴癌早期即可发生淋巴结转移。外阴癌的淋巴结转移一般按照先转移到腹股沟浅组淋巴结——→腹股沟深组淋巴结——→盆腔淋巴结顺序（图 26-1）。浅组淋巴结包括与腹股沟韧带平行的斜组和沿大隐静脉走行的垂直组，淋巴结较多、较大，8 ~ 10 个。大多数学者认为，腹股沟浅组淋巴结是外阴的初级淋巴结，可看作外阴癌的 SLN[4,6-7,18,28]；腹股沟深组淋巴结是外阴癌淋巴结转移的第二站，位于卵圆窝的筛状筋膜下，淋巴结数较少，3 ~ 4 个，其中最重要的一个淋巴结叫柯氏（Cloquet）淋巴结，位于腹股沟深淋巴结的最上端，可能是外阴癌发生盆腔淋巴结转移的必经之路。侧位型外阴癌通常先转移到同侧的腹股沟淋巴结，而中心型外阴癌双侧腹股沟淋巴结转移的概率相同[7,11,33-34]。因此，外阴癌的淋巴结转移规律影响治疗方案的制订，尤其是对对早期外阴癌的处理至关重要。经过近 20 年对早期外阴鳞状细胞癌 SLN 研究经验的积累和基于 GOG-173、GROINSS-V 的大样本、多中心的前瞻性研究，目前已将 SLN 的处理纳入早期外阴鳞癌预选患者（临床Ⅰ/Ⅱ期、肿瘤直径 < 4 cm、无触诊或影像检查可疑的淋巴结转移）的标准治疗中[29,32]。

（三）影响腹股沟淋巴结转移的因素

外阴癌腹股沟淋巴结转移的发生率为 30% ~ 46%，以单侧腹股沟淋巴结转移为主[1,3-4,7,9-10,17,19,21,35-36]；盆腔淋巴结转移发生率为 10% ~ 30%，几乎所有患者均有腹股沟淋巴结转移[1,3-4,9-10,21,35-36]。腹股沟淋巴结转移主要受下列因素影响：①肿瘤的分期：期别越高，腹股沟淋巴结转移的概率越大。Hopkins[17] 总结了 172 例各期外阴鳞癌患者的腹股沟淋巴结

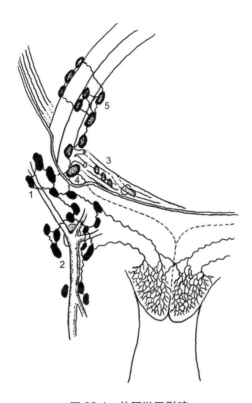

图 26-1 外阴淋巴引流
1.腹股沟浅表淋巴结；2.股浅淋巴结；3.深腹股沟淋巴结；4.Cloquet 淋巴结；5.髂外淋巴结

转移发生率：Ⅰ期 14%，Ⅱ期 23%，Ⅲ期 72%，Ⅳ期则高达 92%，且有盆腔淋巴结转移的患者均为Ⅲ、Ⅳ期（Ⅲ期 39%，Ⅳ期 75%）。②肿瘤的浸润深度：腹股沟淋巴结转移发生率随肿瘤浸润深度的增加而升高。肿瘤浸润深度≤1 mm 的腹股沟淋巴结转移发生率为 0%，2～3 mm 的为 11.1%，>5 mm 的为 47.1%（$P<0.001$）[22]。③肿瘤的大小：外阴局部肿瘤的体积或最大直径与腹股沟淋巴结转移呈正相关。肿瘤直径≤2 cm 的腹股沟淋巴结转移发生率为 19%，2.1～3 cm 为 31%，>3 cm 为 40%～54%[7]。④肿瘤细胞的分化程度：肿瘤细胞的分化程度越低，淋巴结转移的风险越大[10,35]。

五、外阴癌的分期

外阴癌的分期包括 UICC（国际抗癌联盟，Union for International Cancer Control）的 TNM 分期和 FIGO（国际妇产科联盟，Federation of International Gynecologic Oncology）的 FIGO 分期，但目前临床上多采用 FIGO 分期。1988 年，FIGO 确立了外阴癌的手术病理分期标准，1994 年进行了修改，将Ⅰ期外阴癌按照肿瘤的浸润深度进一步分为Ⅰa 期（肿瘤浸润间质深度≤1.0 mm）和Ⅰb 期（间质浸润深度>1.0 mm）。2009 年，FIGO 委员会对外阴癌分期再次进行了修改，且此次分期修改后变化较大，取消了 0 期，除Ⅰa 和Ⅳb 期还保持 1994 年的 FIGO 分期标准外，其余各期均发生了变化，并根据腹股沟淋巴结转移的大小、数目和形态进一步将外阴癌分出了：Ⅲa、Ⅲb、Ⅲc 和Ⅳa(ii) 期，具体分期标准见表 26-1。FIGO 分期与 UICC 的 TNM 分期对照见图 26-2[34]。但有关 2009 年 FIGO 新分期系统评价外阴癌患者的预后意义还有待大样本临床研究进一步验证。

复旦大学上海癌症中心[14]（2015 年）报道了 1990 年 1 月至 2012 年 3 月收治的病历资

料完整的 184 例外阴鳞癌患者根据 2009 年 FIGO 分期标准进行重新分期后的结果，显示有 41.3%（76/184）的患者的期别与 1994 年的分期相比呈下降，且 II 期和 IV 期患者的比例均显著减少，仅占 7.1% 和 3.8%；各期患者的生存情况见表 26-3。作者根据患者的相关生存率（cause-specific survival，CSS）将 184 例患者分成四组：I a 期（第 1 组）、I b/II/IIIa 期（第 2 组）、IIIb 期（第 3 组）和 IIIc 期 /IV 期（第 4 组），四组患者的 5 年 CSS 分别为：100%、85%、34.6% 和 0%。III 期患者中 IIIa、IIIb 和 IIIc 的 5 年 CSS（84.8%、34.6% 和 0%）、总存活率（overall survival，OS）（77.1%、33.0% 和 0）和无复发存活率（recurrence free survival，RFS）（62.1%、20.2 和 0）的差异均有统计学意义（$P<0.001$、$P<0.001$ 与 $P=0.001$）。第 2 组患者中的 I b 期、II 期与 IIIa 期患者的 5 年 CSS 相似，分别为 84.4%、84.6% 和 84.8%（$P=0.986$），且 5 年 OS 和 5 年 RFS 均无统计学差异（$P=0.556$ 和 $P=0.083$）；而 I b 期与 II 期患者的 5 年 RFS 有显著性差异（75.3% 比 46.2%，$P=0.023$），I b 期患者的复发率为 25.7%（19/74）（局部复发 16 例 + 腹股沟复发 3 例），II 期患者复发率则高达 61.5%（8/13）（局部复发 6 例 + 腹股沟复发 1 例 + 肺转移 1 例）；但是，I b 期与 II 期患者的 5 年 OS 和 CSS 均相似（$P=0.856$ 与 $P=0.620$）；IIIa 期与 I b 期患者的 5 年 CSS、OS 和 RFS 均相似（$P=0.909$、$P=0.371$ 与 $P=0.41$），与 II 期患者的 5 年 CSS、OS 和 RFS 也均相似（$P=0.975$、$P=0.243$ 与 $P=0.267$）。由此可见，2009 年 FIGO 外阴癌分期系统虽可明确 III 期患者（IIIa、IIIb 与 IIIc）的预后间的显著差异，但并未能很好地将 I b 期、II 期与 IIIa 期患者分离，提示仅有 1 个淋巴结或 2 个（<5 mm）淋巴结转移（未浸透淋巴结包膜）的（IIIa 期）患者的预后不受影响（同 I b 期和 II 期），故新分期系统的临床实用性仍有待进一步验证。

表 26-1　2009 年外阴癌 FIGO 分期

FIGO 分期	肿瘤范围
I	肿瘤局限于外阴
I a	病变 ≤2 cm，局限于外阴或会阴，且间质浸润 ≤1.0 mm*，无淋巴结转移
I b	病变 >2 cm 或间质浸润 >1.0 mm*，局限于外阴或会阴，且淋巴结阴性
II	任何大小的肿瘤，蔓延到邻近的会阴结构（下 1/3 尿道，下 1/3 阴道，肛门）且淋巴结阴性
III	任何大小的肿瘤，有或没有肿瘤蔓延到邻近的会阴结构（下 1/3 尿道，下 1/3 阴道，肛门），且腹股沟 - 股淋巴结转移阳性
IIIa	①1 个淋巴结转移（≥5 mm），或 ②1~2 个淋巴结转移（<5 mm）
IIIb	③≥2 个淋巴结转移（≥5 mm），或 ④≥3 个淋巴结转移（<5 mm）
IIIc	淋巴结转移且扩散到淋巴结包膜外
IV	肿瘤浸润其他区域（上 2/3 尿道，上 2/3 阴道）或远处脏器
IVa	肿瘤侵及下列任何一个部位： ①上段尿道和（或）阴道黏膜，膀胱黏膜，直肠黏膜，或固定于骨盆，或 ②腹股沟 - 股淋巴结固定或呈溃疡状
IVb	任何远处转移，包括盆腔淋巴结转移

* 浸润深度的测量是从邻近最表浅真皮乳头的皮肤 - 间质结合处至浸润的最深点

表 26-2 2009 年外阴癌 FIGO 分期与 TNM 分期 [9,11]

FIGO 分期	TNM 分期		
	T（tumor，肿瘤）	N（lymph node，淋巴结）	M（metastasis，转移）
I	T_1		M_0
I a	T_{1a}		M_0
I b	T_{1b}		M_0
II	T_2/T_3		M_0
III a	T_1，T_2，T_3	N_{1a}，N_{1b}	M_0
III b	T_1，T_2，T_3	N_{2a}，N_{2b}	M_0
III c	T_1，T_2，T_3	N_{2c}	M_0
IV			
IV a	T_4	N_0-N_3	M_0
IV b	任何 T	任何 N（包括盆腔淋巴结转移）	M_1

表 26-3 按 2009 年 FIGO 分期系统分期的 184 例外阴鳞癌患者的生存情况 [14]

分期	病例数	5 年 OS	5 年 RFS	5 年 CSS
I a	25	89.6%	92.0%	100%
I b	74	75.5%	75.3%	84.4%
II	13	84.6%	46.2%	84.6%
III a	27	77.1%	62.1%	84.8%
III b	35	33.0%	20.2%	34.6%
III c	3	0	0	0
IV a	4	0	0	0
IV b	3	0	0	0

OS：总存活率；RFS：无复发存活率；CSS：病因相关生存率

六、外阴癌的治疗

外阴癌治疗以手术为主。随着对外阴癌生物学行为的了解及治疗经验的总结，外阴癌的手术治疗模式发生了很大改变，尤其是对早期外阴癌强调个体化、人性化的治疗，而局部晚期或晚期外阴癌则强调多种方法的综合治疗。

（一）手术治疗

外阴癌的术式已由过去的"外阴＋双侧腹股沟淋巴结整块切除的蝶形"标准术式逐渐演变为目前采用的"外阴＋双侧腹股沟的三切口"标准术式，从而大大降低了术后伤口裂开、不愈合、感染等并发症 [3-5,11,13,34,37]。对早期外阴癌（I、II期）患者的术式近年有进一步改进，对于外阴局部肿瘤，可采用局部根治性切除、根治性半外阴切除术和根治性外阴切除术；而对双侧腹股沟淋巴结行 SLN 活检，根据 SLN 的状况确定腹股沟淋巴的处理：SLN（＋）行双侧腹股沟淋巴结清扫或放疗，SLN（－）行定期随诊[26,29,32,34]。但多数研究均为小样本、回顾性研究，且 GROINSS-V 的大样本、前瞻性研究也未得出 SLN（－）患者仅定期随诊即是安全的肯定结论[32]。te Grootenhuis 等[32] 报道了 377 例行 SLN 活检的外阴鳞癌（T_1，肿瘤直径<4 cm）患者的前瞻性研究结果：对于 SLN 转移者，行腹股沟淋巴结切除术；而对于 SLN 阴性者行定期随诊，中位随访时间为 105 个月（0～179 个月），初治后总的 5 年和 10 年的局部复发率分别为 27.2% 和 39.5%，而 SLN（－）组为 24.6% 与 36.4%，SLN（＋）组为 33.2% 和 46.4%（P=0.03）；SLN（－）组与 SLN（＋）组的 5 年孤立腹股沟淋巴结转移率分别为 2.5% 和 8.0%；SLN（－）组的 10 年肿瘤生存专率达 91%，而 SLN（＋）组为 65%，P<0.0001；而所有患者的 10 年肿瘤生存专率为无局部复发者为 90%，复发者为 69%（P<0.0001）。由此可见，虽然 SLN（－）的早期外阴癌患者的预后较好，但仍有 36% 的患者出现局部复发，而这些复发患者的生存率显著下降。故有关外阴癌 SLN 处置的治疗意义仍有待进一步深入研究。

（二）放疗

外阴组织潮湿，皮肤黏膜对放射线的耐受性较差，易出现放疗反应，这些限制了外阴癌的照射剂量，因而难以应用根治鳞癌的放疗剂量。因此，外阴癌单纯放疗的疗效差，局部复发率高。放疗通常作为外阴癌的术前、术后辅助治疗或晚期外阴癌综合治疗的一部分，以减少超广泛性手术的创伤和改善外阴癌患者的预后。

1. 术前放疗

术前放疗可缩小肿瘤体积，有利于手术切除、保留器官功能并提高手术疗效，主要用于外阴肿瘤体积大、范围广、累及尿道、阴道和肛门手术切除困难、影响排尿、排便功能的患者。一般用直线加速器或 ^{60}Co 机对准外阴垂直照射或沿肿瘤基底切线照射。照射野的设计取决于肿瘤的大小和部位，但应避开肛门。肿瘤的照射剂量（DT）可达 40 Gy[2-4,16,19,38-39]。若肿瘤侵犯阴道，可同时行阴道塞子腔内放疗[5,16,23]。

2. 术后放疗

术后放疗用于术后病理上具有高危因素的患者，包括手术侧切缘或基底未净、肿瘤距切缘近（<1 cm）和有腹股沟淋巴结转移（尤其是有多个腹股沟淋巴结转移或肿瘤浸透淋巴结包膜）。

术后放疗以体外照射为主，照射野有外阴区（手术切缘或基底未净和肿瘤距切缘近者）和腹股沟区（腹股沟淋巴结转移者）。外阴区：根据肿瘤残存部位确定。腹股沟区有两种设野方式[2-5,16]：①腹股沟野（图 26-2），以腹股沟韧带为中心，上、下界与腹股沟韧带平行，内侧界达耻骨结节，外侧界达髂前上棘内 1 cm，大小为（8～12）cm×（12～14）cm；②腹股沟-阴阜野（图 26-3），用于较晚病变或阴阜部位皮下切除不够者。如果有腹股沟淋巴结或盆腔淋巴结转移，应追加盆腔后野照射，补充盆腔淋巴结的照射剂量。对于有镜下残存肿瘤或腹股沟淋巴结切除术后有镜下转移者，放疗剂量至少应达 50 Gy[2-5,16,19,34,38-39]；对于有多个淋巴结转移或有淋巴结包膜外浸润者，剂量应达 60 Gy[5,14,34]；对于有肉眼可见的肿瘤残存，剂量需达 60～70 Gy，以提高肿瘤的局部控制率[5,14,19,34]。多采用高能 X 线和电子线相结合的照射技术（根据肿瘤的深度选择电子线的能量），每周照射 5 次，每次以照射剂量为 1.8～2.0 Gy 的分割方式照射。如果腹股沟淋巴结明显肿大，则可先连同周围组织大块切除肿大淋巴结，病理确诊后行腹股沟区放疗，以减轻下肢水肿[16,19,34]。

多数学者报道术后辅助放疗可明显降低肿瘤的复发率并改善患者的生存。

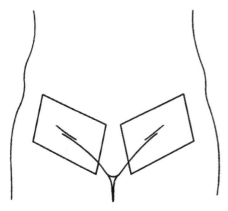

图 26-2　腹股沟野

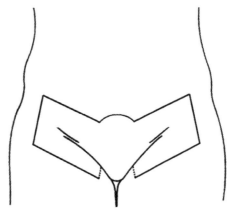

图 26-3　腹股沟阴阜野

3．单纯放疗

单纯放疗主要用于病变范围广、侵及周围脏器、肿瘤固定无法切除的某些晚期肿瘤患者或有严重合并症不能耐受手术及拒绝手术治疗的患者。照射方式和设野大小同术后放疗。

外阴癌放疗因放疗剂量受限，单纯放疗的疗效较差，常需在根治量放疗后切除残存的肿瘤，以提高肿瘤的控制率并改善生存。肿瘤的局部控制率与照射剂量呈正相关，但外阴受照剂量达 40 Gy 时若保护不好，即出现明显的放疗湿性反应、脱皮和溃疡等。出现严重的放疗反应时，中间可休息 1～2 周，待反应减轻或消退后再继续放疗。若外照射剂量达 40～50 Gy 时根据肿瘤的消退情况补加组织间插植放疗或缩野后追加照射剂量，则可提高肿瘤的控制率 [5,11,13,16,36]。另外，外阴癌腹股沟淋巴结放疗的效果比手术的效果差，其复发率明显高于手术切除的患者；但对腹股沟淋巴结临床阳性的患者可行肿大淋巴结切除术或活检（若肿大淋巴结浸润肌肉或股血管等不能切除），病理证实后行腹股沟区和盆腔放疗。应避免彻底的腹股沟淋巴结清扫术并辅助术后的放疗，这样可导致严重的下肢淋巴水肿 [11,13,16,34,36]。

外阴癌放疗剂量＞60 Gy 时，尤其是合并近距离放疗时，常出现中重度并发症，如直肠狭窄、直肠 - 阴道瘘、骨或皮肤或阴道坏死等，严重时需手术处理。

（三）化疗或同步化放疗

外阴癌单纯化疗的疗效较差，常与放疗或手术联合，或同步放化疗治疗晚期和复发性外阴癌，以避免盆腔脏器清扫术，减少手术创伤和并发症，提高肿瘤的控制率和生存率，而且同步放化疗治疗外阴癌的疗效优于单纯放疗的疗效 [11,23-24,34]。

外阴癌的化疗目前尚无标准方案，文献报道的常用方案有：

（1）PF 方案

顺铂(DDP)	50 mg/m²	静脉滴注	第 1 天	每 4 周重复化疗
5-FU	每日 1 g/m²	静脉持续滴注 96 h		

（2）MF 方案

丝裂霉素（MMC）	10 mg/m²	静脉滴注，化疗第 1 天	每 4 周重复化疗
5-FU	每日 1 g/m²	静脉持续滴注 96 h	

七、外阴癌的预后

外阴癌患者总体预后较好，总的 5 年生存率高达 70% 左右 [1-6,9,15-16,21-22,32,34]。外阴癌的预后与肿瘤分期、分级、腹股沟淋巴结转移、年龄、肿瘤大小、浸润深度和淋巴脉管间隙受侵等多种因素相关，其中，肿瘤分期和腹股沟淋巴结转移的数量及状况是最重要的预后影响因素。

1. 肿瘤分期

外阴癌的 5 年生存率随肿瘤分期期别的升高而显著降低，见表 26-4。

表 26-4　外阴癌的分期（2009 年以前的）与生存情况

作者及年代	病例数	5 年生存率（%）				总生存（%）
		I 期	II 期	III 期	IV 期	
Hopkins（1991）[17]	172	94	91	36	26	71
Rhodes（1998）[7]	373	78.2	52.7	27.2	13.0	51.3 *
王淑珍（2000）[2]	309	86.9	82.5	59.2	43.6	67.9
Maggino+（2000）[22]	502	91	76	65	29	
Rouzier（2002）[21]	215	88.3	60.6	37.4 #		
Pinto（2004）[9]	184	100	87	66	35	

*特指 5 年肿瘤生存专率

+ 来自意大利的 5 个妇产科研究所的多中心研究结果

包括 III + IV 期的 5 年生存率

2. 淋巴结转移

腹股沟淋巴结转移也是外阴癌的最重要的预后指标之一，可使外阴癌的长期生存率降低近一半（表 26-5）。腹股沟淋巴结转移常预示肿瘤治疗后发生早期复发、多部位复发和远处转移；双侧腹股沟淋巴结和盆腔淋巴结转移者的预后更差；盆腔淋巴结转移者的 5 年生存率可降至 7% 左右（单侧腹股沟淋巴结转移者为 30%），而且淋巴结转移的数目及包膜受侵对生存均有显著影响，见表 26-6[14]。

表 26-5　外阴癌患者腹股沟淋巴结转移与生存情况

作者及年代	病例数	5 年生存率（%）		
		腹股沟淋巴结（+）	腹股沟淋巴结（−）	P 值
Burger（1995）[18]	170	54	77	<0.001
Rhodes（1998）[7]	168	25.7	84.25	<0.000 1
Perez（1998）[19]	86	38	62	≤0.01
Rouzier（2002）[21]	180	48.1	84.5	<0.001
Lataifeh（2004）[10]	55	26.1	66.6	=0.005

表 26-6　外阴癌患者腹股沟淋巴结状况与生存情况[14]

项目	病例数（例）	5 年总生存率（%）	P 值
淋巴结转移	184		<0.001
有	71	46.70	
无	113	79.20	
阳性淋巴结数	184		<0.001
0	113	79.20	
1	23	72.90	
2	23	45.70	
3	13	38.50	
≥4	12	0	
转移淋巴结的状况	71		<0.001
淋巴结内转移	65	66.0	
穿透淋巴结包膜外	6	0	
转移淋巴结侧别	71		<0.001
单侧	49	56.30	
双侧	22	25.50	

3．年龄

高龄是外阴癌的不良预后影响因素，70 岁以上患者的 5 年生存率明显降低，多低于 50%[2-5,7,9,15-17,22,34]。

4．肿瘤细胞的分化程度

低分化或分化差的肿瘤的预后明显差于中高分化的肿瘤。Rhodes 回顾性地分析了英国 35 家医院治疗的 411 例外阴鳞癌患者的生存情况，结果显示，高分化肿瘤的 5 年生存率为 57.5%，明显高于中分化（40.6%）和低分化肿瘤（35.7%，P=0.0007）[7]。

5．肿瘤的大小和浸润深度

外阴癌的 5 年生存率与肿瘤的大小和浸润深度负相关。Burger[18] 报道，肿瘤直径 ≥2 cm 的外阴癌患者的 5 年生存率明显低于肿瘤直径<2 cm 者（59% 比 80%，P=0.005）。 Rouzier[21] 的分析结果显示，肿瘤浸润深度≤3 mm 的 5 年生存率为 90% 以上，与浸润深度 为 4~5 mm 和>5 mm 的外阴癌患者的生存率有显著差异（78% 和 48.5%，P<0.005）。

6．淋巴脉管间隙受侵

Lataifeh[10] 报道，淋巴脉管间隙受累的外阴癌患者的 5 年生存率为 24.7%，显著低于未 受累者的 63.9%（P=0.007）。

此外，还有学者发现，外阴癌癌灶周围伴有 VIN 2 或 VIN 3 以及肿瘤呈多灶性的预后较 差[11]。

八、外阴癌的复发

1．外阴癌复发的定义

外阴癌复发的定义目前尚未统一。多数文献将外阴癌初治后不管无瘤生存时间多长再发生外阴、腹股沟淋巴结的鳞癌和盆腔及远处转移者定义为外阴癌复发。也有学者将外阴癌治疗后（包括外阴和腹股沟淋巴结）在外阴或腹股沟淋巴结又出现鳞癌、随诊在5年内者定义为复发，而将随诊5年以上者定义为外阴癌再发。作者认为，Maggino的定义较严格，即外阴癌经根治性治疗并至少无瘤生存6个月后，在外阴、腹股沟、盆腔及远处等部位新出现肿瘤者定义为外阴癌复发[22]。

2．外阴癌复发的部位和时间

外阴癌总的复发率为12.6%～49.8%，多数作者报道的复发率在30%左右[1-24,34-36,40]。70%的复发发生在疗后2年内，以局部复发为主（表26-7），但外阴癌的复发部位与初次治疗到复发的时间间隔和初治时腹股沟淋巴结状况有关。Bosquet[12]报道，早期复发（2年内）多为初治时有腹股沟淋巴结转移者，且复发多位于腹股沟或为远处转移，而初治2年或5年后的复发多位于外阴局部。

3．外阴癌复发的危险因素

预示外阴癌复发的高危因素很多，见表26-8[22]。但主要的危险因素有：肿瘤期别、腹股沟淋巴结转移和淋巴脉管间隙受侵。外阴局部复发还与手术切缘状况和肿瘤的浸润深度有关。Rouzier[21]报道，切缘阳性或切缘距离肿瘤<1 cm者肿瘤局部复发的风险是切缘阴性者的3倍。

表26-7 外阴癌复发的部位

作者及年代	总病例数（N）（复发例数）	外阴局部复发 N（%）	腹股沟淋巴结复发 N（%）	多部位复发 N（%）	远处转移 N（%）
Rhodes（1998）[7]	411（123）	47（38）	49（40）	13（11）	14（11）
Maggino（2000）[22]	502（187）	100（53.3）	35（18.7）	26（14.2）	29（15.6）
Preti（2000）[20]	101（33）	18（54.5）	11（33.3）	7（21.2）	4（12.1）
吴令英（2003）[15]	435（55）	32（58.2）	12（21.8）	11（20）	0
Pinto（2004）[9]	184（58）	28（48.3）	16（27.6）	6（10.3）	7（12.1）
Bosquet（2005）[12]	330（88）	64（72.7）	8（9.1）	31（35.2）	6（6.8）

表26-8 外阴癌复发的高危因素[22]

高危因素	相对风险	95%置信区间	P值	X^2值
肿瘤直径（>2 cm与<2 cm）	1.2	0.6～2.4	0.001	10
淋巴结（阳性与阴性）	3.3	2.1～5.3	0.000	2.6
血管间隙（受侵与未受侵）	1.4	0.6～3.3	0.02	5.2
肿瘤浸润深度（>3 mm与<3 mm）	1.5	0.9～2.6	0.03	4.5
FIGO分期（>Ⅱ期与Ⅰ～Ⅱ期）	1.8	1.0～3.1	0.005	7.7

4．外阴癌复发的治疗及预后

复发性外阴癌的治疗受肿瘤复发部位、初次治疗的方法、患者的一般状况等多种因素的制约。一般对局部或孤立性的肿瘤复发采用手术治疗，术后辅以放疗和（或）化疗。对于不能耐受手术的局部复发者或复发肿瘤位于盆腔和外阴的多部位者，也可采用放疗或放化疗联合。远处转移者仅适于采用化疗。

复发性外阴癌患者的总的 5 年生存率仅为 20%[1-5,7-13,15-18,20-22,34-36,40]。孤立性或单纯外阴复发患者的预后较好，手术治疗后的 5 年生存率可达 40%～60%[2-5,9-11,15-16,20-21,34-36,40]。单纯腹股沟淋巴结转移者的预后较差，5 年生存率约为 10%，中位生存时间为 6 个月。外阴局部复发伴腹股沟淋巴结转移者的预后最差，几乎没有患者活过 5 年 [8-11,20-21,35-36,40]。肿瘤复发距初次治疗的时间间隔越长，预后越好 [10-12,20-21,35,40]。Burger[18] 报道，2 年内复发者的 1 年生存率为 11%，明显低于 2 年后复发的 69.2%（P＜0.001）。

5．外阴癌的远处转移

外阴癌最常见的远处转移部位是肺、软组织、淋巴结和骨骼 [1-5,7-13,15-18,20-22,34-36,40]。Maggino[22] 报道，肺转移占远处转移的 53.3%，软组织和淋巴结转移占 26.6%，骨转移占 20%。远处转移多与原发性肿瘤组织中的淋巴脉管间隙受侵有关。

九、其他类型的外阴恶性肿瘤

（一）外阴黑色素瘤

1．临床特征

外阴黑色素瘤是女性生殖道黑色素瘤中最常见的类型，在外阴恶性肿瘤中居第二位，多发生在 50 岁以上的成年女性。常由外阴黑痣恶变而来，表现为棕褐色或蓝黑色的隆起样或扁平结节，也可表现为息肉样或乳头样结节，晚期还可表现为溃疡状。另外，约有 10% 患者的病灶不含黑色素细胞，其外观与外阴的鳞状上皮原位癌类似，此种黑色素瘤称为无色素的黑色素瘤 [41-42]。外阴黑色素瘤可发生在外阴的任何部位，但最好发于外阴的光滑皮肤和黏膜处（如大阴唇内侧、小阴唇和阴蒂等处），其次好发于毛发区皮肤与光滑皮肤交界处，最后为毛发区皮肤（如阴阜区）[41-42]。

2．诊断

外阴黑色素瘤的诊断除根据病史和临床特征外，主要依靠肿瘤的组织病理学检查确诊。组织活检最好是将病灶完整切除，切缘距肿瘤至少 1 cm。用抗黑色素瘤特异性抗体（HMB-45）S-100 和 NSE 等标志物进行免疫组化染色有助于黑色素瘤的诊断和鉴别诊断，尤其是无色素的黑色素瘤。

3．分期

外阴黑色素瘤的分期仍沿用 FIGO 的外阴癌的临床病理分期。也有学者提出外阴黑色素瘤的分期可参考美国癌症联合会（AJCC）和国际抗癌联盟（UICC）的皮肤黑色素瘤的分期系统。

4．治疗

外阴黑色素瘤的恶性程度高，预后差，容易复发和转移。其总的治疗原则同外阴鳞癌，以手术治疗为主。近年，对早期外阴黑色素瘤的手术更趋向保守，可行根治性局部切除，切缘距肿瘤边缘应在 1～2 cm[42]。晚期患者术后应辅助生物化疗（生物治疗与化疗联合）或生物治疗。生物治疗在黑色素瘤的治疗中占有重要地位，且生物化疗的有效率明显高于单纯化疗和单纯生物治疗。常用的化疗药物有氮烯脒胺（DTIC）、双氯乙烯亚硝脲（BCNU）、顺铂（DDP）、长春新碱（VCR）和替莫唑胺（temozolomide）等。常用的生物治疗有干扰素（IFN-α）和白细胞介素 -2（IL-2）。推荐的化疗方案有 BDP 和 PVD 方案。

（1）BDPT 方案

双氯乙烯亚硝脲（BCNU）	150 mg/m²	静脉滴注	第 1 天	每 6 周重复
氮烯脒胺（DTIC）	200 mg/m²	静脉滴注	第 1～3 天	每 3 周重复
顺铂（DDP）	20 mg/m²	静脉滴注	第 1～3 天	每 3 周重复
他莫西芬（TAM）	10 mg	口服	每天 3 次连服	6 周为一疗程

（2）PVD 方案

顺铂（DDP）	20 mg/m²	静脉滴注	第 1～4 天
氮烯脒胺（DTIC）	200 mg/m²	静脉滴注	第 1～4 天
长春碱（VLB）	1.5 mg/m²	静脉注射	第 1～4 天

每 3～4 周重复，为一个疗程。

上述化疗可与干扰素和白介素 -2 生物治疗联合应用：①IFN-α，每次 3 MIU，皮下注射；②IL-2，每次 3 MIU，皮下注射；③IFN-α，与 IL-2 隔日交替注射，连续用药 6～8 周。

近年，分子靶向药物联合化疗治疗晚期和复发性黑色素瘤的临床研究正在如火如荼地进行中（包括索拉非尼、贝伐珠单抗、奥利美生等联合替莫唑胺），但绝大多数研究结果不尽如人意[43-44]，而女性生殖道黑色素瘤的治疗多借鉴皮肤黏膜的黑色素瘤的治疗。

（二）外阴基底细胞癌

1．临床特征

外阴基底细胞癌是一种较罕见的外阴恶性肿瘤，占外阴恶性肿瘤的 2%～3%[45]，主要发生在绝经后的老年女性，平均发病年龄为 61～68 岁。临床表现与鳞癌相似，也以外阴瘙痒和肿物为主；当肿瘤破溃或继发感染时，可伴有疼痛、出血或阴道排液等；少数患者无任何症状。外阴基底细胞癌多数发生在大阴唇，少数位于小阴唇和阴蒂；多为单发病灶，偶尔为多发病灶。

外阴基底细胞癌的恶性程度较低，生长缓慢，病程较长，以局部浸润蔓延为主，腹股沟淋巴结转移少见。

2．诊断

外阴基底细胞癌的确诊依靠组织病理学诊断，其镜下病理特征为：在肿瘤组织的边缘有一层栅栏状排列的基底样细胞。据文献报道其常因生长缓慢，病程长而延误诊断 4～6 年。因此，对于持续存在的外阴肿物，应警惕有外阴基底细胞癌的可能。

3．治疗和预后

外阴基底细胞癌以手术治疗为主，对于病灶局限者，推荐行肿物局部根治性切除术；而对于病变范围广、浸润较深者，建议行根治性外阴切除术。若可疑有腹股沟淋巴结转移，应行淋巴结活检以病理上证实淋巴结转移，则行同侧或双侧腹股沟淋巴结清扫术。

放疗和化疗对外阴基底细胞癌的疗效尚不确定。外阴基底细胞癌的预后较好，5 年生存率达 64%～87.5%[45]。

（三）外阴巴氏腺癌

1．临床特征

外阴巴氏腺癌（carcinoma of the Bartholin gland）占所有外阴恶性肿瘤的 0.1%～5%[46-47]，其病因尚不清楚，可能与巴氏腺囊肿感染有关。外阴巴氏腺腺癌约占外阴巴氏腺癌的

40%~60%，外阴巴氏腺癌还有鳞癌、腺鳞癌、移行细胞癌、腺样囊性癌和小细胞癌等，其中腺样囊性癌是外阴巴氏腺癌中的一种特殊类型，其生物学行为独特[46-47]。外阴巴氏腺癌患者的发病年龄较外阴鳞癌患者的发病年龄小，中位发病年龄为45~55岁。多数表现为外阴巴氏腺部位表面光滑的肿物，少数有继发感染者肿物表面可溃烂，呈溃疡状，肿瘤大小为2~5 cm。对于存在多年的巴氏腺囊肿，尤其是近期持续增大者，应警惕巴氏腺癌的可能。左、右双侧巴氏腺癌的发生概率大致相同。少数患者表现为会阴疼痛。

2. 诊断

外阴巴氏腺癌的确诊主要依据组织病理学和巴氏腺的特有解剖部位，可借助一些分子标志物的（如CEA、酸性和中性黏蛋白以及PAS和P53等）免疫组织化学染色进行进一步的鉴别诊断或排除转移性癌。治疗前应做腹盆腔CT或MRI检查，了解肿瘤与周围脏器（直肠、阴道等）的关系以及有无盆腹腔和腹股沟淋巴结转移。

3. 治疗

外阴巴氏腺癌的病例数少，目前治疗方案尚未统一，但文献推荐行根治性外阴切除术及双侧腹股沟淋巴结切除术。文献报道，有30%~40%的外阴巴氏腺癌初治患者发生腹股沟淋巴结转移，其中，鳞癌腹股沟淋巴结转移较腺癌更常见，但两者间无显著性差异[46-47]。巴氏腺位置深，少数外阴巴氏腺癌患者可发生盆腔淋巴结直接转移。Leuchter[46]报道，有18%的发生盆腔淋巴结转移的患者为腹股沟淋巴结阳性者，而腹股沟淋巴结阴性者无1例出现盆腔淋巴结转移。因此，不建议常规切除盆腔淋巴结，尤其是腹股沟淋巴结阴性或仅有1个腹股沟淋巴结镜下转移者无盆腔淋巴结转移的风险。

对于个别局部肿瘤广泛侵及周围脏器（如阴道壁、直肠前壁等）或有严重合并症无法耐受根治性外阴切除术的患者，可先进行放疗（DT 52 Gy），放疗后再行肿瘤局部扩大切除。

术后辅助放疗或放化疗的疗效尚不确定。

4. 预后

外阴巴氏腺癌的预后与外阴鳞癌相近，5年生存率达60%~70%，腹股沟淋巴结转移是主要的预后影响因素[46-47]。Leuchter[46]报道，腹股沟淋巴结（-）者的5年生存率为52%，显著高于阳性者的5年生存率为36%（$P=0.033$），伴有2个及以上腹股沟淋巴结转移者的5年生存率仅为18%（$P=0.002$）。

有腹股沟淋巴结转移者术后易发生远处转移，常见的远处转移部位为肺、肝和脊柱。

（四）外阴巴氏腺的腺样囊性癌

1. 临床特征

腺样囊性癌最常见的发生部位是大小唾液腺、泪腺、鼻咽、乳腺、皮肤和子宫颈。外阴巴氏腺的腺样囊性癌（adenoid cystic carcinoma of Bartholin's gland）很少见，占所有巴氏腺恶性肿瘤的5%~15%，占巴氏腺癌的1/3[48-49]；诊断时年龄范围为25~80岁，中位年龄为49岁；无特异性的临床症状和体征，表现为外阴灼痛、触及肿物、外阴瘙痒、排尿困难、出血和排液等。肿瘤生长缓慢，病程长，主要呈局部浸润，常沿神经周围和淋巴管浸润；腹股沟淋巴结转移少见，仅10%的患者有转移。

巴氏腺腺样囊性癌镜下可见由均匀一致的小细胞呈索状或巢状排列，形成筛状，囊腔内充满两染性或嗜酸性染色的基底膜样物质。

2. 治疗和预后

外阴巴氏腺腺样囊性癌病例研究多为小样本回顾性研究，目前尚无最佳治疗方案。文献报道的手术范围多样，从局部切除到根治性外阴切除，伴或不伴部分到完全的区域淋巴结切除术，取决于局部肿瘤的范围和腹股沟淋巴结转移的风险。对于肿瘤局限者，建议行肿瘤局部扩大切除；对于有淋巴结转移的高危患者，建议同时行同侧腹股沟淋巴结切除术。

外阴巴氏腺腺样囊性癌术后易局部复发，复发率高达 50%，且与手术切缘状况无关[48-49]。其还可通过血管的远处播散导致肺、肝、脑等脏器的远处转移。术后辅助放疗或化疗的疗效尚不确定。

外阴巴氏腺腺样囊性癌的预后好，患者生存时间长，即使肿瘤复发 / 转移，也可以带瘤长期生存。总的 5 年生存率达 71% ~ 100%，10 年生存率也达 59% ~ 100%；而 5 年无瘤生存率达 47% ~ 83%，10 年无瘤生存率为 33% ~ 38%[48-49]。

（五）外阴 Paget 病

外阴 Paget 病（vulvar Paget's disease）是一种少见的外阴上皮肿瘤性病变，多发生于绝经后老年女性，以外阴孤立的、环形、湿疹样红色斑片为特征，手术切除是主要治疗方法。

1. 发病率

1901 年，Dubrenilh 首次描述了乳腺外的外阴 Paget 病。外阴 Paget 病是发生于外阴皮肤的一种特殊类型的瘤样病变，占外阴肿瘤的 1% ~ 2%[50-52]。其特征性的肿瘤细胞——Paget 细胞来源于皮肤胚胎生发层的多潜能基底细胞。

2. 临床特征

外阴 Paget 病病程长，发展缓慢，可经久不愈；通常发生在 53 ~ 75 岁的绝经后女性，中位年龄为 64 ~ 70 岁[50-52]。最常见的症状为持续性外阴瘙痒，文献报道最长持续时间可长达 16 年，中位时间为 2 年[51]；其次为外阴疼痛或灼痛；少数患者表现为排尿困难和阴道排液。

外阴病变呈湿疹样的红色斑片，边界清晰，表面有渗出结痂或角化脱屑，多发生于大小阴唇和会阴（图 26-4），也可累及阴蒂和肛周皮肤。病变范围差异较大，从 2 cm 到累及整个外阴和会阴甚至累及肛周皮肤。病变范围大者（直径≥10 cm）常有浸润性 Paget 病或合并外阴腺癌。绝大多数外阴 Paget 病为表皮内癌，但 10% 的患者可能有浸润，还有 4% ~ 8% 的患者合并（同时或先后）外阴和全身其他部位的腺癌，包括外阴汗腺癌、皮肤基底细胞癌、乳腺癌、甲状腺癌、胰腺癌、肺癌、胃癌和子宫内膜腺癌[51-55]。既往文献报道，20% ~ 30% 的患者合并腺癌，因此，可能会将浸润性 Paget 病与伴有腺癌者综合在一起[53,56]。浸润性 Paget 病与合并外阴腺癌的患者可以发生腹股沟淋巴结转移。

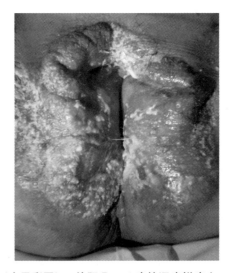

图 26-4（也见彩图）　外阴 Paget 病的湿疹样病变，伴有脱屑

3．诊断

Paget 病以外阴瘙痒为主，没有外阴结节或包块等体征，常按皮炎给予激素类药物治疗，导致诊断延误。中位诊断延迟时间为 2 年。Paget 病确诊需要组织活检病理学证实。外阴 Paget 病可分为三型：①上皮内（或原位）的 Paget 病，指 Paget 细胞局限在表皮内，没有穿透基底膜；②浸润性 Paget 病，指 Paget 细胞穿透基底膜，浸入真皮层内或皮下脂肪组织内；③伴随外阴腺癌的 Paget 病，指 Paget 细胞位于表皮内，且合并腺癌存在。腺癌通常来自真皮或皮下脂肪中的汗腺。

大约 20% 的外阴 Paget 病患者合并或伴有外阴或全身其他部位的恶性肿瘤[51,53-56]。因此，当诊断外阴 Paget 病时，还应注意检查其他相关脏器，除外其他脏器的肿瘤，如进行乳房的 X 线片、盆腔 B 超、妇科、宫颈细胞学检查，甚至子宫内膜活检等。若病变累及肛周，还应做结肠镜和膀胱镜检查，以明确有无潜在的直肠 - 肛门腺癌或尿道癌。

4．治疗

外阴 Paget 病以手术治疗为主。手术类型多样，包括外阴切除术、局部扩大切除、根治性或改良的根治性外阴切除术等。由于真皮层潜在的组织学改变常超过临床可见病变的范围，一般需行浅表性的外阴皮肤切除，故手术切口距病灶边缘应有一定的距离，切缘距病变至少 2 cm，并切除浅层的皮下脂肪，以确保病变切净，减少局部复发。必要时，术中需行冰冻切片病理检查明确切缘情况。若切缘呈阳性，则应再切除 1 cm 的切缘组织。若临床术前怀疑有皮下浸润或合并浸润性腺癌时，术中也应送冰冻切片病理检查，证实后应按外阴浸润癌处理，行根治性外阴切除术及腹股沟淋巴结清扫。但冰冻切片病理检查结果与术后的石蜡包埋的病理检查结果常有出入，在术中冰冻切片病理检查报告切缘呈阴性的患者中，术后病理检查报告仍有近半数患者的切缘为阳性。近年多篇文献报道，外阴 Paget 病手术切缘的镜下阳性率高达 60%（主要原因可能是病变为多中心性病变），且切缘状况与病变复发无显著相关性[51,53-57]。

此外，对于有严重合并症或晚期广泛转移不能耐受手术或术后复发的患者，可行放疗、激光消融治疗、光动力学治疗和化疗等（丝裂霉素、依托泊苷、顺铂、5-FU 等）。因治疗的病例数太少，尚无疗效评价报告。据近年文献报道，5% 咪喹莫特治疗外阴 Paget 病（上皮内的）的有效率高达 70%～80%（CR：病变完全消失，PR：病变消退≥50%），对初治和复发的患者均有效；且对 5% 咪喹莫特初治后复发的患者，再次治疗仍有效。但这些研究均为回顾性分析[58-59]。

5．预后

外阴 Paget 病术后易复发，复发率为 15%～62%[51-57]，多数文献报道的复发率为 30%～40%（表 26-9），术后复发的中位时间为 3 年。因此，Paget 病术后应长期随诊。术后复发主要是局部复发，少数复发病变可累及臀部、大腿内侧和下腹部。复发时绝大多数患者仍为上皮内的 Paget 病，仅少数患者进展为腺癌。20 世纪 90 年代后的回顾性研究相继发现，手术类型（根治性外阴切除术或改良的根治性半外阴切除与扩大切除术）、病变类型（上皮内、浸润性与伴有外阴腺癌）和手术后切缘的状况对术后病变的复发均无显著影响。Fanning 等[53] 报道，根治性外阴切除术患者的复发率为 31%（18/58），与扩大切除患者的 43%（14/32）无显著性差异（P=0.3）；而上皮内 Paget 病的复发率为 35%（30/84），与浸润性 Paget 病的 33%（3/12）和同时伴有外阴腺癌患者的 25%（1/4）也无显著性差异（P =0.7）。Tebes[56] 和 Black 等[54] 发现，虽然手术切缘（＋）者的复发率为 37% 和 70%，高于切缘（－）者的 28.6% 和 38%，但均无统计学意义（P=0.53 和 P=0.2）。

复发后，大多数患者经再次手术治疗后仍可获得长期的无复发生存。

表 26-9　Paget 病患者的术后复发情况

作者	病例数（例）	复发率（%）
Tebes 等[56]	23	35
Fanning 等[53]	100	34
Fishman 等[52]	14	35.7
Baehrendtz 等[51]	28	32.1
Bakalianou 等[55]	11	18.2
Black 等[54]	28	60.7

（李淑敏　白　萍）

参考文献

[1] 俞高志. 外阴癌的治疗159例分析. 中华妇产科杂志, 1984 (3): 162-165.

[2] 王淑珍, 孙建衡. 外阴癌临床治疗309例报告. 中华肿瘤杂志, 2000, 22 (3): 170-173.

[3] 丁亚琴. 外阴癌//孙建衡. 妇科恶性肿瘤的放射治疗学. 北京: 中国协和医科大学出版社, 2002: 71-87.

[4] 张志毅, 臧荣余. 外阴癌//张志毅, 章文华. 现代妇科肿瘤外科学. 北京: 科学出版社, 2003, 8-44.

[5] 王淑珍, 孙建衡. 外阴癌的诊断与治疗. 中华肿瘤防治杂志, 2006, 13 (9): 1-3.

[6] Creasman W T, Phillips J L, Menck H R. The National Cancer Database report on early stage invasive vulvar carcinoma. The American College of Surgeons Commission on Cancer and the American Cancer Society. Cancer. 1997, 80 (3): 505-513.

[7] Rhodes C A, Cummins C, Shafi M I. The management of squamous cell vulval cancer: a population based retrospective study of 411cases. British journal of obstetrics and gynaecology, 1998, 105 (2): 200-205.

[8] Beller U, Sideri M, Maisonneuve P, et al. Carcinoma of vulva. J of Epidemiol Biostat, 2001, 6 (1): 155-173.

[9] Pinto A P, Schlecht N F, Pinto J, et al. Prognostic significance of lymph node variables and human papillomavirus DNA in invasive vulvar carcinoma. Gynecol Oncol, 2004, 92 (3): 856-865.

[10] Lataifeh I, Nascimento M C, Nicklin J L, et al. Patterns of recurrence and disease-free survival in advanced squamous cell carcinoma of the vulva. Gynecol Oncol, 2004, 95 (3): 701-705.

[11] De Hullu J A, Oonk M H, van der Zee A G. Modern management of vulvar cancer. Current Opinion in Obstetrics and Gynecology, 2004, 16 (1): 65-72.

[12] Bosquet J G, Magrina J F, Gaffey T A, et al. Long-term survival and disease recurrence in patients with primary squamous cell carcinoma of the vulva. Gynecol Oncol, 2005, 97 (3): 828-833.

[13] Maclean A B. Vulva cancer: prevention and screening. Best practice and clinical obstetrics and gynecology, 2006 (20): 379-395.

[14] Li J, Cai Y, Yang H, et al. Validation of the new FIGO staging system (2009) for vulvar cancer in the Chinese population. Gynecol Oncol, 2015, 137 (2): 274-279.

[15] 吴令英, 俞高志, 张蓉, 等. 外阴癌复发 (附55例临床分析). 中国肿瘤临床, 2003, 30 (9): 634-637.

[16] 孙建衡. 妇科恶性肿瘤的近距离照射. 北京: 中国协和医科大学出版社, 2005: 197-199.

[17] Hopkins M P, Reid G C, Vettrano I, et al. Squamous cell carcinoma of the vulva: prognostic factors influencing survival. Gynecologic Oncol, 1991, 43 (2): 113-117.

[18] Burger M P, Hollema H, Emanuels A G, et al. The importance of the groin node status for the survival of T1 and T2 vulval carcinoma patients. Gynecol Oncol, 1995, 57 (3): 327-334.

[19] Perez C A, Grigsby P W, Chao K C, et al. Irradiation in carcinoma of the vulva: factors affecting outcome. Int J Radiation Oncology Biol Phys, 1998, 42 (2): 335-344.

[20] Preti M, Ronco G, Ghiringghello B, et al. Recurrent squamous cell carcinoma of the vulva. Cancer, 2000, 88 (8): 1869-1876.

[21] Rouzier R, Haddad B, Plantier F, et al. Local relapse in patients treated for squamous cell vulvar carcinoma: incidence and prognostic value. Obstet Gynecol, 2002, 100 (6): 1159-1167.

[22] Maggino T, Landoni F, Sartori E, et al. Patterns of recurrence in patients with squamous cell carcinoma of the vulva. Cancer, 2000, 89 (1): 116-122.

[23] Montana G S, F. A. C. R, Thomas G M, et al. Preoperative chemo-radiation for carcinoma of the vulva with N2/N3 nodes: a Gynecologic Oncology Group study. Int J Radiation Oncology Biol Phys, 2000, 48 (4): 1007-1013.

[24] Han S C, Kim D H, Higgins S A, et al. Chemoradiation as primary or adjuvant treatment for locally advanced carcinoma of the vulva. Int J Radiation Oncology Biol Phys, 2000, 47 (5): 1235-1244.

[25] 李斌, 吴令英, 刘琳, 等. 前哨淋巴结活检术应用于外阴癌的初步研究. 中华妇产科杂志, 2009, 44 (5): 364-368.

[26] 涂画, 黄鹤, 刘继红, 等. 基于前哨淋巴结活检术的早期外阴癌个体化治疗研究. 中华妇产科杂志, 2015, 50 (8): 596-601.

[27] Robison K, Steinhoff M M, Granai C O, et al. Inguinal sentinel node dissection versus standard inguinal node dissection in patients with vulvar cancer: a comparison of the size of metastasis detected in inguinal lymph nodes. Gynecol Oncol, 2006, 101 (1): 24-27.

[28] Moore R G, Robison K, Browm A K, et al. Isolated sentinel lymph node dissection with conservative management in patient with squamous cell carcinoma of the vulva: a prospective trial. Gynecol Oncol, 2008, 109 (1): 65-70.

[29] Van der Zee A G, Oonk M H, de Hullu A J, et al. Sentinel node dissection is safe in the treatment of early-stage vulvar cancer. J Clin Oncol. 2008; 26 (6): 884-889.

[30] Levenback C F, Ali S, Coleman R L, et al. Lymphatic mapping and sentinel lymph node biopsy in women with squamous cell carcinoma of the vulva: a gynecologic oncology group study. J Clin Oncol, 2012, 30 (31): 3786-3791.

[31] Robison K, Roque D, McCourt C, et al. Long-term follow-up of vulvar cancer patients evaluated with sentinel lymph node biopsy alone. Gynecologic Oncology, 2014, 133 (3): 416-420.

[32] te Grootenhuis N C, van der Zee A G J, van Doorn H C, et al. Sentinel nodes in vulvar cancer: long-term follow-up of the groningen international study on sentinel nodes in vulvar cancer (GROINSS-V) I. Gynecol Oncol, 2016, 140 (1): 8-14.

[33] Selman T J, Luesley D M, Acheson N, et al. A systematic review of the accuracy of diagnostic tests for inguinal lymph node status in vulvar cancer. Gynecol Oncol, 2005, 99 (1): 206-214.

[34] Alkatout I, Schubert M, Garbrecht N, et al. Vulvar cancer: epidemiology, clinical presentation, and management options. International journal of women's health, 2015 (7): 305-313.

[35] Gordinier M E, Malpica A, Burke T W, et al. Groin recurrence in patients with vulvar cancer with negative nodes on superficial inguinal lymphadenectomy. Gynecol Oncol, 2003, 90 (3): 625-628.

[36] Katz A, Eifel P J, Jhingran A, et al. The role of radiation therapy in preventing regional recurrences of invasive squamous cell carcinoma of the vulva. Int J Radiation Oncol Biol Phys, 2003, 57 (2): 409-418.

[37] 白萍, 孙建衡. 外阴癌两种手术方式的比较. 中华妇产科杂志, 1994, 29 (9): 542-544.

[38] Wahlen S A, Slater J D, Wagner R J, et al. Concurrent radiation therapy and chemotherapy in the treatment of primary squamous cell carcinoma of the vulva. Cancer, 1995 (75): 2289-2294.

[39] Cunningham M J, Goyer R P, Gibbons S K, et al. Primary radiation, cisplatin, and 5-fluorouracil for advanced squamous carcinoma of vulva. Gynecol Oncol, 1997, 66 (2): 258-261.

[40] Swan M C, Furniss D, Cassell O C. Surgical management of metastatic inguinal lymphadenopathy. British Medical Journal, 2004, 329 (7477): 1272-1276.

[41] 吴令英, 刘炽明. 女性生殖道黑色素瘤//连利娟. 林巧稚妇科肿瘤学. 第4版. 北京: 人民卫生出版社, 2006: 810-818.

[42] 孔为民. 女性生殖系统恶性黑色素瘤//孙建衡. 妇科恶性肿瘤继续教育教程. 北京: 中国协和医科大学出版社, 2007: 365-366.

[43] 郭军. 恶性黑色素瘤治疗的新进展. 临床肿瘤学杂志, 2007, 12 (12): 881-884.

[44] 王运良, 任秀宝. 恶性黑色素瘤的靶向治疗. 国际肿瘤学杂志, 2009, 36 (2): 149-151.

[45] 沈扬, 梁立治, 颜笑健, 等. 外阴基底细胞癌8例临床分析. 中国肿瘤临床, 2006, 33 (1): 46-48.

[46] Leuchter R S, Hacker N F, Vote R L, et al. Primary carcinoma of the Bartholin gland: a report of 14 cases and review of the literature. Obstet Gynecol, 1982, 60 (3): 361-368.

[47] Cardosi R J, Speights A, Fiorica J V, et al. Bartholin's gland carcinoma: a 15-years experience. Gynecol Oncol, 2001, 82 (2): 247-251.

[48] Nasu K, Kawano Y, Takai Y, et al. Adenoid cystic carcinoma of Bartholin's gland. Gynecol Obstet Invest, 2005, 59 (1): 54-58.

[49] Woida F M, Ribeiro-silva A. Adenoid cystic carcinoma of Bartholin's gland (An overview). Arch Pathol Lab Med, 2007, 131 (5): 796-798.

[50] 白萍, 孙建衡. 外阴Paget病三例. 中华妇产科杂志, 1995, 30 (1): 49.

[51] Baehrendtz H, Einhorn N, Pettersson F, et al. Paget's disease of the vulva: the radiumhemmet series 1975-1990. Int J Gynecol, Cancer 1994, 4 (1): 1-6.

[52] Fishman D A, Chambers S K, Schwartz P E, et al. Extramammary paget's disease of the vulva. Gynecol Oncol, 1995, 56 (2): 266-270.

[53] Fanning J, Lambert H L, Hale T M, et al. Paget's disease of the vulva: prevelence of vulvar adenocarcinoma, invasive Paget's disease, and recurrence after surgical excision. Am J Obstet Gynecol, 1999, 180 (1 pt 1): 24-27.

[54] Black D, Tornos C, Soslow R A, et al. The outcomes of patients with positive margins after excision for intraepithelial Paget's disease of the vulva. Gynecol Oncol, 2007, 104 (3): 547-550.

[55] Bakalianou K, Salakos N, Iavazzo C, et al. Paget's disease of the vulva. A ten-year experience. Eur J Gynaec Oncol, 2008, 29 (4): 368-370.

[56] Tabes S, Cardosi R, Hoffman M, et al. Paget's disease of the vulva. Am J Obstet Gynecol, 2002, 187 (2): 281-284.

[57] Maclean A B, Makwana M, Ellis P E, et al. The management of Paget's disease of the vulva. Journal of obstetrics and gynecology, 2004, 24 (2): 124-128.

[58] Luyten A, Sörgel P, Clad A, et al. Treatment of extramammary Paget's disease of the vulva with imiquimod: a retrospective, multicenter study by the German Colposcopy Network. J Am Acad Dermatol, 2014, 70 (4): 644-650.

[59] Machida H, Moeini A D, Roman L, et al. Effects of imiquimod on vulvar Paget's disease: a systematic review of literature. Gynecol Oncol, 2015, 139 (1): 165-171.

推荐阅读文献

[1] Hacker N F, Fra C P G, Van der Velden J, et al. Conservative management of early vulvar cancer. Cancer, 1993 (71): 1673-1677.

[2] Magrina J F, Gonzalez-Bosquet J, Weaver A L, et al. Primary squamous cell cancer of the vulva : radical versus modified radical vulvar surgery . Gynecol Oncol, 1998, 71 (1): 116-121.

[3]　Moore D H, Thomas G M, Montana G S, et al. Preoperative chemoradiation for advanced vulvar cancer: A phase Ⅱ study of the Gynecologic Oncology Group. Int J Radiat Oncol Biol Phys, 1998, 42 (2): 79-85.

[4]　Rodolakis A, Diakomanolis E, Voulgaris Z, et al. Squamous vulvar cancer: a clinically based individualization of treatment. Gynecol Oncol, 2000, 78 (3 pt 1): 346-351.

[5]　Zhang X, Sheng X, Niu J, et al. Sparing of saphenous vein during inguinal lymphadenectomy for vulval malignancies. Gynecol Oncol, 2007, 105 (3): 722-726.

[6]　王桂香, 孙建衡. 外阴汗腺癌7例报告. 中华妇产科杂志, 1997, 32 (2): 90-92.

[7]　晁红霞, 孙建衡. 外阴转移性肿瘤78例临床报告. 中华妇产科杂志, 1999, 34 (5): 297-300.

[8]　章文华, 孙建衡. 放疗与手术综合治疗晚期外阴癌. 中华妇产科杂志, 1992, 14 (5): 375.

[9]　张小玲, 盛修贵, 李慧芹, 等. 外阴恶性肿瘤保留大隐静脉的腹股沟淋巴结清扫术. 癌症, 2007, 26 (3): 290-293.

第 *27* 章 医科院肿瘤医院对外阴癌治疗的改进

医科院肿瘤医院建院五十多年来，对外阴癌治疗的术式、范围及综合治疗方面都做了不少改进，旨在提高患者疗效的同时，减少并发症，提高患者的生活质量。

1. 手术体位

对于外阴根治术＋腹股沟淋巴结清扫一期完成，以往腹股沟淋巴结清扫采用平卧位，外阴手术为膀胱截石位，手术过程要改变体位，费时、费人、费物，所以手术体位已逐渐从传统手术体位改为倒 Y 体位。

2. 手术切口

经典手术切口是蝶形的（见图 14-1）。手术后伤口不愈合率高达 50%～70%，伤口感染、坏死、长期不愈合，外阴严重变形导致的生理和心理影响大。从 20 世纪 70 年代以后直到现在多采用三切口技术，即两个腹股沟切口和一个外阴切口，三切口使伤口愈合率明显提高。三切口与传统切口的生存率无差异，但实施三切口技术后并发症明显减少。腹股沟淋巴区切口有纵向切口和横向切口两种，长期以来，我院均采用纵向切口。纵向切口手术显露好，易于手术，但刀口一期愈合率低。近几年来，我院采用了横向切口，切口与皮纹一致，皮肤张力小，几乎均能一期愈合。

3. 皮片厚度

淋巴结位于深浅筋膜之间，以往强调皮片厚度要达 0.5 cm，常出现皮肤坏死。浅筋膜之上的脂肪应该可以保留。对于消瘦的患者皮下脂肪少，其皮肤到浅筋膜的距离比较短，淋巴结清扫时保留的皮片厚度相对要薄些；而对于肥胖的患者，其皮下脂肪多，皮肤到浅筋膜的距离比较长，手术时可以将皮片留厚一些。皮片的厚度与伤口愈合相关，皮片的厚度 ≤ 0.5 cm 时容易造成皮肤的缺血坏死，延迟伤口愈合；皮片的厚度 > 1 cm 又有淋巴结残存、切不干净的顾虑；因此，皮片厚度保留在 0.5～1 cm 比较适宜，而且此厚度可以将皮下组织间断缝于筋膜之上而减少腔隙，使伤口能够达到一期愈合。

4. 外阴和腹股沟淋巴结整块切除到非整块切除

20 世纪 60 年代，外阴癌手术采用整块切除术式。整块切除为广泛性外阴组织切除连同阴阜脂肪组织及腹股沟淋巴组织一并切除，切除的标本和切口均为整块蝶形（见图 14-2）。此种术式强调肿瘤的完整切除，一直是国内外外阴癌的标准术式，可使外阴癌的 5 年生存率从 20%～30% 提高到 60%～70%。但是，这种手术式并发症发生率高，尤其是伤口裂开、感染、长期不易愈合、住院时间延长，有的甚至还需要二次植皮手术。

20 世纪 70 年代后，外阴癌手术多采用外阴和腹股沟淋巴结非整块切除术式，这也是近些年来国内外普遍采用的术式。其手术特点是外阴和腹股沟淋巴结分别切除，保留两者之间的皮肤桥。经过临床观察对比，非整块切除手术不仅可以改进术后伤口愈合、缩短住院时间，而且可以保持与整块切除术相同的 5 年生存率[1]。

5．从广泛性外阴切除到局部根治性外阴切除

以往外阴癌手术强调的根治性是不论肿瘤部位、大小如何均行广泛性外阴切除术，而近些年来则根据肿瘤的发生部位、大小，行改良的局部根治性外阴切除术。后者术式限定于肿瘤病灶 <2 cm、浸润深度 <5 mm、无脉管间隙浸润及单侧性肿瘤；对于后会阴体部肿瘤，该术式可保留阴蒂，从而改善术后患者的生活质量。需要强调的是，局部根治性外阴切除术范围仍然要求有 2 cm 安全边缘。

6．腹股沟淋巴结处理

外阴癌病灶浸润深度大于 1 mm 均应行腹股沟淋巴结切除术，一般先行浅层淋巴结切除术；若浅层淋巴结呈阳性，再行腹股沟深层淋巴结切除术。

我们曾进行了临床观察研究，一组常规行腹股沟淋巴结清扫术，一组淋巴结活检后行腹股沟区放疗。结果照射剂量为 40 ~ 50 Gy 的患者中有 4 例照射后发生了淋巴结转移，而 6 例照射剂量达到 60 Gy 的患者未出现照射区淋巴结转移，提示腹股沟区放疗剂量不应低于 60 Gy。腹股沟区放疗有两种方法：①双腹股沟野照射，野中轴相当于腹股沟韧带，上下界平行于该韧带，野面积为（8 ~ 12）cm×（12 ~ 14）cm；②腹股沟阴阜野照射，适用于晚期外阴癌或阴阜部位皮下切除不足的患者。选用 ^{60}Co 照射照射剂量可给予 60 Gy，采用加速器照射，先用高能 X 线照射 40 Gy，完成后改用 6 ~ 10 MeV 电子线照射 20 Gy。若疑有盆腔淋巴结转移，在完成腹股沟照射后利用盆腔两个矩形后野追加盆腔照射剂量 10 ~ 20 Gy。

对于有大的或融合的淋巴结的患者（包括转移的淋巴结），可将此类淋巴结切除术，切除时将淋巴结连同周围脂肪组织一并切除，这样可明确诊断，有助分期，进行术后照射，以及减少下肢水肿的并发症。晚期患者可采用腹股沟阴阜野照射。

7．盆腔淋巴结切除术

盆腔淋巴结切除术并非外阴癌手术的常规，且腹股沟淋巴结阴性者极少有盆腔淋巴结转移。盆腔淋巴结切除术会增加手术创伤，现在更多的医生倾向于对淋巴结阳性者辅以放疗。盆腔淋巴结的处理还应根据腹股沟淋巴结转移的多少而定，若仅为少数淋巴结阳性（1个或 2 个），或仅有显微镜下阳性，则不一定要施行盆腔淋巴结切除术或盆腔淋巴结区域放疗；若腹股沟淋巴结阳性≥3 个，则盆腔淋巴结转移率明显升高，应辅以盆腔放疗。20 世纪 70 年代后我们基本不做盆腔淋巴结切除术。

8．伤口加压包扎和负压引流 + 加压包扎

伤口加压包扎和用多孔乳胶管或朔胶管皮下持续负压引流 + 胸带加压包扎，可确保伤口渗液及时吸出，减少积液和感染，促进伤口愈合（图 27-1）。

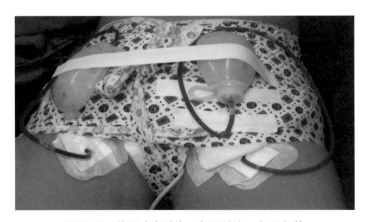

图 27-1　外阴癌术后伤口负压引流 + 加压包扎

白萍等报道了手术方式、有无负压吸引对切口平均愈合时间的影响（表 27-1）。采用非整块切除术式、术后伤口给予负压吸引能够明显缩短切口愈合时间。

表 27-1 外阴癌手术两种不同术式的比较

类别	例数	平均愈合时间（d）	P 值
手术方式			<0.05
整块组	25	66.2	
非整块组	63	51.8	
负压吸引			<0.01
有	55	51.2	
无	33	65.7	

9. 晚期外阴癌的综合治疗

晚期外阴癌肿瘤侵及肛门、直肠、尿道时，手术涉及范围通常很大。这种手术也会给患者造成生理和心理伤害，使患者生活质量很差，目前我们已经很少涉及此类手术。术前放疗能够缩小肿瘤，提高手术切除率，还能够缩小手术范围，改善患者的生活质量。医科院肿瘤医院章文华等总结报道，51 例Ⅲ～Ⅳ期外阴癌综合治疗患者的 5 年生存率达 60.8%，较单纯手术的 25 例患者的 5 年生存 30.3% 有明显提高。

晚期外阴癌患者的尿道口常被累及。对此我们切除尿道口的深度不超过 1.5～2.0 cm。对于离肿瘤边缘近者，采取手术后对准尿道口部行体外照射予以治疗。

（白　萍）

参考文献

[1] 王淑珍, 孙建衡. 外阴癌临床治疗309例报告. 中华肿瘤杂志, 2000, 22 (3): 170-173.

第28章 外阴癌的手术治疗

第一节 外阴癌手术治疗概述

外阴恶性肿瘤以手术治疗为主，20世纪40年代以前，人们对外阴恶性肿瘤的生物学行为认识不足，手术范围比较保守，5年生存率仅为10%～20%。Taussig（1940年）和Way（1948年）首先提出，外阴恶性肿瘤的手术应包括广泛性外阴切除术和区域淋巴结切除术（en bloc）。Taussig总结了155例外阴癌手术治疗患者的情况，其中66例采用了Basset手术方法，5年生存率达58.5%。随后不少作者采用Basset手术方法进行了外阴恶性肿瘤的根治手术。Way的研究分析了20年的外阴癌手术治疗病例，手术范围仅行外阴切除或肿瘤局部切除术者，有不到1/4的病例治愈，其他大部死于局部复发。他总结了失败病例的原因：一是广泛性外阴切除范围不够，二是清除淋巴结不足。作者1981年报道的79例外阴癌手术病例的复发率为10%，并总结了局部复发的失败教训；1988年报道的24例外阴癌病例的手术范围有所改进，术后复发率降为4%，并提出外阴癌浸润周围不同的脏器和范围时应进行相应范围的手术[1]。

浸润性外阴癌的淋巴结转移率为26%～46%。Rutledge等报道的151例外阴癌病例手术治疗的5年生存率为55.7%。他们分析了外阴癌局部病灶大小与淋巴结转移的关系，病灶直径≤1 cm者极少有淋巴结转移（转移率为6%）；病灶直径≥8 cm者转移率达50%。当外阴病灶直径＞2 cm时淋巴结转移的可能性较高[2]，作者也有同样经验。外阴癌累及肛门、尿道或阴道的病例淋巴结转移率从24%增至43%。

外阴癌近于阴道黏膜的病例术后局部复发也比较多见，因此，Rutledge等强调术中阴道切缘应做冰冻切片检查，以切除足够的阴道，减少术后局部复发。

另外，当行广泛性外阴切除术时，手术切缘必须距离肿瘤3 cm，同时做皮下潜行切除，包括皮下脂肪和淋巴组织，外侧基底达内收肌筋膜。当切除腹股沟淋巴结时，其内侧皮片厚度以稍带脂肪为宜，外侧皮片厚度以皮下脂肪不厚于0.5 cm，因为外阴部外切口与腹股沟之间为外阴皮下淋巴网回流的主要通道，如果该部皮下淋巴组织和脂肪组织清除不足，可导致该处的复发。

综上所述，外阴癌除广泛性外阴切除的范围外，应同时考虑淋巴结的切除。

外阴癌的治疗一般以手术治疗为主，但是，对于少数病例，例如，对于外阴癌局部病灶比较大且伴有溃疡、感染以及周围皮肤水肿、卫星结节等发展迅速的病例，如果急于进行手术，包括切除较多的周围组织，则可能也达不到满意的效果，相反可能因手术操作加速肿瘤播散。对于这类病例，除需进行病灶切除和抗感染治疗外，同时还应进行局部放疗，一般予以2 500～3 000 cGy照射剂量，使局部肿瘤得到控制；然后随着炎症和周围皮下肿瘤的缩小再进行手术，这样有利于达到根治的目的。

对于外阴复发性癌的治疗，外阴局部复发首选手术治疗，术后可辅助放疗。对于腹股沟复发癌的治疗，合并化疗要比单纯手术或单纯放疗效果好。Hopkins 等报道了手术治疗的 34 例复发性外阴癌，其中 2 年复发 19 例，9 例无瘤生存；2～10 年复发 10 例，7 例无瘤生存；10 年后复发 5 例，3 例无瘤生存。他们用根治性手术切除外阴局部复发性癌，以提高外阴癌患者的生存率 [3]。

一、外阴癌手术治疗原则

（一）早期外阴癌的手术治疗

早期外阴癌的手术治疗自 21 世纪初始用于临床，其手术范围与过去常用或已成常规的传统手术治疗相比较为保守。对早期癌症而言，手术范围确有缩小且行之有效。这些经验是临床实践、研究、检验和总结的结果，但是，必须重视和切实掌握早期癌的手术范围指征，否则易贻误病情。

1. 外阴局部广泛性切除

这种手术术式限于肿瘤病灶<2 cm，肿瘤浸润深度在 5 mm 以下（肿瘤浸润深度的测量方法是在显微镜下测定由真皮乳头最表浅部位到肿瘤浸润最深处的距离）。无脉管受累及单侧性肿瘤者。Hacker 等通过综合有关研究比较了广泛性局部外阴切除术与广泛性外阴切除术后的局部复发率，前者为 7.2%，后者为 6.3%，统计学上无显著性差异。局部切除的安全边缘从肿瘤到手术切缘在 1 cm 以上应是安全的。对于外阴肿瘤小于 2 cm 但肿瘤浸润深度已达皮下软组织且尚未固定者，须做广泛性外阴切除术。

2. 外阴腹股沟淋巴结切除术

对于单侧外阴肿瘤<2 cm、限于外阴一侧、浸润深度在 1 mm 以下、没有融合病灶、临床没有可疑阳性淋巴结者，可以做单侧（同侧）腹股沟淋巴结切除术。Homesley 等进行的研究显示，肿瘤浸润深度≤2 mm 者，同侧腹股沟淋巴结阳性率仅为 6.8%，无对侧淋巴结转移；肿瘤浸润深度为 3～5 mm 者，对侧淋巴结阳性率为 1.9%，因此，对仅有肿瘤浅表浸润者做单侧腹股沟淋巴结切除术是安全的。

3. 外阴单侧型病灶

外阴单侧型病灶是指病灶距外阴中线 1 cm 以上者，在中线 1 cm 以内的病灶属中央型病灶。对于中央型病灶或病灶较大的侧边型病灶，仍应做双侧腹股沟淋巴结切除术。

腹股沟淋巴结转移与盆腔淋巴结转移的关系：一般腹股沟淋巴结转移达 25% 以上者才发生盆腔淋巴结转移。据 Homesley 研究，外阴癌根治术、广泛性外阴切除术和腹股沟淋巴结切除术后腹股沟有 2 个淋巴结转移者作为研究对象，其分组一是盆腔淋巴结切除术组，二是盆腔淋巴结区域放疗组，结果是：盆腔淋巴结放疗组的肿瘤复发率<盆腔淋巴结切除术组的肿瘤复发率。对于腹股沟有 3 个以上淋巴结转移者，须行放疗或手术治疗。

（二）晚期外阴癌的手术治疗

由于外阴癌发生在特殊的解剖位置，前部为尿道，后部为肛管，中部为阴道，如果病期较长，病灶势必向周边侵犯，例如，侵犯尿道、膀胱或肛管和直肠。

20 世纪 50 年代，笔者在临床诊治外阴癌过程中，经常发生病灶邻近或累及尿道或肛管，那时手术治疗仅能绕道而行，或在邻近病灶边缘做外阴癌根治手术。过去的失败教训仍让人记忆犹新：外阴癌会阴部肿瘤 7 cm，贴近肛门，切除后病理报告切缘距肿瘤 0.5 cm，结果手术后半年会阴部肿瘤复发。又如，比较多见的外阴前庭部位肿瘤，我们同样绕道而行，其切缘同样如此之近，术后发生局部复发则是屡见不鲜。

张志毅等于 1981 年报道的 79 例外阴癌手术后局部复发率 10%，经过总结，术后局部复发主要原因均为术前外阴癌病灶邻近或已累及尿道或肛门。以后我们针对侵及尿道或肛管的病例做了尿道部分或全切，或直肠切除等扩大手术。于 1988 年笔者又总结报道 24 例外阴癌手术治疗的结果，术后局部复发率降至 4.2%。

通过不断总结，对晚期外阴癌的姑息、保守手术治疗进行的改革得到了满意的结果，增强了我们治疗晚期外阴癌的信心，同样在临床实践中，提高了我们的医疗技术，进而对过去难以对付的晚期外阴癌，如外阴癌侵犯尿道或（和）肛门、直肠的病例，首创了各类外阴癌根治术的术式，见"全尿道切除术，膀胱肌瓣尿道成形术"及"全尿道切除术，腹壁代尿道术"。

二、外阴癌手术指征

国外某些作者对早期外阴癌的手术范围比较保守，因为早期外阴癌患者的发病年龄较轻，对广泛性外阴切除术可能难以接受；此外，他们认为对于术后局部复发者，仍可再次进行手术切除。

Ⅰ～Ⅲ期外阴癌以外阴癌根治术治疗为主。对于少数比较晚期的病例，如果患者年轻且一般情况允许手术，也应扩大手术范围，争取手术切除机会。

近年来，随着国内外对外阴癌根治术的范围——包括局部广泛性切除、外阴癌浸润尿道或直肠以及腹股沟盆腔淋巴结清扫术——的研究，手术治疗外阴癌的疗效不断提高。由于外阴癌所处的解剖位置，前与尿道，后与肛门直肠比较邻近，因此，每当癌灶浸润以上器官时，宜适度掌握切除范围，以达到根治目的，减少术后局部复发。

对于外阴癌已邻近或累及尿道的病例，应在行广泛性外阴切除术的同时切除尿道 1～2 cm，这不影响术后排尿功能。

对于外阴癌浸润尿道 < 1 cm 的病例，应同时切除尿道 2～2.5 cm。为避免术后尿漏或排尿不畅，应同时行尿道悬吊术，这也不影响患者术后排尿功能。

对于外阴癌浸润尿道 < 3 cm 的病例，宜同时行全尿道切除术及膀胱肌瓣尿道成形术，此术式可保存膀胱内括约肌。这样既能保存患者原来的排尿方式，又有控制排尿功能。一般手术成功的病例的膀胱容量 > 200 ml，残余尿为 40 ml 左右。

对于外阴癌浸润尿道 > 3 cm 但膀胱三角区尚未受浸润的病例，宜同时行全尿道切除术和（或）部分膀胱切除术以及膀胱肌瓣腹壁代尿道术。这样患者因为腹壁代尿道仅有迫尿作用而无控制排尿的功能，患者需要自己腹壁加压后排尿，而且术后必须定期扩张腹壁代尿道，以避免术后腹壁创口瘢痕形成致代尿道狭窄而失败。

对于外阴癌浸润膀胱三角区的病例，应同时行全膀胱切除术、回肠代膀胱术，且这类病例须同时行全子宫和阴道前壁全切除术。

以上病例根据外阴淋巴回流的特殊性，都必须同时做盆腔淋巴结清扫术。术时必须先行探查：①有无腹腔远处转移和腹主动脉旁淋巴结转移，已有远处转移者，则无扩大手术指征；②切开膀胱，探查膀胱三角区有无癌浸润，以决定手术范围。

对于外阴癌浸润肛门、直肠或阴道直肠膈的病例，宜扩大手术范围，行广泛性外阴切除术联合 Lockhart-Mummery 手术。此术式是 20 世纪 40 年代 Lockhart-Mummery 首创的用于治疗低位直肠癌的术式，现今对外阴癌浸润肛门、直肠的病例仿行此术式，也较合适。手术前 2 周做剖腹探查，以排除腹腔远处转移，并做盆腔淋巴结清扫术和乙状结肠造瘘术，此后再做此联合手术和腹股沟淋巴结清扫术。

三、外阴癌手术时患者的体位

外阴癌手术时患者的体位根据外阴癌的病期和病灶位置的不同而不同。对于比较晚期的病例，目前一般都做外阴和淋巴Ⅰ期手术，因为这些病例如果按常规做Ⅱ期手术，则由于创面过广，愈合延期，常导致转移淋巴结继续发展而失去第2期手术的机会。

外阴癌根治术体位：仰、平卧位，双腿平伸外展45°，患者臀部类同膀胱截石位。这种体位有利于双侧腹股沟淋巴结同时进行手术，以及腹膜外盆腔淋巴结清扫术时易于显露。这个体位还可行尿道全切或膀胱切除术。

外阴癌根治术联合 Lockhart-Mummery 手术Ⅰ期手术体位：仰、平卧位，类似一般妇科手术体位。因为手术仅做盆腹腔探查、盆腔淋巴结切除术和乙状结肠造瘘术。

外阴癌根治术联合 Lockhart-Mummery 手术Ⅱ期手术体位：仰、平卧，膀胱截石位，以利于广泛性外阴切除术和 Lockhart-Mummery 手术。

第二节 外阴癌手术的术前准备

外阴恶性肿瘤的根治术系妇科手术中较大而复杂的手术之一，因为某些晚期外阴癌根治术涉及泌尿道、肠道手术，因此，决定行某类外阴癌根治手术后，必须认真做好手术前各项准备工作。

一、体检和实验室检查

患者入院后局部癌灶的检查极为重要。入院后须详细检查局部病灶，如外阴肿瘤的位置、范围、基底活动和与周围组织关系等，以考虑手术切除深部组织和周围器官的范围。例如，检查肿瘤浸润尿道的深度，以考虑切除尿道的范围；检查肿瘤与外阴后联合、肛门、阴道直肠隔之间的关系，以考虑是否切除直肠等问题；检查肿瘤所处外阴的位置、肿瘤大小和与腹股沟淋巴结的关系，以考虑清除腹股沟和盆腔淋巴结的问题。外阴癌患者多数为年迈女性，因此，还必须详细询问和检查患者的心、肺、肾、肝等脏器的功能，以及过去肠道或腹腔手术史，以利于术前有所准备，使患者能安全地接受手术治疗。

由于外阴恶性肿瘤的手术创面大，术后渗出液较多，必须于术前了解患者的凝血和血浆蛋白质等情况，如发现问题应及时纠正，以减少术时出血过多和术后并发症的发生。此外，须对患者的肾功能予以充分了解，如尿常规、肾功能检查以及肾盂造影等，对于个别考虑行全膀胱和尿道改道手术者，须慎重施行和进行术后严密观察，加强预防性措施，以减少术后并发症的发生。

二、饮食与肠道准备

外阴恶性肿瘤根治手术术前必须告诫患者，在术前1周内不宜像平日那样进食，尤其是不应进食多纤维素的饮食，因为希望外阴癌术后1周内不解大便，以尽量减少接近肛门口的外阴创面污染；手术前2日宜进食流质，以减少肠道积便。所以术前患者如需增加营养，应劝说其多进高蛋白质、低脂、低渣的食物。

如果晚期外阴癌患者需行 Lockhart-Mummery 联合手术或全膀胱切除、回肠代膀胱，除做以上肠道准备外，术前2日口服卡那霉素1g；每日2次，甲硝唑0.4g，每日3次，做肠道灭菌准备。

三、局部准备

外阴癌术前局部准备极为重要，因为多数外阴癌的病灶都有破溃，伴有不同程度的继发感染，局部脓性分泌物和污秽较多；部分病例还伴有亚急性或急性感染，常伴有腹股沟淋巴结肿大，全身发热等症状。

患者入院后，应给予 1/1 000 高锰酸钾液，每日坐浴 2 ~ 3 次；外阴剃毛、清洁；对于局部有脓性分泌物者，应每日 2 次给予清创换药，同时全身应用抗生素。患者如有急性感染，除加强局部清创外，还应使用抗生素。

对于个别局部病灶巨大或有感染者，除应用抗生素外，还应同时给予局部放疗，一般照射剂量为 3 000 cGy，因为只有当肿瘤有所控制时，感染才能消退，同时也可减少和避免术时的医源性播散。

第三节　外阴癌根治术的术式及其要点

外阴癌根治术的手术范围包括广泛性外阴切除术和腹股沟 +/- 盆腔淋巴结清扫术。外阴癌根治术的手术范围依外阴癌的期别、病灶浸润范围和程度而异。外阴癌手术治疗结果与局部切除范围密切相关，因此，外阴根治术的原则是为了达到根治目的，必须严格掌握手术指征和切除足够的外阴及其周围组织。例如，广泛性外阴切除术包括部分尿道、全尿道或全膀胱的切除。又如当癌灶浸润直肠或肛门时，还须切除直肠等组织。

淋巴结切除术依外阴癌局部病灶的大小、位置、病理分化以及腹股沟淋巴结肿大等情况而异，因为部分外阴癌由于病灶所处的解剖位置腹股沟淋巴结可以呈阴性而直接转移到盆腔淋巴结；同样，腹股沟未扪及肿大淋巴结者也有 12.5% 术后病理证实有转移。因此，外阴癌根治术中腹股沟及盆腔淋巴结的清除是极为重要的考虑，其原则是必须准确和适当地掌握手术范围，以达到既不盲目扩大手术范围又达到根治的目的。也有学者指出，有盆腔淋巴结转移的外阴癌患者的 5 年生存率只有 20%，因此不主张做盆腔淋巴结清除，仍坚持将广泛性外阴切除术和双腹股沟淋巴结清扫术作为浸润性外阴癌的常规治疗方法。

一、腹股沟淋巴结切除术

切口的选择：据作者 40 多年妇科恶性肿瘤手术经验，认为腹股沟垂直半弧形切口比较理想，此切口的优点是：可充分显露股三角区域，便于清扫该区淋巴结、脂肪和结缔组织，尤其是解剖分离切除 Cloquet 淋巴结及其内侧耻骨结节下内收肌筋膜和周边的淋巴结、结缔组织——此区域恰为外阴癌通过淋巴途径向外直接播散的区域。如果术中发现 Cloquet 淋巴结有转移，须同时做盆腔淋巴结清扫术，则仅在此切口上缘延长 3 cm 即可达到手术要求。此切口的起点在髂前上棘内侧 3 cm，恰在髂内、外血管分叉处；从此点向下内至腹股沟韧带中部扪及股动脉搏动点，再向下内呈半弧形至股中下 1/3 处终止；此点为股三角之顶部，是清除腹股沟区域淋巴结最为理想的切口切点。

二、盆腔淋巴结清扫术

切口的选择：此切口应是腹股沟淋巴结清扫术的延续，只需在以上切口的上端向上延长 3 cm 即可——此点是髂总淋巴结所处区域，此切口可清晰显露髂总、髂内外和闭孔淋巴结区域，是清除该区域淋巴结的最佳的切口选择。

广泛性外阴切除术切口的选择：为沿外阴周边的梭形切口，其上缘起自耻骨上缘，两侧为大阴唇皱襞外侧，下缘包括会阴部。此切口的肿瘤侧，应距肿瘤外 2~2.5 cm 做扩大外阴切口，外阴切口形成后，两侧皮片均做潜行切除皮下脂肪、淋巴组织，包括整块阴阜脂肪和外阴旁淋巴结缔组织。

三、广泛性外阴切除术

切除范围：张志毅等 1981 年报道的 79 例外阴癌病例手术后的复发率为 10%，他们总结了患者术后复发的原因，认为主要是根治术手术范围没有到位，如术前病灶与尿道或肛门邻近，或它们已受到病灶侵犯。之后他们改进了切除范围，即当病灶邻近尿道或已累及尿道时扩大切除部分尿道或肛门、直肠。1988 年，他们又报道 24 例外阴癌手术治疗的结果，术后局部复发率降至 4.2%。由此我们体会到，手术治疗肿瘤除需掌握手术技巧外，还必须具有肿瘤观念，所谓肿瘤观念，就是除做手术切除外，最重要的是具备根治手术的肿瘤观念。

广泛性外阴切除术：外阴系一个器官、整体，其组织除脂肪、汗腺、皮脂腺、神经、血管外，更有丰富而纤细的淋巴网。在临床所见早中期外阴癌中，常有不少局部原发病灶呈多中心型。10%~20% 的外阴癌病例有两三个或更多的浸润病灶，Green 等报道的 238 例外阴癌病例中，22% 的患者有多个单独的病灶。因此，从外阴解剖或临床所见，外阴癌的手术需要做广泛性外阴切除术。

广泛性外阴切除术的切口：应做梭形切口，上部皮肤双侧做潜行切除，包括切除阴阜。阴阜为双侧大阴唇淋巴的主干向上回流的交叉点，其外侧为大阴唇的皱襞，下缘包括会阴部。外阴病灶外侧的切口应距离肿瘤 2~2.5 cm，外侧切口的外侧皮片的皮下脂肪、淋巴结、脂肪组织应做潜行切除。皮片厚度应以病灶早晚期和患者体型而定，一般皮下脂肪厚度保留 0.5~1 cm。外阴内侧切除 1 cm 以内的阴道外口，外阴基底部上缘达耻骨筋膜，两侧包括内收肌筋膜。以上为广泛性外阴切除术的范围。

如果切除范围不够，术后往往发生局部复发。外阴癌近于阴道外口者，术后局部复发比较多见，应强调做术中阴道切缘冰冻切片检查，以切除足够的阴道，减少术后局部复发。广泛性外阴切除术术后局部皮肤缺损一般都比较大，有关皮片移植、创面修复等问题，近年来不少学者报道了这方面的经验，成效显著。

对于外阴癌广泛性外阴切除术是否应行分期手术，我们认为，行分期手术是因病期晚或局部肿瘤广泛，切除创面太大等原因，首先是术后创面大，术后感染机会多，并有坏死等可能，难于一期愈合。分期手术会延长住院期，且手术时间过长，对二期手术——腹股沟或盆腔淋巴结切除术不利。据我们的临床经验，103 例患者均实行广泛性外阴切除术和淋巴结切除术一期完成，虽然很少有创面一期愈合者，但结果都较理想。

有学者报道，应用股或臀部全厚皮片移植覆盖外阴根治术后缺损创面，可促进创面愈合。还有学者报道，对 71 例外阴癌根治术患者应用 3 张阔筋膜覆盖外阴和腹股沟创面，加速了术后缺损面的愈合，效果较好，平均住院时间仅 11 d。也有对外阴癌根治术患者应用腹直肌筋膜瓣重建外阴创面的报道，这类手术系外阴癌根治术后较好的外阴整形术，能加快外阴创面的愈合并提高疗效，患者也乐意接受。

四、腹股沟淋巴结切除术

外阴癌的淋巴结转移率为 27%~46%。外阴癌局部病灶的大小与淋巴结转移关系比较密切：病灶≤1 cm，较少有淋巴结转移（转移发生率 6%）；病灶≥8 cm 时转移发生率达 50%。

因此，当外阴癌病灶≥2 cm 时淋巴结转移机会增多。当外阴癌累及肛门、尿道或阴道时，淋巴结转移发生率从 24% 增至 43%[4]。

外阴癌病灶位置与淋巴结转移有关，病灶同侧腹股沟淋巴结转移发生率为 84%，对侧转移发生率为 15%。如果对侧外阴也受癌侵犯，则对侧腹股沟淋巴结转移率达 30.7%，腹股沟淋巴结阴性的患者中有 12.5% 发现盆腔淋巴结转移。

此外，腹股沟淋巴结大小与癌转移有关，腹股沟淋巴结肿大 <2 cm 者有 25% 的淋巴结转移发生率；淋巴结肿大 2～5 cm 者有 40% 淋巴结转移发生率。多数外阴癌病例局部病灶伴有不同程度的感染，少数病灶已有溃疡并形成空洞，常伴有感染和腹股沟淋巴结肿大。我们曾遇到 1 例腹股沟淋巴结肿大达 6 cm 的病例术后病理检查为炎性淋巴结。腹股沟未扪及肿大淋巴结者术后病理证实有淋巴结转移者达 12.5%。

综上所述，外阴癌根治术，腹股沟淋巴结不容忽视，理所当然地应包括在根治术范围内。

Cloquet 淋巴结：Cloquet 淋巴结位于腹股沟韧带下缘，股静脉内侧，具有外科、妇科肿瘤科的临床实际意义。在一定情况下，判断 Cloquet 淋巴结是否有转移是决定是否做盆腔淋巴结切除术的标志，因为此淋巴结处于股深淋巴结的最高位，如果发生转移，盆腔淋巴结转移的可能性大。我们在做腹膜外盆腔淋巴结清扫术时，在切断腹股沟韧带，分离股静脉内侧的 Cloquet 淋巴结时可以清晰地看到该淋巴结以上的淋巴结直通闭孔区淋巴结。Krupp 报道，在 40 例外阴癌淋巴结转移病例中有 9 例有盆腔淋巴结转移，而盆腔淋巴结转移为闭孔区淋巴结转移，与我们术中所见完全一致[5]。

当临床扪及腹股沟 Cloquet 淋巴结肿大并可疑转移时，或手术探查发现该淋巴结虽然不大但坚硬时，必须做 Cloquet 淋巴结摘除并送冰冻切片病理检查，以确定是否须清除盆腔淋巴结。

五、盆腔淋巴结清扫术

对于外阴癌是否须做盆腔淋巴结清扫术，目前尚无一致意见。笔者认为，广泛性外阴切除术和腹股沟淋巴结及腹膜外盆腔淋巴结清扫术手术费时不多、无死亡率，对提高生存率有帮助。盆腔淋巴结转移发生率一般为 4%～16%，如果腹股沟淋巴结有转移，则盆腔淋巴结转移发生率约为 25%。由于外阴癌发生盆腔淋巴结转移毕竟还是少数，对于盆腔淋巴结清扫术的手术指征，尚不能一概而论，应具体病例具体分析，应严格掌握盆腔淋巴结清扫术的手术指征。凡有腹股沟淋巴结转移者，应考虑盆腔淋巴结切除术。又如外阴癌位于前庭，对于侵犯阴蒂或尿道或阴道上 1/3 者，以及影像学检查等发现有盆腔淋巴结转移迹象者，须考虑盆腔淋巴结清扫术。

第四节　外阴癌手术步骤

一、腹股沟淋巴结切除术

据国内外文献报道，外阴癌腹股沟淋巴结转移发生率达 27%～46%。因此，手术切除腹股沟各组淋巴结极为重要。除淋巴结外，腹股沟区域的皮下脂肪、淋巴组织和血管周围的脂肪、淋巴结、结缔组织也须一并切除，以减少术后局部感染和达到手术根治目的。腹股沟淋巴结切除术手术步骤如下所述。

- 切口：以髂前上棘内侧 3 cm 为起点，向下切开皮肤达腹股沟中部、股动脉搏动点，向下内沿一半弧形切至股三角顶部。如做腹膜外盆腔淋巴结清扫术，在切口上部再向上延长切开 3 cm，至此适于清除髂总淋巴结。

- 剥离腹股沟皮片：术者用刀片沿以上路线切开皮肤时深度要求仅达到皮下脂肪，不宜过深。如果皮肤切开过深，则剥离皮片的厚度难以掌握。剥离左侧腹股沟外侧皮片，用数把 Alles 钳钳夹皮片：术者用左手提起钳夹外侧皮片的 Alles 钳，助手用干纱布紧压切缘皮下组织，使被剥离皮片保持一定张力，皮下脂肪层界限清晰可见，便于随后手术操作。

- 继续剥离外侧皮片：术者用右手持电刀剥离皮片，用电刀可控制术时渗血。剥离时电刀的方向必须与皮片平行，这样剥离皮片才能均匀，避免因电刀与皮片成直角而戳穿皮片或使皮下脂肪层变成梯田状而有残留过多皮下脂肪、淋巴组织之弊。

- 剥离皮片厚度为皮下脂肪不超过 0.5 cm：术者左手用 Alles 钳提起皮片，助手用干纱布紧压皮下脂肪层，使皮片整片均匀，解剖清晰。术者右手执电刀与皮片平行坡行下切，使被切皮下脂肪呈半锥形达基部。外侧皮片的外界标记为髂前上棘，该处有旋髂浅动静脉，均予以切断、结扎。

- 切开阔筋膜：沿髂前上棘向下用电刀切开阔筋膜肌和阔筋膜，其方向顺缝匠肌略向内侧倾斜，将阔筋膜向内侧做钝性分离，显露部分外侧缝匠肌。

- 切除腹股沟上部脂肪和淋巴组织：由助手提起切缘上部皮片，沿髂前上棘向上剥离上部皮片，皮片厚度可厚于外侧皮片。沿皮片切缘向内上方呈半弧形切除皮下脂肪组织，基底部达腹外斜肌筋膜，半弧形顶端相当于脐耻间下 1/3。

- 剥离腹股沟内侧皮片：由助手提起内侧皮片，术者左手用干纱布紧压皮下脂肪，以示解剖界限。术者右手执电刀，以同样方法与皮片平行切除皮下脂肪、淋巴组织。腹股沟的内侧皮片也相当于外阴的外侧缘，该处系外阴淋巴回流至腹股沟的主要通道，因此，剥离该皮片的厚度时应稍带皮下脂肪为好。

- 腹股沟内侧皮片标志：内侧皮片的界限为耻骨结节，术者左手持干纱布紧压该处并用力向外牵拉，使该处深部脂肪组织均显露于手术野；术者明确解剖位置后，用电刀向深部下切，直达耻骨结节；显露耻骨结节后，以此为标志向下扩大手术范围。

- 显露内收肌：沿耻骨结节下缘切开内收肌筋膜，显露内收肌；然后沿内收肌向下向外延伸切开内收肌筋膜。切除内侧皮下脂肪、淋巴组织时，将外阴深、浅动脉和静脉分别切断、结扎。

- 切除腹股沟上部脂肪组织：助手提起切缘上部皮片，术者用电刀沿耻骨结节向上外方呈半弧形切除皮下脂肪组织，与外侧切口会合。术者左手用干纱布向下紧压弧形切口顶端的脂肪组织，右手用电刀轻快地将整块脂肪组织从外斜肌筋膜表面切割、下移，直达腹股沟韧带上部。

- 切断圆韧带：在耻骨结节外下方、腹股沟韧带内侧上部分离、显露圆韧带，该处为腹股沟外环，圆韧带由此穿出。分离圆韧带后予以切断、缝扎。切忌电刀切断该韧带，以防术后引起腹膜外渗血。

- 切除腹股沟深淋巴结：在腹股沟韧带下部扪及股动脉搏动点，然后提起股深筋膜，分离、切开股深筋膜，显露股血管鞘膜。股动脉外侧的股神经一般不分离。

- 分离股血管：股动脉显露后，继续打开股动脉鞘膜，术者左手持 Kelly 钳提起股动脉鞘膜下缘，右手用剪刀自上而下深入鞘膜内，沿动脉向下分离，剪开动脉鞘膜，使股动脉上部完全显露。

- 切断股动脉分支：股动脉在腹股沟韧带下 1 cm 处，分有旋髂浅动脉、外阴浅动脉和腹壁浅动脉三个分支，应分别予以切断、结扎。

- 分离股静脉：上段股动脉显露后，术者随即在动脉内侧如上法分离、切开腹股沟深筋膜，显露股静脉。自上而下分离、切开股静脉鞘膜，完全显露股静脉上段（由外侧的股神经、股动脉、股静脉和 Cloquet 淋巴结组成）。

- 切除 Cloquet 淋巴结：该淋巴结位于股静脉内侧、腹股沟韧带下缘、耻骨肌筋膜表面，术者用小 Kelly 钳紧贴股静脉内侧向下分离直达耻骨肌筋膜，然后沿腹股沟韧带下缘钳夹、切断、结扎整块 Cloquet 淋巴结，并沿 Cloquet 淋巴结基底部、耻骨肌上缘向下分离。如果须做盆腔淋巴结切除术，则待股三角整块脂肪、淋巴组织分离切除后集中于 Cloquet 淋巴结处，留待与盆腔淋巴结一起整块切除。

- 切除股三角上部淋巴、脂肪组织：股动脉、股静脉上段分离显露后，随即处理股血管两侧的脂肪和淋巴组织。外侧自髂前上棘沿缝匠肌表面（包括外侧阔筋膜）向下内方分离、切开，内侧沿内收肌表面切开其筋膜，向下外方分离，使腹股沟和股部脂肪和淋巴组织集中在股三角的中下部。

- 切断大隐静脉：术者沿股血管鞘内自上而下分离，剪开血管鞘膜，显露股血管。约距腹股沟韧带下 3 cm 处，沿股静脉向下分离大隐静脉，此时须继续沿股静脉向下分离，直分离至大隐静脉入口下缘，显然这时大隐静脉已明显显露于手术野，术者用小 Kelly 钳挑起，钳夹大隐静脉基部，切断、结扎。

- 切断股血管分支：距腹股沟韧带 3 cm 处有外阴深动脉分支，予以切断、结扎；5 cm 处股动脉的外后方有股深动脉分支，予以保存。做股动脉插管化疗都选用此动脉的分支——旋股内、外侧动脉——最为合适。股血管分支解剖位置变异较多，上述分布情况供参考。

- 清除股三角脂肪、淋巴结群：当股三角区域脂肪和淋巴组织完全分离，解剖清晰，股三角股血管都已显露，脂肪和淋巴组织都已分离至股三角底部，术者左手掌面紧握腹股沟整块脂肪和淋巴组织的下缘并将其向上牵引，助手用皮肤拉钩向下牵拉切口下缘两侧皮瓣，术者右手执电刀切除腹股沟下部的皮下脂肪组织。

- 切断大隐静脉分支：大隐静脉一般有两三个分支，位于股内侧脂肪层下部，术者分别并逐一予以分离、切断、结扎，然后整块切除腹股沟、股部脂肪和淋巴组织，清晰地显露股三角解剖。

二、腹膜外盆腔淋巴结切除术

外阴癌盆腔淋巴结转移发生率一般为 3%～4%。如果外阴癌位于前庭或已浸润尿道等深部组织，则盆腔淋巴结的转移发生率相应增高。腹膜外盆腔淋巴结切除术的显露浅而易行，清除髂总淋巴结时，宜相应延长切口，如此可充分显露，避免误伤输尿管。腹膜外盆腔淋巴结手术步骤如下所述。

- 腹膜外盆腔淋巴结的切除：皮肤切口在腹股沟淋巴结切除术的基础上向上延长 3 cm，再切开腹外斜肌筋膜和腹股沟韧带，随后做腹壁肌层全层切开。

- 分离、结扎髂外动脉和静脉分支：切开腹壁肌层之前，术者小心分离腹股沟韧带断端以上的腹壁肌层，因髂外动脉和静脉出腹股沟韧带前有旋髂深静脉和腹壁下动静脉两个分支，如果不先行予以分离结扎、切断，则极易误伤出血，影响手术进程。

- 分离腹壁肌层：髂外动脉和静脉的下部分支结扎后，术者用左手示指轻柔地插入腹壁肌层与腹膜外脂肪之间，手指掌面紧贴腹壁肌层，轻柔地向上推进、分离腹膜，这样分离腹膜不易进入腹腔，但忌用手指掌面垂直向上推开腹膜，否则极易推破腹膜而进入腹腔。

- 切开腹壁肌层：术者用左手示指推开腹膜后随即可感觉到其间隙非常松懈，即用中指同时插入，分离、推开腹膜。待腹膜全被推开后，术者以左手示指和中指把腹壁肌层向前抬起，然后在示指和中指间用中号止血钳钳夹腹壁肌层，切断、缝扎，依次切开腹壁肌层。

- 髂内、髂外及髂总淋巴结切除术：助手用S形拉钩拉开两侧腹壁肌层，术者左手用镊子提起髂外动脉外侧脂肪和淋巴组织，右手用剪刀沿腰大肌筋膜表面向下向上锐性分离髂外动脉外侧的脂肪和淋巴组织，并剪开髂外动静脉鞘膜，显露髂外动静脉。

- 切除髂外淋巴组织：沿髂外动脉继续向上分离，把髂外血管周围的脂肪和淋巴组织翻向内侧，助手用静脉拉钩轻轻提起髂外动脉，清除髂外动脉和静脉间隔的脂肪和淋巴组织。在髂外动脉上部分离达髂内外动脉分支以上。

- 髂总淋巴结切除术：左右双侧髂总动脉静脉的位置各异。在右侧，髂总静脉位于髂总动脉外侧，髂总淋巴结位于在髂总静脉表面；在左侧，髂总静脉位于髂总动脉右后方，双侧输尿管均越过髂内外动脉分叉处。切除髂总淋巴结：助手用S形拉钩在髂总动脉上部向上拉开输尿管，并用静脉拉钩把内侧的输尿管拉向内上方，充分显露髂总淋巴结区域。

- 右侧髂总淋巴结切除术：术者用长Kelly钳在髂总动脉外侧，从髂总淋巴结与髂总静脉之间轻柔地分离髂总淋巴结，并显露髂总静脉。髂总淋巴结与髂总静脉间隙组织疏松，较易分离。髂总淋巴结被分离后，沿该淋巴结的外侧分次用钳钳夹，切断、结扎。分离该处经常有的1~2支小静脉，应予以分别钳夹、切断、结扎，以免出血，误伤髂总静脉。

- 切断右侧髂总淋巴结：沿髂总静脉外侧逐段向上切断分离，达髂内外动脉分叉以上3 cm处，然后在该处髂总动脉表面，剪开髂总动脉鞘膜，随后用血管钳在已分离的髂总淋巴结的上缘钳夹、切断、结扎。

- 左侧髂总淋巴结切除术：左侧髂总淋巴结切除术较右侧髂总淋巴结切除术容易。左侧髂总淋巴结外侧除有较大的淋巴链和淋巴结外，无其他重要组织，但须重视，该处输尿管被牵拉较细段时易被误切。术者沿动脉外侧向上分离淋巴链（结），达髂内外动脉交叉处以上3 cm，如同右侧髂总淋巴结切除术一样，钳夹、分离左髂总淋巴结最高位，切断、结扎。

- 左侧髂内淋巴结切除术：术者左手用镊子提起髂总淋巴结，右手用剪刀伸入髂总动脉鞘膜内自上向下做锐性分离，在髂内外动脉分叉处，沿髂内动脉表面向下分离约3 cm。髂内动脉、淋巴结位于髂内、外动脉分叉处之下，沿其内、外动脉之间，术者用剪刀沿髂内动脉与输尿管之间自上而下剪开其间疏松组织，至此，髂内动脉及脂肪和淋巴组织被整块分离。

- 左闭孔淋巴结切除术：助手用静脉拉钩轻轻提起髂外静脉中部，术者左手用长Kelly钳在髂外静脉下缘轻轻提起闭孔窝脂肪和淋巴组织，右手用剪刀紧贴髂外静脉下缘贴近盆侧壁向外下方分离，直达骨盆壁。如上法沿髂外静脉下缘分离2~3个间隙，明确其间无静脉分支后，逐层剪开间隙组织，使整块闭孔区脂肪和淋巴组织与髂外静脉和盆侧壁脱离。

- 显露闭孔神经：闭孔窝脂肪和淋巴组织与盆壁分离后，术者左手用长Kelly钳提起被分离的脂肪和淋巴组织，右手用长Kelly钳插入该片组织下部的中段，由内向外轻轻分离，并贯通被分离的闭孔窝脂肪和淋巴组织；在其下部闭孔神经即被显露，然后沿闭孔神经表面向下分离达闭孔。

- 切断闭孔淋巴结：用长Kelly钳沿闭孔神经向下分离达闭孔，出闭孔的最低位；至此，术者用长Kelly钳在闭孔神经出闭孔之上、髂外静脉下缘，予以钳夹、切断、结扎闭孔淋巴结的下缘。此处必须结扎，因其系下肢淋巴结、Cloquet淋巴结回流盆腔闭孔区的主干，以防术后并发盆腔淋巴结囊肿。

- 分离闭孔区脂肪和淋巴组织：术者左手用长 Kelly 钳提起闭孔窝脂肪和淋巴组织的下部断端，右手用剪刀沿闭孔神经表面向上做锐性分离。闭孔神经内外两侧的脂肪和淋巴组织一般无重要血管，可以剪开神经周围组织，直达上部。闭孔动、静脉常位于神经之下，少数病例位于神经之上，须分别分离闭孔动、静脉，予以切断、结扎。
- 闭孔淋巴结切除术：助手继续提起髂外静脉，并用包裹纱布的压肠板推开闭孔内侧组织，显露闭孔区上部，术者用长 Kelly 钳沿髂内动脉上段表面向下分离，充分显露髂内动脉，从而使闭孔窝脂肪和淋巴组织待切除的上部与周围重要血管界限分明。然后在髂外静脉下缘、闭孔神经和髂内动脉上部钳夹闭孔淋巴结群的最上部，切断、结扎。

三、广泛性外阴切除术

近年来随着对外阴癌的局部切除范围和淋巴结清扫术的研究和不断改进，外阴癌手术治疗的 5 年生存率已达 70%～80%。外阴癌手术疗效提高的原因主要在于采用了广泛性外阴切除术，包括尿道和直肠的切除以及腹股沟和盆腔淋巴结清扫术。

有些早期外阴癌虽然病灶局限于一侧外阴，但仍须做广泛性外阴切除术和淋巴结清扫术，切忌行姑息手术而贻误根治机会。对于比较晚期的外阴癌，如已侵犯尿道和（或）肛管，也须根据外阴局部病灶所侵犯的部位适当扩大手术范围，同样能达到根治目的。广泛性外阴切除术手术步骤如下所述。

- 切口：自耻骨联合上 3 cm 起做纵向切口，向下沿大阴唇双侧皱襞外缘呈梭形切开会合于会阴部。外阴癌外侧的边缘必须距肿瘤的外缘 3 cm。
- 剥离外阴外侧皮片：助手用数把 Alles 钳钳夹切缘外侧皮片，并用力垂直提起皮片。术者左手用纱布紧压切缘皮下组织，使切口张力拉紧，术者右手执电刀，沿外侧切缘的皮下脂肪做潜行皮下脂肪层切除。
- 潜行皮下组织切除：做皮下组织潜行切除时，刀刃应与皮片平行，如成角度切除，则剥离的皮片不均匀，可能残留癌组织；剥离皮片的厚度应仅带少许皮下脂肪层。剥离外侧皮片的外缘标志为耻骨结节，并沿耻骨结节向下向内侧切开内收肌筋膜。
- 切除腹股沟上部脂肪和淋巴组织：在外阴梭形切口上缘，由助手提起切缘上部两侧皮片，术者继续操作，潜行切开上缘皮下脂肪层，其基部达腹直肌鞘膜下 1/3，并向下向两侧切除阴阜脂肪垫，向下达耻骨筋膜层上部。将整块外阴上部的脂肪和淋巴组织与耻骨联合及其两侧向下脱开。
- 会阴部切口：由助手提起外阴梭形切口的下缘皮片，术者左手用纱布紧压会阴切缘，右手执电刀，刀刃必须向前向上，操作时切忌刀与直肠前方平行，以免误伤直肠。切剥会阴部皮片时，注意该处毛细血管丰富，极易渗血，术时使用电刀宜缓切，以达到止血目的。
- 外阴内切口：助手用 Alles 钳自前庭尿道外口上缘提起阴蒂下缘两侧皮片，术者左手用纱布紧压尿道外口上缘，弧形切开前庭黏膜，并沿阴道两侧内口切开阴道黏膜。一般同时切除阴道壁 1 cm 以内；如果肿瘤已蔓及一侧阴道黏膜，则应相应扩大切除阴道壁的范围。
- 切除阴蒂脚：用电刀沿耻骨联合两侧向下切开，达耻骨弓两侧上缘，分离尿道两侧，显露两侧阴蒂脚，阴蒂脚血管丰富，须钳夹、切断、结扎。
- 切除外阴：用电刀沿内外切口间切开阴道壁肌层，移除整块外阴组织。在阴道两侧创面各放置一条抽心烟卷引流条，将阴道两侧组织稍加分离，与皮肤间断缝合。保留导尿管，用缝线固定。一般因阴阜组织切除较多，张力较大，很难一期缝合；在缺损创面放置凡士林纱布覆盖。

四、尿道部分切除术

对于外阴癌病灶位于前庭区域的患者，如浸润尿道外口，应做部分尿道切除术。尿道部分切除术手术易行，病灶整块切除可以达到根治目的。若欲保留尿道，切缘势必贴近病灶，往往导致术后局部复发。尿道部分切除术手术步骤如下所述。

- 分离尿道：行广泛性外阴切除术时当组织从耻骨联合、耻骨弓向下脱开，处理阴蒂脚，尿道脱开耻骨弓的解剖位置时，尿道已被游离出 2 cm，此时用小 Kelly 钳对尿道做钝性分离，该处血管丰富，分离时易渗血，因此，必须用电刀缓慢切开、止血，使尿道显露清晰。

- 测定尿道长度：为准确测定尿道的全长，须先用气囊导尿管插入膀胱，然后确定膀胱内口至尿道外口的尿道长度，以便掌握所需切除尿道的长度，避免尿道切除过长，导致术后排尿失控。

- 显露尿道：在耻骨弓下缘分离尿道，术者必须耐心做钝性分离，尿道周围组织比较致密，血供丰富，极易引起渗血，导致影响手术进行。

- 部分尿道切除术：用金属导尿管插入尿道放出尿液，将金属导尿管保留在尿道内。术者左手示指插入阴道，并向前顶住金属导尿管和尿道外口水平，以估计尿道外口至被切的尿道长度。

- 切断尿道：术者先用右手示指和拇指扪及金属导尿管，并于左手示指所指示的尿道外口水平相应测定被切除尿道长度，须反复测定被切尿道长度，无误后用刀垂直切断所需切断的尿道。

- 全断尿道：切断尿道 1/3 时金属导尿管即显露，随即拔除金属导尿管，并继续切断全尿道。尿道残端出血较多，但切忌用电刀止血，因高温电刀止血尿道残端可立即引起尿道海绵体肌的严重水肿和继而坏死，造成残留尿道过短，影响排尿功能。

- 缝合尿道残端：尿道残端用 40 号羊肠线全层间断缝合 4~6 针，一是为止血，二是为显露固定尿道残端黏膜和肌层，使尿道黏膜不内缩，预防黏膜坏死，残端缩短。

- 缝合尿道尿道残端：尿道残端固定后，将残端下缘与阴道前壁用 20 号羊肠线间断缝合，将残端上缘与皮肤直接用 20 号羊肠线间断缝合。位于前庭部的肿瘤一般均会因外阴切除范围过广，使尿道残端与外阴皮肤切缘难以缝合，尿道残端的上缘往往显露在耻骨下缘。

（一）全尿道切除术、膀胱肌瓣尿道成形术（并广泛性外阴切除术、腹股沟淋巴结和盆腔淋巴结清扫术，见外阴根治术节）

晚期外阴癌已侵犯尿道 3 cm 以内者，须做全尿道切除术、膀胱肌瓣尿道成形术。此术式须切开膀胱，首先探察膀胱三角区是否有癌浸润，如果确定癌灶尚局限于尿道，则做全尿道切除术，保留膀胱内括约肌，取膀胱肌瓣代尿道。术时取膀胱前壁肌瓣 7 cm×4 cm，膀胱底部 4 cm 肌瓣必须近膀胱颈部，不宜太狭窄，以防人工尿道口缺血坏死。肌瓣顶部和中部用 20 号肠线全层缝合，做好牵引、止血和防止膀胱内膜内缩。手术要点如下所述。

- 充盈膀胱：方法和容量同腹壁代尿道术。

- 探查膀胱三角区：助手用两把狭形 S 拉钩，深入膀胱底部，探查膀胱三角区是否有癌浸润，并窥视双侧输尿管开口处。如果看到清晰喷尿情况并确定膀胱三角区和尿道内口均无癌灶浸润后，则继续进行手术。

- 游离膀胱肌瓣：在膀胱颈部上缘横向切开膀胱壁全层，直径约 4 cm，呈半锥形向上切开膀胱壁全层肌瓣 4 cm×7 cm，7 cm 肌瓣基底在膀胱顶部，游离肌瓣向上翻起，随即用 20 号羊肠线间断缝在肌瓣边缘，作为牵引、止血和防止膀胱内膜内缩。

- 缝合游离膀胱肌瓣：用 20 号羊肠线间断缝合游离肌瓣，使其成管状，用细丝线做褥式间断加固缝合。
- 安置蕈状导尿管：将游离肌瓣缝合成管道后，将一根 F18 号蕈状导尿管通过已缝合的人工尿道安置于膀胱内，同时在人工尿道左侧的膀胱顶部开一个小口，安置另一根 F18 号蕈状导尿管，作为膀胱引流管。
- 人工尿道穿出尿道残端：用肠线和细线缝合膀胱造瘘口，然后将游离的膀胱肌瓣缝合成人工尿道，并同人工尿道内的蕈状导尿管一起由膀胱内口向下穿出于原尿道的残端。
- 缝合人工尿道与膀胱断端：人工尿道穿出尿道残端后其张力较大，须由助手用手指加压尿道的基底部，使人工尿道的基底固定于原膀胱颈上部。术者用 20 号肠线间断全层缝合人工尿道两侧角的膀胱断端，使人工尿道内口位于膀胱颈部并近于原尿道内口的水平，使人工尿道固定于膀胱颈部，用 4 号丝线加固间断缝合膀胱肌层；然后用 4 号丝线间断缝合人工尿道和膀胱颈上部的膀胱断端。
- 缝合腹部创面：腹部创面常规分层缝合，在膀胱前窝放置一条烟卷引流条，在膀胱造瘘处放置一根 F18 号蕈状导尿管，各置两侧下腹部。
- 切除整块外阴和全尿道，人工尿道再生：全尿道和广泛性外阴切除术中广泛性外阴切除范围和手术步骤同广泛性外阴切除术，在切断阴蒂脚后，整块外阴自耻骨弓下缘脱开，分离尿道，测定尿道长度，然后在膀胱颈下缘切断尿道，移除整块外阴、全尿道和肿瘤组织。

    人工尿道再植术把人工尿道连同导尿管从膀胱内口穿出尿道残端，稍使劲牵拉，使人工尿道基部紧贴膀胱内口，并使其充分伸展长度，然后用 20 号羊肠线间断缝合人工尿道和尿道残端间的间隙，缝合尿道残端全层和人工尿道壁浆肌层。

- 固定人工尿道的位置：因广泛性外阴切除术术后与皮肤缝合的可能极少，人工尿道前壁肌层与耻骨弓筋膜下缘一般用细丝线间断缝合固定 2 针，位置必须正中，以免术后排尿偏向。新尿道外口须外翻 1 ~ 1.5 cm，全层用 20 号肠线缝合于皮肤和阴道前壁，并用缝线在人工尿道两侧固定导尿管。

（二）全尿道切除腹壁代尿道术

晚期外阴癌侵犯尿道已达 3 cm 以上，如果经术时探查膀胱三角区，确定双侧输尿管开口处清晰，喷尿正常，尚未受癌灶浸润，但已无法保留膀胱内括约肌，则做全尿道包括膀胱内括约肌或部分膀胱切除术。对于全尿道切除病例，须探查腹主动脉旁淋巴结和切开膀胱探查膀胱三角区是否有转移，并且均须做全盆腔淋巴结切除术，手术要点如下所述。

- 充盈膀胱：由导尿管滴入生理盐水 200 ~ 250 ml，使膀胱充盈如球形，膀胱在此容量时，切取膀胱肌瓣，制成人工尿道。用消毒尺在膀胱前壁处测量 5 cm×4 cm 大小的肌瓣范围，在以上范围的四角，用细丝线在膀胱浆肌层各缝一针，作为切取标记。
- 探查膀胱三角区：切开膀胱之前，对于见到的膀胱壁的比较明显的血管，均用细丝线间断缝合、切断，以减少术时过多出血；然后在膀胱壁被切一侧垂直切开膀胱壁全层，随即吸尽膀胱内所灌液体。助手用 2 把狭形 S 拉钩深入膀胱底部，探查膀胱三角区。
- 采取膀胱肌瓣：证实膀胱三角区无癌侵犯后，横向切开膀胱肌瓣下段和对侧肌瓣，完全游离 5 cm×4 cm 膀胱前壁肌瓣，肌瓣基底部在膀胱顶部；用 40 号肠线间断全层缝合膀胱切缘，止血和防止内膜内缩。
- 缝合膀胱切缘：膀胱切缘下段做半荷包缝合，如做全尿道和膀胱部分切除术，做膀胱切缘下段近三角区缝合时，须注意三角区输尿管开口，避免膀胱壁与输尿管太近引起输尿管开口处狭窄。

- 缝合人工尿道：膀胱前壁缝合后，在膀胱内放置一根 F18 号蕈状导尿管，其上端以膀胱肌瓣包裹缝合成管状，继续用 20 号肠线向上间断缝合膀胱肌瓣，形成人工尿道。

- 加固缝合：用 4 号丝线褥式间断缝合膀胱前壁和人工尿道，缝合深度以膀胱浆肌层为限；膀胱下段仍做半荷包缝合，使底部下侧角埋入，防止术后尿漏。人工尿道褥式缝合不宜过紧和张力过大，以防管壁缺血坏死。

- 腹壁人工代尿道：取右侧腹壁小块皮肤，十字剪开外斜肌筋膜，使管状膀胱肌瓣形成的人工尿道和开花导尿管由该处穿出；人工尿道浆肌层与腹膜和外斜肌筋膜用 4 号丝线各间断缝合共 4 针以固定。

- 人工尿道外翻与腹壁缝合：用 4 号丝线间断缝合人工尿道开口处全层与腹壁皮肤，使人工尿道口外翻似乳头状，防止术后外口狭窄内缩。缝合后，在人工尿道周围包裹碘仿纱条，再予以结扎，固定于伤口周围，紧贴人工尿道创口，用以消炎和保护创面。在人工尿道周围覆盖凡士林纱布，最后缝线固定导尿管，以两侧缝线固定为好，避免导尿管倒向一侧压迫人工尿道致局部坏死，影响排尿功能。

五、Luckhart–Mummery 联合外阴根治术

外阴癌侵犯肛管或直肠或阴道直肠隔等处时，为了达到手术根治的目的，必须同时施行 Luckhart-Mummery 联合外阴根治术。手术患者体位采取平仰卧位，臂部填高和下移至手术台边缘，类似直肠癌根治手术体位。患者两下肢分别外展 45°，以利两侧腹股沟淋巴结切除术的施行。

Luckhart-Mummery 联合外阴根治术分两期进行，Ⅰ期手术为乙状结肠造瘘术，Ⅱ期手术为会阴直肠联合外阴根治术。在Ⅰ期手术后 1 周，在乙状结肠造瘘口的远端一般每日做清洁灌肠一次，共 1 周；在Ⅱ期手术前二天，做肠道准备，由乙状结肠造瘘口的远端灌入卡那霉素 2 g，每日 2 次。Ⅰ期手术一般同时做剖腹探查，以排除盆腔、腹腔脏器和腹主动脉旁淋巴结转移，盆腔淋巴结切除术一般同时做。Ⅰ期手术进腹探查结果如果无盆、腹腔脏器和腹主动脉旁淋巴结转移，则做盆腔淋巴结清扫术。

- Luckhart-Mummery 联合外阴根治术：Ⅰ期手术切口：做左下腹椭圆形切口，切除 4 cm×3 cm 皮肤。十字切开外斜肌筋膜，在腹膜相应位置做纵向切口，以便将乙状结肠段拉出腹壁。

- 游离乙状结肠段：术者用电刀在乙状结肠系膜做一个 V 形切口，长约 4 cm，然后分别钳夹切断，结扎系膜血管至结肠壁基部，注意须游离段肠管的血供。

- 固定游离肠段：将游离肠段自腹壁切口拉出，拉出肠段与腹膜切口周围用 4 号丝线做肠壁浆肌层与腹膜间断缝合 6~8 针，用 4 号丝线间断缝合系膜切口，消除间隙，以防术后内疝发生。

- 游离肠段与腹壁固定缝合：切开腹外斜肌筋膜，周围与肠壁浆肌层做间断缝合；然后腹壁椭圆形切口与拉出肠段做浆肌层间断缝合，缝线间断留长，缝线之间围以碘仿小纱条，结扎固定创部周围，以防感染。游离结肠，中间放置 1 根玻璃棒，其一端套以橡皮管。

- 结肠造瘘：术后 24 h，拉出腹壁外的结肠表面，用电刀切除结肠前壁 3 cm×2 cm 肠壁，使乙状结肠的近、远两端肠腔完全显露，造瘘完成，表面敷凡士林纱布。

- Luckhart-Mummery 联合外阴癌根治手术Ⅱ期切口：广泛性外阴切除术的切口向下，沿肛

门两侧呈梭形至骶前。肛门由助手做荷包缝合，以防术时粪液外流，污染创面。

- 显露肛提肌：在广泛性外阴切除术的基础上，深部切除达耻骨联合筋膜，切开内收肌筋膜，继续向下用电刀深入切入坐骨直肠窝，切除该部脂肪、疏松结缔组织层，在骶尾部显露肛提肌。

- 切断肛提肌：术者左手示指用力插入右侧肛提肌，以免切断肛提肌时损伤直肠，随即用血管钳钳夹，分次切断、结扎。左侧如法操作，然后切断、结扎直肠尾骨韧带并予以切除。

- 分离直肠：手术切断外阴和阴道前壁、侧壁后，将这些组织整块向下牵拉，显露阴道后壁，并在阴道后壁做一个横向切口。切除后壁的长度，须视癌灶浸润直肠或阴道直肠膈范围而定。然后，分离直肠两侧疏松结缔组织并切断、结扎两侧直肠侧韧带，使直肠与周围组织分离。

- 分离阴道直肠间隙：用 Allis 钳提起阴道后壁残端的近端，术者用剪刀锐性分离阴道直肠间隙，此间隙比较疏松，使直肠下端充分显露。

- 游离直肠下端：术者左手示指插入直肠后缘，将直肠完全提起，同时将游离的直肠向下牵拉，这时可以看到腹膜紧连于直肠壁周围，助手用 Allis 钳提起直肠前壁周围腹膜反折。

- 剪开腹膜：填塞纱条充分显露直肠前腹膜反折，然后术者用剪子在提起的腹膜反折间剪开一个小口，随即用 Allis 钳提起剪开的腹膜一端，轻柔地将细长纱条塞进盆腔，以防渗血污染盆腔和小肠脱入创部。

- 剪开腹膜：术者用剪刀继续贴近直肠壁剪开直肠周围腹膜，用丝线间断缝合腹膜断端作为牵吊，以防腹膜缩回。

- 游离直肠：游离直肠上部，然后仍由术者紧紧向下牵拉直肠，直肠两侧和后侧均有比较坚韧的结缔组织，分别予以切断、结扎。术者用左手手指插入骶骨前与直肠后壁之间分离疏松结缔组织，至此，直肠完全游离。操作时谨防损伤骶前静脉丛引起出血。

- 结扎直肠下部：游离直肠下部并向下牵拉至会阴创部，助手用纱布围住直肠周围并铺盖会阴部创面，术者用手术刀在直肠上段做环形切开，切开深度仅达直肠浆肌层，用可吸收线结扎直肠浆肌层并切断。

- 荷包缝合直肠上部：助手用 Allis 钳拉住直肠上端两侧，术者在结扎线以上 2 ~ 2.5 cm 处用 4 号丝线做荷包缝合，在结扎线以下 1.5 cm 处用血管钳钳夹。

- 切断直肠：术者用电刀在结扎线与远端钳夹之间切断直肠，直肠残端翻入荷包结扎，结扎线留长并将残端向下牵拉，此时可将填塞盆腔纱条取出。

- 缝合腹膜腔：用肠线缝合盆腔腹膜，缝合始于直肠的一侧下缘中部，连续向前达直肠前壁中部，另一侧同法缝合，然后两者会合结扎，这样可避免漏孔、小肠脱出等手术并发症。

- 直肠下部切除术：在有外阴癌灶浸润肛管的患者，手术仅需切除肛管以上 5 cm 左右的直肠，一般手术操作更为简略，分离直肠方法同前，游离直肠后，用直角钳钳夹直肠下段（切除部位），其上缘用血管钳逐一钳夹，随后用 20 号肠线间断缝合结扎、切断，至完全切断直肠。移除整块被切除的外阴和直肠等组织。

- 封闭直肠残端：直肠残端用 4 号丝线做褥式间断缝合，残端的两侧角均做半荷包缝合，最后间断缝合阴道后壁残端与直肠后间隙结缔组织，使整个直肠残端包埋其中。

- 缝合外阴和会阴部创面：广泛性外阴切除术和 Luckhart-Mummery 手术后均不能 I 期缝合，因缺损创面大，一般均须待术后植皮或自然愈合。直肠切除部位的空隙，应采用在橡皮手套内填塞长纱条填塞创面和引流。

第五节 外阴癌手术的术后处理

一、术后一般处理

外阴癌根治术术后的处理极为重要，因为外阴癌根治术经常涉及周围器官，如尿道、膀胱和直肠。同时外阴癌根治术 I 期手术的范围比较广，创面大，手术后须进行周密的护理、观察、检查和及时处理，以获得手术成功。

（一）补充血浆和电解质

外阴根治术虽然使用电刀，手术时失血不多，但由于广泛性外阴切除术和两侧腹股沟、盆腔淋巴结清除后的创面较大，渗出液较多，尤其是血浆和淋巴液的渗出较好，术后必须重视和及时补充血浆蛋白质和液体。

（二）两侧腹股沟创面持续负压吸引

腹股沟淋巴结清扫术包括股部皮下脂肪层的剥离和股部大片肌肉的显露。为了减少局部渗液并使股部皮片紧贴肌层，增加皮片的存活和减少皮片的坏死，腹股沟创面的持续负压吸引极为重要。如果创面经常保持负压，皮片紧贴肌肉，则既能减少渗液又可改善皮片的存活。一般术后 4~6 d 内保持负压吸引。在多数患者术后 4 d 左右已极少能吸出渗液，可以根据吸出液的情况考虑拔除两侧负压吸引管。

（三）减少大便污染创面

手术后一般要求 1 周内患者没有大便，因为外阴部创面邻近肛门，大便容易污染外阴和腹股部创面。因此，除术前少吃富有纤维素食物和做好清洁灌肠外，术后应服用阿片酊（每次 5 滴，每日 3 次），以控制术后 1 周内不解大便。

（四）外阴和两侧腹股沟创面

外阴癌根治术术后，两侧腹股沟创面常规应用负压吸引，广泛性外阴切除术创面用橡皮片引流。术后 76 h 内渗液较多，且外阴部渗液一般均流至臀部，很难被发现，所以术后当晚宜调换外阴部敷料，以后每日至少更换外阴敷料 2 次，以保持外阴和会阴部创面敷料干燥，预防局部感染。

由于术时剥离外阴和两侧腹股沟皮片较薄，更因皮片血供等因素，部分皮片常发生坏死。一般术后 72 h 坏死皮片的界限开始明显，医生应及时修剪坏死皮片。

外阴癌根治术术后的创面、坏死组织和周围皮片的修剪是主管医生日常换药时的基本操作之一，应根据创面是否感染，采取抗炎敷料或刺激肉芽组织生长的敷料交替使用。如果应用得当，则创面可较快地愈合。

在个别创面过大病例，需辅以植皮术。植皮创面要求肉芽组织比较坚实、新鲜，创面与皮肤基本齐平，且无感染。上海医科大学肿瘤医院经常采用点状植皮术，因为外阴部创面易于感染，点状植皮易于存活。植皮片一般采用患者大腿内侧或上臂内侧皮肤。

（五）预防术后下肢皮肤急性淋巴管炎

外阴根治术后，患者常因两侧腹股沟和盆腔淋巴结切除术而发生双下肢淋巴潴留，发生不同程度肿胀。因此，患者常因下肢或脚部某些极小的皮肤创伤而发生溶血性链球菌感染，发生下肢皮肤急性淋巴管炎，俗称丹毒。为预防术后下肢皮肤急性淋巴管炎的发生，患者出院后，日常生活或工作切勿赤脚，尤其是农民切勿赤脚下田；修剪趾甲时要小心，勿损伤脚趾皮肤，因为哪怕肉眼并未可见的小创口也可招致链球菌感染。如果患者有脚癣，应请皮肤科医生及时治愈，以预防术后下肢或下腹部皮肤急性淋巴管炎的发生。

二、尿道切除术后处理

（一）尿道部分切除术后

每日须做外阴前庭区清洁擦洗，并用金霉素眼膏敷在尿道残端，以润滑和减少局部感染；须注意将导尿管保持在尿道残端的中央部位，如果偏向一侧，须及时纠正，因为偏向一侧时间延长会导致导尿管压迫尿道残端引起局部坏死。

（二）全尿道切除术、膀胱肌瓣尿道成形术后

局部清洁均同尿道部分切除术，但术后代尿道狭窄为常见并发症之一。预防尿道狭窄须正确掌握拔管时间，一般为术后 9～10 d 拔管。拔管前 8 d，先将膀胱造瘘管钳夹，停止尿液引流，使尿液从新尿道排出，待排尿通畅 2～3 d 后再拔除膀胱造瘘管。

此外，须定期进行尿道扩张。代尿道未端一般都有少许坏死，如果拔管后不扩张，则1～2 个月后会出现尿道外口粘连狭窄，数月后甚至出现膜状闭锁。因此，拔管后 1～2 周、0.5～1 个月和 3～4 个月应各进行扩张尿道一次。

拔管后常出现尿频、尿急、尿痛等症状，这是拔管后代尿道发生的暂时刺激症状，可以进行抗感染治疗和外阴冲洗。坐浴和多吃饮料等有助于症状好转。一般术后 1 个月左右小便日趋正常。

（三）全尿道切除术、腹壁代尿道术后

医生须亲自每日对患者的腹壁人工尿道予以清洁换药 1～2 次。一般工尿道残端经常有少许坏死组织，应及时剪除，以防感染扩展至尿道，引起坏死。创面敷以凡士林纱布，保护尿道黏膜。

术后 1 周拆除人工尿道与皮肤间的缝线，同时除去围在人工尿道周围的碘仿小纱布。术后 7～10 日拔除导尿管，嘱患者自解小便，一般患者都有迫尿功能。同时嘱患者自己用手加压腹部，但不能自己控制小便。

腹壁代尿道术，因人工尿道穿透腹壁全层，极易因腹壁瘢痕挛缩而发生尿道狭窄。预防狭窄须定期扩张尿道，一般拔管后 1、2、4、6 个月时各扩张尿道一次。

三、Lockhart–Mummery 联合外阴根治术术后处理

由于此联合术术后会阴部创面缺损大，渗液多，加之阴道分泌液又易污染创面，术后当天晚上须更换会阴部敷料，保持会阴部敷料干燥。术后 48 h 取出阴道凡士林纱布球，随后每日清洁换药 1～2 次。术后 2～3 日除去外阴、会阴两侧皮片引流。会阴部创面一般需4～6 周愈合。下腹人工肛门，除常规处理外，也需嘱咐患者出院后定期扩张，以防人工肛门狭窄。

（张志毅　臧荣余）

参考文献

[1] 张志毅, 张国玲. 外阴癌的手术治疗. 中华如产科杂志, 1988 (5), 23: 290-292.

[2] Rutledge F N, Mitchell M F, Munsell M F, et al. Prognostic indicators for invasive carcinoma of the vulva. Gynecol Oncol, 1991, 42 (3): 239-244.

[3] Hopkins M P, Reid G C, Morley G W. The surgical management of recurrent squamous cell carcinoma of the vulva. Int J Gynecol Obstet, 1990, 75 (6): 1001-1005.

[4] Binder S W, Huang I, Fu Y S, et al. Risk factors for the development of lymph node metastasis in vulvar squamous carcinoma. Gynecol Oncol, 1990, 37 (1): 9.

[5] Krupp P J, Bohm J W. Lymph gland metastases in invasive squamous cell cancer of the vulva. Am J Obstetrics & Gynecology, 1978, 130 (8): 943-952.

推荐阅读文献

[1] Barton D P J, Berman C, Cavanagh D, et al. Lymphoscintigraphy in vulvar cancer: a pilct study. Gynecol Oncol, 1992, 46 (3): 341.

[2] Burke T W, Levenback C, Coleman R L, et al. Surgical therapy of Tl and T2 vulvar carcinoma: further experience with radical wide dxcision and selective inguinal lymphadenectomy. Gynecol Oncol, 1995, 57 (2): 215.

[3] Creasman W T, Phillips J L, Menck H R. The National Cancer Data Base report on early stage invasive vulvar carcinoma. Cancer, 1997, 80 (3): 505-513.

[4] Crum C P. Carcinoma of the vulva: epidemiology and pathogenesis. Obstet Gynecol, 1992, 79 (3): 448.

[5] Curtin J P, Saigo P, Slucher B, et al. Soft-tissue sarcoma of the vagina and vulva: a clinicopathologic study. Obstet Gynecol, 1995, 86 (2): 269.

[6] Greasman W T. New gynecologic cancer staging. Gynecol Oncol, 1995, 58 (2): 157.

[7] Hoding U, Junge J, Poulsen H, et al. Vulvar intraepithelial neoplasia III: a viral disease of undeterminal progressive potential. Gynecol Oncol, 1995, 56 (2): 276-279.

[8] Paladini D, Cross P, Lopes A, et al. Prognostic significance of lymph node variables in squamous cell carcinoma of the vulva. Cancer, 1994, 74 (9): 2491-2496.

[9] Podczaski E, Sexton M, Kaminski P, et al. Recurrent carcinoma of the vulva after conservative treatment for "microinvasive" disease. Gynecol Oncol, 1990, 39 (1): 65-68.

[10] Stehman F B, Bundy B N, Dvoretsky P M, et al. Early stage I carcinoma of the vulva treated with ipsilateral superficial inguinal lymphadenectomy and modified radical hemivulvectomy: a prospective study of the Gynecologic Oncology Group. Obstet Gynecol, 1992, 79 (4): 490-497.

[11] Van D V J, van Lindert A C, Lammes F B, et al. Extracapsular growth of lymph node metastases in squamous cell carcinoma of the vulva. The impact on recurrence and survival. Cancer, 1995, 75 (12): 2885-2890.

[12] 连利娟, 外阴恶性肿瘤//连利娟. 林巧稚妇科肿瘤学. 第2版, 北京: 人民卫生出版社, 1994: 194-221.

[13] 臧荣余, 张志毅, 张仁元. 外阴肉瘤12例临床病理分析. 现代妇产科进展, 1998, 7 (1): 49-52.

第*29*章 尿道癌

女性尿道癌是很少见的一种恶性肿瘤，文献报道很少，多系病例报道。较多病例报道之间的年代跨度大，一些资料及治疗方法和技术已与当今有所不同，但仍有参考价值。

一、尿道癌的一般情况

女性尿道长约 4 cm，上方（近端）与膀胱颈部相连，下方（远端）与外阴前庭接壤，与阴道间隔不过 5 mm 左右。尿道管腔直径不足 1 cm。上方黏膜为移行上皮，下方则为鳞状上皮。尿道淋巴引流远端引向腹股沟淋巴结，与外阴相似；近端则引向盆腔闭孔淋巴结髂内外淋巴结。尿道周围淋巴管互相交汇。尿道的解剖特点使处理尿道癌时均要涉及周围组织及器官，对疗后生活质量颇有影响。

女性尿道癌占女性恶性肿瘤的 0.02%，约占女性生殖器官恶性肿瘤的 1%。

医科院肿瘤医院 20 世纪 60 年代至 90 年代 30 余年间收治了女性尿道恶性肿瘤 65 例，其中各类癌为 61 例（94%），其中上皮癌 45 例（鳞癌 40 例，移行细胞癌 5 例），占 68.2%；腺癌 16 例，占 21.5%；其余 4 例为黑色素瘤 2 例，淋巴瘤及癌肉瘤各 1 例[1]。

发病原因不清，可能与长期慢性局部刺激、炎症、息肉、HPV 感染等有一定关系。

二、尿道癌的临床表现

女性尿道癌患者多为中老年女性。以少量出血为常见症状，开始常出现于内裤或便后外阴部血迹，可误认为来自阴道。尿频常见，合并局部感染、溃疡者有尿痛。阴道癌可局部生长及沿尿道扩展。由于尿道管腔本身细窄，阴道癌极易引起排尿不畅、梗阻、尿潴留。

当尿道癌发生于尿道远端时，尿道口部可见肿物，易于累及前庭，可触及腹股沟增大的淋巴结。

三、尿道癌的诊断和分期

对于可疑病例，可做尿液细胞学检查，或尿道内刷、搔刮直接取细胞送液基细胞学检查。可以做尿道镜、膀胱镜检查，以了解尿道及膀胱情况及病变范围。

影像学检查包括 B 超、CT、MRI，可协助评估病变范围及淋巴结情况。

SCCA、CA125 和 CA199 可用于本病的检查，值得关注的是，有个别报道，PSA（前列腺特异抗原）在本病升高，术后降低。疗前均需咬取或刮取组织送病理检查以确诊。

患者应做妇科盆腔检查，以除外妇科疾病，并了解阴道及盆腔内情况，这样既有利于诊断，又可协助确定治疗方案。

尿道癌目前无 FIGO 分期，但有几位作者的分期，Prempree 分期较为适用，可供参考（表 29-1 ）。

表 29-1　尿道癌 Prempree 分期 [5]

Ⅰ期	肿瘤限于远端尿道
Ⅱ期	累及全尿道及尿道周围组织，但未累及膀胱颈及阴道
Ⅲ期	a. 累及尿道及外阴
	b. 累及阴道黏膜
	c. 累及尿道达膀胱颈
Ⅳ期	a. 累及子宫旁组织或阴道旁组织
	b. 已有转移
	·腹股沟淋巴结转移
	·盆腔淋巴结转移
	·主动脉旁淋巴结转移
	·远处转移

四、尿道癌的治疗和预后

本病无成熟的疗法遵循。不同专业采用的方法也有一定的差别。治疗不外乎手术、放疗、手术 + 放疗综合治疗。近年来，化疗也用于本病的治疗，但其价值尚难评价。

作者强调，本病治疗除个别局限于尿道口的早期肿瘤可行局部切除外，手术均对疗后生活质量有所影响。即便在早期，尿道远端切除大于 2 cm，即可引起尿失禁。手术应个别对待。尿道远端癌手术可参考外阴癌。尿道上 1/2 病变需行全尿道切除术，涉及膀胱切除，膀胱造瘘或肾造瘘乃至盆腔淋巴结清扫术均有采用 [2-3]（可参照本书外阴癌手术章节有关尿道手术部分）。

放疗，可依据具体情况采用 [1,3,4-6]。

近距离放疗：管道内后装治疗，肿瘤厚度不超过 2 cm 者基底剂量不超过 20 ~ 25 Gy（或组织间插植）。分次治疗。可结合阴道后装治疗以增加肿瘤基底剂量。治疗过程中患者有外阴痛感及尿痛，必要时可行短期膀胱造瘘。

体外照射：可对具体病变采用全盆、适形调强放疗，以增加肿瘤照射剂量，与近距离放疗剂量相加总剂量可达 60 Gy。

放疗后可引起尿道狭窄。治疗后期及疗后可进行尿道扩张，以保持尿道通畅。

手术与放疗综合治疗：可以缩小手术范围。腹股沟体外照射可参照本书外阴癌章节中有关部分。

本病预后欠佳。主要预后影响因素是病变早晚及治疗经验。在医科院肿瘤医院的 65 例尿道恶性肿瘤中，5 年生存率为 36.9%，其中早期癌为 65%，晚期癌为 24%。

（吴　琨）

参考文献

[1] 曹林升, 罗义麒, 林承杰, 等. 女性尿道癌9例报告. 中华泌尿外科杂志, 1998, 35 (5): 320-321.

[2] 刘富院, 邹劲林, 李艳芳, 等. 21例原发女性尿道癌临床分析. 肿瘤学杂志, 2001, 7 (5): 294-296.

[3] 丁雅琴. 尿道癌//孙建衡. 妇科恶性肿瘤的放射治疗学. 北京: 协和医科大学出版社, 2002: 90-94.

[4] 洪婉君. 原发女性尿道恶性肿瘤//董志伟, 谷铣之. 临床肿瘤学. 北京: 人民卫生出版社, 2002: 1178-1181.

[5] 张燮良. 尿道肿瘤//张天泽, 徐光伟. 肿瘤学. 天津: 天津科学技术出版社, 辽宁科学技术出版社, 2005: 1864-1868.

[6] Grabstald H, HIlaris B. Cancer of the female urethra. JAMA, 1966, 197 (11): 835-842.

[7] Garden A S, Zagas G K, Delclos L. Primary carcinoma of the female urethra: results of radiation therapy. Cancer, 1993, 71 (10): 3102-3108.

第 *30* 章　阴道上皮内瘤变

20 世纪 60 年代末，上皮内瘤变的概念首先用于子宫颈，将宫颈浸润癌发生前的鳞状上皮的病理变化过程统称为上皮内瘤变，如间变、不典型增生到原位癌均属于癌前病变。后来发现，阴道病变的病理变化与之相似，因而上皮内瘤变的概念从 1998 年开始也用到阴道病变中来。《妇科恶性肿瘤治疗结果国际年报》从第 23 卷开始，在阴道癌的 0 期中出现了上皮内瘤变 III 级（intraepithelial neoplasia grade III）的概念[1]。阴道上皮内瘤变（vaginal intraepithelial neoplasia，VAIN）是指包括阴道鳞状上皮不典型增生和原位癌的一组病变。

VAIN 发病率低，仅为宫颈上皮内瘤变（cervical intraepithelial neoplasia，CIN）的 0.6%～1%，为（0.2～200）例/10 万人，远较子宫颈、外阴等部位的上皮内肿瘤少见，并常与这些部位的病变同时存在，这可能是由于阴道鳞状上皮经常脱落，而且缺乏脆弱的宫颈鳞状 - 柱状上皮交界，故抵抗感染及损伤的能力强。根据上皮病变受累的程度，VAIN 在病理学诊断上也分为三级：I 级为轻度不典型增生；II 级为中度不典型增生；III 级为重度不典型增生及原位癌。关于 VAIN 自然病史的报道很少，可能与 CIN 相似。2014 年，WHO 修正了仅考虑形态学的 CIN 分类命名系统，结合其生物学行为将 CIN 分为两级：低级别鳞状上皮内病变（low-grade squamous intraepithelial lesion，LSIL）和高级别鳞状上皮内病变（high-grade squamous intraepithelial lesions，HSIL），同时用"病变"代替了"瘤变"，也就是将 CIN 1 及相关的 HPV 感染归为 LSIL，而将 CIN 2、CIN 3 归为 HSIL。因此，VAIN 1 相当于 LSIL，VAIN 2 和 VAIN 3 相当于 HSIL。目前认为，VAIN 3 具有癌变倾向。近年来，VAIN 发病有增加趋势，应引起重视。

一、阴道上皮内瘤变的发病率和病因

（一）发病率

VAIN 的发病率呈上升趋势，这可能与 HPV 感染增加、脱落细胞学和阴道镜的推广应用以及人们对 VAIN 认识的提高等因素有关。北京大学第三附属医院统计了 2004 年至 2008 年 6 月的 35 例 VAIN[2]，其中有 82.9% 的病例于 2007—2008 年 6 月检出。

（二）病因

1. 人乳头状瘤病毒（HPV）感染

HPV 在下生殖道内瘤变的发病中具有重要作用，其研究主要集中在 CIN 的研究上。20 世纪 80 年代确定 HPV 与宫颈癌的关系后发现，VAIN 也与 HPV 感染密切相关，HPV 感染有可能是 VAIN 的主要病因。Sordon 等检测了 33 例 VAIN 患者的 HPV 感染情况和分型，结果显示，76% 的 VAIN 1 和 94% 的 VAIN 3 存在高危型 HPV 感染。进一步的研究发现，HPV 型别在 VAIN 低级别病变和高级别病变之间少有重复，HPV16 型分别占 6% 和 50%，从而推测，VAIN 1 一般并不进展为 VAIN 3，只有感染 HPV16 的低级别病变具有进展为高级别病变的潜能。北京大学附属第三医院采用杂交捕获第二代（HC-II）方法同时检测了 13

种高危型 HPV，它们在 VAIN 1 和 VAIN 3 中的检出率分别为 87% 和 100%。最近，德国学者 Lamos[3] 等采用巢式多重 PCR 方法检测了 67 例 VAIN 患者的 HPV E6、E7 感染状态，除 1 例同时感染了三种类型的 HPV 外，在其余患者均只检测到一种 HPV 型别；进一步的分析发现，28 例患者 HPV 16 阳性，其中 24 例（86%）诊断为 HSIL。

目前，HPV 疫苗已经显示能较好地预防宫颈癌的发生。2016 年 7 月，宫颈癌疫苗希瑞适（针对 HPV16 型和 18 型的二价疫苗）获准在中国上市，即获得中国国家食品和药品监督管理总局（CFDA）的上市许可，成为中国首个获批用于预防宫颈癌的 HPV 疫苗，将来也可能会对 VAIN 有一定预防作用。

2. 其他高危因素

与 VAIN 发病相关的其他高危因素与 CIN 相似，有多个性伴侣、初次性生活年龄、CIN 和宫颈癌病史、异常脱落细胞学、全子宫切除术史、湿疣、阴道放疗史[4]、免疫抑制剂等。VAIN 病变可为 CIN 病变的延续，也可单独存在。研究发现，68%～93% 的 VAIN 患者曾患或合并 CIN。随着 CIN 病变的加重，VAIN 级别有增高趋势。在宫颈癌中，VAIN 的检出率更高。宫颈癌在放疗后也可以有阴道癌及 VAIN 的发生。González[5] 等进行的前瞻性研究随访了 485 例有异常脱落细胞学的女性，其中 1.6% 发生了 VAIN。有 70% 的 VAIN 是在全子宫切除术术后发现的，而在这些切除子宫的患者中，有 87% 是因 CIN 病变而切除子宫的。如果只考虑有子宫切除术史的患者，那么 VAIN 的发病率与子宫切除术的指征有关。在行子宫切除术的患者中，VAIN 病变出现的时间多在术后 1～9 年。因此，建议在对 CIN 患者进行阴道镜检查时应注意检查阴道。另外，对于因 CIN 切除子宫的患者或宫颈癌治疗后患者，应长期随访阴道细胞学。

二、阴道上皮内瘤变的临床表现

国外报道，VAIN 患者的平均发病年龄为 35～58 岁。北京大学附属第三医院 VAIN 患者的平均发病年龄为 43.9 岁。VAIN 的平均发病年龄大于 CIN 的，这可能是由于部分 VAIN 的病变来自宫颈病变。目前有报道，随着年龄的增长，VAIN 的分级也增高。在我们的研究中，有 42.9% 的患者是绝经期女性，VAIN 2-3 在≤40 岁组和＞40 岁组中分别占 39% 和 54%，然而，结果在统计学上没有显著性差异，这可能与样本量较少有关。

VAIN 患者多无症状，少数患者有性交困难、阴道排液。对于无症状的 VAIN 患者，就诊时仔细全面的临床检查十分重要。窥器之下的阴道壁病变常被漏诊，所以妇科检查时应注意旋转窥器，以便于看清整个阴道黏膜。肉眼观察，阴道黏膜可正常，也可见湿疣、糜烂、红斑或白斑等病灶。VAIN 的好发部位为阴道上 1/3，以阴道侧壁多见，病灶多表现为多灶性。

三、阴道上皮内瘤变的诊断

VAIN 的诊断需要依靠辅助检查，病理学检查是确诊的主要依据。VAIN 常常由于细胞学筛查异常进而行阴道镜检查及活检而确诊。因而，宫颈病变诊断的"三阶梯式"程序（即遵循细胞学、阴道镜及组织学的步骤）也适用于 VAIN。

由于阴道解剖部位的特殊性，宫颈刮片有漏诊的可能。我们在进行脱落细胞取材时要注意阴道部位，以提高 VAIN 的诊断率。高危型 HPV 检测对于宫颈细胞学异常的患者有辅助诊断 CIN 病变的作用。北京大学附属第三医院曾有 1 例液基薄片细胞学正常的患者因高危型 HPV DNA 阳性而行阴道镜检查，最终确诊为 VAIN。可见，联合阴道脱落细胞学和 HPV 检测有可能增加 VAIN 的检出率。无论是在经济发达的地区，还是在医疗资源匮乏、细胞学筛查受限难以完成的地区，均应采用方便的、人力资源消耗少的 HPV 检测方法来进行筛查。

在阴道镜下观察，病变部位出现醋白上皮，有的可伴有血管异常，如镶嵌、点状血管等（图 30-1）。因阴道壁皱褶较多，VAIN 病变在阴道镜下的表现不如 CIN 病变容易观察。正常阴道鳞状上皮内含丰富糖原，可被碘溶液染色为棕色或深赤褐色。VAIN 上皮内不含糖原，故不碘溶液染色，因而碘试验对明确病灶及其范围十分重要，可决定治疗的界限。在碘不着色处取活检可提高诊断率。由于上皮内瘤变具有多中心发生的特性，在对宫颈、外阴等部位的病变进行阴道镜检查时应同时全面检查整个阴道壁。

四、阴道上皮内瘤变的治疗

阴道癌前病变在生物学上从 VAIN 1 → VAIN 2 → VAIN 3 的连续性并未得到证实。VAIN 1 常常自然消退，一般不需治疗，可密切随访。VAIN 3 是公认的癌前病变，如果不给予治疗，20% 的病例在 3 年内可进展为阴道癌。所以一旦诊断高级别 VAIN，应及时处理。在下生殖道上皮内瘤变中，由于阴道解剖位置特殊，VAIN 的治疗最为困难，尤其是对性活跃的年轻女性，应考虑到有可能对其生理方面产生的影响，既要避免过度治疗，又不遗漏病变。

CO_2 激光治疗对阴道的解剖结构影响小，在维持阴道功能方面越来越受到推崇，而且对于病灶多范围广的 VAIN 效果较好。激光治疗 VAIN 病变的并发症少，手术时间短，且可同时治疗宫颈和外阴病变，已逐渐成为治疗 VAIN 的主要方式。CO_2 激光治疗深度可大于 1.5 mm，直径不超过 5 ~ 7 mm，可在直视下控制治疗范围的广度和深度。Kim HS 等采用 CO_2 激光消融术治疗了 21 例 VAIN 3 级患者，治愈率为 86%，有 14% 的 VAIN 3 级患者的病变出现复发 [6]。VAIN 的复发主要出现在病变级别较高、年龄较大的患者。激光治疗存在不能提供病变组织进行病理检查的缺点，因而有漏诊的风险。另外，由于 VAIN 有多灶性的特点，以及阴道黏膜皱褶较多，激光破坏病变的难度会增加，因而有作者建议采用全麻来提高激光治疗的效果。

手术治疗可获得组织送病理检查，便于及时发现浸润癌，减少漏诊率。另外，手术治疗的复发率明显低于其他治疗方法。北京大学附属第三医院对 VAIN 2 ~ 3 患者采用的主要治疗方法是外科手术切除，尤其是合并 CIN 2 ~ 3 时，同时治疗宫颈病变。如果患者的阴道病变范围局限，可行病灶切除或部分阴道切除术。值得注意的是，我们观察到合并 CIN 病变的 3 例患者在仅行宫颈锥切术术后出现了病变的逆转，这可能是由于宫颈锥切术在去除了大部分病灶的同时激发了机体的局部免疫反应所致。宫颈锥切术也可用于 VAIN 病灶的切除。然而，如果手术切除范围广，可导致阴道缩短、变窄，年轻患者不易接受。也有报道，术后 10% 的患者出现了累及直肠、输尿管、尿道的并发症。

部分患者患者可行腔内放疗 [7]。腔内放疗可能引起阴道纤维化、缩窄和卵巢早衰等并发症，仅适用于老年患者或其他治疗方法无效的患者。但是，如果腔内放疗剂量掌握适当，腔内放射源距离卵巢远，则对卵巢的功能影响较小，同时放疗后阴道狭窄也会明显减轻。近年来有人采用后装锥切方法治疗 CIN，也给 VAIN 的治疗提供了新的治疗途径。

其他治疗方法还有阴道局部涂抹 50% 三氯醋酸或 5- 氟尿嘧啶——对多灶病变较为理想，并能重复使用，但可引起疼痛、瘙痒和溃疡等严重不良反应，降低了患者的依从性。北京大学附属第三医院的经验是采用分次给药、辅助阴道栓剂防止粘连等方法，能较好地防止严重不良反应的发生。由于阴道与直肠和膀胱邻近，治疗深度不易控制，电烙术和冷冻未被广泛采纳。

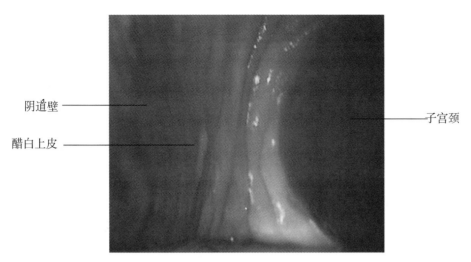

图 30-1（也见彩图） 阴道上皮内瘤变 2（VAIN 2）

总之，VAIN 的治疗方式的选择需结合患者的年龄、病变程度和范围、是否合并 CIN 以及患者的意愿等决定。

五、阴道上皮内瘤变的预后和随访

多灶性、高级别 VAIN、高危型 HPV 持续感染是 VAIN 治疗后病变持续存在和复发的高危因素。手术、放疗和 5- 氟尿嘧啶等治疗 VAIN 高级别病变后发展为浸润癌的概率分别为 5.3%～8.3%、7.1% 和 6.7%。因而，VAIN 治疗后需定期随访。由于 VAIN 的生物学特点尚不明确，其随访可参照 CIN 的随诊原则，每 4～6 个月复查液基薄片细胞学和 HPV，如果有异常，需行阴道镜检查和活检。Bogani G 等随访了 77 例阴道 HSIL，平均随访 69.3 个月，其中 14% 的 HSIL 病变复发，4% 进展为 HPV 相关的妇科癌症。多因素分析显示，复发的因素为 HPV 31 感染和治疗后 HPV 持续感染，接受激光消融术治疗的复发率比药物治疗低。因此，我们建议，VAIN 随诊时常规检测 HPV。对于已切除子宫的患者，因阴道残端瘢痕可掩盖鳞状上皮的病灶，病灶位置难以确定，建议对 CIN 患者在行全子宫切除术前，应在阴道镜下仔细检查阴道壁，以除外 VAIN 病变的存在。

（李 华）

参考文献

[1] Anuual report on the results of treatment in the gynecological cancer, Vol. 23. J Epidemiol Biostet, 1988 (3): 103.

[2] 李华, 耿力, 郭艳利, 等. 阴道上皮内瘤变与宫颈上皮内瘤变的相关性及其诊治的初步研究. 中华妇产科杂志, 2009, 44 (3): 171-174.

[3] Lamos C, Mihaljevic C, Aulmann S, et al. Detection of human papillomavirus infection in patients with vaginal intraepithelial neoplasia. PLoS One, 2016, 11 (12): e0167386.

[4] 孙建衡. 阴道上皮内瘤变//张天泽, 徐光炜. 肿瘤学. 第2版. 天津: 天津科技出版社, 2005: 19-20.

[5] González Bosquet E, Torres A, Busquets M, et al. Prognostic factors for the development of vaginal intraepithelial neoplasia. Eur J Gynaecol Oncol, 2008, 29 (1): 43-45.

[6] Kim H S, Park N H, Park I A, et a1. Risk factors for recurrence of viginal intraepithelial neoplasia in the vaginal vault after laser vaporization. Lasei's Surg Med, 2009, 41 (3): 196-202.

[7] 李淑敏, 章文华, 白萍, 等. 阴道上皮内瘤变20例临床分析. 中华妇产科杂志, 2009, 44 (4): 277-280.

推荐阅读文献

[1] Audet-Lapointe P, Body G, Vauclair R, et al. Vaginal intraepithelial neoplasia. Gynecol Oncol, 1990, 36 (2): 232-239.

[2] Fanning J, Manahan K J, McLean S A. Loop electrosurgical excision procedure for partial upper vaginectomy. Am J Obstet Gynecol, 1999, 181 (6): 1382-1385.

[3] Frega A, French D, Piazze J, et al. Prediction of persistent vaginal intraepithelial neoplasia in previously hysterectomized women by high-risk HPV DNA detection. Cancer Lett, 2007, 249 (2): 235-241.

[4] Krebs H B. Treatment of vaginal intraepithelial neoplasia with laser and topical 5-fluorouracil. Obstet Gynecol, 1989, 73 (4): 657-660.

[5] MacLeod C, Fowler A, Dalrymple C, et al. High-dose-rate brachytherapy in the management of high-grade intraepithelial neoplasia of the vagina. Gynecol Oncol, 1997, 65 (1): 74-77.

[6] Murta E F, Neves M A, Jr, Sempionato L R, et al. Vaginal intraepithelial neoplasia: clinical-therapeutic analysis of 33 cases. Arch Gynecol Obstet, 2005, 272 (4): 261-264.

[7] Sillman F H, Fruchter R G, Chen Y S, et al. Vaginal intraepithelial neoplasia: risk factors for persistence, recurrence, and invasion and its management. Am J Obstet Gynecol, 1997, 176 (1 pt 1): 93-99.

[8] Srodon M, Stoler M H, Baber G B, et al. The distribution of low and high-risk HPV types in vulvar and vaginal intraepithelial neoplasia (VIN and VaIN). Am J Surg Pathol, 2006, 30 (12): 1513-1518.

[9] Yalcin O T, Rutherford T J, Chambers S K, et al. Vaginal intraepithelial neoplasia: treatment by carbon dioxide laser and risk factors for failure. Eur J Obstet Gynecol Reprod Biol, 2003, 106 (1): 64-68.

[10] 孔为民, 孙建衡. 外阴上皮内瘤变及阴道上皮内瘤变. 中华妇产科杂志, 2009, 44 (3): 161-162.

第 *31* 章 阴道癌

阴道癌分为原发性和继发性两种，以继发性阴道癌较为多见。继发性阴道癌通常是由宫颈癌、子宫内膜癌、卵巢癌、绒癌、膀胱癌和直结肠癌等直接浸润和（或）转移而来，少数可来自乳腺癌、肺癌等[1-4]。其治疗和预后主要与原发性肿瘤有关，单纯的或孤立性的阴道转移癌的处理则可参照原发性阴道癌的治疗原则。本章着重阐述原发性阴道癌的临床特点、诊断和治疗。

一、阴道癌的定义和发病情况

原发性阴道癌（primary vaginal carcinoma，PVC）是指肿瘤的原发部位在阴道内，且肿瘤未累及宫颈外口和外阴。若肿瘤扩展到宫颈部并已达宫颈外口，则应归为宫颈癌；若肿瘤局限于尿道内，则应诊断为尿道癌；若肿瘤累及外阴，则应归为外阴癌。另外，诊断原发性阴道癌时应先排除阴道继发癌。

PVC 是一种少见的妇科恶性肿瘤，约占女性生殖道恶性肿瘤的 1%~3%[1,3,5-12]，国内学者的报道多在 1% 左右[1,5-10]。孙建衡等[6] 报道了 114 例原发性阴道癌，占同期收治妇科恶性肿瘤的 0.83%。楼寒梅等[8] 报道了 70 例原发性阴道癌，占同期收治妇科恶性肿瘤的 1.1%。

二、阴道癌的病因

原发性阴道癌的确切病因目前尚未肯定。文献报道，阴道癌的发生可能与下列因素有关。

（1）阴道壁受到长期的机械性刺激或慢性炎症刺激：如子宫或阴道壁脱垂使用子宫托及性传播性疾病等与阴道癌有关[1-3,11]。

（2）高危型 HPV（human papillomavirus）感染：尤其是年轻女性阴道癌患者中 90% 有高危 HPV 感染[13-15]。文献报道，有 30%~40% 的阴道癌患者至少在 5 年前有 CIN 3 或宫颈浸润癌病史[2-3,12,15-16]。Madsen 等[13] 报道了一项来自荷兰人群的研究，结果显示，89% 的阴道鳞癌患者伴有高危 HPV 感染。因此，推测阴道癌的病因可能与宫颈癌相同，均为高危 HPV 感染所致。有些阴道癌是由阴道上皮内瘤变（vaginal intraepithelial neoplasia，VAIN）进展而来，但 VAIN 进展为癌的准确发生率尚不清楚。Ratnavelu[17] 曾报道，有 3% 的高级别 VAIN 进展为癌。

（3）妇科和非妇科恶性肿瘤史：文献报道的 PVC 患者以前有其他器官恶性肿瘤的比例为：宫颈上皮内瘤变（cervical intraepithelial neoplasia，CIN）11.3%，宫颈癌 5.3%，子宫体癌 5.0%，直肠和乙状结肠癌 3.8%，乳腺癌 3.8%，卵巢癌 1.5%，皮肤癌 1.5%，肾脂肪肉瘤 1.9%[3]。

（4）其他因素：产次≥4 次和不孕、性伴侣不稳定、吸烟、社会经济状况低下及盆腔放疗史等可能也与阴道癌的发生有关。在 Hellman[11] 分析的 341 例阴道癌病例中，有盆腔放疗史者占 14%，并发现阴道癌的病因可能与年龄有关，且在年轻患者主要与宫颈病变和 HPV

感染有关，而在老年性患者可能与激素和创伤刺激有关。

（5）阴道腺癌的病因与鳞癌略有不同：阴道腺癌在年轻女性多与子宫内的二乙基己烯雌酚（diethylstilbestrol，DES）暴露史有关，主要是阴道透明细胞癌，也称为 DES 相关的阴道腺癌，目前已罕见 [12,15]。而非 DES 相关阴道腺癌的病因尚不清楚，可能来源于中肾管残迹或囊肿恶变、异位的子宫内膜或宫颈管内膜癌变及阴道腺病等 [3,10,18-21]。

三、阴道癌的病理特征

（一）大体病理类型

阴道癌常见的临床大体病理类型如下所述。

（1）菜花型或结节型：肿瘤主要向阴道腔内生长，形成菜花样或结节样肿块。肿瘤较大，质脆，触之易出血。此型属于外生型肿瘤，为阴道癌最常见的大体病理类型。

（2）溃疡型：肿瘤中心有明显的组织坏死表现，形成深浅不一、不规则的凹陷，肿瘤边缘隆起。肿瘤常向阴道黏膜下或阴道旁组织浸润生长，易转移。此型属于内生型肿瘤，比菜花结节型少见。

（3）浅表糜烂型：此型最少见，多为早期肿瘤，主要表现为阴道黏膜局部充血，呈糜烂状，或肿瘤略高于阴道黏膜表面。

（二）组织学类型

原发于阴道的恶性肿瘤与发生于其他器官的恶性肿瘤一样，可发生于上皮组织、间叶组织和肌肉组织等，以上皮性肿瘤为主。

1. 鳞癌

与宫颈和外阴的鳞状上皮细胞癌高度相似，大部分癌细胞为角化不全的鳞状细胞，角化珠较少见，是阴道癌中最常见的组织学类型，占全部阴道恶性肿瘤的 66%～92%，大多数文献报道的比率约为 85% [1-6,8,11-12,14-16,22-30]。

2. 腺癌

阴道黏膜无腺上皮，主要来源于中肾管或副中肾管残留、尿道周围的腺体或异位的子宫内膜癌变，约占阴道癌的 10%～15% [1-3,10-12,16]。但楼寒梅报道的比率较高，约占阴道癌的 22.9% [8]，Tjalma 等 [4] 报道约占阴道癌的 16%。

阴道腺癌目前被分为 DES 相关的腺癌和非 DES 相关的腺癌。DES 相关的腺癌指阴道透明细胞癌（clear cell adenocarcinoma），约占阴道癌的 1%～5%，易早期出现淋巴结转移。有文献报道，I 期患者的淋巴结转移率为 16%，II 期达 30% [3,16,31]。DES 相关的阴道腺癌多发生于年轻女性，发病高峰年龄为 15～27 岁，中位年龄为 19 岁，多发生于阴道上段前壁 [12,15]。非 DES 相关的阴道腺癌有非特指的腺癌、子宫内膜样腺癌（endometrioid adenocarcinoma）、黏液腺癌（mucinous adenocarcinoma）和中肾管型腺癌（mesonephric adenocarcinoma）。非 DES 相关的阴道腺癌多发生于阴道中上段，可累及阴道各壁，以前后壁为多见 [12,15,20]，而肠型的黏液腺癌多发生于阴道后壁的下 1/3，尤其是近阴道外口处 [21]。非 DES 相关的阴道癌的发病年龄较大，为 37～77 岁，中位年龄为 55 岁，更具侵袭性且局部复发率高 [12,15]。

3. 黑色素瘤

黑色素瘤来源于阴道上皮中的黑色素细胞，肿瘤细胞可有色素或无色素，是一种较罕见的阴道恶性肿瘤，占所有阴道恶性肿瘤的 3%～4% [3,16,32]，但 Tjalma 等 [4] 报道的比率较高，占阴道恶性肿瘤的 11%。病变可单发或多发，通常发生在阴道下段 1/3 的前壁，恶性程度高，预后差 [3,33-34]。

此外，还有一些更少见的原发性阴道恶性肿瘤，包括阴道肉瘤（平滑肌肉瘤、横纹肌肉瘤、纤维肉瘤等）、阴道小细胞神经内分泌癌等。

四、阴道癌的转移途径

阴道癌的转移途径主要是局部的直接蔓延浸润和淋巴途径转移，血行转移较少。

（一）直接浸润

由于阴道壁较薄，周围的组织疏松，血运丰富，肿瘤生长较快，阴道癌易向周围的组织器官浸润蔓延；向上可侵犯子宫颈、子宫体等，向下可侵犯外阴，向前可侵犯膀胱和尿道，向后可侵犯直肠，向两侧可侵犯阴道旁和子宫旁组织，甚至累及双侧附件等。

（二）淋巴转移

在阴道黏膜和黏膜下有丰富的毛细淋巴管网，它们在阴道两侧形成复杂的淋巴引流。因此，阴道癌的淋巴转移途径较复杂，与瘤灶的位置和范围有关（图 31-1）。通常位于阴道上 2/3 的肿瘤的转移途径与宫颈癌相似，主要向盆腔淋巴结转移（髂内、髂外和髂总淋巴结）；阴道下 1/3 肿瘤的转移途径与外阴癌类似，主要向腹股沟淋巴结转移。有些肿瘤患者，尤其是肿瘤累及阴道后壁者，可通过直肠旁淋巴管引流至骶前淋巴结[12]。

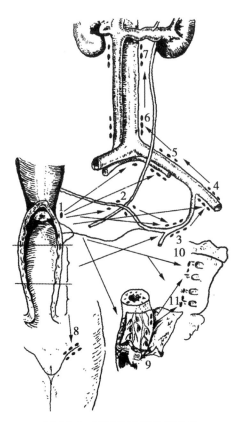

图 31-1　阴道癌淋巴转移途径

1.子宫颈、阴道旁淋巴结；2.输尿管旁淋巴结；3.髂内淋巴结；4.髂外淋巴结；5.髂总淋巴结；6.下腰旁淋巴结；7.上腰旁淋巴结；8.腹股沟淋巴结；9.直肠、肛门周围淋巴结；10.上骶前淋巴结；11.下骶前淋巴结

（三）血行转移

阴道癌较少发生血行转移。血行转移可见于肿瘤晚期和复发的患者及个别行多次组织间插植放疗的患者。最常见的远处转移部位包括主动脉旁淋巴结、肺、肝和骨骼[12,15]。

五、阴道癌的临床表现

（一）发病年龄

阴道癌的发病年龄为 35～90 岁；鳞癌多发生于绝经后的老年女性，70% 发生在 60 岁以上，发病的高峰年龄为 70 岁左右；腺癌则多发生于年轻女性，尤其是阴道透明细胞癌多发生在 30 岁以下，较鳞癌晚 30～40 年[1-3,5-11,16,19-20,22,28,34]。

（二）症状

与宫颈癌类似，阴道癌的临床症状主要与肿瘤的生长部位、大小及肿瘤是否侵及周围的组织脏器有关。阴道不规则出血或绝经后出血是最常见的临床症状，约 60% 的患者表现此症状；其次为阴道排液或分泌物增多，约 20% 的患者表现该症状；此外，有 6%～15% 的患者表现为阴道痛或性交痛及盆腔痛[1-2,4-6,8-11,14-15,17,35]。少数患者出现排尿困难，主要是肿瘤位于阴道前壁或浸润膀胱和（或）尿道所致。若肿瘤位于阴道后壁或浸润直肠壁，则可出现相应的排便异常或直肠刺激症状。约有 15% 的患者无任何症状，是通过常规细胞学检查或体检发现的[2-3,13,17]。晚期肿瘤患者可出现不同部位的转移并表现出相应的临床症状，如肺转移时出现胸闷和咳嗽等。

（三）体征

早期阴道癌仅在检查时发现阴道局部黏膜粗糙、充血，呈糜烂或浅表溃疡状，组织的弹性较差。中晚期阴道癌在阴道内可发现大小不等的结节、菜花或溃疡性肿块，且 80% 以上的肿块直径＞2 cm[1-2,5-6,8-10]。若肿瘤伴有盆腔或腹股沟淋巴结转移，则可在盆腔和腹股沟区触及结节或肿块。晚期肿瘤常合并坏死、感染和不同程度的贫血等。

（四）发生的部位和范围

原发性阴道癌常呈多中心发生，有多灶性病变，但以阴道后壁上 1/3 或中上段最为常见，尤其是在有子宫切除术史或宫颈病变史的阴道癌患者，75% 以上的阴道癌发生在阴道上段（表 31-1 和 31-2）。文献报道，阴道腺癌的发生部位以阴道上段前壁为多见[3,12,15-16,20]。

表 31-1 原发性阴道癌的肿瘤部位

作者	例数	前壁（%）	后壁（%）	侧壁（%）	多壁（%）
孙建衡[6]	114	—	78（68）	—	—
孔为民[9]	51	12（23.5）	31（60.8）	—	8（15.7）
李淑敏[10]	24	8（33.3）	5（20.8）	1（4.2）	10（41.7）
Manetta[16]	53	18（34）	22（41.5）	18（34）	—
Frank[29]	193	33（17）	48（25）	41（22）	43（22）
Leminen[24]	46	18（22）	28（61）	—	8（17）
Tjalma[4]	84	13（24）	26（47）	—	16（29）

表 31-2 原发性阴道癌的肿瘤范围

作者	例数	上 1/3（%）	中 1/3（%）	下 1/3（%）	中上段（%）	中下段（%）	全阴道（%）
孙建衡[6]	114	68（60）	—	—	—	—	14（12.3）
孔为民[9]	51	12（23.5）	7（13.7）	4（7.8）	8（15.7）	5（9.8）	5（9.8）
Manett[16]	53	31（58.5）	10（18.9）	18（34）	—	—	
Frank[29]	193	28（14）		42（22）	94（49）	—	29（15）
Leminen[24]	46	21（5）	9（21）	8（17）	—	—	8（17）
Tjalma[4]	84	29（53）	4（7）	9（16）	—	—	13（24）
Kucera[32]	200	68（34）	43（22）	48（24）	—	—	41（21）
Otton[28]	70	37（53）	1（1）	9（13）	15（21）	1（1）	6（9）

六、阴道癌的分期

原发性阴道癌的分期标准有国际妇产科联盟（FIGO）分期、国际抗癌联盟（UICC）分期和美国癌症联合会（AJCC）分期，但目前临床上最常采用的分期标准仍为 FIGO 分期。2009 年的阴道癌 FIGO 分期类似于宫颈癌，仍是临床分期，且取消了 0 期（原位癌），具体分期见表 31-3[30]。

表 31-3 2009 年阴道癌 FIGO 分期

Ⅰ期	肿瘤局限于阴道壁
Ⅱ期	肿瘤累及阴道旁组织，但未达盆壁
Ⅲ期	肿瘤侵达盆壁
Ⅳ期	肿瘤侵及超出真骨盆或侵及膀胱或直肠黏膜；泡样水肿不列入Ⅳ期
Ⅳa 期	肿瘤侵及膀胱或直肠黏膜或直接蔓延超出真骨盆
Ⅳb 期	远处转移

阴道癌 FIGO 分期的规则与宫颈癌相似，治疗开始前需充分检查评估，确定阴道癌的分期，应包括腹股沟或其他部位淋巴结的活检或细针穿刺活检的病理结果；膀胱 / 直肠黏膜可疑受累者必须经活检病理证实。治疗一旦开始，则确定的阴道癌的临床期别就不能再改变。B 超、MRI、CT 甚至 PET-CT 检查的发现可指导治疗，但不能改变肿瘤分期或再分期。当患者的分期不能确定时，应采用较低的分期。对于采用手术治疗的患者，术后病理结果也不能改变患者治疗前确定的阴道癌的临床分期[15]。

七、阴道癌的诊断

阴道癌的诊断并不困难，患者出现症状后就诊，通过全面的体检和阴道检查，80% 可发现阴道局部的结节或肿块，在病灶最明显处咬取组织活检并送病理检查可确诊。少数无症状的患者通过常规细胞学筛查发现异常细胞，经阴道镜及镜下多点组织活检病理检查确诊。Spirtos 等报道，细胞学筛查可发现 17% 的 Ⅰ期阴道癌，并特别强调了细胞学在阴道鳞癌筛查中的重要作用[23]。但目前尚不推荐对因良性疾病而切除子宫的女性进行阴道癌的常规筛查，因这些女性发展为阴道癌的风险极低[12]。有 CIN 和宫颈癌病史的女性是阴道癌的高危患者，但常规细胞学筛查的效益低，引入 HPV 检测可延长患者的筛查间隔时间，符合成本效益[12-13]。

在诊断原发性阴道癌前，首先要排除阴道转移癌的可能，尤其是对于诊断阴道腺癌。应常规做胸部 X 线、腹盆腔 B 超和 CT 或 MRI 甚至 PET-CT 检查，了解或除外肺部、腹盆腔脏器的肿瘤，同时进一步了解腹膜后淋巴结或其他器官的转移情况。可根据瘤灶的位置选择膀胱镜、静脉肾盂造影及结肠镜或钡灌肠检查，排除膀胱和肠道肿瘤，或了解肿瘤是否侵及膀胱 / 或直肠。

确诊原发性阴道癌应符合下列原则：

1．肿瘤原发灶位于阴道内，并排除了生殖器或生殖器以外的肿瘤转移。
2．肿瘤累及子宫颈阴道部、达宫颈外口者应归为宫颈癌。
3．肿瘤累及尿道者应归为尿道癌。
4．肿瘤同时累及阴道和外阴者应归为外阴癌。

近年来，国外很多学者将有生殖道或生殖道外器官恶性肿瘤史的患者，在诊断阴道癌时至少已无瘤生存 5 年以上，或阴道癌的病理类型与原有恶性肿瘤的病理类型不同，归为原发性阴道癌。因为肿瘤复发多发生在 5 年内[12,14-15,28,31,33,35-36]。

八、阴道癌的治疗

阴道前与尿道相邻，后与肛门相邻，其间仅隔 0.5 cm 的组织间隔，这种特殊的解剖关系使阴道癌的治疗非常棘手。阴道癌的治疗也无外乎手术、放疗、化疗和多种方法联合的综合治疗。截至目前，有关阴道癌治疗的文献报道多是回顾性研究，无治疗指南推荐。阴道癌的治疗应根据肿瘤的期别、大小、厚度、部位和范围以及患者的年龄、一般状况和对保留阴道功能的要求、所具备的医疗技术和设备等进行个体化、人性化治疗。国内外大多数肿瘤中心是以放疗为主。

（一）手术治疗

手术治疗主要用于部分 I 期阴道癌患者、少数的局部晚期和部分放疗后局部未控制或局部复发的阴道癌患者。阴道癌手术通常根据肿瘤的分期、位置、范围以及患者的年龄和一般状况等采用个体化的术式处理。

对于病变较小、表浅的 I 期阴道癌，可行局部或部分阴道切除术，但术后常规行辅助放疗。Tjalma[4]报道的 5 例 I 期阴道癌局部切除术后均行辅助放疗。对于病变位于阴道上 1/3 者，应行广泛性子宫切除术＋上段阴道 / 根治性上段阴道切除术（无子宫者）＋盆腔淋巴结清扫术。对于病变位于阴道下 1/3 者，应行广泛性外阴切除术＋部分阴道切除术＋同侧或双侧腹股沟淋巴结清扫术。对于病变位于阴道中 1/3 者，因需更广泛的手术，创伤大，患者难以接受，故多数首选放疗[2-4,12,16,24,28]。

对于 II、III 和 IV 期的局部晚期阴道癌患者，应首选放疗或放化疗，手术仅用于部分放疗后肿瘤局部未控制或中心型复发的患者，以及 IV 期有膀胱和（或）直肠 - 阴道瘘但肿瘤未侵及盆壁者，可行前盆腔（肿瘤侵及膀胱者）或后盆腔（肿瘤侵及直肠者）或全盆腔脏器廓清术，并同时切除部分或全部阴道，并根据肿瘤的部位确定淋巴结清扫的范围[2-3,12,16,24]。

楼寒梅等[8]报道的 70 例阴道浸润癌中，手术治疗 13 例，仅 4 例 I 期患者活过 5 年，6 例 II～IV 期患者均死亡。

（二）放疗

放疗是大多数阴道癌的标准治疗方法，适用于各期阴道癌，无绝对的禁忌证。据治疗目的不同，阴道癌的放疗可分为根治性放疗、姑息性放疗和综合性治疗。

1. 根治性放疗

通过放疗将阴道局部肿瘤完全消除多需体外照射与腔内照射相结合。靶区应包括已被临床证实的肿瘤区和可能存在肿瘤播散的亚临床肿瘤区。

（1）体外照射

绝大多数阴道浸润癌均需体外照射，即使肿瘤局限表浅的 I 期患者，单纯腔内放疗也有 38%（3/8）的患者出现淋巴结复发[14]。照射野应包括阴道的全部病灶，阴道旁和子宫旁组织，淋巴引流区域。目前体外照射多采用直线加速器，但仍有少数治疗中心使用 ^{60}Co 机进行体外照射。

盆腔照射常采用前后对穿野或盆腔四野照射，有的治疗中心也采用前后对穿野 + 两侧野照射。近年很多治疗中心采用调强放疗（intensity modulated radiation therapy，IMRT）。照射野上界一般设在 L5 ~ S1 间，下界依肿瘤的位置而定。有学者将下界定在肿瘤最低点下 2 ~ 3 cm 或包括整个阴道。两侧界位于真骨盆骨性标志外 1 ~ 1.5 cm。对于肿瘤位于或累及阴道下 1/3 者，照射野还应包括双侧腹股沟淋巴结区。盆腔照射的剂量通常为 40 ~ 50 Gy，腹股沟淋巴结若病理证实为阳性，则肿瘤照射剂量（DT）应达 60 Gy；常采用每周 5 次，每次 DT 1.8 ~ 2.0 Gy 的分割照射方式[1-3,5-6,8-9,11,14,16,22-26,29-30,32,35-37]。

阴道癌单纯体外照射的治疗结果较差，5 年生存率低，总生存时间短。医科院肿瘤医院曾报道，阴道癌单纯体外照射的 5 年生存率仅为 16.7%，而体外与腔内联合放疗的疗效明显提高，5 年生存率达 66.0%[6]。Kanayama 等[14] 报道，单纯体外照射治疗阴道癌患者的 3 年总生存率为 67%，而联合近距离放疗的患者 3 年总生存率达 84%，但两者间的差异无统计学意义（P=0.555）。2016 年，Orton 等[37] 报道的包含 2 517 例阴道癌的 meta 分析结果显示，接受单纯体外照射的患者（1 223 例）的中位总生存时间为 3.6 年（95%CI：3.0 ~ 4.2 年），显著短于接受近距离放疗患者（1 294 例）的 6.1 年（95%CI：5.2 ~ 7.2 年，P≤0.001）；近距离放疗可减少所有期别（I ~ IV 期）阴道癌患者的死亡风险（HR 0.77，95%CI：0.68 ~ 0.86），且不受患者和肿瘤因素（年龄、种族、组织学类型、分化、分期等）的影响。

（2）腔内放疗

主要针对阴道的局部肿瘤，可使肿瘤靶区达到相对高的总剂量，提高肿瘤的局部控制率。常用的腔内放疗容器有：阴道塞子、阴道盒（或阴道卵圆体）、宫腔管及组织间插植治疗针等。对于病变位于阴道上 1/3 者，应参照宫颈癌的放疗方案，采用宫腔管和阴道盒治疗，同时配合阴道塞子治疗[5-6,8-9,11,16,22,25-26]。对于病变位于阴道中下段者，以组织间插植治疗为主，并配合用阴道塞子治疗，这样既可以提高肿瘤的局部控制，又可避免整个阴道黏膜受到高剂量的照射。组织间插植治疗一般要求肿瘤的厚度 >0.5 cm。腔内放疗的剂量参考点通常选阴道黏膜表面或黏膜下 0.5 cm 处作为判断肿瘤基底的受量[5-6,8-9,11,14,16,23-26,29]。

阴道癌的治疗应重视局部肿瘤的控制，而肿瘤的局部控制与放疗剂量相关。一般阴道原发灶肿瘤的总照射剂量应达 60 ~ 70 Gy（包括体外照射和腔内放疗），以提高肿瘤的局部控制率[5-6,8-9,11-12,14,16,23-26,29]。放疗剂量只是评估肿瘤局部控制和发生近期及远期放疗并发症的一个参考指标，在阴道癌放疗中，特别强调剂量与临床相结合和个别对待的原则。单凭放疗剂量判断肿瘤的疗效未必能获得满意的治疗结果。所以，阴道癌治疗不应只关注肿瘤局部的照射剂量，还应重视医生的治疗经验。

对早期的浅表肿瘤可行单纯腔内放疗。有学者报道，增加体外照射并未提高患者的5年生存率和肿瘤的控制率。Perez 等 [25] 报道，Ⅰ期阴道癌腔内与体外照射联合未提高肿瘤的局部控制（体外照射＋腔内放疗：单纯腔内放疗为78%～92%：80%～100%）。Otton 等 [28]报道，早期阴道癌患者接受单纯腔内放疗的5年生存率为50%，与腔内放疗＋体外照射联合者的5年生存率（59%）无显著性差异，但单纯腔内放疗者盆腔/淋巴结复发的可能性增加。Frank 等 [29] 分析了21例Ⅰ期阴道癌，单纯腔内放疗的9例，其中3例盆腔复发；而11例体外照射＋腔内放疗者无复发。Kanayama 等 [14] 也报道了接受单纯近距离照射的Ⅰ期阴道癌患者的淋巴结的复发率 [38%（3/8）]，明显高于体外照射＋近距离放疗患者的17%（2/12），但差异无统计学意义（P=0.29）；而Ⅲ期和Ⅳ期患者即使接受了外照射，淋巴结的复发率仍高达40%。因此，国内外均主张治疗浸润性阴道癌采用体外照射与腔内放疗（包括组织间插植治疗）相结合的方法，因为单纯的外照射或近距离照射均难以获得满意的疗效。阴道放疗后的毒副反应增加。Lian 等 [35] 报道，80%的患者放疗后发生阴道狭窄和放射性阴道炎等。

近年，有文献报道，高剂量率腔内放疗与传统低剂量率腔内放疗的疗效相同，且治疗的并发症略低于低剂量率腔内放疗 [14,26,32,36-37]。因此，高剂量率腔内放疗是一种比较安全、可靠的方法。

2．姑息性放疗

姑息性放疗主要针对一些一般情况较差、已有远处或区域转移、无法根治的晚期肿瘤及不能耐受根治性放疗剂量的患者，对这些患者只能给予较低的剂量照射，以抑制肿瘤的生长或使肿瘤缩小，减轻症状，以及改善患者的生活质量。可采用单纯体外照射或腔内放疗，也可采用体外与腔内放疗联合。

3．综合治疗

放疗常作为阴道癌综合治疗的一部分与手术、化疗联合应用。

（1）术后辅助放疗：指手术后90 d内进行放疗 [33]，主要用于局部或部分阴道切除术的Ⅰ期患者及阴道癌术后切缘为病理阳性和有淋巴结转移者；多采用体外照射，少部分患者需补充腔内放疗 [3-4,23-24,28]。

（2）术前放疗：指放疗结束日90 d内进行手术的放疗 [33]，仅用于少数局部肿瘤较大的患者，可行体外照射，也可行近距离放疗。术前放疗可使肿瘤缩小，降低肿瘤细胞的活性，有利于手术切除。

（3）放疗＋化疗或放疗＋手术＋化疗联合：指放疗与化疗可以新辅助、同步或序贯使用，或至少距任意治疗结束90 d内使用，用于晚期肿瘤患者，尤其是阴道腺癌，可改善放疗的效果，提高患者的生存率。Creasman 等 [3] 报道，综合治疗可明显改善晚期 [Ⅲ期和（或）Ⅳ期]阴道癌患者的5年生存率，单纯放疗患者为35%（144例），手术＋放疗患者为60%（36例），手术＋放疗＋化疗患者为71%（9例）。

（三）化学治疗

单纯化疗治疗阴道癌的效果较差，常与放疗或手术＋放疗联合用于晚期阴道癌的治疗。目前尚无标准的化疗方案。阴道癌化疗有效的药物有：博来霉素（BLM）、顺铂（DDP）/卡铂（CBP）、丝裂霉素（MMC）、5-氟尿嘧啶（5-FU）、多柔比星、紫杉醇（taxol）等 [10,12,16,22,33,35,38]。可行新辅助化疗，也可同步放化疗，以提高肿瘤的局部控制率，延长患者生存时间。上海曾报道对11例晚期阴道癌患者进行动脉介入新辅助化疗后、再行手术＋放疗综合治疗，有效率达100%，且11例患者获长期生存 [13]。Frank 等 [29] 报道了9例阴道癌（Ⅱ期2例、Ⅲ期3例、ⅣA期4例）患者接受同步放化疗，平均随诊129个月，除2例因盆腔复发死亡外，7 例获长期生存。林玉珍等[39] 比较了 53 例中晚期阴道癌（Ⅱ期 25 例 +Ⅲ期 27 例 +Ⅳ期 1 例）患者接受同步放化疗与 51 例（Ⅱ期 28 例 +Ⅲ期 23 例）患者接受单纯放疗的结果：肿瘤局部控制率同步放化疗组的完全缓解率 72% 明显高于单纯放疗组的完全缓解率 42%；远处转移率同步放化疗组（4%）明显低于单纯放疗组（14%）；5 年生存率同步放化疗组（63.5%）高于单纯放疗组（45.1%）（P＜0.05%）。

九、阴道癌的治疗并发症

阴道癌治疗以放疗为主，下文着重阐述放疗引起的并发症。由于不同作者报道的放疗严重并发症的定义不同，不同报道的严重并发症的发生率差异较大，为 2%～34%，但多数在 10%～15% 的范围内，其发生主要与肿瘤的分期、放疗的类型（体外、腔内放疗联合，尤其与组织间插植放疗联合）和肿瘤局部的照射剂量及既往盆腔放疗史有关[1-3,5-6,8-10,14,16,22-26,32,35-36,39]。阴道癌放疗的严重并发症有：放射性直肠炎、直肠 - 阴道瘘、乙状结肠瘘、肠梗阻、直肠狭窄、直肠溃疡、输尿管狭窄、膀胱 - 阴道瘘、放射性膀胱炎和阴道狭窄等。国内孙建衡[6] 曾报道，阴道癌放疗后便血的发生率为 14.6%，尿血的发生率为 8.2%，直肠 - 阴道瘘仅 1 例。孔为民等[9] 报道的高剂量率腔内放疗联合 6～8 MV 直线加速器体外照射所致的并发症发生率为放射性直肠炎 11.8%，放射性膀胱炎 2%，直肠 - 阴道瘘仅 2 例。美国的 M.D. Anderson 癌症中心最近报道，193 例阴道鳞癌放疗后的 5 年和 10 年主要并发症的累积发生率为 10% 和 17%（表 31-4），且单因素分析发现，肿瘤的 FIGO 分期和吸烟史与治疗并发症的发生率显著相关，其中Ⅰ期为 4%、Ⅱ期为 9%、Ⅲ期或ⅣA 期为 21%（P＜0.01）；吸烟者为 25%，放疗前已戒烟 6 个月以上者为 18%，而无吸烟史者仅为 6%（P＜0.01）[3]。Kanayama 等[14] 报道的放疗相关的 3 级晚期毒副反应的发生率为 12%，包括直肠阴道瘘 5 例和乙状结肠瘘 1 例，所有患者均接受了组织间插植治疗，其中 2 例有盆腔放疗史。

表 31-4　193 例阴道鳞癌放疗后出现的严重并发症（25 例）

并发症类型	例数
放射性直肠炎	7
直肠 - 阴道瘘	5
小肠梗阻	4
大肠梗阻	1
直肠溃疡	1
大便失禁	1
膀胱 - 阴道瘘	2
放射性膀胱炎	3
输尿管狭窄	1

十、阴道癌的预后及其影响因素

阴道癌的放疗效果较好，盆腔和阴道局部肿瘤的控制率可达 80%，早期肿瘤的控制率高达 90% 以上，且局部肿瘤＜4.0 cm 者的肿瘤控制率明显高于＞4.0 cm 者（P=0.015）[32]。

　　阴道癌总的 5 年生存率在 35%～74% 之间，多数报告的结果在 50%～60%，高于《国际阴道癌年报》报道的结果（表 31-5 和 31-6），影响其预后的因素包括：肿瘤分期，病理类型，肿瘤的组织学分级，肿瘤的部位和范围或肿瘤大小，治疗方法，放疗剂量，淋巴结转移，发病年龄，以及有无临床症状等因素。但目前较肯定的预后影响因素是肿瘤分期和病理类型，其他因素对预后的影响尚有争议。阴道腺癌的预后明显比阴道鳞癌差。Otton 等[28] 报道，阴道腺癌的 5 年生存率为 22%，显著低于阴道鳞癌的 68%（P<0.01），且低分化癌的 5 年生存率为 40%，也明显低于高中分化癌的 69%（P<0.05）。Kanayama 等[14] 也发现，组织学类型是影响患者 3 年无瘤生存（鳞癌 66% 对腺癌 19%，P=0.037）和肿瘤局部控制率（鳞癌 77% 比 38%，P=0.028）的主要危险因素。

表 31-5　阴道癌的 5 年生存情况

作者	例数	总生存率	5 年生存率（%）			
			Ⅰ 期	Ⅱ 期	Ⅲ 期	Ⅳ 期
医科院肿瘤医院（1987）[6]	114	51.8	71.4	62.1	42.6	0
浙江省肿瘤医院（1999）[8]	70	40.0	61.1	42.3	28.6	16.7
上海肿瘤医院（1990）[7]	60	69.8	100.0	75.0	50.0	0
医科院肿瘤医院（2010）[22]	83	42.0	62.0	38.0	0	0
Perez（1999）[25]	212	—	80.0	48.0	38.0	0
Kucera（2001）[32]	110	41.0	81.0	43.0	35.0	24.0
Tjalma（2001）[4]	84	74.0	91.0	62.0	67.0	44.0
Mock（2003）[26]	86	66.0	92.0	57.0	59.0	0
Otton（2004）[28]	70	61.0	71.0	48.0	—	—
Frank（2005）[29]	193	58.0	85.0	78.0	58.0	—

表 31-6　《国际阴道癌年报》报道的 5 年生存率[33]

年报卷号	年份	病例数（例）	5 年生存率（%）
18	1973 — 1975	541	37.5
19	1976 — 1978	641	34.8
20	1979 — 1981	547	38.6
21	1982 — 1986	764	41.4
22	1987 — 1989	531	46.6
23	1990 — 1992	268	51.2
24	1993 — 1995	209	50.2
25	1996 — 1998	235	46.4
26	1999 — 2001	261	53.6

十一、阴道癌的复发和转移

阴道癌的复发、转移率为 25% ~ 73%，以盆腔和阴道局部复发为主，约占复发转移病例的 80%。平均复发时间为疗后 12 个月 [3]。阴道癌的复发转移随肿瘤分期的升高而增加。Perez 等 [25] 报道了各期阴道癌治疗后的盆腔复发率和远处转移率，盆腔复发率为Ⅰ期 14%、ⅡA 期 34%、ⅡB 期 44%、Ⅲ期 35% 和Ⅳ期 73%；远处转移率为Ⅰ期 13%、ⅡA 期 30%、ⅡB 期 52%、Ⅲ期 50% 和Ⅳ期 47%。远处转移部位依次为肺、腹主动脉旁淋巴结，骨骼、皮肤及腹股沟淋巴结等。复发转移者治疗困难，预后差。有作者报道复发转移患者的 3 年生存率仅为 14%[35]。Otton 等 [28] 报道，早期阴道癌放疗后的盆腔复发率为Ⅰ期 37.5%、Ⅱ期 43.3%，复发后的 5 年生存率为 29%，中位生存时间仅为 12 个月。Kanayama 等 [14] 报道，原发性阴道肿瘤照射的中位等效剂量达 79 Gy 时Ⅲ/Ⅳ期患者的局部复发率仍高达 50%，而Ⅱ期患者的中位等效剂量达 70 Gy 时局部复发率仅为 16%；淋巴结区预防性照射的中位等效剂量为 50 Gy 时，Ⅲ/Ⅳ期患者的淋巴结复发率高达 40%，而Ⅱ期患者仅为 11%。因此，阴道癌患者放疗后应密切随诊，以及早发现肿瘤复发转移并给予积极的补救治疗，以便提高患者的生存率。

（李淑敏）

参考文献

[1] 楼洪坤, 孔为民. 原发性阴道癌//孙建衡. 妇科恶性肿瘤放射治疗学. 北京: 中国协和医科大学出版社, 2002: 95-106.

[2] Disala, Creasman. 临床妇科肿瘤学 (英文版). 第6版. 北京: 人民卫生出版社, 2002: 241-256.

[3] Creasman W T, Phillips J L, Menck H R. The national cancer data base report on cancer of the vagina. Cancer, 1998, 83 (5): 1033-1040.

[4] Tjalma W A, Monaghan J M, F. R. C. S, et al. The role of surgery in invasive squamous carcinoma of the vagina. Gynecol Oncology, 2001, 81 (3): 360-365.

[5] 刘淑香. 原发性阴道癌93例临床分析. 上海医学, 1980, 3 (9): 1-3.

[6] 孙建衡, 章文华, 李爱苓, 等. 114例原发性阴道癌临床报告. 中华肿瘤杂志, 1987, 9 (6): 457-458.

[7] 苏琦枫, 瓮仲颖. 中晚期原发性阴道癌的综合治疗. 上海医学, 1990, 13 (9): 497-499.

[8] 楼寒梅, 楼洪坤. 70例原发性阴道癌治疗的临床报告. 实用癌症杂志, 1999, 14 (4): 300-302.

[9] 孔为民, 孙建衡. 高剂量率近距离放射治疗原发性阴道癌51例效果观察. 中华妇产科杂志, 2002, 37 (2): 94-96.

[10] 李淑敏, 章文华, 吴令英, 等. 原发性阴道腺癌24例临床分析. 癌症, 2002, 21 (1): 83-86.

[11] Hellman K, Silfversward C, Nilddon B, et al. Primary carcinoma of the vagina: factors influencing the age at diagnosis: the radiumhemmet series 1956-96. Int J Gynecol Cancer, 2004, 14 (3): 491-501.

[12] Hacker N F, Eifel P J, van der Velden J//FIGO Cancer Report 2015. Cancer of the vagina. International Journal of Gynecology and Obstetrics, 2015, 131 (suppl 2): 584-587.

[13] Madsen B S, Jensen H L, van den Brule A J, et al. Risk factors for invasive squamous cell carcinoma of the vulva and vagina-population-based case-control study in Denmark. Int J Cancer, 2008, 122 (12): 2827-2834.

[14] Kanayama N, Isohashi F, Yoshiokai Y, et al. Definitive radiotherapy for primary vaginal cancer: correlation between treatment patterns and recurrence rate. Journal of Radiation Research, 2015, 56 (2): 346-353.

[15] Rajaram S, Maheshwari A, Srivastava A. Staging for vaginal cancer. Best Practice & Research Clinical Obstetrics and

Gynaecology, 2015, 29(6): 822-832.

[16] Manetta A, Gutrecht E, Berman M L, et al. Primary invasive carcinoma of the vagina. Obstet Gynecol, 1990, 76 (4): 639-642.

[17] Ratnavelu N, Patel A, Fisher AD, et al. High-grade vaginal intraepithelial neoplasia: can we be selective about who we treat? BJOG, 2013, 120 (7): 887-893.

[18] 杨邵敏. 阴道肿瘤//Fattaneh A T, Peter D. 乳腺及女性生殖器官肿瘤病理学和遗传学. 北京: 人民卫生出版社, 2006: 366-377.

[19] McCluggage W G, Price J H, Dobbs S P. Primary adenocarcinoma of the vagina arising in endocervicosis. Int J of Gynecol Pathol, 2001, 20 (4): 399-402.

[20] Frank S J, Deavers M T, Jhingran A, et al. Primary adenocarcinoma of the vagina not associated with diethylstilbestrol (DES) exposure. Gynecol Oncol, 2007, 105 (2): 470-474.

[21] Staats P N, McCluggage W G, Path F R C, et al. Primary intestinal-type glandular lesions of the vagina clinical, pathologic, and immunohistochemical features of 14 cases ranging from benign polyp to adenoma to adenocarcinoma. Am J Surg Pathol, 2014, 38 (5): 593-603.

[22] 马绍康, 孙阳春, 吴令英. 原发浸润性阴道癌放疗预后分析. 中华放射肿瘤学杂志, 2010, 19 (6): 537-540.

[23] Spirtos N M, Doshi B P, Kapp D S, et al. Radiation therapy for primary squamous cell carcinoma of the vagina: Standford University experience. Gynecologic Oncology, 1989, 35 (1): 20-26.

[24] Leminen A, Forss M, Lehtovirta P. Therapeutic and prognostic considerations in primary carcinoma of the vagina. Acta Obstet Gynecol Scand, 1995, 74 (5): 379-383.

[25] Perez C A, Grigsby P W, Garipagaoglu M, et al. Factors affecting long-term outcome of irradiation in carcinoma of the vagina. Int J Radiation Oncology Biol Phys, 1999, 44 (1): 37-45.

[26] Mock U, Kucera H, Fellner C, et al. High-dose-rate (HDR) brachytherapy with or without external beam radiotherapy in the treatment of primary vaginal carcinoma: long-term results and side effects. Int J Radiation Oncol Biol Phys, 2003, 56 (4): 950-957.

[27] Dalrymple J L, Russell A H, Lee S W, et al. Chemoradiation for primary invasive squamous carcinoma of the vagina. Int J Gynecol Cancer, 2004, 14 (1): 110-117.

[28] Otton G R, Nicklin J L, Dickie G J, et al. Early-stage vaginal carcinoma-an analysis of 70 patients. Int J Gynecol Cancer, 2004, 14 (2): 304-310.

[29] Frank S J, Jhingran A, Levenback C, et al. Definitive radiation therapy for squamous cell carcinoma of the vagina. Int J Radiation Oncology Biol Phys, 2005, 62 (1): 138-147.

[30] Hacker N F, Eifel P J, van der Velden J. Cancer of the vagina. Int J Gynecol Obstet, 2012, 119 (Suppl 2): 97-99.

[31] Dam P V, Sonnemans H, Dam P J V, et al. Sentinel node detection in patients with vaginal carcinoma. Gynecologic Ocology, 2004, 92 (1): 89-92.

[32] Kucera H, Mock U, Knocke T H, et al. Radiotherapy alone for invasive vaginal cancer: outcome with intracavitary high dose rate brachytherapy versus conventional low dose rate brachytherapy. Acta Obstet Gynecol Scand, 2001, 80 (4): 355-360.

[33] Beller U, Benedet J L, Creasman W T, et al. Carcinoma of the vagina//FIGO 26th annual report on the results of treatment in gynecological cancer. Int J Gynaecol Obstet, 2006, 95 (Suppl 1): 29-42.

[34] Saitoh M, Hayasaka T, Ohmishi M, et al. Primary mucinous adenocarcinoma of the vagina: possibility of differentiating from metastatic adenocarcinomas. Pathology international, 2005, 55 (6): 372-375.

[35] Lian J D, Dundas G, Carlone M, et al. Twenty-year review of radiotherapy for vaginal cancer: an institutional experience. Gynecol Oncol 2008, 111 (2): 298-306.

[36] Ali M M, Huang D T, Goplerud D R, et al. Radiation alone for carcinoma of the vagina: variation in response related to the location of the primary tumor. Cancer, 1996, 77 (9): 1934-1939.

[37] Orton A, Boothe D, Williams N, et al. Brachytherapy improves survival in primary vaginal cancer. Gynecologic Oncology, 2016, 141 (3): 501-506.

[38] Takemoto S, Ushijima K, Nakaso K, et al. Primary adenocarcinoma of the vagina successfully treated with neoadjuvant chemotherapy consisting of paclitaxel and carboplatin. J Obstet Gynaecol Res, 2009, 35 (3): 579-583.

[39] 林玉珍, 谢榕. 中晚期阴道癌同步放化疗的疗效分析. 实用肿瘤杂志, 2008, 22(1): 20-22.

第五篇

宫颈癌篇

第*32*章 人乳头瘤病毒与宫颈癌

第一节 人乳头瘤病毒与宫颈癌病因关系的发现及其应用历程简介

一、人乳头瘤病毒与宫颈癌病因关系的发现

宫颈癌的病因研究已有很长的历史。早在 19 世纪 40 年代，一位意大利医生就从死亡登记资料分析中发现，宫颈癌患者大多数为已婚者，未婚者很少，而修女几乎不患宫颈癌，因此，他提出性行为与宫颈癌的发生有关。

近年来，宫颈癌的生物学病因研究取得了突破性进展。20 世纪六七十年代，人们曾将目光投向单纯疱疹病毒（ herpes simplex virus，HSV ），因为 HSV 在体外被证实具有一定的致癌性，且在宫颈癌标本中有一定的检出率，但临床活体标本能检出 HSV 的始终只占其中一小部分，与其他的因子类似，如巨细胞病毒、EB 病毒、衣原体等，至今未发现有力的证据。

1976 年，德国科学家 Harald zur Hausen 首次提出人乳头瘤病毒（ human papillomavirus，HPV ）与宫颈癌发病相关的假说 [1]。1977 年，Laverty 在电镜下观察到宫颈癌活检组织中存在 HPV 病毒颗粒 [2]。之后国内外学者就两者的关系进行了大量的研究，到 20 世纪 90 年代，国际上已经明确，高危型 HPV 持续感染是导致宫颈癌及其癌前病变的主要病因。然而，高危型 HPV 持续感染者中只有少部分人发生癌变。研究显示，其他一些因素在宫颈癌的发生过程中起着协同作用，例如，吸烟、初次性行为年龄过早、多性伴、多产次、口服避孕药、感染其他性传播病原体（衣原体、HSV-2）、宿主的免疫状态及遗传易感性等。

高危型 HPV 与宫颈癌病因关系的发现带来了宫颈癌一级预防（ HPV 疫苗）和二级预防（筛查）的重大变革，使宫颈癌有望成为第一个被消灭的人类癌症。因此，基于 Harald zur Hausen 教授在此病因学关联上的首发贡献，他获得了 2008 年诺贝尔生理学 / 医学奖。

二、HPV 与宫颈癌的病因学关联在一级和二级预防中的应用历程

相对较长的癌前病变期和明确的病因为宫颈癌筛查提供了基础。巴氏涂片于 20 世纪 40 年代已用于宫颈癌的筛查，是最早的筛查方法，并于 20 世纪 50 年代由杨大望教授引入中国。在过去的几十年中，特别是在发达国家，巴氏涂片的应用显著降低了宫颈癌的发病率和死亡率。巴氏涂片简单易行，但敏感性较低，其准确性则受到许多因素影响，如取材、涂片、染色及读片等。在 20 世纪 80 年代后，经济欠发达地区逐渐开始使用肉眼观察方法（ visual inspection with acetic acid/visual inspection with Lugol's iodine，VIA/VILI ）检查宫颈癌前病变。该方法的优点是简单易行、费用低廉，是 WHO 推荐在经济欠发达地区可应用的替代方法，可实现"即筛即治"。20 世纪 90 年代，针对巴氏涂片在取材和制片中的问题，液基细胞学技术（ liquid-based cytology，LBC ）应运而生，提高了诊断准确性，于 1996 年获得美国食品药品监督管理局（ Food and Drug Administration，FDA ）批准。但该技术对医疗资源、医生水平要

求较高，在卫生资源缺乏地区短期内难以建立。同期，随着宫颈癌病因学的发展，出现了基于 HPV 的分子检测技术，该类方法客观、可重复性好，具有较高的敏感性。目前，共有四种 HPV 检测技术获得了美国 FDA 认证，即第二代杂交捕获法（hybrid capture 2，HC2）、Cervista HPV HR、cobas 4800、Aptima HPV，它们分别于 2003 年、2009 年、2011 年 4 月和 2011 年 10 月获得了 FDA 认证。但 HPV 检测技术一般价格昂贵，操作复杂，这阻碍了其在经济欠发达地区的大规模推广应用。在比尔及梅琳达·盖茨基金会资助下，中国和印度科学家历时 5 年研发出了简单、快速、安全且低成本的 HPV 检测技术——careHPV，使在经济欠发达地区开展以 HPV 检测技术为基础的人群筛查成为可能。这一技术已获得中国国家食品药品监督管理局（China Food and Drug Administration，CFDA）和欧盟（CE Mark）的认证，并在中国深圳大规模投产，WHO 正在进行预认证，将供应全世界中低收入国家。

20 世纪 90 年代，高危型 HPV 与宫颈癌病因学关系的确立以及 Zhou J 和 D Lowy 发现的具有免疫原性但无致癌性的病毒样颗粒（virus-like particle，VLP）奠定了 HPV 疫苗的研发基础。截至目前，在世界范围内，有三种预防性 HPV 疫苗已经研制成功并分别于 2006 年、2007 年和 2014 年相继上市，分别是 Gardasil（HPV 6/11/16/18 四价疫苗，美国默沙东公司）、Cervarix（HPV16/18 二价疫苗，英国葛兰素史克公司）和 Gardasil9（HPV 6/11/16/18/31/33/45/52/58 九价疫苗，美国默沙东公司）。目前预防性 HPV 疫苗已在全球超过 140 个国家和地区上市。中国分别于 2008 年、2009 年开始进行二价疫苗、四价疫苗的 Ⅲ 期临床试验。2012 年，中国具有自主知识产权的 HPV16/18 疫苗也已进入 Ⅲ 期临床试验。二价疫苗（希瑞适，即 Cervarix）和四价疫苗分别于 2016 年 7 月和 2017 年 5 月获得了中国 CFDA 认证，在中国上市。

图 32-1 显示了在 HPV 与宫颈癌病因关系发现及应用过程中的重要里程碑事件。

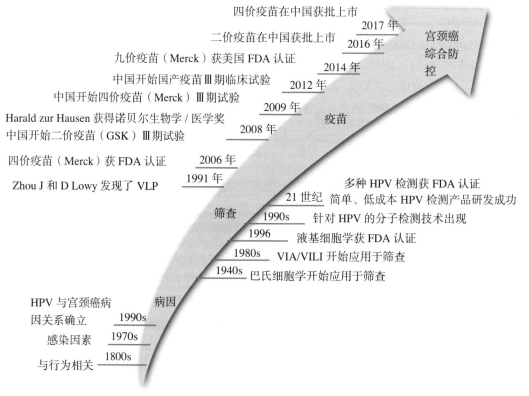

图 32-1　宫颈癌综合防控的里程碑节点

（乔友林　胡尚英）

第二节 HPV 介绍

HPV 是一种嗜上皮组织的双链环状 DNA 病毒。HPV 感染宿主时显示出高度的特异性，它可以引起人类多种良性肿瘤和疣，如生长在手、足和面部的跖疣、扁平疣，生长在生殖器周围皮肤黏膜的尖锐湿疣等。HPV 也与人类的多种恶性肿瘤相关，如阴道癌、外阴癌、肛门癌、阴茎癌、口咽癌以及目前因果关系明确的宫颈癌。HPV 与宫颈癌之间的关系一直是人们关注的焦点。

一、HPV 的分类

目前，约有 200 种 HPV 型别从人体中分离出来，HPV 型别的区分主要基于位于 L1 开放阅读框（open reading frame，ORF）基因上的一个 291 bp 片段。严格来讲，HPV 型别间 L1 基因的差异超过 10%；当两个 HPV 间 L1 基因的差异为 2%~5% 时，我们视它们为亚型；当差异小于 2% 时，视为变异型。根据 HPV 型别的致癌潜力，我们通常将其分为高危型和低危型：高危型 HPV 主要引起子宫颈及肛门生殖器癌，包括 HPV16、HPV18、HPV31、HPV33、HPV35、HPV39、HPV45、HPV51、HPV52、HPV56、HPV58、HPV59 和 HPV68；低危型 HPV 主要引起生殖器疣和良性病变，主要有 HPV6 和 HPV11 等。

2012 年，国际癌症研究署（International Agency for Research on Cancer，IARC）将 HPV 分为三组：为第一组致癌物（人类致癌物）、第二组 A 类致癌物（很可能导致人类癌症的物质）和第二组 B 类致癌物（可能导致人类癌症的物质）。有 12 种 HPV 型别属于第一组致癌物，包括 HPV16、HPV18、HPV31、HPV33、HPV35、HPV39、HPV45、HPV51、HPV52、HPV56、HPV58 和 HPV59。由于较少证据显示 HPV 68 可致癌，所以 HPV 68 属于第二组 A 类致癌物，而 HPV 66 属于第二组 B 类致癌物[3]。

二、HPV 的基因结构

HPV 的基因基本结构如图 32-2 所示，病毒基因组有两个聚腺苷酸化位点，分为三个主要区域：长控制区（long control region，LCR）、早期区（early region）和晚期区（late region）。LCR 又被称为上游调控区（upstream regulatory region，URR）或非编码区（non-

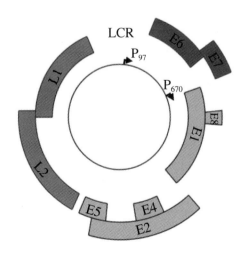

图 32-2　HPV 的基因结构示意图

coding region，NCR），该区域约占 HPV 基因的 10%，包含 DNA 复制的起始位点和重要的转录调控元件；LCR 可调控早期、晚期蛋白质翻译。早期区约占 HPV 基因的 50%，主要携带六个 ORF：E1、E2、E4、E5、E6 和 E7。晚期区约占 HPV 基因组 40%，有两个 ORF，分别负责编码病毒的主要衣壳蛋白 L1 和次要衣壳蛋白 L2。

三、HPV 的基因功能

（一）早期区相关基因及蛋白质的功能

早期区基因表达的蛋白质均为非结构蛋白质，它们的主要功能包括：病毒基因复制、细胞周期调控以及免疫逃逸等，详述如下。

E1 和 E2 基因可调控病毒基因组复制。在病毒感染早期，HPV 在人上皮细胞内以游离形式进行自我复制，在这一过程中，E1 蛋白是必不可少的，E2 蛋白与 E1 蛋白形成复合物，启动病毒的复制调控早期转录。同时，E2 基因也可调控 E6 和 E7 癌蛋白的表达，E6 和 E7 癌蛋白的抑制或活化取决于 E2 基因的表达水平，当病毒基因整合到人基因组时，E2 基因被破坏，导致 E6 和 E7 癌基因过度表达，所以 E2 蛋白也可作为病毒基因整合的标志。

在病毒繁殖的晚期，E4 基因表达，其编码的 E4 蛋白与病毒颗粒的组装及释放有关。

E5 基因与致癌潜力相关。在高危型 HPV 中，E5 蛋白可干扰病毒抗原的递呈，逃避免疫监视[4]，是 HPV 持续感染的重要因素之一。E5 基因是一种具有转化作用的癌基因，它可通过与表皮生长因子受体（epidermal growth-factor receptor，EGFR）、血小板生长因子 β 受体（platelet-derived growth factor β receptor，PDGFRβ）和集落刺激因子 1 受体（colony-stimulating factor-1 receptor，CSF1R）结合，形成复合物刺激细胞增殖[5]。当 E5 蛋白独立表达时，其表现出较弱的转化能力，但它可以加强 E6 和 E7 癌蛋白的转化能力。

E6 和 E7 基因是癌变过程的使动因素，E6 蛋白是泛素连接酶，含有两个锌指结构，其 C 末端和第一锌指区是细胞转化和降解 P53 的关键区域，最终可通过泛素化 P53 使其失活，同时 E6 蛋白也可作用于凋亡蛋白 BAK，使其降解，进而阻抗细胞凋亡，增加染色体的不稳定性。另一方面，E6 蛋白可通过激活端粒酶，刺激细胞增殖。E7 基因与视网膜细胞抑癌基因 pRb 相互作用并使其降解而促进转录因子 E2F 的释放，上调细胞周期依赖激酶 -2（cyclin-dependent kinases-2，CDK2）、细胞周期蛋白 A（cyclin A）和细胞周期蛋白 E，促进细胞周期进展。在 E6 和 E7 蛋白共同作用下，细胞成瘤，这两个癌蛋白独立作用时，对细胞永生化是不会产生显著影响的[6]。

（二）晚期区相关基因及蛋白质的功能

主要衣壳蛋白 L1 和次要衣壳蛋白 L2 在 HPV 病毒颗粒的形成过程中起包装病毒 DNA 的作用，是 HPV 感染人体时首先与上皮细胞相互作用的成分。L1 是 HPV 复制早期的结构蛋白质，具有免疫细胞识别表位，也是 HPV 疫苗的重要靶抗原。

（乔友林 姜明月）

第三节 HPV 与宫颈癌的病因学关联

一、HPV 的致病机制

HPV 病毒感染人体经过两个不同的通路：感染扩增通路和转化通路。通过前者，HPV

在人体内完成病毒复制的生命周期，不会引起癌变；通过后者，高危型 HPV 的基因整合进入基因组，E6 和 E7 癌蛋白过度表达，进而引发癌症。

（一）HPV 感染的扩增通路

当 HPV 感染宿主时，病毒可通过破损的皮肤表层进入宿主基底细胞，病毒 DNA 伴随衣壳蛋白 L2 进入宿主细胞核。病毒基因扩增可独立于宿主细胞周期，这一感染过程是相对缓慢的。最初，E1、E2、E6 和 E7 通过早期启动子（HPV16 的早期启动子为 p97）表达，E2 连接并招募 E1 解旋酶起始病毒的复制，E1 招募病毒复制所需的细胞因子，伴随着较低水平 E1 和 E2 蛋白表达，病毒在宿主细胞中以游离形式保持相对低的拷贝数（50～100 拷贝/细胞）；此时，E6 和 E7 为病毒基因复制提供有利的环境以保持病毒基因的稳定性；当 E2 蛋白达到一个较高的水平时，E6 和 E7 蛋白的表达被阻断，晚期区基因开始表达，产生 L1 和 L2 蛋白。病毒生命周期的完成依赖于宿主细胞的有丝分裂——提供 DNA 聚合酶和其他必要的复制因素，而病毒的整合过程发生在未分裂的表层角化细胞的分化末期。HPV 基因以游离的形式传播，这是一个多克隆的增殖过程。病毒的生命周期与宿主角化细胞分化密切相关，含有病毒的角化细胞从子宫颈脱落下来，HPV 病毒颗粒随着细胞的退化而释放出来。从病毒感染宿主到病毒颗粒释放出来可经历几周甚至几个月，脱离宿主的病毒颗粒可在环境中保持几天的传染性。在这一过程中可产生大量的病毒颗粒，但并不会引发癌症，这一通路中的 HPV 感染都是一过性的，几个月后就检测不到该病毒的存在了。

（二）HPV 的转化通路

本质上讲，HPV 会对宿主造成疣状损伤，而高危型 HPV 会促进宫颈癌的发展。通过免疫逃逸，病毒可长期存在于宿主细胞中，HPV DNA 可随机整合进宿主基因组中。在病毒基因与人基因组的整合过程中，病毒通常在 E2 ORF 处断裂，导致 E2 基因的缺失或破坏，从而失去 E2 抑制的 E6 和 E7 基因过度表达，产生 E6 和 E7 癌蛋白，E6 和 E7 癌蛋白的共同作用可诱导细胞染色体的不稳性及细胞永生化。E7 抑制 pRb 活性，促进转录调控因子 E2F 的释放，该因子可促进宿主细胞与病毒 DNA 整合。E7 也可连接并活化 CDK2，促使细胞周期的进展。E6 癌蛋白抑制抑癌基因 p53，导致 Notch1 下调，细胞分化缺陷，异常细胞增殖[7]。HPV 诱导细胞永生化的关键步骤是：E6 活化端粒酶，使端粒延长，进而诱导细胞持续分裂。

二、高危型 HPV 导致宫颈癌的流行病学证据

早在 20 世纪末，国外的一项在阴道镜转诊人群中开展的研究显示，与高危型 HPV 阴性女性相比，高危型 HPV 持续感染者发生高度宫颈上皮内瘤样病变 3（cervical intraepithelial neoplasia grade 3，CIN 3）的风险高出 326 倍[8]。21 世纪初，对中国宫颈癌高发区的研究也发现，高危型 HPV 阳性人群发生子宫颈癌前病变和宫颈癌的风险是阴性者的 250 倍，归因危险度高达 95%[9]。队列研究结果进一步证实了高危型 HPV 与宫颈癌的病因学关联，中国一项 6 年随访研究结果显示，高危型 HPV 持续感染可有效预测中度及以上宫颈上皮内瘤样病变（cervical intraepithelial neoplasia grade 2 or worse，CIN 2 及以上）的发生风险，基线和随访均为高危型 HPV 阳性女性发生 CIN 2 及以上的风险是两次均为阴性女性的 167 倍[10]。

高危型 HPV 持续感染是宫颈癌的主要病因，而不同型别的 HPV 持续感染的能力不同，HPV16 是最易持续感染的高危型别。一项基于 40 399 名女性的人群队列研究发现[11]，基线 HPV16 阳性女性在随后的 1～4.5 年间持续感染的可能性约为 36.3%（95%CI：32.9%～39.8%），HPV 31 和 HPV33 分别为 28.9%（95%CI：32.9%～39.8%）和 27.0%（95%CI：21.7%～32.8%）。

不同型别的高危型 HPV 导致宫颈癌的能力也不同。波特兰开展的一项纳入 20 514 名女性的队列研究发现[12]，基线 HPV16 和 HPV18 阳性女性 10 年后发生 CIN 3 及以上的累计发生率分别为 17.2% 和 13.6%，而基线 HPV 阴性女性仅为 0.8%（图 32-3）。中国开展的一项

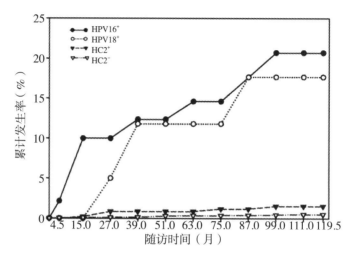

图 32-3　基线不同 HPV 感染状态 10 年后宫颈癌的累计发生风险（来自：Khan M J, Castle P E, Lorincz A T, et al. The elevated 10-year risk of cervical precancer and cancer in women with human papillomavirus (HPV) type 16 or 18 and the possible utility of type-specific HPV testing in clinical practice. Journal of the National Cancer Institute, 2005, 97 (14): 1072-1079.）

宫颈癌筛查长期随访队列研究显示[13]，感染 HPV16 的女性 10 年后新发 CIN 2 及以上的绝对风险最高（35.3%），之后依次是 HPV 31（34.8%）、HPV 58（24.4%）、HPV 33（20.4%）和 HPV 39 型（20.0%）。

（胡尚英　乔友林）

第四节　HPV 感染和宫颈癌的流行病学特点

一、HPV 感染的流行病学特点

HPV 感染主要通过性行为传播，感染率主要取决于人群的年龄和性行为特征。约 90% 的女性在性生活开始后会发生至少一次 HPV 感染，但绝大多数 HPV 感染为无症状的一过性感染，超过 80% 的感染可在 6 ~ 24 个月内被机体清除。

不同国家或地区的 HPV 感染率不同且呈现不同的年龄趋势。一项纳入全球 11 个国家 1993—2004 年间的 18 498 名 15 ~ 74 岁女性的研究[14]发现：非洲地区尼日利亚伊巴丹地区的年龄标化 HPV 感染率高达 27.0%（95%CI：23.9% ~ 30.2%），而越南河内市仅有 1.6%（95%CI：0.8% ~ 2.4%）；意大利、荷兰、西班牙、阿根廷、韩国等国家的 HPV 感染率在 25 ~ 35 岁时有一个高峰，之后随着年龄增长而下降，而泰国和越南河内的各个年龄组的 HPV 感染率均不高；在哥伦比亚、智利和墨西哥老年女性中出现第 2 个感染高峰。一项纳入中国 1999—2008 年间开展的 17 项以人群为基础的宫颈癌筛查研究（N=30 207）显示，

中国女性人群高危型 HPV 感染率为 17.7%（世标率为 16.8%），城市和农村地区高危型 HPV 粗感染率分别为 18.0% 和 15.2%（世标率为 16.3% 和 16.0%）；而且 HPV 感染率的年龄分布呈现两个高峰[15]。年轻的、性活跃女性的 HPV 感染率最高，感染高峰年龄在 20 岁左右，随年龄增长子宫颈 HPV 感染率明显下降，在 40 ~ 45 岁左右出现第 2 个感染高峰（图 32-4），可能的原因是：一方面与感染者本人或配偶与新的性伴侣接触发生感染有关，另一方面与大年龄段女性免疫功能随着年龄增加而下降，对新发和既往感染的清除能力下降而更容易发生持续感染有关。

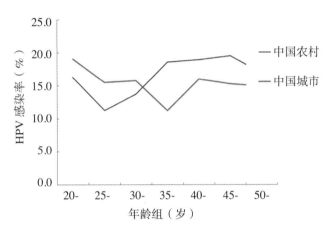

图 32-4　中国不同地区女性的年龄别高危型 HPV 感染率（来自：Chan P K, Picconi M A, Cheung T H, et al. Laboratory and clinical aspects of human papillomavirus testing. Critical reviews in clinical laboratory sciences, 2012, 49 (4): 117-136.）

随着子宫颈病变程度的加重，HPV 感染率逐渐升高。一篇全球范围的系统性综述[16] 显示，在宫颈上皮内瘤变（cervical intraepithelial neoplasia，CIN）的 CIN 1、CIN 2、CIN 3 和浸润性宫颈癌中，HPV 感染率分别为 73%、86%、93% 和 89%。中国一项纳入 10 973 名女性的研究显示，在子宫颈正常、CIN 1、CIN 2、CIN 3 及浸润性癌中，高危型 HPV 的感染率分别为 13.4%、76.5%、95.5%、96.4% 和 97.1%。

一项纳入全球 1 016 719 名细胞学正常女性的研究[17] 发现，HPV 感染率约为 11.7%（95%CI：11.6% ~ 11.7%），其中最常见的前 5 位 HPV 型别依次是 HPV 16（3.2%）、HPV18（1.4%）、HPV 52（0.9%）、HPV 31（0.8%）和 HPV 58（0.7%）。在不同级别子宫颈病变中，最常见型别均为 HPV 16，而其他型别的排序略有不同。一篇纳入 8 106 名 CIN 1、4 068 名 CIN 2、10 753 名 CIN 3 和 36 374 名浸润性癌的系统性综述[16] 发现，检出率最高的前 3 位 HPV 分别为 HPV 16/52/31、HPV 16/52/58、HPV 16/31/52 和 16/18/45。

不同研究报道的宫颈癌优势 HPV 型别略有不同，但 HPV16/18 均是最主要感染型别。一项覆盖欧洲 38 个国家纳入 10 575 例浸润性宫颈癌的研究[18] 显示，HPV 检出率为 85%，其中 HPV16/18 最常见（检出率 71%）；470 例宫颈腺癌中，94% 为 HPV16/18/45 阳性。一项对中国七个大区 19 家医院开展的多中心研究[19] 显示，宫颈鳞癌患者中 HPV16 型是最常见的型别，其次是 HPV18 型，检出率分别是 76.6% 和 7.9%。另一项对中国七个大区 9 家医院开展的多中心研究[20] 显示，宫颈腺癌患者中 HPV16 型依然是最常见的型别，其次是 HPV18，分别占 HPV 阳性腺癌的 47.1% 和 41.1%。以上两项研究表明，在中国，HPV16/18 型与大部分宫颈癌有关。

宫颈癌中高危型 HPV 型别保持相对稳定。一项纳入欧洲、亚洲、中非、南非 11 个国家的研究 [21] 探讨了 1940—2007 年间浸润性宫颈癌的 HPV 型别变化，结果显示，1940—1959 年至 2000—2007 年 HPV16 和 HPV18 始终是最常见的两种型别（HPV16 从 61.5% 到 62.1%，HPV18 从 6.9% 到 7.2%）；其他高危型 HPV 对浸润性宫颈癌的相对贡献同样鲜有变化。研究也发现，HPV16/18 相关的宫颈癌女性患者的年龄低于其他型别相关者。浸润性宫颈癌中 HPV 型别的稳定提示，在 HPV 疫苗时代，接种 HPV 预防性疫苗将会为宫颈癌防控带来稳定且高效的结果。

二、宫颈癌的流行状况

（一）全球宫颈癌的流行状况

IARC 的 2012 年数据 [22] 显示，宫颈癌为女性第四大恶性肿瘤，全球新发宫颈癌病例共 52.8 万例，死亡 26.6 万例，其中大约 85% 的宫颈癌发生在发展中国家，占发展中国家女性肿瘤的 12%，而在发达国家宫颈癌仅占女性肿瘤的 3.0%。

2012 年，全球宫颈癌的世界人口年龄标化发病率为 14/10 万，死亡率为 6.8/10 万；其中经济欠发达国家的宫颈癌年龄标化发病率（15.7/10 万）和死亡率（8.3/10 万）高于发达国家（9.9/10 万和 3.3/10 万）。世界各国宫颈癌的发病率与死亡率地理分布差异很大，不同地区的宫颈癌发病率相差至少 20 倍。高发病率地区包括非洲东部、西部和南部，低发病率地区包括欧洲西部、北美洲、澳大利亚和新西兰地区以及地中海东部地区。高死亡率地区包括非洲东部、西太平洋波利尼西亚地区、非洲南部和中部地区；低死亡率地区包括西亚、澳大利亚、新西兰、北美、北非和欧洲大部分地区。

（二）中国宫颈癌的流行状况

中国面临着严峻的宫颈癌疾病负担，据最新发表的数据 [23] 估计，2015 年中国宫颈癌新发病例数达到 9.89 万例，死亡病例数达到 3.05 万例。

近年来，中国宫颈癌发病率和死亡率呈现不同程度的上升趋势。中国 1988—2012 年 [24-27] 全国肿瘤登记数据显示，全国宫颈癌粗发病率由 1988 年的 5.04/10 万（中标率 3.06/10 万）缓慢下降到 1998 年的 2.99/10 万（中标率 1.73/10 万），但自 1999 年开始上升，持续上升到 2012 年的 14.93/10 万（中标率 11.39/10 万），位于中国女性全部肿瘤发病的第 5 位（图 32-5A）。既往中国开展的三次死因调查显示 [28-30]，宫颈癌粗死亡率由 1973—1975 年的 11.35/10 万（中标率 11.10/10 万）下降到 2004—2005 年的 2.86/10 万（中标率 1.89/10 万）。全国肿瘤登记数据显示，宫颈癌的粗死亡率在 1988—2012 年间的变化较为复杂，农村地区波动幅度大于城市地区；1988—2002 年间宫颈癌死亡率呈下降趋势，中标率从 1.71/10 万下降到 1.00/10 万以下，2003 年开始上升，2010—2012 年中标死亡率超过 2.00/10 万，2012 年达到 2.64/10 万（图 32-5B）。

中国第三次全国性死因回顾调查显示，宫颈癌死亡率分布具有明显的地域差异，中、西部地区宫颈癌死亡率明显高于东部地区，中标率分别约为东部地区的 2 倍；在城市地区中，宫颈癌中标率以西部地区为最高（2.45/10 万），中部地区略低（2.06/10 万），东部最低（1.08/10 万）；在农村地区，宫颈癌中标率以中部地区为最高（2.50/10 万），西部地区略低（2.35/10 万），东部最低（1.27/10 万）。

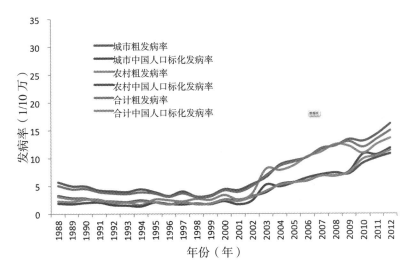

图 32-5A（也见彩图）　1988—2012 年中国女性宫颈癌的发病率变化曲线

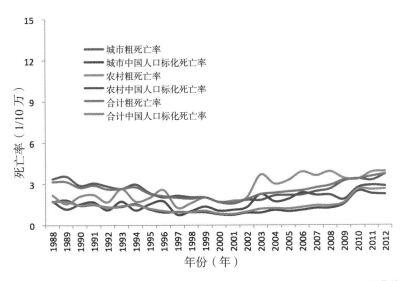

图 32-5B（也见彩图）　1988—2012 年中国女性宫颈癌的死亡率变化曲线

（乔友林　张　莉）

第五节　HPV 疫苗

　　HPV 与宫颈癌病因关联的明确开启了借助疫苗预防宫颈癌的大门。疫苗根据功效不同可分为三类：一是预防 HPV 感染的预防性疫苗；二是清除原有感染、治疗相关病变的治疗性疫苗；三是将不同作用的疫苗联合使用或将不同靶点融合以达到预防和治疗功效的联合疫苗。目前，预防性 HPV 疫苗已成功研发，并已在全球超过 140 个国家 / 地区上市。而治疗性疫苗及联合疫苗尚处于研究阶段。

一、预防性 HPV 疫苗

（一）原理

1. 主要成分及结构

预防性 HPV 疫苗的主要成分为基因重组形成的针对高危 HPV 型别的特异病毒样颗粒（virus-like particles，VLP）。VLP 是由 72 个 L1 衣壳颗粒自组装形成的 72 面体，而 L1 衣壳颗粒的基本构成单位为 L1 单体形成的五聚体。VLP 与 HPV 真病毒在表面结构、形状和大小等方面都十分相似（图 32-6）。由于 VLP 不包含核酸，因而不具有感染性，但其免疫原性与真病毒类似。

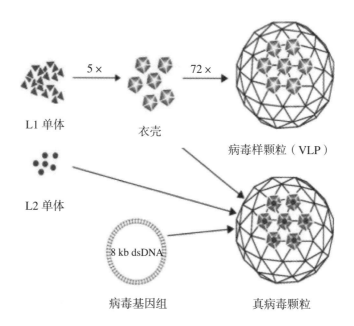

图 32-6　HPV 病毒与病毒样颗粒（VLP）组装过程示意图

2. 作用机制

虽然预防性 HPV 疫苗中的 VLP 不含核酸，但由于其结构与 HPV 真病毒十分相似，使其具有与 HPV 病毒相似的免疫原性，可以作为靶抗原诱导机体产生具有保护性的特异性中和抗体。中和抗体能够透过血管壁，在局部上皮组织中达到较高浓度。当 HPV 通过黏膜上皮的细微伤口感染机体并到达基底细胞层时，位于上皮组织中的中和抗体便可以特异性免疫识别 HPV 病毒并与其结合，发挥中和作用，从而清除感染。因此，预防性 HPV 疫苗主要通过中和抗体抵御 HPV 感染，阻断持续感染，进而预防宫颈癌的发生（图 32-7）。

（二）上市 HPV 疫苗简介

目前，全球共有三种预防性 HPV 疫苗研制成功并分别于 2006 年、2007 年和 2014 年相继上市。一种是由英国葛兰素史克公司（Glaxo Smith Kline Biologyicals，UK）研制生产的针对 HPV16/18 感染的二价疫苗——Cervarix，该疫苗采用了 AS04 佐剂系统，可以增强免疫反应，主要预防 HPV16 和 HPV18 感染引起的子宫颈、外阴、阴道和肛门等部位的癌前病变及癌症。另外两种疫苗均由美国默沙东公司（Merck & Co., USA）研制生产，分别是针对 HPV 6/11/16/18 感染的四价疫苗——Gardasil 和针对 HPV 6/11/16/18/31/33/45/52/58 的九价疫苗——Gardasil 9。Gardasil 在 Cervarix 的基础上增加了对 HPV 6/11 引起的生殖器疣的保护作

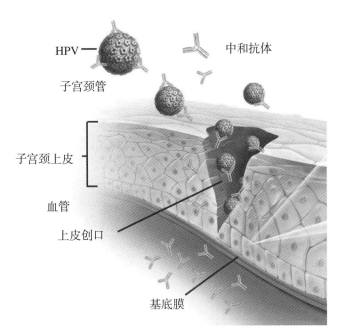

图 32-7 预防性 HPV 疫苗产生的中和抗体作用机制示意图

用。相比于 Gardasil，Gardasil 9 可对另外五种 HPV 型别（31、33、45、52 和 58）相关的感染起到预防作用，而这五种 HPV 型别累计可引起大约 20% 的宫颈癌（表 32-1 和图 32-8）。

表 32-1 三种已上市预防性 HPV 疫苗的基本特征

	四价疫苗	九价疫苗	二价疫苗
制造商	Merck	Merck	GSK
商品名	Gardasil	Gardasil 9	Cervarix
VLP 型别	6/11/16/18	6/11/16/18/31/33/45/52/58	16/18
表达系统	酿酒酵母	酿酒酵母	杆状病毒
抗原含量（μg）	20/40/40/20	30/40/60/40/20/20/20/20	20/20
佐剂	铝佐剂	铝佐剂	AS04
免疫量	0.5 ml	0.5 ml	0.5 ml
免疫程序	0，2，6（个月）	0，2，6（个月）	0，1，6（个月）
上市时间	2006 年 6 月	2014 年 12 月	2007 年 5 月
获批准的国家 / 地区	120+	北美 / 欧盟	135+
中国注册试验	2017 年 5 月获批	尚未开始	2016 年 7 月获批

（三）HPV 疫苗的免疫接种程序

疫苗生产厂家推荐的免疫接种程序如下所述。

1．二价疫苗

对于 9 ～ 14 岁的女孩和男孩，推荐采用 2 剂次接种程序（第 0、5 ～ 13 个月各接种一剂）。

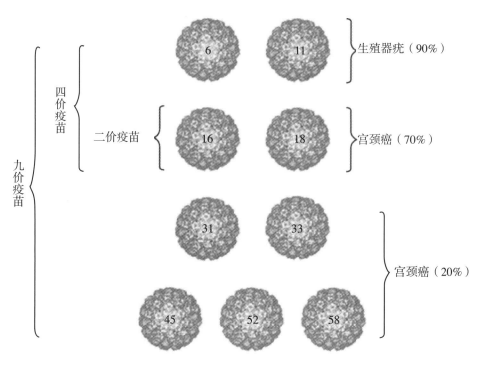

图 32-8 上市 HPV 疫苗覆盖 HPV 型别一览

如在首剂接种时，对于接种者年龄为 15 岁及以上者，推荐采用 3 剂次接种程序（第 0、1、6 个月各接种一剂），第 2 剂可在首剂后 1~2.5 个月间接种，第 3 剂在首剂后 5~12 个月间接种。对于任何年龄接种者，若第 2 剂接种与首剂接种的间隔时间短于 5 个月，则须接种第 3 剂。目前尚未证实需要再给予一剂加强接种。

2．四价疫苗

对于 9~13 岁的女孩和男孩，可采用 2 剂次接种程序（第 0、6 个月各接种一剂）。如果第 2 剂与首剂间隔短于 6 个月，则应接种第 3 剂。对于 14 岁及以上者，应采用 3 剂次接种程序（第 0、2、6 个月各接种一剂）。在接种第 1 剂后，应至少间隔 1 个月再接种第 2 剂；在接种第 2 剂后，应至少间隔 3 个月再接种第 3 剂。目前尚未证实需要再给予一剂加强接种。

3．九价疫苗

对于 9~14 岁的女孩和男孩，推荐采用 2 剂次接种程序（第 0、5~13 个月各接种一剂）。如果第 2 剂与首剂间隔短于 5 个月，应接种第 3 剂。对于 15 岁及以上者，应接种 3 剂次。3 剂次接种程序与四价疫苗相同。

4．WHO 立场文件推荐[13]

对于 9~14 岁女孩或男孩，采用 2 剂次接种程序（第 0、6~15 个月各接种一剂），2 剂次之间至少间隔 6 个月。建议 2 剂次之间间隔不超过 12~15 个月，以保证在性行为开始前快速完成接种。如果 2 剂次之间间隔短于 5 个月，则需要在首剂后至少 6 个月给予第 3 剂。对于 15 岁及以上者，采用 3 剂次接种程序（第 0、1~2、6 个月各接种一剂）。对于免疫功能低下者，包括 HIV 感染者，采用 3 剂次接种程序。对于妊娠女性，虽然妊娠并非绝对禁忌证，但是目前尚无足够数据支持孕妇接种的安全性，因此暂不建议孕妇接种。

（四）HPV 疫苗的临床保护效果

目前上市的三种预防性 HPV 疫苗在临床研究中均显示出了良好的免疫原性，接种后血清抗体阳性率达 96%~100%，随访 9.4 年时血清抗体为自然感染者的 10 倍[32]。数学模型研究显示，在疫苗接种后 20 年，抗体几何平均滴度仍显著高于自然感染水平。

国外长期随访大样本数据显示[32-35]，随访时间 2~9.4 年不等，HPV 疫苗预防 6 个月、12 个月 HPV 持续感染的有效率分别为 96.9%~100% 和 94.3%~100%，对 HPV16/18 引起的宫颈癌前病变的保护率高达 90.4%~100%。HPV 疫苗还可以预防与 HPV 感染相关的其他部位的病变，例如，二价和四价疫苗可以对阴道、外阴及口腔部位的 HPV16/18 相关病变产生 50%~100% 的保护效果；四价疫苗可以预防 90%~100% 的 HPV 6/11 引起的男性阴茎、肛周及外阴等部位的尖锐湿疣。对九价疫苗开展的临床研究显示其可以预防约 96% 与 HPV 31/33/45/52/58 相关的 6 个月持续感染，以及子宫颈、阴道、外阴的高度癌前病变和癌，降低男性约 8% 和 15% 的 HPV31/33/45/52/58 相关肛门癌和阴茎癌。

二价疫苗因具有特殊的佐剂 AS04，对 HPV 31、33、45、51 具有显著的交叉保护作用，在未感染 HPV 人群中对型别相关的 CIN 2 及以上病变的保护率可以分别达到 88%、68%、82% 和 54%；而四价疫苗仅对 HPV 31 型相关的 CIN 2 及以上有 70% 的交叉保护作用[36]。九价疫苗的交叉保护程度还不清楚。

在中国人群二价疫苗的Ⅲ期临床试验[37]结果显示，6 051 名 18~25 岁中国女性（疫苗组 3 026 名，安慰剂组 3 025 名）在 0、1、6 个月完成接种、随访 15 个月时，对于注射时未感染相关 HPV 型别的女性，二价疫苗可预防 94.2% 的由 HPV 16/18 引起的 HPV 持续感染和（或）子宫颈轻度及以上病变（CIN 1+），有很好的免疫原性；第 1 剂接种后 57 个月时，对 HPV 16/18 相关 CIN 1+ 和 CIN 2+ 的保护率分别为 93.2% 和 87.3%，对 HPV 31/33/45 相关一过性感染和 6 个月持续感染的保护率分别是 50.1% 和 52.6%[38]；接种后 72 个月时，对 HPV 16/18 相关的 6 个月持续感染和（或）CIN 1+、CIN 2+ 的保护率分别为 97.1% 和 87.3%，同时对 HPV 31/33/45 有明显的交叉保护作用，对 HPV 31/33/45 相关 6 个月持续感染和 CIN 2+ 的保护率分别为 51.6% 和 74.9%，对 HPV 31 相关的 CIN 1+ 的保护率达到 100%[39]。

（五）HPV 疫苗的安全性

HPV 疫苗接种后局部和全身不良反应常见，通常较轻微，局部疼痛、红肿最为常见。目前尚无足够数据支持孕妇接种的安全性，但并非绝对禁忌证。一项在 15~25 岁年轻女性中开展的大规模（n=18 644）的Ⅲ期临床试验的中期分析（14.8 个月）显示，疫苗接种组和安慰剂组在安全性方面没有差异[40]。在中国开展的二价疫苗Ⅲ期临床试验同样也显示，两组在安全性方面没有差异。

2007 年，WHO 通过获得的大量的数据认为，两种 HPV 疫苗（Gardasil 和 Cervarix）在预防子宫颈癌前病变和宫颈癌方面具有良好的安全性。此后，全球疫苗安全咨询委员会（Global Advisory Committee on Vaccine Safety，GACVS）根据美国、澳大利亚、日本和 HPV 疫苗厂商上市后的监测数据对 HPV 疫苗的安全性进行了定期审议，2016 年最新的结论认为，三种 HPV 疫苗的安全性都很好。

（六）HPV 疫苗接种的经济效益

预防性 HPV 疫苗的成本效果评估对于制定预防性 HPV 疫苗的接种策略尤为重要。成本效果评估很大程度上会受到以下参数的影响：疫苗价格、实施成本、HPV 感染率、疫苗接种剂次数、癌症筛查和治疗状况等。目前全球已有大量的研究证实，在青春期前的女孩中接种预防性 HPV 疫苗通常具备成本效益，尤其是在资源有限的地区，因为在这些地区其他宫颈癌预防控制措施的覆盖率通常较低，因此提高青春期前的女孩 HPV 疫苗的接种率是最具成本效益的宫颈癌防控措施。此外，在高收入地区开展的研究表明，提高女孩的预防性 HPV 疫苗接种率比将男孩纳入预防性 HPV 疫苗接种规划更为经济有效，但是，若女孩的预防性 HPV 疫苗的接种率不理想，将男孩纳入疫苗接种计划则可以在一定程度上进行弥补。

（七）HPV 疫苗接种的目标人群及推广策略

1. 目标人群

性行为是 HPV 感染的重要危险因素，因此，在未发生性行为的少女中进行 HPV 疫苗接种的获益最高。WHO 推荐疫苗接种的主要目标人群是 9～14 岁青春期早期女孩，首先应考虑在该人群中实现较高的接种率，随后可在次要目标人群（青春期后期和年轻的成年女性）中开展接种。在青春期早期女孩中接种时，各国应充分考虑本国女性初始性行为年龄和通过学校、卫生保健机构或社区场所将免疫服务送达青春期早期女孩的可行性。考虑到中国的文化传统和具体国情，HPV 疫苗未来在中国推荐的接种年龄可能与发达国家有所差异。中国覆盖七个大区的人群流行病学调查显示，中国年轻女性初始性行为一般发生在 17 岁[41]。考虑到中国九年义务教育等社会因素，中国学者推荐中国女孩接种年龄晚于国际推荐年龄（ 13～15 岁之前），将初中生定为疫苗接种的首选群体。

2. 推广策略

WHO 对已成为全球公共卫生问题的宫颈癌和其他 HPV 相关疾病高度重视，建议经济条件允许的国家引入预防性 HPV 疫苗并进行常规接种，并将此纳入《全球慢性非传染性疾病预防和控制监测框架和目标草案》。截至 2018 年间，全球超过 140 个国家或地区已经引进预防性 HPV 疫苗，其中有 79 个国家已经将 HPV 疫苗接种纳入本国的国家免疫计划体系。

由于各国或地区采取的疫苗引进和接种策略不同，疫苗接种覆盖率也有差异。在此，我们选取不同经济水平的有代表性国家对预防性 HPV 疫苗的引进和接种策略进行简述，为中国疫苗引进及接种提供借鉴。

（1）引进策略：HPV 疫苗引进策略主要根据国家的经济实力而定，目前常用的策略有三类：①高收入国家：美国、澳大利亚及加拿大等高收入国家在疫苗上市后不久便由政府引入，在国家范围内推广接种。②中等收入国家：以巴拿马、墨西哥为例，虽然这些国家经济实力有限，但是他们也通过泛美卫生组织（ Pan American Health Organization，PAHO ）以阶梯式价格或较低价格将疫苗引入。③低收入国家：以不丹、卢旺达为例，这些国家主要借助全球疫苗免疫联盟（ The Global Alliance for Vaccines and Immunisztion，GAVI ）的基金支持和捐赠及实行疫苗示范计划（主要途径）等两种方式引进疫苗，并尝试推广接种。

（2）接种策略及覆盖率：目前疫苗接种策略可大致分三种，分别是以学校为基础、以卫生机构为基础以及两者联合的接种策略。疫苗覆盖率高的国家，如马来西亚、卢旺达、巴拿马，多采用以学校为主、卫生机构为辅的联合接种策略以尽可能全面覆盖校内、外的目标人群，其 3 剂次疫苗的接种率可达 90% 以上。然而，在美国，预防性 HPV 疫苗接种主要由家庭保健医师负责，接种费用来自于联邦儿童疫苗项目和私人保险，其疫苗接种率则不甚理想，其 3 剂次疫苗的接种率在 30%～40% 之间。

结合全球 HPV 疫苗接种经验，考虑到中国国情，有学者建议，中国应优先在初中阶段的女生中获得较高的 HPV 疫苗接种率。在不影响初中阶段的女生疫苗接种或其他有效的宫颈癌筛查项目资源的情况下，通过协调各种资源，也建议建立以社区服务站和乡村卫生所为基础的针对校外青少年的疫苗应用策略，以便在较大的女性青年和年轻女性中开展 HPV 疫苗接种，使更多人获益。

（八）我国 HPV 疫苗的最新进展

由于二价和四价疫苗的全球多中心临床注册试验并未包括中国，因此，两家公司分别于 2008 年和 2009 年在中国启动了Ⅲ期临床试验。经过将近 8 年的不懈努力，二价疫苗终于在 2016 年 7 月获得中国食品药品监督管理局的许可，可以在中国上市；同时，四价疫苗也在 2017 年 5 月获得中国食品药品监督管理局的批准上市。这一里程碑式的进展意味着中国女性通过预防性 HPV 疫苗的免疫接种预防宫颈癌成为可能。不过，目前获批的预防性 HPV 疫苗均为外企研发，价格昂贵，受众范围受限。为了惠及广大女性，中国的疫苗厂商也加紧了疫苗研发的脚步，其中厦门万泰沧海生物技术有限公司研发的以大肠杆菌为表达系统的二价 HPV16/18 疫苗已在 2012 年底启动Ⅲ期临床试验，是中国疫苗研发的领头羊。此外，其他诸多厂家也在积极研发当中，例如，上海泽润生物科技有限公司在 2014 年启动了 HPV16/18 疫苗的Ⅲ期临床试验，还有一些厂商也已向中国食品药品监督管理局递交了临床试验申请。

之前预防性 HPV 疫苗Ⅲ期临床试验的临床终点主要是 CIN 2 及以上。目前，大量数据已充分证明了高危型 HPV 持续感染与 CIN 2 及以上的必然联系，为加快候选疫苗上市，使更多人获益，WHO 已就预防性 HPV 疫苗临床试验的主要终点问题组织会议广泛讨论和征求专家意见，现已达成共识：建议可将子宫颈或肛门部位的长达 6 个月或更长时间的高危 HPV 的持续感染作为临床试验的终点评估疫苗的保护性，后期可以通过上市后监测数据最终评估疫苗对疾病的预防效果。会议报告《预防性 HPV 疫苗试验的主要终点 /IARC 工作组报告 / 第 7 卷》于 2014 年 4 月 1 日在 WHO 网站正式发布 [42]。这一巨大变化有可能使预防性 HPV 疫苗提前 2~3 年上市，挽救更多人的生命。中国癌症基金会也召集了来自预防医学、疫苗研究、HPV 病毒学、妇科学、流行病学和统计学等各领域专家研讨，目前中国学术界也对使用高危型 HPV 持续感染作为临床注册试验中评价疫苗有效性的替代终点达成专家共识 [43]。科学界期望借此缩短今后 HPV 疫苗上市的进程，使中国人尽早获益。

二、HPV 治疗性疫苗

治疗性疫苗主要通过诱发强力的细胞免疫反应来控制 HPV 感染，清除已被 HPV 感染的或已变异的细胞而治疗疾病。其中 E6 和 E7 蛋白被认为是最重要的致瘤蛋白质，成为研制开发 HPV 治疗性疫苗的理想靶蛋白质。也有实验对 E2 和 E5 蛋白进行了研究，它们可能成为 HPV 治疗性疫苗的靶蛋白质。目前，用于 HPV 治疗性疫苗主要包括蛋白质疫苗和基因疫苗。蛋白质疫苗又分为多肽疫苗和融合蛋白质疫苗。基因疫苗包括 DNA 疫苗和 RNA 疫苗。

（一）蛋白质疫苗

1. 多肽疫苗

多肽疫苗具有制备方便，纯度高，质量容易控制等优点。目前，已构建出成熟的肽段疫苗，不仅限于基础研究，在临床研究中也取得了进展。但肽段疫苗免疫原性较弱、需要与 HLA 正确匹配等缺点限制了其临床应用。

2. 融合蛋白质疫苗

蛋白质疫苗具有无 HLA 限制、细胞毒性 T 细胞（CTL）反应无需 $CD4^+T$ 细胞诱导的特点，对已扩散或 HIV 感染等免疫抑制患者具有优势。由 HPV 晚期蛋白质末端与早期蛋白质融合而成的蛋白质疫苗既可刺激机体产生体液免疫，也能激发细胞免疫，可提供预防和治疗两种效果。Daayana 开展的Ⅱ期临床试验 [44] 显示，HPV16 E6E7L2 融合蛋白质疫苗 TA-CIN 联合咪喹莫特治疗 19 例 VIN 2/3 的女性，10 周、20 周和 52 周时分别有 6 例、11 例和 12 例研究对象的外阴上皮内瘤变完全消退，15 例患者症状消除；20 周后外阴上皮内瘤变完全消退者的 CD8$^+$ 和 CD4$^+$ T 淋巴细胞浸润率明显提高。但是，该疫苗存在重大缺陷，即 HPV 感染者血清中经常存在抗晚期蛋白质的抗体，这些抗体对治疗可能具有抑制作用。

（二）基因疫苗

1. DNA 疫苗

DNA 疫苗具有易制备、储存和运输，能诱发机体产生多重免疫等优点，但存在免疫原性差，与细胞基因组整合的风险。Alvarez 等[45] 以 32 例 HPV16$^+$CIN 2/3 的患者为研究对象开展的 II 期临床试验显示，PnGVL4a-CRT/E7 是一种用于治疗高级别 CIN 的 HPV DNA 疫苗，该疫苗可增加上皮内 CD8$^+$T 淋巴细胞的浸润率，具有安全性和潜在的临床价值。

2. RNA 疫苗

RNA 疫苗采用 α 病毒 SINrep5 作为复制子，融合 HPV 的早期蛋白质基因片段、其他基因片段［如单纯疱疹病毒外壳蛋白基因（VP22）、结核杆菌热休克蛋白基因（HSP70）等］和定位到体内、溶酶体的信号蛋白基因（LMAP-1）而成。RNA 疫苗不进入细胞核进行转录，可降低基因的插入突变和整合的概率，可能比 DNA 疫苗更安全。但 RNA 疫苗在注射部位有逐渐增强的坏死和炎症反应，活化的 NK 细胞和抗原特异性的 T 淋巴细胞可能会产生自体免疫而损伤组织和器官，这些限制了其应用。

HPV 治疗性疫苗研究进展相对缓慢，目前国外处于临床试验阶段的约有十八项且多数处于 I 期或 II 期试验，主要集中在美国、韩国和欧洲的一些国家，而国内该疫苗大多还处于动物实验研究阶段。因为治疗性疫苗的机制比较复杂，例如，肿瘤患者往往免疫功能低下，疫苗可能难以有效激活免疫系统；另外，疫苗的安全性、肿瘤细胞和受 HPV 感染细胞的免疫逃逸也是必须考虑的问题。虽然 HPV 治疗性疫苗真正应用于广大癌患者还需要相当长的一段时间，但是，随着对机体控制自身感染，清除 HPV 感染的、转化的肿瘤细胞免疫机制的研究，以及治疗性疫苗策略的优化和改造，相信 HPV 治疗性宫颈癌疫苗有光明的前景。

（乔友林　徐慧芳）

第六节　HPV 检查在宫颈癌筛查中的应用

一、宫颈癌筛查方法由形态学方法向分子生物学方法转变

宫颈癌的筛查方法是检查子宫颈浸润性癌和癌前病变的技术。多年来，国际上通用的宫颈癌前病变及宫颈癌的诊断主要遵循"三阶梯式"诊断程序，即宫颈细胞学、阴道镜及组织病理学检查。细胞学筛查异常者需在阴道镜指示下取活检用于病理确诊。细胞学作为普遍应用的宫颈癌筛查手段已有 70 年之久。

以宫颈细胞学检查为基础的筛查策略存在其固有的局限性，最突出的问题是主观性强，在取材、制片、阅片等各环节影响因素众多，在不同国家或地区、不同实验室、不同医师之间细胞学筛查的敏感性和特异性差异较大，可重复性差。研究显示，细胞学筛查高级别子宫颈癌前病变的敏感性为 30%~87%，特异性为 86%~100%[46]。细胞学筛查的阴性预测值较低，检测结果为阴性的人群仍有较高的患病风险，需要增加筛查频次来弥补细胞学敏感性的不足。人群研究发现，30%~60% 的子宫颈浸润癌患者在确诊的 3~5 年前细胞学诊断仍为正常[47]，表明细胞学检查结果阴性的女性至少需要每 3 年重复一次筛查。此外，高质量

的细胞学筛查需要长期的大量人力物力投入、质量控制与保证，很难在发展中国家人群筛查中大范围推广使用，因此，需要有更加优化的筛查技术和策略。

HPV 与宫颈癌之间强烈的病因关联使 HPV 检测成为一种有效的宫颈癌筛查技术，实现了筛查技术由形态学向分子生物学的重大变革。2003 年，一项名为 ALTS（ASCUS-LSIL Triage Study）的研究表明，HPV 检查可以用于辅助细胞学筛查结果不确定的临床诊断，使 HPV 检查成为新一代针对子宫颈正常但有潜在患癌风险女性的筛查方法[48]。同年，HC2 检测技术率先得到美国 FDA 批准用于细胞学结果为不明意义的非典型鳞状上皮细胞（atypical squamous cells of undetermined significance，ASC-US）人群的分流。随着科技的发展，近年来相继研发出了众多的 HPV 检测产品，且随着证据的不断积累，HPV 检测逐渐获得单独或与细胞学联合用于宫颈癌初筛的许可。

二、HPV 检测技术类型

目前用于宫颈癌筛查的 HPV 检测技术主要有两种类型：检测所有高危型 HPV 但不具体分型，以及在检测高危型 HPV 的基础上进行分型。HPV 检测指标包括 HPV DNA、HPV mRNA 以及 HPV E6/E7 癌蛋白。

最常见的检测指标为 HPV DNA，其检测方法主要有两种：杂交捕获法和酶切信号放大法。杂交捕获法采用混合全长 RNA 探针与样本中的 DNA 杂交结合，检测结果不受某一基因片段含量的影响，但在多重感染的检测中可能会产生交叉反应。酶切信号放大法又包括 PCR- 荧光探针法、熔解曲线 PCR 法以及 PCR- 反向杂交法等，其针对病毒基因的某个片段进行检测，多数检测针对的靶标区域为高度保守的 L1 区，也有一些检测针对的是与病变高度相关的 E6/E7 区。这些检测方法的原理略有不同，但由于其易于分型、敏感性高以及可以自动化操作等优点，逐渐成为 HPV DNA 检测的主流方法。

此外，还有针对 HPV E6/E7 mRNA 的杂交捕获法和针对 E6/E7 癌蛋白的免疫层析法等。E6/E7 癌蛋白的含量与疾病恶性进展的关系更为直接，更有利于反映疾病的状态。然而，目前 HPV E6/E7 癌蛋白相关检测技术尚不成熟，仍需要不同病理级别的大样本量研究，以估计出癌蛋白浓度值的分布范围，确定阳性标本的临界值，并在大规模的人群研究中对检测临界值做出调整和验证。

另一方面，虽然 HPV 检测客观、可重复性高，但大多数的产品检测成本高，实验室操作也较复杂和耗时，在卫生资源匮乏的中低收入国家和地区大范围推广仍然存在障碍。为此，比尔及梅琳达·盖茨基金会通过美国适宜技术研究所资助中国和印度进行了"全球多中心宫颈癌防治与快速筛查技术合作研究"，率先成功研发了一种快速 HPV DNA 检测技术（careHPV），其筛查 CIN 2 及以上的敏感性和特异性分别为 90% 和 84%[49]，接近发达国家或地区普遍使用的 HC2。careHPV 检测具有简单、快速、准确、安全、价廉和即查即诊的优势，适合在资源贫乏地区大规模推广应用。目前，有越来越多的科学家和厂商致力于开发低成本、简单、便捷、快速的即时诊断（point of care，POC）技术，这必将促进欠发达地区宫颈癌防治水平的提高，降低全球宫颈癌疾病负担。

三、HPV 检测的人群应用和效果评价

对细胞学诊断结果为 ASC-US 人群的分流是多年来 HPV 检测在宫颈癌筛查中的主要用途。细胞学诊断为 ASC-US 且任意高危型 HPV 阳性的 30～64 岁女性，CIN 3+ 的 5 年累计发病率为 6.8%，而 HPV 阴性者的发病率仅为 0.43%[50]。与 ASC-US 直接转诊阴道镜相比，

HPV 分流能够筛查出几乎全部的 CIN 3 及以上患者，而需转诊阴道镜的人数仅为 1/2[48]。

分型检测能够针对不同高危型 HPV 的致病风险进行分层管理，提高筛查效率，降低阴道镜转诊率。高危型 HPV 阳性的 ASC-US 者 3 年 CIN 3 及以上的累计发病率为 5.2%，对 14 种高危型 HPV 进行部分分型后发现，不同 HPV 型别的发病风险有差异，由高到低依次是 HPV16（16.0%）、HPV18（7.4%）、HPV 33/58 组合（7.1%）、HPV 31（7.0%）、HPV 52（4.3%）、HPV 45（3.9%）、HPV 51（2.7%）、HPV 39/68/35 组合（1.6%）和 HPV 59/56/66 组合（1.3%）[51]。对于高风险型别 HPV 阳性的 ASC-US 者，如其为 HPV16、HPV18、HPV31 或 HPV33/58 阳性，应立即转诊阴道镜；如其为其他型别阳性，可以定期随访。

越来越多的证据表明，与细胞学检查相比，单独采用 HPV 检测或与细胞学联合进行宫颈癌初筛可以提高 CIN 2+ 检测的敏感性，而且筛查阴性者的发病率明显降低，由此可适当延长对筛查阴性者的筛查间隔。加拿大宫颈癌筛查研究（Canadian Cervical Cancer Screening Trial，CCCaST）表明，与仅采用细胞学筛查相比，HPV 检测为初筛手段和 HPV 检测联合细胞学筛查 CIN 2+ 的敏感性明显提高。细胞学筛查、HPV 检测以及 HPV 和细胞学联合筛查的敏感性分别为 55.4%、94.6% 和 100%，特异性则无明显差别，分别为 96.8%、94.1% 和 92.5%[52]。高危型 HPV 检测为阴性的人群 5～18 年内进展为子宫颈癌前病变的风险非常低。美国国立卫生研究院的 KPNC（Kaiser Permanent Northern California）队列研究报道，HPV 和细胞学均为阴性的人群宫颈癌 5 年累计发病率为 3.2/10 万，HPV 阴性者为 3.8/10 万，而细胞学阴性者为 7.5/10 万[47]。

美国的 ATHENA 研究（Addressing the Need for Advanced HPV Diagnostics）纳入了 42 209 名 25 岁及以上女性接受细胞学和高危型 HPV 检测，进行了为期 3 年的随访，比较了细胞学和 HPV 检测的 3 年累计 CIN 3 及以上的检出率和筛查敏感性。结果显示，HPV 检测阴性的保护作用强于细胞学阴性，细胞学阴性组的 3 年 CIN 3 及以上累计发生率为 0.8%，而 HPV 阴性组、细胞学和 HPV 双阴性组均为 0.3%；HPV 初筛策略（为 HPV16/18 分型者立即阴道镜转诊，其他 12 种高危型 HPV 阳性者细胞学分流，HPV 阴性 3 年后再次筛查）的敏感性（76.1%）高于细胞学（47.8%）和细胞学与 HPV 混合筛查组（25～29 岁细胞学筛查，30 岁及以上细胞学和 HPV 联合筛查）（61.7%），特异性分别为 93.5%、97.1% 和 94.6%[53-54]；虽然 HPV 初筛策略的阴道镜转诊数量高于其他两组，但检出每例 CIN 3 及以上所需的阴道镜检查数量与混合策略相同，表明 HPV 初筛策略的筛查效率最高。该研究是美国 FDA 批准 cobas4800 检测可单独用于 25 岁及以上女性初筛的重要依据。

HPV E6/E7 基因为病毒的致癌基因。HPV E6/E7 mRNA 比 DNA 更能反映疾病的状态。FASE 研究（French APTIMA Screening Evaluation）对比了细胞学、HPV DNA 和 HPV mRNA 用于宫颈癌初筛的效果。HPV mRNA 和 HPV DNA 检测 CIN 3 及以上的敏感性分别为 95.7% 和 95.3%，显著高于细胞学的 73.3%。而 HPV mRNA 和细胞学检测 CIN 3 及以上的特异性分别为 90.3% 和 90.8%，显著高于 HPV DNA 的 84.9%[55]。因此，HPV mRNA 更好地平衡了敏感性和特异性，能够作为宫颈癌的筛查手段。

综上所述，高危型 HPV 检测用于宫颈癌筛查可有效地提高子宫颈癌前病变检出率，提高筛查敏感性，并降低筛查频率。印度和欧洲的大规模随机对照前瞻性研究也证明了 HPV DNA 检测对于降低宫颈癌发病率和死亡率的效果要优于细胞学和肉眼观察[56-57]，这为 HPV 检测在宫颈癌筛查的人群效果评价方面提供了最高级别的证据。

四、国外各研究机构对 HPV 检测应用的建议

WHO 及国际主要研究机构如美国阴道镜与宫颈病理学会（the American Society for Colopscopy and Cervical Pathology，ASCCP）等均对 HPV 检测在宫颈癌筛查中的应用提出了建议。

WHO 指南考虑了卫生资源较匮乏地区的情况，建议对 30 岁以上的女性进行筛查，30 ~ 49 岁女性是优先筛查对象。该指南推荐采用 HPV 检测（阳性界值为 1.0 pg/ml）、细胞学（阳性界值为 ASC-US）或醋酸染色肉眼观察法（VIA，适用于鳞状交界可见的女性，一般为 50 岁以下未绝经女性）作为筛查手段。在具备 HPV 检测条件的地区，首选 HPV 检测；在有 VIA 检查条件的地区，可使用 VIA 对 HPV 阳性者进行分流。若无 HPV 检测条件，可用 VIA 进行筛查；在有细胞学检测条件的地区，细胞学或 HPV 检测均可作为筛查方法。若采用细胞学或 VIA 进行筛查，筛查结果为阴性者再次筛查的间隔应为 3 ~ 5 年；若以 HPV 检测为筛查手段，检测阴性者再次筛查的间隔不应超过 5 年 [58]。

ASCCP 制定了针对美国人群宫颈癌筛查的指南。筛查的起始年龄为 21 岁，年龄为 21 ~ 29 岁的女性应每隔 3 年进行一次细胞学筛查。在 30 岁以下的女性中，尽管 HPV 感染率很高，但其自主清除率也很高。因此，除需对细胞学检测为 ASC-US 的人群分流外，对该年龄段的女性不建议采用 HPV 检测进行宫颈癌筛查。对于 30 ~ 65 岁的女性，该指南推荐每隔 5 年进行一次 HPV 和细胞学联合筛查，或每隔 3 年重复进行细胞学筛查。对于年龄大于 65 岁的女性，当有 3 次细胞学筛查结果为阴性或 2 次细胞学和 HPV 检测联合筛查结果为阴性时，可停止筛查。进行过子宫颈癌前病变治疗的患者在治疗后每年进行一次筛查，持续时间应至少为 20 年 [59]。

此外，2014 年美国 FDA 批准 cobas4800HPV 检测可单独用于 25 岁以上的女性的宫颈癌初筛。2015 年初美国妇科肿瘤协会、ASCCP、美国癌症协会、美国妇产科医师协会、美国细胞病理协会、美国病理医师协会和美国临床病理协会在 *Gynecologic Oncology*、*Obstetrics and Gynecology* 等杂志上联合发表了《高危型人乳头瘤病毒检测作为初筛方法用于宫颈癌筛查：过渡期临床指南》[60]。该指南指出，高危型 HPV 初筛是除单独细胞学、细胞学联合高危型 HPV 检测之外，美国采纳的另一种可供选择的筛查方法。对于 25 岁及以上女性可用高危型 HPV 初筛，对于 HPV16/18 阳性者立即进行阴道镜检查；对于其他 12 种高危型 HPV 阳性者，采用细胞学分流；对于 HPV 阴性者，3 年后进行下一轮筛查，与细胞学阴性者的筛查间隔相同。对于 21 ~ 24 岁女性继续沿用单独细胞学筛查方案。

五、我国政府监管部门对 HPV 检测技术的临床评价要求

由于宫颈癌筛查涉及面广，假阴性和假阳性 HPV 检测结果引起的潜在公共卫生损害风险较为显著。假阴性结果可能导致宫颈癌诊断和治疗不及时，假阳性结果可能导致不必要的阴道镜转诊、过度治疗和心理压力。因此，对 HPV 检测的临床有效性评价至关重要。HPV 检测产品能否用于人群宫颈癌筛查，需要有以子宫颈癌前病变为评价终点计算的临床敏感性和特异性的证据支持，以及以子宫颈癌前病变为终点目标的大样本随访临床试验进行验证。

ASCCP 建议宫颈癌筛查应选用有临床证据并经美国 FDA 批准的 HPV 检测方法。虽然 HPV 检测方法众多，但目前美国 FDA 批准用于宫颈癌人群筛查的 HPV 检测方法仅有四种：HC2、Cervista HPV HR、cobas4800 以及 Aptima HPV。HC2 是第一个被 FDA 批准用于临床筛查的 HPV 检测技术，该方法采用杂交捕获原理，检测 13 种高危型 HPV 的全长

DNA，但不能具体分型；Cervista HPV HR 采用酶切信号放大技术检测 HPVL 1/E6/E7 片段，包括检测 14 种高危型 HPV 但不能具体分型的试剂盒和仅能够检测 HPV16 和 18 的试剂盒；cobas4800 采用实时荧光定量 PCR 技术检测 14 种高危型 HPV 的 L1 区基因片段，能够同时区分出 HPV16、HPV18 和其他 12 种高危型 HPV；Aptima HPV 采用杂交捕获法检测 HPV E6/E7 mRNA，包括能够检测 14 种高危型 HPV 但不能分型的试剂盒和能够检测 HPV16 和 HPV18/45 的试剂盒。这些检测均可用于 30 岁以上女性与细胞学联合筛查，或 21 岁以上细胞学诊断为 ASC-US 女性的分流，cobas4800 除以上两种用途外还被批准可单独用于 25 岁以上女性宫颈癌初筛。

目前被中国 CFDA 批准用于 HPV 检测的产品有 80 余种。为进一步规范和加强应用于宫颈癌筛查的 HPV 检测方法的监管，2015 年 11 月，CFDA 就 HPV 检测作为筛查方法的临床审批准入制定了"人乳头瘤病毒（HPV）核酸检测及基因分型试剂技术审查指导原则"[61]。原则针对宫颈癌筛查中 HPV 检测的三种临床预期用途的临床评价流程及标准进行了规定，强调通过队列研究评估 HPV 检测技术对子宫颈癌前病变的长期预测能力和阴性结果的保护作用，简述如下。

1. ASC-US 分流

筛查宫颈细胞学检查为 ASC-US 的患者，以确定是否需要进行阴道镜检查。纳入对象为细胞学诊断 ASC-US 的女性。要求入组人群应在不同的年龄范围均有分布，各年龄组受试对象的例数应具有统计学意义。所有受试对象均应进行拟申报试剂盒的 HPV 检测和阴道镜检查，必要时取病理组织活检。以阴道镜和病理组织学结果为金标准评价产品的临床敏感性、特异性、阳性预测值、阴性预测值、阳性似然比和阴性似然比。通过分析阳性似然比和阴性似然比的结果判断拟申报产品用于 ASC-US 人群分流的临床性能是否能够满足临床要求。

2. 与细胞学联合筛查

纳入对象为细胞学阴性（NILM）的 30 岁以上女性。对入组人群进行 HPV 检测，记为基线数据。若申报产品可进行 HPV16/18 分型，则 HPV16/18 阳性者应立即进行阴道镜检查，必要时取病理组织活检，结果为 CIN 2 及以上者判为阳性，其余受试对象进入随访程序。随访应至少持续 3 年。基线检测 HPV 检测为阳性者每年进行一次随访，阴性者每 3 年一次。对随访的受试者进行细胞学检查，结果为正常者继续随访，结果为 ASC-US 者应进行阴道镜检查，必要时取病理组织活检。最终分别评估 HPV 阴性和阳性的受试者发展为 CIN 2 及以上和 CIN 3 及以上的绝对风险，HPV 阳性组相对于 HPV 阴性组、HPV16/18 阳性组相对于其他型别 HPV 阳性组发展为 CIN 2 及以上和 CIN 3 及以上的相对风险，以及总人群的 CIN 2 及以上和 CIN 3 及以上绝对风险值。此外，HPV 阴性人群的绝对风险值应足够低，以证明该方法对阴性人群的保护作用。

3. 初筛

纳入对象为接受常规宫颈癌筛查且宫颈细胞学检查结果未知的女性。对入组人群进行 HPV 检测和细胞学检查，记为基线数据。HPV16/18 阳性或任意高危型 HPV 阳性同时细胞学检查结果为 ASC-US 的受试对象应立即进行阴道镜检查，必要时取病理组织活检，结果为 CIN 2 及以上者判为阳性，其余受试对象进入随访程序。随访方法与联合筛查相同。最终评价 HPV 阳性组相对于 HPV 阴性组、NILM 组相对于 HPV 阴性组以及 HPV16/18 阳性组相对于其他型别 HPV 阳性组发展为 CIN 2 及以上和 CIN 3 及以上的相对风险和总人群的 CIN 2 及以上和 CIN 3 及以上绝对风险值。同样，要求 HPV 阴性人群的绝对风险值应足够低。以上三种临床预期用途的评价流程均要求随访终点病理学检查结果 CIN 2 及以上的例数应不少于 60 例。

综上所述，宫颈癌主要病因明确，有较长的癌前病变期，是一种可防可治的肿瘤。中国宫颈癌疾病负担较重，其防治是一个长期的系统工程。提高筛查覆盖率和筛查效率，推动 HPV 预防性疫苗接种，将筛查和疫苗有机结合，合理分配一级和二级预防的卫生资源，实现宫颈癌的综合防治是当前中国及其他发展中国家提高宫颈癌防治水平所面临的关键问题。

（乔友林　吴泽妮）

参考文献

[1] zur Hausen H. Condylomata acuminata and human genital cancer. Cancer research, 1976, 36 (2 pt 2): 794.

[2] Laverty C R, Russell P, Black J, et al. Adenovirus infection of the cervix. Acta cytologica, 1977, 21 (1): 114-117.

[3] Burd E M. Human Papillomavirus Laboratory Testing: the Changing Paradigm. Clinical microbiology reviews, 2016, 29 (2): 291-319.

[4] Chan P K, Picconi M A, Cheung T H, et al. Laboratory and clinical aspects of human papillomavirus testing. Critical reviews in clinical laboratory sciences, 2012, 49 (4): 117-136.

[5] zur Hausen H. Papilloma viruses and cancer: from basic studies to clinical application. Nature reviews Cancer, 2002, 2 (5): 342-350.

[6] Tomaic V. Functional roles of E6 and E7 oncoproteins in HPV-Induced malignancies at diverse anatomical sites. Cancers, 2016, 8 (10): 95.

[7] Narisawa-Saito M, Kiyono T. Basic mechanisms of high-risk human papillomavirus-induced carcinogenesis: roles of E6 and E7 proteins. Cancer science, 2007, 98 (10): 1505-1511.

[8] Nobbenhuis M A, Walboomers J M, Helmerhorst T J, et al. Relation of human papillomavirus status to cervical lesions and consequences for cervical-cancer screening: a prospective study. Lancet, 1999, 354 (9172): 20-25.

[9] 赵方辉, 戎寿德, 乔友林, 等. 山西省襄垣县女性人乳头状瘤病毒感染与宫颈癌关系的研究. 中华流行病学杂志, 2001, 22 (5): 375-378.

[10] Shi J F, Belinson J L, Zhao F H, et al. Human papillomavirus testing for cervical cancer screening: results from a 6-year prospective study in rural China. American journal of epidemiology, 2009, 170 (6): 708-716.

[11] Stensen S, Kjaer S K, Jensen S M, et al. Factors associated with type-specific persistence of high-risk human papillomavirus infection: A population-based study. International journal of cancer, 2016, 138 (2): 361-368.

[12] Khan M J, Castle P E, Lorincz A T, et al. The elevated 10-year risk of cervical precancer and cancer in women with human papillomavirus (HPV) type 16 or 18 and the possible utility of type-specific HPV testing in clinical practice. Journal of the National Cancer Institute, 2005, 97 (14): 1072-1079.

[13] Dong L, Hu S Y, Zhang Q, et al. Risk prediction of cervical cancer by type-specific human papillomavirus: a prospective population-based cohort study in China. The 31st International Papillomavirus Conference, 2017.

[14] Franceschi S, Herrero R, Clifford G M, et al. Variations in the age-specific curves of human papillomavirus prevalence in women worldwide. International journal of cancer, 2006, 119 (11): 2677-2684.

[15] Zhao F H, Lewkowitz A K, Hu S Y, et al. Prevalence of human papillomavirus and cervical intraepithelial neoplasia in China: a pooled analysis of 17 population-based studies. International journal of cancer, 2012, 131 (12): 2929-2938.

[16] Guan P, Howell-Jones R, Li N, et al. Human papillomavirus types in 115, 789 HPV-positive women: a meta-analysis from cervical infection to cancer. International journal of cancer, 2012, 131 (10): 2349-2359.

[17] Bruni L, Diaz M, Castellsague X, et al. Cervical human papillomavirus prevalence in 5 continents: meta-analysis of 1

million women with normal cytological findings. The Journal of infectious diseases, 2010, 202 (12): 1789-1799.

[18] de Sanjose S, Quint W G, Alemany L, et al. Human papillomavirus genotype attribution in invasive cervical cancer: a retrospective cross-sectional worldwide study. The Lancet oncology, 2010, 11 (11): 1048-1056.

[19] Chen W, Zhang X, Molijn A, et al. Human papillomavirus type-distribution in cervical cancer in China: the importance of HPV 16 and 18. Cancer causes & control: CCC, 2009, 20 (9): 1705-1713.

[20] Chen W, Molijn A, Enqi W, et al. The variable clinicopathological categories and role of human papillomavirus in cervical adenocarcinoma: A hospital based nation-wide multi-center retrospective study across China. International journal of cancer, 2016, 139 (12): 2687-2697.

[21] Alemany L, de Sanjose S, Tous S, et al. Time trends of human papillomavirus types in invasive cervical cancer, from 1940 to 2007. International journal of cancer, 2014, 135 (1): 88-95.

[22] Ferlay J, Soerjomataram I, Ervik M, et al. GLOBOCAN 2012 v1. 0, Cancer Incidence and Mortality Worldwide: IARC Cancer Base No. 11 [Internet]. Lyon, France: International Agency for Research on Cancer, 2013. http: //globocan. iarc. fr, accessed on Nov 10, 2016.

[23] Chen W, Zheng R, Baade P D, et al. Cancer statistics in China, 2015. CA: a cancer journal for clinicians, 2016, 66 (2): 115-132.

[24] 胡尚英, 郑荣寿, 赵方辉, 等. 1989至2008年中国女性宫颈癌发病和死亡趋势分析. 中国医学科学院学报, 2014, 36 (2): 119-125.

[25] 陈万青, 张思维, 曾红梅, 等. 中国2010年恶性肿瘤发病与死亡. 中国肿瘤, 2014, 23 (1): 1-10.

[26] 陈万青, 郑荣寿, 曾红梅, 等. 2011年中国恶性肿瘤发病和死亡分析. 中国肿瘤, 2015, 24 (1): 1-10.

[27] 陈万青, 郑荣寿, 张思维, 等. 2012年中国恶性肿瘤发病和死亡分析. 中国肿瘤, 2016, 25 (1): 1-8.

[28] 卫生部全国肿瘤防治研究办公室. 中国恶性肿瘤死亡调查研究. 北京: 人民卫生出版社, 1980.

[29] 全国肿瘤防治研究办公室. 中国恶性肿瘤死亡调查研究 (1990—1992). 北京: 人民卫生出版社, 2008.

[30] 全国肿瘤防治研究办公室. 中国肿瘤死亡报告全国第三次死因回顾抽样调查报告. 北京: 人民卫生出版社, 2010.

[31] Human papillomavirus vaccines: WHO position paper, May 2017. Wkly Epidemiol Rec, 2017, 92 (19): 241-268.

[32] Naud P S, Roteli-Martins C M, De Carvalho N S, et al. Sustained efficacy, immunogenicity, and safety of the HPV-16/18 AS04-adjuvanted vaccine: final analysis of a long-term follow-up study up to 9. 4 years post-vaccination. Human vaccines & immunotherapeutics, 2014, 10 (8): 2147-2162.

[33] Castellsague X, Munoz N, Pitisuttithum P, et al. End-of-study safety, immunogenicity, and efficacy of quadrivalent HPV (types 6, 11, 16, 18)recombinant vaccine in adult women 24-45 years of age. British journal of cancer, 2011, 105 (1): 28-37.

[34] Joura E A, Giuliano A R, Iversen O E, et al. A 9-valent HPV vaccine against infection and intraepithelial neoplasia in women. The New England journal of medicine, 2015, 372 (8): 711-723.

[35] Van Damme P, Meijer C J, Kieninger D, et al. A phase III clinical study to compare the immunogenicity and safety of the 9-valent and quadrivalent HPV vaccines in men. Vaccine, 2016, 34 (35): 4205-4212.

[36] Herrero R, Gonzalez P, Markowitz L E. Present status of human papillomavirus vaccine development and implementation. The Lancet Oncology, 2015, 16 (5): e206-e216.

[37] Zhu F C, Chen W, Hu Y M, et al. Efficacy, immunogenicity and safety of the HPV-16/18 AS04-adjuvanted vaccine in healthy Chinese women aged 18-25 years: results from a randomized controlled trial. International journal of cancer, 2014, 135 (11): 2612-2622.

[38] Zhu F C, Hu S Y, Hong Y, et al. Efficacy, immunogenicity, and safety of the HPV-16/18 AS04-adjuvanted vaccine in Chinese women aged 18-25years: event-triggered analysis of a randomized controlled trial. Cancer Medicine, 2016, 6 (1): 12-25.

[39] Zhu F C, Hu S Y, Hong Y, et al. Efficacy, immunogenicity and safety of AS04-HPV-16/18 vaccine in chinese women aged 18-25 years: end-of-study analysis of a randomized controlled trial. 10th Asia-Oceania Research Organisation in

Genital Infection and Neoplasia, August 12-14, 2016, Singapore.

[40] Descamps D, Hardt K, Spiessens B, et al. Safety of human papillomavirus (HPV)-16/18 AS04-adjuvanted vaccine for cervical cancer prevention: a pooled analysis of 11 clinical trials. Human vaccines, 2009, 5 (5): 332-340.

[41] Zhao F H, Tiggelaar S M, Hu S Y, et al. A multi-center survey of age of sexual debut and sexual behavior in Chinese women: suggestions for optimal age of human papillomavirus vaccination in China. Cancer epidemiology, 2012, 36 (4): 384-390.

[42] IARC. Primary End-points for Prophylactic HPV Vaccine Trials. Lyon, France: IARC and the United States National Cancer Institute (NCI), 2014.

[43] 人乳头瘤病毒预防性疫苗临床试验有效性评估专家组. 有关人乳头瘤病毒预防性疫苗临床试验有效性评估的专家共识. 中华肿瘤杂志, 2013; 35 (7): 552-554.

[44] Daayana S, Elkord E, Winters U, et al. Phase II trial of imiquimod and HPV therapeutic vaccination in patients with vulval intraepithelial neoplasia. British journal of cancer, 2010, 102 (7): 1129-1136.

[45] Alvarez R D, Huh W K, Bae S, et al. A pilot study of pNGVL4a-CRT/E7 (detox)for the treatment of patients with HPV16+ cervical intraepithelial neoplasia 2/3 (CIN2/3). Gynecologic oncology, 2016, 140 (2): 245-252.

[46] Nanda K, McCrory D C, Myers E R, et al. Accuracy of the Papanicolaou test in screening for and follow-up of cervical cytologic abnormalities: a systematic review. Annals of internal medicine, 2000, 132 (10): 810-819.

[47] Katki H A, Kinney W K, Fetterman B, et al. Cervical cancer risk for women undergoing concurrent testing for human papillomavirus and cervical cytology: a population-based study in routine clinical practice. The Lancet oncology, 2011, 12 (7): 663-672.

[48] ASCUS-LSIL Triage Study (ALTS) Group. Results of a randomized trial on the management of cytology interpretations of atypical squamous cells of undetermined significance. American journal of obstetrics and gynecology, 2003, 188 (6): 1383-1392.

[49] Qiao Y L, Sellors J W, Eder P S, et al. A new HPV-DNA test for cervical-cancer screening in developing regions: a cross-sectional study of clinical accuracy in rural China. The Lancet oncology, 2008, 9 (10): 929-936.

[50] Katki H A, Schiffman M, Castle P E, et al. Five-year risks of CIN 3+ and cervical cancer among women with HPV testing of ASC-US Pap results. Journal of lower genital tract disease, 2013, 17 (5 Suppl 1): S36-S42.

[51] Schiffman M, Vaughan L M, Raine-Bennett T R, et al. A study of HPV typing for the management of HPV-positive ASC-US cervical cytologic results. Gynecologic oncology, 2015, 138 (3): 573-578.

[52] Mayrand M H, Duarte-Franco E, Rodrigues I, et al. Human papillomavirus DNA versus Papanicolaou screening tests for cervical cancer. The New England journal of medicine, 2007, 357 (16): 1579-1588.

[53] Castle P E, Stoler M H, Wright T C, Jr, et al. Performance of carcinogenic human papillomavirus (HPV) testing and HPV16 or HPV18 genotyping for cervical cancer screening of women aged 25 years and older: a subanalysis of the ATHENA study. The Lancet oncology, 2011, 12 (9): 880-890.

[54] Wright T C, Stoler M H, Behrens C M, et al. Primary cervical cancer screening with human papillomavirus: end of study results from the ATHENA study using HPV as the first-line screening test. Gynecologic oncology, 2015, 136 (2): 189-197.

[55] Monsonego J, Hudgens M G, Zerat L, et al. Evaluation of oncogenic human papillomavirus RNA and DNA tests with liquid-based cytology in primary cervical cancer screening: the FASE study. International journal of cancer, 2011, 129 (3): 691-701.

[56] Sankaranarayanan R, Nene B M, Shastri S S, et al. HPV screening for cervical cancer in rural India. The New England journal of medicine, 2009, 360 (14): 1385-1394.

[57] Ronco G, Dillner J, Elfstrom K M, et al. Efficacy of HPV-based screening for prevention of invasive cervical cancer: follow-up of four European randomised controlled trials. Lancet (London, England), 2014, 383 (9916): 524-532.

[58] WHO Guidelines Approved by the Guidelines Review Committee. WHO Guidelines for Screening and Treatment of

Precancerous Lesions for Cervical Cancer Prevention. Geneva: World Health Organization, 2013.

[59] Smith R A, Andrews K, Brooks D, et al. Cancer screening in the United States, 2016: A review of current American Cancer Society guidelines and current issues in cancer screening. CA: a cancer journal for clinicians, 2016, 66 (2): 96-114.

[60] Huh W K, Ault K A, Chelmow D, et al. Use of primary high-risk human papillomavirus testing for cervical cancer screening: interim clinical guidance. Gynecologic oncology, 2015, 136 (2): 178-182.

[61] 国家食品药品监督管理总局. 人乳头瘤病毒 (HPV)核酸检测及基因分型、试剂技术审查指导原则. 北京: 国家食品药品监督管理总局, 2015. http: //www. sfda. gov. cn/WS01/CL1421/136488. html.

第 *33* 章　人乳头瘤病毒感染的检测及其意义

第一节　HPV 的结构、分型及致癌机制

一、HPV 基因组的结构及其功能

1949 年，Strauss 在电镜下发现了人乳头瘤病毒（human papillomavirus，HPV）。HPV 是一种环状双链结构的 DNA 病毒，由 8 000 个碱基对组成，没有其他病毒所具有的外膜，是一种没有包被的病毒颗粒。其基因结构包含两个开放读码框（open reading frame，ORF）和一个上游调节区（upstream regulatory region，URR）。ORF 包含 6 个早期转录区（early gene region）（包括 E1、E2、E4、E5、E6 和 E7）及两个晚期转录区（late gene region）（包括 L1 和 L2）。其中，早期转录区的 E1、E2、E4、E5、E6、E7 基因编码的蛋白质主要参与病毒基因的复制和转录，并诱导宿主细胞发生转化；晚期转录区的 L1 和 L2 基因编码病毒的主要衣壳蛋白和次要衣壳蛋白，以组装成病毒的外壳；上游调节区的基因功能尚不明确，可能对基因的表达起调节作用。

（一）早期转录区

早期转录区主要对染色体外的 DNA 复制进行调控。E1 是 HPV 基因组中最大的基因，其编码的蛋白质有 ATP 酶的功能及解螺旋酶活性，这些功能是病毒开始复制所必需的。E1 和 E2 蛋白都是病毒 DNA 复制和获得感染的调节蛋白质。E2 蛋白还控制病毒基因组的原始转录和复制，与 E1 蛋白协同产生启动病毒复制的分子复合物，还对抑制 E6 和 E7 基因的转录起作用。E4 基因的表达与宿主细胞的分化紧密关联，被认为在病毒的生活周期中起了重要作用。E4 基因编码的几种蛋白质，破坏宿主细胞角化的中间体细丝，促进病毒颗粒的装配和释放，并通过影响宿主细胞的分裂周期调节病毒的生活周期。不是所有的 HPV 都编码 E5 蛋白，且其生物功能还不甚清楚，似乎主要是通过生长因子受体（epidermal growth factor receptor，EGFR）信号转导通路诱导细胞的有丝分裂起源，E5 蛋白可以增加 EGFR 的活性，从而激活其下游的信号转导通路。E6 和 E7 基因是病毒癌基因，参与并调控宿主细胞的病毒基因的表达和复制。E6 和 E7 基因所编码的蛋白质可诱导细胞增殖和转化，并参与细胞周期调控：E6 与 p53 结合，E7 与 pRb（retinoblastoma protein，pRb）结合，导致这两种抑癌基因失活，使细胞无限制生长；此外，E6 蛋白还可以激活端粒酶，从而在细胞的永生化过程中起到重要作用。

（二）晚期转录区

L1 和 L2 仅在接近上皮表层的分化细胞中表达。L1 基因编码病毒的主要膜壳蛋白，包含了 80%～90% 的病毒壳蛋白成分，所以在 HPV 基因中，L1 基因的氨基酸序列高度保守，其序列的同源性对 HPV 的分型和检测起重要作用。此外，当 L1 蛋白在真核细胞表达时，有

自我装配成病毒样颗粒（virus-like particle，VLP）的能力。VLP 能诱导机体产生中和抗体，从而防止病毒进入宿主细胞，这使 L1 基因在预防性疫苗的研究中有重要作用。L2 基因则编码病毒的次要膜壳蛋白，在膜壳装配过程中与 L1 基因相互作用，其序列在不同基因型中保守性较低，大部分 L2 蛋白在壳内，但小部分暴露在表面，因此，L2 蛋白也是 HPV 预防性疫苗研制的可能靶区。

（三）上游调节区

上游调节区（URR）不编码蛋白质，主要通过 ORF 调节转录和控制病毒蛋白质及感染颗粒的产生。URR 的序列在各种 HPV 型别间变化显著，含有转录子的结合区，使 HPV 基因表达上调或下调。URR 也含有促进子和一些涉及 DNA 复制和转录的成分。

二、HPV 的型别和分类

到目前为止，已发现和鉴定出了 200 多种不同型别的 HPV，有 54 种可以感染生殖道黏膜。与其他病毒不同，HPV 不能在体外培养，因此，对 HPV 的分类不是基于血清学，而是基于其与其他已知 HPV DNA 的同源性或重结合动力学，通过杂交实验或通过 DNA 测序来确定不同的型别。如果测得的某种 HPV DNA 序列与已知 HPV 的同源性小于 90%，则可被分类为一种新的 HPV 类型。

不同型别的 HPV 感染可以导致不同的临床病变。绝大多数 HPV 对皮肤和黏膜上皮具有特殊的亲嗜性，其中约半数属于黏膜型的，其余为皮肤型或疣状表皮发育不良型。HPV 的类型很难根据其临床表现划分，因为 HPV 可以在身体的许多部位的病灶中检测到。依据 HPV 与癌瘤的关系，将感染肛门生殖器的 HPV 分类为低危型（low-oncogenic risk，LR）和高危型（high-oncogenic risk，HR）（表 33-1），但有些不常见的 HPV 型别其致癌风险尚难以确定。低危型 HPV 常常在宫颈良性或低度病变的病灶中检测到，很少存在于高度病变中，如 HPV 6/11 型与外生殖器和肛周区域的外生型湿疣关系密切，而在绝大多数宫颈癌和阴道癌中，则可检测到高危型 HPV，如 HPV 16/18 型。在引起宫颈癌的 HPV 型别中，HPV 16 和 HPV 18 占了 70% 以上。

表 33-1　HPV 致癌风险分类

	HPV 型别
低危型	6，11，40，42，43，44，53，54，57，61，62，72，81（CP8304），83，CP6108，MM4，MM7，MM8（P155），MM9（P238A）
高危型	16，18，26，31，33，35，45，51，52，55，56，58，59，66，67，68（ME180），82

三、HPV 的致癌机制

国内外相关研究已阐明了 HPV 致癌的机制。以 HPV16 为例，E1 蛋白主要参与病毒复制；E2 基因可抑制 E6 和 E7 致癌蛋白的表达；E4 蛋白主要与病毒颗粒的成熟和释放有关，可能还有支持病毒基因组扩增的作用；E5、E6 和 E7 蛋白均具有致癌作用。E5 蛋白可上调表皮因子生长受体（EGFR），使原癌基因过表达，同时抑制一种控制细胞凋亡及分化的调节蛋白 p21 的表达，使细胞周期失调控，基因突变及染色体不稳定性增加，从而导致肿瘤的发生；E6 和 E7 基因是 HPV 的主要致癌基因，其致癌机制如下：E6 蛋白通过结合 E6 相关蛋白（E6-associated protein，E6-AP），经泛素化依赖的降解途径使抑癌蛋白 p53 水平下降，阻断 p53 诱导凋亡的途径而致癌；E7 蛋白可竞争性结合抑癌蛋白 pRB，使原本与非磷酸化 pRB 特异性结合的核转录因子 E2F 被释放，诱发细胞从 G1 期进入 S 期，并促使 pRB 降解，致使细胞过度增殖、细胞周期调控失控，导致细胞的永生化；除 pRB 外，E7 蛋白还可以与 pRB 家族的其他成员结合，如与 p130 结合，同样竞争与核转录因子 E2F 的结合，促进宫颈癌的发生。

第二节　HPV 感染的检测方法

由于 HPV 不能在体外细胞培养，且不能诱导易于检测的免疫反应，故无法用简便的血清学检测进行 HPV 感染的诊断和分型。HPV 感染的检测方法经历了肉眼识别特异性特征、免疫组织化学检测衣壳蛋白、分子技术检测 HPV-DNA 以及 HPV-DNA 分型检测的进步。近年来，HPV 癌基因 E6 和 E7 mRNA 的检测技术也在被广泛研究。

一、HPV 感染的检测方法

（一）肉眼或显微镜下观察 HPV 感染的特征性表现

临床上，HPV 感染生殖器官可表现为乳头状或细指状生长的尖锐湿疣，或表现为宫颈红斑或白斑的宫颈上皮内瘤变（cervical intraepithelial neoplasia，CIN）等，也可能完全无临床表现。HPV 感染缺乏特异性症状，且多数为亚临床感染，故只有少于 1/4 的生殖道 HPV 感染能被肉眼诊断。醋酸试验和阴道镜检查有助于鉴别可疑的病灶，特别是亚临床病灶。HPV 可结合并破坏胞质中的细胞角蛋白，形成挖空细胞，挖空细胞是 HPV 感染的特征性病理改变；早期应用显微技术可肉眼识别挖空细胞，从而间接诊断 HPV 感染。

（二）免疫组织化学技术检测 HPV 衣壳蛋白

在良性病变和低度病变中，HPV 病毒能够完整地复制，故应用免疫组织化学技术通常可在这些病变中检出病毒衣壳蛋白抗原（HPV-Ag）。20 世纪 80 年代已研制出针对 HPV 基因中 L2 编码的衣壳蛋白抗原的抗体，但由于病毒在大多数鳞状上皮高度病变和几乎所有浸润癌组织中无复制，用免疫组织化学技术在这些高度病变中检不出 HPV-Ag。

（三）分子技术检测 HPV 病毒基因组

20 世纪 90 年代开始，已发展出各种检测 HPV 的分子生物技术，如原位杂交、斑点杂交、核酸印迹、第二代杂交捕获法（hybrid capture 2，HC2）和聚合酶链反应（PCR）等。其中以 PCR 方法的敏感性最高，在科研中应用最多。HC2 是目前全世界使用最广泛的临床 HPV 感染诊断方法。

1. 传统杂交法

传统杂交法包括原位杂交（ISH）、核酸印迹法、斑点杂交和滤膜杂交等。以 ISH 为例，其原理是将 HPV-DNA 探针与样本中的核酸进行杂交，还可根据杂交信号的分布形式对 HPV 的状态进行判断。ISH 的优点是：能够保持组织和细胞形态，适用于石蜡组织，可对 HPV 的表达进行定位观察，还可根据 HPV 的感染层次进行定性判断。ISH 的缺点是：操作程序相对繁杂，需要大量的高纯度 DNA，虽然特异性高，但敏感性低，不能诊断出所有的高级别宫颈病变，不适于临床应用。

2. 杂交捕获法

美国 Digene 公司研制的 HC2 是第一个通过美国 FDA 认证的可应用于临床的 HPV 检测方法。HC2 是一种利用两套全长 RNA 探针与 HPV-DNA 杂交，通过微板化学发光法及信号扩增对 13 种高危型 HPV（HPV16、18、31、33、35、39、45、51、52、56、58、59 和 68）进行半定量检测的体外核酸杂交法，检测高度病变的敏感性达 88% ~100%，阴性预测值高达 99%，且有高度的可重复性，实验室要求简单。HC2 的缺点是存在交叉杂交的问题，即有可能与不在混合探针中的其他 HPV 型别形成交叉反应，从而引起假阳性结果，导致特异性降低。

3．PCR 方法

应用 PCR 法要先进行 HPV-DNA 的扩增，然后再用各种不同方法检测扩增产物。PCR 产物分析方法包括测序法、限制性片段长度多态性分析、杂交分析、基因芯片等。PCR 扩增是所有 DNA 分析技术中敏感性最高的手段，PCR 法常在实验研究中用于对 HPV 进行定性及定量检测。

有研究者曾对以上各种检测方法的敏感性及特异性进行了比较，认为敏感性及特异性最高的为 PCR 法，而 HC2 有着相当的敏感性，原位杂交法的敏感性最差[1]。

以上几种检测方法的优缺点比较详见表 33-2。

表 33-2　HPV-DNA 分子检测方法比较

检测方法	原理	优点	缺点	应用范围
传统杂交法	使用非放射检测系统或放射自显影系统，是在组织切片或细胞涂片上对核酸进行定性、定位和相对定量的一种分子生物学方法，包括原位杂交（ISH）、核酸印迹法、斑点杂交和滤膜杂交	特异性高，直观	敏感性低，操作复杂，不利于临床应用	石蜡组织中 HPV 的检测
杂交捕获法	利用两套全长 RNA 探针与 HPV 核酸杂交，再通过抗体捕获信号的放大和化学发光信号的检测，确定 HPV 存在与否	敏感性好，重复性高	存在交叉杂交问题	宫颈筛查
PCR 法	先进行目的基因的扩增，然后再用各种不同方法检测扩增产物	敏感性最高	敏感性太高，容易被污染并检出无临床意义的感染	主要用于实验室研究

（四）HPV 分型检测方法

1．基于聚合酶链反应（PCR）的技术

根据引物的不同，分为特异性引物 PCR 法、多重 PCR 法以及通用引物 PCR 产物测序法。①特异性引物 PCR 法：一个 PCR 仅能检测一种型别；②多重 PCR 法：一个 PCR 至少可以检测出多个 HPV 亚型，并且能检测出多重感染；③通用引物 PCR 产物测序法：是一种特异性很强的方法，特别是对检测少见型别和发现新的型别有着重要的作用。

2．基于核酸杂交的技术

基于核酸杂交的技术包括反向线性杂交分析和聚苯乙烯磁珠为载体的多重 HPV 分型方法。前者特异性高，并且对多重 HPV 感染的检测也有较高的敏感性。后者是一种悬浮的技术，根据不同的吸收波谱，可以在一个反应里同时检测 100 条不同的探针。

3．基因芯片技术

基因芯片技术具有以下优点：①敏感性高，特异性强，检测结果准确可靠，工作效率高。通过一次杂交不仅可以判断待测样本中是否存在 HPV 感染，而且还可以鉴定出 HPV 感染的型别，在多重感染检测方面具有一定的优势。②检测结果客观性强：运用计算机软件对杂交结果进行扫描分析和数据处理，大大降低了在结果判断过程中的主观因素。

（五）HPV E6 和 E7mRNA 检测

上述检测方法均是以 DNA 为基础的检测方法。近年来，以 mRNA 为基础的检测方法也得到了广泛研究和应用。上文已经提到，E6 和 E7 基因是 HPV 的主要致癌基因，因此，以 mRNA 为基础的检测方法主要是针对 E6 和 E7 mRNA 的检测。HPV mRNA 检测的敏感性高达 100%，特异性为 70%，假阳性率较高 [2]。有研究在宫颈病变及宫颈癌的患者中对比了检测 HPV DNA 及 E6 和 E7 mRNA 的两种方法，发现对于低度病变，DNA 检测的阳性率较高，而对于高度病变及恶性病变，mRNA 检测的阳性率很高，mRNA 检测似乎更适合预测宫颈病变的危险程度。

二、应用于临床的 HPV 感染的检测方法

目前临床上用于检测 HPV 的方法较多，其中可定量检测 HPV-DNA 的 HC2 应用较为广泛，也是第一个被美国 FDA 批准用于临床的 HPV 检测法，之后陆续有多个 HPV 检测法被美国 FDA 批准（表 33-3），其中不乏可进行 HPV 分型的方法。

2009 年 3 月，美国 FDA 又批准了两个新的 HPV 临床检测技术。其中，一种用以检测 14 种高危型别的 HPV，包括 HPV16、18、31、33、35、39、45、51、52、56、58、59 和 68，其商品名为 Cervista™ HPV HR；另一种用以特异性检测 HPV16 和 18 型，其商品名为 Cervista™ HPV16/18。这两种检测技术的原理均是利用一种等温酶的 DNA 扩增方法，通过产生的荧光信号读取结果，检测特定的核酸序列。

表 33-3 美国 FDA 批准用于临床的 HPV 检测法

公司	商品名	原理	优点	缺点
Qiagen	HC2 test	杂交捕获法	定量检测 18 种 HPV 型别，其中包括 13 种高危型 HPV（16、18、31、33、35、39、45、51、52、56、58、59 和 68）	不能具体区分 HPV 型别
Hologic	Cervista HPV	酶切信号放大法	定性检测出 HPV16 和 18	不能检测除 HPV16/18 以外的其他型别
Roche	COBAS 4800 HPV test	PCR 法及核酸杂交法	定性检测出 HPV16 和 18，同时检出其他 12 型 HPV（31、33、35、39、45、51、52、56、58、59、66 和 68）	不能具体区分 HPV 型别
Gen-Probe	APTIMA HPV Assay	核酸扩增法检测 E6/E7 的 mRNA	定性检测出 14 种高危型 HPV（16、18、31、33、35、39、45、51、52、56、58、59、66 和 68）	不能具体区分 HPV 型别
Hologic	APTIMA HPV16 18/45 Genotype Assay	核酸扩增法检测 E6/E7 的 mRNA	定性检测出 HPV16、HPV18/45	不能区分 HPV18 及 HPV45，不能检测其他型别

一种名为 HPV 快速筛查法（care HPV）的宫颈癌筛查技术，由中国与美国健康适宜技术研究所（PATH）、德国 QIAGEN 公司等机构合作，历经 5 年在中国已完成了临床研究，《柳叶刀肿瘤学》杂志于 2008 年 9 月发表了这一研究成果。该技术同样可检测 14 种高危型的

HPV，其发现宫颈病变的敏感性为 90%，特异性为 84.2%，接近 HC2 检测，且只需 2.5 h 就能出结果，费用也只有 HC2 检测的 1/10；而且，HPV 快速检测筛查技术实验设施简单、操作容易，乡村卫生员经过基本训练就能很好地掌握这个技术，可以在没有水电的情况下操作。

第三节　HPV 感染检测的临床意义

1974 年，德国的杰出病毒学家 Zur Hausen 首次提出人乳头瘤病毒（HPV）与宫颈肿瘤有密切相关。1983 年，Durst 和 Zur Hausen 鉴定出 HPV 16 型。同年，Cuzick、Campion 及 Singer 一起对 100 名宫颈涂片结果为低度病变的女性进行了 HPV 检测，结果发现，HPV16 感染比 HPV 6 感染具有更强的促使宫颈病变进展的潜能。此后，众多国内外学者及研究机构对 HPV 感染与宫颈癌的关系进行了大量的研究，认识日渐统一。2004 年，基于流行病学和实验室研究的大量证据，国际癌症研究署（IARC）发布了一致性声明：HPV 感染是 CIN 及宫颈癌发生的必要因素，可以认为，没有 HPV 持续性感染的女性几乎没有患宫颈癌的风险。

一、HPV 感染检测的临床应用

（一）HPV 感染检测用于宫颈癌的筛查

从 20 世纪 40 年代开始，宫颈巴氏涂片在西方发达国家就已广泛用于宫颈癌的筛查，这些国家的使宫颈癌发病率下降了 70%～80%。但这种筛查方法耗资巨大，并有一定的局限性，例如，敏感性欠佳，尤其是对宫颈腺癌的检出率低；可重复性差，受阅片者的主观性影响；阳性预测值低。而 HPV 检测是客观指标，敏感性高，近年来已逐渐用于宫颈癌的筛查。

一项包括欧洲、北美洲、拉丁美洲、非洲及亚洲的横断面研究的 meta 分析[3] 比较了 HPV 检测与细胞学检测作为宫颈癌初筛方法在检出高度病变的敏感性和特异性方面的差异。结果显示，单用 HPV 检测和 HPV 检测联合细胞学检测的平均敏感性、特异性分别为 89.5%、87.5% 和 99.2%、87.3%。与细胞学检测相比，HPV 检测的敏感性提高了 23%，特异性下降了 6%；HPV 检测联合细胞学检测与单用细胞学检测相比，敏感性提高了 45%，特异性仅下降了 7%。波兰的一项随访时间长达 10 年的队列研究显示，基线时 HPV 检测阴性的女性，在 5 年和 10 年后发生 CIN 3 及以上病变的累计风险为 0.24% 和 0.87%，而 HPV 阳性的女性的累计风险则升高至 4.4% 和 6.92%；HPV 检测和细胞学检测均正常的女性，其发病累计风险将降至 0.16% 和 0.79%，阴性预测值可达 99.91%。中国学者在一项以人群为基础的研究中，以病理组织学为金标准，同时对六种宫颈癌筛查方法的诊断效果进行了评价。六种筛查方法包括：HPV 自取样法、荧光分光镜检法、薄层液基细胞学、HPV 直接检测、5% 醋酸染色后肉眼观察及阴道镜检查。结果显示各种筛查方法的敏感性及特异性分别为：HPV 自取样法 0.835 和 0.859，薄层液基细胞学 0.872 和 0.935、HPV 直接检测 0.952 和 0.859，5% 醋酸染色后肉眼观察 0.709 和 0.743，阴道镜检查 0.814、0.765，以及荧光分光镜检法 0.91 和 0.09。对于 CIN 2、CIN 3 和浸润癌，HPV 直接检测法的阳性率分别为 92.9%、96.6% 和 100%。结论是，HPV 直接检测和薄层液基细胞学均是简便、高效的筛查方法。

基于众多类似的研究结果，2001 年 9 月，欧洲妇产科传染病协会将 HPV 的检测列为宫颈癌的普查项目，与宫颈涂片结合或作为宫颈涂片的替代项目进行宫颈癌普查。美国癌症协会于 2002 年 4 月推出的临床实践指南也将 HPV 检测与宫颈巴氏涂片相结合作为 30 岁以上女性的筛查方法；对于两种检查均为阴性的女性，每 3 年复查一次；若巴氏涂片阴性，HPV

阳性，则每 1 年复查一次。2003 年 4 月，美国 FDA 批准对 30 岁以上女性使用 HC2 联合宫颈细胞学检查作为宫颈癌的普查初筛方法。

近年来有学者提出，以 HPV 检测作为宫颈癌的初筛方法，将 HPV 阳性的高危人群浓缩之后，再用细胞学检查进行分流，这样既可以提高筛查的敏感性，又可以减少细胞学病理医师的工作负荷，使其将注意力集中于这些高危人群，从而提高细胞学检查的准确性，而且这样也有助于降低筛查成本。目前包括荷兰、意大利、加拿大、芬兰等多个国家正在进行大规模、前瞻性研究，以评估 HPV 检测作为宫颈初筛方法的有效性、合理性及成本效益。

（二）HPV 感染检测用于宫颈癌初筛结果异常者的分流

1. 对细胞学检查有轻微异常的再分类

由于常规宫颈细胞学检查诊断为 ASCUS 的患者中约有 5% 活检证实为 CIN 3，可选择以下方法进行分流：直接阴道镜检查、每 6 ~ 12 个月复查细胞学或进行高危型 HPV 检测筛查高危病例。对于细胞学诊断为 ASCUS、高危型 HPV 检测为阳性者，应立即进行阴道镜检查，必要时镜下取活检；如果 HPV 阴性，可于 1 年后重复细胞学检查。有研究发现，HPV 阳性的女性在随访中诊断为 CIN 1 的可能性是初始 HPV 阴性女性的 3.8 倍，发展为 CIN 2/3 的可能性是 HPV 阴性女性的 12.7 倍。

2. 对细胞学检查正常、高危型 HPV 检测阳性的再分类

HPV16/18 型是导致宫颈高度病变及宫颈癌最常见的病毒型别，研究显示，基线时感染了这两种 HPV 型别的女性将来发生 CIN 3 或宫颈癌的风险明显高于其他 HPV 型别。2009 年 3 月，美国 FDA 批准了 Cervista™ HPV16/18 用于临床。同时，美国阴道镜与宫颈病理协会（the American Society for Colposcopy and Cervical Pathology，ASCCP）也发表了新的指南，即对 30 岁及以上细胞学检查正常、高危型 HPV 检测阳性的女性，用 HPV 16/18 病毒基因分型检测进行分流，如 HPV16/18 阳性立即行阴道镜检查，如 HPV16/18 阴性则 12 个月后复查细胞学及 HR-HPV 检测。

（三）用于宫颈病变治疗后的随访

CIN 治疗后约 10% 复发，HPV 检测对诊断复发具有较高的敏感性，而其特异性与细胞学相似。有研究表明，CIN 3 病例治疗后，HPV 阴性者无病灶残留或复发，而 HPV 阳性者复发风险明显增高。因此，如果治疗后复查宫颈涂片和 HPV 检测均为阴性，应回到常规筛查中；如果治疗后复查 HPV 为阳性，则应再次进行阴道镜检查。最佳复查时间还需进一步研究。

二、HPV 载量、分型与宫颈病变、宫颈癌的相关性研究

（一）HPV 载量与宫颈病变的相关性

高危型 HPV 持续感染或病毒清除会导致宫颈病变的进展或消退，在一些流行病学的横断面研究中，不论是采用 HC2 还是采用 PCR 检测方法，均发现，高危型 HPV 病毒载量与 HPV 清除率及宫颈癌的发生密切相关。Josefsson 等[4] 对 478 例宫颈原位癌的患者采用 Taqman PCR 法检测了其宫颈标本中 HPV16 的载量，结果显示，HPV16 载量越高，发生宫颈癌的风险越大，提示 HPV 载量可作为宫颈癌风险预测的指标。

几项前瞻性研究资料也指出，高危型 HPV 病毒载量越高，CIN 程度加重的风险越大，高病毒载量可能可以作为预测宫颈癌前病变进展的指标，尤其是与 HPV16 型的病毒载量的关系更为密切。国内有学者[2] 对山西省宫颈癌高发现场的 9 075 例 35 ~ 50 岁的已婚女性采用 HC2 定量检测了其宫颈 HPV DNA 的载量，结果显示，宫颈癌的 HPV DNA 载量显著高

于宫颈癌前病变和慢性宫颈炎 HPV DNA 的载量，而且不同级别的宫颈癌前病变，由低级别病变到高级别病变，HPV DNA 载量呈递增趋势，但差异无统计学意义。尽管差异无统计学意义，但该研究结果仍可提示，宫颈 HPV DNA 载量可能与宫颈癌的发生和发展有关，高水平的 HPV DNA 载量可能可以促进宫颈癌前病变的发展，进而发生浸润癌。中山大学附属肿瘤医院 [5] 用 HC2 对 774 例就诊的女性进行了 HPV DNA 检测，研究显示，对照组高危型 HPV 感染率明显低于 CIN 和浸润性宫颈癌患者；在不同级别宫颈病变中，CIN 1 组的低病毒载量患者占 11.67%，高载量患者占 41.18%，OR 值为 23.84（95%CI：5.96～95.33）；而 62.3% 的 CIN 3 患者呈高病毒载量，OR 值达 64.7（95% CI：25.98～161.20）。Origoni 等 [6] 用 HC2 检测了 614 例 ASCUS 女性的高危型 HPV 载量，发现 HPV 载量在正常宫颈、低级别宫颈病变（CIN 1）、高级别宫颈病变（CIN 2/CIN 3）中明显呈递增趋势，且差异有统计学意义（P<0.0001）。作者认为，在 ASCUS 病例中，HPV 载量具有预测宫颈病变程度的作用。Ho 等 [7] 对 294 例 LSIL 患者采用 HC2 及 RT-PCR 检测了 HPV 载量，发现 6 个月后 HPV 载量升高者宫颈病变发展为 HSIL 的概率更高，且两种方法检测无异。Park 等 [8] 用 HC2 检测了 236 例行宫颈锥切术的 CIN 患者锥切术前 HPV 的载量，发现锥切术前 HPV 的高载量与锥切术后宫颈病变的持续存在或复发相关，提示 HPV 载量可能也与宫颈病变的预后相关。

也有研究者持反对观点。Lorincz 等 [9] 采用宫颈细胞学检查对 20 810 位女性进行了长达 10 年的随访，并在研究开始时使用 HC2 检测了受试者的宫颈 HPV 载量。结果显示，HPV 阳性与 CIN 3 及宫颈癌的发生显著相关，但 HPV 载量并不能预测 CIN 3 及宫颈癌的发生风险。同样，Ma 等 [10] 应用 HC2 检测了高危型 HPV-DNA 及其载量，对 2 761 位女性进行了筛查，发现 CIN 及宫颈癌患者的 HPV 载量显著高于宫颈炎患者，但 HPV 载量与宫颈病变严重程度并无相关性。

由于目前评价 HPV 病毒载量与宫颈病变程度风险方面的研究存在不一致的研究结果，高负荷量 HPV DNA 是否可以作为预测宫颈病变程度风险的指标还有待于进一步研究。

（二）HPV 载量和分型与宫颈癌淋巴结转移的相关性

淋巴结转移是宫颈癌最重要的预后因素，有淋巴结转移的宫颈癌患者的 5 年生存率显著下降，据文献报道，无淋巴结转移的宫颈癌患者的 5 年生存率在 81%～90% 之间，而有淋巴结转移的宫颈癌患者的 5 年生存率下降至 53%～65%[11]。许多学者致力于寻找与宫颈癌淋巴结转移相关的分子指标，以指导预后及治疗。已有学者对 HPV 载量和分型是否可作为宫颈癌淋巴结转移预测指标进行了研究。

首先，HPV 在宫颈癌原发灶及淋巴结中的状态具有一致性，有学者 [12] 在研究中发现，原发灶 HPV-DNA 阳性的患者其淋巴结中 HPV-DNA 检出率为 75%；而原发灶 HPV-DNA 阴性的患者其淋巴结中 HPV-DNA 检出率为 0，两者有统计学显著性差异（P<0.01），提示 HPV 在原发灶及淋巴结的阳性率呈正相关。Chan 等用 Taqman PCR 法检测了早期宫颈癌患者的原发灶及淋巴结中的 HPV 及其载量，发现 HPV 在病理阴性淋巴结中的出现与原发灶中 HPV 的高病毒载量有关 [13]，提示原发灶中的 HPV 载量与淋巴结中 HPV 的阳性率呈正相关。然而，HPV 在原发灶及淋巴结中的分型却可能并不一致。Füle 等运用 PCR 法检测了 150 例宫颈癌患者的原发灶及淋巴结中的 HPV 分型，发现了以下有趣的现象：同一患者原发灶中检出的 HPV 型别均能在其淋巴结中发现，但淋巴结中有些高危型 HPV 反而在原发灶检测不到 [14]。也有学者在比较原发灶与淋巴结中 HPV 分型时发现，病理阳性淋巴结中的 HPV 分型与原发灶一致，而 37.5% 的病理阴性淋巴结中 HPV 分型与原发灶不一致。

有研究发现，HPV 在宫颈或淋巴结中的检出与宫颈癌淋巴结转移相关。Pilch 等 [15] 采用 PCR 法及直接测序法对 204 例宫颈癌患者的原发灶中的 HPV 及其分型进行了研究，发现原发灶中 HPV 阳性率与淋巴结转移、组织学类型、脉管受累、肿瘤浸润深度等临床病理因素均相关。Hernadi 等 [16] 研究了 39 例原发灶 HPV16 阳性的宫颈癌患者，发现病理阳性淋巴结中 HPV 16 的检出率较病理阴性淋巴结中高（100.0% 与 35.7%，$P = 0.001$），且无论淋巴结病理是否阳性，淋巴结 HPV 16 阳性的患者的复发率更高（42.9% 与 11.1%，$P=0.009$）。Baser 等 [17] 采用 PCR 法检测了 37 例行根治性手术的宫颈癌患者的淋巴结的 HPV 状态，发现病理阴性淋巴结中的 HPV-DNA 检出率仅为 36%，而病理阳性淋巴结的 HPV-DNA 检出率高达 80%，且两者有统计学意义的差异（$P=0.008$）。国内一篇文献报道了行手术治疗的宫颈癌患者的总的淋巴结 HPV-DNA 阳性率为 60.5%（81/134），而病理阳性淋巴结中 HPV-DNA 的检出率明显较高：病理阳性淋巴结中 HPV16/18 的检测率为 75%，病理阴性淋巴结中 HPV16/18 阳性率则仅为 33.3%。国内孙颖等对 31 例接受手术治疗的 I a ~ Ⅱ a 期宫颈癌患者的淋巴结进行了 HPV-DNA 检测，结果相似，病理阳性淋巴结中 HPV-DNA 阳性率为 84.6%，病理阴性淋巴结中 HPV-DNA 阳性率仅为 27.8%。

　　HPV 的分型可能也与宫颈癌淋巴结转移相关。Graflund 等 [18] 采用 PCR 法检测了 171 例早期宫颈癌患者原发灶中的 HPV 及其分型，发现与其他型别相比，感染 HPV16 或 18 两种型别的患者更易发生盆腔淋巴结转移（$P=0.047$）。Bakhidze 等 [19] 检测了 112 例 I a ~ I b 期宫颈癌患者原发灶及淋巴结中的 HPV-DNA，发现原发灶中 HPV-DNA 阳性率为 87.8%，含有两种以上基因型的概率为 75.58%，且后者发生淋巴结转移的概率显著升高。国内还有研究发现，原发灶中检测出 HPV18 较原发灶中检测 HPV16 更易发生淋巴结转移。

　　通过以上国内外研究可以看出，HPV 在宫颈癌淋巴结中的状态与淋巴结病理情况有一定的相关性，HPV 是否能成为宫颈癌淋巴结转移的新型预测指标还需要进一步探索。

（三）HPV 与宫颈癌其他临床病理因素的相关性

　　除淋巴结转移这一因素外，宫颈癌其他临床病理因素可能也与原发灶或淋巴结中的 HPV 相关。一项综合了 38 个国家宫颈癌样本的大型多中心研究分析了全世界宫颈癌的 HPV 型别分布情况，结果表明，HPV16 及 HPV18 是最常见的感染型别，而 HPV18 在腺癌及腺鳞癌中所占的比例明显高于鳞癌 [20]。Andersson 等通过 PCR 法对 173 例宫颈腺癌标本的 HPV 进行了分型检测，结果发现，HPV18 的感染率（52%）在 HPV 阳性的样本中占第一位 [21]。以上研究说明，HPV 分型与宫颈癌的病理类型有一定相关性：宫颈鳞癌与 HPV16 型关系密切，而宫颈腺癌与 HPV18 型关系密切。除宫颈癌的病理因素外，HPV 分型可能还与其他临床病理因素相关。Graflund 等对 171 例早期宫颈癌患者的原发灶的石蜡标本进行了 HPV-DNA 的 PCR 检测，发现感染 HPV-16/18 型的患者年龄更小、淋巴结转移率更高。此外，肿瘤的大小、DNA 异倍体的发生率也与 HPV 型别相关 [18]。

　　宫颈癌原发灶和淋巴结中 HPV 的状态可能与分化、分期、肿瘤大小等临床因素相关。杨滨等的研究结果提示，随着宫颈癌的分化程度降低，淋巴结中的 HPV DNA 检出率增高 [22]；另有研究研究也表明，晚期宫颈癌患者的淋巴结 HPV-DNA 阳性检出率明显增高，并随着分化程度的降低，HPV-DNA 阳性率增高。国外也有相关报道，一项研究检测了 134 例行根治性手术治疗的宫颈癌患者的淋巴结中的 HPV-DNA，发现肿瘤大小、分期、浸润深度、阴道受累及子宫体受累均与淋巴结中 HPV 阳性相关 [23]。Baser 等对 37 例行根治性手术治疗的 I b 期宫颈癌患者进行了研究，发现肿瘤越大，淋巴结中 HPV-DNA 阳性率越高（$P<0.05$）[17]。Rolla 等对早期宫颈癌原发灶及淋巴结中的 HPV-DNA 进行了研究，发现分期与淋巴结中 HPV-DNA 的检出有关 [24]。

（四）HPV 分型和载量与宫颈癌预后的相关性

首先，原发灶中 HPV 的阳性率可能与宫颈癌的预后相关。Unger ER 等应用原位杂交法（ISH）对 47 例Ⅰb 期宫颈癌患者的原发灶标本进行了 HPV-DNA 检测，发现原发灶中 HPV 阳性的患者 4 年无病生存率明显下降（56% 与 100%，P=0.02），而且在阳性 HPV 患者中，HPV-DNA 为整合状态的患者 4 年无病生存率下降，对比 HPV-DNA 阴性的患者则更为明显（39% 与 100%，P=0.005）[12]。

原发灶中 HPV 的分型可能也与预后相关。Cremoux 等对 505 例宫颈癌患者的原发灶中的 HPV 进行了分型分析，发现原发灶中检测出 HPV 为高危型别（HPV16、18 和 45）的患者较原发灶检测出 HPV 为低危型别（HPV 31、33、35、39、52、53、58、59 和 73）的患者的预后更差（P=0.03）[25]。另有一部分研究表明，在行手术治疗的早期宫颈癌患者中，HPV18 型是预后不良的独立影响因素[26-28]。而 Pilch 等应用 PCR 法及直接测序法对 204 例宫颈癌原发灶中的 HPV 及其分型进行了研究，多因素分析却发现，原发灶中检测出 HPV16 型才是总生存差的独立影响因素[15]。这些研究结果的差异可能是由于研究对象、HPV 检测方法等不同引起的，说明 HPV 分型在一定程度上影响宫颈癌患者的预后，然而，何种型别才是真正的预后不良因素尚无定论。

可能与宫颈癌预后相关的还包括原发灶中 HPV 的载量。Kim 等对 169 例行根治性放疗的宫颈癌患者在治疗前应用 HC2 对其宫颈脱落细胞中的 HPV 载量进行了检测，发现 HPV 载量低者预后更差[29]。Datta 等研究分析了全量放疗的宫颈癌患者的 HPV 载量，也发现低载量 HPV 患者的预后较差，同时还发现，HPV 载量较放疗前下降 99.5% 的患者的预后较好[30]。针对行根治性手术的宫颈癌患者，Boer 等应用 PCR 法检测了 75 例Ⅰb~Ⅱa 期宫颈癌患者术后原发灶标本中 HPV16/18 载量及 HPV E6/E7 mRNA 水平，发现 HPV 载量与预后并无明显相关性，然而，HPV E6/E7 mRNA 表达水平高是预后不良的独立影响因素[31]。刘继红等回顾性分析了 356 例行手术治疗的宫颈癌患者治疗前 HPV 载量（HC2 检测）与预后的关系，发现 HPV 载量与无疾病生存相关（多因素分析，P=0.027），HPV 载量低的手术患者可能预后更差。以上研究说明，HPV 载量可能与宫颈癌预后相关，但 HPV 载量的检测方法、患者的治疗方法、样本量的大小均会影响研究结果，且以上研究多为回顾性研究。HPV 载量在宫颈癌发展、预后中的作用及机制还需进行进一步的大样本、前瞻性研究。

现已公认，宫颈癌患者出现病理阳性淋巴结会使 5 年生存率下降 25%～60%。对于 HPV 在病理阴性淋巴结中的出现是否影响预后，病理阴性淋巴结中检测出 HPV 是否预示微转移，已经有许多学者针对这些问题进行了一系列的研究。Lukaszuk 等进行的一项前瞻性研究采用 PCR 法检测了 116 例宫颈癌患者根治性手术后淋巴结的 HPV-DNA，发现病理阴性淋巴结中 HPV 阳性者的总生存较 HPV 阴性者差（P<0.001）。作者认为，病理阴性的盆腔淋巴结中检测到 HPV DNA 提示淋巴结的早期转移和难以检测到的血源性播散[32]。Slama 等对 49 例行手术治疗的宫颈癌患者的原发灶及淋巴结中的 HPV 进行了检测，发现前哨淋巴结中高危型 HPV 阳性对盆腔淋巴结转移的阳性预测值为 100%，推测淋巴结中的 HPV 阳性提示亚临床转移[33]。Sapy 等对宫颈癌术后复发的年轻患者进行了研究，发现早期复发患者的淋巴结病理虽为阴性，但这些淋巴结中均可检测出 HPV18，提示病理阴性淋巴结中的 HPV18 阳性患者可能是宫颈癌患者，尤其是年轻患者预后不良的因素之一[34]。但也有相悖意见，Chan 等报道了病理阴性淋巴结中 HPV 阳性对预后无影响，且认为组织病理学检查阴性的淋巴结中 HPV-DNA 阳性的原因可能与淋巴结微转移及游离 HPV 病毒颗粒在淋巴道中扩散相关[13]。Füle 等在高危型 HPV 对宫颈癌患者预后的影响研究中发现，高危型 HPV 在淋巴结

中的出现与预后无相关性[14]。总之，在宫颈癌病理阴性淋巴结中检测出 HPV-DNA 是否与预后相关并无统一答案，我们还需通过更多研究来了解淋巴结中的 HPV 状态在宫颈癌发展、转移过程中的作用及其机制。

通过目前的研究，我们可以明确的是 HPV 在宫颈癌发生中的作用，HPV 在宫颈癌发展、转移过程中的作用并不清楚。因此，HPV 检测的临床应用局限在宫颈筛查、宫颈癌诊断方面。相信在不久的将来，我们会逐渐揭开 HPV 的所有"神秘面纱"。

（刘继红　邓　婷）

参考文献

[1] Zaravinos A, Mammas I N, Sourvinos G, et al. Molecular detection methods of human papillomavirus (HPV). Int J Biol Markers, 2009, 24 (4): 215-222.

[2] 李淑敏, 章文华, 吴令英, 等. 人乳头状瘤病毒负荷量与宫颈癌及其癌前病变关系的初步研究. 中华妇产科杂志, 2004, 39 (6): 400-402.

[3] Arbyn M, Sasieni P, Meijer C J, et al. Chapter 9: Clinical applications of HPV testing: a summary of meta-analyses. Vaccine, 2006, 24 (Suppl 3): S3/78-89.

[4] Josefsson A M, Magnusson P K, Ylitalo N, et al. Viral load of human papilloma virus 16 as a determinant for development of cervical carcinoma in situ: a nested case-control study. Lancet, 2000, 355 (9222): 2189-2193.

[5] 蓝春燕, 刘继红. 人乳头状瘤病毒感染及病毒载量与宫颈病变的相关性研究. 中华肿瘤防治杂志, 2007, 14(1): 5-8.

[6] Origoni M, Carminati G, Rolla S, et al. Human papillomavirus viral load expressed as relative light units (RLU) correlates with the presence and grade of preneoplastic lesions of the uterine cervix in atypical squamous cells of undetermined significance (ASCUS) cytology. European Journal of Clinical Microbiology & Infectious Diseases, 2012, 31 (9): 2401-2406.

[7] Ho C M, Cheng W F, Chu T Y, et al. Human papillomavirus viral load changes in low-grade squamous intraepithelial lesions of the uterine cervix. British Journal of Cancer, 2006, 95 (10): 1384-1389.

[8] Park J Y, Lee K H, Dong S M, et al. The association of pre-conization high-risk HPV load and the persistence of HPV infection and persistence/recurrence of cervical intraepithelial neoplasia after conization. Gynecol Oncol, 2008, 108 (3): 549-554.

[9] Lorincz A T, Castle P E, Sherman M E, et al. Viral load of human papillomavirus and risk of CIN 3 or cervical cancer. The Lancet, 2002, 360 (9328): 228-229.

[10] Ma L, Bian M L, Cheng J Y, et al. Hybrid capture II for high-risk human papillomavirus DNA testing to detect cervical precancerous lesions: A qualitative and quantitative study. Experimental and therapeutic medicine, 2010, 1 (1): 193-198.

[11] Sakuragi N. Up-to-date management of lymph node metastasis and the role of tailored lymphadenectomy in cervical cancer. International journal of clinical oncology, 2007, 12 (3): 165-175.

[12] Unger E R, Vernon S D, Thoms W W, et al. Human papillomavirus and disease-free survival in FIGO stage Ib cervical cancer. The Journal of infectious diseases, 1995, 172 (5): 1184-1190.

[13] Chan P K, Yu M M, Cheung T H, et al. Detection and quantitation of human papillomavirus DNA in primary tumour and lymph nodes of patients with early stage cervical carcinoma. Journal of Clinical Virology, 2005, 33 (3): 201-205.

[14] Fule T, Csapo Z, Mathe M, et al. Prognostic significance of high-risk HPV status in advanced cervical cancers and pelvic lymph nodes. Gynecol Oncol, 2006, 100 (3): 570-578.

[15] Pilch H, Gunzel S, Schaffer U, et al. The presence of HPV DNA in cervical cancer: correlation with clinico-pathologic parameters and prognostic significance: 10 years experience at the Department of Obstetrics and Gynecology of the Mainz University. International journal of gynecological cancer: official journal of the International Gynecological Cancer Society, 2001, 11 (1): 39-48.

[16] Hernadi Z, Szarka K, Sapy T, et al. The prognostic significance of HPV-16 genome status of the lymph nodes, the integration status and p53 genotype in HPV-16 positive cervical cancer: a long term follow up. BJOG : an international journal of obstetrics and gynaecology, 2003, 110 (2): 205-209.

[17] Baser E, Can F, Unlukaplan M, et al. Lymph node human papillomavirus DNA positivity in uterine cervical cancers and its relationship with prognostic factors. Int J Gynecol Cancer, 2011, 21 (1): 117-122.

[18] Graflund M, Sorbe B, Sigurdardottir S, et al. Relation between HPV-DNA and expression of p53, bcl-2, p21WAF-1, MIB-1, HER-2/neu and DNA ploidy in early cervical carcinoma: correlation with clinical outcome. Oncology reports, 2004, 12 (1): 169-176.

[19] Bakhidze E V, Lavrinovich O E, Chepik O F, et al. Human papilloma virus and lymphatic metastasis in squamous cell carcinoma of the cervix. Vopr Onkol, 2011, 57 (3): 318-321.

[20] de Sanjose S, Quint W G, Alemany L, et al. Human papillomavirus genotype attribution in invasive cervical cancer: a retrospective cross-sectional worldwide study. The lancet oncology, 2010, 11 (11): 1048-1056.

[21] Andersson S, Rylander E, Larson B, et al. Types of human papillomavirus revealed in cervical adenocarcinomas after DNA sequencing. Oncology reports, 2003, 10 (1): 175-179.

[22] 杨滨. 宫颈癌患者血清、盆腔淋巴结HPV检测及其相关性探讨. 现代肿瘤医学, 2011, 19 (1): 130-133.

[23] Lukaszuk K, Liss J, Wozniak I, et al. Analysis of correlation between HPV DNA lymph node presence and pathologic parameters of primary tumour in cervical carcinoma patients treated surgically. Przegl Lek, 2006, 63 (3): 113-116.

[24] Rolla M, Berretta R, Patrelli T S, et al. A perspective study on correlation between HPV DNA and lymph nodes in surgically treated cervical carcinoma patients. Preliminary data. Eur J Gynaecol Oncol, 2009, 30 (5): 557-561.

[25] de Cremoux P, de la Rochefordiere A, et al. Different outcome of invasive cervical cancer associated with high-risk versus intermediate-risk HPV genotype. International journal of cancer Journal international du cancer, 2009, 124 (4): 778-782.

[26] Burger R A, Monk B J, Kurosaki T, et al. Human papillomavirus type 18: association with poor prognosis in early stage cervical cancer. Journal of the National Cancer Institute, 1996, 88 (19): 1361-1368.

[27] Schwartz S M, Daling J R, Shera K A, et al. Human papillomavirus and prognosis of invasive cervical cancer: a population-based study. J Clin Oncol, 2001, 19 (7): 1906-1915.

[28] Lai C H, Chang C J, Huang H J, et al. Role of human papillomavirus genotype in prognosis of early-stage cervical cancer undergoing primary surgery. J Clin Oncol, 2007, 25 (24): 3628-3634.

[29] Kim J Y, Park S, Nam B H, et al. Low Initial Human Papilloma Viral Load Implicates Worse Prognosis in Patients With Uterine Cervical Cancer Treated With Radiotherapy. Journal of Clinical Oncology, 2009, 27 (30): 5088-5093.

[30] Datta N R, Kumar P, Singh S, et al. Does pretreatment human papillomavirus (HPV) titers predict radiation response and survival outcomes in cancer cervix?—A pilot study. Gynecologic Oncology, 2006, 103 (1): 100-105.

[31] de Boer M A, Jordanova E S, Kenter G G, et al. High Human Papillomavirus Oncogene mRNA Expression and Not Viral DNA Load Is Associated with Poor Prognosis in Cervical Cancer Patients. Clinical Cancer Research, 2007, 13 (1): 132-138.

[32] Lukaszuk K, Liss J, Gulczynski J, et al. Predictive value of HPV DNA in lymph nodes in surgically treated cervical carcinoma patients--a prospective study. Gynecol Oncol, 2007, 104 (3): 721-726.

[33] Slama J, Drazdakova M, Dundr P, et al. High-risk human papillomavirus DNA in the primary tumor, sentinel, and nonsentinel pelvic lymph nodes in patients with early-stage cervical cancer: a correlation with histopathology. International journal of gynecological cancer : official journal of the International Gynecological Cancer Society, 2009,

19 (4): 703-707.

[34] Sapy T, Hernadi Z, Konya J, et al. Poor clinical outcome in early stage cervical cancer with human papillomavirus-18 positive lymph nodes. European journal of obstetrics, gynecology, and reproductive biology, 2000, 90 (1): 93-95.

推荐阅读文献

[1] Burd E M. Human papillomavirus and cervical cancer. Clinical microbiology reviews, 2003, 16 (1): 1-17.

[2] Lie A K, Risberg B, Borge B, et al. DNA-versus RNA-based methods for human papillomavirus detection in cervical neoplasia. Gynecol Oncol, 2005, 97 (3): 908-915.

[3] Lillo F, Galli L, Lodini S, et al. Extralesional detection and load of human papillomavirus DNA: a possible marker of preclinical tumor spread in cervical cancer. J Low Genit Tract Dis, 2008, 12 (3): 204-209.

[4] Sherman M E, Lorincz A T, Scott D R, et al. Baseline cytology, human papillomavirus testing, and risk for cervical neoplasia: a 10-year cohort analysis. Journal of the National Cancer Institute, 2003, 95 (1): 46-52.

[5] 乔友林, 章文华, 李凌, 等. 宫颈癌筛查方法的横断面比较研究. 中国医学科学院学报, 2002, 24 (1): 50-53.

第 *34* 章　有关人乳头瘤病毒疫苗的相关问题

一、宫颈癌的流行病学和发病原因

目前，宫颈癌仍然是全球严重威胁女性健康的妇科恶性肿瘤之一，全世界新发宫颈癌病例共 52.8 万，死亡 26.6 万。大约 85% 的宫颈癌发生在发展中国家，宫颈癌占发展中国家女性肿瘤的 12%；而在发达国家，宫颈癌仅占女性肿瘤的 3.0%。目前，已知宫颈癌的发生与人乳头瘤病毒（ human papillomavirus，HPV ）的感染密切相关。中国国家统计局资料显示（国家统计局 2014，http://data.stats.gov.cn/search.htm ），2014 年末，中国人口为 13.7 亿，其中女性人口约为 6.67 亿人，35～64 岁女性人口粗略为 3 亿（ 2.93 亿）。近十几年来，中国宫颈癌的发病率和病死率呈上升趋势。1989—2012 年间，全国宫颈癌粗发病率由 5.04/10 万上升到 13.40/10 万，且农村地区升高的速度高于城市地区 [1]。2016 年最新报道显示，2012 年，中国宫颈癌发病率达 14.93/10 万，占中国女性全部肿瘤发病的第 5 位，新发病例约 9.89 万例，死亡病例约 3.05 万例 [2]。因此，中国面临着严峻的宫颈癌防治形势。

如何开展恶性肿瘤的防控已成为世界性的公共卫生问题。预防控制宫颈癌的发生，及早发现早期癌并给予及时治疗，以减少晚期宫颈癌的发病率和病死率已成为不同国家和地区的公众卫生形象和医疗水平的一个标志。

关于宫颈癌的发病原因，1982 年，德国 zur Hausen 教授提出了 HPV 感染与宫颈癌发病有关；经过多年的研究于 1991 年证实，高危型 HPV 感染是引起宫颈癌发生的主要原因；为此，zur Hausen 教授在 2008 年获得了诺贝尔奖生理学 / 医学奖。其后的研究发现，HPV 还可以引起外阴、阴道、肛周、阴茎和头颈部癌。

从全球范围来看，尽管在宫颈癌中，HPV 的不同型别与地区、人种等有关，但 70% 的宫颈癌主要感染型别仍以 HPV 16 和 18 为主，其中 HPV 16 型诱发癌变的风险最大 [3]。一项包括中国在内的大样本研究 [4] 探讨了全球宫颈癌与 HPV 型别的关系，共搜集了来自五大洲、38 个国家的 10 575 例浸润性宫颈癌患者的石蜡标本，应用 PCR 方法（ SPF-10 broad-spectrum ）进行 HPV 型别检测，结果显示，8 977 例（ 85% ）患者 HPV-DNA 阳性。阳性标本中最常见的 HPV 型别为 16、18、31、33、35、45、52 和 58 型，占总阳性率的 91%。在宫颈鳞癌、腺癌和腺鳞癌三种主要类型中，HPV16、18 和 45 的阳性率均居前 3 位。这三型在腺癌中的阳性率高达 94%，高于鳞癌。而其 HPV 型别（ 26、30、61、67、69、82 和 91 型）仅占 1%。中国一项对 2004—2006 年全国 1 244 例宫颈癌组织标本的研究结果显示，不同地区的宫颈癌均以感染 HPV16 和 18 两种基因型为主，并且地区之间无明显差异，感染率达到 80% 以上，与全球宫颈癌患者 HPV 感染的主要型别相似 [5]。另外，90% 的尖锐湿疣由低危型 HPV 6 型和 11 型引起。

2007 年，乔友林教授报道的中国人群流行病学资料显示，中国高危型 HPV 的感染率约为 15%，农村为 14.6%，城市为 13.8%。与国外不同的是，中国女性高危型 HPV 感染在

30 岁前后呈双峰状，即 30 岁前出现高危型 HPV 感染高峰，30 岁后农村女性表现为持续感染高峰，城市女性则下降后再升高。广州金域诊断中心 [6] 对各医院送来未检测的 51 345 名就诊患者的标本（其中广东占 55%）进行了 HPV 分型检测，结果显示，在医院就诊的人群中，高危型 HPV 的感染率为 21.12%，而 49 岁前为感染高峰，占 56.62%；最常见的高危型 HPV 型别依次为 HPV 52、16 和 58，50 岁以上组则以 HPV 16 亚型最为常见；在 HPV 感染人群中，单一高危型 HPV 感染最常见，占总人数的 18.8%，占所有高危型 HPV 感染的 72.33%；而多重感染占总人数的 7.19%，占所有高危型 HPV 感染的 27.67%。此研究反映了中国人群 HPV 的感染特点。

上海的一项大样本研究 [7] 显示，在宫颈炎、宫颈上皮内瘤变（cervical intraepithelial neoplasia，CIN）1、CIN 2/3 以及宫颈鳞癌中，高危型 HPV 的感染率分别为 40.8%、74.9%、70.2% 和 83.3%，最常见的高危型 HPV 型别为 HPV 16、58 和 52 型。在宫颈炎和 CIN 2/3 中，HPV 16 和 58 的优势比（odds ratio，OR）分别为 2.99（95%CI 为 1.32 ~ 4.33）和 1.56（95%CI 为 1.11 ~ 3.21）；在宫颈炎和宫颈鳞癌中，HPV 16 和 18 的 OR 分别为 5.68（95%CI 为 2.31 ~ 7.893）和 2.33（95%CI 为 1.41 ~ 3.87）。

以上研究结果显示，无论是全球还是中国，针对 HPV16 和 18 的宫颈癌疫苗可以预防 70% 以上的宫颈癌。而针对 HPV16、18、31、33、45、52 和 58 的疫苗可以预防 90% 以上的宫颈癌。

二、宫颈癌预防性疫苗的研发和制备

由于 HPV 感染是宫颈癌发生的主要原因，人们开始致力于 HPV 疫苗的研发。HPV 疫苗分为 3 种类型：预防性疫苗、使原有感染和相关疾病消退的治疗性疫苗以及兼具有预防和治疗功效的双重疫苗。目前研发成功并应用于临床的是预防性疫苗。本文仅对预防性疫苗加以介绍。

1991 年，澳大利亚华人科学家周建博士在首次利用 DNA 重组技术，通过合成 HPV16 L1 衣壳蛋白构建预防性 HPV 疫苗的病毒样颗粒（virus-like particle，VLP）。由于 HPV 基因组编码的衣壳蛋白必须首先进入并接触到上皮细胞才能导致感染的发生，因此，通过刺激产生针对这些衣壳蛋白的抗体，可达到阻止黏附从而预防 HPV 感染的目的 [8]。此外，只有蛋白质的疫苗不包含有潜在感染性的 HPV DNA，即通过将 HPV L1 基因剪接插入酵母菌等表达系统中产生 HPV 衣壳。这种 HPV VLP 只含病毒抗原，不含病毒 DNA，能激发机体的免疫反应，在具有免疫原性的同时，不会导致病毒感染或诱发癌症，使用安全，为预防 HPV 疫苗的研发打下了基础。此后 10 年间，陆续研发并成功制备了各种 HPV 预防性疫苗。目前，各种疫苗表达系统不同，默克公司（Merck）的四价疫苗和九价疫苗是以酵母菌为表达系统的疫苗，而葛兰素史克公司（GSK）的两价疫苗是以昆虫细胞 - 杆状病毒为表达系统的疫苗，中国研发制备的疫苗是以大肠杆菌为表达系统的疫苗 [9]。

Gardasil 四价疫苗和九价疫苗均应用酵母制备 L1 VLP，通过重组 DNA 技术，L1 蛋白在酵母中表达，并自我组装成为构象完整且无感染性的 VLP，包含 HPV 16/18/11/6 的 VLP，是针对 HPV 6、11、16、18 的疫苗，为灭菌悬液注射剂，在 2 ~ 8℃条件下保存；分别于第 0、2、6 个月 3 剂次肌肉注射接种。

Cervarix 二价疫苗含有 HPV16 和 HPV18 的 VLP，是采用新型杆状病毒表达系统、在粉纹夜蛾（*Trichoplusiani*）细胞中制备，HPV 主要衣壳蛋白的 L1 片段作为抗原，利用重组杆状病毒系统生产 VLP，并使用新型佐剂 AS04，每 0.5 ml 的二价疫苗中 HPV16/HPV18 型 L1

蛋白的含量均为 20 μg，这些成分吸附于 AS04 佐剂系统，不含有硫柳汞、抗生素或其他防腐剂。该疫苗是针对 HPV16 和 18 的，在 2～8℃条件下保存，为灭菌悬液注射剂，分别于第 0、1、6 个月 3 剂次肌肉注射接种。

中国厦门大学夏宁邵教授团队研发的二价疫苗（包含 HPV16 和 18 型）是利用大肠杆菌表达系统可溶性表达 HPV18 型 L1 蛋白，经过纯化和重组装过程，获得的 HPV16 和 18 型 VLP 的。该疫苗是针对 HPV16 和 18 的，在 2～8℃条件下保存，为灭菌悬液注射剂，分别于第 0、1、6 个月 3 剂次肌肉注射接种。

自从 2006 年美国食品与药品管理局（Food and Drug Administration，FDA）相继批准 HPV 四价疫苗 Gardasil（抗 HPV 6、11、16、18，Merck 公司，2006 年）、二价疫苗 Cervarix（抗 HPV16、18，GSK 公司，2007 年）和九价疫苗（抗 HPV 6、11、16、18、31、33、45、52 和 58，Merck 公司，2014 年）上市以来，宫颈癌预防性疫苗的使用和推广进入到宫颈癌防治体系。

中国在完成 HPV 疫苗Ⅲ期临床试验后，2016 年 7 月，国家食品药品监督管理局（CFDA）已批准二价疫苗（Cervarix）上市。四价疫苗（Gardasil）也已完成Ⅲ期临床试验，正在进行 CFDA 审评。目前，中国厦门大学自主研发的 HPV16/18 二价疫苗也已完成Ⅰ期和Ⅱ期临床试验，正在进行Ⅲ期临床试验。

三、宫颈癌预防性疫苗的有效性

文献报道，对已在全球上市的二价和四价两种疫苗的临床研究结果表明，无论地区背景、人种、其他性传播感染的发生率、激素类避孕药的使用情况、受试者年龄、非标准给药方案以及哺乳状况如何，疫苗均具有高度的免疫原性、有效性且耐受性良好。对疫苗临床效应的评价表明，两种疫苗在其观察期内保护效力均持续存在。

1. 血清中疫苗抗体滴度

疫苗接种后可以诱导机体产生特异性抗体，HPV 预防性疫苗主要是以病毒的 L1 衣壳蛋白为基础研制的，通过将 HPV L1 诱导生成的 HPV VLP 装配在酵母菌（Gardasil 和九价疫苗）、杆状病毒（Cervarix）、大肠杆菌（厦大疫苗）等不同的载体中，诱导机体产生特异性抗体。研究表明，二价疫苗的抗体滴度较四价疫苗高，但在随后 10 年的随访中，两种疫苗对以 HPV16 和 18 相关的 CIN 2/3 的预防并没有差异，且 9 年后抗体滴度仍维持在稳定的水平[10]。

2. Cervarix 二价疫苗的有效性

一项Ⅲ期大样本临床研究[11] 对 HPV 二价疫苗预防 HPV16 和 18 型所致 CIN 2/3 的效力进行了评价。该研究共纳入了 18 644 名 15～25 岁女性，经过平均 14.8 个月的随访，结果显示，该疫苗预防 HPV16 或 18 型所致 CIN 2/3 的效力为 90%（95%CI 为 53%～99%）。

另一项研究对 776 名 15～25 岁女性进行了为期 6.4 年（自接种第一针起开始计算）的随访，结果显示，对于至少接种过 1 剂次且在注射疫苗时尚未暴露于相关 HPV 基因型的女性，该二价疫苗对 HPV16 和 HPV18 所致 CIN 2/3 的保护效力可达到 100%（95%CI 为 51%～100%）[12]。

来自中国的一项Ⅱ/Ⅲ期、双盲随机临床试验显示，第三针 HPV 疫苗接种后平均观察 15 个月，最初 HPV DNA 阴性和血清学阴性的对象，HPV16/18 相关的针对 6 个月持续感染的免疫效力是 94.2%，对细胞学异常的免疫效力是 93.8%，针对 HPV16/18 相关的 CIN 1 及以上和 CIN 2 及以上的效力均为 100%（疫苗组无 CIN；对照组 4 例 CIN 1 及以上，3 例 CIN 2 及以上）。在第 7 个月时，至少 99.7% 的最初血清学阴性受试者出现了针对 HPV16/18 的血清学抗体，针对 HPV16 的平均抗体滴度为 6 996 EU/ml（95%CI 为 6 212～7 880），针对 HPV18 的平均抗体滴度为 3 309EU/ml（95%CI 为 6 212～7 880）。两组的安全性结果相似，研究也证实了以 AS04 为佐剂的 HPV 16/18 二价疫苗是有效的、较为安全的、可被中国年轻女性接受[13]。

3. Gardasil 四价疫苗的有效性

（1）Gardasil 四价疫苗对 16～26 岁女性预防的有效性：Gardasil 四价疫苗在全球 33 个国家进行了多中心联合试验，研究对象为 20 541 名来自美洲、欧洲及亚洲的 16～26 岁女性，结果表明，疫苗对宫颈癌、癌前病变以及其他生殖道疾病的预防作用可达 99%～100%。对 16～26 岁女性进行 3～4 年随访研究，血清学检测和宫颈局部组织的 PCR 检测结果显示，对血清学阳性和 PCR 阴性（即提示既往有 HPV 感染者）的保护率为 100%；对 PCR 阳性，即表现感染 HPV 者未发现预防效果[14]。

（2）Gardasil 四价疫苗对 24～45 岁女性的预防有效性：一项有关 Gardasil 疫苗对 24～45 岁女性使用的安全性、免疫原性和有效性的随机、双盲试验为多中心国际研究（美洲 / 欧洲 27%、拉丁美洲 42%、亚洲 31%），疫苗组入组时血清和宫颈阴道 HPV 检测均为阴性（提示为无 HPV 感染者）研究在完成 3 剂次接种和至少 1 剂次接种后访视的人群中，对于与 HPV 6、11、16、18 相关的感染和病变，结果显示，疫苗的有效率为 90.5%；而对于仅与 HPV16、18 相关的感染和病变，疫苗的有效率为 83.1%。无疫苗相关的严重不良事件发生。因此，对于接种时无 HPV 6、11、16、18 型感染的 24～45 岁女性，四价 HPV 预防性疫苗是有效并安全的[15]。

（3）Gardasil 四价疫苗对 16～26 岁男性肛门病变的有效性：2010 年欧洲生殖道感染和病变组织（EUROGIN）在其会议上发布了 Gardasil 对 16～26 岁男性肛门病变和 24～45 岁女性临床保护的结果：在 16～26 岁、以男性为性伴侣的男性人群中，对符合方案有效性人群，对于预防与 HPV 6、11、16、18 相关的肛门上皮内瘤样变（AIN），Gardasil 的有效性为 77.5%（95%CI 为 39.6～93.3）；对于预防与 HPV 6、11、16 和 18 相关的 AIN 2/3，Gardasil 的有效性为 74.9%（95%CI 为 8.8～95.4）[16]。

一项来自中国的随机、双盲对照研究在 9～15 岁男性（n=100）、9～45 岁女性（n=500）中 1：1 给予四价疫苗组和安慰剂对照组，结果表明，所有疫苗接种者在接受 3 剂次接种后检测抗体，HPV16、18、6、11 抗体水平较高，血清转化率＞96%。疫苗的一般耐受良好，无疫苗相关的严重不良反应。研究表明，该四价疫苗对中国男性和女性的免疫原性较高，在中国人群中使用可以耐受[17]。

4. HPV 疫苗临床试验以组织学或持续性感染作为终点指标

无论是疫苗所含 HPV 型别的抗体滴度，还是对宫颈癌的预防，均不能作为临床试验的主要终点效能标准。因为在抗体滴度水平与预防 HPV 感染或 CIN/ 肿瘤的发展之间还没有建立关联。另外，尽管疫苗是针对致癌 HPV 型别进行免疫接种以达到预防宫颈癌发生为最终目标，但在临床试验中，不能将宫颈癌的发生作为主要效能观察终点，因此，世界卫生组织（WHO）提出，以组织学 CIN 2/3 作为宫颈癌试验的研究终点符合伦理学要求[18]。之后，在根据临床数据以及在疫苗的临床研究中发现，疫苗对 HPV 持续感染与 CIN 2 及以上病变的有效性均较高且结果一致[19]。

2015 年，WHO 提出根据现有 HPV16/18 型病毒持续性感染数据[20]，可以以 HPV16 型和 18 型持续性感染分别作为主要研究终点或以 HPV16/18 型持续性感染合计数据作为复合主要研究终点。

目前，在中国的疫苗临床试验中，仍以组织学（CIN 2 及以上）和持续性感染共同作为终点指标。

5. 疫苗接种的 3 剂和 2 剂问题

常规的疫苗接种为 3 剂次，二价 HPV 疫苗的接种时间为第 0、1、6 个月，HPV 四价疫苗为第 0、2、6 个月。

近年来的研究显示，注射 2 剂次 HPV 疫苗同样可以起到免疫效果。加拿大学者对 Cervarix 疫苗做了随机对照研究[21]，对 9～13 岁女孩分别给予 3 剂次（0、2、6 个月）和 2 剂次（0、6 个月）注射；对 16～25 岁年轻女性给予 3 剂次（0、2、6 个月）注射，结果显示各组抗体滴度并没有差异。在最近发表的包涵 15 个国家的多点的大样本研究[22]中，9～14 岁女孩组和男孩组分别间隔 6 个月或 12 个月接种 2 剂次；9～14 岁女孩在 6 个月以上接种 3 剂次；16～26 岁女性在 6 个月以上接种 3 剂次，结果显示，对 9～14 岁女孩或男孩在间隔 6 个月或 12 个月注射 2 剂次，最后一剂接种完 4 周后产生的抗体滴度并不劣于对 16～25 岁女性注射 3 剂次。因此，对于 9～14 岁女孩可以注射 2 剂次，而对 15～26 岁女性应注射 3 剂次。2016 年，免疫实践咨询委员会（Advisory Committee for Immunization Practices，ACIP）对此也有新的规定，详见本书第 5 部分。

Herweijer 等[23]发现，3 剂次四价 HPV 疫苗可以有效降低 HPV 6 和 11 相关湿疣的发病率，给予 2 剂次也可以明显降低外生殖器湿疣的发生风险。

四、宫颈癌预防性疫苗的安全性

HPV 疫苗应用的安全性也是值得关注的问题。无论是 Gardasil，还是 Cervarix，疫苗都是利用基因重组技术来获得病毒 L1 衣壳蛋白结构的，从理论上讲，这种技术安全性较高。在临床 I 期和 II 期试验中，试验组和对照组对计划免疫剂量的顺应性相似，显示了预防性 HPV 疫苗的耐受性较好，并证实了试验组和对照组出现的不良反应差异很小，安全性较好。另外，研究还显示，试验组和对照组对计划免疫剂量的顺应性相似，表明预防性 HPV 疫苗的耐受性较好。经过长达 8 年的随访研究，试验组和对照组在发生不良反应例数、严重不良反应例数以及新发生慢性病例数上没有差异，这进一步证实了 HPV 疫苗的长期安全性。

HPV 四价疫苗在上市前，有 7 项临床试验对其安全性进行了研究，研究对象为 2.1 万余名 9～26 岁的女性，结果证明非常安全。HPV 二价疫苗的安全性试验也取得了类似的结果，超过 1.8 万名 15～25 岁女性参加了该项研究。这两种疫苗的主要不良反应包括疼痛、红斑和瘙痒。受试者疫苗接种部位的肿胀程度高于安慰剂注射者（四价疫苗试验）和甲型肝炎疫苗接种者（二价 HPV 疫苗试验）。发热和精神萎靡是最常见的全身症状。在所有试验中，严重不良反应事件发生的组间差异均无统计学意义[24]。

2009 年，在美国 HPV 疫苗销售逾 2 300 万剂，接种之后共收到 12 424 份不良事件报告。报告中最常见的不良事件为：晕厥（或昏厥），注射后常见，尤其在青少年和少年人群中明显；接种部位的局部反应为疼痛和红肿；全身反应主要为头晕、头痛、恶心。FDA 和疾病预防控制中心（Centers for Disease Control，CDC）仍认为四价 HPV 疫苗是安全和有效的疫苗，其获益大于风险[25]。

2011 年，在中国进行的 III 期临床试验中对四价疫苗的安全性进行了评估（Zhao C, EUROGIN 2001），出现的不良事件与国际上相同。在疫苗接种后 5 d 内，注射部位的不良事件为 31.5%，症状为疼痛（27.0%）、发红（9.6%）、肿胀（7.3%）、硬结（5.6%）和瘙痒（5.5%），无化脓、坏死等严重事件。疫苗接种后 15 d 内，全身不良事件的发生率为 47.9%，最常见的不良事件为发热（24.1%），其次为疲劳（13.5%）、头痛（13.4%）、肌痛（11.7%）、恶心（6.1%）、呕吐（5.8%）和咳嗽（5.7%）。因此，认为在中国应用 HPV 疫苗是安全的。

五、WHO 关于 HPV 疫苗接种的推荐意见

2009 年，WHO 提出了应用 HPV 疫苗的意见：建议具备条件的国家引入 HPV 疫苗常规接种；HPV 疫苗对未暴露于疫苗相关 HPV 基因型的女性接种效果最佳；引进 HPV 疫苗时，首先应考虑在主要目标人群（青春期早期女孩）中实现较高的接种率，满足条件时，也可对次级目标人群（青春期后期和年轻成年女性）开展 HPV 疫苗接种；各种人群接种疫苗后仍需要接受宫颈癌筛查；HPV 疫苗的引入应作为预防宫颈癌和其他 HPV 相关疾病策略的一部分。

2014 年，WHO 又提出，二价和四价疫苗均有极佳的安全性和效力，但选择时应基于当地相关数据、HPV 相关公共卫生问题及批准的疫苗接种的目标人群。接种的主要目标人群年龄为 9 ~ 13 岁，次要目标人群为较大的女性青少年和年轻女性；不推荐将男性列为 HPV 疫苗接种优先重点，特别是在资源有限的地区。

接种程序：① 15 岁以下的女孩：间隔时间为 6 个月的 2 剂次接种程序（性活跃期之前）；②年满 15 岁的女性：3 剂次接种程序（0、1 或 2、6 个月）；③免疫功能低下者和（或）HIV 感染女性：3 剂次接种程序（0、1 或 2、6 个月）；④不推荐在疫苗接种前进行 HPV 或 HIV 检测，因为 HPV 感染或既往有 HPV 感染者也可从中受益；⑤不推荐 HPV 疫苗用于妊娠女性，哺乳期女性也可接受疫苗接种；如孕期无意注射了 HPV 疫苗，无需干预；⑥ HPV 疫苗也可与其他疫苗（如脑膜炎疫苗和百日咳）同时应用。尚未证实需要给予加强接种。另外，FDA 和 CDC 不建议 26 岁以上的人群接种 HPV 疫苗，主要原因并非这些人群接种 HPV 疫苗没有作用，而是因为相关研究数据不充分。今后随着对 HPV 疫苗的进一步研究，疫苗的保护年限会逐渐放宽。

2016ACIP 对 HPV 疫苗的接种提出了以下建议[26]：①常规 HPV 接种应该从 11 或 12 岁开始，接种系列可提前至 9 岁开始。②对于 26 岁之前的女性以及 21 岁的男性，既往未充分接种者，也推荐接种；22 ~ 26 岁的男性可以接种（同样见于特殊人群和医疗条件下）。③ 2016 ACIP 在 2015ACIP 的基础上，增加了关于剂量的推荐：＜ 15 岁，推荐给予 2 剂次疫苗，第二剂应该在第一剂注射后 6 ~ 12 个月给予（0、6 ~ 12 个月）；≥ 15 岁，仍推荐 3 剂次接种，方案为（0、1 ~ 2、6 个月）。④对于首次接种＜ 15 岁人群，按照 2 剂次接种方案（0、6 ~ 12 个月）或 3 剂次接种方案（0、1 ~ 2、6 个月）接种二价、四价或九价的任意类型，认为疫苗接种完全；对于首次接种≥ 15 岁人群，按照 3 剂次接种方案接种二价、四价或九价的任意类型，认为疫苗接种完全；九价疫苗可用于继续或完成四价或二价疫苗接种系列；对于已经完成二价或四价全部接种者，ACIP 并无额外再接种九价疫苗的推荐。⑤如果疫苗接种中断，无需重新开始接种，推荐的接种剂量取决于首次接种的年龄。⑥对于男 - 男性接触者以及变性人群，ACIP 推荐常规接种 HPV 疫苗。

临床试验已经验证，宫颈癌预防性疫苗应用安全有效。应用 HPV 疫苗是从根本上阻断 HPV 传播、预防宫颈癌的最有效的预防措施。目前尚缺乏中国人群 HPV 疫苗接种的资料，还需要在疫苗上市后继续进行临床观察。

在应用国外生产疫苗时，也期待国产疫苗尽快上市，造福于中国女性。

（魏丽惠　李明珠　赵　超）

参考文献

[1] Zheng R, Peng X, Zeng H, et al. Incidence, mortality and survival of childhood cancer in China during 2000-2010 period: a population-based study. Cancer Lett, 2015, 363 (2): 176-180.

[2] 陈万青, 郑荣寿, 张思维, 等. 2012年中国恶性肿瘤发病和死亡分析. 中国肿瘤, 2016, 5 (1): 1-8.

[3] Guan P, Howell-Jones R, Li N, et al. Human papillomavirus types in 115, 789 HPV-positive women: a meta-analysis from cervical infection to cancer. Int J Cancer, 2012, 131 (10): 2349-2359.

[4] de Sanjose S, Quint W G, Alemany L, et al. Human papillomavirus genotype attribution in invasive cervical cancer: a retrospective cross-sectional worldwide study. Lancet Oncol, 2010, 11 (11): 1048-1056.

[5] Chen W, Zhang X, Molijn A, et al. Human papillomavirus type-distribution in cervical cancer in China: the importance of HPV 16 and 18. Cancer Causes Control, 2009, 20 (9): 1705-1713.

[6] Zeng Z, Yang H, Li Z, et al. Prevalence and Genotype Distribution of HPV Infection in China: Analysis of 51, 345 HPV Genotyping Results from China's Largest CAP Certified Laboratory. J Cancer, 2016, 7 (9): 1037-1043.

[7] Gu Y, Ma C, Zou J, et al. Prevalence characteristics of high-risk human papillomaviruses in women living in Shanghai with cervical precancerous lesions and cancer. Oncotarget, 2016, 7 (17): 24656-24663.

[8] Muñoz N, Castellsagué X, de González A B, et al. Chapter 1: HPV in the etiology of human cancer. Vaccine, 2006, 24 (suppl3): S3/1-10.

[9] 谢明辉, 李少伟, 沈文道, 等. 人乳头瘤病毒18型病毒样颗粒在大肠杆菌中的表达及免疫原性分析. 生物工程学报, 2009, 25 (7): 1082-1087.

[10] Einstein M H, Takacs P, Chatterjee A, et al. Comparison of long-term immunogenicity and safety of human papillomavirus (HPV)-16/18 AS04-adjuvanted vaccine and HPV-6/11/16/18 vaccine in healthy women aged 18-45 years: end-of-study analysis of a Phase III randomized trial. Hum Vaccin Immunother, 2014, 10 (12): 3435-3445.

[11] Paavonen J, Jenkins D, Bosch F X, et al. HPV PATRICIA study group. Efficacy of a prophylactic adjuvanted bivalent L1virus-like-particle vaccine against infection with human papillomavirus types 16 and 18 in young women: an interim analysis of a phase III double-blind, randomised controlled trial. Lancet, 2007, 369 (9580): 2161-2170.

[12] Harper D M, et al. Sustained immunogenicity and high efficacy against HPV 16/18 related cervical neoplasia: long-term follow-up through 6. 4 years in women vaccinated with Cervarix (GSK's HPV 16/18 AS04 candidate vaccine). Presented at the Annual Meeting on Women's Cancer of the Society for Gynecologic Oncology, Tampa, Florida, USA, 9-12 March, 2008. Abstract in gynecologic oncology, 2008, 109-158.

[13] Zhu F C, Chen W, Hu Y M, et al. Efficacy, immunogenicity and safety of the HPV-16/18 AS04-adjuvanted vaccine in healthy Chinese women aged 18-25 years: results from a randomized controlled trial. Int J Cancer, 2014, 135 (11): 2612-2622.

[14] Paavonen J, Future II Study Group. Baseline demographic characteristics of subjects enrolled in international quadrivalent HPV (types 6/11/16/18)vaccine clinical trials. Curr Med Res Opin, 2008, 24 (6): 1623-1634.

[15] Muñoz N, Manalastas R, Jr, Pitisuttithum P, et al. Safety, immunogenicity, and efficacy of quadrivalent human papillomavirus (types 6, 11, 16, 18)recombinant vaccine in women aged 24-45 years: a randomised, double-blind, trial. Lancet, 2009, 373 (9679): 1949-1957.

[16] Olsson S E, Kjaer S K, Sigurdsson K, et al. Evaluation of quadrivalent HPV 6/11/16/18 vaccine efficacy against cervical and anogenital disease in subjects with serological evidence of prior vaccine type HPV infection. Hum Vaccine, 2009, 5 (10): 696-704.

[17] Li R, Li Y, Radley D, et al. Safety and immunogenicity of a vaccine targeting human papillomavirus types 6, 11, 16 and 18: a randomized, double-blind, placebo-controlled trial in Chinese males and females. Vaccine, 2012, 30 (28): 4284-4291.

[18] Pagliusi S R, Aguado T. Efficacy and other milestones for human papillomavirus vaccine introduction Vaccine, 2004, 23 (5): 569-578.

[19] 魏丽惠, 赵方辉, 刘继红, 等. HPV持续感染与子宫颈上皮内瘤变2级及更严重病变的相关性. 中国妇产科临床杂志, 2013, 14 (4): 291-294.

[20] WHO: Expert Committee on Biological Standardization. Recommendations to assure the quality, safety and efficacy of recombinant human papillomavirus virus-like particle vaccines. Geneva, 12 to 16 October, 2015.

[21] Dobson S R, McNeil S, Dionne M, et al. Immunogenicity of 2 doses of HPV vaccine in younger adolescents vs 3 doses in young women: a randomized clinical trial. JAMA, 2013, 309 (17): 1793-802.

[22] Iversen O E, Miranda M J, Ulied A, et al. Immunogenicity of the 9-Valent HPV Vaccine Using 2-Dose Regimens in Girls and Boys vs a 3-Dose Regimen in Women. JAMA, 2016, 316 (22): 2411-2421.

[23] Herweijer E, Leval A, Ploner A, et al. Association of varying number of doses of quadrivalent human papillomavirus vaccine with incidence of condyloma. JAMA, 2014, 311 (6): 597-603.

[24] Mayeaus E J, Thomas C J. 现代阴道镜学. 3版. 赵昀. 译. 北京: 北京大学医学出版社, 2016: 584.

[25] Slade B A, LeidelL, Vellozzi C, et al. Postlicensure safety surveillance for quadrivalent human papillomavirus recombinant vaccine. JAMA, 2009, 302 (7): 750-757.

[26] Meites E, Kempe A, Markowitz L E. Use of a 2-Dose Schedule for Human Papillomavirus Vaccination-Updated Recommendations of the Advisory Committee on Immunization Practices. MMWR Morb Mortal Wkly Rep, 2016, 65 (49): 1405-1408.

第35章　宫颈上皮内瘤变的诊断和处理

一、宫颈上皮内瘤变的概念和范畴

宫颈上皮内瘤变（cervical intraepithelial neoplasia，CIN）包括鳞状上皮内瘤变和腺上皮内瘤变（cervical glandular intraepithelial neoplasia，CGIN），为宫颈癌的癌前病变。

（一）概念由来

1. 宫颈上皮内瘤变

CIN 为宫颈癌前病变，最早被称为细胞结构发育不良（dysplasia），中文也曾译成"间变"及"非（或不）典型增生"（atypical hyperplasia）。Reagan（1956）根据异型增生所占上皮厚度将其分为轻、中和重度。原位癌是一种比重度不典型增生更重的病理状态。20 世纪 60 年代后，随着光镜、电镜、细胞培养、细胞遗传学、图像分析和分子生物学技术的研究，发现不典型增生和原位癌是同一疾病的连续谱系。1967 年，Richart 提出了 CIN 这个概念，其反映的是宫颈癌发生发展的一个典型的连续病理过程，并将 CIN 分为三级，即 CIN 1 级为轻度上皮内瘤变，相当于极轻度和轻度不典型增生；CIN 2 级为中度上皮内瘤变，相当于中度不典型增生；CIN 3 级为宫颈重度上皮内瘤变，包括重度不典型增生和原位癌。1990 年，Richart 又将 CIN 分为两级，即低度 CIN（CIN 1）和高度 CIN（CIN 2/3），认为高度 CIN 是浸润性宫颈癌的癌前病变[1]。WHO（2014）新版宫颈肿瘤病理分类结合 2003 版宫颈肿瘤分类将宫颈鳞状上皮癌前病变分为低度鳞状上皮内病变（low-grade squamous intraepithelial lesion，LSIL）和高度鳞状上皮内病变（high-grade squamous intraepithelial lesion，HSIL），LSIL 包括 CIN 1（轻度非典型增生）、扁平湿疣及挖空细胞病等；HSIL 包括 CIN 2（中度非典型增生）和 CIN 3（重度非典型增生和原位癌）；与 TBS（the Bethesda System）提出的细胞学两级分类相对应，不仅提高了诊断的一致性和可重复性，还可以更好地指导临床管理及预后判断[2-3]。值得提出的是，细胞学异常并不等同于组织学异常。

2. 宫颈腺上皮内病变（CGIN 或 GCIN）

1986 年，Gloor 和 Hurlimann 建议将腺上皮不典型增生命名为腺上皮内瘤变（cervical glandular intraepithelial neoplasia，CGIN），包括腺上皮不典型增生和原位腺癌（adenocarcinoma in situ，AIS），与 CIN 相同，也分三级，AIS 包括在 CGIN 3 级中，是目前认同的宫颈腺癌的癌前病变。WHO（2014）新版宫颈肿瘤病理分类中仅分为宫颈原位腺癌（AIS）和腺癌[3]。细胞学 TBS 报告中提出的腺细胞异常分为[2,4]：①非典型腺细胞；②非典型宫颈管腺细胞倾向瘤变；③颈管原位腺癌；④腺癌。总之，WHO 2014 版宫颈肿瘤病理分类对宫颈癌前病变的命名及分类简化了，并较完整地反映了宫颈病变的性质。

（二）发病率

1. 宫颈上皮内瘤变（CIN）

CIN 的发病率无确切数据。1995 年美国妇产科学会（ACOG）和肿瘤协会（ACS）推测，美国每年 CIN 新发病例为 60 万，AIS 为 6 500 例。2001 年美国宫颈病理和阴道镜协会（ASCCP）指南中，美国每年有 100 万 CIN 1，50 万的 CIN 2、3 病例[5-6]。2006 年 ASCCP 报告，美国新诊断 CIN 病例为 150 万，患病率为 2.7%[7-8]。医科院肿瘤医院的一项研究（2001）显示，在山西省襄垣县宫颈癌高发区 1 997 例 35～45 岁女性中，CIN 的总患病率为 10.6%[9-10]。据该医院统计，从 1999 年到 2003 年收治的 CIN 病例逐年增加，由 34 例（占 10.7%）增加到 129 例（占 40.6%）发病高峰年龄为 31～40 岁，中位年龄为 38 岁，平均年龄提早 6 岁，原位癌（CIS）提前了 8.3 岁[11-12]。美国一份报告显示，CIN 1、2 的高峰年龄为 20～24 岁，CIN 3 为 30～34 岁[13-14]。可见与宫颈癌相同，CIN 发病也有上升和年轻化趋势。

2. 宫颈腺上皮内瘤变（CGIN）

CGIN 少见，据美国统计，1973—2001 年 72 357 例原位癌（CIS）中仅 2% 为原位腺癌（AIS），在宫颈涂片中异常腺细胞比例＜0.3%[15]。Kim（2009）等报告的细胞学诊断非典型腺细胞（atypical glandular cell，AGC）占宫颈涂片的 0.18%～0.74%。美国一项统计显示，从 20 世纪 70 年代到 90 年代，AIS 增加了 6 倍，1991—1995 年美国白人女性 AIS 发病率为 1.25/10 万。TBS（2001）中，腺细胞异常在整个筛查人群中＜1%，医科院肿瘤医院的统计为 0.57%[9,16]。潘秦镜等（2014）[17] 汇总分析了近 3 万女性，AGC 占 0.2%。

（三）CIN 的自然转归

1. CIN 的自然转归

CIN 的自然转归有三种：逆转（自然消退）、稳定（持续不变）和进展。然而，人们更关注的是转变为癌的概率和时间，对此文献报告不一，CIN 进展到更高级别的 CIN 或癌的概率为 1.4%～60%，CIN 1、CIN 2 和 CIN 3 的转癌率分别为 0.69%～6.2%、4.3%～13.3% 和 12%～65%[5,11-12,14-16,18-23]（表 35-1）。

表 35-1　CIN 的自然转归[22]

CIN 级别	消退（%）	持续不变（%）	进展为 CIN 3（%）	进展为浸润癌（%）
CIN 1	57.0	32.0	11.0	1.0
CIN 2	43.0	35.0	22.0	1.5
CIN 3	32.0	56.0		12.0

关于 CIN 的自然史，有几点已达共识：① CIN 有三种转归，CIN 1 的癌变概率＜1%；②从高危 HPV 感染到 CIN 到宫颈浸润癌的发生时间为 10～20 年（图 35-1）；③ CIN 的转归与诸多因素有关，尤其是与高危型 HPV16/18 关系密切。

2. CIN 转归的影响因素

（1）CIN 级别：随着 CIN 级别的升高，逆转率下降，进展率递增（见表 35-1）。CIN 1、2 和 3 级进展到宫颈浸润癌的风险分别为正常宫颈的 4 倍、14.5 倍和 46.5 倍[22]。

（2）HPV 型别：持续高危型 HPV 感染是 CIN 进展的主要危险因素，其风险为低危型 HPV 感染的 6.46 倍。与高危型 HPV16、18 感染有关的 CIN 几乎都会进展，与低危型 HPV 6、11 相关的以 CIN 1 级为主的宫颈病变大多会逆转。医科院肿瘤医院（研究所）的一项 6 年队列随访研究显示，高危型 HPV DNA 阳性女性患宫颈高度病变的风险是 HPV 阴性者的 52 倍[24]。医科院肿瘤医院（研究所）最新报道（2016 年）的 15 年的前瞻性随访资料显示，基线高危型 HPV（high risk human papillomavirus，HR-HPV）阳性与 CIN 2 及以上发病风险均

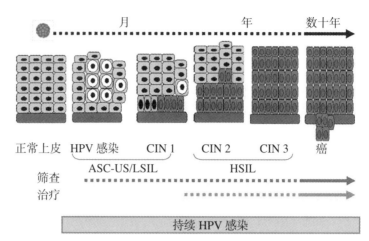

图 35-1　HPV 感染与宫颈癌的自然史。AS-CUS：非典型鳞状细胞，不能明确意义

显著高于 HR-HPV 阴性者；4 次 HR-HPV 阳性者 15 年内 CIN 2及以上累计发病风险高达 40%（RR=55.0），阴性者仅 0.2%~2.7%。提示持续 HR-HPV 感染与新发 CIN 2及以上有很强的关联，并预测其发病风险在 6 年后降低[25]。美国 Kaiser 医学中心对 30~64 岁的 96 5360 名女性进行了单纯细胞学和 HPV 与细胞学联合筛查及随访的循证医学研究，结果显示，细胞学和HPV 均阳性者的 5 年 CIN 3及以上累计发病风险为：ASCUS 2.6%，LSIL5.2%，HSIL 47.0%，SCC 84.0%，AGC 8.5%；而 HPV 和细胞学均阴性者的发病风险仅为 0.08%[26]。医科院肿瘤医院在 13 项宫颈癌人群筛查中应用了液基细胞学（liquid based cytology，LBC），筛查结果的汇总分析为：ASCUS 和 ASC-H 伴 HR-HPV 感染者 5 年内发生 CIN 2及以上风险为 18.0% 和45.0%；而 HR-HPV 阴性者仅为 1.1% 和 12%[17]。

（3）异常细胞学预示不同宫颈病变的风险（显示 LBC 可有效预测 CIN 2及以上风险）：CIN 2+ 随细胞学异常而增加，ASCUS 中 CIN 2及以上检出率为 4.1%，LSIL 中为 15.6%，HSIL 中为 65.3%，SCC 中为 96.7%[17]。

（4）其他因素：如时间、年龄、免疫功能下降、干预措施等均会影响 CIN 的转归。

二、宫颈上皮内瘤变的临床诊断

大多数 CIN 无明显症状和体征。据文献资料，15.4%~72.6% 无症状，10%~47.8% 宫颈光滑，31.6%~76.1% 可呈轻度"糜烂"样改变，临床可疑癌者仅占 1.4%~3.6%[13,18,22]。常规妇科检查难以发现 CIN，尤其是 CGIN，必须借助辅助检查手段进行早期诊断。当前推崇"三阶梯"诊断程序［细胞学和（或）HPV 检测 - 阴道镜检查 - 病理检查］并已被广泛认可，关键是如何规范和质控，以避免过度诊断或漏诊。

（一）宫颈细胞学

宫颈细胞学（cytology）技术简便易行、行之有效，是宫颈癌筛查的首选方法，其筛查成效已肯定无疑，无论在发达国家或发展中国家和地区，只要有系统的筛查计划和坚持宫颈癌筛查，宫颈癌的发病率和死亡率均显著下降。

1．细胞学技术的进展

由于传统细胞学（巴氏涂片）有其本身固有的局限性并受诸多因素的影响，假阴性率高达 40%~50%[9]。20 世纪 90 年代中期，在细胞学各环节（样本采集、固定、制片、染色、阅片和诊断报告等方面）均有重大革新。

（1）1995 年美国 FDA 批准 PAPNET CCT 作为细胞学的质控，细胞学读片的全自动对客观巴氏涂片扫描便于细胞学阅片，提高了诊断的准确性。

（2）细胞学取样及制片方面的重大突破是液基细胞学（LBC）研发，至今已被广泛应用，包括 ThinPrep 膜式薄层（TCT）和 AutocytePrep 离心沉淀式两种，分别于 1996 年和 1998 年获美国 FDA 批准用于宫颈癌筛查及临床，提高了筛查效果和诊断准确性。医科院肿瘤医院（研究所）于 1998 年首次将其引入中国山西襄垣县的宫颈癌筛查，其诊断宫颈病变（≥CIN 2）的敏感性和特异性分别为 87.2% 和 93.5%[9-10]。

（3）细胞学新报告方式（TBS）于 1988 年出台，经 1991 年、2001 年和 2014 年三次修改，其内涵有三个：①标本满意度的评估；②描述性诊断；③诊断术语的标准化。TBS 系统弥补了传统巴氏涂片报告的不足，可为临床处理提供参考。TBS 系统的主要更新包括：①对 45 岁及以上女性出现 AGC 需进行宫内膜评估；②对 LSIL 少数提示 HSIL，不建立新的分类，提示严格遵守二级分类法。

2．临床应用

（1）细胞学检查是：宫颈病变规范化诊断中的第一步（即初筛），一般情况下应先做宫颈细胞学涂片，根据其结果，决定是否进入下一步诊断程序。

（2）分流 HR-HPV 阳性者的宫颈癌筛查：美国 FDA 于 2003 年批准 HPV DNA 检测（HC2）作为 30 岁以上女性细胞学筛查的辅助方法，而 WHO（2013 年）指南中首推细胞学与 HPV 检测或其他方法联合应用，以提高宫颈癌筛查的敏感性，阴性预测值（NPV）接近100%，可延长 LBC 和 HR-HPV 检测均阴性者的筛查间隔 6 ~ 8 年[27-28]。

（3）CIN 和宫颈癌疗后随访。

3．临床医师应关注以下几点

（1）取材：取材是影响细胞学涂片质量和诊断的关键。最好采用液基细胞学（LBC）的特制宫颈取材器。①取材时机：最佳时机是月经后半周期，月经期、妊娠期（除临床可疑癌外）推迟取样；宫颈、阴道急性炎症时，抗炎治疗后取材；取材前至少 48 h 内不能进行阴道冲洗、性生活和阴道上药；避免短期内重复取样等。②取材部位：包括宫颈阴道部鳞柱交界、移行带（或转化区）、宫颈管取材和临床可疑部位取材。绝经后或治疗后女性尤应重视颈管部位的取样。取材的细胞应包括原始鳞状上皮、柱状上皮及化生上皮。③取材技术：取材时窥阴器不用润滑剂，轻轻擦去过多的黏液和血液，常规以宫颈外口为圆心顺时针或逆时针方向转至少 2 ~ 3 周取样，并应根据转化区位置而选择。用力适中。取样后立即涂片，薄层、均匀，快速固定在 95% 酒精至少 15 min，或 LBC 直接放入保存液并充分刷洗取材器上的细胞，并观察保存液是否由清亮变浑浊。

（2）按申请单要求填写，提供有关临床信息。如细胞学报告与临床不符合，应及时与细胞学医师沟通。

（3）熟悉和理解 TBS（2001 年、2014 年）报告的内涵及其临床意义（表 35-2），按ASCCP（2012）指南对异常细胞学个体化处理[27]。①对细胞学 ASC-US 处理有三种方式：4 ~ 6 个月重复细胞学、立即行阴道镜检查和 HPV DNA 检测分流。② ASCUS/HPV（＋）及≥ASC-H：立即行阴道镜检查。③ AGC 与 AIS：除阴道镜检查外，应常规行宫颈内刮除术（endocervical curettage，ECC），必要时行诊断性锥切术，以免遗漏宫颈 CIN 和腺癌。

表 35-2　宫颈细胞学异常的临床意义（组织学诊断）

细胞学		组织学 CIN 2 / 3	浸润癌
ASC	ASC-US	10%～15%	0.1%～0.2%
	ASC-H	30%～40%	
LSIL		14%～20%，本院 15.6%	
HSIL		53%～66%，本院 65.3%	1%～2%
AGC	CGIN	9%～45%	
	AIS	12%	＜1%～9%
AGC- 倾向瘤变		27%～96%	
AIS		48%～69%	38%（腺癌）

（二）阴道镜检查

阴道镜检查（colposcopy）是宫颈病变规范化诊断中的关键步骤。阴道镜检查的目的是早期发现和检出肉眼不能识别的 CIN 和临床早期宫颈癌。

1. 阴道镜检查指征

阴道镜检查主要指征[18,20,29]：①宫颈异常细胞学 TBS 报告：≥ASC-US 和 AGC；②临床可疑病史与体征，如接触性出血、阴道异常排液、白斑、"糜烂"样改变、息肉、湿疣或可疑癌等；③高危 HPV DNA 检测阳性或 VIA/VILI 阳性。

2. 阴道镜诊断标准

（1）著名的阴道镜专家 Copploson（1986）的诊断依据为：①病变的区域性分布（即病变部位），在转化区内或转化区外；②醋白上皮的颜色和透明度；③病变的边界和表面构型；④血管结构。根据其图像特征将异常转化区分三个级别，以便与组织学对应。

（2）Reid 等（1985）提出的改良的 Reid 阴道镜评分法主要根据阴道镜图像的四个特征进行量化评估：①颜色；②边界与表面轮廓；③血管；④碘染色。这种方法便于统一标准，提高诊断的准确率。我们将 Reid 评分法中的碘试验取消对宫颈病变进行评分，也获得了同样效果（＞95%）[20]。

CIN 的阴道镜图像：醋酸白色上皮、点状血管和镶嵌是 CIN 最常见的异常阴道镜"三联征"图像，随着 CIN 级别的增高，阴道镜异常所见复杂而多样化，病变累及多个象限。宫颈原位癌与早期浸润癌的图像差异无几。CIN，早期浸润癌，腺上皮异常及腺癌，宫颈癌放疗后如图 35-2 至 35-11 所示。

3. 阴道镜检查技术关键

阴道镜检查是临床诊断性检查方法，为提高 CIN 和早期宫颈癌诊断准确性，提升阴道镜学者的服务能力和诊断水平，需掌握以下技术关键：①熟悉阴道镜检查的形态学基础，绝大多数 CIN 和宫颈癌均发生在转化区（transformation zone，TZ）内，TZ 是阴道镜检查的重点靶区，识别 TZ 是阴道镜学者必须具备的基本功；②如何识别正常和异常转化区及转化区分型；③具有鉴别宫颈低度病变（CIN 1 和 HPV 感染）和高度病变（≥CIN 2）的能力；④掌握阴道镜下活检的技巧；⑤了解相关的细胞病理学知识和 CIN 处理原则。

4. 阴道镜检查的优势和局限性

（1）优势：①发现病变，指导活检，提高活检的阳性率；②即可定位，又可定性，与细

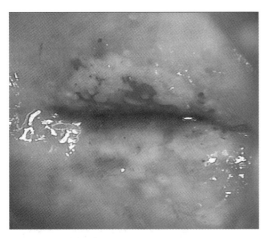

图 35-2（也见彩图）　CIN 1 合并 HPV 感染

薄层醋白上皮，半透明，边界尚不清楚

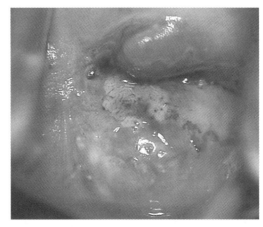

图 35-3（也见彩图）　CIN 2

后唇醋白上皮较厚，边界清楚，点状血管粗大，少许镶嵌

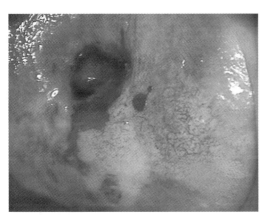

图 35-4（也见彩图）　CIN 3

醋白上皮部分较厚，粗大不规则点状血管

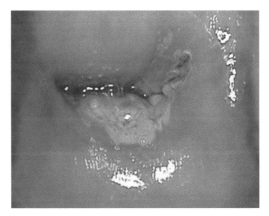

图 35-5（也见彩图）　原位癌

后唇醋白上皮厚，边界清晰，向宫颈管内延伸，粗大点状血管和镶嵌

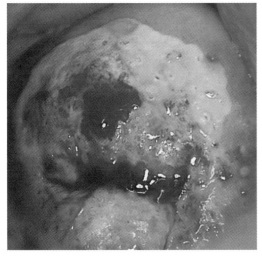

图 35-6（也见彩图）　早期浸润癌

致密、浓厚醋白上皮，混浊，病变广泛，可见大小不等、形态不一的镶嵌及点状血管

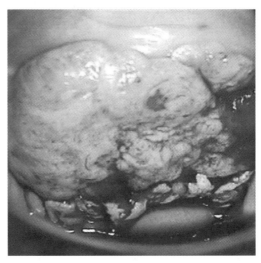

图 35-7（也见彩图）　宫颈鳞癌Ⅰb2 期，结节型

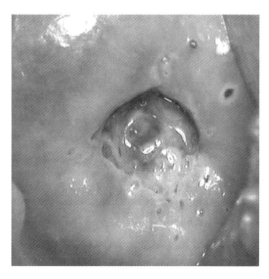

图 35-8(也见彩图) 腺上皮异常

颈管内轻度醋白，后唇可见转化区样表现，腺开口增多增大

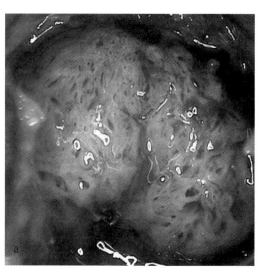

图 35-9(也见彩图) 宫颈黏液腺癌

结节状肿瘤，厚醋白上皮，异型血管粗大，间距增宽，腺开口异常增多，呈网状

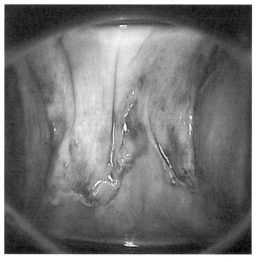

图 35-10(也见彩图) 子宫切除术术后阴道残端放疗后

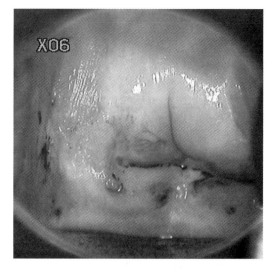

图 35-11(也见彩图) 宫颈癌放疗后

宫颈黏膜苍白，点状血管，未见鳞柱交界，为不满意阴道镜图像

胞学及宫颈内刮除术（ECC）联合，提高 CIN 和早期癌的检出率，准确率高达 95% 以上[20,29-31]；③提高宫颈癌筛查效果；④动态观察病变的转归，对疗后复发诊断有一定价值[14,32]；⑤检查方便，创伤小。

（2）局限性：①看不到子宫颈管高位病变，不易鉴别镜下浸润癌，造成一定的假阴性，约 10%[20,29-31]；②阴道镜下缺乏腺上皮病变的特异性图像，诊断困难；③判读阴道镜图像有一定主观性，且阴道镜诊断的准确性受诸多因素影响；④阴道镜下活检浅而小，即使常规 ECC，也会造成诊断不足或漏诊。

5. 阴道镜检查注意事项

①签署知情同意书；②检查前至少 48 h 不能冲洗、上药、性交等；③月经期不能做检

查；④子宫颈阴道严重炎症时，先抗炎治疗；⑤全面观察；⑥重视醋酸作用、观察时间；⑦结合临床、图像综合评估；⑧检查结果不能作为确诊的依据（必须做组织学检查）。

（三）组织病理检查

CIN 标准化诊断中的最后一步病理检查，包括宫颈活检、宫颈内刮除术（ECC）和宫颈锥切术。就诊断的全面、准确而言，活检 <LEEP<冷刀锥切术（CKC），但各有其优缺点 [11,19,21,29,31]。

1．宫颈活检

宫颈活检（biopsy）是临床最常见的取材方式，简单易行。

（1）宫颈活检指征：凡临床、细胞学、阴道镜检查或肉眼观察法（VIA/VILI）怀疑 CIN 或癌者均为活检的指征，尤其是≥CIN 2 的高度病变及癌必须取活检。

（2）宫颈活检注意事项：①应在阴道镜（或 VIA/VILI）指示下进行；②应在异常转化区内病变最严重的部位进行多点取材；③当临床可疑或细胞学异常（HSIL、AGC）而阴道镜检查未见异常时应在转化区内接近鳞柱交界（SCJ）的四象限内取样；④当细胞学异常、阴道镜检查不满意，应常规做 ECC，必要时做宫颈锥切术；⑤应有一定的深度，包括上皮和间质；⑥活检标本宜分别标记，迅速放入 10% 中性甲醛液中固定。

根据我们多项随机研究的经验，建议活检以四象限多点活检为宜，以减少漏诊，见图 35-12[10,31]。

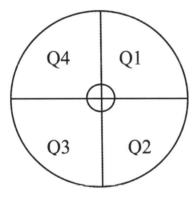

图 35-12　子宫颈的四象限

2．宫颈内刮除术（ECC）

ECC 有助于明确子宫颈管内有无病变或病变是否累及子宫颈管。

（1）ECC 指征：①细胞学异常（TBS 报告≥ASC-H），阴道镜检查阴性或不满意或镜下活检无异常；②细胞学提示腺上皮异常，无论阴道镜检查如何；③细胞学为≥HSIL，无论阴道镜检查如何；④阴道镜下病变伸入子宫颈管，尤其是为高度 CIN 时；⑤临床可疑子宫颈管内病变，如阴道排液多、子宫颈管增粗膨大或绝经后出血等。

（2）ECC 注意事项 [20,30-31]：①ECC 有一定深度，一般 2 cm 左右，以免子宫颈外口或子宫内膜污染；②ECC 阴性时也不能排除子宫颈管内病变的存在，须结合临床评估；③妊娠期禁行 ECC。

3．宫颈锥切术

宫颈锥切术（conization）目前主要有三种：LEEP、冷刀锥切术（CKC）和激光锥切术。在国内常用前两种方式。锥切术在子宫颈病变诊断中居重要地位，具诊断和治疗的双重作用，其临床应用目的是排除浸润癌，明确诊断。

（1）冷刀锥切术（cold knife conization，CKC）：是一种传统的诊断方法。诊断性 CKC 指征：①宫颈细胞学为 HSIL，阴道镜检查无异常，不满意或镜下活检阴性；②细胞学检查与阴道镜下活检不一致，如细胞学比阴道镜下活检重或可疑浸润；③细胞学提示腺上皮异常，无论 ECC 如何；④高度 CIN 病变伸入子宫颈管超出阴道镜检查范围；⑤阴道镜下活检可疑早期浸润癌或 AIS；⑥ ECC 异常或不能确定者。

（2）宫颈 LEEP 或大环状宫颈移行带切除术（large loop excision of the transformation zone，LLETZ）：诊断性 LEEP 指征尚不明确，国外有学者认为，细胞学等筛查阳性，而阴道镜下无浸润癌或无腺上皮异常证据为其指征，笔者同意此观点。2006 年美国 ASCCP 指南推荐宫颈诊断性切除术有下列指征[7]：①细胞学为 HSIL 时，立即做 LEEP 或阴道镜检查+ECC 评价，无 CIN 2 和 CIN 3 病变，无论阴道镜满意或不满意，均可采用诊断性切除术；②对于青少年的 HSIL，不立即行 LEEP，只有在持续 24 个月且无 CIN 2 和 3、阴道镜不满意或 ECC 有 CIN 时行诊断性切除；③初始细胞学为 AGC- 倾向瘤变或 AIS，无浸润病变时采用诊断性切除术。

（四）HPV DNA 检测

高危型 HPV DNA 检测新技术（第二代杂交捕获法，hybrid capture 2，HC2）的临床意义已肯定：①用于宫颈癌筛查，在 EUROGIN（2007）的筛查方案中，HPV 检测作为首选[33]；②细胞学 ASC-US 的分流管理；③ CIN 和宫颈癌疗后监测。2006 年，ASCCP 对 AGC 的处理中增加了高危型 HPV 检测，并对细胞学阴性、HPV DNA 阳性的≥30 岁女性推荐高危型 HPV16/18 型别检测，以决定是否立即进行阴道镜检查或 12 个月后复查 HPV 或复查细胞学。但也有人主张对 HPV16/18 DNA 阳性、细胞学正常的女性应立即做阴道镜检查[7-8]。

（五）两种肉眼观察法

5% 醋酸溶液后肉眼观察法（visual inspection with acetic acid，VIA）和 5% 碘液后肉眼观察法（visual inspection with lugol's iodine，VILI），在发展中国家或经济匮乏地区也被用作宫颈癌筛查方法。中国中央财政转移支付在中国 31 个省市 43 个点宫颈癌筛查中采用此方法。2009—2011 年，中国"两癌"检查重大专项中规定，无细胞学条件的地区可采用 VIA/VILI 方法。此外，在无阴道镜设备的基层单位，也可用肉眼观察法指导活检。医科院肿瘤医院 / 肿瘤研究所的一项研究表明，它们对≥CIN 2 的宫颈病变的诊断敏感性和特异性分别为 70.9% 和 74.3%[34]。

三、宫颈上皮内瘤变的处理

（一）治疗决策的几个趋势

1. 随着对 CIN 自然转归的深入研究，治疗趋于保守。有几项研究显示细胞学 LSIL 的 CIN 1 级 2 年内自然消退 90%[5]。随访 4 年 CIN 1 级合并 HPV DNA 阳性和阴性的自然消退率分别为 70% 和 100%[5]。青少年和年轻女性的 HSIL 大多可自然消退[15,31]。妊娠女性的 HSIL 或 CIN 2、3 进展到浸润癌的风险很小，产后逆转率高达 69%[35-36]。

2. 以循证医学为基础的指南使治疗趋于规范化，强调个体化。国内外对 CIN 的处理有不少指南，我们认为以参考 ASCCP 的指南为宜。如 ASCCP 2006 版与 2001 版指南比较，处理较为细化、规范，如对 CIN 1 级的处理以先前的细胞学结果为依据而采用不同的治疗对策，并增加了对经锥形切除活检证实原位腺癌（AIS）的处理[6-7]。

3. CIN 发病上升和年轻化倾向，使治疗体现人性化。对青少年和年轻女性的异常细胞学和 CIN 的处理更为保守、慎重，如细胞学为 HSIL，不主张立即行 LEEP，对 CIN 2、3 级处理也可采用随访观察[8]。

（二）治疗方案的选择依据

治疗方案的选择取决于：①CIN级别；②病变部位和范围，应重视阴道镜下转化区类型，以指导临床处理；③先前细胞学结果；④高危HPV DNA检测结果；⑤患者年龄，对生育和生理的要求；⑥随访条件；⑦特殊人群；⑧医疗资源、技术水平和医师经验等。

（三）治疗方法

治疗方法有两类：①物理治疗（又称破坏性治疗或消融疗法）；②手术治疗。临床医师应了解各种治疗方法的特点，掌握其适应证及技术要点并结合患者的具体情况选择适宜的治疗方法。

（1）CIN的物理治疗：包括冷冻、激光、电凝、冷凝、微波等，主要用于诊断的病变范围明确、局限、级别低的CIN。因物理治疗无法提供组织病理检查样本，可造成治疗不足或术后复发。为此，物理治疗前须注意以下几点：①细胞学、阴道镜下活检证实CIN，无浸润癌证据；②阴道镜检查满意，即可见整个转化区和全部病变；③未提示腺上皮异常；④无颈管内病变的临床迹象，ECC阴性；⑤有随访条件。

（2）CIN的手术治疗：包括宫颈锥切术和筋膜外子宫切除术。宫颈锥切术主要有三种：LEEP（或LLETZ）、冷刀锥切术（CKC）及激光锥切术（Laser conization）。宫颈锥切术兼有诊治作用，其指征有时不能截然分开，如锥切术后标本无更重病变或浸润、内外切缘净，则即达到了诊断目的，又起到了治疗作用，这对保留生育功能的CIS、AIS和微小浸润癌（FIGO I a1期）年轻患者更具实际意义。这里需要特别指出的是，腺上皮异常和阴道镜检查不满意或高度病变伸入颈管超出阴道镜检查视野、活检和（或）ECC可疑早浸者不宜采用LEEP，采用CKC为妥[8,21,23,31]。

各种宫颈锥切术的技巧详见有关手术章节，这里需要强调的是，无论采用哪种方式，切除范围应包括宫颈全部病变、整个转化区和部分宫颈管。锥切术后临床医师应注意以下几点：①锥切术标本需做标记（如宫颈12°或12°及6°）；②为了解锥切术后残存宫颈有无病灶，笔者建议，残存宫颈管顶端和术前原病灶的残留宫颈切缘或随机2°、4°、8°、10°（或四象限）处另取活检及ECC。医科院肿瘤医院报道，35例锥切术后另取活检中7例有CIN残存，其中2例（3.2%）为CIN 2级以上病变，5例（8.1%）为CIN 1级[12]；③注意病理报告中锥切术内、外切缘情况，是否累及多象限，有无多中心病灶，累及腺体的深度和广度，以及是否有脉管间隙侵犯（LVSI）。有作者认为，病变侵犯≥3个切片时，其侵犯的宽度可能≥7 mm[11]；④如有异议，应与病理医师沟通；⑤术后需子宫切除术时，有作者认为间隔4~8周为宜[19]。

（四）治疗对策

1．CIN 1级的处理

CIN 1级以随访为主，酌情处理。

（1）下列情况可给予随访：①细胞学为ASC、ASC-H或LSIL的CIN 1且阴道镜检查满意；②病灶局限，HPV DNA检测阴性，有随访条件的年轻女性；③细胞学为HSIL或AGC-NOS的CIN 1，回顾细胞学、阴道镜和病理无更重病变的证据，阴道镜检查满意，ECC阴性；④拒绝治疗者可暂不给予处理，但需告知定期随访。随访包括每6~12个月重复细胞学或（和）12个月HPV DNA检测，如细胞学为≥ASC或HPV阳性，应转至阴道镜检查。

（2）下列情况可考虑治疗[8]：①细胞学为HSIL、AGC-NOS的CIN 1，与阴道镜检查不符或在1年内6个月一次的随访中任何一次细胞学仍为HSIL，推荐诊断性锥切术；②阴道镜检查不满意，ECC 阳性，持续 2 年及以上的 CIN 1，或阴道镜图像提示更重病变；③阴道镜检查满意，ECC 阴性，持续 2 年及以上的 CIN 1，或患者要求治疗，可采用物理治疗或LEEP。

（3）特殊人群的 CIN 1 的处理：①青少年和年轻女性不予处理，采用细胞学（12 个月后）随访，如为 ≥HSIL 则转阴道镜检查[7-8]；②妊娠期 CIN 1 不予处理，待产后 6 ~ 8 周复查[35-37]。

2. CIN 2/3 的处理

CIN 2/3 是公认的宫颈癌前病变，必须处理。①阴道镜检查满意的 CIN 2/3：宫颈锥切术或物理治疗均可采用。②阴道镜检查不满意的 CIN 2/3：推荐做诊断性锥切术。根据病理结果决定进一步处理。③在 ASCCP 2006 版中，CIN 2/3 一并处理。然而，CIN 2/3 的自然转归各异，癌变率 CIN 2（1.5% ~ 13.3%）明显低于 CIN 3（12% ~ 65%）[7-8]。医科院肿瘤医院报道了 72 例 CIN 2，术后无 1 例升级为微小浸润癌（MIC）和浸润癌，而 226 例 CIN 3 中20 例术后为 MIC，2 例为浸润癌[12]。我们认为，CIN 2/3 级可以分别处置，对于病变较局限和（或）ECC 阴性的 CIN 2，可行物理治疗或切除性治疗（如 LEEP）；对于 CIN 3（或 CIS）范围广、累及腺体较多且较深时，宜行 CKC，以利病灶和整个转化区的完整切除，从而减少病灶残存和复发的风险[11,16,18-19]。④特殊人群的 CIN 2/3 处理：青少年和年轻女性病灶局限的 CIN 2/3，阴道镜检查满意可随访观察；每 6 个月做一次细胞学和阴道镜检查，随访 2 年。对于细胞学为 HSIL 或阴道镜检查有更重病变或持续 1 年者，推荐再次活检，如病理为 CIN 3 或 CIN 2/3 持续 2 年，可考虑治疗[8,27]。可见对此类人群的治疗更保守。⑤绝经后女性的 CIN 2/3 处理：若阴道镜检查及 ECC 排除了浸润癌、宫颈萎缩、锥切术困难：可采用筋膜外子宫切除术；不宜手术或拒绝手术的 CIN 3（或 CIS）可给予腔内后装放疗[31]；近年来还有后装锥切用于临床。⑥复发的 CIN 2/3 处理：推荐诊断性锥切术，若不易施行，在除外浸润癌后可采用筋膜外子宫切除术[7,27,31]。

3. 锥切术后切缘阳性的处理

多数人认为，切缘状态是病变残存和复发的相关因素，对切缘为 CIN 的处理尚不统一。参照 ASCCP 指南，认为应根据切缘 CIN 级别、高危 HPV 检测、患者年龄、患者意愿、随诊条件等做出恰当处理，且需告知患者其相应的风险。①切缘为 CIN 1 级：可观察，不予处理；②切缘为 CIN 2/3 或 ECC 阳性：推荐保守处理；随诊 4 ~ 6 个月复查细胞学和 ECC；或再次行宫颈切除术。如无法重复锥切术或切缘 CIS 累及、多灶或累及颈管，无生育要求，可采用筋膜外子宫切除术[18,24,37]。

4. 经诊断性锥切术后证实原位腺癌（AIS）的处理

AIS 具以下特点[2,7,11,18,23,38-39]：①常起源于宫颈管内，有多灶性和跳跃性病变；②阴道镜下无特异性图像表现，ECC 50% 假阴性，不易诊断；③约 1/3 的 AIS 与腺癌并存，约 50% 的 AIS 与高度 CIN 同时存在，多在检出 CIN 时偶尔发现 AIS 或腺上皮异常。

对腺上皮异常（CGIN）和 AIS 的处理与对 CIN 的不尽相同，比对 CIN 的处理积极，并应高度警惕腺癌的可能。①对完成生育功能的 AIS：宜采用筋膜外子宫切除术；②对需保留生育者：最好采取保守治疗，如宫颈锥切术后，切缘阳性或 ECC 阳性时，推荐再行切除术，以 CKC 为宜；也可 6 个月重新评估，包括细胞学 +HPV 检测 + 阴道镜 +ECC 联合检测；③锥切术后未行子宫切除术者，需长期密切随诊[7,18,23,30,38-39]。

（五）处理中应注意的问题

（1）阴道镜不满意的 CIN 1 或 ECC 阳性者：不宜采用物理治疗，不采用子宫切除术，以选择宫颈切除术（如 LEEP）为宜，此类患者切除标本中 10% 为 CIN 2/3 级[31]。

（2）阴道镜不满意的 CIN 2/3 者，不采用物理治疗。

（3）CIN 2/3 级者：不采用细胞学和阴道镜随诊（特殊人群除外）。

（4）子宫切除术不能作为 CIN 2/3 者的首选治疗。

（5）疗后随访单纯 HPV DNA 阳性者：不采用重复切除或子宫切除术。

（6）CIN 2/3 级疗后：可采用高危型 HPV DNA 检测，每 6～12 个月一次。

（7）CIN 2/3 级疗后：可采用单纯细胞学或细胞学＋阴道镜随访，每 6 个月一次，如细胞学≥ASC-US 或高危型 HPV DNA 阳性，推荐阴道镜检查＋ECC，如细胞学两次阴性或 HPV 一次阴性，可回归常规筛查。

（章文华　李淑敏）

参考文献

[1] FIGO committee on gynecology oncology. Revises FIGO staging for carcinoma of the vulva, cervix and endometrium. Int J Gynecol Obstet, 2009, 105 (2): 103-104.

[2] 沈丹华. 宫颈癌前期病变命名变化对于病理诊断和临床处理的影响. 中国妇产科临床杂志, 2015, 16 (1): 83-84.

[3] Kurman R J, Carcangiu M L, Herrington C S, et al. WHO classification of tumors of female reproductive organs. 4th ed. Lyon: IARC Press, 2014.

[4] 潘秦镜. 宫颈病变的细胞病理学诊断//章文华. 子宫颈病变的诊治要点. 第2版. 北京: 人民卫生出版社, 2015: 47-64.

[5] Nobbenhuis M A, Helmerhorst T J, van den Brule A J, et al. Cytological regression and clearance of high-risk human papillomavirus in women with an abnormal cervical smear. Lancet, 2001, 358 (9295): 1782-1783.

[6] Wright T C, Jr, Cox J T, Massad L S, et al. 2001 consensus guidelines for the management of women with cervical cytological abnormalities. JAMA, 2002, 287(16): 2120-2129.

[7] Wright T C, Massad L S, Dunton C J, et al. 2006 Consensus guidelines for the management of women with cervical intraepithelial neoplasia or adenocarcinoma in situ. Am J of Obster Gynecol, 2007, 197 (4): 340-345.

[8] Wright T C, Jr, Massad L S, Dunton C J, et al. 2006 Consensus guidelines for the management of women with abnormal cervical screening tests. Am J Obstet Gyncol, 2007, 197 (4): 346-355.

[9] 潘秦镜, 李凌, 乔友林, 等. 液基细胞学筛查宫颈癌的研究. 中华肿瘤杂志, 2001, 23 (4): 309-311.

[10] Belinson J L, Qiao Y L, Pretorius R, et al. Shanxi province cervical cancer screening study A Cross-sectional Comparative trial of multiple techniques to detect cervical intraepithelial neoplasia. Gynecol Oncol, 2001, 83 (2): 439-444.

[11] 张洵, 李凌, 章文华, 等. 宫颈冷刀锥切术在宫颈上皮内瘤变诊治中的评价. 癌症, 2003, 22 (9): 994-996.

[12] 章文华, 李淑敏, 李楠, 等. 318例宫颈上皮内瘤变的临床分析. 临床肿瘤学杂志, 2006, 11 (9): 666-669.

[13] 章文华. 子宫颈瘤变的诊治要点. 北京: 人民卫生出版社, 2006: 1-3.

[14] Kim T J, Kim H S, Park C T, et al. Clinical evaluation of follow-up method and results of atypical glandular cells of undetermined significance (AGUS) detected on cervicovaginal Pap smears. Gynecol Oncol, 1999, 73 (2): 292-298.

[15] Schlecht N F, Platt R W, Duarte-Franco E, et al. Human papillomavirus infection and time to progression and regression of cervical intraepithelial neoplasia. J Natl Cancer Inst, 2003, 95 (17): 1336-1343.

[16] 章文华, 李华, 李晓光, 等. 宫颈腺上皮内瘤样瘤变的临床分析. 中国妇产科临床杂志, 2005, 5 (6): 408-410.

[17] Pan Q J, Hu S Y, Guo H Q, et al. Liquid-based cytology and human papillomavirus testing: A pooled analysis using the data from 13 population-based cervical cancer screening studies from China. Gynecol Oncol, 2014, 133 (2): 172-179.

[18] 章文华.子宫颈上皮内病变及早期浸润癌//连利娟.林巧稚妇科肿瘤学.第3版,北京:人民卫生出版社,2000: 256.

[19] 章文华,张蓉,李华,等.23例CIN宫颈锥切术后再处理的初步分析.癌症进展,2005,3 (1): 65-68.

[20] 章文华.阴道镜检查//连利娟,林巧稚妇科肿瘤学.第4版.北京:人民卫生出版社,2006: 103-117.

[21] 戴志琴,潘凌亚,黄惠芳,等.宫颈上皮内瘤变手术切缘的评价.中华肿瘤杂志,2007,29 (2): 153-154.

[22] 章文华.子宫颈上皮内瘤变//孙建衡.妇科恶性肿瘤继续教育教程.北京:中国协和医科大学出版社,2007: 155-171.

[23] Kennedy A W, Biscitti C V. Further study of the management of cervical adenocarcinoma in situ. Gynecol Oncol, 2002, 86 (3): 361-364.

[24] Shi J F, Belinson J L, Zhao F H, et al. HPV testing for cervical cancer screening: results form 6-year prospective study in Rural China. Am J Epidimiol, 2009, 170 (6): 708-716

[25] 张倩,胡尚英,冯瑞梅,等.高危型人乳头瘤病毒感染变化与宫颈癌及癌前病变发病风险的15年前瞻队列随访研究.中华肿瘤杂志,2016,38 (10): 792-797.

[26] Katki H A, Schiiffman M, Castle P E, et al. Benchmarking CIN3+ as the basis for incorporating HPV and Pap cotesting into cervical screening and management guidelines. J Low Genit Tract Dis, 2013, 17 (501): 28-35.

[27] Massad L S, Einstein M H, Hun W K, et al. 2012 Updated consensus guidelines for the management of abnormal cervical cancer screening tests and cancer precursors. J of Lower Genital Tract Disease, 2013, 17 (5): S1-S27.

[28] WHO guidelines for screening and treatment of precancerous lesions for cervical cancer prevention. S.I. : WHO Press, 2013: 25.

[29] Sellors J W, Sankaranarayanan R. 宫颈上皮内瘤变的阴道镜检查和治疗:初学者手册.章文华,主译.北京:人民卫生出版社,2005.

[30] 章文华.宫颈癌筛查方法和我国宫颈癌筛查面临的新问题.中华肿瘤杂志,2008,30 (12): 881-884.

[31] 章文华,李淑敏.关于子宫颈上皮内瘤变诊治问题的探讨.中华肿瘤杂志,2009,31 (4): 316-318.

[32] Robboy S J, 等. 女性生殖道病理学.回允中,主译.北京:北京大学医学出版社,2005: 176-179.

[33] Cuzick J, Arbyn M, Sankaranarayanan R, et al. Overview of human papillomavirus based and other novel options for cervical cancer screening in developed and developing countries. Vaccine, 2008, 26 (Suppl 10): K2941.

[34] Belinson J L, Pretorius R, Zhang W H, et al. Shanxi province Cervical cancer screening by simple visual inspection after acetic acid. Obstet Gynecol, 2001, 98(3):441-444.

[35] 李淑敏. 妊娠期宫颈上皮内瘤变和宫颈癌的处理//章文华.子宫颈病变的诊治要点.北京:人民卫生出版社,2006: 111-115.

[36] Frega A, Scripa P, Corosu R, et al. Clinical management and follow-up of squamous intraepithelial cervical lesions during pregnancy and postpartum. Anticancer Res, 2007, 27 (4C): 2743-2746.

[37] Wetta L A, Mattews K S, Kemper M L. The management of cervical intraepithelial neoplasia during pregnancy: is colposcopy necessary. J Low Genit Tract Dis, 2009, 13 (3): 182-185

[38] Reynolds E A, Tierney K, Keeney G L, et al. Analysis of outcomes of microinvasive adenocarcinoma of the uterine cervix by treatment type. Obstetrics & Gynecology, 2010, 116 (5): 1150-1156.

[39] Talaat A, Brinlmann D, Dhundee J, et al. Risk of significant gynaecological pathology in women with glandular neoplasia on cervical cytology. Cytopathology, 2012, 23 (6): 371-377.

第*36*章 宫颈癌概述

宫颈癌（carcinoma of the uterine cervix）是女性最常见的恶性肿瘤，发病位居第二，仅次于乳腺癌，在女性生殖道恶性肿瘤中占首位。2012年，全球约有52.8万新增宫颈癌病例，26.6万人死于宫颈癌，在女性癌症发病与死亡中均居第4位；80%以上的新发病例发生在发展中国家，主要分布于非洲撒哈拉以南、亚洲部分地区以及中南美洲等欠发达地区。中国的宫颈癌发病率和死亡率在全球处于偏高水平，每年新发宫颈癌病例约6.2万，约2.8万女性死于宫颈癌[1]。可见，宫颈癌仍然是严重威胁女性健康与生命的"元凶"。WHO（2006）指出，如不尽快采取有效的干预措施，至2020年全球将有70万宫颈癌新发病例，其中约90%在发展中国家，因宫颈癌导致死亡的人数将上升约25%。当前，宫颈癌预防已成为全球关注的公共卫生问题，在中国，宫颈癌预防已纳入国家医改重大专项和"十一五"国家重大支撑计划，将对中国宫颈癌预防起到积极的推动作用。

一、宫颈癌的流行病学和病因学

（一）宫颈癌的流行病学

宫颈癌的流行病学主要特征是存在地理和地区上的差别，不同地区的宫颈癌发病率可相差20倍，发展中国家的宫颈癌发病率和死亡人数均显著高于发达国家。其次，发病年龄、时间分布等也存在差异。在中国，宫颈癌的发病和死亡主要集中在经济匮乏的中西部地区，且农村高于城市，山区高于平原。据中国22个省市第3次（2006—2008）死亡回顾抽样调查显示，有七个县的宫颈癌死亡率（23.45/10万～3.25/10万）明显高于全国平均水平（2.86/10万）（图36-1）。深圳市肿瘤登记显示，宫颈癌发病率在1999—2008年间有大幅度上升（从1.04/10万增至18.31/10万），其中，25～35岁年龄段上升幅度最高，宫颈癌发病高峰由55～60岁前移至50～55岁[2]。

（二）宫颈癌的病因学研究进展

1. 宫颈癌的病因学

宫颈癌的病因学研究有近200年历史，经四个阶段：① 19世纪初，人们发现修女患宫颈癌极罕见，因而认为其与性行为有关；② 19世纪60年代，研究显示宫颈癌主要与婚产因素、宫颈糜烂、包皮垢及疱疹Ⅱ型病毒（HSV-2）感染有关；③ 20世纪70年代中期，德国的Zur Hausen提出人乳头瘤病毒（HPV）感染与宫颈癌关系的病因假设；④ 1983年发现，宫颈癌组织中HPV16 DNA，并首次揭示了其致癌机制。继而大量现代分子生物学和流行病学研究资料证明了HPV感染与宫颈癌发生之间的病因学关系[3-5]；⑤ 20世纪90年代提出高危型HPV感染是宫颈癌及其癌前病变（CIN）发生的必要条件，这是宫颈癌病因研究的一个重大突破，使宫颈癌成为目前人类癌症中唯一病因明确的恶性肿瘤，并为HPV预防性疫苗的研制奠定了基础。⑥ 2000年后，权威性的国际组织如美国FDA、欧洲FDA、WHO、IARC等相继批准或推荐高危型HPV检测技术作为宫颈癌筛查手段。首先揭示HPV为宫颈

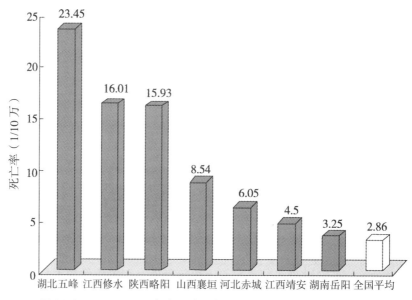

图 36-1　2004—2005 年宫颈癌高发县死亡率与全国平均水平比较

癌的病因的 Zur Hausen 博士荣获了 2008 年诺贝尔医学奖。

2. 中国的宫颈癌病因研究

在中国，宫颈癌与 HPV 之间关系的病因学研究始于 20 世纪 80 年代：① 1988 年，医科院肿瘤医院（所）在山西襄垣县进行的大规模宫颈癌筛查显示，宫颈癌患病率为 879.3/10 万，HPV 感染率为 1 639.3/10 万，并以 HPV 16 型为主，占 66.2%，HPV18 型占 8.8%[6-7]；②中国六省市不同地区调查显示，高发区山西省 HPV -16 DNA 阳性率为 64%，低发区四川省 HPV 16 DNA 阳性率为 36%[8]；③医科院肿瘤研究所林玉纯等研究发现，中国 HPV 的新型别 58 型；④ 1998 年后，医科院肿瘤研究所/院与美国克利夫兰医学中心协作进行的多项随机双盲研究显示，中国宫颈癌高发区山西襄垣县/阳城县 13 种高危型 HPV DNA 的阳性率为 23.6%，99.7% 的宫颈癌中检测出了 HPV DNA，高危型 HPV DNA 阳性与阴性比较，比值比（OR）高达 250，归因危险百分比（ARP）>95%，阴性预测值（NPV）>99%，即高危型 HPV DNA 阴性者几乎不发生宫颈癌[9-10]，首次在中国印证了高危型 HPV 感染是宫颈癌发生的主要病因，其协作论文获得了 2000 年法国 EUROGIN 大会唯一的欧罗金国际奖。

（三）宫颈癌的自然史

宫颈癌的发生发展有一个渐进而缓慢的典型病理过程，即从癌前病变（低度 CIN 到高度 CIN）到早期间质浸润到浸润癌。随着对宫颈癌发生发展的临床和组织学研究以及对 HPV 致癌机制的深入探讨，对宫颈癌的自然病程有了新的观念。①致癌型 HPV 中最常见型别是 HPV16/18：一项中国（2007）以医院为基础的多中心 HPV 型别分布研究显示，HPV16/18 型占 84.5%，HPV16/18/31/52/58 型占 92.1%。② HPV 感染大多为一过性的，只有持续性感染者的宫颈癌发生风险增高，35 岁以上女性持续 HPV 感染者仅占 5%～10%，表明 HPV 感染所致的宫颈癌与年龄的时序关系符合生物致癌机制，即从高危型 HPV 感染至宫颈浸润癌发生需经 10～20 年的漫长过程，宫颈癌的高峰发病年龄约为 45 岁，HPV 感染的致癌机制见图 36-2。③发生宫颈癌和 CIN 的危险因素有三类：生物学因素、行为因素和遗传易感性，只有在机体免疫功能下降，其他致癌因素协同作用下，致瘤型 HPV 持续感染才会导致宫颈

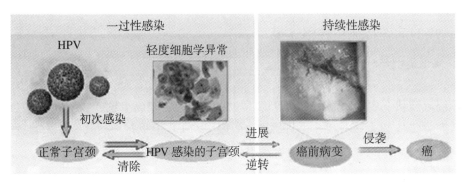

图 36-2（也见彩图）　HPV 感染的致癌机制

上皮的癌变[11]。

（四）宫颈癌的高危人群

1. 首次性生活过早。

2. 多个性伴侣（指女、男双方）：据国外报道，15 岁以前开始性生活或有 6 个以上性伴侣，宫颈癌的发病风险增加 6 倍。国内早年曾报道（江西），17 岁以前有性生活史的女性比 22 岁以后开始性生活的女性患宫颈癌的风险高 2.5 倍，有 2 个以上性伴侣要比男女双方均无婚外性伴侣的风险增加 4~6 倍。

3. 高危型 HPV 持续感染。

4. 宫颈癌前病变（高级别 CIN 癌变的概率高）。

5. 生殖道梅毒、淋病、湿疣等性传播性疾病及生殖道感染等疾患。

6. 丈夫（或性伴侣）有 HPV 感染、HSV-2 感染、包茎或阴茎癌等疾患。

7. 早婚早产，多产多孕。

8. 从未参加宫颈癌筛查的人群。在每年近 50 万宫颈癌新发病例中，一半发病女性未曾进行筛查。

9. 其他：如吸烟、吸毒、HIV、经济和卫生条件差、免疫功能低下或应用免疫抑制剂和口服避孕药等。

（五）宫颈癌的发病趋势

近 20 年来，有几个趋势值得关注：①由于 HPV 感染率显著上升和 CIN 增加，宫颈癌发病率有上升趋势，如中国上海 CDC（2003）报道，上海地区的宫颈癌发病率由 20 世纪 80 年代末的 3.7/10 万上升至 2003 年 4.85/10 万；②年轻化倾向明显，据医科院肿瘤医院统计，≤35 岁的宫颈癌患者人数占所收治宫颈癌总数的比例，从 20 世纪 70 年代的 1.22% 增加至 20 世纪 90 年代末的 9.88%[12]；③宫颈腺癌发病率增高是其发病率上升还是比例增多尚不清楚，但有一点可肯定，组织病理学、免疫组织化学技术的进展，腺癌的诊断增多。在目前文献中，腺癌的比例占 20% 以上。据医科院肿瘤医院统计，宫颈腺癌由 2.5%（1959 年）增至 10.9%（2002 年）[13]。

（六）宫颈癌的预防

自 20 世纪 80 年代以来，宫颈癌的预防研究已取得了举世瞩目的三大突破：①病因明确；②早诊早治技术的进展；③ HPV 预防性疫苗成功上市，成为人类第一个癌症疫苗，是宫颈癌防治领域的一个里程碑[14]。如今宫颈癌预防正步入全方位综合预防的新时期。

二、宫颈癌的病理特征和转移途径

（一）病理类型与分化

1. 病理类型

宫颈癌以鳞状上皮细胞癌最为常见，占 90%～95%；腺癌少见，占 5%，目前宫颈腺癌的比例增加至 20% 以上，腺癌中恶性腺瘤（微偏腺癌）也屡见报道；其他罕见的特殊类型的癌如小细胞癌（属神经内分泌肿瘤）、未分化癌、透明细胞癌等也可见到。

2. 病理分化

根据组织学形态和所占比例分为三级：高分化、中分化和低分化（即 Ⅰ、Ⅱ、Ⅲ级）。

（二）转移途径

宫颈癌转移途径以直接蔓延和淋巴道转移为主，血行转移少见。

1. 直接蔓延

宫颈癌向上累及子宫体，向下累及阴道，向前侵及膀胱，向后侵及直肠，可引起相应的压迫症状。向两侧可浸润到宫颈旁、子宫旁、盆壁，甚至压迫输尿管以致输尿管梗阻、肾盂积水、肾功能衰竭。

2. 淋巴转移

宫颈癌的淋巴转移规律为：一般先转移到盆腔淋巴结，后转移至髂总及腹主动脉旁淋巴结等，跳跃式转移少见。Henrikson 将宫颈癌的淋巴结转移分为初级（1 级）及次级（2 级）淋巴结，其中宫颈旁、子宫旁、髂内、闭孔及髂外淋巴结属于初级淋巴结，髂总、骶前及腹股沟深淋巴结属次级淋巴结。Benedtti 报道（1996），Ⅰb～Ⅱa 期子宫旁及盆壁淋巴结阳性时，直径≤2 mm 占 17%，≤5 mm 占 48%～66%，＜10 mm 占 80% 以上。近年医科院肿瘤医院一组报道，子宫旁淋巴结直径平均值为（0.67±0.24）cm，说明转移的子宫旁淋巴结常常很小，肉眼难以发现以致容易漏检[15]。

3. 血行转移

血行转移约 5%，远处转移以肺转移为常见。医科院肿瘤医院报道，肺转移占 2.4%，其次是肝、骨、脑等脏器转移。

三、宫颈癌的诊断

随着循证医学的发展以及宫颈癌早诊早治技术的长足进步，宫颈癌规范化诊治的新理念、新观点已渐深入人心。目前对无明显症状和体征的癌前病变（CIN）和临床早期宫颈癌的规范化诊断程序（宫颈细胞学 - 阴道镜检查 - 组织病理学检查）已达成共识。当临床怀疑、宫颈活检病理不足以确定浸润时，须行宫颈锥切术，以明确诊断。

（一）病史

按要求详细询问病史，尤其应记录初次性生活年龄、性伴侣数、有无性传播性疾病、初次孕 / 产时间、孕 / 产数及 CIN 病史等。

（二）临床症状

宫颈癌早期可无症状，但有一些先兆症状，如接触性出血，尤其是在性生活后出血，即使是点滴出血，也不容忽视。

1. 阴道出血

阴道出血可表现为不规则出血，月经紊乱，绝经后出血等，约 80% 以上的宫颈癌患者有此症状。

2. 异常白带

阴道分泌物增多，可为水样、血性、脓性或米汤样甚至恶臭，大量水样或黏液样白带常为宫颈黏液腺癌的特有症状。

3. 其他

下腹痛或腰骶疼痛，晚期可以出现尿频、尿急、血尿、大小便不畅、肛门下坠、下肢水肿、继发性贫血，甚至恶病质。

（三）临床检查

1. 体检

除常规体检外，应注意全身体表淋巴结有无肿大，尤其是锁骨上淋巴结及腹股沟淋巴结。

2. 妇科检查

妇科检查包括双合诊和三合诊，盆腔检查是宫颈癌临床分期的基础和依据，须予以详细描述和绘图记录。

3. 辅助检查

除常规胸部 X 线检查、必要时膀胱镜 / 直肠镜检查外，影像学检查包括盆腹腔 B 超、CT、MRI 或 PET/CT，对早期宫颈癌（≤Ⅰb1 期）可选择应用。影像学检查结果虽不能改变分期，但对临床合理拟定治疗计划有参考价值。美国国家综合癌症网络（NCCN）2008 年提出，PET 检查可作为宫颈癌诊断检查的一部分，表明了影像学检查的重要性。

（四）宫颈癌的临床分期

宫颈癌的国际分期始于 1929 年，目前有两种：①国际抗癌联盟（UICC）推荐的 TNM 分期；②国际妇产科联盟（FIGO）制定的临床分期，已为国内外广泛采用，自 1961 年采用至今，已经进行多次修改，但其原则基本未变 [16-17]。

1. 分期的目的和意义

分期是宫颈癌治疗原则和方案制定的主要依据，是个体化治疗的前提，是判断治疗疗效及预后的重要因素；分期也有利于国际间和不同单位间资料具有可比性。

2. 宫颈癌 FIGO 分期

（1）宫颈癌临床分期：主要依据临床检查全面评估，因此，盆腔检查十分关键，医生必须熟练掌握双合诊和三合诊检查技巧，应将视诊和触诊相结合，仔细检查。需两位有经验的妇科肿瘤专业医师（主治医师及以上）定期进行检查，力求分期准确。

（2）组织学确诊宫颈癌后，分期在治疗前确定，一旦确定，其后不能更改。

（3）当分期有异议时，将分期归入较早的期别。

（4）宫颈癌术中探查和术后病理检查结果或治疗中及治疗疗后发现转移，均不能改变分期。

（5）临床分期有一定的主观性，与肿瘤的真实情况（如盆腔扩散、淋巴结状况等）会有差异，有资料表明，20% 与手术不符，43% 在手术后改变治疗方案。

3. 分期标准

2009 年 11 月南非开普敦第 19 届 FIGO 大会通过了新分期（表 36-1）。

表 36-1　2009 年宫颈癌 FIGO 分期

Ⅰ期　肿瘤严格局限于子宫颈（扩展到子宫体可以被忽略）

　Ⅰa期　镜下浸润宫颈癌；所有肉眼可见的病灶，即使是表浅的浸润，均为Ⅰb期

　　Ⅰa1期　间质浸润深度≤3 mm，水平扩散≤7 mm

　　Ⅰa2期　间质浸润深度>3～5 mm，水平扩散>7 mm

　Ⅰb期　临床肉眼可见病灶局限于子宫颈，或镜下病灶>Ⅰa2期

　　Ⅰb1期　肉眼可见病灶最大径≤4 cm

　　Ⅰb2期　肉眼可见病灶最大径>4 cm

Ⅱ期　肿瘤超过子宫颈，但未达盆壁或未达阴道下 1/3

　Ⅱa期　无明显子宫旁浸润

　　Ⅱa1期　肉眼可见病灶最大径≤4 cm

　　Ⅱa2期　肉眼可见病灶最大径>4 cm

　Ⅱb期　有明显子宫旁组织浸润

Ⅲ期　肿瘤侵及盆壁，和（或）侵及阴道下 1/3，和（或）导致肾盂积水或肾无功能

　Ⅲa期　肿瘤侵及阴道下 1/3，子宫旁浸润未达盆壁

　Ⅲb期　肿瘤浸润达盆壁，和（或）导致肾盂积水或肾无功能

Ⅳ期　肿瘤侵及膀胱黏膜或直肠黏膜（活检证实），或超出真骨盆

　Ⅳa期　肿瘤侵及邻近器官

　Ⅳb期　肿瘤扩散到远处器官

　　2009 年 FIGO 分期与 1994 年 FIGO 分期比较仅有两点更改：①取消了 0 期，而将其归入癌前病变范畴；②根据肿瘤大小（最大径）将Ⅱa期细分为Ⅱa1期（肿瘤≤4 cm）和Ⅱa2期（肿瘤>4 cm）。此外，强调了脉管间隙浸润（LVSI）不影响分期，但需注明；并指出，宫颈癌仍为临床分期，鼓励手术分期的研究；可以采用影像学诊断技术评估原发性肿瘤的大小，但非必须；可选择麻醉下妇科检查、膀胱镜检查、乙状镜检查和静脉肾盂造影等，但不再是必做的方法。

四、宫颈癌的治疗

（一）概述

近 20 年来，宫颈癌治疗方面有不少的新观念和新进展。

1. 理念上的更新

如重视肿瘤的综合治疗，宫颈癌治疗从单一治疗手段演进到几种治疗方法联合应用的综合治疗。20 世纪八九十年代引入了局部晚期宫颈癌（LACC）和新辅助化疗（NAC）的新观念[18]。1999 年，国际上五篇前瞻性随机研究显示，同步放化疗与单纯放疗比较，死亡风险下降 30%～50%[19-22]；为此美国国立癌症中心（NCI）提出，以顺铂为基础的同步放化疗作

为中、晚期宫颈癌的标准治疗模式，代替传统的放疗。其后推动了新辅助化疗和同步放化疗的深入研究和应用。

2．强调治疗的个体化和规范化

国内外制定的多种指南相继出台，国外如美国 NCCN、FIGO、WHO 等；国内如中国抗癌协会于 1990 年开始制定中国常见恶性肿瘤诊疗规范，2000 年中华医学会妇科学分会及 2005 年妇科肿瘤分会的诊断和治疗规范；制定这些指南（或纲要）的目的是规范宫颈癌的诊治，加强继续教育，提升医疗服务技能和治疗疗效。

3．人文理念日渐确立，治疗关注人性化

由于宫颈癌的发病率有上升和年轻化的趋势，女性宫颈癌患者的生理、生育、精神、家庭及社会等问题受到更多关注，宫颈癌的治疗更注意人性化，如微创外科腹腔镜进入宫颈癌手术领域，保留生育功能的广泛性宫颈切除术开展等。

（二）治疗原则及治疗方案选择的依据

1．治疗原则

应高度个体化，体现人性化，强调规范化。

2．治疗方案选择的依据

根据肿瘤本身的特征和个体的异质性，在循证医学基础上，参照国内外指南，制订行之有效的治疗方案。治疗方案的选择取决于：①临床分期；②病理类型及分化；③年龄；④生育要求；⑤全身状况及合并症；⑥医院条件及技术水平；⑦影像学检查结果。

3．治疗决策的几个趋势

（1）早期宫颈癌治疗趋于保守，通常采用手术治疗。

（2）局部晚期宫颈癌（Ⅰb2~Ⅱa2）治疗强调综合治疗。

（3）中、晚期宫颈癌（Ⅱb~Ⅳa）同步放化疗为新的治疗模式。

（4）晚期/复发/转移宫颈癌治疗注重生活质量，对于中心性复发可考虑筋膜外子宫切除术，或进行临床试验性化疗及姑息支持治疗。

（三）治疗方法

宫颈癌治疗方法有手术、放疗、化疗和综合治疗。手术和放疗均有百余年的历史，化疗始于 20 世纪 50 年代，综合治疗是近 20 年来推崇的治疗方法。

1．手术治疗

经典的宫颈癌根治术开创于 1898 年奥地利，为腹式广泛性子宫切除术＋盆腔淋巴结切除术，其奠基人为 Wertheim，故也称其为 Wertheim 手术。此后，国内外几代学者开展了宫颈癌手术术式、手术入路及术后并发症预防等方面的研究，将其不断改进，形成了各具风格的手术方法[23]。

2．放疗

放疗在宫颈癌治疗中占首要地位，适用于各期宫颈癌。宫颈癌放疗包括盆腔体外照射（即远距离放疗）和腔内治疗（即近距离放疗）两部分。

3．化疗

化疗在宫颈癌治疗中不占主导地位，20 世纪 90 年代后随着肿瘤内科治疗飞速发展和化疗药物的不断研发，化疗已成为宫颈癌综合治疗中不可或缺的重要组成部分。

4．综合治疗

制订综合治疗方案时，必须权衡利弊，有目的、有计划、合理地综合。

（1）术前新辅助化疗（NAC）和（或）腔内放疗：适用于局部晚期宫颈癌（Ⅰb2-Ⅱa2）[24-26]。

（2）术后辅助治疗（放疗、化疗或放化疗同步）：用于有复发高危因素者，如淋巴结转移、切缘阳性或子宫旁阳性，术后给予盆腔放疗＋含顺铂同步化疗±腔内治疗（Ⅰ类证据）。对于有其他高危因素者，如原发性肿瘤大、深间质浸润和（或）脉管间隙浸润（LVSI）者，宜采用盆腔放疗（Ⅰ类证据）±顺铂为基础的同步化疗。术后辅助放疗或同步放化疗均可使患者获益，可使复发风险下降47%，并可延长无进展生存和总生存率[27-28]。

（3）同步放化疗：用于中、晚期宫颈癌治疗的疗效较肯定，与单纯放疗相比可使死亡风险下降30%～50%，5年生存率提高6%～15%。同步放化疗推荐方案：顺铂周疗（体外照射期间）或顺铂+5-氟尿嘧啶，3～4周一次，2～3个疗程，后者毒性反应较大[29-31]。

（四）几种特殊情况的治疗

1. 复发/转移性宫颈癌的治疗

宫颈癌疗后复发、转移是宫颈癌治疗失败的主要原因，治疗上很棘手，预后差。复发包括盆腔复发和远处转移，80%以上2年内发生，60%在2年内死亡[32]。

（1）治疗原则

手术后复发一般采用放疗。对于放疗后中心性复发，严格选择病例，如肿瘤＜2 cm或肿瘤局限于子宫体者，可行手术治疗；对于子宫旁、盆壁、盆腔淋巴结转移，常给予姑息放疗或放化疗同步。对于远处转移，除孤立病灶可行切除病灶外，通常给予化疗姑息。

（2）治疗新理念

近年对复发/转移癌的治疗理念有些变化，如下所述。

1）NCCN（2009、2010）指南中，对于盆腔复发（局部/区域复发），如有手术可能，推荐手术切除，后续给予含铂类化疗或同步放化疗。

2）放疗后非中性复发或多灶无法切除的远处转移，除采用姑息化疗或放化疗外，鼓励患者参加临床试验，或最佳支持治疗。化疗对患者延长生存、提高生活质量的作用有限，宜采用单药顺铂或卡铂，或顺铂＋紫杉醇为一线姑息化疗。美国GOG169临床实验证明，与单药顺铂相比，顺铂＋紫杉醇更有效（36%与19%），延长了无进展生存，但未提高总生存率。多项研究显示，顺铂＋紫杉醇仍为复发/转移性宫颈癌的最佳方案。

（3）新技术的应用

术中放疗（IORT）、三维适形放疗和调强适形放疗为复发/转移性宫颈癌的一个可供选择的治疗方法，其优点是增加肿瘤靶区的剂量，使周围高危器官的损伤最小化；如腹主动脉旁淋巴结转移，剂量可达65 Gy（常规体外照射为40 Gy左右）。

（4）注意事项

1）复发/转移癌治疗：应根据其部位、范围、时间、首次治疗史、年龄及全身情况等进行个体化治疗。

2）预后差，5年生存率低，治疗时需权衡得失，考虑患者经济状况及意愿等，不能给患者"雪上加霜"或使其"人财两空"。

3）树立人文观念，重视临终关怀。

2. 意外发现的宫颈癌

意外发现的宫颈癌是指单纯子宫切除术术后发现的宫颈浸润癌，常见于子宫肌瘤、卵巢囊肿或腺肌症等良性病变手术后。笔者认为，宫颈癌前病变（CIN）的子宫切除术或锥切术后发现的宫颈浸润不应纳入其中。究其原因，多数意外发现的宫颈癌患者是术前未行常规宫颈癌筛查（不做细胞学或不询问有关病史）或从未接受过检查的患者，或由于临床医师缺乏经验和防癌意识甚至误诊导致宫颈癌未被诊断。

目前缺乏统一的恰当治疗，应在全面评估后拟定治疗方案，包括询问病史、体检、影像学检查、回顾既往病理检查，妇检时注意阴道残端和盆腔情况等。

对于Ⅰa1期宫颈癌，依病理、手术情况、影像学检查、肿瘤标志物、残端细胞病理检查和患者具体情况综合评估，可采用放疗（腔内放疗+体外照射）、放化疗、补充手术、观察等。

五、宫颈癌的预后

（一）宫颈癌的生存率

宫颈癌的预后较好，早期宫颈癌手术治疗的 5 年生存率可达 90% 左右；10 年生存率可达 79%。放疗，无论是传统的腔内照射还是近代的腔内后装放疗，Ⅰ～Ⅳ期宫颈癌的 5 年生存率均在 50% 以上，医科院肿瘤医院曾报道为 68.4%。WHO（2006）的资料显示，满意治疗后，Ⅰa1 期的 5 年生存率为 98%，Ⅰa2 为 95%，Ⅰb1 期为 85%，Ⅰb2 期为 75%，Ⅱa 期为 75%，Ⅱb 期为 65%，Ⅲa 期为 30%，Ⅲb 期为 30%，Ⅳa 期为 10%，Ⅳb 期为<5%。NCCN（2010）指南中，经有效治疗后（包括手术、同步放化疗），早期宫颈癌（Ⅰ、Ⅱ期）的治愈率为 80%，Ⅲ期为 60%[33]。

（二）宫颈癌的预后影响因素

影响宫颈癌预后的重要因素有：临床分期、淋巴结转移、病理类型与分化、肿瘤大小、深肌层浸润等。早期宫颈癌复发的高危因素有：淋巴结转移、子宫旁阳性、切缘阳性、肿瘤大小、深肌层浸润和脉管间隙浸润。

1. 临床分期

临床分期是宫颈癌最重要的预后因素，宫颈癌的 5 年生存率随分期期别上升而显著下降（表 36-2）。

表 36-2　各期宫颈癌放疗的 5 年生存率（%）

	Ⅰ期	Ⅱ期	Ⅲ期	Ⅳ期	合计
国外资料	79.2	58.1	32.5	8.2	54.1
国内资料	86.2	66.6	48.7	19.5	60.1
医科院肿瘤医院	93.4	82.7	63.6	26.6	68.7

2. 淋巴结转移

淋巴结转移是影响总生存率（OS）的独立预后因素，经手术证实的盆腔淋巴结阳性者的 5 年生存率为 46%，阴性者则为 90%；还与淋巴结转移的部位和阳性数目相关，其中髂总淋巴结或腹主动脉淋巴结转移是宫颈癌预后的高危因素（表 36-3）。

表 36-3 淋巴结转移与宫颈癌预后的关系

转移部位	5年生存率（%）	淋巴结数量	5年生存率（%）
无	91.5（85.0~90.0）	1个	56.5
盆腔淋巴结	67.5（52.0~62.0）	≥2个	36.4
髂总淋巴结	46.1	<3组	67.7
腹主动脉旁淋巴结	27.0	≥3组	37.0
锁骨上淋巴结	16.5		

3. 病理类型与分化

大多数人认为，腺癌的预后比鳞癌差，其原因可能为：①腺癌对放射线的敏感性差；②常位于宫颈管内，易向内浸润至深肌层、子宫体下段及子宫旁，因而不易控制；③较早出现淋巴结或远处转移。Kasamatsu 等（2009）报道，Ⅰ~Ⅱb 期宫颈腺癌根治术后，Ⅱb 期腺癌的腹膜转移和卵巢转移显著高于鳞癌（分别为 48% 与 2%，23.8% 与 2.6%）。

Averette 等（1993）报告，鳞癌、腺癌及腺鳞癌的 5 年生存率分别为 90.7%、80.5% 和 63.5%。需要特别提出的是，宫颈黏液腺癌的预后最差，据医科院肿瘤医院统计，其 5 年生存率仅为 15.3%。

4. 肿瘤大小、间质浸润深度和脉管间隙浸润

这些是早期宫颈癌预后和复发的独立高危因素，尽管脉管间隙浸润（lymph-vascular space infiltration，LVSI）的定义至今仍有歧义。20 世纪 90 年代提出，局部晚期宫颈癌（即肿瘤 >4 cm）者的预后差。Ⅰb1 期和Ⅰb2 期的 5 年生存率分别为 80%~90% 和 50%~60%；Ⅱ期肿瘤 <4 cm 和 >4 cm 的 5 年生存率分别为 79.7% 和 60.5%。宫颈深间质浸润无明确定界，有浸润 >1/2 肌层或 2/3 甚至全层达浆膜层。但至少有无浸润之间的 5 年生存率不同，分别为 88% 和 55%。不少作者认为，深间质浸润与 LVSI 及淋巴结转移有关，而 LVSI 阳性又与淋巴结转移有很强的相关性。可见，上述的临床病理因素（分期、原发性肿瘤大小、深间质浸润、LVSI）与淋巴结转移密切相关，是一组互相关联的预后因素，均与宫颈癌复发和转移有关，最终影响宫颈癌的结局。

5. 治疗方案的选择

如早期宫颈癌术前新辅助化疗、术后辅助治疗、中晚期宫颈癌的同步放化疗及放疗的技术与剂量等都会影响宫颈癌的疗效。

6. 其他

如术后子宫旁阳性、切缘阳性是早期宫颈癌复发及预后的高危因素，贫血、子宫腔积脓、盆腔感染等与宫颈癌放疗患者的预后有关。

六、宫颈癌的疗后随访

（一）随访目的

（1）动态观察治疗疗效：尤其是在放疗后，放疗后第 1 个月内必要时随访 2 次，观察子宫颈情况。若子宫颈原形恢复不理想，质地不均匀，结合疗前、疗中情况和放射剂量，决定补充腔内放疗或继续观察。

（2）及早发现复发迹象：宫颈癌疗后随访有助于及早发现复发迹象，以便及时诊断和治疗，改善复发宫颈癌的预后。

（3）疗效评价：评价近期治愈、未控或复发、长期生存及近 / 远期放射反应和生存质量等。

（二）随访时间

宫颈癌疗后需终身随访。

（1）放疗后：1 年内 3 个月一次，2 年内 3~6 个月一次，3~5 年内 6 个月一次，5 年后 1 年一次；需告知患者，若有异常随时就诊。

（2）术后：第 1 个月随诊，观其伤口愈合情况，余同上。

（三）随访内容

（1）体检、妇科检查、肿瘤标志物（SCCA、CEA 等）。

（2）细胞学，有条件单位可进行 HPV DNA 检测；必要时进行阴道镜检查和病理检查。

（3）定期进行胸部 X 线或相关的影像学检查等。

七、宫颈癌相关思考与探讨

1. 目前临床指南众多，且不断更新，如美国的 NCCN 临床实践指南几乎每年一更新。指南的目的是促进临床诊治的规范化和个体化。现今关键的问题能否遵循指南（即依从性），执行的力度（即能力）和执行的质控（即有效性）。因此，需要有一个相对稳定的指南，并应加强宣传和培训，促进知识更新，以助推广普及，才能显示指南的生命力。

2. 认真解读 FIGO 2009 年新分期，分期是制订治疗方案的基础，妇科检查是分期的主要依据，是妇科医师的基本功；临床医师（尤其基层单位）对分期标准不熟悉，只做双合诊，术前评估不充分，可导致诊断和治疗上的不足或过度。若有条件，分期前，尽可能做 CT、MRT 或 PET-CT 检查，为治疗提供参考。

3. 综合治疗不是几种方法的盲目叠加，无论何种模式，原则上早期宫颈癌以手术为主，中晚期宫颈癌以放疗为主，化疗为辅，否则徒劳无益，且增加并发症。

4. 严格掌握手术适应证及相应的术式，对于不宜手术的病例，应转到上级单位，进行放疗或同步放化疗。然而，有些医师无视医疗条件和技术的不足，一律予以"手术切除"，试图术后化疗或放疗弥补，这不仅给今后的治疗选择造成困难，疗效也不理想。

5. 目前国内化疗药物及最佳方案的选择尚未统一，可以说"五花八门"，缺乏多中心随机研究资料，影响各单位资料的可比性及疗效评价的可靠性。

6. 对于局部晚期宫颈癌（Ⅰb2~Ⅱa2），国内外指南中均提出三种治疗方案，究竟哪一种是优化方案。

7. 对于不宜手术的中晚期宫颈癌，影像学发现的腹膜后淋巴结转移是否需手术切除。

8. 腹主动脉旁淋巴结切除术 / 取样的指征与范围。

9. 宫颈癌前哨淋巴结研究的临床应用价值。

10. 新辅助化疗是否适用于宫颈癌Ⅱb 期及以上期别。

11. 调强适形放疗的适应证及其临床价值。

（王建东　章文华）

参考文献

[1] International Agency for Research on Cancer. GLOBOCAN 2012: Estimated cancer incidence, mortality and prevalence worldwide in 2012 [EB/OL]. [2016-03-01]. http: //globocan. iarc. fr/Default. aspx.

[2] 周海滨, 彭绩, 池洪珊, 等. 1999—2008年深圳市宫颈癌发病趋势分析. 中国肿瘤, 2010 (07): 430-433.

[3] 章文华, 吴爱如, 李竞贤, 等. 人乳头状瘤病毒与宫颈癌关系的初步分析. 中华肿瘤杂志, 1987, 9 (6): 433-435.

[4] 李洁杰, 刘宝印, Zur Hausen H, 等. 中国女性宫颈癌组织中人乳头瘤病毒感染及其地理分布的调查. 中华实验和临床病毒学杂志, 1996, 10 (1): 50-55.

[5] zur Hausen H, Papillomavirus infection-a major cause of human cancers, Biochim Biophys Acta, 1996, 1288 (2): F55-F78.

[6] 吴爱茹, 孙建衡, 章文华, 等. 山西襄垣宫颈癌高发区女性生殖道人乳头瘤病毒 (HPV) 感染与宫颈癌的关系研究. 中华肿瘤杂志, 1992, 14 (4): 293-295.

[7] 乔友林, 章文华, 李凌, 等. 山西宫颈癌筛查方法的横断面研究. 中国医学科学院学报, 2002, 24 (1): 50-53.

[8] Chen W, Zhang X, Molijn A, et al. Human papillomavirus type-distribution in cervical cancer in China: the importance of HPV 16 and 18. Cancer Causes Control 2009, 20 (9): 1705-13.

[9] 章文华. 宫颈癌筛查方法与我国宫颈癌筛查面临的新问题. 中华肿瘤杂志, 2008, 30 (12): 881-884.

[10] Belinson J L, Qiao Y L, Pretorius R, et al. Shanxi province cervical cancer screening study: a cross-sectional comparative trial of multiple techniques to detect cervical intraepithelial neoplasia. Gynecol Oncol, 2001, 83 (2): 439-444.

[11] 张志毅, 章文华. 现代妇科肿瘤外科学. 北京: 科学出版社, 2003: 62-65.

[12] 章文华, 白萍, 吴令英, 等. 35岁以下女性宫颈癌. 中国肿瘤临床与康复, 1999, 6 (6): 39-41.

[13] 李华, 章文华, 张蓉, 等. 子宫颈腺癌159例影响预后分析. 中华妇产科杂志, 2005, 40 (4): 235-238.

[14] Kahn J A. HPV vaccination for the prevention of cervical intraepithelial neoplasia. N Engl J Med, 2009, 361 (3): 271-278. Review.

[15] 孙建衡. 妇科恶性肿瘤继续教育教程. 北京: 中国协和医科大学出版社, 2007: 197-201.

[16] 沈铿, 孙建衡, 曹泽毅, 等. 国际妇产科联盟妇科肿瘤2009年分期的临床意义研讨. 中华妇产科杂志, 2010, 45 (10): 725-731.

[17] Pecorelli S, Zigliani L, Odicino F. Revised FIGO Staging for carcinoma of the cervix. Int J Gynecol Obstet, 2009, 105 (2): 107-108

[18] American College of Obstetricians and Gynecologists. ACOG Practice Bulletin. Diagnosis and treatment of cervical carcinoma. Int J Gynecol Obstet, 2002, 78 (1): 79-91.

[19] Morris M, Eifel P J, Lu J, et al. Pelvic radiation with concurrent chemotherapy compared with pelvic and para-aortic radiation for highrisk cervical cancer. N Engl Med, 1999, 340 (15): 1137-1143.

[20] Thomas G M. Improved treatment for cervical cancer-concurrent chemotherapy and radiotherapy. N Engl J Med, 1999, 340 (15): 1198-1200.

[21] Whitney C W, Sause W, Bundy B N, et al. Randomized comparison of fluorouracil plus cisplatin versus hydroxyurea as an adjunct to radiation therapy in stage IIB-IVA carcinoma of the cervix with negative para-aortic lymph nodes: a Gynecologic Oncology Group and Southwest Oncology Group study. J Clin Oncol, 1999, 17 (5): 1339-1348.

[22] Peters W A, 3rd, Liu P Y, Barrett R J, 2nd, et al. Concurrent chemotherapy and pelvic radiation therapy compared with pelvic radiation therapy alone as adjuvant therapy after radical surgery in high risk early-stage cancer of the cervix. J Clin Oncol, 2000, 18 (8): 1606-1613.

[23] Chen Y, Xu H, Li Y, et al. The outcome of laparoscopic radical hysterectomy and lymphadenectomy for cervical cancer: a prospective analysis of 295 patients. Ann Surg Oncol, 2008, 15 (10): 2847-2855.

[24] Panici P B, Scambia G, Baiocchi G, et al. Neoadjuvant and radical surgery in locally advanced cervical cancer. Cancer, 1991, 67 (2): 372-379

[25] Sardi J E, Girroli A, Sananes C, et al. Long-term follow up of the first randomized trial using neoadjuvant chemotherapy in stage Ib squamous carcinoma of the cervix. Gynecol Oncol, 1997, 67 (1): 61-69.

[26] Rose P G, Bundy B N, Watkins E B, et al. Concurrent cisplatin based radiotherapy and chemotherapy for locally advanced cervical cancer. N Engl J Med, 1999, 340 (15): 1144-1153.

[27] Keys H M, Bundy B N, Stehman F B, et al. Cisplatin, radiation, and adjuvant hysterectomy compared with radiation and adjuvant hysterectomy for bulky stage IB cervical carcinoma. N Engl J Med, 1999, 340 (15): 1154-1161.

[28] Eifel P J, Winter K, Morris M, et al. Pelvic irradiation with concurrent chemotherapy versus pelvic and para-aortic irradiation for high-risk cervical cancer: an update of radiation therapy oncology g roup trial (RTOG) 90-01, J Clin Oncol, 2004, 22 (5): 872-880.

[29] Rotman M, Sedlis A, Piedmonte M R, et al. A phase III randomized trial of postoperative pelvic irradiation in Stage IB cervical carcinoma with poor prognostic features: follow-up of a gynecologic oncology group study. Int J Radiat Oncol Biol Phys, 2006, 65 (1): 169-176.

[30] Stehman F B, Ali S, Keys H M, et al. Radiation therapy with or without weekly cisplatin for bulky stage IB cervical carcinoma: follow up of a Gynecologic Oncology Group trial. Am J Obstet Gynecol, 2007, 197 (5): 501-506.

[31] Vale C, Tierney J F, Stewart L A, et al. Reducing uncertainties about the effects of chemoradiotherapy for cervical cancer. a systematic review and meta-analysis of individual patient data from 18 randomized trials. J Clin Oncol, 2008, 26 (35): 5802-5812.

[32] 章文华. 晚期及复发性宫颈癌//连利娟, 林巧稚妇科肿瘤学. 第4版. 北京: 人民卫生出版社. 2006: 394-402.

[33] 章文华, 吴令英, 白萍, 等. ⅠB期和ⅡA期宫颈癌患者的预后因素分析. 中华肿瘤杂志, 2004, 26 (8): 490-492.

第37章 宫颈癌与淋巴转移

一、宫颈癌的淋巴转移与预后

宫颈癌的治愈率与临床分期、有无淋巴结转移、病理类型及生长方式、肿瘤浸润深度及治疗方案有关。淋巴结转移是影响预后的最重要的独立因素，但普遍使用的 FIGO 的临床分期虽经过多次修改，仍无淋巴结转移的内容。

在临床分期相同的情况下，有盆腔淋巴转移者的预后较无转移者明显差。Ⅰb 期宫颈癌 5 年生存率为 80%~90%，而有淋巴结转移时 5 年生存率会降低至 30%~60%。Liu 等报道 [1]，临床Ⅰb 期和Ⅱa 期宫颈癌中，无淋巴结转移者 5 年生存率为 91%，有转移者为 52%。谭道彩报道 [2]，无盆腔淋巴结转移的患者的 10 年生存率为：Ⅰ期 96.7%，Ⅱ期 80.2%；有转移者为：Ⅰ期 86.9%，Ⅱ期 59.7%。另有文献报道，无转移者 5 年生存率为 88.0%，有转移者为 53.8%。

宫颈癌预后还与淋巴结转移的个数相关。单个淋巴结转移者的生存时间较多个转移者的生存时间长。绝大多数研究发现，Ⅰ期和Ⅱ期鳞癌和腺癌的阳性淋巴结数量可预示复发率和肿瘤缓解时间，阳性淋巴结数量是一个独立预后因素。Liu 报道 [1]，在他们的研究中，有 1 个盆腔淋巴结受侵者 5 年总生存率为 80%，而有 2 个及以上阳性淋巴结者 5 年生存率为 47%（$P<0.0001$）。Uno 报道 [3]，盆腔淋巴结阴性者 5 年生存率为 89%，有 1 个淋巴结阳性者为 83%，有 2 个及以上者为 58%（$P=0.007$）。Hopkins[4] 报道，≤3 个淋巴结受侵的Ⅰb 期宫颈癌的 5 年生存率为 79%，而≥4 个淋巴结阳性者仅为 33%。

宫颈癌预后还与淋巴结转移的部位相关。宫颈癌单侧及单部位淋巴结转移者的预后好于双侧及多部位淋巴结转移者；单侧仅有闭孔淋巴结转移者 5 年生存率为 67.10%，与无淋巴结转移者相近（71.10%）。Kamura[5]（1999）发现，Ⅰ~Ⅱb 期无或仅有一个部位淋巴结阳性的患者的生存率与≥2 个部位淋巴结阳性者，有显著差异。腹主动脉旁淋巴结阳性的生存率比单纯盆腔淋巴结阳性的生存率更低。在Ⅰb~Ⅱb 期无淋巴结转移、盆腔淋巴结转移和腹主动脉旁淋巴结转移三组患者的 3 年生存率分别为 94%、64% 和 35%。Tsai（1999）[6] 发现，Ⅰb~Ⅱb 期患者远处转移发生率在盆腔上部淋巴结阳性和盆腔下部淋巴结阳性的患者中分别为 50% 和 16%。

二、宫颈癌的淋巴引流

宫颈癌淋巴引流有一定的规律可循，最初癌细胞侵入淋巴管间隙，随即通过淋巴管进入淋巴结，最先累及宫颈旁淋巴结，随后到子宫旁淋巴结、闭孔淋巴结、髂内和髂外淋巴结、髂总淋巴结、腹主动脉旁淋巴结，另外，还可沿子宫骶韧带至骶前淋巴结（图 37-1）。按照这个途径，宫颈旁淋巴结为宫颈淋巴引流最先到达的部位，而子宫旁淋巴结、闭孔淋巴结、髂内和髂外淋巴结、髂总淋巴结均可为第一站淋巴结。一般认为，腹主动脉旁淋巴结是第二

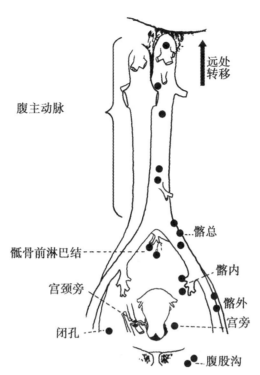

图 37-1 官颈癌的淋巴引流示意图

站淋巴结，但仍有少数患者有主动脉旁淋巴结转移而无盆腔淋巴结转移[7-8]。Malur 等[9]报道，最多发生的区域是闭孔淋巴区，占 86%；其后依次为髂外淋巴结 22.9%、髂内淋巴结 17.4% 和髂总淋巴结 12.7%。

三、官颈癌的淋巴转移的评估

（一）影像学诊断

1. CT 诊断

计算机体层成像（computed tomography，CT）作为一种无创性影像学检查方法，已广泛应用于临床，其密度分辨率高，可显示淋巴结在横断面上的最大直径；多平面重建图像还可用于评估淋巴结的长度、形状及部位，并广泛显示腹膜后、盆腔淋巴结和内脏器官。临床医生已将其作为一种常用方法应用于妇科肿瘤的判定、淋巴结转移的诊断和治疗后疗效的评价。

CT 诊断淋巴结转移的标准：①淋巴结增大，孤立淋巴结横径髂腰区≥15 mm、腹主动脉区≥20 mm，或多个淋巴结横径≥10 mm；②融合淋巴结块；③可疑肿块伴肠道、血管移位；④具有清晰脂肪界面的病例，不能分辨腹膜后结构；⑤淋巴结中心坏死，可作为盆腔淋巴结阳性的诊断标准之一，其阳性预测值达 100%。高克非等[10]报道了 60 例官颈癌患者术前行盆腔螺旋 CT 检查并以术后病理检查为金标准进行的对照研究，结果按病例数和盆腔淋巴结部位数分别计算的 CT 敏感性分别为 33.3% 和 28.6%，特异性分别为 100% 和 98.8%，由此，他们认为，CT 检查的特异性较高，具有一定的参考价值，但敏感性偏低。戴景瑞[11]回顾性分析了医科院肿瘤医院的 102 例官颈癌患者的 CT 资料，结果显示，CT 对转移淋巴结的检出率为 63.6%（7/11），转移淋巴结的最大径≥15 mm 者 3 例，≤10 mm 者 4 例，转移淋巴结的特征表现为：肿大淋巴结伴有中心低密度或坏死，边缘环状强化，与 Yang 等[12]

报道的一致。马莹、白萍等[13]利用 PAS 系统查阅了近 3 年的 275 例早期宫颈癌 CT 图像，并结合手术探察记录与组织病理结果进行了对照分析。结果表明，以一侧盆腔 CT 影像上淋巴结清晰且最大直径分别≥10 mm 或有中心坏死者为 CT 淋巴结阳性的诊断标准时，计算的 CT 检查的敏感性和特异性分别为 62.0% 和 93.5%。据国外文献报道，CT 诊断盆腔淋巴结转移的敏感性为 25%~70%，特异性为 78%~97%，总准确率为 65%~80%。

目前 CT 诊断盆腔淋巴结转移的敏感性不高的原因可能是：①CT 以淋巴结大小为诊断基础，对淋巴结内部结构的分辨度不高，因而 CT 对大小没有明显变化而内部确实已有转移灶的淋巴结不能很好地分辨，尤其是对于直径在 5~10 mm、已有癌转移的淋巴结的分辨度更低，原因包括：正常淋巴结的直径可以在此范围；在应用造影剂进行盆腔影像强化时，血管和淋巴结同时得到强化，因此不能准确分辨这个直径范围的强化影是血管还是淋巴结；②目前 CT 的层距一般为 5 mm，每一层扫描所显示的淋巴结未必是该淋巴结的最大径，因此，会有少数最大径在 5 mm 以上的淋巴结被漏诊；③CT 机的质量、性能以及扫描时患者肠道蠕动伪影影响扫描结果；④影像学医师的诊断水平影响诊断结果的准确性。

薄层 CT（层厚 1~5 mm）理论上可以增加该项检查的敏感性。Pannu 等[14]认为，随着多排探测器螺旋 CT 的发展，临床上可以获得更薄层、空间分辨率更高的图像以及高质量的三维 CT 图像。这些螺旋 CT 技术的改进将进一步提高其诊断盆腔淋巴结转移的准确性。

2．MRI 诊断

磁共振成像（magnetic resonance imaging，MRI）由于其成像原理与 CT 不同，具有软组织分辨率高、多序列、多方位等优势，可以区分淋巴结的内部结构，发现淋巴结转移的准确率等同于或高于 CT，其准确率约为 83.0%，提示 MRI 诊断宫颈癌淋巴结转移具有一定的特异性。Yang 等[15]将淋巴结中心坏死作为一个影像学标准，但淋巴结中心坏死多数都出现在直径比较大的淋巴结中（CT 中表现中心坏死的淋巴结平均值为 23 mm，MRI 中为 19 mm），因此较小的转移淋巴结同样容易被漏诊。

MRI 常用的增强剂为钆螯合物，最常用者为 Gd-DTPA（二乙三胺五乙酸钆）。Kim 等[16]用 MRI 评估了 136 例宫颈癌患者盆腔淋巴结的情况，测量了肿大淋巴结 T1 加权像横断面的最小径（minimum axial diameter，MIAD）和最大径（maximum axial diameter，MAAD）。结果显示，真阳性淋巴结的 MAAD 和 MIAD 平均为 14.3 mm 和 13.0 mm，假阳性淋巴结的 MAAD 和 MIAD 平均为 11.8 mm 和 7.5 mm。如以 MAAD 及 MIAD 达到 10 mm 诊断为阳性，则 MRI 的敏感性均为 62.2%，有较高的预测价值，而且 MIAD 比 MAAD 准确性更高（93% 与 90.4%），并且分析真阳性淋巴结与假阳性淋巴结造影后的信号改变没有统计学差异。

Rockall 等[17]使用超小顺磁性氧化铁颗粒（ultrasmall particle of iron oxide，USPIO）作为 MRI 造影的增强剂，检查了 15 例子宫内膜癌患者和 29 例宫颈癌的患者。结果显示，MRI 除了观察淋巴结大小，还可以通过淋巴结对注射 USPIO 后信号强度降低的程度来判断有无转移，提高了敏感性，没有降低特异性。但由于有一定的副作用，需要注射 USPIO 24~36 h 后进行增强 MRI 显像，不太方便，临床应用较少，仍处于研究阶段。临床上采用葡萄糖包裹的超顺磁性 Fe_3O_4 纳米颗粒、超顺磁性氧化铁颗粒（SPIO）作为新型的对比剂，其诊断敏感性、特异性均高于传统的钆对比剂，同时还能降低误诊率和漏诊率。

磁共振扩散加权成像（diffusion weighted imaging，DWI）是目前唯一非侵入性检测活体组织中水分子扩散运动的无创性成像方法，表观扩散系数（apparent diffusion coefficient，ADC）作为 DWI 的定量参数，可明确和区分病变的组织类型和组织特征。DWI 检测的主要原理是：通过测量施加扩散敏感梯度场前后的组织信号强度变化，来检测组织中水分子扩散运动的状况，从而间接反映组织微观结构的变化。DWI 可无创性反映与水分子扩散运动有关的病变，并以 ADC 值来具体量化水分子运动的变化程度，在宫颈癌的疗效判定及预测方面备受关注。与常规 MRI 相比，DWI 图像的组织对比度更高，显示的可能是细胞水平的生物学意义边界，对于癌变细胞与正常细胞的区分比单纯常规 MRI 更优异。Perrone 等研究发现，转移性淋巴结的 DWI 呈高信号且其 ADC 上呈低值，而非转移性淋巴结的 DWI、ADC 的结果与转移性淋巴结相反，因此，通过 DWI 检查可以初步评估淋巴结良恶性。Liu 等 [18] 以 ADC 最小值 ≤0.881×10^{-3} mm²/s 为诊断标准对 42 例宫颈癌患者的淋巴结进行了研究，发现盆腔转移性淋巴结的敏感性和特异性分别达 9 5.7% 和 96.5%，并认为最小 ADC 值可以作为淋巴结是否转移的代表性标志物。因此，DWI 对于鉴别宫颈癌是否有淋巴结转移有一定的优势。

总之，CT 可以从多方位、多平面、多角度观察淋巴结与周围组织的关系；DWI 可以清晰地显示淋巴结的形态，发现其平均 ADC 值，且不受淋巴结大小的影响。因此，在宫颈癌淋巴结转移的诊断中，可以将 MRI 检查与 CT 或 DWI 检查联系起来，实现优势互补，提高诊断正确性。

Bipat 等 [19] 系统性回顾了 1985 年至 2002 年 MEDLINE EMBASE 数据库中发表的影像学评估宫颈癌的 57 篇文章，包括 CT 11 篇，MRI 38 篇，CT 和 MRI 8 篇。结果显示，以病理为标准，淋巴结转移的敏感性：CT 为 43%，MRI 为 60%，特异性两者类似。

3. PET/PET-CT 诊断

放射性核素显像中一种正电子发射体层成像（positron emission tomography，PET）因判断淋巴结转移的准确性高而令人关注。其原理为：被放射性同位素标记的葡萄糖在病灶处聚积，发出正电子，并与病灶中的正电子结合，放出很强的放射线，根据这种射线的检出可以确定病灶。常用的放射性标记药物为 ^{18}F-FDG（^{18}F- 脱氧葡萄糖），其辐射量小，是比较安全的检查试剂。癌细胞比正常细胞需要更多的葡萄糖，因此，PET 能够识别出癌组织。CT 及 MRI 诊断观察的是断层面的构造，即"形态影像诊断"，而 PET 显示的是葡萄糖高密度聚积于某些组织，可以说是"功能影像诊断"。

赵鹏等 [20] 采用 PET/CT 共检测了 25 例宫颈鳞癌患者的 175 个淋巴结区域，其诊断淋巴结转移的敏感性、特异性、准确率、阳性预测值和阴性预测值分别为 64.3%（27/42）、91.7%（222/133）、85.1%（149/175）、71.1%（27/38）和 89.1%（122/137）。

PET 可与 CT 等方法联合使用，与同一病例的 CT 图像相比，PET-CT 更易于从组织活性功能情况来确定病灶，在显示新生物时比单纯 CT/MRI 有更好的敏感性和特异性。作为近年发展起来的新型检查手段，国外已有人将其用于晚期宫颈癌主动脉旁淋巴结转移及复发宫颈癌的诊断研究，并且认为其准确性优于 CT。Lin 等 [21] 对 50 例 CT 诊断腹主动脉旁淋巴结阴性的晚期宫颈癌患者进行了 PET-CT 检查，其中 14 例手术证实转移，显示 PET-CT 的敏感性为 85.7%，特异性为 94.4%，准确性为 92%，比 CT 更准确。

4. 淋巴造影诊断

近年来，在传统的淋巴造影术（lymphography，LG）基础上，又出现了核素淋巴造影术（淋巴闪烁成像术）、CT 淋巴造影术、MR 淋巴造影术和前哨淋巴结（sentinel lymph node，SLN）绘图等，主要采用下肢淋巴管内注射造影剂，拍摄盆腔片子来完成，不影响临床期别，但有助于淋巴结的评估及治疗方法的选择。1980 年，Musumeci 等 [22] 首先报道了对 295 例子宫内膜癌患者进行的淋巴造影，发现淋巴结转移的阳性率：Ⅰ期为 8.9%，Ⅱ期为 28.6%，Ⅲ期及Ⅳ期分别为 57.1% 及 66.6%，其病理符合率达 86.3%。

LG 能观察淋巴结内部结构，可以发现不增大淋巴结内的小病灶并鉴别良性反应性淋巴结肿大和淋巴结转移。但 LG 技术操作复杂，淋巴结显示范围严格受淋巴引流通路限制，高位腹膜后区淋巴结常显影不充分，转移淋巴结内小于 3～5 mm 的转移灶平片显示困难，完全被肿瘤取代的淋巴结也不能显影，故可出现假阴性。任何能使正常淋巴结组织被替代的因素均可造成淋巴结内出现充盈缺损现象，如炎症引起的淋巴结内纤维组织增生，淋巴结内脂肪组织浸润，以及造影技术原因造成的淋巴结内造影剂充盈不全等，均可导致假阳性。此外，能否获得 LG 最佳图像还与放射性示踪剂的配制、注射技术、相机的能量设置以及在检测部位的操作方法等有关。

淋巴造影后异常的淋巴管 X 线表现为：淋巴管增粗（直径大于 2 mm），迂曲，绕行，减少或消失，中断。淋巴造影后异常的淋巴结 X 线表现为：淋巴结增大（直径大于 15 mm），充盈缺损（边缘性缺损直径大于 5 mm 或缺损占该淋巴结 1/3 以上），破坏（充盈明显不均、形状不规则呈破坏或虫蚀状），数量明显减少或完全消失。根据上述表现，充盈缺损为病变的直接征象，其他均为间接征象。淋巴造影诊断淋巴转移的标准为：①淋巴结充盈缺损；②淋巴管和淋巴结间接征象同时出现上述一项或一项以上者。

正是由于 CT/MRI 等横断面成像技术的临床应用，LG 的临床应用逐渐减少。CT 适于发现不显影的淋巴结，而对于淋巴结轻微增大之早期转移瘤，LG 较常规 CT 更为敏感。CT 淋巴造影术为 CT 和 LG 两种检查方法联合使用，可以显示直径为 5～7 mm 的淋巴结的充盈缺损，两者可以取长补短。淋巴造影后的正常淋巴结的 CT 表现为：在正常区域分布，呈圆形或近似圆形的强化光团，边界规则、清晰，内部分布均匀、无缺损，直径为 7～15 mm。淋巴造影后淋巴结转移的 CT 表现为：除淋巴转移的常规 CT 表现外，还可见到充盈缺损或造影剂分布不均等表现。

刘风华等 [23] 统计了改良的淋巴管造影术（lymphangiography，LAG）结合 CT 诊断妇科恶性肿瘤腹膜后淋巴结转移的准确性、敏感性和特异性分别为 87.5%、84.2% 和 92.3%，认为对于淋巴结轻微增大之早期转移，LAG 要优于 CT。但 Scheidler 等 [24] 分析比较了 LAG、CT 及 MRI 在诊断宫颈癌淋巴结转移中的作用，认为三者无明显差异。

尚需指出，淋巴造影不能评估全部盆腔内的淋巴结情况。

综上所述，探测肿瘤转移的淋巴结仍是肿瘤影像学的一个具有挑战性课题，我们需要从淋巴结的部位、形状、大小、轮廓、内部结构、淋巴管以及代谢情况判断淋巴结是否有转移。B 超由于肠气、盆腹内器官的干扰以及对腹膜后区域显示不清晰，很少用于淋巴结转移的判断。LG 目前临床应用较少，主要用在研究领域。CT 及 MRI 可以广泛用于探测各个部位的淋巴结大小、形态、结构的改变。PET 能提供先进的组织功能活性的信息。PET-CT 的双重扫描能提供精确的病态淋巴结定位，但是价格昂贵，难以广泛应用于临床。我们需要继续发展影像技术，提高诊断的准确性，但最终确定淋巴结转移与否需要病理组织学证实，影像学诊断不能替代病理检查。

（二）临床病理因素

大量临床研究表明，宫颈癌淋巴结转移相关的临床病理因素包括：患者年龄、临床分期、肿瘤大小、宫颈间质浸润、脉管受侵以及肿瘤分化程度 [25]。

1. 年龄

年龄是宫颈癌淋巴转移的重要因素之一。梁立治报道 [26]，35 岁以下者宫颈癌 I～II 期盆腔淋巴转移率明显高于 35 岁以上者，分别为 32.13%、44% 对 11.13%、21.17%。年龄越轻，宫颈癌盆腔淋巴结转移率越高，预后也越差。

2．临床分期

临床分期与淋巴结转移明显相关，Ⅰ期和Ⅱ期淋巴结转移率分别为 18.14% 和 34.17%，差异有统计学意义，与文献报道相符。

3．宫颈癌大小

宫颈癌越大，淋巴结转移机会越大，宫颈癌直径≥4 cm 者淋巴结转移率为 45.13%，与 <4 cm 者转移率 15.16%，两者差异有统计学意义。Berek[27] 对 102 例（52 例转移）宫颈癌术后病例进行的分析表明，宫颈癌直径 >4 cm 者 82.2% 出现淋巴结转移，<2 cm 者无转移。Patsner 等[4] 对 125 例Ⅰb 期宫颈癌直径 <3 cm 者进行了分析，没有发现临床可疑淋巴结，认为对此类患者无须常规行腹主动脉旁淋巴结取样检查。

4．肿瘤类型

肿瘤类型中结节型的转移率高于其他类型，其转移率为 52.18%，其次为溃疡型、菜花型。

5．宫颈间质浸润

宫颈间质浸润深浅与淋巴结转移相关，宫颈肌层浸润≥1/2 与 <1/2 之间淋巴结转移率差异有统计学意义，提示宫颈间质浸润越深，淋巴结转移率越高。资料显示，宫颈肌层浸润≤1/3 与 >1/3 之间差异有显著性意义。

6．肿瘤分化程度

肿瘤分化程度越低，淋巴结转移可能性越大，预后越差。临床资料显示，病理分化为Ⅰ、Ⅱ和Ⅲ级者淋巴转移率各组之间差异有统计学意义。陈亦乐报道[26]，病理分化为Ⅰ、Ⅱ级者淋巴结转移率为 6.8%，为Ⅲ级者转移率为 27.9%。赵映华等[28] 报道了对 157 例具有一侧盆腔淋巴结转移的宫颈癌手术病例进行的回顾性分析，发现中位生存时间在高分化组为 18.21 年，在中分化组为 17.01 年，在低分化组为 12.22 年，差异有显著性；多因素分析显示，生存率与组织分化显著相关，$P<0.05$。

7．脉管间隙受侵（lymph vascular space involvement，LVST）

脉管间隙受侵可能意味着更高的淋巴结转移率。Kim 等[12] 的研究显示，在 303 例 LVSI 阴性的患者中有 31 例（10.2%）患者存在淋巴结转移，而在 63 例 LVSI 阳性的患者中有 39 例患者存在淋巴结转移，其比例达到了 61.9%，两者间差异有统计学意义（$P<0.01$）。Rutledge 等[29] 在 2004 年进行的研究也得出了相似的结论。另外，Milam 等的研究显示[30]，术前活检病理脉管受侵可以预测术后淋巴结转移。在 81 例宫颈癌患者的术前活检标本中有 39 例患者存在脉管受侵，其中 10 例（25.6%）患者有淋巴结转移；而在术前无脉管受侵的患者中，仅 4.8% 的患者有淋巴结转移，其间差异有统计学意义（$P=0.01$）。然而，Lee 等[31] 的研究提示，脉管间隙受侵与淋巴结转移之间并没有关系。这可能与Ⅰa 期宫颈癌中的淋巴结转移率及脉管间隙受侵阳性率较低有关，202 例Ⅰa 期患者中仅 4 例有淋巴结转移，2 例脉管间隙受侵阳性。

8．病理类型

Drescher 等[32] 对Ⅰ～Ⅳ期宫颈腺癌与鳞癌各 21 例进行了比较，结果显示，腺癌淋巴结转移率和鳞癌有显著差异，提示腺癌可能多为内生型，易于深浸宫颈间质，侵犯血管淋巴间隙。本组非鳞癌（腺癌与腺鳞癌）淋巴结转移率为 30.18%，鳞癌为 27.15%，非鳞癌高于鳞癌，但无统计学意义，这可能与非鳞癌病例数少有关。江涛[33] 对 381 例宫颈癌淋巴转移情况进行了分析，其中，鳞癌 305 例，淋巴结转移 9.8%；非鳞癌 76 例，淋巴结转移 19.7（$P<0.05$）。

由此可见，年龄越轻、临床分期越晚、病理分级越差、肌层浸润≥1/2、肿瘤直径≥4 cm、内生型肿瘤均为宫颈癌盆腔淋巴结转移的高危因素，值得临床引起重视。

9. 鳞癌相关抗原（SCCA）

在肿瘤标志物与淋巴结转移相关性研究中，SCCA 是研究得最为深入的指标之一。一些研究表明，SCCA 4 μg/L 是判断淋巴结转移风险的较理想界值。在 Bolger[34] 的研究中，当 SCCA 的界值为 2、4 和 8.6 μg/L 时，其对淋巴结转移估计的敏感性分别为 58.1%、45.2% 和 22.6%，阳性预测价值分别为 51.4%、70.0% 和 100%。Takeshima 等[35] 指出，SCCA 界值设定在 4 μg/L 时对淋巴结转移判断的敏感性与特异性分别为 59.1% 和 93.9%，阳性预测值与阴性预测值分别为 65.0% 和 92.2%，SCCA 超过 4 μg/L 时淋巴结转移的风险增加 8.4 倍。冯淑瑜[36] 报道，治疗前血清 SCCA 检测阳性（≥1.5 μg/L）并不能有效提示淋巴结转移风险的增加；而治疗前血清 SCCA 超过 4 μg/L 的宫颈癌患者近一半可能发生淋巴结转移，淋巴结转移的风险增加 4.2 倍，提示了以 4 μg/L 为界值判断淋巴结转移的风险是有意义的。

10. 血管内皮生长因子 C（VEGF-C）

血管内皮生长因子 C（vascular endothelial growth factor C，VEGF-C）是血管内皮生长因子家族的一个新成员，可特异性地激活淋巴管内皮上的血管生长因子受体 Flt-4，因此，VEGF-C 被认为具有促进淋巴管生成并在肿瘤细胞淋巴转移中起主要作用。

研究发现，在宫颈癌中，有淋巴结转移时 VEGF-C、Flt-4 的表达明显高于无淋巴结转移时，有显著性差异，提示在宫颈癌中，VEGF-C 旁分泌作用于淋巴管内皮细胞上的 Flt-4 受体，发挥其生物学效应，促进肿瘤细胞淋巴结转移。国外学者也曾研究报道，VEGF-C 通过激活改变淋巴管内皮的生物学活性，分泌某些细胞因子，对肿瘤细胞产生了趋化作用，可促进肿瘤的淋巴结转移。VEGF-C、CD44V6 表达与宫颈癌淋巴结转移的相关性研究，应用免疫组织化学二步（Elivision）检测 VEGF-C、CD44V6 在浸润性宫颈癌中的表达，发现 VEGF-C 和 CD44V6 的阳性表达率在有淋巴结转移组中分别为 85% 和 80%，高于未发生淋巴结转移组的 32.4% 和 54%（P<0.05）。在 VEGF-C 和 CD44V6 共阳性表达组，淋巴结转移率明显增高（P<0.01）。提示我们，CD44V6 和 VEGF-C 阳性表达是影响宫颈癌淋巴结转移的相关因子，可作为预测淋巴结转移的有用指标。

四、宫颈癌的前哨淋巴结

SLN 的概念最早是于 1960 年 Gould 等在关于腮腺癌的一篇报道中首先使用的。1977 年，Cabanas 等[37] 将 SLN 这个概念引入阴茎癌治疗中，即用淋巴造影法发现的一组最先蓝染的淋巴结称为 SLN，该淋巴结最先接受肿瘤部位的淋巴引流，为发生肿瘤转移的第一站淋巴结。Cabanas 将此种淋巴结命名为 SLN。根据区域，淋巴结有一定的引流和转移规律，理论上，SLN 的病理检查结果可代表整个区域淋巴结的状态，可指导医生合理选择手术范围并判断预后。对于 SLN 未发生肿瘤转移的病例，可考虑避免行大范围的淋巴结清扫手术，以减少并发症的发生。

SLN 在黑色素瘤和乳腺癌两个领域取得了明显的进展，在妇科肿瘤研究方面也做了大量的工作，如宫颈癌、外阴癌的 SLN 的研究。

盆腔内的淋巴引流有一定的规律性，适合 SLN 检测技术的引入。但是，宫颈癌淋巴道转移的具体途径不如体表肿瘤如乳腺癌、黑色素瘤、外阴癌等明确，存在多途径引流和变异，这为 SLN 的检测带来一定困难[38]。

20 世纪 90 年代以来，随着新型生物活性染料的问世及核医学技术的发展，SLN 识别的临床研究有了很大的发展。SLN 阴性能否取消传统的淋巴结清扫术还不能下定论。

（一）宫颈癌的前哨淋巴结的识别

近年来，各国先后开展了宫颈癌 SLN 识别的研究，SLN 的主要识别方法可归纳为以下三种：①生物活性染料示踪法；②放射性核素示踪法；③生物活性染料 - 放射性核素联合示踪法。

1. 生物活性染料示踪法

常用的生物活性染料包括异硫蓝、专利蓝 V（patent blue V）、亚甲蓝。通常于术前 20 min 将染料注入肿瘤组织周围，使肿瘤引流的局部区域内淋巴管和淋巴结蓝染，最先着色的淋巴结即为 SLN。该方法是最早的 SLN 识别方法。Echt 等[15] 曾首先尝试应用亚甲蓝识别 SLN，但由于注射方法不当，SLN 的识别率仅为 15%。OpBoyle 等[39] 改进了注射方法，术中采用加长注射针，在宫颈局部注射亚甲蓝，同时进行 SLN 识别，在 20 例患者中的 12 例（60%）成功地识别出了 SLN，8 个转移淋巴结中 3 个（38%）为 SLN。近期国内的一项研究表明，单独应用亚甲蓝可将 SLN 的识别率提高到 78%。文献中单纯蓝染法的检出率为 15%~100%。专利蓝 V 和异硫蓝与淋巴结结合的稳定性好，是比亚甲蓝更为理想的淋巴活性染料，但国内尚缺乏此两种药物的供应。单独应用染料方法进行 SLN 识别，方法便宜，操作简单，无放射性污染，不用特殊设备，但是，也存在一些问题：①检出率与医师的操作水平和经验有关，主观性强，且检出率低；②检测时间难以控制，染料可能进入下一级淋巴结；③可能遗漏位于常规引流区域以外的 SLN；④术中需在直视下辨认蓝染的淋巴结，手术切口较大；⑤约 3% 的患者对染料过敏。

2. 放射性核素示踪法

术前在肿瘤组织周围注射放射性核素标志物，行淋巴闪烁成像，可粗略判定 SLN 的位置和数量，并做体表标记。术中应用 γ 探测仪检测组织内的高计数热点，探测到的"热"结节即为 SLN。切除 SLN，再探测术野的放射性，以确认所有 SLN 已被切除。常用的核素标志物有 ^{99m}Tc 标记的硫胶体、锑胶体、人血白蛋白和右旋糖酐等。Verheijen 等[40] 和 Lantzsh 等[41] 尝试了应用放射性核素示踪法进行术中 SLN 识别。术前于子宫颈部位注射硫锝胶体并行核素淋巴显像。术中运用 C 探测仪对盆腔淋巴结进行探测，通过寻找高计数热点（hot spot）来识别 SLN。应用放射性核素示踪法显著提高了 SLN 识别率，在上述两项研究中，SLN 的识别率达到 80%~93%。李斌等[42] 以 ^{99m}Tc 标记的右旋糖酐为示踪剂，应用 C 探测仪对手术中切除的离体淋巴结进行检测，结果显示，SLN 识别率达到 100%。放射性核素示踪法需要专业的仪器及设备，术前准备复杂；肿瘤注射部位的高放射活性会干扰 γ 探头的探测；当原发性肿瘤接近 SLN 时会干扰探测。

3. 生物活性染料 - 放射性核素联合示踪法

生物活性染料 - 放射性核素联合示踪法包括术前瘤周注射放射性核素，淋巴闪烁显像初步定位，术中注射生物活性染料和术中 γ 计数器探测仪检测等几部分。为了弥补单独应用一种方法造成的弊端，Malur 等[9] 及 Levenback 等[43] 开始尝试运用生物活性染料 - 放射性核素联合示踪法进行 SLN 识别。Malur 等在一项包含 50 例患者的研究中用不同的方法检测了 SLN，结果显示，蓝染法的检出率为 50%，放射性核素法为 76%，联合法为 90%。Levenback 等[43] 运用联合示踪的方法对 39 例早期宫颈癌患者进行了 SLN 识别，结果显示，识别率达到 100%。目前生物活性染料 - 放射性核素联合示踪法以其优势互补的特点已逐渐成为宫颈癌 SLN 识别的主要方法。

（二）宫颈癌的前哨淋巴结的分布

根据盆腔淋巴结引流规律，理论上，子宫旁淋巴结为宫颈淋巴最先到达的淋巴结，应为宫颈癌 SLN，但多数研究提示，宫颈癌 SLN 多位于髂内、髂外及闭孔淋巴结。Rob 等 [44] 研究了 183 例 Ⅰ A1 ~ Ⅱ A 宫颈癌患者的 SLN，100 例用专利蓝染色法，83 例用专利蓝联合 Tc 标记的胶体白蛋白法检测，结果显示，联合法检出率为 96.39%，单用专利蓝组检出率为 80%。462 个 SLN 中约 45% 位于髂外血管区，42.6% 位于闭孔上区，腹主动脉旁未发现 SLN。Di Stefano 等 [45] 用亚甲蓝示踪法进行了淋巴绘图及 SLN 识别，50 例 Ⅰ A2 ~ Ⅱ A 宫颈癌患者中检出了 86 个 SLN，其中，55% 的 SLN 位于髂外区，38% 位于闭孔区。盛修贵报道 [46]，216 例早期宫颈癌的 SLN 中的 74.0% 集中于闭孔及髂外血管周围，5.9% 位于髂总、骶前与腹股沟深等第二站淋巴结。宫颈癌淋巴引流可否不经盆腔而直接进入髂总、腹主动脉旁淋巴结，目前尚存在争议。

关于子宫旁淋巴结，Levenback [43] 认为，子宫旁淋巴结体积较小，且解剖位置靠近宫颈，用染料方法进行识别时，子宫旁淋巴结与宫颈同时染色，无法区分或被临床医生和病理医生忽视；应用核素方法进行识别时，子宫旁淋巴结受宫颈药物注射部位高放射性的干扰往往无法识别。根据 Benedetti-Panici 等 [47] 统计，大部分宫颈癌淋巴结转移发生在髂血管周围及闭孔区，而子宫旁淋巴结转移仅占 29%。李斌等 [48] 的研究表明，95 个子宫旁淋巴结中 69 个因被亚甲蓝染色而识别，可作为子宫旁组织中的 SLN。

（三）前哨淋巴结对早期宫颈癌淋巴转移的预测性

SLN 是发生肿瘤转移的最高危淋巴结，其作用如同哨兵，以 SLN 可预测整个淋巴结区域是否发生肿瘤转移。国外研究资料显示，宫颈癌 SLN 检测技术的检出率为 90% ~ 100%，阴性预测值为 95.2% ~ 100%。李大鹏、盛修贵报道，联合应用蓝染料、^{99m}Tc-SC 两种示踪剂，216 例早期宫颈癌 SLN 的总检出率为 96.8%，敏感性为 93.6%，阴性预测值为 97.9%，符合率为 98.4%，假阴性率为 6.4%（3/47）。示踪剂注射时机的掌握、手术医师识别 SLN 的熟练程度、术野出血及局部染料渗出、周围脂肪组织覆盖均可导致 SLN 漏检甚至误识。Roca 等 [49] 总结了 428 例早期宫颈癌的 SLN 的研究，SLN 检出率为 93.9%，其中阳性率 15.8%，假阴性率 2%。Selman 等 [50] 总结了 72 项研究的 5 042 例患者，SLN 的准确性是 MRI 的 20 倍。因此，他们认为，对于早期、年轻、要求保留生育功能的宫颈癌患者，可以首先考虑 SLN 活检。

孔德强、盛修贵报道 [51]，45 例要求保留生育功能治疗的宫颈癌 Ⅰ b1 期患者，肿瘤 > 2 cm，术中检测 SLN 并原位切除，送快速冰冻病理检查排除盆腔淋巴结转移后，行广泛性宫颈切除术和盆腔淋巴结清扫术，术后将 SLN 和盆腔其他淋巴结送常规病理检查和抗角蛋白免疫组织化学检查。结果显示，45 例患者均检出 SLN，共检出 145 个，平均 3.2 个 / 例，检出率为 100.0%（45/45）。4 例因术中快速冰冻病理发现 SLN 转移而改行广泛性子宫切除术＋盆腔淋巴结清扫术，其余 41 例宫颈广泛切除均成功，术后病理检查发现 1 例有 1 个非 SLN 转移，SLN 假阴性率为 2.2%（1/45），SLN 阴性预测值为 97.6%（40/41）。

SLN 存在一定比率的假阴性结果。假阴性是指 SLN 阴性的情况下，非 SLN 发生转移。假阴性结果可导致对病情的错误估计和不正确的治疗。有些作者认为，造成假阴性的原因是常规病理检查遗漏了 SLN 内微小转移灶，采用超薄序列切片结合免疫组织化学检查可提高准确性。另有研究发现，癌栓阻塞淋巴管，示踪剂无法进入 SLN，却流向其他淋巴结，可导致假阴性结果。对于有明显淋巴结转移者，是否适合 SLN 活检有待进一步探讨。

在宫颈癌领域，SLN 的研究显示淋巴结转移是双侧、多向的，难以以此作为确定手术范围的依据，仍有假阴性的存在，微转移也是一个问题。

五、宫颈癌临床上应注意的问题

(一)要重视淋巴处理，不仅是淋巴结，而要重视整体淋巴引流区

前面已经谈到了宫颈癌淋巴结转移是预后的独立因素，如何处理好淋巴结问题关系到患者能否治愈，能否获得长期生存。因此，临床医生应高度重视对患者淋巴的处理，这里谈到的对淋巴的处理，不仅仅是对淋巴结，还应该包括淋巴管，即应重视整体淋巴引流区的处理。淋巴管被侵犯或被肿瘤堵塞，CT、MRI 和 PET 是不能显示的，淋巴造影可显示淋巴管增粗（直径大于 2 mm），迂曲，绕行，减少或消失，以及中断，但是，目前临床上已经很少做淋巴造影检查，淋巴造影检查的确也存在局限性。

宫颈癌的淋巴转移存在淋巴结和淋巴管即淋巴引流区的侵犯，以 SLN 阴性或阳性来决定是否进行系统淋巴结切除术显然不妥。SLN 的研究显示，淋巴结转移是双侧、多向性的，也有假阴性存在，因此，SLN 不能作为确定手术范围的依据，SLN 检测在宫颈癌治疗中的作用受到制约。

(二)淋巴处理要综合评估

淋巴结切除术或称为淋巴结清扫术是临床上常常选择的宫颈癌治疗方法之一，适用于早期宫颈癌的手术治疗。术后病理阳性者需要放疗，这种术后补充放疗与宫颈癌单纯放疗不同。首先，盆腔放疗剂量受到限制，术后放疗剂量一般给予 45～50 Gy；其次，手术后子宫已切除，盆腔淋巴区不能受到来自腔内放疗的作用，使剂量没有单纯放疗大。对于不适宜手术治疗的晚期宫颈癌患者，也有学者提出，对于有大块转移的淋巴结，可行淋巴结切除术减瘤手术。也有学者提出，手术是由于盆腔的放疗受到小肠耐受量限制，剂量限制在 50 Gy，不能有效控制肿大转移的淋巴结。M.D. Aderson 医院的系列试验获得了大块型宫颈癌的有效放疗剂量的数据，60 Gy 的剂量能控制 90% 的直径为 2 cm 的肿瘤；若肿瘤直径为 2～4 cm，则仅有 75% 的肿瘤能得到控制[52]。Dargent[53] 于 2005 年对 87 例盆腔淋巴结转移的放疗效果进行的对比研究显示，放疗有效率接近 95%，但是，有盆腔淋巴结转移的宫颈癌患者的淋巴结转阴率仅为 50%。目前同步放化疗的广泛应用可以提高肿瘤的控制率，但仍会有 16% 的淋巴结转移灶残存。但是，对大块淋巴结减瘤切除手术还是存在争议的。Kupets 回顾了 1996—2000 年文献共 108 篇，认为其中 12 篇是适宜分析的，并认为有镜下转移和 1.5 cm 直径淋巴结转移者的生存是一样的，淋巴结减瘤切除术的获益是很小的（1%～4%）。另外，晚期宫颈癌有部分转移淋巴结是融合、固定或侵犯血管、神经和肌肉等的，手术不能切除。有几篇报道认为，Ⅰb、Ⅱb 期淋巴结是完全可切除的，而Ⅲb 期仅有 44% 的患者可成功切除大块的转移淋巴结。所以目前对大块型淋巴结的处理还要综合评估。适形调强放疗对肿大的转移淋巴结通过增加放疗剂量提高肿瘤控制率的临床研究正在进行，已取得一些疗效，显示肿瘤靶区放射剂量可提高到 70 Gy，提高了淋巴结的控制率。

（白　萍）

参考文献

[1] Liu MT, Hsu JC, Liu WS, et al. Prognostic factors affecting the outcome of early cervical cancer treated with radical hysterectomy and post-operative adjuvant therapy. Eur J Cancer Care (Engl), 2008, 17 (2): 174-181.

[2] 谭道彩, 陈昆田, 刘天麟, 等. 手术治疗宫颈癌10年效果. 中华妇产科杂志, 1979, 14 (1): 19-21.

[3] Uno T, Ito H, Itami J, et al. Postoperative radiation therapy for stage IB-IIB carcinoma of the cervix with poor prognostic factors. Anticancer Res, 2000, 20 (3B): 2235-2239.

[4] Patsner B, Sedlacek TV, Lovecchio JL. Para-aortic node sampling in small (3-cm or less)stage IB invasive cervical cancer. Gynecol Oncol, 1992, 44 (1): 53-54.

[5] Kamura T1, Shigematsu T, Kaku T, et al. Histopathological factors influencing pelvic lymph node metastases in two or more sites in patients with cervical carcinoma undergoing radical hysterectomy. Acta Obstet Gynecol Scand, 1999, 78 (5): 452-457.

[6] Tsai CS1, Lai CH, Wang CC, et al. The prognostic factors for patients with early cervical cancer treated by radical hysterectomy and postoperative radiotherapy. Gynecol Oncol, 1999, 75 (3): 328-333.

[7] 张海燕, 盛修贵, 钟艳, 等. 早期宫颈癌盆腔淋巴结转移的分布. 中华肿瘤杂志, 2008, 30 (6): 452-455.

[8] 张海燕, 盛修贵, 魏萍, 等. 人宫颈癌盆腔淋巴结转移规律. 肿瘤, 2008, 28 (11): 990-993.

[9] Malur S, Krause N, Kohler C, et al. Sentinel lymph node detection in patients with cervical cancer. Gynecol Oncol, 2001, 80 (2): 254-257.

[10] 高克非, 刘富元, 冯艳玲, 等. 宫颈癌盆腔淋巴结转移的术前CT评价. 临床肿瘤学杂志, 2004, 9 (6): 578-580.

[11] 戴景蕊, 张洵, 蒋玲霞, 等. CT扫描对早期宫颈癌的诊断价值. 中华肿瘤杂志, 2006, 28 (2): 151-154.

[12] Yang W T, Lam W W, Yu M Y, et al. Comparison of dynamic helical CT and dynamic MR imaging in the evaluation of pelvic lymph nodes in cervical carcinoma. Am J Roentgenol, 2000, 175 (3): 759-766.

[13] 马莹, 白萍, 戴景蕊, 等. 宫颈癌盆腔淋巴结转移的CT评价. 中华妇产科杂志, 2009, 44 (6): 422-425.

[14] Pannu H K, Fishman E K. Evaluation of cervical cancer by computed tomography: current status. Cancer, 2003, 98 (9 Suppl): 2039-2043.

[15] Echt M L, Finan M A, Hoffman M S, et al. Detection of sentinel lymph nodes with lymphazurin in cervical, uterine, and vulvar malignancies. South Med J, 1999, 92 (2): 204-208.

[16] Kim S M, Choi H S, Byun J S. Overall 5-year survival rate and prognostic factors in patients with stage IB and HA cervieal cancer treated by radical hysterectomy and pelvic lymph node dissection. Int J Gynecol Cancer, 2000, 10 (4): 305-312.

[17] Rockall A G, Sohaib S A, Harisinghani M G, et al. Diagnostic performance of nanoparticle-enhanced magnetic resonance imaging in the diagnosis of lymph node metastases in patients with endometrial and cervical cancer. J Clini Oncol, 2005, 23 (12): 2813-2821.

[18] Liu Y, Liu H, B ai X, et al. Differentiation of metastatic from non-metastatic lymph nodes in patients with uterine cervicalcancer using diffusion-weighted imaging. Gynecol Oncol, 2011, 122 (1): 19-24.

[19] Bipat S, Glas A S, van der Velden J, et al. Computed tomography and magnetic resonance imaging in staging of uterine cervical carcinoma: a systematic review. Gynecol Oncol, 2003, 91 (1): 59-66.

[20] 赵鹏, 于韬, 赵英杰, 等. [18]F-脱氧葡萄糖PET/CT显像在评价宫颈鳞状细胞癌淋巴结转移中的作用. 肿瘤影像学, 2016, 25 (1): 71-74.

[21] Lin W C, Hung Y C, Yeh L S, et al. Usefulness of ^{18}F-fluorodeoxyglucose positron emission tomography to detect para-aortic lymph nodal metastasis in advanced cervical cancer with negative computed tomography findings. Gynecol Oncol, 2003, 89 (1): 73-76.

[22] Musumeci R, Palo G, Conti U, et al. Are retroperitoneal lymph node metastasis a major problem in endometrial adenocarcinoma? Diagnostic and prognostic assessment with lymphography. Cancer, 1980, 46 (8): 1887-1892.

[23] 刘风华, 王沂峰, 王延玲, 等. 改良淋巴造影术结合CT检查诊断妇科恶性肿瘤淋巴转移的价值. 现代妇产科进展, 2003, 12 (3): 182-184.

[24] Scheidler J, Hricak H, Yu K K, et al. Radiological evaluation of lymph node metastases in patients with cervical cancer. JAMA, 1997, 278 (13): 1096-1101.

[25] 蔡红兵. 影响宫颈癌盆腔淋巴结转移因素. 肿瘤防治研究, 2002, 29 (4): 275-283.

[26] 陈亦乐, 贺国强. Ⅰ、Ⅱ期宫颈癌根治术后淋巴结转移与预后初探. 实用癌症杂志, 1995, 10 (1): 42-43.

[27] Berek M P. Adenocarcinoma of the uterine cervix: Histologic variables associated with lymphnode metastasis and survival. Obstet Gynecol, 1985, 65 (1): 46-49.

[28] 赵映华, 李孟达, 彭小萍, 等. 具有盆腔淋巴结转移的宫颈癌预后影响因素研究. 中国现代医学杂志, 2007, 17 (5): 623-625.

[29] Rutleodge T L, Kamelle S A, Tillmanm T D, et al. A comparison of stages Ⅰ B1 and Ⅰ B2 cervical cancers treated with radical hysterectomy: is size the real difference? Gynecol Oncal, 2004, 95 (1): 70-76.

[30] Milam M R, Fmmovitz M, Reis R, et al. Preoperative lymphvascular space invasion is associated with nodal metastases in women with early-stage cervical cancer. Gynecol Oneol, 2007, 106 (1): 12-15.

[31] Lee K B, Lee J M, Park C Y, et al. Lymph node metastasis and lymph vascular space invasion in microinvasive squamous cell carcinoma of the uterine cervix. Int J Gynecol Cancer, 2006, 16 (13): 1184-1187.

[32] Drescher C W, Hopkins M P, Roberts J A. Comparison of the pattern of metastatic spread of squamous cell cancer and adenocarcinoma of the uterine cervix. Gynecol Oncol, 1989, 33 (3): 340-343.

[33] 江涛, 李隆玉, 潘玫, 等. 宫颈癌381例淋巴转移情况分析. 现代肿瘤医学, 2006, 14 (7): 873-874.

[34] Bolger B S, Dabbas M, Lopes A, et al. Prognostic value of preoperative squamous cell carcinoma antigen level in patients surgically treated for cervical carcinoma. Gynecol Oncol, 1997, 65 (2): 309-313.

[35] Takeshima N, Hirai Y, Katase K, et al. The value of squamous cell carcinoma antigen as a predictor of nodal metastasis in cervical cancer. Gynecol Oncol, 1998, 68 (3): 263-266.

[36] 冯淑瑜, 张彦娜, 刘建刚. 宫颈癌淋巴结转移的高危因素及预后分析. 癌症, 2005, 24 (4): 1261-1266.

[37] Cabanas R M. An approach for the treatment of penile carcinoma. Cancer, 1977, 39 (2): 456-466.

[38] 孙建衡. 宫颈癌的前哨淋巴结问题. 中华妇产科杂志, 2004, 39 (1): 2-3.

[39] O' Boyle J D, Coleman R L, Bernstein S G, et al. Intraoperative lymphatic mapping in cervix cancer patients undergoing radical hysterectomy: A pilot study. Gynecol Oncol, 2000, 79 (2): 238-243.

[40] Verheijen R H, Pijpers R, van Diest P J, et al. Sentinel node detection in cervical cancer. Obestet Gynecol, 2000, 96 (1): 135-138.

[41] Lantzsh T, Wolters M, Grimm J, et al. Sentinel node procedure in Ib cervical cancer: a preliminary series. Br J Cancer, 2001, 85 (6): 791-794.

[42] 李斌, 章文华, 刘琳, 等. 前哨淋巴结检测对预测早期宫颈癌淋巴转移的价值. 中华妇产科杂志, 2004, 39 (1): 4-6.

[43] Levenback C, Coleman R L, Burke T W, et al. Lymphatic mapping and sentinel node identification in patients with cervix cancer undergoing radical hysterectomy and pelvic lymphadenectomy. J Clin Oncol, 2002, 20: 688-693.

[44] Rob L, Strnad P, Robova H, et al. Study of lymphatic mapping and sentinel node identification in early stage cervical cancer. Gynecol Oncol, 2005, 98 (2): 281-288.

[45] Di Stefano A B, Acquaviva G, Garozzo G, et al. Lymphnode mapp ing and sentinel node detection in patients with cervical carcinoma: A 22year experience. Gynecol Oncol, 2005, 99 (3): 671-679.

[46] 盛修贵, 李大鹏, 刘乃富, 等. 早期宫颈癌前哨淋巴结检测的临床意义. 中华妇产科杂志, 2004, 39 (1): 10-13.

[47] Benedetti-Panici P, Maneschi F, Scambia G, et al. Lymphatic spread of cervical cancer: an anatomical and pathological study based on 225 radical hysterectomies with systematic pelvic and aortic lymphadenectomy. Gynecol Oncol, 1996, 62 (1): 19-24.

[48] 李斌, 吴令英. 李晓光, 等. 早期宫颈癌子宫旁淋巴结的识别及其临床意义. 中华妇产科杂志, 2006, 41 (9): 608-611.

[49] Roca I, Caresia A P, Gil-Moreno A, et al. Usefulness of sentinel lymph node detection in early stages of cervical cancer. Eur J Nucl Med Mol Imaging, 2005, 32 (10): 1210-1216.

[50] Selman T J, Mann C, Zamora J, et al. Diagnostic accuracy of tests for lymph node status in primary cervical cancer: a systematic review and metaanalysis. CMAJ, 2008, 178 (7): 855-862.

[51] 孔德强, 李春静, 盛修贵. 前哨淋巴结检测结果指导肿瘤＞2 cm的Ⅰb1期宫颈癌行广泛性宫颈切除术的临床研究. 肿瘤学杂志, 2016, 22 (12): 998-1003.

[52] Wharton J T, Jones H W, 3rd, Day T G, Jr. Rutledge FN, Fletcher GH. Preirradiationceliotomy and extended field irradiation for invasive carcinoma of the cervix. Obstet Gynecol, 1977, 49 (3): 333-338.

[53] Dargent D, Lamblin G, Romestaing P, et al. Effect of radiotherapy on pelvic lymph node metastasis in cervical cancer stages IB2-IVA: a retrospective analysis of two comparative series. Int J Gynecol Cancer, 2005, 15 (3): 468-474.

推荐阅读文献

[1] Hopkins M P, Morley G W. Radical hysterectomy versus radiation therapy for stage IB squamous cell cancer of the cervix. Cancer, 1991, 68(2): 272-277.

[2] Kupets R, Thomas G M, Covens A. Is there a role for pelvic lymph node debulking in advanced cervical cancer? Gynecol Oncol, 2002, 87 (2): 163-170.

[3] Perrone A, Guerrisi P, Izzo L, et al. Diffusion-weighted MRI in cervical lymph nodes: differentiation between benign and malignant lesions. Eur J Ra diol, 2011, 77 (2): 281-286.

[4] 陈军莹, 姚德生, 伍志娟. SCC-Ag在宫颈鳞癌病例中诊断淋巴结转移效能的Meta分析. 肿瘤防治研究, 2012, 39(7): 811-817.

[5] 梁立治. 35 岁以下宫颈癌235例临床分析. 中国实用妇科与产科杂志, 2000, 16 (9): 545-546.

第 *38* 章　宫颈癌的放疗

第一节　宫颈癌的腔内放疗简介和我国宫颈癌的放疗发展简介

一、宫颈癌的腔内放疗简介

1898 年，居里夫妇发现了镭，1901 年，居里将少量的镭送给巴黎一所医院用于治疗目的。此后，镭在欧洲及美国临床的使用发展很快。1903 年，Margaret Cleaves 报道了镭治疗宫颈癌患者。虽然此时手术已用于治疗宫颈癌，但是，手术的死亡率和并发症发生率高，生存率低，因此，镭疗的效果受到注意，发展颇快。但直至 1914 年瑞典 Fossell 和 Heyman 等建立起宫颈癌镭疗的斯德哥尔摩法和 1919 年 Regaud 和 Lacassagne 建立起巴黎法，宫颈癌的镭疗才从早期的简陋治疗发展到有了标准疗法。1938 年，Tod 和 Meridith 又在原"巴黎法"的基础上确立了曼彻斯特法。斯德哥尔摩法、巴黎法、曼彻斯特法被称为腔内镭疗的欧洲三大体系。其后，世界上有各种不同治疗方法，但追溯起源均与欧洲三大体系有关。

所谓治疗"体系"，系指有其独立的治疗工具（容器）、治疗方法和剂量学概念。

斯德哥尔摩法，曾被称为大剂量、短时间的分次治疗，并被认为对消灭肿瘤及正常组织恢复均有利。每次治疗时间为 20 ~ 24 h，镭分别被装入不同长度的宫腔管内（含镭量 43 ~ 74 mg）及不同宽度的阴到容器内（含镭量 50 ~ 75 mg）。图 38-1 为斯德哥尔摩法治疗容器。

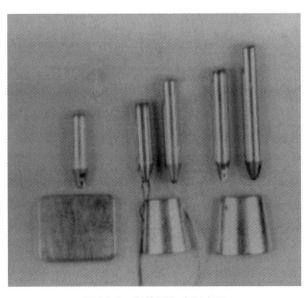

图 38-1　斯德哥尔摩镭容器

巴黎法，曾被称为低剂量、长时间的连续治疗。治疗时间可长达 120 h。治疗容器有宫腔管和阴道容器两部分。宫腔管含镭 33.3 mg。阴道容器有两个置于阴道穹部的装置（各含镭 13.3 mg），中间以弹簧支撑，称 colpostat。倡导者认为此法生物效应好。图 38-2 示巴黎镭容器子宫腔管及以 colpostat。

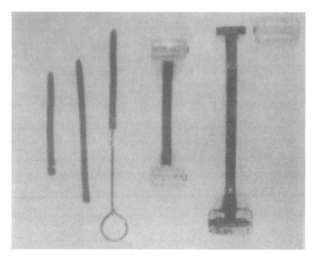

图 38-2　巴黎镭容器

两种治疗方法虽然不同，但治疗结果却相似，据宫颈癌放疗结果［国际年报第 4 卷（1939）］，Heyman 和 Lacassagne 分别收集的瑞典 Radiumhemmet（1914—1928）及巴黎镭锭学院（1919—1928）的总的相对 5 年生存率分别为 22.2% 和 28.2%，Ⅰ期为 53.2% 对 57.1%，Ⅱ期为 33.0% 对 36.6%，Ⅲ期为 16.2% 对 22.0%，Ⅳ期为 5.3% 对 1.1%。

曼彻斯特法系由巴黎法演变而来，于 1938 年由 Tod 及 Meredith 确立。治疗容器也由宫腔管及阴道容器组成。阴道容器是置于阴道穹部的卵圆球，有大、中、小三型。依阴道弹性选用。两球间另有隔离装置。图 38-3 为曼彻斯特容器。此前的治疗剂量是以毫克小时表示，曼彻斯特法则将当时放射剂量单位伦琴（R）概念引用到腔内镭疗中，而且提出了"A"点及"B"点作为宫颈癌腔内放疗的剂量参照点。A 点位于子宫中轴旁开 2 cm、阴道穹上方 2 cm；B 点与 A 点在同一水平，距 A 点 3 cm（图 38-4）。阴道容器虽有大、中、小之

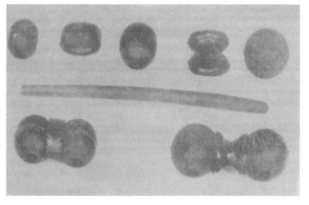

图 38-3　曼彻斯特镭容器

分，但对 A 点的剂量率是相似的。本法腔内放疗分两次进行，每次 48 ~ 72 h。A 点受量为
6 500 ~ 8 000 伦琴。曼彻斯特法在以往经验镭疗的基础上，首次提出了剂量概念（毫克小时
无剂量概念），尽管伦琴以后被吸收量［拉德（ rad ），戈瑞（ Gy ）］取代，但仍具有重要意义。
A 点和 B 点的概念至今仍被采用，但从图 38-4 可以看出它们过于模式化，临床上很难见到
此等情况。如果宫颈癌侵犯阴道，阴道穹消失，解剖位置改变，A 点如何确定？ 20 世纪
50 年代曼彻斯特法曾有修订，1985 年又经国际辐射单位和测量委员会（ ICRU ）38 号报告

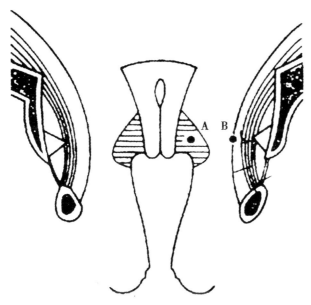

图 38-4 A 点和 B 点的位置

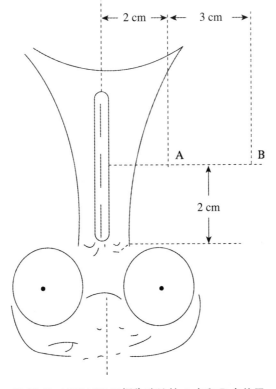

图 38-5 ICRU 38 号报告确认的 A 点和 B 点位置

确认，如图 38-5，A 点和 B 点的位置易被临床定位，且更为实用，即 A 点位于子宫腔源末端（相当于子宫口）向上 2 cm，子宫中轴旁开 2 cm；B 点位于 A 点同一水平，于 A 点外侧 3 cm。当然伦琴（R）概念也被戈瑞（Gy）取代。

上述镭疗体系确立之后，宫颈癌的放疗有了"规范"，尽管仍有不同的流派，但均追随相同的治疗原则。20 世纪 20 年代后，体外照射辅助腔内镭疗已形成宫颈癌放疗的常规方法，疗效得到进一步的提高，确立了放疗在宫颈癌治疗中的地位，并使手术相形见绌。1935 年，当国联卫生组织确定出版宫颈癌治疗国际年报时，学者们甚至认为广泛手术要成为过去时了，在准备有关规则和统计资料时，不重视手术治疗，年报命名为《宫颈癌放射治疗结果国际年报》（ Annual Report on the Results of Radiotherapy in Carcinoma of the Uterine Cervix ），直至 1953 年更名为《宫颈癌治疗结果国际年报》（ Annual Report on the Results of Treatment in Carcinoma of the Uterine Cervix ），才包括了手术治疗的结果。

20 世纪 40 年代，随着外科、麻醉、输血、抗生素的发展，宫颈癌手术得到复兴。20 世纪 50 年代后，早期患者放疗已可达到相似的生存率，但中晚期患者仍以放疗为主。此后，腔内镭疗经历了镭被其他放射源取代，体外常规 X 线（ 200 ~ 400 KV ）被 ^{60}Co γ 射线及加速器产生的高能 X 线取代，治疗疗效进一步提高。我们把后装之前、由镭开始沿袭下来的腔内放疗称为"传统的腔内放疗"。"传统的腔内放疗"的特点归结如下。

1. 起始于镭疗，尽管以后还有其他同位素，如 ^{137}Cs、^{60}Co、^{252}Cf 或其他治疗方法，按照现在的观点，都是低剂量率治疗，而且腔内放疗 + 体外照射为宫颈癌根治性放疗标准疗法。腔内放疗为主，体外照射弥补腔内放疗对子宫旁浸润区和盆腔淋巴转移区的剂量不足。

2. 适应证广泛，Ⅰ ~ Ⅳ期均可放疗。

3. 治疗基本上是建立在经验基础上。尽管曼彻斯特法提出了 A 点和 B 点作为宫颈癌放疗剂量参照点的概念，但至多只能算是个别点的剂量，临床上基本仍以毫克小时表示。

4. 治疗过程，工作人员直接与放射源近距离接触，受到放射曝射（图 38-6 和 38-7 ）。

5. 治疗时间长。

6. 患者需要护理（图 38-8 ）。

7. 病房要有防护，建筑要求高。

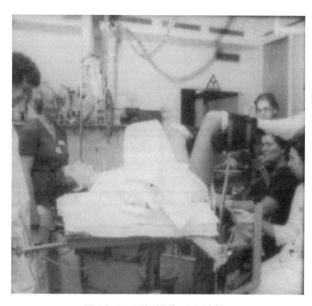

图 38-6　置镭操作（无防护）

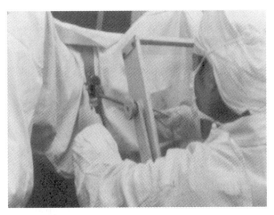

图 38-7　置镭操作（头部有铅玻璃防护）

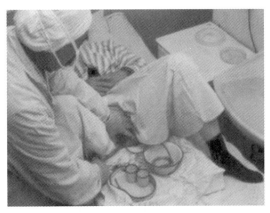

图 38-8　护士导尿（无防护）

20 世纪 50 年代后，随着对职业防护重视，腔内后装放疗兴起；20 世纪 60 年代后，各种不同类型的后装机在欧美不断出现，并且随着临床经验的积累，疗效被肯定，至 20 世纪七八十年代，后装放疗在世界范围内已逐渐取代了传统的腔内放疗（详见第 16 章妇科恶性肿瘤的放疗第四节后装放疗）。在此期间，宫颈癌的传统的腔内放疗 Ⅰ ～ Ⅳ 期总生存率世界平均水平已达到46%，其中 Ⅰ 期67%，Ⅱ 期54%，Ⅲ 期29%，Ⅳ 期9%，一些治疗中心则更高。

二、我国宫颈癌放疗发展简介

经过我们调研，我国宫颈癌的腔内镭疗始于 20 世纪 20 年代中期协和医院。协和医院妇产科内有专门负责镭疗的教授，使用的是巴黎镭疗容器（colpostat），方法则是沿袭曼彻斯特法。20 世纪 20 年代末，上海圣心医院利用 "庚子赔款" 购置了镭及深部 X 线及诊断机等设备，并于 1931 年挂牌为中比镭锭医院。此后国内多处医院具备了少量镭设备，基本上都在妇产科内。新中国成立后，1951 年，中比镭锭医院更名为上海镭锭医院，并于 1954 年归属上海医学院。其治疗宫颈癌的阴道镭容器为类似斯德哥尔摩法的排管式容器。1958 年，医科院肿瘤医院成立，原协和医院的镭转至肿瘤医院，宫颈癌的放疗也转移至肿瘤医院。医科院肿瘤医院妇科肿瘤科具备多种治疗手段，负责妇科肿瘤的放疗；建院之初，曾沿用原协和医院的方法，后采用了排管式容器，并在此基础上开始了北京型（镭）容器的研制。在此时期，由于国内镭源不多，多家医院采用由前苏联进口的、用于近距离放疗的 ^{60}Co 源，主要用于宫颈癌的治疗，医科院肿瘤医院也有少量 ^{60}Co 源用于临床。1960 年后医科院肿瘤医院则采用由吴桓兴院长牵头、妇科肿瘤科刘炽明医师等研制的北京型镭容器，形成了具有特点的北京腔内放疗方法。20 世纪 70 年代，医科院肿瘤医院又以 ^{137}Cs 取代了镭，孙建衡、祝庆林完成了以放射源在盆腔三维坐标的空间标准位置为基础进行的剂量分布的研究，完善了治疗方法。临床实践证明，北京型（镭）容器取得满意的疗效。吴桓兴在放疗方面的卓越贡献得到了国际上的认可，于 1978 年和 1985 年分别获英国皇家放射学院和美国放射学院荣誉院士称号。20 世纪 70 年代，我国开始进入腔内后装放疗时期，开始主要为手工后装，20 世纪 80 年代后则以电机控制后装机治疗为主，20 世纪 90 年代进入由计算机控制的多功能后装机治疗的时期，20 世纪末又有了中子腔内后装放疗。体外照射为 20 世纪 50 年代后期开始的 ^{60}Co 照射，机器由前苏联及加拿大生产，前者强度为 250 ～ 1 800 Ci，后者主要为 3 000 ～ 5 100 Ci，并曾有以单纯 ^{60}Co 体外照射替代腔内镭疗的尝试 [1]。20 世纪 80 年代前后引进了加速器，至 20 世纪后又有了一些新的放疗方法，如三维适形照射，调强放疗也用于妇科患者的放射照射并取得了一定经验。

第二节　宫颈癌的腔内放疗的北京方法及其剂量体系

一、宫颈癌的腔内放疗的北京传统方法

腔内放疗的北京传统方法是以北京型容器为治疗工具的方法。北京型容器（Peking-type applicator）包括子宫腔容器（子宫腔管）及阴道容器两部分（图 38-9）。子宫腔管分长、中和短三种，长度为 60 mm、40 mm 和 20 mm，直径均为 4.5 mm，分别含镭 60 mg、40 mg 和 20 mg。阴道容器由容器托、放射单元、防护单元组成 2～6 不同型号的容器。放射单元和防护单元既可方便地安装于容器托，又可方便取下。每个放射单元含镭 10 mg（也可装置其他同位素），位于单元前方，后方则为 10 mm 直径的防护铅柱。治疗时依子宫腔深度、阴道弹性、病变情况选择不同组合。若阴道某处需要保护，可在容器托相应部位安置防护单元。图 38-9 示北京型容器（子宫腔管和阴道容器），图 38-10 示 4 号阴道容器，两侧为防护单元。

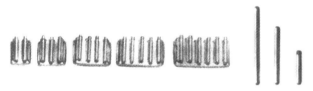

图 38-9　北京型容器（子宫腔管和阴道容器）

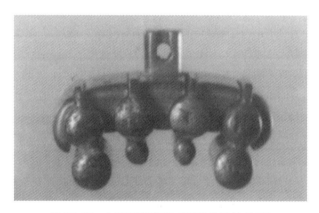

图 38-10　4 号阴道容器（两侧为防护单元）

腔内放疗的北京方法为分次治疗，每次治疗 20～22 h，疗程一般为 4～5 次；治疗更为强调个别对待，即个体化治疗原则；与其他方法的最大区别是：不把剂量看成死的、固定的"教条"，而是结合临床具体情况，包括肿瘤情况及患者反应，对剂量加以调节，即临床与剂量相结合的原则；治疗方法为腔内放疗与体外照射同期进行，按其特点合理配合（图 38-11）。腔内放疗每周一次，子宫腔管与阴道盒同时使用。对于子宫颈肿瘤较大者，如菜花型、巨块型肿瘤，可选择合适的阴道盒先行消除。在使用阴道盒时，利用阴道的弹性和填塞将阴道盒推向上方，以增加子宫旁剂量；填塞还可推开膀胱、直肠，减少它们的受量。在腔内放疗 3 次后，休息一周后再继续行腔内放疗。一般腔内放疗 4～5 次，A 点剂量为 60～80 Gy。

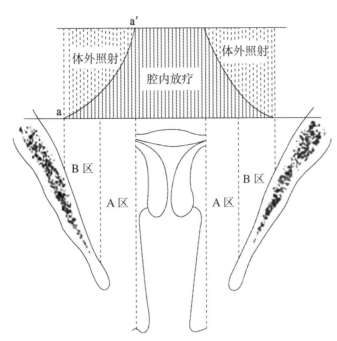

图 38-11　腔内放疗和体外照射作用示意图

该方法重视临床检查和常规化验，通过检查除了可以了解肿瘤消退情况外，还可以了解正常组织的反应，如肛指带血，血、尿常规出现多量的红血球，可反映直肠、膀胱受量情况，有助于治疗计划调整。

北京型容器用于临床后，生存率提高了，并发症降低了。自 1958 年开院至 1981 年，传统的北京方法治疗宫颈癌的 5 年生存率为：Ⅰ期 91.5%，Ⅱ期 74.2%，Ⅲ期 61.1%，Ⅵ期 22.4%；总生存率为 65.7%。

二、腔内放疗的北京方法的剂量体系

腔内放疗的北京方法的剂量体系如下所述。

1. 以子宫颈口作为三维坐标的原点，计算三个平面内各点的剂量。坐标系中 X-Y 平面为冠状面，Y-Z 平面为矢状面，X-Z 平面为通过子宫外口的横断面。治疗容器在三维坐标中的标准位置为：子宫腔源位于 Y 轴（相当子宫中轴），阴道源与其垂直，X-Y 平面通过子宫腔源及阴道源中点，A 点和 B 点位于 X-Y 平面内。

2. 临床上通过拍摄正、侧位 X 线片所示放射源两端距三个坐标轴的距离作为计算机输入数据进行运算，输出则以三个平面相距 5 mm 各个点每小时的剂量和同等剂量分布曲线表示。图 38-12 为子宫腔和阴道放射源的空间位置示意图。

3. 临床使用的放射源均被看成无数点源组成的线源，其周围点的剂量率按 Sievert 积分计算，并对容器壁、防护、吸收和散射进行校正，伦琴与戈瑞（Gy）转换，最后以每小时的吸收剂量 cGy 表示，同等量曲线所示量纲也为 cGy/h。图 38-13 为线源剂量计算示意图，其下为计算公式。

图中 P 点剂量率为：$dI = K\rho dx \cdot \dfrac{1}{r^2} \cdot e^{-\mu d/\cos\theta}$

公式中 K 为放射源的 Kγ 常数，ρ 为放射源的直线密度，dx 为放射源的长度，ρdx

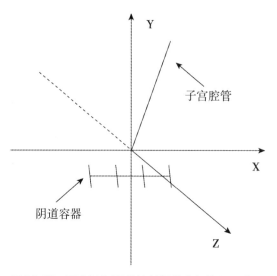

图 38-12　子宫腔和阴道放射源的空间位置示意图

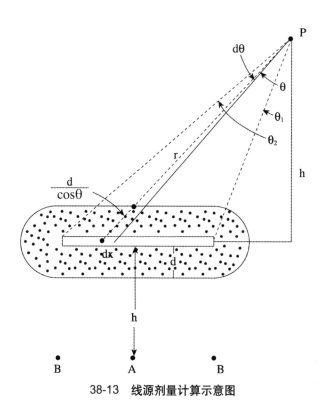

38-13　线源剂量计算示意图

为源强度，$d/\cos\theta$ 为滤过直线吸收系数 μ 衰减校正。积分后，整个线源在 P 点的剂量率 I 为：

$$I=\frac{K\rho}{h}\int_{\theta_1}^{\theta_2} e^{-\mu d/\cos\theta}d\theta$$

当滤过 d 的厚度薄时，角度外滤过校正影响可忽视，上述公式可写为：

$$I=\frac{K\rho}{h}\left(\theta_2-\theta_1\right) e^{-\mu d}$$

以上原则，通过使用 Tsy-I 型计算机计算了北京型（铯）容器各种不同的子宫腔管和阴道盒及它们之间的不同组合的剂量并绘制了剂量分布图。表 38-1 为临床常用的子宫腔管和阴道盒对 A 点和 B 点每小时的吸放量 cGy 数。图 38-14 至 38-16 为经过计算机运算和绘制的几个剂量分布图实例。

表 38-1　北京型容器（^{137}Cs）A 点和 B 点剂量率

型号强度	长管	中管	短管	2 号	3 号	4 号	5 号
（mg Ra.eq）	60	40	20	20	30	40	50
A（cGy/h）	74	60	25	14	22	29	36
B（cGy/h）	19	11	5	5	7	10	13

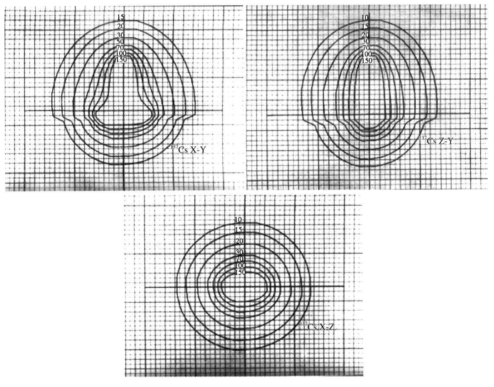

图 38-14　北京型容器 XY、YZ、XZ 平面剂量分布图
（子宫腔 ^{137}Cs 40 mg Ra.eq，阴道 ^{137}Cs 40 mg Ra.eq）

图 38-17 和 38-18 为子宫腔 ^{137}Cs 40 mg Ra.eq，阴道 ^{137}Cs 40 mg Ra.eq 时，几个有代表意义的点的剂量率和全疗程（90 h）的总剂量。

从以上北京剂量体系及计算机计算后所列举的几个盆腔点的剂量率、剂量、剂量分布图可见妇科肿瘤近距离放疗的特点，即在治疗体积内，剂量分布的不均匀性，盆腔内各点的剂量各异，差异甚大，剂量梯度下降颇快。临床工作者应深入理解、利用它的特点，设计出好的治疗方案。

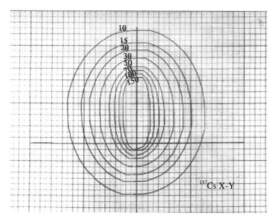

图 38-15　XY 和 YZ 平面剂量分布图

（子宫腔 ^{137}Cs 60 mg Ra.eq）

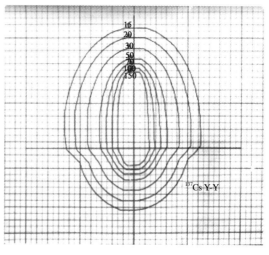

图 38-16　北京型容器 YZ 平面剂量分布图

（子宫腔 ^{137}Cs 60 mg Ra.eq 阴道 ^{137}Cs 20 mg Ra.eq）

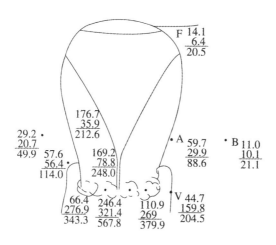

腔内放疗不同点的剂量率（北京型容器）

子宫腔　　^{137}Cs 40 mg Ra.eq（中管）

阴道　　　^{137}Cs 40 mg Ra.eq（四盒）

剂量单位　cGy/h

图 38-17　盆腔几个点的剂量率

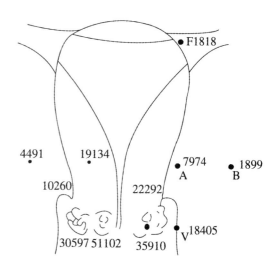

宫颈腔内放疗剂量（北京型容器）

子宫腔　　^{137}Cs 40 mg Ra.eq（中管）

阴道　　　^{137}Cs 40 mg Ra.eq（四盒）

治疗时间　90 h　剂量单位 cGy

图 38-18　盆腔几个点的总剂量

三、我国宫颈癌的腔内后装放疗

本书第 16 章中已将后装放疗的总的情况做了介绍，此处主要介绍我国后装放疗的发展。

在 20 世纪 60 年代初，自 Henschke 发表有关后装放疗文献后，我国已开始关注宫颈癌腔内后装放疗，但因当时的诸多原因，一直停滞。20 世纪 70 年代后半期，北京、上海、天津、四川、安徽等地开始了后装机的研制及临床试用。当时由于信息、交流及国内工业水平，国产后装机与国际上差距较大。1976 年，北京妇产医院引进了 Brachytron，河南人民医院引进 Cervitron。此后，山西、湖南、辽宁均引进过 Genetron。除北京妇产医院有大病例数的 5 年生存率报道外，此一时期有关临床情况未见有正式的、大病例组报道。进入 20 世纪 80 年代后，随着国际学术交流的扩大，国际信息的了解增多，国内学术界也重视了后装技术；加之临床对后装机的需求迫切，我国先后进口了 Ralstron、Curietron、Buchler、Selecton 等。最初天津妇产医院引进了单管道后装机 Buchler；1983 年，医科院肿瘤医院引进三管道 ^{137}Cs 源后装机，并且在将阴道容器（包括源的排列方式）改为类似于北京型容器（见图 16-46）后，获得了国内多家医院的认同，引进了 20 余台。此外，Selectron 也曾被引进。20 世纪 80 年代后期，宫颈癌的后装放疗临床报告逐渐增多，我国主要治疗中心均陆续发表了 5 年生存率报告，其生存率不低于传统腔内放疗，并且工作人员的放射受量问题也得到了解决，由此后装放疗的地位得以肯定。1993 年，《中华妇产科杂志》发表了后装放疗的重点号 [2]，推广了后装放疗。进入 20 世纪 90 年代后，随着国际上新一代由计算机控制的、带有治疗计划系统的高剂量率 ^{192}Ir 后装机的成熟以及我国改革开放政策的深入和科技的发展，我国开始了后装机的换代及国产化过程。其时，广东威达公司首先生产出了 WD-18——由计算机控制的、多功能当代 ^{192}Ir 后装机，天津等地也有生产。后装机普及很快，甚至普及到了颇为基层的医疗单位。实事求是地说，此时了解宫颈癌腔内剂量学的专业人员及相应的附属设备（如模拟机）不多，导致即使有了后装机，临床医师也不会或不能很好地使用。面对这一现实，医科院肿瘤医院在以往对北京型容器剂量及其分布研究的基础上，结合近 10 年后装放疗的经验，以影像学为基础将一些合理的剂量分布程序存于计算机中，称之为 S- 系列标准程序，这就是标准程序的由来 [3]。S- 系列标准程序简化了治疗过程，使从事后装放疗的医师即使知识不足，经验不多，使用它也不致在临床出现大问题。此后，不仅 WD-18 使用此程序，其他机型中也出现了此程序，但使用者深入了解此程序的人并不多。1999 年，我国灵顿中子后装机在重庆大坪医院临床试用。2001 年，中国抗癌协会妇科肿瘤专业委员会在杭州举办了后装放射治疗学习班；在学习班上，灵顿公司的唐雪飞先生已了解到 S- 系列标准程序在临床中使用的情况，表达了合作设计中子治疗标准程序的愿望；此后，在袁丁女士的大力支持和灵顿工程人员参入下，对 S- 系列在原有基础上，做了一定的改进，形成了 SL（n）标准程序。后者保持了简化临床过程、方便、灵活、实用和易于普及的特点；后者在临床实践中又做了新的补充。关于 S- 系列及 SL（n）的具体情况和剂量分布，包括近 2 年补充的新内容，均可在《妇科恶性肿瘤的近距离放射治疗》第 2 版一书中查到。近年来，S- 系列及 SL（n）标准程序均取得了颇好的临床疗效。

第三节　宫颈癌的后装放疗的改进及 S- 系列和 SL（n）标准程序的特点

一、医科院肿瘤医院宫颈癌后装放疗的初期经验

1983 年，医科院肿瘤医院正式在临床开展了后装放疗，是用三管道 Buchler ^{137}Cs 源机实施。开始是沿袭传统腔内放疗，反映在 A 点剂量上，在传统腔内放疗，子宫腔源与阴道源对 A 点的剂量比为 2∶1，即若 A 点剂量为 60 Gy，则来自子宫腔源为 40 Gy，来自阴道源为 20 Gy；此时，根据治疗采用的管道数，剂量率为 10～25 cGy/min，实际上是中、高剂量率的后装放疗，采用的等效应校正系数（iso-effect correction factor）为 0.625。所谓等效应转换系数是假定在保持相同临床效应的情况下，后装腔内放疗与传统腔内放疗参照点（A 点）的剂量比，即

$$等效应校正系数 = \frac{后装腔内放疗 A 点剂量}{传统腔内放疗 A 点剂量}$$

传统腔内放疗参照点（A 点）的标准剂量为 80 Gy，后装腔内放疗则为 50 Gy。当我们总结 1983—1984 年最初病例的 3 年生存率时，结果显示，生存率不错（Ⅱ期为 84.6%，Ⅲ期为 67.9%），但便血及尿血未能降低（便血 6%，尿血 9%）；5 年生存率Ⅱ期为 77.53%，Ⅲ期为 61.67%；晚期直肠反应为 9.21%，膀胱反应为 7.89%。以往传统腔内放疗的 5 年生存率Ⅱ期为 74.2%，Ⅲ期为 51.1%，直肠反应为 9%，膀胱反应为 2.3%。由此可见后装放疗的生存率不低，但直肠、膀胱反应也未降低，特别是膀胱反应明显增多。追溯其原因则归结为：子宫颈水平直肠、膀胱剂量率高，而此处的受量主要为阴道源所致（约 2/3 来自阴道源），所以在以后的治疗中降低了阴道量，给予 A 点的剂量（由原来的 2/3 降为 1/3）。对外生型的大的子宫颈病变则给予消除量，消除量不计在 A 点剂量内。此后，在总结 1988 年底前 512 例时，晚期直肠反应降至 4.5%，膀胱反应降至 3.5%。

医科院肿瘤医院在对 WD-18 多功能后装机中的 S- 系列标准程序的设计中，上述的经验也是考虑的因素之一。标准程序的使用给临床治疗提供了方便、快捷，并保持了好的疗效，也使并发症得以降低。

二、S- 系列和 SL（n）系列标准程序的特点

上文及第 16 章第五节已描述了 S- 系列和 SL（n）系列标准程序的形成过程。此处重点介绍一下它们的特点。

（一）S- 系列标准程序的特点

（1）S- 系列标准程序形成于 20 世纪 90 年代初，用于 WD-18 后装机：考虑到若按传统腔内放疗，子宫腔与阴道同时治疗，则不易使容器置于标准位置，会造成剂量不合理，而且为减少膀胱、直肠反应，需要减少阴道量，因此采用了阴道与子宫腔分别治疗。阴道治疗主要用于消除子宫颈肿瘤和增加阴道局部剂量。子宫腔治疗要保证 A 点的剂量，同时要给予子宫颈部高剂量，但又不能由于阴道治疗而造成局部剂量过高。因此，采用了北京型容器，子宫腔 60 mg Ra.eq（^{137}Cs）+ 阴道 20 mg Ra.eq（^{137}Cs）及 60 mg Ra.eq（^{137}Cs）+ 阴道 30 mg Ra.eq（^{137}Cs）的 YZ 平面剂量分布基本模型（见图 38-16），设计子宫腔治疗的标准程序，但在子宫口下方降低剂量，以适应阴道治疗。整体剂量分布外形仍系梨形剂量分布，但下方不宽，以避免膀胱、直肠受量高。此种剂量分布又适应老年患者及阴道狭窄和小子宫颈型宫颈癌的治疗。

（2）设计程序时，确定贮留点，找出与 A 点相同剂量点与贮留点相应参照点的距离（表 38-2，其中贮留点 4 对应点为 A 点），采用分组优化，计算机运算，得出剂量分布。如表 38-2 中 6 个贮留点，分两组优化，1~3 点为一组，4~6 点为一组，两组剂量比为 27：73，将上述条件输入计算机，进行运算（实际上就是解方程），得出最为满足输入条件的结果（优化）。贮留点多时需多组优化。图 38-19 为子宫腔 5 cm，源步进距离为 10 mm，即子宫腔 6 个贮留点时的梨形剂量分布。

表 38-2　S- 系列标准程序中子宫腔 6 个贮留点相对应的参照点的距离

贮留点	点 1	点 2	点 3	点 4	点 5	点 6
对应距离	11 mm	14 mm	17 mm	20 mm	20 mm	18 mm

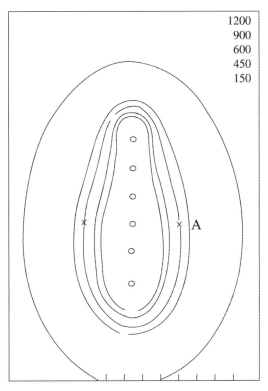

图 38-19 S- 系列子宫腔 5 cm（6 个贮留点）时的梨形剂量分布

同样。也有柱形、梭形等剂量分布。前者常用来弥补梨形剂量分布对子宫体中上段剂量欠缺，后者用来减轻与阴道源合用时阴道中轴剂量偏高。单管的 S- 系列标准程序同样可用于其他部位肿瘤，如食管癌、直肠癌的治疗。

至于阴道源，常用作消除子宫颈大病变及增加阴道剂量之用，选用的参照点位于子宫口旁 2 cm。

S 系列标准程序设计有一定缺点，在采取分组优化时，可能由于提出的条件不够合理，优化不出或出现时间的负数，无法满足对剂量分布的要求；在多组优化时更是如此。因此在制定 SL（n）标准程序时做了改进。

（二）SL（n）系列标准程序的特点

SL（n）系列标准程序是在 S- 系列标准程序基础上做了如下改进。

（1）将 S- 系列程序的分组优化改为各贮留点对 A 点的权重（表 38-3）。此处所说的权重是指：各个贮留点对 A 点剂量的相对贡献。从图 38-20 可见，以权重和分组优化得出的剂量分布是一致的，因为 S- 系列和 SL（n）系列均来自对北京型容器的剂量研究，它们之间可以互为利用，而且也可以用其他方法拷贝。梨形剂量分布有 5~9 个贮留点，程序为 SP5~SP9（SP 为 pear-shaped 缩写，SP5 为 5 个贮留点梨形分布）。此外，还有柱形剂量分布，程序为 CS2~CS10（CS 为 cylinder-shaped 的缩写）；梭形剂量分布，程序为 SS5~SS9（SS 为 spindle-shaped 的缩写）；以及倒梨形剂量分布，程序为 IPS5~IPS9（IPS 为 inverse-pear-shaped 的缩写）。以上均为单管治疗时的程序。IPS 主要用于子宫内膜癌的治疗。DS（DS 为 dumb-shaped 缩写）为哑铃形剂量分布，用于阴道双管治疗。双管道的阴道治疗除表示贮留点数外，还以 cm 数表示双管道放射源的间距，如 DS3（4 cm）表示每个管道有 3 个贮留点，双管道内放射源间距为 4 cm；DS2（3 cm）表示每个管道有 2 个贮留点，双管道内放射源间距为 3 cm。哑铃形剂量分布可减少膀胱、直肠受量，为适应其容器特点，参照点设在阴道源旁 10 mm。

三管道的子宫腔 + 阴道的治疗除用数字表示子宫腔贮留点数外，还用 cm 数表示阴道源间距，如 PS U5+V1（4 cm）示子宫腔贮留 5 点，阴道贮留 1 点，阴道源间距 4 cm。此外，三管道的子宫腔 + 阴道的治疗尚列出子宫腔与阴道对 A 点的权重供使用者选用，因此，即使子宫腔与阴道贮留点及阴道源间距相同，权重不同（如 2∶1，3∶1），剂量分布也有不同，临床选择也有区别。上文在《妇科恶性肿瘤近距离放射治疗》一书中有详细图谱说明[4]。

表 38-3　SL（n）系列中子宫腔 6 个贮留点对 A 点的权重

贮留点	1	2	3	4	5	6
权重	0.42	0.27	0.35	0.84	1.0	1.0

将此权重输入计算机计算得出的剂量分布如下图所示。

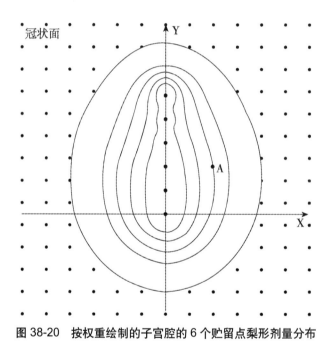

图 38-20　按权重绘制的子宫腔的 6 个贮留点梨形剂量分布

（2）SL（n）原是为中子治疗而制定的，S- 系列程序用于多功能 [192]Ir 源后装机。中子与 γ 射线放射生物学效应不同。SL（n）考虑了放射生物学效应（radiobiological effectiveness，RBE）因素，所以剂量单位应是 Gy（i），i 即为 iso-effect 的缩写，以前曾用 Gyeq. 表示。SL（n）程序设计原理同样可用于 [192]Ir 源后装机使用。

（3）S- 系列程序用于多功能 [192]Ir 源后装机，最初考虑的是子宫腔与阴道分开治疗，所以仅包括了单管治疗及双管治疗。SL（n）则使用更为广泛，可单管、双管、三管、子宫腔与阴道可同时治疗，也可分别治疗。当需要子宫腔与阴道同时治疗而因阴道弹性不好不能三管同时治疗时，可分为两次治疗，一次为子宫腔 + 阴道（左），一次为子宫腔 + 阴道（右），两次合成即为子宫腔 + 阴道三管道治疗（图 38-21 至 38-23）。

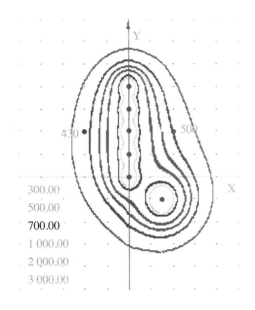

图 38-21(也见彩图) 子宫腔 + 阴道（左）

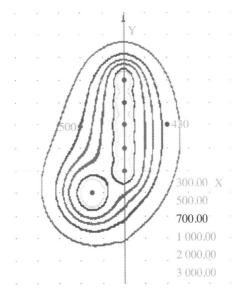

图 38-22(也见彩图) 子宫腔 + 阴道（右）

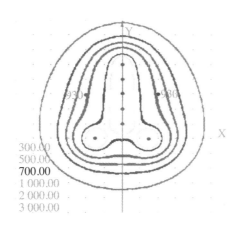

图 38-23(也见彩图) 子宫腔 + 阴道（左、右）双管治疗的两次剂量分布

（4）威达后装机与灵顿中子后装机所用的阴道容器不同，前者为放射源治疗位置与源传送方向成角，后者为放射源治疗位置与源传送方向一致，故两者采用阴道参照点的位置有所不同。前者在子宫口旁 2 cm，后者离子宫口旁不是 2 cm，而是源旁 1 cm。由于容器不同，剂量分布有一定差别，但对消除量来说，意义不大。

（5）我国使用的 ^{252}Cf 源的有效长为 5 mm，直径为 1.4 mm，全长为 10 mm，外径为 3 mm。由于源较粗，不适于进行组织间放疗。2015 年开始，^{252}Cf 源已有微型源，外径缩至 1.8 mm，已适于进行组织间放疗，并已在长治肿瘤医院临床使用。

附：吴桓兴教授与宫颈癌放疗北京体系的建立 *

吴桓兴教授是一位伟大的爱国知识分子，是医科院肿瘤医院的首任院长。20 世纪 60 年代前我国的宫颈癌的放疗深受欧洲三大学派的影响，对此，吴桓兴教授深知存在的问题。来院之初，他即与原协和医院从事妇科肿瘤放疗的妇科教授、时任医院妇科肿瘤科主任的曾绵才以及副主任刘炽明医师等开始了北京型镭容器的设计和制作，以及建立具有我国特色宫颈癌放疗体系。20 世纪 60 年代初，北京型容器问世并开始临床使用。北京型容器分为子宫腔管及阴道容器两部分（附图 1），子宫腔管有长、中、短三种，依子宫腔的深度选用，阴道容器有单元及 2～5 不同型号，可将单元放于容器托中。单元有放射单元和防护单元，放射含有放射源，其后有铅防护；防护单元不含放射源，由两个铅圆柱体构成。单元依病变需要置于容器托中（附图 2）。

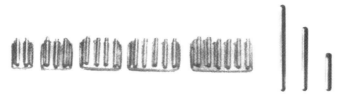

附图 1　北京型容器（不同型号的阴道容器和子宫腔管）

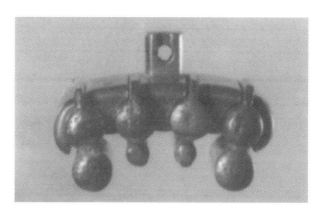

附图 2　北京型 4 号阴道容器（两侧为防护单元）

在北京型容器临床使用过程中，吴教授亲临临床第一线，并同妇科医师一起，从疗前分期、绘图到疗中观察病变变化，直至疗程结束，贯彻个别对待和剂量与临床结合的治疗原则，打破了国外治疗体系中把剂量看成不变的教条的治疗方案，强调了精细的临床观察和处理；并通过各地来院的妇科进修医师将上述原则传递到全国各地。

20 世纪 50 年代，上海刘泰福发表的宫颈癌 5 年生存率为：Ⅰ期 67%，Ⅱ期 45%，Ⅲ期 28%，Ⅳ期 0%；北京曾绵才报道的为期 75%，Ⅱ期 25%，Ⅲ期 0%。北京型容器临床使用明显提高了疗效，20 世纪 80 年代前 5 年生存率达到了Ⅰ期 91.5%、Ⅱ期 74.2%、Ⅲ期 61.1% 和Ⅳ期 22.4% 的多年稳定的良好疗效。20 世纪 70 年初，吴桓兴教授授意妇科肿瘤科医师完成北京型容器的剂量学研究，该项工作由电子计算机完成，绘制了北京型容器各种型号及其组合的剂量分布曲线，以及盆腔内各点的剂量数据。至此，从治疗工具、治疗原则和剂量学研究到良好的治疗效果足以表明，具有独立特征的我国宫颈癌治疗体系已经成熟和完善。

20 世纪 80 年代初，医科院肿瘤医院妇科肿瘤科开始进行后装腔内放疗。在新的技术条件下，治疗仍沿袭以往的治疗原则，治疗容器仍保留了北京型容器的特点（附图 4），阴道容器有四种，根据患者阴道弹性及病变情况选用，治疗结果也保持了高的 5 年生存率，并且这种后装容器在全国同类后装机中得到采用。

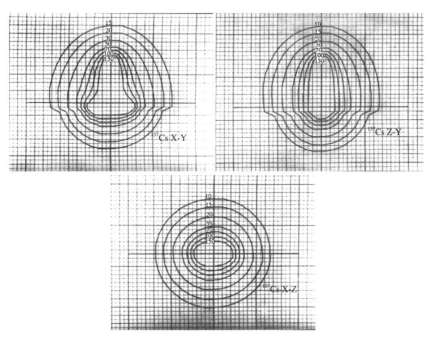

附图 3　北京型容器三平面剂量分布图

（子宫腔 ^{137}Cs 60mg Ra.eq+ 阴道 ^{137}Cs 40 mg Ra.eq.）

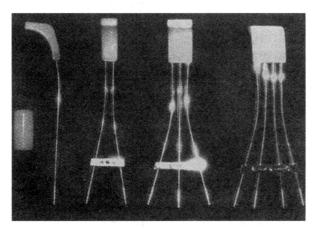

附图 4　北京型后装阴道容器（Buchler 机用）

20 世纪 90 年代初，新一代由计算机控制的国产高强度 ^{192}Ir 后装机在肿瘤医院安装使用，尽管吴桓兴教授已离我们而去，但后装阴道容器仍是在保留原北京型容器特点（附图 5）的基础上进行了改进（附图 6），并依照原北京型容器的剂量分布设计了 S- 系列妇科近距离放疗标准程序供临床使用，且此后全国同类 ^{192}Ir 后装机都模拟了该程序。21 世纪初，更新一代的后装机又在此基础上进行了改进，并设计了 SL（n）程序。附图 7 和 8 为依照北京型容器剂量分布设计的标准程序。

几十年来，医科院肿瘤医院妇科肿瘤科沿袭吴桓兴教授奠定的宫颈癌放疗的北京体系工作，一直保持着高的 5 年生存率治疗结果，附表 1 为治疗结果。

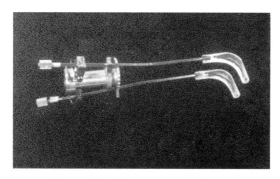 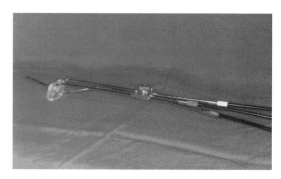

附图 5　后装容器（国产威达后装机用）　　　附图 6　后装容器（国产威达后装机用）

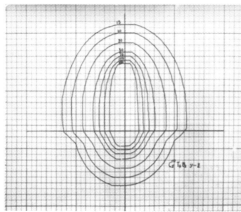 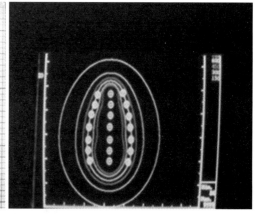

附图 7　以北京型容器子宫腔 ^{137}Cs 60 mg Ra.eq+ 阴道 ^{137}Cs 20 mg Ra.eq Y-Z 面剂量分布为模板（左图）的后装单管子宫腔 6 cm 的标准治疗程序（右图）

附表 1　医科院肿瘤医院宫颈癌传统治疗与后装治疗结果（5 年生存率）

期别	传统北京容器	后装技术治疗	
		实验组	普通组
I	91.5%	1/1	2/2
II	74.2%	77.5%	74.5%
III	61.1%	61.7%	56.5%
IV	22.4%	0/2	2/7
总计	65.7%	70.4%	65.4%

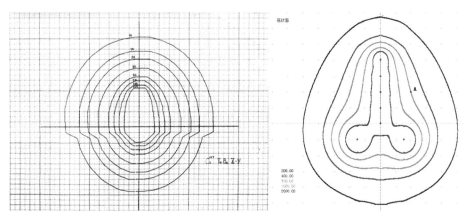

附图 8　以北京型容器子宫宫腔 ^{137}Cs 40 mg Ra.eq+ 阴道 ^{137}Cs 40 mg Ra.eq Y-Z 面剂量分布为模板（左图）的后装三管、宫腔 5 cm 的标准程序（右图）

　　在纪念吴桓兴教授 100 周年诞辰之际，我们怀念他对我国肿瘤事业做出的贡献，怀念他为宫颈癌治疗留下的宝贵财富；学习和继承他爱国、创立我国特色的肿瘤治疗体系的思想，继续努力发展我国的肿瘤事业。

（孙建衡）

* 本文是作者为纪念中国临床肿瘤学和放射治疗学的奠基人之一吴桓兴教授 100 周年诞辰而作。吴桓兴教授率领医科院肿瘤医院妇科肿瘤科的医师们研制了北京型容器，建立了完整的宫颈癌腔内放疗体系，使宫颈癌的治疗达到了国际先进水平，在今天仍有现实意义。原文刊登于《中国临床肿瘤学奠基人开拓者吴桓兴》（北京，2012）。

第四节　我国宫颈癌主流腔内放疗方法

　　我国宫颈癌腔内后装放疗中有模拟传统治疗方法及根据后装机特点和个人经验、单位条件有一定变化或沿袭国外治疗方法。

　　当前，我国宫颈癌放疗是以影像学为基础的腔内后装放疗为主，有三种主要形式，即标准程序、一体化后装放疗及三维腔内放疗。使用的机型，按孙建衡 1993 年对后装机的分类 [2]，基本属具有计算机控制的治疗计划系统和控制系统的当代多功能型后装机。临床治疗以 20 世纪 90 年代初威达的 WD-18 内的 S- 系列标准程序为开始，后演化出现一体化治疗。20 世纪后，SL（n）程序及 Micro-Seletron 三维腔内放疗逐渐在国内多家单位普及。

　　（1）以传统的北京型治疗容器的剂量分布结合后装放疗的经验，设计适合当代后装机特点的标准程序，用于临床治疗。有 S- 系列及 SL（n）标准程序，临床运用多年，使用方法简便，灵活，易掌握，易普及，不需特殊辅助设备，经济，治疗时可以按患者的具体情况选择程序，方便了医师和患者。

　　（2）一体化后装放疗是将治疗容器的装置、模拟定位、影像传输、计划设计、治疗过程统一起来，即时完成。一体化后装放疗是由原山东肿瘤医院盛修贵提出。该院条件较好，有宽大机房，操作间，CT 定位机，治疗呈"流水"过程，保证了个体化治疗及治疗准确性。治疗附属设备较多。其他单位为模拟机定位，基本上仍属"一体化治疗"，但"流水性"不够。

（3）影像学引导的三维腔内放疗，主要是用于 Micro-Selectron 用户。该机近年国内引进较多。每次治疗均设计治疗计划。欧洲放射肿瘤学会（ESTRO）曾在国内办过学习班，理论上讲，此法能使肿瘤靶区得到高剂量照射，而使周围器官得到保护，治疗上有新的概念：不以 A 点作为剂量参照点，而是以靶体积作为参照。在每次腔内放疗时，以 CT 或 MRI 图像勾画靶区 CTV，并有 HRCTV（高危临床靶体积）、IRCTV（中危靶体积）和 LRCTV（低危临床靶体积）之分。不同的 CTV 剂量有区别。实事求是地讲，能按 ESTRO 进行治疗者，国内条件不够。最近有些研究报告发表，揭示出一些问题，但尚未见多病例、长年治疗结果报道。也有报道就我国具体条件指出存在的问题 [5-6]，包括技术人员、设备、经济；而且随着使用的广泛，对靶区勾画、高危器官的受量也有质疑。

影像学引导的三维腔内放疗，虽然治疗中有些新概念，但不能说脱离了传统概念的影响（如靶区的勾画），很多方面靠以往的经验。该法常被认为是"三维"而优于其他方法，但实际上，涉及标准程序时是空间剂量分布，是"多维"[4]，若按使用标准程序的原则治疗，与之比较，"三维"的优点并不突出，因此，还不能说该法已经成熟了。

还需提醒的是，多次的影像学如 CT、X 线模拟机在治疗过程的使用，会使患者受到多量的射线暴露。

医科院肿瘤医院依其临床需要，在引进的 micro-Selecton 之后，也模拟及复制了 S- 系列标准程序用于大多数患者的治疗。

各种方法均存在优缺点，只有正确面对，才会在不断改进中完善。就宫颈癌放疗历史而言，历来是多种方法并存。评价治疗方法的优劣，要以长年生存率、并发症、疗后生活质量为标准。总体看，宫颈癌腔内后装放疗不够规范，也比较混乱，不同单位要考虑自身的条件，根据我国的实际情况（包括价值概念）及临床碰到的问题进行改进，有些技术目前尚不能说是成熟的。还要提醒须注意的是，临床过程过于复杂（有的是无何临床价值），这也是我们多年强调临床过程应简单化，用标准程序治疗的原因。

第五节　宫颈癌体外照射

20 世纪 20 年代，体外照射与腔内放疗配合已成为宫颈癌放疗的标准疗法。初期采用深部 X 线照射，能量在 200～400 KV，称为常规 X 线照射；但此 X 线照射深部组织的能量低，皮肤的能量高，当组织的能量达 30 Gy 时，皮肤可能出现湿性反应而不得不停止照射，延误疗程。20 世纪 50 年代后，^{60}Co 机逐渐普及，取代了常规 X 机。^{60}Co 衰变产生两种能量的 γ 线用于治疗，分别为 1.17 MeV 及 1.33 MeV，平均能量为 1.25 MeV，提高了深的能量，减少了皮肤受量，但皮下组织受量高；当深部肿瘤超过 50 Gy 后，皮下组织常出现严重纤维化，而且也存在着防护问题。20 世纪 70 年代后高能加速器用于临床，解决了 ^{60}Co 的缺点。目前用于治疗宫颈癌的体外照射多是加速器产生的 8 MeV±X 线。宫颈癌的放疗常规为体外照射与腔内放疗的配合。体外为盆腔照射，常用盆腔前后二野及四野垂直照射。当怀疑有主动脉淋巴结转移时，可用延伸野或适形、调强放疗。体外照射不能替代腔内放疗我国早有报道 [1,7]。尽管当前体外照射技术进步很大，但不能替代腔内放疗已有共识。有关体外照射的具体实施，本书多处提到，在此不再赘述。

第六节 宫颈癌的规范化与个体化放疗

一、宫颈癌的规范化放疗

自 20 世纪 80 年代开始，我国一直强调宫颈癌的规范化治疗。为此，中国国家卫生健康委员会（原卫生部）医政司开始组织编制我国《常见恶性肿瘤诊治规范》（后改为诊治指南，并经几次修改），以使从事肿瘤诊治工作者有章可循。宫颈癌属首批编制规范的肿瘤之一，该"规范"发表至今已 20 余年。对于宫颈癌放疗而言，当今的规范化治疗过程应包括：

1. 疗前完成各项检查：体检、血尿便常规、肝肾功能、肿瘤标志物（SCCA）、影像学、阴拭子细菌培养检查，特别是必须有病理活检确诊。
2. 进行仔细的妇科盆腔检查并绘制病变范围图。图 38-24 上方左侧为冠状图，表示出子宫颈病变大小、子宫体大小及位置、阴道侧壁、双侧子宫旁浸润及盆壁情况；上方右侧为阴道窥器打开显露的子宫颈及阴道壁上 1/3 肿瘤情况；下方左侧为通过子宫颈的横断面显示的子宫旁、子宫骶韧带的浸润情况；下方右侧为通过子宫体的矢状面显示的子宫位置和大小、阴道前后壁，膀胱及直肠情况。
3. 根据临床检查情况进行 FIGO 分期。2009 年，FIGO 对 1994 年宫颈癌分期做了修改，因此，按 2009 年新分期定义进行分期。
4. 分期后开始制订治疗方案。开始治疗前，应向患者及家属交待病情并签署知情同意书。
5. 若有合并症，同时治疗。开始阴道冲洗。
6. 体外照射基本开始于全盆照射或盆腔四野垂直照射（也可等中心照射）。盆腔照射的范

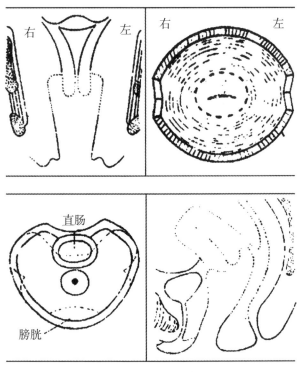

图 38-24 妇科盆腔检查图

围：常规体外照射包括盆腔淋巴结区和部分髂总淋巴结区。照射方式有：①盆腔前后对野全盆照射；上界位于 L5 - S1，下界为耻骨联合上缘下 3~5 cm，侧界不超过股骨头中线。②盆腔四野照射，四野照射可于全盆照射野中间挡铅 3 cm。③对于腹主动脉旁淋巴结转移或可疑转移病例，可在盆腔野基础上沿腹主动脉走向设野（称延伸野），野上界最高可达 T10 下缘，野宽 8 cm，与盆腔野结合形成凸形。

上述照射野的高度可以据病变情况加以调节，如 I、II 期，照射野上界于 L5 - S1 即可；III 期或有盆腔淋巴结转移者照射野上界可至 L4 - L5；有多组盆腔淋巴结、髂总淋巴结转移、主动脉旁淋巴结转移者可设延伸野照射，其高度也可调节，并考虑放化疗同期治疗。为减少放疗反应，上述放射野可遮挡不必要部分，形成多边形野。对有主动脉旁淋巴结转移者，可采用适形调强放疗。

设野时可在临床上借助骨性或皮肤标志及影像学资料的协助，也可在模拟机下设野。上述照射野的边界与 2015 年 FIGO 推荐的体外技术野的边界是一致的（前后野侧界为盆腔骨性边缘旁开 2 cm；上界为 L4-L5 或 L5-S1；下界为闭孔下 2 cm 或肿瘤临床检查下方 2 cm[8]）。

一些淋巴结的定位及骨性标志也可作为设野的参考。

Fletcher 用下述方法确定盆腔淋巴结位置：S1-S2 交界处与耻骨联合中点连线，取其中点向双侧延伸 6 cm，上方由 L4 椎体中点向双侧延伸 2 cm，然后与下方两点连接成梯形。下方两点代表双侧髂外淋巴结部位，上方两点代表主动脉旁下方淋巴结部位，梯形侧边中点代表髂总淋巴结部位（图 38-25）。

图 38-26 为 Chassagne 盆壁定位，是以髋臼骨性标志定位远端子宫旁组织及闭孔淋巴区。

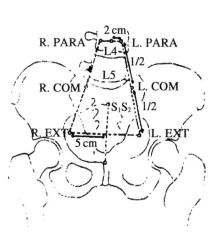
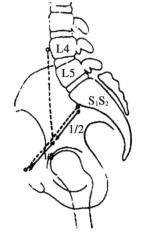

图 38-25　盆腔淋巴结梯形定位

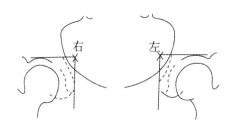
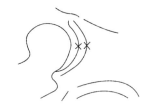

图 38-26　盆壁参照点定位

7. 一般由外照射开始，开始于全盆照射者，2 周左右可开始腔内放疗（但外生、大子宫颈病变可尽早予以阴道消除量）；开始腔内放疗前应做盆腔检查并绘图记录；子宫腔内放置避孕环者，首次子宫腔治疗时可取出，但有时不易取出，特别是避孕环放置过久者，首次治疗不要过于勉强取环，以避免出血多或感染，可于疗程中后期取出。此后应于每次腔内放疗时记录子宫颈改变的情况，腔内放疗中期及末次腔内放疗前也需进行妇科盆腔检查并绘图记录。后者颇为重要，因为要以此考虑是否能按原计划完成治疗或是否需要加减剂量。结束治疗前，应常规进行血、便、尿常规及 SCCA 检查，以评估治疗。

8. 结束治疗时，应向患者介绍疗后注意事项，如阴道冲洗、养生、康复、性生活问题等。

9. 疗后第一次随诊颇为重要，一般可于疗程结束 2~4 周后进行；对于剂量已足或曾加量而高出常规剂量后仍有可疑病灶者，可再观察 4 周。随诊可疑时应进行妇科检查、影像学检查以及肿瘤标志物 SCCA 和 CA199 检查等。此时一般肿瘤控制与否多可肯定，若再加量仍属原疗程内。

10. 对治疗过程中或疗后需外院会诊者，应将病变、治疗情况（包括病理、子宫颈大小和分期、腔内放疗阴道量、子宫腔量、治疗使用方法和程序、剂量、体外照射机器、能量、照射野、剂量、治疗中的问题）详细介绍给会诊单位。

二、治疗方案

（一）高剂量率腔内后装照射＋全盆照射＋盆腔四野照射

本方案可先行全盆照射，其后进行腔内后装与盆腔四野照射。

（1）全盆照射每周 5 次，每次 DT 1.8~2.0 Gy，盆腔中心总剂量为 20~30 Gy，3 周。

（2）腔内后装每周 1~2 次，子宫腔与阴道可同时进行，也可分别进行，每次 A 点剂量为 5~7 Gy，A 点总剂量为 35~42 Gy。

（3）盆腔四野照射，每周 4 次，每次 2 野，前后交替，每次 DT 1.8~2.0 Gy，子宫旁总剂量为 15~20 Gy，3 周。

（二）中剂量率腔内后装照射＋全盆照射＋盆腔四野照射

与上述照射顺序及方法基本相同，唯 A 点总剂量略高，为 40~45 Gy。若不做全盆照射，则体外四野照射给予子宫旁组织总剂量为 40~50 Gy。腔内后装给予 A 点总剂量为 50~55 Gy。

* 腔内放疗采用 ^{252}Cf 中子治疗，因程序内考虑了 RBE 因素，仍可按上述方案，但应在 Gy 后加（i）。

三、宫颈癌的个体化放疗

前面已提到，规范化治疗使治疗有章可循，而个体化治疗是治疗的目的，是治疗的深化。不同患者本身情况及肿瘤情况不可能完全一致，因此，一个方案不可能适用于所有患者，必须根据具体情况，以规范化的原则，对方案做一定的修订或根据肿瘤治疗过程出现的情况对方案做一定的调整，即个体化治疗或称个别对待。从临床角度，宫颈癌的个体化治疗有下述情况需要考虑。

1. 对于子宫颈早期浸润癌，单纯腔内放疗即可。

2. 对于子宫颈外生型大肿瘤，先给予消除量。消除量是指外生型大肿瘤治疗后子宫颈恢复至正常大小或萎缩的剂量，一般参照点剂量为 10~20 Gy。消除剂量不应以 A 点作为参照点，而常以源旁 1 cm 处作为参照点。消除量通过阴道腔内或组织间插植实施。应注意，肿瘤消除需要时间，进行消除治疗一般至小 2 周后才能看到肿瘤明显消除。消除治疗次数不宜过多，一般为 1~2 次，每次 6~10 Gy。消除量可于治疗开始时进行。要注意，消除量不代表阴道应受的剂量，一般也不计算在 A 点剂量之内。消除量可尽早进行，以避免延长疗程，且因其不进子宫腔，可避免引起感染之虑。

3. 对于小子宫颈或萎缩性宫颈癌，可适当减少腔内放疗剂量。

4. 对于阴道侵犯多且狭窄以及子宫颈呈空洞且合并炎症，治疗从全盆照射开始，并可增加全盆照射剂量，相应减少腔内放疗剂量，或可改为以体外为主、腔内为辅的治疗。

5. 对于阴道明显浸润或孤立转移，可用阴道塞子或模子进行治疗。

6. 注意宫腔剂量：子宫腔受累虽不是分期条件，但子宫腔受累常见，且影响预后，治疗中应注意子宫腔受量。

7. 子宫旁剂量可因某些原因，如肿瘤浸润、炎症、手术导致子宫偏位而受到影响，故子宫移位明显时，应考虑原因，腔内放疗时可对子宫腔位置进行校正，将子宫腔管调至盆腔中轴。通过体外照射对子宫旁剂量加以调整常不现实，因为不了解子宫移位原因，难以正确决定哪侧子宫旁需要增加剂量。

8. 医师根据病变情况安置治疗容器，选择治疗程序或通过模拟机和其他影像学方法绘制剂量分布图，经医师核对同意后，启动机器，开始治疗，并在治疗全程监控患者情况，若发现特殊情况，立即停止治疗并给予处理。

9. 对于有或疑有主动脉旁淋巴结转移者，可行延伸野照射，即在前述全盆照射野的基础上，沿主动脉走向设野，野宽 8 cm，上界最高可达第 10 胸椎下缘，剂量可为 35~45 Gy；照射时应注意脊髓、肾受量。对于使用适形、调强放疗者，局部剂量可达 60 Gy。对于常规盆腔放疗治疗计划完成、盆腔内或盆腔淋巴结未控者，也可用适形、调强放疗增加局部剂量至总剂量 60 Gy。

10. 对于子宫颈残端癌，应适当增加体外剂量；腔内剂量则因无子宫体减少总剂量，具体剂量根据残端子宫颈管的长度、阴道弹性、病变情况及体外照射方式予以考虑。

11. 对于病理类型更为恶性（如浆液性乳头状癌）或子宫旁极不满意、有盆腔淋巴结转移或可疑转移（特别是多组淋巴结）、病变超出或可疑超出盆腔者，可放化疗同步进行。

12. 对于合并卵巢肿瘤或炎性包块者，可考虑放疗过程中选择恰当时机进行手术切除。

四、肿瘤未得到控制的判断

按常规或治疗计划完成疗程时，判断肿瘤是否得到了控制是既重要又不易的事，以下几点可供临床参考。

1. 子宫颈萎缩不满意。一般而言，放疗结束时，子宫颈萎缩，否则应考虑剂量是否足够，肿瘤未能控制。但应注意，在较早期患者或年轻女性，子宫颈萎缩出现可以较晚。

2. 子宫颈局部没有白膜反应，代之为黑色坏死组织、溃疡、结节质硬，特别是在子宫颈边缘、阴道穹部。

3. 有恶臭的阴道排液。

4. 子宫增大。

5. 子宫旁结节或肾盂积水出现。

6. 远处出现新病灶，提示可能治疗区内有活跃的肿瘤组织存在。

7. 肿瘤标志物（如 SCCA）不降，升高，降后又升。

8. 回顾治疗过程。疗中是否存有问题（如肿瘤敏感性差，剂量不足或不合理）。

9. 参考影像学表现，如 B 超、CT、MRI、PET-CT。

第七节 宫颈癌放疗结果

近半个世纪来，宫颈癌放疗技术的最大改革是用后装放射源腔内放疗取代了始于镭疗的传统的腔内放疗。在第一章中我们已指出，判断一项技术的临床价值是治疗结果，是长期的疗后生存率和并发症。实际上，后装放疗的价值在 20 世纪七八十年代在国际上就已获得肯定。我国在 20 世纪八九十年代发表过不少的临床报告[2,9-19]，显示了后装放疗可获得不低于传统腔内放疗的长期疗后结果。有关资料如表 38-4 至 38-7。

表 38-4 国际宫颈癌年报 20 卷（1979—1981）、21 卷（1982—1986）[20] 的传统放疗与后装放疗的 5 年生存率（%）

| 期别\生存率\方法 | 传统放疗 | | 后装放疗 | | | |
| | | | 低剂量率 | | 高剂量率 | |
	1979—1981	1982—1986	1979—1981	1982—1986	1979—1981	1982—1986
I	65.5	70.5	71.6	69.4	76.9	71.0
II	53.2	59.7	54.4	60.8	58.1	65.9
III	39.2	44.9	38.4	39.0	38.1	43.4
IV	7.2	17.8	15.2	19.2	10.0	21.2
合计	46.3	54.2	56.9	53.9	50.6	55.7

表 38-5 国外不同作者报道的宫颈癌后装放疗的 5 年生存率（%）

期别\生存率\作者	Arai（日）	Bates（英）	Essen（美）	Ilic（南）	Rote（德）	Usel（土）	Vahrson（德）
I	87.0	93.0	89.0	93.0	83.3	91.0	93.0
II	75.2	65.0	58.0	72.7	74.5	51.0	72.7
III	49.0		33.0	53.5	36.5	37.0	53.5

表 38-6 我国不同作者报道的宫颈癌后装放疗的 5 年生存率（%）[2,9-19]

期别\生存率\作者	刘延富	王香娥	陈昆田	糜若然	马德美	楼洪坤	蒋兆香	何传泰	李爱苓	张新
I	100	92.3				90.0			2/2	
II	64.5	71.6	82.3	60.0*	80.9	66.1	82.0	64.7*	74.5	85.9*
				73.9				61.5		
III	46.0	57.7	68.9	63.7*	63.5	56.1	67.0	57.0*	56.5	55.6*
				58.3				52.0		
IV		20.0							28.6	

* 低剂量率后装放疗

表 38-7　医科院肿瘤医院宫颈癌传统放疗与后装放疗的 5 年生存率（1958—1988）

期别	传统治疗 （1958—1981）	后装放疗 （1983—1988）	
		实验组	普通组
Ⅰ	91.5%	1/1	2/2
Ⅱ	74.2%	77.5%	74.5%
Ⅲ	61.1%	61.7%	56.5%
Ⅳ	22.4%	0/2	2/7
总计	65.7%	70.4%	65.4%

　　近 10 余年来，有关宫颈癌单纯放疗的大病例数的 5 年生存率报道不多，可能与多采用放化疗同期治疗有关（不少单位把放化疗同期治疗作为宫颈癌的治疗常规）。但我们仍以从一些资料中获得了单纯放疗仍能获得较高的 5 年生存率的信息。如妇癌治疗国际年报 24 卷报道世界范围内宫颈癌单纯放疗的总 5 年生存率为 62.7%（其中 83% 的病例为 Ⅱ、Ⅲ 期病例）；25 卷（2003 年）报道的单纯放疗的总 5 年生存率为 56.4%（其中 Ⅱa 期 64.5%，Ⅱb 期 64.2%，Ⅲa 期 40.9%，Ⅲb 期 43.7%，Ⅳa 期 16.7%，Ⅳb 期 14.5%）；26 卷（2005 年）报道的单纯放疗的总 5 年生存率为 54.4%（其中 Ⅱa 期 66.9%，Ⅱb 期 63.4%，Ⅲa 期 36.3%，Ⅲb 期 42.8%，Ⅳa 期 19.2%，Ⅳb 期 12.5%）。印度 Saibishku mar[21] 报道的 1 069 例宫颈癌的总 5 年生存率为 60.7%，无瘤生存率为 58.6%（其中 95.6% 的病例为 Ⅱ、Ⅲ 期病例）；各期的生存率分别为 Ⅰ 期 93.1%，Ⅱa 期 77.8%，Ⅱb 期 66.5%，Ⅲa 期 50%，Ⅲb 期 44.3%，Ⅳa 期 25%。国内李庆水报道的 373 例 Ⅱ、Ⅲ 期宫颈癌的 5 年生存率分别为 69.5% 和 51.8%。医科院肿瘤医院 2009 年曾报道了一组 65 岁以上宫颈癌患者单纯放疗的 5 年生存率为 61.9%。已有 ^{252}Cf 放疗获得颇好的 5 年生存率的报道，如俄罗斯 Marjina 报道了 Ⅱ 期宫颈癌的 5 年生存率为 76.8%，10 年生存率为 70.0%；Ⅲ 期的 5 年生存率为 70.3%，10 年生存率为 64.6%。国内重庆大坪医院 2005 年发表了其结果，即 ^{252}Cf 放疗后 3 年生存率为：Ⅱa 期 85%（11/13），Ⅱb 期 94%（30/32），Ⅲa 期 78%（14/18），Ⅲb 期 70%（7/10），总的 3 年生存率为 82%（63/77）[22]；2011 年 696 例 Ⅰb～Ⅲb 期总的 5 年生存率为 64.9%（无瘤生存率为 58.4%）[23]。北京武警总医院报道了其 ^{252}Cf 放疗结果，3 年生存率 Ⅱ 期为 84.3%，Ⅲ 期为 53.7%，总生存率为 79.2%[24]。2016 年立陶宛 Ulinskas 报道，宫颈癌 Ⅲ 期 ^{252}Cf 与 ^{60}Co 高剂量率放疗（HDR）后装放疗的 5 年、10 年和 15 年的生存率分别为 46.5% 与 35.1%、39.3% 与 26.9% 和 34.6% 与 22.5%[25]，显示 ^{252}Cf 明显好于 ^{60}Co。

　　关于并发症，由于标准有差别，不好比较，但在后装放疗早期，肠道和膀胱并发症与传统治疗相比多较为高，但随着经验的积累及方法改进，均可明显降低。如 Inoue 报道，1974—1979 年一组病例的直肠出血发生率为 36%，而 1978—1982 年另一组病例则降至 7%；Essen 报道，1970—1972 年总的并发症发生率为 23%，1972—1974 年为 24%，而 1974—1976 年降至 7%。Joslin 报道，变更治疗方案后 Ⅰ 期宫颈癌小肠并发症发生率由 22.1% 降至 9.4%，Ⅱ 期由 15.8% 降至 3.6%；Ⅰ 期尿路并发症发生率由 28.1% 降至 6.4%，Ⅱ 期由 27% 降至 4.2%。

　　国内有关后装放疗的早期报道显示，便血发生率可高达 16.6%～52.9%。蔡树模报道，直肠炎发生率为 13.4%，膀胱炎发生率为 7.1%。医科院肿瘤医院后装放疗试验组便血发生率为 9.1%，血尿为 7.78%；改进方法后，1983—1988 年总的便血发生率为 4.5%，尿血为 3.5%；1990—1992 年又分别升为 7.6% 和 4.1%。Xin Lei 报道，重庆大坪医院 ^{252}Cf 治疗后直肠炎、膀胱炎的发生率分别为 7.1% 和 6.2%。

第八节　宫颈癌的姑息性放疗

宫颈癌盆腔病变已属晚期，对于盆外已有转移，疗后复发等无根治希望患者，可采取姑息性放疗，以改善症状，延长生存期。

1．止血

腔内后装 A 点或相应部位予以（10 ~ 20）Gy/（2 ~ 4）f。

2．止痛

对腰椎、髂骨、骶骨等局部骨转移引起的疼痛，放疗可以止痛，用 ^{60}Co 或加速器照射，每周 3 次，每次 3 ~ 4 Gy，总剂量为 30 Gy。

3．改善盆腔病变

根据治疗单位设备条件，可采用前后对穿野全盆照射、多野或等中心照射等，一般肿瘤量不超过 60 Gy，6 周。

4．盆外孤立性转移灶治疗

对于盆于孤立性转移灶，可用 X 刀、γ 刀、适形、调强技术局部照射。局部剂量也可达 60 Gy。

5．适当放疗 + 对症处理 + 中医治疗

改善生活质量，带瘤生存。

第九节　宫颈癌放疗并发症的防治

宫颈癌放疗引起的并发症可分为近期反应和远期并发症，其中以直肠、膀胱并发症最为重要，其发生的有关因素有：阴道狭小，子宫过于前倾或后倾，容器使用及组合不合理，剂量分布不理想，以及腔内和体外照射剂量过高等；以往有盆腹腔炎症及手术史者，也易发生放疗后并发症。此外，处理不合理，如直肠炎患者常因直肠部位的活检在活检部位发展为直肠阴道瘘。治疗前充分评估，强调个体化治疗，对并发症进行合理处理，尽量除去放疗并发症的诱发因素，这些是预防并发症特别是严重并发症发生的关键。

一、近期反应

近期反应发生在治疗中或治疗后 3 个月内，一般不严重。

（一）全身反应

全身反应主要表现为头痛、眩晕、乏力、食欲不振、恶心、呕吐等以及血象变化。其反应程度与患者的神经类型、年龄、全身情况等均有关系。一般给予对症治疗，并给予高蛋白质、多种维生素及易消化的饮食，多能继续放疗。

（二）直肠反应

直肠反应表现为里急后重，大便疼痛，黏液便，腹泻，便血等。直肠镜检查可见子宫颈水平附近的直肠前壁黏膜充血、水肿。必要时可暂停放疗，给予对症治疗，待症状好转后，

再恢复照射。严重者应考虑发生的原因。

（三）膀胱反应

膀胱反应表现为尿急、尿频、尿痛、血尿、排尿困难等。给予抗炎、止血及对症治疗，症状可很快消退，必要时暂停放疗。严重者应考虑发生的原因。

（四）子宫穿孔

子宫穿孔常由于子宫腔操作穿通子宫壁导致，特别是在放疗过程中子宫壁充血、水肿，易于出现子宫穿孔。子宫穿孔易引起盆腔炎、盆腔腹膜炎。应尽量避免穿孔出现。为此，子宫腔操作前应弄清子宫位置，细心操作；一旦探查到子宫腔过深和"无底"时，应立即停止操作，给予抗生素预防感染，患者应取半卧位。

（五）子宫腔积液（脓）

子宫腔积液近期和远期均可发生。关键在于保持子宫腔通畅，必要时进行子宫腔引流并给予抗生素。

二、远期并发症

（一）放射性直肠炎

多数发生在放疗后半年至一年内，按病变程度分三度。

轻度主要表现为少量便血。临床肛查可有触血，但无明显水肿。中度便血量较多，可有里急后重、黏液血便。肛查有明显触血、水肿、肠壁增厚。重度为肠管有明显溃疡、狭窄、肠梗阻或直肠阴道瘘形成。

一般轻、中度放射性直肠炎以保守治疗为主，给予消炎、止血及对症处理，也可用药物保留灌肠。如：

思密达　6 g

颠茄酊　0.5 ml

庆大霉素　8万单位

加米汤至　60 ml

保留灌肠，每日 1～2 次，每次 60 ml

如以便血为主，可每次于灌肠液内加入 1% 肾上腺素 1 ml。

对于阴道直肠瘘，可采用横结肠造瘘，避免大便由阴道流出。因乙状结肠在照射野范围，不采取乙状结肠造瘘。

（二）放射性膀胱炎

多数发生在放疗后一年以上，常可在劳累、憋尿后发生。按临床表现分为三度。

轻度有尿急、尿频、尿痛、少量尿血等症状，也可表现为一过性血尿。膀胱镜检可见黏膜充血、水肿。中度可见膀胱黏膜充血、糜烂、毛细血管扩张性甚至破裂，血尿可反复发作，有时膀胱壁可有溃疡。重度可有膀胱阴道瘘形成。

对轻、中度放射性膀胱炎可采用保守疗法，给予抗炎、止血及对症治疗，保持膀胱空虚（可保留尿管持续开放），并可给予生理盐水＋抗生素＋止血药行膀胱灌洗，也可膀胱镜下电灼。

（三）放射性小肠炎

小肠放射性损害较直肠放射性损害少见，临床表现为稀便，大便次数增多，黏血便，腹痛等，可给予对症处理。严重时出现小肠溃疡、梗阻、穿孔，以往有手术史者，特别是有大手术史者及盆腹腔炎症粘连者易发生，需手术治疗。

（四）输尿管狭窄、肾盂积水

可及早安放输尿管支架，保持输尿管通畅，解决肾盂积水，保持肾功能。输尿管支架应及早安放，以免时间过久，盆腔纤维化。安放支架失败时只能行肾盂造瘘。

（五）盆腔纤维化

特别是在大剂量全盆腔放射后，处理困难，并可致输尿管梗阻。淋巴管梗阻所致水肿没有好的处理方法，可给予中药处理，并减少直立活动，卧床时抬高患肢。

（孙建衡　李爱苓）

参考文献

[1] 孙建衡, 曾绵才, 徐见道. 单纯钴^{60}Co体外旋转及钟摆治疗晚期宫颈癌的探讨. 天津医学杂志肿瘤附刊, 1966, 4 (1): 17-19.

[2] 孙建衡. 后装放射治疗. 北京: 北京科学技术出版社, 1993: 5-11.

[3] 张新, 王伊洵, 王慧明. 宫颈癌低剂量率后装腔内放疗治疗的远期疗效. 中华肿瘤杂志, 2002, 24 (3): 294-296.

[4] 孙建衡. 妇科恶性肿瘤的近距离放射治疗. 第2版. 北京: 中国协和医科大学出版社, 2015.

[5] 安菊生, 黄曼妮, 徐英杰, 等. 宫颈癌多次计划引导三维近距离治疗可行性研究. 中华放射肿瘤学杂志, 2013, 22 (3): 243-246.

[6] 朱永刚, 赵红福, 程光惠, 等. 局部晚期宫颈癌三维适形近距离放疗CT与MRI定位的对比研究. 中华放射肿瘤学杂志, 2015, 24 (4): 408-412.

[7] 张励身. 1628例晚期宫颈癌的单纯^{60}钴外照射. 中国放射肿瘤学, 1990, 4 (3): 178-180.

[8] Bermudez A, Bhatla N, Leung E. FIGO cancer report 2015: Cancer of the cervix Uteri. Inter J Gynec Obstet, 2015, 131 (suppl 2): 588-595.

[9] 刘延富, 郑锦芳, 孙艳梅. 应用遥控^{60}钴后装机治疗616例宫颈癌的临床观察. 中华妇产科杂志, 1985, 20 (1): 43-45.

[10] 孙建衡, 李爱玲, 章文华, 等. 后装放疗宫颈癌的临床报告. 中华肿瘤杂志, 1989, 11 (3): 211-212.

[11] 陈昆田, 何智纯, 赵充. Buchler后装机在临床应用的评价. 癌症, 1991, 10 (5): 412-414.

[12] 糜若然, 焦书竹, 吕仲虹. 宫颈癌的高剂量率的后装放疗. 中国肿瘤临床, 1991, 18 (2): 92-94.

[13] 孙建衡, 李爱苓, 章文华, 等. 腔内后装放疗5年经验总结. 中华肿瘤杂志, 1992, 14 (3): 225-227.

[14] 王香娥, 蔡树模, 丁亚琴, 等. 宫颈癌高剂量率^{60}Co腔内后装放疗的远期疗效分析. 中华肿瘤杂志, 1993, 15 (2): 114-116.

[15] 孙建衡. 妇科肿瘤的后装放射治疗. 中华妇产科杂志1993, 28 (11): 643-645.

[16] 马德美, 王迎选, 崔永芬, 等. 腔内后装放射治疗宫颈癌143例的疗效和并发症. 中华妇产科杂志, 1993, 28 (11): 646-648.

[17] 楼洪坤, 俞华, 羊正炎. 490例宫颈癌腔内后装放射治疗疗效观察. 中华妇产科杂志, 1993, 28 (11): 649-651.

[18] 蒋兆香. 体外全盆照射加腔内后装放射治疗宫颈癌. 中华妇产科杂志, 1993, 28 (11): 651-653.

[19] 何传泰, 李秀峰, 麻付卯等. 宫颈癌高、低剂量率^{137}铯腔内后装放疗的比较. 中国肿瘤临床, 1997, 24 (12): 920-922.

[20] Brady L W, Lewis G C, Antoniades J, et al. Evolution of radiotherapeutic technique. Gynecol Oncol, 1974, 2 (2-3): 314-317.

[21] Zander J, Baltzer J, Lohet K J, et al. Carcinoma of the cervix: an attempt to individualize treatment. Am J Obstet Gynecol, 1981, 139 (7): 752-759.

[22] 李庆水, 张锡芹, 李大鹏, 等. 宫颈癌放疗前新辅助化疗的临床研究. 中华妇产科杂志, 2006, 41 (2): 83-887.

[23] Lei X, Qing C-Y, Qing Y, at al. Californium-252 brachytherapy combined with external-beam radiotherapy for cervical

cancer long-term treatment results. Int J Radia oncol Biol Phys, 2011, 81 (5): 1264-1270.

[24] 白萍. 宫颈癌//孙建衡. 妇科恶性肿瘤诊治纲要. 北京: 北京大学出版社, 2009: 32-62.

[25] Ulinskas K, Janulionis E, Valuckas K P, et al. Long-term results for stage III cervical cancer patients receiving external beam radiotherapy combined with either HDR ^{252}Cf or HDR ^{60}Co intracavitary brachytherapy. Brachy therapy, 2016, 15 (issue 3): 353-360.

<h1 style="text-align:center">推荐阅读文献</h1>

[1] 孙建衡. 妇科恶性肿瘤的近距离放射治疗. 北京: 中国协和医科大学出版社, 2005.

[2] 孙建衡. 子宫颈浸润癌的放射治疗//连丽娟. 林巧稚妇科肿瘤学. 第4版. 北京: 人民卫生出版社, 2006: 356-401

[3] 单锦露, 雷新, 王东. ^{252}Cf中子腔内后装加盆腔外照射治疗宫颈癌临床分析. 中华妇产科杂志, 2005, 40 (4): 223-226.

[4] 孙建衡. 关注宫颈癌的放疗. 中华妇产科杂志, 2007, 42 (11): 721-722.

[5] 程敏, 吴令英, 章文华, 等. 215例老年宫颈癌的临床分析. 中华肿瘤杂志, 2009, 31 (5): 388-391.

[6] 布洁, 李韧, 宋微, 等. ^{252}锎中子腔内照射加体外照射治疗宫颈癌110例临床分析. 中华肿瘤杂志, 2010, 32 (8): 619-621.

[7] 孙建衡. 子宫颈上皮内瘤变治疗的新挑战. 中华肿瘤杂志, 2016, 38 (7): 556-557.

[8] Fletcher G H, Rtledge F N. Extended field technique in the management of cancer of the uterine cervix. Am J Roent Rad Therap Nucl Med, 1972, 114 (1): 116-121.

[9] ICRU. Dose and volume specification for reporting intracavitary therapy in gynecology. ICRU Report 38, 1985.

[10] Rotte K A. Randomized clinical trial comparing a high dose-rate with a conventional dose rate technique. Br J Radiol (special report), 1980: 75-79.

[11] Pecorelli S. Annual report on the results of treatment in gynecological cancer. vol 24, 2001: 17, 41.

[12] Saibishkumar E P, Patel F D, Sharma S C. Results of radiotherapy alone in the treatment of carcinoma of uterine cervix: a retrospective analysis of 1069 patients. Int J Gynecol Cancer, 2005, 15 (5): 890-897.

[13] 李爱苓, 孙建衡, 张蓉, 等. 宫颈癌放射治疗512例临床报告. 中华妇产科杂志, 2000, 35 (5): 303-305.

[14] 刘邦令. 上海医科大学肿瘤医院发展史//李宝荣. 中国肿瘤史料研究. 北京: 军事医学科学出版社, 第一卷, 2000: 107-200.

[15] 孙建衡. 妇科恶性肿瘤的放射治疗学. 北京: 中国协和医科大学出版社, 2002: 119-166.

[16] 周桂霞, 陈国雄, 马德美. ^{137}Cs和^{192}Ir近距离治疗宫颈癌远期疗效分析. 中国肿瘤临床, 2002, 29 (10): 726-728.

第十节　上海肿瘤医院宫颈癌放疗简介

一、宫颈癌腔内放疗的发展史

上海肿瘤医院的前身是中比镭锭治疗院，建于 1931 年，是国内唯一的一家以宫颈癌镭疗为主的专科医院，其宫颈癌的放疗包括腔内镭疗和体外照射两部分。当时体外照射采用深度 X 线，腔内镭疗则采用改良的斯德哥尔摩法并结合曼彻斯特的 A、B 参考点的剂量计算。每周腔内放疗 1 次，每次 20 ~ 24 h。放射源一般为 70 ~ 100 mg 镭，全疗程共 4 ~ 5 次，总剂量为 7 000 ~ 8 000 mghs，A 点总剂量为 70 ~ 80 Gy：以体外照射和腔内放疗同时进行的治疗方法。1956 年上海肿瘤医院刘泰福教授[1]总结了宫颈癌放疗的疗效分析，发表了国内第一篇宫颈癌放疗文章，对国内同行有很好的参考价值。由于当时体外照射应用深度 X 线，显然"B"点剂量不足，盆腔复发率高，Ⅰ~Ⅳ期患者的 5 年生存率分别为 66.6%、44.8%、28.2%、0%，合计为 40.2%。

20 世纪 50 年代末，^{60}Co、电子加速器相继应用，提高了盆腔淋巴区的剂量，提高了局控率和生存率。1973 年总结了 3 100 例宫颈癌（1961—1966 年）腔内镭疗和外放 ^{60}Co 的远期疗效，Ⅰ、Ⅱ、Ⅲ、Ⅳ期的 5 年生存率分别为 94.7%、70.7%、52.5%、30%，合计为 67.2%[2]。

由于镭疗有很多缺点，如不易防护，衰变产生放射性氡污染环境且不易处理，治疗患者又多，院内贮镭量在 1.5 g 镭以上，对工作人员健康影响较大。20 世纪 60 年代末，上海肿瘤医院采用了自制半自动送镭装置，减少了工作人员的放射受量。20 世纪 70 年代初，王琪、蔡树模、王香娥等与上海医疗器械厂协作制成了高剂量率手推式后装放疗机并试用于临床[3]。1980 年，上海肿瘤医院引进了日本 Ralstron 高剂量率后装放疗机，治疗时间由 20 多小时减少为几分钟，可以治疗更多患者，也可使工作人员免受放射损伤。由于高剂量率（HDR）^{60}Co 与低剂量率（LDR）镭疗有不同的生物效应，进行了一系列实验和临床研究，建立了疗效高、反应小的高剂量率后装放疗方法。20 世纪 90 年代上海肿瘤医院又引进了荷兰 Selectron 多功能后装放疗机（^{192}Ir 单源）；2007 年又引进了荷兰带有三维治疗计划系统（treatment planning system，TPS）的多功能后装机，应用于临床，治疗方法有所改进，实现了患者治疗的个体化。

二、宫颈癌高剂量率后装放疗的研究

（一）宫颈癌 ^{60}Co 腔内后装放疗剂量率效应的实验研究

利用裸鼠人宫颈癌模型[4-5]，比较了 HDR 放射（80~100 cGy/min）和 LDR 放射（1.5 cGy/min）的不同的生物效应。结果显示，HDR 组平均肿瘤生长延迟天数与 LDR 组相比为 1∶0.7；且在移植瘤肿瘤细胞流式细胞分析（FCM）检测中发现，照射后 24 h、48 h，HDR 组 G2+M% 平均增高与 LDR 组相比均为 1∶0.7 左右。两实验提示，高低剂量率生物效应之比约为 1∶0.7。

（二）宫颈癌 ^{60}Co 高剂量率腔内后装放疗方法的研究[6-7]

自 1981 年 1 月至 1987 年 12 月共收治 1 174 例宫颈癌患者，应用日本 Ralstron-20B 后装放疗机，在治疗中根据疗效及放疗反应不断改进治疗方法；体外照射采用 ^{60}Co 或 8 MV 直线加速器常规放疗；治疗后定期随访。按 A 点不同的总剂量、分次及时间分为四组：A 组 141 例（1981 年 1 月至 1982 年 7 月），A 点总剂量为 65 Gy/13 f，40 d；B 组 130 例（1982 年 8 月至 1983 年 5 月），60 Gy/12 f，40 d；C 组 243 例（1983 年 6 月至 1984 年 2 月），55 Gy/11 f，40 d；D 组 660 例（1984 年 3 月至 1987 年 12 月），50 Gy/10 f，35 d。治疗结果如下所述。

1. 5 年生存率：四组的 5 年生存率（表 38-1）与镭疗组相仿，D 组略高于我院镭疗组（Ⅰ~Ⅳ期 5 年生存率为 67.2%）。

表 38-1　宫颈癌 ^{60}Co 高剂量率后装放疗研究分组的 5 年生存率

期别	A 组		B 组		C 组		D 组	
	生存数	生存率（%）	生存数	生存率（%）	生存数	生存率（%）	生存数	生存率（%）
Ⅰ	3/3		2/3		2/2		6/6	100.0
Ⅱ	71/103	68.9	64/93	68.8	115/164	70.1	309/408	75.7
Ⅲ	19/34	55.8	19/34	55.8	42/74	56.8	137/233	58.9
Ⅳ	0/1		0		1/3		3/13	23.0
合计	93/141	65.9	85/130	65.4	160/243	65.8	455/660	68.9

2. 后期放射反应：D 组的后期直肠膀胱反应率低于 A、B 和 C 组（表 38-2）以及我院镭疗组（直肠反应中度为 6.0%，重度为 2.2%；血尿为 5.2%）。

表 38-2　宫颈癌 ^{60}Co 高剂量率后装放疗研究分组的后期反应

反应		A 组		B 组		C 组		D 组	
		例数	后期反应率（%）	例数	后期反应率（%）	例数	后期反应率（%）	例数	后期反应率（%）
直肠反应	中度	16	11.3	10	7.6	10	4.1	16	2.4
	重度	3	2.1	3	2.3	3	1.2	1	0.1
血尿		30	21.2	26	20.0	31	12.7	24	3.6

　　以上临床研究表明，^{60}Co 高剂量率后装的临床疗效与我院常规镭疗 A 点剂量 70 Gy/5 f、5 周组相仿。由此建立了以高低剂量率生物效应比为 1：0.7 的高剂量率腔内后装放疗方法（A 点剂量 50 Gy/10 f，5 周）。

　　（三）宫颈癌高剂量率 ^{60}Co 和 ^{137}Cs 腔内后装放疗的疗效分析

　　1984 年 3 月至 1989 年 8 月共收治 576 例宫颈癌患者，其中 A 组采用 ^{60}Co（Ralstron-20B A 点剂量率 80 ~ 100 cGy/min）400 例，B 组采用 ^{137}Cs（Buchler A 点剂量率 15 ~ 20 cGy/min）176 例。A 组和 B 组两组治疗方案完全相同，结果显示，Ⅱ ~ Ⅲ期的 3 年生存率 A 组均高于 B 组（Ⅱ期为 81.3% 对 74.4%，Ⅲ期为 60.7% 对 33.3%），但无统计学意义，A 组和 B 组两组未控率为 0.25% 对 9%，有显著性差异（$P<0.01$）。

　　遂于 1987 年 3 月至 1989 年 8 月另设了 C 组，共 76 例，腔内放疗 A 点总剂量改为 60 Gy/12 f，6 周，体外照射与 A 组和 B 组相同，结果显示，C 组未控率与 A 组相比为 1.3% 对 0.28%，无显著差异（$P>0.05$），而直肠反应则以 ^{137}Cs 组为低。结论认为，A 组和 B 组两组的 3 年生存率和未控率差异的主要原因与剂量率效应有关，因而我院采用 ^{137}Cs 后装机当 A 点剂量率为 15 ~ 20 cGy/min 时将 A 点总剂量改为 60 Gy/12 f，6 周[8]。

　　（四）宫颈癌放疗中盆腔剂量均匀分布的研究

　　影响腔内放疗疗效的因素之一是盆腔剂量分布不均匀，而影响分布均匀的原因主要为子宫的偏移位或前后移位。自采用高剂量率腔内后装放疗后，治疗时间由 20 多个小时缩短为几分钟，为纠正子宫腔管偏移位提供了有利的条件。从 1986 年起，我院每次在后装放疗前在透视下利用支架杠杆原理调整子宫腔管和阴道球的位置，使之尽量靠近骨盆中线及水平位，治疗后减少了两侧 A 点和 B 点剂量差异；同时设计了相应的楔形照射野，使盆腔剂量基本达到均匀分布；并通过对 50 例 Ⅱb 和 Ⅲb 期宫颈癌患者子宫偏移位病例进行了研究以纠正前后两侧 A 点剂量，差数的减少均有显著性意义（ $P<0.01$ ）。1986 年 1 月至 1987 年 12 月我院对收治的 217 例患者采用上述优化腔内放疗配合中线部楔形照射野的体外照射，与常规治疗组 307 例比较，两组其他放射条件相同，治疗后随访发现，优化腔内放疗组的子宫颈及子宫旁复发率均低于常规放疗组，两组的后期直肠反应相仿（无重度直肠反应），而膀胱反应则为优化腔内放疗组低于常规治疗组 [9]。

三、适形、调强放疗在宫颈癌治疗中的应用

近些年来，放疗发展很快，一些放疗新技术，如三维适形放疗（ 3-dimensional conformal radiation therapy，3DCRT）、调强放疗和图像引导的放疗（ image guided radiation therapy，IGRT ）等已应用于临床治疗，使放疗进入了新的时期。新技术的优势在于减少小肠、直肠和膀胱的照射体积；适当增强靶区的放射量，适用于宫颈癌术后辅助性全盆腔照射，减少骨髓的受照射体积和剂量，更好地配合同步化疗；适用于腹主动脉旁淋巴结的放疗以及对转移灶的治疗，达到减轻痛苦和延长生命的目的。

（一）适形常规野放疗

如果我们使用一个四野箱式照射，就会带来一个很好的剂量分布图。前后野，上界一般为在 L4-L5 或 L5-S1 之间，下界一般包括闭孔或坐骨结节下缘，外界在真骨盆外在 2 cm。侧野前界在耻骨联合前缘或根据病灶而定，后界要包括全部骶骨。侧野前边可以保护部分小肠，耻骨联合前缘可以保护一部分膀胱。后界的下缘可以保护部分肛门。应用多叶准直器（ multileaf collimator，MLC ）技术来达到剂量均匀和适形的目的。

（二）调强放疗主要用于以下情况

（1）晚期病例：通过调强放疗可以使射线的一个高剂量区分布与要照射的靶区相一致，直肠和膀胱能够得到较好的保护，从而减少膀胱和直肠反应。

（2）常规照射合并部分区域加量。大多数宫颈癌放疗失败是由于盆内、盆外淋巴转移。IMRT 可以提高转移灶的剂量，可以在常规盆腔照射之后采用 IMRT 增加局部剂量，特别是盆腔团块病灶，可望提高宫颈癌放疗疗效。

（3）盆腔合并腹主动脉旁同期放疗 [10]。IMRT 技术对于腹膜后淋巴结转移的宫颈癌的放疗是一种有效的治疗手段，不仅可以对局部肿瘤靶区达到精确放疗，提高靶区照射剂量，而且可以使周围敏感器官获得有效分隔，减少邻近正常组织的放射性损伤，达到更好的肿瘤靶区剂量分布并显著降低危及器官（ organ at risk，OAR ）的放射受量，而且更易于同期进行化疗。2007 年，我院对 35 例宫颈癌术后病理有髂总或腹主动脉淋巴结转移的患者进行了延伸野调强同期放化疗，Ⅱ 期临床研究初步结果显示，2 年局控率、2 年无病生存率、2 年生存率分别为 100%、68.6%、82.9%。

（4）复发灶放疗对手术后复发灶疗效较好。放疗后复发放疗疗效差，多数只能做姑息性放疗。IMRT 技术对复发性宫颈癌的放疗是一种有效的治疗手段，不仅可以对局部肿瘤靶区达到精确放疗，提高靶区照射剂量，而且可对周围敏感器官进行有效分隔，减少邻近 OAR 的放射性损伤。

四、宫颈癌的放疗常规

（一）治疗前检查

（1）盆腔磁共振成像（magnetic resonance imaging，MRI）

（2）腹部增强电子计算机X射线断层扫描技术（computed tomography，CT）

（3）胸部CT

（4）血鳞癌相关抗原（squamous cell carcinoma antigen，SCCA）、肿瘤相关抗原125（cancer antigen-125，CA125）、肿瘤相关抗原199（cancer antigen-199，CA199）

（5）肝肾功能

（6）血常规

（二）根治性放疗

治疗采用体外照射与腔内放疗同时进行。

1. 腔内放疗（以A点剂量为基础，参考三维剂量分布）

采用单源 ^{192}Ir 源 Selectron 高剂量率后装机，每周子宫腔管和阴道球各一次，在透视下纠正子宫腔管和阴道球，使其尽量靠近骨盆中线位及水平位。A点每次 5 Gy。阴道中下段有浸润者加用阴道膜，给予黏膜下 0.5 cm 处 30 Gy/4 f，2 周。

2. 体外照射

采用直线加速器（适形放疗或调强放疗），每周照射 5 次，每次肿瘤量为 180 cGy。

3. 同步化疗

每周一次顺铂（DDP），30 mg/m^2。

对于活检或影像学检查证实有髂总或腹主动脉旁淋巴结转移者，加腹主动脉旁延伸野照射。

在临床治疗中，根据肿瘤病理、子宫颈肿瘤大小、解剖情况、治疗反应等遵循个别对待原则。参考后装三维剂量分布[11]，调整腔内和体外照射剂量。

（三）手术后辅助性放疗

对于术后病理有淋巴结转移、子宫旁浸润、切缘阳性、肿瘤大于 4 cm 以及深肌层和脉管间隙区受累者，全盆腔照射 45 Gy + 顺铂 30 mg/（m^2·w）。

对于盆腔淋巴结 2 个以上阳性、髂总淋巴结阳性或腹主动脉旁淋巴结阳性者，采用盆腔及腹主动脉旁淋巴区适形或调强放疗 + 同步化疗，并给予放疗后巩固化疗。

（黄　啸　蔡树模）

参考文献

[1] 刘泰福.宫颈癌的放射治疗(178例的分析).中华放射学杂志,1956,(3): 187-191.

[2] 蔡树模等.3100例宫颈癌放射治疗的疗效分析.1973年上海市肿瘤防治研究资料选编,[S.I.: s.n.],1973,131-138.

[3] 蔡树模,王香娥,王琪.宫颈癌的高剂量率后装放疗.中国放射肿瘤学,1988,2(1): 18-20.

[4] 蔡树模,曹世龙,李子庭.裸鼠人体宫颈癌移植模型的建立及放疗反应.肿瘤,1990,10(6): 255.

[5] 蔡树模,曹世龙,李子庭.宫颈癌HDR后装放疗的实验和临床研究.肿瘤,1994,14(3): 125-129.

[6] 王香娥,蔡树模,丁亚琴.宫颈癌高剂量率^{60}Co腔内后装放疗的远期疗效分析.肿瘤,1993,15(2): 114-117.

[7] Cai S, Wang X, Wang Q. High dose-rate afterloading in the treatment of cervical cancer of the uterus. Int J Radial Oncol Biol Phys, 1989, 16 (2): 335-338.

[8] 王香娥, 丁亚琴, 蔡树模. 宫颈癌高剂量率^{60}Co和^{137}Cs腔内后装放疗的疗效分析. 肿瘤, 1991, 11 (5): 218-220.

[9] 蔡树模, 王香娥, 王琪. 宫颈癌放疗中盆腔剂量均匀分布的研究——提高宫颈癌疗效的新方法. 肿瘤, 1991, 11 (2): 60-63.

[10] 柯桂好, 吴小华, 黄啸, 等. 宫颈癌患者根治术后3D延伸野同步放化疗. 中华妇产科杂志, 2007, 42 (11): 788-790.

[11] Pötter R, Haie-Meder C, Van Limbergen E, et al. Recommendations from gynaecological (GYN) GEC ESTRO working group (II): concepts and terms in 3D image-based treatment planning in cervix cancer brachytherapy-3D dose volume parameters and aspects of 3D image-based anatomy, radiation physics, radiobiology. Radiother Oncol, 2006, 78 (1): 67-77.

第*39*章　宫颈癌的手术治疗（一）

第一节　宫颈癌的手术治疗发展史

宫颈癌手术始于 1878 年德国 Freunal 采用经腹手术治疗宫颈癌，当时手术死亡率高达72%。1879 年，Gyerny 改从阴道进行手术治疗宫颈癌，手术死亡率依然较高。1898 年，奥地利 Wertheim 进行了经腹宫颈癌根治术，由此他成为广泛性子宫切除术及盆腔淋巴结切除术的奠基人，该术式被称为 Wertheim 式手术（魏氏术）。当时手术死亡率高达 30%，后来Wertheim 对手术方式进行了改进并于 1911 年报道了 500 例宫颈癌手术治疗结果，死亡率降至 10%。其后有不少学者开展并不断改良了宫颈癌的手术。

1902 年，奥地利 Schauta 开展了阴式宫颈癌广泛切除手术；1907 年英国 Bonney 和 1914年日本 Okabayashi（冈林）腹式手术治疗宫颈癌，进一步发展了宫颈癌的手术治疗。

1898 年，随着镭的发现和应用于临床以及其后又结合 X 线体外照射治疗妇科恶性肿瘤，宫颈癌放疗的开展使宫颈癌手术治疗在较长时间内处于低谷。

20 世纪 30 年代，美国 Meigs 以 Wertheim 式经腹根治术行子宫切除术＋Taussig 术式经腹盆腔淋巴结切除术结合，宫颈癌手术治疗才得以复兴和推广，形成了著名的 Wertheim-Meigs 术式。此术特点是盆腔淋巴结和整个子宫旁组织广泛切除，在提高了宫颈癌手术治疗疗效的同时，降低了手术并发症。1951 年，Meigs 首次报道了 100 例 Ⅰ 期宫颈癌手术后的5 年生存率达 75%，手术死亡率降至 0。Wertheim 和 Meigs 为宫颈癌的手术治疗的研究做出了杰出贡献。

Meigs 术式是逆行整块切除子宫颈原发病灶及区域淋巴组织。逆行即手术首先始于清除宫颈癌可能通过淋巴系统转移的盆腔淋巴结。第一站淋巴结包括闭孔、髂内和髂外淋巴结，第二站淋巴结为两侧髂总淋巴结。清除淋巴结的彻底性在于清除髂血管周围的脂肪、淋巴管、淋巴链、淋巴结和结缔组织，即将以上组织需整块切除。整块即将以上淋巴组织、脂肪组织、结缔组织手术分离后集结于子宫颈旁，以待术中最后分离、切断子宫旁各组韧带、子宫旁组织、阴道旁组织和部分阴道，即将广泛性子宫和盆腔两侧淋巴和脂肪组织连接在一起整块切除。

我国开展宫颈癌根治手术始于新中国成立后，虽然 20 世纪 30 年代金显宅（先在北京协和医院后在天津肿瘤医院前身天津人民医院肿瘤科工作，曾任医科院肿瘤医院顾问）及 40 年代李月云（先在上海妇孺医院后在上海第一医院肿瘤医院工作）由美国专攻肿瘤外科回国，均有行宫颈癌根治术的推断，但未能找到发表的可靠资料及健在的见证人。有资料见证的上海第一人民医院林元英主任于 1951 年开始开展宫颈癌根治术，而首先发表论文的是江西杨学志（1956）。1958 年，金显宅、刘炽明在医科院肿瘤医院进行了脏器切除术（exenteration）；张志毅于 2000 年发表了 18 例妇科恶性肿瘤盆腔脏器清扫术的经验。

我国开展的经腹宫颈癌根治术基本上采取 Wertheim-Meigs、Okabayashi（冈林）及前苏联 Blaude 等术式及改良。20 世纪 60 年代后，宫颈癌根治术在我国逐渐普及，至今一些市县级医院也开展此类手术。山东、上海、广州、湖北等地一些医院已积累了大量根治术的经验，如山东医科大学附属医院在 1953—1958 年间有对 4 288 例宫颈癌手术的经验总结，江森等对减少术中出血和术后并发症做了许多改良，如腹膜外淋巴结切除术。上海第一人民医院、上海医科大学附属妇产科医院等在 FIGO 分期基础上，对手术患者实行了再分期（如Ⅰ期再分Ⅰ1~Ⅰ4，Ⅱ期分为Ⅱ1~Ⅱ3），并在手术范围、疗效评价、治疗选择上都有自己的经验。20 世纪 80 年代末，高永良开展了撕剥式盆腔淋巴结清扫术，并介绍了这种手术的优点。江森、李诚信、陈惠祯等依多年的临床实践对根治术进行了改良，将宫颈癌的手术分为六类，并指出了每类手术的适应范围。

宫颈癌阴式子宫切除术始于 1947 年，由上海郭泉清等报道（1957 年）。关于阴式宫颈癌广泛切除，张其本在他所著《宫颈癌手术学》中提到了，于 1955 年开始，但首先发表论文是上海第二医学院附属仁济医院妇产科（1960）。

张志毅等于 20 世纪 80 年代报道了 20 年来手术治疗宫颈癌的经验——451 例宫颈癌手术治疗的总结 [1]，451 例宫颈癌Ⅰa~Ⅰb 期患者的 5 年生存率为 94.9%，10 年生存率为 88.4%。

1958 年后，有关手术治疗宫颈癌的专著陆续问世。较早的有苏应宽、江林、高学良主编的《妇科手术学》（1958），杨学志等的《宫颈癌根治术》（1958），柯应夔、林元英的《宫颈癌广泛性切除术》（1962）等，这些专著的出版促进了宫颈癌手术技术的发展和提高。

（张志毅）

第二节 宫颈癌的手术治疗

一、各期别宫颈癌的手术治疗方法选择

（一）宫颈癌Ⅰa1 期
筋膜外子宫切除术；改良的根治性子宫切除术。

（二）宫颈癌Ⅰa2 期
广泛性宫颈切除术 + 盆腔淋巴结切除术；根治性子宫切除术 + 盆腔淋巴结切除术。

1. 广泛性宫颈切除术 + 盆腔淋巴结切除术

由于宫颈癌发病的年轻化，48% 的宫颈癌患者诊断时年龄小于 40 岁，因而如何保留年轻患者的生育功能已成为治疗宫颈癌的重大课题，近 10 年来根治性宫颈切除术（radical trachelectomy，RT）应运而生。1994 年，法国 Daniel Dargent 在阴式根治性子宫切除术（Schauta 术）基础上，进行了腹腔镜下盆腔淋巴结切除术。目前阴式根治性宫颈切除术（radical vaginal trachelectomy，RVT）已成为治疗早期宫颈癌、保留生育功能的主要方法，特别是在法国和加拿大。1997 年，Smith 等首次报道了盆腔淋巴结切除术和经腹根治性宫颈切除术（radical abdominal trachelectomy，RAT）作为治疗早期宫颈癌、保留生育功能另一种选择。2006 年 10 月国际妇科肿瘤协会（International Gynecological Cancer Society，IGCS）年会统计，在全世界已有报道的 RT 治疗宫颈癌病例中，采用 RVT 者占 95% 以上。我国的情况也相似，主要采用 RVT 方法。我院（复旦大学附属肿瘤医院）自 2002 年开展保留宫颈

癌患者生育功能的手术以来，主要采用的是 RAT，已有 300 余例的临床经验。

RVT 的适应证为：①小于 40 岁；②有强烈的生育愿望；③肿瘤小于 2 cm；④肿瘤分期为 FIGO Ⅰa（Ⅰa1 伴脉管侵犯）～Ⅰb1 期；未累及上段宫颈内膜；⑤区域淋巴结阴性。与 RVT 相比，RAT 理论上能切除更宽的子宫旁组织和阴道旁组织，因此，纽约 Memorial Sloan-Kettering 癌症中心将 RAT 的适应证放宽至肿瘤直径为 2～4 cm。一些特殊病例也可选择 RVT，如幼儿子宫颈恶性病变、宫颈锥切术后不便行阴道手术。我们认为，RAT 除能保留子宫体外，能做到与子宫切除术（RH）完全相同的范围。Convons 曾证明 RVT 的疗效与 RH 的相仿，我们相信随着更多的 RAT 的开展和更长时间的随访，RAT 一定能达到 RH 同样的疗效。

2. 根治性子宫切除术 + 盆腔淋巴结切除术 [3]

根治性子宫切除术（RH）包括切除全子宫、双侧卵巢和输卵管、子宫周围的韧带、子宫旁组织、部分阴道和阴道旁组织。子宫周围的韧带切除主要指子宫主韧带和子宫骶韧带切除 3 cm 以上。阴道切除术的长度一般为 3 cm 以上或 1/2 左右。盆腔淋巴结清除包括切除髂总、髂外、髂内和闭孔区的各组淋巴结，它们是宫颈癌淋巴转移的第 1～2 站必经之路，所以清除盆腔淋巴结对于宫颈癌的手术治疗是极为重要的。我们采用整块、逆行切除方法，即从子宫颈外围开始，打开髂血管和输尿管等鞘膜并剥离其周围的脂肪淋巴组织，将以上各组淋巴结自外围向内整块切除，以利将临床上不能发现的淋巴管和淋巴链等可能已有癌浸润的组织尽量清除。以上组织伴有炎症时会更紧密地附着于大血管和输尿管，术中也会经常发现各类相关解剖差异和不同病理情况，因而手术者必须具有丰富的经验和熟练的技巧，以免手术时损伤重要的器官。手术应安全彻底，时间不宜过长。

1974 年 Piver 等 [2] 描述了五种子宫切除术的类型，如下所述。

（1）筋膜外子宫切除术（extrafascial hysterectomy）（Ⅰ型）：即单纯子宫切除术，适用于Ⅰa1 期宫颈癌。

（2）改良的根治性子宫切除术（modified radical hysterectomy）（Ⅱ型）：基本上是 Ernst Wertheim 所描述的子宫切除术，即在输尿管交汇处结扎子宫动脉，切除主韧带中间和子宫骶韧带靠近子宫近端。Piver 等还描述了切除上 1/3 阴道，但这并无必要，除非是广泛阴道上皮内瘤（VAN 3）累及上阴道。在 Wertheim 所描述的手术中，不是系统地切除盆腔淋巴结，而是切除增大的淋巴结。改良的根治性子宫切除术适用于Ⅰa2 期宫颈癌。

（3）根治性子宫切除术（radical hysterectomy，RH）（Ⅲ型）：是最常用于治疗Ⅰb 期宫颈癌的手术，1944 年最初由 Meigs 记述，即于膀胱上动脉或髂内动脉的起始部结扎子宫动脉，切除整个宽度的主韧带。Piver 等最初还描述了于骶骨附着处切除子宫骶韧带，切除上半阴道。对于Ⅰb 期宫颈癌，很少需要切除如此广泛范围的子宫骶韧带和阴道。

（4）扩大的根治性子宫切除术（extended radical hysterectomy）（Ⅳ型）：与 PiverⅢ型相比有三个方面的不同：①输尿管自子宫颈韧带中完全游离；②膀胱上动脉完全切除；③ 3/4 的阴道切除术。该术式形成瘘的风险随之增加，Piver 等选择对放疗后有小的中央性复发患者实施该术式手术。

（5）扩大的根治性子宫切除术（Ⅴ型）：与Ⅳ型的区别在于切除部分远端输尿管及膀胱，适用于有小的复发病灶及累积输尿管远端及部分膀胱的患者。

（三）宫颈癌Ⅰb1～Ⅱa 期

根治性子宫切除术 + 盆腔淋巴结切除术。

二、手术步骤 [3]

（一）广泛性宫颈切除术 + 盆腔淋巴结切除术

1. 开腹行两侧盆腔淋巴结切除术，可疑淋巴结送快速冰冻切片病理检查。

2. 距腹股沟内环 2 cm 处切断圆韧带，切开膀胱反折腹膜，分离膀胱至子宫外口以下位置。

3. 分离膀胱侧窝和直肠侧窝，显露主韧带。

4. 自髂内动脉起始端分离子宫动脉，分别切断下行支，保留子宫体支，游离子宫动脉至峡部以上部位。

5. 自子宫峡部切断，将子宫体与子宫颈分离。

6. 用 5 号不可吸收线环扎缝合子宫下段。

7. 分离切开子宫直肠反折腹膜，分离阴道直肠膈至阴道中段。

8. 于输尿管外侧，切断膀胱子宫颈韧带和主韧带，并游离输尿管。

9. 保留盆丛神经，近骶骨切断子宫骶韧带，切断阴道旁组织。

10. 距阴道穹 2 cm 处切开阴道及阴道旁组织，取下子宫颈标本送检，确定子宫颈和阴道切缘距肿瘤边缘的距离。

11. 2-0 号可吸收线将阴道与子宫下段吻合。

12. 缝合盆腔腹膜，并置腹膜后引流管。

13. 关腹。

（二）根治性子宫切除术 + 盆腔淋巴结切除术

手术包括以下主要方式：①先做淋巴结清扫，再做广泛性子宫切除术或先做广泛性子宫切除术，再做淋巴结清扫；②输尿管内侧切断子宫主韧带或输尿管，外侧切断子宫主韧带。

1. 术式一：先做淋巴结清扫，再做广泛性子宫切除术

（1）体位

患者仰卧、头低脚高位，与平面成 30° 左右有利于显露盆腔（图 39-1）。

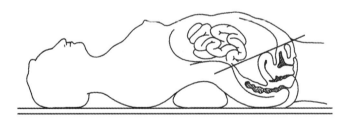

图 39-1　体位和切口

（2）手术步骤

- 腹部切口：取下腹正中切口，上至脐左上 4 cm，下达耻骨联合上缘，以利显露髂总淋巴结和盆腔。

- 探查（图 39-2）：进腹后按顺序探查回盲部、升结肠、肝、胆、肾、胃、脾，然后由网膜下探查腹主动脉旁淋巴结，确定有无肿瘤远处转移，从而决定是否手术。

- 助手用两把中 Kelly 钳钳夹子宫两侧，提起子宫。用两块大纱布垫将肠管垫于上腹部，并用三叶拉钩固定。膀胱前腹膜与耻骨联合皮肤间断缝合，以显露盆腔。

- 切断圆韧带（图 39-3）：助手继续用两把 Kelly 钳将子宫向左侧牵引，术者用 Kelly 钳钳

夹右侧圆韧带中外 1/3 交界处，予以切断、缝扎。将圆韧带的远端用丝线结扎并悬吊于盆腔外侧，作为牵引之用。

- 剪开子宫膀胱腹膜反折（图 39-4）：助手用膀胱拉钩拉开膀胱，术者左手用 Kelly 钳提起圆韧带近端，右手执剪分离，剪开阔韧带浅层，并顺序向下分离，剪开膀胱子宫腹膜反折，横行剪开直达左侧。左侧同法处理。
- 切断子宫膀胱韧带（图 39-5）：将子宫继续向患者头部牵引，术者用 Kelly 钳分离，显露两侧子宫膀胱韧带，然后用电刀予以切断。膀胱子宫腹膜反折断端与耻骨联合皮肤间断缝数针，再次显露盆腔。

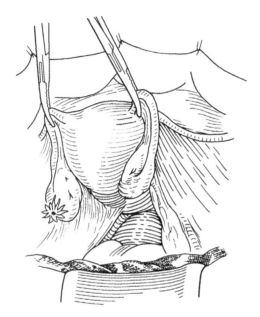

图 39-2　进腹探查和显露盆腔

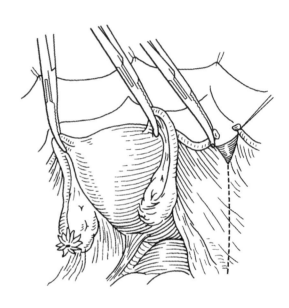

图 39-3　切断圆韧带

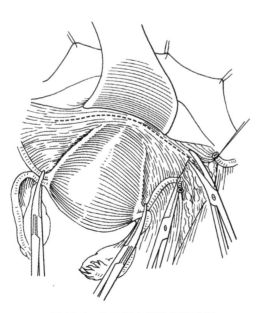

图 39-4　剪开子宫膀胱腹膜反折

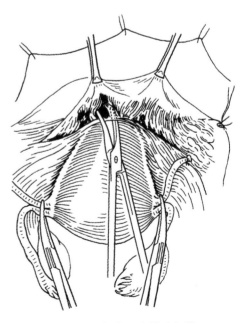

图 39-5　切断子宫膀胱韧带

- 推离膀胱（图 39-6），探查子宫颈：除了少数颈管型肿瘤已侵犯膀胱外，术者应用手指掌面紧贴膀胱，向下推开膀胱，这样可以避免推压时手指挤压宫颈癌灶，引起医源性播散。推离膀胱以到达子宫颈外口水平为限，过多可引起出血，影响手术进程。
- 右侧盆腔淋巴结切除术（图 39-7）：术者右手执 Kelly 钳提起圆韧带断端内侧，左手用剪刀向上分离剪开阔韧带，并继续剪开腹膜，直达髂内外动脉分叉以上。
- 高位切断骨盆漏斗韧带（图 39-8 至 39-10）：术者用左手示指和中指在漏斗韧带上部向深部拧住漏斗韧带和深部组织，感觉其中一条比圆珠笔芯略粗而有韧性的带状物，即输尿管。术者探得输尿管后即将其放下，随即用示指把漏斗韧带钩出，这样可以简易地避让输尿管。以手指感觉输尿管的方法可以使术者操作时能熟练地识别输尿管，尤其是在有巨大盆腔团块不易显露漏斗韧带时，术者可以依靠指感，安全地处理漏斗韧带，从而避

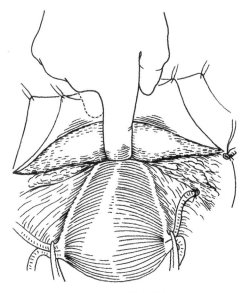

图 39-6　推离膀胱

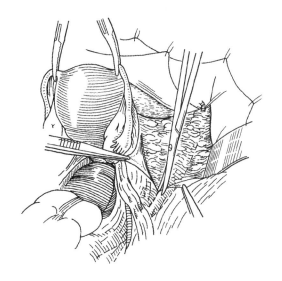

图 39-7　剪开盆腔侧腹膜

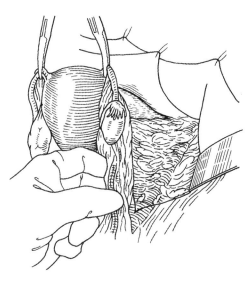

图 39-8　高位切断骨盆漏斗韧带

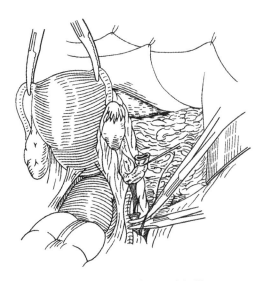

图 39-9　切断右侧漏斗韧带

免术中误伤输尿管。漏斗韧带近端各缝、扎一道。

- 右侧髂总淋巴结切除术（图 39-11）：助手用中号 S 拉钩牵拉髂总动脉上部，并用静脉拉钩将输尿管向其内上方拉开。术者右手执长 Kelly 钳提起右髂总淋巴和脂肪组织下部，左手用剪刀沿髂外动脉上部外侧锐性分离其周围淋巴和脂肪组织。
- 分离右髂总淋巴和脂肪组织（图 39-12）：术者继续用剪刀从髂外动脉鞘内向上进行锐性分离，同时分离动脉外侧的淋巴链和周围脂肪组织，达髂内外动脉分叉以上。
- 分离髂总淋巴结（图 39-13）：右髂总淋巴结需从髂总动脉外侧、髂总淋巴结与髂总静脉之间分离，此间隙组织松弛，易于分离。术者用长 Kelly 钳在此间隙中轻柔地向上进行钝性分离，但切忌在淋巴和脂肪组织中进行分离，因为那样易出血，导致下面的髂总静脉损伤。

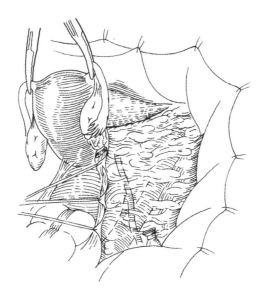

图 39-10　显露右侧盆腔、膜腹后组织

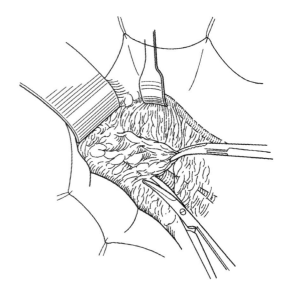

图 39-11　切除右侧髂总淋巴结

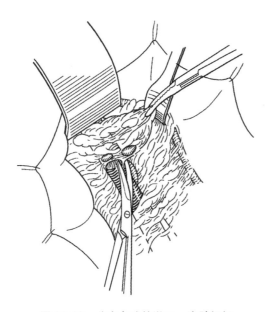

图 39-12　分离右髂总淋巴、脂肪组织

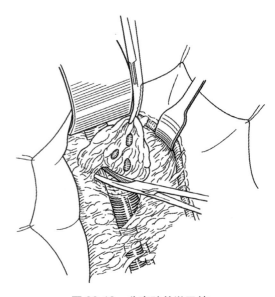

图 39-13　分离髂总淋巴结

- 继续分离髂总淋巴结（图 39-14）：右髂总淋巴结与髂总静脉分离后，在髂总静脉外侧，逐步上钳切断、结扎。因该处常有 1～2 支小静脉（来自髂总静脉），如切断外侧淋巴和脂肪组织而不结扎，小静脉出血，则易误伤髂总静脉。
- 切断髂总淋巴结（图 39-15）：右髂总淋巴结外侧和髂总静脉之间游离后，将整块右髂总淋巴和脂肪组织向上、向内翻转，术者用 Kelly 钳在髂总淋巴结游离的最高位，横向钳夹切断、结扎髂总淋巴结。
- 分离髂总周围脂肪群（图 39-16）：术者于髂总淋巴结断端水平的内侧，用左手执 Kelly 钳提起切断的髂总淋巴和脂肪组织，用右手执剪刀向下进行锐性分离，剪开髂总动脉鞘膜，在其鞘膜内继续向下分离。
- 分离、显露右髂总动静脉（图 39-17）：术者通畅地向下进行锐性分离，显露髂总动脉后，在髂总动静脉均充分显露下，术者执剪刀自上而下剪开动静脉鞘，使髂总淋巴结完全与髂总动静脉分离，并将其翻向内下方。

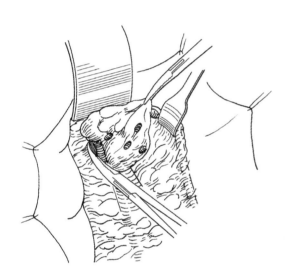

图 39-14　继续分离髂总淋巴结

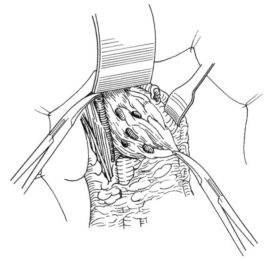

图 39-15　切断髂总淋巴结

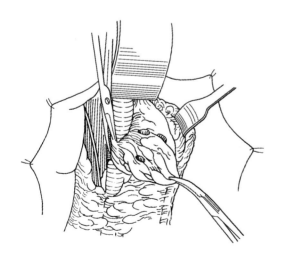

图 39-16　分离髂总周围淋巴和脂肪群

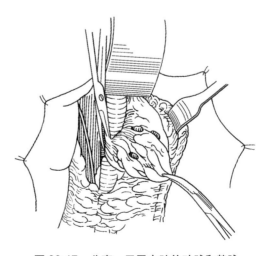

图 39-17　分离、显露右髂总动脉和静脉

- 完成清除髂总周围淋巴和脂肪组织（图39-18）：术者用剪刀沿髂总动脉内侧与输尿管之间向下做锐性分离，其间为疏松结缔组织，从而将输尿管与髂总动脉间的结缔组织和髂总淋巴结整块向下分离。
- 分离切除右髂内淋巴结（图39-19）：髂内淋巴结位于髂内外动脉分叉以下内侧，当术者分离、显露髂内动脉后，将其外侧沿髂外动脉内侧、其内侧沿髂内动脉与输尿管之间的结缔组织用剪刀做锐性分离，将髂内区淋巴和脂肪组织连同髂总淋巴组织一起翻向下内方。

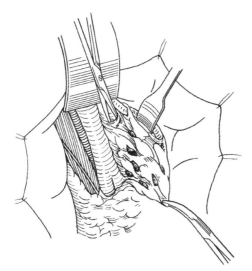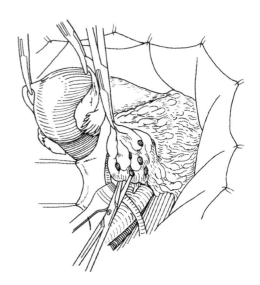

图 39-18　完成清除髂总周围淋巴和脂肪组织　　　图 39-19　分离并切除右髂外淋巴结

- 右髂外淋巴结切除术（图39-20）：右髂外淋巴结起自髂内外动脉分叉以下，在髂外动脉外侧、腰大肌表面，术者左手执 Kelly 钳提起髂外动脉旁淋巴链和脂肪组织，右手用剪刀分离并剪开腰大肌表面的疏松组织，直达腰大肌。生殖股神经伴行于髂外动脉外侧，勿损伤之。
- 分离髂外淋巴和脂肪组织（图39-21）：用剪刀沿腰大肌表面自上而下分离，剪开髂外动脉外侧周围脂肪和结缔组织，保护生殖股神经不使其损伤，同时把髂外动脉外侧淋巴链和脂肪组织向内翻，显露髂外动脉，随即剪开其鞘膜。
- 分离髂外下部淋巴和脂肪组织（图39-22）：助手用阑尾拉钩牵拉腹股沟上部软组织，显露髂外动脉下部，术者左手执 Kelly 钳提起髂外动脉周围淋巴和脂肪组织，右手用剪刀沿髂外动脉鞘膜内自上而下做锐性分离，剪开鞘膜，使髂外动脉下部充分显露，这样可以避免切除髂外下部淋巴结时误伤血管。
- 继续分离髂外下部组织（图39-23）：向下分离髂外动脉至腹股沟韧带上部，同时沿髂外动脉外侧、腰大肌表面向下钝性分离，使髂外动脉外侧的淋巴链、周围脂肪组织及髂外动脉下部的淋巴结整块分离高达腹股沟上部。
- 分离、切断髂外下部淋巴和脂肪组织（图29-24）：充分显露髂外动脉下部，并显示其分支、腹壁下动脉和旋髂深动脉，术者左手执长 Kelly 钳提起髂外动脉下部淋巴结群，右手用长 Kelly 钳在髂外动脉下部外侧打洞穿透，钳夹髂外淋巴和脂肪组织外侧下部的一部分，随即予以切断、结扎。

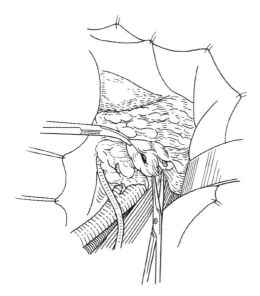

图 39-20 切除右髂外淋巴结

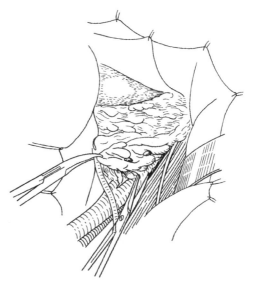

图 39-21 分离髂外淋巴和脂肪组织

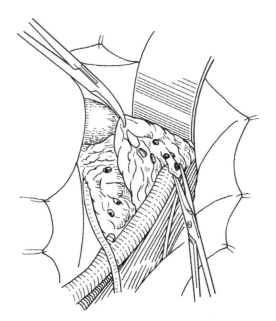

图 39-22 分离髂外下部淋巴和脂肪组织

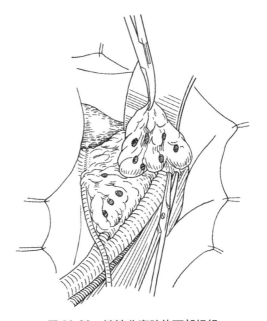

图 39-23 继续分离髂外下部组织

- 切除髂外下部淋巴结（图 39-25）：髂外动脉外侧淋巴组织切断后，术者提起髂外下部淋巴和脂肪组织，左手用长 Kelly 钳在动脉内侧、髂外静脉表面进行分离，打开髂外静脉鞘膜，显露静脉，随即在动静脉之间最下部上钳切断、结扎髂外下部淋巴结群。髂外淋巴结断端必须结扎，以防止和减少术后盆腔淋巴囊肿发生。
- 分离髂外淋巴和脂肪组织（图 39-26）；术者继续提起右髂外静脉内侧的疏松结缔组织，右手用剪刀沿髂外静脉内侧向下做锐性分离，在髂外静脉内侧显露闭锁脐动脉的下部，随即沿闭锁脐动脉与髂外静脉之间做锐性分离，使髂外淋巴结群的内侧部分完全分离，然后切断、结扎。

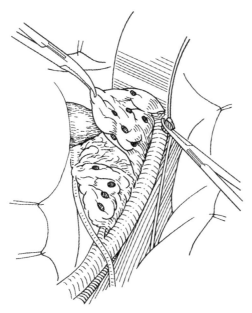
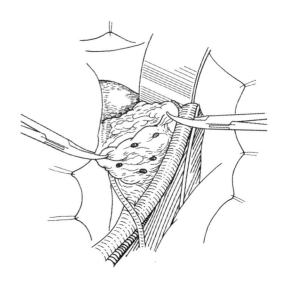

图 39-24　切断、结扎髂外下部淋巴和脂肪组织　　　　　图 39-25　切除髂外下部淋巴结

- 分离髂外静脉（图 39-27）：右髂外动静脉下部显露后，术者右手执长 Kelly 钳提起髂外淋巴和脂肪组织，左手用剪刀沿髂外静脉表面向下做锐性分离，剪开髂外静脉鞘膜，显露髂外静脉。

- 分离和切除髂外动静脉隔淋巴组织（图 39-28）：显露髂外动静脉后，术者提起髂外动静脉隔淋巴和脂肪组织，助手用静脉拉钩将动脉向外拉开，术者右手用剪刀自下而上做锐性分离，清除动静脉之间的淋巴组织，直达髂内外动脉分叉。将整块髂外淋巴结群翻向内侧，将连同闭孔区的淋巴组织一起清除。

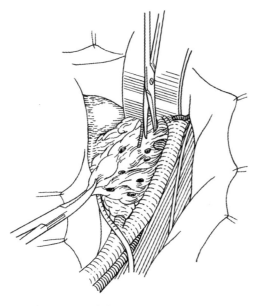
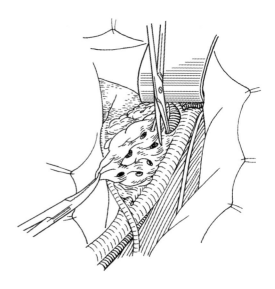

图 39-26　分离髂外淋巴和脂肪组织　　　　　　　　图 39-27　分离髂外静脉

- 右侧闭孔区淋巴结切除（图 39-29）：显露闭孔窝，术者用右手示指，在介于髂外静脉与闭锁脐动脉之间深入膀胱侧窝，并轻柔地用示指尖向内向下推开膀胱，随即用中号 S 形拉钩深入其间，使闭孔窝显露；助手用静脉拉钩将髂外静脉中部轻柔地向上外方牵引，同时用阑尾拉钩拉开腹股沟上部软组织。

- 分离闭孔窝（图 39-30）：闭孔窝显露后，术者左手执长 Kelly 钳提起髂外静脉中部下面的闭孔窝上部的疏松结缔组织，右手用剪刀沿静脉下缘剪开闭孔窝上部筋膜，直达右盆侧壁。

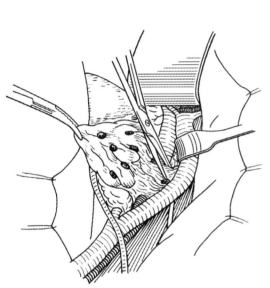
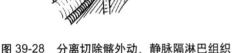
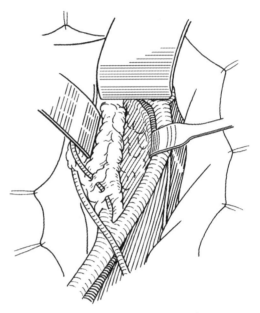

图 39-28　分离切除髂外动、静脉隔淋巴组织　　　　图 39-29　切除右侧闭孔淋巴结

- 继续分离闭孔窝淋巴和脂肪组织（图 39-31）：如上法沿髂外静脉下缘，逐一用剪刀分离并剪开闭孔区盆侧筋膜，使整块闭孔窝淋巴和脂肪组织完全脱离盆侧壁。分离闭孔窝时，常有 1～2 支小静脉来自髂外静脉下方，需逐一分离、切断、结扎，以免误断出血。

- 分离闭孔神经（图 39-32）：将闭孔窝区淋巴和脂肪组织自盆壁分离后，术者左手用长 Kelly 钳提起这些组织并略向内侧牵拉，右手执长 Kelly 钳深入闭孔窝外侧下方钝性斜向内侧分离淋巴和脂肪组织，闭孔神经位于闭孔窝淋巴和脂肪组织的下部。

- 切断闭孔淋巴结下部（图 39-33）：显露闭孔神经后，术者继续用长 Kelly 钳沿闭孔神经的上缘向下分离达到闭孔神经出闭孔为止；用长 Kelly 钳在闭孔神经上部最低位钳夹、切断、结扎该神经。该处必须结扎，以防术后盆腔淋巴囊肿发生，使闭孔窝淋巴和脂肪群下部整块游离。

- 继续分离闭孔淋巴结群（图 39-34）：术者右手执长 Kelly 钳提起闭孔窝下部淋巴和脂肪组织，左手执剪刀沿闭孔神经表面由下向上做锐性分离，剪开闭孔神经两侧的淋巴和脂肪组织。该处一般无血管。闭孔动静脉一般位于神经之下，在少数病例在神经之上，则应予以切断、结扎。

- 分离闭孔淋巴结充分显露闭孔窝（图 39-35）：沿闭孔神经继续向上分离，达到髂外静脉与髂内动脉交叉点，分离至此应停止向上分离，以防深入上内方，误伤髂内静脉。术者

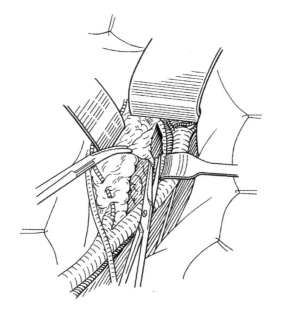

图 39-30　分离闭孔窝

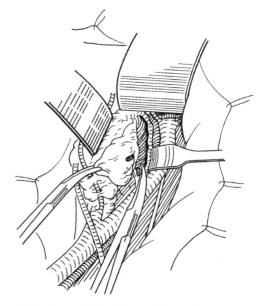

图 39-31　继续分离闭孔窝的淋巴和脂肪组织

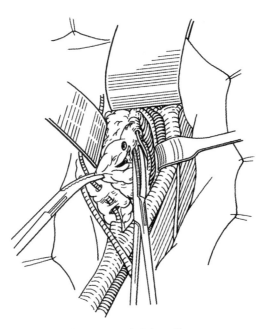

图 39-32　分离闭孔神经

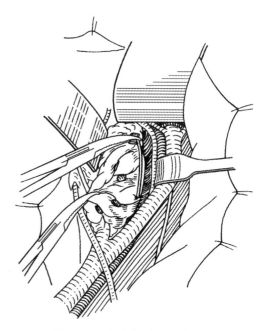

图 39-33　切断闭孔淋巴结下部

左手继续提起闭孔窝淋巴组织下部，右手用长 Kelly 钳沿髂内动脉向下做锐性分离，以使闭孔窝上部淋巴组织与周围血管之间的界限清晰可辨。

- 切断闭孔区淋巴和脂肪组织（图 39-36）：显露闭孔窝上部后，助手牵拉髂外静脉上部，术者左手执长 Kelly 钳提起闭孔窝上部淋巴结群，右手用长 Kelly 钳钝性分离闭孔窝上部组织，在其最高位，即髂外静脉下方，闭孔神经和髂内动脉上方，钳夹切断、结扎，从而使整块闭孔窝髂内、髂外的淋巴和脂肪组织翻向内侧。

- 高位结扎子宫动脉（图 39-37）：术者右手用 Kelly 钳提起闭锁脐动脉，左手用长 Kelly 钳

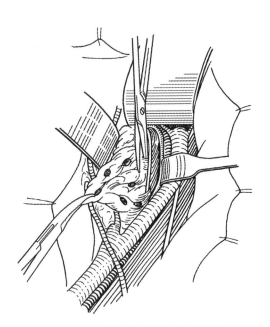

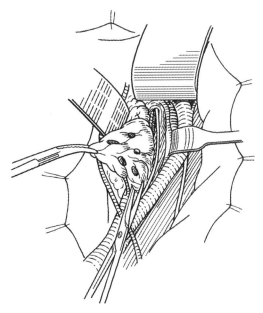

图 39-34　继续分离闭孔淋巴结群　　　　图 39-35　分离闭孔淋巴结群，充分显露闭孔窝

沿闭锁脐动脉表面自下而上钝性分离，显露髂内动脉脏支，其下部可见马尾状数支膀胱上动脉，其上部为子宫动脉起始部，予以分离并高位结扎，切断子宫动脉，近端双重结扎。

- 分离子宫动脉（图 39-38 ）：子宫静脉近端一般均与动脉分离，偶尔有伴行者，宜一并切断、结扎。子宫动脉远端的结扎线宜留长一些，以做牵引用。术者沿子宫动脉远端做钝性分离，子宫动脉起始部以下经常有 1～2 支髂内动脉内脏支，因此，术中应予以个别分离、切断结扎。然后将子宫动脉向下向内分离，翻向输尿管内侧。
- 分离输尿管（图 39-39 ）：于输尿管盆段中部开始分离，因为该处解剖浅，易于操作。助手用 Kelly 钳轻轻提起输尿管外侧的周围组织，同时术者左手执 Kelly 钳提起输尿管内侧组

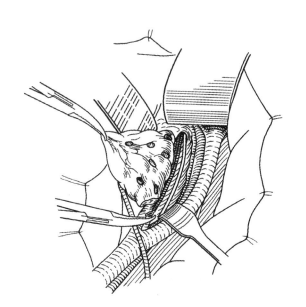

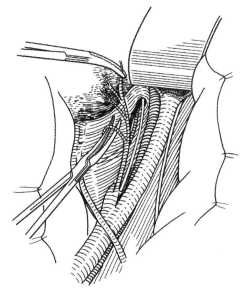

图 39-36　切除闭孔的淋巴和脂肪组织　　　　图 39-37　高位结扎子宫动脉

织，然后右手用 Kelly 钳在两把 Kelly 钳之间在输尿管表面挑起输尿管鞘膜并打开其鞘膜。

- 继续分离输尿管（图 39-40）：打开输尿管鞘膜后，术者左手执长 Kelly 钳提起被剪开的输尿管内侧鞘膜，助手提起对侧鞘膜，术者右手用剪刀深入鞘膜内，自上而下边分离边向下剪开输尿管鞘膜，达输尿管下部。通过输尿管鞘膜内分离输尿管，可以避免分离输尿管时引起的出血和输尿管损伤。
- 继续分离输尿管（图 39-41）：分离至输尿管进入隧道时，助手将患者子宫向其头侧牵拉，同时用膀胱拉钩拉开膀胱，术者用右手示指沿子宫颈下缘外侧轻柔地将输尿管入膀胱处的输尿管下段向下向外推开，做游离输尿管的准备，该处静脉丛较密，注意手指在间隙推移，避免操作时引起出血。

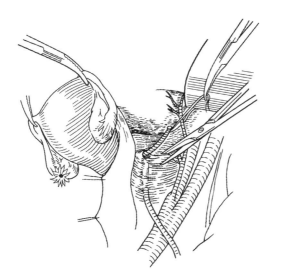

图 39-38　分离子宫动脉

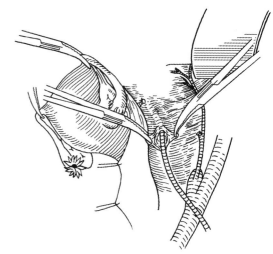

图 39-39　分离输尿管

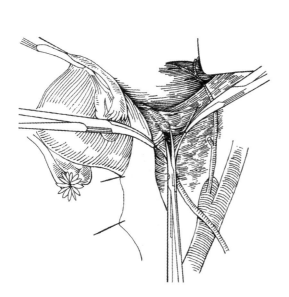

图 39-40　继续分离输尿管

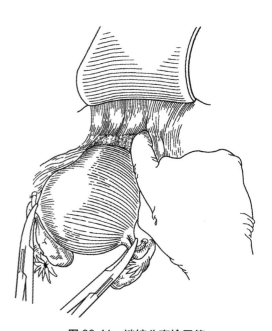

图 39-41　继续分离输尿管

- 分离隧道（图 39-42 ）：术者左手执长 Kelly 钳提起膀胱子宫颈韧带上缘内侧，右手用长 Kelly 钳沿输尿管鞘膜内向下分离，并深入隧道。膀胱子宫颈韧带致密、坚韧并富有小血管，分离时由于组织坚韧需要适当用力，且该处血供丰富容易出血，因此，应沿鞘膜内分离以避免以上困难，分离隧道须深而畅，以充分显露输尿管。

- 处理隧道内小血管（图 39-43 ）：输尿管进入隧道后经常有 1 ~ 2 支营养血管来自隧道内侧和（或）隧道前壁，特别是隧道前壁营养支紧密与输尿管前壁相连，如果分离隧道不畅，极易误伤输尿管，术时应将以上小血管个别分离、切断结扎。

- 打开隧道（图 39-44 ）：分离输尿管隧道宜深而畅，充分显露输尿管后，术者用两把中 Kelly 钳钳夹隧道两侧以切断，用 1 号细线缝扎。输尿管在隧道中往往呈 S 形，先偏向内下，然后折向外下方，术者必须熟知其行走，以免在分离隧道不畅的情况下钳夹膀胱子宫颈韧带前叶而误伤输尿管。

- 游离输尿管（图 39-45 ）：打开隧道直达输尿管进入膀胱处。输尿管下部分离后，助手用静脉拉钩将输尿管向上向外侧提起，术者用剪刀沿输尿管下部的背后锐性分离膀胱子宫颈韧带后叶，该处组织疏松，偶尔有小血管，予以切断、结扎，从而完全游离输尿管下部 5 ~ 7 cm，左侧同法处理。

- 分离子宫骶韧带（图 39-46 ）：助手将患者子宫向耻骨联合牵拉，术者左手执长 Kelly 钳提起阔韧带后叶，右手用剪刀剪开阔韧带后叶，并连续向下向内分离，剪开子宫直肠腹膜反折，在相当于子宫颈下缘水平横行分离，剪开至对侧相连。

- 分离直肠阴道间隙（图 39-47 ）：助手用两把 Allis 钳提起子宫直肠腹膜反折断端的骶韧带内侧，术者先用长 Kelly 钳钝性分离阴道直肠间隙上部，随后用右手示指深入阴道直肠间隙进行轻柔分离。

- 继续分离直肠阴道间隙（图 39-48 ）：阴道直肠间隙组织比较疏松，易于行钝性分离，位于骶韧带内侧；术者用示指沿骶韧带内侧向后徐徐推压，将直肠推开，使骶韧带内侧达骶骨前，与直肠完全分离。阴道中 1/3 与直肠前壁比较贴近，推压时，示指掌面宜贴近阴道后壁，以免误伤直肠。

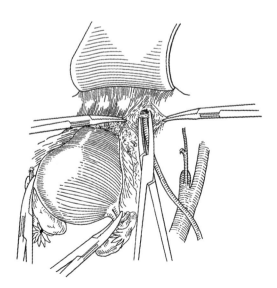

图 39-42　分离隧道

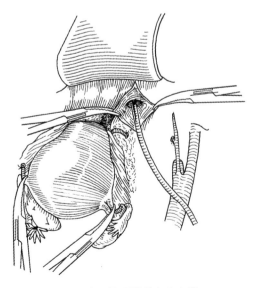

图 39-43　处理隧道内小血管

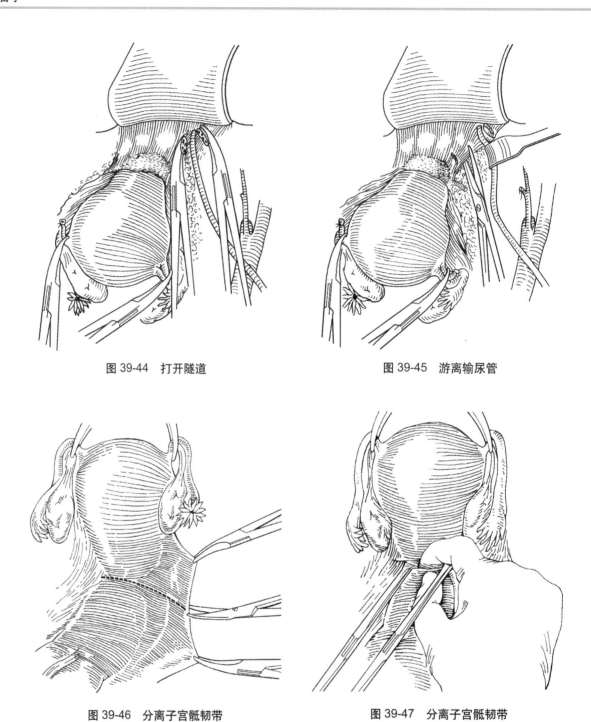

图 39-44　打开隧道　　　　　　　　　　图 39-45　游离输尿管

图 39-46　分离子宫骶韧带　　　　　　　图 39-47　分离子宫骶韧带

- 分离直肠侧窝（图 39-49）：术者用长 Kelly 钳先在右侧骶韧带外侧进行钝性分离，分开直肠侧窝，该间隙较疏松；分离显露侧窝后，术者用右手示指深入其间，向后推压直达骶骨前，使右侧骶韧带完全分离。左侧同法处理。
- 切断子宫骶韧带 I（图 39-50）：分浅、深两部分切断子宫骶韧带。由于骶韧带呈扇形附着于骶骨前，骶骨也呈扇形，术者用 Kelly 钳沿骶骨前、距子宫颈 3 ~ 4 cm 钳夹子宫骶韧带浅部并切断缝扎。
- 切断子宫骶韧带 II（图 39-51）：切断子宫骶韧带浅部后，因骶骨韧带呈扇形附着于骶骨

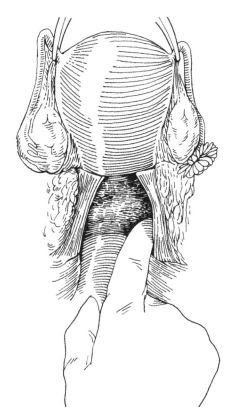
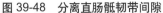

图 39-48　分离直肠骶韧带间隙

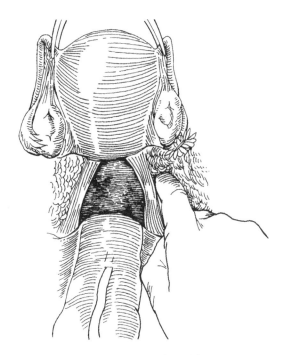

图 39-49　分离直肠侧窝

前，骶骨也呈扇形，术者用 Kelly 钳沿骶骨前距子宫颈 3 ~ 4 cm 钳夹子宫骶韧带浅部并切断缝扎。

- 分离主韧带（图 39-52）：此为切除子宫旁组织的重要步骤之一。输尿管盆段前、中部完全游离后，术者用示指紧压输尿管下部入膀胱处慢慢地将输尿管向下向外推开，助手用静脉拉钩将输尿管提起，即隐约可见膀胱侧窝。

- 分离膀胱侧窝（图 39-53）：膀胱侧窝内侧为膀胱，外侧为闭孔内肌和肛提肌，前为脐韧带，后为主韧带，组成四角形的陷窝。显露侧窝后，术者用示指轻轻插入膀胱侧窝，操作时必须轻柔，因该部血管丰富，如有阻力，需予以分离和切断结扎，以免术时出血过多。

- 切断主韧带（图 39-54）：主韧带如扇形分布于子宫颈侧面和盆壁之间，子宫颈侧壁宽阔，盆壁狭窄，术者用示指深入膀胱侧窝，向下向后勾起主韧带，使主韧带完全分离，然后用 Kocker 钳距子宫颈 3 ~ 4 cm 近盆壁处钳夹主韧带，分次切断，粗线缝扎。

- 切断阴道旁组织（图 39-55）：两侧主、骶韧带切断后，助手将患者子宫向其头侧牵拉，用膀胱拉钩将膀胱向耻骨拉开，术者用中 Kelly 钳沿主韧带断端两侧向下向内钳夹、切断、缝扎阴道旁组织，该处血管丰富，缝扎必须牢固。

- 切断阴道 I（39-56）：切断两侧阴道旁组织，缝扎至阴道 1/2 处，用两把 Kocker 钳在阴道旁组织两侧向内侧钳夹，其近端贴近阴道边缘，然后用直角钳钳夹阴道中段。

- 切断阴道 II（图 39-57）：切开阴道，继续由助手牵引子宫和拉开膀胱，使子宫和阴道保持一定张力，然后用两把 Allis 钳在直角钳下缘钳夹阴道中段前壁，并提起阴道，术者用刀在 Allis 钳之间切开阴道前壁，进入阴道。

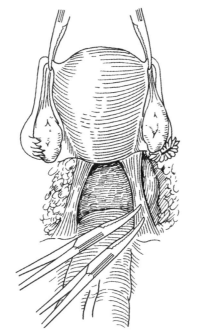

图 39-50　切断子宫骶韧带（Ⅰ）

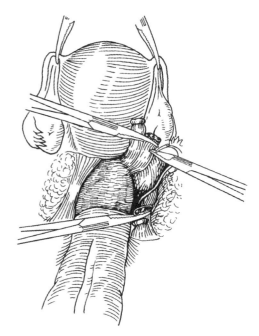

图 39-51　切断子宫骶韧带（Ⅱ）

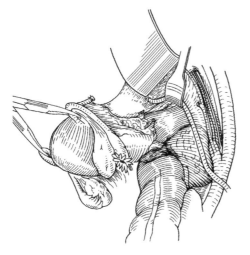

图 39-52　分离子宫主韧带

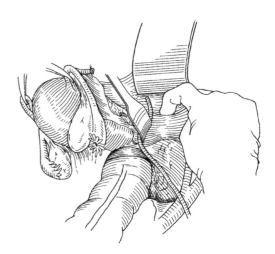

图 39-53　分离膀胱侧窝

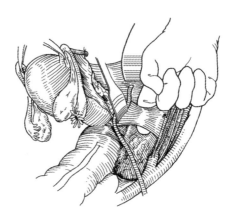

图 39-54　切断主韧带

- 切断阴道Ⅲ（图 39-58）：切开阴道前壁后，术者先后用洁尔灭酊纱布和小纱布各一块塞进阴道（待手术结束立即取出），然后用剪刀沿阴道前后壁将标本切除。阴道旁组织两侧均用 Kocker 钳用粗丝线做 8 字缝合，消除间隙。
- 关闭阴道（图 39-59）：子宫标本切除后，盆腔相关解剖结构充分显露，阴道残端用 1-0 可吸收线进行连续锁边缝合，以控制阴道残端边缘出血。为补充连续缝合不足，中间再加固 8 字缝合一道，并顺序检查髂血管、闭孔窝、输尿管以及阴道残端等解剖结构和止血工作。

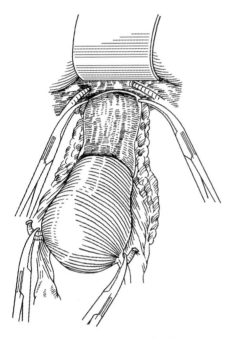

图 39-55　切断阴道旁组织

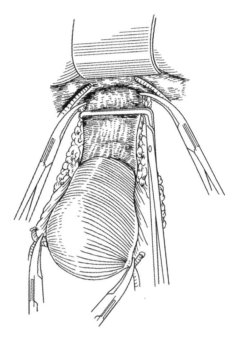

图 39-56　切断阴道（Ⅰ）

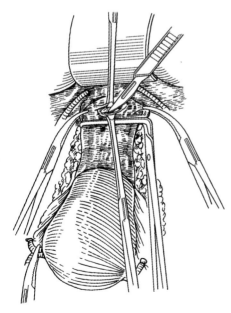

图 39-57　切断阴道（Ⅱ）

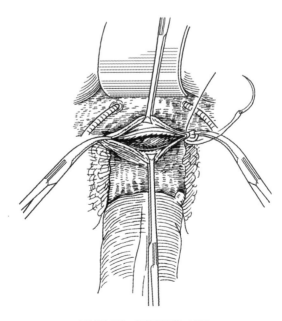

图 39-58　切断阴道（Ⅲ）

2.术式二：先做广泛性子宫切除术（输尿管外侧切断子宫主韧带），再做淋巴结清扫

- 切口：开腹可从下腹正中切口左绕脐上延长，或者采用下腹横切口（Maylard 或 Cherney 切口）。下腹横切口需要切断腹直肌，但能提供原发性肿瘤和盆壁的良好的显露空间。正中切口易于延长，能更好地显露腹主动脉旁区域，但在早期宫颈癌，是不必要的。

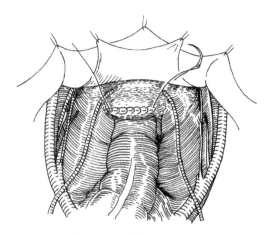

图 39-59　关闭阴道断端

- 探查：进入腹膜腔后，全面触诊所有的脏器，采用冰冻切片检查发现任何可能转移的证据。检查膀胱子宫反折腹膜和 Douglas 陷凹腹膜，以排除任何可疑肿瘤浸润。探查输卵管和卵巢以排除异常。注意任何增大的盆腔和腹主动脉旁淋巴结，并进行冰冻切片检查以区别淋巴结转移和炎性增大。

- 根治性子宫切除术：牵引子宫，通过两侧的圆韧带进入后腹膜，在入骨盆边缘处确认输尿管，并结合锐性和钝性分离，显露盆腔侧壁空间。

- 膀胱侧窝（图 39-60）：由下列分界线组成：①中间是围绕膀胱的闭锁脐动脉（膀胱上动脉的延续）；②外侧是闭孔内肌；③后方是主韧带；④前方是耻骨联合。

- 直肠侧窝：由下列分界线围成：①中间是直肠；②侧方为髂内动脉；③主韧带位于前方；④后方是骶骨。这些侧窝的底由肛提肌组成（图 39-61）。

- 分离膀胱：打开子宫膀胱反折腹膜，自子宫颈和阴道上端前面分离膀胱。有时肿瘤会浸润膀胱底部而不能行子宫切除术，故这些步骤应在所有血管未结扎前进行。在肿瘤浸润膀胱底部情况下，不是切除相关的膀胱浸润部分．而通常是关腹，将患者治疗改为放疗。

- 结扎子宫动脉：子宫动脉通常来源于膀胱上动脉，接近于膀胱动脉与髂内动脉的起点处，

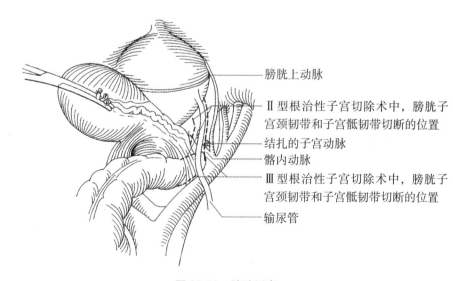

膀胱上动脉

Ⅱ型根治性子宫切除术中，膀胱子宫颈韧带和子宫骶韧带切断的位置

结扎的子宫动脉

髂内动脉

Ⅲ型根治性子宫切除术中，膀胱子宫颈韧带和子宫骶韧带切断的位置

输尿管

图 39-60　膀胱侧窝

在此起点处结扎子宫动脉，然后在输尿管上方轻柔地牵引和分离之。必须确认并钳夹子宫静脉，否则会发生棘手的出血。

- 分离输尿管：输尿管隧道的顶部是膀胱子宫颈韧带前部，通过薄层两侧分离的方式分离输尿管，由此可以避免直角钳在输尿管隧道中盲性前进分离时造成的静脉出血的麻烦。为了避免破坏来自腹膜输尿管的血供，每侧输尿管应在盆腔相当下部的部位从附着的腹膜上予以游离。还要将输尿管从子宫旁侧分离，这样可以显露膀胱子宫颈韧带的后侧，在Ⅲ型子宫切除术也要切断，但在Ⅱ型子宫切除术中不需要切断。为了保留血供，在下一步操作过程中应将远端输尿管的前侧方附着在膀胱上。

- 后侧分离：切开 Douglas 陷凹的腹膜，向后牵引直肠显示直肠阴道间隙，通过锐性和钝性分离将直肠从阴道后方和子宫骶韧带分离，从中间到骶骨水平不等范围切断子宫骶韧带。

- 侧方分离：子宫骶韧带切断后，在骨盆侧壁水平钳夹、切断主韧带，然后再用两把血管钳分别钳夹、切断阴道旁组织，直至阴道。如果要切除卵巢，这时切断骨盆漏斗韧带；如果要保留卵巢，则切断卵巢固有韧带和输卵管后使卵巢从子宫体上脱离。

- 阴道切除术：阴道切除的长度取决于原发性肿瘤的类型以及阴道镜检查的结果。如果原发性肿瘤局限于子宫颈，而且无 VAIN 证据，仅需切除阴道上端 1.5 ~ 2.0 cm。用刀片和剪刀从阴道前壁和侧壁切除阴道上端。缝合阴道顶，确定无"狗耳"形成；阴道两角与阴道旁组织和子宫骶韧带缝合。

- 盆腔淋巴结切除术：子宫切除术后，盆腔侧壁显露良好。如果有经冰冻切片检查证实的增大的盆腔或腹主动脉旁淋巴结转移，我们的策略是仅切除增大的淋巴结，微小转移则依靠体外照射治疗。如果无可疑淋巴结转移，则行全盆腔淋巴结切除术。用 Metzenbaum 剪刀锐性分离，将所有的脂肪组织从中段的髂总区域到远端旋髂深静脉的脉管上剥离，保留髂腰肌上的生殖股神经。向内侧牵拉髂外动静脉，进入闭孔窝，从盆壁剥离脂肪组织，然后锐性分离闭孔窝的所有脂肪组织，特别要注意避免损伤闭孔神经。闭孔神经自髂总静脉分叉进入闭孔窝。在大约 30% 的患者中可见到随同闭孔神经的静脉，如果没有

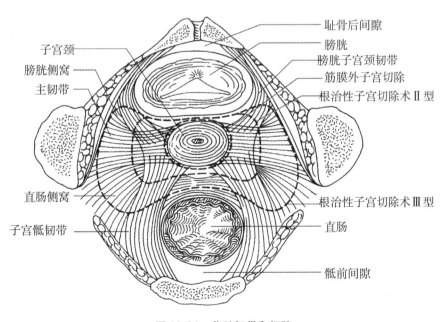

图 39-61 盆腔韧带和间隙

识别该静脉，则易于将其撕破，它进入远端下方的髂外静脉（图 39-62）。

● 切除术后：用温水或生理盐水冲洗腹膜腔，盆腔腹膜不必关闭。除非考虑止血，不必置引流管。当后腹膜间隙未闭合并预防性应用抗生素时，留置引流管会增加发热发生率和盆腔蜂窝织炎发生率，延后术后肛门排气时间。耻骨上留置膀胱导尿管，然后采用连续缝合的技术关闭腹腔。

三、术后常规处理

宫颈癌根治术的术后处理与术时处理同样重要，术后处理得当，不但可以减少或避免各种并发症的发生和发展，而且还能使患者早日康复出院。因此，各级医务人员必须通力协作，重视术后对患者的严密观察，发现问题尽早处理。

（一）术后最初 48 h 的处理

手术后 48 h 内，患者体内生化改变较大，易出现水电解质失调；同时由于手术的影响，身体适应能力下降。因此，这段时间的严密观察和处理甚为重要。

1. 休克的预防及处理

宫颈癌根治术的手术范围广、时间长且出血较多，术后易发生休克，因此，必须严密观察患者以防其发生休克。在术后最初 24 h 内，一般每隔一小时测量一次血压、脉搏和呼吸，并仔细观察患者一般状况。

手术后休克多见于术时失血过多而补给不足及失水等情况，因此，术者须重视和测量手术出血量、补给量及补液量等。如术中输血不足，术后应继续补足。对于一般状况差的患者，可以逾量补液。

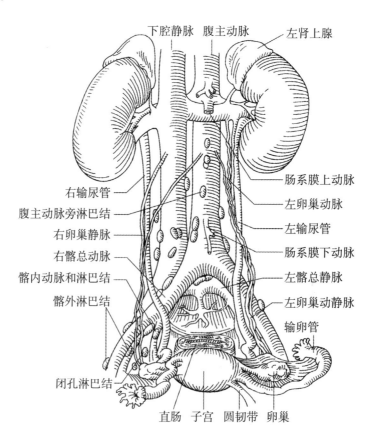

图 39-62　盆腔和腹主动脉旁淋巴结与腹膜后主要脏器的关系

除输血外，还应注意患者失水状况。手术当日患者一般不进饮食，而患者每日不自觉的蒸发水量估计有 1 500～2 000 ml。若是在温度比较高的手术室施行的这类手术，则患者的水分和电解质的丧失必然很多，严重失水及外围循环不足，容易发生休克。患者失水时有口渴感、口腔黏膜及舌干燥、皮肤弹性差、尿量少等症状。但上述症状与术前使用阿托品引起的症状可能不易鉴别，此时可以做一些化验检查，如果血细胞比容和血红蛋白浓度增加，尿量少且比重上升等，均表示有失水，必须立即予以补液。术后 1～2 d 患者体内通常有钠潴留现象，因此，补液应以 5%～10% 葡萄糖液为主，生理盐水每日最多不应超过 500 ml。注射葡萄糖可以补充水分和热量，减少体内蛋白质的消耗。输液应基于入水量和尿量记录以及尿比重测定。术后 24 h 内尿量达 1 000 ml、尿比重在 1.020 以下时，患者无口渴感，口唇和舌均湿润，皮肤弹性正常，可以认为液体补充已充足。术后出入量、尿比重应被视为与测量体温、脉搏、呼吸、血压同样重要。

术后疼痛不安也能促使休克的发生，因此，要酌情应用适量的止痛剂和镇静剂，使患者安静休养、减轻呕吐、减轻疼痛等——对中枢神经系统有保护性抑制作用，可预防休克的发生。

术后如果发生休克，应立即寻找休克的主要原因并立即给予治疗。比较常见的是由血容量不足引起的，应以输血为主，使血压在短时间内回升至正常水平。如果静脉输血效果不佳，可以采取动脉输血。如果患者血压过低，应将患者头部放低、吸氧并使用其他升压药物。

2．预防感染

宫颈癌根治术后预防感染非常重要，它关系到盆腔大创面的愈合、泌尿系统感染的预防和腹部切口的愈合、同时对机体的恢复和手术的效果也有较大的影响。一般在手术后应立即开始使用抗生素。由于盆腔手术中革兰阴性杆菌感染的机会较多，针对性应用抗生素疗效会更理想，一般应用复合抗生素预防混合性感染。

3．其他处理

手术 8～12 h 后将患者置于半卧位。术后半卧位极为重要，因为患者盆腔创面大，渗液多，若伴有盆腔感染，半卧位可使炎症局限于盆腔。对于放置盆腔腹膜后引流或持续负压吸引患者，更需置于半卧位。

（二）术后 48 h 以后的处理

术后 48 h 以后，很多患者病情都能逐渐稳定并渐趋初步恢复，但距离全身和局部的完全恢复尚有一段时期，同时仍须严密观察和防治各种手术后并发症。

1．营养

术后营养与患者的康复和治疗关系极大。经过根治术后，患者体内的碳水化合物代谢、基础代谢和蛋白质代谢等方面都发生了显著变化，患者的热量、蛋白质和维生素的需要量远较术前为多，必须及时补充。蛋白质不但是人体各组织的物质基础，也是保持血浆渗透压的平衡和人体正常代谢机制的重要因素，术后组织的修复和伤口的愈合均需要蛋白质。碳水化合物是人体代谢产生热能的主要成分，有保护肝作用。维生素 A 与上皮组织代谢有关，缺乏维生素 A，术后容易发生肺部并发症。维生素 B_1 和复合维生素 B 与保持心脏和胃肠道肌肉的张力及碳水化合物的代谢有密切关系，缺乏时容易发生虚脱和休克。维生素 C 在组织愈合过程中与胶原纤维的生长有直接关系，在大手术后需要量很高，缺乏时影响伤口愈合的质量和速度。维生素 K 为肝合成凝血酶原的必需要素，缺乏时容易产生出血倾向。

综上所述，术后必须给予患者高热量、高蛋白质及富于维生素的膳食。术后一般在48～72 h 后肛门排气后即进流质膳食。术后 4～5 d 后即可进高蛋白质、高热量全食。半流质膳食每日热量应达 8 373 J（2 000 cal），蛋白质 80 g；全食每日热量应达 12 560 J（3 000 cal），蛋白质 120 g。每日另服维生素 B_1 30 mg，复合维生素 B 30～60 mg，维生素 C 300 mg。

2. 水和电解质的补充

术后 3～4 d 内，患者若仍不能摄取足够的水分和膳食，应及时补充。以静脉注射葡萄糖供应营养者，每日宜加入维生素 B_1 50 mg，维生素 B_6 300 mg，维生素 C 3 000 mg。术后第 3 日起体内逐渐不再有钠潴留，此时若患者仍不能进食，则每日静脉补充液体总量中应包括 1 000 ml 生理盐水。

一般患者术后钾离子排出量增多，单纯以静脉输液来维持营养者可能会发生钾缺乏现象，尤其是因腹胀而进行胃肠减压者。缺钾者常呈现疲倦、嗜睡、四肢乏力、腹胀、便秘、食欲不振、尿少、水肿或脸和四肢麻木症状。术后数日内应测定血浆钾浓度，或做心电图来判断缺钾的情况。一般患者多于术后 3～4 d 开始缺钾，若尿量正常，可每日静脉注入 10% 氯化钾液 20 ml，或每日 3 次口服 10% 氯化钾 10 ml。补钾不仅有治疗钾缺乏的作用，而且能加速伤口的愈合和促进患者恢复。但是，当患者存在肾功能不全、心肌损害、肾上腺皮质功能不全或休克时，不宜补钾。若患者血钾浓度确实过低，补充时也必须格外慎重，以免发生血钾过多，导致心脏传导阻滞。

3. 抗生素的应用

宫颈癌根治术后，一般术后即开始抗生素。术 48 h 仍继续使用，一般持续 1 周左右。选择抗生素以抗革兰阴性菌株为主；如伴有感染、体温上升时，则根据感染情况及时更换和加强抗生素治疗，这样对创面的愈合和预防并发症的发生都有好处。

4. 对保留导尿管的处理

根治术后常持续保留导尿管，因此，对保留导尿管的护理也很重要，应每日做外阴、尿道口清洁护理，每周换消毒导尿管和储尿瓶。一般术后 2 周更换导尿管，同时查看残留尿量；如果残留尿量少于 100 ml，可以停止保留导尿管。如果根治术的范围扩大，对于子宫主、骶韧带沿盆壁切除者，一般保留导尿管 2 周后查看残留尿量；如果残留尿量超过 100 ml，宜继续保留导尿管 1～2 周，以待膀胱排空，及早恢复功能。对于手术范围扩大的病例，一般需保留导尿管 2～4 周之久，个别病例可能还要延长；因此，防治下尿路感染更需重视。

四、术后并发症的防治

（一）广泛性宫颈切除术 + 盆腔淋巴结切除术后并发症的防治

1. 淋巴结状况的确定

与开腹行根治性子宫切除术步骤相似，ART 必须首先肯定盆腔淋巴结状况，即切除盆腔淋巴结，然后再行根治性宫颈切除术。如果发现盆腔淋巴结转移，则放弃行保留生育功能的手术。因此，能否及时准确地诊断盆腔淋巴结状况是能否行保留生育功能手术的首要关键。盆腔淋巴结切除术范围包括：下至旋髂深静脉的髂外淋巴结，上至髂总动脉近腹主动脉分叉处的髂总淋巴结，闭孔内肌内侧、闭孔神经以上、耻骨后方、髂内动脉直至闭锁脐动脉外侧的闭孔、髂内和髂间淋巴结。对于任何增大或可疑淋巴结，应立即送冰冻切片检查，常见的 SLN 可以帮助病理医师提高警惕。

2. 子宫体血供的选择

我们的做法是切断圆韧带，近端钳夹用以牵引子宫。切开膀胱反折腹膜，分离膀胱至子宫外口下方。分离膀胱侧窝和直肠侧窝，显露主韧带，自髂内动脉起始部分离子宫动脉至子宫体旁，途中切断下行分支，仔细分离上行支直至子宫峡部以上部位。也有作者自子宫动脉起始处结扎之，或一侧或两侧结扎。也有作者行子宫动脉吻合术。所有作者都认为，今后给子宫体供血的是漏斗韧带的卵巢血管，因此，关键是保持卵巢血管的完整性，确保卵巢固有韧带以及输卵管与子宫角的通道完整，不能像子宫切除术那样在子宫角处上钳夹牵引。

3. 切除病灶范围的确定

除保留子宫体外，ART 切除范围与传统的 Piver Ⅲ 型根治性子宫切除一致，包括：子宫颈和子宫旁组织，2 cm 以上的阴道和阴道旁组织，以及主韧带和骶韧带。处理好子宫动脉后，先切开直肠子宫反折腹膜，分离阴道直肠间隙至阴道中段，于近骶骨附着处切断骶韧带，注意保留外侧的盆丛神经。分离输尿管至膀胱入口，分别于近盆壁切断主韧带和阴道旁组织。于子宫峡部，最好是在子宫颈管内口下 0.5 cm 处切断，分离子宫体，让断离的子宫体维系卵巢输卵管。要求是：子宫颈肿瘤距切缘至少为 0.8 cm；也有作者认为 0.5 cm 以上即可。切除病灶范围的关键在于：术前 MRI 检查子宫颈病灶累及范围，术中标本送冰冻切片确定切缘距离；有作者还建议行子宫内膜刮除术和上切缘活检。我们倾向于先切断子宫峡部，再行子宫颈及周围韧带的切除，这样像做残端宫颈癌一样手术，较为便利，并可减少对子宫和卵巢血管的损伤。我们要求肿瘤距切缘至少 1 cm。另有作者先行阴道断离后再行子宫峡部断离。阴道切断长度不是问题，但多数作者认为，早期宫颈癌切除阴道 1 ~ 2 cm 即可。此外，我们会在切断时临时阻断子宫动脉以减少出血。另有作者使用临时性输尿管支架以方便输尿管的确定和分离。

4. 子宫峡部的环扎技术

ART 手术的主要目的是保留生育功能，由于术后只留下子宫体和极少的子宫峡部，妊娠时子宫峡部会扩张拉长，为了避免流产或早产，需要在残留的子宫峡部做环扎。环扎采用的环扎线均为不可吸收材料，外形有带状线（慕丝灵带）、爱惜邦不可吸收线等。我们曾使用过 TVT 吊带、带状线，目前采用的是 5 号爱惜邦（MB666）不可吸收线，其特点是粗细适中，较为柔韧。也有作者认为，吻合子宫下段与阴道上段的线结形成的瘢痕可能具有"环扎"效果。但是，标准术式应有峡部环扎。为了避免环扎线结对膀胱的刺激，应将环扎线结置于子宫颈后方。

5. 安全性考虑

一般认为子宫颈上切缘的安全距离是 0.5 cm 以上。如果做不保留子宫动脉的 ART，上切缘应足够宽裕。但我们在保留子宫动脉行 ART 时遇到了一定困难，为了达到足够的安全距离，必须分离子宫动脉上行支至子宫峡部，以达到我们的要求：肿瘤距上切缘 1 cm 以上。术前 MRI 检查可以初步判断子宫颈病灶范围，术中冰冻切片检查可以确定安全距离，并可以在切缘子宫体端和在峡部子宫颈管行刮除活检。

6. 并发症

除腹部切口外，ART 术中出血可能比 VRT 稍多；其余的手术并发症相似，如子宫颈管狭窄，影响月经排除和受孕，需要手术处理；阴道感染、排液等；流产和早产发生率两者相仿。

7. 妊娠

一般根治性宫颈切除术后 6 个月患者，即可考虑妊娠。由于子宫峡部已环扎，所有患者均需行剖宫产；另外，由于子宫峡部已环扎，不孕、流产和早产是最常见的并发症。2005 年，Boss 等总结了 63 项研究中的 355 例在发展中，还存在许多争议的地方。

（二）根治性宫颈切除术 + 盆腔淋巴结切除术后并发症的防治

1. 术中避免重要脏器的损伤

（1）髂静脉：对于清除盆腔淋巴结，我们在手术操作时都打开髂血管鞘膜以显露血管，然后切除血管周围脂肪组织。静脉壁较薄，管壁易被损伤而破裂出血，尤其是分离右侧髂总淋巴结时，因为解剖结构特殊，易损伤右髂总静脉。由于右髂总静脉斜行于右髂总动脉的外下方，而右髂总淋巴结则在右髂总静脉的表面，分离时宜在淋巴结与髂静脉之间的间隙中进行，此间隙组织疏松，易于分离和显露髂总静脉；反之，若在髂总淋巴和脂肪组织中分离，易引起出血并可能误伤髂总静脉。

（2）输尿管：分离输尿管是宫颈癌根治术中操作比较困难一环，因为只有充分游离输尿管才能切除子宫主、骶韧带。分离输尿管的秘诀在于掌握操作方法，即必须打开输尿管鞘膜，因为鞘膜没有小血管供应，仅包裹着输尿管起润滑作用，并有利于输尿管通畅地在其中蠕动。如果打开鞘膜后在鞘膜内分离输尿管，在术者直视下和充分显露输尿管的情况下操作，则既可以避免损伤输尿管，又可以避免术时引起出血。尤其是分离输尿管隧道和输尿管盆段的前、中两部分时，由于该处为坚韧、致密韧带并富有血管，输尿管的营养血管都环绕着输尿管筋膜层，当分离输尿管遇到营养支时，须分别切断、结扎，然后再游离输尿管，但须慎防损伤输尿管筋膜而导致术后并发输尿管瘘。

（3）直肠：切除阴道和子宫骶韧带时慎防损伤直肠。在打开直肠侧窝和分离阴道与直肠前壁时，须注意，要切除较长阴道，必须充分分离阴道直肠间隙；一般采用钝性分离，间隙比较疏松易于分离。至阴道中 1/3 处与直肠前壁比较贴近，如果伴有慢性炎性粘连，则直肠前壁容易被推破；因此，术者必须谨慎，分离时用示指掌面紧贴阴道后壁，推力方向是向前、向下；如果粘连紧密难推，则在直视下做锐性分离。要切除更多子宫骶韧带，除应充分显露直肠侧窝外，还应先钝性分离直肠阴道间隙，然后锐性分离骶韧带和直肠间隙，使直肠侧壁与骶韧带内侧分离，充分显露骶韧带内侧直达骶骨；否则极易损伤直肠。

2. 术中控制出血和分离粘连

（1）控制出血

术时出血往往因患者的凝血机制差、盆腔慢性炎症、放疗后等情况引起；或因手术操作粗暴、较多小血管撕裂引起，尤其是静脉。另外，宫颈癌根治术创面大，渗血多，术者宜细致操作，按解剖层次循序渐进，发现小血管明显出血或渗血时，应立即予以止血。

分离切断子宫主韧带、阴道旁组织时可发生难以控制的出血。当影响患者的血压时，结扎患者双侧髂内动脉，对止血有一定帮助，没有严重后果。山东医科大学江森教授主张手术时先做双侧髂内动脉结扎，以减少术时出血。

髂内动脉结扎在髂总动脉分叉以下 1.5 ~ 2 cm 处，先打开动脉鞘膜，将中号血管钳穿过动脉后方，助手将 7 号丝线穿出血管钳，然后用血管钳钳夹丝线并退回，予以结扎即可。但是，操作时须注意髂内动脉与同名静脉的解剖位置，以免在急促中损伤髂内静脉导致出血。左侧髂内静脉位于动脉内侧，右侧髂内静脉位于动脉外侧，因此，结扎左侧髂内动脉应从动脉内侧向外分离，由动脉后方穿向外侧；结扎右侧髂内动脉应从动脉外侧穿向内侧，这样在分离、穿出髂内动脉均可避免损伤静脉。

此外，分离膀胱侧窝、显露主韧带和推移输尿管常可引起较大的出血。此时控制出血的方法是，由助手将子宫向后紧紧提起；如左侧出血，术者用左手掌面插入子宫左后侧和主韧带后部，同时用掌面紧贴以上组织并向前用力鼓起，以达到压迫止血作用。由于输尿管已经完全游离，助手用静脉拉钩将输尿管提起，术者右手执钳钳夹主韧带外侧，切断、缝扎主韧带；循序向内进行，既可达到止血目的，又可切除子宫旁组织，完成手术程序。

2）分离慢性粘连：宫颈癌根治术经常遇到各种不同程度的盆腔炎和慢性粘连，临床检查时可以毫无发现；粘连可以是局限性的，也可以比较广泛；慢性盆腔炎不是宫颈癌根治术的禁忌证；而且放疗可激发急性或亚急性盆腔炎发作，晚期可导致盆腔纤维化而引起极难解除的疼痛。此外，放疗可促发肠管小血管内膜炎、纤维栓塞和肠周纤维性变，引起肠粘连，甚者发生梗阻，个别病例可发生肠管局部坏死、肠瘘。因此。盆腔炎病例更须手术治疗，尤其是比较困难的粘连，如输尿管、髂血管粘连，特别是与静脉的紧密粘连，甚至输尿管和静脉与其鞘膜之间的间隙也已消失。必须指出，在存在这种粘连的情况下，要求术者具有熟练的技术，耐心、细致，以及丰富的临床经验，熟悉各器官之间的解剖关系，找出器官之间的自然界限，操作层次必须清晰。采用锐性分离一般不致损伤重要器官，因为慢性粘连都已纤维化，粘连虽然紧密，但血供极少，因此，锐性分离时出血或渗血较少。如果术者掌握解剖层次，富有临床经验，经过一段比较艰难的分离过程，往往都能完成手术。

3. 术后泌尿系统并发症

（1）尿潴留

由于根治性子宫手术切除子宫主、骶韧带范围距子宫颈旁 3 cm 以上，在术后最初几天膀胱排空困难和肠道不通是不可避免的，故术后至少 1 周应予耻骨上或尿道置管排尿。如果进行膀胱测量，则会发现两种异常现象：一是尿道压力增高的高张膀胱，最常见；二是低张膀胱，少见得多。高张膀胱型患者有正常的充盈感而觉得不适，这是自限性现象，一般术后 3 周内恢复正常；而低张膀胱则预示不良后果，甚至其中某些患者需要终身自我导尿。

由于手术损伤副交感神经引起的暂时性膀胱麻痹在所难免，大多数患者术后最初数周内不能自解小便。此外，个别患者由于排尿习惯改变而不能卧床排尿，对这些患者宜术前向她们介绍克服排尿困难的方法，练习在床上采取各种姿势排尿，以利于区别术后膀胱麻痹。因此，术后保留导尿可使患者的膀胱有一个适当的休息时间，是完全必要的。一般术后 2 周拔除导尿管，随后进行超声检查测定残留尿量，如果残留尿量＞100 ml，则继续保留导尿一周；在保留导尿期间要加强护理，每日清洁、擦洗外阴和尿道口，并敷以金霉素眼药膏，每周更换导尿管一次，以便患者的膀胱在排空情况下及早恢复功能。一般术后 2～4 周恢复功能，少数病例延至 4～6 周。如果患者伴有继发感染，则给予加强抗生素、膀胱冲洗及辅以膀胱理疗等治疗。在我们的 451 例患者中，58 例发生尿潴留占 12.9%，其中 14 例伴有继发感染，经以上处理后功能均恢复了。如果手术范围是扩大的，沿盆壁切除了子宫主、骶韧带，则尿潴留通常可延续 4～6 周或更长时间，对此更需要采取抗炎、导尿、消毒等措施，以控制下尿路的继发感染。

（2）尿失禁

少数病例，尤其年迈体弱者，可能由于长期安置导尿管使其尿道括约肌闭锁不全，导尿管拔除后易发生尿失禁，一旦发生这种情况，每日嘱患者坐热盆浴，锻炼盆底肌肉，以促使其早日恢复尿道括约肌的功能。

（3）肾盂肾炎

膀胱炎上行性感染和腹膜后感染未能及时处理和控制是导致肾盂肾炎的主要原因之一，其临床症状为：高热、寒战、肾区明显叩击痛和尿常规检查有大量脓细胞。肾盂肾炎为泌尿系感染的严重阶段，可危及患者生命，一旦发现应及时使用大量抗生素控制感染，同时注意尿路通畅，尽可能除去保留导尿管，排除膀胱内异物和上行感染源，增加水分摄入和加强营养等。

（4）肾功能受损

宫颈癌术后并发肾盂积水或肾功能丧失频有发生。在我们的451例病例中，术后并发肾功能受损3例，一侧肾功能丧失1例；一侧肾盂积水2例。术后肾功能受损的主要原因往往是因术时输尿管游离过长、扭曲或输尿管近处大块结扎导致输尿管扭转或受压。此外，术时止血不彻底也可能引起肾功能损害，如处理输尿管营养血管形成术后血肿压迫输尿管，又如术时损伤输尿管后修补缝合或吻合术后发生输尿管吻合口狭窄等。为防止术后并发肾功能损害，术者手术必须细致操作，避免以上情况发生；在手术结束时还需检查两侧输尿管的蠕动和周围组织的关系；缝合后腹膜时，更需注意不使游离过长的输尿管扭曲，必要时将游离过长的输尿管与闭锁脐动脉间断缝几针以纠正扭曲。

宫颈癌根治术后随访复查肾功能，一般术后半年做静脉肾盂造影，以了解术后肾功能和输尿管有无异常，或者在术后3个月做肾超声或同位素扫描检查。以了解有无肾盂积水等异常情况，然后再进一步做静脉肾盂造影术等。

（5）输尿管瘘

一般宫颈癌根治术损伤输尿管及术后发生输尿管瘘的发生率为0%~3%。输尿管瘘发生的原因主要在于手术时不同程度地损伤了输尿管，局部发生了组织坏死、穿孔，结果形成了瘘管。一般输尿管瘘发生在术后3~14 d之间，偶尔有30 d后发生的。最早的症状之一是突然体温上升，个别患者主诉下腹部区域性胀痛，然后阴道或腹壁有尿液流出。诊断除根据以上症状体征外，可以让患者口服或膀胱注入亚甲蓝液，然后进行膀胱镜检查和肾盂造影等以确定输尿管瘘的位置。如果瘘口不大，一般可以自行愈合；如果需行输尿管吻合术、回肠代输尿管术等，则一般须术后3个月以后进行。为避免和减少术时损伤输尿管，术者应熟悉盆腔解剖和熟练掌握操作技术。此外，输尿管瘘还常因盆腔慢性炎性粘连、出血、盆腔解剖异位、放疗以及撕脱输尿管营养血管或钳夹等情况发生。因此，行输尿管吻合术时，为了防止术后输尿管狭窄或形成输尿管瘘，需要放置输尿管导管作为支架，并在膀胱前窝放置烟卷引流。引流管手术后1周去除，输尿管导管手术后2周去除。个别病例术后输尿管导管中无尿液流出，但仍需保留导管至2周，这样既可以起到引流尿液的作用，又能起到支架作用。

如果输尿管损伤超过1/3圈或已经被切断，则需做输尿管端端吻合术。吻合前需剪除输尿管断端损伤组织，剪成斜面有利于扩大吻合口；对合方向要准确，防止内外翻转；保持吻合口无张力，一般缝合6针。同样必须放置输尿管导管作为支架，缝合第一层用4-0号肠线，缝合的第一针做全层缝合并用作导管内固定，其线结在管腔内，然后用1号丝线做输尿管筋膜、肌层间断加固缝合6针。膀胱前窝引流和拔管时间同输尿管修补术。

有壁段输尿管或近壁段输尿管损伤时，因为壁段输尿管为输尿管三处狭窄处之一，其直径仅为2~3 mm，需做输尿管膀胱植入术（端侧缝合术），其步骤为：先在膀胱前壁做一个垂直切口，切开膀胱，探查和窥视膀胱三角区，然后在膀胱侧壁下部、输尿管断端外侧部做一个小切口，然后用4-0号羊肠线做输尿管全层、膀胱黏肌层间断缝合6针，第一针需用作内固定输尿管导管用，如果膀胱切口的缝合口过大，则用羊肠线全层间断缝合至与输尿管缝口相应大小，然后在膀胱浆肌层与输尿管植入处用1号丝线做膀胱浆肌层与输尿管筋膜肌层间断加固缝合4~6针，随后用2号肠线间断全层缝合膀胱前壁切口，并用丝线做浆肌层加固间断缝合。

以上植入术和术后的导管支架、卷烟引流和拔除输尿管导管时间等均同修补术。此外，可采用输尿管抗反流隧道式输尿管植入术，其原理优于上述植入术，可增进输尿管抗反流，其方法类似植入法，所异者即输尿管植入膀胱，在膀胱切口黏膜下距创面1.5~2 cm处再穿出膀胱黏膜；然而用 4-0 号肠线做膀胱黏膜与输尿管全层间断缝合 6 针，输尿管导管内固定等都同植入术。膀胱浆膜与输尿管筋膜加固间断缝合以及支架引流等都同植入法。

根治术时避免和减少输尿管损伤和术后输尿管瘘的发生并不是不可能的，首先，术者要操作熟练，熟悉解剖，方法合理；如分离输尿管盆段前部和中部，膀胱子宫颈韧带和子宫主韧带时，要知道该处组织坚韧并富于血管，如果术者不慎很易损伤输尿管；又如输尿管越过髂内外动脉和子宫血管交叉处也须重视。我们体会分离游离输尿管时，均需打开输尿管鞘膜，因为输尿管鞘膜并无血管，打开鞘膜，在鞘膜内进行操作，则可在术者直视下分离输尿管，可以避免输尿管的损伤，更不致发生切断等严重后果。其次，输尿管筋膜营养血管丰富，交叉纵横，术时操作必须细致、轻柔，切勿损伤；如果需结扎处理其营养支，也需避免过度牵拉。撕脱营养血管导致输尿管损伤，酿成术后发生输尿管瘘。我们的 451 例病例均采用了上述操作方法，除术时游离输尿管时误伤 1 例外，无术后输尿管瘘发生。

4. 术后胃肠道并发症

（1）腹胀

麻醉、手术干扰、术后伤口疼痛等均可使腹壁运动和胃肠蠕动受到抑制，使胃肠道内液体和气体滞积而导致腹胀。腹胀不但增加患者痛苦，重者可引起肠麻痹。

预防腹胀可于术前二天进食无渣及不易产气的食物，并可口服缓泻药；手术前夕进行清洁灌肠；术时尽量避免过度干扰肠段。填塞棉垫，上推肠段前应先用塑料布包裹肠段，避免纱布与肠段直接接触。术后应鼓励患者早期翻身活动。腹胀时宜先用增强胃肠道蠕动的药物，如神经垂体素、新斯的明等，还可以进行肛管排气或温水灌肠。对于应用上述方法无效而腹胀更趋严重者，应给予胃肠减压。胃肠减压时应注意患者的水和电解质的平衡，特别是钾的补充。

（2）肠梗阻

长时间的腹部手术，纱布压迫肠段的损伤，尤其是在伴有腹腔内炎症的患者，更易引起术后肠梗阻。肠道通气受阻可导致肠腔充满气体和液体而膨胀，患者有腹胀、阵痛，伴有恶心、呕吐。肠梗阻可能为麻痹性或机械性肠梗阻，也可能先为机械性后转为麻痹性肠梗阻，触诊时有满腹压痛，听诊时麻痹性肠梗阻无肠鸣音和击水声，机械性肠梗阻有肠鸣音亢进而有击水声等；腹部 X 线片示肠段出现明显液平面。

肠梗阻治疗原则以控制炎症和恢复肠功能为主。对于麻痹性肠梗阻，一般行腹部湿热敷，并注射垂体后叶素、新斯的明或阿托平等药物；有时也可静脉注射高渗盐水，以促进肠道收缩；同时可行胃肠减压，吸出肠胃道内容物，以解除气胀并逐渐恢复肠蠕动。对于机械性肠梗阻，当应用补液和胃肠减压等保守疗法无效时，才进行手术治疗以解除机械梗阻的病因。

5. 术后肺部感染

随着抗生素的普遍应用和全身麻醉应用率的显著下降，术后肺部并发症明显减少。但个别患者仍有肺不张等并发症的发生。

肺不张：多发生于术后 36～48 h，早期症状是体温升高，咳嗽有痰；叩诊早期可无明显改变，后期呈现浊音，并且心和纵隔移向患侧；听诊：早期呼吸音低或消失，后期可有啰音；X 线检查早期肺部阴影增加不明显，后期才出现典型肺不张阴影。

肺不张的预防很重要。术前气管内必须无异常分泌物。手术时应保持患者呼吸通畅，对于个别行全身麻醉的患者，应及时吸出其呼吸道的分泌物。术后第 2 天将患者置于半卧位，鼓励患者翻身和主动咳出呼吸道的分泌物。如果患者已发生肺不张，并又因疼痛不能咳嗽，则可于 2～3 min 内静脉注射 0.5% 普鲁卡因 10 ml，然后协助患者咳嗽。如果患者咳痰不多，可再注射 0.5% 普鲁卡因 10 ml，然后嘱患者咳嗽，同时加用庆大霉素 8 万单位喷雾吸入，每日 2 次。此外，应用抗生素预防肺部感染也是非常必要的。

6. 术后盆腔淋巴囊肿

宫颈癌根治术后并发盆腔淋巴囊肿的发生率一般为 0.5%～4%，但其发生率随盆腔淋巴选择性和 en bloc 清扫术而异。患者宫颈癌根治术后往往因盆腔创面渗液和淋巴液的回流汇集形成盆腔假性囊肿，在我们的 451 例病例中，术后 57 例发生盆腔囊肿，占 12.6%，其中 5 例伴有继发感染。

术后盆腔淋巴囊肿一般发生在术后 2～7 d，患者最初症状为下腹部有疼痛，一侧或双侧可扪及椭圆形肿块，大多有边界、压痛，伴有感染时有发热，局部疼痛加剧。术后盆腔放疗可增加盆腔淋巴囊肿的风险。

盆腔淋巴囊肿的治疗，一般为腹部外敷金黄散和预防性抗炎治疗。如果已有感染，则应加强抗生素的应用。对于个别囊肿较大并贴近髂外部者，可在严格消毒下予以穿刺吸液。

预防盆腔淋巴囊肿发生的方法有三：①手术清除髂外和闭孔区淋巴时必须一一结扎腹股沟上部髂外区和闭孔神经出闭孔上缘的脂肪和淋巴组织，以上两区为下肢淋巴回流的主干。②术时在盆腔腹膜后两侧放置硅胶管，留待术后持续负压吸引。中国医科大学魏永和教授等报道，术后 48～72 h，平均吸出了 288 ml 盆腔渗液，根治术后很少发生淋巴囊肿。③术时盆腔腹膜后两侧各放置一条烟卷引流，由阴道残端或腹壁创面引出，以利术后引流盆腔积液，术后 48～72 h 拔除引流。

7. 术后腹壁伤口感染和全裂

在我们的 451 例病例中，发生腹壁伤口继发感染 10 例，占 2.2%，其中 2 例腹壁全层裂开，部分小肠脱出。发生腹壁继发感染的原因较多，如术前皮肤准备（包括脐部清洁）、术时消毒和手术室空气污染以及腹壁层彻底止血。妇科患者多数比较肥胖，术时采用电刀切开腹壁层常导致腹壁脂肪因电刀高温液化，这也是引起感染的原因。在我们的病例中，2 例发生腹壁全层裂开的病例均为术后过度咳嗽所致，经抗生素等对症处理，创口 II 期愈合。

预防腹壁伤口感染除加强以上消毒、止血等措施外，不要用电刀直接切开腹壁层，电刀以用于血管钳钳夹后电灼止血为好，这样既可节省手术时间，又能防止因电刀切割脂肪造成的脂肪液化之弊。此外，如果患者脂肪层较厚，在缝合腹壁层时，要既不使缝合太密太紧造成脂肪坏死，又不留有间隙造成死腔感染，以适度达到脂肪层的对合为好。

有时腹壁全层裂开仅有一个小裂口，且局部为大网膜堵塞，临床上很难发现。因此，如果发现患者创部敷料突然被淡黄色渗液所湿透，主管医生必须予以重视，应首先考虑腹壁全层裂开的可能。对于腹壁全层裂开病例，应立即在硬膜外麻醉下进行扩创腹壁再缝合，术时常规在患者盆腔放置烟卷引流，术后患者取半卧位并加强抗生素应用。

术前有上呼吸道感染或慢性支气管炎的病例，术前必须予以控制，以防万一。术时腹壁用张力缝线缝合，张力缝线以全腹壁层缝合为好。如果术后患者发生咳嗽，则除给予抗生素和喷雾吸入治疗外，还必须加强护理，协助患者咳嗽，以减少和避免腹腔压力过大导致全裂发生。

此外，如为缩短手术时间，用塑料布先包裹肠段，应避免纱布直接长时间与肠壁接触，损伤肠壁浆膜层，预防术后肠道功能恢复和减少肠粘连等并发症发生。

8. 性功能障碍

术后阴道的缩短、瘢痕的刺激等，均可使性生活受到不同程度的影响，致使患者精神上遭受痛苦，甚至影响夫妻感情，应当引起注意。子宫切除术阴道顶端缝合，应注意切缘要整齐，断端缝合用可吸收肠线，缝合时针距不应过宽，拉线松紧适宜，以免切缘在一起使瘢痕过厚。同样阴道手术时，缝合缘也应将组织展平，缝线不可过紧，手术中注意无菌操作，止血彻底，减少感染。

在瑞典，一项大样本宫颈癌患者性功能研究发现，55%的患者根治性子宫切除术后出现了性功能障碍，包括湿润不足、兴奋期阴道张开困难、阴道长度变短和弹性差以及性交困难。但术前腔内放射和（或）外照射不会加重性功能障碍。这种结果与澳大利亚皇家妇科医院的经验明显不同，Grumann 等在较小样本病例组中进行了详尽的研究，结果表明，根治性子宫切除术与性功能障碍无明显关联。这两组病例报告的结果不同可能可以通过手术的彻底性来解释，因为我们在根治术中切除正常的阴道组织不会超过 1.5 cm，所以阴道缩短的相关报告非常少。

为了避免肠道、膀胱和性功能障碍，保留神经的根治性子宫切除术已经由欧洲医生提出，其类似日本开展的方法。从位于骶胛的骶前内神经丛发出含有交感神经纤维的两股股下丛（盆丛），从输尿管下进入小盆腔，具有支配膀胱收缩、排尿、性高潮相关的小肌肉收缩功能。来自骶神经根 2、3、4 的盆内脏神经（盆神经，为副交感神经）融合形成盆神经丛，位于子宫旁组织的背部和膀胱子宫颈韧带的背部。副交感神经纤维支配阴道湿润、性兴奋期张开、逼尿肌收缩和多种直肠功能。如 Trimbos 等所描述，保留神经的手术包括三个主要步骤：①腹下丛神经行走于输尿管下方和子宫骶韧带侧方的疏松鞘内，辨认并保留之；②腹下丛神经侧移，避免与子宫旁组织一道切除；③在切除膀胱子宫颈韧带后侧时，保留下腹下丛的最远端。

根治术程度越小，越可能保留神经。Landoni 等报道了一项前瞻性随机研究，比较了在 I b ~ II a 期宫颈癌患者实施 II 型和 III 型根治性子宫切除术的手术结果：两种术式的复发率（II 期 24%对 III 期 26%）或死亡例数（II 期 18%对 III 期 20%）无明显差异，但泌尿道并发症随手术范围的缩小而明显减少（13%对 28%）。

五、阴道延长术

目前文献报道了采用肠道（回肠、乙状结肠）代阴道以及采用腹膜代阴道来解决宫颈癌根治术后阴道变短的问题。与肠道代阴道相比，用部分膀胱和直肠腹膜代阴道延长术可有效延长 3 cm 左右侧阴道长度，并且不是以破坏另一脏器的完整性和功能为代价的。与常规子宫根治术相比，手术难度无明显增加，术中出血、手术时间、住院时间、手术并发症等方面也无差异。将膀胱腹膜切缘缝合于阴道前壁，可提供盆腔剥离面和膀胱底部及输尿管彼此之间一层额外的组织层，纠正或减轻根治术后膀胱后倾位，维护膀胱底部与尿道后段的正常位置，避免形成锐角，防止膀胱和输尿管末端的二重感染，从而可有效减少膀胱阴道瘘和输尿管阴道瘘的发生。腹膜为自体组织，无排异反应，术后不易发生感染及坏死，且有利于上皮迅速生长和防止瘢痕挛缩。研究结果也证实了通过腹膜代阴道的延长术，可以延长阴道长度，使患者手术后的性生活不受到明显的影响。与常规根治性手术比较，阴道延长后患者的性生活满意率较高。

（一）手术指征

对于接受根治性子宫切除术＋盆腔淋巴结清扫术的早期宫颈癌患者，盆腔腹膜及膀胱直肠下段的浆膜层组织无癌浸润者均可采用此术式，适应各年龄段女性。

（二）腹膜代部分阴道以延长阴道的手术要点

（1）广泛性子宫切除术＋盆腔淋巴结清扫完成后。

（2）用1-0可吸收肠线将子宫直肠反折腹膜切缘与阴道后壁连续缝合。

（3）子宫膀胱反折腹膜切缘与阴道前壁切缘缝合。

（4）阴道侧壁与同侧膀胱和直肠切缘一并缝合。

（5）最后在阴道切缘缝合处上3～5cm，用1-0丝线将膀胱腹膜与直肠腹膜间断缝合以形成阴道顶部，顶端宽3～4cm。

（6）关闭后腹膜前于左右闭孔窝置橡皮引流管自腹腔引流。

（三）术中注意点

（1）阴道断端距离肿瘤组织至少≥3cm；

（2）阴道断端与膀胱后壁及直肠前壁吻合处应间断缝合，防止环行挛缩；

（3）缝合人工阴道顶端时应避免贯穿膀胱及直肠黏膜层，以防形成阴道膀胱瘘或直肠阴道瘘。

（四）术后观察

于术后3～6个月检测患者阴道深度，了解其有无性交障碍、性交疼痛等。至于术后是否放置阴道模型还有争议，大部分文献报道，术后没有放置阴道模型的患者也取得了很好效果，可根据患者手术中情况，对估计有可能导致术后狭窄的患者适当放置。

六、其他类型的宫颈癌手术问题（重点是与鳞癌的异同和处理原则）

（一）宫颈腺癌

宫颈腺癌比宫颈鳞癌少见，但近年来有上升趋势，占宫颈癌的20%左右，且发病年龄年轻化，有报道35岁以下者达30%左右，可能与长期口服避孕药及HPV感染有关，预后较差，5年存活率明显低于宫颈鳞癌。

通常认为腺癌更具有放射抵抗性。在一项意大利的Ⅰb～Ⅱa期宫颈癌的根治性手术和放疗的随机对照研究中，13.4%（46/343）的患者为腺癌，就全部患者的5年生存率和无病生存率而言，手术治疗和放疗效果完全相同，但对于腺癌患者，手术治疗的效果明显更好，手术治疗和放疗的总生存率分别为79%和59%（$P=0.05$），无病生存率为66%和47%（$P=0.02$）。

荷兰的研究者指出，治疗前的CA125浓度具有腺癌的预后价值，当CA125的水平高于正常时，ⅠB期腺癌的5年生存率为52.4%，而CA125为正常水平时则为95.6%（$P<0.01$）；同样，42%的CA125升高的患者有淋巴结转移，而仅4%的CA125水平正常的患者有淋巴结转移（$P=0.012$）。尽管对腺癌的预后价值有些争议，但与鳞癌相比，如果腺癌出现淋巴结转移则预后更差。

（二）宫颈腺鳞癌

宫颈腺鳞癌占宫颈腺癌的20%～30%。由于各个研究者所采用的诊断标准不一致，文献中的解释令人费解，但大多数研究报道腺鳞癌疗效较差，主要问题为是否包括分化差的鳞状细胞癌，它的腺癌成分靠黏液染色确定。

在手术分期为ⅠB期的最大病例研究中，Helm等将38例腺鳞癌与其他组织亚型在分期、肿瘤大小、淋巴结状态、腺癌分级和诊断时患者年龄等因素上相匹配，诊断靠HE染色而不用黏液染色，透明细胞包括在内。在匹配的腺鳞癌和腺癌患者中，总生存率（83%比90%）和无病生存率（78%比81%）无显著差异，但腺鳞癌组的平均复发时间明显较短，为11个月比 32 个月（$P=0.003$）。另外，6 例腺鳞癌不能匹配，5 例肿瘤直径为 2~4 cm 者有淋巴结转移，1 例肿瘤直径为 8 cm 者淋巴结阴性。

Gallup 等报道了 127 例 I b 期宫颈癌患者，腺鳞癌的生存率为 27%，鳞癌为 91%，腺癌为 83%。Fu 等将宫颈腺鳞癌预后差的原因归咎于较常见的脉管侵犯（50%）、术前放疗后肿瘤持续存在（86%）和远近转移（25%）。

（三）子宫颈残端癌

子宫次全切除术后发生在残留子宫颈上的癌称为子宫颈残端癌。若在术后 2~3 年内发生则称为隐性或假性残端癌；若在术后 2~3 年后发生则称为真性残端癌。子宫颈残端癌的发生率占宫颈癌的 1%~2%。

如今次全子宫切除手术比过去为少，但当肿瘤发生于残端子宫颈时，其治疗原则与子宫完整者相同。经腹根治性宫颈切除术与根治性子宫切除术，唯一的困难是子宫颈残端的牵拉有限。有时膀胱会黏附于子宫颈残端上，迫使医生进行仔细分离。对于晚期患者，腔内放射剂量取决于残留子宫颈腔的长度，如果子宫颈腔的长度<2 cm，则腔内放射剂量会不足。尽管其 5 年生存率能与子宫完整者相比，但由于以前的手术和有时折中的放疗方法，使得残端癌并发症较高。

（四）宫颈癌手术和放疗后复发性癌

关于复发性宫颈癌的定义，一般认为是宫颈癌根治性手术或根治量放疗后局部病灶已消失，一定时间后在原病变范围内又出现了与先前病理类型相同的肿瘤。复发性宫颈癌根据首次治疗方法的不同，可分为放疗后复发和手术后复发；根据复发的时间，可分为近期复发（5 年内）和远期复发（5 年后）。据一份复旦大学肿瘤医院的统计报告，193 例浸润性宫颈癌治疗后阴道复发的近期复发率为 52.8%，远期复发率为 47.2%。

当前有关复发性宫颈癌的治疗仍是一大难题。无论是手术后复发还是放疗后复发，其再治疗均十分困难，挽救率很低，且并发症严重。再治疗的成功率，手术后复发者比放疗后复发者略高。复发性宫颈癌的治疗取决于首次治疗的方式和复发部位，具体治疗方法如下所述。

1. **手术治疗**

（1）适应证：适用于放疗后中央型复发且无手术禁忌证者，包括子宫颈、子宫体、子宫旁（盆壁未固定）、阴道、外阴、膀胱、直肠等处。

（2）禁忌证：当复发灶已超过盆腔，有下肢水肿，有输尿管梗阻，肥胖或年老者，有内外科合并症，不能手术者。

（3）放疗后中央型复发：选择患者限于复发灶≤2 cm，Rubin 报道，行广泛性全子宫切除术的 5 年生存率为 62%，瘘管发生率为 47.6%，手术死亡率为 9.5%。医科院肿瘤医院报道的术后 5 年生存率为 64.8%，并认为对于中央型复发者，单行全子宫＋双侧附件切除术即可。

（4）放疗后盆腔复发：对于复发病灶限于盆腔且未累及盆壁、年轻、全身情况佳的少数患者，可考虑行盆腔脏器切除术。术式有：①前盆腔脏器切除术，切除内生殖器及膀胱；②后盆腔脏器切除术，切除内生殖器、乙状结肠、直肠，保留膀胱；③全盆腔脏器切除术，切除全盆腔脏器。

盆腔脏器切除术后 5 年生存率大多数报道为 30% 左右，手术并发症有肺栓塞、肺水肿、心血管意外、败血症及小肠梗阻等。

2．放疗

放疗适用于根治术后阴道或残端复发，术后盆腔复发，放疗后盆腔复发，放疗后阴道复发，根治性术后或放疗后腹主动脉旁淋巴结复发，盆腔外转移灶。

3．化疗

化疗对复发性宫颈癌的疗效差，其原因有：①放疗或术后盆腔组织纤维化，血管受损，化疗药物很难进入病灶；②放疗后癌灶对许多药物不敏感；③盆腔复发常伴有输尿管梗阻，而很多药物对肾有毒性作用，故不宜采用。近年来，同步放化疗越来越得到多数学者的推崇。化疗对放疗有增敏和协同作用，对于根治术后复发，同步放化疗的疗效优于单纯的放疗或化疗，但对同步放化疗的方式尚无一致意见，以往有单药化疗，现多提倡联合用药。

4．其他治疗

在设法减少正常组织损伤的前提下，为提高局部剂量和局部控制率，可采用热疗和免疫治疗等。有学者提出，可根据患者子宫颈组织学和淋巴细胞的情况对其免疫功能做出判断，若患者宫颈癌细胞周围有较多的单核细胞或浆细胞浸润，则其对放疗反应好且有较高的生存率，但目前尚无疗效理想的免疫治疗方法。

（五）子宫颈转移性癌

恶性上皮癌转移到子宫颈较为少见，Lemoine 和 Hall 回顾了伦敦医院 1919—1984 年间 65 年的手术病理档案，仅发现 33 例转移性宫颈癌，这些病例已排除了由原发灶直接转移的肿瘤，如子宫内膜癌和直肠癌。他们还回顾了个例和少量病例的文献，文献证明的原发灶包括胃（25 例）、卵巢（23）、结肠（21）、乳腺（15）、肾（1）和胰（1）。

转移性宫颈癌患者总是毫无例外地有阴道出血，是宫颈活检的组织学特点迫使医生去寻找无症状的原发灶。

（六）宫颈黑色素瘤

宫颈黑色素瘤十分罕见，所以排除转移性黑色素很重要。1989 年 Mordel 等和 1990 年 Santosa 等发表了文献回顾和个案报道。宫颈黑色素瘤通常见于 70～80 岁的老年人，常伴有发病时阴道出血。大体上，多数病灶为色素沉着的息肉状肿块，而且多数患者诊断时属于 FIGO I 或 II 期。建议的治疗方法是根治性子宫切除术或盆腔淋巴结切除术，如果切缘靠近肿瘤，辅助放疗可能可以改善局控率。5 年生存率较差，I 期不超过 40%，而 II 期仅达 14%。

医科院肿瘤医院总结了 451 例宫颈癌手术治疗的效果，I a 期 50 例，I b 期 255 例，II a 期 137 例，II b 期 9 例，其中 77 例做了次广泛性全子宫切除术和盆腔淋巴结清扫术，374 例做了广泛性全子宫切除术和盆腔淋巴结清扫术。随访率为 98.9%。5 年生存率 I a、I b、II a 和 II b 分别为 98.0%，97.3%，90.5% 和 77.8%；10 年生存率 I a、I b 和 II a 分别为 94.4%，93.6% 和 51.7%，II b 期仅 1 例存活；无手术死亡率和术后输尿管瘘发生。

术后存活率 451 例均满 5 年以上，5 年随访率为 98.9%，10 年随访率为 98.7%。5 年存活率为 94.8%，10 年存活率为 88.4%。不同期别与不同手术范围的 5 年和 10 年存活率见表 39-1。

表 39-1　宫颈癌不同期别的 5 年和 10 年存活率

期别	5 年			10 年		
	例数	存活数	存活率（%）	例数	存活数	存活率（%）
Ⅰa	50	49	98.0	38	36	94.7
Ⅰb	255	248	97.3	156	146	93.6
Ⅱa	137	124	90.5	29	15	51.7
Ⅱb	9	7	77.8	1	1	
合计	451	428	94.9	224	198	88.4

从表 39-2 可见，Ⅰb 期和Ⅱa 期的两类不同手术的 5 年存活率比较，经卡方检验无统计学意义。但在广泛全子宫切除术组内，Ⅱa 和Ⅱb 期的存活率比Ⅰa 和Ⅰb 期的存活率明显低，有显著性差异（$P<0.05$）。451 例中有盆腔淋巴结转移者共 22 例，占 4.9%，其中Ⅰ期 10 例（3.3%），Ⅱ期 12 例（8.2%）。

表 39-2　宫颈癌不同期别和不同手术范围的 5 年存活率

期别	次广泛+盆腔淋巴结			广泛+盆腔淋巴结		
	例数	存活数	存活率（%）	例数	存活数	存活率（%）
Ⅰa	7	6	85.7	43	43	100.0
Ⅰb	60	60	100.0	198	186	95.4
Ⅱa	11	10	90.9	126	114	90.5
Ⅱb	0	0	0	9	7	77.8
合计	78	76	97.4	373	350	93.8

盆腔淋巴结阳性的Ⅰ期和Ⅱ期的 5 年存活率分别为 90.0% 和 50.0%。淋巴结阴性者Ⅰ期和Ⅱ期的 5 年存活率分别为 97.6% 和 93.3%，较淋巴结阳性者为高；而 10 年存活率之间差异更为明显，见表 39-3 和 39-4。

表 39-3　宫颈癌有／无盆腔淋巴结转移的 5 年存活率

期别	淋巴结（-）			淋巴结（+）		
	例数	存活数	存活率（%）	例数	存活数	存活率（%）
Ⅰa	49	48	98.0	1	1	—
Ⅰb	246	240	97.6	9	8	88.9
Ⅱa	127	119	93.7	10	5	50.0
Ⅱb	7	6	85.7	2	1	—
合计	429	413	96.3	22	15	68.2

表 39-4 宫颈癌有 / 无盆腔淋巴结转移的 10 年存活率

期别	淋巴结转移（-）			淋巴结转移（+）		
	例数	存活数	存活率（%）	例数	存活数	存活率（%）
Ⅰa	37	35	94.8	1	1	—
Ⅰb	148	139	95.2	10	7	70
Ⅱa	18	14	87.5	11	1	9.1
Ⅱb	1	1	—	0	0	0
合计	200	139	94.5	22	9	40.9

（吴小华 李子庭）

第三节 宫颈癌的腹主动脉旁淋巴结转移与切除术

腹膜后淋巴转移是妇科恶性肿瘤的主要转移途径，由于转移方式不同，临床处理也不同。在国内，由于各医院的习惯或经验不同，对淋巴结切除术的应用还未能达成共识，特别是对腹主动脉旁淋巴结切除术的适应证和手术范围还存在较大争议。本文重点结合我们的经验，探讨宫颈癌腹主动脉旁淋巴结转移及其临床处理的进展。

一、宫颈癌淋巴结转移特征

（一）宫颈癌转移途径

（1）直接侵犯子宫颈间质、子宫体、阴道和子宫旁组织。

（2）经淋巴扩散和转移。

（3）血行播散。

淋巴转移转移的特点是：闭孔淋巴结最易转移，但所有的盆腔淋巴结组都能被累及。在盆壁淋巴结累及前，子宫旁淋巴结不一定被侵犯。尽管髂总和腹主动脉旁淋巴结可能直接通过子宫颈后淋巴干转移，但这种情形少见。宫颈癌淋巴结转移的顺序模式基本不变，即从盆壁淋巴结到髂总淋巴结，然后到腹主动脉淋巴结组；偶尔会从腹主动脉淋巴结通过胸导管到左锁骨上三角区淋巴结[4-5]（见图 39-62）。

（二）淋巴结转移率

微小浸润癌Ⅰa1 期和Ⅰa2 期宫颈癌盆腔淋巴结转移率分别为 0.5% 和 7.4%，Ⅰb 期宫颈癌盆腔淋巴结转移率为 17.3%。但宫颈癌腹主动脉旁淋巴结的确切转移率一直不明，既往基于影像学和活检资料，Ⅰ期、Ⅱ期和Ⅲ期宫颈癌的腹主动脉旁淋巴结转移率分别为 5%、16% 和 25%[1]。

我们总结了 2007 年至 2009 年间的 250 例浸润性宫颈癌的腹主动脉旁淋巴结切除术的资料，结果显示，盆腔淋巴结转移率为 32.0%，腹主动脉旁淋巴结转移率为 11.2%，FIGO 分期Ⅰb1 期的转移率为 3.9%，Ⅰb2 期为 12.5%，Ⅱa 期为 17.9%。盆腔淋巴结转移（PeLNM）阴性而腹主动脉旁淋巴结转移（PaLNM）阳性者占 0.6%（1/170），PeLNM 阳性而 PaLNM 阳性者占 33.8%（27/80）。髂总淋巴结转移（ILNM）阴性而 PaLNM 阳性者占 6.0%；ILNM 阳性而 PaLNM 阳性者占 44.1%。宫颈癌浸润全层 PaLNM 阳性者占 24.2%，宫颈癌未浸润全层 PaLNM 阳性者占 3.8%（上述四组比较统计学上均有显著性差异），说明宫颈癌淋巴结转移确实是遵循盆腔 - 髂总 - 腹主动脉旁淋巴结转移途径的。

我们最新的 723 例宫颈癌腹主动脉旁淋巴结切除术的资料表明，118 例髂总淋巴结阳性者中，77 例（65.3%）有腹主动脉旁淋巴结转移；101 例腹主动脉旁淋巴结阳性者中，24 例（23.8%）无髂总淋巴结转移。因此，如果仅以髂总淋巴结是否转移来决定延伸野的放疗与否，则将遗漏约 1/4 的腹主动脉旁淋巴结转移患者 [6]。

多因素分析显示，肿瘤浸润子宫颈和盆腔 / 髂总淋巴结转移是 PaLNM 的高危因素。术前 PET-CT/CT/MRI 等影像学检查 [7] 以及 SCCA 等肿瘤标志物均能在一定程度上预测宫颈癌的 PaLNM[8]。腹主动脉旁淋巴结切除术除增加手术时间约 35 min（25 ~ 40 min）外，并无明显并发症。

（三）前哨淋巴结

2000 年，Dargent 首先提出了宫颈癌前哨淋巴结（sentinel lymph node，SLN）诊断的概念，即术前将特定的蓝色染料和放射性标记的胶体化合物注入子宫颈诊断 SLN 的方法。随后数位作者肯定了这种诊断 SLN 的方法。SLN 常常位于髂内、髂外或闭孔区域，也有位于髂总和腹主动脉旁区域，甚至还有 SLN 位于左侧腹股沟的报道。因此，SLN 诊断在宫颈癌中的临床价值不大，目前尚处于临床试验阶段 [9]。

二、淋巴结切除术范围

（一）盆腔淋巴结切除术范围

上自髂总静脉中段，下至旋髂深静脉起点的髂外静脉，外自髂腰肌上面的生殖股神经内侧，内达髂内动脉、闭锁脐动脉，底为闭孔神经；其中的血管周围脂肪和淋巴结组织整块切除。目前有些医生认为，盆腔淋巴结切除术包括腹股沟深淋巴结切除术。其实这是一个解剖误解，因为腹股沟深淋巴结中最高的一个位于股环处，主要收集下肢深部和外阴淋巴回流，宫颈癌也无须切除之 [1]。

（二）腹主动脉旁淋巴结切除术范围

自髂总至肠系膜下动脉水平，包括下腔静脉外侧和前方，下腔静脉与动脉之间，以及主动脉前方和外侧的淋巴和脂肪组织。如果有可疑淋巴结转移，则将腹主动脉旁淋巴结切除术范围上升至肾血管水平 [10]。

三、宫颈癌的淋巴结状况与预后的关系

宫颈癌的最重要的预后因素是淋巴结是否转移，淋巴结阴性患者的 5 年生存率为 93%，而淋巴结阳性者仅为 71%。此外，转移的淋巴结数目越多，预后越差。有单个髂总分叉以下淋巴结转移者的生存率与淋巴结阴性者相同。有腹主动脉旁淋巴结转移者经盆腔延伸野放疗后的 5 年生存率约为 50%[11]。

四、宫颈癌腹主动脉旁淋巴结转移的诊断

1. 影像学诊断

宫颈癌腹主动脉旁淋巴结转移的影像学检查是非损伤性检查方法，主要包括双足淋巴管造影术、CT、超声、MRT 和 PET（表 39-5）。

表 39-5 宫颈癌腹主动脉旁淋巴结转移的非损伤性检查方法比较

检查方法	特点	准确率	假阳性率	假阴性率
双足淋巴管造影术	操作困难 淋巴结结构变化	84.8%	32%	10%
CT	大小变化，>1 cm 阳性	84.4%	21%	13%
超声检查	方便、经济	70%	—	—
MRI	肿瘤直径，间质浸润	90%	15%	10%
PET	淋巴结不大的转移	—	9%	12%

2．创伤性诊断

（1）细针吸取细胞学检查。

（2）手术分期：①经腹腔的剖腹探查术；②经腹膜外探查腹主动脉旁淋巴结。

（3）腹腔镜分期。

五、宫颈癌淋巴结转移的治疗

Ⅰa1 期：淋巴结转移率为 0.5%，如果不伴有脉管区浸润，则不需行淋巴结切除术。

Ⅰa2 期或以上：需行盆腔淋巴结切除术或盆腔淋巴结外照射。

Ⅰb1 或以上：行盆腔淋巴结切除术和腹主动脉旁活检（2008 年 NCCN 更新，以前为 Ⅰb1 期或腹主动脉旁淋巴结活检）。

有盆腔淋巴结转移，术后予以盆腔放疗和化疗。

如果有 2 个或以上盆腔淋巴结转移、髂总淋巴结转移，大的盆腔淋巴结转移，则行腹主动脉旁淋巴结区延伸野放疗[12]。

2016 年 NCCN 宫颈癌临床实践指南认为，有腹主动脉旁淋巴结转移的宫颈癌患者，大多同时伴有盆腔淋巴结转移、肿瘤大于 2 cm 和髂总淋巴结转移，但对于具体的腹主动脉旁淋巴结切除术或活检的指征并不确切。根据笔者的分析，2006—2014 年，医科院肿瘤医院治疗的 723 例宫颈癌患者中有下列情形者应行腹主动脉旁淋巴结切除术：术前影像学（PET-CT/MRI/CT）检查提示或术中触及腹主动脉旁淋巴结肿大，或已有病理证实的盆腔淋巴结转移，或具有高危因素的患者（肿瘤大于 3.5 cm，Ⅱa 期，年龄大于 46 岁，SCCA 大于 6.5 ng/ml）[6]。

由此可见，对于宫颈癌，腹主动脉旁淋巴结切除术有其适应证，这是循证医学和全世界的妇科肿瘤科专家的共识。作为一名合格的妇科肿瘤科医生，应掌握宫颈癌腹主动脉旁淋巴结转移的规律和临床处理方法，但是，在我国大多数妇产科医生对此类手术尚不熟悉。如何面对这些挑战？首先，要认识到，腹主动脉旁淋巴结转移是宫颈癌的常见转移途径，切除腹主动脉旁淋巴结是最准确的诊断方法，可以为术后治疗计划提供依据，且切除腹主动脉旁淋巴结还有治疗价值。其次，进行妇科肿瘤手术专科培训。腹主动脉旁淋巴结切除术并不是高不可攀，熟能生巧，在实践中探索，在实践中进步。另外，建立妇科肿瘤多学科综合治疗模式，掌握腹主动脉旁淋巴结放疗的适应证。

（吴小华）

第四节　宫颈癌的手术技巧

宫颈癌的手术治疗自 1898 年 Wertheim 创建至今已一个多世纪。之后，国外和国内有关妇科肿瘤手术治疗的发展很快，如 20 世纪 80 年代，宫颈癌的手术治疗已成为妇科领域较大的手术之一；过去手术时间较长，约 8 h 之久，而今仅需 2 个多小时就能完成根治术。

妇科肿瘤存在病情复杂、解剖部位特殊等不少困难，多见的如癌灶已侵犯盆腔和（或）腹腔脏器，特别是手术后复发的病例，因此，每次手术都是对妇瘤科医生的技能、智慧、经验和必胜信念的挑战。妇瘤科只有在手术台上经过千锤百炼，从中洞悉手术关键所在，化解术中难题，屡创奇迹，才能成为一名成熟的妇瘤科医生。

宫颈癌手术中的确也屡见难题，为提高手术的成功率，在此我谈一些宫颈癌手术中的体会，供同道参考[13]。

一、宫颈癌根治术的技巧

宫颈癌的根治手术应该是妇科肿瘤手术中的代表手术。整个手术过程都需要分离盆腔血管、输尿管和膀胱，这些基本操作完成后，才能如意地切除需要切除的组织，如盆腔淋巴组织、子宫主韧带和骶韧带以及阴道旁组织。1898 年，由 Wertheim 首先开创了腹式宫颈癌根治术，他的"三把钳"——切除子宫主韧带、骶韧带和阴道旁组织——至今我们还在应用。

以上"三把钳"切除子宫主韧带和骶韧带以及阴道旁组织这两句话虽然简略，但在手术操作过程中要求技术娴熟，解剖、分解盆腔两个侧窝、两个间隙，非得十年功夫不可。对妇瘤科医生而言，能否做好以上手术还得综合考虑手术结果、术后并发症、术后复发率、生存率、生存质量等问题，这些都是日常工作的具体要求，也是对妇瘤科医生的挑战。

做宫颈癌根治术需充分理解盆腔解剖，如盆腔两个侧窝和两个间隙，只有理论和实践操作上都熟练后才能对子宫旁组织清除、盆腔血管鞘膜和输尿管鞘膜内分离术等驾轻就熟，才能稳操胜券。

（一）输尿管外侧切断主韧带

手术始于解剖、分离髂内动脉前支的分支，将子宫动脉和（或）膀胱上动脉基部予以结扎、切断。同时将以上动脉远端分离牵引，使其越过输尿管内侧。继而解剖、分离、显露盆腔两个侧窝和两个间隙，为手术奠下基础。由助手提起髂内动脉终末闭锁脐动脉，术者用示指在髂外静脉内侧与闭锁脐动脉之间向下向内侧伸入膀胱侧窝，并探查侧窝和确定主韧带是否受到癌细胞侵犯。膀胱侧窝的解剖为：内侧为膀胱，前为闭锁脐动脉，后为主韧带，外侧为闭孔内肌和肛提肌。主韧带为三角形结缔组织，质坚韧，其宽部始于子宫颈，狭部附着于盆侧壁。术者探查侧窝、明确主韧带的解剖和性质后，术者用示指和中指把主韧带夹在其中，按病情决定需要切除主韧带的范围（图 39-63 和 39-64）。

（二）输尿管内侧切断主韧带

输尿管内侧切断主韧带的操作方法是：分离输尿管，分离和处理隧道问题。分离输尿管的方法是：自输尿管盆段开始，术者在输尿管的双侧提起输尿管鞘膜，然后用手术钳撑开或用剪刀剪开输尿管鞘膜，术者一手用手术钳，提起剪开输尿管的鞘膜，另一手用长 Kelly 钳伸入鞘膜内，在鞘膜内做向下分离，随即剪开输尿管鞘膜，使输尿管显露，此法既简易，又能解决操作问题，可防止因分离输尿管而引起输尿管损伤和术中出血（图 39-65）。

处理隧道：隧道又云桥下有水，即膀胱子宫颈韧带前翼，其中夹杂着子宫动静脉。在分离输尿管达隧道时，术者用长 Kelly 钳继续向下分离隧道。进入隧道后，可用长 Kelly 钳轻柔地把隧道扩张一些，同时用两把中号 Kelly 钳钳夹隧道前壁两侧，最好较宽地一次性把隧道夹住、剪断、缝扎（图 39-66）。

随后可用电刀或剪刀向下对输尿管周边组织做锐性分离，达狭窄的壁段输尿管。至此，术者可用拇指将膀胱和外侧的壁段输尿管段向下、向外侧钝性分离将阴道前壁和阴道上段的旁组织向外下方推开、分离。在将输尿管分离、推离阴道前壁和子宫旁组织后，术者可在距子宫颈外侧 >3 cm 外，用弯头 Kocker 钳钳夹主韧带、子宫旁组织并切断、缝扎（图 39-67）。

（三）分离直肠阴道间隙

助手用两把 Allis 钳提起子宫直肠腹膜反折，用剪刀剪开和分离直肠阴道腹膜，随后术者用示指和中指伸入直肠阴道间隙，手指掌面贴近阴道后壁，用轻柔动作钝性分离直肠阴道间隙，手指始终贴近阴道后壁向前推进钝性分离，分离时切忌手指反方向，掌面贴近直肠，这样有可能使直肠受损。在直肠阴道间隙中下 1/3 处常有小血管粘连，分离时易导致出血（图 39-68）。

（四）分离直肠骶骨间隙

直肠骶骨间隙比较疏松，易于钝性分离，术者用示指沿骶骨韧带向后徐徐推压，将直肠

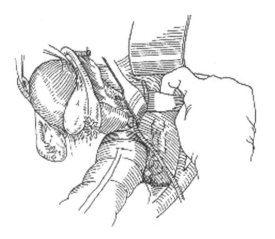

图 39-63　探查膀胱侧窝

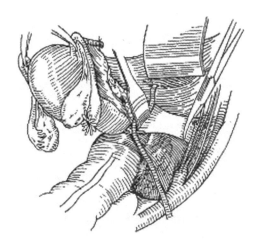

图 39-64　切断主韧带（第一把钳）

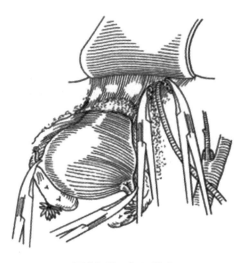

图 39-65　打开隧道

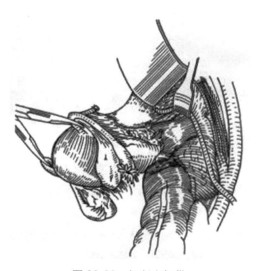

图 39-66　切断主韧带

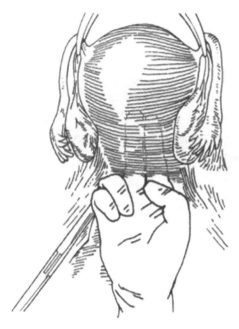

图 39-67　分离直肠阴道间隙

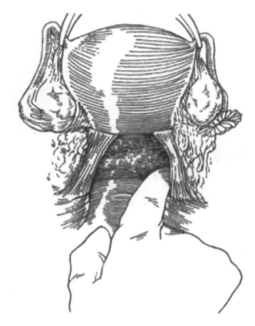

图 39-68　分离直肠骶骨间隙

与骶韧带分离，使骶韧带内侧缘显露于骶骨前。但是，部分骶韧带内侧还有一薄层肌纤维结缔组织，称为子宫颈直肠韧带。因为有此韧带，分离直肠骶韧带间隙时直肠一般不易推开，因此，术中发现子宫颈直肠韧带时，应及时用电刀或剪刀断离该韧带，以方便将直肠与骶韧带分开。分离以上两个间隙的操作应连贯，按顺序一气呵成（图 39-69）。

（五）分离直肠侧窝，切断子宫骶韧带

直肠侧窝的解剖：前为主韧带，后为梨状肌，内为子宫骶韧带、主韧带基底部，与骨盆底疏松结合，故膀胱侧间隙和直肠侧间隙相通。切除骶韧带必须打开直肠侧窝和直肠阴道间隙，将直肠推开，充分显露切除子宫骶韧带。分离时用长 Kelly 钳或剪刀在输尿管内侧与骶韧带外侧分离伸入直肠侧窝。

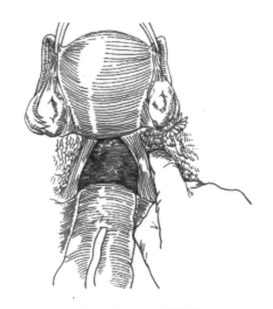

图 39-69　分离直肠侧窝

此侧窝也由疏松结缔组织组成。术者用示指伸入侧窝，向后可直达骶骨前。此时骶韧带内外两侧均已分离、脱开，骶韧带完全显露于手术野，骶韧带成片状附着于骶骨Ⅱ～Ⅲ之间。一般骶韧带切除 >2 cm，因骶骨支配膀胱功能的自主神经夹杂在骶韧带间，如果一侧骶韧带已明确有癌细胞侵犯，需在近骶骨附着处切除骶韧带，如果尚未发现另一侧骶韧带有癌细胞侵犯，可仅切除 <2 cm 骶韧带，以保存膀胱排尿功能（图 39-70）。

（六）切除阴道旁组织

宫颈癌的阴道旁组织切除也须引起一般妇科医生的重视，当然我们妇科肿瘤科医生更须重视。我们对宫颈癌的切除范围一般都很重视，手术也能做得到位。我们对切除阴道的长度也很重视，但大家对切除足够的阴道旁组织是否都很重视值得怀疑，尤其是在临床常见宫颈癌Ⅱa期病例的情况下。有的病例侵犯阴道穹，有的病例侵犯阴道上段，对于这类病例，根治手术的重点除必须切除主韧带和骶韧带以及足够的阴道外，还要切除相应的阴道旁组织。我们对主韧带和骶韧带的分离做得很理想，切除也很足够，但是，将足够的主韧带切除并不代表阴道旁组织切除的足够，在主韧带和骶韧带切除后继续进行全子宫切除术之前，术者还必须在以下操作中重视：分离输尿管至壁段输尿管段和钝性分离膀胱与阴道前壁。这个钝性分离是：术者用拇指在阴道前壁与膀胱之间以及输尿管、笔管输尿管与阴道之间做钝性分离，用力均匀，徐徐将膀胱、输尿管向下、向外推移，尽力使阴道旁组织整片显示在将手术切除的范围内。笔者认为，Ⅱa期病例的手术达到如上所述，是减少术后阴道残端复发的关键，也是提高手术治疗疗效的关键（图 39-71）。

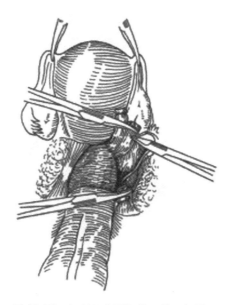 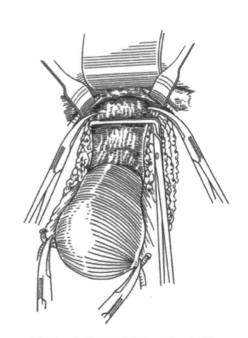

图 39-70　切断子宫骶韧带（第二把钳）　　　　39-71　切除阴道旁组织（第三把钳）

二、盆腔淋巴结清扫术的技巧

（一）髂总淋巴结

左右两侧髂总淋巴结的解剖位置各有不同。右髂总淋巴结的解剖位置是：位于髂总动脉分出髂内外动脉的外上方，髂总动脉外侧、髂总静脉表面。分离右髂总淋巴结应沿髂总动脉下缘剪开动脉鞘膜，向上分离达 5 cm；然后沿髂外动脉淋巴链外侧与腰大肌之间进行锐性分离，使髂总淋巴结的内外边缘均解剖脱开；随即分离髂总淋巴结。此淋巴结分离须在淋巴结的下缘，起自淋巴结与髂总静脉之间，一般髂总静脉与淋巴结之间为疏松结缔组织，很容易分离。如果淋巴结有转移，则其体大，质坚硬，常与髂总静脉粘连，此时术者操作必须谨慎，轻柔，因为上述情况常有小静脉回流至髂总静脉，因此分离淋巴结时，应小心钳夹、剪断和结扎，否则极易引起髂总静脉出血。

（二）髂内外淋巴结

髂总淋巴结切除术后，打开髂外动静脉的鞘膜，并在鞘膜内锐性分离血管周围淋巴结、淋巴链和脂肪结缔组织，包括对髂外动脉外侧腰大肌表面的淋巴和脂肪组织做锐性分离、撕拉，完整地将整块血管周围的淋巴和脂肪组织分离达腹股沟韧带上部。通常显露旋髂深静脉或/和腹壁下动脉，并在腹股沟下部钳夹、切断、缝扎髂外整块淋巴和脂肪组织。

（三）闭孔淋巴结

清除闭孔区淋巴结群时，首先应显露闭孔区解剖。术者用示指在髂外静脉与闭锁脉之间向下向内做钝性分离，打开膀胱侧窝，此侧窝为疏松结缔组织，容易分离，然后用中号S 拉钩插入该窝，向内下方拉开，其目的是显露外上方的闭孔窝。一般闭孔区的淋巴和脂肪组织贴近盆侧壁，分离时助手用静脉拉钩将髂外静脉轻轻提起，术者用剪刀顺序分离闭孔区淋巴结群和脂肪组织。

三、腹主动脉旁淋巴结切除术的技巧

腹主动脉旁淋巴结切除术，首先须关注手术野的显露，须做以下切口，将小肠和右半结肠置于腹腔外，显露上腹膜后腔，准备做腹主动脉旁淋巴结切除术。切口起自回盲下部，用电刀沿右结肠旁沟向上，上界达结肠肝曲，下缘切口绕盲肠下缘沿小肠系膜向上达小肠系膜根部、Treitz 韧带水平，使右半结肠和小肠系膜经钝性分离后置于腹腔外部。

（一）右外侧腹主动脉旁淋巴结切除术

手术起自右髂总静脉，剪开右路总静脉鞘膜，向上分离显露下腔静脉，分离达右肾下缘水平，能看到右卵巢静脉回流至下腔静脉时即予以分离、切断、结扎右卵巢静脉。继续向上分离至左肾静脉水平、待处理乳糜池脂肪组织和淋巴结群。

右外侧腹主动脉旁淋巴结是指在右肾静脉下缘和下腔静脉右侧的脂肪和淋巴组织，沿腰椎体右侧分别予分离、钳夹、切除和结扎。右外侧袋淋巴结和脂肪组织一般较少，较薄，淋巴结转移少见，如有肿大转移淋巴结，一般也较易切除。但我们曾处理过 1 例，其右外侧下腔静脉前 >5 cm 的淋巴结粘连，使用了锐性分离。术者一手轻提淋巴结，一手执剪刀轻柔而细致地边剪边分离，最终成功切除了，下腔静脉无损伤。值得注意的是，腰椎侧筋膜间常见椎间动静脉盘曲其间，须谨慎不做分离。

（二）左外侧腹主动脉旁淋巴结切除术

手术起自左侧髂总动脉。同样打开动脉鞘膜，沿髂总动脉向上分离腹主动脉，在髂总动脉分叉以上 3~5 cm 处，在腹主动脉左前方可见肠系膜下动脉由此分出，随即分离肠系膜下动脉。此动脉一般多与周围组织粘连较密，分离有些困难，须谨慎，勿误伤。

左外侧淋巴结位于腹主动脉左侧、左肾动脉下缘的淋巴和脂肪组织，此处淋巴结转移较多见，尤其多见腹主动脉外侧转移淋巴结成串向下延伸，术中探查也可触及坚硬、成串的淋巴结。不少转移淋巴结已与腰椎固定，更有甚者向下附着在骶骨外侧。虽然左侧袋淋巴结的特点是较多转移、固定，但是，一般都要争取手术切除。所幸该区域内侧为腹主动脉；基部为腰椎体侧面，均可以进行分离，也无血管分支；其后和外侧为腰椎体，也没有重要的器官，但仍须谨慎，勿误伤椎间血管。

（三）乳糜池淋巴干切除

乳糜池位于左肾静脉下缘，下腔静脉与腹主动脉之间，为来自盆腔、腹腔和下肢的淋巴汇集主干。分离乳糜池首先打开腹主动脉鞘膜，在鞘膜内向上分离达左肾静脉下部；同样在下腔静脉下部打开其鞘膜，向上分离达左肾静脉下缘。术者自腹主动脉下部两侧髂总分叉以上向内分离乳糜池。乳糜池的宽度一般因人而异，在多数病例，下腔静脉与腹主动脉之间的间距在 1 cm 左右，少数病例则间距甚小。其间距组织就是乳糜池，分离时术者可直视看到纤细透明似发丝粗细的淋巴管，也能看到分离时这些淋巴管断裂后渗出的淋巴液。一般乳糜池周边无重要的血管分支，但笔者曾发现 1 例右肾动脉自左肾静脉下缘腹主动脉内侧分出病例，因此，分离乳糜池时也得细微、轻柔。乳糜池底部邻近腰锥体，最终应在左肾静脉下缘，在整条乳糜池的上缘钳夹，常规缝合、结扎两道，以防术后乳糜管瘘发生。

（四）骶前淋巴结切除术

骶前淋巴结位于腹主动脉分出两侧髂总动脉之间，但是必须重视。髂总动脉分叉以下是很粗的右髂总静脉横过骶前。术中切勿急于分离骶前淋巴而误伤该静脉。骶前淋巴位于该静脉之下骶前区，骶前淋巴一般极少有转移淋巴结发生。骶前区淋巴和脂肪组织与骶前筋膜之间极易分离切除。

四、输尿管分离术的技巧

输尿管外包裹着一层薄膜：输尿管鞘膜。鞘膜本身并无血管，其功能与一般肌腱鞘膜类似，仅为输尿管在其中顺滑地蠕动。1993 年笔者所著《妇癌手术学》中详细阐述了输尿管鞘膜的功能，并提出分离输尿管必须打开输尿管鞘膜，即术者用血管钳在鞘膜内分离输尿管，包括分离隧道，此方法既快又可防止术中出血和损伤输尿管。分离输尿管隧道也用此法，术者用长 Kelly 钳伸入并撑开隧道，显露输尿管，然后用两把中号 Kelly 钳分别钳夹隧道两侧膀胱子宫颈韧带前翼，切断，结扎，完成输尿管分离术。

但是，必须注意的是，切忌在钳夹膀胱子宫颈韧带前翼时去挑起子宫动脉，因为在挑起子宫动脉时极易损及子宫静脉，引起术中隧道内出血——很难止血，非常被动。一旦发生隧道内出血，也可及时止血，方法为：术者提起子宫，一手托起出血一侧的阔韧带后方——实为压迫止血，一手仍需用 Kelly 钳插入隧道，用钳夹住隧道两侧膀胱子宫颈韧带前翼，包括子宫动静脉，达到顺利止血，缓解术中遇到的窘迫。

（一）术中预防输尿管损伤

手术避免损伤输尿管甚为重要，无论是全子宫切除术还是宫颈癌根治术，尤其是盆腔发生复发或转移性癌或伴有粘连或病灶侵入时，更应重视预防输尿管的损伤。以下笔者就针对怎样在术中避免输尿管的损伤谈些体会。

在正常手术中（指初次手术或术前没有经过盆腔放射等治疗，输尿管没有被外来多种因素干扰，分离输尿管技术已成熟掌握），如在宫颈癌根治术中，常规切除子宫旁组织，如主韧带和骶韧带等，对医生而言，已游刃有余，不成难事；输尿管分离是在输尿管盆段上中 1/3 处显露输尿管后，打开输尿管鞘膜（输尿管鞘膜本身并无血管，输尿管似游龙在鞘膜内游动，输尿管的血供侧似蟠龙环绕于输尿管的筋膜层）。术者打开输尿管鞘膜后，用长 Kelly 钳从输尿管鞘膜内分离输尿管既可以不损伤输尿管，又可以避免术中出血。如术者已熟练掌握输尿管分离方法，术者对手术会倍增自信。对于术前已经进行过盆腔放疗的患者，或几次术后输尿管已与周围组织粘连的患者，或已有紧密粘连的疑难病例，如果术者没有掌握打开输尿管鞘膜分离输尿管的技巧，则手术确实颇有难度，但如果术者经过多年临床实践已积累了丰富的经验，这些问题都会迎刃而解。

（二）术中损伤输尿管的处理

术中发生输尿管损伤确实很难预防，如遇到解剖学变异、盆块巨大、输尿管在巨块表层、管壁薄而扁形时极易损伤输尿管；又如遇到盆腔复发性癌、病灶侵犯、粘连、压迫、变异时极易损伤输尿管。如果发生输尿管损伤，该如何处理呢？

1．输尿管部分损伤

输尿管部分损伤比较多见的是由于术后粘连紧密，分离输尿管时引起输尿管筋膜部分损伤，如果损伤面小而局限，可仅用 4-0 可吸收缝线做筋膜肌层间断缝合；如果损伤面较大，>1/2 圈，且输尿管黏膜层也已受损，则需切开受损输尿管并放置输尿管支架，局部做全层和筋肌层间断缝合。

2．输尿管全层受损

对于因术中严重粘连、难以分离或术中误伤输尿管全层者，应切除受损输尿管不规则部分，安置输尿管支架，做输尿管双重缝合。

3．术中因钳夹等误伤输尿管

对于因术中各种因素而钳夹误伤输尿管者，术中应认真观察判断输尿管受伤部位以及钳夹时间、钳夹程度（部分上齿或完全上齿），以发现输尿管受伤部位的血供和颜色以及输尿管的蠕动。根据输尿管受伤局部是稍有红肿或已瘀紫、蠕动有否受限等决定处理方法。如果钳夹时间短，经观察受钳夹输尿管局部无瘀紫且输尿管蠕动正常，关腹前再查时情况也无变化，可以不做处理。如果钳夹后输尿管局部瘀紫、蠕动欠佳，应做输尿管局部切除，安置支架，常规缝合断端输尿管。如果伤及输尿管下段，壁段输尿管受损，则需切除受损壁段输尿管，输尿管植入膀胱为妥。

（张志毅）

参考文献

[1] 张志毅,周美慧,范建玄,等.20年来手术治疗宫颈癌经验.中华妇产科杂志,1987,22 (1): 9-12.

[2] Piver M S, Rutledge F. Smith J P. Five classes extended hysterectomy for woman with cervical cancer. Obstet Gynecol, 1974, 44 (2): 205.

[3] 张志毅.妇科肿瘤手术学.上海: 上海科学技术出版社,2009.

[4] 曾志成.(全国高等医药院校教材)系统解剖学.第2版.北京: 人民卫生出版社,2004.

[5] 吴小华.实用妇科肿瘤学.南京:江苏科学技术出版社,2005: 279.

[6] Han X, Wen H, Ju X, et al. Predictive factors of para-aortic lymph nodes metastasis in cervical cancer patients: a retrospective analysis based on 723 para-aortic lymphadenectomy cases. Onco target, 2017, 8 (31): 51840-51847.

[7] Gouy S, Morice P, Narducci F, et al. Prospective multicenter study evaluating the survival of patients with locally advanced cervical cancer undergoing laparoscopic para-aortic lymphadenectomy before chemoradiotherapy in the era of positron emission tomography imaging. J Clin Oncol, 2013, 31 (24): 3026-33.

[8] Kim D Y, Shim S H, Kim S O, et al. Preoperative nomogram for the identification of lymph node metastasis in early cervical cancer. Br J Cancer, 2014, 110 (1): 34-41.

[9] Delgado G, Chun B, Calgar H, et al. Paraaortic lymphadenectomy in gynecologic malignancies confined to the pelvis. Obstet Gynecol, 1977, 50 (4): 418-423.

[10] Gil-Moreno A, Magrina J F, Perez-Benavente A, et al. Location of aortic node metastases in locally advanced cervical cancer. Gynecol Oncol, 2012, 125 (2): 312-314.

[11] Stryker J A, Mortel R. Survival following extended field irradiation in carcinoma of cervix metastatic to para-aortic lymph nodes. Gynecol Oncol, 2000, 79 (3): 399-405.

[12] Hughes R R, Brewington K C, Hanjani P, et al. Extended field irradiation for cervical cancer based on surgical staging.

GynecolOncol, 1980, 9 (2): 153-161.

[13] 孙建衡, 蔡树模, 高永良, 等. 中国妇癌防治50年经验//中国癌症研究基金会. 北京: 军事医学科学出版社, 2004: 1-15.

第五节　保留盆腔自主神经的广泛性子宫切除术

一、背景

广泛性子宫切除术＋淋巴结清扫术是治疗早期宫颈癌（Ⅰa2～Ⅱa期）的标准方法，能显著降低患者术后盆腔复发风险，术后5年生存率可达88%～97%[1]。然而，这一术式因切除范围广，极易损伤患者的盆腔自主神经，从而导致其术后膀胱功能、直肠功能及性生活紊乱与失调。随着宫颈癌发病的年轻化趋势，如何在保证根治性的前提下，进一步提高患者术后的生活质量，获得了妇科肿瘤医师的关注。近年来，立足于盆腔神经解剖学的发展，保留盆腔自主神经的广泛性子宫切除术（nerve-sparing radical hysterectomy，NSRH）在国内外得到广泛的研究，结果发现，NSRH手术可以显著改善患者术后的膀胱功能障碍而提高患者的生活质量。

2008年，Querleu及Morrow等提出了新的宫颈癌国际手术分型系统，简称Q-M分型系统，具有里程碑意义。该分型系统建立在当今新的手术理念及精准解剖的基础上，是根据病变程度切除相应范围的子宫旁组织。Q-M分型共分为A、B、C、D四型，最常用的传统宫颈癌广泛性子宫切除术与其中的C型相对应，C型中再分为C1和C2亚型，NSRH归为C1型术式。NSRH已经纳入国际手术分型，将来会在临床得到广泛应用，但目前还存在技术瓶颈，主要是由于盆腔自主神经结构的复杂性导致手术步骤复杂，难以统一。因此，建立规范化的手术技术方法是当今需要解决的主要问题。

二、解剖基础

盆腔自主神经系统由腹下神经、盆腔内脏神经、下腹下神经丛及其发出的直肠支、子宫支及膀胱支组成。

腹下神经由上腹下神经丛汇集而成，起自T12～L2交感神经纤维，在腹主动脉分叉处交汇成上腹下神经丛，沿髂总血管向下走行至骶岬水平，发出左右侧腹下神经各一支，在子宫骶韧带外侧，紧贴直肠系膜行走于输尿管下方，并与之平行走行于一矢状位膜样结构（输尿管系膜）中，到达子宫动脉水平，与下方的盆腔内脏神经汇合。盆腔内脏神经为副交感神经，来自S2～S4神经，盆腔内脏神经与腹下神经汇合后形成下腹下神经丛[2]。下腹下神经丛走行于阴道旁软组织内，约位于阴道穹下2cm，紧贴阴道侧壁，发出子宫支及直肠支，分别支配子宫及直肠，再向膀胱一侧发出"扇形"的膀胱支。膀胱支向前经膀胱子宫颈韧带深层到达膀胱底部[3]，其内含有交感及副交感神经纤维，分别控制膀胱括约肌及逼尿肌，通过感知膀胱容量变化，协同调节起到控尿作用。此外，盆腔神经丛通过控制直肠、肛门内括约肌、阴道血管平滑肌的舒缩，调节阴道充血及润滑，控制排便及性活动。

由以上解剖基础可以看出，盆腔自主神经是一个复杂的体系，神经纤维细小，分支繁多，与子宫的多个韧带关系密切，手术解剖和分离的难度较大。传统的广泛性子宫切除术不可避免会损伤盆腔自主神经，包括以下环节：切除骶前及腹主动脉旁淋巴结时易损伤上腹下神经丛；切除子宫骶韧带时易损伤腹下神经；处理子宫主韧带时易损伤盆腔内脏神经；处理子宫骶韧带及直肠阴道韧带时易损伤下腹下神经丛；处理膀胱子宫颈韧带及阴道旁组织时易损伤下腹下神经丛膀胱支[4]。

　　盆腔自主神经受损后最突出的表现是膀胱功能障碍，如尿意消失、排尿乏力、尿潴留、尿失禁等；其次是结直肠功能障碍，如丧失便意、便秘、排便习惯改变等；易于被忽略的是性功能障碍，表现为性欲下降、性唤起障碍、性高潮障碍、性交疼痛等。就神经的功能而言，腹下神经损伤主要表现为尿频、尿失禁、腹泻及性高潮障碍；盆腔内脏神经损伤表现为尿潴留、排尿乏力、便秘及阴道润滑度下降；而盆腔自主神经丛的损伤则可有多种表现。

三、NSRH 的发展历史

（一）手术方式的改良

　　由于日本的宫颈癌根治手术是基于冈林术式，手术范围较大，术后患者膀胱功能障碍明显，迫切需要改良的手术方式，保留盆腔自主神经结构。1961 年，日本学者 Kobayashi 首次提出将主韧带分为血管部分（包括子宫的动脉和静脉）及神经部分（位于子宫深静脉下方，主要为盆腔内脏神经），术中对这两部分分开游离，切除血管部，保留神经部，这种方法被称为"东京方法"[5-6]。1983 年，Fujivara 等认为，除了盆腔内脏神经外，保留盆腔自主神经的膀胱支具有更加重要意义[7-8]。进入 21 世纪以来，NSRH 逐渐成为研究的热点。2004 年，Raspagliesi 等提出，应侧重在切除子宫骶韧带时分离腹下神经并进行保留[5,9]。这种方法相对简单，而且术后膀胱功能恢复效果肯定。但由于不对盆腔自主神经丛的膀胱支进行单独的分离，在 Raspagliesi 等的 NSRH 式中，阴道切除术长度受到限制，只建议切除 2 cm 长的阴道，影响了手术的根治性。因此，日本学者更加坚持通过精细的手术解剖，分离神经结构，并进行系统的自主神经保留。2007 年，Fujii 等在手术放大镜下通过精细的解剖发现，腹下神经、盆腔内脏神经、下腹下神经丛及膀胱支位于同一个 T 形平面内[4,10]；Fujii 等首先将其命名为"盆腔神经平面"，指出整体保留这个盆腔自主神经平面对于维持神经结构的完整性及改善术后盆腔脏器的功能障碍具有重要意义。Yabuki 等[7] 通过手术解剖研究也发现，盆腔自主神经的主要结构确实走行在一个组织平面内，利用盆腔的四个固有间隙（直肠侧间隙、膀胱侧间隙、冈林间隙及第四间隙），可以将神经平面整体分离。在这些初期研究基础上，医科院肿瘤医院自 2008 年以来尝试改良的 NSRH 式式，提出了"保留神经平面的广泛性子宫切除术"（ nerve plane sparing radical hysterectomy，NPSRH），其特点是利用盆腔的几个固有间隙，将神经平面整体保留。NPSRH 很大程度上可维持神经结构的完整性，并可简化手术步骤，有利于临床进一步推广应用。

（二）微创手术的应用

　　20 世纪 90 年代起，腹腔镜技术得到了广泛应用，此技术具有微创的优势，手术损伤小、出血少，术后患者恢复块，同时保证了与开腹手术相当的安全性和根治性。由于腹腔镜的放大效应，可以显示盆腔自主神经的精细结构，对 NSRH 具有优势。但是，腹腔镜电能量器械的使用也会对脆弱的盆腔自主神经结构造成热损伤，影响术后神经功能的恢复[10]。一些学者在行腹腔镜下 NSRH 时，为了减少双极电凝等能量器械产生的热损伤，尝试采用 Hem-o-lok、血管夹等非能量器械止血来保护神经结构，效果满意[11]。近年来，达·芬奇机器人手术系统（ da Vinci Surgical System，DVSS ）逐渐应用于妇产科手术，该系统应较腹腔镜技术拥有更好的视野，器械更加灵活，可避免人为震颤，使图像更加稳定，在识别神经方面有更大的优势[12]。此外，达·芬奇机器人系统的能量器械热损伤更小，更适用于 NSRH。Liu（ 2015 ）等研究表明，在行 NSRH 时，与传统开腹及腹腔镜技术相比，达·芬奇机器人系统在保证手术切除范围的同时，可减少手术时长、出血量及平均住院日，术后盆腔自主神经功能的恢复也可以保证[13]。

四、手术步骤

（一）NSRH（李斌，2009）[1]

NSRH 的技术要点是对盆腔自主神经结构的各部分进行细致的解剖和保留，如下所述。

- 在髂内动脉的子宫动脉的起始端切断、结扎子宫动脉。在直肠侧窝与膀胱侧窝之间显露主韧带。将主韧带组织在接近盆壁处逐钳贯穿、切断、结扎，达到子宫深静脉，解剖其下方的盆腔内脏神经束（pelvic splanchnic nerves，PSN）并保留；之后在输尿管"隧道"的顶部切断浅层膀胱子宫颈韧带，彻底将输尿管游离至膀胱入口处。

- 打开直肠子宫腹膜返折，分离阴道直肠间隙。在子宫骶韧带外侧解剖腹下神经束并予以保留。再于靠近骶骨的韧带附着部位，切断子宫骶韧带。

- 继续沿腹下神经神经束向膀胱方向解剖，至盆腔内脏神经汇入形成下腹下神经丛处，切断神经丛向阴道壁方向发出的子宫支。

- 继续将深层膀胱子宫颈韧带内的静脉切断结扎，解剖分离其外下方走行的"扇形"膀胱支并予以进行保留，将保留的盆腔自主神经结构外推。

- 进一步将膀胱下推，切断阴道直肠韧带及阴道旁组织，在阴道穹下 3~4 cm 水平环形切开阴道，切除子宫。

（二）腹腔镜 NPSRH 技术（改良的方法，李斌，2014）[3]

- 主韧带的处理及神经平面外侧面的显露：先行腹腔镜下的盆腔淋巴结清扫术，通过淋巴结清扫使髂血管轮廓化。通过钝性分离，充分显露膀胱旁及直肠旁间隙。于起始端以双极电凝闭合，用超声刀切断子宫动脉及子宫浅静脉，进而将其向输尿管上方翻起。继续清除主韧带内的全部子宫旁淋巴和脂肪组织，下界达子宫深静脉，彻底贯通膀胱旁及直肠旁间隙，通过这一步骤保留盆腔内脏神经，并显露输尿管下方神经平面的外侧面。

- 子宫骶韧带的处理及神经平面近端部分的保留：将附着在阔韧带后叶上的输尿管连同其下方的薄片状系膜结构（内含腹下神经束，为神经平面的近端部分）一同向外游离，在输尿管系膜与子宫骶韧带之间小心钝性分离，显露冈林间隙。横向切开子宫直肠窝腹膜，钝性分离阴道直肠间隙。在阴道直肠间隙与冈林间隙之间，用超声刀由根部切断子宫骶韧带，这一步骤可利用冈林间隙完整保留神经平面近端部分。

- 第四间隙的利用及神经平面与阴道旁组织的分离：打开膀胱子宫腹膜返折，下推膀胱至阴道上 1/3 水平，分离显露阴道旁间隙。用超声刀切断子宫动脉的输尿管支，进而在输尿管"隧道"的顶部切断膀胱子宫颈韧带前叶，将输尿管外推。钝性分离深层膀胱子宫颈韧带（内含膀胱中和下静脉）与阴道旁组织（内含阴道静脉及盆腔内脏神经的子宫支）间的疏松的无血管，显露出第四间隙。腹下神经和盆腔内脏神经在阴道旁组织内汇合成下腹下神经丛，发出子宫支及膀胱支，这些神经结构主要走行于神经平面的远端部分内（输尿管系膜的延伸部分）。术中在第四间隙和冈林间隙之间闭合、超声刀切断阴道旁组织中的自主神经及子宫支，将此两个间隙贯通。这一步骤可将神经平面与阴道旁组织分离。

- 膀胱子宫颈韧带后叶的处理及神经平面远端部分的保留：在第四间隙与阴道旁间隙之间分离深层膀胱子宫颈韧带中膀胱中和下静脉，分别双极电凝闭合、超声刀切断。这一步骤可保留位于第四间隙外侧的神经平面远端部分。在切除子宫及所需长度的阴道后，最终将含有腹下神经、盆腔内脏神经及盆腔自主神经丛膀胱支的神经平面整体保留。

五、手术效果评价

（一）根治性

基于日本 Fujii 等详细描述的 NSRH 术式结果，与传统广泛切除手术相比，NSRH 不会减少子宫旁各个韧带的切除范围，理论上两者可达到相同的根治性[4]。近年来也有多项研究针对该问题进行了论述。Ditto 等[14]（2011）对 185 例接受 NSRH 及 311 例接受传统的广泛性子宫切除术（conventional radical hysterectomy，CRH）的患者进行了随访（中位时间 93 个月），两组的 5 年无病生存率及 5 年总生存率无统计学差异。Liu 等[10]（2016）分别对 60 例行 NSRH 和 CRH 病例进行了术后随访，两组患者均未出现死亡及复发。Roh 等[15]（2015）开展了一项随机对照研究（RCT），研究对象为 2003 年至 2009 年就诊于该院的 Ⅰa2～Ⅱa 期宫颈癌患者，最终 86 例患者被纳入研究，分别进行了 CRH 及腔镜下 NSRH（40∶46），术后随访 10 年，两组的无病生存率无统计学差异。Sakuragi[10]（2015）总结了前期 2 项 RCT 试验，7 项前瞻性研究及 11 项回顾性研究，研究结果均支持 NSRH 具有较高的可靠性及安全性。由以上理论总结及临床研究可知，与传统手术相比，NSRH 术式可较好保证手术的根治性，能够为早期宫颈癌提供有效的手术治疗。

但对于手术根治性仍有很多疑虑。一方面，为了保留紧贴上段阴道壁的自主神经结构，阴道旁组织的切除范围肯定会有一点牺牲，因此，对于Ⅱa 期的患者接受 NSRH 手术，一些学者是持否定态度的。另一方面，肿瘤直径大于 4 cm 的患者是否适合接受 NSRH，目前还没有大宗前瞻性的研究来证实其根治性等同于常规手术。此外，一些学者发现，某些肿瘤具有嗜神经侵犯的特点。因此，对于具有这个危险因素的患者，手术保留盆腔自主神经可能会增加手术复发的风险。NSRH 的具体指征目前尚无定论。

（二）膀胱功能

子宫颈与膀胱的解剖关系密切，宫颈癌根治性手术除了影响支配膀胱的自主神经外，对膀胱及尿道周围的解剖支撑也会造成影响，从而影响膀胱尿道的功能。不论是否保留自主神经，宫颈癌根治术后因失去后壁支撑，膀胱与尿道轴均会发生改变，容易引起排尿异常。保留盆腔自主神经，可促进术后膀胱功能的恢复。

膀胱功能一般以拔除患者尿管后测量残余尿量、尿流动力学指标及恢复自主排尿的时间来衡量，长期膀胱功能则以调查问卷的形式进行随访评估。目前多项研究显示，NSRH 对促进患者术后膀胱功能恢复效果明确。Sakuragi 等[15]（2009）研究表明，术后 12 个月时，接受传统宫颈癌根治术治疗的患者尿失禁的发生率为 10%，排尿感觉缺失的发生率达为 60%，但 NSRH 术后无尿失禁发生，感觉缺失者仅有 10%。Ditto 等[14]（2010）研究表明，NSRH 在保证根治性的同时，可减少尿潴留、尿失禁、便失禁等近远期并发症。Ceccaroni 等[16]（2012）通过一项多中心临床研究得出结论：NSRH 明显改善了尿失禁、尿潴留等膀胱功能障碍等。Chen 等[17]（2014）研究对患者进行了尿动力学检查，发现 NSRH 组患者术后留置尿管时间明显短于传统手术组患者，NSRH 组患者术后最大尿流率、膀胱最大容积、最大逼尿肌压力均高于传统手术组患者。同时，与传统手术患者相比，最大尿流率时，NSRH 组患者的膀胱敏感性无明显降低，腹压降低，膀胱压力较高。

一些学者认为，保留单侧盆腔自主神经也可以达到改善膀胱功能的目的。但 Kato 等学者的研究表明，尽管术中保留单侧神经的患者最终都能较好地恢复自主排尿，但是，保留双侧神经者比保留单侧者术后恢复快。如果病情及术中情况需要，可只保留非患侧盆腔自主神经；但如果病情允许，应尽可能保留双侧盆腔自主神经[12]。

（三）结直肠功能

结直肠功能包括大便的润滑度、结直肠的活跃度及受盆腔交感、副交感神经支配的肛门内、外括约肌协调控制的排便。直肠功能主要以调查问卷的形式进行随访。有研究表明，NSRH 术能够在一定程度上改善早期宫颈癌根治术后直肠功能障碍，减少便秘、便失禁等近远期并发症。

（四）性功能

宫颈癌根治性手术对患者性功能影响较大，原因多元，包括：术中切除部分阴道导致阴道缩短；术后若补充放疗会进一步加重阴道挛缩；盆腔自主神经部分或完全损伤；手术切除卵巢；综合起来会导致患者术后性欲降低、性唤起障碍、性高潮障碍及性交痛等。

在 Pieterse 等[18]（2008）的研究中，作者采用客观测量方法发现，NSRH 术后患者性唤起阶段阴道血流有所增加，且阴道血管平滑肌受盆腔自主神经支配，由此提出，NSRH 可在一定程度上改善术后性功能。Castiglione 等[9]（2015）对宫颈癌患者进行了 NSRH 及传统手术，术后刺激盆腔神经丛，采用激光多普勒超声探测其阴蒂及阴道黏膜血流峰值，结果显示，两组术后 5 d 及 10 d 时阴蒂及阴道黏膜血流峰值均下降，且前者峰值高于后者，有统计学差异。Giorgio 等[19]（2014）对 2008—2013 年行腔镜下 NSRH 及传统手术的 40 位患者（20∶20）采用女性性功能量表（FSFI）进行回顾性研究，结果表明，两组患者术后 FSFI 评分均下降了，前者略高于后者；在性欲、性高潮及性交疼痛方面，两组无显著差异；然而，行 NSRH 组患者术后阴道润滑度及性交满意度高于传统手术对照组。Chen 等[17]（2014）也通过术后 1 年时患者的 FSFI 量表得出，NSRH 组患者术后性功能恢复较传统手术组稍快。

由理论及上述研究结果可以看出，与传统手术相比，NSRH 可于一定程度上改善患者术后性功能。

然而，由于性功能受多因素影响，术前和术后性功能评估较困难，且无统一公认指标，目前有关 NSRH 术后性功能恢复的研究尚处于探索阶段，有待积累更多临床随机对照试验进行较为可靠的论证和评价。

六、结语

NSRH 是治疗宫颈癌的一种新的术式，自 20 世纪 90 年代至今得到了广泛开展。现有理论及研究表明，与传统手术相比，NSRH 在一定程度上能改善患者术后的膀胱、直肠及性功能。

NSRH 的成功开展对术者有如下要求：熟练掌握盆腔解剖结构，尤其是神经解剖；有长期、大量成功的传统根治术及开腹妇科手术经验积累；熟练掌握子宫旁切除范围；具有耐心及精心的职业素养。部分医师在进行根治手术时存在子宫旁切除范围不足，未涉及主韧带的神经纤维，误认为不保留神经也不影响术后患者生活质量及盆腔脏器功能恢复；还有部分医师认为 NSRH 操作过于精细、复杂。因此，NSRH 的开展，仍需妇科肿瘤医师加强修炼和培训，从观念及技术上进行改进及提高。

（李　斌）

参考文献

[1] 李斌, 吴令英, 等. 保留盆腔自主神经的广泛子宫切除术应用于宫颈癌的临床研究. 中华妇产科杂志, 2008, 43 (8): 606-610.

[2] 肖会廷, 李斌. 保留盆腔自主神经的广泛性子宫切除术应用于宫颈癌的研究进展. 实用妇产科杂志, 2011, (06): 419-421.

[3] 王文文, 李斌, 佐晶, 等. 改良型保留盆腔自主神经的宫颈癌根治性手术对患者膀胱功能及预后的影响. 中华妇产科杂志, 2014, 49 (5): 341-347.

[4] Centini G, Afors K, Mutada R, et al. Step by step type C laparoscopic radical hysterectomy with nerve sparing approach. J Minim Invasive Gynecol, 2015, 22 (4): 545.

[5] Francesco R, Antonino D, Francesco H, et al. Nerve-sparing radical hysterectomy in cervical cancer. Evolution of concepts gynecologic oncology, 2007. 107 (1): S119-S121.

[6] Kyo S, Kato T, Nakayama K. Current concepts and practical techniques of nerve-sparing laparoscopic radical hysterectomy. European journal of obstetrics & gynecology and reproductive biology, 2016(207): 80-88.

[7] Yabuki. Original film of the Okabayashi's radical hysterectomy by Okabayashi himself in 1932, and two films of the precise anatomy necessary for nerve-sparing Okabayashi's radical hysterectomy clarified by Shingo Fujii. Int J Gynecol Cancer, 2008, 18 (2): 383-385.

[8] Balaya V, Ngo C, Rossi L, et al. Bases anatomiques et principe du nerve-sparing au cours de l'hystérectomie radicale pour cancer du col utérin. Gynécologie Obstétrique & Fertilité, 2016, 44 (9): 517-525.

[9] Wu J, Liu X, Hua K, et al. Effect of nerve-sparing radical hysterectomy on bladder function recovery and quality of life in patients with cervical carcinoma. Int Gynecol Cancer, 2010, 20 (5): 905-909.

[10] Lemos N, Souza C, Marques R M, et al. Laparoscopic anatomy of the autonomic nerves of the pelvis and the concept of nerve-sparing surgery by direct visualization of autonomic nerve bundles. Fertility and Sterility, 2015, 104 (5): e11-e12.

[10] Liu Z, Li X, Tao Y, et al. Clinical efficacy and safety of laparoscopic nerve-sparing radical hysterectomy for locally advanced cervical cancer. International Journal of Surgery, 2016, 25 (1): 54-58.

[11] Liu Z, Li X, Li X. Robotic nerve-sparing radical hysterectomy for locally advanced cervical cancer after neoadjuvant chemotherapy. Int Gynecol Obstet, 2015, 131 (2): 152-155.

[12] Kavallaris A, Hornemann A, Chalvatzas N. Laparoscopic nerve-sparing radical hysterectomy: description of the technique and patients outcome. Gynecologic oncology, 2010, 119 (2): 198-201.

[13] Balaya V, Ngo C. Anatomical consideration for the technique of nerve-sparing during radical hysterectomy for cervical cancer. Gynecol Obstet Fertil. 2016, 44 (9): 517-525.

[14] Espino-Strebel E E, Luna J T, Domingo E J. A comparison of the feasibility and safety of nerve-sparing radical hysterectomy with the conventional radical hysterectomy. Int Gynecol Cancer, 2010, 20 (7): 1274-1283.

[15] van Gent M D, Romijn L M, van Santen K E, et al. Nerve-sparing radical hysterectomy versus conventional radical hysterectomy in early-stage cervical cancer: a systematic review and meta-analysis of survival and quality of life. Maturitas, 2016, 94 (12): 30-38.

[16] Sakuragi, Rendón G J, Echeverri L, et al. Outpatient laparoscopic nerve-sparing radical hysterectomy: a feasibility study and analysis of perioperative outcomes. Gynecologic oncology, 2016, 143 (2): 352-356.

[17] Loizzi V, Cormio G, Lobascio P L. Dysfunction following nerve-sparing radical hysterectomy for cervical cancer: a prospective study. Oncology, 2014, 86 (4): 239-243.

[18] Pieterse Q D, Kenter G G, Maas C P, et al. Self-reported sexual, bowel and bladder function in cervical cancer patients

following different treatment modalities. International Journal of Gynecological Cancer, 2013, 23 (9): 1717-1725.

[19] Giorgio B. Success factors of laparoscopic nerve-sparing radical hysterectomy for preserving bladder function in patients with cervical cancer: a protocol-based prospective cohort study. Am Surg Oncol, 2015, 22 (6): 1987-1995.

第 *40* 章　宫颈癌的手术治疗（二）

第一节　宫颈癌的手术治疗简史

宫颈癌手术治疗已经有 100 多年的历史，直至今日，手术治疗仍然是早期宫颈癌的主要治疗手段之一。在早期的宫颈癌手术治疗中，Czerny、Freund、Schuchardt、Schauta、Wertheim、Meigs、Taussig、冈林等及其追随者做了大量的开拓性工作。其后由于镭治疗的病死率低且并发症少，镭治疗一度十分流行，而手术治疗呈低迷。在这个过程中，Meigs 对其 I 、Ⅱ期宫颈癌患者进行了镭治疗，由于其结果令人失望，他综合 Wertheim 与 Taussig 手术方法，于 1939 年开始对宫颈癌患者常规进行盆腔淋巴结切除术和根治性子宫切除术，至 1946 年做了 100 例，没有手术死亡病例，从而重新引起人们对手术的兴趣。以后有些学者对其术式进行了一些改良，使之日趋完善。

国内开展宫颈癌根治术始于 20 世纪 50 年代，1954 年起，杨学志、刘淑珍先后开展了广泛性宫颈癌根治术，张其本开展了阴式广泛性子宫切除术并出版了有关医学专著。1963 年以来，山东医科大学附属医院和山东省立医院对 I b 期、Ⅱ a 期及部分Ⅱ b 期患者常规进行腹膜外盆腔淋巴结清扫术及腹腔内广泛性子宫切除术，手术视野显露良好，操作方便，减少了手术并发症。高永良采用的撕剥式盆腔淋巴结清扫术 [1]，其优点是：①速度快；②淋巴结剥离完整、干净；③手术出血少，并发症少；④操作容易掌握。李城信在宫颈癌根治术中保留了子宫动脉和输尿管支 [2]，简化了一些手术操作步骤，对保护尿路功能具有重要作用。陈惠祯等对宫颈癌根治术也做了多项技术改进 [3]，包括不游离输尿管床，阴道部分重建术等，降低了术后泌尿道并发症。

Wertheim 和 Meigs 对宫颈癌的手术治疗做出了杰出的贡献。Wertheim-Meigs 根治性子宫切除术一直是早期宫颈癌手术治疗的主要方式。Wertheim 手术与 Meigs 手术，技术上有些不同点。Wertheim 手术的根治程度比 Meigs 手术小些，其手术范围包括全子宫及输尿管内侧的支持组织和可疑盆腔淋巴结的切除，目前这一式式被称为改良的根治性子宫切除术，即Ⅱ类扩大性子宫切除术。Meigs 手术包括输尿管侧方支持组织和盆腔淋巴结切除术，此术式目前被称为Ⅲ类扩大性子宫切除术或标准根治性子宫切除术。许多学者常将这两种术式统称为 Wertheim-Meigs 根治性子宫切除术。

目前国内外对宫颈癌的手术分类尚不统一，相差很大，造成了在估计手术疗效及其并发症方面的混乱。1974 年，Piver-Rutledge-Smith 提出的宫颈癌手术分类 [4]（表 40-1）有其实用价值，其每类手术的范围明确具体，特别不同之处在于对子宫动脉、膀胱上动脉、输尿管、主韧带和阴道的处理，是一种比较完善的分类，已为其他学者所接受；初始时仅用于开腹手术，近年已用于多种手术方式。目前国内对宫颈癌手术的分类方式是按照子宫切除术的范围、方式和入路划分的。

2008 年，Querleu 和 Morrow 根据侧方切除的范围提出了一个新的根治性子宫切除术的分类系统（A-D），可作为 Piver-Rutledge-Smith 分类系统的补充。

宫颈癌根治性手术中子宫切除术的手术途径尚不统一，欧洲许多国家仍然继续进行经阴道手术，但大多数国家已采用经腹手术，特别是在美国，认为腹式方法优于经阴道方法，因为前者能更好地显露手术野，能切除足够的癌灶边缘。如果癌灶累及膀胱和直肠，则可以同时切除。中国基本上采用腹腔内广泛性子宫切除术及盆腔淋巴结清扫术或腹腔内广泛性子宫切除术及腹膜外盆腔淋巴结清扫术 [5]。

表 40-1　Piver-Rutledge-Smith 宫颈癌手术分类

类别	范围	适应证
Ⅰ 类	筋膜外全子宫切除术，使输尿管向旁侧偏离，切除耻骨子宫颈韧带	原位癌至早期间质浸润癌
Ⅱ 类	切除主韧带及骶韧带的 1/2、阴道上 1/3	微小浸润癌，放疗后小的复发灶
Ⅲ 类	切除全部主韧带及骶韧带、阴道上 1/2	Ⅰb 期及 Ⅱa 期
Ⅳ 类	切除全部输尿管周围组织及膀胱上动脉，切除阴道 3/4	前部中心性复发有可能保留膀胱
Ⅴ 类	切除部分远端输尿管及膀胱	中心复发癌累及部分远端输尿管及部分膀胱

近年来，国内外开展了保留生育功能的宫颈癌根治术，腹腔镜手术作为宫颈癌手术治疗的一种手段也已经普及，新兴的机器人手术也逐渐应用于妇科肿瘤的相关手术 [6]。另有作者提议治疗前（主要是放疗前）行淋巴结分期手术或进行淋巴结染色 [7]。

（陈惠祯　蔡红兵）

第二节　宫颈上皮内瘤变的手术治疗

宫颈上皮内瘤变（cervical intraepithelial neoplasia，CIN）的治疗方法的选择应根据 CIN 级别、病变范围、患者年龄、生育愿望和健康状况、医疗条件和技术水平以及随诊等因素综合分析，做到治疗个体化，以避免治疗不足或治疗过度。CIN 的治疗主要有两类：非手术治疗和手术治疗。非手术治疗有电烙、冷冻、激光、放疗等。手术治疗包括宫颈锥切术、宫颈 LEEP 及子宫切除术 [8]。此外，对于部分 CIN，特别是级别低者，可随访观察 [9]。

近年来，CIN 的治疗趋向于保守，绝大多数 CIN 的病变局限，保守性治疗的一次性治愈率高。无论是从宫颈癌自然发展的病理特点，还是从提高生存质量的现代观点出发，目前都把 CIN 看做是与子宫颈浸润癌密切相关的癌前期病变，故在 CIN 的处理中应防止治疗过度。总的来说，不同级别的 CIN 可遵循如下所述原则。

CIN 1：大部分可有逆转过程，一般不予特殊处理，可随访观察。然而，有资料表明，阴道镜直接活检仅仅代表所取标本的病变，并不能排除存在 CIN 2 或 CIN 3 的可能性 [10]。阴道镜活检诊断为 CIN 1 的患者经 LEEP 后病理检查诊断为 CIN 2 或 CIN 3 共达 55% 之多。因此，宫颈活检诊断为 CIN 1 不一定表明患者确实不存在 CIN 2、CIN 3。在随访研究中发现，大多数 CIN 1 患者的病变自发消退，但有 11% 的患者的病变进展为原位癌，因此，应该定期随访。HPV 感染也有一个自愈过程。由于 HPV 无特殊有效治疗，避免重复感染颇为重要。对于 HPV16、HPV18 等高危型病毒有关的 CIN 1、病变范围大又无随诊条件或拒绝观察者，应予以积极治疗，采用激光等物理疗法或宫颈锥切术予以治疗；对于病灶局限、子宫颈管检查阴性的 CIN 1 患者，可随访观察；对于范围小、局限的病灶，可采用冷冻治疗。另外，可用 HPV 病毒载量来监测对 CIN 1 患者治疗的疗效 [4]。

CIN 2：应做阴道镜检查。对于多点病变、合并高危 HPV 者，可行宫颈锥切术。对于不能接受宫颈锥切术者，可考虑采用冷冻、激光或 LEEP 等方法治疗，并定期随访。对于未经上述处理者，更应密切随诊，如患者病变持续存在或进展，则须进行相应的治疗。

CIN 3：原则上都应积极处理。锥切术为首选治疗方法，特别是对年轻女性。对于年龄较大、累及腺体、高危 HPV 感染患者，可考虑子宫切除术。原位腺癌锥切术后常复发，应以子宫切除术为主 [11]。下文仅介绍 CIN 的手术方式、范围、适应证及并发症。

CIN 合并妊娠：75%的孕期 CIN 可在产后半年消退，故更主张保守观察。因妊娠期宫颈细胞学变化可于产后 6 周恢复正常，对于 CIN 1 或 CIN 2，可在严密观察下至足月分娩，观察至产后 6 周。对于 CIN 1 或 CIN 2，按非孕期处理。对于 CIN 3 级患者，应根据妊娠周数、患者对胎儿的愿望的迫切程度来决定，可参照 CIN 3 级处理方法，也可先终止妊娠，行子宫颈局部手术治疗。

一、宫颈锥切术

最初，CIN 的治疗采用全子宫切除术治疗。然而，人们逐渐发现，CIN 大部分能逆转或持续存在，因此认为采用全子宫切除术治疗 CIN 显得过于激进了。于是开始采用将子宫颈外口部分作为圆锥底面，将子宫颈管及子宫颈组织做锥切术的宫颈锥切术，后者在子宫颈病变的治疗中发挥着越来越重要的作用。目前，随着 CIN 的发病率逐年增多和宫颈癌患者的年轻化，宫颈锥切术的治疗作用越来越显示出了其重要性，其手术方式也在不断更新和发展，如传统的宫颈锥切术、激光宫颈锥切术以及 20 世纪 80 年代末兴起的宫颈环状电外科切除术（LEEP）或大环状宫颈移行带切除术（large loop excision of the transformation zone，LLETZ）。

（一）冷刀宫颈锥切术

1. 手术范围

手术范围应因人而异。为了避免病变残留，应根据病变的大小及累及部位选择适当大小的锥切术。锥切术的范围还应综合考虑患者年龄、阴道镜检查子宫颈鳞柱交界的情况、组织学类型以及术前碘试验并依年龄、生育要求、病变范围、级别及随诊条件等，做到个体化。由于鳞柱交界的柱状上皮细胞化生为鳞状上皮细胞时——需从未成熟化生转为成熟化生——易受致癌因素的影响而发生癌变，做宫颈锥切术要切除整个转化区、全部鳞柱交界及颈管下段，且切除范围必须包括病变周围一定范围的正常组织。如果患者病变部位在子宫颈外口以下，锥切术形状宽而浅（图 40-1A 和 B）；如果病变部位向颈管内延伸、超过阴道镜观察的限度，应行全部子宫颈管切除（图 40-1C）。偶尔有个别细胞学检查结果阳性的患者，阴道镜检查时没有发现子宫颈或下段子宫颈管病变，且异常细胞源于鳞状上皮，此时也应行全颈管切除（图 40-1D）。有些病变累及阴道上段，此时应行宫颈锥切术和阴道穹的部分阴道切除术（图 40-1E）。对于 CIN 3 患者，特别是原位癌患者，锥切术时要切除一定深度的腺体和一定长度的颈管，切除腺体的最小深度至少达 4 mm。笔者研究发现 [7]，原位癌患者病变累及子宫颈管纵轴的长度为 0～16.9 mm 不等，累及腺体的最小深度为 1.77 mm，

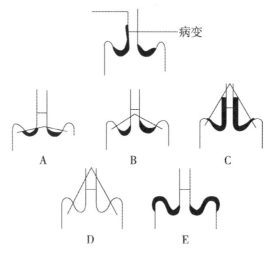

图 40-1　宫颈 CIN 的锥切术范围

最大值为 4.95 mm；因此，锥切术时切除子宫颈管纵轴的长度不应少于 2 cm，切除腺体的深度不应少于 5 mm。妊娠女性的鳞柱交界外移，宫颈锥切术时可以浅些；老年女性的鳞柱交界向子宫颈管内移动，宫颈锥切术时应较深；病灶浅表局限时，切除范围不宜过深，应警惕术中或术后出血。

2. 适应证

由于冷刀锥切术具有诊断和治疗的双重作用，年轻女性中 CIN 和早期宫颈癌发病增多，可以推测，冷刀宫颈锥切术在 CIN 的治疗中仍有一定地位。但由于冷刀锥切术后可能有残存病变和复发，又有一定的并发症，应严格掌握冷刀锥切术的指征。冷刀宫颈锥切术的适应证有：①细胞学多次阳性或高度怀疑、阴道镜下定位活检阴性或阴道镜检查病变延至颈管而宫颈内刮除术阴性者；②宫颈活检（碘染色或阴道镜下）疑有早期浸润而未获得明确诊断者；③年轻女性要求保留生育功能，特别是 CIN 3 患者，但宜慎重选择，完成生育后，仍要严密随诊；④宫颈原位腺癌，应慎重；⑤浸润癌为冷刀宫颈锥切术的禁忌证，但在初诊为 CIN 3 并可疑为浸润癌的情况下，冷刀宫颈锥切术可起到诊断作用。

3. 手术并发症

冷刀宫颈锥切术操作较为复杂，并发症较多，文献报道的累计发生率达 15% ~ 30%[12]。术中并发症主要是出血和邻近脏器的损伤，术中仔细操作可避免其发生；一旦发生，应立即修补或采取其他相应措施予以处理。术中并发出血（也是最严重的并发症之一）如未及时发现和处理，可引起大出血和出血性休克。因此，要术中除仔细缝合创面外，术后还要用纱布和纱条填塞阴道，压迫子宫颈残端，并注意观察；一旦发现出血，及时更换阴道纱布或纱条，塞紧阴道穹及阴道上段多能止血。偶尔有 48 h 后至 2 周内出血者，多因伤口愈合不良所致，仍可采取填塞压迫止血或缝合止血方法予以处理。Luesley 等报道了 788 例锥切术患者[13]，其中 101 例（12.82%）术后有不同程度的出血，且其中 44 例（5.3%）发生于术后 24 h 内，55 例（6.98%）发生于术后 24 h 至 12 d 内。多数学者认为术后出血与锥形切除底部的宽度和锥形切除的深度有关。为了有效地预防术中或术后出血，可于术前子宫颈注射肾上腺素，且手术日期应尽量避免月经期。锥切术后子宫颈管狭窄有 3% ~ 31% 的发生率，Luesley 等认为，这与患者年龄较大及锥形切除过深有关。如果锥形切除深度≤25 mm，对子宫颈管狭窄可采取扩张子宫颈的方法予以处理；对于症状严重或经扩管后子宫颈管狭窄仍不能解除者，可采用激光切除狭窄部位或全子宫切除术予以处理。感染也是锥切术的并发症之一，手术前后应给予患者抗生素以预防和治疗。

（二）激光锥切术

激光锥切术于 20 世纪 80 年代在北美出现，是利用激光对生物组织的热效应产生凝固性坏死达到破坏病变细胞的目的。此方法具有操作简单、治疗精确、组织愈合快及并发症少等优点。

1. 适应证

激光锥切术的适应证有：①阴道镜下全部移行和病变区充分可见；②细胞学或活检无可疑浸润癌，颈管诊刮阴性；③细胞学和阴道镜检查无异常的柱状上皮；④移行带宽度不超过 2 cm；⑤能保证进行细胞学和阴道镜随访；⑥希望保留生育功能。

激光锥切术花费高（常需全身麻醉），技术要求高，且组织碳化，影响病理诊断。20 世纪 90 年代，Anderson 等采用激光锥切术治疗了 473 例患者[14]，随诊 5 年以上治愈率为 96.6%，复发率仅为 3.4%，单次治疗的治愈率为 76%～98%。Mitchell 等对活组织检查证实为 CIN 的 390 例患者[15]进行了冷冻治疗、激光治疗和 LEEP 的前瞻性随机试验，结果发现三种治疗之间并发症、持续病变或复发都没有统计学差异。

2. 手术范围

根据子宫颈的形状和病变部位的不同，锥切术可深可浅（图 40-2A 和 B），只需改变激光的角度即可。切除子宫颈管距黏膜 4～6 mm 时，为保证术后病理检查的准确性，可改用手术刀切除。如果术中有出血，可用压迫或烧灼方法止血，对较大的出血则需缝扎止血。对残余颈管应常规诊刮，刮出物送病理检查，以确定病变切除是否彻底。

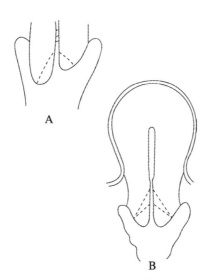

图 40-2　激光锥切术深浅示意图

3. 手术并发症

激光锥切术的并发症很少，主要为出血，多发生在术后 7～14 d，但出血多不严重。另外，偶尔可见子宫颈狭窄、子宫颈粘连等并发症。

（三）宫颈环状电外科切除术（LEEP）

随着 CIN 的早期发现逐渐增加，以及患者日趋年轻化，探讨一种简单易行、疗效高、既能达到治疗目的又不影响进一步诊断的治疗方法很有必要。1989 年，有人提出了 LEEP，采用高频、低电压交流电源控制装置，输出功率大小自由可调，输出电流由电缆与切除环的 T 形绝缘柄相连，开关可脚踏或手控；其切除原理类似于激光，局部可释放出大量的能量，使细胞、组织间水分快速汽化蒸发，细胞和组织焦化破坏，即同时具有切割和电凝功能而又不影响切口边缘组织的病理学检查，术者可通过圆形、方形、三角形等多种形状调整所切组织的大小。

1. 适应证

LEEP 的适应证有：① CIN 2 和 CIN 3；②持续 CIN 1 或随访不便的 CIN 1；③细胞学 ASC-H，有症状的子宫颈外翻；④对 CIN 3 中的宫颈原位癌是否适宜尚有争议。

LEEP 操作简单，手术时间短，平均 5 min 左右，患者无痛苦，不需要麻醉，可在门诊进行；电切同时电凝止血，不需要缝合；术中出血少，平均不到 10 ml；术后并发症少，很少继发大出血和感染；修复后的子宫颈外观漂亮，新的鳞柱交界清楚，便于细胞学和阴道镜追踪随访。LEEP 术前须进行细胞学、阴道镜及病理学诊断，扩张子宫颈管显露颈管以便观察，以明确病变性质，减少手术前后病理诊断误差[16]。

2. 手术范围

在阴道镜下找到病变部位，在子宫颈处用 3% 醋酸棉球或涂 Schiller 液（碘试验）确定病变范围，然后根据子宫颈的形状和病变的大小选择不同的型号的切除环。用三角形电极顺时针方向旋转切除子宫颈管组织 1~1.5 cm，用圆形电极切除子宫颈组织 0.5~1 cm；如病变范围较大，可再扩大切除范围，在病变范围边缘外 0.5~1 cm 处进出电极，用圆形电极扩大切除子宫颈组织，具体可根据情况和自身经验而定；可进行一次性切除，也可分次进行切除；如必须进行分次切除，规范的操作程序是：首先切除含有移行带的子宫颈中央和颈管部分，随后切除必须切除的残留部分，包括产后形成的子宫颈裂隙。

3. 手术并发症

LEEP 的常见并发症有出血、感染和子宫颈管狭窄[12]。近期并发症主要为局部出血，发生率为 1%~8%，但出血量都不多，不需要输液、输血等特别处理，仅需要局部填塞压迫即可。术中发生的出血可通过电凝止血，且最好用点状电凝而不是完全烧灼创面，以免造成大片脱痂时的大出血和日后子宫颈狭窄。晚期并发症主要为子宫颈口狭窄和闭锁。子宫颈狭窄的发生率为 1% 左右，与患者年龄较大和锥形切除偏深有关。术后感染也是造成狭窄的原因。宫颈切除术不应过深，掌握手术范围和深度是预防子宫颈管狭窄的有效措施。术后应加强抗感染，预防性应用抗生素。扩张子宫颈管可防止子宫颈口粘连和狭窄，一旦发生，应尽早进行多次扩张子宫颈管以防止子宫颈狭窄，必要时可以用 CO_2 激光切除狭窄。

（四）宫颈锥切术边缘阳性的处理

宫颈锥切术边缘存在非典型增生病变的患者有长期存在非典型增生病变的高危性，如颈管诊刮也为非典型增生，则罹患浸润癌的风险明显增加。如患者为已生育患者，对于宫颈锥切术标本边缘存在非典型增生病灶者，应行子宫切除术。如患者存在手术禁忌证，或希望保留子宫，也可行严密的阴道细胞学和颈管内膜细胞学随访，因为仅有 1/3 的患者非典型增生病变持续存在。对于子宫颈管诊刮仍存在非典型增生病变者，应重复宫颈锥切术以排除肿瘤，并根据第二次锥切术病理检查确定进一步治疗。对于重复锥形切除边缘阴性且无肿瘤浸润者，可予以观察随访。临床实践中，由于子宫颈局部解剖学和年龄因素的限制，重复宫颈锥切术并不实际。因此，对于 50 岁以上的女性可行筋膜外子宫切除术。个别患者也可考虑单纯腔内放疗，但剂量应减小，一般为常规剂量 2/3。

二、子宫切除术

子宫切除术（hysterectomy）也是 CIN 3 的治疗方法。子宫切除术包括筋膜内子宫切除术（intrafascial hysterectomy）、标准性（保守性）子宫切除术（standard/conservative hysterectomy）、筋膜外子宫切除术（extrafascial hysterectomy）和阴式子宫切除术（vaginal hysterectomy）。

1. 手术范围

筋膜内子宫切除术与标准性（保守性）子宫切除术都包括全子宫和附件切除术，并对年轻患者保留一侧附件或卵巢。两种手术方式区别不大，但前者于子宫颈峡部以下操作，在子宫颈筋膜内进行，保留子宫颈全部或大部分筋膜（图 40-3），有时保留外侧方少量肌组织，术时将膀胱推开至子宫颈中段，不需分离直肠；而后者仅保留子宫颈旁及其邻近的部分子宫颈筋膜（图 40-4），有时保留部分肌组织，术时需将膀胱推开至阴道穹前部，根据阴道切除术长度可分离或不分离直肠。

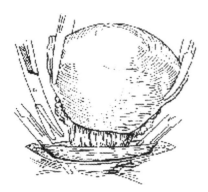

图 40-3　筋膜内子宫切除术示意图

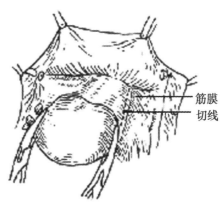

图 40-4　保守性子宫切除术示意图

筋膜外子宫切除术又称Ⅰ型（Ⅰ类）扩大性子宫切除术（extended hysterectomy type I/class I），其目的在于保证切除全部子宫颈，该术式由 Telinde 改良，手术范围超过了保守性或标准性全子宫切除术范围。术时需显露子宫骶韧带外侧方输尿管，但不分离输尿管床，使输尿管偏向侧方，让术者钳夹子宫旁组织而不切及子宫颈组织；在子宫颈筋膜外断扎膀胱子宫颈韧带、骶骨韧带和主韧带（图 40-5）；同时切除阴道 1~2 cm。该术式因对膀胱三角区

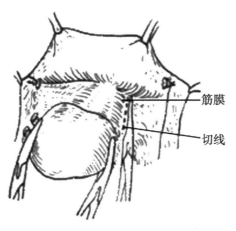

图 40-5　筋膜外子宫切除术示意图

和输尿管的影响降低至最低限度，从而可减少泌尿系统并发症的发生。该术式优于筋膜内子宫切除术、保守性子宫切除术和阴式子宫切除术，应用较为广泛。

阴式子宫切除术经阴道进行，为避免邻近器官损伤，特别是膀胱及输尿管损伤，手术较为保守。手术范围介于筋膜内子宫切除术和保守性子宫切除术之间。切除阴道上段的长短为阴道镜检查或碘试验所示的病变区以下 0.5 ~ 0.6 cm，一般切除阴道 1 ~ 2 cm 已足够。

2. 适应证

对高级别的 CIN 病例来说，子宫切除术不失为治疗 CIN 的合理方式，而对大部分低级别的 CIN，子宫切除术是一种过度的治疗，因此，其适应证为：① CIN 3、原位癌（当前已把 CIN 3 与原位癌看作同类别疾病来处理）；②无生育要求或中老年 CIN 3 患者；③ CIN 2 或 CIN 3 同时累及阴道上段或合并其他妇科疾患，如子宫肌瘤、卵巢囊肿、功血及子宫脱垂等；④无随访追踪条件或子宫颈狭窄导致细胞学检查不能进行而使随访观察无结果的病例；⑤阴道镜发现病变延及阴道或怀疑腺癌可能时；⑥经宫颈锥切术而切缘有残留病变者；⑦锥切术后子宫颈狭窄导致严重痛经者也需要做子宫切除术，即使原位癌已经控制也是如此。对年轻患者（45 岁以下）保留一侧卵巢。

考虑到宫颈原位癌进行宫颈锥切术后有可能存在残余癌或遗漏浸润癌，很多学者认为，子宫切除术才是彻底治疗原位癌的方法，而宫颈锥切术标本的检查结果不能作为是否彻底切除了病变的判断指标；因而主张，对于已生育的女性、超过生育年龄或不希望生育的女性，都应进行子宫切除术，术后复发率低；这已成为美国的标准的处理方法。笔者认为，对于宫颈原位癌患者，凡不需要保留生育功能而无手术禁忌者都应行子宫切除术，并切除阴道壁 1 ~ 2 cm，以最大限度减少复发的风险。当然，原位癌行子宫切除术及部分阴道切除术后仍有产生复发性阴道原位癌的可能，甚至会发展为浸润癌，但这毕竟是极少数，只要术后做好随访工作，仍可以及时发现复发病灶而进行治疗，效果也是好的，不可与其他复发的严重恶果相提并论，更不能因此扩大手术范围。

若 CIN 3 合并阴道前后壁膨出或子宫脱垂，可采用阴式子宫切除术。

3. 手术方式

对于适合进行子宫切除术的 CIN 患者，行保守性或筋膜外子宫切除术已足够，阴式子宫切除术也可选择，筋膜内子宫切除术很少用于治疗 CIN 患者。

4. 手术并发症

子宫切除术的并发症较少见，主要并发症有输尿管损伤、膀胱损伤、肠道损伤、术后阴道残端出血等。

（蔡红兵　关　媛　陈惠祯）

第三节　早期宫颈浸润癌的手术治疗

多数学者认为，子宫颈早期浸润癌是一种局限性病灶，一般不会发生转移播散，且淋巴结转移极少，因此治疗上应不同于浸润癌，可以采用较为保守的治疗方法。主要治疗方法是手术治疗。以往采用根治术，但几十年的临床实践证明，根治术的效果和较保守性手术（改良的根治术）的效果相似，但前者的并发症发生率及手术死亡率明显高于后者，所以现在不主张做根治术手术。笔者认为，对早期浸润癌的治疗应根据间质浸润深度、病灶范围、有无脉管受累、病理类型以及全身状况来决定治疗方案[17]。

总结有关治疗，推荐宫颈癌的处理模式如图 40-6 所示。

关于子宫颈早期浸润腺癌的治疗方案分歧较大。由于许多报道的病例数较少，因而对其处理难以做出客观的评价，报道的治疗方式从单纯全子宫切除术到子宫根治术各不相同。一般建议采取次广泛性子宫切除术 + 盆腔淋巴结切除术或广泛性子宫切除术 + 盆腔淋巴结切除术。也有学者认为，对于子宫颈肉眼病灶不明显的 I 期宫颈腺癌，可行筋膜外全子宫切除术，术后加用放疗。笔者认为，宫颈腺癌对放疗敏感性较差，筋膜外全子宫切除术后，加放疗不能提高疗效，因此不宜选择加用放疗[18]。近年有研究显示，I a1 期宫颈腺癌行根治性手术后未发现有子宫旁浸润和淋巴结转移，随访 76 个月无复发证据，因此建议对肯定的 I a1 期宫颈腺癌可选择行保守性手术，如单纯的子宫切除术。但也有作者报道，腺癌浸润 3 mm 以内，却有盆腔淋巴结转移，根治术后也有盆腔复发和转移的发生；再者正确诊断 I a1 期宫颈腺癌困难，故笔者认为，对子宫颈早期浸润腺癌，保守手术的使用应慎重。

子宫颈早期浸润癌可根据病情和对生育的希望选择不同的手术方式（见图 40-6）。

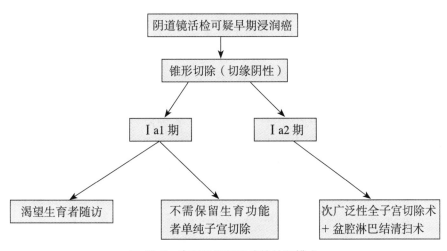

图 40-6　宫颈早期浸润癌的处理模式

一、宫颈锥切术

1. 适应证

适用于间质浸润 ≤3 mm、无脉管浸润、年轻需要保留生育功能者，但对锥形切除边缘阳性者仍应做子宫切除术。Tseng 的资料表明，对宫颈鳞状细胞癌、基质浸润深度 <3 mm、无脉管浸润、锥形切除边缘无癌组织、宫颈内膜诊刮阴性、阴道镜检查满意、有强烈生育要求者行宫颈锥切术疗效满意，且患者能成功妊娠，但由于该资料例数较少，尚需进一步论证。宫颈锥切术可用于子宫颈微小浸润癌的诊断和治疗，主要适用于年轻、肿瘤浸润间质深度 <1 mm、无脉管浸润、锥形切除边缘无残存病灶的患者。但是，当选择保守性治疗时，细胞学和阴道镜密切随访是必不可少的。

2. 手术范围

手术范围应根据病变的大小和累及的部位决定。原则上，锥形顶端达子宫颈管内口水平稍下方，锥形底边视子宫阴道部病变的范围而定，应达子宫颈病灶外 0.5 cm，切除腺体的深度不应小于 5 mm，切除子宫颈管纵轴的长度不应小于 20 mm。在保证全部完整地切除子宫颈病变的前提下，应尽可能多地保留子宫颈管组织，这对未生育而又有强烈生育愿望的年轻患者尤为重要。

LEEP 用于治疗子宫颈早期浸润癌未见报道，从理论上讲是可行的，但需进行临床试验，积累经验，以确定是否具有可行性。

二、全子宫切除术

全子宫切除术（total hysterectomy）包括保守性子宫切除术及筋膜外全子宫切除术两种术式，同时切除阴道 1~2 cm，适用于间质浸润深度≤3 mm、无脉管浸润者。目前多采用后一种手术方式，即 I 型扩大性子宫切除术。手术范围见本章第二节。

三、II 型扩大性子宫切除术

II 型扩大性子宫切除术（extended hysterectomy type II）又称为次广泛性子宫切除术 + 盆腔淋巴结切除术（pelvic lymphadenectomy）。

1. 适应证

适用于浸润深度 3~5 mm 或不论其浸润深度如何而伴有脉管侵犯者。

2. 手术范围

次广泛性子宫切除术是一种中等扩大根治性全子宫切除术。除了要切除全子宫及双侧附件外（45 岁以下者保留一侧卵巢），还要切除部分子宫旁组织，包括切除子宫骶韧带和主韧带的 1/2（图 40-7 和 40-8）、阴道的 1/3（图 40-9）。术中需显露子宫旁段输尿管，但不将其从膀胱子宫颈韧带中完全解剖出来，正好在输尿管内侧断扎子宫动脉（图 40-10），以保留远端输尿管的血流供应。此类患者需同时做盆腔淋巴结切除术，包括选择性切除髂总下段、髂外、腹股沟深、髂内、闭孔淋巴结。

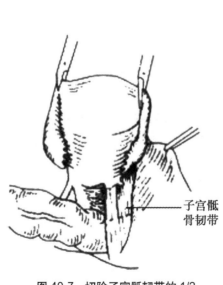

图 40-7　切除子宫骶韧带的 1/2

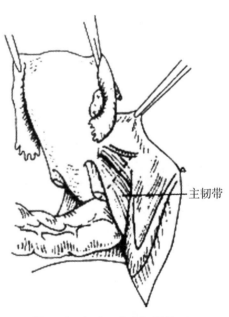

图 40-8　切除子宫主韧带的 1/2

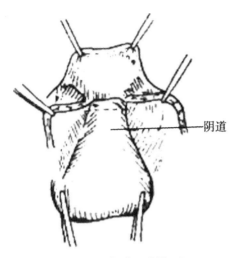

图 40-9　切除阴道的 1/3

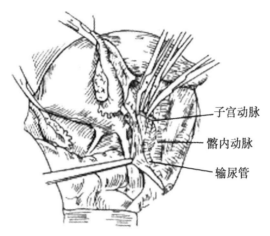

图 40-10　在输尿管内侧断扎子宫动脉

四、根治性宫颈切除术（RT）+ 盆腔淋巴结切除术（PL）

1987 年，Dargent 等[19] 在阴式全子宫切除术（Schaute 手术）的基础上，结合腹腔镜，为年轻渴望生育的 Ⅰa~Ⅰb 期宫颈癌患者施行了经阴道根治性宫颈切除术（vaginal radical trachelectomy，VRT）+ 腹腔镜下盆腔淋巴结切除术（laparoscopic pelvic lymphadenectomy，LPL）。该术式的目的在于在切除原发性肿瘤的同时保留患者的宫内妊娠能力。此后该术式逐渐被认可和接受，并在多个中心相继开展。在有关研究报道中，尽管存在流产和早产率高的问题，术后成功妊娠分娩的病例也相继有报道。

1. 适应证

对于哪些患者可考虑进行根治性宫颈切除术仍存在争议。Roy 认为，如果严格选择 RT 病例可确保远期效果，并提出了 RT 的适应证：①强烈渴望保留生育功能；②经宫颈活检或锥切术证实为早期浸润性宫颈癌且切缘无瘤区距病灶≥8 mm；③肿瘤直径＜2 cm，浸润深度≤5 mm；④原发病灶位于子宫颈阴道部，无子宫旁或子宫体受累的证据；⑤阴道镜估计子宫颈管内浸润有限；⑥无淋巴结转移。

Dargent 等认为，该术适用于年龄小于 40 岁[19]、希望保留生育能力、肿瘤小且为外生型的 Ⅰa1 ~ Ⅱa 期宫颈癌患者。此外，有人提出腺癌是该术式的相对禁忌证。然而，两个来自美国的小样本报道中，15 例腺癌患者行此术式手术后无一人复发，但这两个报道中，作者并没有指出因发现不利因素而需行全子宫切除术和术后放疗的 5 例患者的病理类型。

2. 手术方式

手术包括根治性宫颈切除术 + 盆腔淋巴结切除术。宫颈切除术的范围相当于子宫次广泛切除。根治性宫颈切除术分为经腹和经阴道两种。经腹手术由于包含复杂的显微血管技术，并发症较高而少见报道。

手术先进行经腹或腹腔镜下盆腔淋巴结清扫术，术中进行快速冰冻切片检查，如有淋巴结转移，即行根治性子宫切除术（RH）；如无淋巴结转移，则行根治性宫颈切除术（RT）。

（蔡红兵　陈慧君　陈惠祯）

第四节　宫颈浸润癌的手术治疗

宫颈癌以放疗和手术治疗或两者综合治疗为主，化疗为辅。放疗适用于各期患者；手术仅选择性地应用于Ⅰb期、Ⅱa期及中心复发性癌患者；两者的临床应用各有其优缺点，选择哪一种作为主要的治疗方法，要根据临床期别、患者年龄、全身状况、组织学类型和分级以及对放射线的敏感性和是否已进行过治疗等因素加以考虑。

一、手术治疗的优缺点

根治性手术对于Ⅰb期及Ⅱa期宫颈癌患者是一种有效的治疗方法，与放疗相比其优缺点如下所述。

（一）优点

（1）能保留卵巢功能，不需进行激素替代治疗；能保留更具功能的阴道，且其弹性和分泌润滑作用常常能得以保持，可避免阴道缩小和萎缩，这对45岁以下的患者尤其重要。

（2）手术的一个潜在好处是能有机会进行一个完全的盆腹腔探查，以鉴别对患者的临床和病理分期的差异，而其结果可以改变治疗计划，即根据患者的病情提出一个个体化的治疗方案，包括术后是否给予辅助治疗。

（3）手术切除子宫颈和子宫体，能消除放射抵抗因素，避免其局部复发。

（4）避免正常组织受照射，特别是避免痛苦的晚期直肠和膀胱放射反应。

（5）当患者伴有慢性盆腔炎或良性盆腔病变而使其生殖器形状和位置改变以至妨碍放疗的正确应用时，手术常常更具有优越性。

（二）缺点

存在低于1%的手术死亡率，这无疑超过单纯放疗的死亡率；除了麻醉和手术风险外，根治性子宫切除术还有泌尿道损伤的风险，输尿管阴道瘘或膀胱阴道瘘的发生率为2%～7%；膀胱功能障碍和泌尿道感染的发生率较高。

二、手术指征

哪种方法对Ⅰb期及Ⅱa期宫颈癌治疗最有效，目前尚无肯定意见，手术、放疗或两者的综合治疗均有人主张[20]，它们的治愈率相当，或手术治疗的治愈率稍高于放疗，但无统计学意义。因此，对某位患者选择何种治疗方法，不要只强调手术或放疗的优点，而是应首先考虑哪种方法对患者更有利。对于Ⅰb期及Ⅱa期患者，若有以下情况，应首先考虑手术根治：①45岁以下的患者；②有盆腔炎病史者；③患者生殖道或癌瘤影响腔内放疗者，如有子宫脱垂、阴道狭小、宫颈残端癌、癌瘤堵塞子宫颈管者；④合并妊娠者；⑤有放射抵抗者；⑥腺癌患者；⑦有内生型桶状子宫颈者；⑧无放疗设备或设备不完善者。

在Ⅱb期及Ⅱb期以上的患者，癌瘤已播散至子宫旁组织，因其接近膀胱、输尿管和直肠，不易确定适当的手术边界，难以完全切除病灶，且盆腔淋巴结转移率较高，原则上进行放疗且疗效较好。仅对少数患者选择手术、放疗和化疗综合治疗。

（蔡红兵　关　媛　陈惠祯）

三、手术类型（一）——Piver-Rutledge-Smith 宫颈癌手术分类系统

Piver-Rutledge-Smith 手术分类系统共分为五型，如下所述。

（一）Ⅱ型（Ⅱ类）扩大性子宫切除术

1.适应证

Ⅱ型（Ⅱ类）扩大性子宫切除术（extended hysterectomy type Ⅱ）又称次广泛性子宫切除术、改良的根治（扩大）性子宫切除术［modified radical（extended）hysterectomy］，同时进行盆腔淋巴结切除术。已有学者推荐，对于宫颈鳞癌Ⅰ级和Ⅱ级，肿瘤直径≤2 cm、无脉管浸润的患者，可行次广泛性子宫切除术 + 盆腔淋巴结切除术。笔者认为，根据患者的自身情况和病情选择手术方式是十分合理的。次广泛性子宫切除术的损伤较广泛性子宫切除术小，并发症少。在不影响治疗效果的前提下，为了减少手术并发症，提高患者生活质量，对于某些Ⅰb 期患者是否可以选择Ⅱ型手术，许多文献已证实，盆腔淋巴结转移与子宫颈局部病灶体积大小、脉管间质受累与否明显相关。子宫颈病灶≤2 cm 时仍较局限，盆腔淋巴结转移率低，一般在 0～14% 之间，而且几乎限于"初程"淋巴结，其中子宫旁主韧带淋巴结位于该韧带起始部，在早期极少发现此处有转移。Philip 对广泛性子宫切除术的手术标本的子宫旁组织做连续切片检查，没有发现远端淋巴管有癌栓。Friedell 报道了 40 例病灶＜1 cm 的病例，未见盆腔淋巴结转移；病变为 1.1～2 cm 者，转移率为 14%。笔者报道了 75 例病灶≤2 cm 的鳞癌患者，选择Ⅱ型扩大性子宫切除术及盆腔淋巴结切除术；盆腔淋巴结转移率为 4%（3/75），无 1 例子宫旁组织及子宫旁淋巴结转移，5 年生存率为 100%，10 年生存率为 96%。Kinney 报道了 387 例Ⅰb 期患者，其中 83 例（21.4%）肿瘤浸润深度＞3 mm[21]，但肿瘤直径≤2 cm，体积＜4.19 cm³，无脉管间隙侵犯者无 1 例发现子宫旁组织受浸润，但有 4 例盆腔淋巴结转移；平均随访 9.8 年，均存活。该学者将此类患者划为"低危"Ⅰb 期宫颈癌，包括病理检查为鳞癌Ⅰ级和Ⅱ级，子宫颈肿瘤直径≤2 cm，无脉管间隙侵犯者，可采用Ⅱ型手术（含盆腔淋巴结切除术），而不必行广泛性子宫切除术（Ⅲ型手术），同样可获得长期无癌生存。笔者自 1995 年至 2003 年对 480 例宫颈癌病灶直径＜2 cm[22-23]、组织学为Ⅰ级和Ⅱ级的鳞癌患者进行手术治疗，其中 240 例行Ⅱ型根治性子宫切除术，240 例行Ⅲ型根治性子宫切除术；前者的 5 年生存率为 100%，无瘤生存率为 98.33%；后者的 5 年生存率为 100%，无瘤生存率为 97.2%，两组无统计学差异（P=0.779）；但前者的手术时间、术后住院时间、术中失血量与后者的有统计学差异（P 值分别为 0.0001、0.0001、0.001）；且前者的术后并发症明显低于后者的。毫无疑问，对这类患者手术保留一些子宫旁组织，少切除一些阴道组织，必然会大大降低泌尿道并发症的发生率。因此，宫颈癌手术的广泛性原则上应个体化。

其他Ⅰb 期及Ⅱa 期宫颈癌能否做广泛性子宫切除术及盆腔淋巴结切除术则是一个很有争议的问题。最近 Landoni 等[24] 根据一项前瞻性随机研究的结果认为，Ⅱ型手术同样可以应用于其他Ⅰb 期及Ⅱa 期患者，其 5 年生存率与应用Ⅲ型手术的 5 年生存率无统计学差异。他们的研究从 1987 年 4 月到 1993 年 12 月，共纳入 243 例宫颈癌（FIGO Ⅰb～Ⅱa 期）患者。患者随机分到两种根治术组（Piver-Rutledge-Smith Ⅱ型和Ⅲ型手术），其中有 238 例得到了观察结果。结果表明，Ⅱ型子宫切除术平均手术时间显著短于Ⅲ型手术（P=0.01，135 min 对 180 min），但两组平均失血量和需要输血的患者数相似，两组患者平均术后住院时间相似，5 年生存率分别为 81%（Ⅱ型）和 77%（Ⅲ型），无癌生存率分别为 75% 和 73%。综合分析显示，生存率与手术类型无关。采用Ⅱ型手术的患者的晚期并发症明显低于采用Ⅲ型手术患者的，尤其是泌尿系并发症为 13% 对 28%。他们最后的结论是：Ⅱ型和Ⅲ型根治性子

宫切除术对治疗宫颈癌（Ⅰb期、Ⅱa期）同样有效，但前者的晚期并发症比后者的少，但在Ⅱ型和Ⅲ型根治性子宫切除术后分别有54%和55%的患者接受了辅助治疗，手术治疗真正受益的可能仅为46%和45%。由于该研究纳入的病例数较少，应进行更大型的临床试验。Stylianos等[25]1983—1995年对435例早期宫颈癌患者进行改良（Ⅱ型）根治性子宫切除术（含盆腔淋巴结切除术），其中Ⅰa期14例（3.2%）（Ⅰa1期5例；Ⅰa2期9例），Ⅰb期377例（86.7%）（Ⅰb1期322例，Ⅰb2期55例），Ⅱa期44例（10.1%），并且有62例（14.2%）术前接受了放疗，92例（22%）有一个或多个高危因素者术后接受了放疗。分析结果显示，总的5年生存率为88.7%（386/435），其中Ⅰa期100%，Ⅰb1期95.1%，Ⅰb2期50.9%，Ⅱa期86.3%。另有多位学者报道，早期宫颈癌进行根治性子宫切除术（Ⅲ型）的总的5年生存率为85%~92%，与上述行改良的根治术的总的5年生存率相比无显著差异。但改良的根治术手术并发症低得多，显示其对Ⅰa、Ⅰb1和Ⅱa期患者有良好的疗效。还有几位学者报道，早期宫颈鳞癌采用改良的根治性子宫切除术是一种有效的方法。

2. 手术范围

次广泛性子宫切除术及盆腔淋巴结切除术的手术范围已在本章第三节阐述，这里不再重复。

（二）Ⅲ型（Ⅲ类）扩大性子宫切除术及改良的Ⅲ型扩大性子宫切除术

1. 适应证

Ⅲ型扩大性子宫切除术（extended hysterectomy type Ⅲ）和改良的Ⅲ型扩大性子宫切除术（modified extended hysterectomy type Ⅲ）主要用于Ⅰb1期及Ⅱa1期患者，也可用于放疗后中心复发未累及膀胱直肠者，或可选择性用于术前进行过新辅助化疗或术前半量放疗的Ⅰb2或Ⅱa2期患者。

2. 手术范围

Ⅲ型扩大性子宫切除术又称广泛性子宫切除术及盆腔淋巴结切除术（extended hysterectomy with pelvic lymphadenectomy）、根治性子宫切除术及盆腔淋巴结切除术（radical hysterectomy with pelvic lymphadenectomy）和Meigs根治性子宫切除术（Meigs radical hysterectomy）。

Ⅲ型扩大性子宫切除术包括切除输尿管侧方支持组织和淋巴结，其目的是广泛根治性切除子宫旁及阴道旁组织。与Ⅱ型手术时主要不同点在于：子宫动脉在髂内动脉起始处断扎（图40-11），输尿管从膀胱子宫颈韧带中完整地解剖出来，直至进入膀胱处，仅保留该韧带侧方自输尿管下端至膀胱上动脉的一部分（图40-12），以保留远端输尿管的若干血液供应，减少

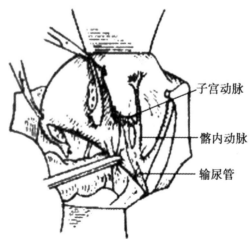

图40-11　在髂内动脉起始处断扎子宫动脉

子宫动脉
髂内动脉
输尿管

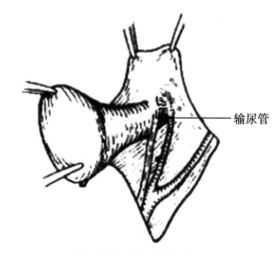

图40-12　将输尿管从膀胱宫颈韧带中完整地解剖出来

输尿管

瘘管形成的危险；在近骶骨处切除骶韧带（图 40-13）；在靠盆壁处切除主韧带（图 40-14）；切除阴道 1/2（图 40-15）；同时，常规进行盆腔淋巴结切除术，包括髂总、髂外、腹股沟深、闭孔、髂内、子宫旁淋巴结及其周围淋巴组织（图 40-16），并且同时行腹主动脉淋巴结切除术。对于行Ⅲ型扩大性子宫切除术者，应做保留盆腔内脏神经（自主神经）手术。

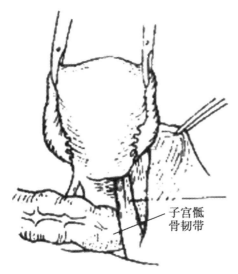

图 40-13　在近骶骨处切除子宫骶韧带

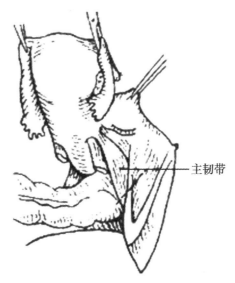

图 40-14　在近盆壁处切除主韧带

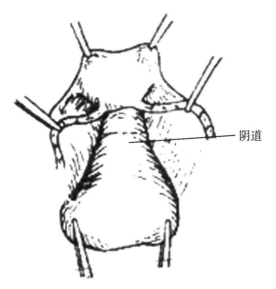

图 40-15　切除阴道 1/2

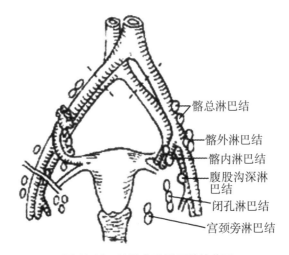

图 40-16　清除盆腔淋巴结的范围

　　笔者[8]2000—2005 年对Ⅲ型扩大性子宫切除术进行了改良（研究组），其手术范围及手术技巧的改良主要包括：用电刀协助分离阴道膀胱间隙；用电刀切断子宫骶韧带的 1/2；分离、贯穿输尿管隧道，断扎膀胱子宫颈韧带前叶，同时断扎子宫动脉，保留子宫动脉输尿管支；用 S 形拉钩将输尿管拉向外侧，扩张膀胱侧窝，显露主韧带，切除主韧带的 3/4，保留该韧带后部部分组织；断扎阴道旁组织 2 cm；切断阴道 2~3 cm（距离癌灶 2 cm）；并与常规 PiverⅢ型子宫切除术进行比较（1994—1999）（对照组）。结果显示，研究组 196 例患者术后膀胱功能障碍的发生率为 23.0%（45/196），对照组为 51.1%，两组差异有统计学意义

（*P*<0.01）；研究组泌尿道感染发生率为 8.2%（16/196），显著低于对照组的 16.5%（29/176），两组比较差异有统计学意义（*P*=0.014）。研究组的手术时间、术中出血量和人均输血量分别为（132±20）min、（322±100）ml、（154±79）ml，均较对照组减少，差异均有统计学意义（*P*<0.05）。研究组与对照组患者的 5 年生存率分别为 87.8%（172/196）及 88.6%（156/176），两组比较差异无统计学意义（*P*=0.793）[23]。笔者认为，改良的 Ⅲ 型扩大性子宫切除术的手术范围及手术技巧的改进是有效的、可行的，同时也可避免进行较为复杂的保留盆腔内脏神经的手术操作[22]。

（三）Ⅳ型（Ⅳ类）扩大性子宫切除术

1. 手术范围

Ⅳ 型扩大性子宫切除术（extended hysterectomy type Ⅳ）或扩大根治性子宫切除术（extended radical hysterectomy）的目的在于完全地切除输尿管旁组织，同时沿盆壁组织内侧切除髂内动脉（图 40-17），更广泛地切除阴道旁组织。Ⅳ型手术与Ⅲ型手术不同之处有三点：①输尿管被完全从耻骨膀胱韧带中解剖出来，完全切除输尿管旁组织；②不保留膀胱上动脉；③切除阴道上 3/4；比Ⅲ型手术范围有所扩大。

2. 适应证

Ⅳ 型手术主要用于放疗后前部中心复发有可能保留膀胱功能者。当近侧子宫旁组织受累时，需要扩大旁侧解剖的范围。由于断扎支配膀胱的血管，会显著地增加瘘孔形成的风险，因此，应多保留这些血管。在多数情况下，对这些患者可行盆腔脏器切除术。

（四）Ⅴ型（Ⅴ类）扩大性子宫切除术

1. 手术范围

Ⅴ 型扩大性子宫切除术（extended hysterectomy type Ⅴ）的目的在于：在行广泛根治性子宫切除术的同时，切除受累的远端输尿管及部分膀胱（图 40-18）。Ⅴ型手术与Ⅳ型手术不同之处在于：由于癌瘤累及远端输尿管和（或）部分膀胱，因此，在切除病灶的同时，还要切除远端输尿管和（或）部分膀胱，然后再将输尿管植于膀胱，即行输尿管膀胱吻合术。

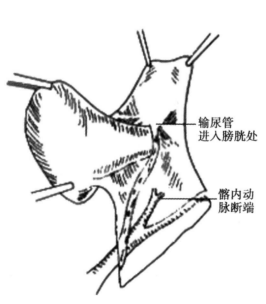

图 40-17　切除输尿管周围全部组织及髂内动脉

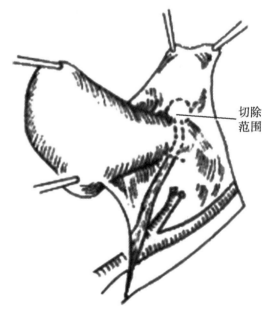

图 40-18　切除远端受累的输尿管及部分膀胱

2．适应证

V 型手术仅适用于小范围的、特殊局部复发而不需行或不愿意行盆腔脏器切除术的患者，即小的复发病灶累及远端输尿管和（或）部分膀胱的患者，是极少应用的术式。

3．手术方式

根据切除范围不同，可分为三种术式：①部分膀胱切除术，适用于仅累及膀胱后壁而未侵犯膀胱三角者；②远端输尿管切除术，适用于子宫旁受侵犯且累及远端输尿管而未累及邻近膀胱者；③远端输尿管及部分膀胱切除术，适用于子宫旁受侵犯且累及远端输尿管和邻近膀胱者。

四、手术类型（二）——QM 宫颈癌手术分类系统

Querleu-Morrow 于 2008 年根据侧方切除范围提出了一个新的宫颈癌手术分类系统，共分为四型（A～D），可作为 Piver-Rutledge-Smith 分类系统的补充，如下所述。

A 型：筋膜外子宫切除术，子宫颈旁组织在输尿管内侧切除，子宫血管在子宫颈 - 子宫体连接处断扎，尽量少切除阴道。

B 型：子宫颈旁组织在输尿管水平横断，分为两个亚型：B1 型不切除子宫颈旁淋巴结；B2 型包括切除子宫颈旁淋巴结。从子宫动脉下方解剖输尿管，拉向外侧，然后在输尿管水平切除子宫旁组织，阴道切缘 1～2 cm。此型与前述 II 型扩大性子宫切除术相似。

C 型：根治性子宫切除术，近髂内血管切除更多的子宫颈旁组织，同样分为两个亚型：C1 型保留内脏神经；C2 型不保留内脏神经。骶韧带近直肠处切除，输尿管完全松动（游离）；子宫颈旁组织近盆侧壁髂内血管处切除；子宫血管在髂内动脉起始处断扎；下腹神经丛的保留是这类手术最重要的部分，区别于前述的 III 型手术，保留近膀胱柱处的神经丛膀胱支。

D 型：根治性子宫切除术，切除全部的子宫颈旁组织，也分为两个亚型：D1 型完全切除子宫颈旁组织及髂内血管；D2 型与 D1 型相似，另外还要切除筋膜和肌肉组织。这些是罕见的手术方式。D1 型于盆腔侧壁切除全部的子宫颈旁组织及髂内血管，显露坐骨神经。D2 型包括 D1 型的切除范围，而且延伸至邻近的筋膜和肌肉切除，这与一种根治方法相同，称为侧方扩大的盆腔切除（LEER）。

（陈惠祯　蔡红兵）

五、手术类型（三）——其他手术类型

（一）根治性宫颈切除术

近几年来，文献陆续报道了对于早期宫颈癌的年轻、要求保留生育功能的患者，施行子宫颈根治性手术的保守治疗，这为渴望生育的早期宫颈癌患者提供了一种新的手术术式[26]。

1．适应证

近十几年来，由于开展宫颈癌筛查，发现年轻（25～34 岁）患者增加了 77%，育龄期发病率占宫颈癌的 10%～15%，其中多数为早期、病灶体积小、浸润表浅、强烈要求保留生育功能的患者。Dargent 于 1987 年设计了一种新手术[19]，保留子宫体、切除 80% 的子宫颈和子宫旁组织及阴道上 1/3 + 盆腔淋巴结切除术，人们称这种手术为根治性宫颈切除术（radical trachelectomy，RT），适合治疗菜花型 Ia～IIa 期宫颈癌。

该类手术至今仍无统一的手术适应证，不同作者报道了下列条件适用于该类手术：①年

轻，年龄在 40 岁以下；②强烈要求保留生育功能；③临床分期为Ⅰa～Ⅱa 期；④肿瘤体积<2 cm，浅表浸润或 LEEP 术后示宫颈肿瘤体积小；⑤临床上无影响生育的证据；⑥无脉管浸润；⑦阴道镜检查子宫颈管侵犯少；⑧无盆腔淋巴结转移。

辅助检查了解患者的肿瘤是否扩展到子宫内口很重要。若临床评估不正常，则需要影像学辅助诊断，以保证切缘阴性。

Peppercom 等[27] 报道 30 例早期宫颈癌患者做了磁共振成像（MRI）检查，其中 2 例显示肿瘤没有侵犯到子宫内口与子宫体（术后病理证实）；6 例显示肿瘤侵犯到了子宫肌层，其中 5 例术后病理检查与 MRI 一致；第 6 例肿瘤扩展到内口，但没有侵犯子宫体，术后病理证实子宫峡部阴性，该患者被认为不适于根治性宫颈切除术，因为手术治疗切缘可能阳性。MRI 发现肿瘤侵犯的敏感性为 100%（5/5），特异性为 96%（24/25），阳性预测值为 83%（5/6）。上述 5 例中 1 例 MRI 显示肿瘤扩展到子宫体，也有子宫旁浸润，病理检查一致。作者认为MRI 检查以矢状面更有帮助。Burnett 等认为，MRI 可用于决定病灶范围[28]，可能成为一个决定可否施行根治性宫颈切除术的检查方法。

2. 手术步骤和范围

文献报道的不同作者的手术步骤和范围不完全一致，但基本都包括切除盆腔淋巴结，80% 的子宫颈及部分主韧带、子宫骶韧带，阴道 2～3 cm，切断子宫动脉（再吻合或不再吻合），或仅保留子宫动脉下行支，将阴道切缘与残留子宫颈间质缝合，用可吸收缝线在子宫颈内口水平做预防性环形缝合（cerclage），防止妊娠时子宫颈管功能不全，支持无力。

（1）经腹根治性宫颈切除术 + 盆腔淋巴结切除术（abdominal radical trachelectomy and pelvic lymphadenectomy）

手术步骤与经腹根治性子宫切除术相似，须切除同样范围的子宫旁组织，但仅结扎子宫动脉的子宫颈 - 阴道支，在子宫颈峡部下方约 1 cm、距离肿瘤上方至少 8 mm 处横断子宫颈，将子宫颈、子宫旁和阴道上 1/3 切除，保留子宫体。Shepherd 等强调，应在子宫峡部处横断，尤其是在宫颈腺癌。该术式手术时间比常规经腹广泛性子宫切除术要长，且两者并发症相似，大多数妇科肿瘤医师熟悉这种手术操作。

（2）阴式根治性宫颈切除术 + 盆腔淋巴结切除术（vaginal radical trachelectomy and pelvic lymphadenectomy）

其实是 Schauta 经阴道根治性子宫切除术的改良，主韧带分离后断扎子宫动脉下行的子宫颈，切除适量子宫旁组织，在峡部下 1 cm 切除子宫颈，环形缝合同上，手术后并发症较多，医生需要专门培训，学习时间较长。

Covens 等报道[29]，应用根治性宫颈切除术 + 盆腔淋巴结切除术治疗了年轻、早期宫颈癌 30 例，并与两组根治性子宫切除术 + 盆腔淋巴结切除术对照组进行了比较。其中，一个对照组共 556 例，其患者年龄、肿瘤大小、组织病理学、侵犯深度、脉管瘤栓、淋巴结转移和术后辅助放疗与研究组匹配。另一个对照组，肿瘤≤2 cm，盆腔淋巴结阴性，无辅助放疗，与研究组不匹配，结果显示，2 年复发率各为 95%、100%、97%，研究组在 12 个月妊娠率 37%。

根治性宫颈切除术可作为早期宫颈癌手术治疗的一种手术，对患者必须进行严格选择：早期（Ⅰa～Ⅱa 期），年龄在 35 岁以下，子宫颈肿瘤<2 cm，强烈要求生育。资料表明，这种手术可以替代根治性子宫切除术，术后患者可能妊娠、生育，不增加复发率，是一种安全的、有效手术，可以接受。经阴道根治性宫颈切除术与腹腔镜下淋巴结切除术手术医生需经适当训练。

（二）宫颈癌腹腔镜根治术

1. 适应证

宫颈癌腹腔镜根治术（laparoscopic radical surgery for cervical carcinoma）可以兼具开腹及阴道宫颈癌根治术的优点，至少在阴道手术部分可以做类似的阴式手术，盆腔及主动脉旁淋巴结切除术再利用腹腔镜来完成，既能减少漏切的可能，也能减少患者经腹手术后的不适和排尿困难。该手术适用于Ⅰb及Ⅱa期宫颈癌患者。

2. 手术步骤和范围

腹腔镜手术基本操作的理论基础仍然是基于经腹手术，只是手术进路不同，并没有改变手术的实质[30-31]。但腹腔镜手术需要特殊的设备和器械，操作技术也有其特殊性。手术操作分为盆腔淋巴结清扫术和广泛性子宫切除术两部分。

（1）盆腔淋巴结清扫术

主要手术步骤包括：①切开盆腔腹膜，分离盆壁腹膜；②寻找闭孔神经；③游离髂外动静脉，分离髂总动脉；④切除髂总、髂外、腹股沟淋巴结；⑤切除髂内淋巴结群；⑥分离闭孔神经，切除闭孔窝淋巴结；⑦取出标本，结束手术。近年来手术还同时行腹主动脉旁淋巴结切除术。

（2）广泛性子宫切除术

1）腹腔镜下广泛性子宫切除术（腹腔镜操作步骤）主要手术步骤包括：①剪开直肠子宫凹陷处腹膜及盆壁三角区腹膜，充分显露膀胱旁区；②离断圆韧带及骨盆漏斗韧带；③剪开膀胱腹膜反折及阔韧带后叶；④分离结扎子宫动脉；⑤辨认、游离、牵引输尿管；⑥取出腹腔镜。

2）广泛性子宫切除术阴道操作部分主要步骤包括：①形成阴道袖套；②打通膀胱旁区与直肠旁区，形成膀胱子宫颈韧带（膀胱脚）；③切断子宫骶韧带；④游离输尿管；⑤分离切断主韧带，取出标本；⑥关闭阴道残端；⑦再次形成气腹，腹腔镜下检查盆腔，彻底止血，冲洗腹腔，放置腹腔引流管。

此外，还有两种腹腔镜下广泛性子宫切除术术式：①腹腔镜下切断主韧带、骶韧带；阴道上段之旁组织经阴道手术；②腹腔镜下切断主韧带、骶韧带及阴道上段之旁组织，腔镜下完成子宫切除术，经阴道取出。

（三）保留盆腔内脏神经的根治性子宫切除术

虽然保留神经的根治性子宫切除术（NSRH）令人感兴趣，但大多数研究的结果缺乏确切的益处。多数研究均为小样本，但一些资料提示，保留神经的根治性子宫切除术有助于保护泌尿道功能而不影响肿瘤的疗效[32]。

1. 适应证

主要适用于行Ⅲ型扩大性子宫切除术的宫颈癌患者。

2. 相关解剖要点和手术技巧

在根治性子宫切除术中，位于主韧带血管部的子宫深静脉是盆腔内脏神经（pelvic splanchnic nerve，PSN）的重要解剖学标志，其下方即是 PSN 的一支。腹下神经（hypogastric nerve，HN）平行于直肠，走行于输尿管下方 2 cm 处的子宫骶韧带外侧面的组织内。HN 与 PSN 及腹下神经丛（inferior plexus，IHP）和其分支构成了盆腔神经平面，因而一旦解剖分离出 PSN，沿同一平面在子宫骶韧带外侧即可分离出 HN。IHP 的子宫侧为 IHP 的子宫宫颈支，位于膀胱子宫颈后叶的膀胱下静脉是 IHP 膀胱支的重要标志。打开膀胱子宫颈韧带前叶使输尿管游离于膀胱子宫颈韧带后叶，用超声刀分离切断走行于膀胱与子宫颈之间汇入子宫深静脉的膀胱下静脉，IHP 的膀胱支即位于膀胱下静脉的下方、阴道旁血管部的外侧。

内脏神经分离的要点：①子宫深静脉支从盆腔内脏神经（PSN）中分离；②分离腹下神经（HN）；③切断子宫骶韧带；④从盆腔内脏神经（PSN）分离子宫深静脉断端，切断主韧带；⑤断扎膀胱子宫颈韧带前叶，分离膀胱子宫颈韧带后叶的血管；⑥游离切断膀胱下静脉；⑦游离 / 切断下腹下神经丛（IHP）的子宫支；⑧游离切除阴道旁组织，用直角钳横向钳夹阴道，切除子宫。

微创保留神经的根治性子宫切除术（nerve-sparing radical hysterectomy，NSRH）已有报道，证实是可行的。Magrina 等在少数患者的研究中证实了机器人神经分离子宫根治术的可能性，并创立了机器人平台予以完成，且不影响手术的根治性。

研究报道，行 NSRH 的患者的残余尿（PVR）与行标准根治性子宫切除术（radical hysterectomy，RH）的患者比较，术后第 1 天分别为 NSRH 患者有 36% 残余尿＜10 ml、27%＜50 ml；术后第 14 天有 82% 残余尿＜100 ml，77% 残余尿＜50 ml。据报道，行Ⅲ型 NSRH 后膀胱功能障碍的发生率与改良的根治性子宫切除术（modified RH，MRH）相似，但两者的发生率比行Ⅲ型 RH 低 [32]。

Francesco 等对 23 例宫颈癌患者进行了保留神经的 PiverⅢ型根治性子宫切除术及盆腔淋巴结切除术，所有患者手术结果令人满意，平均手术时间 219 min（150～270 min），平均失血 489 ml（200～800 ml），平均住院时间 10 d（5～16 d）。围术期测定残余尿：术后第 6 d，14 例残余尿＜100 ml，9 例＞100 ml；术后第 7 d，21 例残余尿＜100 ml，2 例＞100 ml；有 2 例需自行导尿，其中 1 例门诊首次随访时开始自主排尿。

一项研究报道，对 37 例Ⅰb1～Ⅱ期宫颈癌患者进行了经腹腔镜保留盆腔自主神经的解剖性广泛性子宫切除术（LANSRH 组），同时选择同期别宫颈癌患者 25 例进行了非保留盆腔自主神经的腹腔镜广泛性子宫切除术（LRH 组）。结果显示，两组的手术时间、术中出血量无统计学差异（$P > 0.05$）；LANSRH 组患者留置尿管的时间为 10.6 d±2.7 d，与 LRH 组的 17.2 d±4.2 d 比较，差异有统计学意义（$P < 0.05$）；两组患者均未发生术中并发症，无需输血。

上述研究结果提示，神经分离的 RH（经腹或经腹腔镜）手术证明是可行的、安全的，预期早期膀胱功能障碍是允许的，手术平均时间和自主排尿时间是可以接受的，但需进一步开展前瞻性研究以进一步证实。该手术原则上同标准的Ⅲ型手术。

（四）盆腔脏器切除术

1. 适应证

盆腔脏器切除术（pelvic exenteration）适用于宫颈癌中心复发和少数Ⅳa 期宫颈癌患者进行盆腔脏器整块切除。在进行盆腔脏器切除术前，必须明确受累脏器未固定于盆壁且疾病未扩散至骨盆外。

2. 禁忌证

禁忌证有：①盆腔外有转移，如肺、上腹部脏器、锁骨上淋巴结、腹股沟淋巴结、腹主动脉旁淋巴结和腹腔有转移；②心肺功能不全；③外阴有转移或肿瘤固定于提肛肌；④肝功能明显异常；⑤出血和凝血机制异常；⑥病变累及骨质；⑦由肿瘤导致的双侧输尿管梗阻为相对禁忌证。

有体重减轻、肾盂积水、腿部水肿及大腿疼痛的患者几乎不能从该手术中获益，从临床的角度讲，应不考虑手术。麻醉状态下检查结果的好坏以及肿瘤在盆腔的固定程度与不良预后成正比。

3．手术类型和范围

盆腔脏器切除术有三种类型，即前盆腔脏器切除术、后盆腔脏器切除术和全盆腔脏器切除术。

（1）前盆腔脏器切除术

适于膀胱区周围的癌瘤，手术包括：根治性膀胱切除术，根治性子宫切除术，双侧盆腔淋巴结清扫术，双侧输尿管、卵巢切除术，阴道切除术，以及回肠代膀胱重建术。如不采用回肠代膀胱术，可行双输尿管乙状结肠（下段）植入术和乙状结肠（上段）腹壁造瘘术，尿液经由乙状结肠、直肠吸收。

（2）后盆腔脏器切除术

适于盆腔癌瘤同时累及直肠阴道隔和直肠部位时。此手术是腹会阴联合切除术的扩大形式，手术包括：根治性切除低位结肠和直肠，根治性子宫切除术，盆腔淋巴结清扫术，阴道切除术，以及结肠造口术。

（3）全盆腔脏器切除术

适于癌瘤同时累及膀胱和直肠者，手术包括：根治性子宫切除术，盆腔淋巴结清扫术，双侧输尿管、卵巢切除术，全膀胱切除术，直肠和会阴联合切除术，结肠造口术，以及输尿管移植小肠代膀胱术。

有些类型的脏器切除术可以缩小手术范围，如肛提肌以上的脏器切除术，可保留盆底和肛门的功能，这种方法适于盆腔上部的原发性或复发性癌瘤，实质上可能是广泛根治性子宫切除术。Deckers 及其同事对 65 例宫颈癌患者实施了盆腔脏器切除术作为首次治疗[33]。结果显示，5 年生存率为 18.5%。这一手术技术和指征随时间的推移而发展。技术上的提高减少了手术并发症并提高了 5 年生存率（5 年的生存率为 20%～64% 不等）。由于放疗技术的改进，脏器切除术已很少实施。Million 及其同事报道了选择放疗的 53 例患者[34]，其中 18 例（34%）有膀胱浸润，无瘤存活；只有 2 例在放疗后有瘘管形成。Upadhyay 及其同事观察了Ⅳa 期宫颈癌放疗患者[35]，有 43% 的患者得到了局部控制，5 年生存率为 18%。

（五）手术中及治疗前淋巴结分期手术

1．手术中淋巴结分期手术（腹主动脉旁淋巴结切除术）

宫颈癌不但有盆腔淋巴结播散的倾向，还有腹主动脉旁淋巴结播散的倾向。Averette 等报道了 978 例Ⅰb～Ⅱa 期宫颈癌患者[36]，其盆腔淋巴结和腹主动脉旁淋巴结转移率分别为 17.7% 和 6.3%，而且淋巴结转移率随期别的增加而增加，Ⅱa 期的转移率几乎等于Ⅰb 期的 2 倍（表 40-2）。因此，许多学者主张，在盆腔淋巴结切除术前，先要触摸腹主动脉旁淋巴结，如有可疑转移，则选择性取样送冰冻切片检查；若为阳性，停止手术，用银夹标记，术后辅助腹主动脉旁照射。但众所周知，约 15% 的腹主动脉旁淋巴结转移是隐匿的，因此，最不受怀疑的淋巴结也应切除以进行组织学评估。Shinleton 等认为，这与 Weitheim 手术一样重要[37]，主张切除腹主动脉分叉至肾血管间右侧腹主动脉旁淋巴结和双髂总淋巴结；除非可疑，左侧腹主动脉旁淋巴结不做常规切除。但如果仅对可疑淋巴结做选择性切除，则可能遗漏腹主动脉旁的微小病灶，导致误诊，以至引起治疗失败。通过常规的腹主动脉旁淋巴结切除术可发现潜在性的转移。因此，Shinleton 等从 1970 年起对所有行根治性子宫切除术的患者同时行左、右侧腹主动脉旁淋巴结切除术，而不对可疑淋巴结做选择性切除，作为浸润性宫颈癌手术分期不可缺少的一部分，以帮助制订特殊治疗计划，如扩大放射野照射或化疗。他们的资料显示，扩大腹主动脉旁区手术野并不增加手术死亡率。而 Pastner 等[38] 主张行选择性腹主动脉旁淋巴结切除术，即当存在盆腔淋巴结或其他部位转移或外生型Ⅰb 期和Ⅱa

期宫颈癌行根治性子宫切除术时实施。而对于无肠系膜下动脉淋巴结转移的宫颈癌，则无必要切除更远处的淋巴结。笔者完全认同 Hackett 和 Pastner 等人的意见，即可选择盆腔淋巴结有转移的患者或局部晚期 Ⅰb 和 Ⅱa 期患者行腹主动脉旁淋巴结切除术（或主动脉旁淋巴结取样）。对于 Ⅰb1 期患者是否应进行腹主动脉旁淋巴结取样，意见尚不一致，但有盆腔淋巴结转移者应同时行腹主动脉旁淋巴结取样或选择性切除。

表 40-2　78 例 Ⅰb1 和 Ⅱa 期宫颈癌患者子宫外病变发生率

部位	Ⅰb1 期（%）	Ⅱa 期（%）
盆腔淋巴结	13.5	21.1
腹主动脉旁淋巴结	4.7	8.4
手术边缘	4.7	20.0

2. 治疗前淋巴结分期手术（诊断性而非治疗性）

为了评价宫颈癌腹主动脉旁或盆腔淋巴结的转移情况，许多治疗中心开展了腹主动脉旁淋巴结探查活检或同时做盆腔淋巴结探查活检，并进行了宫颈癌手术病理分期和大射野放疗的临床研究。观察发现，Ⅰb、Ⅱa 和 Ⅲ 期宫颈癌腹主动脉旁淋巴结转移率分别为 10%、20% 和 30%。美国妇科肿瘤学组（GOG）回顾性评估了 290 例宫颈癌患者，在临床分期 Ⅱb 期的 58 例患者中，发现有 19 例（32.8%）有主动脉旁淋巴结转移，在 Ⅲb 期的 61 例患者中也有 19 例（31.1%）。

几乎所有有腹主动脉旁淋巴结转移者均有盆腔淋巴结转移，但有更广范围转移的患者则少见。美国妇科肿瘤学组（GOG）就盆腔和腹主动脉旁淋巴结转移的关系进行了观察，发现 Ⅰ 期和 Ⅱa 期宫颈癌有 1 个盆腔淋巴结转移者中有腹主动脉旁淋巴结转移的发生率达 3%，而有 2 ~ 3 个盆腔淋巴结转移者中有腹主动脉旁淋巴结转移的发生率高达 12%。至今尚未证实有主动脉旁淋巴结转移辅以放疗能增加这些患者的生存率。

一项妇科肿瘤学组的最新研究报道，对宫颈癌腹主动脉旁淋巴结转移的 Ⅰ 期和 Ⅱ 期 25 名患者采用紫杉醇（40 mg/m^2）联合顺铂（40 mg/m^2）化疗 6 周，同时行延伸野盆腔和腹主动脉旁放疗（平均 8 周）的生存率比常规治疗更高。另外，Varia 等报道了延伸野的放疗配合 5-FU 和顺铂[39] 对于宫颈癌晚期腹主动脉旁淋巴结活检证实有转移的患者能够达到很好的控制效果。Kim 等报道[40]，对有腹主动脉旁淋巴结转移复发的患者采用超分割延伸野放疗配合同步化疗取得了很好的疗效且没有太大的毒副作用，但由于该组病例较少，现在就下结论为时过早。今后尚需大样本对照研究。

治疗前淋巴结分期包括选择性腹主动脉旁淋巴结切除术和选择性盆腔淋巴结切除术。经腹膜外途径切除已代替为了经腹（腔）途径。经腹淋巴结切除术后行腹主动脉旁放疗的主要并发症（11.5%）比经腹膜外切除者（3.9%）高（P=0.03）。对有腹主动脉旁淋巴结转移者通常要修改治疗方案，但对有盆腔转移者则不需要。切除大的盆腔淋巴结理论上可能有益处，但缺乏资料证实。

腹主动脉旁淋巴结取样可以通过较小的创伤性手术（腹腔镜）进行，以使恢复时间缩短。在 Fowler 及其同事的实践中未发现有假阴性[41]。应用腹腔镜进行选择性腹主动脉旁淋巴结切除术和选择性盆腔淋巴结切除术也应该是可行的[30]。

Coff 及其同事评估了 1993—1997 年接受治疗的 98 例患者中 86 例的手术分期[42]，他们证实了以往的研究结论，即手术分期比 CT 更准确，而有肉眼可见的淋巴结转移的患者预后不良。Kupets 及其同事的模型提示 [43]，通过分期可增加整体的益处，但效果非常小。

虽然许多医疗中心进行了治疗前淋巴结分期，但迄今为止尚未发现此分期对预后的直接意义，也未能证实腹主动脉旁淋巴结转移辅以放疗能够增加这些患者生存率，因此，今后尚需大样本对照研究。

3. 手术范围

腹主动脉旁淋巴结切除术从腹主动脉分叉开始至十二指肠第三段或肾静脉处，旁侧以肾和输尿管内侧为界，包括切除腔静脉旁、腔静脉 - 腹主动脉间及腹主动脉旁淋巴结。治疗前淋巴分期还包括选择性盆腔淋巴结切除术（诊断性而非治疗性），其范围包括：①切除髂外动脉顶端、髂外动脉和静脉之间淋巴结，而不切除髂外血管外侧淋巴结，也不游离髂外血管；②切除范围从髂总动脉分叉远端 2/3 处开始至腹股沟韧带；③切除闭孔神经水平以上的闭孔窝脂肪和淋巴组织。

治疗前淋巴结手术分期，经腹膜外淋巴结切除术已广泛取代了最初经腹腔淋巴结切除术。Betman 等描述了左肋腹部曲线切口 [44]，此切口与肾移植手术切口很相似。也可采用中线旁及垂直切口。以前，曾有人推荐经腹腔内探查及盆腔洗液检查，但这两种方法的实用价值不高。

治疗前经腹腔内切除淋巴结行手术分期后再行腹主动脉旁淋巴结照射的患者，较行腹膜外淋巴结切除术后再行腹主动脉旁淋巴结照射的患者更易发生主要并发症（11.5% 和 3.9%，P=0.03）。采用四野技术，用高能量光子照射，以每日较小的剂量照射腹主动脉旁区域肿瘤，总剂量控制在 45～50 Gy，能明显地减少因手术分期和扩大照射范围所引起的并发症。

当发现腹主动脉旁淋巴结受累时，通常需要改变治疗方案，而发现盆腔淋巴结受累则不然。腹主动脉旁淋巴结活检可用损伤性最小的腹腔镜手术完成，其恢复期更短。

（蔡红兵　左　娜　陈惠祯）

六、根治性子宫切除术的死亡率和并发症

（一）死亡率

Averette 收集了全世界众多癌症中心行根治性子宫切除术病例 6 992 例 [36]，总的手术死亡率为 0.72%（表 40-3）。在 Averette 等报道的 978 例病例中，手术死亡 14 例（1.4%），偏高，其中 4 例死于心肺疾病，4 例死于成人呼吸窘迫综合征，4 例死于肺栓塞，2 例死于脓毒血症。在 Orr 等收集的 4 860 例患者的资料中，平均死亡率为 0.45%（0～1.4%）。

表 40-3　Ⅰb～Ⅱa 期患者行根治性子宫切除术及双侧盆腔淋巴结清扫术的手术死亡率

作者	例数	死亡例数	死亡率（%）
Liu 和 Meigs（1995）	473	8	1.7
Christensen 等（1964）	394	2	0.5
Brunschuig 等（1966）	438	5	1.1
Symmonds（1966）	101	0	0
Masterson（1967）	180	2	1.1

表 40-3　Ⅰb～Ⅱa 期患者行根治性子宫切除术及双侧盆腔淋巴结清扫术的手术死亡率　　　　　（续表）

作者	例数	死亡例数	死亡率（%）
Blaiklry 等（1969）	257	5	1.95
Ketcham 等（1971）	84	2	2.7
Mickal 等（1972）	64	3	4.7
Park 等（1973）	150	1	0.6
Morely 等（1976）	808	3	1.44
Hoskins 等（1976）	224	2	0.89
OMikuta 等（1977）	243	2	0.82
Sall 等（1979）	349	0	0
Webb 等（1979）	610	2	0.33
Underwo 等（1979）	178	0	0
Langley 等（1979）	248	0	0
Bendet 等（1980）	241	1	0.41
Ler ner 等（1980）	108	1	0.93
Bonar 等（1980）	96	1	1.04
Mann 等（1981）	207	1	0.48
Orr 等（1982）	311	1	0.3
Powell 等（1984）	255	2	0.78
Roberts 等（1985）	100	1	1.0
Lee 等（1989）	954	4	0.4
Kenter 等（1989）	213	0	0
Ayhan 等（1991）	270	1	0.3
总数	6992	50	0.72

（二）并发症

较严重的并发症包括感染、泌尿道损伤及肺栓塞、成人呼吸窘迫综合征，其他并发症包括淋巴囊肿、膀胱功能障碍、输尿管狭窄、张力性尿失禁。

1. 感染

根治性子宫切除术后，有相当多的患者发生感染，在 Birmingham Alabama 大学的 311 例手术患者中，有 33% 发热。早期（第 1～2 天）发热通常与肺不张有关，随后的发热可能应归因于泌尿道感染、伤口感染、血栓性静脉炎、盆腔蜂窝织炎或盆腔脓肿。后两者由于接近输尿管和膀胱，预示有发生泌尿道瘘孔的可能。预防性应用抗生素可降低术后感染的发生，特别是可降低严重的盆腔感染和脓肿，继而降低尿瘘和肠瘘的发生。

2. 泌尿道损伤

根治性子宫切除术可并发输尿管瘘，以往发生率高达 12%～15%，而现在并不常见。在 Shingleton 和 Orr 收集的 4 860 例患者的资料中，输尿管瘘的发生率为 2.3%（0～5.6%），膀胱阴道瘘为 0.58%（0～1.4%）。在 Averette 收集的 6 169 例患者资料中[36]，泌尿道瘘的发生率为 4.4%（表 40-4），而在 Averette 及其同事报道的一组患者（978 例）中，与手术有关的尿瘘为 8 例（占 0.8%）。未经盆腔放疗的根治术后发生的输尿管狭窄远少于瘘孔的发生。由于应用输尿管悬吊术及腹膜后引流，输尿管瘘和狭窄的发生率降低了。

表 40-4 Ⅰb～Ⅱa 期宫颈癌首次根治性子宫切除术后泌尿道瘘的发生率

作者	病例数	泌尿道瘘例数	发生率（%）
Christensen 等（1964）	340	30	8.8
Symmonds（1966）	64	0	0
Masterson（1967）	180	8	4.4
Blaiklry 等（1969）	252	10	3.89
Ketcham 等（1971）	42	3	7.1
Mickal 等（1972）	60	1	1.6
Park 等（1973）	126	0	0
Morely 等（1976）	208	11	5.3
Macasaet 等（1976）	142	8	5.6
Hoskins 等（1976）	224	0	0
Mikuta 等（1977）	243	31	12.8
Webb 等（1979）	610	29	4.75
Underwo 等（1979）	178	14	7.86
Sall 等（1979）	349	10	2.86
Ler ner 等（1980）	108	1	0.9
Langley 等（1979）	248	20	7.04
Bendet 等（1980）	247	22	8.91
Bonar 等（1980）	96	5	5.21
Mann 等（1981）	207	2	0.97
Orr 等（1982）	311	4	1.4
Powell 等（1984）	255	6	2.35
Roberts 等（1985）	100	1	1.0
Brughardt 等（1987）	473	21	4.4
Ralph 等（1990）	320	14	4.4

表 40-4　Ⅰb～Ⅱa 期宫颈癌首次根治性子宫切除术后泌尿道瘘的发生率　　　　（续表）

作者	病例数	泌尿道瘘例数	发生率（%）
Lee 等（1989）	954	23	2.4
Kenter 等（1989）	213	14	6.6
Photopulos 等（1990）	102	3	2.9
Ayhan 等（1991）	270	8	2.9
总数	6642	291	4.4

3. 膀胱功能障碍和尿失禁

主韧带切除导致部分支配膀胱的神经受损可引起排空性膀胱功能障碍，并导致张力性尿失禁，这对于更多的患者来说，比泌尿道瘘及狭窄更为严重。Averette 报道的膀胱功能障碍发生率为 20.5%[36]，表现为排空困难、尿潴留和尿失禁。在 Petri 提供的资料中，张力性尿失禁的发生率为 10%～52% 不等。Farguharson 等报道，在根治性子宫切除术后行放疗的患者，1/2 以上的患者发生了尿失禁，远大于单纯手术后发生的尿失禁。

小仓知治的经验是，自尿开始的时间以术后 10～14 d 居多，20 d 以后少见；主张早日施行尿道扩张手术，积极改善患者排尿功能，防止术后尿路感染和转变为慢性。

4. 其他并发症

（1）肺栓塞和急性呼吸窘迫综合征

这些是手术期间最有可能引起死亡的并发症。在 Averette 报道的手术死亡的 14 例患者中[36]，死于肺栓塞、急性呼吸窘迫综合征者为 4 例。应注意观察，及时处理。

（2）静脉栓塞

手术时间长、盆腔静脉过度受压、下肢静脉长时间阻滞、手术中静脉壁创伤、凝血机制障碍等可导致盆腔及下肢静脉血栓形成，其发生率尚缺乏统计数字。临床实验表明，3%～5% 的下肢静脉栓塞患者有可能发展为肺栓塞。

（3）损伤

除前述的泌尿系损伤外，盆腔大血管、闭孔神经及肠管损伤也有发生。

（4）淋巴囊肿

术后盆底积液引流不畅可形成腹膜后淋巴囊肿，发生率为 1%～20% 不等。由于近年手术中腹膜后间隙良好引流，淋巴囊肿已少见。在 Orr 和 Shingleton 收集的 2 500 例手术患者中，淋巴囊肿的发生率为 2.1%。

（5）性交障碍

根治性手术后阴道的长度和宽度均短缩，容积也显著减少。原口的调查表明，术前平均长度为 8.1 cm，术后短缩至平均 4.45 cm；横径也短缩 1.26 cm。根据长崎大学的调查，术后大多数病例有不同程度的性交障碍，其原因见表 40-5。

值得注意的是，Ⅱ型子宫根治术与Ⅲ型子宫根治术比较，前者手术并发症低得多，因此，对适合Ⅱ型手术的患者不必行Ⅲ型手术；对于必须行Ⅲ型手术的患者，可同时行保留盆腔内脏神经的手术，或采用改良的 PiverⅢ型手术。

表 40-5 性交障碍的原因分析

原因	例数	发生率（%）
因恐惧而厌恶性交	4	10.5
因丈夫嫌弃	2	5.2
因恐惧和阴道短	6	15.7
因阴道短小导致性感不全	26	68.4

七、宫颈癌根治术的结果及预后因素

Ⅰb 期及Ⅱa 期宫颈癌根治术后 5 年生存率较高（表 40-6）；Averette 等报道的 5 年生存率为 90.6%[36]。Birmingham Alabama 大学报道的 Ⅰb 期宫颈癌患者的 5 年生存率为 92%，10 年生存率为 79%。

表 40-6 Ⅰb ～Ⅱa 期患者根治性子宫切除术＋双侧盆腔淋巴结切除术后的 5 年生存率

作者	期别	病例数	5 年生存例数	5 年生存率（%）
Liu 和 Meigs（1995）	Ⅰb ～Ⅱa	165	119	72.1
Christensen 等（1964）	Ⅰb ～Ⅱa	219	168	77.0
Brunschuig 等（1966）	Ⅰb ～Ⅱa	308	231	76.0
Masterson（1967）	Ⅰb ～Ⅱa	150	124	82.5
Blaiklry 等（1969）	Ⅰb ～Ⅱa	161	96	50.8
Before（1970）	Ⅰb ～Ⅱa	1 003	738	73.6
Park 等（1973）	Ⅰb	126	115	91.0
Morely 等（1976）	Ⅰb	156	136	87.2
Hoskins 等（1976）	Ⅰb ～Ⅱa	47	42	89.4
Sall 等（1979）	Ⅰb ～Ⅱa	219	197	90.0
Lerner 等（1980	Ⅰb	48	44	91.7
Powell 等（1984）	Ⅰb ～Ⅱa	103	93	90.3
Kenter 等（1989）	Ⅰb ～Ⅱa	213	186	87.3
Lee 等（1989）	Ⅰb ～Ⅱa	343	299	87.2
Ayhan 等（1991）	Ⅰb ～Ⅱa	270	218	87.7
Hopkin（1991）	Ⅰb	213	197	92.5

生存分析证实，子宫颈病灶大小、浸润深度、临床分期、病理分级、组织学类型和淋巴转移是影响宫颈癌预后的主要因素。

宫颈癌病灶大小及浸润深度是影响宫颈癌的重要因素。在 Gauthier 等报道 181 例患者中 [45]，病灶直径≤2 cm 者，5 年生存率为 91.4%；病灶＞2 cm 者，5 年生存率为 63.9%。复发与病变直径和间质浸润深度有关（图 40-19 ）。其他作者也有类似的报道。Ⅰb 期病灶直径＞2 cm，特别是＞4 cm 者，手术治疗的生存率降低；因此，对这样的患者推荐放疗作为首次治疗是正当的；对年轻患者（35 岁以下）通过手术分期获得有价值的信息和改变治疗计划是明智的。

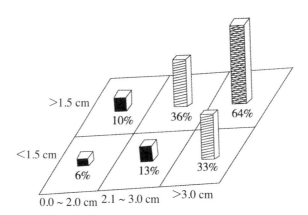

图 40-19　100 例Ⅰb 期宫颈鳞癌患者：复发率与病灶大小和间质浸润深度的关系

宫颈癌分期是重要的预后因素。即使Ⅰb 期及Ⅱa 期患者接受相同的手术治疗，其生存率也有明显差异，分别为 90.5% 和 65.7%。Chen 等报道[14]，在 1 847 例行根治性子宫切除术的患者中，有 47 例复发，复发率为 2.5%，其中Ⅰ期复发率为 1.5%（12/780），Ⅱ期为 3.2%（30/1 031），Ⅲ期为 9.2%（5/54）。

肿瘤分级已证实是宫颈癌的预后因素。Averette 等报道的资料 χ^2 生存分析显示[36]，分化好（Ⅰ级）和分化差（Ⅲ级）的肿瘤的中位生存时间分别为 7.5 年和 3.25 年，有显著性差异（$P=0.0003$），但分化好和中度分化的肿瘤的生存率比较无统计学差异（$P=0.65$）。

组织学类型对预后有一定影响。Averette 等报道[36]，鳞癌、腺癌和腺鳞癌的 5 年生存率分别为 90.7%、80.5% 和 63.5%。可见腺鳞癌的 5 年生存率最差。鳞癌和腺鳞癌比较有显著性了差异（$P=0.0001$），腺癌和腺鳞癌之间的生存率也有显著性差异（$P=0.01$）。但比较鳞癌和腺癌生存曲线，无显著性差异（$P=0.70$）。FIGO 在第 21 卷《妇科恶性肿瘤治疗年度报告》中报道了 1982—1986 年 30 332 例不同组织学类型的宫颈癌的 5 年生存率，Ⅰ期、Ⅱ期宫颈腺癌的 5 年生存率分别为 76.68% 和 57.63%，宫颈鳞癌分别为 80.83% 和 67.85%。多数学者认为，宫颈腺癌的预后比鳞癌差，但对此尚存异议。Van Nagell 认为[46]，预后如其说与组织类型有关，倒不如说与肿瘤大小有关。

许多文献报道，在单因素分析中，淋巴结转移是影响宫颈癌生存率的最显著因素。手术标本发现淋巴结阳性的患者中，5 年生存率为 38%～60%（表 40-7），尤其是髂总和腹主动脉旁淋巴结受累者的 5 年生存率更差。在 Averette 等报道的 978 例患者中[36]，χ^2 检验分析显示，Ⅰb 期无盆腔和腹主动脉旁淋巴结转移者，中位生存时间分别减至 3.2 年和 1.3 年，淋巴结阳性组和阴性组之间有显著性差异（$P<0.01$）；Ⅱa 期有淋巴结转移和无淋巴结转移者的中位生存时间分别为 1.3 年和 3.7 年，因Ⅱa 期病例数和淋巴结转移例数少，生存时间无显著性差异（$P=0.55$）。Perez 等统计分析[29]，接受根治性子宫切除术＋盆腔淋巴结清扫术的患者的淋巴结转移率为 16%～18%，这些患者的 5 年生存率（46%）仅为淋巴结阴性者（90%）的 1/2。

此外，影响预后的还有手术切缘阳性。Averette 等报道[36]，手术切缘有癌的 61 例患者的 5 年生存率为 50.8%；Ⅰb 期阴道切缘阳性者占 4%，Ⅱa 期上升至 20%。此结果证实，Ⅱa 期存在有残余肿瘤的高度风险，因此，需要行阴道断端冰冻切片检查。

表 40-7　Ⅰb 期宫颈鳞癌患者根治术后淋巴结阴性和阳性的 5 年生存率

作者（年代）	患者总数	阳性		阴性	
		例数	5 年生存率（%）	例数	5 年生存率（%）
Liu 和 Meigs（1995）	116	21	38.0	95	82.0
Christensen 等（1964）	167	28	39.3	139	92.0
Brunschwig 和 Barber（1966）	273	38	50.0	235	83.4
Masterson（1967）	105	5	42.0	100	92.0
Masubuchi 等（1969）	296	14	57.1	282	92.2
Newton（1975）	58	5	40.0	53	91.3
Morley 和 Seski（1976）	143	18	55.6	125	96.0
Underwood（1979）	178	8	50.0	170	93.3

（陈惠祯　何　灿　蔡红兵）

参考文献

[1] 高永良. 撕剥式盆腔淋巴结清扫术. 中华妇产科杂志, 1991, 26 (5): 284.

[2] 李诚信, 邓克华, 郭华伦. 腹膜内广泛子宫切除及盆腔淋巴结切除术 (子宫动脉输卵管支保留法)//陈惠祯, 谭道彩. 吴绪峰. 现代妇科肿瘤学. 武汉: 湖北科技出版社. 1998: 137-145.

[3] 吴绪峰, 陈惠祯. 减少并发症的宫颈癌根治手术方法探索. 浙江肿瘤, 1988, 5 (4): 224.

[4] Piver M S, Rutledge F, Smith J P. Five classes extended hysterectomy for woman with cervical cancer. Obstet Gynecol, 1974, 44 (2): 265-272.

[5] 苏应宽, 徐增祥, 江森. 新编实用妇科学, 济南: 山东科学技术出版社, 1995: 394.

[6] Wisner K P, Gupta S, Ahmad S, et al. Indications and techniques for robotic pelvic and para-aortic lymphadenectomy in gynecologic oncology. J Sur Oncolo, 2015, 112 (7): 782.

[7] Di M G, Crivellaro C, De P E, et al. Indocyanine green versus radiotracer±blue dye for sentinel lymph node mapping in ＞ Stage Ib1 cervical cancer (＞ 2 cm). J Minim Invasive Gynecol, 2017, 29 (17): 30305-30309.

[8] Schwarz T M, Kolben T, Gallwas J, et al. Comparison of two surgical methods for the treatment of CIN: classical LLETZ (large-loop excision of the transformation zone) versus isolated resection of the colposcopic apparent lesion-study protocol for a randomized controlled trial. Trials, 2015, 16 (1): 225.

[9] Sykes P, Innes C, Harker D, et al. Observational management of CIN 2 in young women: a prospective multicenter trial. J Low Genit Tract Dis, 2016, 20 (4): 343-347.

[10] Souza C A, Discacciati M G, d' Otavianno M G, et al. Underdiagnosis of cervical intraepithelial neoplasia (CIN) 2 or worse lesion in women with a previous colposcopy-guided biopsy showing CIN 1. Rev Bras Ginecol Obstet, 2017, 39 (3): 123-127.

[11] 郎景和. 子宫颈上皮内瘤变的诊断与治疗. 中华妇产科杂志, 2001, 36 (5): 261-263.

[12] Jiang Y M, Chen C X, Li L. Meta-analysis of cold-knife conization versus loop electrosurgical excision procedure for cervical intraepithelial neoplasia. Onco Targets Ther, 2016, 29 (9): 3907-3915

[13] Luesley D M, et al. Complications of cone biopsy related to the dimensions of the cone and the influence of prior colposcopic assessment. Br J Obstet Gynecol, 1985, 92 (2): 158-164.

[14] Andersen E S, Pederson B, Nielsen K. Laser conization: the results of treatment of cervical intraepithelial neoplasia. Gynecol Oncol, 1994, 54 (2): 201.

[15] Mitchell M F, Tortolero-Luna G, Cook T, et al. A randomized clinical trial of cryotherapy laser vaporization, and loop electrosurgical excision for treatment of squamous intraepithelial lesion of the cervix. Obstet Gynecol, 1998, 92 (5): 737-744.

[16] Yin G, Li J, Wu A, et al. Four categories of LEEP for CIN of various areas: a retrospective cohort study. Minim Invasive Ther Allied Technol, 2017, 26 (2): 104-110, 12.

[17] 陈惠祯, 蔡红兵. 宫颈癌. 武汉: 湖北科学技术出版社, 2003: 171-183.

[18] 陈惠祯, 吴绪峰. 实用妇科肿瘤手术学. 北京: 科学出版社. 2006: 78.

[19] Dargent D, Maryin X, Sacchetoni A, et al. Laparoscopic vaginal radical trachelectomy. Cancer, 2000, 88 (8): 1877-1882.

[20] Landoni F, Colombo A, Milani R, et al. Randomized study between radical surgery and radiotherapy for the treatment of stage Ib-IIa cervical cancer: 20-year update. J Gynecolo Onco, 2017, 28 (3): e34.

[21] Kinney W K, Hodge D O, Egorshin E V, et al. Identification of a low-risk subset of patients with stage Ib invasive squamous cancer of the cervix possibly suited to less radical surgical treatment. Gynecal Oncol, 1995, 57 (1): 3-6.

[22] 蔡红兵, 陈惠祯, 张帆, 等. 改良Piver III类子宫切除术的报告. 中华妇产科杂志, 2010, 45 (7): 511-514.

[23] Cai H B, Chen H Z, Zhou Y F. Class II radical hysterectomy in low-risk Ib squamous cell carcinoma of cervix, a safe and effective option. Int J Gynecol Cancer, 2009, 19 (1): 46-49.

[24] Landoni F, Maneo A, Cormio G, et al. Class II versus III radical hysterectomy in stage Ib-IIa cervical cancer: a prospective randomized study. Gynecol Oncol, 2001, 80 (1): 3-12.

[25] Michalas S, Rudolakis A, Voulqaris Z, et al. Management of early-stage cervical carcinoma by modified (type II)radical hysterectomy. Gynecology Oncology, 2002, 85 (3): 415-422.

[26] Wu C J, Chang W C, Chen C H, et al. Radical trachelectomy for early stage cervical cancer: a case series and literature review. Taiwan J Obstet Gynecol, 2017, 56 (2): 143-146.

[27] Peppercorn P D, Jeyarajah A R, Woolas R, et al. Role of MR imaging in the selection of patients with early cervical carcinoma for fertility-preserving surgery: initial experience. Radiology, 1999, 212 (2): 395-399.

[28] Burnett A F, Roman U, Dmeara A T, et al. Radical vaginal trachelectomy and pelvic lymphadenectomy for preservation of fertility in early cervical carcinoma. Gynecol Oncol, 2003, 88 (3): 419-423.

[29] Covens A, Shaw P, Murphy J, et al. Is radical trachelectomy a safe alternative to radical hysterectomy for patient with stage Ia-Ib carcinoma of the cercix? Cancer, 1999, 86 (11): 2273-2279.

[30] van de Lande J, von Mensdorff-Pouilly S, Lettinga R G, et al. Open versus laparoscopic pelvic lymph node dissection in early stage cervical cancer: no difference in surgical or disease outcome. Int J Gynecol Cancer, 2012, 22 (1): 107-114.

[31] Kim J Y, Lee Y H, Chong G O, et al. Comparative study between total laparoscopic and total robotic radical hysterectomy for cervical carcinoma: clinical study. Anticancer Res, 2015, 35 (9): 5015-5021.

[32] Puntambekar S P, Patil A, Joshi S N, et al. Preservation of autonomic nerves in laparoscopic total radical hysterectomy. J Laparoendosc Adv Surg Tech A, 2010, 20 (10): 813-819.

[33] Derckers P J, Ketcham A S, Sugarbaker E V, et al. Pelvic exenteration for primary carcinoma of the uterine cervix. Obstet Gynecol, 1971, 37 (5): 647-659.

[34] Million R R, Rutledge F, Fletcher G H. Stage I V carcinoma of the cervix with blader invasion. AM J Obstet Gynecol, 1972, 113 (2): 239-246.

[35] Upadhyay S K, Symonds R P, Haelterman M, et aL The treatment of stage IV carcinoma of cervix by radical dose radiotherapy. Radiother Oncol, 1988, 11 (1): 15-19.

[36] Averette H E, Nguyen H N, Donatod D M, et al. Radical hysterectomy for invasive cervical cancer. Cancer Supplement, 1993, 71 (4 suppl): 1422-1437.

[37] Shingleton H M, Orr J W, Jr. Cancer of the cervix: its diagnosis and treatment. 2nd ed. Edinburgh: Churchill Livingstone, 1987: 10-12.

[38] Patsner B, Sedlacel T V, Lovecchio J L. Para-aortic node sampling in small (3-cm or less)stage Ib invasive cervical cancer. Gynecol Oncol, 1992, 44 (1): 53-54.

[39] Varia M A, Bundy B N, Deppe G, et al. Cervical carcinoma metastatic to para-aortic nodes: extended field radiation therapy with concomitant 5-fluorouracil and cisplatin chemotherapy—a Gynecologic Oncology Group study. Int J Radiat Oncol Biol Phys, 1998, 42 (4): 1015-1023.

[40] Kim J S, Kim S Y, et al. Hyperfractionated radiotherapy with concurrent chemotherapy for paraaortic lymph node recurrence in carcinoma of the cervix. Int J Radiat Oncol Biol Phys, 2003, 55 (5): 1247-1253.

[41] Fowler J M, Carter J R, Carlson J W, et al. Lymph node yield form laparoscopic lymphadenectomy: cervical cancer a comparative study. Gynecol Oncol, 1993, 51 (2): 187-192.

[42] Coff B A, Muntz H G, Paley P J, et al. Impact of surgical staging in women with locally advanced cervical cancer. Gynecol Oncol, 1999, 74 (3): 436-442.

[43] Kupets R, Thonmas G M, Covens A. Is there a role for pelvic lymph node debulking in advanced cervical cancer? Gynecol Oncol, 2002, 87 (2): 163-170.

[44] Betman M L, Iagasse L D, Watring W G, et aL The operative evaluation of patients with cervical carcinoma by extraperitoneal approach. Obstet Gynecol, 1977, 50 (6): 658-664.

[45] Gauthier P, et al. Identification of histopathologic risk groups in stage Ia squamous cell carcinoma of the cervix. Obstet Gynecol, 1985, 66 (4): 569-574.

[46] Van Nagell J R, Jr, et al. The prognostic significance of cell type and lesion size in patient with cervical treated by radical surgery. Gynecol Oncol, 1997, 5 (2): 142-151.

推荐阅读文献

[1] Frega A, Lavini G, Guarino A, et al. Cervical carcinogenesis, bacterial vaginosis, HPV-mRNA test and relapse of CIN2+ after loop electrosurgical excision procedure (LEEP). Eur Rev Med Pharmacol Sci, 2017, 21 (10): 2504-2511.

[2] Qureleu D, Cibula D, Abu-Rustum N R. 2017 update on the Querleu-Morrow classification of radical hysterectomy. Ann Surg Oncol, 2017, 24 (11): 34-6-3412.

第 *41* 章　与宫颈癌治疗有关的经阴道手术

　　宫颈癌是一种常见的生殖道恶性肿瘤，对于宫颈癌，手术作为重要的治疗方式已有百余年历史。其中，经典的经腹广泛性子宫切除术联合盆腔淋巴结清扫术已沿用多年，但由于该种手术切除范围广，手术时间长，腹部切口大，手术损伤大，术后恢复慢，不符合越来越受到重视的微创理念，已有百年余历史的经阴道的宫颈癌手术再次受到重视。

　　随着宫颈癌诊断技术的提高以及筛查技术的普及，宫颈癌的早期检出率明显增高并呈年轻化的趋势。随着未生育的早期宫颈癌年轻患者的检出比例逐年上升，对于早期宫颈癌年轻患者的治疗，不应仅限于延长患者的生存期，还应尽可能地保留患者的生理及生育功能。宫颈癌的生长首先侵犯其周围组织，直接浸润主要为子宫旁浸润，累及子宫体者少见，且极少转移至输卵管及卵巢；远处转移主要为淋巴转移，沿淋巴管循序向上转移，血行转移少见。宫颈癌的这种生物学特点为保留子宫的保守性手术提供了可能性。近年来，随着现代医学的快速发展，宫颈癌手术治疗逐渐趋于个体化、人性化、微创化。本章将就宫颈癌的经阴道手术治疗加以论述。

一、宫颈锥切术

　　宫颈微小浸润癌，即Ⅰa1期宫颈癌，无淋巴脉管浸润者卵巢转移率<1%，故保留生育功能可行宫颈锥切术（需确保切缘阴性），不保留生育功能可行单纯子宫切除。宫颈锥切术的适应证有诊断性锥形切除和治疗性锥形切除。锥切术的目的是切除部分子宫颈及子宫颈管。宫颈锥切术的形状和深度需要与病灶大小、形状和病变部位相适应。对于宫颈管的可疑浸润性腺癌与原位腺癌，锥形切除活检范围应包含宫颈内口以避免漏诊宫颈管病变。NCCN指南提出：Ⅰa1期伴有淋巴脉管间隙浸润者，宫颈锥切术联合腹腔镜下盆腔前哨淋巴结（SLN）显影和淋巴结切除术也是合理的策略。

二、经阴道子宫切除术

　　经阴道手术的推广与普及，以及手术器械的研究及发展，更加体现了经阴道手术的微创价值。对于Ⅰa1期宫颈癌患者，不保留生育功能可行单纯子宫切除术。

　　经阴道子宫切除术手术操作的技术要点包括：①1：1 200肾上腺素生理盐水稀释液注入阴道 - 膀胱 - 子宫间隙，使解剖层次清楚，减少出血及副损伤，但对高血压患者除外或稀释浓度；②子宫骶、主韧带及子宫动静脉处理后，可将子宫向前或向后翻转，显露子宫底以便处理输卵管和卵巢固有韧带；③翻转子宫前壁与子宫峡部切断子宫颈，防止子宫翻动进入盆腔，避免造成污染；④将腹膜及阴道前、后壁断端四层组织一起缝合，防止膀胱后、直肠前血肿形成，必要时可经阴道残端留置引流管；⑤手术创面止血充分，可适当喷涂生物蛋白胶、粘连平、透明质酸钠等，减少渗血、渗液和术后粘连；⑥阴道顶脱垂可同时合并膀胱直肠疝出，注意将阴道残端两角与子宫骶、主韧带缝合在一起，以防止阴道顶脱垂发生；⑦输卵管脱垂：此为子宫全切术后少见的并发症，多为阴道残端引流口过大，残端愈合不良，阴道残端两角缝合不全所致，一旦发现，应切除脱垂的输卵管并闭合阴道残端缺口。

三、经阴道广泛性宫颈切除术

广泛性宫颈切除术（radical trachelectomy，RT）已是早期宫颈癌年轻患者保留生育功能的一种有效术式[1-3]，主要适用于 FIGO Ⅰ a2～Ⅰ b1 期渴望生育且不存在不育因素的低危患者（如病灶≤2 cm 宫颈内口上方无肿瘤浸润、未发现区域淋巴结有转移）；经阴道广泛性宫颈切除术＋腹腔镜下淋巴结切除术（有或无前哨淋巴结定位）适用于经仔细筛选的Ⅰ a2～Ⅰ b1 期、病灶直径≤2 cm、需要保留生育功能患者，其宫颈、阴道上段及支持韧带的切除范围同广泛性子宫切除术，但保留子宫体。对于要求保留生育功能的早期患者（有淋巴血管间隙受侵的Ⅰ a1 期、Ⅰ a2 期和Ⅰ b1 期患者），可行根治性宫颈切除术＋盆腔淋巴结切除术 ± 腹主动脉旁淋巴结取样。

经阴道广泛性宫颈切除术已成为早期宫颈癌保留生育功能手术的可行术式，但由于根治性宫颈切除术操作难度较大，对手术医生的技术要求高，需要有经验的医生谨慎地开展。

四、经阴道广泛性 / 次广泛性子宫切除术

广泛性子宫切除术＋双侧盆腔淋巴结切除术是Ⅰ a2、Ⅰ b 和Ⅱ a 期无生育要求患者的首选手术治疗方法。广泛性子宫切除术切除的子宫旁组织较单纯子宫切除术切除的更多，包括部分主韧带、子宫骶韧带和阴道上段（Ⅰ a2 期 1～2 cm，Ⅰ b1 或Ⅱ a1 期切除阴道的 1/4 或 1/3），切除范围包括盆腔淋巴结，必要时切除腹主动脉旁淋巴结。

经阴道广泛子宫切除的技术要点包括：①确定阴道壁切开部位后，由阴道壁环形切开部位及膀胱游离部位浸润注射 1：1 200 肾上腺素生理盐水溶液，环形切开阴道壁，锐性分离膀胱宫颈间隙及阴道直肠间隙，钝性游离膀胱，充分游离阴道壁，离断子宫，保证切除范围为子宫旁及阴道壁 3 cm 以上（次广泛性子宫切除术，离断子宫，切除范围为子宫旁及阴道壁 2 cm 以上）；②术前放置输尿管支架，术中注意将输尿管下段从宫颈旁及阴道旁组织中分离，避免损伤输尿管；③阴式广泛性 / 次广泛性子宫切除术的优点是：可在直视下决定阴道壁切除的范围，术前应行病理检查以明确是否有阴道壁的浸润及其浸润程度；若有阴道壁浸润，切开部位应在远离浸润部位约 3 cm 处。

该术式的局限为：宫颈癌发病年龄趋于年轻化，经阴道难以将卵巢悬吊在盆腔以外，淋巴结清扫术无法进行，无法探查髂总淋巴结及更高位置的淋巴结。此局限结合内镜技术可以有所改善，一方面可以达到开腹手术的效果，另一方面又可以直观测量切除阴道壁的长度，对周围组织处理更加便捷而减少损伤，预后较好。

经阴道广泛性子宫切除术是治疗早期宫颈癌的理想方法，但由于经阴道手术不能行盆腔淋巴结切除术，其应用受到极大的限制。随着内镜技术的发展，促成了腹腔镜辅助的阴式根治性子宫切除术（laparoscopy assisted radical vaginal hysterectomy，LARVH）[4-6]，此术式同样适于子宫内膜癌的治疗[7]，既可以达到开腹手术的同样效果，而且经阴道手术可在直视下准确地确定切除阴道壁的长度，处理阴道旁组织和切除阴道壁也较开腹手术容易得多，且具有损伤小、恢复快、并发症少等优点，是宫颈癌根治手术发展的方向。

经阴道手术创伤最小，明显优于腹腔镜和开腹术。对患者行宫颈癌保留生育功能手术的患者选择一定要谨慎；要切除盆腔淋巴结以判断有无淋巴转移；而肿瘤直径和有无淋巴血管间质浸润是决定手术预后的两个主要因素。手术方案的选择也需要医生的经验及与患者充

分沟通。手术医生要掌握经阴道手术和内镜手术的特点及技巧，严格掌握手术适应证和禁忌证。作为术者，应本着个体化、人性化的原则，尽量选择最佳的手术方式，提高医疗质量，促进患者术后恢复，将微创理念贯穿于医疗行为，达到最好的医疗效果。

（宋　磊）

参考文献

[1] Plante M, Renaud M C, Hoskins I A, et al. Vaginal radical trachelectomy: fertility preserving option in the management of early stage cervical cancer: a series of 50 pregnancies and review of the literature. Genycol Oncol, 2005, 98 (1): 3-10.

[2] Beiner M E, Hauspy J, Rosen B, et al. Radical vaginal trachelectomy vs. radical hysterectomy for small early stage cervical cancer: a matched case-control study. Gynecol Oncol, 2008, 110 (2): 168-171.

[3] Einstein M H, Park K J, Sonoda Y, et al. Radical vaginal versus abdominal trachelectomy for stage Ib1 cervical cancer: a comparison of surgical and pathologic outcomes. Gynecol Oncol, 2009, 112 (1): 73-77.

[4] 谢庆煌, 柳晓春, 郑玉华, 等. 经阴道子宫广泛切除联合腹腔镜手术治疗子宫恶性肿瘤的临床研究. 实用妇产科杂志, 2007, 23 (1): 20-22.

[5] 李力, 阳志军, 姚德生, 等. 妇科恶性肿瘤的微创手术 //孙建衡. 妇科肿瘤学. 北京: 北京大学医学出版社, 2011: 183-190.

[6] 林少丹, 林中秋. 微创技术在妇科恶性肿瘤的应用. 国际妇产科杂志, 2014, 41 (4): 333-338.

[7] Gemignani M L, Curtin J P, Zelmanovich J, et al. Laparoscopic-assisted vaginal hysterectomy for endometrial cancer. : clinical outcomes and hospital charges. Gynecol Oncol, 1999, 73 (1): 5-11.

第 *42* 章　与宫颈癌手术有关的其他治疗方式

　　自 20 世纪 40～50 年代以来，Wertheim-Meigs 手术[1]（广泛性子宫切除术＋盆腔淋巴结清扫术）一直被视为标准的宫颈癌手术术式，至今虽有一定的变异，但仍保持基本原则，从本书的有关章节中可以体会到。但在长期的临床工作中，也有一些其他手术方式提出了挑战，这既与 Wertheim-Meigs 手术本身的缺点有关，也与近代治疗概念的变化和综合治疗兴起有关。其他部位的肿瘤治疗也是这样，如早期乳腺癌的所谓"小手术、大放射"的治疗方法，明显与经典的 Halsted 乳腺癌根治术不同。本章提到的几种与宫颈癌手术有关的其他治疗方式虽未被大家认可，治疗地位并不显著，但也颇有理由，有的效果也不错。作者将其中几种方法集中在此章介绍，让读者了解，在临床实践中也许有一定的参考意义。

一、盆腔淋巴结清扫术＋腔内放疗

　　早年妇科医师即察觉到宫颈癌的治疗失败与淋巴结转移是相关的。由于放疗条件所限，对盆腔转移的淋巴结无法给予足够的控制剂量；而对宫颈肿瘤，腔内镭疗能给予高剂量加以控制，由此萌发出盆腔淋巴结清扫术＋腔内镭疗的想法。随着诊断技术的进步，临床上对淋巴转移的诊断水平明显提高，如今，淋巴结转移也已被证实是影响预后的独立因素。Ⅰb 期宫颈癌无淋巴结转移者的 5 年生存率为 80%～90%，而有淋巴结转移者的 5 年生存率会降低至 30%～60%。根据 M.D. Aderson 医院的病例研究，60 Gy 的剂量能控制 90% 的直径为 2 cm 的肿瘤，而仅能控制 75% 的直径为 2～4 cm 的肿瘤和 65% 的直径为 4～6 cm 的肿瘤。对于 2～4 cm 肿瘤，要获得 90% 的控制需要 80 Gy 的剂量，这显然是常规放疗对盆腔淋巴结不能达到的剂量。手术切除增大的淋巴结无疑是提高治愈率的希望[2-3]。Hacker[4] 曾报道，对 34 例患者的增大的、转移的淋巴结予以完全切除后有髂外淋巴结转移者的 5 年生存率为 80%。

　　盆腔淋巴结切除术有两种方式，一为经腹腔术式，另一为腹膜外术式。腹膜外术式是安全、有效的，并发症较经腹腔术式为低[5-6]。美国妇科肿瘤学组（GOG）报道[7]，腹膜外淋巴结切除术和经腹腔淋巴结切除术的并发症发生率从 11.5% 下降至 3.9%。Bernan[8] 报道，并发症可从 30% 下降至 2%。

　　淋巴结转移是影响预后的重要因素，但就分期而言，至今无宫颈癌手术分期，FIGO 分期不包括淋巴结转移状况，于是，又增加了腔内放疗＋淋巴结切除术的必要性。

　　医科院肿瘤医院的一项临床研究将患者分为调强放疗组和手术组，调强放疗组患者盆腔及腹膜后淋巴区行调强放疗；手术组行腹膜外淋巴结清扫术，术后常规体外照射；两组均给予腔内放疗和同步化疗。结果为：行腹膜外淋巴结清扫术的手术组（23 例）患者的 2 年生存率为 76.1%（淋巴结转移病例 21/23，淋巴结切除术中位数 34 个），而放疗组（30 例）患者的 2 年生存率为 72.9%，还是有一定意义的。

　　盆腔淋巴结清扫术＋腔内放疗起步时间颇长，评价也颇为困难，影响因素很多，尚需更佳的研究方案进行研究，从而进行客观评价。

二、子宫切除术 + 术后放疗

对广泛性子宫切除术后放疗的价值一直存在争议，由于并发症多且严重，颇受临床医师忌讳。Rutledge 曾提到（现代妇科肿瘤讲座，医科院情报研究所，中国癌症研究基金会编），解决此问题，要么缩小手术范围，要么减少放疗剂量。子宫切除 + 术后照射能否保持治疗疗效也是大家颇为关注的问题。据 Papavasiliou[9] 报道，全子宫及双侧附件切除术 + 术后放疗的 5 年生存率 Ⅰb 期为 92.6%（23/25），Ⅱa 期为 5/7；而根治术 + 术后放疗 Ⅰb 期为 76.2%，Ⅱa 期为 73.3%。采用普通全子宫附件切除手术 + 术后放疗治疗方式除生存率高以外，尚有明显的优点：免除难度高的根治性手术；将原发灶切除，有利放疗；亚临床病灶及残存肿瘤易被放射线杀死；不进行淋巴结清扫术有利于维持免疫功能；可减少局部复发[10]。

国内对早期宫颈癌缩小手术范围也颇为关注。于国瑞报道的 198 例宫颈癌中有 107 例为早期浸润癌，其中 91 例仅行全子宫切除术或腔内放疗，随诊 5 年无一例死亡，提出对低于 Ⅱa 期病例改变手术方式值得考虑。当今，随着诊断淋巴结转移的影像学检查的可靠性大为增加，缩小手术范围的可能性及手术的安全性也大为增加，并且也能免去对一些早期患者过度手术之虑。

三、筋膜外子宫切除术与放疗的配合

此处涉及三个问题：桶状大宫颈癌全量放疗后筋膜外子宫切除；放疗后未控及中心型复发的筋膜外子宫切除；放化疗同步进行与筋膜外子宫切除。

（一）桶状大宫颈癌全量放疗后筋膜外子宫切除术

子宫颈管部肿瘤多为腺癌，肿瘤常呈膨胀性生长，形成桶状宫颈。由于肿瘤体积大，对放疗又欠敏感，全量放疗局部不易控制且易复发，再行根治手术很困难，且并发症发生率高，生存率低，而筋膜外子宫切除正好相反。所以对桶状大宫颈癌全量放疗后行保守的筋膜外子宫切除被认为是好的选择[11-13]。有报道认为，此种治疗可使桶状宫颈癌的复发率降低 50%，提高了疗效，并发症发生率明显降低。

（二）放疗后未控及中心型复发的筋膜外子宫切除术

国内外对此都有肯定报道[14-16]，认为放疗后未控或复发再行广泛性子宫切除术难度大。以术中出血而论，医科院肿瘤医院的一组病例行筋膜外子宫切除术的平均出血量为 225.7 ml，而行次广泛性子宫切除术的平均出血量为 622.2ml，几乎为 1∶3。筋膜外子宫切除术的并发症发生率为 12.3%，而广泛性子宫切除术的并发症发生率为 30.0%，且前者无严重的并发症出现，而后者有瘘及肠道损伤的发生。行筋膜外子宫切除术患者手术病理证实为中心型复发者的 5 年生存率为 39.6%。

国外有类似报道。Nelson[12] 报道，放疗后行广泛性子宫切除术的并发症发生率为 17.5%，而筋膜外子宫切除术的并发症发生率为 7.4%。Rutledge[16] 报道，行广泛性子宫切除术的并发症发生率为 31% ~ 75%，并有死于并发症者。

（三）放化疗同步进行与筋膜外子宫切除术

20 世纪 90 年代末及 21 世纪初，美国发表了 5 篇放化疗同步治疗宫颈癌的多中心、随机、前瞻性研究报告。5 篇均得到了正面结果，显示降低了死亡的风险，提高了生存率，并得到了 NCI（美国国家肿瘤研究所）的推荐。其中一篇为 Keys 所报道[17]，研究对象为 Ⅰb2 期宫颈癌患者，放疗期间用顺铂，每周一次，40 mg/m²，共 6 次，全量放疗结束后 3 ~ 6 周行筋膜外子宫切除。对照组不行化疗，放疗方案两组相同，均于全量放疗结束后 3～6 周行筋膜外子宫切除。结果为：中位随访期 36 个月，3 年生存率为对照组 74%，研究组 83%；放化疗后筋膜外子宫切除明显好于单纯放疗组，两组比较有统计学意义。虽然对放化疗的意义国内外均有不同声音，但与 Keys 的类似研究不多见。此项结果提示我们，缩小宫颈癌手术范围还是有希望的。

（白　萍）

参考文献

[1] Meigs J V. Radicalhysterectomywith bilateral pelvic lymph node. dissections: a report of 100 patients operated on five or more yearsage. Am J obstet gynecol, 1951, 62 (4): 854-870.

[2] Wharton J T, Jones H W, III, Day T G, Jr. et al. Preirradiationceliotomy and extended field irradiation for invasive carcinoma of the cervix. Obstet Gynecol, 1977, 49 (3): 333-338.

[3] Kupets R, Thomas G M, Covens A. Is there a role for pelvic lymph node debulking in advanced cervical cancer? Gynecol Oncol, 2002, 87 (2): 163-170.

[4] Hacker N F, Wain G V, Nicklin J L. Resection of bulky positive lymph nodes in patients with cervical carcinoma. Int J Gynecol Cancer, 1995, 5 (4): 250-256.

[5] Hasenburg A, Salama J K, Van T J, et al. Evaluation of patients after extraperitoneal lymph node dissection and subsequent radiotherapy for cervical cancer. Gynecol Oncol, 2002, 84 (2): 321-326.

[6] Denschlag D, Gabriel B, Mueller-Lantzsch C, et al. Evaluation of patients after extraperitoneal lymph node dissection for cervical cancer. Gynecol Oncol, 2005, 96 (3): 658-664.

[7] Weiser E B, Bundy B N, Hoskins W J, et al. Extraperitoneal versus transperitoneal selective paraaortic lymphadenectomy in the pretreatment surgical staging of advanced cervical carcinoma (a Gynecologic Oncology Group study). Gynecol Oncol, 1989, 33 (3): 283-289.

[8] Berman M L, Lagasse L D, Watring W G, et al. The operative evaluation of patients with cervical carcinoma by an extraperitoneal approach. Obstet Gynecol, 1977, 50 (6): 658-64.

[9] Papavasiliou C, Yiogarakis D, Pappas, et al. Treatment of cervical carcinoma by total hysterectomy and postoperative external irradiation. Int J Radiat Oncol Biol Phys, 1980, 6 (7): 771-874.

[10] 孙建衡, 耿毅. 宫颈癌的治疗动向. 中华妇产科杂志, 2003, 38 (8): 497-498.

[11] 蔡树模. 宫颈癌的综合治疗// 孙建衡. 妇科恶性肿瘤继续教育教程. 北京: 协和医科大学出版社, 2007: 244-250.

[12] Nelson A j, Fletcher G H, Wharton J W. Indications for adjunctive conservative extrafacialhysterectomy in selected cases of carcimoma of the uterine cervix. Am J Roentgenol, 1975, 123 (1): 91-99.

[13] Perez C A, Kao M S. Radiation therapy alone or combined with surgery in the treatment of barrel-shaped carcinoma of the uterine cervix (Stage Ib, IIa, IIb). Int Radiat Oncol Biol Phys, 1985, 11 (11): 1903-1909.

[14] 白萍, 李晓江, 俞高志, 等. 妇科肿瘤全量放疗后手术82例回顾分析. 肿瘤学杂志, 2006, 12 (5): 366-370.

[15] 白萍, 马莹, 李巍, 等. 子宫颈全量放疗后局部肿瘤未控或中心型复发的手术治疗. 中华肿瘤杂志, 2010, 32 (1): 52-55.

[16] Rutledge S, Carey M S, Prichard H, et al. Conservative surgery for recurrent or persistent carcinoma of the cervix following irradiation: is exenteration always necessary? Gynecol Oncol, 1994, 52 (3): 353-359.

[17] Keys H M, Bundy B N, Stehman F B, et al. Cisplatin, radiation and adjuvant hysterectomy compared with radiation and adjuvant hysterectomy for bulky stage Ib cervical carcinoma. N Eng J Med, 1999, 340 (15): 1154-1161.

第**43**章 保留生育功能的根治性宫颈切除术

一、保留生育功能的根治性宫颈切除术的实施

尽管宫颈细胞学筛查显著降低了宫颈癌的发病率，宫颈癌仍是全球妇科恶性肿瘤的主要死因。对浸润性宫颈癌的传统治疗方式为手术切除子宫和区域性淋巴结，或用放射线杀灭原发灶和淋巴引流区肿瘤，但手术或放疗在治疗肿瘤的同时都会导致患者丧失生育功能。另一方面，随着宫颈癌患者发病年龄的年轻化，现代社会生育年龄的推迟及近期"二胎政策"的出台，浸润性宫颈癌患者中未完成生育的患者的比例逐年上升。据统计，约15%的宫颈癌患者以及45%的可手术切除的Ⅰb期宫颈癌患者发病时年龄小于40岁[1]。因此，能否在治疗肿瘤的同时保留患者的生育功能是临床上亟待解决的问题。经过20多年的努力，"根治性宫颈切除术"给了这个问题一个肯定的答案，即切除宫颈以及原发灶肿瘤，保留子宫体和附件，然后将子宫体与阴道吻合，以达到治愈肿瘤并保留生育功能的目的。目前保留生育功能的根治性宫颈切除手术主要分为以下四种：阴式根治性宫颈切除术（vaginal radical trachelectomy，VRT），腹式根治性宫颈切除术（abdominal radical trachelectomy，ART）、腹腔镜根治性宫颈切除术（laparoscopic radical trachelectomy，LRT）和机器人辅助根治性宫颈切除术（radical robotic trachelectomy，RRT）。

至2016年，已有106项研究报道了3 098例根治性宫颈切除术（radical trachelectomy，RT）的肿瘤学结果以及2 777例患者的生育情况，RT已成为年轻宫颈癌患者保留生育功能的可靠选择[2-3]。中国开展此类保留生育功能手术的时间稍晚，但由于适应证患者较多，也积累了较多的临床病例。截至2016年底，中国已共计开展了约500例RT手术。复旦大学附属肿瘤医院自2004年开展第一例ART手术起截止2016年，已积累了300余例成功经验，成为世界上单中心实施ART手术量最多的单位。目前RT手术已成为治疗早期年轻宫颈癌患者的新选择，因此，如何选择RT的手术方式及各术式的优缺点成为目前关注的重点。

二、根治性宫颈切除术（RT）的关键点

法国医生 Daniel Dargent 在 Schauta-Stockel 阴式根治性子宫切除术的基础上进行改良，提出了 VRT，并成功治愈了浸润性宫颈癌患者，而且部分患者术后成功妊娠，该手术于1994年首次报道。VRT 手术先在腹腔镜辅助下完成盆腔淋巴结切除术，然后经阴道行根治性宫颈切除。罗马尼亚外科医生 Eugen Aburel 曾于1932年提出了 ART，但是经他手术的所有患者无一妊娠。后来，Ungar 以及 Smith 医生重新启用这个手术并于1997年发表了他们的经验[4]。VRT 需要腹腔镜技术和阴式手术基础，而 ART 在手术解剖、手术步骤、根治程度方面更接近标准的根治性子宫切除手术（RH）。妇科肿瘤专科医生对掌握 ART 的技巧更容易，对 ART 的手术方式也更为熟悉，不需要进行专门阴式手术和腹腔镜培训即可开展根治性宫颈切除术，无需腹腔镜设备，费用相对低。随着外科技术的发展，目前也有采用全腹腔

镜或机器人手术操作的病例报道[5]。

无论腔镜特点的 VRT 还是开腹手术的 ART，以下几个步骤都是 RT 术式的关键点[6]。

（一）判断区域性淋巴结状况

盆腔淋巴结是宫颈癌最先转移的区域，因此，RT 手术首先须行盆腔淋巴结全面探查，系统地切除上至腹主动脉分叉，下至旋髂深动脉、生殖股神经内侧、闭锁脐动脉外侧、闭孔神经上方范围内的髂总、髂内外和闭孔淋巴结，并立即送快速冰冻切片病理检查，如无转移，方可继续行根治性宫颈切除术。对于开展前哨淋巴结示踪技术的单位，也可将前哨淋巴结送冰冻切片病理检查。

（二）确定肿瘤安全切缘距离

FIGO Ib1 期肿瘤中体积较小的宫颈癌很少向上侵犯子宫体，其主要播散途径是侧方子宫旁转移，或向下侵犯上段阴道。因而对于早期的宫颈癌，切除宫颈旁组织和阴道而保留子宫体和附件应当是有效的治疗方式。阴道切缘要求至少 1.5 cm，宫颈上切缘至少 0.5 cm，子宫骶韧带和主韧带至少切除 1/2 以上水平。ART 可在直视下选择子宫峡部作为上切缘，而 RVT 确定子宫峡部比较困难。

（三）保证子宫血液供应

VRT 因为是从阴道向上根治性切除宫颈，一般不会切断子宫动脉。而 RAT 同根治性子宫切除均切断子宫动脉一样，由于有卵巢血管自漏斗韧带经固有韧带供应子宫体的血液，未发生过术后子宫体缺血坏死的报道。复旦大学附属肿瘤医院的研究指出，切除子宫动脉并不影响 RAT 术后患者妊娠[7]。

（四）环扎"宫颈"防止流产和早产

RT 切除部分或全部宫颈组织，仅残留部分宫颈峡部，甚至只留下子宫体下端，易出现宫颈功能不全，导致流产或早产。因此，RT 提倡在子宫体下端使用不可吸收缝线环扎宫颈，加强子宫下段的括约功能，形成"新宫颈"以保证支撑妊娠胎儿。笔者常采用 Gore-Tex CV2 不可吸收线行浆膜下荷包缝合环扎，将线结打在子宫后方的子宫直肠窝。同时，RT 术后妊娠需行剖宫产，因为无子宫下段，须行古典式剖宫产。

三、阴式根治性宫颈切除术（VRT）与腹式根治性宫颈切除术（ART）的比较

（一）手术适应证比较

VRT 是目前临床上实施病例数最多的 RT 手术，目前公认的 VRT 手术适应证包括：①患者有强烈生育要求；②无不孕症病史；③浸润性宫颈癌，FIGO 分期 Ia2～Ib1 期或 Ia1 期伴有淋巴脉管间隙（LVSI）侵犯；④肿瘤最大径≤2 cm；⑤年龄≤45 岁；⑥无区域淋巴结转移；⑦鳞癌、腺癌或腺鳞癌（除外某些恶性程度高的病理类型，如神经内分泌癌）。

ART 的手术病例数仅次于 VRT，其手术范围等同于 Piver Ⅲ 型根治性子宫切除术，相比 VRT 可切除更多的子宫旁组织。Einstein 等[8] 对 28 例行 VRT 手术的患者和 15 例行 ART 手术的患者进行了比较研究，发现，VRT 组切除的子宫旁组织的平均长度为 1.45 cm，而 ART 组为 3.97 cm，两者有显著性差异（$P<0.0001$）；所有 RVT 标本的子宫旁组织中均不含有淋巴结，而 57% 的 ART 手术切除标本中含有子宫旁淋巴结（$P=0.0002$）。可见与 VRT 相比，ART 可以切除更广的子宫旁组织，包括相邻的子宫旁淋巴结。因此，ART 的适应证较 VRT 更广，适合较大的肿瘤（肿瘤最大径可放宽至 4 cm）。随着 ART 手术经验的积累，1999 版 NCCN 指南已将宫颈癌保留生育功能的指征中肿瘤最大径从 2 cm 扩大到 4 cm，后来又几经变化，一直因为术式不同而争论不休。复旦大学附属肿瘤医院对 123 例肿瘤>2 cm 的 Ib1

期患者实施了 ART，复发率为 4.9%，死亡率为 2.4%，中位随访时间 48（2~155）个月。因此，我们提出了 RT 手术的"复旦标准"：如果肿瘤大小为 2 cm，为增加术后妊娠率，可选用 VRT；当肿瘤大小达到 2~4 cm 时，从安全角度考虑推荐实施 ART。此外，ART 还适用于有阴道解剖结构改变的患者（如已多次行阴道锥切术）及一些特殊病例（如不具备阴道手术条件的幼女）。美国 Abu-Rustum 医生 [9] 和欧洲 Ungar 医生 [10] 有同样对 >2 cm 肿瘤行 VRT 治疗的经验，基于以上研究，2015 年，NCCN 接受了"复旦标准"的建议。

（二）手术并发症比较

VRT 的手术失血量和住院天数较 ART 少，且患者恢复快，但手术时间较长且手术并发症较多。一项研究报道，137 例行 VRT 的患者的术中并发症包括：9 例膀胱损伤、1 例肠管损伤、1 例血管损伤和 1 例输尿管损伤，术中并发症发生率略高于根治性子宫切除术（RH）手术 [11]。多篇文献综述显示，VRT 术中并发症的发生率平均为 4%，术后并发症发生率为 12% [12]。VRT 的最常见的术中并发症为输尿管、膀胱损伤，这在最初开展 VRT 阶段尤为明显；其次为血管损伤，主要发生于淋巴结清扫术或腹腔镜手术时。经阴道探查定位并游离输尿管是 VRT 的难点，但这一步对于安全地切除子宫旁组织至关重要。一些作者报道，可在术前膀胱镜下逆行置入输尿管支架以方便术中探查、定位输尿管。VRT 的主要术后并发症与根治性子宫切除术（RH）相似，为膀胱低张性恢复不良。在 Ungar 等 [10] 报道的 ART 手术经验中，33 例患者中仅有 1 例术中发生单侧输尿管损伤，放置输尿管支架后好转。Abu-Rustum 等 [9] 报道了 22 例 ART 手术经验，术后并发症包括 4 例颈管狭窄，2 例淋巴囊肿伴感染，1 例环扎糜烂，1 例淋巴水肿，以及 1 例月经失调。

RT 术后的特异性并发症为宫颈狭窄，文献报道其发生率为 10.5%。术后宫颈管孔狭窄粘连对患者的生育功能和生活质量均会造成很大影响。针对这一并发症，国外有文献报道，采用术中子宫腔放置婴儿导尿管可防止粘连狭窄的形成。然而，这样的最大问题是其容易自行滑出脱落。复旦大学附属肿瘤医院妇科通过多年的创新与探索，选择在子宫体和阴道残端缝合重建前，在子宫腔内置入带尾丝的 T 型宫内节育器；自 2007 年 6 月开始预防性放置带尾丝的 T 型宫内节育器后，所有 ART 手术病例在带尾丝的 T 型宫内节育器放置期间均未出现宫颈狭窄。对于 T 型节育器的置入，多数患者耐受良好，仅有少数患者出现轻度下腹不适和阴道分泌物增多。

（三）术后肿瘤复发及安全性比较

我们分析了近年来文献报道的 VRT 手术患者的肿瘤学结果，在 683 例 VRT 手术中，1.5% 的病例肿瘤最大径 >2 cm，肿瘤最大径 >2 cm 的患者的肿瘤复发率为 20.8%（11/53），而 <2 cm 的肿瘤复发率为 2.9%（12/409），可见肿瘤最大径大于 2 cm 的患者接受 VRT 手术的风险较大。所有接受 VRT 手术的患者的复发率为 4.7%，死亡率为 3.0%，这一结果与根治性子宫切除术（RH）手术相近。在 VRT 术后复发的病例中，40% 的复发灶位于子宫旁或盆壁，可能与 VRT 手术子宫旁切除范围有限有关，25% 的复发位于盆腔、腹主动脉引流区或锁骨上淋巴结。

而在 207 名计划保留生育功能 ART 的患者中，174 例（84%）成功接受了 ART 术，20.8% 的 ART 病例肿瘤直径 >2 cm，这部分患者中仅 8 例（4.6%）复发，远低于 VRT 手术 >2 cm 患者的复发率 20.8%，可见 ART 手术对于局部肿瘤较大的患者有较好的肿瘤学安全性。ART 手术的适应证较 VRT 广，尤其适合于在局部肿瘤较大的患者中开展，因此，ART 术后患者需要辅助治疗的潜在风险较大。

（四）术后的生育结果比较

在文献报道的 621 例 VRT 患者中，患者平均年龄为 31 岁，有 30％术后妊娠。300 例妊娠中有 186 例分娩（62％），成功生育了 190 名婴儿。孕期有 68 例早期流产（22.7％）（包括自发流产、治疗相关流产和宫外孕），这一比例与同年龄组正常生育人群相似。而 VRT 术后中晚期流产的发生率（29 例，29％）是正常生育人群的 2 倍。中晚期流产的原因可能与早产的原因一致（如由于宫颈以及黏膜缺失导致上行性感染和胎膜早破）。

有关 ART 术后生育结果的文献报道有限，部分是因为这一术式不如 VRT 普及，也有一部分原因在于一些研究者建议患者术后随访 2 年再考虑生育。我们总结了文献报道的 221 名患者 ART 术后的生育结果，共有 30 例腹腔镜辅助的 ART 手术和 191 例 ART 手术纳入分析。在 221 例患者中，33 人（14.9％）共妊娠 35 次。ART 术后的生育比例显著低于 VRT 手术，ART 手术相对较低的妊娠率与该术式切除宫颈和子宫旁组织较多有关。我们的随访观察发现，中国患者 ART 术后妊娠率低的原因很大程度上与社会家庭心理因素有关。此外，根治性宫颈切除术（RT）术后辅助生育技术的运用在国外文献的报道中非常普及，而国内少有专家机构专注于这方面的研究[3]。

（五）总结

近 20 年的文献报道和经验积累使 RT 手术的安全性和可行性日益获得认可，ART 与 VRT 各有所长，选择术式应根据术者所掌握的手术技巧以及患者肿瘤大小和自身条件而定，安全性应是我们首先考虑的重要因素。

（吴小华）

参考文献

[1] Covens A, Rosen B, Murphy J, et al. Changes in the demographics and perioperative care of stage Ia2/Ib1 cervical cancer over the past 16 years. Gynecol Oncol, 2001, 81 (2): 133-137.

[2] Bentivegna E, Gouy S, Maulard A, et al. Oncological outcomes after fertility-sparing surgery for cervical cancer: a systematic review. Lancet Oncol, 2016, 17 (6): e240-e253.

[3] Bentivegna E, Maulard A, Pautier P, et al. Fertility results and pregnancy outcomes after conservative treatment of cervical cancer: a systematic review of the literature. Fertil Steril, 2016, 106 (5): 1195-1211.

[4] Smith J R, Boyle D C, Corless D J et al. Abdominal radical trachelectomy: a new surgical technique for the conservative management of cervical carcinoma. Br J Obstet Gynaecol, 1997, 104 (10): 1196-1200.

[5] 李斌, 吴小华. 各式根治性宫颈切除术手术关键点及特点比较. 中国实用妇科与产科杂志, 2011, 27 (3): 651-653.

[6] Beiner M E, Hauspy J, Rosen B, et al. Radical vaginal trachelectomy vs. radical hysterectomy for small early stage cervical cancer: a matched case-control study. Gynecol Oncol, 2008, 110 (2): 168-171.

[7] Tang J, Li J, Wang S P, et al. On what scale does it benefit the patients if uterine arteries were preserved during ART? Gynecol Oncol, 2014, 134 (1): 154-159.

[8] Einstein M H, Park K J, Sonoda Y, et al. Radical vaginal versus abdominal trachelectomy for stage Ib1 cervical cancer: a comparison of surgical and pathologic outcomes. Gynecol Oncol, 2009, 112 (1): 73-77.

[9] Abu-Rustum N R, Su W, Levine D A, et al. Pediatric radical abdominal trachelectomy for cervical clear cell carcinoma: a novel surgical approach. Gynecol Oncol, 2005, 97 (11): 296-300.

[10] Ungar L, Palfalvi L, Hogg R, et al. Abdominal radical trachelectomy: a fertility-preserving option for women with early cervical cancer. Br J Obstet Gynecol, 2005, 112 (3): 366-369.

[11] Shepherd J H, Spencer C, Herod J, et al. A radical vaginal trachelectomy as a fertility-sparing procedure in women with early-stage cervical cancer cumulative pregnancy rate in a series of 123 women. Br J Obstet Gynaecol, 2006, 113 (6): 719-724.

[12] Beiner M E, Covens A. Surgery insight: radical vaginal trachelectomy as a method of fertility preservation for cervical cancer. Nat Clin Pract Oncol, 2007, 4 (6): 353-361.

[13] 李晓琦, 李珊, 吴小华. 宫颈癌保育术后影响妊娠的相关因素. 中华临床医师杂志 (电子版). 2015, 9 (5): 710-714.

推荐阅读文献

[1] Li J, Li Z, Wang H, et al. Radical abdominal trachelectomy for cervical malignancies: surgical, oncological and fertility outcomes in 62 patients, Gynecol Oncol, 2011, 121 (3): 565-570.

[2] Li X, Li J, Wu X. Incidence, risk factors and treatment of cervical stenosis after radical trachelectomy: a systematic review. Eur J of Cancer, 2015, 51 (13): 1751-1759.

[3] Lintner B, Saso S, Tarnai L, et al. Use of abdominal radical trachelectomy to treat cervical cancer greater than 2 cm in diameter. Int J Gynecol Cancer, 2013, 23 (6): 1065-1070.

[4] Wethington S L, Sonoda Y, Park K J, et al. Expanding the indications for radical trachelectomy. a report on 29 patients with stage IB1 tumors measuring 2 to 4 centimeters. Int J Gynecol Cancer, 2013, 23 (6): 1092-1098.

[5] 吴小华. 保留生育功能经腹根治性宫颈切除术治疗宫颈癌的技术要点. 肿瘤学杂志, 2007, 13 (4): 259-262.

第 *44* 章 宫颈癌的综合治疗

第一节 宫颈癌的手术与放疗

手术和放疗是根治性治疗宫颈癌的最重要的方法，两种方法都有百余年的历史，早期宫颈癌选择手术或放疗其疗效相当，而中、晚期宫颈癌放疗疗效明显优于手术疗效。虽然单纯手术或单纯放疗都有较好的疗效，但纵观5年生存率，近50%的患者达不到理想的治疗结果。近几十年来，临床工作者重视综合治疗，以期能提高疗效。

一、宫颈癌的术前放疗

（一）术前腔内放疗

宫颈癌术前放疗以腔内放疗为主，目的在于缩小肿瘤体积，以利于子宫旁及阴道旁组织的切除，获得满意的无瘤切缘，同时降低肿瘤细胞活性及减少术中播散，减少局部复发，提高生存率。术前腔内放疗多采用阴道容器，也可采用组织间插植，给予肿瘤消除剂量。一般肿瘤边缘或阴道穹黏膜给予总剂量 20～30 Gy，分 2～3 次完成，休息 2 周待肿瘤缩小后进行手术。章文华等[1]报道了 111 例Ⅰb期和Ⅱa期宫颈肿瘤直径>4 cm宫颈癌，术前辅助腔内放疗 74 例（66.7%），Ⅰb2 期 40 例中 23 例源旁 1 cm 剂量≥12 Gy，其中 10 例（31.3%）剂量为 22～30 Gy，2 周后行广泛子宫切除术 + 盆腔淋巴结清扫术；Ⅰb2 期患者的 5 年存活率为 90.7%，与Ⅰb1 期的 89.1% 相近，因此认为，术前辅助腔内放疗有助于提高存活率。

国外有学者研究了术前全量腔内放疗，结果显示达到了较高的病理完全缓解率，获得了较高的治愈率[2]。Beskow 等[3]报道，185 例宫颈癌（Ⅰb 期 129 例和Ⅱa 期 56 例），术前行腔内放疗，放疗后行手术，病理诊断无残存肿瘤者占 79%，其 5 年存活率为 95%，而有残存肿瘤者 5 年存活率仅为 46%。另外，通过术前全量局部（腔内放疗）放疗可减小手术范围，Resbeut[4]等报道，大部分患者仅需要做 Piver Ⅰ类手术 + 淋巴结切除术即可达到满意疗效，且并发症发生率低。

（二）术前体外照射

对于宫颈肿瘤体积过大者，单纯腔内放疗消瘤时间过长，有延误病情之虑，因此，给予一定体外照射是有理由的。周业琴等报道，38 例Ⅰb～Ⅱb 期宫颈癌患者术前给予了盆腔体外照射 30～40 Gy + 腔内放疗 12～18 Gy，休息 3～4 周后进行手术，3 年存活率为 88.6%，较单纯手术及手术 + 术后放疗（73.3% 和 81.3%）有明显提高，且术前放疗组手术并发症无增加。

另外，通过手术前放疗可以减少淋巴结转移率。Morton 等报道，70 例Ⅰ期宫颈癌，手术组淋巴结转移率为 23.7%，术前放疗 + 手术组淋巴结转移率为 12.5%。同样，Parker 等观察了 111 例Ⅰ期和Ⅱ期宫颈癌，手术组淋巴结转移率分别为 16% 和 44%，144 例术前放疗 + 手术淋巴结转移率为 8% 和 28%。

二、宫颈癌的术中放疗

术中放疗（intraoperative radiation therapy，IORT）始于 20 世纪 60 年代，20 世纪 70 年代后多用加速器产生的 β 射线行术中照射。术中放疗是在术中将特制的限光筒置于手术野中，并推移或防护好正常组织，对所需照射部位（一般为切不净的肿瘤组织瘤床）进行一次性的直接照射。由于不同于常规照射，有关剂量、生物效应、并发症、疗效评价均存在问题。中国浙江、西安、北京曾在 20 世纪后期做过临床试尝，目前使用不多，多用于切不净肿瘤[5-6]，至于近距离术中后装治疗，临床运用更少。

三、宫颈癌的术后放疗

（一）术后放疗指征

术后辅助放疗主要用于以下情况。

1. 术后病理有高危因素者

2017 年 NCCN 及 FIGO 指南均指出：淋巴结转移、子宫旁浸润、切缘阳性是术后辅助放疗的指征，这些是被普遍认可的。脉管间隙受侵、局部肿瘤直径＞4 cm、宫颈深间质浸润则作为中度危险因素。有学者认为，若脉管间隙受侵 [involvement of vascular space (venous or lymph)]，则不论宫颈间质受侵深度和肿瘤大小如何都是术后放疗指征。但脉管间隙受侵的标准并不统一，作为术后照射的独立指征也受到质疑。而且，尽管不少学者提到脉管间隙受侵影响预后，但 2009 年修改的分期中并未将其作为分期的条件。若无脉管间隙受侵，有宫颈间质中外 1/3 受侵或宫颈肿瘤直径 ＞4 cm，也是放疗指征。

2. 术前未能估计到的情况

术前未能估计到的情况，如以子宫肌瘤或宫颈原位癌行子宫全切除术、术后病理发现为宫颈浸润癌者，因手术范围不够，术后应给予补充放疗；又如手术发现有切不掉的肿瘤，如肿瘤与大血管粘连而中断手术者，术后应给予补充放疗。

3. 其他情况

如切缘虽无肿瘤，但离肿瘤太近；因手术医生本身的条件而使手术的把握不大时，应考虑术后给予放疗。

此外，对上述 1、2 点也应具体分析，如经系统的淋巴结清扫术或仅有一个淋巴结转移，单纯子宫切除后为 Ⅰa1 期的患者，特别是年轻患者，可不行术后照射。

（二）术后放疗方法

1. 近距离照射

适用于阴道残端有肿瘤或边缘离肿瘤太近者。主要用腔内后装放疗（ ^{192}Ir、^{252}Cf ）。阴道表面或离阴道容器内放射源 10 mm 处的剂量为：^{192}Ir 20～30 Gy，^{252}Cf 20～24 Gy（i）。术后腔内放疗不能以 A 点作为剂量参照点。

2. 远距离照射

主要用 ^{60}Co 及加速器高能 X 线完成，常规盆腔照射量为 40～50 Gy。对于有髂总淋巴结转移者，放射野向上延伸，包括腹主动脉旁淋巴结区，采用延伸凸形野或多边形野，总剂量为 40～45 Gy；若有未能切除的转移淋巴结，适宜选择适形或调强放疗，这样可将肿瘤照射剂量提高至 60～70 Gy。

3. 近距离照射 + 远距离照射

术后照射依患者具体情况选用。若仅系探查手术，则按根治性放疗进行。

手术记录要求详细；手术中对可疑部位应留有标志；手术标本病理检查要全面、详细；要明确阳性病变的部位。如血管瘤栓是在子宫壁内血管还是在子宫旁血管，淋巴结转移部位、数目等，均对手术后放疗的决策和方案的制订有重要意义。

（三）术后照射的优缺点

1. 优点

术后照射的优点是可根据手术情况，有的放矢地进行治疗，弥补手术的不足，多数学者认为有助于提高疗效。

2. 缺点

术后放射的缺点是：①可使手术治疗的优点丧失，如加重阴道狭窄、缩短，性交困难，卵巢功能丧失等。②根治术后补加放疗可使并发症增加，特别是严重的肠道并发症，如肠坏死、粘连、穿孔、梗阻以及肠瘘，应引起大家重视；此外，还可出现严重的膀胱出血、溃疡、瘘、输尿管狭窄，肾盂积水，盆腔纤维化，下肢水肿等。

影响并发症的因素有：手术范围、照射野的面积及部位、剂量、照射方式、以往手术史、年龄、肥胖等。

预防严重并发症的方法有：①严把手术指征，尽量避免广泛性切除手术后照射。②手术范围、照射范围及剂量大小与并发症直接有关，要减少术后并发症，要么减少手术范围，要么减少照射范围或剂量。一般术后盆腔照射靶区剂量（DT）40～45 Gy 不致出现明显并发症；广泛性子宫切除术 + 盆腔淋巴结清扫术术后，照射剂量为 45 Gy 时的并发症发生率约为 25%，剂量为 50 Gy 时则上升到 40.5%。Piver 对有主动脉旁淋巴结转移者行术后盆腔和主动脉旁区照射，60 Gy，8 周，肠道的并发症发生率为 61.9%，44～50 Gy，5 周，为 10%，有 16.1% 死于并发症而非癌复发。③为提高治疗疗效，需增加剂量时可缩小照射野，或进行 3-DCRT、IMRT。④手术后解剖发生了改变、瘢痕形成、局部血供改变，这些都会降低放射敏感性。

有不少报道认为，不适当的手术后以术后放疗来弥补是不能改善患者生存的。医科院肿瘤医院报道的一组术后照射的病例（其中 96.6% 为外院手术后患者），3 年生存率仅为 34.29%，5 年生存率不过 22.86%[7]；而该院Ⅲ期宫颈癌的 5 年生存率已达 56.5%；所以在这里我们还要反复强调手术前的正确诊断、严格掌握手术指征的患者，不要把手术不当后改善预后的希望寄托于术后照射。

第二节　宫颈癌的手术与化疗

一、宫颈癌的新辅助化疗

新辅助化疗是手术前或放疗前 6 周内应用全身静脉或经动脉化疗，也叫先期化疗。一般应用 1～3 疗程，目的是减少肿瘤负荷和消灭微小转移灶。20 世纪 80 年代中期首次报道了术前新辅助化疗治疗局部晚期宫颈癌，以及局部晚期宫颈癌Ⅰ～Ⅱ期宫颈肿瘤直径≥4 cm，此类宫颈癌局部肿瘤不易控制，容易发生淋巴结转移或远处转移，预后差，5 年生存率降至 50%～60%。

Rydzewaka 总结了 6 项试验研究，对 1 078 例宫颈癌术前行新辅助化疗患者与直接手术患者进行了比较，发现新辅助化疗提高了无瘤生存率，对总生存率无明显影响，新辅助化疗能明显提高手术切除率，降低病理高危因素（子宫旁侵犯、脉管间隙受侵及区域淋巴转移）

发生率，降低局部复发率[8]。

新辅助化疗常采用的方案有：PVB（顺铂、长春新碱、博来霉素），IP（异环磷酰胺、顺铂）；近年来则 TP（紫杉醇、顺铂）应用较多，临床观察发现，肿瘤消退明显，大多数患者一个疗程即可达到宫颈肿瘤缩小一半，两个疗程后有些患者无肉眼肿瘤可见。新辅助化疗总反应率为 60%~80%，甚至手术病理为阴性，肿瘤经化疗后完全消失。但是，对新辅助化疗能否提高 5 年生存率还没有一致的意见[9]。

二、宫颈癌的术后化疗

有研究者认为，对于宫颈癌手术后仅有病理高危险因素如脉管间隙浸润（LVSI）、低分化等而无淋巴结转移、子宫旁浸润、切缘阳性及其他中度危险因素如局部肿瘤直径>4 cm、肌层浸润深度>15 mm 者，可考虑术后应用化疗，而不是放疗。此观点并未被妇科肿瘤医师普遍接受。一般说来，对早期病变手术的术后化疗对盆腔的作用存有疑虑。当今放化疗成为热点，需术后化疗者的获益不如放化疗合并治疗的获益。Kim 等[10] 报道，800 例 Ⅰb~Ⅱb 期宫颈癌脉管间隙受侵阴性和阳性患者的 5 年生存率分别为 90% 和 71%（$P<0.0001$），无肿瘤生存率分别为 83% 和 66%（$P<0.0001$），盆腔无复发率分别为 92% 和 90%（$P>0.05$），无远处转移率分别为 89% 和 70%（$P<0.0001$）。而且，作者认为，脉管间隙受侵与治疗后肿瘤远处转移相关。同样，Ayhan 等[11] 报道，对 393 例无淋巴结转移的 Ⅰb 期宫颈癌患者的研究显示，脉管间隙受侵的 5 年生存率和总生存率明显低于无受侵患者。还有学者报道，脉管间隙受侵是影响复发的重要因素。Rushdan[12] 根据不同危险因素将 86 例 Ⅰb2 期宫颈癌患者分为三组，其中，中危组即脉管间隙受侵或无脉管间隙受侵伴有深间质受侵者，前者的 2 年无瘤生存率为 71%，而后者达到了 96%。多因素分析显示，脉管间隙受侵是独立的预后因素。但是，对脉管间隙受侵与预后的相关性仍然是有争议的。Creasman（2004）[13] 分析了 25 项关于脉管间隙受侵与宫颈癌预后的研究，仅有 3 项研究（12%）认为脉管间隙受侵是宫颈癌预后相关的独立因素。因此，对仅有脉管间隙受侵是否给予术后化疗还没有定论。

肿瘤细胞的低分化是否是预后不良因素，目前还存在争议。

2004 年 Trimbos 报道了独立预后因素危险系数（HR）比较，发现病理分级（2~3 级）的危险系数（HR）为 5.11，但是，$P=0.23$，没有统计学意义。Zander 报道了 566 例宫颈鳞癌，发现肿瘤的病理级别与生存率明显相关，病理级别越高，5 年生存率越低。

三、宫颈癌的同步放化疗后手术

Modarress 等报道了 60 例 Ⅰb-Ⅱb 期宫颈癌、肿瘤直径 >4 cm、术前行放化疗的疗效和先期化疗的疗效对比研究，术前放化疗组（体外 45 Gy+ 顺铂每周 50 mg/m²）和先期化疗组（顺铂 50 mg/m²，长春新碱 1 mg/m²，每 7~10 日 1 次，共 3 次）的病理完全缓解率分别为 43.3% 和 10%，部分缓解率分别为 56.7% 和 90%，两组统计学有明显差异，$P=0.004$。术前放化疗明显缩小了肿瘤，提高了可手术率。

第三节　宫颈癌的放疗与化疗

一、宫颈癌的新辅助化疗后放疗

尽管新辅助化疗有较高的近期临床疗效[14]，但目前对新辅助化疗后行放疗有否定倾向。

国内外也均有报道，常用新辅助化疗方案为：PVB、IP、TP[15-16]。

二、宫颈癌的同步放化疗

由于采用单一放疗难以进一步提高宫颈癌的疗效，放疗前和放疗后化疗的作用又不被看好，因此，进行放疗和化疗的研究是近年来热门课题。1999—2000 年，美国《新英格兰医学杂志》、美国《临床肿瘤杂志》连续发表了 5 项由 GOG、RTOG、SWOG 主持的大型多中心、前瞻性、随机对照的、同步放化疗治疗宫颈癌的临床研究[17-20]，这 5 项研究得出的结果相同（表 44-1），即同步放化疗可使宫颈癌的死亡风险下降 30%～50%，总生存率提高 9%～18%。基于这 5 项临床研究结果，NCI 建议，对于需要放疗的宫颈癌患者，均应同步进行包含顺铂的化疗。这一消息的发布引起全世界妇科肿瘤界的普遍关注。

表 44-1　5 项前瞻性、随机分组的同步放化疗治疗宫颈癌的研究结果

作者	中位随访时间（月）	无进展生存率（%）		总生存率（%）	
		对照组	研究组#	对照组	研究组#
Keys	36	63	79*	74	85*
Whitney	104	47	57*	43	55*
Rose	35	47	67*	50	66*
Morris	43	40	67*	58	73*
Peters	42	63	80*	71	81*

*差异有统计学意义；#同步放化疗组

对 1981—2000 年发表的所有同步放化疗随机对照研究进行了 meta 分析，病例数达到 4 580 例，2005 年 Green 增加了另外 23 项研究，病例数达到 4 921 例，结果显示，伴有或不伴有顺铂化疗的总生存率提高 10%，无瘤生存率提高 13%[21-22]。2008 年，另一项 meta 分析报道，宫颈癌同步放化疗的 5 年生存率提高 6%（风险比为 0.81，P<0.001）[23]。Pearcey 报道，包含 4 069 例宫颈癌患者的研究证实，放化疗较单纯放疗提高了生存率[24]。但是，国内外还有一些不同的报道，如香港大学 Queen Mary 医院、加拿大国家癌症研究院（NCIC）、医科院肿瘤医院等单位的研究结果报道显示，同步放化疗未能提高生存率[25]（表 44-2）。

表 44-2　同步放化疗未能提高生存率的研究结果

单位	年代	例数	分期	放疗	化疗	5 年生存率 %	P 值
医科院肿瘤医院（白萍）	1999—2003	158	Ⅱ～Ⅲ	腔内放疗+体外照射	顺铂（DDP）+5-FU	66.3	>0.05
				腔内放疗+体外照射	无	65.4	
NCIC	1991—1996	253	Ⅰb/Ⅱa～Ⅳa	XRT	DDP	62	0.42
				XRT	无	58	
QM	198—1983	64	Ⅱb～Ⅲb	XRT	DDP	56.4	>0.05
				XRT	无	50.4	

关于同步放化疗的毒副作用，Kirwah（2005）对 19 组资料进行的 meta 分析显示，1 766 例同步放化疗与单纯放疗比较：Ⅲ、Ⅳ 期患者的 WBC 下降增加 2 倍（OR 为 2.15，$P < 0.001$），Ⅲ、Ⅳ 级 PLT 下降增加 3 倍（OR 为 3、14，$P \approx 0.005$），胃肠道反应增加 2 倍（OR 为 1.92，$P < 0.001$），晚期并发症 8 组有记录，其中 7 组被认为无显著差异。多数研究认为，同步放化疗提高了局部控制率，降低了死亡风险，提高了无瘤生存率及总生存率，但是，近期毒副反应增加，治疗费用增加，且仍然存在一些问题，包括临床适应证尚需要进一步研究。

同步放化疗的化疗方案有：①单药顺铂，每周 30~50 mg/m²，共 6 周；② 5- 氟尿嘧啶＋顺铂，5-FU，600 mg/m²，第 1~4 天；顺铂，60~70 mg/m²，第 1 天，28 d 重复，2~3 疗程；③紫杉醇＋顺铂，周疗；紫杉醇，每周 40~60 mg/m²；顺铂，每周 30~40 mg/m²，共 6 周，此方案骨髓抑制比较严重，患者 3 周后常常需要应用粒细胞集落刺激因子支持。目前，紫杉醇用于宫颈癌的研究越来越多，体外实验证实，紫杉醇具有明显的放射增敏作用，可使细胞中止于对放射敏感的 G2/M 期。近年还有学者进行了不同化疗方案的研究，认为不同化疗方案对生存无明显影响[26]。

（白　萍）

参考文献

[1] 章文华, 吴令英, 白萍, 等. Ⅰb期和Ⅱa期宫颈癌患者的预后因素分析. 中华肿瘤杂志, 2004, 26 (8): 490-492.

[2] Vízkeleti J, Vereczkey I, Fröhlich G, et al. Pathologic complete remission after preoperative high-dose-rate brachytherapy in patients with operable cervical cancer: preliminary results of a prospective randomized multicenter study. Pathol Oncol Res, 2015, 21 (2): 247-256.

[3] Beskow C, Agren-Cronqvist A K, Granath F, et al. Pathologic complete remission after preoperative intracavitary radiotherapy of cervical cancer stage Ib and IIa is a strong prognostic factor for long-term survival: analysis of the radiumhemmet data 1989-1991. Int J Gynecol Cancer, 2002, 12 (2): 158-170.

[4] Resbeut M R, Alzieu C, Gonzague-Casabianca L, et al. Combined brachytherapy and surgery for early carcinoma of the uterine cervix: analysis of extent of surgery on outcome. Int J Radia Oncol Biophys, 2001, 50 (4): 873-881.

[5] 翟医蕊, 冯勤付, 李明辉, 等. 腹部肿瘤术中电子线放疗安全性和急性副反应观察. 中华放射肿瘤学杂志, 2010, 19 (5): 448-451.

[6] 吴小华, 张丹丹. 术中放疗在宫颈癌中的应用. 中华妇产科杂志, 2013, 48 (9): 716-718.

[7] 李爱玲, 孙建衡, 吴令英. 宫颈癌术后补充放疗的临床分析. 实用癌症杂志. 2002, 17 (5): 515-516.

[8] Rydzewska L, Tierney J, Vale C L, et al. Neoadjuvant chemotherapy plus surgery versus surgery for cervical cancer. Cochrane Database Syst Rev, 2010, 20 (1): CD007406.

[9] 蔡树模. 化疗与手术及化疗与放疗//孙建衡. 妇科恶性肿瘤继续教育教程. 北京: 中国协和医科大学出版社, 2007: 249-252.

[10] Kim J H, Kim H J, et al. Post-hysterectomy radiotherapy in FIGO stage Ib-IIb uterine cervical carcinoma. Gynecol Oncol, 2005, 96 (2): 407-414.

[11] Ayhan A, Al R A, Baykal C, et al. Prognostic factors in FIGO stage IB cervical cancer without lymph node metastasis and the role of adjuvant radiotherapy after radical hysterectomy. Int J Gynecol Cancer, 2004, 14 (2): 286-292.

[12] Rushdan M N, Tay E H, Khoo-Tan I-IS, et al. Tailoring the field and indication of adjuvant pelvic radiation for patients with stage Ib lymph nodes-negative cervical carcinoma following radical surgery based on the GOG score: a pilot study. Ann Aead Med Singapore, 2004, 33 (4): 467-472.

[13] Creasman V I, Kohler M F. Is lymph vascular space involvement an independent prognostic factor in early cervical cancer? Gynecol Onco1, 2004, 92 (2): 525-529.

[14] 李庆水, 张锡芹, 李大鹏, 等. 宫颈癌放疗前新辅助化疗的临床研究. 中华妇产科杂志, 2005, 41 (2): 83 -87.

[15] 韩超、孔为民. 单纯放疗和以顺铂为主的同步放化疗治疗宫颈癌的临床效果对比分析. 中华妇产科杂志, 2007, 42 (11): 723-726.

[16] 楼洪坤. 宫颈癌同步放化疗的相关问题. 中华妇产科杂志, 2007, 42 (11): 790-791.

[17] Whitney C W, Sause W, Bundy B N, et al. Randomized comparison of fluorouracil plus cisplatin versus hydroxyurea as an adjunct to radiation therapy in stage IIb-IVa carcinoma of the cervix with negative para-aortic lymph nodes: a Gynecologic Oncology Group and Southwest Oncology Group study. Clin Oncol, 1999, 17 (5): 1339-1348.

[18] Rose P G, Bundy B N, Watkins E B, et al. Concurrent cisplatin-based radiotherapy and chemotherapy for locally advanced cervical cancer. N Engl J Med, 1999, 340 (15): 1144-1153.

[19] Keys H M, Bundy B N, Stehman F B, et al. Cisplatin, radiation, and adjuvant hysterectomy compared with radiation and adjuvant hysterectomy for bulky stage Ib cervical carcinoma. N Engl J Med, 1999, 340 (15): 1154-1161.

[20] Morris M, Eifel P J, Lu J, et al. Pelvic radiation with concurrent chemotherapy compared with pelvic and para-aortic radiation for high-risk cervical cancer. N Engl J Med, 1999, 340 (15): 1137-1143.

[21] Green J A, Kirwan J M, Tierney J F, et al. Survival and recurrence after concomitant chemotherapy and radiotherapy for cancer of the uterine cervix: a systematic review and meta-analysis. Lancet, 2001, 8 (9284): 781-786.

[22] Green J, Kirwan J, Tierney J, et al. Concomitant chemotherapy and radiation therapy for cancer of the uterine cervix. Cochrane Database Syst Rev, 2005, 20 (3): CD002225.

[23] Chemoradiotherapy for cervical cancer meta-analysis collaboration. Reducing uncertainties about the effects of chemoradiotherapy for cervical cancer: a systematic review and meta-analysis of individual patient data from 18 randomized trials. J Clin Oncol, 2008, 26 (35): 5802-5812.

[24] Pearcey R, Miao Q, Kong W, et al. Impact of adoption of chemoradiotherapy on the outcome of cervical cancer in Ontario: results of a population-based cohort study. J Clin Oncol, 2007, 25 (17): 2383-2388.

[25] 白萍, 张蓉, 李晓光, 等. 宫颈癌同步放化疗的疗效与副反应. 中华肿瘤杂志, 2007, 29 (6): 467-469.

[26] Tzioras S, Pavlidis N, Paraskevaidis E, et al. Effects of different chemotherapy regimens on survival for advanced cervical cancer: systematic review and meta-analysis. Cancer Treat Rev, 2007, 33 (1): 24-38.

第 *45* 章　医科院肿瘤医院的宫颈癌治疗演变

1958 年，医科院肿瘤医院建院，妇科肿瘤科是当时的主要独立科室之一。从建院建科室开始，妇科肿瘤科即为拥有放疗、手术治疗、化疗多种治疗手段的科室；宫颈癌是治疗的主要病种。

一、放疗

（一）北京型容器的采用

建院初期，原协和医院的镭全部移至肿瘤医院，按照科主任曾绵才教授在协和医院时的方式治疗，腔内镭疗采用巴黎式容器（colpostat），方法则是采用曼彻斯特法[1]。吴桓兴院长来院后一度采用排管容器（palisade），治疗方法类似斯德哥尔摩法。20 世纪 60 年代后，北京型容器（Peking-type applicators、beijing-type applicators）研制成功，经临床使用，5 年生存率及直肠、膀胱并发症均优于排管式容器（表 45-1），使采用北京型容器成为北京治疗方法——每次治疗 20 ～ 24 h，每周一次，共 4 ～ 5 次（疗程中间一次不镭疗），总剂量为6 000 ～ 8 000 mghs[2-3]。治疗强调个别对待，故此后临床上一直使用北京型容器（图 45-1）直至 20 世纪 80 年代后由后装治疗取代传统腔内放疗。

表 45-1　排管式容器与北京型容器比较

	例数	期别 5 年生存率（%）				直肠、膀胱并发症发生率（%）		
		I	II	III	IV	直肠炎	直肠瘘	膀胱炎
排管式	920	96.0	82.3	56.4	16.7	12.2	0.43	2.2
北京型容器	1211	91.3	86.8	65.7	16.7	8.9	0.17	2.3

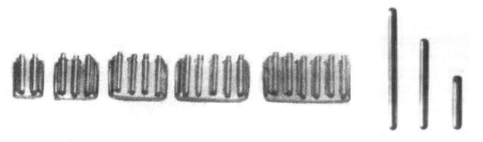

图 45-1　北京型容器

（二）北京型容器的剂量分布研究

20 世纪 60 年代上半期，孙建衡曾在物理室随当时负责人曾宪文医师对北京型容器的剂量进行测量。20 世纪 70 年代后，孙建衡、祝庆林以放射源在盆腔三维坐标的空间标准位置为基础进行了计算机对剂量分布的研究，完善了北京治疗方法。有了治疗宫颈癌的北京型容器、治疗方法以及治疗原则和剂量学，即形成了宫颈癌腔内放疗的北京体系[4-6]。治疗初期，体外照射采用常规 X 线治疗，20 世纪 60 年代后采用加拿大及前苏联 ^{60}Co 治疗机，提高了中晚期宫颈癌的 5 年生存率。与以往排管式镭疗比较，北京型容器临床应用早期 II 期宫颈癌的 5 年生存率由 82.3% 提高到 86.8%，III 期由 56.4% 提高到 65.7%；放疗后的并发症也降低了，放射性直肠炎由 12.2% 降至 8.9%，直肠阴道瘘由 0.43% 降至 0.17%[7]。

（三）体外照射取代腔内放疗的研究

20 世纪 60 年代前后，^{60}Co 取代了 X 线机做宫颈癌体外照射。当时中国镭的量很少，远不敷临床需要，因此，设想以单纯 ^{60}Co 体外旋转及钟摆照射取代腔内镭疗以解决临床治疗之需。经过临床研究[8]，结论是：单纯 ^{60}Co 旋转及钟摆照射达不到腔内放疗＋体外照射的治疗效果。研究显示，单纯体外照射不能取代腔内放疗（生存率低与并发症高），因为体外照射给予宫颈的剂量远达不到腔内放疗的剂量；旋转治疗组 3 年生存率为 18%，钟摆治疗组 3 年生存率为 42.9%；疗后晚期并发症中便血发生率为：旋转治疗为 21.2%，钟摆治疗为 61.5%；肠道障碍（无规律腹泻，大便次数增多，有时便中有黏液，肠道易受激惹，少数病例有便秘等）发生率为：旋转治疗为 15.5%，钟摆治疗为 53.8%。研究还显示，辅加腔内放疗可以提高生存率。医院曾对部分治疗结束时宫颈不满意患者辅加少量腔内放疗，结果旋转治疗组 3 年生存率升高到 34.1%，钟摆治疗组 3 年生存率升高到 48.8%。由此医院调整了治疗方法，重新测量了剂量，规范化了两个轴钟摆照射的计算公式并在一段时间内成为重要的治疗方法，减少了镭不足的压力。国内其他单位也应用了此方法，并得到了相当不错的 5 年生存率（表 45-2）。这也为当前调强放疗＋部分腔内放疗的方法提供了参考。

表 45-2　常规镭疗与旋转、钟摆＋部分镭疗的 5 年生存率（%）比较 (1958—1972)

期别	常规镭疗		旋转、钟摆＋部分镭疗	
	病例数	生存率（%）	病例数	生存率（%）
I	320	93.3	10	10/10
II	1 556	83.4	268	76.1
III	2 721	66.8	2 452	61.2
IV	199	18.6	123	30.1

（四）放射源

建院后直至 20 世纪 70 年代后，医院的腔内放疗均为镭疗（曾用过少量前苏联赠送的钴管）。由于镭本身的缺点，医科院肿瘤医院在国内率先以 ^{137}Cs 取代了 ^{226}Ra。因防护问题医院曾采用过铅屏风、电动传送及机械手以减少工作人员受量。20 世纪 60 年代中期，受国际已开始后装治疗的影响，医院有了研制后装机的意向，但由于当时的历史条件而停滞。20 世纪 70 年代中后期后，医院与北京、天津厂家合作重新开始后装治疗的研究，样机已制成，源为国产，为 ^{60}Co 及 ^{192}Ir；在临床试验中，又由于机器本身及防护不好而作罢。在引进的 Buchler 后装机中，源为 ^{137}Cs。

（五）后装治疗

20 世纪 70 年代末、80 年代初，医院腔内放疗形势颇为严峻，治疗压力大，工作人员体质差。20世纪80年代初，医院正值搬院停诊，做了大量调研，对当时国际市场的后装机及当时北京、天津有关单位引进的后装机进行了分析，决定引进德国 Buchler 机，并要求厂方保持我们传统治疗的基本形式，放射源为 ^{137}Cs，阴道容器分 4 号，源的排列雷同北京型容器（图 45-2）[4-5]。治疗初期，基本是沿袭传统方法，治疗疗效保持了与传统腔内镭疗的疗效，膀胱、直肠并发症未见降低（表 45-3）。治疗初期对患者的膀胱、直肠量进行全程的直接测量，为保证测量准确，测量前电离室均与标准源核校对（图 45-3）[6]，并据资料分析得出降低阴道量以及阴道与子宫腔分别治疗等以降低膀胱、直肠量的一些治疗方法及原则[5-8]。

表 45-3　医科院肿瘤医院宫颈癌放疗 5 年生存率（1958—1988）[9]

期别	传统治疗 （1958—1981）	后装治疗试验组 （1983—1988）	后装治疗普通组 （1981—1988）
Ⅰ	91.5%	1/1	2/2
Ⅱ	74.2%	77.5%	74.5%
Ⅲ	61.1%	61.7%	56.5%
Ⅳ	22.4%	0/2	2/7
总计	65.7%	70.4%	65.4%

1. 国产 WD-18 后装机

20世纪90年代初，国产 WD-18 后装机临床使用，该机为单一 ^{192}Ir 微型源，具有计算机控制计划系统和治疗控制系统。治疗是以影像学为基础的，起码也要有模拟机和其他设备，而且过程复杂，费时，当时国内不具备条件，大致分为以下步骤：①放射源在三维空间的重建，将治疗容器放入治疗部位，将金属标记的定位串置于容器内，在模拟机下定位并以等中心法拍摄 X 线片，将 X 线片显示的定位标志输入计算机，在计算机上找出放射源在三维坐标的位置，完成重建；②制订治疗计划，设定参照点并确定参照点剂量，优化计算处理；③得出剂量分布图，若剂量分布不满意，需重新安放治疗容器，重新开始上述过程。为解决当时国内治疗之需，孙建衡在以往对剂量分布研究和后装治疗经验的基础上设计了S- 系列标准程序[5]。实践证明，S- 系列标准治疗程序简化了临床操作过程，方便了患者的治疗，对于基层医疗单位、有大量患者需要治疗的单位，尤其显示出其优越性和实用性。S- 系列标准程序早已在国产后装机中普遍应用，解决了当时妇科后装的治疗问题，并已有文献报道了其治疗结果及优点。

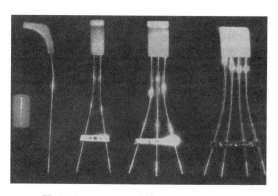

图 45-2　Buchler 后装机阴道后装容器

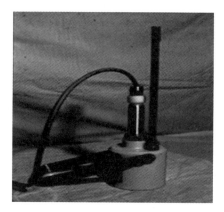

图 45-3　校正电离室

2．强调剂量准确性，完善大宫颈肿瘤消除剂量概念

宫颈肿瘤为大结节或大菜花时，A 点位置不易确定，采用阴道容器治疗消除宫颈大的肿瘤，阴道消除量不计入 A 点剂量，仅作为宫颈消除剂量，当宫颈外形基本恢复，A 点位置就相对准确了。

3．micro-Selectron 后装机

2007 年，医院引进了 micro-Selectron 后装机，但仍复制沿袭了标准程序，即沿袭 S 系列标准程序概念治疗大多数患者。近年来，医院开展了三维后装临床应用研究。三维后装不同于二维后装，主要是应用三维影像扫描，并构建三维立体图像，参考剂量以靶体积代替点剂量，在三维空间上进行优化，用剂量 - 体积直方图（dose-volume histogram，DVH）评估高危器官受量。但是，该后装机临床应用比较繁琐——从放置治疗容器，扫描 CT，传输信息到计划系统，勾画靶区及高危器官，给予治疗剂量和限定高危器官剂量，由物理师完成计划设计，临床医生确认，最后给予患者治疗——整个过程繁琐、费时，费力，治疗费用也明显增加，在临床按要求普遍应用还有一定难度，而且还有些具体问题需要解决（如影像学问题、靶区勾画、膀胱和直肠受量、位置变化等），也难以取代长期形成的、传统治疗概念。对中国多次腔内放疗方法也存在一定问题[10]。

4．后装容器沿袭北京型容器原则，保持传统。

20 世纪 80 年代引进 Buchler 机时，阴道容器保留了北京型容器的特点，如成角、源间距、不同类型（宽度），在 WD-18 后装机中也仍保持了此特点（图 45-4 和 45-5）。

5．体外照射

建院初期，医院体外照射一度采用 X 线照射，后采用了 ⁶⁰Co 机。⁶⁰Co 机较深度 X 线机提高了深度剂量，减少了皮肤受量，通过延长限光筒达到缩小半影，照射野也随之做了缩小

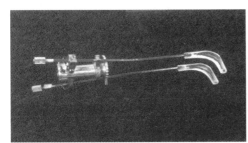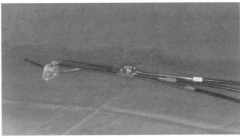

图 45-4　WD-18 后装机阴道后装容器

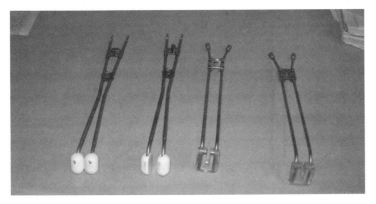

图 45-5　国产容器（右 1、2）与成角容器（左 1、2）

的调整。20 世纪 70 年代后期，高能直线加速器取代了 ^{60}Co 机。体外照射采用源皮距技术，21 世纪初开始应用等中心技术；三维适形或调强放疗多用于腹主动脉旁淋巴结照射及提高盆腔转移灶或淋巴结受量。

6. 腹主动脉旁淋巴区照射：延伸野、三维适形及调强放疗

所谓延伸野照射[11]是在盆腔放射野之上向上延伸至所需要的高度，如 T10 或 T12 水平，或 L1、L2 等水平，根据临床病变需要设计。一般放射野宽 8 cm，前后对穿照射。治疗前需要进行肾扫描并将其在皮肤上画出，做两个半价层铅块遮挡双侧肾以保护肾功能。当然，这样有可能会遗漏淋巴靶区。前后对穿照射有脊髓剂量及腹内脏器剂量耐受的限制，淋巴照射剂量为 40 ~ 50 Gy 一般可以达到预防性照射的目的；但有淋巴结肿大转移时不能进行有效的控制。三维适形放疗或调强放疗可以很好地解决靶区的高剂量以及正常组织的保护。调强放疗更可以进一步提高肿瘤靶区剂量，做到同步加量，使肿瘤靶区和临床靶区得到不同的剂量需求而方便治疗。

二、手术治疗

（一）传统手术

建院伊始，即已开展宫颈癌的根治手术，但当时手术指征控制很严格，主要限于 I 期病例；多采用经典的 Wertheim 术式；手术中探查若发现子宫旁及盆腔淋巴结转移，即停止手术改做放疗。那时认为保留子宫行腔内镭疗可增加子宫旁剂量，疗效好。对于锥切术后浸润癌或宫颈有肉眼肿瘤者，还加用部分镭疗。手术中按照 Wertheim-Meigs 手术原则，行淋巴结和子宫广泛整块切除；手术时间长，一般均在 4 h 以上。由于晚期患者多，手术数量不多；且因放疗基础雄厚，手术数量逐渐减少。直至 20 世纪 80 年代后，手术才逐渐增多，术式改为淋巴结和子宫分别切除。子宫旁切除相当于 Piver-Rutledge-Smith 分类的 II ~ III 型[12]，子宫骶韧带及阴道切除术长度也有一定变异。淋巴结切除术方法为锐性切除与撕拉式相结合。手术也强调个别对待，并常与术前、术后放疗结合。章文华等报道了 111 例 I b 期和 II a 期宫颈癌，5 年生存率为 85.9%，其中 I b1 期 89.1%，I b2 为 90.7%，II a 期为 78.4%[13]

建院初期，曾对 7 例晚期病例行盆腔脏器切除术（俗称大搬家），但结果均不理想，以后未再做此类手术。

（二）宫颈癌中心型复发的筋膜外子宫切除

医科院肿瘤医院对宫颈癌放疗后肿瘤未控或中心型复发病例进行了手术治疗研究，白萍[14]分析总结了 1966 年至 2000 年的 71 例宫颈癌放疗后临床诊断为宫颈肿瘤未控或中心型复发而进行了筋膜外子宫切除手术或广泛性子宫切除手术结果和手术相关并发症，包括刀口愈合、泌尿系和肠道并发症以及 5 年生存率，认为此类对患者选择筋膜外子宫切除是安全、有效的，其 5 年生存率达到 44.3%。进入 21 世纪后，医院又曾对 12 例外院 ^{252}Cf 全量腔内放疗后因疗后疑有未控等问题的病例进行了此类手术，得到了相同结果，但似乎伤口愈合时间长一些。

（三）腹腔镜手术

20 世纪 80 年代初，美国友人赠送给中国一台腹腔镜手术器械，后来转来我院。这是国内第一台腹腔镜手术器械，但部件并不完备。加之我们对手术强调传统，并未重视宫颈癌的腹腔镜手术，直至近十年我们才大量开展腹腔镜手术。但对指征控制也很严，手术例数逐年增多。

三、宫颈癌同步放化疗

宫颈癌的放疗有近百年历史，但尽管放射技术、设备、剂量学等不断进步，总的生存率无明显提高。人们一直在致力于宫颈癌化疗的研究，然而，单独化疗或放疗前的化疗效果令人失望。1999—2000 年 *N Eng J Med* 及 *J Clin Oncol*[15-17] 连续发表了 5 篇具有十分影响力的、前瞻性随机分组的、同步放化疗治疗宫颈癌的报道，结果显示，患者的死亡风险下降 50%，总生存率提高 9%～18%，这一结果在妇科肿瘤界产生了巨大影响，我们医院也在那个时候进行了临床研究，前后发表了 3 篇文章，但均未见疗效的明显提高 [18-20]（表 45-4 ）。

表 45-4　医科院肿瘤医院同步放化疗结果

作者	年份	例数	分期	放疗	化疗	5 年生存率（%）	*P* 值
白萍	1999—2003	158	Ⅱ～Ⅲ	腔内放疗 + 体外照射	DDP+5-FU	66.3	>0.05
				腔内放疗 + 体外照射	无	65.4	
程敏	1999—2006	215	Ⅰ～Ⅳ	腔内放疗 + 体外照射	DDP/T/DF	54.1	0.488
				腔内放疗 + 体外照射	无	59.6	
涂彬彬	1907—2008	172	Ⅱb～Ⅳ	腔内放疗 + 体外照射	DDP+5-FU	63.1	
		119	Ⅱb			71.7	<0.01
		50	Ⅲ			42.8	
		3	Ⅳ				

四、今后问题

自医科院肿瘤医院 1958 年建院以来，其妇科肿瘤科是独立的、具有多种治疗手段的科室，也是国内第一个妇科肿瘤科。其治疗方式及其演变反映了中国宫颈癌治疗的发展，并带动了中国宫颈癌放疗的发展，很有参照价值。我们创建了北京型容器及剂量系统，形成了北京治疗体系。20 世纪 80 年代以后，后装治疗取代了传统治疗，并带动了国内后装机的换代，方法也适应治疗条件做了一定的改变，但治疗原则仍保持。这些原则主要是：腔内放疗与体外照射合理配合；临床和剂量相结合；个别对待；精心的临床处理。这些原则使治疗结果长期稳定于高水平。今后应继承传统，与时俱进，不断创新，为中国放疗的发展以及临床治疗的规范化、个体化做贡献。虽然我院妇瘤科是综合科室，但应向多学科综合治疗团队（MTD）的新标准发展，向精准治疗的方向发展，探讨新的诊治方法。这里特别强调的是，要向吴桓兴为代表的老一辈学者学习，走自己的路，振兴中国肿瘤事业，实现攻克肿瘤的中国梦。

（白　萍　孙建衡）

参考文献

[1] 曾绵才, 尤娴玲, 何翠华. 宫颈癌的临床分析. 中华妇产科杂志, 1958, 6 (5): 454-661.

[2] 于国瑞, 俞高志, 卫如琪, 等. 8056例宫颈癌放疗比较和北京型阴道容器的应用. 中华医学杂志, 1978, 58 (12): 717-720.

[3] Department of gynecology, Tumor Hospital, Chinese Academy of Medical Sciences. Results of 8056 cases of carcinoma of cervix uteri treated by irradiation: clinical use of peking-type applicators//Moore M. Advances in medical oncology, research and education. vol 6, basis for cancer therapy 2. New York: Oxford Pergamon Press, 1979.

[4] 孙建衡. 后装放射治疗. 北京: 北京科学技术出版社, 1993: 37-65.

[5] 孙建衡. 妇科恶性肿瘤的近距离放射治疗. 北京: 中国协和医科大学出版社, 2005: 19, 25-33, 53-61.

[6] 孙建衡. 妇科恶性肿瘤的近距离放射治疗. 第2版. 北京: 中国协和医科大学出版社, 2015: 91-94, 176-178, 200-202.

[7] 孙建衡, 李爱玲、章文华, 等. 后装放射源腔内放疗初步报告. 中华肿瘤杂志, 1987, 9 (1): 53-55.

[8] 孙建衡, 曾绵才, 徐建道. 单纯Co-60体外旋转及钟摆照射治疗晚期宫颈癌的探讨. 天津医学杂志肿瘤副刊, 1966, 4 (1): 17-19.

[9] 孙建衡, 蔡树模, 高永良, 等. 中国妇癌防治50年. 中国癌症基金会: 中国肿瘤史料研究. 第2卷. 北京: 军事医学出版社, 2004: 1-11.

[10] 安菊生, 黄曼妮, 徐英杰, 等. 宫颈癌多次计划CT引导三维近距离治疗可行性研究. 中华放射肿瘤学杂志, 2013, 22 (3): 244-246.

[11] 孙建衡, 蔡树模. 放射治疗//全国肿瘤防治办公室中国抗癌协会. 中国常见恶性肿瘤诊治规范. 北京: 北京医科大学、中国协和医科大学联合出版社, 1990: 33-41.

[12] Piver M S, Rutledge F Smith J P. Fave classes of extendedhysterectomy for women with cervical cancer. Obs Gyn, 1974, 44 (2): 265-272.

[13] 章文华, 吴令英, 白萍, 等. Ⅰb期和Ⅱa期宫颈癌患者的预后因素分析. 中华肿瘤杂志, 2004, 48 (8): 217-219.

[14] 白萍, 马莹, 李巍, 等. 宫颈癌全量放疗后局部肿瘤未控或中心型复发患者的手术治疗. 中华肿瘤杂志, 2010, 32 (1): 52-55.

[15] Whitney C W, Sause W, Bundy B N, et al. A randomized comparison of fluorouracil plus cisplatin versus hydroxyurea as an adjunct to radiation therapy in stages IIB-IVA carcinoma of the cervix with negative paraaortic lymph nodes: A Gynecologic Oncology Group and Southwest Oncology Group Study. J Clin Oncol, 1999, 17 (5): 1339-1348.

[16] Morris M, Eifel P J, Lu J, et al. Pelvic radiation with concurrent chemotherapy versus pelvic and para-aortic radiation for high-risk cervical cancer: A randomized Radiation Therapy Oncology Group clinical trial. N Eng J Med, 1999, 340 (15): 1137-1143.

[17] Peters W A, III, Liu P Y, Barrett R J, et al. Concurrent chemotherapy and pelvic radiation therapy compared with pelvic radiation therapy alone as adjuvant therapy after radical surgery in high-risk early-stage cancer of the cervix. J Clin Oncol 2000, 18 (8): 1606-1613.

[18] 白萍, 张蓉, 李晓光, 等. 宫颈癌同步放化疗的疗效与副作用. 中华肿瘤杂志, 2007, 29 (6): 467-469.

[19] 程敏, 吴令英, 章文华, 等. 215例老年宫颈癌的临床分析. 中华肿瘤杂志, 2009, 31 (5): 388-391.

[20] 涂彬彬, 吴令英, 黄曼妮, 等. 中晚期子宫颈鳞癌同步放化疗的疗效及预后. 中华妇产科杂志, 2014, 49 (5): 348-354.

推荐阅读文献

[1] Fletcher G H, Rutledge F N. Extended field technique in the management of the cancers of the uterine cervix. An J Roent Rad Therap Mud Med, 1972, 114 (1): 116-121.

[2] Meigs J V. Radical hysterectomy with bilateral pelvic lymph node dissection. Am J Obstet Gynecol, 1951, 62 (4): 854-870.

[3] 李保荣. 吴桓兴. 中国癌症基金会: 中国肿瘤史料研究. 第1卷. 北京: 军事医学出版社, 2000: 229-235.

[4] 孙建衡, 蔡树模, 高永良. 妇科肿瘤学. 北京: 北京大学医学出版社, 2011: 209-212.

[5] 孙建衡. 妇科恶性肿瘤的放射治疗学. 北京: 中国协和医科大学出版社, 2002: 59-63, 119-139.

[6] 孙建衡, 李爱苓, 章文华, 等. 腔内后装治疗宫颈癌5年经验总结. 中华肿瘤杂志, 1992, 14 (3): 225-227.

[7] 孙建衡, 李爱苓, 章文华, 等. 后装治疗宫颈癌的临床报告. 中华肿瘤杂志, 1989, 11 (3): 211-213.

第*46*章　宫颈残端癌

宫颈残端癌（carcinoma of the cervical stump）是指子宫次全切除术后残留宫颈部分发生的癌。传统上将宫颈残端癌又分为：①隐性（并存）宫颈残端癌：指子宫次全切除术后2年内发生的宫颈癌，这很可能是子宫次全切除术时已存在的宫颈病变，术前没有诊断出来，以至于术后2年内出现了宫颈残端癌；②真性宫颈残端癌：指子宫次全切除术2年后发现的宫颈癌，当然也不能绝对排除此类病例是子宫次全切除术时已存在宫颈病变，因为绝大部分宫颈癌的发生发展都是一个较为缓慢的过程，但现在仍以2年作为诊断宫颈残端癌的条件之一。

一、宫颈残端癌的发生率

宫颈残端癌比较少见。子宫次全切除术后发生宫颈残端癌的比例各家报道差异很大。2014年，Recherger T等报道，四个临床诊疗中心的903例子宫次全切除术后发生宫颈癌3例，发生率为0.33%[1]。国内山西吕卫琴等报道的发生率为13.45%（16/119例）[2]。而宫颈残端癌占同期宫颈癌的比例，国外为1.5%~7.8%[3-6]；国内辽宁省肿瘤医院于海燕等报道，1996年2月至2006年3月，宫颈残端癌占宫颈癌的比例为2.01%（47/2 338例）[7]；湖南省肿瘤医院2008年1月至2010年11月共收治宫颈癌4 850例，宫颈残端癌为21例，占0.43%。而2010年12月至2016年8月共收治宫颈癌17 563例，其中宫颈残端癌20例，所占比率仅为0.11%，可能缘于临床治疗过程中医患双方对子宫次全手术的选择更为慎重，同时，医疗条件的改善也使子宫次全切除术后遗漏宫颈病变的概率下降，所以宫颈残端癌所占比例逐年下降。

二、宫颈残端癌的病理类型

宫颈残端癌的病理类型以鳞癌为主，医科院肿瘤医院报道，1959—1996年间宫颈残端癌病例数为82例，其中鳞癌占87.80%，腺癌占10.98%。国内2010年前共报道177例宫颈残端癌，鳞癌149例，占84.18%；腺癌25例，占14.12%；其他病理类型3例（包括腺鳞癌、小细胞癌），占1.69%。近年四川、辽宁、山西、江苏、陕西等共报道宫颈残端癌156例，其中鳞癌120例，腺癌26例，其他类型9例，所占比例依次为鳞癌76.92%、腺癌16.67%、其他类型5.8%，鳞癌所占比例呈下降趋势[7-10]。

三、宫颈残端癌的诊断

（一）发病年龄

宫颈残端癌的发病年龄为30~84岁，中位发病年龄为49~58岁，较以往文献报道的58~64岁提前了将近10年，这与近年宫颈癌患者年轻化趋势相关。

（二）症状与体征

与一般宫颈癌相同。

（三）宫颈活体组织病理切片检查

宫颈活体组织病理切片检查是诊断宫颈残端癌的"金标准"。对于可疑又难以确诊的病例，宜结合宫颈内刮除术、宫颈冷刀锥切术，以防漏诊。

（四）分期

采用国际妇产科联盟（FIGO）的分期标准，宫颈残端癌各期的比例分别为：Ⅰ期 22.6%～37.85%，Ⅱ期 35.02%～42.5%，Ⅲ期 21.80%～25.42%，Ⅳ期 1.69%～3.0%。

四、宫颈残端癌的治疗

宫颈残端癌的治疗原则与一般宫颈癌的相同，即遵循个体化的原则，把好首次治疗关。对于临床早期、病理类型为腺癌或高分化鳞癌、无手术禁忌证者，均应尽量争取手术治疗，对于其余病例，以放疗为主，或同步放化疗；部分病例辅以化疗。对于年轻鳞癌患者，特别是临床分期为Ⅰ、Ⅱ期的病例，宜保留卵巢功能，卵巢移位术是安全、有效的保护卵巢功能的方法 [11-12]。

（一）宫颈残端癌的手术治疗

宫颈残端癌手术的主要不利因素是子宫次全切除术后导致的局部解剖变异与粘连，这对于精通宫颈癌手术的妇科肿瘤医师来说构不成太大障碍，但如果保留的宫颈太短或者患者为瘢痕体质时，则宫颈残端癌手术难度倍增，需特别注意防止手术损伤膀胱、输尿管。

1. 手术指征

临床分期Ⅱa（含）期以早病例。

2. 术前治疗

（1）Ⅰb1（含）期以早病例：除了特殊病理类型，如小细胞癌等，均不需术前治疗。

（2）其他需术前治疗：根据肿瘤大小、病理类型、局部状况等可选择地进行单纯腔内放疗、化疗＋腔内放疗，个别可选择化疗。腔内放疗放置施源器时一定要参考宫颈管的长度、方位，结合 CT 等检查估计有无肠曲粘连等，个体化设计放疗计划。腔内放疗 A 点剂量为 18～24 Gy，分 3～4 次进行，每周 1～2 次。对于个别肿瘤形态特殊者，可配合组织间插植。放疗结束后休息 1～2 周再进行手术治疗。

3. 手术切除范围

一般同宫颈癌，但当遇到保留的宫颈癌长度＜3 cm 时，不宜选择冷刀锥切术。对于Ⅰa2 期，慎重选择阴道途径筋膜外根治性宫颈切除术；如选择经阴道根治性宫颈切除术，需配合腹腔镜手术；对于Ⅰb1～Ⅱa 期，行广泛性子宫切除术＋盆腔淋巴结清扫术。随着腹腔镜手术治疗宫颈癌的逐渐普及，以及机器人辅助腹腔镜手术的开展 [13]，腹腔镜手术治疗宫颈残端癌是可行的，其疗效甚至优于开腹手术 [10]。另外，随着宫颈癌前哨淋巴结技术的合理应用，对宫颈癌（包括宫颈残端癌）采取相对较为保守的手术方式成为可能，以有效降低手术并发症发生率，减少对盆腔组织的损伤 [14]。

4. 手术技巧

该类手术的难点为处理膀胱宫颈韧带前叶与分离膀胱腹膜反折，按以下步骤操作，能减少或避免损伤膀胱。

（1）合理安放好举宫杯，患者取便于举宫的体位是腹腔镜手术成功的关键因素之一。在腹腔镜手术切断阴道以前，宜充分止血，以免取出标本后，增加止血难度和损伤。

（2）沿髂内动脉分离出子宫动脉起始部，再沿子宫动脉走向分离至输尿管隧道口。

（3）沿输尿管走向向下分离，技术不熟练时可于术前经膀胱镜置入输尿管导管作为术中标志；腹腔镜手术操作时，具备荧光发光条件的输尿管导管更为直观。

（4）分离阴道直肠间隙，分离出直肠侧窝，处理骶韧带，再处理膀胱宫颈韧带前叶和分离膀胱腹膜反折。

（5）盆腔严重粘连时，从可确认的正常组织间隙入手，逐一分离出邻近的重要脏器与血管神经，最后分离膀胱宫颈韧带前叶，下推膀胱。

5. 术后放疗或化疗

对于有盆腔淋巴结转移、宫颈间质浸润深度＞1/3、切缘阳性或切除范围不理想者，术后宜补充外照射治疗或配合化疗。对阴道切缘阳性者还需补充术后阴道腔内后装放疗。根据阴道宽度选用不同直径外套的施源器，如病变仅位于某一部位，如阴道前壁，则腔内放疗时贴近阴道后壁的容器外层加用铅块，以减少直肠受照射的剂量。

（二）宫颈残端癌的放疗

所有期别的宫颈残端癌均可以选择放疗。与一般宫颈癌比较，宫颈癌残端的放疗具有更大的风险，主要是对肠道的损伤，尤其是小肠的损伤难以预测，其次是膀胱的损伤，原因是子宫次全切除术后肠曲与创面粘连的程度与范围难以确定，特别是当保留的宫颈长度＜3 cm时，膀胱常覆盖于残端。由于不能置入宫颈管，导致宫颈残端受量达不到根治剂量，而且剂量分布不均匀，所以宫颈残端癌的放疗以外照射为主，配合腔内放疗，照射剂量根据不同期别而定。

1. 传统放疗体外照射

全盆大野DT 20～30 Gy，然后改为中央挡野，总剂量为45～50 Gy，每周5次，每日1次，每次1.8～2.0 Gy。如果阴道浸润达中段，外照射野应相应下移。腔内放疗的剂量根据肿瘤大小、颈管长度和阴道弹性决定，颈管长度＞2.5 cm者，颈管A点剂量可达24～30 Gy，此时外照射只需半量，不挡铅；颈管长度＜2 cm或阴道狭窄时无法实施合理的腔内放疗，此时则以外照射为主，争取使盆腔中平面剂量腔内＋外照射达55～70 Gy。总之，放疗设计整个靶区剂量分布时，首先要考虑的是膀胱、直肠的耐受量，以及残端可能存在的肠曲粘连和膀胱覆盖而导致迟发性并发症。

2. 适形调强放疗和宫颈局部腔内放疗

适形调强放疗能提高病变靶区的剂量，降低靶区四周（如膀胱、直肠、小肠、股骨颈等）正常组织的照射量，还能按病变区域的病变程度设计、计算，优化出高、中、低剂量梯度范围，以利于提高治愈率和减少并发症。而腔内放疗能有效提高宫颈局部剂量，所以适形调强放疗配合宫颈局部腔内放疗治疗宫颈残端癌已广泛应用于临床，而且三维适形调强放疗联合近距离腔内照射被认为较单一治疗模式更加有效[15-16]。

（1）体外适形调强放疗：患者取仰卧位，双手互握肘关节置于头顶，自然并拢双腿，用体模固定，CT模拟机增强扫描定位，扫描范围为横膈到坐骨结节下缘1 cm，层厚5 mm；确定实体肿瘤靶体积（gross tumor volume，GTV）和临床靶体积（clinical target volume，CTV），根据临床及影像表现判断GTV范围，一般包括残留宫颈，阴道上1/2（或阴道受累病灶下缘2 cm），子宫旁闭孔、髂内、髂外、髂总淋巴引流区域。以CTV为中心，外放范围通常为1 cm，尤其是头脚方向应大于10 mm，形成计划靶体积（planning target volume，PTV）。在CTV上2 cm、下2 cm间全部层面中勾画肿瘤周围的高危器官，包括脊髓、小肠、直肠、乙状结肠、膀胱、股骨头、股骨颈等。运用Pinnacle V9.0计划系统或医疗单位已配置的其他三维治疗计划系统（TPS）设计调强放疗计划，使95%～98% PTV在45～50 Gy之间，分割为 25 ~ 28 次，每周 5 次，每次 1.8 ~ 2.0 Gy。

（2）宫颈管内置管放疗：根据临床分期和宫颈局部肿瘤情况选用不同类型的施源器，残留宫颈长度≥2.5 cm，选用子宫腔管布源，Ⅰ期，置管深度 2.0 ~ 2.5 cm，A 点剂量计算同宫颈癌；对有阴道浸润者，宫腔管顶端 2 ~ 2.5 cm 置入宫颈残端残管内，施源器顶端低于宫颈残端平面 0.5 ~ 1.0 cm 以下，宫颈外口平面以下加适合阴道宽度的阴道塞子（常用直径 2 ~ 3 cm），根据阴道病变分布选择适宜治疗长度，使宫颈残端与相邻阴道的腔内放疗融为一体，便于剂量均匀分布。

（3）腔内放疗的时间安排：除局部插植放疗外，腔内放疗宜在外照射完成一半以上或全部完成时实施。如果宫颈肿瘤体积大，宜在宫颈肿瘤直径＜3 cm 时再开始腔内放疗，以获取腔内放疗的最佳局部治疗效果。

（4）同步放化疗：同宫颈癌[12]。

（5）盆腔肿大淋巴结的处理：如果合并盆腔淋巴结转移，则给予该区域同步加量治疗，使 95% ~ 98% 的 PTV 在 55 ~ 65 Gy 之间，注意有效控制靶区处方剂量 ±5%，同时有效限定高危器官剂量体积。

（6）宫颈肿瘤组织间插植[17]：如果残留宫颈长度＜2.5 cm，宫颈肿瘤不规则，局部明显外突阴道内，多不宜置管腔内放疗，则先经阴道行肿瘤组织间插植内照射。根据残留宫颈长度、肿瘤体积、位置决定插植针数量、进针深度和方向以及参考点距离。参考点距离多选择放射源旁开 1.0 ~ 1.5 cm，切忌针头垂直朝向膀胱、直肠方向。给予肿瘤摧毁剂量 8 ~ 20 Gy，阴道前后壁可置入防护铅板或铅橡胶块，以减少膀胱、直肠受量，侧壁不宜遮挡。

（三）宫颈残端癌的化疗

宫颈残端癌的化疗参照一般宫颈癌，但对动脉化疗包括介入化疗或腹壁下动脉插管化疗能否常规采用，还需更多探讨，原因是子宫动脉被结扎可能影响到化疗药物从髂内动脉进入宫颈残端。

1. 同步放化疗

对于局部肿瘤明显的病例，尤其是Ⅰb2、Ⅱa 期病例，宜实施同步放化疗后进行手术治疗；对于不宜手术者或Ⅱb 期以上病例，宜实施同步放化疗。同步化疗多选用单药（铂类、紫杉醇类等），也可联合用药，但 3 周用药剂量应小于全量化疗总剂量，常为 2/3 左右。

2. 新辅助化疗

对于病理类型恶性程度高的病例，仍推荐使用新辅助化疗，其远期疗效尚有争议。

3. 姑息化疗

姑息化疗适用于晚期病例。

4. 化疗用药

以铂类、紫杉醇类为主，常辅以 5-FU（5- 氟尿嘧啶）、博来霉素、环磷酰胺类等，常用方案有 TP、BIP、BVP 等。

五、宫颈残端癌的预后

宫颈残端癌的预后与一般宫颈癌相同，国内江森（1992 年）、国外 Miller（1984 年）最先报道，近年医科院章文华、张蓉以及辽宁于海燕、陕西周敏、四川张菲菲、江苏张碧芳等报道的资料均显示，其 5 年生存率为 59.25% ~ 85.70%[7-8,10]，Ⅰ期 5 年生存率＞90%。临床分期、病理类型、治疗方法为影响预后的主要因素。

六、宫颈残端癌的预防

妇科肿瘤的治疗原则之一是：在保证疗效的前提下，尽可能保护患者的生活质量。以往提出的控制子宫次全切除术以达到减少宫颈残端癌的观点已显不适，关键是在行子宫次全切除（包括全子宫切除术）术前要确定宫颈的状况，合理应用包括宫颈细胞学检查、阴道镜检查、宫颈内刮除术、诊断性刮宫或宫腔镜检查甚至宫颈锥切术，以防漏诊宫颈病变。此外，子宫次全切除术后的定期防癌普查也是预防宫颈残端癌的重要措施之一。

（廖革望　史彩霞）

参考文献

[1] Recherger T, perzylo K, Miotla P, et al. Carcinoma of the cervical stump-multicenter study. Ginekologia polska, 2014, 85(6): 435-440.

[2] 吕卫琴, 任萍. 16例宫颈残端癌病例回顾性分析, 山西. 中医药学报, 2013, 14(4): 157.

[3] Hannoun-Levi J M, Peiffert D, Hoffstetter S, et al. Carcinoma of the cervical stump: retrospective analysis of 77 cases. Radiotherapy and Oncology 1997, 43(2): 147-153.

[4] Zekam N, Oyelese Y, Goodwin K, et al. Total versus subtotal hysterectomy: a survey of gynecologists. Obstet Gynecol, 2003, 102(2): 301-305.

[5] Silva, C S, Carcloso C O, Menegaz R A, et al. Cervical stump cancer: a study of 14 cases. Arch Gynecol Obetet, 2004, 270(2): 126-128.

[6] Hellstrom A C, Hellman K, Pettersson B F, et al. Carcinoma of the cervical stump: fifty years of experience. Oncology Reports, 2011, 25 (6): 1651-1654.

[7] 于海燕, 王依洵, 汤巍巍, 等. 宫颈残端癌28例临床分析. 中国肿瘤, 2012, 21(5): 398-399.

[8] 周碧芳, 曲军卫, 周学惠, 等. 宫颈残端癌的手术治疗 (附16例报告). 南京医科大学学报, 2012, 37(7): 1045-1046.

[9] 周敏, 袁渊, 赵西侠, 等. 42例早中期宫颈残端癌综合治疗的疗效分析. 现代肿瘤学, 2014, 22(9): 2169-2170.

[10] 夏百荣, 刘天伯, 陈虹, 等. 早期宫颈残端癌腹腔镜与开腹手术应用举宫杯的临床比较分析. 腹腔镜外科杂志, 2015, 20(12): 881-885.

[11] 廖革望, 易济民, 江啸音, 等. 年轻宫颈癌患者的卵巢移位术 (附30例临床分析). 现代妇产科进展. 1995, 4(2): 103-106.

[12] 孙建衡, 蔡树模, 高永良, 等. 妇科肿瘤学. 北京: 北京大学医学出版社, 2011: 658-663.

[13] 黄柯, 叶明侠, 李立安, 等. 达·芬奇机器人辅助腹腔镜下子宫颈残端癌根治术联合盆腔淋巴结切除术1例报告. 中国微创外科杂志, 2014, 14(9): 830-833.

[14] 郎景和. 子宫颈学. 第2版. 济南: 山东科技出版社, 2007: 539-542.

[15] 沈平, 戴志琴, 陆蔼梅, 等. 宫颈残端癌25例临床分析. 实用妇产科杂志, 2012, 28(12): 1073-1074.

[16] 徐寒子, 陆谔梅, 孙志华, 等. 三维调强放疗治疗宫颈残端癌的临床观察. 临床肿瘤学杂志, 2015, 20(3): 253-255.

[17] 张菲菲, 张家文, 郑莹, 等. 宫颈残端癌31例临床病理分析. 实用妇产科杂志, 2015, 3(5): 361-363.

第 47 章 宫颈腺癌

宫颈癌是全球女性第三大常见恶性肿瘤，而腺癌是鳞癌以外的浸润性宫颈癌的主要病理类型。虽然以细胞学为基础的宫颈癌筛查的广泛应用已使宫颈鳞癌（squamous cell carcinoma，SCC）的发病率明显下降，但宫颈腺癌（adenocarcinoma，AC）和宫颈腺鳞癌（adenosquamous carcinoma，AS）的发病率却呈年轻化和逐年上升的趋势。目前多数研究认为，宫颈鳞癌与腺癌的生物学行为并不相同，流行病学、预后因素、对治疗的反应及同种治疗后的复发情况也有不同。因此，有必要对宫颈腺癌进行详细的分析，以强化对其全面认识并有利于对其防治策略提供参考。

一、宫颈腺癌的流行病学

宫颈癌是目前全球女性第三大常见的恶性肿瘤疾病。据报道，1973—2007 年间，美国宫颈 SCC 的发病率减少了 61.1%，而同期宫颈 AC 的发病率增加了 32.2%[1]。

宫颈 AC 的筛查手段如细胞学筛查的敏感性较差，宫颈内刮除术的阳性率也不高，难以早期发现宫颈 AC。但是，随着近来筛查技术的提高和细胞学诊断经验的累积，发现宫颈 AC 的机会有所增加。

目前已知的促进宫颈 AC 和宫颈 SCC 发生的共同危险因素包括：高危型 HPV 感染、有多名性伴侣、初次性交年龄过小、社会经济水平低、人类免疫缺陷病毒感染以及长期口服避孕药等。宫颈 AC 及宫颈 SCC 的发生均与 HPV 持续感染密切相关，但其常见的感染亚型及阳性率却不同，宫颈 SCC 中主要为 HPV16 型，而在宫颈 AC 则以 HPV18 型更常见。

吸烟史在宫颈 SCC 与宫颈 AC 发病中的作用也不相同，吸烟为宫颈 SCC 的独立危险因素，但吸烟与宫颈 AC 发病的相关性较低[2]。口服避孕药可增加宫颈癌的患病风险，但大量研究证实，口服避孕药在增加宫颈 AC 与宫颈 SCC 的相对风险方面没有差别[3]。与宫颈 AC 发病有关的其他危险因素包括肥胖与经产[4-5]等。

二、宫颈腺癌的前驱病变

1988 年，美国马里兰州的 Bethesda 第一届国际癌症研讨会首次提出了新的宫颈细胞学检测报告方式，即 TBS，首次提及了"未明确诊断意义的非典型腺细胞"（atypical glandular cell of undetermined significance，AGCUS）。目前应用的 2001 年 TBS 系统取消了 AGCUS 一词，代之以不典型腺细胞（atypical glandular cell，AGC）这个术语，并将腺细胞进一步分为不典型腺细胞、不典型腺细胞倾向瘤变（atypical glandular cell tend to neoplasia，AGC-N）、宫颈原位腺癌（adenocarcinoma in situ，AIS）和腺癌四类。

1. 不典型腺细胞（AGC）

AGC 较少见，不同于我们熟知的非典型鳞状细胞（atypical squamous cell，ASC），AGC 还与一系列癌及癌前病变密切相关[3]。目前，AGC 的诊断主要依靠细胞病理医生对巴氏试验结果的分析[6]。

2. 不典型腺细胞倾向瘤变（AGC-N）

AGC-N 提示癌前病变或癌的可能性很大，必须进行彻底周密的临床评估来查找病灶，如果阴道镜活检、分段刮宫、盆腔超声结果均为阴性，一定要做宫颈锥切除术活检。

3. 宫颈管内膜原位腺癌或宫颈原位腺癌（AIS）

宫颈 AIS 是宫颈腺癌的癌前病变，与 CIN 相比，AIS 较少见。尽管近几十年的发病率有所增加，但迄今为止，人们对宫颈 AIS 的认识远不如对子宫颈 SCC 的癌前病变那样明确和透彻。

1953 年，Friedell[6] 等首次描述了宫颈 AIS，它们在组织学上酷似浸润性宫颈腺癌（AC），与宫颈 SCC 的癌前期病变相似，子宫颈 AC 的前驱病变也表现为一组广泛的组织学改变。Gloor[7] 等提出将宫颈腺体非典型增生命名为宫颈腺上皮内瘤变（cervical intraepithelial glandular neoplasia，CIGN）的概念，并将 CIGN 分成三个级别，即 CIGN 1、CIGN 2 和 CIGN 3，宫颈 AIS 被纳入于 CIGN 3。有学者为便于与 Bethesda 系统的鳞状上皮内瘤变（SIL）比较，提出将其分为低度腺上皮内瘤变（L-CIGN）和高度腺上皮内瘤变（H-CIGN）。Kurine[8] 等报道了 121 例患者，其中 L-CIGN 27 例，H-CIGN 38 例，微浸腺癌 10 例，浸润性腺癌 46 例，并且微浸癌及浸润癌常合并 H-CIGN，说明 L-CGIN → H-CGIN →微浸腺癌→浸润腺癌是一个连续发展的过程。

2003 年，WHO 将宫颈原位腺癌（AIS）定义为：正常位置的腺体的部分或全部被具有恶性细胞学特征的腺体取代，如果为部分取代，则两者界限清楚。在宫颈原位腺癌（或宫颈腺原位癌）（AIS），病变的宫颈内膜表面扁平或呈绒毛状或乳头状，病变腺体形态相对正常，基底膜完整。第 4 版《WHO 女性生殖器官肿瘤分类》中仅保留了宫颈 AIS，作为唯一定义明确的宫颈腺性肿瘤的前驱病变[5]。宫颈 AIS 的病变腺体可深达 5 mm，沿颈管扩散可达 25 mm，15% 为多灶性的，50% 以上与 CIN 或鳞癌并存。

Kalir[9] 等研究了 53 例诊断为宫颈腺癌（AC）患者的既往巴氏细胞学结果以及宫颈 LEEP、锥切术及子宫切除术的标本病理结果，发现 10 例 AIS 中有 7 例病变涉及移行区，此 7 例巴氏细胞学均可提示诊断，而另 3 例病变未累及移行区，只有 1 例可提示诊断；43 例浸润癌中有 20 例涉及移行区，巴氏细胞学的诊断率为 47.8%（11/20）。由此可见，对宫颈鳞癌的早期发现，非常行之有效的宫颈脱落细胞学，对于宫颈腺癌的早期诊断因肿瘤部位、涉及范围、生长扩散方式不同，有很大的局限性。

宫颈 AIS 仅占宫颈腺癌的 1/12。大多数宫颈 AIS 无明显症状或体征，少数患者存在阴道异常排液、接触性出血，但并无特异性；妇科检查时，其宫颈形态多无异常，或仅有少数存在浅表糜烂；诊断方法包括宫颈细胞学、阴道镜检查和组织病理学检查。病灶小时，宫颈细胞学检查的假阴性率高，阳性率低，易漏诊及误诊，仅适用于初筛。宫颈 AIS 阴道镜下表现与宫颈鳞癌（SCC）不同，宫颈 AIS 没有特征性的表面结构或血管形态改变，因此，仅凭阴道镜检查并不能帮助宫颈 AIS 的诊断，只有在与宫颈内膜刮取术或宫颈活检配合时才对诊断有所帮助。如果细胞学检查结果多次可疑，阴道镜检查阴性，临床检查宫颈粗大、质硬，可行诊断性宫颈锥切术。

宫颈 AIS 的处理与 CIN 不同，目前普遍认为，所有患者应先行诊断性锥切术以除外浸润癌。Munro 等[10]统计发现，用宫颈环形电切术切除宫颈，标本边缘的阳性率为 75%，而用激光锥切术的阳性率为 57%，显著高于冷刀锥切术的 24%。因此，认为宫颈 AIS 的锥切术治疗应以冷刀为好。因为宫颈 AIS 病变较深入，范围难以判断，另外有跳跃性及多灶性特点，因此即使锥形切除边缘阴性也不能说明切除干净，因为仅行锥切术治疗容易遗漏宫颈上部及深部的病变。排除浸润癌后，应根据患者年龄、生育要求、随诊条件等进行个体化治疗：①年轻有生育要求者，可行冷刀锥切术，深入至少 3 cm；要注意颈管及边缘取材是否有残留，如果边缘阳性，约有超过 50% 的患者有残留，建议行子宫切除术，必要时重复锥切术除外浸润癌。②无生育要求者，锥切术除外浸润癌后应行子宫切除或扩大的子宫切除术。有研究对宫颈锥切术和子宫全切治疗宫颈 AIS 的效果进行了 meta 分析，其结果支持子宫全切术为更安全稳妥的观点。

三、宫颈腺癌的组织学类型

（一）腺癌

显示腺样分化的侵袭性上皮性肿瘤，约占所有宫颈腺癌的 90%，与高危型 HPV 感染有关。大多数为外生性、息肉状或乳头状肿物，其余为结节状。宫颈也可弥漫性增大或形成溃疡，宫颈深层浸润形成桶状宫颈，约 15% 的患者无肉眼可见病灶。WHO（2014）宫颈腺癌分类（表 47-1）将早期浸润性腺癌删除，但同时指出，仅有微小间质浸润的病变可称为早浸——是指具有非典型的浸润性腺体或肿瘤细胞巢扩展超出正常宫颈腺体的深度，结构过于复杂，或原位癌伴有间质反应，引起间质水肿或慢性炎性细胞浸润[5]。

（二）黏液性癌

至少有些细胞的胞质内含有中等至大量黏液的腺癌。WHO（2014）宫颈腺癌分类（表 47-1）将黏液性癌（非特殊型）定义为一种不能被归类为任何特殊类型的黏液腺癌，是显示黏液分化但缺乏特殊组织学亚型的一种浸润性腺癌。相当于旧版分型中的宫颈内膜型。黏液性癌（非特殊型）占宫颈腺癌的 70%，预后差，术前咬取活检常被诊断为慢性炎症或宫颈腺瘤。肿瘤细胞类似宫颈管上皮细胞，大多数为高分化和中分化的，腺体结构复杂，乳头可深入腺腔或突出于表面，有时表现为筛状结构。40% 的病例合并 CIN。腺癌特殊类型分为以下亚型：①胃型：显示胃型分化的黏液腺癌，镜下分化极好，难以与正常宫颈黏液腺体区别，腺上皮无不典型性，只是腺体排列乱，伸入正常宫颈间质外达宫颈肌层，又称为恶性腺瘤或微小偏离性腺瘤；②肠型腺癌：与大肠腺癌相似，常含有杯状细胞，有时有内分泌细胞和潘氏细胞；③印戒细胞癌：常见低分化黏液腺癌和腺鳞癌的局灶有印戒细胞癌的表现，鉴别诊断有转移癌或少见的伴有印戒样细胞的鳞状细胞癌。

（三）绒毛腺管状癌

类似结肠绒毛管状腺瘤，肿瘤呈树叶状结构，常合并 CIN 或原位腺癌。淋巴结转移少见。患者一般是年轻女性，可能与口服避孕药有关。

（四）子宫内膜样癌

约占宫颈腺癌的 30%，可来自于宫颈子宫内膜异位或宫颈化生的子宫内膜上皮。活检或刮宫不能与子宫内膜腺癌鉴别，但 P16 免疫组化和 HPV DNA 检测可鉴别，因为子宫内膜腺癌很少有 HPV 感染。与子宫内膜癌宫颈转移的鉴别诊断为可见到非肿瘤上皮到癌的移行区。

（五）透明细胞癌

来源于残存的 müller 上皮，年轻女性常见。年轻女性透明细胞癌的发生常与宫内接触己烯雌酚有关，绝经后女性的发生机制可能与基因组不稳定有关。

（六）浆液性癌

特点是复杂的乳头状结构、细胞芽生，并常有砂粒体。镜下与卵巢、子宫内膜、输卵管和腹膜发生的浆液性乳头状癌相同，预后差。

（七）中肾管型腺癌

罕见，起源于中肾管残留的宫颈深层组织，最常见的部位是宫颈侧壁和宫后壁，但可能累及宫颈全周，偶尔可见肿瘤与良性中肾管成分移行。

（八）腺癌混合神经内分泌癌

该型是普通型及各种变异型腺癌与神经内分泌癌的组织形式。HPV 常呈阳性。与纯粹的宫颈神经内分泌肿瘤不同，混合型癌的腺体也为肿瘤性的，腺癌成分可仅占一部分，可表现为原位，也可呈浸润性。

表 47-1　WHO（2014）宫颈腺癌分类

1. 腺癌（普通型）
2. 黏液性癌（非特殊类型）（相当于黏液腺癌的宫颈型）
　（1）胃型（相当于微偏腺癌）
　（2）肠型
　（3）印戒细胞型
3. 绒毛腺管状癌
4. 子宫内膜样癌
5. 透明细胞癌
6. 浆液性癌
7. 中肾管型腺癌
8. 腺癌混合神经内分泌癌

四、宫颈腺癌的临床特点及诊断

（一）宫颈腺癌的临床特点

宫颈腺癌的临床表现与宫颈鳞癌的相似，早期可无症状及体征。部分患者表现为接触性出血，主要临床症状为白带增多及不规则阴道流血。白带性状为水样或黏液性，量多但色白、无臭，尤其是黏液腺癌患者可有大量黏液性白带。晚期患者可有疼痛。局部体征为宫颈息肉状、菜花样、乳头样或结节状肿物，当肿瘤坏死时可形成空洞。但腺癌的浸润方式不同于鳞癌，肿瘤常由宫颈内腺体发生，向深部间质浸润，形成桶状宫颈。由于肿瘤由黏膜下间质蔓延向上侵犯峡部及子宫下段，向下侵犯宫颈阴道部及阴道，有时不浸透黏膜，所以宫颈外观光滑。

（二）宫颈腺癌的诊断方法

宫颈腺癌的早期诊断目前仍采用 WHO 推荐的宫颈癌诊断"三阶梯"法，即宫颈细胞学筛查、阴道镜活检和病理诊断。宫颈脱落细胞学检查为早期病变的主要筛查手段，但应注意其检出率低于宫颈鳞癌，如果细胞学阴性，不能排除诊断。其他的检查方法如下简述。

1. 人乳头瘤病毒（HPV）检测

这是目前宫颈癌筛查的主要方法之一，最新的宫颈癌筛查指南仍建议 HPV 检测与宫颈细胞学检查联合筛查。与宫颈腺癌发病密切相关的是 HPV16 型和 HPV18 型。

2. 阴道镜检查

阴道镜检查评估宫颈腺癌的有效性受限，但浸润性腺癌有些异常阴道镜所见，可指导咬取活检部位并确定诊断。原位腺癌的阴道镜下特点尚不十分明确。对可疑病例应以锥切术病理确定诊断。当发现下列阴道镜图像时应怀疑宫颈腺癌的可能性：①隆起病变；②宫颈表面腺体开口异常增多，扩张，不规则分布；③乳头样病变；④上皮芽形成；⑤红色斑点样病变；⑥异型血管形成；⑦高度上皮病变；⑧两个或更多鳞状上皮病变被腺样上皮分隔开来。

3. 宫颈内刮除术（ECC）

由于宫颈腺癌病变常深在颈管，病灶在阴道镜下不可见，宫颈内刮除术在其诊断中有重要作用。

4. 宫颈组织学检查

宫颈腺癌的确诊方式为宫颈活检及病理检查。但应注意的是，有些高分化腺癌尤其是胃型腺癌，其细胞及腺体结构不典型性很小，镜下很难诊断，常被误诊为慢性炎症，故取材应充分。有些临床可疑病例，如果病理未能证实，需重复取材进行组织学检查以防漏诊。宫颈细胞学检查多次阳性而宫颈活检阴性，或活检提示宫颈原位腺癌需明确有无浸润癌时，均应做宫颈锥切术送病理检查。

五、宫颈腺癌的治疗及预后

（一）宫颈腺癌的治疗

宫颈腺癌的治疗原则与宫颈鳞癌的治疗原则基本相似，早期患者以手术治疗为主，中晚期患者以放疗或同步放化疗为主。因腺癌的生物学行为与鳞癌不尽相同，常在形成局部较大肿块时才被发现——届时可能已有子宫外的亚临床转移，故只有采用包括化疗、放疗及手术在内的综合治疗才可能提高疗效。

Ⅱa 期以前的患者主要行广泛性子宫切除术、盆腔淋巴结清扫术和（或）腹主动脉旁淋巴结取样术。由于腺癌的卵巢转移率高于鳞癌，故与鳞癌相比，对宫颈腺癌术中保留卵巢需持更慎重态度。对于宫颈局部肿物直径较大者，术前予以新辅助化疗或放疗有助于缩小肿瘤体积，以增加手术可切除性。如果病灶直径 >4 cm，有人建议在开始治疗前进行主动脉淋巴结分期[11-12]。对于术后病理存在高危因素的患者，如低分化、淋巴结转移、子宫旁浸润、血管淋巴管瘤栓以及卵巢转移者，应辅加术后放疗和（或）化疗。目前各大指南对Ⅰb2 和Ⅱa2 期的宫颈腺癌推荐的治疗方案与宫颈鳞癌未做出区分，即可直接行根治性手术或根治性放疗。更多的研究发现，宫颈腺癌对放疗的敏感性不如鳞癌，故治疗上应尽量争取手术切除。关于新辅助化疗在宫颈腺癌中的应用目前仍存在一定争议[13]。

Ⅱb 期的患者相对于同期的宫颈鳞癌患者略有不同。因宫颈腺癌常为内生性生长，形成桶形宫颈以及子宫峡部及子宫内膜侵及常见，常规的放疗计划常因对肿瘤边缘（来自于腔内放疗）的剂量不足而使肿瘤局部有效放疗剂量减少，这也是多数学者认为宫颈腺癌对放疗不如鳞癌敏感、宫颈腺癌放疗效果不佳的原因之一。因此，对于部分宫颈局部病变不重、部分放疗后宫颈肿物消退理想、具有手术可切除性的患者，可以放宽手术指征而行根治性手术。对于无手术指征的患者，治疗选择同步放化疗；放疗为腔内放疗与体外照射相结合的综合放疗；同步化疗有望杀灭亚临床转移，同时达到放疗增敏的目的，以改善治疗疗效[14]。

Ⅲ期以上的患者主要行同步放化疗，对于全程放疗化疗后子宫旁消退良好而宫颈局部效果不满意者，可以根据情况给予筋膜外子宫切除，以期减少局部复发的概率。

另外，生物制剂能够在基础治疗的前提下进一步增进对肿瘤的全身控制；分子生物学的一些靶向制剂对肿瘤生长、血管形成中起作用的 EGF 和 VEGF 等因子起到干预作用，但是，这些生物制剂只能起到辅助治疗的作用，其确切疗效尚不肯定，有待于进一步的研究及临床试验予以证实。

在 2010—2016 年辽宁省肿瘤医院共收治的 398 例宫颈腺癌患者中，共随访了 378 例患者，92 例治疗后存活超过 5 年，随访率为 94.4%，总 5 年存活率为 66.5%；Ⅰ、Ⅱ、Ⅲ 和 Ⅳ 期的 5 年存活率分别为 82.7%、72.4%、37.4% 和 0；随访期内因肿瘤死亡 92 例，其中，1 年内死亡 40 例（43.48%），2 年内死亡 71 例（77.17%），3 年内死亡 84 例（91.30%）。Ⅱb 期患者共 120 例，其中，29 例单纯放疗或放化疗结合，其 5 年存活率为 59.8%；12 例为手术与不同剂量放疗和（或）化疗结合的综合治疗，其 5 年存活率为 61.9%。Ⅲ 期患者共 57 例，总 5 年生存率为 38.7%，其中单纯放疗配合化疗者 51 例，5 年生存率为 40.2%。Ⅰb 期 + Ⅱa 期患者共 234 例，初始治疗接受规范手术或术前后辅加放疗、化疗的患者 210 例，5 年存活率为 60.2%。

我们体会，宫颈腺癌的总体治疗效果不佳，各期别治疗效果均低于同期别鳞癌，早期患者手术及手术与放疗相结合的综合治疗对的结果明显优于单纯放疗。中晚期患者在先进行恰当的化疗、放疗后，再在有可切除性的前提下补充适当的手术，提高了治疗疗效。本组病例的经验也说明，规范的初始治疗也非常重要，不规范手术后的再治疗将十分困难。

（二）宫颈腺癌的预后因素

大多数文献报道，宫颈 AC 的 5 年存活率比宫颈 SCC 低 10%~20%，为 25%~68%[15-17]，其中最重要的预后因素是临床分期与淋巴结状态。有文献报道，宫颈 AC/ASC 患者的总生存期（OS）和疾病无进展生存期（PFS）明显短于宫颈 SCC 患者。多因素分析显示，病理分型为 AC/ASC 是疾病无进展生存期的独立预后因素。在病理分型为 AC/ASC 的患者中，大病灶、高龄、对放疗反应不佳是独立的预后因素。该研究认为，病理分型为 AC/ASC 的局部进展期宫颈癌患者的预后相较于宫颈 SCC 的预后更差[17]。

1. 临床分期

临床分期在所有宫颈癌都是最重要的预后因素。Baalbergen 等对 305 例宫颈腺癌患者的 5 年存活率进行了统计，结果是：Ⅰ 期 80%，Ⅱ 期 37%，而 Ⅲ 期仅 <11%。Eifel[18] 通过对 367 例宫颈 AC 患者的研究发现，无瘤生存期（relapse-free）为：Ⅰ 期 73%，Ⅱ 期 32%，Ⅲ 期 /Ⅳ 期 31%，从而得出类似的结论，即随着临床分期的增加，宫颈 AC 与宫颈 SCC 的生存差异越来越明显。但对早期别的宫颈 SCC 与宫颈 AC 的预后有无差异目前仍存在争议，Kasamatsu 等[19] 的研究提示，两者间不存在差异，而 Hopkins 等[20] 的研究结果提示，宫颈 AC 的预后相比于宫颈 SCC 的预后更差。

2. 肿瘤大小

肿瘤大小是明显的预后因素。直径 <2 cm 的宫颈鳞癌和腺癌在 5 年生存率无差异。随着肿瘤的增大，宫颈 AC 的生存率相对宫颈 SCC 的生存率明显下降。一些研究表明，当肿瘤直径 >4 cm 时，宫颈 AC 的预后相比于宫颈 SCC 的预后更差。

3. 淋巴结转移

淋巴结转移是宫颈 AC 特别重要的预后因素。宫颈 AC 的淋巴结转移率高于宫颈 SCC。一项含 225 例 Ⅰb~Ⅱb 期宫颈癌行根治性子宫切除的病例研究显示，淋巴结转移率宫颈 AC 为 32%，而宫颈 SCC 为 15%。在手术治疗的 Ⅰb~Ⅱb 期宫颈 AC 病例中，如果淋巴结阴性，则总生存率为 91%；如果淋巴结阳性，则总生存率降到 10%~34%。同样是淋巴结转移，宫颈 AC 的生存率较宫颈 SCC 的生存率下降更明显，这说明在有淋巴结转移的病例中宫颈 AC 的预后较宫颈 SCC 的预后更差。

4．肿瘤组织类型

文献报道，宫颈腺鳞癌（AS）较宫颈 AC 预后更差。Farley 对 185 例宫颈 AC 病例与 88 例宫颈 AS 进行了对比分析，结果显示，两者的 5 年生存率分别为 83% 和 65%（P<0.02）；宫颈 AS 的死亡风险是宫颈 SCC 的死亡风险的 1.8 倍，是宫颈 AC 死亡风险的 2.8 倍。另有研究显示，5 年无瘤生存期（recurrence-free survival）宫颈 AS 为 81%，宫颈 AC 为 90%（P=0.03）。马绍康[21] 报道的医科院肿瘤医院的 363 例宫颈腺癌病例分析显示，子宫颈黏液腺癌的 5 年生存率明显低于宫颈其他类型腺癌（15.3% 对 52.4%～59.3%）。

5．肿瘤分化差

Eifel[22] 研究了 160 例 I 期宫颈 AC 病例，在肿瘤直径 <4 cm 的病例中，组织学分化为 3 级（G3）34 例，5 年存活率 67%，而其他 126 例分化级别较低的病例的 5 年存活率为 85%（P<0.0018）。

（三）宫颈腺癌的复发转移方式

宫颈 AC 卵巢转移率高于宫颈 SCC，有研究报道，宫颈 AC 出现卵巢转移的概率为 5.5%～12.5%，而宫颈 SCC 仅为 0～1.3%[17,23-24]。另外，宫颈 AC 有较高的腹腔内扩散和血源性转移倾向。卵巢转移的出现与淋巴结受侵或间质浸润无相关性。卵巢转移的高危因素包括：病理分化程度、淋巴脉管受累、肿瘤大小、深肌层受累、子宫体部受累、淋巴结转移、子宫旁转移等[4]。因此，对于年轻、疾病处于较早期的宫颈 AC，如果术前影像学检查未发现明显的淋巴结及宫颈、子宫体部受累，可考虑保留卵巢[25-26]，另外，有研究表明，对早期宫颈 AC 的年轻患者进行保留卵巢的手术是安全可行的。李华等[27] 的研究也证实了上述观点。

有研究显示，有卵巢转移的宫颈 SCC 患者其远处复发 8/9 例，发生于盆腔外淋巴结、腹主动脉旁淋巴结及腹股沟淋巴结；而有卵巢转移的宫颈 AC 患者其远处复发的 9 例患者中有 7 例有血行转移，另外 2 例发生于腹主动脉旁淋巴结，提示两类患者卵巢转移的途径可能不同，宫颈 SCC 主要是淋巴扩散，宫颈 AC 可能是血源性转移。许多研究证明，宫颈 AC 与宫颈 SCC 相比远处转移率高，包括腹水、腹腔转移癌，腹主动脉旁淋巴扩散；而宫颈 AS 有更高的复发风险，且病死率和远处转移率更高[28]。Eifel[18] 对 367 例宫颈 AC 与同期别宫颈 SCC 进行了分析比较，结果显示宫颈 AC 的远处总转移率明显高于宫颈 SCC，而两者盆腔复发率没有差异。由于远处转移方式的不同，提示宫颈 AC 不同于宫颈 SCC，治疗应局部治疗加全身治疗，以减少远处复发。

（四）宫颈腺癌的治疗反应

Tang 等[29] 进行的研究将 880 例 II b～IV a 期宫颈 AC 患者随机分为同步放化疗组和同步放化疗联合辅助化疗组。辅助化疗的治疗方案为放疗前进行一个疗程的新辅助化疗（紫杉醇 135 mg/m²＋顺铂 75 mg/m²），同步放化疗结束后再进行两个疗程的巩固化疗，方案同前，每 3 周一个疗程。研究结果表明同步放化疗联合辅助化疗组的疾病无进展生存期、生存率和长期局部肿瘤控制率均明显高于同步放化疗组。同步放化疗组的远处转移率和盆腔复发率则明显高于同步放化疗联合辅助化疗组。该研究提示，同步放化疗联合 TC 方案的新辅助化疗及放疗后的巩固化疗的疗效优于单纯同步放化疗，为治疗进展期宫颈 AC 的有效、安全的治疗方案。

一项 III 期临床试验（GOG92）将 277 例（其中包括非鳞癌 59 例）手术治疗后淋巴结阴性但至少包含两个不良预后因素（深部间质浸润，LVSI，肿瘤直径 >4 cm）的 I b 期宫颈癌患者随机分为术后体外盆腔放疗组和观察组，结果发现，盆腔放疗组复发的风险明显降低

（18% 对 31%，*P*=0.007），局部复发率下降（14% 对 21%），远处转移率下降（3% 对 9%）；放疗组总的死亡率偏低（20% 对 29%），但没有统计学差异。组织学分层分析显示，观察组与放疗组相比，非鳞癌组及 AC+AS 组有更高的复发率（44% 对 9%），与鳞癌组相比差异有显著性，而宫颈 SCC 的复发率在观察组为 28%，在放疗组为 20%，提示辅加放疗更有益于宫颈 AC。事实上，有手术可切除性的宫颈 AC 即使淋巴结阴性，也可能已经有盆腔的局部微转移，因此更能从术后放疗中获益。

Peters 等[15] 来自 GOG109/SWOG8797/RTOG91-12 的研究将 243 例行根治性子宫切除术后有高危因素［淋巴结阳性，和（或）切缘阳性，和（或）镜下子宫旁浸润］的患者随机分为同步放化疗组与单纯放疗两组，同步化疗采用两个疗程的 DDP+5-FU，放疗结束后追加两个疗程。入选病例中有 50 例为宫颈 AC，结果显示，在单纯放疗组中 AC、AS 的预后较 SCC 更差，5 年存活率下降，局部及远处转率升高；而在同步放化疗组没有差异。增加的化疗疗程数与无进展生存和总的生存率的改进相关。

Landoni[30] 研究了Ⅰb 期和Ⅱa 期宫颈癌病例，将其随机分为手术组（172 例）和放疗组（171 例），且近 2/3 的手术组患者术后给予了辅加放疗（子宫旁浸润，肿瘤距切缘 <3 mm，淋巴结阳性）。去除 6 例未完成治疗者，结果 337 例纳入治疗后随访。结果显示，5 年生存率手术组为 83%，放疗组为 74%；对于 AC（46/337，13.6%），手术组有明显的优势（总生存率为 70% 对 59%，无瘤生存为 66% 对 47%）。但是，本研究中按大多数标准剂量是偏低的，盆腔的平均剂量为 47 Gy，A 点平均为 76 Gy（70~90 Gy），而且手术组的 2/3 患者术后接受了盆腔放疗。因此，到底是放疗效果不如手术，还是放疗没有达到合适的剂量，还需要进一步的研究。也有文献报道，宫颈腺癌的放疗剂量比宫颈鳞癌要偏大。

转移复发性宫颈癌的预后很差，目前尚没有足够的资料能够对化疗治疗宫颈 AC 的效果给出具有说服力的结论。Curtin[16] 报道了 42 例经过标准治疗后肿瘤持续存在或复发的宫颈 AC 患者，给予紫杉醇，170 mg/m²，持续 24 h 给药，每 3 周一个疗程，总反应率为 31%，超过了宫颈非鳞癌对单药化疗的反应率，而与 GOG179 中 DDP+ 托泊替康的相近（27%），因此，证明了 Paclitaxel 在宫颈非鳞癌中的作用。Monk 等进行的研究对使用含铂药物化疗≤1 次且未使用过紫杉醇的 39 例进展或复发子宫颈患者采用 TC 方案进行了化疗，其中 10 例是宫颈腺癌和腺鳞癌，总反应率为 40%（0 例 CR，4 例 PR）。在另一项对Ⅱ期或复发的宫颈癌进行的Ⅱ期临床试验中，给予一线铂类为基础的化疗，其中 29%（58/200）为非鳞癌，总反应率非鳞癌为 60%，SCC 为 43%，*P*=0.040；中位生存期非鳞癌为 19.1 个月，SCC 为 11.6 个月，*P*=0.06，这个结果可能与病例数少有关。非鳞癌患者用含有泰素（紫杉醇）的化疗与没有泰素的化疗相比有更高的中位生存期（20.3 个月对 11.6 个月，*P*=0.167），由此可以推断，含有泰素的化疗对非鳞癌可能会更有效。对宫颈 AC 对化疗的反应的进一步评价有待于未来进一步的临床研究。

总之，子宫颈 AC 的筛查方法尚未完善，患者的症状和体征不典型，不易引起重视，其肿瘤的生物学行为有别于鳞癌，易于向深间质浸润。就医时患者往往期别已晚，局部肿瘤块大，子宫颈间质浸润深，治疗效果不佳。因此，提高子宫颈 AC 的治愈率是妇科肿瘤医生面临的挑战。

（张　新　王伊询　宋慧婷）

参考文献

[1] 马丁,奚玲.子宫颈原位腺癌及宫颈腺上皮内瘤样病变.中国实用妇科与产科杂志,2003,19(8):456-457.

[2] 鲍冬梅,沈丹华.宫颈腺上皮肿瘤性病变.中华病理学杂志,2006,35(12):744-746.

[3] 万挺,刘继红.宫颈腺癌的治疗进展.实用妇产科杂志,2016,32(8):570-572.

[4] 肖仲清,舒宽勇,龙生根,等.138例宫颈腺癌卵巢转移危险因素分析.中国肿瘤临床,2012,39(11):796-798.

[5] 沈丹华,陈定宝.解读第4版WHO女性生殖器官肿瘤分类中的变化.中华妇产科杂志,2014,49(9):717-720.

[6] Friedell G H, McKay D G. Adenocarcinoma in situ of the endocervix. Cancer, 1953, 6 (5): 887-897.

[7] Gloor E, Ruzicka J. Morphology of adenocarcinoma in situ of the uterine cervix: a study of 14 cases. Cancer, 1982, 49 (2): 294-302.

[8] Kurian K, al-Nafussi A. Relation of cervical glandular intraepithelial neoplasia to microinvasive and invasive adenocarcinoma of the uterine cervix: a study of 121 cases. J Clin Pathol, 1999, 52 (2): 112-117.

[9] Kalir T, Simsir A, Demopoulos H B, et al. Obstacles to the early detection of endocervical adenocarcinoma. Int J Gynecol Pathol, 2005, 24 (4): 399-403.

[10] Munro A, Leung Y, Spilsbury K, et al. Comparison of cold knife cone biopsy and loop electrosurgical excision procedure in the management of cervical adenocarcinoma in situ: what is the gold standard? Gynecol Oncol, 2015, 137 (2): 258-263.

[11] Ramirez P T, Milam M R. Laparoscopic extraperitoneal paraaortic lymphadenectomy in patients with locally advanced cervical cancer. Gynecol Oncol, 2007, 104 (2Suppl 1): 9-12.

[12] Ramirez P T, Jhingran A, Macapinlac H A, et al. Laparoscopic extraperitoneal para-aortic lymphadenectomy in locally advanced cervical cancer: a prospective correlation of surgical findings with positron emission tomography/computed tomography findings. Cancer, 2011, 117 (9): 1928-1934.

[13] 杨露,王泽华.新辅助化疗在宫颈癌治疗中的应用现状及争议.中国妇产科临床杂志,2011,12(6):473-475.

[14] Yokoi E, Mabuchi S, Takahashi R, et al. Impact of histological subtype on survival in patients with locally advanced cervical cancer that were treated with definitive radiotherapy: adenocarcinoma/adenosquamous carcinoma versus squamous cell carcinoma. J Gynecol Oncol, 2017, 28 (2): e19.

[15] Peters W A, 3rd, Liu P Y, Barrett R J, 2nd, et al. Concurrent chemotherapy and pelvic radiation therapy compared with pelvic radiation therapy alone as adjuvant therapy after radical surgery in high-risk early-stage cancer of the cervix. J Clin Oncol, 2000, 18 (8): 1606-1613.

[16] Curtin J P, Blessing J A, Webster K D, et al. Paclitaxel, an active agent in nonsquamous carcinomas of the uterine cervix: a Gynecologic Oncology Group Study. J Clin Oncol, 2001, 19 (5): 1275-1278.

[17] Nakanishi T, Wakai K, Ishikawa H, et al. A comparison of ovarian metastasis between squamous cell carcinoma and adenocarcinoma of the uterine cervix. Gynecol Oncol, 2001, 82 (3): 504-509.

[18] Eifel P J, Morris M, Oswald M J, et al. Adenocarcinoma of the uterine cervix: prognosis and patterns of failure in 367 cases. Cancer, 1990, 65 (11): 2507-2514.

[19] Kasamatsu T, Okada S, Tsuda H, et al. Early invasive adenocarcinoma of the uterine cervix: criteria for nonradical surgical treatment. Gynecol Oncol, 2002, 85 (2): 327-332.

[20] Hopkins M P, Morley G W. A comparison of adenocarcinoma and squamous cell carcinoma of the cervix. Obstet Gynecol, 1991, 77 (6): 912-917.

[21] 马绍康,孙建衡,黄曼妮,等.宫颈腺癌363例分析.中华肿瘤杂志,1995,(02):149-151.

[22] Eifel P J, Burke T W, Delclos L, et al. Early stage I adenocarcinoma of the uterine cervix: treatment results in patients with tumors less than or equal to 4 cm in diameter. Gynecol Oncol, 1991, 41 (3): 199-205.

[23] Tabata M, Ichinoe K, Sakuragi N, et al. Incidence of ovarian metastasis in patients with cancer of the uterine cervix. Gynecol Oncol, 1987, 28 (3): 255-261.

[24] Toki N, Tsukamoto N, Kaku T, et al. Microscopic ovarian metastasis of the uterine cervical cancer. Gynecol Oncol, 1991, 41 (1): 46-51.

[25] Chen J, Wang R, Zhang B, et al. Safety of ovarian preservation in women with stage I and II cervical adenocarcinoma: a retrospective study and meta-analysis. Am J Obstet Gynecol, 2016, 215 (4): 460. e1-460. e13.

[26] Lu H, Li J, Wang L, et al. Is Ovarian Preservation Feasible in Early-Stage Adenocarcinoma of the Cervix? Med Sci Monit, 2016, 22: 408-414.

[27] 李华, 章文华, 张蓉, 等. 子宫颈腺癌159例预后影响因素分析. 中华妇产科杂志, 2005, 40 (4): 235-238.

[28] Eifel P J, Burke T W, Morris M, et al. Adenocarcinoma as an independent risk factor for disease recurrence in patients with stage IB cervical carcinoma. Gynecol Oncol, 1995, 59 (1): 38-44.

[29] Tang J, Tang Y, Yang J, et al. Chemoradiation and adjuvant chemotherapy in advanced cervical adenocarcinoma. Gynecol Oncol, 2012, 125 (2): 297-302.

[30] Landoni F, Maneo A, Colombo A, et al. Randomised study of radical surgery versus radiotherapy for stage Ib-IIa cervical cancer. Lancet. 1997, 350 (9077): 535-540.

第48章 宫颈微偏腺癌

宫颈微偏腺癌（宫颈微小偏离腺癌，minimal deviation adenocarcinoma，MDA），又名宫颈恶性腺瘤（malignant adenoma），最早由 Gusserow 于 1870 年报道。该病少见，在宫颈腺癌中占 1%～3%。由于其细胞异型性极轻微，易被误诊为良性病变，其临床上表现为恶性肿瘤。1975 年，Silverberg 等提出采用微小偏离腺癌这个术语，以体现此种癌组织易被误诊为良性的镜下特点，沿用至今。为加深人们对它的认识，提高正确诊断的能力，避免诊断延误而能及早治疗，在此单独将其列出，以区别于其他宫颈腺癌。2014 年第 4 版《WHO 女性生殖器官肿瘤分类》对宫颈黏液腺癌按分化方向进行分类，将宫颈微偏腺癌（MDA）归入宫颈黏液腺癌，胃型（mucinous carcinoma, gastric type）。近年，国内有少数报道开始提到过此术语。本书仍以传统名称宫颈微偏腺癌予以介绍。

一、宫颈微偏腺癌的病因

MDA 的病因尚不明确。目前的研究结果显示，STK11（丝 - 苏氨酸激酶）基因有可能在 MDA 的病因中发挥重要作用。该基因是引起 Peutz-Jephers 综合征（皮肤黏膜黑斑息肉病，是一种常染色体显性遗传性病，以家族性发病、皮肤黏膜色素斑和胃肠道多发性息肉为特征）的一种抑癌基因，约 10% 的 MDA 患者伴有 Peutz-Jephers 综合征，而且半数以上存在 STK11 基因突变[1]。

高危型 HPV 感染被公认为宫颈癌的主要危险因素，但 MDA 通常无高危型 HPV 感染和 p53 基因突变的证据[2]。

二、宫颈微偏腺癌的病理特征

肉眼观，MDA 早期子宫颈可正常，后期肥大，可达正常子宫颈的数倍，呈桶状或表现为肿块；宫颈表面光滑，切面灰白、坚硬，带有囊性细小裂隙或呈筛状。镜下，子宫颈腺体与正常宫颈腺体相似，但腺体数目往往增多，大小不一，形态不规则，可小而圆、大而迂曲或呈分枝状；细胞往往含有丰富黏液，核略有异型性。腺体所在深度超过子宫颈壁厚 2/3 时应考虑肿瘤浸润。子宫颈壁浸润腺体有特异性间质反应，即在浸润性腺体周围出现水肿性空晕，或腺体周围出现明显的带状纤维组织包绕。约半数 MDA 标本中可见肿瘤性腺体浸润血管、淋巴管和神经周隙[3]。

组织化学及免疫组化检测显示，MDA AB/PAS 黏液染色呈红色反应，子宫颈腺体腺腔内中性黏液丰富，酸性黏液中唾液酸黏蛋白多于硫酸黏蛋白。而正常子宫颈腺体腺腔酸性黏液多于中性黏液，并且硫酸黏蛋白多于唾液酸黏蛋白。肿瘤细胞具有胃黏膜上皮表型，对胃黏蛋白单抗 HIK1083 呈阳性反应[4]。免疫染色，CEA 多为阳性，雌激素和孕激素受体为阴性，CA125 表达不高[5-6]。此外，新近研究结果表明，在 MDA 组织中，miR-34b-5p 的表达下调，miR-194-5p 的表达上调[7]，转录调节因子 FOXP1 显著表达[8]，这些均有望成为诊断

MDA 的有效标志物。

MDA 由于肿瘤细胞异型性不明显，常多次活检仍不能确诊，直到临床恶性表现明朗化再复查才能确诊。故当活检标本中出现大而不规则的腺体、临床上有与其相似的子宫颈肥大、阴道流出大量稀黏液性白带或出现 Peutz-Jephers 综合征时，应高度警惕 MDA 的可能。组织学上有下列条件之一者可做出诊断：①找到明显恶性的小灶性肿瘤腺体；②有血管、淋巴管及神经浸润；③腺体浸入子宫颈壁深达 8 mm 以上并有特殊的间质反应；④免疫组化 CEA 有肯定的阳性反应 [3]。

三、宫颈微偏腺癌的临床表现

MDA 的发病年龄为 30 ~ 80 岁，以 40 岁左右多见。临床表现主要为大量水样或稀薄黏液样白带，其次为阴道不规则出血。晚期可出现下腹不适或下腹疼痛的症状。部分患者合并 Peutz-Jephers 综合征或卵巢黏液性肿瘤。子宫颈表现通常为质硬，结节状，偶尔为外生息肉状病灶。少数情况下，子宫颈外观无异常，病理检查才能发现肿瘤。

四、宫颈微偏腺癌的诊断

MDA 由于其组织病理特点容易漏诊而延误治疗，或容易误诊而未能合理治疗，须结合多方面的检测及综合分析，以获正确诊断。

（一）宫颈细胞学检查

MDA 的宫颈细胞学检查虽然阳性率低于宫颈鳞癌，但简单易行，在 MDA 的筛查中仍具有重要意义。一篇 meta 分析资料显示 [9]，MDA 的细胞学阳性率为 32.7%（37/113）。在巴氏染色图片上可见其子宫颈腺细胞呈片状或篱状排列，核稍大 [10]；其胞质 HIK1083 阳性者，巴氏染色胞质黏液呈橘黄色。而正常腺细胞 HIK1083 呈阴性，巴氏染色胞质黏液呈粉色 [11]。

（二）阴道镜检查

由于 MDA 组织的特殊生长，发源于子宫颈柱状上皮的中心血管高度扩大，可见大而分散的点状血管，有时可见呈发夹状异形血管，血管粗大且分布异常；子宫颈表面腺体开口异常增大，分布不规则，呈白色，大小不规则，使子宫颈表面似蜂窝状网。

（三）宫颈活检及宫颈内刮除术

由于 MDA 来自子宫颈管内膜，病灶有时局限在子宫颈管内，且多数向内生长。活检取材较表浅，易漏诊。对可疑病例需多次活检或深部取材（＞5 mm）或行宫颈内刮除术以提高阳性率。

（四）宫颈锥切术

对于可疑病例，如果多次宫颈活检仍不能明确病理诊断，可以实施宫颈锥切术。

（五）影像学检查

MDA 影像学检查包括阴道或腹部 B 超、计算机体层扫描（CT）及磁共振成像（MRI）检查，以了解子宫颈状况：有无浸润及深度，淋巴结有无转移，以及病灶与周围脏器的关系等。影像学检查多显示子宫颈肥大，呈多囊状结构，与子宫颈深部潴留囊肿相似，应注意区分。

五、宫颈微偏腺癌的治疗

由于病例较少，尚无规范的治疗方法。治疗原则同其他宫颈腺癌，采用以根治性手术为主的综合治疗。一般认为，MDA 对放疗和化疗的敏感性差。

对于Ⅰa ~ Ⅰb 期病例，选择广泛性子宫切除术＋盆腔淋巴结清扫术，术后根据手术切除标本的病理检查情况继续治疗，如果有淋巴结转移、切缘阳性以及脉管瘤栓，可以继续给予辅助放化疗。对于临床分期为Ⅰb2期或Ⅱa期的部分患者，可以先行新辅助化疗，1~2个疗程后2~3周再行广泛性子宫切除术＋盆腔淋巴结清扫术；对于盆腔淋巴结可疑阳性者，可行腹主动脉旁淋巴结切取标本，以便确定术后是否＋腹主动脉照射野放疗。也有行介入疗法后再行手术者。多数人认为，MDA的卵巢转移率较高，故术时对保留卵巢需持谨慎态度[12]。

对Ⅱb期及以上病例主要行放疗或放化疗，即体外照射＋腔内放疗或再辅以化疗。由于MDA放疗后发现40%~50%的病例有残余病灶，根据放疗或放化疗后子宫颈、子宫旁的变化情况，可以考虑在放疗后6~8周行筋膜外子宫切除术。

在术后才得以确诊的病例，手术往往欠彻底，推荐对未行规范化手术的患者术后加用放疗及化疗。

六、宫颈微偏腺癌的预后

既往文献报道MDA的预后极差。近年来的观点认为，正确诊断和及时治疗仍可取得较好效果。在Kaminski[13]报道的13例MDA病例中，12例为Ⅰb期，仅1例为Ⅱb期；在治疗后随诊的10例中，5例已分别存活9、10、11、11及13年，3例分别于5、7及9年后死于卵巢癌或其他疾病，仅有2例于6年及14年后死于本病；4例行根治性子宫切除者中有3例存活；而6例行简单的子宫切除者中仅有2例存活。在李华等[14]报道的15例MDA病例中，行全子宫切除5例，宫颈癌根治术5例，术后辅以盆腔放疗和（或）化疗6例。5例Ⅱb~Ⅲb期患者采用体外照射＋腔内放疗，其中2例辅以化疗。中位随访51个月，5年生存率为85.7%。3例死亡患者中，1例为Ⅱb期患者放疗后肿瘤未控；1例为外院行全子宫切除而病理报告为宫颈重度炎症的患者，术后2年盆腔复发，给予盆腔放化疗，患者生存5.5年；另1例为肿瘤盆腔淋巴结转移，术后给予放化疗后阴道复发。由此可见，早期诊断、临床分期、淋巴结转移和手术方式是影响预后的主要因素。如果能早期发现并采用适当的治疗方式，MDA的预后良好。

（曾四元　梁美蓉）

参考文献

[1] Kuragaki C, Enomoto T, Ueno Y, et al. Mutations in the STK11 gene characterize minimal deviation adenocarcinoma of the uterine cervix. Lab Invest, 2003, 83 (1): 35-45.

[2] Toki T, Zhai Y L, Park J S, et al. Infrequent occurrence of high-risk human papillomavirus and of p53 mutation in minimal deviation adenocarcinoma of the cervix. Int J Gynecol Pathol, 1999, 18 (3): 215-219.

[3] 武忠弼, 杨光华. 中华外科病理学. 北京: 人民卫生出版社, 2002: 1229-1230.

[4] Mikami Y, Kiyokawa T, Hata S, et al. Gastrointestinal immunophenotype in adenocarcinomas of the uterine cervix and related glandular lesions: a possible link between lobular endocervical glandular hyperplasia/pyloric gland metaplasia and 'adenoma malignum'. Mod Pathol, 2004, 17 (8): 962-972.

[5] 曾四元, 钟美玲, 梁美蓉, 等. 子宫颈黏液腺癌88例临床病理分析. 中华妇产科杂志, 2013, 48 (8): 602-606.

[6] Toki T, Shiozawa T, Hosaka N, et al. Minimal deviation adenocarcinoma of the uterine cervix has abnormal expression of sex steroid receptors, CA125, and gastric mucin. Int J Gynecol Pathol, 1997, 16 (2): 111-116.

[7] Lee H, Kim K R, Cho N H, et al. MicroRNA expression profiling and Notch1 and Notch2 expression in minimal

deviation adenocarcinoma of uterine cervix. World J Surg Oncol, 2014, 12: 334.

[8] Yang Q, Jiang W, Li L, et al. Forkhead box protein P1 is a useful marker for the diagnosis of mucinous minimal deviation adenocarcinoma of uterine cervix. Ann Diagn Pathol, 2014, 18 (4): 232-237.

[9] Li G, Jiang W, Gui S, et al. Minimal deviation adenocarcinoma of the uterine cervix. Int J Gynaecol Obstet, 2010, 110 (2): 89-92.

[10] Hirai Y, Takeshima N, Haga A, et al. A clinicocytopathologic study of adenoma malignum of the uterine cervix. Gynecol Oncol, 1998, 70 (2): 219-223.

[11] Ishii K, Katsuyama T, Ota H, et al. Cytologic and cytochemical features of adenoma malignum of the uterine cervix. Cancer, 1999, 87 (5): 245-253. .

[12] 孙建衡. 妇科恶性肿瘤继续教育教程. 北京: 中国协和医科大学出版社, 2007: 398-401.

[13] Kaminski P F, Norris H J. Minimal deviation carcinoma (adenoma malignum) of the cervix. Int J Gynecol Pathol, 1983, 2 (2): 141-152.

[14] 李华, 郭红燕, 韩劲松, 等. 宫颈微小偏离性腺癌的诊治分析. 中华肿瘤杂志, 2008, 30 (10): 772-774.

第*49*章　宫颈癌治疗后复发

　　宫颈癌是女性高发肿瘤。早期癌初次治疗选择手术或放疗，晚期癌选择放疗为主的治疗。宫颈癌复发是宫颈癌治疗失败的重要原因，其治疗颇为棘手。近年来国内陆续有宫颈癌复发的报道[1-6]。资料显示，Ⅰb期或Ⅱa期宫颈癌手术后局部复发率为 10%~20%；如果初次治疗前发现淋巴结转移，或诊断为局部晚期宫颈癌，则局部复发率高达 50% 或以上[7-8]。早期宫颈癌放疗的疗效和手术的疗效相似[9]。而局部晚期宫颈癌即使采用同期放化疗，野内复发率仍高达 20%~30%[10]。Ⅰa、Ⅰb、Ⅱa、Ⅱb、Ⅲ和Ⅳ期宫颈癌的复发率分别为 0~3%、13%~16%、22%~31%、22%~26%、32%~39% 和 75%[11]。阴道残端是最常见的复发部位，其次是盆腔。最常见的远处转移部位是腹主动脉淋巴结（81%）、肺（21%）和锁骨上淋巴结（7%）[11]。

一、宫颈癌治疗后复发的定义

（一）肿瘤未控

　　宫颈癌肉眼肿瘤未能完全切除，或宫颈癌根治术后 6 个月内盆腔或其他部位又重新出现相同病理类型的肿瘤，为术后肿瘤未控。

　　宫颈癌放疗或放化疗后，盆腔和其他部位仍存在肿瘤，或放疗后 6 个月内盆腔和其他部位又重新出现相同病理类型的肿瘤，为放疗后肿瘤未控。

（二）肿瘤复发

　　宫颈癌手术 6 个月后，盆腔或其他部位又重新出现相同病理类型的肿瘤，为术后肿瘤复发。

　　宫颈癌放疗后全部肿瘤消失，6 个月后盆腔或其他部位又重新出现相同病理类型的肿瘤，为放疗后肿瘤复发。

（三）肿瘤复发分类

　　1. 根据复发部位分类

　　（1）中心性复发：指子宫颈、阴道和子宫体的复发。

　　（2）子宫旁复发：指子宫旁间隙、韧带、淋巴结及盆腔淋巴结的复发。

　　（3）远处转移：指治疗后新出现的盆腔以外的淋巴结转移，直肠、膀胱转移，或骨骼、肺、肝、脑等部位转移。

　　2. 放疗后复发按部位分类

　　（1）野内复发：指初次放疗后照射野内再次出现相同病理类型的肿瘤。

　　（2）野外复发：指初次放疗后照射野外再次出现相同病理类型的肿瘤。

　　3. 放疗后复发按复发时间分类[3]

　　（1）近期复发：指初次放疗后 5 年内，照射野内或身体其他部位再次出现相同病理类型的肿瘤（排除双发癌）。

（2）远期复发：指初次放疗 5 年后，照射野内或身体其他部位再次出现相同病理类型的肿瘤（排除双发癌）。

二、宫颈癌治疗后复发的临床表现

宫颈癌复发的症状无特异性。早期无明显症状，随着病变的进展，出现相应的临床症状和体征。

1. 中心性复发

症状出现较早，以阴道排液和流血最常见。子宫颈管被肿瘤堵塞或子宫内膜受肿瘤侵犯可引起子宫腔积液，表现为下腹不适或疼痛，或伴有阵发性排液，排液后腹痛减轻。复发早期表现为子宫颈、阴道黏膜粗糙，逐渐形成硬结、肿块，肿瘤坏死后表现为经久不愈的溃疡，子宫颈、阴道表面覆盖黄色或灰黑色膜。

2. 子宫旁复发

随着病变的进展，出现压迫症状，表现为患侧下腹疼痛，或伴有患侧臀部和下肢疼痛，可伴有下肢或会阴部水肿，或出现肾盂和输尿管积水。双侧子宫旁复发易出现肾功能改变。盆腔三合诊检查，子宫旁组织增厚，质地变硬。

3. 盆腔、腹主动脉淋巴结转移

症状出现较晚，为淋巴结压迫引起的相应症状，表现为患侧疼痛、水肿、血栓等，盆腔检查不易被发现。晚期出现盆腔、腹部包块。

4. 远处转移

出现转移瘤的相应症状，表现为锁骨上、腹股沟淋巴结肿大，咳嗽、胸痛、血痰或伴气急，尿血、便血，以及骨骼疼痛或活动受限。

5. 晚期症状

消瘦、乏力、食欲减退、贫血、尿毒症、恶病质状态。

三、宫颈癌治疗后复发的诊断

宫颈癌治疗后应定期随访和检查。早期复发不易被发现，仔细的问诊和盆腔三合诊检查配合肿瘤标志物及影像学检查，有助于及早发现复发病变。

1. 全身检查

全身检查包括一般状态，全身浅表淋巴结，特别是锁骨上和腹股沟淋巴结触诊；检查有无会阴、下肢水肿。

2. 盆腔检查

盆腔检查可见子宫颈、阴道黏膜粗糙、硬结、溃疡，表面可附着黄色或灰黑色膜。注意阴道黏膜下增厚和僵硬，子宫增大，子宫旁或盆壁结节或团块。

3. 病理检查

除了骨骼或脑转移，对可疑病变尽可能进行病理切片检查。对子宫颈或阴道的可疑病变，可采用直接或阴道镜辅助下多点活检。切取组织要求新鲜，有足够大小，尽可能避开坏死组织。对子宫颈管的可疑病变，可通过刮除术或子宫颈电切获取标本。对于有子宫腔积液者，予以子宫腔排液并分段刮宫。对于放疗后子宫颈萎缩、粘连的子宫腔积液患者，进子宫腔困难，必要时可行全子宫切除。对于可疑的子宫旁或淋巴结转移，可在 B 超、CT 下穿刺获取组织做病理检查。

4. 影像学检查

X 线胸片、B 超、CT 和 MRI 都是宫颈癌治疗后常用的影像学复查手段。CT、MRI 较 X 线和 B 超分辨率高，有助于早期发现肿瘤复发。PET-CT 较 CT、MRI 更灵敏，对早期发现隐匿性复发及鉴别 CT、MRI 不能确定的肿块性质有帮助。对 X 线胸片或 B 超检查有复发可疑的宫颈癌，可行 CT、MRI 或 PET-CT 检查。

5. 腔镜检查

阴道镜检查有助于早期发现子宫颈、阴道病变，并有助于对可疑组织进行活检。对于可疑的膀胱或肠道病变，行膀胱镜或肠镜检查，并予以活检。

6. 妇科肿瘤标志物

SCCA 可作为宫颈鳞癌复查的肿瘤标志物。如果初次治疗前 SCCA 增高，SCCA 不降或再增高，往往提示肿瘤未控制或复发。CA125、CA199 增高对部分宫颈腺癌复发的诊断有参考价值。

7. 其他检查

血、尿、便常规检查有助于早期发现隐匿性肿瘤出血。血生化检查可发现肿瘤引起的肝肾功能异常。

四、宫颈癌治疗后复发的鉴别诊断

1. 子宫颈肿瘤性溃疡和放射性溃疡

宫颈癌放疗后，如果出现子宫颈溃疡，需鉴别是肿瘤未控或复发，还是放射性子宫颈溃疡。经局部清理和阴道冲洗上药，多数放射性溃疡可逐渐愈合，而肿瘤性溃疡无法愈合，且溃疡基底变硬。反复进行病理切片检查可明确诊断。

2. 子宫旁肿瘤未控或复发与子宫旁纤维化

宫颈癌的子宫旁肿瘤未控或复发需与放疗后的子宫旁纤维化鉴别。子宫旁肿瘤未控或复发表现为持续性的或重新出现的子宫旁结节状或团块状增厚，质地较硬，可伴有肿瘤压迫引起的进行性盆腔疼痛、下肢水肿或肾盂积水。放射性子宫旁纤维化呈均匀性增厚，质地中等或偏硬，也可伴有下肢水肿和肾盂积水。盆腔 MRI 或 PET-CT 检查有助于鉴别，确诊需进行子宫旁穿刺组织病理学检查。

3. 淋巴结复发和淋巴结炎

宫颈癌治疗后缩小消退的转移淋巴结再次增大，或出现新的肿大淋巴结，需高度怀疑淋巴结复发。浅表的锁骨上和腹股沟淋巴结体表可触及，转移性淋巴结呈进行性增大，质地较硬，而炎性淋巴结质地较软，大小较恒定，直径 1 cm 左右。盆腔、腹膜后、纵隔等深部的淋巴结肿大可通过定期的影像学检查发现。晚期出现的肿瘤压迫症状，确诊需病理切片证实。

五、宫颈癌治疗后复发的治疗方法

复发宫颈癌的情况较为复杂，治疗宜个体化。初次治疗方法、复发肿瘤状况和患者对治疗的耐受程度，是选择治疗的主要考虑因素。

一般而言，宫颈癌术后复发多选择放疗，放疗后复发多选择手术。对肿瘤直径较大、或复发范围较广的复发癌，单一的治疗方法难以奏效，应选择多途径综合治疗。

（一）放疗

手术后复发宫颈癌的主要治疗方法是放疗。根据肿瘤复发情况，选择不同的照射方法、照射野（或靶区）和照射剂量。应注意控制照射范围和剂量，避免不必要的照射。一般对肿瘤复发部位采用小野照射或腔内照射以提高剂量。对放疗后复发的宫颈癌，野外复发应注意避免照射野重叠，野内复发应控制照射野大小和剂量，并严格计算初次放疗和再程放疗肿瘤和正常组织剂量（生物等效剂量）。当发生严重并发症的风险高时，选择保护正常组织为主，采取缩小照射野和减少照射剂量的方法，也可放弃放疗。

1. 适形放疗

适形放疗（conformal radiation therapy，CRT）是复发宫颈癌治疗的首选。治疗可选择 CRT 或调强放疗（intensity modulated radiation therapy，IMRT）。在需要对正常器官进行保护或对复发肿瘤进行推量照射时，一般选择适形度更好的 IMRT。有条件的单位可选择影像引导的放疗（imaging guided radiation therapy，IGRT）或螺旋断层放疗（tomotherapy，TOMO）。后两种放疗照射更精准，可减少高剂量照射对肿瘤周围正常组织的损伤，并可适当提高肿瘤照射剂量。而 TOMO 是一种自适应放疗，除了照射位置和剂量更准确外，更适合用于复杂靶区和不同治疗剂量区的照射。

2. 立体定向放疗

立体定向放疗（stereotactic body radiation therapy，SBRT）是一种精确的低分割放疗技术，可选择性用于盆壁或腹膜后淋巴结复发或局限性肺、肝转移的治疗，其治疗时间短，照射剂量集中，正常组织受照射区域小。但 SBRT 适应证应严格掌握，因为 SBRT 无法对贴近肿瘤的正常组织器官进行保护，对单个肿瘤直径≥5 cm 者疗效差。有报道显示，对孤立性肺转移进行 SBRT ＋化疗的 5 年生存率为 46%[12]。另有报道显示，对于宫颈癌或子宫内膜癌的孤立的腹主动脉淋巴结转移，SBRT 的局控率为 67.4%，患者的 4 年生存率为 50%[13]。

3. 术中放疗

术中放疗（intraoperative radiation therapy，IORT）包括术中体外照射和腔内照射。术中体外照射的优势是可以避开肠道、泌尿道等高危器官（organ at risk，OAR），可提高肿瘤照射剂量，减少局部复发，可用于手术切缘不充分或有肿瘤残留的复发癌。术中腔内放疗也属于术中放疗的一种，为单次大剂量照射，是对肿瘤或肿瘤基底置管敷贴或组织间插植放疗。术中腔内放疗较术中体外照射操作简便，更易控制，其高梯度的剂量变化对控制肿瘤和保护正常组织更具有优势。

4. 腔内放疗

宫颈癌阴道复发，可选择盆腔放疗及腔内放疗。浅表糜烂状的阴道复发，特别是老年或体弱多病以及放疗后复发患者，可选择单纯腔内放疗。腔内放疗在肿瘤推量时较任何一种适形外照射放疗都更具有优势，可减少对正常组织的照射。而影像引导下的深部组织间插植放疗是另一种腔内放疗方法，可用于子宫旁复发的治疗或外照射后的推量。

5. 同期放化疗

铂类同期放化疗是对复发宫颈癌常用的治疗方法。在 Bazhenov 等[14] 治疗的 285 例复发宫颈癌病例中，同期放化疗的反应率（69%）明显高于单纯放疗（26%）或化疗（20%）。

（二）手术治疗

手术是复发宫颈癌的一种根治性或辅助性治疗方法。复发宫颈癌的手术主要有筋膜外子宫切除术、盆腔脏器切除术、转移灶和肿大淋巴结切除术。放疗后的手术操作困难，并发症较高，一般不推荐行广泛性子宫切除及盆腔淋巴结清扫术[15]。各类手术的适应证如下所述。

1. 筋膜外子宫切除术

放疗后子宫颈肿瘤未完全消退或有复发且无阴道、盆壁受侵和远处转移，可选择行筋膜外子宫切除[4-5]。

2. 盆腔脏器切除术[2]

中心性未控或复发伴直肠和（或）膀胱受侵，可选择全盆腔脏器切除、前半盆切除和后半盆切除。手术切除子宫、附件和膀胱和（或）受侵段直肠。术前需进行影像学检查排除盆壁受侵、淋巴结转移和远处转移，并对手术完全切除肿瘤的可能性、疗效和患者的手术承受能力进行评估。

随着手术技术的成熟和经验的积累，盆腔脏器切除术的手术并发症和死亡风险明显下降，但它仍是妇科肿瘤手术中最复杂、并发症率最高、死亡风险最大的手术。膀胱和直肠的切除和改道对患者术后生活质量影响较大。近年来，有报道[16]显示，采用盆腔、消化道和泌尿道重建手术，降低了并发症风险，改善了患者术后功能。

3. 转移灶及肿大淋巴结切除术

无论术后或放疗后复发的宫颈癌，如果复发肿瘤较大，手术或放疗的局控率和长期生存率均低[3, 10]。有人主张，对有些患者行转移灶和肿大淋巴结切除术，以减轻肿瘤负荷或肿瘤压迫症状，术后辅助放疗和化疗。但另有人[10]持相反观点，认为如果患者复发肿瘤直径≥5 cm，则手术后仍几无生存机会。

（三）化疗

化疗是复发宫颈癌的常用的辅助治疗方法，用于放疗或手术前、后的辅助治疗或复发癌的姑息治疗。

1. 化疗药物及联合化疗方案

复发宫颈癌一线单药化疗药物有：顺铂（cisplatin）、卡铂（carboplatin）和紫杉醇（paclitaxel）。联合化疗有：紫杉醇＋顺铂或卡铂，托泊替康＋顺铂，紫杉醇＋托泊替康，以及吉西他滨＋顺铂。

复发宫颈癌同期化疗采用顺铂或顺铂＋5-氟尿嘧啶（5-FU）[17]。

对复发宫颈癌有效的化疗药物还有多西他赛（docetaxel）、异环磷酰胺（ifosfamide）、伊立替康（irinotecan）、丝裂霉素（mitomycin）、白蛋白紫杉醇（album-paclitaxel）、培美曲塞（pemetrexed），可用于复发宫颈癌的二线化疗。

2. 化疗疗效

顺铂是宫颈癌最有效的化疗药物。Thigpen 等[18]对 34 例手术、放疗失败的宫颈鳞癌采用顺铂 50 mg/m^2 化疗，总有效率为 38%；无化疗史者有效率（50%）高于有化疗史者（17%）；盆腔外复发有效率（43%）高于盆腔内复发有效率（35%）。

对于复发宫颈癌，铂类联合化疗的疗效优于铂类单药化疗。一般首选紫杉醇＋顺铂（TP）或紫杉醇＋卡铂（TC）方案。

GOG169 试验[19]结果显示，晚期、复发宫颈癌紫杉醇＋顺铂化疗的反应率和无进展生存期优于单药顺铂化疗（36% 和 19%，4.8 个月和 2.8 个月）。

如果患者有顺铂化疗史，建议采用卡铂联合化疗。JCOG0505 试验[20]结果显示，对转移或复发宫颈癌采用 TC 和 TP 化疗，生存期为 18.3 个月和 17.5 个月。TC 不良反应更小，患者易接受，管理简单。

如果患者不能耐受紫杉醇或出现耐药，可选择托泊替康＋顺铂。GOG179 试验[21]证明，托泊替康＋顺铂对复发或转移宫颈癌的疗效。吉西他滨＋顺铂也可用于复发宫颈癌。

GOG204 试验[22]比较了四种常用的铂类联合化疗对晚期或复发宫颈癌的疗效。化疗方案包括紫杉醇＋顺铂、托泊替康＋顺铂、吉西他滨＋顺铂和长春瑞滨（vinorelbine）＋顺铂。

试验证明，紫杉醇+顺铂的疗效与后三种方案相似，而毒性明显较低。

贝伐珠单抗（bevacizumab）是一种血管内皮细胞抑制剂，主要作用于血管内皮生长因子（VEGF），特别是 VEGF-A。它是目前唯一推荐与化疗联合用于转移、持续或复发宫颈癌的靶向药物。治疗方案是：紫杉醇+顺铂或卡铂+贝伐珠单抗，或紫杉醇+托泊替康+贝伐珠单抗。GOG240 试验[23] 对转移、持续或复发宫颈癌采用紫杉醇+顺铂、托泊替康+顺铂中分别加入贝伐珠单抗，与单纯联合化疗比较，结果显示患者的总生存期（17.0 个月和 13.3 个月）和无进展生存期（8.2 个月和 5.9 个月）延长了，紫杉醇+顺铂和贝伐珠单抗更有效。贝伐珠单抗引起的严重不良事件为 3%~8%，主要是消化道瘘（5%）、高血压（25%）、中性粒细胞减少（35%）和血栓（8%），应引起重视。

（四）对症支持治疗

对复发宫颈癌治疗失败的患者，选择对症支持治疗。治疗以减轻症状、缓解合并症和营养支持为主。复发癌的疼痛是影响患者生活质量和情绪的主要因素，严重疼痛可选择吗啡止痛。局部短程放疗可减轻骨转移的疼痛[24]。对于盆腔肿瘤压迫输尿管者，及时予以输尿管插管或肾造瘘，可以预防尿毒症和减轻腰痛。肠梗阻也是复发癌晚期的常见并发症，及时予以胃肠减压或肠造瘘，并予以营养支持，可以缓解症状，延长生命。

六、各种复发宫颈癌的治疗

（一）术后复发

1. 阴道残端复发

阴道残端是宫颈癌术后最常见的复发部位，如果术后无盆腔放疗史，一般选择放疗或放化疗，予以盆腔照射。突出于阴道的复发癌需补充腔内照射。单纯的阴道糜烂状复发，特别是老年患者，可选择单纯阴道腔内照射。

2. 淋巴结复发

无放疗史的盆腔淋巴结、腹主动脉淋巴结和腹股沟淋巴结复发，选择放疗或放化疗。髂总或腹主动脉淋巴结复发，治疗需同时照射腹主动脉和盆腔淋巴区；腹股沟淋巴结复发，需照射双侧腹股沟和盆腔淋巴区。小而孤立的锁骨上淋巴结复发，放疗后偶尔有长期生存。大或多发的锁骨上淋巴结复发，采取化疗及放疗。此时，放疗可以缩小肿瘤，延缓肿瘤生长，减少肺、脑转移发生。

3. 其他远处复发

其他远处复发，治疗以全身化疗为主，局部肿瘤以个体化放疗为辅。宫颈癌骨转移以骨盆转移和脊柱转移较常见，短程放疗可缓解疼痛。局限性或孤立的肺转移，如果无明显其他部位复发，可选择手术或局部放疗。SBRT 对局限性肺转移有效。

（二）放疗后复发

1. 野内复发

放疗后中心性复发可选择手术治疗。单纯的子宫颈肿瘤复发，选择筋膜外全子宫切除。放疗后局限性子宫颈肿瘤未控，于放疗后 1~2 个月行筋膜外子宫切除术。盆腔复发伴直肠和膀胱复发，选择盆腔脏器切除术、前半盆切除术或后半盆切除术。如果放疗后多部位复发或肿瘤无法手术切除，治疗困难，选择姑息性化疗。

放疗后远期盆腔野内复发，如果复发病灶局限，再放疗可能获得较好的疗效甚至根治。宫颈、阴道浅表的复发，单纯腔内放疗可能获得长期生存。其他盆腔野内复发予以肿瘤复发区的盆腔照射+腔内照射。腹主动脉淋巴结放疗后的远期复发，不再选择放疗。

2．野外复发

以腹主动脉旁淋巴结复发最常见，可单独或与其他复发并存。单纯的腹主动脉淋巴结复发，放疗或放化疗后有长期生存的机会。如果合并盆腔和远处部位复发，则选择化疗，化疗＋转移淋巴结放疗或对症支持治疗。

3．远处复发

放疗后的远处复发治疗原则和术后复发相同。如果伴有盆腔复发，予以化疗或对症治疗。

七、宫颈癌治疗后复发的预后

初次治疗的合理选择和规范的治疗可减少宫颈癌复发。治疗前诊断失误以及盲目追求保留功能的手术和精准放疗，容易造成宫颈癌复发。治疗后的全程管理、规范的复查和医师的临床经验有助于早期发现宫颈癌复发。

复发宫颈癌的疗效不如原发性癌的疗效。影响预后的主要因素包括复发部位、复发病灶大小、初次治疗方法、距初次治疗时间和再次治疗方法。由于复发宫颈癌患者的情况非常复杂，治疗手段多样，但病例分散，临床研究之间的可比性差。

1．复发部位

盆壁复发是不良预后因素[25]。中心性复发和盆壁复发预后不同的原因主要与肿瘤转移和治疗机会不同有关。中心性复发病灶较局限，获得再次根治性治疗的机会较大。而盆壁复发除了肿瘤较大，放疗不易控制外，肿瘤还容易侵犯盆壁的淋巴组织引起播散。

2．复发肿瘤的大小

复发肿瘤的大小影响预后。小的复发肿瘤比较容易控制。阴道浅表的复发肿瘤单纯腔内放疗即可，疗效好。而大的复发肿瘤局部控制困难，转移机会大，预后较差。Peiretti 等[24]认为，复发肿瘤直径≥5 cm 时，即使肿瘤完全切除且切缘阴性，也几乎无治愈机会。复旦大学肿瘤医院[3] 报道，阴道肿瘤 <4 cm 和≥4 cm，术后复发放疗局控率分别为 89.2% 和 76.0%（$P>0.05$），放疗后复发率和放疗局控率分别为 80.0% 和 25%（$P<0.01$），复发肿瘤大小明显影响放疗后复发患者的预后。

3．距初次治疗时间

一般认为，无论手术或放疗，距初次治疗时间越短，预后越差。Marnitz 等[26]统计，复发距初次治疗时间<2 年、2～5 年和>5 年，5 年生存率分别为 16.8%、28.0% 和 83.2%。但也有作者[27]持相反意见，这可能与统计资料中初次治疗的手术和放疗占比不同有关。术后和放疗后复发的预后明显不同。

4．初次治疗方法

术后复发的预后较放疗后复发的预后好。两者的治疗机会不同可能是影响预后的主要原因。Thomas 等[28] 报道，术后复发宫颈癌治疗的长期生存率和无瘤生存率约为 40%。术后复发可选择再次手术、手术＋放疗或放疗。王香娥等[3] 报道了 196 例宫颈癌阴道复发，术后复发局控率（81% 和 55.3%，$P<0.01$）和 5 年生存率（44.1% 和 30.2%，$P<0.05$）均高于放疗后复发。

5．再次治疗方法

复发宫颈癌如果仍有根治性治疗的机会，预后较好。放疗后的中心性复发能手术者预后好；而不能手术的近期野内复发，无再次放疗机会，只能采取姑息性化疗，预后差。远期野内复发即使有放疗机会，受正常组织放射耐受量的限制，也无法给予复发肿瘤高剂量的照射。初次放疗后的盆腔纤维化和血管闭塞也影响再次放疗的疗效。对于野外复发的患者，虽然不影响治疗的选择，但多数患者的复发病灶并非局限，往往较快发生播散，预后较差。

盆腔脏器切除术是放疗或手术后中心性复发患者一种治疗选择，也是临床研究较多的一种治疗方法。Luis 等[29]对比了早期（1948—1976）及近期（1995—2006）复发宫颈癌盆腔脏器切除术的资料，显示 5 年生存率从 20%～42% 提高到 27%～54%，严重并发症从 34%～46% 降低到 23%～38%，手术死亡率从 10%～26% 下降到 1%～10%。但是，严重并发症、手术死亡和对生活质量的影响仍是盆腔脏器切除术的不利因素。

再次放疗的并发症较初次放疗的高，应引起重视。根据王香娥[3]的资料，放疗后复发与术后复发放疗相比，中、重度放射性膀胱炎（13.1% 和 6.3%）、中度放射性直肠炎（15.7% 和 5.0%）以及重度放射性直肠炎（14.9% 和 3.8%）的发生率有明显不同（P<0.05）。放疗后复发组瘘的发生率较高，膀胱阴道瘘为 0.88%，直肠阴道瘘为 8.77%，手术后复发组仅 1 例发生直肠阴道瘘（1.27%）。

复发宫颈癌的情况很复杂，预后较初次治疗明显差，但不应放弃。选择合理的个体化综合治疗，及时观察治疗反应并对治疗予以调整，可能获得较好的疗效，甚至治愈。

（俞 华）

参考文献

[1] 王桂香、于国瑞.宫颈癌中心型复发的治疗.中华放射学杂志,1992,1 (1): 34-35.

[2] 张志毅,臧荣余,陈洁.晚期妇科恶性肿瘤盆腔脏器清除术:18例分析.中华妇产科杂志,2000,35 (5): 288-290.

[3] 王香娥,高泳涛,蔡树模,等.193例宫颈癌治疗后阴道复发的再治疗.肿瘤学杂志,2006 12 (5): 837-838.

[4] 白萍,李晓江,俞高志,等.妇科肿瘤全量放射治疗后82例回顾分析.肿瘤学杂志,2006, 12 (5): 366-399.

[5] 白萍, 马莹, 李巍, 等.宫颈癌全量放疗后局部肿瘤未控或中心型复发患者的手术治疗.中华肿瘤杂志,2010, 32 (1): 52-55.

[6] 白萍.宫颈癌疗后复发的诊治//孙建衡.妇科肿瘤学.北京: 北京大学医学出版社,2011: 684-690.

[7] Delgado G, Bundy B N, et al. A Prospective surgical pathological study of stage I squamous carcinoma of the cervix: a gynecologic oncology group study. Gynecol Oncol, 1989, 35 (3): 314-320.

[8] Burghardt E, Balzer J, Tulusan A H, et al. Results of surgical treatment of 1028 cervical cancers studied with volumetry. Cancer, 1992, 70 (3): 648-655.

[9] Landoni F, Maneo A, Colombo A, et al. Randomized study of radical surgery versus radiotherapy for stage Ib-IIa cervical cancer. Lancet, 1997, 350 (9077): 535-540.

[10] Peiretti M, Zapardiel I, Zanagnolo V, et al. Management of recurrent cervical cancer: a review of the literature. Surg Oncol, 2012, 21 (2): e59-e66.

[11] Perez C A, Grisby P W, Camel H M, et al. Irradiation alone or combined with surgery in stage IB, IIA, and IIB carcinoma of the uterine cervix: update of a nonrandomized comparison. Int J Radiat Oncol Biol Phys, 1995, 31 (4): 703-716.

[12] Shiromizu K, Kasamasu T, Honma T, et al. Clinicopathological study of recurrent uterine cervical squamous-cell carcinoma. J Obstet Gynaecol Res, 1999, 25 (6): 395-399.

[13] Choi C W, Cho C K, Yoo S Y, et al. Image-guided stereotatic body radiation therapy in patients with isolated para-aortic lymph node metastases from uterine cervical and corpus cancer. Int J Radiat Oncol Biol Phys, 2009, 74 (1): 147-153.

[14] Bazhenov A G, Guseinov K D, Khadzhimba A V, et al. Results of treatment for recurrent cancer of the uterine cervix. Vopr Onkol, 2009, 55 (3): 319-326.

[15] Robert L C, Elden D K, Ralph S F, et al. Radical hysterectomy for recurrent carcinoma of the uterine cervix after radiotherapy. Gynecol Oncol, 1994, 55 (1): 29-35.

[16] Sardain H, Lavoue V, Redpath M, et al. Curative pelvic exenteration for recurrent cervical carcinoma in the era of concurrent chemotherapy and radiation therapy: a systematic review. J Cancer Surgery, 2015, 41 (8): 975-985.

[17] Kim J s, Kim S Y, Kim K H, et al. Hyperfractionated radiotherapy with concurrent chemotherapy for para-aortic lymph node recurrence in carcinoma of the cervix. Int J Radiat Oncol, 2003, 55 (5): 1247-1263.

[18] Thigpen T, Shingleton H, Homesley H, et al. Cis-platinum in treatment of advanced or recurrent squamous cell carcinoma of the cervix: a phase II study of the Gynecologic Oncology Group. Cancer, 1981, 48 (4): 899-903.

[19] Moore D H, Blessing J A, McQuellon R P, et al. Phase III study of cisplatin with or without paclitaxel in stage IVB, recurrent, or persistent squamous cell carcinoma of the cervix: a gynecologic oncology group study. J Clin Oncol, 2004, 22 (15): 3113-3119.

[20] Kitagawa R, Katsumata N, Shibata T, et al. A randomized, phase III trial of paclitaxel plus carboplatin (TC) versus paclitaxel plus cisplatin (TP) in stage IVb, persistent or recurrent cervical cancer: Japan Clinical Oncology Group Study (JCOG0505). J Clin Oncol, 2010, 40 (11): 90-93.

[21] Long H J, Bundy B N, Grendys E C, et al. Randomized phase III trial of cisplatin with or without topotecan in carcinoma of the uterine cervix: a Gynecologic Oncology Group Study. J Clin Oncol, 2005, 23 (21): 4626-4633.

[22] Muderspach L I, Blessing J A, Levenback C, et al. A Phase II study of topotecan in patients with squamous cell carcinoma of the cervix: a gynecologic oncology group study. Gynecol Oncol, 2001, 81 (2): 213-215.

[23] Tewari K S, Sill M W, Long H J. et al. Improved survival with bevacizumab in advanced cervical cancer. N Engl J Med, 2014, 370 (8): 734-743.

[24] Lutz S T, Chow E L, Hartsell W F, et al. A review of hyperfractionated palliative radiotherapy. Cancer, 2007, 109 (8): 1462-1470.

[25] Jain P, hunter R D, Livsey J E, et al. Salvaging locoregional recurrence with radiotherapy after surgery in early cervical cancer. Clin Oncol (R Coll Radiol), 2007, 19 (10): 763-768.

[26] Marnitz S, Kohler C, Muller M, et al. Indications for primary and secondary exenterations in patients with cervical cancer. Gynecol Oncol, 2006, 03 (3): 1023-1030.

[27] Berek J s, Howe C, Lagasse L D, et al. Pelvic exenteration for recurrent gynecologic malignancy: survival and morbidity analysis of the 45-year experience at UCLA. Gynecol Oncol, 2005, 99 (1): 153-159.

[28] Thomas G m, Dembo A J, Myhr T, et al. Long-term results of concurrent radiation and chemotherapy for carcinoma of the cervix recurrent after surgery. Int J Gynecol Cancer, 1993, 3 (4): 193-198.

[29] Luis M C, Fernando L, Lucia G C, et al. Surgical treatment of recurrent cervical cancer: State of the art and new achievements. Gynecol Oncol, 2008, 110 (3 suppl 2): S60-66.

第50章　宫颈癌放疗后再发子宫体恶性肿瘤

　　放疗广泛应用于多种恶性肿瘤的临床治疗，也是宫颈癌治疗的重要手段。放疗后再发恶性肿瘤，是指发生在原放疗区域内的、经组织学证实并排除了复发或转移的恶性肿瘤，一般有相当长的潜伏期，有人也称之为"放射癌"。近年来，一方面，放疗显著延长了患者的生存期，另一方面，也出现了诸多由放疗引起的严重疾病，宫颈癌放疗后再发恶性肿瘤就是其中之一，其中以子宫体恶性肿瘤最为多见，其次为结直肠癌，还有膀胱癌、卵巢癌、外阴癌、软组织纤维肉瘤及骨肉瘤等。

　　目前多数研究已表明，放疗与再发恶性肿瘤关系密切，相关文献报道，有8%的接受放疗的患者再发恶性肿瘤。20世纪40年代，人们已认识到，宫颈癌放疗后再发恶性肿瘤可能与放疗有关[1]。子宫恶性中胚叶混合瘤患者中有盆腔放疗史的比例很高。在Norris收集的477例病例中有放疗史的占15%[2]。于国瑞等报道的55例患者中，20%有放疗史[1]。Palmer对721例因良性妇科疾病而行盆腔放疗的患者随诊了12年以上，发现再发子宫体恶性肿瘤29例，占4.02%[3]，远远高于子宫体恶性肿瘤的自然发生率。这些都说明盆腔放疗与继发子宫体恶性肿瘤关系密切。

一、发病年龄

　　一般认为，放疗后再发子宫体恶性肿瘤的发病年龄较自然发生的恶性肿瘤晚10~15年。于国瑞等报道的55例放疗后再发恶性肿瘤患者的年龄为31~81岁，平均为62岁[4]；马绍康等报道的47例放疗后再发恶性肿瘤患者的发病年龄为38~77岁，中位年龄为62岁[5]；盛修贵等统计的27例放疗后再发子宫内膜癌患者的年龄为47~77岁，平均为63岁，较文献报道的自然发生的子宫内膜癌发病年龄晚11~15岁[6]。Chaturvedi等对5个国家104 760名宫颈癌患者进行40年的随访，发现诊断宫颈癌时年龄小于50岁的患者放疗后再发恶性肿瘤的发病累积风险（22.2%）明显大于诊断年龄大于50岁的患者[7]。文献资料表明，患者越早接受放疗，其再发恶性肿瘤的相对危险就越大[8-9]。

二、发生率

　　对于宫颈癌而言，由于子宫颈的邻近器官接受的放疗剂量较大，放疗诱发该区域内恶性肿瘤发生的概率较高，放疗后再发恶性肿瘤的最常见部位是子宫体，其中最多见的是子宫中胚叶混合瘤、内膜癌及癌肉瘤，平滑肌肉瘤少见。Boice等收集了19个治疗中心的150 000例接受放疗的宫颈癌病例，发现继发恶性肿瘤4 188例，发生率达2.79[10]。在Arai等报道（1986年）的8 419例单纯接受放疗的宫颈癌患者中，5年后照射野内发生恶性肿瘤43例，发生率为0.51%（43/8419）[11]。医科院肿瘤医院报道的宫颈癌放疗后继发恶性肿瘤的发生率为0.52%。盆腔照射后子宫内膜腺癌的发生率，Storm等报道为0.27%（54/20160）[12]，盛修贵等报道为0.19%（27/14535）[6]，而子宫内膜癌的自然发生率为0.027%~0.04%，两者的发生率均明显较自然发生率为高。

宫颈癌放疗后继发结直肠癌的概率也较大。文献报道，与未接受放疗的患者相比，接受放疗的宫颈癌患者 8 年内发生结肠癌的风险比为 2.0，15 年内发生直肠癌的风险比为 4.04；此外，对宫颈癌患者自接受放疗起进行的 35 年的随访发现，6.5% 的患者发生了结肠癌，3.7% 发生了直肠癌；而在未接受放疗的患者中，2.5% 发生了结肠癌，0.8% 发生了直肠癌[13]。

三、照射剂量与再发恶性肿瘤的关系

放射线的致癌剂量是指在放射线是致癌因素的前提下，需要多大剂量才能致癌，对此文献报道差异很大。有学者认为，中等大小的剂量（30～60 Gy）导致亚致死性损伤的细胞多，这种细胞容易癌变，诱发恶性肿瘤的发生率高。Arsencan 等指出，肿瘤发生率与照射剂量呈正相关。一般认为，致癌剂量在 20 Gy 以上，而且随着放射剂量的增高，致癌的风险也增加。有学者研究显示，放射剂量与再发恶性肿瘤（如膀胱癌、直肠癌、骨癌）的风险呈正相关[13]。邻近子宫颈的器官接受的放射剂量越高，致癌的风险就越大[13-14]。在 Boice 等报道的 4 188 例再发恶性肿瘤中，随着照射剂量的增加，继发第二肿瘤的风险也大大增加，其中发生膀胱癌、直肠癌、阴道癌、骨癌、子宫体癌、非霍奇金淋巴瘤的危险系数分别增加了 4.0、1.8、2.7、13、1.5、2.5[10]。对于盆腔放疗后再发子宫体恶性肿瘤的放射剂量，Bartsich 报道的为 2 000～3 000 伦琴[15]，于国瑞报道的 A 点剂量为 55～120 Gy；再发直肠癌的放射量为 >30 Gy，而结肠癌为 4～24 Gy。放疗后再发恶性肿瘤的部位和其他条件不同，其致癌剂量有很大差异，由于病例数较少，不可能有大量的临床统计资料，所以放射线致癌剂量很难确定。

四、潜伏期

潜伏期是指放疗后再发恶性肿瘤确诊前无症状的间隔时间。放疗诱发恶性肿瘤的潜伏期较长，一般认为是 7～10 年。盛修贵等报道的 27 例放疗后再发子宫内膜癌患者的潜伏期为 5～35 年，平均为 15.6 年；Fehr 等观察了 13 例放疗后再发子宫内膜腺癌病例，其潜伏期为 8～18 年，平均为 11.6 年[16]；马绍康报道的 47 例患者自宫颈癌放疗后至确诊为宫体恶性肿瘤的时间为 5～35 年，中位时间为 14 年[5]；于国瑞等报道的 55 例放疗后发生子宫中胚叶混合瘤的潜伏期为 5～27 年，平均为 14.4 年。一般认为，子宫良性疾患和宫颈癌放疗后再发子宫体恶性肿瘤的潜伏期相比，后者的潜伏期短于前者。原因在于：宫颈癌的放疗剂量远远高于良性子宫疾患的放疗剂量。因此，可能放疗的剂量越大，不但再发恶性肿瘤的发生率高，而且潜伏期也短。近年来，由于放疗过程中化疗药物的应用，诱发癌的潜伏期有缩短趋势，这是由于细胞毒制剂的使用会进一步损害全身和局部的免疫功能，降低免疫监视功能和激活潜在致癌因子，从而增加诱发癌发生的风险。

五、发病机制

盆腔放疗是子宫中胚叶混合瘤的重要发病原因，其可能的发病机制有：①由于电离辐射对 DNA 的直接作用或通过水的辐射产物（如 H^+、OH^-、H_2O_2 等）间接作用于 DNA 引起其电离，引发了一系列损伤，包括单链及双链断裂、碱基丢失及碱基损伤，引发细胞内基因突变，超过了机体的再修复能力，导致细胞的癌变；②宿主的免疫功能降低，防御功能紊乱。年幼者对放射致癌的敏感性高于成人，放疗后皮肤软组织纤维化基础上的损伤后异常增殖也可导致放射癌的发生。

一般认为，长期、过量的雌激素刺激是子宫内膜癌发生的重要因素。文献报道，多数子宫内膜腺癌中均有雌激素受体（estrogen receptor，ER）、孕激素受体（progesterone receptor，PR）的表达，而雌激素是通过 ER 而起作用的，这也间接证明了多数子宫内膜癌对雌激素的依赖作用。盛修贵等报道的 27 例放疗后再发子宫内膜癌的病例，ER 和 PR 测定结果显示，绝大多数系非雌激素依赖者，故作者认为，放疗后再发子宫内膜癌的发病机制可能为：双侧子宫角及子宫底部为宫颈癌放疗的低剂量区，放疗后会有部分子宫内膜残留[6]，放射线诱导残留的子宫内膜细胞发生基因突变，癌基因被激活，导致细胞不断增生，最终导致恶变，直至发展为子宫内膜癌。

六、临床表现

（一）症状

盛修贵等报道的 27 例放疗后再发子宫内膜癌病例，大部分有阴道不规则流血或阴道分泌物增多症状。于国瑞等报道的 55 例放疗后再发子宫恶性肿瘤中，子宫内膜腺癌 24 例，均有阴道排液症状。于国瑞等报道的 15 例放疗后再发子宫恶性中胚叶混合瘤患者中，主诉为下腹肿物 5 例，阴道排液或出血 5 例，无任何症状在定期随诊检查时发现 5 例。也有文献资料显示，宫颈癌患者由于接受根治剂量放疗，容易导致阴道及子宫颈萎缩、颈管狭窄或闭锁，造成早期阴道流血或排液症状不明显[17]。综合文献资料显示，绝大多数学者认为，放疗后再发的子宫内膜腺癌其症状以阴道不规则流血或阴道分泌物增多最为多见，而子宫中胚叶混合瘤则以腹部肿块为最多见。

（二）体征

宫颈癌放疗后再发子宫体恶性肿瘤与一般子宫体恶性肿瘤相似，最常见的是子宫增大，占 45%～92%。子宫增大超过 3 个月妊娠大小的达 58.3%～64.3%，子宫最大者可达脐上。于国瑞等报道的 55 例放疗后再发子宫恶性肿瘤中，子宫中胚叶混合瘤检查时均有子宫增大体征。于国瑞等报道的 15 例放疗后再发子宫中胚叶混合瘤患者中，盆腔检查均显示有不同程度的子宫增大，66.7% 超过 3 个月妊娠大小，在检查或探查子宫腔时发现有子宫腔积液者 8 例，占 53.3%；15 例患者在治疗前取子宫内膜活检者 11 例，其中 4 例得到确诊，占 36.4%，手术后病理证实者 11 例。盛修贵等对 27 例放疗后再发子宫内膜腺癌病例的分析显示，盆腔检查结果均有不同程度的子宫增大，有的大如妊娠 4 个月子宫。

七、诊断标准

放疗诱发癌没有任何组织学特征，诊断上比较困难，根据一些学者提出的放射癌的诊断原则，宫颈癌放疗后再发恶性肿瘤的诊断标准应该是：①有放疗史，在原照射区域内发生的恶性肿瘤，并能排除转移者；②有病理组织学证实，而且再发肿瘤与原发性肿瘤的组织学类型不同；③经过相当长的一段潜伏期，一般认为至少 5 年[4,12]。子宫内膜活组织检查是简单而又可靠的诊断方法。文献资料显示，治疗前经子宫内膜活体组织检查有 38%～75% 可以确诊。如有盆腔放疗史，阴道有出血或排液增多，腹部出现肿物，检查显示子宫增大或有子宫腔积液者，应高度怀疑为放疗后发生的子宫体恶性肿瘤的可能，必须进行子宫内膜活组织检查。如果子宫内膜活检阴性，临床不能解释其症状和体征，则应争取进行剖腹探查，尽早明确诊断，以免延误治疗。

宫颈癌放疗后应坚持终身定期检查，治疗结束相当长时间后，如果再出现阴道排液、血尿及脓血便症状，或随诊检查发现有子宫增大和其他异常情况，要考虑到"放射癌"的可能，应做进一步的检查，以明确诊断。但要严防将放射损伤误诊为再发癌。

八、扩散和转移

放疗后再发子宫体恶性肿瘤的生物学行为非常险恶，浸润性强，在诊断时已有子宫外扩散的占 50% ~ 84%，而无放疗史者只占 26%。子宫外扩散的部位，根据 Chaung 分析的22 例转移病例样本，最多的是直接蔓延或转移到盆腔组织和淋巴结，其次是阴道、肺、胸膜、盆腔外淋巴结、大网膜及肠系膜等[18]。多数学者认为，盆腔、腹腔、腹膜是常见的扩散部位，淋巴结转移率为 9.5% ~ 15.8%。Norris 报道，7.5% 有淋巴管浸润。在 Norris 报道的尸检组织中，盆腔组织 100% 有癌，90% 有淋巴结转移（盆腔、腹主动脉旁、胸主动脉旁）[2]。远处转移并不多见，只占 5.8% ~ 31.2%。Mortel 认为，其原因可能是大多数患者在出现远处转移之前就已经死亡[19]。

九、治疗

放疗后再发恶性肿瘤的处理，应考虑再发恶性肿瘤对放射线的敏感性及其周围正常组织器官对再次放射的耐受性，所以，首选应是非放射疗法。

（一）手术治疗

对放疗后再发的子宫恶性中胚叶混合瘤和子宫内膜癌的治疗，多数学者主张以手术为主。由于此类患者年龄偏大，一般状况较差，常伴有不同程度的盆腔纤维化，手术范围一般不宜过大，手术方式一般采用全子宫切除术 + 双侧附件切除术。也有的学者主张扩大手术范围，少数主张行根治性子宫切除术及盆腔淋巴结切除术。于国瑞等报道的 15 例放疗后再发中胚叶混合瘤患者中，手术治疗 13 例（5 例术后辅以化疗，1 例术后辅以放疗），单纯放疗 1 例，未接受治疗 1 例。于国瑞等报道的 55 例放疗后再发恶性肿瘤中，36 例接受了治疗，其中手术及综合治疗 22 例，放射、药物及激光治疗 14 例。盛修贵等报道的 27 例放疗后再发子宫内膜癌中，19 例接受手术治疗，其中全子宫切除术 + 双侧附件切除术 17 例。

（二）放疗

由于肿瘤周围正常组织对再次放疗的耐受有限，再次放疗时所给剂量往往达不到根治剂量。因此，对放疗后再发的子宫中胚叶混合瘤和子宫内膜癌，首选治疗应是非放射疗法。如果放疗后再发恶性肿瘤始于放疗，应采取措施提高放射敏感性，保护正常组织和器官，避免未达到治疗目的反而引起放疗并发症，增加患者的痛苦。

由于放疗多是为补充手术范围的不足或怀疑伴有盆腔淋巴结、盆壁转移，照射方式可采用传统体外全盆腔照射或四野照射，或适形调强放疗。如果为术后放疗，所给照射剂量应充分估计组织的耐受性及首次治疗后所出现的并发症的情况，一般体外照射可给予盆腔中平面剂量为 3 000 ~ 3 500 cGy，腔内照射 A 点、F 点剂量可以给到 3 000 cGy。如果考虑行单纯放疗，应尽量以腔内后装治疗为主，再适当补充体外照射。适形调强放疗的应用可以在减少周围组织受量的前提下给予更高的靶区剂量，对于此类肿瘤有较好的放疗效果。作者认为，放疗后再发子宫体恶性肿瘤的再次放疗，一定要根据患者的具体情况而定，如果既往放疗过程中，放疗后无急、慢性肠道及膀胱反应出现，此次放疗过程中未发生急性肠炎、膀胱炎，则放射剂量可以适当加大直至根治量。加大剂量能否控制肿瘤也是放疗过程中增加剂量的重要指标，如果照射至 1/3 ~ 1/2 量时肿瘤脱落明显，子宫缩小较快，估计加大剂量肿瘤完全控制的可能性较大，则即使出现并发症的风险，也可以考虑适当增加剂量，以争取最佳治疗效果。如果给予一定剂量后，肿瘤对放射线并无明显反应，估计再加大剂量也不会取得显著疗效，就应该果断停止放疗，改为化疗或其他疗法。

对再发肉瘤的放疗问题，存在不同观点。Webb 和 Frick 等认为，子宫肉瘤放疗有效[20-21]。Aaro 报道的 19 例子宫肉瘤放疗的 5 年生存率为 21%[22]。但更多学者认为，子宫肉瘤放疗敏感性较差，单纯放疗无 5 年生存者。由于对子宫肉瘤的放疗效果有不同看法，对术前和术后加不加放疗也必然有不同意见。一些报道认为，术前放疗可以提高生存率，另一些报道则认为手术加与不加放疗效果上看不出差异。

（三）化学药物治疗

子宫恶性中胚叶混合瘤具有早期血行转移的临床特点。因此，术后辅助化疗为主的全身治疗对延缓复发、转移非常重要。目前认为，化疗对子宫恶性中胚叶混合瘤的疗效肯定。Kushner 等用单药异环磷酰胺（IFO）治疗手术后低、中分化的子宫肉瘤 13 例，异环磷酰胺 1.5 g/m^2，连用 3 d，28 d 重复，平均用药 3 个周期，结果显示，2 年和 3 年生存率分别为 100% 和 67%。作者认为，异环磷酰胺是治疗子宫肉瘤的安全而有效的药物[23]。美国 GOG 的两项前瞻性随机研究和 M.D. Anderson 癌症中心的经验均表明，单药异环磷酰胺（IFO）或顺铂（DDP）治疗子宫恶性中胚叶混合瘤疗效肯定，其中 IFO 7.5 g/m^2（每日 1.5 g/m^2，5 d），临床完全缓解率（clinical remission，CR）为 17.9%，部分缓解率（partial remission，PR）为 11% ~ 33%（Gershenson，1987；Thigpmen，1991）。因此，美国妇科肿瘤协会建议使用异环磷酰胺单药或异环磷酰胺和顺铂联合化疗方案治疗子宫恶性中胚叶混合瘤。

多柔比星是子宫肉瘤化疗中备受关注的药物。Omura 在一项随机研究中观察了使用多柔比星 60 mg/m^2 治疗子宫肉瘤 80 例，结果显示，CR 为 6.3%，PR 为 10%[24]。美国 GOG 曾耗时 11 年观察了多柔比星 60 mg/m^2 治疗 156 例临床 I、II 期的子宫肉瘤，结果显示，多柔比星虽有延缓肿瘤复发的趋势，但统计学上未达显著水平（Omura，1985），5 年生存率为 36%，手术＋多柔比星化疗组的 5 年生存率为 63%。因此，多柔比星是目前子宫肉瘤化疗中首先选用的药物之一。

一项前瞻性研究显示，用 PAD 方案（顺铂、多柔比星及达卡巴嗪）治疗转移性子宫中胚叶混合瘤 24 例，结果显示，患者的 1 年、2 年和 3 年生存率分别达到 68%、68% 和 51%。因此，作者认为，PAD 方案治疗子宫中胚叶混合瘤效果良好，作为手术前的辅助疗法，可以增加手术切除率。

一些回顾性或随机对照研究报告了联合化疗方案治疗子宫肉瘤的效果。Lurain（1992）综合文献报道，M.D. Anderson 癌症中心对 74 例复发或转移子宫肉瘤患者采用 VAC（长春新碱、多柔比星、环磷酰胺）方案化疗，有效率为 28.9%，其中 11% 死于药物毒性反应。Omura 应用多柔比星 60 mg/m^2，达卡巴嗪（DTIC）1.25 g/m^2 治疗 66 例子宫肉瘤，结果显示，CR 为 10.6%，PR 为 13.6%。Piver 等回顾性分析了 15 年间采用化疗的 74 例晚期子宫肉瘤病例，并将其分为单药化疗组和联合化疗组，单药化疗组所用的药物为多柔比星、甲氨蝶呤或顺铂，联合化疗组所用方案为 CYVADIC（环磷酰胺、长春新碱、多柔比星及达卡巴嗪）或 VAC（长春新碱、放线菌素 D、环磷酰胺），结果显示，单药化疗组的有效率为 5% ~ 11%，联合化疗组 CYVADIC 方案的有效率为 23%，VAC 方案的有效率为 18%。

十、预后

放疗后再发子宫肉瘤预后极差。于国瑞等报道的 15 例宫颈癌放疗后发生的子宫中胚叶混合瘤均于 5 年内死于肿瘤，其中 2 例分别生存 4 年 9 个月及 2 年 11 个月，另外 13 例均于 2 年内死亡，占 86%，平均生存时间为 15.7 个月。死于盆腔复发者 5 例（35.7%），死于腹腔扩散者 6 例（42.9%），死于肺转移者 3 例（21.4%）。

放疗后再发子宫内膜癌患者由于确诊时多数已为晚期，所以不论采用何种治疗手段，疗效都很差，5 年生存率小于 30%，文献报道的 5 年生存率为 0～25%。盛修贵等报道的 27 例患者中，只有 5 例生存达 5 年以上，总的 3 年和 5 年生存率分别为 56.8% 和 37.8%。于国瑞等报道的放疗后再发子宫恶性肿瘤 55 例，其中子宫内膜癌总的 5 年生存率为 60%～70%，放疗后发子宫内膜癌的 5 年生存率较一般子宫内膜癌明显为低。

十一、影响预后的因素

（一）病变发现早晚

放疗后再发子宫体恶性肿瘤的病变发现早晚是第一位影响其预后的因素，病变发现越早，预后越好。但由于放疗后再发子宫体恶性肿瘤一般发现都比较晚，手术达不到根治的目的，放疗不宜给予太高的剂量，化疗敏感性又差，预后往往很不好。所以，肿瘤有无扩散是影响预后的主要因素，最好的预后来自早期诊断，在肿瘤扩展到子宫外以前行手术治疗。

（二）分化程度

肿瘤的分化程度是影响预后的另一主要因素。总的来说，分化好的肿瘤，复发及远处转移的概率小，预后较好；低分化的肿瘤，容易复发和向远处转移，预后较差。

（三）年龄

年龄也是影响放疗后再发子宫体恶性肿瘤的预后的一个重要因素，由于此类肿瘤发病年龄一般偏高，对各种治疗的耐受性差，预后自然就差。

（四）淋巴结转移情况

伴有腹膜后淋巴结转移的比无淋巴结转移的预后明显要差，这是许多临床经验及文献资料证实的。

（五）其他因素

如子宫的大小、肿瘤浸润子宫肌层的深度、有无血管及淋巴管的瘤栓、肿瘤的大小及术后残存肿瘤的情况等都与患者的预后有关。

（盛修贵 郭 慧）

参考文献

[1] Crossen R J, Crossen H S. Radiation therapy of uterine myoma; critical analysis of results in 500 cases, showing indications and limitations. J Am Med Assoc, 1947, 133 (9): 593-599.

[2] Norris H J, Taylor H B. Postirradiation of the uterus. Obstet Gynecol, 1965, 26 (5): 689-694.

[3] Palmer J P, Spratt D W. Pelvic carcinoma following irradiation for benign gynecological diseases. Am J Obstet Gynecol, 1956, 72 (3): 497-505.

[4] 于国瑞, 杨培云. 宫颈癌放射治疗后发恶性肿瘤55例. 中华放射肿瘤学杂志, 1992, 1 (2): 110-112.

[5] 马绍康, 吴令英. 宫颈癌放疗后子宫体恶性肿瘤47例临床分析. 2007, 16 (2): 121-124.

[6] 盛修贵, 孙建衡, 周晓春, 等. 宫颈癌放射治疗后发生子宫内膜癌的临床观察. 中华妇产科杂志, 1998, 33 (9): 553-555.

[7] Chaturvedi A K, Engels E A, Agailbert E S, et al. Second cancers among 104760 survivors of cervical cancer: evaluation of long-term risk. J Natl Cancer Inst, 2007, 99 (21): 1634-1643.

[8] Seidman J D, Kumar D, Cosin J A, et al. Carcinomas of the female genital tract occurring after pelvic irradiation: a report of 15 cases. Int J Gynecol Pathol, 2006, 25 (3): 293-297.

[9] Amy Berrington de Gonzalez, Rochelle E C, Stephen F K, et al. Proportion of second cancers attributable to radiotherapy treatment in adults: a cohort study in the US SEER cancer registries. Lancet Oncol, 2011, 12 (4): 353-360.

[10] Boice J D, Enghoim J R, Kleineman R A, et al. Radiation dose and second cancer risk in patients treated for cancer of the cervix. Radat Res, 1988, 116 (1): 3-55.

[11] Arai T, Fukuhisa K, Takeda E, et al. Radiation-induced secondary cancer in patients with uterine carcinomas. Gan To kaghku Ryoho, 1986, 13 (4 pt 2): 1506-1513.

[12] Storm H. Second primary cancer after treatment for cervical cancer. Cancer, 1988, 61 (4): 679-688.

[13] Ana M. Rodriguez, Yong-Fang K, James S et al. Risk of colorectal cancer among long-term cervical cancer survivors. Med Oncol, 2014, 31 (5): 943.

[14] Boram L, Sung H A, Hyeyoung K, et al. Secondary cancer-incidence risk estimates for external radiotherapy and high-dose-rate brachytherapy in cervical cancer: phantom study. Journal of applied clinical medical physics, 2016, 17 (5): 89-100.

[15] Bartsich E G, O' Leary J A, Moore J G. Carcinosarcoma of the uterus: a 50-year review of 32 cases (1917-1966). Obstet Gynecol, 1967, 30 (4): 518-523.

[16] Fehr P E, Weat K L, Hart H T, et al. Malignancy of the uterine corpus following irradiation therapy of squamous cell carcinoma of the cervix. AM J Obstec Gynecol, 1974, 119 (5): 685.

[17] Lotocki R, Rosenshein N B, Grumbine F, et al. Mixed Mullerian tumors of the uterus: clinical and pathologic correlations. Int J Gynaecol Obstet, 1982, 20 (3): 237-243.

[18] Chuang J T, Van Velden D J, Graham J B. Carcinosarcoma and mixed mesodermal tumor of the uterine corpus: review of 49 cases. Obstet Gynecol, 1970, 35 (5): 769-780.

[19] Mortel R, Nedwich A, Lewis G C, Jr, et al. Malignant mixed müllerian tumors of the uterine corpus. Obstet Gynecol, 1970, 35 (3): 468-480.

[20] Webb G A. Uterine sarcomas. Obstet Gynecol, 1955, 6 (1): 38-50.

[21] Frick H C, Corscaden J A, Jacox H W, et al. Surgical and radiologic treatment of cancer of the cervix in 397 cases. Surg Gynecol Obstet. 1958, 107 (4): 457-468.

[22] Aaro L A, Symmonds R E, Dockerty M B. Sarcoma of the uterus: a clinical and pathologic study of 177 cases. Am J Obstet Gynecol, 1966, 94 (1): 101-109.

[23] Kushner D M, Webster K D, Belinson J L, et al. Safety and efficacy of adjuvant single-agent ifosfamide in uterine sarcoma. Gynecol Oncol, 2000, 78 (2): 221-227.

[24] Kim R Y, Omura G A, Alvarez R D. Advances in the treatment of gynecologic malignancies, Part 2: Cancers of the uterine corpus and ovary. Oncology (Williston Park). 2002, 16 (12): 1669-1678.

推荐阅读文献

[1] Creasmar W T. Prognostic significance of hormone receptors in endometrial cancer. Cancer, 1993(71): 1467-1470.

[2] Inskip P D, Monson R R, Wagoner J K, et al. Cancer mortality following radium treatment for uterine bleeding. Radiat Res, 1990, 123 (3): 331-344.

[3] Matgorzata K, Wactaw W, Stawa S, et al. Irradiation-induced bone sarcoma in a patient treated for cervix cancer 28: years earlier. Wspolczesna Onkol, 2012, 16 (1): 56-59.

[4] Perez C A, Askin F, Baglan R J, et al. Effects of irradiation on mixed müllerian tumors of the uterus. Cancer, 1979, 43 (4): 1274-1284.

[5] Piver M S, Roee P G, Sanny M W, et al. Advanced uterine sarcoma: response to chemotherapy. Eur J Gynecol Oncol,

1988, 9 (2): 124-129.

[6] Sagerman R H, Cassady J R, Tretter P, Ellsworth R M. Radiation induced neoplasia following external beam therapy for children with retinoblastoma. Am J Roentgenol Radium Ther Nucl Med, 1969, 105 (3): 529-535.

[7] Tae H K, Thongbliew P, Chik-Kwun T, et al. Adenocarcinoma of the uterine corpus following irradiation for cervical cancer. Gynecologic oncology, 1981, 11 (1): 102-113.

[8] 孙建衡. 子宫肉瘤44例临床分析. 中华肿瘤杂志, 1981, 3 (3): 216-218.

[9] 孙建衡. 后装放射治疗. 北京: 北京科学技术出版社, 1993: 68.

[10] 于国瑞. 宫颈癌放射治疗后发生的子宫中胚叶混合瘤15例报告. 中华放射肿瘤学杂志, 1994, 3 (2): 112-114.

第 *51* 章　艾滋病与宫颈癌

第一节　艾滋病

一、艾滋病的发现

1983 年以前，一直有不断的个案报道说在非洲的刚果、美国的洛杉矶以及其他地方有人感染了未知的微生物而出现病症并很快死亡。1983 年，法国人 Montagnier 从 1 例患淋巴腺病综合征的男同性恋者的活体组织中分离出一种新的反转录病毒，同年他的研究室又从 1 例卡氏肺囊虫感染者的组织标本中分离出了同样的病毒，之后此类病毒感染的病例在世界各地被陆续报道。直到 1986 年，国际病毒命名委员会将这种病毒统一称为人类免疫缺陷病毒（ human immunodeficiency virus，HIV ）。

美国疾病预防控制中心（CDC）对 HIV 感染的定义如下：① HIV 确认阳性；②有一个或多个指标性疾病；③ CD4 细胞计数在 0.2×10^9/L 以下；④除外其他免疫抑制原因。人感染 HIV 在潜伏期结束后，由于免疫系统功能持续下降，容易发生各种感染、结核及恶性肿瘤，出现一组多部位的症候群，被称为免疫缺陷综合征（ acquired immune deficiency syndrome，AIDS ）简称艾滋病。

HIV 病毒有几种常见传播途径：①与感染者进行无保护措施的性交（经阴道或肛门）或口交；②输入受到污染的血液或血液制品，或移植受到污染的组织；③共用受到污染的注射器具（针头、针管）和溶液或文身器械；④使用受到污染的外科器械和其他锐器；⑤妊娠、分娩和母乳喂养期间在母亲及其婴儿间传播。

伴随着全球化的发展，艾滋病在世界范围的传播也是非常迅猛的。截至 2016 年年中，世界卫生组织（WHO）统计，全球有 3 670 万 HIV 携带者。据估计，在之前的 30 多年里已有约 3 500 万人死于艾滋病。在中国，据《2015 年中国卫生与计划生育统计年鉴》显示，年度艾滋病的发病率最高为 3.11/10 万，年度病死率最高达 84.62%[1]。

二、艾滋病的治疗

在 20 世纪末、艾滋病刚刚被发现后的一个阶段里，艾滋病患者的生存率是非常低的，没有什么药物或治疗方式能够哪怕是延缓病情的进展。但是，在过去的 30 年里，特别是本世纪初开始，关于艾滋病的预防和治疗领域一直在取得不断突破，随着研究的不断深入以及抗艾滋病药物和方法的不断进步，特别是抗反转录病毒治疗（HAART）的发明和应用以来，艾滋病感染者的生存率不断提高。

国际上现有的几大类药物包括融合抑制剂、反转录酶抑制剂（RTI）、蛋白酶抑制剂（PI）和整合酶抑制剂。其中，反转录酶抑制剂又分为三类：核苷类反转录酶抑制剂（NRTI），非核苷类反转录酶抑制剂（NNRTI），核苷酸类反转录酶抑制剂（NtRTI）。在艾滋病的治疗中，抗反转录病毒治疗是其中最为重要的环节。标准的抗反转录病毒治疗需要同时使用三种抗反转录病毒药物，不同的情况予以不同的组合方案，以便最大限度地抑制 HIV 并延缓艾滋病病情的发展。

由于众所周知的原因，抗 HIV 药物价格昂贵，中国政府对艾滋病患者及 HIV 携带者投入了巨大的关怀，特别是在 2003 年"SARS"之后，政府更加关注公共卫生领域，推出了"四免一关怀"的公共政策，使艾滋病患者和 HIV 携带者的治疗得到了最大限度的经济支持。《2013 年中国卫生统计年鉴》显示，艾滋病的死亡率为 0.86/10 万，病死率为 27.61%，病死率较 20 年前大幅下降。

第二节　艾滋病合并恶性肿瘤

在抗艾滋病的新的药物和治疗方法不断应用、HIV 感染者的生存率不断提高的同时，这些人群的一些伴随疾病，特别是恶性肿瘤的发生，日益得到关注。一些艾滋病相关恶性肿瘤［艾滋病定型癌症（AIDS-defining cancer，ADC）］的发生逐渐增加，如卡波西肉瘤、B 细胞非霍奇金淋巴瘤、侵袭性宫颈癌等。此外，与普通人群相比，这些人群的肛门生殖器肿瘤和霍奇金淋巴瘤发病率也有所提高。

国际上有不少关于艾滋病合并恶性肿瘤的总结分析，相对来说有关发展中国家的报道较多。巴西的一项研究将"圣保罗人口癌症登记处"与巴西艾滋病通报数据库（SINAN）之间的记录进行了比对，在艾滋病患者中，按年度变化百分比（annual percent change，APC）对其癌症发生率进行了评估。在艾滋病男性患者中，最常见的癌症是卡波西肉瘤（31.1%），其次是非霍奇金淋巴瘤（20.1%）。这两种作为 ADC 的癌肿出现下降（APC=-14.1% / 年），而肛门癌（APC=24.6% / 年）和肺癌（APC=15.9% / 年）的发生呈显著上升趋势。自 2000 年代中期以来，所有非艾滋病定型癌症（non-ADC，NADC）均显著增加（APC=7.4% / 年）[2]。

也有来自印度的 HIV 感染者的恶性肿瘤发生率数据。Sachdeva 研究了印度北部 3 所医院感染 HIV 的人的恶性肿瘤的类型和发生率，研究对从 2009 年 12 月至 2011 年 12 月登记的所有 HIV 感染者的数据进行了回顾性分析，并对 2012 年 1 月至 2013 年 4 月登记的 HIV 感染者进行了前瞻性分析。所有诊断患者的临床细节和治疗结果记录了定型艾滋病和非定型艾滋病的恶性肿瘤。总共回顾分析了 2 880 例 HIV 感染者，其中 31 名（男性 19 名，女性 12 名）被诊断患有恶性肿瘤。艾滋病定型恶性肿瘤以非霍奇金淋巴瘤（12 例）和宫颈癌 6 例最为常见。非艾滋病定型恶性肿瘤包括霍奇金淋巴瘤、慢性粒细胞性白血病、舌癌、喉癌、支气管癌、鼻窦癌、卵巢癌、肛门癌、癌性膀胱、多形性肉瘤、甲状旁腺腺瘤和肾细胞癌。研究总结，印度 HIV 感染者恶性肿瘤的发生率为 1%，非霍奇金淋巴瘤最常见[3]。

艾滋病患者及 HIV 携带者恶性肿瘤的发病率随着艾滋病定型恶性肿瘤（AIDS-defining malignant tumor，ADM）和越来越多的非艾滋病定型恶性肿瘤（non-ADM，NADM）的减少而大大改变。然而，作为代表一些易受伤害的人群，女性艾滋病患者和 HIV 携带者罹患某些 ADM 和 NADM 的概率还是较高，如宫颈癌，肛门癌和乳腺癌等。尤其是人乳头瘤病毒介导的癌症在非洲撒哈拉以南地区资源贫乏环境中的妇女负担过重[4]。对于癌症，如卡波西肉瘤、肺癌、肝癌和结直肠癌，与男性相比，女性的疾病负担较低。然而，这些疾病状态在妇女中仍然缺乏大量详细的证据。

不过也有报道显示，在艾滋病患者的治疗中，自从推出高度活跃的抗反转录病毒治疗（HAART）以及不断使用各种新的药物和方法以来，高收入国家的艾滋病定型癌症（ADC）

的发病率有所下降 [5]。中国的情况是，由于多方面的原因，这方面缺乏大样本研究和报道。

感染 HIV 的患者合并癌症在世界范围内仍然是和死亡率相关的重要因素之一，特别是在低收入国家。WHO 建议，制订筛查策略，通过针对人乳头瘤病毒和病毒性肝炎预防接种的初步预防以及联合抗病毒治疗的 HIV 治疗仍是预防癌症发生的基石。

第三节　艾滋病合并宫颈癌

绝大多数的 HIV 携带者分布在低收入或中等收入国家，与艾滋病患者或 HIV 携带者进行无保护的性交（经阴道或肛门）是艾滋病常见的传播方式之一。许多研究表明，在艾滋病定型恶性肿瘤中，虽然不同国家和地区有地区差异，但宫颈癌的发病率居于女性的第一位或第二位，这与发生宫颈癌的影响因素人乳头瘤病毒（HPV）也是性传播作为主要传播方式密切相关的。

目前国内有关 HIV 和 HPV 感染关联度的研究较少，但非洲、南美洲及亚洲地区的许多相关研究显示，HIV 感染和 HPV 感染与宫颈病变之间有强相关性。

前文提到的巴西圣保罗的研究显示，对于艾滋病女性患者，最常见的癌症是宫颈癌（占 20.2%），其次为非霍奇金淋巴瘤（占 17.0%）。两个 ADC（APC=-15.6% / 年）和所有 NADC（APC=-15.8% / 年）都出现了显著的下降趋势，与一般女性人口相似。圣保罗艾滋病患者的癌症趋势与发达国家相似 [2]。

在印度浦那进行的一项前瞻性研究，对 215 名 HIV 血清阳性女性收集了其宫颈样品并进行了两次筛查访视，间隔时间为 8 ~ 18 个月。通过对 HIV 血清阳性妇女宫颈 HPV 基因型的发病率和清除率的分析，扩大了这一研究领域的证据基础。HPV 的基因型特异性清除率高于相应的发病率，不管是低危型还是高危型，HPV 感染的增加都与年龄有密切关系。由于两者之间的强相关关系，可以扩大宫颈癌筛查以降低其发生率 [6]。在非洲东南部斯威士兰进行的一项研究则是通过乙酸视觉筛查的方式进行的横断面研究，结果显示，HIV 阳性存在宫颈病变的女性（22.9%）与 HIV 阴性存在宫颈病变的女性（5.7%）有显著性差异（$P<0.0001$）。HIV 阳性妇女宫颈病变的风险在年龄（OR 为 5.24，CI 2.31 ~ 11.88）调整后比 HIV 阴性妇女高 5.24 倍 [7]。

以上和诸多的研究表明，HIV 感染的高流行率和 HIV 与宫颈病变之间有着强关联，国际社会特别是发展中国家需要大幅度扩大各种方式的宫颈筛查以降低艾滋病合并宫颈癌的发病率。

第四节　艾滋病合并宫颈癌的治疗

一、研究历史

最近大量的研究显示，全球 2 000 万艾滋病毒感染者中，宫颈癌是作为癌症死亡的主要原因。与此同时，许多学者试图确定 HIV 感染是否影响了宫颈癌妇女的生存。

更早的时候 HIV 感染和宫颈癌并存的情况未见描述，直到 1990 年，Rellihan 等比较早地报道了 HIV 感染合并分化不良的 IIb 期宫颈癌病例，采用标准放疗，患者最初对治疗反应良好，但 2 个月后出现肿瘤未控，后来尽管又给予了顺铂、博来霉素和丝裂霉素的联合化疗，患者在 3 个月后死亡。这种侵袭性较强的肿瘤行为模式可能会更频繁地发生，因为 HIV 感染会较快地扩散到异性恋人群中。研究者建议，对 HIV 感染的妇女进行频繁的盆腔检查和细胞学检查，甚至考虑活检这样的有创检查 [8]。

1995 年，意大利米兰大学 San Gerardo 医院的一项研究总结了 3 年中接受治疗的 340 例宫颈癌患者，6 例 HIV 为阳性，其中 5 例 HIV 血清阳性患者被感染是在诊断宫颈癌前 13 ~ 81 个月。在不考虑 HIV 状况的情况下，4 例接受了放疗，2 例行根治性子宫切除术作为主要治疗手段。HIV 感染患者在年龄（年龄小于一般人群，$P=0.02$）、静脉吸毒史（$P=0.000\ 001$）和晚期疾病（$P=0.04$）方面有着显著性差异。其中的 2 例 HIV 阳性患者也接受了多程化疗，并完成了计划治疗。在 24 个月内，这 6 例宫颈癌合并艾滋病患者中的 2 例患者死于癌症，1 例死于艾滋病，1 例艾滋病和癌症处于发病状态，2 例 HIV 感染者没有发病。这项研究虽然样本量有些不足，但其显示在南欧人口中，伴有 HIV 血清阳性的宫颈癌患者的预后可能差于普通人群。积极发现宫颈发育不良和实施宫颈癌严格筛查方案是降低 HIV 血清阳性患者宫颈癌发生的必要措施 [9]。

二、近年国际上的治疗状况

由于总体上发病数量少等诸多原因，国际、国内均缺乏大样本量的文献报道，但是各国和地区的回顾性分析则不少见。Ferreira 等进行的相关研究对巴西里约热内卢 87 名 HIV 感染者和 336 名未感染 HIV 的女性进行了宫颈癌的队列研究，将两者的死亡率、治疗反应和复发率进行了对比；总结了巴西国家癌症研究所 2001—2013 年间的患者，并在年龄、诊断、日历年、临床分期和肿瘤组织学上进行了匹配；按照国际准则进行手术、放疗和（或）化学疗法的治疗。研究者使用数学模型（马尔科夫）来评估患者对初始治疗的反应，用 Cox 模型对完全缓解后的死亡率和复发（CR）进行总结。研究结果显示，234 人死亡，大多数死于癌症（HIV 感染者占 82%），只有 9% 的 HIV 感染女性死于艾滋病。HIV 在初次随访期间与死亡率无关，但在诊断后 1 ~ 2 年与死亡相关。在接受放疗的 222 例患者中，HIV 感染患者的初始癌症治疗反应率与 HIV 感染者相似（风险比为 0.98，95% CI 为 0.58 ~ 1.66）。然而，在接受治疗和复发的女性中，HIV 与随后复发的风险升高相关（风险比为 3.60，95% CI 为 1.86 ~ 6.98，临床阶段调整）[10]。这表明，在宫颈癌女性中，HIV 感染与初始治疗反应或早期死亡率无关，但 HIV 感染者复发率增加。研究者指出，完整的免疫系统在治疗宫颈癌患者控制肿瘤负荷中的作用。

另一项来自博茨瓦纳的研究总结了 2010—2015 年间使用同步放化疗治疗 HIV 感染者的生存情况，即使用 X 线外照射治疗＋近距离放疗以及顺铂化疗，通过使用逆概率加权边际 Cox 模型评估 HIV 感染者接受治疗后的生存变化。348 例宫颈癌患者中 231 人（66.4%）感染 HIV，96 人未感染 HIV（27.6%）；189 例（81.8%）HIV 感染者在癌症诊断前接受了抗反转录病毒治疗，这些 HIV 感染者的中位 CD4 细胞计数为 397（四分位数范围，264 ~ 555），中位随访 19.7 个月后，HIV 感染者中有 117 人（50.7%）死亡，而无 HIV 感染者中 40 人（41.7%）死亡。一次死亡归因于艾滋病毒，剩下的是癌症。HIV 感染合并宫颈癌的患者的 3 年生存率为 35%（95% CI，27% ~ 44%），无 HIV 感染合并宫颈癌的患者的 3 年生存率为 48%（95% CI，35% ~ 60%）。在调整后的分析中，HIV 感染显著增加了所有女性的死亡风险（风险比为 1.95；95% CI 为 1.20 ~ 3.17），治疗不良导致整体死亡率高 [11]。这项研究的结论表明，即使是在良好获得和使用反反转录病毒治疗的背景下，HIV 感染依然显著降低了宫颈癌患者的存活率。

我们发现，以往的许多研究者从肿瘤学角度看普遍认为，对宫颈癌合并艾滋病患者的基本处置原则适用于 HIV 感染者，即早期患者适合采用外科手术。然而，宫颈癌合并 HIV 感染者是否实施手术，也要充分考虑患者的免疫状态。宫颈癌常规治疗中，放疗适用于各个期别的患者，但有人认为，盆腔放疗会引起白细胞减少以及 T 细胞功能抑制。从艾滋病的角度来看，对艾滋病的有效控制及良好的免疫状态是宫颈癌顺利治疗的保证，两者互为影响因素。

因此，从两个不同的角度看，对艾滋病合并宫颈癌患者的治疗应该是在兼顾宫颈癌诊治规范的同时，密切关注和监测患者的免疫状况变化。在对艾滋病合并宫颈癌患者的诊治全过程中，不管是进行手术治疗、放疗还是化学药物治疗，都应该严格遵守传染病操作规范，防止 HIV 传播。

三、治疗选择

艾滋病合并宫颈癌的治疗，从肿瘤治疗的原则来看仍然说是手术、放疗和化疗的综合运用，与普通宫颈癌并无差别。但是，对于艾滋病，首先要评估患者的免疫状况，这是非常重要的，而如何同时做到平衡抗病毒治疗与宫颈癌治疗以及个体化差异是治疗面临的重要问题。

1. 免疫状况的评估

艾滋病患者的免疫状况评估简单地说是以监测 CD4 的水平变化为主的，具体有很专业要求，必须在专业的传染病医师指导下进行，这里不多赘述。需要强调的是，即便是在抗反转录治疗的过程中，免疫应答的状况也需要随时监测。研究表明，与披露 HIV 感染状况的患者相比，没有披露其 HIV 感染状况的患者的免疫功能衰竭的风险较高，尤其是在同时采用抗肿瘤治疗的情况下。

2. 宫颈癌不同期别的治疗选择

（1）早期宫颈癌患者

即 IIb 期之前的患者，如果不是伴有严重的合并症或高龄等因素，常规状态下可采用手术治疗，当然也包括术前的新辅助化疗或固定剂量的腔内放疗。如果对早期宫颈癌合并艾滋病的患者考虑采用手术治疗，除需要评估患者的免疫状态、对手术的耐受程度外，还需要结合影像学资料预评估病变侵犯的范围，如根据 MRI 评估肌层侵犯深度、淋巴结转移的可能性，以此来预计术后采用放化疗的可能性。

研究资料表明，即便是 Ia、Ib 和 IIa 期的单纯早期宫颈癌，也有 3%~17% 的淋巴结转移率，这部分患者中相当高比例的患者术后需要进行补充放疗和（或）化疗，其中有一定比例的患者因接受三种治疗而出现较严重的并发症甚至不能完成后续治疗。因此，宫颈癌合并艾滋病的患者的免疫状况很可能不足以连续接受三种治疗，其免疫系统不能耐受的可能性会大大增加，导致其复发和转移的机会可能随之增加，最后有可能导致患者生存率下降。前文提到的意大利的研究从一个角度证实了这种情况。

因此，手术可能只适用于绝对早期的宫颈癌合并艾滋病的患者，且手术要遵循严格的手术范围和操作规程，既不能随意缩小手术范围，更不能忽视操作过程中防控感染 HIV 的措施。从这个角度来说，腹腔镜手术可能是一种选择。

（2）晚期宫颈癌患者

从不多的文献总结中看，艾滋病患者合并宫颈癌中晚期仍然占大多数，因此，放疗和化疗可以作为其选择。标准放疗常用于临床 IIb 期后的宫颈癌患者，也可以应用于特殊情况下的各个期别患者，有可能是对艾滋病合并宫颈癌患者的主要治疗手段。但是，放疗具有公认的免疫抑制作用，而其本身在主要的艾滋病定型肿瘤（卡波西肉瘤、原发性中枢神经系统淋巴瘤和宫颈癌）的管理中起重要作用，并用于约 50% 的非艾滋病患者相关的恶性肿瘤[12]。

单纯宫颈癌患者的放疗，包括体外照射＋腔内放疗。在放疗中有可能发生各种严重并发症，如骨髓抑制、肾功能损害、泌尿系和直肠反应等，发生率较高，尤其是骨髓抑制对机体的免疫状况的负反馈明显，少数高龄、伴有合并症的患者无法顺利完成治疗的情况并不罕见。因此，合并艾滋病的宫颈癌患者的放疗即使进行严密的免疫功能监测，其完整接受整个治疗的预估也不容乐观。

虽然目前的调强放疗在减少部分器官和系统的放疗并发症方面有一定效果，但由此带来的肿瘤组织区域放射剂量的增加也很可能加重部分器官和系统的副反应，并造成对机体免疫系统的影响，因此，放射剂量的选择需要谨慎对待。明智地使用放疗和适当整合激进性抗反转录病毒治疗可以控制恶性肿瘤，同时必须规范性地给予抗 HIV 治疗，监测免疫系统的反应（CD4 的比值），才可能不会导致艾滋病的快速发展。

3. 化疗的作用

化疗在宫颈癌常规的三种治疗手段中起辅助作用，常用于早期但局部病灶巨大的宫颈癌患者的术前辅助治疗、同步放化疗及复发、转移患者的姑息性治疗中。但在对感染艾滋病病毒的宫颈癌患者的治疗，无论是哪种状况，均应首先评估患者的免疫功能状态及各器官功能，并根据结果进行综合考虑。由于化疗对骨髓造血系统的普遍性抑制，即使是姑息性化疗也应适当减量，同步放化疗不应在考虑之内。

4. 中医治疗

由于患者的依从性、治疗服务质量和患者特征的不同，艾滋病相关死亡率在不同国家有所不同。但中国，传统中医中药在治疗艾滋病患者的过程中可以发挥越来越多的作用。

国内有不少中医中药治疗艾滋病和 HIV 携带者的文献，其中来自河南的一项样本量很大的研究还进行了长期的随访。其几乎所有患者都住在农场，是由于血浆捐赠感染了 HIV。这是一个简单而稳定的队列，后续研究几乎没有资料的丢失。研究探讨了中医药对用现代抗反转录病毒治疗（cART）的艾滋病患者的死亡率的影响，包括不同临床阶段的艾滋病患者。研究显示，在调整其他解释变量后，仅服用现代抗反转录病毒治疗的艾滋病患者的死亡率高于采用中医药和现代抗反转录病毒治疗的艾滋病患者的 1.7 倍。作为补充和替代药物的一种，中医药的特点是基于综合征分化治疗疾病。一些特别研制的针对性药物其临床疗效显示可有效缓解地临床症状，降低 HIV 病毒载量，增加 CD4 淋巴细胞计数，降低死亡率。本研究也证实了中医药的长期疗效。这项研究还发现，男性艾滋病患者的死亡风险较高，这与世界各地和中国其他地方的许多研究一致，可能与吸烟和饮酒是死亡率高的危险因素相关[13]。虽然这项研究受到其追溯性的限制，但它提供的证据表明，除了 cART 之外，中医干预可以增加艾滋病患者的生存期。

作为有效的艾滋病治疗，中医药抗艾滋病的价值值得进一步发掘、研究。

第五节　艾滋病合并宫颈癌的治疗展望

随着对艾滋病管理日益有效的抗反转录病毒药物的引入，适当治疗的患者的预期寿命持续延长。与此同时，HPV 疫苗也早已在全球被广泛应用，中国也已于今年批准了二价和四价疫苗的上市，同时中国自行研发的国产疫苗也即将面世。HPV 疫苗对于人群的覆盖将大大有利于防止艾滋病合并宫颈癌的发生。美国 CDC 的研究表明，HPV 疫苗不仅可应用于女性，也可应用于男男同性恋者，这将对抑制 HPV 的传播起到一定的作用[14]。有研究认为，艾滋病患者发生恶性肿瘤的时间长短与 HIV 相关，对这些患者的管理需要仔细考虑所有肿瘤治疗下保持免疫系统对病毒抵抗能力的影响。

目前也有研究表明，抗反转录病毒治疗的使用可能会降低肛门高度鳞状上皮内病变和癌症的风险，但该益处的程度似乎有限。肛门 HPV 感染、肛门高度鳞状上皮内病变和肛门癌的患病率在有效抗反转录病毒治疗的个体中仍然很高[15]。

放疗具有公认的免疫抑制作用，而其本身在主要的艾滋病定型肿瘤（卡波西肉瘤、原发性中枢神经系统淋巴瘤和宫颈癌）的管理中起重要作用，并用于约 50% 的非艾滋病患者相关的恶性肿瘤。明智地使用放疗和适当整合侵略性抗反转录病毒治疗可以控制恶性肿瘤，同时必须规范性地给予抗 HIV 治疗，监测免疫系统的反应（CD4 的比值），才可能不会导致艾滋病的快速发展。

研究发现，抗反转录病毒治疗（ART）的扩大使中低收入国家出现类似于高收入国家的流行病学转变，HIV 感染人群老龄化和数量增加，传染性死亡人数下降，癌症死亡人数的增加，以及从艾滋病定型的癌症转向非艾滋病定型癌症。对于宫颈癌，包括疫苗接种和筛查在内的预防工作的规模正在扩大，虽然疾病负担持续高，但其益处已经很明显[16]。

HIV 感染女性中宫颈癌的发病率较高，特别是在没有有组织的宫颈癌预防方案的国家。WHO 正在努力确定不同临床环境中最佳的筛选和宫颈癌预防方案，以及二级预防方案预防肛门癌的疗效。在可预见的未来，HPV 相关的癌症可能仍然是 HIV 感染的男性和女性的重要问题，即使是在得到有效抗反转录病毒治疗的人群中也是如此。

对高危人群的咨询和筛查不但能减少 HIV 和 HPV 转染的风险，而且也有助于防止 HIV 阳性患者宫颈癌前病变进展为浸润癌的机会。因此，扩大 HPV 的筛查也是降低艾滋病定型宫颈癌发生的一项重要措施。中国政府从 2010 年起在多个省市和地区陆续展开了免费提供的适龄女性的两癌筛查，也会一定程度上减少 HIV 病毒携带者合并宫颈癌的发生率。

艾滋病合并宫颈癌在一段时期内可能是全球需要面对的问题，新的临床研究和更多的数据将会对解决问题提供更大的帮助。

（李晓江）

参考文献

[1] 2015年《中国卫生与计划生育统计年鉴》. http://www.nhfpc.gov.cn/htmlfiles/zwgkzt/ptjnj/year2015/index2015.html.

[2] Tanaka L F, Latorre M D, Gutierrez E B, et al. Trends in the incidence of AIDS-defining and non-AIDS-defining cancers in people living with AIDS: a population-based study from São Paulo, Brazil. Int J STD AIDS, 2017, 28 (12): 1190-1198.

[3] Sachdeva R K, Sharma A, Singh S, et al. Spectrum of AIDS defining & non-AIDS defining malignancies in north India. Indian J Med Res, 2016, 143 (Suppl): S129-S135. doi: 10.4103/0971-5916.191813.

[4] Oliver N T, Chiao EY. Malignancies in women with HIV infection. Curr Opin HIVAIDS. 2017 Jan; 12 (1): 69-76.

[5] Galli L, Spagnuolo V, Poli A, et al. Use of statins and risk of AIDS-defining and non-AIDS-defining malignancies among HIV-1 infected patients on antiretroviral therapy. AIDS, 2014, 28 (16): 2407-15. doi: 10.1097/QAD.0000000000000443.

[6] Mane A, Sahasrabuddhe V V, Nirmalkar A, et al. Rates and determinants of incidence and clearance of cervical HPV

genotypes among HIV-seropositive women in Pune, India. J Clin Virol, 2017(88): 26-32. doi: 10. 1016/j. jcv. 2016. 10. 013. Epub 2016 Oct 28.

[7]　Jolly P E, Mthethwa-Hleta S, Padilla L A, et al. Screening, prevalence, and risk factors for cervical lesions among HIV positive and HIV negative women in Swaziland. BMC Public Health, 2017, 17 (1): 218. doi: 10. 1186/s12889-017-4120-3.

[8]　Rellihan M A, Dooley D P, Burke T W, et al. Rapidly progressing cervical cancer in a patient with human immunodeficiency virus infection. Gynecol Oncol. 1990, 36 (3): 435-438.

[9]　Zanetta G, Maneo A, Colombo A, et al. HIV infection and invasivecervicalcarcinoma in an Italian population: the need for closer screening programmes in seropositive patients. AIDS, 1995, 9 (8): 909-912.

[10]　Ferreira M P, Coghill A E, Chaves C B, et al. Outcomes of cervical cancer among HIV-infected and HIV-uninfected women treated at the Brazilian National Institute of Cancer. AIDS, 2017, 31 (4): 523-531. doi: 10. 1097/QAD. 0000000000001367.

[11]　Dryden-Peterson S, Bvochora-Nsingo M, Suneja G, et al. HIV infection and survival among women with cervical cancer. J Clin Oncol, 2016, 34 (31): 3749-3757.

[12]　Swift P S. Radiation therapy for malignancies in the setting of HIV disease. Oncology (Williston Park). 1997, 11 (5): 683-94; discussion 694, 701-702.

[13]　Jin Y, Guo H, Wang X, et al. Traditional Chinese medicine could increase the survival of people living with HIV in rural central China: a retrospective cohort study, 2004-2012. Am J Chin Med, 2014, 42 (6): 1333-44. doi: 10. 1142/S0192415X14500839.

[14]　Park I U, Introcaso C, Dunne E F. Human papillomavirus and genital warts: a review of the Evidence for the 2015 Centers for Disease Control and Prevention Sexually Transmitted Diseases Treatment Guidelines. Clinical infectious diseases : an official publication of the Infectious Diseases Society of America, 2015, 61 (Suppl 8): 849-855.

[15]　Palefsky J M. Human papillomavirus-associated anal and cervical cancers in HIV-infected individuals: incidence and prevention in the antiretroviral therapy era. Curr Opin HIV AIDS, 2017, 12 (1): 26-30.

[16]　Chinula L, Moses A, Gopal S. HIV-associated malignancies in sub-Saharan Africa: progress, challenges, and opportunities. Curr Opin HIV AIDS, 2017, 12 (1): 89-95.

第六篇

子宫体篇

第*52*章 子宫内膜增生

第一节 子宫内膜增生的分类及病理学特征

子宫内膜增生（endometrial hyperplasia）是一类由于长期雌激素刺激导致的子宫内膜增生性病变，临床上以月经周期紊乱、子宫不规则出血为主要表现，病理形态学上主要表现为子宫内膜腺体及间质的不同程度的增生，同时可伴有或不伴有细胞学上的非典型性。多年来，对于子宫内膜增生病变的病理学分型及命名不断变化与更新，其目的就是为了能寻找出那些具有恶变潜能的病变，以便及时给予干预，阻止其向子宫内膜癌发展。

一、分类与命名

早在20世纪70年代，Vellios就对子宫内膜增生进行了分类，将其分为三类，即腺囊性增生、腺瘤性增生和非典型增生[1]。这样的命名并不准确，因为子宫内膜增生并不只局限于腺体，且也不是所有增生都形成囊性扩张的腺腔。1986年，Kurman和Norris根据子宫内膜增生病变中的组织结构以及细胞学表现提出了一种新的分类方法[2]，这一分类方法在1987年被国际妇科病理学协会（ISGP）采纳，并且逐渐被妇产科病理学界所接受。在1994年出版的第2版以及2003年出版的第3版《WHO女性生殖道肿瘤分类》（以下简称为第3版WHO分类）中，有关子宫内膜增生均采用的是Kurman和Norris提出的分类方法[3]——这一分类法首先根据增生子宫内膜的结构将其分为单纯性和复杂性子宫内膜增生，再根据腺上皮细胞的改变分为典型性和非典型性子宫内膜增生。

第3版WHO分类法已被国内外妇科病理及临床普遍接受。在国内的一些医院，甚至还将子宫内膜非典型增生再分成轻度、中度及重度。然而，在实际应用过程中发现，病理分型或分级越细致，其诊断重复性越差，因为即使是同一名病理医生，在不同时段对同一病例的观察其诊断的一致性都较低。虽然采用旧版WHO分类法诊断子宫内膜增生已经10余年，但其诊断的重复性并没有提高。此外，采用第3版WHO分类中的非典型增生诊断预测癌变的风险也不理想。Kurman等的研究显示，最初刮宫诊断为非典型增生的病例在随后切除子宫的标本中发现癌的比例为20%[4]。造成两者不一致性的原因有很多，其中最主要的因素是由于第3版WHO分类法过于强调细胞的非典型性，而忽视了结构的变化。很多原因都可能导致子宫内膜上皮细胞的变化，但是并非所有子宫内膜样癌细胞都具有明显的异型性，有时高分化的子宫内膜样癌的细胞异型还不如子宫内膜非典型增生明显，所以仅根据细胞的异型来界定子宫内膜增生病变的性质可能会造成过诊断或漏诊断。此之，根据第3版WHO分类法诊断子宫内膜增生并不能区分出何种类型为良性增生，何种类型为癌前病变。

2000年，由Mutter及其国际子宫内膜合作组提出了一种分类方法，当时给予的名称是子宫内膜上皮内瘤变（endometrial intraepithelial neoplasia，EIN），简称为EIN分类法[5]。这一分类方法结合了组织形态学、计算机形态测量、分子遗传学、细胞生物学以及临床随访资料，并采用了 D-score 计分。该分类法将子宫内膜增生性病变分为两大类：①良性子宫内膜增生，是由于雌激素长期作用所致，激素治疗有效，发展成癌的风险可忽略不计；② EIN，属于子宫内膜样癌的癌前期病变，强调病变的单克隆性，病变腺体经常发生在增生的子宫内膜背景上，病变腺上皮细胞与背景增生内膜腺体细胞存在差异性。一项研究显示，诊断为 EIN 的女性在随后 1 年内发生子宫内膜样癌的比例高达 41%[6]。研究显示，诊断 EIN 的重复性评分（Kappa 评分）在不同病理医师之间和病理医师自身的差异性缩小。

2014 年出版了第 4 版《WHO 女性生殖道肿瘤分类》（以下简称为第 4 版 WHO 分类）。该分类简化了子宫内膜增生性病变的分类，取消了单纯性增生与复杂性增生之分，将子宫内膜增生性病变简化为两大类：①不伴有非典型性的增生（hyperplasia without atypia）与非典型性增生（atypical hyperplasia，AH）[7]。之所以取消了单纯性增生与复杂性增生之分，是因为在临床预后及处理上，单纯性增生与复杂性增生之间的差别不大，是否具有细胞及结构的非典型性才是临床预后的关键。值得注意的是，第 4 版 WHO 分类接受了 EIN 的分类理念，正式将子宫内膜样上皮内瘤变（endometrioid intraepithelial neoplasia，EIN）与子宫内膜非典型增生并列，采用非典型增生（AH）/ 子宫内膜样上皮内瘤变（EIN）命名，并将其列入子宫内膜上皮性肿瘤前驱病变中[3]。第 4 版 WHO 分类对 AH/EIN 给出的定义是：在子宫内膜增生基础上出现细胞学非典型性。应注意的是，Mutter 最初使用的是"子宫内膜上皮内瘤变（endometrial intraepithelial neoplasia）"，而新版 WHO 分类使用的是"子宫内膜样上皮内瘤变（endometrioid intraepithelial neoplasia）"，强调了其为子宫内膜样癌的前驱病变，而不是其他组织类型（如浆液性或透明细胞型）子宫内膜癌的前驱病变。

虽然第 4 版 WHO 分类将 AH 与 EIN 并列为同一名称，但两者的病理诊断标准既有所不同，又有交叉重叠。研究还显示，如果在刮宫活检中无论是诊断 AH 还是诊断 EIN，在随后立即或一年内切除的子宫标本中，在 1/4 ~ 1/3 的病例可以发现子宫内膜样癌，即使没有发现癌，其发生癌变的长期风险明显高于正常人群（AH 为 14 倍，EIN 为 45 倍）[7]。分子遗传学研究显示，AH/EIN 具有与子宫内膜样癌类似的细胞遗传学改变，例如，微卫星的不稳定性，PAX2 的不活跃，PTEN、KRAS 以及 β 连环蛋白的突变等，进一步证实，AH/EIN 为子宫内膜样癌的前期病变（表 52-1）。

表 52-1　子宫内膜增生性病变 WHO 分类的演变

1994 版 /2003 版（第 2 版和第 3 版）	2014 版（第 4 版）
单纯性增生不伴非典型增生	子宫内膜增生不伴非典型增生
复杂性增生不伴非典型增生	
单纯性增生伴非典型增生	子宫内膜非典型增生 / 子宫内膜样上皮内瘤变
复杂性增生伴非典型增生	

二、病理学特征

（一）大体表现

当子宫内膜增生时，子宫可以增大，内膜明显增厚，厚度为 3 ~ 12 mm 不等，有时可以达到 20 mm。多数情况下，子宫内膜是光滑的，有时呈不规则增厚，并可见到息肉状突起，这种息肉状突起与真正的子宫内膜息肉不同，它是无蒂的。内膜常常可以见到出血及水肿。

（二）组织病理学表现

这里主要依据第4版WHO分类并结合EIN分类来介绍子宫内膜增生的组织病理学表现。

1. 不伴有非典型性的增生

新版WHO子宫内膜癌前病变两分法中的不伴有非典型性的内膜增生（hyperplasia without atypia）并不是只有一种单一的组织学表现，而是在持续雌激素刺激下子宫内膜出现一系列改变，包括以往分类中的单纯性增生不伴非典型增生和复杂性增生不伴非典型增生。

腺体大小及形状变化多样，通常腺体分布不规则——腺体可以表现为分散分布，也可以为背靠背的拥挤排列，腺体与间质的比例增加（图52-1）。一些腺体表现为正常的圆形结构，而一些则表现为分枝状或囊性扩张。上皮呈复层柱状，常常伴有核分裂象。局灶出血和间质崩解也很常见。

2. 子宫内膜非典型增生（AH）/子宫内膜样上皮内瘤变（EIN）

子宫内膜非典型增生（atypia hyperplasia，AH）/子宫内膜样上皮内瘤变（endometrioid intraepithelial neoplasia，EIN）组织结构仍表现为由排列拥挤的管状、分枝状腺体组成，腺体面积大于间质面积。AH诊断时，要求在上述结构异常的基础上，增生的腺上皮细胞出现非典型性——表现为细胞增大、多形性，核变圆、失去极向，可见核仁（图52-2）。而在诊断EIN时，则更为强调病变腺体的上皮细胞与背景中残留腺体的上皮细胞的差异性——这种差异性包括胞质与胞核的变化。同时诊断EIN时对病变大小也有要求，要求异型腺体成分最大直径>1 mm（至少包括5~10个腺体）。对于更小的病变还不清楚其性质时，可以予以描述，而不能直接诊断EIN。

无论是诊断AH还是诊断EIN，都需要排除类似的良性病变。例如，感染、物理破坏、新近受孕或新近使用器具等引起的子宫内膜反应性病变；分泌晚期、月经期等生理性情况所导致的腺体排列密集以及细胞改变；子宫内膜息肉中不规则排列的腺体以及不同程度的细胞学改变；绝经后萎缩的子宫内膜以及老年女性发生的息肉中囊性扩张的子宫内膜腺体。因此，病理医生应正确判断所取材的子宫内膜成分，熟悉不同生理期子宫内膜的组织学形态以及一些常见病变的病理改变。同时，临床医生应在病理申请单上详细说明病史，使病理医生

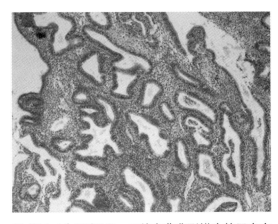

图52-1（也见彩图）　不伴有非典型增生的子宫内膜增生。显微镜下，可见子宫内膜腺体增生，腺体与间质比例超过2:1，腺体排列紧密，有些区域出现腺体的背靠背。HE染色，100X

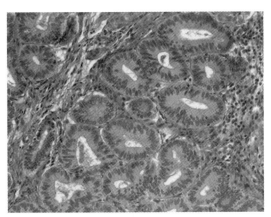

图52-2（也见彩图）　子宫内膜非典型增生，增生腺体的腺上皮细胞增大、细胞核变圆、失去极向，可见核仁。HE染色，200X

在诊断时能有的放矢。

AH/EIN 诊断中最为困难的是与子宫内膜样癌鉴别，并且 AH/EIN 常常可以与子宫内膜样癌同时存在，而是否已经发生癌变对于临床后续治疗方案的确定非常重要（表 52-2 ）。

表 52-2　AH/EIN 与子宫内膜样癌的鉴别

	AH/EIN	子宫内膜样癌
腺体结构	腺体拥挤，可见单一腺体，基底完整	腺体融合，实性、筛状或乳头状及迷路样结构，腺腔内常可见坏死
间质	残留有子宫内膜间质细胞	间质细胞消失，代之以成纤维细胞增生
免疫组织化学	间质中 CD10[+]	间质中 CD34[+]

三、分子遗传学改变及免疫组织化学标志物

对于子宫内膜增生的诊断及分类，实际上关注的重点是哪种增生类型更易进展为子宫内膜癌。随着对子宫内膜样癌的发病机制以及分子遗传学特征的深入研究，一些分子遗传学改变被发现，这些分子改变也可以在子宫内膜癌前病变中出现，并且可以通过免疫组织化学染色技术以及分子生物学技术检测到，故而这些分子改变可以用于预测子宫内膜增生病变的进展情况。

（1）PTEN

PTEN 这是一种具有激素调节作用的肿瘤抑制蛋白。研究发现，在子宫内膜癌中，PTEN 常发生突变。Mutter 等 [8] 发现，在正常子宫内膜中，PTEN 的突变率为 0%，EIN 时突变率为 55%，而在子宫内膜癌中其突变率可以达到 83%。应用免疫组织化学染色可以检测 PTEN 的情况。在正常增生期子宫内膜腺体及间质中，PTEN 的表达增加，但在 EIN 和子宫内膜癌，腺体表达 PTEN 减少（图 52-3）。随后的研究发现，对免疫组织化学染色 PTEN 表达缺失的腺体进行 DNA 序列分析，除少数病例（6.7%）外，均可以检测到 PTEN 的体系突变 [9]；因此，将 PTEN 表达情况与 EIN 诊断的 D-score 计分结合，对子宫内膜增生病变具有较好的预测价值。在应用 PTEN 免疫组织化学染色时还应注意，在有些情况下，如受孕激素

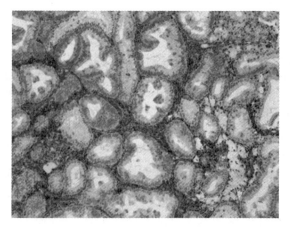

图 52-3（也见彩图）　子宫内膜非典型增生。免疫组织化学染色，显示病变腺体 PTEN 表达缺失，而腺体之间的间质细胞表达 PTEN（胞质及胞核呈现棕色）。EnVison 一步法，100X

影响时，甚至有时表现正常的子宫内膜也可能为阴性表达。因此，在解释免疫组织化学染色 PTEN 表达意义时，一定要结合组织形态改变，并可联合其他标志物综合分析。

（2）DNA 错配修复（MMR）和微卫星不稳定性（MSI）

DNA 错配修复（mismatch repair，MMR）基因的突变导致微卫星不稳定性（microsatellite instability，MSI），从而导致结肠癌及子宫内膜癌的发生风险增加，与胚系突变有关，称为 Lynch 综合征。除遗传性子宫内膜癌外，研究发现，大约 20% 的散发性子宫内膜癌也具有 MMR 缺陷[10]。这一缺陷常常是由于 MLH1 启动子甲基化所致，并且可以通过免疫组织化学染色检测到 MLH1 表达的缺失[11]。研究还发现，与 Lynch 综合征相关的子宫内膜非典型增生也可以检查到 MLH1 以及 MSH2 的表达缺失以及 MLH 1 基因的甲基化[12]。

（3）Bcl-2 和 Bax

Bcl-2 和 Bax 是两种涉及细胞凋亡的蛋白质。Bax 具有促凋亡功能，而 BCL-2 则具有抗凋亡作用。Bcl-2/Bax 的比例可以决定凋亡细胞死亡。在整个月经周期，Bax 都表达；而 Bcl-2 则在增生期呈高峰表达。研究发现，在早期不伴有非典型性的子宫内膜增生中，Bcl-2 有更多的阳性表达，可能与雌激素刺激有关；而在非典型增生以及子宫内膜癌时，Bcl-2 阳性表达减少，可能与有更多的促凋亡环境有关[13]。

（4）配对盒子 2 基因（PAX-2）

配对盒子 2 基因（PAX-2）属于转录因子家族，在胚胎发育过程中起重要作用，尤其是在肾、甲状腺、男性的睾丸和附睾以及女性的子宫和输卵管发育过程中扮演重要角色。近年来，国内外有很多学者研究 PAX-2 在子宫内膜样癌及其癌前病变中的作用，其结果仍有争议。多数研究显示，在 EIN 中，PAX-2 的表达缺失；因此，可以与 PTEN 协同应用，有助于 EIN 的诊断[14]。我们的研究结果与之相一致[15]。但也有少数研究显示，PAX-2 在良性子宫内膜增生、EIN 以及子宫内膜样癌中表达逐渐升高，而且 PAX2 在非典型增生子宫内膜中的表达明显高于在正常子宫内膜以及过度增生子宫内膜中的表达，提示 PAX2 阳性表达的非典型增生子宫内膜的预后不良，有可能继续发展为子宫内膜样癌[16]。

（5）HAND2

HAND2 是心脏和神经嵴衍生表达转录因子 2 的缩写，在胚胎心脏形成中起重要作用。近年研究发现，HAND2 的甲基化与子宫内膜癌的发生具有相关性[17]，并且子宫内膜的癌前驱病变中也可出现 HAND2 高甲基化，从而使其蛋白质表达减少。Buell-Gutbrod 等[18] 的研究通过免疫组织化学染色显示，在良性子宫内膜、非典型增生以及子宫内膜癌之间，间质中 HAND2 的表达逐渐减少，且具有统计学差异。

（沈丹华）

参考文献

[1] Vellios F. Endometrial hyperplasia, precursors of endometrial carcinoma. Pathol Annu, 1972(7): 201-229.

[2] Kurman R J, Norris H J. Endometrium//Henson DE, Albores-Saavedra J. The pathology of incipient neoplasia. Philadelphia: W. B. Saunders, 1986: 265-277.

[3] Sliverberg S G, Kurman R J, Nogales F, et al. Tumours of the uterine corpus: epithelial tumours and related lesions// Tavassoli F A, Devilee P. World Health Organization classification of tumours (pathology and genetics): tumours of the breast and female genital organs. Lyon: IARC Press, 2003: 117-145.

[4] Kurman R J, Kaminski P F, Norris H J. The behavior of endometrial hyperplasia: a long-term study of 'untreated' hyperplasia in 170 patients. Cancer, 1985, 56 (2): 403-412.

[5] Mutter G L, Baak J P A. Endometrial precancer diagnosis by histopathology, clonal analysis, and computerized morphometry. J Pathol, 2000, 190 (4): 462-469.

[6] Mutter G L, Zaino R J, Baak J P A, et al. Benign endometrial hyperplasia sequence and endometrial intraepithelial neoplasia. Int J Gyn Pathol, 2007, 26 (2): 103-114.

[7] Zaino R, Matias-Guiu X, Carinelli S G, et al. Tumours of the uterine corpus: epithelial tumours and precursors//Kurman RJ, Carcangiu ML, Herrington CS, et al. WHO classification of tumor of female reproductive organs. 4th edition, Lyon: IARC press, 2014: 125-135.

[8] Mutter G L, Dusck L R, Crum C P. Endometrial intraepithelial neoplasia//Crum CP, Lee KR. Diagnostic Gynecologic and Obstetric Pathology. Singapore: Elsevier Inc, 2006: 493-519.

[9] Allison K H, Tenpenny E, Reed S, et al. Immunohistochemical makers in endometrial hyperplasia: is there a panel with promise? Appl Immunohistochem Mol Morphol, 2008, 16 (4): 329-343.

[10] Hendriks Y M C, de Jong A E, Morreau H et al, Diagnostic approach and management of Lynch syndrome (hereditary nonpolyposis colorectal carcinoma): a guide for clinicians. CA Cancer J Clin, 2006, 56 (4): 213-225.

[11] Hecht J L, Mutter G L. Molecular and pathologic aspects of endometrial carcinogenesis. J Clin Oncol, 2006, 24 (29): 4783-4791.

[12] Woo Y L, Cheah P L, Shahruddin S I, et al. The immunohistochemistry signature of mismatch repair (MMR) proteins in a multiethnic Asian cohort with endometrial carcinoma. Int J Gynecol Pathol, 2014, 33 (6): 554-559.

[13] Kokawa K, Shikone T, Otani T, et al. Apoptosis and the expression of Bax and Bcl-2 in hyperplasia and adenocarcinoma of the uterine endometrium. Hum Reprod, 2001, 16 (10): 2211-2218.

[14] Joiner A K, Quick C M, Jeffus S K. Pax2 expression in simultaneously diagnosed WHO and EIN classification systems. Int J Gynecol Pathol, 2015, 34 (1): 40-46.

[15] 张彤, 沈丹华, 陈云新, 等. PTEN、PAX-2和β-catenin在Ⅰ型子宫内膜癌及其癌前病变中的表达及意义. 现代妇产科进展, 2014, 23 (2): 85-88.

[16] Allison K H, Upson K, Reed S D, et al. PAX2 loss by immunohistochemistry occurs early and often in endometrial hyperplasia. Int J Gynecol Pathol, 2012, 31 (2): 159-167.

[17] Jones A, Teschendorff A E, Li Q, et al. Role of DNA methylation and epigenetic silencing of HAND2 in endometrial cancer development. PLoS Med, 2013, 10 (11): e1001551.

第二节 子宫内膜增生的临床相关问题

一、子宫内膜增生的发病率

大约80%的子宫内膜癌（endometrial cancer）为子宫内膜增生逐步进展而来，即Ⅰ型子宫内膜癌，因此，子宫内膜增生的发病率升高与子宫内膜癌的发病率相一致。然而，不同种类的子宫内膜增生进展为子宫内膜癌的概率不同，大部分子宫内膜增生会经过治疗或期待疗法逐步退化，关于子宫内膜增生的发病率文献报道较少，其确切发病率不详，据1980—2002年研究数据，在围绝经期女性中其发病率大约为12%；子宫内膜增生的发病率每年达（133～208）人/10万，包括每年非不典型增生121人/10万，不典型增生16.8人/10万。当时围绝经期女性只使用雌激素的替代疗法比较常用，内膜增生及内膜癌发病率均较高。自2002年开始认识到没有孕激素保护的雌激素替代疗法的危险性后，激素替代疗法的临床应用逐渐下降，子宫内膜增生及子宫内膜癌的发病率也有所下降[1]。

此外，子宫内膜增生的发生与种族相关，在美国，白种女性终身发生子宫内膜增生的风险是 2.4%，而黑人女性仅为 1.3%。在亚洲，韩国医疗覆盖人口达 98%。2009—2012 年韩国人口调查发现，子宫内膜增生和子宫内膜癌的发病在近 248 万女性中，子宫内膜增生 1 868 例，子宫内膜癌 868 例，发病率分别是每年 37 人 /10 万和 7 人 /10 万。肥胖是子宫内膜增生及内膜癌的高危因素，而韩国肥胖人口明显低于西方国家，韩国的文献报道其子宫内膜增生及内膜癌发病率均略低于西方国家的报道[2]。

子宫内膜增生的高发年龄早于子宫内膜癌 20 年左右，子宫内膜癌的高发年龄为 60 岁和 70 岁，而子宫内膜增生发病多见于中年女性，虽然也可发生于更年期或青春期女性，但大部分患者的年龄超过 35 岁，只有 2%~5% 的病例发生于 40 岁以前。韩国文献报道，子宫内膜增生的平均发病年龄是（44.1±0.4）岁，而子宫内膜癌的平均发病年龄是（52.7±0.6）岁。

二、子宫内膜增生的发病相关因素

子宫内膜增生的高危因素与子宫内膜癌的一致。可能导致体内雌、孕激素代谢和孕激素代谢异常及外源性因素，因打破体内雌激素和孕激素的平衡，均为发生子宫内膜增生的高危因素。例如，分泌雌激素的卵巢颗粒细胞瘤导致高雌激素血症（hyperestrogenism），多囊卵巢综合征（PCOS）等导致的不排卵，这些女性激素代谢紊乱为子宫内膜增生的高危因素。近年研究发现，一些基因易感性也是子宫内膜增生的高危因素。

（一）年龄

虽然年轻患者也可发生子宫内膜增生，但大多数均在 40 岁之后发生，绝经后出血是子宫内膜增生的一个主要症状。

（二）未生育

在 1985 到 2003 年间美国华盛顿州所有诊断复杂性增生和复杂性增生伴非典型增生的 446 例患者中，未生育是子宫内膜增生的高危因素，但研究发现子宫内膜增生的发生与糖尿病和高血压无关。

（三）肥胖

肥胖是子宫内膜增生和子宫内膜癌的高危因素。研究发现，在肥胖女性中，绝经后患子宫内膜增生的风险增加至 1.19，而绝经后肥胖者对比正常人群患子宫内膜增生的相对风险为 1.58，绝经后极度肥胖者患子宫内膜增生的风险则增加至 2.72，而在生育年龄风险并不增加。说明年龄是子宫内膜增生的一项重要的危险因素。在 1985—2003 年间美国华盛顿州所有诊断为复杂性增生和复杂性增生伴非典型增生的 446 例患者中，体重指数（body mass index，BMI）的增加是子宫内膜增生的高危因素。Viola 等进行的研究显示，子宫内膜癌和子宫内膜增生在过度肥胖的生育年龄女性中的发病率分别为 1.0% 和 5.8%，在过度肥胖的绝经后女性中则为 3.0% 和 12.1%，均高于非肥胖女性。而与 BMI 紧密相关的白色脂肪组织分泌的瘦素（leptin）在子宫内膜增生和子宫内膜癌患者中的表达均高于正常内膜组，提示其可能参与子宫内膜的增生过程。

（四）多囊卵巢综合征

多囊卵巢综合征是一类女性内分泌功能失调性综合征，其临床主要表现有闭经、月经稀发、多毛、肥胖、不孕等。其确切病因不详，实验室检查发现患者有不排卵、高雄激素血症以及胰岛素抵抗。因不排卵，缺乏孕激素保护，子宫内膜长期受雌激素影响，导致此类患者容易发生子宫内膜增生及子宫内膜癌[3]。早在 1949 年研究者就注意到，不孕、月经稀发与子宫内膜癌高发相关。其后的许多研究证实，作为子宫内膜增生和子宫内膜癌的高危因素，多囊卵巢综合征患者中患子宫内膜癌的风险对比正常女性其相对风险为 3.1（95% 置信区间，1.1～7.3），一项子宫内膜增生患者的研究发现，25% 的患者都有典型的多囊卵巢综合征。

（五）应用外源性雌激素

口服避孕药、绝经后激素替代疗法（hormone replacement therapy，HRT）等外源性雌激素的应用可导致体内雌激素过度刺激子宫内膜，诱发子宫内膜增生。美国 20 世纪 70 年代子宫内膜癌的发病率增高了一倍，其主要原因是 20 世纪 60 年代开始的无孕激素保护的雌激素替代疗法的应用。20 世纪 70 年代后，随着 HRT 中加用孕激素和低剂量雌激素 + 孕激素避孕药，20 世纪 80 年代子宫内膜癌的发病率开始下降。有报道，1 例 93 岁的女性因长期应用含低浓度的乙炔雌二醇的化妆品而发生乳腺癌和子宫内膜增生，提示长期小剂量应用外源性雌激素会刺激子宫内膜。

（六）他莫西芬

他莫西芬（tamoxifen，TAM）是第一代的选择性雌激素受体调节剂（selective estrogen receptor modulator，SERM）。SERM 是一类分子结构与甾体不同的化合物，可选择性地结合雌激素受体（estrogen receptor，ER），并根据靶细胞不同产生类似雌激素或拮抗雌激素的效果。TAM 自 1973 年进入临床以来，已经成为应用最广泛的乳腺癌内分泌治疗药物，其使用超过了 1 200 万患者 / 年。但作为部分雌激素激动剂，TAM 还有一定的雌激素样作用。TAM 在子宫内膜起部分激动剂作用，对子宫内膜有促进增生作用，同时 TAM 也上调 ER 表达，增加 Ki67 及 IGF-I 在子宫内膜表达。研究发现，TAM 可在内膜组织促使孕激素受体 B 亚型（progesterone receptor isoform B，PRB）下降，刺激孕激素受体 A 亚型（progesterone receptor isoform A，PRA）增加，但对 ER 的表达无作用。因此，TAM 的主要不良反应是增加子宫内膜增生和子宫内膜癌的风险。

研究发现，尽管 TAM 可显著改善乳腺癌患者的预后，但在应用 TAM 1～2 年的患者中子宫内膜癌的发病率增加 1 倍；如果用药超过 5 年，则子宫内膜癌发病率增加达 4 倍（1998 年）。Dijkhuizen 等研究发现，经阴道超声（transvaginal ultrasound，TVU）通常提示应用 TAM 治疗的女性的子宫内膜增厚。当绝经后女性应用 TAM 治疗后，其子宫内膜增厚（≥5 mm），且其子宫内膜组织学改变可能有子宫内膜息肉、子宫内膜增生或子宫内膜癌。Cohen 等的研究提示，当内膜厚度 >5 mm 时，有 2.15% 的患者有子宫内膜增生存在。随机对照试验也显示，应用 TAM 治疗的患者中 39% 有子宫内膜异常，16% 有子宫内膜非典型增生；当子宫内膜厚度 ≥8 mm 时，100% 的患者有子宫内膜非典型增生或内膜息肉。此外，如果患者在应用 TAM 之前已存在子宫内膜增生，应用 TAM 可导致绝经后女性子宫内膜增生发展为非典型增生。因此，ACOG 认为，绝经后女性应用 TAM 与子宫内膜增生及子宫内膜癌明确相关 [4]，而绝经前女性应用 TAM 是否增加内膜癌的风险尚不详；对于出现子宫内膜增生的患者，应采用相应治疗，并停用 TAM。

（七）米非司酮

米非司酮（mifepristone，RU486）是抗孕激素药物，通常用于药物流产。有病例报道，长期应用米非司酮治疗子宫肌瘤及子宫内膜异位症可导致子宫内膜单纯性增生的发生。

（八）遗传因素

研究发现，DNA 错配修复系统（mismatch repair，MMR）缺陷导致的 DNA 的微卫星不稳定性（microsatellite instability，MSI）和肿瘤相关基因突变是 I 型子宫内膜癌的重要的分子遗传学改变。MSI 最初是在遗传性非息肉结肠癌（hereditary nonpolyposis colorectal cancer，HNPCC）患者中发现的。HNPCC 是最常见的人类癌症综合征，子宫内膜癌是其中最常见的结肠外肿瘤，并且是女性 HNPCC 患者第二常见的肿瘤，HNPCC 女性患者其终身患 EC 的概率高达 60%。超过 90% 的 HNPCC 患者表现 MSI，并在 70%～80% 的 HNPCC 家族成员在 MMR 核心基因，包括 hMLH1、hMSH2 和 hMSH6，发现了一个或多个先天性种系（germline）突变。而且，hMSH6 的先天性突变更常见于表现为结肠外肿瘤的不典型 HNPCC 患者，尤其是子宫内膜癌患者。因此，有卵巢、结肠或乳腺癌病史及子宫内膜癌家族史者为子宫内膜癌和子宫内膜增生的高危者。此外，PTEN、β 连环蛋白、APC 和 K-ras 基因等异常，以及最近一些研究中发现的杂合性丢失（loss of heterozygosity，LOH）和表基因遗传学（epigenetic）改变也与 I 型子宫内膜癌的发生有关，如基因启动子超甲基化（promoter hypermethylation）。因此，遗传因素也成为子宫内膜增生的重要高危因素。此外，口服避孕药由于抑制体内雌激素的分泌，同时包含孕激素成分保护子宫内膜，口服避孕药为子宫内膜增生及子宫内膜癌保护因素。据估计，应用口服避孕药 1 年可降低子宫内膜癌风险 20%，应用避孕药 10 年降低子宫内膜癌风险 80%。但研究发现，口服避孕药似乎对 HNPCC 家族的内膜癌无预防效果。

三、子宫内膜增生的临床表现与诊断

（一）临床表现

子宫内膜增生较少见于月经周期正常的患者，虽然临床上有些不伴有非典型增生的子宫内膜增生患者临床上无症状，为偶尔在子宫全切标本中的发现，但大部分子宫内膜增生患者会表现为月经不规律和异常子宫出血（abnormal uterine bleeding，AUB），如月经过多、经期延长、经间期出血以及绝经后出血等。据统计，在 AUB 患者中，有 2%～10% 的患者是由于子宫内膜增生所致。而在绝经后出血的患者中，有 3%～10% 的患者是由于子宫内膜增生所致。

研究发现，子宫内膜增生的子宫不规则出血大多是由于卵巢滤泡不排卵所致。由于卵巢持续分泌雌激素，一方面引起子宫内膜过度生长，另一方面抑制腺垂体分泌卵泡刺激素，导致卵泡因失去卵泡刺激素的支持而发生退化，导致雌激素分泌急骤下降，这样增生的子宫内膜由于雌激素突然不足而发生坏死脱落，引起子宫不规则的出血，这也被称为功能性子宫出血[5]。

（二）诊断

子宫内膜增生多伴有月经改变及不规则出血等临床症状，因此，结合病史、影像学检查以及细胞学和组织学诊断，子宫内膜增生的诊断并不困难[6]。

1. 影像学检查

（1）经阴道 B 超

经阴道 B 超可判断子宫内膜的厚度，对子宫内膜增生有提示作用。子宫内膜厚度随月经周期改变，其厚度大约从卵泡早期的 4 mm 到黄体期最后可达 1.4～1.5 cm 左右。而绝经后女性如没有进行 HRT，则其内膜厚度应＜4 mm。当内膜出现增生时，内膜层往往会增厚，因此，对有不规则阴道出血的患者及有绝经后出血的患者应进行阴道 B 超检查，测量其子宫内膜厚度。对子宫内膜明显增厚及没有进行 HRT 的绝经后出血的患者，当其子宫内膜厚度＞4 mm 时，均应进行组织病理学评估以明确诊断。

（2）磁共振成像

磁共振成像（magnetic resonance imaging，MRI）对软组织分辨率高，成像质量清晰，可清楚地辨别子宫内膜层的厚度，在子宫内膜增生的诊断中有一定价值。但因其费用较高，且经阴道 B 超往往能达到同样的效果，MRI 很少作为子宫内膜增生的最初步诊断手段；但 MRI 可明确判断子宫内膜层与肌层之间的结合带的完整性，在评估子宫内膜癌肌层是否受侵中有重要诊断意义，而且当用于子宫内膜癌的诊断时，可以观察到肿瘤的大小、侵犯深度、是否累盆腹腔淋巴结，对于评估子宫内膜癌的分期极为重要。因此，MRI 的主要作用在于判断肿瘤分期以提示临床手术方案选择。

（3）三维多普勒

研究发现，三维多普勒（3-dimensional power Doppler analysis，3D-PDA）可用于有阴道出血的围绝经期和绝经后患者的子宫内膜癌和子宫内膜增生的筛查，测量其三维子宫内膜体积有助于预测子宫内膜癌和子宫内膜增生 [7]。

2. 激素水平测定

测定激素水平可了解患者有无多囊卵巢综合征、高雌激素血症及高泌乳素血症等导致不排卵等雌激素失衡的高危因素。临床上多采用放射免疫法测定体内血清激素水平，包括：雌二醇（E2）、雌酮（E1）、孕激素（P）、卵泡刺激素（FSH）、黄体生成素（LH）、游离睾酮（free testosterone）、硫酸脱氢表雄酮（DHEA-S）、雄烯二酮（androstenedione）、催乳素（PRL）等激素。卵泡早期测定雌激素、FSH 和 LH 可以了解卵巢的储备功能。FSH 及 LH 的比值和雄激素水平测定可提示有无多囊卵巢综合征。黄体期测定孕激素可提示有无排卵。PRL 测定可了解有无高泌乳素血症。

多项研究显示，激素水平测定对于子宫内膜增生的发生及其高危因素有提示作用，但对于绝经后女性，外周血循环中雌激素和雄激素水平增高并不是子宫内膜癌形成的必要条件。而激素水平测量对子宫内膜增生的诊断指导意义有限。

3. 细胞学检查

（1）宫颈细胞学检查：宫颈细胞学检查因取材限于子宫颈、阴道的脱落细胞，对于宫颈癌的早期筛查意义明确，但只有少数取材能取到脱落的子宫内膜细胞，因此，异常的宫颈细胞学检查结果虽然有时能发现子宫内膜癌，但其假阴性率高，在诊断由于内膜病变导致的子宫异常出血时，细胞学发现往往与疾病不符，不能作为早期诊断手段。Flaiser 等的研究显示，在围绝经期的 218 例子宫内膜增生的筛查诊断中，宫颈细胞学检查并没有显著性，而大部分患者超声检查有所提示，87% 患者为宫腔镜诊断。

（2）子宫内膜细胞学检查：近年来，各种各样的子宫内膜细胞学样本采集器已用于临床，进行子宫内膜增生及子宫内膜癌的早期筛查，如内膜刷、Vabra 吸引器、Novak 刮匙取样器、Pipelle 薄塑料管装置等。这类子宫内膜细胞学样本采集器的优势在于不必扩宫，操作过程时间短且疼痛轻，可用于门诊患者及大样本的筛查。由于直接取材于子宫内膜，子宫内膜细胞学诊断的精确性优于阴道细胞学检查。文献报道，采用宫颈细胞学相似的液基细胞学样本制备方法，对采用内膜刷收集的子宫内膜样本其诊断子宫内膜癌的敏感性为 95%，特异性为 66%。而经典的 Novak 刮匙取样器取样对子宫内膜癌的诊断准确率达 80%～90%。当有出血时，阴性取样不能用于排除诊断。

然而，限于子宫内膜取材的组织量较少，而子宫内膜病变范围可能在整体子宫腔内并不一致，因此，子宫内膜的细胞学检查不能替代子宫内膜活检的组织学诊断。

4. 组织病理学检查 [8]

（1）刮宫术

刮宫术（dilatation and curettage，D&C）因能取得组织标本进行组织病理学诊断，分段刮宫（fractionated curettage）在没有宫腔镜之前是作为诊断子宫内膜增生和子宫内膜癌的"金标准"的。目前我国采用子宫内膜细胞学检查的并不多，大多仍采用分段刮宫作为阴道不规则出血的患者子宫内膜增生及子宫内膜癌筛查的主要手段。文献报道，分段刮宫的病理诊断准确性为 82.2% ~ 89.6%，其准确性与子宫内膜增生的严重程度相关[9]。但分段刮宫属于有创性检查，操作是盲刮子宫内膜，容易漏诊，尤其双侧子宫角部位的病变容易漏诊；且对于子宫颈内口紧的患者，需要使用扩宫器扩张子宫颈，患者有一定痛苦，尤其是对于绝经后有出血且子宫萎缩的患者，手术操作有一定难度；必要时需要在麻醉下进行[10]。因此，近年来分段刮宫有被宫腔镜取代之势。

（2）宫腔镜检查

宫腔镜引导下子宫内膜活检（hysteroscopy and guided biopsy，H+B）的应用越来越广泛，其优点是：子宫颈镜下可直视观察子宫腔内膜，可看到子宫腔全貌，尤其是双侧输卵管开口处。H+B 对子宫内膜增生的诊断精确度较高。Flaiser 报道，在 218 例子宫内膜增生的诊断中，87% 的患者为宫腔镜诊断。Bedner 和 Rzepka-Gorska 在有异常围绝经期出血或超声发现异常的 734 例患者中，采用 D&C 后又采用了 H+B，H+B 漏诊 4 例，而 D&C 漏诊 21 例；但 H+B 仍有取样不足的问题，4 例 H+B 和 23 例分段刮宫为取样不足，病理组织样本不能做出诊断。而且，宫腔镜下可同时进行病灶清除，对子宫内膜增生有治疗作用，在 734 例患者中，292 例患者在宫腔镜下完全切除了病灶。因此，一般认为 H+B 优于 D&C。

5. 肿瘤标志物检查

相比子宫内膜癌的肿瘤标志物的研究，针对子宫内膜增生的肿瘤标志物的报道较少。而研究潜在的标志物可监测子宫内膜增生对孕激素治疗效果和早期发现其进展为子宫内膜癌，以决定哪些病变应采用药物治疗，哪些应采用手术治疗，对临床指导意义重大。因此，近年来不少临床、病理以及科研工作者开始关注子宫内膜增生，努力寻找肿瘤标志物以预测非典型增生患者进展为子宫内膜癌的风险。一个 meta 分析对从 2000 年 1 月至 2006 年 10 月间发表的关于子宫内膜增生的文章进行了分析，显示这些研究，共对 61 个标志物进行了免疫组织化学分析。结果显示，与 I 型子宫内膜癌相关的许多肿瘤标志物都在子宫内膜增生中异常表达，如雌激素和孕激素受体（ER，PR）、胰岛素样生长因子 I（insulin-like growth factor-I，IGF-I）、PTEN、血管内皮生长因子（vascular endothelial growth factor，VEGF）等。

虽有许多有潜在价值的肿瘤标志物有望用于子宫内膜增生的发生发展及治疗疗效的监测，但由于大多数表达率低，特异性差，目前尚处于在实验室研究阶段，尚不能用于临床。迄今为止，还没有理想的标志物可用来预测非典型增生进展到子宫内膜癌。

（三）鉴别诊断

1. 子宫内膜息肉

子宫内膜息肉属于良性病变，多发生于生育年龄女性，具体病因不详，但与雌激素刺激子宫内膜生长相关，临床可表现为不规则出血或排卵期出血，阴道 B 超检查多表现为子宫内膜增厚或形成回声团，因此，应与子宫内膜增生鉴别。临床鉴别并不难，采用分段刮宫或宫腔镜下活检获得子宫内膜组织后行组织病理学检查可明确诊断。但应警惕两者并存的可能。有研究发现，在有子宫内膜息肉合并非典型增生或子宫内膜癌的 29 例患者中，在进一步切除子宫的标本中发现大约 2/3 的子宫内膜增生位于息肉部位，而 90% 的子宫内膜癌发生在息肉部位。因此，应重视子宫内膜息肉与子宫内膜增生及子宫内膜癌并存的可能。

2. 子宫内膜癌

子宫内膜增生作为子宫内膜癌的癌前病变，其高危因素和临床表现均相似，因此，对于有阴道不规则出血的患者，怀疑有子宫内膜增生的可能时，一定要首先除外子宫内膜癌的可能。而除外诊断以组织病理学为准。同时，子宫内膜增生尤其是非典型增生往往与子宫内膜癌并存。在 Dordevic 报道的 135 例最初诊断为子宫内膜增生的患者中，单纯性增生 49 例，复杂性增生 14 例，单纯性增生伴非典型增生 24 例，复杂性增生伴非典型增生 48 例，有非典型增生的患者 27.8% 并存子宫内膜癌，其并存子宫内膜癌的可能性显著高于无非典型增生的子宫内膜增生患者，而单纯性增生并存子宫内膜癌的可能性也显著低于复杂性增生者。因此，临床确诊非典型增生时更应该警惕并存子宫内膜癌的可能。也有文献报道，40%～50%的不典型增生患者中共同存在有子宫内膜癌。Dolanbay 等报道了在因子宫内膜增生切除子宫的患者中的子宫内膜癌的发病率，对 82 例诊刮术证实为内膜增生的患者行子宫切除术发现，39 例为子宫内膜癌（47.5%）。

三、子宫内膜增生的治疗和预后

（一）治疗方法与疗效 [11]

1. 期待疗法

子宫内膜增生患者如不伴有非典型增生，在长期的随访中，仅有不到 2% 的患者进展为子宫内膜癌。因此，有学者主张，对于不伴有非典型增生的患者，可采用期待疗法。但限于我国国内现状，许多患者不能做到严密随访，而且诊刮和宫腔镜检查仍存在取材不完全的可能，因此，对于单纯性增生和复杂性增生患者，国内临床医生多主张药物治疗。

2. 药物治疗

根据子宫内膜增生的程度、患者年龄和对生育要求的不同，应制订个体化治疗方案。

对于不伴有非典型增生的子宫内膜增生患者，对年轻患者（年龄 <40 岁）可选用孕激素进行周期性治疗，疗程 3～6 个月，从月经来潮第 5 天开始用药，每个月经周期用药 22 d；然后可再行分段刮宫或宫腔镜检查取内膜组织，评估治疗疗效；如果子宫内膜转为分泌相，对于有生育要求者，可进行促排卵治疗；对于无生育要求者，可继续严密观察。如果治疗后子宫内膜仍未逆转，仍有增生，则再继续用药 3 个月，直到子宫内膜完全转为分泌相。对于年龄较大的患者（年龄 >40 岁或围绝经女性），可采用炔诺酮（妇康片，norgestrel）治疗，持续用药 3～6 个月；围绝经期患者也可加用雄激素，以促使其子宫内膜萎缩。

对于无生育要求的年龄较大的子宫内膜增生患者，应考虑手术治疗。对于年轻有生育要求的患者，可选用大剂量孕激素治疗，疗程 3～6 个月，可选择持续用药，并再行分段刮宫或宫腔镜检查取子宫内膜组织评估治疗疗效；如果子宫内膜已经发生逆转，对有生育要求者可进行促排卵助孕治疗。但有研究显示，孕激素治疗子宫内膜增生如达到稳固疗效，持续用药不能少于 6 个月。

目前治疗子宫内膜增生可选择的药物有孕激素、LH-RH 类似物、芳香化酶抑制剂、SERM 以及含复方 18- 甲基炔诺酮类宫内节育器等。

（1）孕激素类

适用于治疗各类子宫内膜增生及高分化子宫内膜癌患者，疗效明显。研究发现，孕激素治疗后的子宫内膜腺体和间质比率降低，结构异常如背靠背和腺体融合也减轻，细胞异型性可消失，胞质改变为出现黏液分泌，并且孕激素治疗患者的耐受性良好。因此，临床上较常用孕激素治疗子宫内膜增生，不良反应包括体重增加、肝功异常及血栓类疾病。目前国内常用的有醋酸甲孕酮（medroxy progesterone acetate，MPA）、地屈孕酮（dydrogesterone）、醋酸甲地孕酮（megestrol acetate）及炔诺酮（anorethisterone）等。

1）醋酸甲孕酮（MPA）：又名安宫黄体酮，为口服用药。小剂量为每片 2 mg，可用于子宫内膜单纯性增生患者，用量为 10~12 mg/d，连用 21 d；停药后，待撤退出血第 5 天又开始第二个疗程，连用 3~6 个疗程。大剂量为 250 mg 一片，日剂量可采用 250~500 mg，多用于治疗高分化子宫内膜癌和内膜非典型增生。日本多中心研究表明，年轻女性（＜40 岁）采用 MPA 治疗，在 28 例Ⅰa 期子宫内膜癌和 17 例非典型增生患者中，给予 MPA 60 mg 并加用低剂量阿司匹林治疗，持续 26 周，在第 8 周和第 16 周进行评估，结果显示，55% 的子宫内膜癌和 82% 的非典型增生获得了病理完全缓解；在 3 年的随访中，12 例妊娠，7 例正常分娩，30 例随访的患者中 14 例复发，复发率为 47%，复发时间为 7~36 个月。

2）甲地孕酮：商品名为妇宁片，小剂量为每片 1 mg，口服用药，日剂量可用 5~8 mg，用法同 MPA。

3）地屈孕酮：商品名为达芙通，每片 10 mg，口服用药，日剂量可用 10~20 mg，用法同 MPA。

4）避孕药：妈富隆［短效口服避孕药，每片含 30 μg 炔雌醇和 150 μg 去氧孕烯（地索高诺酮）］，1 片/日，连服 21 d。停药后，待撤退出血第 5 天开始第二个疗程，优点是可长期用药。

（2）促性腺激素释放激素类似物（gonadotropin-releasing hormone analog，GnRHa）

GnRHa 能够刺激垂体产生促性腺激素［卵泡刺激素（FSH）和黄体生成素（LH）］。这些促性腺激素的主要靶器官是性腺，LH 刺激卵巢分泌雌激素，能够通过结合垂体细胞膜上的 LH/RH 受体而模拟天然 LH-RH 的功能。在与受体结合后，LH 水平初期升高，然后结合的激动剂受体复合物进入垂体细胞内，从而长期抑制 LH，进而抑制卵巢雌激素到绝经后水平，最终达到可逆转的药物去势，因此，可用来治疗子宫内膜增生患者。但此类药物长期应用有雌激素撤退症状，如闭经、潮热、阴道干燥等，因此不适用于年轻患者。国内临床上常用的有：①戈舍瑞林，3.6 mg，皮下注射，每月一次；②曲普瑞林，3.75 mg，肌注，每月一次；③亮丙瑞林，3.75 mg，肌注，每月一次。这些药物短期应用耐受性良好，不良反应较少，一般主张连用 3 针，然后评估治疗疗效。

（3）芳香化酶抑制剂（aromatase inhibitor，AI）

芳香化酶负责将雄激素转化成雌激素。在绝经前女性中，卵巢是雌激素合成的主要器官，该过程受垂体-下丘脑轴的控制。在绝经后女性中，卵巢不再有功能，雌激素的主要合成途径是通过对脂肪组织、肌肉、肝和皮肤的内源性雄激素进行芳香化酶转化而来。芳香化酶是一种细胞色素 P450 同工酶。AI 可与芳香化酶结合，抑制其活性，因此可阻断雌激素的合成，使血循环中的雌激素水平大幅度下降。AI 最早是用于乳腺癌中替代 TAM 治疗，文献报道，采用芳香化酶抑制剂替代 TAM 治疗可逆转 TAM 导致的子宫内膜增厚。

安鲁米特是在 20 世纪 80 年代获得批准的第一代 AI。但由于其选择性差、不良反应大而使用受限。新一代强力高选择性的 AI 分为两类。一类是非甾体类三唑类化合物，通过可逆性结合芳香化酶而产生竞争性抑制作用（如阿那曲唑和来曲唑），现已广泛用于治疗绝经后女性的晚期乳腺癌；另一类是甾体类雄激素底物类似物，能与酶产生不可逆作用（如依西美坦）。

阿那曲唑（anastrozole）为绝经后乳腺癌一线辅助治疗化疗药物，可能对子宫内膜有保护作用。有报道，对 1 例患有非典型增生的乳腺癌患者采用阿那曲唑治疗，其子宫内膜增生也获得缓解。

来曲唑（letrozole）主要用于治疗乳腺癌，应用前应评估子宫内膜，治疗 12 个月后行宫腔镜检查，发现其不增加内膜厚度，并可逆转 TAM 引起的内膜增厚。也有研究采用来曲唑，每天 2.5 mg，连续 3 个月治疗子宫内膜增生，但远期疗效尚在进一步观察中。

（4）选择性雌激素受体调节剂

前文中已提到第一代的 SERM、TAM 和其他三苯乙烯为基础的抗雌激素药物，而托瑞米芬还有部分雌激素激动作用，因此，成为子宫内膜增生的高危因素。但随着新一代 SERM 的开发，研究发现，新一代的 SERM 不仅没有子宫内膜的刺激作用，反而可封闭雌激素和 TAM 对子宫内膜的刺激作用。例如，雷洛昔芬（raloxifene），作为新一代的 SERM，最初主要用于乳腺癌和骨质疏松的治疗和预防，但研究显示，雷洛昔芬对子宫内膜无任何刺激作用，并因竞争受体，可封闭雌激素和 TAM 对子宫内膜的刺激作用，因此，有望用于子宫内膜增生的治疗。

第三代的 SERM 的开发和临床应用也在不断研究进展中。阿佐昔芬（arzoxifene，20 mg/d，口服）的临床前研究显示，其在子宫内膜有抗雌激素作用，可用于治疗复发性子宫内膜癌，临床反应率为 31%。拉索昔芬（lasofoxifene）最初用于防治骨质疏松，动物试验显示，其对内膜也无刺激作用。巴多昔芬（bazedoxifene）可与 17β 雌二醇竞争结合 ERα 和 ERβ，在 0.1 mg/kg 水平可治疗骨质疏松和降血脂，但并未发现能刺激子宫内膜细胞增长。但奥培米芬（ospemifene）的 I 期试验显示，其在子宫内膜组织有弱的雌激素样作用。因此，进一步开发新一代的 SERM 可能会是有前途的抗子宫内膜增生药物。

（5）左旋 18- 甲基炔诺酮宫内节育器

含有左旋 18- 甲基炔诺酮宫内节育器（levonorgestrel-releasing intrauterine system，LNG-IUS）每天释放 20 μg 的 LNG，可用于子宫内膜增生的治疗。因应用方便，患者依从性较好，与 MPA 治疗相比，在 258 例子宫内膜增生患者应用 56 ~ 108 个月的治疗随访中，LNG-IUS 效果优于口服 MPA 治疗和期待疗法。对于不伴有非典型增生的子宫内膜增生患者，在围绝经期和绝经后子宫内膜增生患者应用 LNG-IUS，随访 2 年发现，所有患者子宫内膜萎缩。而用于伴有非典型增生的子宫内膜增生患者也有长期随访（14 ~ 90 个月）的报道，8 例患者中大部分获得缓解，只有 1 例在 3 年的随访中残存局灶非典型增生。有 2 例 LNG-IUS 用于有生育要求的患者的报道，1 例采用 LNG-IUS 治疗 6 个月后，病理提示为分泌期内膜，在其后的辅助生育技术支持下成功妊娠并分娩健康婴儿。但也有报道，LNG-IUS 治疗后疾病进展，在 105 例子宫内膜增生在长期的随访中，每 3 ~ 6 个月随访一次，2 年后 90%（94/105）的患者达到内膜退化，其中 96%（90/94）的患者 1 年内内膜退化。还有报道，在不伴有非典型增生的患者中，92% 内膜退化；在伴有非典型增生的患者中 67%（6/9）内膜退化，1 例发展为子宫内膜癌。另有报道，对 1 例伴有非典型增生的不孕女性采用 LNG-IUS 治疗 6 个月，随访中 B 超发现其子宫内膜增厚，子宫内膜活检揭示进展为癌。因此，有学者不推荐 LNG-IUS 用于治疗子宫内膜非典型增生[4,12]。

此外，最近一些研究证实，LNG-IUS 对子宫内膜增生具有预防作用。Morelli 等在乳腺癌需应用三苯氧胺的患者中，应用每天释放 20 μg/d 的曼月乐环，长期随访（24 ~ 60 个月）发现，对比不用曼月乐环的患者，子宫内膜增生的相对风险为 0.13。循证医学数据库总结证实，LNG-IUS 对 TMX 治疗的乳腺癌患者的子宫内膜具有保护作用。

（6）降糖药

在多囊卵巢综合征患者中胰岛素耐受可能对发生内膜非典型增生起一定作用，二甲双胍（metformin）是最常用的 II 型糖尿病的口服降糖药，对于孕激素耐受的患者，可考虑应用二甲双胍治疗。有报道显示，2 例非典型增生伴发多囊卵巢综合征患者对大剂量孕激素治疗无反应，患者均为肥胖、胰岛素耐受患者，采用二甲双胍和口服避孕药治疗3个月后，子宫内膜诊刮提示为增生期子宫内膜。一项系统回顾研究证实，二甲双胍有助于降低子宫内膜增生及子宫内膜癌的发生率[13-14]。

3. 手术治疗

鉴于子宫内膜非典型增生的癌变倾向，临床医师多主张对伴有非典型增生的子宫内膜增生患者行子宫切除术，对不伴有非典型增生的患者可行孕激素等药物治疗。但研究发现，药物治疗后，仍有30%的复发率，而且有12%～53%的患者对孕激素无效。对于这些患者，如无生育要求，则可行手术治疗。手术治疗包括子宫内膜去除术和子宫切除术[15]。

（1）子宫内膜去除术（endometrial ablation，EA）

EA适用于无生育要求的女性，当药物治疗无效时，切除或用物理治疗方法去除子宫内膜功能层和基底层可达到治疗子宫内膜病变的目的。子宫内膜去除术适用于不伴有非典型增生、无生育要求且药物治疗无效或不能耐受药物治疗的子宫内膜增生患者，手术之前应排除子宫内膜癌的可能。

文献记载，早在18世纪30年代，德国就有医师实施过子宫内膜去除术，用于治疗月经过多。但直到20世纪后期宫腔镜技术发展后，子宫内膜去除术才引起关注。20世纪80年代，第一代子宫内膜去除技术开始应用于临床，包括经子宫颈切除内膜（transcervical resection of the endometrium，TCRE）、Nd: YAG激光和滚球电凝术。这些技术往往需要较高的宫腔镜操作技巧。进入20世纪90年代后，冷冻、微波、射频等物理技术逐渐成熟，第二代子宫内膜去除术开始应用于临床，包括热球子宫内膜去除术、内膜激光子宫腔内热治疗仪（endometrial laser intrauterine thermal therapy，ELITT）、3-D双极内膜去除术、内膜汽化、光动力内膜去除、微波内膜去除、冷冻内膜去除以及射频内膜去除术（radiofrequency endometrial ablation，RFEA）。第二代内膜去除技术的优势在于：易于操作，不需全麻，不用膨宫，手术并发症少。此类技术已得到长足的发展，其中比较先进且目前在国外广泛应用的是双极Novasure内膜治疗系统。

1）Novasure内膜治疗系统：是三维三角形的内膜去除器，功能为500 kHz，虽然临床应用时间不长，长期疗效不详，但研究显示，其短期及中期疗效均较好，治疗后1年闭经率在44%～56%，5年在58%～75%，子宫全切率低于5%，是目前较有效的第二代子宫内膜去除技术。

2）热球子宫内膜去除术（thermal balloon endometrial ablation，TBEA）：是第二代的内膜去除术[16]，最早见于1994年的报道。TBEA是微创非宫腔镜技术，其治疗原理是：通过加热的介质膨胀放入子宫腔的球囊，使之与子宫内膜接触，结合热及压力的作用使子宫内膜组织凝固、坏死、剥脱、纤维化，从而破坏子宫内膜和部分肌层，达到内膜去除的效果。TBEA适用于无生育要求的女性。早期的热球子宫内膜去除术主要用于治疗月经过多，有效率达83%。目前热球子宫内膜去除术用于临床也仅有10多年的经验，适合非器质性病变导致的月经量过多的治疗，并发症发生率仅为4%，且多为轻微的腹部绞痛和麻醉相关的恶心、呕吐等胃肠道反应。目前我国尚未开发自主品牌的热球治疗仪，常采用国外进口产品。国外的热球治疗仪品牌常见的有水球（ThermaChoice，87℃；Cavaterm，78℃；Menotreat，85℃）和采用甘油为介质的油球（Thermablate，173℃）。进行热球子宫内膜去除术治疗前，应通过组织病理学检查除外子宫内膜的恶性病变、生殖道畸形、瘢痕子宫、感染及黏膜下子宫肌瘤或息肉，这些均为手术禁忌证。

热球子宫内膜去除术用于治疗子宫内膜增生的报道较少，多主张对于孕激素治疗无效或治疗后复发的不伴有非典型增生的子宫内膜增生患者采用。Jarvela 对 34 例子宫内膜增生患者进行了治疗，17 例采用热球治疗仪治疗，17 例应用孕激素治疗。结果显示，4 例经热球治疗仪治疗后患者在术后 6～12 个月仍有子宫内膜增生存在，而采用孕激素治疗有患者 6 例仍有子宫内膜增生存在，说明热球子宫内膜去除术治疗效果等同于传统的孕激素治疗。然而，有个案报道了 1 例女性因不能耐受子宫全切术而采用热球子宫内膜去除术治疗复杂性增生伴非典增生，其后一般情况纠正后行全子宫切除术，病理检查未见增生及癌。

（2）全子宫切除术

目前除对有生育要求的患者，对于合并非典型增生的子宫内膜增生患者，国内学者多主张进行积极的手术治疗。即使对于有生育要求的患者，在采用药物治疗之前，也应慎重评估。有文献报道，对 1 例 36 岁有非典型增生的未生育女性采用醋酸甲地孕酮治疗，每天 160 mg，连续治疗 6 个月，结果治疗失败且疾病进展，在患者经历了 18 个月的辅助生育治疗后，腹腔镜检查发现其存在中分化子宫内膜癌并有子宫腔外转移。因此，对于伴有非典型增生的复杂性增生患者，应慎重选择药物治疗，并应严密随访。

此外，以上所述的药物治疗，尤其是甾体类药物，可导致明显的体重增加和液体潴留，很多患者难以接受；并且在体内高雌激素状态无缓解的情况下，子宫内膜增生存在一定的复发率，且伴有非典型增生的患者对比不合并非典型增生的患者的复发率更高。因此，在无生育要求的患者中，对于伴有非典型增生或孕激素治疗后复发的患者、围绝经期和绝经后患者，或不能耐受激素治疗的不良反应的患者，可采用子宫全切术。全子宫切除术是公认的治疗年龄大的子宫内膜增生患者的最为有效的方法。

（二）预后

子宫内膜增生虽然具有一定的癌变倾向，属于癌前病变，但仍是可治愈的。研究发现，80% 的 I 型子宫内膜癌与子宫内膜增生明确相关，存在非典型细胞决定其肿瘤源性。

对子宫内膜增生患者不予治疗其进展为子宫内膜癌的概率各家报道不一。单纯性增生是最常见的子宫内膜增生类型，文献报道进展为子宫内膜癌的风险很低，大约为 1%。复杂性增生通常为灶状，如不伴有非典型增生，进展为子宫内膜癌的风险仅为 3%。鉴于以上所述的子宫内膜增生的病理诊断的一致性问题，也有部分学者主张将子宫内膜增生简单地分为良性的子宫内膜增生（包括无非典型增生的子宫内膜增生）和子宫内膜上皮内瘤变（EIN）（包括有非典型增生的子宫内膜增生）。研究发现，诊断为 EIN 的患者其子宫内膜癌的风险为诊断良性子宫内膜增生的 45 倍，进一步提示非典型增生为最重要的影响预后的因素。这一结论在众多的研究中也得到了证实。

Kurman 对子宫内膜增生并未予治疗的患者进行的长期观察发现，不伴有非典型增生的子宫内膜增生患者随访超过 15 年时 1%～2% 的患者进展为癌，大约 80% 自行退化；在不伴有非典型增生的患者中，即使为复杂性增生，随访 13 年，83% 逆转，只有 3% 进展为癌；但伴有子宫细胞异型性的子宫内膜增生患者 23% 会进展为癌；单纯性增生合并非典型增生患者 8% 进展为癌，复杂性增生伴有非典型增生 29% 进展为癌。因此，有学者主张，子宫内膜增生不伴有非典型增生的病变不列为癌前病变，而仅将伴有非典型增生的病变列为癌前病变。

在 Edris 的研究中，在 3 401 名有异常子宫出血患者中，在 22 例有非典型增生（17 例复杂性增生，5 例单纯性增生）患者中，12 例采用了宫腔镜治疗，6 例进行了子宫全切，其余 16 例随访 1.5～12 年，中位时间是 5 年，1 例失访，1 例妊娠，2 例死于其他癌，1 例在随访 10.5 年后因绝经后出血发现进展为子宫内膜癌，11 例闭经。研究表明，子宫内膜增生患者预后良好，多数患者可自然转归；如果合并有非典型增生，则恶变率增加，应引起重视。

（王建六　王　悦）

参考文献

[1] Lacey J V, Jr, Chia V M, Rush B B, et al. Incidence rates of endometrial hyperplasia, endometrial cancer and hysterectomy from 1980 to 2003 within a large prepaid health plan. 2012, 131 (8): 1921-1929.

[2] Yuk J S. The incidence rates of endometrial hyperplasia and endometrial cancer: a four-year population-based study. Peerj, 2016, 4 (Suppl): e2374.

[3] Navaratnarajah R, Pillay O C, Hardiman P. Polycystic ovary syndrome and endometrial cancer// Seminars in reproductive medicine. Semin Reprod Med, 2008: (1) 62-71.

[4] Dominick S, Hickey M, Chin J, et al. Levonorgestrel intrauterine system for endometrial protection in women with breast cancer on adjuvant tamoxifen. Cochrane Database of Systematic Reviews, 2015 (4).

[5] Zaino R, Matias-Guiu X, Carinelli S G, et al. Tumours of the uterine corpus: epithelial tumours and precursors// Kurman R J, Carcangiu M L, Herrington C S, et al. WHO classification of tumor of female reproductive organs. 4th ed. Lyon: IARC press, 2014: 125-135.

[6] Allison K H, Reed S D, Voigt L F, et al. Diagnosis endometrial hyperplasia: why is it so difficult to agree? Am J Surg Pathol, 2008, 32 (5): 691-698.

[7] Odeh M, Vainerovsky I, Grinin V, et al. Three-dimensional endometrial volume and 3-dimensional power Doppler analysis in predicting endometrial carcinoma and hyperplasia. Gynecol Oncol, 2007, 106 (2): 348-353.

[8] Sherman M E, Ronnett B M, Ioffe O B, et al. Reproducibility of biopsy diagnoses of endometrial hyperplasia: evidence supporting a simplified classification. International Journal of Gynecological Pathology Official Journal of the International Society of Gynecological Pathologists, 2008, 27 (3): 318-325.

[9] 回允中. 子宫内膜上皮内肿瘤形成的病理学诊断. 中华病理学杂志, 2008, 37 (4): 228-230.

[10] Obeidat B, Mohtaseb A, Matalka I. The diagnosis of endometrial hyperplasia on curettage: how reliable is it? Archives of Gynecology & Obstetrics, 2009, 279 (4): 489.

[11] Armstrong A J, Hurd W W, Elguero S, et al. Diagnosis and management of endometrial hyperplasia. Journal of Minimally Invasive Gynecology, 2012, 19 (5): 562-571.

[12] Haimovich S, Checa M A, Mancebo G, et al. Treatment of endometrial hyperplasia without atypia in peri- and post menopausal women with a levonorgestrel intrauterine device. Menopause-the Journal of the North American Menopause Society, 2008, 15 (5): 1002.

[13] Shen Z Q, Zhu H T, Lin J F. Reverse of progestin-resistant atypical endometrial hyperplasia by metformin and oral contraceptives. Obs Gyn, 2008, 112 (2 Pt 2): 465-467.

[14] Clement N S, Oliver T R W, Shiwani H, et al. Metformin for endometrial hyperplasia: a Cochrane protocol. Bmj Open, 2016, 6 (8): e013385.

[15] Sanderson P A, Critchley H O D, Williams A R W, et al. New concepts for an old problem. The diagnosis of endometrial hyperplasia, 2017, 23 (2): 232-254.

[16] Bongers M Y. Second-generation endometrial ablation treatment: Novasure. Bailli & Egrave Re S Best Practice & Research in Clinical Obstetrics & Gynaecology, 2007, 21 (6): 989-994.

第53章 子宫内膜癌概述

子宫内膜癌（carcinoma of the endometrium）是原发于子宫内膜的上皮性恶性肿瘤，由于原发于子宫体部，故也称子宫体癌（carcinoma of the corpus uteri），为女性生殖器官常见的恶性肿瘤。在经济发达国家，其发病率在妇科恶性肿瘤中排首位；在我国，近年来其发病率也明显上升。子宫内膜癌的发生可自生殖年龄到绝经后，发病高峰年龄为50～69岁。与其他妇科恶性肿瘤相比，大多数子宫内膜癌的病程相对较缓慢，临床症状出现较早，容易早期发现。在确诊时多数病例的病灶尚局限在子宫内，因而治疗效果较好，预后较佳。这些是子宫内膜癌的有利因素。但仍有一些不利的因素，如某些特殊的组织学类型的恶性程度很高，容易较早扩散到子宫以外，子宫内膜癌所表现的症状并无特异性，某些诊断手段如细胞学等其诊断价值不高。这些不利因素是部分患者预后差的重要原因。因此，只有深入了解子宫内膜癌的发生、发展、病理及临床等特点，才能做到正确及时的诊断与合理的治疗，从而提高子宫内膜癌的治愈率。

第一节 子宫内膜癌的流行病学及病因学

一、发病情况

在发达国家，子宫内膜癌较高发，每年有16.8万例新病例，居女性恶性肿瘤的第4位。发达国家的子宫内膜癌发病率（14.7/10万）是发展中国家（5.5/10万）的2.7倍，死亡率（2.3/10万）比发展中国家（1.5/10万）高53%。

我国每年大约有7.3万例子宫内膜癌新病例，约1.7万人死于子宫内膜癌。子宫内膜癌在我国恶性肿瘤中排第6位，发病率（8.6/10万）高于全球和发展中国家平均水平，低于发达国家水平。子宫内膜癌在我国恶性肿瘤死因中排第12位，死亡率（1.9/10万）明显低于发达国家，高于发展中国家，与全球平均水平相近。见本书第4章表4-2。

我国子宫内膜癌发病率近年有上升表现，以东部经济发达地区为明显，其发病情况与卵巢癌、宫颈癌相似；在西部经济欠发达地区，其发病相对较少。我国地域辽阔，人口众多，目前尚未见有确切的全国性发病资料。

二、危险因素

尽管子宫内膜癌的确切发病机制尚未明确，但根据流行病学资料分析与下述因素有一定关系。

1. 年龄

子宫内膜癌以往多认为是老年女性的疾病，高峰发病年龄是50～69岁，40岁以下患者较为少见。在医科院肿瘤医院1958—1986年收治的572例子宫内膜癌患者中，50～59岁年龄组占 45%，60 ~ 69 岁组占 24.5%，40 岁以下占 8.3%[1]。年轻子宫内膜癌患者常有明显月经不调及不孕史。

2. 月经因素

子宫内膜癌患者常有月经来潮早、绝经晚的历史。有资料显示，月经初潮超过16岁者，风险降低 50%。患者中 52 岁以后绝经者较 49 岁以前绝经者多 4 倍。无排卵月经或月经周期过长患本病的风险增加。

3. 妊娠和生育

从流行病学调查来看，不育是子宫内膜癌的高危因素。随着分娩次数增多，风险下降[2]。

4. 肥胖

肥胖是发生子宫内膜癌的重要危险因素[3]。体重 ≥ 90 kg 与 < 60 kg 的女性相比，其发生子宫内膜癌的相对危险为 17.1。子宫内膜癌患者多数系较肥胖者，约有 80% 超过正常平均体重的 10%。若体重超过正常体重的 15%，则患子宫内膜癌的危险增加 3 倍，特别是在早年肥胖更是一个危险因素。肥胖是内分泌不平衡的表现，机体中有大量的脂肪可增加雌激素的储存，并可在相当长的时间内逐渐将雌激素释放出来。脂肪还有利于雄激素芳香化，使雄烯二酮转化为雌酮而增加血内雌激素的含量。此外，肥胖者血中性激素结合蛋白质的浓度较低，这些均可导致子宫内膜增生甚至癌变。

5. 一些相关疾患

女性糖尿病患者患子宫内膜癌的危险增加 2.8 倍，高血压增加 1.8 倍。糖尿病、高血压多见于肥胖者。糖尿病、高血压、肥胖等可能是由于长期垂体功能异常所致。因此，有人认为，遗传性垂体功能异常是子宫内膜癌的重要病因。

卵巢疾患，如卵巢性索间质瘤、多囊卵巢综合征及非典型子宫内膜增生都与雌激素过高有关，它们与子宫内膜癌的发生关系密切。

此外，还有一些散在的报道认为，关节炎、甲状旁腺功能亢进症及胆囊疾病等，可能与子宫内膜癌相关，但均不能肯定其确切的关系。

6. 外源性雌激素

外源性雌激素是指服用的雌激素类药物。美国在 1950 — 1970 年间，子宫内膜癌发病率稳定于 23.2/10 万水平；但在 1975 年时发现，子宫内膜癌的发病率为 33.2/10 万，增加了 43%。追踪其原因在于：美国女性服用雌激素治疗更年期综合征，而未服用孕激素；此后对雌激素使用加强控制，并加用孕酮，至 1985 年，美国子宫内膜癌的发病率又降低为 23.4/10 万[4]。

7. 长期服用他莫昔芬（tamoxifen，TAM）

TAM 是一种合成的非类固醇类抗雌激素制剂，现已被广泛应用于乳腺癌患者的辅助治疗。在应用 TAM 后发生子宫内膜癌的危险更高，特别是持续用药者。

8. 放射线

盆腔放疗后发生子宫内膜癌早有报道，Storm 综合文献显示其发病率为 0.27%；医科院肿瘤医院报道，宫颈癌放疗后子宫内膜癌的发病率为 0.19%，认为可能与子宫腔的低剂量区内残存的子宫内膜细胞基因改变有关[5]。

9. 遗传倾向[6]

特别是遗传性非息肉病性结直肠癌综合征（hereditary nonpolyposis colorectal cancer，HNPCC）患者患子宫内膜癌的概率占所有子宫内膜癌的 < 5%。现已证实，在错配修复基因 MLH1、MSH2、MSH6 和 PMS2 中，HNPCC 患者最起码存在一个基因的突变。一般认为，

HNPCC 是患结直肠癌的风险，重要的是，患有 HNPCC 的女性子宫内膜癌的终身累积发病风险等于或大于患结直肠癌的风险，为 40%～60%。在 HNPCC 相关的子宫内膜癌患者中，似乎子宫下段受累率高。

10. 其他

经济条件较好、社会阶层高及受教育较高的人群发生子宫内膜癌的危险较高。

第二节 子宫内膜癌的病理特征和扩散转移途径

一、病理特征

(一)大体形态

大部分患者可有程度不同的子宫增大，可为饱满子宫到 8～12 周妊娠大小子宫或更大，少数老年女性患者的子宫大小可正常，甚至比正常略小。子宫表面可光滑或结节不平。子宫内膜癌的生长方式一般有两种，如下所述。

1. 弥漫型

癌组织累及大部分子宫内膜，常呈息肉样充满子宫腔，受累内膜显著增厚，色灰白，质脆，易出血、坏死，组织脱落形成溃疡，并可向肌层及颈管浸润。晚期可浸透浆膜层并累及盆腔邻近器官。

2. 局限型

癌组织局限于子宫腔内某一部分，肿瘤呈菜花状或结节样，子宫腔内尚有内膜组织可见，早期癌灶局限于内膜层，癌变可向肌层及宫外组织发展。

(二)镜下表现

子宫内膜癌的病理类型有普通腺癌、棘腺癌、腺鳞癌、透明细胞癌、乳头状腺癌、浆液性乳头状腺癌、黏液性腺癌及鳞癌，如下所述。

1. 腺癌

为子宫内膜癌的最主要的病理类型，腺体明显增多，形态大小不一，排列不规则，由单层或复层细胞组成，可有共壁现象。癌细胞呈柱状、方形或多角形，核大小不一，染色深，核分裂象多见。细胞分化程度可有高、中、低之分。间质明显减少，其间有少量淋巴细胞浸润，常可见出血和坏死。此类内膜癌恶性程度低，预后好。

2. 腺棘癌

腺棘癌组织中可见鳞状上皮成分或其团块，鳞状上皮可能来自细胞化生，无恶性表现，此类内膜癌恶性程度低，预后好。

3. 腺鳞癌

腺鳞癌有腺癌及鳞癌两种恶性成分，腺癌和鳞癌可相邻排列，也可混合在一起，此类内膜癌恶性程度较高，预后较差。

4. 透明细胞癌

癌细胞可呈多边形、平顶、针状或扁平状，以乳头状、管状或囊状排列成实体团块，胞质透明，PAS 染色可见红染阳性颗粒。此类内膜癌恶性程度高，预后差。

5. 乳头状腺癌

乳头状腺癌呈细头状突起，癌细胞较规则，呈柱形，复层少，有人把此型归为普通腺癌，也有学者认为其较腺癌恶性程度高。

6．浆液性乳头状腺癌

乳头粗大，被覆不规则的复层浆液性细胞，核分裂象多，核仁大，类似卵巢浆液性乳头状腺癌；易向肌层浸润，并可较早发生盆腔、腹腔和远处转移，恶性度高，预后差。

7．黏液性腺癌

此类内膜癌以胞质内含有黏液的腺癌细胞为主，预后较好。

8．鳞癌

罕见，应仔细检查以除外来自子宫颈的病变。

（三）组织分级

子宫内膜癌按其结构及细胞分化程度分为三级，即 G1、G2 和 G3。

按肿瘤的结构特征分级：

G1 高分化腺癌 非鳞状或非桑葚实体状生长形态＜5%。

G2 中分化腺癌 非鳞状或非桑葚实体状生长形态在 6%～50% 间。

G3 低分化腺癌 非鳞状或非桑葚实体状生长形态在 50% 以上。

按细胞核的异型性程度分级：

G1 细胞核长圆形，染色质及核仁变化轻微，偶尔可见核分裂象。

G2 细胞核的异型性程度介于 G1 和 G3 之间。

G3 细胞核圆形，不规则增大，核仁明显，嗜酸性，核分裂象多见。

对此病理分级 1988 年又做了补充说明：①当腺癌 G1、G2 有明显核异型性、与上述分级标准不相适应时，应升高一级；上述 G1、G2 的癌细胞呈低分化表现时，应升为 G2、G3；②对浆液性腺癌、透明细胞腺癌、鳞癌以核分化程度为主要依据；③对伴有鳞状上皮分化的腺癌，以腺体成分进行分级。

二、扩散与转移

子宫内膜癌可通过直接蔓延、淋巴和血行转移及种植方式侵犯邻近组织及器官或转移至远处器官。

（一）直接蔓延

沿子宫内膜直接蔓延至颈管、附件、阴道及邻近器官。

（二）淋巴转移

子宫内膜癌淋巴转移主要有下述引流途径。

（1）子宫底部→阔韧带上部→输卵管、卵巢→腹主动脉旁淋巴结。

（2）子宫中、下段→髂内、外淋巴结→髂总淋巴结→主动脉旁淋巴结。

（3）子宫后壁→子宫骶韧带→骶前淋巴结。

（4）子宫角部→子宫圆韧带→腹股沟淋巴结。

由于子宫肌层淋巴管丰富，互相交汇，可同时出现多方向淋巴转移。

（三）血行转移

可转移至肺、肝、脾、脑、骨等处。

（四）种植转移

手术中盆腔和腹腔冲洗液内发现的癌细胞通常被认为是癌细胞经由输卵管种植于盆腔、腹腔所致。有些阴道残端的转移灶，也被认为是癌细胞脱落、种植的结果（图 53-1）。

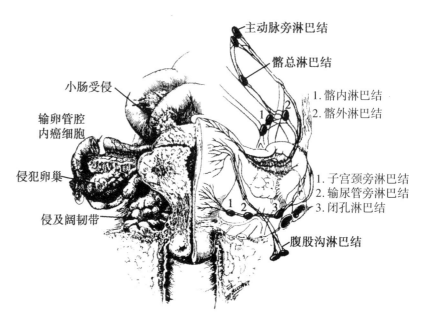

主动脉旁淋巴结

髂总淋巴结

小肠受侵

1. 髂内淋巴结
2. 髂外淋巴结

输卵管腔
内癌细胞

侵犯卵巢

1. 子宫颈旁淋巴结
2. 输尿管旁淋巴结
3. 闭孔淋巴结

侵及阔韧带

腹股沟淋巴结

图 53-1　子宫内膜癌的扩散与转移

第三节　子宫内膜癌的临床表现及诊断

一、临床表现

（一）阴道出血

阴道出血是子宫内膜癌的最主要症状，出血量一般不多，呈不规则性。绝经前可表现为经期延长或经间期出血。

（二）阴道分泌物增多

约 1/3 的患者阴道排液增多，可为血性或脓样，并可有臭味。

（三）腹部肿块

当子宫增大超出盆腔或腹腔有较大转移灶时，患者可自行触及腹部包块。

（四）疼痛

一般并不严重，局限于下腹及腰骶部，严重疼痛则是由肿瘤晚期压迫神经所致，可为腰、腹及下肢疼痛，并可伴有下肢水肿。

（五）大小便障碍

为肿瘤压迫或刺激膀胱、直肠所致，可表现为尿频、排尿不畅、肛门坠胀不适、大便性状改变等。

（六）其他症状

晚期患者可出现肺、肝、骨等处转移的症状，出血多者可出现贫血症状，少数患者可因子宫腔或子宫旁感染严重而以发热等为主要表现。

（七）体征

体检可发现许多患者是肥胖者。腹部和盆腔检查通常并无明显的子宫增大或只有轻度到中度的子宫增大。绝经后患者子宫大小往往与生育年龄女性的子宫大小相同，而不是变小或萎缩。由于肿瘤的增大，子宫可明显增大。子宫在盆腔内粘连固定多发生在晚期或以往有盆腔炎病史的患者。

二、诊断

子宫内膜癌的诊断需要对患者的病史、临床检查和病理检查进行全面的综合分析，采取正确检查方法，以免漏诊或误诊。

（一）病史

对于有上述症状，特别是对于具有高危因素的人群，应仔细进行有关检查。子宫内膜癌的高危因素包括：①初潮早；②绝经晚；③长期月经不调；④未婚或婚后不育；⑤肥胖；⑥雌激素替代治疗；⑦长期服用三苯氧胺；⑧有盆腔放疗史；⑨有肿瘤家族史。

（二）辅助检查

1. 临床检查

应仔细进行妇科三合诊检查，注意子宫不大者也有发生子宫内膜癌的可能。

2. 细胞学检查

子宫内膜细胞与子宫颈上皮细胞不同，除经期外，平时不易脱落；一旦脱落，往往发生退化、变形、溶解等一系列变化而难以辨认。因此，子宫内膜脱落细胞的细胞学检查的准确率较低。为提高阳性率，已对取材工具和方法做了许多改进，如子宫腔吸片、子宫内膜刷、子宫腔喷水收集等，但这些均不够简便实用。因此，子宫内膜脱落细胞的细胞学检查结果也只具有辅助及参考价值，最后诊断仍需取内膜行组织病理学检查。

3. 组织病理学检查

对疑有子宫内膜癌者应行组织病理学检查来确诊。组织病理学检查取材方法包括内膜活检、分段取内膜及全面刮宫，其中以分段取内膜最为常用。分段取内膜首先应估计子宫颈阴道部的长短，然后刮取颈管内膜，最后再取子宫内膜。这样可以避免子宫内膜污染颈管造成颈管组织病理检查假阳性。只有当各项检查均未能确诊而临床仍怀疑癌时，才考虑进行全面刮宫。

4. 宫腔镜检查

宫腔镜检查是直视下观察子宫腔病变的方法，检查时可对可疑内膜组织直接取活体样本送病理检查以确定病变性质，可以提高诊断准确率及避免颈管假阳性。但并不是所有子宫内膜癌患者的诊断均需采用宫腔镜检查，子宫腔肿瘤较大时做此检查易于出血，且检查时膨宫剂的使用有可能促使癌细胞进入盆腔或发生远处转移。

5. 影像学检查

目前最常用的检查有 B 超、CT 及磁共振成像（MRI）检查，可根据内膜厚度及内膜线的检查情况协助诊断。影像学检查均能提供盆腔和腹腔淋巴结的有价值的信息，对确定病变范围及制订治疗方案有帮助。CT 通过口服和静脉注射造影剂可以显示子宫内膜癌的范围，如果发现肌层浸润，往往预示着 1/3～1/2 的子宫肌层受累。当子宫颈受累增粗、直径大于 3.5 cm 且子宫颈基质内有非均匀性的低密度区时，CT 可发现子宫颈的病变。子宫旁或盆壁受侵时，前者 CT 表现为输尿管周围的脂肪缺失，后者为软组织肿块与盆壁之间的脂肪厚度 <3 mm。淋巴结受侵的标准为淋巴结短径 >1 cm。MRI 在评估子宫内膜癌的浸润范围尤其是子宫肌层浸润深度方面，是公认的最准确的影像学检查。动态增强 MRI 是检测子宫肌层受累的最理想方法，准确率达 85%～93%。正电子发射计算机断层显像（PET-CT）也可用于子宫内膜癌，PET-CT 检测区域淋巴结转移的敏感性 50%～100%，特异性为 87%～100%，准确性为 78%～100%。PET-CT 可以检测到 >5 mm 的转移淋巴结。

第四节　子宫内膜癌的分期

子宫内膜癌的分期始于 1950 年，国际妇产科联盟（FIGO）于 1971 年规定了临床分期法（表 53-1）。

表 53-1　FIGO 1971 年子宫内膜癌分期

分期	病变
I	病变局限于子宫体
Ⅰa	子宫腔深度≤8 cm
Ⅰb	子宫腔深度＞8 cm
Ⅱ	病变累及子宫体及子宫颈，但无子宫外扩散
Ⅲ	病变扩散于子宫体外，但限于盆腔内（阴道壁、子宫旁组织可能受累，但未累及膀胱、直肠）
Ⅳ	病变累及膀胱或直肠，或有盆腔以外的扩散

此分期的缺点是：①不能真实反映病变累及的范围，Ⅰ期包括的病例太多；②难以对预后进行预期，很多影响预后的有关因素，如子宫肌层浸润的深度、淋巴结有无转移、腹腔冲洗液细胞学检查结果、有无子宫以外的转移癌灶等都不能说明，这些均需在手术后组织病理学检查证实后才能确定，然而，对预后来说这些因素又极为重要。为解决以上问题，FIGO 于 1988 年 10 月推出了子宫内膜癌手术 - 病理分期（表 53-2 和图 53-2）。

表 53-2　FIGO 1988 年子宫内膜癌手术 - 病理分期

分期	病变
I	Ⅰa（G1、G2、G3）病变局限于子宫内膜
	Ⅰb（G1、G2、G3）子宫肌层受累≤1/2
	Ⅰc（G1、G2、G3）子宫肌层受累＞1/2
Ⅱ	Ⅱa（G1、G2、G3）子宫颈内膜腺体受累
	Ⅱb（G1、G2、G3）子宫颈间质受累
Ⅲ	Ⅲa（G1、G2、G3）病变累及子宫浆膜层或（和）附件或（和）腹腔细胞学阳性
	Ⅲb（G1、G2、G3）阴道转移
	Ⅲc（G1、G2、G3）盆腔淋巴结和（或）腹主动脉旁淋巴转移
Ⅳ	Ⅳa（G1、G2、G3）病变侵犯膀胱或（和）直肠
	Ⅳb（G1、G2、G3）肿瘤远处转移（包括腹腔内或 / 和腹股沟淋巴结转移）

自手术分期应用后，仅有少数子宫内膜癌患者当其首次治疗若为放疗或化疗时，仍可使用临床分期，但应注明为 1971 年 FIGO 分期。

子宫内膜癌国际抗癌联盟（UICC）建议的治疗前 TNM 分期及其与 FIGO 临床分期的比较见表 53-3。

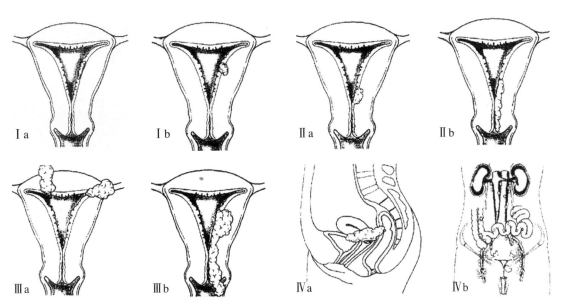

图 53-2　FIGO 1988 年手术分期

表 53-3　FIGO 分期与 UICC 的 TNM 分期对照

FIGO 临床分期	TNM		
	T	N	M
0	T_{is}	N_0	M_0
Ⅰa	T_{1a}	N_0	M_0
Ⅰb	T_{1b}	N_0	M_0
Ⅱ	T_2	N_0	M_0
Ⅲ	T_3	N_0	M_0
	T_3、T_2、T_1	N_1	M_0
Ⅳa	T_4	N_0, N_1	M_0
Ⅳb	T、N 无关	N_0, N_1	M_1

UICC 建议的手术后 TNM 分期及其与 FIGO 临床分期的比较：

PTNM：代表手术后病理检查结果的确定 TNM 分类。

PT：术后病理检查结果确定的原发病灶累及范围。

G：组织病理学分化程度为术后标本 G1、G2、G3（同前述）。

PN：术后淋巴结转移状况

PM：远处转移状态；PM 分类标准按 M 分类标准而定，故 FIGO 手术 - 病理分期均可用 PTNM 系统分类来表示。

2009 年，国际妇产科协会（FIGO）分期系统再次进行修订（表 53-4）。肌层浸润＜1/2，原先属于 Ⅰb 期，现在属于 Ⅰa 期。肌层浸润＞1/2 属于 Ⅰb 期。子宫颈管腺体受侵不再影响分期，只有子宫颈间质浸润的患者为 Ⅱ 期。腹水细胞学阳性不影响分期。子宫旁受侵属于

Ⅲb 期。Ⅲc 期又细分为Ⅲc1 期和Ⅲc2 期，其中盆腔淋巴结阳性为Ⅲc1 期，腹主动脉旁淋巴结阳性为Ⅲc2 期。

表 53-4　FIGO 2009 年子宫内膜癌手术 - 病理分期

分期	病变
Ⅰ ☆	肿瘤局限于子宫体
Ⅰa	肿瘤浸润深度≤1/2 肌层
Ⅰb	肿瘤浸润深度＞1/2 肌层
Ⅱ ☆ *	肿瘤侵犯子宫颈间质，但无子宫体外蔓延
Ⅲ ☆△	肿瘤局部和（或）区域扩散
Ⅲa	肿瘤累及子宫浆膜层或（和）附件
Ⅲb	肿瘤累及阴道和（或）子宫旁
Ⅲc	盆腔淋巴结和（或）腹主动脉旁淋巴结转移
Ⅲc1	盆腔淋巴结转移
Ⅲc2	腹主动脉旁淋巴结转移
Ⅳ ☆	肿瘤累及膀胱和（或）直肠黏膜，和（或）远处转移
Ⅳa	（G1、G2、G3）肿瘤累及膀胱或（和）直肠黏膜
Ⅳb	（G1、G2、G3）肿瘤远处转移（包括腹腔内或 / 和腹股沟淋巴结转移）

☆包括 G1、G2、G3 任一种

* 仅有子宫颈黏膜腺体受累应为Ⅰ期

△腹水细胞学检查阳性单独报告，但不改变分期

第五节　子宫内膜癌的治疗

一、子宫内膜癌的治疗模式回顾

20 世纪初期，镭放疗应用于临床。Kelly 在 1916 年报道了有关采用镭放疗子宫内膜癌的大量病例资料，但仍认为手术是治疗子宫内膜癌的方法中最重要的部分。1923 年，Mahle 等指出，对分化很差的癌瘤采用镭放疗的疗效并不比早期手术好，并认为先用镭放疗再做子宫切除术是治疗子宫内膜癌的最佳方案。这些早期报道均未跳出"放疗对子宫颈，手术对子宫体"早年治疗的思路。20 世纪 40 年代后，Heyman 子宫腔填充法将子宫体癌的放疗也提高到根治疗法的行列。此后治疗进入了放疗和手术联合治疗的时期[7]。长期以来，子宫内膜癌的手术治疗是以全子宫双侧附件切除术为基本式式的，这一方面是由于子宫内膜癌患者多系老年肥胖女性，另一方面是由于长期以来子宫内膜癌都被认为是一恶性程度不高的癌瘤，淋巴转移少。然而随着对子宫内膜癌认识的深入，概念有所变化。子宫内膜癌淋巴转移并不少见，而且相当一部分恶性程度颇高，早期即可出现盆腔及盆外转移。20 世纪 50 年代后，宫颈癌根治手术技术较为成熟了，也被运用到子宫内膜癌的手术治疗中，随着手术经验的累积，发现子宫内膜癌的临床分期有明显的缺点，于是有了 FIGO 1988 年手术分期的出现。子宫内膜癌的治疗模式随着有了重大的改变，见表 53-5 至 53-7。

表 53-5　几个国家治疗子宫内膜癌的治疗模式（1976—1978）

国家	手术 （%）	手术 + 放疗 （%）	放疗 + 手术 （%）	放疗 （%）	化疗 + 手术或放疗 （%）
加拿大	24.44	39.26	24.49	8.93	2.88
芬兰	2.02	9.68	63.29	24.10	0.9
法国	3.13	15.87	52.64	27.16	1.2
瑞典	0.88	21.82	47.97	29.07	0.27
美国	23.16	28.30	35.33	11.58	0.98

表 53-6　几个国家治疗子宫内膜癌的治疗模式（1982—1986）

国家	手术 （%）	手术 + 放疗 （%）	放疗 + 手术 （%）	放疗 （%）	化疗 + 手术或放疗 （%）
加拿大	25.83	56.76	9.97	5.36	1.1
芬兰	3.75	21.16	59.39	15.17	0.68
法国	13.3	33.73	35.56	16.47	0.92
瑞典	3.69	27.20	51.28	17.22	0.62
美国	34.63	37.55	18.09	9.47	1.08

表 53-7　几个国家治疗子宫内膜癌的治疗模式（1990—1992）

国家	手术 （%）	手术 + 放疗 （%）	放疗 + 手术 （%）	放疗 （%）	化疗 + 手术或放疗 （%）
加拿大	26.22	52.98	10.79	3.22	1.11
芬兰	5.69	43.93	36.69	1.81	10.83
法国	10.56	36.07	39.59	7.92	5.28
瑞典	2.16	36.55	45.24	9.96	3.68
美国	51.36	33.90	2.63	3.66	6.95

　　表 53-8 显示了 20 世纪 90 年代子宫内膜癌的治疗情况，结合表 53-5 至 53-7 可以看出，在此时期，化疗没有明显的治疗地位，子宫内膜癌的化疗的推广应当说是 20 世纪之后的事情。

表 53-8　20 世纪 90 年代子宫内膜癌的治疗模式（妇科恶性肿瘤治疗结果国际年报，23 卷、24 卷，1998、2001）

治疗方法	1990—1992		1993—1995	
	病例数	%	病例数	%
手术	1 595	22.1	1 706	28.1
放疗	654	9.1	495	8.1
放疗 + 手术	639	8.8	495	8.1
手术 + 放疗	3 666	50.8	2 895	47.6
手术 + 化疗	178	2.5	324	5.4
辅加激素	425	5.9	61	1.0
其他	57	0.8	102	1.7
总计	7 214	100.0	6 078	100.0

　　综上所述可以看出，子宫内膜癌的治疗模式的大致变化过程。本书专有几章对手术、放疗、化疗分别予以介绍，本章不再赘述，只对各种治疗模式的注意点、存在的问题和争论点加以简单介绍。

二、子宫内膜癌的手术治疗

（一）手术问题

　　手术是治疗是子宫内膜癌的主要手段 [4,8]，全子宫双侧附件切除术是手术的基本术式。由于肿瘤位于子宫腔内，在手术探查、操作中肿瘤细胞易于脱落、转移；而且手术后阴道转移、盆外转移也颇为常见，故一直强调"无瘤术"，如开腹前先将子宫口 8 字缝合，探查前将子宫旁钳夹等无瘤术操作，本书第 14 章中已多次强调过 [9-10]。

（二）手术分期

　　手术治疗有过度手术之虑，特别是早期对子宫内膜癌进行淋巴结清扫术。实际上早期病病变分化好，肌层侵犯不深，淋巴转移率并不高，见表 53-9 至 53-12。

表 53-9　淋巴结转移与肌层侵犯（妇科恶性肿瘤治疗结果国际年报，23 卷，1998）

肌层侵犯	P⁻A⁻（%）	P⁺A⁻（%）	P⁻A⁺（%）	P⁺A⁺（%）
0	98.5	0.66	0.50	0.33
<50%	96.83	2.27	0.38	0.53
>50%	79.83	13.33	1.87	4.98

P：盆腔淋巴结；A：主动脉旁淋巴结

表 53-10　淋巴结转移与肌层侵犯（妇科恶性肿瘤治疗结果国际年报，24 卷，2001）

肌层侵犯	P⁻A⁻（%）	P⁺A⁻（%）	P⁻A⁺（%）	P⁺A⁺（%）
0	93.06	5.36	0.20	1.39
<50%	89.89	7.04	0.88	2.20
>50%	78.45	14.37	2.32	4.87

P：盆腔淋巴结；A：主动脉旁淋巴结

表 53-11 G1 与淋巴结转移与肌层侵犯（妇科恶性肿瘤治疗结果国际年报，24 卷，2001）

肌层侵犯	P⁻A⁻（%）	P⁺A⁻（%）	P⁻A⁺（%）	P⁺A⁺（%）
0	94.72	3.42	0.31	1.55
<50%	90.14	7.44	0.80	1.61
>50%	88.38	7.88	1.66	2.07

表 53-12 G2 与淋巴结转移与肌层侵犯（妇科恶性肿瘤治疗结果国际年报，24 卷，2001）

肌层侵犯	P⁻A⁻（%）	P⁺A⁻（%）	P⁻A⁺（%）	P⁺A⁺（%）
0	88.46	9.62	—	1.92
<50%	92.47	4.94	0.71	1.88
>50%	80.37	13.71	2.18	3.74

P：盆腔淋巴结；A：主动脉旁淋巴结

而且，尽管主动脉旁淋巴区是另一条子宫内膜癌直接转移途径，但毕竟也是少数。子宫内膜癌仍以盆腔淋巴转移为主。为避免过度手术，术前评估细胞分化，MRI 评估肌层受累、淋巴转移，以及手中仔细探查、切开子宫了解肌层受累，术中冰冻切片检查，对于避免过度手术帮助很大[11-12]。

（三）对淋巴结的处理

对淋巴结的处理有三种方式，即淋巴结活检、淋巴结取样（选择性淋巴结切除术）和系统的淋巴结切除术（清扫术）。关于淋巴结切除术，作者将其总称为"淋巴"切除，因为切除包括淋巴结及周围组织（如淋巴管），癌细胞转移主要是通过淋巴管进入淋巴结的，因此，忽略其他组织是说不通的。显然若只强调淋巴结切除术，易引起误解。当前手术通用的作法为全子宫（或次广泛性）双侧附件切除术 + 腹膜后淋巴结切除术。有两点需引起注意，一为对子宫旁组织的处理，另一为对主动脉旁淋巴组织的处理。

子宫肌层厚，肿瘤穿过肌层"缓慢"，主要是通过淋巴管转移至淋巴结，不处理子宫旁淋巴有欠合理。

作者了解的情况是，我们所做的主动脉旁淋巴结手术多系活检及取样，系统清扫并不多；作者也并不提倡广泛开展，因为位于大血管周围的淋巴结的手术风险较大，并发症发生率高；有学者主张切至肾动脉水平[13]；但是要注意，如果肠道周围的淋巴系统被破坏，则术后会有大量的淋巴液流出，甚至表现为淋巴瘘，常以乳糜状引流液为特征，其中含有大量水、电解质及蛋白质等，使患者水电解质失衡，蛋白质大量丢失，是临床颇难处理的问题；而且应处理的主动脉旁的淋巴结不少于 20 个，术后仍需放疗补充治疗。目前的放疗技术，如适形调强放疗治疗主动脉旁区，剂量可达 60 Gy，已远超以往的延伸野，长度也可达到 T10；因此，主动脉旁淋巴结活检或淋巴结取样 +/- 适形调强放疗倒是一种值得推广的方法。

（四）晚期子宫内膜癌的"减瘤术"

晚期子宫内膜癌的"减瘤术"也引起了关注，当然是参考晚期卵巢癌的治疗而来的，但还不能与卵巢癌的"减瘤术"同日而语。因为两种癌瘤的生物学行为、转移方式、对化疗的反应不同。目前没有可信的资料可以说明其价值。理论上说，当病变局限于盆腔时，可以考虑根治性放疗，放疗结束后争取行筋膜外子宫和双侧附件切除术。若病变有潜在转移（如盆腔多组淋巴结转移、髂总淋巴结转移）或存在盆外转移，则再加化疗。

（五）其他

如保留卵巢问题[14]，也有争论，需结合具体情况考虑。

三、子宫内膜癌的放疗

（一）腔内放疗

子宫内膜癌的腔内放疗在镭疗早期即已开始，但采用的是宫颈癌治疗的原则和放疗容器，疗效并不好。子宫内膜癌的放疗的地位应该说是由 Heyman 子宫腔填充法所确立的（图52-3）。但该方法有一定技术难度，国内很少采用[15]。腔内后装放疗开始后，虽也有填充方法[16]，但一直难以推广，计算机控制的后装机用于临床之后很快就用于治疗子宫内膜癌了。

但子宫内膜癌腔内放疗是有缺点的，有一定的盲目性，不易得到合理的剂量分布。像 Heyman 方法，将子宫腔内填满放射源，填充可使宫壁变薄，增加肌壁受量，很难得到合理的满意剂量分布。虽然也有一些容器（如 Y 型）可使用，但也有具体技术问题。

医科院肿瘤医院孙建衡等在总结以往子宫内膜癌腔内放疗基础上提出用两个点作为剂量参照点来评估子宫内膜癌腔内放疗剂量分布的合理性：一个点为 F 点，位于子宫腔源的顶端，旁开子宫中轴 2 cm，代表肿瘤受量；另一个点即宫颈癌放疗中的 A 点，位于子宫旁三角区内，代表子宫旁正常组织的受量（图52-4）；临床实施过程中该方法简单易行，从两个点所受剂量的大小可以推断出剂量是否合理。

在临床使用中既简单又提高了疗效[1,15]。

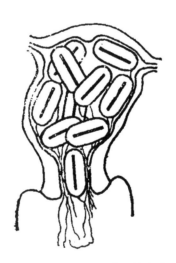

图 53-3　Heyman 子宫腔填充法

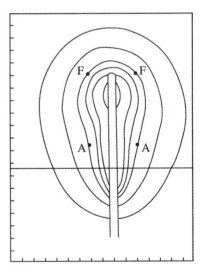

图 53-4　F 点、A 点位置图

（二）体外照射

子宫内膜癌的放疗，除早期可行单纯腔内放疗外，均需腔内与体外照射配合治疗。腔内放疗主要针对子宫体肿瘤原发灶，体外照射用于弥补腔内放疗的不足，主要针对盆腔及主动脉旁淋巴区。体外照射方式有全盆、盆腔四野（全盆中央铅挡）、延伸野、适形调强放疗等。治疗方案如下所述。

1. 高剂量率后装治疗

（1）I 期：A 点总剂量 40~45 Gy，F 点总剂量 45~50 Gy，腔内放疗每周一次，6~8 次完成治疗。

（2）Ⅱ～Ⅲ期：A点及F点总剂量均为45～50 Gy，腔内放疗每周一次，6～8次完成。

2．中剂量率后装治疗

（1）Ⅰ期：A点总剂量45～50 Gy，F点总剂量50～55 Gy，腔内放疗每周一次，7～8次完成治疗。

（2）Ⅱ～Ⅲ期：A点及F点总剂量均为55～60 Gy，腔内放疗6～8次完成。

上述方案的体外照射均为四野垂直（盆腔中央铅挡3 cm）的方式给予，子宫旁给予45～50 Gy，6周左右时间完成。体外与腔内放疗同期进行，腔内放疗当日不行体外照射。若采用全盆照射方式，则依全盆腔剂量大小适当减少腔内剂量。

（三）放疗疗效

根据《妇科恶性肿瘤治疗国际年报》24卷的统计，子宫内膜癌单纯放疗的5年生存率为45.3%，分析此放疗结果时，应了解采用单纯放疗治疗的病例是一些不适于手术者，即年老、体弱、伴有严重合并症或病情期较晚的病例。国内外也均有单纯放疗疗效不错的报道[16-17]。值得注意的是，俄罗斯^{252}Cf中子治疗子宫内膜癌Ⅰ～Ⅲ期的5年生存率达到了78%[16]。

（四）放疗与手术综合治疗

在手术分期出现前，放疗与手术综合治疗是子宫内膜癌治疗的主要方法，（见表53-5至53-8）。根据放疗与手术时间的不同可分为：术前及术后放疗两种方式。

1．术前放疗

（1）优点：①可使癌瘤缩小，为手术创造条件；②使癌细胞失去活力，减少术中扩散；③减少术后阴道穹复发；④缩小或根治区域淋巴结转移灶。

（2）缺点：①放疗后再手术有可能影响手术-病理分期；②在术前选用放疗缺乏手术-病理检查准确依据，存在一定的盲目性，可能扩大了放疗的范围；③放疗后尚有一些难以避免的近期和远期并发症；④放疗后血管闭塞、纤维化还将影响化疗的疗效。

一般认为术前腔内放疗的并发症低于盆腔外照射，其阴道复发率也低于后者，加之体外照射常使子宫全切手术时间推迟或有一些延误，故除个别晚期患者外，多选用术前腔内照射。

2．术后放疗

术后放疗的目的是补充手术治疗的不足和预防复发，对于有深肌层浸润、子宫颈受累、低分化或未分化癌及子宫外转移（淋巴结、阴道、子宫颈旁组织、双侧附件等）的患者，一般术后应辅以放疗。

术后放疗的优点为：①先进行手术探查及病理分期可准确地判断癌瘤扩散的范围，有利于选择对患者最适宜的术后放射或其他辅助治疗；②对放疗的必要性及其治疗剂量做出正确的估计，减少盲目性；③避免了术前放疗导致的组织纤维化、缺血对进行手术时所增加的损伤风险。

医科院肿瘤医院的一组研究显示，子宫内膜癌各种治疗方式的3年及5年生存率及复发、转移和并发症如表53-13和53-14所示[18-19]。

表 53-13　子宫内膜癌的不同治疗方式的生存率比较

组别	3 年生存率（%）		5 年生存率（%）	
	Ⅰ期	Ⅱ期	Ⅰ期	Ⅱ期
手术组	95.2	91.7	83.1	82.0
术前腔内全量放疗组	100.0	97.2	96.5	90.9
术前腔内非全量放疗组	93.1	68.6	84.8	51.4
单纯放疗组	83.3	78.6	62.5	62.7
总计	95.3	88.4	86.9	79.5

表 53-14　子宫内膜癌的不同治疗方式的复发、转移和并发症发生率比较

组别	复发（%）		转移（%）	总体（%）	并发症（%）	
	阴道	盆腔		复发＋转移	直肠	膀胱
手术组	6.2	3.7	9.9	19.8	0	0
术前腔内全量放疗组	1.6	0	6.5	8.1	3.2	3.2
术前腔内非全量放疗组	11.1	0	11.1	22.2	2.8	0
单纯放疗组	11.5	3.8	19.2	34.6	0	3.8

四、子宫内膜癌的化疗

前文已提到，子宫内膜癌的化疗是 20 世纪正式开始用于临床的，21 世纪普及很快，应用广泛。本书第 58 章介绍子宫内膜癌的化疗问题，此处仅介绍原则。

1. 子宫内膜癌的单纯化疗还不是一种独立的根治治疗方法，就目前而言，两种或两种以上药物的联合用药是主要方式。

2. 化疗目前是子宫内膜癌综合治疗的重要组成部分，可术前、术后、放疗前、放疗后进行及同步进行放化疗。

3. 一般而言，放疗对有盆外转移、潜在盆外转移子宫内膜癌患者或一些预后不良性的子宫内膜癌（如内膜浆液性乳头状癌等）患者必不可缺少。而对早期、分化好的子宫内膜癌，术后化疗的价值尚难以客观评估，尽管不少文献报道或 meta 分析肯定了其价值。

4. 一些疗法，如分子靶向治疗，尚属临床试验阶段，不应作为一线治疗药物。

5. 化疗反应较重，不同药物不良反应不同；对细胞周期作用点也用不同，联合化疗的药物配伍要重视，不能滥用。化疗也有其适应证。

6. 子宫内膜癌的孕激素治疗[20]主要适用于一些晚期患者，适用于 ER、PR 阳性者；治疗后患者可有明显的症状改善。

第六节　子宫内膜癌的预后及其影响因素

一、预后

对大多数子宫内膜腺癌而言，因其病程发展缓慢，病变能较长时间局限于子宫内，只要

治疗方案合理，可有良好预后。从表 53-15 可见，从 20 世纪 60 年代后的 30 余年间，其生存率呈逐年上升趋势，表 53-15 统计数字来自国际年报。

表 53-15　子宫内膜癌的 5 年生存率（妇科恶性肿瘤治疗结果国际年报）

国际年报卷别	年代	病例数	5 年生存率（%）
16	1962—1968	14 506	63.0
17	1969—1972	10 720	65.4
18	1973—1975	11 501	66.6
19	1976—1978	13 581	67.7
20	1979—1981	14 906	65.1
21	1982—1986	19 420	69.7
22	1987—1989	13 040	72.7
23	1990—1992	7 350	73.4
24	1993—1995	6 260	76.5

由前文所述，子宫内膜癌易于做到早期诊断、早期治疗。以往接受治疗的病例 70% 以上其病变尚在 I 期范围，晚期病例（III 期、IV 期）所占比例不足 15%。

二、预后影响因素

（一）年龄

患者年龄是影响子宫内膜癌预后的显著因素。一般认为年龄较轻者预后好于年长者。

（二）期别

病变期别直接与预后有关，与预后的关系反映在 5 年生存率上，见表 53-16。每期的亚期别之间的生存率差异在 5%～10% 的范围内。

表 53-16　子宫内膜癌期别与 5 年生存率的关系（妇科恶性肿瘤治疗结果国际年报，24～24 卷）

期别	1976—1978	1987—1989	1990—1992		1993—1995	
	临床分期	手术＋临床分期	临床分期	手术分期	临床分期	手术分期
I	75.1%	86%	69.3%	87.0%	53.8%	87.4%
II	57.8%	66%	48.4%	71.9%	41.4%	76.3%
III	30.0%	44%	31.1%	50.8%	23.1%	—
IV	10.6%	16%	12.9%	8.8%	12%	—

（三）病理类型与分级

病理类型与分级是影响子宫内膜癌预后的重要因素，已是国内外学者的共识。一般认为，浆液性乳头状腺癌、腺鳞癌、透明细胞癌、未分化腺癌的 5 年生存率低于腺癌和腺棘癌。高危病理类型虽然为数仅占 10% 左右，但其生物学行为险恶，浸润、转移性强，易于发生盆腔及盆外转移。据多数学者报道，随着癌瘤级别的增高，深肌层受累百分率增高，在 G1、G2 及 G3 病变间有显著性差异；淋巴结转移阳性率也与病理类型与分级有关，见表 53-17 和 53-18。

表 53-17　子宫内膜癌病理类型与 5 年生存率的关系

病理类型	例数	5 年生存率（%）
内膜腺癌	192	87.5
腺癌	501	79.8
乳头状腺癌	34	67.6
腺鳞癌	49	53.1
透明细胞癌	43	44.2

表 53-18　子宫内膜癌组织分级与盆腔及腹主动脉旁淋巴结转移的关系

组织分级	例数	盆腔淋巴结阳性		腹主动脉旁淋巴结阳性		总阳性率（%）
		例数	阳性率（%）	例数	阳性率（%）	
G1	180	5	3	3	2	4
G2	288	25	9	14	5	13.5
G3	153	28	18	17	11	29.4

（四）肌层侵犯深度

肌层浸润深度一直被认为是癌肿恶性度的指标。多数作者报道，随着肌层受浸深度的增加，生存率从 80% 下降到 60%。但也有作者认为，肌层浸润深度不如浸润的癌肿距子宫肌壁浆膜层的距离重要。浸入肌层的癌肿距子宫浆膜层 <5 mm 其 5 年生存率为 65%，>10 mm 为 95%。表 53-19 表示肌层受累与 5 年生存率的关系，可见肌层受累越深生存率越低。

表 53-19　子宫内膜癌肌层受累程度与 5 年生存率的关系

期别	肌层受累<1/3		肌层受累 1/3 ~ 1/2		肌层受累>1/2	
	病例数	5 年生存率（%）	病例数	5 年生存率（%）	病例数	5 年生存率（%）
I	3 224	82.4	974	78.0	1 144	66.8
II	344	73.8	176	69.9	290	50.3
III	93	63.4	54	44.4	187	23.9
IV	17	11.8	10	0	71	21.1
I ~ IV	3 678	80.8	1 214	74.7	1 692	57.25

手术前接受放疗的患者由于放射后的改变，手术时难以精确测定肌层受侵的状况。治疗前的影像学检查可以评估肌层是否受累，但目前 FIGO 不把影像学检查看做是分期手段。

（五）有无淋巴结转移

腹膜后淋巴结转移直接与预后有关，在子宫内膜癌手术分期中可明显看出。

（六）腹水及腹腔冲洗液细胞学检查情况

腹水及腹腔冲洗液细胞学阳性者多见于组织分级为 G3、有附件转移或淋巴结转移阳性病例。GOG 报道，在 697 例行细胞学检查病例中，86 例阳性，其中 25 例有肿瘤复发，占 29%；在 611 例细胞学检查阴性病例中，只有 10.5% 有肿瘤复发；而且细胞学阳性者常伴远处转移（68%）。腹水及腹腔冲洗液细胞学检查的阳性率与病理分级及肌层受累深度也有关系。在 Milosevic 回顾的 I 期患者中，G1、G2、G3 的腹水细胞学阳性率分别为 5.5%、

12.1% 和 18.9%，浅肌层与深肌层受侵腹水细胞学阳性率分别为 7.6% 与 17%。腹水及腹腔冲洗液细胞学阴性患者的 5 年生存率为 81.4%，阳性患者为 49.8%。但对腹水及腹腔冲洗液细胞学检查的意义仍有争议。

（七）脉管间隙浸润

脉管间隙浸润（vascular space involvement）与淋巴转移、肌层侵犯及病理分级均有关。文献报道，在 I 期子宫内膜癌中，约 15% 有脉管区受累。Hanson 等报道，肌层内 1/3 受累，脉管间隙受累约为 5%，肌层外 1/3 受累时则上升为 10%。在病理分级中，G1 脉管受累发生率仅为 2%，而 G3 则为 42%。在 Abeler 报道的 1974 例子宫内膜癌病例中，无脉管间隙浸润的 5 年生存率达 83.5%，而有脉管浸润的 5 年生存率降至 64.5%。淋巴血管浸润见于 15% 的子宫内膜癌患者。GOG 研究显示，淋巴血管浸润患者的盆腔淋巴结转移率为 27%，或者增加 4 倍；腹主动脉旁淋巴结的转移率为 19%，或者增加 6 倍；这解释了更频繁的复发，包括阴道残端复发和预后差。

（八）子宫腔深度与子宫大小

1971 年的临床分期中，以子宫腔深度 8 cm 为界，将临床 I 期分为 I a 期和 I b 期两个亚期。孙建衡等报道了一组放疗结果，子宫腔>8 cm 的 I b 期患者的 5 年生存率低于 II 期中子宫腔<8 cm 的患者（37.5% 对 51.4%）。在 II ～ III 期的患者中，子宫腔>8 cm 者 72.2% 5 年内死亡，而子宫腔≤8 cm 者 5 年生存率为 81.5%。当子宫大小超过 10 孕周时，仅 11.1% 的患者生存 5 年以上。

（九）子宫腔内肿瘤大小

Schink 曾报道，肿瘤>2 cm 时，淋巴转移率为 15%；而<2 cm 时，淋巴转移率为 4%。当肿瘤累及全子宫腔时，淋巴转移率高达 35%。肿瘤≤2 cm 时，5 年生存率达 98%，肿瘤>2 cm 时，5 年生存率为 84%，累及全子宫腔则仅为 64%。

（十）子宫下段受侵

GOG 研究显示，根据手术病理扩散模式，当肿瘤源于子宫下段或峡部受侵时，盆腔淋巴结转移率由 8% 升至 16%，腹主动脉旁淋巴结转移率由 4% 升至 14%。这个结果显示，HNPCC 相关子宫内膜癌的子宫下段受侵率较高。

（十一）雌激素受体（ER）与孕激素受体（PR）状态

通常认为，ER、PR 阳性者预后好于阴性者；受体阳性者在分化好的腺癌中比例高，肿瘤侵袭性较低，而且对激素治疗反应好。ER、PR 测定目前已是子宫内膜癌的常规检查项目，可作为选择治疗方案及判断预后的指标。

（十二）DNA 倍体

以流式细胞仪测定肿瘤组织内 DNA 倍体已成为判断子宫内膜癌预后的指标，根据测定的异倍体数量可以估计肿瘤的恶性程度高低。Friberg 对 88 例 I ～ II 期子宫内膜癌的新鲜组织的研究表明，二倍体肿瘤的 5 年生存率达 92%，异倍体肿瘤则仅为 36%。在组织分级为 G3 者中，异倍体占 86%。

（十三）分子预后因素

分子生物学工具在子宫内膜癌中的应用为深入了解子宫内膜癌的发病机制提供了依据，并可能促使子宫内膜癌早期发现，以及新的治疗策略的发展。肿瘤抑制基因 p53 基因的高表达与期别晚和预后差的关系已被广泛认同。HER-2 过表达也与期别晚和预后差相关。PTEN 基因突变与期别早、非转移和预后好相关。文献显示，好的预后与子宫内膜癌的微卫星不稳定性相关。随着我们对子宫内膜癌的分子生物学认识的深入，子宫内膜癌的危险因素分层将来有可能是基于分子水平而不是基于病理因素。

（十四）治疗方法

对子宫内膜癌患者的治疗必须区别对待，应在对癌变的扩散范围进行的准确评估和对患者全身状况的全面评估的基础上制订治疗方案。目前治疗方法选择是：早期给予手术或手术与放疗配合治疗，晚期患者则是合理的综合治疗（包括手术、放射、化疗、激素治疗及全身支持疗法等）。对于有预后不良因素的高危患者，特别应重视术后辅助治疗的选择，使患者获得充分的合理的治疗。对于老年及有严重内科疾患（心血管疾患、糖尿病或肝肾功能不良等）的患者，则应对其全身状况、能否承受放疗、放射方式及剂量、化疗药物选择等做全面考虑，制订出适合的个体化治疗方案，以获得最佳疗效。如果对有子宫外扩散或有其他预后不良因素的患者未能给予相应的重视，则将导致治疗不充分或治疗不当，均将影响预后。

综上所述，子宫内膜癌患者的诸多预后有关因素是相互联系和相互影响的，但概括来说，可分为与患者自身状况（年龄、免疫状况、有无合并症等）、癌肿生物学行为（病理类型、组织分级、分期、淋巴转移、肌层浸润等）及治疗是否充分和适当三个方面。在肿瘤生物学、恶性程度与患者免疫状况相互关系和作用中，组织分级、肌层浸润深度及淋巴转移状况被认为是对预后有重要影响的因素。

（盛修贵　李大鹏）

参考文献

[1] 孙建衡, 周春晓, 耿毅. 子宫内膜癌//董志伟, 谷铣之. 临床肿瘤学. 北京: 人民卫生出版社, 2002: 1217-1233.

[2] Zwahlen D R, Ruben J D, Jones P, et al. Effect og intensity modulated pelvic radiotherapy on second cancer risk in the postoperative treatment of endometrial and cervical cancer. Int J Radiat Oncol Biol Phys, 2009, 74 (2): 539-545.

[3] 张春瑶. 北京市150例宫内膜癌的病例对照研究. 中华流行病学杂志, 1989, 10 (3): 235.

[4] Gusberg S B. The rise and fall od endometrial cancer. Gynecol Oncol, 1989, 35 (1): 124-125.

[5] 盛修贵, 孙建衡, 周春晓. 宫颈癌放射治疗后发生子宫内膜癌的临床观察. 中华妇产科杂志, 1998, 33 (9): 553-555.

[6] 王建六. 子宫内膜癌. 北京: 北京大学医学出版社, 2010: 7-11.

[7] 翁仲颖. 子宫内膜癌的治疗. 上海医学, 1979(2): 29-31.

[8] Javert C T, Douglas R G. Treatment of endometrial adenocarcinoma: a study of 381 cases at the New York Hospital-a preliminary report. Am J Roentgenol Radium Ther Nucl Med. 1956, 75 (3): 508-514.

[9] 孙建衡. 妇科恶性肿瘤继续教育教程. 北京: 中国协和医科大学出版社, 2007: 271-290.

[10] 孙建衡. 妇科恶性肿瘤诊治纲要. 北京: 北京大学医学出版社, 2008: 77.

[11] George C. Lewis, Brian Bundy M A. Surgery for endometrial cancer. Cancer, 1981, 48 (2 suppl): 568-574.

[12] Creasma W T, Morrow C P, Bundy L, et al. The Surgical pathologic spread pattern of endometrial cancer-a Gynecologic Oncology Group Study. Cancer, 1987, 60 (8 suppl): 2035.

[13] Rodriguez-Wallberg K A, Oktay K. Options on fertility preservation in female cancer patients. Cancer treatmet Reviews, 2012, 38 (5): 354-361.

[14] Alay I, Turan T, Ureyen I, et al. Lymphadenectomy should be performed up to the renal vein in patients with intermediate-high risk endometrial Cancer. Pathol Oncol Res, 2015, 21 (3): 803-810.

[15] 孙建衡, 李爱苓, 张洵, 等. 子宫内膜癌单纯放射治疗回顾性分析. 中华肿瘤学杂志, 1991, 13 (5): 375-377.

[16] 孙建衡. 妇科恶性肿瘤的近距离放射治疗. 第2版. 北京: 中国协和医科大学出版社, 2015: 13-14.

[17] 孔为民, 孙建衡. 59例子宫内膜癌单纯放射治疗. 中华放射肿瘤学杂志, 2000, 9 (3): 184-186.

[18] 孙建衡, 盛修贵, 周春晓. Ⅰ期、Ⅱ期子宫内膜癌治疗方法评价. 中华妇产科杂志, 1997, 32 (10): 601-604.

[19] 孙建衡, 盛修贵, 周春晓. 不同方法对Ⅰ期、Ⅱ期子宫内膜癌治疗后复发、转移及并发症的影响. 中华妇产科杂志, 2000, 35 (5): 270-273.

[20] Markman M. Hormonal therapy of endometrial cancer. Eur J Cancer, 2005, 41 (5): 673-5.

推荐阅读文献

[1] Aoki Y, Kase H, Watanabe M. Stage III endometrial cancer: analysis of prognostic factors and failure patterns after adjuvant chemotherapy. Gynecol Oncol, 2001, 83 (1): 1.

[2] Barbara A G, Goodman A, Howard G M, et a1. Surgical stage Ⅳ endometrial carcinoma: a study of 47 cases. Gynecol Oncol, 1994, 52 (2): 237.

[3] Fujimura H, Kikkawa F. Adjuvant chemotherapy including cisplatin in endometrial carcinoma. Gynecol Obstet Invest, 2000, 50 (2): 127.

[4] Heyman J, Renterwall O, Bemner S, et al. The Radiumhemmet experience with radiotherapy in cancer of the corpus of the uterus. Acta Radiol, 1941(22): 18.

[5] Hirai M, Hirono M, Oosaki T. Adjuvant chemotherapy in stage I uterine endometrial carcinoma. Int J Gynaecol Obstet, 2002, 78 (1): 37.

[6] Jereczek-Fossa B A, Badzio A, Jessem J. Factors determining acute nomal tissue reactions during postoperation radiotherapy in endometrial cancer: analysis of 317 consecutive. Radiother Oncol, 2003, 68 (1): 33-39.

[7] Kelly H A. Radium therapy in cancer of the uterus. Transactions American Gynecological Society, 1916(41): 532.

[8] Lincoln S, Blessing J A, Lee R B. Activity of paclitaxel as second-line chemotherapy in endometrial carcinoma-a Gynecologic Oncology Group study. Gynecol Oncol, 2003, 88 (3): 277.

[9] Lin K Y, Miller D S, Bailey A A, et al. Ovarian involvement in endometrioid adenocarcinoma of uterus. Gynecologic Oncology, 2015, 138 (3): 532.

[10] Mahle A E. The morphological histology of adenocarcinoma of the body of uterus in relations to longevity. Surg Gynecol Obstet, 1923(36): 385.

[11] Malviy V K, Dppe G, Mulone JM, et al. Reliability of frozen section examination in identifying poor prognostic indicators in stage I endometrial adenocarcinoma. Gynecol Onco1, 1989, 34 (3): 299.

[12] Matthew P B, Edgard L, Yordan J R. Prognostic factor and long term survival in endometrial adenocarcinoma with Cervical involvement. Gynecol Oncol, 1993, 51 (3): 316.

[13] Nag S, Erickson B, Parikh S, at al. The American Brachytherapy society recommendations for high-dose-rate brachytherapy for carcinoma of the endometrium. Int J Radiat Oncol Biol Phys, 2000, 48 (3): 779.

[14] Noumoff J S, Menzin A, Mikuta J, et al. The ability to evaluate prognostic variables on frozen section in hysterectomy performed for endometrial carcinoma. Gynecol Oncol, 1991, 42 (3): 202.

[15] Ono I, Kuwae C, Kaneko M, et al. Intra-arterial infusion chemotherapy for advanced endometrial cancer before surgical treatment. Gan To Kagaku Ryoho, 1998, 25 (9): 1318.

[16] Onsrud M, Strickert I, Marthinsen A B. Late reactions after operative high-dose-rate intravaginal brachytherapy for endometrial cancer: a comparison for standardized and individualized target volumes. Int J Radiat Oncol Biol Phys, 2001, 49 (3): 749.

[17] Santin A D, Bellone S, O'Brien T J, et al. Current treatment options for endometrial cancer. Expert Rev Anticancer Ther, 2004, 4 (4): 679-89.

[18] Santin A D, Parham G P. Routine lymph node dissection in the treatment of early stage cancer: are we doing the right thing? Gynecol Oncol, 1998, 68 (1): 1-3.

[19] Sobotkowski J, Zielinska M, Grzelak M, at al. Preoperative high-dose brachytherapy in cancer of endometrial carcinoma-preliminary assessment of outcomes and safety. Med Wieku Rozwoj, 2004, 8 (2 pt 1): 309.

[20] Trope C, kristensen G B, Abeler U M. Clear cell and papillary serous cancer treatment options. Best Pract Res Clin Obstet Gynecol, 2001, 15 (3): 433-446.

[21] Tamm M N, LuisS, Lorraine P, at al. Long-term results of high-dosre rate brachytherapy in the primary treatment and medically inoperable stage I-II endometrioma. Int J Radiat Oncol Biol Phys, 2005, 63 (4): 1108.

[22] 白萍, 程敏, 李淑敏, 等. 子宫内膜癌淋巴取样术的临床意义. 中国肿瘤临床, 2007, 34(2): 467.

[23] 曹泽毅, 李振英, 张秀辉. 年轻女性子宫内膜癌. 中华妇产科杂志, 1990, 25 (2): 73.

[24] 高永良, 石一复. 妇科恶性肿瘤. 杭州: 浙江科学技术出版社, 1985: 42 - 47.

[25] 高永良, 于爱军, 陈鲁, 等. 盆腔淋巴结清扫术用于子宫内膜癌的探讨. 中华妇产科杂志, 2000, 35 (5): 264-266.

[26] 连丽娟. 林巧稚妇科肿瘤学. 第3版. 北京: 人民卫生出版社, 2000: 373-379.

[27] 孟祥芝, 程其辉, 郗彦凤, 等. 子宫内膜癌不同治疗方法比较. 中华妇产科杂志, 2001, 36 (3): 153-155.

[28] 孙建衡. 妇科恶性肿瘤的放射治疗学. 北京: 中国协和医科大学出版社, 2002: 176-196.

[29] 孙建衡. 妇科恶性肿瘤的近距离放射治疗. 北京: 中国协和医科大学出版社, 2005: 32-33.

[30] 孙建衡. 后装放射治疗. 北京: 北京科学技术出版社, 1993: 66-73.

[31] 孙晓光 石素胜 盛修贵, 等. 子宫乳头状浆液性癌与子宫内膜乳头状腺癌生物学行为的临床分析. 中华妇产科杂志, 1996, 31 (1): 8-12.

[32] 张惜阴. 临床妇科肿瘤学. 上海: 上海医科大学出版社, 1993: 126.

[33] 周春晓, 孙建衡. 早期子宫内膜癌盆腹腔淋巴切除的临床意义. 中华妇产科杂志, 1998, 33 (8): 510-512.

第*54*章　糖代谢与子宫内膜癌

　　超重或肥胖对于许多慢性疾病，如心血管疾病、糖尿病以及多种类型的癌症（包括食管腺癌、结肠癌、肾癌、绝经后乳腺癌和子宫内膜癌等），都是一种高危因素，这一结论已被人们广泛接受。已证实，肥胖与子宫内膜癌的发生和发展有着极为密切的关系，BMI 指数每增加 5 个单位，患子宫内膜癌的风险增加 50%~60%。据估计，至少 30%~34% 的子宫内膜癌是超重和肥胖引起的 [1]。随着世界范围内肥胖人数越来越多，许多国家子宫内膜癌的年龄标准发病率也越来越高，尤其是在绝经后女性中。这些增加的发病率可能至少有一部分是肥胖因素引起的。最近几年，美国的肥胖发病率持续增加，导致子宫内膜癌成为发病率最高的妇科恶性肿瘤。早期流行病学研究没有区分子宫内膜癌的组织学类型，因此大多数可用的信息显示，与肥胖危险因素关系密切的子宫内膜癌主要见于大多数高分化的子宫内膜癌。目前对不常见的低分化子宫内膜癌的危险因素还不甚了解，临床上此类子宫内膜癌的发生与雌激素关系不大，因此被称之为"非雌激素依赖"型。最近的前瞻性研究数据显示，肥胖不仅促进子宫内膜样癌的发生，一定程度上也促进更具侵袭性的非子宫内膜腺癌的发生。

　　肥胖与子宫内膜癌死亡率的关系极为紧密，能明显增加子宫内膜癌患者的病死率。虽然对女性体型与子宫内膜癌生存率之间的关系的评估数据还有争议，但大多数子宫内膜癌患者的死亡不是由于癌症本身而是由于其他原因所致。在美国，对 1973 年至 1988 年间发生的子宫内膜癌患者进行的 20 年随访发现，死于子宫内膜癌的患者占 19%，死于心血管疾病的患者占 36%，死于其他恶性疾病的患者占 20%，死于其他原因的患者占 26%。但是，在过去的几年间，死于子宫内膜癌的女性所占比例发生了很大变化，在诊断为子宫内膜癌后的 5 年内死亡的患者占 50%，5~10 年死亡的患者占 13%，超过 10 年的仅占 2%。正如以上提到的，肥胖与高分化肿瘤的关系最为密切。与高分化肿瘤患者相比，低分化肿瘤患者的体重多在正常范围之内，他们极有可能死于其他疾病，而且死亡经常发生在明确诊断后的最初几年。因此，由于肥胖伴有子宫内膜癌的肿瘤的侵袭性较弱，短期研究可能观察不到肥胖型子宫内膜癌患者的所有死因。我们希望有长期的随访研究能够证实肥胖与各种死因率之间的关联，正如证明心血管疾病是导致死亡的首要病因一样。目前有两个主要问题需要得到解决：第一，肥胖是否是引起子宫内膜癌复发的独立因素；第二，与一般人群相比，肥胖与导致子宫内膜癌患者死亡的其他原因是否有关系。过去已有很多研究报道过 BMI 与子宫内膜癌复发与各种死亡率之间存在阴性、阳性或无关联的结果，但是，由于缺乏足够的前瞻性研究数据，这些结果因为不同的随访时间及缺乏相应的对照而无法得到认可。

　　虽然人们很早就认识到肥胖女性易发生子宫内膜癌，但是，对肥胖导致子宫内膜癌的发生、发展机制以及体重对子宫内膜癌患者生存的潜在影响还没有进行深入研究。目前已有几个生物学机制可以解释肥胖与肿瘤发生和发展之间的关系。体内胰岛素抵抗是肥胖引起的最常见的并发症之一，并且通常伴随有高胰岛素血症、高血糖及慢性炎症反应。超重或肥胖所引起的血循环中性激素含量的增加也被认为可以成为子宫内膜癌的发生机制之一。绝经后发生子宫内膜癌的危险因素主要有三个：胰岛素抵抗 / 代谢综合征、类固性激素及炎症，第四个因素——脂质（lipid）与子宫内膜癌的关系目前并没有最终确定[2]。

通过在脂肪合成过程中增加葡萄糖代谢及通量是许多癌症包括子宫内膜癌的一个显著特征，这种代谢方式为肿瘤生长提供了必需的大分子，并能激活与肿瘤细胞生长有关的细胞内信号转导。最近通过分析 TCGA 数据发现，在 40% ~ 68% 的 I 型和 II 型子宫内膜癌标本中存在糖酵解基因及脂质合成基因的改变。有趣的是，与没有以上基因改变的 I 型子宫内膜癌患者相比，有这些基因改变的 I 型子宫内膜癌患者的总生存率更低。我们也通过分析 TCGA 资料和结合我们医院的研究结果发现，随着 BMI 的增加，在子宫内膜样癌组织中大约有 181 个基因有所改变，包括 LPL、IRS-1、IGFBP4、IGFBP7 和孕激素受体等，而在 II 型子宫内膜癌患者中并没有这些基因的改变[3]。虽然调控糖脂代谢的基因改变不是子宫内膜癌所特有的，但是这些代谢通路影响着 I 型子宫内膜癌患者的治疗效果及疾病进展。在本章中，我们仅讨论糖代谢对子宫内膜癌发生发展的影响。

第一节　高胰岛素血症

超重和脂肪增加与组织细胞对胰岛素敏感性的降低有直接关系，胰岛素敏感性降低会进一步刺激胰腺分泌胰岛素，以防止血糖水平增高。胰岛素抵抗是指胰岛素对葡萄糖摄取和糖原合成的效率下降。肥胖诱导胰岛素抵抗产生是由脂肪组织分泌的脂肪因子对其进行生理学调控所致。脂肪因子除了调节胰岛素的敏感性外，对炎症，血管形成及脂质代谢也有调节作用。脂肪细胞及分布在脂肪组织中的巨噬细胞共同分泌一些活性因子，如致炎因子 IL-6 和 TNF-a 以及脂肪因子，如瘦素、脂联素、抵抗素、内脂素和爱帕琳肽。在肥胖患者，瘦素能够通过磷酸化酪氨酸来抑制胰岛素信号通路，抑制 AMP 活化蛋白激酶（AMP-activated protein kinase，AMPK）的活性，这些作用降低了脂肪酸的氧化，引起胰岛素抵抗。致炎因子 TNF-a 及 IL-6 的水平增高会改变胰岛素受体下游的信号转导通路，这两种活性因子促进肝内细胞因子信号转导抑制因子 -3（SOCS-3）的合成，从而抑制胰岛素信号通路[2]。此外，这些细胞因子影响体内糖脂代谢的平衡，引起胰岛素抵抗及高血糖。其中，TNF-a 能够激活核因子 -B（NF-B），促进细胞增殖和凋亡，抑制脂联素的合成和其他脂肪因子的合成。相反，脂联素通过抑制肝糖原合成及促进骨骼肌脂肪酸的氧化维持血糖水平的正常[4]。

多个流行病学队列研究表明，循环中 C- 反应蛋白或胰岛素的水平与子宫内膜癌有直接关系。与胰岛素相比，C- 反应蛋白更适合用作胰腺 B 细胞分泌活性的标志物，这是由于其不能被肝摄取而有更长的半衰期和更低的代谢清除率，此外，C- 反应蛋白与胰岛素抗体没有交叉反应。系统回顾性研究及 meta 分析显示，空腹胰岛素水平、非空腹或空腹 C 肽水平及胰岛素抵抗指数（HOMA-IR）的增高均会增加子宫内膜癌的风险[5]。目前，C- 反应蛋白与胰岛素对子宫内膜癌的预后是否有影响还尚未可知。

肥胖诱导的高胰岛素血症对肿瘤形成的间接作用可能是通过胰岛素与循环中的内源性的生长因子及它们的结合蛋白相互作用实现的。高胰岛素水平降低了 IGFBP-1/-2 的合成，从而引起 IGF-1 的活性增高。目前有关具有活性的游离 IGF-1 与癌症的关系还缺乏大量的前瞻性流行病学研究。在一项有 93 676 名绝经后女性进行病例对照研究中，有人调查了其中 250 例子宫内膜癌患者，并随即选择 465 例作为对照，对年龄、激素治疗及雌二醇因素进行调整以后，他们发现，游离 IGF-1 含量越高，子宫内膜腺癌的发生率越低[6]。最近的另外一项研究发现，与非糖尿病女性相比，有糖尿病的女性的内膜组织中含有更高表达的 pIGF1R/pIR，这可能反映出循环中增高的胰岛素水平对癌症相关受体的激活作用 [7]。

　　胰岛素的合成代谢及抗凋亡作用可以促进高胰岛素血症患者肿瘤的形成，这一过程受胰岛素与其受体及 IGF-1、IR-IGF-IR 的结合作用调节。同时，胰岛素生长因子受体 -1（IGF-I）与胰岛素在体外能够诱导子宫内膜癌细胞增殖，抑制癌细胞凋亡，以及激活 AKT 信号传导通路。IGF-1R 受到抑制后可通过诱导细胞凋亡而减少子宫内膜癌细胞增殖。胰岛素受体仅在脂肪组织、肌肉和肾组织中高表达，而胰岛素生长因子 -1 受体在大部分类型组织中都有较高的表达。因此，胰岛素及胰岛素生长因子 -1 对机体具有广泛的作用。胰岛素受体及胰岛素生长因子 -1 受体在子宫内膜癌组织中往往过度表达，因此，癌细胞往往对胰岛素及胰岛素生长因子 -1 产生反应，在肥胖与糖尿病患者中表现尤其明显。胰岛素受体是一种跨膜受体，包含胰岛素受体 A 和胰岛素受体 B 两个亚基，能够被胰岛素、胰岛素生长因子 -1 及胰岛素生长因子 -2 激活，属于酪氨酸激酶受体大家族。胰岛素与其受体结合后，通过磷酸化酪氨酸残基引起下游信号因子胰岛素受体底物（IRS）-1 或 IRS-1/4-1/4 的磷酸化。激活的 IRS-1 通过与 Grb2/Sos 复合物结合以及刺激 RAS/RAF/MEK/ERK 信号通路等一系列连锁反应促进肿瘤细胞分裂。IRS-¼ 能启动 AKT 和蛋白激酶 B 信号通路来调节胰岛素的抗凋亡作用，并且同时影响糖原合成、脂肪酸及蛋白质生成等代谢反应。胰岛素与胰岛素生长因子 -1 受体有 50% 的序列同源，在酪氨酸激酶区域有 84% 的序列同源，故胰岛素及胰岛素生长因子 -1 两者均可与胰岛素受体或胰岛素生长因子受体 -1 相互作用。胰岛素与受体结合后激活一系列代谢反应，此外通过与胰岛素生长因子 -1 受体结合促进细胞生长和分化。胰岛素受体与胰岛素的亲和力是胰岛素生长因子 -1 的 100～500 倍。此外，胰岛素受体与胰岛素生长因子 -1 受体的广泛同源性导致 IR/IGF-IR 杂合受体的形成。这种杂合受体的生物作用目前仍未知，其作用可能涉及调节胰岛素生长因子及胰岛素对细胞的增殖作用和防止子宫内膜癌细胞凋亡 [8]。因此，靶向胰岛素受体或胰岛素生长因子 -1 受体可以成为治疗和预防子宫内膜癌的新方向。

第二节　高糖血症

　　大量流行病学研究表明，伴有高胰岛素血症及高血糖的 2 型糖尿病与癌症的发生有密切关系，糖尿病患者患子宫内膜癌的风险是非糖尿病患者的 2 倍。糖尿病导致子宫内膜癌的机制可能与患者体内脂肪组织产生的雌激素、胰岛素、胰岛素类生长因子、瘦素及脂联素有关。瘦素能够调节食物吸收及能量平衡，在高胰岛素血症中减少引起组织对胰岛素敏感性的降低，导致肥胖。另一方面，脂联素与肥胖负相关，不管脂肪含量多少，低水平脂联素易引起高胰岛素血症及胰岛素抵抗。最近的研究显示，在糖尿病与非糖尿病患者中，瘦素与脂联素之比可以作为评估胰岛素抵抗的指标。有较高 BMI 的女性同时伴有低血清脂联素患子宫内膜癌的风险增加 6.5 倍。此外，最近的研究揭示了遗传危险因素与子宫内膜癌和糖尿病之间的相互作用。具体来说，Painter 等发现在肝细胞核因子 -1 同源框 B 位点处有与子宫内膜癌相关的单一因子，此因子可能是通过调节 HNF1B 基因的表达改变来发挥作用，而 HNF1B 基因的突变与 2 型糖尿病有关 [9]。此结果验证了以前的研究发现：子宫内膜癌的敏感性位点接近于位于染色体 17q 的 HNF1B。

　　血糖增高与基底膜增厚、内皮细胞改变及周细胞死亡有关，也能影响内皮细胞死亡。高血糖引起的严重后果与这些通路的改变有关。高血糖激活醛醛还原酶通路，促进氧化应激反应及增加糖化蛋白质生成。醛醛还原酶通路的激活导致细胞内 NADPH 含量降低及细胞死亡。

细胞死亡可能与葡萄糖氧化释放的自由基有关。此外，高血糖能够刺激血管形成，激活炎症通路。高血糖可能通过影响损伤与修复间的平衡机制来调节凋亡，参与的相关分子有一氧化氮、前列腺素、内皮素 -1（ET-1）、血管紧张素 -Ⅱ、血管内皮细胞黏附分子（VCAM）、细胞间黏附分子（ICAM）以及细胞因子，包括与 MAPK 信号通路相关的肿瘤坏死因子 α。

2 型糖尿病或高血糖与发生癌症的风险成正相关，这表明体内的能量吸收大于能量消耗的状态涉及子宫内膜癌的发生和发展。2 型糖尿病患者与子宫内膜癌有一些相同的危险因素，如肥胖、慢性代谢紊乱性疾病、甾体类激素分泌紊乱、慢性炎症以及胰岛素或胰岛素类生长因子通路的过度激活等。机体长期处于高血糖与高血脂状态易导致细胞功能降低。数个与葡萄糖代谢相关的信号通路，如氧化反应、氧化磷酸化反应、糖基化反应及葡萄糖胺通路等，可诱导细胞内活性氧类（reactive oxygen species，ROS）的形成。高血糖与氧化应激导致糖基化终末产物（advanced glycation product，AGE）的积累，引起糖尿病患者血液中 AGE 的增高。AGE 与其受体 RAGE 的结合能够产生多种生理反应，通过激活细胞内转录因子 NF-kB 及刺激产生 ROS 促进炎症的发生。由于这些作用机制，AGE 可能在肿瘤形成、心血管疾病及糖尿病血管病变过程中发挥重要作用。最近的研究发现，RAGE 在分化差的子宫内膜癌细胞中的表达高于在分化好的子宫内膜癌细胞及正常的子宫内膜组织中的表达；RAGE 的表达与子宫内膜癌组织中的微血管密度之间的关系正相关。对总体生存率进行 Kaplan-Meier 分析及 log-rank 检测显示，RAGE 水平越高，子宫内膜癌患者的生存率越低 [10]。

肿瘤细胞代谢发生改变，需要吸收更多的葡萄糖，更高活性的糖酵解。与非转化细胞相比，癌细胞通常有高水平的糖酵解反应，这其中的详细分子机制还不清楚。葡萄糖吸收的增加不仅是因为癌细胞中有更加活跃的糖酵解活性，更有可能是因为葡萄糖转运蛋白（glucose transportin，GLUT）的表达增高。糖代谢的第一步是葡萄糖的吸收，葡萄糖的跨膜转运是糖代谢的第一个限速步骤，受 GLUT 的调节。GLUT 家族的 14 个成员已确定，每种 GLUT 都有其各自的组织分布特点，转运的葡萄糖类型和其他己糖类型比如果糖也各不相同。已在人类子宫内膜组织中发现许多 GLUT，它们发挥着重要的功能。目前，已确认 GLUT1、3、4、6、8、9、10 和 12 在人类正常子宫内膜细胞中表达 [11]。正是因为肿瘤组织对葡萄糖的需求增加和肿瘤细胞比周围组织摄取荧光脱氧葡萄糖（fluorode-oxyglucose，FDG）的能力更高，临床上通常应用 PET 技术检测肿瘤中 ^{18}F- 脱氧葡萄糖的代谢状况。通常认为肿瘤细胞聚集 FDG 的能力与肿瘤组织的分化有密切联系。

GLUT 1 几乎在所有的人类肿瘤中高表达，包括脑肿瘤、乳腺肿瘤、头颈部肿瘤、膀胱癌、肾癌、大肠癌、肺癌、卵巢癌及子宫内膜癌。研究表明，缺氧易引起缺氧诱导因子 -1（HIF1-α）的高表达，促进无氧代谢，这一过程与 GLUT 1 的高表达同时发生。在过度增生的子宫内膜中高表达的 GLUT 1 有可能可以用于预测是否会发展成子宫内膜癌 [4]。许多研究表明，GLUT 1 的高表达与某些特定的肿瘤类型有关。相应地，在高级别、高增殖指数及低分化的肿瘤组织中 GLUT 1 表达更高。GLUT 1 表达与子宫内膜癌的恶性程度、侵袭性及预后有密切关系。另有报道显示，与良性增生和分泌期的子宫内膜相比，GLUT 8 在子宫内膜癌组织中有较高表达 [12]。在分化较好的子宫内膜腺癌中，GLUT 8 的表达上调，其表达会在低分化的子宫内膜腺癌中进一步增高，在子宫乳头状浆液性癌中的表达最高。因此，GLUT 1 与 GLUT 8 可以作为肿瘤分化的重要标志物。此外，GLUT 3 也在子宫内膜癌组织中表达，但表达率不如 GLUT 1 明显。GLUT 3 在高度恶性的子宫内膜癌中是主要的 GLUT。最近的报道显示，GLUT 6 在腺癌上皮细胞中高表达，尤其是在有丰富血管的周围间质中。与其他标志性癌蛋白如己糖激酶 2、丙酮酸激酶 M2 相比，GLUT 6 蛋白高表达与肿瘤表型间有更大相关性。重要的是，通过抑制 GLUT 6 蛋白的表达，可以抑制糖酵解及子宫内膜癌细胞的增殖[13]。

葡萄糖是细胞的主要能量来源，也是细胞呼吸作用的主要能量来源。正常情况下，70% 的 ATP 是由葡萄糖利用氧化磷酸化而产生，其余的 ATP 由糖酵解产生。由于 ATP 的产生主要依赖细胞的环境条件，因此，糖酵解与氧化磷酸化的比率在不同的细胞、生长状态及微环境下也不相同。例如，缺氧情况下，糖酵解比氧化磷酸化更加活跃，以此维持细胞内能量平衡。尽管实体肿瘤细胞内有完整的氧化磷酸化功能，但比起氧化呼吸链作用，肿瘤细胞更倾向于无氧糖酵解。当氧化磷酸化机制因为某些原因（缺氧、线粒体呼吸链抑制等）受到抑制时，其他途径如乳酸酵解途径被激活，以满足肿瘤细胞的能量需求。为了生存，癌细胞短期内需要大量的能量。在有氧供应受到限制或超过了正常的能量需求时，肌肉细胞与胚胎细胞能够适应这种代谢改变，这些细胞能够迅速地将葡萄糖转化成乳酸，但有效性较低。通常认为，ATP 的产量水平与葡萄糖消耗量相一致。同样，癌细胞为满足肿瘤生长需求发生的代谢改变被称为瓦伯格效应（Warburg effect）。瓦伯格效应实际上是指肿瘤细胞即使在有氧条件下发生的从氧化磷酸化向糖酵解或乳酸酵解的代谢转变。癌细胞选择葡萄糖转化为乳酸而不是通过线粒体氧化磷酸化代谢，这个过程所提供的能量远不足以维持癌细胞的生长，毕竟每分子葡萄糖转化为乳酸的过程中只产生极少的 ATP。因此，为支持肿瘤的快速生长，肿瘤细胞需要吸收更多的葡萄糖和增加糖酵解活性来满足能量需求。正常细胞在向癌细胞的转化过程除线粒体氧化呼吸链受到抑制外，还涉及一系列不可逆转的代谢转变，包括增加葡萄糖的摄入和利用[14]。我们自己发现，子宫内膜癌细胞的生长依赖于细胞外的葡萄糖浓度，体外高浓度葡萄糖促进细胞增殖主要涉及 AMPK、MAPK 和 AKT/mTOR/S6 信号通路[15]。

癌基因与抑癌基因突变显著影响代谢酶类的活性，对肿瘤细胞的有氧糖酵解有重要作用。PI3K、PTEN、Myc 及 p53 基因的改变均能影响细胞的代谢。PTEN 基因缺失导致 AKT 及 HIF-1 信号通路激活，进而促进糖酵解。AKT 刺激糖酵解的途径是通过增加膜 GLUT 的表达以及糖酵解酶的磷酸化来完成，包括己糖激酶（HK）、磷酸果糖激酶（PFK）。AKT 能够激活雷帕霉素靶蛋白质（mTOR），通过激活 HIF-1 间接影响其他代谢通路。HIF-1 调节许多不同生长因子的表达，如血管内皮生长因子、肝细胞生长因子受体（c-Met）、红细胞生成素、转化生长因 -α、血小板生长因子 β 及葡萄糖转运蛋白（GLUT1），从而影响血管生成、糖酵解及细胞存活[14]。此外，HIF-1 能够激活丙酮酸脱氢酶激酶（PDK），使丙酮酸脱氢酶失活，从而阻碍丙酮酸进入三羧酸循环，引起氧化磷酸化的减少及氧量的消耗。Myc 能够激活与线粒体形成和功能相关的基因，联合 HIF-1 共同激活特定的 GLUT 及糖酵解酶，如乳酸脱氢酶 A（LDH-A）和 PDK1。Myc 也能够调节与谷氨酰胺代谢相关的基因，由此可以得出很重要的一点，就是虽然 Myc 能够增强糖酵解，但也能提高线粒体氧化呼吸链的作用，这两个作用共同促进癌细胞的代谢。最近，我们研究发现，抑制 c-Myc 不仅抑制卵巢癌细胞糖酵解，也能够降低线粒体的功能[16]。抑癌基因 p53 可能是许多人类肿瘤中发生突变的重要基因之一，除了对细胞周期和细胞死亡的作用外，p53 对糖酵解也有抑制作用。p53 上调 TP53 诱导的糖酵解和凋亡调节（TIGAR）的表达，使 2,6- 二磷酸果糖去磷酸化而降低其产生。TIGAR 表达增高导致 2,6- 二磷酸果糖水平降低及糖酵解效率降低。此外，p53 通过上调细胞色素 C 氧化酶 2（SCO2）的表达直接刺激氧化磷酸化，而电子传递链中细胞色素 c 氧化复合物的聚集需要 SCO2 的参与。因此，p53 基因的缺失能导致肿瘤细胞从线粒体呼吸向糖酵解代谢的转变。

第三节　肥胖对子宫内膜癌化疗的影响

与肥胖有关的代谢失调可导致化疗的耐药性提高以及化疗反应降低。外科手术和放疗是影响临床疗效的两个主要因素，而肥胖可妨碍外科手术和放疗的难度。除了肥胖本身能增加肿瘤的恶性程度外，临床上许多医生常常为了减少药物毒性而给予肥胖女性低剂量化疗药物。不必要减少化疗药物的剂量也许能解释一部分肥胖肿瘤患者有较差的临床疗效。许多回顾性和前瞻性的研究都表明，化疗的剂量强度可以直接影响临床疗效、药物毒性和患者的生存。通过增加化疗强度而获得的临床疗效改进可能与减少肿瘤再增长的机会和降低肿瘤细胞耐药性克隆的数量和发展有关。通过维持理想最佳化疗剂量是判断肿瘤化疗质量的主要指标，尽管维持剂量强度很重要，但仍有 40% 的肥胖肿瘤患者接受低剂量的化疗。根据已有数据，为了避免药物不良反应而减少化疗药物的剂量是毫无根据且有害的。由于化疗剂量在肥胖患者的不确定性，往往在临床上产生一个常见的误解，即化疗药物在肥胖患者有较高的毒性。在 2012 年，美国临床肿瘤协会（ASCO）发布了一个临床实践指南，概述了怎样在肥胖的癌症患者中选择合适的化疗剂量[17]。

关于肥胖如何影响子宫内膜癌的化疗剂量和的临床疗效还缺乏必要的研究。最近的GOG 研究发现，如果子宫内膜癌患者的 BMI＞40，则这类患者有较高的复发率和较低的生存率，虽然大约 70% 的这类患者常死于非癌症原因。在另一项辅助放疗研究中发现，肥胖对于胃肠道毒性有保护作用，但会导致皮肤毒性。综合 GOG 关于肥胖对顺铂和多柔比星在子宫内膜癌化疗的影响的研究发现，肥胖能增加 Ⅲ / Ⅳ 期患者的死亡风险，从而显著降低化疗的 3 级和 4 级毒性，特别是在提高剂量上限的患者[18]。现有临床指南表明，化疗剂量应根据实际体重而得出的体表面积来计算，而不是根据的估计体重。

第四节　作用于代谢的靶向治疗

近年来癌细胞的代谢异常已经成为开发新型抗癌药物中最令人兴奋和最有希望的领域之一。通过更好地了解肿瘤细胞的特异性代谢过程，研究人员希望在代谢研究领域找到能够彻底改变癌症治疗的新药。靶向治疗（targeting cancer）癌细胞的代谢开辟了一个可以开发广泛应用并治疗多种癌症药物的机会。目前正在测试许多代谢物类似物作为靶向肿瘤代谢的潜在药物。进一步研究关于线粒体在癌细胞代谢中的作用，可以为某些特异的抗癌新药提供选择性传输系统，从而提高强力化疗药物的功效和降低药物毒性[14]。对于癌细胞代谢特征的新的理解使我们有希望开发一类新的治疗药物用于癌症治疗。因此，使用代谢抑制剂可以提供更好的临床治疗策略。目前正在研究癌症治疗的代谢靶向治疗，旨在鉴定与肿瘤生长相关的能够特异性抑制关键代谢的小分子[19]。

一、靶向癌细胞代谢的传统方法

利用化疗药物靶向肿瘤细胞的代谢已经有近 50 年的历史。癌细胞快速增殖所需要的能量部分来源于细胞增殖和分裂的代谢过程中提供的能量。靶向化疗的机制是通过干扰这些由细胞代谢启动的某些关键过程来靶向快速分裂的细胞。在临床实践中，人们曾用甲氨蝶呤和5-FU 靶向肿瘤代谢来抑制某些类型的肿瘤。

氨蝶呤是叶酸的化学类似物，是用于急性淋巴细胞白血病（acute lymphoblastic

leukemia，ALL）的第一抗代谢药物，也是第一种在 ALL 患者中可以诱发缓解的药物。甲氨蝶呤（methotrexate）作为化疗药物很快代替了氨蝶呤，并且可以用于许多癌症的治疗。虽然在第一次临床使用时尚未知晓，但经过后来的试验，叶酸类似物的分子机制已阐明。通过催化二氢叶酸转化为活性四氢叶酸，甲氨蝶呤能够竞争性地抑制二氢叶酸还原酶（一种四氢叶酸合成所必需的酶）。二氢叶酸还原酶可以用于合成胸苷所需的叶酸，这同时又是 DNA 合成所必需的 [20]。

用于治疗各种恶性肿瘤的化疗药物 5- 氟尿嘧啶（5-fluorouracil，5-FU）在临床上已经应用 40 年，包括用于结肠癌、直肠癌和头颈部癌。5-FU 是一种将脱氧尿苷单磷酸（dUMP）转化为胸苷单磷酸（dTMP）的胸苷酸合酶的抑制剂，它能将 dTMP 磷酸化后形成用于 DNA 复制的三磷酸胸苷。因此，通过 5-FU 来减少 dTMP 能防止 DNA 复制并最终导致细胞死亡。卡铂、甲氨蝶呤和 5-FU 与醋酸甲羟孕酮联合使用于复发或转移性子宫内膜癌患者具有一定的疗效以及可接受的毒性 [20]。

子宫内膜腺癌中，L- 天冬酰胺酶的缺失是预后不良的明显的生物标志物，L- 天冬酰胺酶对子宫内膜癌的存活有积极的影响 [21]。L- 天冬酰胺酶用于治疗 ALL 成功说明癌细胞的代谢可被用于肿瘤的治疗。与正常造血细胞相反，ALL 细胞无法合成非必需氨基酸——天冬酰胺，因此，依赖于循环的天冬酰胺。L- 天冬酰胺酶催化天冬酰胺转化为天冬氨酸，从而剥夺其需要循环的天冬酰胺的白血病细胞的生存，从而导致细胞死亡。然而，系统性给药可能导致严重的不良反应，包括胰腺炎、肝功能障碍、肾毒性和中枢神经系统功能障碍。

上述这类药物的各种的不良反应主要包括：对毛囊的影响引起的脱发，对骨髓细胞的影响引起的骨髓抑制，以及对胃黏膜的影响引起的恶心、呕吐。能够危及生命的不良反应包括重要的器官中毒和继发性肿瘤等。

二、靶向癌细胞代谢的新进展

在过去十年中，我们在理解癌细胞的代谢方面取得了巨大进步，并对其复杂性有了更加深刻的认识。癌细胞和正常细胞之间的代谢差异产生的分子表征激发了对这些差异可能提供的治疗机会的探索。在这方面，药物开发试图利用癌细胞中的代谢差异，即利用分子靶向治疗开发针对癌细胞特异性代谢改变的药物。过去几年里，人们目睹了代谢酶作为新兴抗癌靶向标志物的验证，如 ATP 枸橼酸裂解酶、乳酸脱氢酶、丙酮酸脱氢酶激酶和谷氨酰胺酶。癌症治疗的靶向代谢试验目前正在进行中，旨在鉴定能够特异性抑制肿瘤生长的相关关键代谢小分子。抑制糖酵解可用于预防癌症的发展，这表明糖酵解是癌细胞增殖、侵袭和转移所必需的代谢过程。在代谢过程中，己糖激酶（HK）、磷酸果糖激酶（PFK）和丙酮酸激酶（PK）调节糖酵解中的不可逆和速率限制反应，因此，可通过抑制这几种蛋白酶的活性来破坏或完全阻断糖酵解过程，从而阻止癌细胞生长。

1. 靶向导致己糖激酶 2（hexokinase 2）

2- 脱氧 -D- 葡萄糖（2-deoxy-D-glucose，2DG）是葡萄糖模拟物，容易通过葡萄糖转运蛋白（GLUT）转运到细胞中，然后通过己糖激酶 2 磷酸化，导致己糖激酶 2 的积累和变构抑制，在 1958 年首先发现，单次静脉给予 2DG 在白血病患者可引起高糖血症和减少白细胞。虽然 2DG 通常被认为是通过 2- 脱氧 -D- 葡萄糖 -6- 磷酸（2DG6P）的积累来抑制糖酵解途径，但它也可能干扰其他不同的生物过程 [22]。用 2DG 治疗子宫内膜癌和卵巢癌可以使癌细胞活力显著降低并使细胞凋亡显著增加 [23]。Stein 等在临床 I 期试验中发现，具有耐药性前列腺癌、肺癌和宫颈癌患者口服 2DG（45 mg/kg）可在 PET 成像系统中显示减少癌细胞对葡萄糖的摄入[24]。最近，Raez 等在单独的 2DG（63 mg/kg）的临床 I 期剂量递增试验和结合多西紫杉醇（docetaxel）的试验中发现，32% 的患者的肿瘤稳定，3% 有部分反应，所有患者都有可耐受的不良反应[25]。不幸的是，2DG 作为葡萄糖代谢的竞争性抑制剂的能力有重要的局限性，然而，2DG 和 2DG 与已用于临床的化疗药物进行合理的组合可以通过调节葡萄糖代谢来改善临床疗效。

2. 靶向 6- 磷酸果糖 -2- 激酶

6- 磷酸果糖 -2- 激酶 / 果糖 -2（fructose 2，F2），6- 二磷酸酶（6-phosphate，6BP）（PFKFB1-4）家族是一类调节葡萄糖代谢激酶，可作用于果糖 -6- 磷酸（fructose 6-phosphate）。非常有意义的是，PFKFB1-4 家族成员能被多种癌蛋白上调，包括 HIF-1α、雌激素受体和 Ras，并被肿瘤抑制基因 PTEN 下调。由于 PFK-1 的激活是糖酵解的关键调节步骤，PFKFB3 活性和 F2,6BP 的调节直接影响通过整个糖酵解途径的通量。在肿瘤发生过程中，PFKFB3 通过调节 PFK-1 的功能和 Cdk1 的活性的作用来发挥作用。

在鉴定 PFKFB3 的小分子拮抗剂筛选中，3PO［3-（3- 吡啶基）-1-（4- 吡啶基）-2- 丙烯 -1- 酮］可以抑制葡萄糖摄取、细胞内 F2,6BP 产生、糖酵解通量乳酸盐化和肿瘤细胞系生长以及在多种小鼠肿瘤模型中的癌细胞生长。3PO 衍生物的开发已经演变化第二代化合物衍生物 PFK15 的开发。PFK15 具有改善对抗重组酶活性的效力，并且为合成第三代衍生物（PFK158）提供了合成平台。PFK158 目前正在 MD 安德森癌症中心、路易斯维尔大学、德克萨斯州 - 圣安东尼奥大学和乔治敦大学进行临床 I 期试验，目前没有发现明显的毒副作用。

3. 靶向乳酸脱氢酶 A（LDH-A）

通过乳酸脱氢酶 A（LDH-A）从丙酮酸生成乳酸盐，可以补充通过糖酵解的甘油醛 -3- 磷酸脱氢酶步骤增强通量所需的 NAD+，并且向相邻细胞提供碳源。在许多类型的肿瘤中，LDH-A 的表达增加，并且 LDH-5 在子宫内膜癌组织中有表达并与预后不良相关。LDH-A 受 MYC 癌基因调节，在肿瘤细胞中通过 siRNA 抑制 LDH-A 的表达可降低小鼠的肿瘤生长，这表明 LDH-A 活性的抑制可以有效地进行抗肿瘤治疗。我们实验室也发现，应用 LDH-A 的小分子 galloflavin 能明显抑制卵巢癌和子宫内膜癌细胞的生长，诱导细胞凋亡和细胞周期停滞[26]。

AT-101（ascenta therapeutics）是棉酚的对映异构体 R-（-）的口服生物利用形式，具有改善对 LDH-A 的抑制作用。然而，AT-101 还被报道是通过作为 BH3 结构域模拟物拮抗抗凋亡 BCL2 蛋白家族，因此，其作用机制可能继发于抑制两种靶标。不幸的是，AT-101 在非小细胞肺癌和小细胞肺癌中的几项临床试验中都只显示了有限的疗效，但显示了有良好的药物耐受性。在用 AT-101、紫杉醇和卡铂治疗的 26 例实体瘤患者中进行的 I 期临床研究中，4 例患者的肿瘤得到了有效的控制。在 II 期临床试验中，局部复发的晚期头颈鳞状细胞癌患者随机接受多西紫杉醇、多西紫杉醇和 AT-101 的治疗，肿瘤无进展生存和总体生存率无明显差异。目前，还没有将 AT-101 用于子宫内膜癌的临床试验报道。

4. 靶向突变的异枸橼酸脱氢酶

异枸橼酸脱氢酶家族由三种蛋白质组成，主要包括位于细胞质的异枸橼酸脱氢酶 1（isocitrate dehydrogenase1，IDH1）和线粒体内的异枸橼酸脱氢酶 2 和 3（IDH2 和 IDH3）。这些脱氢酶涉及体内一系列生化反应，包括线粒体的氧化磷酸化、谷氨酰胺代谢、脂肪生成、葡萄糖感应和调节细胞氧化还原状态。IDH1/2 中的点突变引起癌细胞功能增强，导致过量的 D-2- 羟基戊二酸（D-2HG）的积累和分泌，D-2HG 的过度生成干扰细胞代谢和表观遗传调控，有助于肿瘤形成[27]。IDH1/2 突变主要常见于低级别胶质瘤和继发性胶质母细胞瘤、软骨肉瘤、肝内胆管癌和血液恶性肿瘤等。在过去几年中，已经开发了有一定潜能的作用于突变型异枸橼酸脱氢酶 1（mtIDH1）和突变型异枸橼酸脱氢酶 2（mtIDH2）的小分子抑制剂，这类小分子能抑制 D-2HG 的产生，并且可以最终减少异体移植的胶质瘤的生长，也可以诱导急性白血病患者的细胞终末分化。基于这类小分子的选择性靶向作用，多项 I 期临床试验已经开始在实体和血液恶性肿瘤的方面检测其细胞毒性和功效，并且已展现出了显著的临床活性。由于目前缺乏突变型异枸橼酸脱氢酶（mtIDH）与子宫内膜癌发生和发展方面的研究，尚没有靶向突变的异枸橼酸脱氢酶治疗子宫内膜癌的体内和体外实验报道。

5. 靶向丙酮酸脱氢酶复合物

丙酮酸脱氢酶复合物（pyruvate dehydrogenase complex，PDH）催化丙酮酸转化为乙酰辅酶 A，后者在三羧酸（tricarbo-xylic acid，TCA）循环中被氧化。丙酮酸脱氢酶磷酸酶（PD phosphatase，PDP）正向调节 PDH，丝氨酸 / 苏氨酸丙酮酸脱氢酶激酶（PD kinase，PDK）通过自身 E1a 亚基的磷酸化负向调控 PDH。糖酵解和 TCA 循环通过 PDH 相连接，PDH 使乳酸脱碳后进入 TCA 循环。由于 TCA 循环对于合成代谢前体的产生起着很重要的作用，抑制 PDH 可能是一种潜在的有效抗肿瘤治疗。目前有希望的 PDH 靶向药物有两种：CPI-613 和二氯乙酸酯（dichloro-acetate，DCA）。CPI-613 激活 PDK，并从而抑制 PDH。临床前研究表明，CPI-613 可降低 PDH 活性，有效杀死肿瘤细胞，对正常细胞相对没有毒性。CPI-613 与吉西他滨（gemcitabine）的临床试验结果发现，50% 的乳腺癌和结肠癌患者经历了 4～16 周的稳定期，同时 PET 扫描结果显示，用药后能降低 4～42% 的肿瘤细胞对葡萄糖的摄入[28]。另外，最初的 II 期临床研究结果也显示，增加 CPI-613 剂量可延长肿瘤患者的生存期。

CPI-613 因激活 PDK 而抑制 PDH；但 DCA 与其作用相反，它抑制 PDK 而使 PDH 表达活跃，这最终导致减少糖酵解过程中乳酸的产量和增加氧化代谢。在裸鼠 A549 异体移植肿瘤模型中，应用 DCA 治疗后肿瘤体积明显缩小。我们最近的研究也发现，DCA 能明显抑制子宫内膜癌细胞的生长、诱导凋亡、增加细胞应激反应和抑制肿瘤细胞的侵袭。另外，用 DCA 治疗子宫内膜癌转基因小鼠 4 周，能有意义地减少子宫内膜癌的重量和体积。因此，这些结果为我们今后开展 DCA 的临床试验建立了依据。

6. 靶向谷氨酰胺酶

肿瘤细胞的无氧糖酵解可使葡萄糖氧化降低，并使肿瘤细胞依赖于其他营养来源支持线粒体功能。谷氨酰胺是血液中最丰富的氨基酸，可以提供不仅可以用于生物能源而且可以用于细胞快速增殖所需大分子的合成的碳和氮源。此外，除了供应维持 TCA 循环所必需的碳外，谷氨酰胺在维持氧化还原稳态方面发挥着重要的作用。许多转运蛋白或酶的活性也与谷氨酰胺代谢有关。谷氨酰胺酶（glutaminase，GLS）通过谷氨酰胺脱酰胺成为谷氨酸来参与谷氨酸分解。谷氨酸可以作为谷胱甘肽生物合成的直接前体或线粒体底物，转化为 TCA 循环的中间体——酮戊二酸（ketoglutarate）。鉴于肿瘤细胞的生长依赖于谷氨酸和谷氨酰胺代谢，已经发现一些致癌基因和肿瘤抑制因子调节谷氨酰胺酶。具体来说，c-Myc 可以增加 GLS 的表达，并且肿瘤抑制基因 pRb 的缺失能增加 GLS 和谷氨酰胺代谢。多个 RNAi 的研究也强调了在体外和体内不同癌细胞模型中细胞增殖需要 GLS1，包括 c-Myc 驱动 B 细胞淋巴瘤、前列腺癌和卵巢癌。我们的前期工作也发现，谷氨酰胺能刺激卵巢癌细胞的生长，通过 siRNA 或特异性的小分子阻断 GLS 的活性可以明显减少卵巢癌细胞的生长。基于这些研究结果，一些特异的抑制 GLS 的小分子目前正在开发中。双 -2-（5- 苯基乙酰胺基 -1,2,4- 噻二唑 -2- 基）乙基硫醚 3（BPTES）是作用于 GLS1 的靶向变构拮抗剂，并且显示能抑制小鼠体内的肿瘤生长。最近有研究显示，CB-839 作为一个新的、高效的 GLS1 拮抗剂可以在低纳摩尔浓度下抑制三阴性乳腺癌细胞的生长。CB-839 作为单一药物可以抑制人体来源的乳腺异体移植物的生长，并且与紫杉醇联合可以阻断肿瘤的生长。CB-839 目前正在实体肿瘤患者进行 I 期临床试验。

7. 靶向 AMP 活化蛋白激酶

二甲双胍（metformin）是双胍类药物的成员，被广泛用于 2 型糖尿病的一线治疗。1994 年，美国 FDA 批准二甲双胍上市，二甲双胍是一种有效、不良反应小和廉价的降糖药物。二甲双胍也用于治疗多囊卵巢综合征患者的月经功能障碍和不育症。在患有糖尿病的肥胖和代谢综合征患者，二甲双胍可以预防糖尿病的发展。流行病学证据表明，二甲双胍可降低患癌风险，并降低糖尿病患者的癌症发生率和死亡率[29]。以上这些资料提示，二甲双胍可能在肿瘤治疗和预防中发挥作用。目前，二甲双胍治疗和预防肿瘤的机制正在多种类型的肿瘤（包括乳腺癌、结肠癌和前列腺癌）中进行广泛的研究，其中包括子宫内膜癌和卵巢癌[30]。目前认为，二甲双胍可通过直接和间接机制对肿瘤生长产生抑制，但尚不清楚哪种方式在二甲双胍抗肿瘤作用中最为重要；其间接机制包括通过抑制肝糖异生、增加胰岛素敏感性、减少循环中的葡萄糖和胰岛素水平，最终减少生长因子对肿瘤细胞的刺激。二甲双胍还可增强外周葡萄糖的摄取而降低胃肠道对葡萄糖的吸收。此外，二甲双胍可能可以拮抗胰高血糖素，导致空腹血糖水平降低。应用二甲双胍后，可增加外周葡萄糖的利用，可改善胰岛素与受体的结合。在肥胖的老鼠的研究显示，二甲双胍可以通过增加黏蛋白降解细菌来调节肠道微生物群。在直接作用水平上，二甲双胍抑制线粒体中的呼吸链复合物 1，干扰氧化磷酸化，使三磷酸腺苷生成减少，从而增加能量危机。肿瘤细胞不能应答由二甲双胍诱导的能量效应的减少和能量危机，最终导致肿瘤细胞的死亡。LKB1 是负责磷酸化和激活 AMP 活化蛋白激酶（AMP-activated protein kinase，AMPK）的激酶。当二甲双胍治疗肿瘤细胞或肿瘤细胞应答能量危机时，可调控细胞增殖的多种信号传导通路，包括抑制 mTOR 通路的 AMPK 会被激活。另外，二甲双胍可作用于 Rag GTPase 和上调 REDD1 来通过 AMPK 非依赖性机制抑制 mTOR 信号传导通路[30]。

高胰岛素血症、IGF-1 和 IGF-1R 水平在子宫内膜和卵巢癌发展和进展中起着重要的作用。IGF-1 可通过 IGF-1R 的信号传导通路激活 PI3K/Akt/mTOR。与 LKB1 和 PTEN 有关的 mTOR 通路改变参与子宫内膜癌的发生，并且可在 83% 的子宫内膜癌组织中观察到这种改变。PI3K（即 PIK3CA）催化亚基的突变和扩增在子宫内膜癌中也是常见的，可导致 mTOR 通路的过度活化。PIK3R1 和 PIK3R2 分别编码 PI3K 的抑制亚基 p85a 和 p85b，也被发现在子宫内膜癌中经常发生突变。另外，在卵巢癌中，mTOR 信号通路中的成分（包括 Akt、PI3K 和 PTEN）经常出现突变、扩增或异常表达情况。因此，在子宫内膜癌和卵巢癌中通常可能有 mTOR 通路的过度活化，这可能增加二甲双胍抗肿瘤作用的易感性。

二甲双胍的体内和体外的抗肿瘤作用已经在多种肿瘤类型中研究，其中包括子宫内膜癌和卵巢癌。大量的流行病学资料提示，糖尿病伴子宫内膜癌的患者长期服用二甲双胍能明显增加无瘤生存期和减少病死率。我们数年前发现，二甲双胍通过激活 AMPK 和抑制 mTOR/S6 信号通路对子宫内膜癌细胞的增殖有明显的抑制作用[31]。同样，二甲双胍在体外能特异性地抑制卵巢癌干细胞的生长，增加子宫内膜癌细胞对泰素的敏感性[32]。目前认为，二甲双胍的抗癌作用可通过依赖和非依赖 AMPK 信号传导通路来实现，二甲双胍可以通过调节与 PI3K/AKT/mTOR 信号通路有关的酶和蛋白质的活性，降低血液循环中胰岛素和 IGF-I 的水平。

二甲双胍是否可以应用到化疗方案中仍在研究中，因为尽管其对免疫系统的潜在影响可能提供额外的治疗选择，但所涉及的确切机制尚未得到充分阐明。数个二甲双胍与泰素和卡铂在晚期子宫内膜癌中联合应用的方案正在美国进行临床试验。虽然前期的临床效果比较乐观，但还需要一定的时间做出最终的结论。目前多数学者认为，子宫内膜癌患者可长期服用二甲双胍，这即可通过降低血液胰岛素和葡萄糖水平以及通过同时抑制的 AMPK/mTOR/S6K1 通路和多种蛋白激酶（包括 HER1 和 HER2 等酪氨酸激酶受体）来实现抗癌作用。

三、未来方向和存在问题

除了继续确定单药治疗的新靶点外，联合作用于代谢途径的靶向治疗可能提高或协同这些药物对癌细胞的抑制。例如，癌细胞的主要能量来源 ATP 依赖于糖酵解途径，但从理论上讲抑制糖酵解将驱使细胞利用氧化磷酸化产生的 ATP。因此，如果同时进行靶向抑制糖酵解和氧化磷酸化，则可使肿瘤细胞极度缺乏 ATP，从而最终导致其死亡。在使用糖酵解抑制剂 2-DG 和氧化磷酸化抑制剂二甲双胍的前列腺癌模型中已经验证了这一理论。此研究表明，前列腺癌细胞对这种组合有明显的敏感性，而正常的前列腺细胞仅受到适度的影响。另一种策略是同时抑制癌细胞内的不同的生物合成途径。在癌细胞中，葡萄糖和谷氨酰胺是 ATP 产生和生物合成的主要碳源。谷氨酰胺最近已被证明在缺氧条件下对细胞的新生脂肪生成起着非常关键的作用——合成脂肪酸的前体主要来自于葡萄糖衍生的丙酮酸和谷氨酰胺。然而，细胞需要在有氧糖酵解下增殖；在缺氧条件下，生长的细胞使用谷氨酰胺衍生的 α 酮戊二酸的还原羧化来合成脂质前体，癌症细胞几乎完全依赖于这种新生脂肪生成途径。因此，抑制这一合成途径将破坏肿瘤细胞在缺氧条件中的新生脂肪的生物合成。如果同时抑制糖酵解和还原谷氨酰胺途径至少可阻断两种不同碳源的两种不同的生物合成途径，这反过来导致增强或协同抑制癌细胞的生长，特别是在缺氧条件下。

事实上，靶向癌细胞代谢面临的主要问题在于：体内所有细胞常使用相同的维持生命的代谢途径，并且这些代谢过程的任何破坏都有可能对癌细胞和正常细胞产生不利影响。涉及癌症发病机制的大多数代谢酶并不产生突变，而是在正常细胞和转化细胞中均有表达，这使我们面临着巨大的挑战。在设计特异性的针对癌细胞的靶向治疗中，虽然癌细胞代谢的改变确实为实现这种靶向治疗提供了机会，即使大多数代谢酶在肿瘤的发生过程中没有突变，但越来越多的证据表明，这些代谢酶是由致癌基因异常调节的，这使肿瘤细胞往往会依赖于某些特定的代谢通路来生存，因此，剖析癌基因如何驱动代谢酶活性能为设计针对癌细胞的代谢改变提供潜在的策略 [33]。例如，在癌细胞中，一些代谢酶可以通过翻译后修饰来调节，但这些调节并不在正常细胞中出现。致癌的酪氨酸激酶信号传导能调节几种代谢酶的活性和功能，其中包括 PKM2、乳酸脱氢酶 -A、丙酮酸脱氢酶激酶 1 和 PGAM1，这些现象提供了大量的视角去剖析如何通过癌基因调节某些特定的细胞代谢途径去发现在癌细胞代谢调节与正常细胞之间的重要区别。

与一些化疗药物结合也是靶向治疗癌细胞和保护正常细胞的重要途径。癌细胞中的代谢改变使其更依赖于某些代谢途径，因此，与正常细胞相比，癌细胞在某种程度上对代谢抑制剂更敏感。药物结合应用可能允许减少某种药物剂量，这有可能限制代谢酶抑制剂对正常的代谢活性细胞的影响 [27]。

（周春晓）

参考文献

[1] Webb P M. Obesity and gynecologic cancer etiology and survival. American Society of Clinical Oncology Educational Book American Society of Clinical Oncology Meeting, 2013.

[2] Vrachnis N, Iavazzo C, Iliodromiti Z, et al. Diabetes mellitus and gynecologic cancer: molecular mechanisms, epidemiological, clinical and prognostic perspectives. Arch Gynecol Obstet, 2016, 293 (2): 239-246.

[3] Roque D R, Makowski L, Chen T H, et al. Association between differential gene expression and body mass index among endometrial cancers from The Cancer Genome Atlas Project. Gynecol Oncol, 2016, 142 (2): 317-322.

[4] Jang M, Kim S S, Lee J. Cancer cell metabolism: implications for therapeutic targets. Exp Mol Med, 2013(45): e45.

[5] Hernandez A V, Pasupuleti V, Benites-Zapata VA, et al. Insulin resistance and endometrial cancer risk: a systematic review and meta-analysis. Eur J of Cancer, 2015, 51 (18): 2747-2758.

[6] Gunter M J, Hoover D R, Yu H, et al. A prospective evaluation of insulin and insulin-like growth factor-I as risk factors for endometrial cancer. Epidemiol Biomarkers Prev, 2008, 17 (4): 921-929.

[7] Merritt M A, Strickler H D, Einstein M H, et al. Insulin/IGF and sex hormone axes in human endometrium and associations with endometrial cancer risk factors. Cancer Causes Control, 2016, 27 (6): 737-748.

[8] Zhang G, Li X, Zhang L, et al. The expression and role of hybrid insulin/insulin-like growth factor receptor type 1 in endometrial carcinoma cells. Cancer Genet Cytogenet, 2010, 200 (2): 140-148.

[9] Painter J N, O' Mara T A, Marquart L, et al. Genetic risk score mendelian randomization shows that obesity measured as body mass index, but not waist: hip ratio, is causal for endometrial cancer. Cancer Epidemiol Biomarkers Prev, 2016, 25 (11): 1503-1510.

[10] Zheng L, Li D, Zhou Y M, et al. Effects of receptor for advanced glycation endproducts on microvessel formation in endometrial cancer. BMC Cancer, 2016(16): 93.

[11] Krzeslak A, Wojcik-Krowiranda K, Forma E, et al. Expression of GLUT1 and GLUT3 glucose transporters in endometrial and breast cancers. Pathol Oncol Res, 2012, 18 (3): 721-728.

[12] Goldman N A, Katz E B, Glenn A S, et al. GLUT1 and GLUT8 in endometrium and endometrial adenocarcinoma. Mod Pathol, 2006, 19 (11): 1429-1436.

[13] Byrne F L, Poon I K, Modesitt S C, et al. Metabolic vulnerabilities in endometrial cancer. Cancer Res, 2014, 74 (20): 5832-5845.

[14] Hay N. Reprogramming glucose metabolism in cancer: can it be exploited for cancer therapy? Nat Rev Cancer, 2016, 6 (10): 635-649.

[15] Han J, Zhang L, Guo H, et al. Glucose promotes cell proliferation, glucose uptake and invasion in endometrial cancer cells via AMPK/mTOR/S6 and MAPK signaling. Gynecol Oncol, 2015, 138 (3): 668-675.

[16] Qiu H, Li J, Clark L H, et al. JQ1 suppresses tumor growth via PTEN/PI3K/AKT pathway in endometrial cancer. Oncotarget, 2016, 7 (41): 66809-66821.

[17] Griggs J J, Mangu P B, Anderson H, et al. Appropriate chemotherapy dosing for obese adult patients with cancer-American Society of Clinical Oncology Clinical Practice Guideline. J Clin Oncol, 2012, 30 (13): 1553-1561.

[18] Horowitz N S, Wright A A. Impact of obesity on chemotherapy management and outcomes in women with gynecologic malignancies. Gynecol Oncol, 2015, 138 (1): 201-206.

[19] Clem B F, O' Neal J, Klarer A C, et al. Clinical development of cancer therapeutics that target metabolism. QJM, 2016, 109 (6): 367-372.

[20] Bafaloukos D, Aravantinos G, Samonis G, et al. Carboplatin, methotrexate and 5-fluorouracil in combination with medroxyprogesterone acetate (JMF-M) in the treatment of advanced or recurrent endometrial carcinoma: a Hellenic

cooperative oncology group study. Oncology, 1999, 56 (3): 198-201.

[21] Edqvist P H, Huvila J, Forsström B, et al. Loss of ASRGL1 expression is an independent biomarker for disease-specific survival in endometrioid endometrial carcinoma. Gynecol Oncol, 2015, 137 (3): 529-537.

[22] Urakami K, Zangiacomi V, Yamaguchi K, et al. Impact of 2-deoxy-D-glucose on the target metabolome profile of a human endometrial cancer cell line. Biomed Res, 2013, 34 (5): 221-229.

[23] Reutter M, Emons G, Gründker C. Starving tumors: inhibition of glycolysis reduces viability of human endometrial and ovarian cancer cells and enhances antitumor efficacy of GnRH receptor-targeted therapies. Int J Gynecol Cancer, 2013, 23 (1): 34-40.

[24] Stein M, Lin H, Jeyamohan C. Targeting tumor metabolism with 2-deoxyglucose in patients with castrate-resistant prostate cancer and advanced malignancies. Prostate, 2010, 70 (13): 1388-1394.

[25] Raez L E, Papadopoulos K, Ricart A D, et al. A phase I dose-escalation trial of 2-deoxy-D-glucose alone or combined with docetaxel in patients with advanced solid tumors. Cancer Chemother Pharmacol, 2013, 71 (2): 523-530.

[26] Han X, Sheng X, Jones H M, et al. Evaluation of the anti-tumor effects of lactate dehydrogenase inhibitor galloflavin in endometrial cancer cells. J Hematol Oncol, 2015(8): 2.

[27] Elf S E, Chen J. Targeting glucose metabolism in patients with cancer. Cancer, 2014, 120 (6): 774-780.

[28] Lee K C, Maturo C, Perera C N, et al. Translational assessment of mitochondrial dysfunction of pancreatic cancer from in vitro gene microarray and animal efficacy studies, to early clinical studies, via the novel tumor-specific anti-mitochondrial agent, CPI-613. Ann Transl Med, 2014, 2 (9): 91.

[29] Salani B, Del Rio A, Marini C, et al. Metformin, cancer and glucose metabolism. Endocr Relat Cancer, 2014, 21 (6): R461-R471.

[30] Stine J E, Bae-Jump V. Metformin and gynecologic cancers. Obstet Gynecol Surv, 2014, 69 (8): 477-89.

[31] Cantrell L A, Zhou C, Mendivil A, et al. Metformin is a potent inhibitor of endometrial cancer cell proliferation: implications for a novel treatment strategy. Gynecol Oncol, 2010, 116 (1): 92-98.

[32] Hanna R K, Zhou C, Malloy K M, et al. Metformin potentiates the effects of paclitaxel in endometrial cancer cells through inhibition of cell proliferation and modulation of the mTOR pathway. Gynecol Oncol , 2012, 125 (2): 458-469.

[33] Vivanco I. Targeting molecular addictions in cancer. Br J Cancer, 2014, 111 (11): 2033-2038.

第 **55** 章 子宫内膜癌的组织病理学分型与特征

第一节 子宫内膜癌的组织病理学分型

子宫内膜癌不是一种单一的肿瘤，而是具有生物学和组织学异质性的一组肿瘤，包括不同组织病理学类型，每一种类型都具有独特的病理学表现和不同的生物学行为。因此，准确的分型对于子宫内膜癌的诊断至关重要——临床医生将依据组织病理学类型来制订恰当的治疗方案并判断患者的预后。然而，不同教科书给出的子宫内膜癌的分类并不相同，目前比较公认的是 WHO 女性生殖系统肿瘤分类，2014 年出版了第 4 版（以下简称第 4 版 WHO 分类）[1]，这一版分类对 2003 年第 3 版 WHO 分类进行了修订（表 55-1）[2]。

表 55-1　2014 年第 4 版 WHO 分类中的子宫内膜癌分类

类型	ICD-O 编码
子宫内膜样癌	8380/3
鳞状分化型	8570/3
绒毛腺管型	8262/3
分泌型	8382/3
黏液腺癌	8480/3
浆液性子宫内膜上皮内癌	8441/2
浆液性癌	8441/3
透明细胞癌	8310/3
神经内分泌肿瘤	
低级别神经内分泌肿瘤	
类癌	8240/3
高级别神经内分泌癌	
小细胞神经内分泌癌	8041/3
大细胞神经内分泌癌	8013/3
混合性腺癌	8323/3
未分化癌	8020/3
去分化癌	

此外，还可以依据子宫内膜癌发病机制的不同将其分为两大类：即 Ⅰ 型和 Ⅱ 型子宫内膜

癌（表 55-2）[3]。Ⅰ型子宫内膜癌是由于雌激素长期刺激所引发，属于雌激素依赖性肿瘤，常伴发子宫内膜增生，特别是 AH/EIN。这一型的典型组织学类型是子宫内膜样癌。Ⅱ型子宫内膜癌的发生与雌激素的关系较少，多见于绝经后妇女，常常伴有 p53 肿瘤抑制基因的突变，具有代表性的组织学类型是浆液性癌。

表 55-2　子宫内膜癌的发病机制类型

类型	Ⅰ型	Ⅱ型
无拮抗的雌激素刺激	出现	不出现
月经状况	绝经前或绝经期	绝经后
前期病变	非典型增生（AH）/ 子宫内膜上皮内瘤变（EIN）	子宫内膜腺体异型增生（EmGD）
肿瘤分级	低级别	高级别
肌层侵犯	不同程度，但经常较浅	不同程度，但经常较深
组织病理学类型	子宫内膜样癌	浆液性癌和透明细胞癌
生物学行为	较为惰性	进展性
遗传学改变	PTEN 突变 微卫星不稳定性 K-ras 突变 β 连环蛋白突变	P53 突变 BRCA 突变 p16 突变 IMP3 突变

第二节　常见类型的子宫内膜癌的病理学特征

一、子宫内膜样癌

子宫内膜样癌（endometrioid carcinoma）是最常见的子宫内膜癌，占子宫内膜癌的 3/4 以上，病因学分类属Ⅰ型子宫内膜癌，与无拮抗的雌激素刺激有关。

子宫内膜样癌可呈现多种组织病理学表现，主要由结构复杂的类似于增生期子宫内膜腺体的腺管组成，称为普通型子宫内膜样癌。当肿瘤性的腺上皮呈现不同于内膜腺样的分化及结构时，则可根据其形态学表现进一步将其命名为各种亚型的子宫内膜样癌。

（一）大体特征

普通型和各亚型的子宫内膜样癌从大体上无法区别，它们都可呈现以下表现：子宫可以轻度或明显增大，但也可以表现为正常大小，甚至可能缩小；大部分肿瘤位于子宫体部，子宫后壁多于前壁，有时可以发生于子宫下段；肿瘤可形成单一的肿块或多个肿块；有时子宫腔内并没有明确的肿块，而仅仅表现为子宫内膜弥漫性增厚，表面粗糙不平，可形成不规则的隆起或乳头（图 55-1）。当肿瘤浸润肌层时，切面上可以观察到灰白色伸入肌层的病灶，有时病灶是多发的。肿瘤还可侵犯子宫下段，约有 20% 的病例侵及子宫颈。

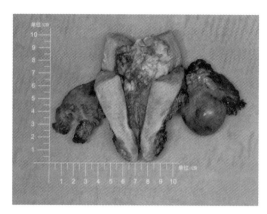

图 55-1（也见彩图） 子宫内膜样癌。大体照片显示子宫底及后壁巨大肿物，表面凹凸不平，呈息肉状，灰黄色，质地糟脆

（二）组织病理学特征

1. 普通型子宫内膜样癌

普通型子宫内膜样癌（usual endometrioid carcinoma）是子宫内膜样癌中最常见的类型，组织学上具有腺管结构，高分化时类似于增生期子宫内膜，但腺体结构变复杂，有时相互吻合，甚至形成筛孔（图 55-2）。腺上皮被覆单层或假复层柱状细胞，肿瘤细胞具有中等量轻度嗜酸性胞质，细胞核轻度增大变圆，核仁多少不等，核分裂象易见。有时可见腺腔内的坏死碎片和肿瘤中的灶片状坏死。约有 15% 的肿瘤间质中可见泡沫状组织细胞。肿瘤可呈巢状、索条状及单个细胞浸润至子宫肌层中。近年来一种特殊形成的肌层浸润受到关注，即"微囊状拉长及碎片状"（microcystic elongated and fragmented，MELF）浸润[4]。这一浸润形成的腺腔不完整，部分被覆上皮缺失，间质常常伴有纤维黏液样反应，周围有炎细胞浸润（图 55-3），且常常出现在子宫肌壁较深的位置，容易被忽视。虽然这一浸润形式与预后的关系并不明确，但是有研究显示，出现 MELF 浸润者其盆腔淋巴结转移率增加[5]。因此，对于子宫内膜癌手术标本，病理医生应该注意观察是否有 MELF 浸润发生，一旦出现，应该在病理报告中予以体现，并仔细寻找淋巴结中的转移灶；临床医生也应知晓其含义。

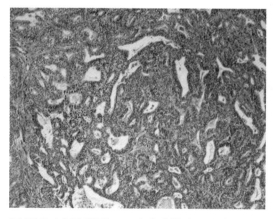

图 55-2（也见彩图） 子宫内膜样癌。肿瘤组织由大小不等、结构复杂的腺体组成，局灶可见筛孔形成。HE 染色，100X

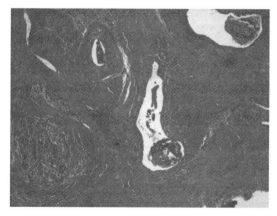

图 55-3（也见彩图） 子宫内膜癌微囊状拉长及碎片状（MELF）浸润。子宫肌层内可见微囊状拉长的腺腔浸润，腺腔上皮被覆不完整。HE 染色，40X

免疫组织化学染色：分化较好的子宫内膜样癌 ER、PR 呈阳性表达；多数子宫内膜样癌不表达 p53，但一旦表达，特别是表达阳性率≥50% 时，提示预后不良。此外，还可检测到 BCL-2、c-erb-2（HER2/neu）、周期蛋白 A、PTEN、PAX2 以及 β 连环蛋白的表达异常。与 Lynch 综合征（HNPCC）相关的子宫内膜样癌常常出现微卫星不稳定性，也可以通过免疫组织化学染色进行初步筛选。

2. 伴有鳞状分化的亚型（variant with squamous differentiation）

10%～25% 的子宫内膜样癌可出现不同数量的鳞状上皮分化[1]。鳞状分化的类型并不相同，有些鳞状分化灶是由界限清楚的、孤立的、小巢状非角化鳞状细胞团组成，被称为不成熟鳞状分化或桑椹状化生，常见于低级别子宫内膜样癌；而有些鳞状分化灶外形不规整，有明显的角化以及细胞核的非典型性，常见于高级别子宫内膜样癌。

很多研究发现，子宫内膜样癌的预后主要与肿瘤中腺体成分的分化程度有关，而与鳞状上皮分化的好坏无关[6]。因此，以往"腺棘癌（鳞状上皮良性）"和"腺鳞癌（鳞状上皮恶性）"的命名已被"子宫内膜样癌伴有鳞状分化"所取代。

3. 绒毛腺管亚型（villoglandular variant）

这是另一种子宫内膜样癌的亚型，肿瘤由类似消化系统绒毛管状腺瘤样的腺体成分组成。在实际工作中，完全或大部分由绒毛腺管状结构组成的子宫内膜样癌较为少见，多数情况下是在子宫内膜样癌中出现局灶绒毛管状结构。由于 WHO 分类中并未给出具体含有多少比例的绒毛腺管状结构就可命名为绒毛腺管型子宫内膜样癌，造成了在文献报道中其发生的比例差异较大。就我们的经验认为，只有肿瘤组织中大部分成分为绒毛腺管结构时才称为绒毛腺管型子宫内膜样癌，而只有少部分成分为绒毛腺管结构时可以使用子宫内膜样癌伴有绒毛腺管状结构。

显微镜下，绒毛腺管结构表现为具有树状分支的绒毛乳头结构，绒毛乳头细长，中心含有纤细的纤维血管轴心，被覆上皮细胞与典型的子宫内膜样癌的相似，一般为 1～2 级分化，肿瘤组织中常常含有不同比例的低级别子宫内膜样癌的腺管结构。肿瘤绝大多数是向子宫腔表面生长，但有时可见绒毛乳头结构浸润子宫肌壁内。

有关绒毛腺管亚型的子宫内膜癌与临床预后的意义存在争议。Ambros 等[7]认为，这种亚型有较高的血管侵犯及淋巴结转移比例，特别是当这一成分浸润到肌层时，其预后不良。而 Zaino 等[8]进行的研究并没有发现其与普通型子宫内膜样癌在预后上有差异。无论其临床意义如何，病理医生在诊断时都需关注这一特殊的结构，并在病理报告中予以体现；更为重要的是，不要将它与行为高度恶性的浆液性乳头状癌混淆。

4. 分泌亚型（secretory variant）

这一亚型属子宫内膜样癌中的少见类型，由类似于早期或中期分泌期子宫内膜的高分化腺体组成，表现为腺上皮核下或核上出现富含糖原的空泡。肿瘤可能完全由分泌型腺体组成，但多数病例是局灶区域出现这种改变。临床上，这一亚型预后较好[9]。

二、子宫黏液腺癌（mucinous adenocarcinoma）

原发于子宫内膜的黏液腺癌较为少见，占子宫内膜癌的 1%～9%[1]，其特征是肿瘤细胞含有明显的细胞内黏液。绝大多数黏液腺癌为临床 I 期。有报道，在使用合成孕激素治疗以及因乳腺癌接受他莫西芬治疗的患者，发生子宫内膜黏液癌的比例增加。预后类似于其他低级别子宫内膜腺癌，即一般预后较好。

（一）大体特征

子宫内膜黏液腺癌的大体表现类似于子宫内膜样癌，当黏液分泌明显时，肉眼可见黏液或胶冻样结构。

（二）组织病理学特征

按照 WHO 的标准，当肿瘤中 50% 以上的细胞为黏液细胞时，可诊断为黏液腺癌[3]；也有些作者将这一比例定在 50 ~ 70%[10]。当达不到这一比例时，可以诊断为子宫内膜样癌伴有黏液分化。组织病理学上，肿瘤由类似于子宫颈管内膜的黏液腺体组成，肿瘤细胞富含黏液（图 55-4），并且这种黏液可以被经淀粉酶消化的 PAS 染色或黏液卡红染色所着色。肿瘤细胞可排列成腺管状、筛状、绒毛腺管状以及绒毛乳头状，结构较为复杂，实性区域较为少见。核分裂象少见。有些黏液腺癌具有微腺体结构，这时腺体变小，排列紧密，活检标本中很难与宫颈内膜的微腺体增生区分。有人认为其可能与激素治疗有关并将其命名为微腺体癌[11]。少数情况下，子宫内膜黏液腺癌可由肠型黏液腺体组成，这时腺上皮中可见杯状细胞、潘氏细胞以及神经内分泌细胞。

三、子宫浆液性癌

子宫浆液性癌（serous carcinoma）是一种具有高度侵袭性的原发于子宫内膜的腺癌，其发病机制分型属 II 型子宫内膜癌。它不同于 I 型子宫内膜样癌，与雌激素刺激无关，也很少与子宫内膜增生有关联。多见于绝经后女性。

（一）大体特征

大体上，浆液性癌常常难以与子宫内膜样癌相区别，有时甚至在子宫腔内难以观察到明确的肿物，还有些病例其肿瘤只位于子宫内膜的表层或息肉的局部（图 55-5）。即使是在萎缩变小的子宫中，仍可见广泛的肌层浸润。

（二）组织病理学特征

子宫内膜浆液性癌既可以形成乳头，也可以形成腺腔，所形成的乳头一般具有粗大的纤维血管轴心，并常常伴有复杂的分支结构；而所形成的腺腔多不规则，有时形成迷路结构。无论是乳头还是腺腔，表面被覆复层细胞，细胞异型明显，细胞核一般为圆形而不是柱状，缺乏极向，伴有多形和巨大的嗜酸性核仁，核分裂象易见。肿瘤细胞常常成簇或出芽，并且容易脱落至腺腔内或乳头间（图 55-6A 和 B）。

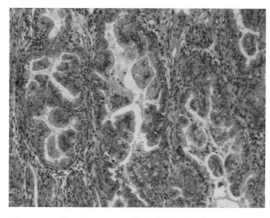

图 55-4（也见彩图）　子宫内膜黏液腺癌。肿瘤组织由不规则的腺腔组成，腺上皮富含黏液，呈高柱状，细胞核位于腺腔基底部，分化较好。HE 染色，100×

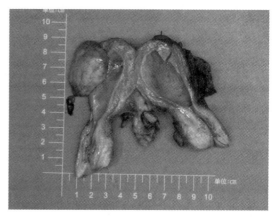

图 55-5（也见彩图）　子宫内膜浆液性癌。大体照片显示子宫体无明显增大，子宫肌壁萎缩变薄，子宫腔内可见息肉状肿物

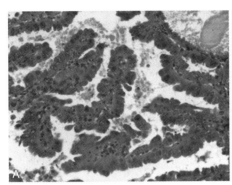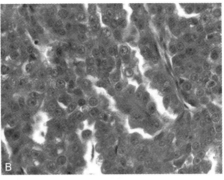

图 55-6（也见彩图）　子宫内膜浆液性癌。A. 肿瘤形成乳头结构，被覆细胞异型明显，部分肿瘤细胞脱落到腺腔内。HE 染色，200×。B. 肿瘤由大小不等的腺腔组成，腺腔排列密集，形态不规整，细胞异型明显，可见大而红染的核仁。HE 染色，400×

由于绝大部分子宫内膜浆液性癌的发生与体系的 p53 基因突变相关[1]，因而通过免疫组织化学染色可以检测到 p53 蛋白表达的异常，大约 75% 以上为浆液性癌肿瘤细胞的核呈弥漫强表达 p53，另有少部分肿瘤呈 p53 完全缺失（p53 null），而正常子宫内膜及子宫内膜样癌在免疫组织化学染色时一般呈 p53 小灶及斑片状弱阳性，完全阴性的形式被认为是 p53 突变后所产生的蛋白质不能被免疫组织化学染色检测到。

有一部分病例其浆液性癌的细胞仅仅位于子宫内膜或息肉表面，或紧邻表面的下方腺体，这种病变被命名为浆液性子宫内膜上皮内癌（serous endometrial intraepithelial carcinoma，SEIC）[1,12]，其组织学特征是：在萎缩的子宫内膜背景下，明显异型的肿瘤细胞替代子宫表面上皮或浅表的子宫内膜腺体，但不出现子宫肌层及间质侵犯（图 55-7A），并且这些异型肿瘤细胞对 p53 呈强阳性表达（图 55-7B）。肿瘤细胞与浸润性子宫浆液性癌的细胞类似，可以排列成单层或复层，常常形成丛状、芽状、鞋钉状及矮的微乳头状。过去认为 SEIC 是浆液性腺癌的癌前期病变，但越来越多的研究发现，SEIC 常与浸润性浆液性腺癌共同存在，有些病例还可以出现直径＜1 cm 的局灶间质侵犯，表现为腺体融合，周围间质出现促结缔组织增生性反应。临床上，SEIC 即使缺少间质及肌层的浸润性病变，也可出现子宫外的播散，例如，盆腔及腹膜的播散性病变。因此，现在已经不再认为 SEIC 是癌前期病变，其与浸润性浆液性癌不同之处只是其病变表浅而微小。有人主张使用子宫表层癌（uterine surface carcinoma，USC）或微小子宫浆液性癌（minimal uterine serous carcinoma，MUSC）来命名这类病变[13]。第 4 版 WHO 分类中，SEIC 并未被归入子宫内膜癌的前驱病变中，而是被归入子宫内膜浆液性癌的独立亚型中[1]。无论采用何种命名，临床医生都应该清楚，SEIC 不同于其他部位的上皮内癌 / 原位癌或早期浸润癌，患者的预后并不取决于子宫内病变是否表浅以及有无间质浸润，而是取决于手术后的临床分期。因此，如果在活检、刮宫以及息肉切除标本的病理检查报告中有这一诊断时，临床上应该行全子宫切除术，双侧附件切除术，同时送检盆腔和腹腔冲洗液，病理医生也应全面检查这些送检标本，进行准确的临床分期。

而对于子宫内膜浆液性癌是否存在真正的癌前期病变，尚未达成一致意见。郑文新等[14]等提出了子宫内膜腺体的异型增生（endometrial glandular dysplasia，EmGD）是子宫内膜浆液性癌的前期病变。他们观察到，在 SEIC 病变周围经常可以看到单个腺体或子宫内膜表层的扁平上皮出现的细胞异型，但其异型程度不及 SEIC 病变；在近期的研究中，他们还发现，EmGD 具有与子宫内膜浆液性癌相似的分子遗传学改变，即也常常发生 p53 突变[13]。

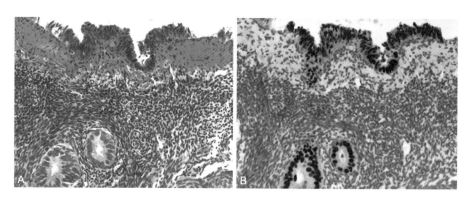

图 55-7（也见彩图） 浆液性子宫内膜上皮内癌（SEIC）。A. 在子宫内膜表层黏膜上皮及其下的腺上皮被明显异型的肿瘤细胞所替代。HE 染色，100×。B. 免疫组织化学染色显示肿瘤性的上皮细胞 p53 呈强阳性表达。EnVison 一步法，100×

子宫内膜的浆液性癌可以是单纯性浆液性癌，也可以是伴有其他类型的子宫内膜癌，例如，子宫内膜样癌或透明细胞癌等。第 4 版 WHO 分类将浆液性癌（Ⅱ型）中伴有子宫内膜样癌（Ⅰ型）命名为混合型癌 [1]。临床观察，这些混合型子宫内膜癌与单纯性浆液性癌一样，具有不良的预后。以往认为，无论哪一型子宫内膜癌，出现超过 10% 的浆液性癌的成分时，临床处理及预后均应等同于子宫浆液性癌。也有研究显示，即使仅有 5% 的浆液性癌成分，都可以影响预后 [13]。因此，病理医生在病理诊断中看到有浆液性癌成分时，无论多少，都应在病理报告中注明，以提醒临床医生关注。

四、子宫透明细胞癌

子宫透明细胞癌（clear cell carcinoma）在发病机制分类中属于 Ⅱ 型子宫内膜癌，它比浆液性癌少见，占所有子宫内膜癌的 1%～5%[1]。常见于绝经后老年女性。临床预后与浆液性癌相似。多数透明细胞癌在诊断时已属临床晚期。

（一）大体特征

透明细胞癌大体上无明显特征，肿瘤可以在子宫腔内形成明显的肿块，但也有些病例可能仅仅表现为息肉状病变，肿瘤仅局限于息肉内。

（二）组织病理学特征

肿瘤细胞胞质透明、富于糖原，偶尔胞质嗜酸性，细胞核偏位，形成单个突向腔内的鞋钉细胞；肿瘤细胞核常常增大，异型明显（图 55-8A）。肿瘤可以出现四种结构：乳头状、腺管状、实性及管囊状，最常见的是两种或两种以上组织结构混合存在。近一半的病例肿瘤细胞胞质内可见嗜酸性黏液滴，被称为靶样细胞。间质常常可见到玻璃样变或基底膜样物质沉积，特别是在乳头型的透明细胞癌中。

透明细胞癌的免疫组织化学染色标志物与浆液性癌相似，它们不表达或低表达 ER 和 PR；部分病例可以表达 p53，但其阳性强度不及浆液性，但高于子宫内膜样癌。近年提出一种新的标志物 HNF-1β，对于透明细胞癌的诊断及鉴别诊断具有一定帮助 [15]（图 55-8B）。

有研究者发现，与浆液性癌中的 SEIC 类似，透明细胞癌邻近的子宫内膜腺体及表层上皮有时也可以局灶出现具有透明或嗜酸性胞质的细胞，并且这些细胞具有不同程度的细胞核异型性。免疫组织化学染色，这些细胞在 p53、Ki-67、ER、PR 等表达上与透明细胞非常相似，但明显不同于正常的子宫内膜组织，因此，将其称为透明细胞子宫内膜上皮内癌，很

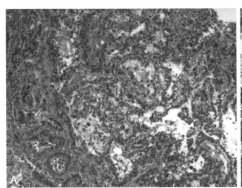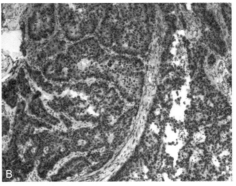

图 55-8（也见彩图）　子宫内膜透明细胞癌。A. 肿瘤表现为腺样及乳头混合结构，细胞胞质部分透亮、部分嗜酸性；细胞核突向腺腔。HE 染色，100×。B. 免疫组织化学染色显示肿瘤细胞 HNF-1β 呈强阳性。EnVison 一步法，100×

可能是一种浅表型的透明细胞癌表现形式[16]。

　　大约 80% 的透明细胞癌在诊断时已经出现肌层浸润，25% 的病例出现血管淋巴管侵犯[17]。

五、其他少见类型的子宫内膜癌

（一）神经内分泌肿瘤

　　原发性子宫神经内分泌肿瘤（neuroendocrine tumor）较为少见，发病率不足所有子宫内膜癌的 1%[1]，是一组在形态学和免疫表型上均具有神经内分泌特征的肿瘤，第 4 版 WHO 分类首先将其分为两大类型：低级别神经内分泌肿瘤及高级别神经内分泌癌；其中前者是指以前诊断的类癌，而后者又包括了两种类型：小细胞癌神经内分泌癌和大细胞神经内分泌癌[1]。小细胞神经内分泌癌也简称为小细胞癌，其组织形态与肺等器官发生的神经内分泌癌相似，但与之略有不同之处是：子宫内膜发生的神经内分泌癌以大细胞型更为多见。子宫内膜神经内分泌癌整体预后差，文献报道的 5 年生存率仅为 28%[18]。

（二）未分化癌和去分化癌

　　未分化癌（undifferentiated carcinoma）是指缺少任何特征性分化的子宫内膜恶性上皮性肿瘤，约占子宫内膜癌的 2%，见于绝经后女性 [1]。去分化癌（dedifferentiated carcinoma）由未分化癌和 FIGO 分级 1 级或 2 级的子宫内膜样癌组成。

　　组织病理学上又将未分化癌分为小细胞型和大细胞型，两者的预后尚未发现有明显差异。其肿瘤细胞常常排列成实性巢片状，没有腺腔及乳头结构。免疫组织化学染色，多数缺乏神经内分泌标志物，少数可以有局灶的神经内分泌标志物表达，但与神经内分泌癌不同的是，其表达经常是局灶的弱阳性表达。未分化癌预后差，大部分病例在诊断时为 FIGO Ⅲ 期或Ⅳ期。

　　大约 40% 的未分化癌含有 FIGO 分级 1 级或 2 级的子宫内膜样癌成分，这些成分通常位于子宫内膜腺腔面，而未分化成分常常出现在分化较好的内膜样癌成分下方，第 4 版 WHO 分类将其命名为去分化癌[1]。免疫组织化学染色显示，未分化成分与子宫内膜样癌有所不同，常常缺乏 PAX8 的表达，临床预后较差，诊断时常为高临床分期，近一半病例出现淋巴结转移，约 1/3 的病例出现远处转移[1]。

六、子宫内膜癌的分级

子宫内膜癌的组织病理学分级对于判断预后具有一定价值。1988 年 FIGO/ISGP 制定了针对子宫内膜样癌的分级标准，1995 年 Zaino 等又进行了修订[19]。2014 年第 4 版 WHO 分类仍采用这一分级系统[1]，该分级是依据肿瘤的结构及细胞核的特征来进行分级的（表55-3）。

表 55-3　子宫内膜样癌的组织病理学分级

分级	描述
Ⅰ	肿瘤组织中的实性区 <5%
Ⅱ	肿瘤组织中的实性区为 6%～50%
Ⅲ	肿瘤组织中的实性区 >50%

在这一分级系统中，值得注意的是，鳞状上皮分化以及桑葚状化生的实性细胞巢不计算在实性区内，因此，它们的出现不会增加肿瘤的级别。此外，当在Ⅰ级或Ⅱ级子宫内膜样癌中出现明显异型的细胞核（细胞核明显多形，染色质粗大，核仁明显）时，肿瘤的级别应该提高一级，即Ⅰ级升为Ⅱ级或由Ⅱ级升为Ⅲ级。

也有作者采用两级分级系统[20]：低级别和高级别。前者肿瘤组织中含有 20% 或少于20% 的非鳞状实性区，后者非鳞状实性区 >20%。这样的分级系统较为简便，并且不同观察者之间的差异较小。一些研究还发现，二级分级系统与三级分级系统具有同样的预后判断价值，甚至比三级系统更好，且诊断者之间的重复性较高[20]。

以上分级系统主要是针对于Ⅰ型子宫内膜样癌的，而Ⅱ型癌，如浆液性癌、透明细胞癌以及未分化癌等均属于高度恶性肿瘤，无需再分级。近年也有学者参照卵巢浆液性癌分级的方案提出将子宫内膜癌分为低级别和高级别，其中低级别包括Ⅰ级、Ⅱ级子宫内膜样腺癌，而高级别则包括Ⅲ级子宫内膜样腺癌、浆液性癌、透明细胞癌等[21]。

Alkushi 等[22] 根据针对乳腺的 Nottingham 系统，制定了新的子宫内膜的分级系统，这一系统采用组织结构、细胞核分级以及核分裂象对子宫内膜癌进行分级；与 FIGO 分级相比，这一分级系统比 FIGO 分级系统有更好的预后判断价值。

（沈丹华）

参考文献

[1] Zaino R, Matias-Guiu X, Carinelli S G, et al. Tumours of the uterine corpus: epithelial tumours and precursors//Kurman RJ, Carcangiu ML, Herrington CS, et al. WHO classification of tumor of female reproductive organs. 4th ed. Lyon: IARC Press, 2014: 122-135.

[2] Sliverberg S G, Kurman R J, Nogales F, et al. Tumours of the uterine corpus: epithelial tumours and related lesions//In Tavassoli FA, Devilee P. World Health Organization classification of tumours—pathology and genetics: tumours of the breast and female genital organs. Lyon: IARC press, 2003: 117-145.

[3] 贾琳, 易晓芳, 郑文新: 子宫内膜癌的发生和发展//郑文新, 沈丹华, 郭东辉. 妇产科病理学. 北京: 科学出版社,

2013: 293-315.

[4] Pavlakis K, Messinin I, Vrekoussis T, et al. MELF invasion in endometrial cancer as a risk factor for lymph node metastasis. Histopathology, 2011, 58 (6): 966-973.

[5] Dogan Altunpulluk M, Kir G, Topal C S, et al. The association of the microcystic, elongated and fragmented (MELF) invasion pattern in endometrial carcinomas with deep myometrial invasion, lymphovascular space invasion and lymph node metastasis. J Obstet Gynaecol, 2015, 35 (4): 397-402.

[6] Zaino R J, Kurman R, Herbold D, et al. The significance of squamous differentiating in endometrial carcinoma: data from a Gynecologic Oncology Group Study. Cancer, 1991, 68 (10): 2293-2302.

[7] Ambros R A, Ballouk F, Malfetano J H, et al. Significance of papillary (villoglandular) differentiation in endometrioid carcinoma of the uterus. Am J Surg Pathol, 1994, 18 (6): 569-575.

[8] Zaino R J, Kurman R J, Brunetto V L, et al. Villoglandular adenocarcinoma of the endometrium: a clinicopathologic study of 61 cases—A Gynecologic Oncology Group Study. Am J Surg Pathol, 1998, 22 (11): 1379-1385.

[9] Malpica A. How to approach the many faces of endometrioid carcinoma. Mod Pathol, 2016, 29 (suppl 1): 29-44.

[10] Clement P B, Young R H. Endometrial hyperplasia and carcinoma//Clement PB, Young RH. Atlas of gynecologic surgical pathology, 2nd ed. [S. I.] Elsevier. 2008: 161-193.

[11] Zaloudek C, Hayashi G M, Ryan I P, et al. Microglandular adenocarcinoma of the endometrium: a form of mucinous adenocarcinoma that may be confused with microglandular hyperplasia of the cervix. J Gynecol Pathol, 1997, 16 (1): 52-59.

[12] 张廷国, 郝春燕, 庞淑洁, 等. 子宫内膜腺癌、癌肉瘤及其他上皮性肿瘤//郑文新, 沈丹华, 郭东辉, 妇产科病理学, 北京: 科学出版社, 2013: 317-354.

[13] Jia L, Liu Y, Yi X, et al. Endometrial glandular dysplasia with frequent p53 gene mutation: a genetic evidence supporting its precancer nature for endometrial serous carcinoma. Clin Cancer Res, 2008, 14 (8): 2263-2269.

[14] 郑文新, 庞淑洁, 贾琳, 等; 子宫内膜癌前驱病变//郑文新, 沈丹华, 郭东辉. 妇产科病理学. 北京: 科学出版社, 2013: 293-316.

[15] Hoang L N, Han G, McConechy M, et al. Immunohistochemical characterization of prototypical endometrial clear cell carcinoma-diagnostic utility of HNF-1β and oestrogen receptor. Histopathology, 2014, 64 (4): 585-596.

[16] Fadare O, Liang S X, Ulukus E C, et al. Precursors endometrial clear cell carcinoma. Am J Surg Pathol, 2006, 30 (12): 1519-1530.

[17] Arai T, Watanabe J, Kawaquchi M, et al. Clear cell adenocarcinoma of the endometrium is a biologically distinct entity from endometrioid adenocarcinoma. Int J Gynecol Cancer, 2006, 16 (1): 391-395.

[18] Pocrnich C E, Ramalinggam P, Euscher E D, et al. Neuroendocrine carcinoma of the endometrium: a clinicopathologic study of 25 cases. Am J Surg Pathol, 2016, 40 (5): 577-586.

[19] Zaino R J, Kurman R J, Diana K L, et al. The utility of the revised International Federation of Gynecology and Obstetrics histologic grading of endometrial adenocarcinoma using a defined nuclear grading system: a Gynecology Oncology Group study, Cancer, 1995, 75 (1): 81-86.

[20] Taylor R R, Zeller J, Lieberman R W, et al. An analysis of two versus three grades for endometrial carcinoma. Gynecol Oncol, 1999, 74 (1): 3-6.

[21] Clarke B A, Gilks C B. Endometrial carcinoma: controversies in histopathological assessment of grade and tumour cell type. J ClinPathol, 2010, 63 (5): 410-415

[22] Alkushi A, Abdul-Rahman Z H, Lim P, et al. Description of a novel system for grading of endometrial carcinoma carcinoma and comparison with existing grading systems. Am J Surg Pathol, 2005, 29 (3): 295-304.

第 *56* 章　子宫内膜癌的手术问题

手术是子宫内膜癌的最主要的治疗方法。自 1988 年 FIGO 提出关于子宫内膜癌的手术 - 病理分期标准以来，手术治疗被强调作为评估疾病范围、预测肿瘤预后以及决定术后辅助治疗与否的重要方法，适用于无手术绝对禁忌证的所有患者。

一、手术类型

子宫内膜癌的手术方式分为三种：①基本手术，即全子宫和双侧附件切除术；②分期手术，即全子宫和双侧附件切除术以及系统的盆腔和腹主动脉旁淋巴结切除术；③特殊手术，即对于无手术禁忌证的 II 期子宫内膜癌患者，可行广泛性或改良的广泛性子宫切除术 + 双侧附件切除术 + 盆腔和腹主动脉旁淋巴结切除术，如果为特殊组织类型的子宫内膜癌，如浆液性癌和透明细胞癌，则行全子宫和双侧附件切除术 + 盆腔和腹主动脉旁淋巴结切除术 + 大网膜切除术；对于盆腹腔有种植转移的晚期患者，可行肿瘤细胞减灭术。

二、常见手术并发症及处理

如果早期子宫内膜癌未合并高危因素，可在腹腔镜下施行筋膜外全子宫切除术。单纯全子宫切除术难度较小，并发症较少；若合并有高危因素，则可根据具体情况行腹腔镜下改良的广泛性子宫切除术或广泛性子宫切除术及盆腔和腹主动脉旁淋巴结切除术，甚至腹腔镜下大网膜切除术等，此时手术难度大，出现并发症的情况相对较多，主要并发症如下所述。

（一）泌尿系统损伤

1. 膀胱损伤

子宫内膜癌切除子宫时，常需锐性分离膀胱子宫颈间隙及膀胱子宫颈韧带，容易发生膀胱损伤。如果患者有下腹部手术史或剖宫产史，局部解剖结构改变，组织分界欠清，在手术分离过程中就容易损伤膀胱。腹腔镜电凝止血时，热辐射可导致膀胱热损伤，造成膀胱阴道瘘。另外，在缝合阴道残端时，如果将膀胱壁全层与阴道壁缝合，常导致膀胱局部缺血坏死，造成膀胱阴道瘘。

手术过程中如果发现血尿，应特别注意鉴别是否是由膀胱损伤所致。如果发现尿袋中充满气体，则肯定是膀胱穿孔。对于怀疑有膀胱损伤的患者，可经导尿管注入亚甲蓝液体充盈膀胱，如果看到蓝色液体从膀胱壁破口漏出，即可明确诊断。

膀胱阴道瘘是膀胱损伤的迟发表现，多由电凝损伤膀胱壁或缝合膀胱壁所致，且多在术后 7 ~ 10 d 出现阴道大量排液。经导尿管向膀胱注入亚甲蓝液，阴道有蓝色液体流出即可明确诊断。膀胱镜检查可明确瘘孔的部位和大小以及与输尿管开口的关系。对于有膀胱阴道瘘的患者，还需要探查是否同时存在输尿管阴道瘘。

腹腔镜膀胱损伤的处理：术中发现膀胱破裂穿孔时可立即在腹腔镜下进行缝合。先用 2-0 可吸收缝线进行全层缝合，再进行褥式缝合浆膜层加固。术后留置尿管 7 ~ 10 d，保持膀胱排空无张力，膀胱伤口即可愈合。对于术后出现膀胱阴道瘘的患者，不急于行修补术，可留置导尿管 3~6 个月，少部分患者在留置导尿管 3 个月后瘘管愈合，漏尿症状消失。如果瘘管不能愈合，则需要膀胱阴道瘘修补术。手术方式可选择经阴道修补以及开腹或腹腔镜修补。

2. 输尿管损伤

腹腔镜手术损伤输尿管时的原因有如下几方面：①输尿管发育异常，部分患者为重复双输尿管，如果术中没有注意，则可能损伤；②盆腔解剖改变：输尿管盆腔段走行因炎症粘连、子宫内膜异位症导致的解剖改变，容易造成损伤；③电外科器械造成的热损伤：目前腹腔镜下手术的止血大多数使用双极电凝，电凝时产生的高温容易对输尿管造成热损伤，例如，腹腔镜下高位结扎骨盆漏斗韧带、电凝闭合子宫动脉、打开膀胱子宫颈韧带前后叶分离输尿管隧道时，如果电凝止血过于靠近输尿管，就会对输尿管产生热损伤；④术者操作失误直接切断输尿管或对输尿管误缝误扎。

输尿管损伤的临床表现：①手术当中切断输尿管：术中手术创面渗液增多，输尿管连续性中断，可见输尿管断端；②输尿管热损伤或被缝扎：术中一般不易发现，此类患者术后反复出现发热、腰痛或肾区叩击痛，一般在术后 7~10 d 出现大量尿液从阴道排出，形成输尿管阴道瘘。

一般的输尿管损伤术中不易发现，多数在术后发生输尿管阴道瘘时才被诊断。经静脉注入 4 ml 亚甲蓝液（用 20 ml 生理盐水稀释）可区别阴道排液是淋巴液还是尿液。具体方法是：在静脉注射亚甲蓝液后在阴道放置白色纱布，如果尿液变蓝色的同时纱布蓝染，则明确为输尿管阴道瘘；如果纱布不被蓝染，应该是淋巴液漏出。对于有输尿管阴道瘘的患者，超声检查可发现患侧肾积水及输尿管扩张，静脉肾盂造影（IVP）或 CT 泌尿系成像（CTU）可明确瘘孔的部位。

输尿管损伤的处理：当手术过程中发现输尿管被切断时，应根据输尿管缺失的多少行输尿管吻合术或输尿管膀胱种植术。如果怀疑输尿管轻微损伤或有可能电凝损伤，则可在手术结束时放置输尿管双"J"管支架——此方法可有效预防输尿管瘘的发生；双"J"管一般在术后 4~12 周取出。如果术后明确输尿管损伤，或者术后出现输尿管阴道瘘，可行膀胱镜或输尿管镜下双"J"管置入术，必要时可行腹腔镜协助双"J"管置入。如果置管成功，则双"J"管放置 2~3 个月再取出。放置双"J"管后，输尿管漏尿情况会明显减少甚至消失，输尿管损伤部位多可痊愈，瘘孔自闭。如果 3 个月后双"J"管取出后仍然有漏尿，则多需手术治疗。

（二）术中血管损伤

子宫内膜癌患者如果需行盆腔和腹主动脉旁淋巴结切除术，则有可能发生不同部位的大血管损伤，引起大量出血甚至危及生命。最易损伤的血管如下所述。

1. 腹主动脉及其分支

在切除腹主动脉旁淋巴结时，腹主动脉主干一般不易损伤，而肠系膜下动脉及腰动脉则容易损伤。肠系膜下动脉的损伤根据部位不同可选择缝合止血（靠近腹主动脉发出部位）或结扎止血（距腹主动脉有一定距离）的方法止血。腰动脉出血一般使用双极电凝止血。

2. 下腔静脉及左右髂总静脉

由于下腔静脉及髂总静脉表面有一些小的血管分支与淋巴结相连，牵拉这些小血管往往造成这些小血管管壁撕脱，形成小的破口，因此，在分离淋巴结时避免撕脱小血管是避免下腔静脉出血的关键。一旦发生出血，首选用纱布球压迫止血。如果压迫止血无效或破口较大，则需要行腹腔镜下血管壁修补，必要时需转为开腹手术。

3．髂外动静脉

髂外动静脉本身没有大的血管分支，因此，这两个血管的损伤往往是由电钩或超声刀误伤所致。髂外动脉损伤往往出血迅速、凶猛，如果没有良好的缝合技巧，应迅速钳夹止血并转开腹手术。个别患者在条件许可的情况下可以尝试腹腔镜下缝合。

4．髂内静脉及其分支

髂内静脉及其分支构成了闭孔窝内丰富的静脉丛，在清扫闭孔淋巴结时因为牵拉、切割均可导致髂内静脉及其分支的损伤出血。如果是小的分支出血，可采用纱布压迫止血或出血点电凝止血，如果这两种方法均不能够奏效，特别是较大的血管破裂出血，则腹腔镜下或转开腹缝合止血。

5．子宫旁血管

对于需要行广泛性子宫切除术的Ⅱ期子宫内膜癌患者，子宫旁血管出血（特别是静脉出血）是广泛性子宫切除术中常常遇到的情况，这种出血需要使用电凝或缝合彻底止血。由于子宫旁血管与输尿管的关系密切，如果处理不当，往往会造成输尿管热损伤，导致术后输尿管阴道瘘形成，因此，需要掌握基本的操作技巧。在解剖输尿管隧道过程中，往往会遇到膀胱上、中、下静脉及其他静脉丛等子宫旁血管出血情况，如果发生出血，也不要急于止血，将输尿管隧道完全分离，将输尿管推开，置于安全区域，再用电凝或缝合方法闭合子宫旁血管止血，从而避免电凝或缝合导致输尿管损伤。

（三）胃肠道损伤

1．胃损伤

特殊类型的子宫内膜癌需要行腹腔镜下大网膜切除，靠近胃体离断血管及组织可能造成胃的锐性损伤或电热损伤，但这种情况极少发生。胃损伤范围较小时，可直接在腹腔镜下行胃修补术，术后放置胃管胃肠减压，禁食。电热损伤导致的胃穿孔出现症状时间可能较晚，容易误诊。术后患者出现反复恶心呕吐及腹膜炎体征时，应做腹部立位 X 线片，一旦发现膈下游离气体，应考虑胃穿孔。因此，在切除大网膜时，应仔细分离胃与大网膜间隙，切勿太过靠近胃体切除大网膜，以避免损伤。

2．小肠损伤

小肠损伤多发生于有腹部手术史或其他原因导致盆腹腔严重粘连的患者，套管针穿刺或分离肠管粘连均有可能引起小肠损伤或穿孔。浆肌层损伤或小的穿孔可镜下缝合修补。如果损伤范围过大，则需行小肠节段切除吻合术，该手术需要胃肠外科医生协助，在腹腔镜下完成或由腹部小切口完成。

3．乙状结肠及直肠损伤

乙状结肠及直肠损伤也常常发生于盆腔粘连分离及广泛手术阴道直肠隔分离时，腹腔镜下广泛全子宫切除术在分离直肠阴道间隙时也容易造成直肠损伤。怀疑有直肠损伤时，可采用直肠充气实验检查有无直肠穿孔。如果肠管损伤未在术中发现，则患者术后往往出现不可控制的盆腹腔感染，表现为高热、腹胀、肛门排气停止、腹膜刺激征明显。如果处理不及时，可发生不可逆的感染性休克，危及患者生命。对于术后怀疑有肠管损伤的患者，应尽早做腹部 X 线平片及 CT 检查明确诊断，如果诊断明确，应立即剖腹探查，行结肠造瘘，盆腹腔充分引流。如果患者感染症状不严重而表现为直肠阴道瘘形成，则往往术后 7~10 d 出现阴道内气体和粪渣排出，对此类患者也建议立即行结肠造瘘，同时切开阴道断端充分引流。直肠阴道瘘多在横结肠造瘘术后 3 个月自然愈合。

（四）神经损伤

1．闭孔神经损伤

闭孔神经损伤主要发生于腹腔镜下盆腔淋巴结切除时。闭孔神经从腰丛分出，经髂总静脉下方穿出，进入闭孔窝，经闭孔管进入大腿内侧，支配股部内收肌群及股内侧 2/3 皮肤感觉。闭孔淋巴结切除术时，由于对解剖结构认识不足，显露不清晰，有可能损伤闭孔神经。闭孔神经损伤表现为股内侧感觉减退，大腿内收肌功能减弱，大腿内收受限等，症状程度视损伤程度。部分患者由于大腿其他肌群功能代偿，可无明显症状。

术中当发生闭孔神经横断时，建议行端端吻合术。采用 5-0 可吸收线行吻合术，前后左右各缝合一针，对齐断面，以利于神经愈合。术后可给予营养神经药物支持治疗，绝大多数患者的神经功能能完全恢复。避免发生闭孔神经损伤的关键在于清晰显露闭孔神经。腹腔镜下显露闭孔神经可以经髂外血管与腰大肌之间进入闭孔窝寻找闭孔神经，或者从脐侧韧带侧窝显露闭孔神经，也可以切除髂外淋巴结后再从髂外血管根部寻找闭孔神经。将闭孔神经从包绕的淋巴结中分离出来后再切除淋巴结，就可避免损伤闭孔神经。

2．生殖股神经损伤

生殖股神经由第一腰神经前支和第二腰神经前支部分纤维组成，在腰大肌表面下行，至髂总动脉外侧分为股支和生殖支，股支支配大腿内 1/3 皮肤感觉，生殖支支配大阴唇。生殖股神经损伤一般不需要特别处理，手术后患者多无明显症状，如有症状，可使用营养神经药物对症治疗。

3．盆腔神经丛损伤

盆腔神经丛又称下腹下丛，由腹下神经和盆腔内脏神经汇合而成。腹下神经为交感神经，来自下腹上神经丛（骶丛），沿直肠两侧、输尿管下方进入盆腔。盆腔内脏神经为副交感神经，来自 S2-S4 神经根，与子宫深静脉伴行于主韧带表面。腹下神经与盆腔内脏神经在主韧带表面、输尿管外侧形成盆腔神经丛，分出支配膀胱、子宫及直肠的分支。在腹腔镜下行根治性全子宫切除术时，盆腔神经丛损伤不可避免，损伤程度与手术切除子宫骶韧带、主韧带及阴道旁组织范围正相关。盆腔神经丛损伤是导致根治性子宫切除术术后尿潴留的主要原因。

盆腔神经丛损伤的处理：主要措施是促使膀胱功能尽快恢复，避免尿潴留，通常术后留置导尿管 14 d，拔除尿管后测膀胱残余尿量，残余尿量大于 100 ml，继续留置导尿管，留置导尿管是促使膀胱功能恢复的关键方法。如果患者拔除尿管后无尿意感，应告诫患者定时排尿，否则膀胱过度膨胀会加重膀胱功能障碍，引起大量残余尿及尿路感染。大多数患者经过处理可能获得满意的膀胱恢复。由于术前诊断 Ⅱ 期子宫内膜癌有一定难度，建议对于仅仅怀疑是子宫颈管间质浸润的患者，施行改良的广泛性子宫切除术，以减少术后膀胱功能障碍的发生。

三、子宫内膜癌手术相关问题

（一）淋巴结切除术相关问题

子宫内膜癌的转移途径包括淋巴转移、血行转移和直接蔓延等，其中最主要的转移途径为淋巴转移。近年来，针对早期淋巴结转移低风险的患者的淋巴结切除术价值，许多研究进行了探讨并提出了相应的观点。目前针对子宫内膜癌患者的淋巴结转移风险进行临床评估后采取有指征地进行淋巴结切除术的理念已逐渐被广大学者所接受，也就是对存在淋巴结转移高危的患者进行系统淋巴结切除术，而对低危患者不进行系统淋巴结切除术[1-2]。2016 年

NCCN 子宫肿瘤指南 [3] 及中华医学会妇科恶性肿瘤诊治指南第 4 版提出的早期子宫内膜癌手术方式为：全子宫切除术＋双侧输卵管和卵巢切除，以及有指征地进行系统淋巴结切除术。

（1）系统淋巴结切除术对子宫内膜癌的作用：对于恶性肿瘤进行淋巴结切除术的临床价值主要在于：第一，可以明确肿瘤的分期，以协助确定术后治疗；第二，切除可能存在的转移病灶，以改善患者的预后。

一般认为切除淋巴结对早期患者的预后改善作用不明显。北京大学人民医院的研究也提示，盆腔淋巴结切除术除了对Ⅰb期子宫内膜样腺癌患者提高无瘤生存率外，对其他各期患者并无明显的改善预后作用 [4]。

（2）系统淋巴结切除术对子宫内膜癌患者的副作用：系统淋巴结切除术除了需要一定的手术条件和手术技术，还会明显延长子宫内膜癌患者的手术时间和住院时间，存在术中血管损伤、神经损伤、输尿管损伤、继发淋巴肿等并发症的风险 [5]。近年来，随着手术器械的改进和手术技术的提高，很多中心可以顺畅地进行系统淋巴结切除术，并发症发生率明显下降，但淋巴囊肿形成、下肢淋巴水肿、下肢深静脉血栓形成等逐渐增多。常规进行系统淋巴结切除术还会明显增加患者的治疗费用。

（3）如何对子宫内膜癌患者选择性进行淋巴结切除术：对于没有高危因素的患者，可以不进行系统淋巴结切除术。北京大学人民医院根据国内外文献和自己的经验，认为以下情况可以不切除淋巴结：病理类型为子宫内膜样腺癌、肿瘤分级 G1 或 G2、肿瘤局限于子宫体、肌层侵犯深度＜50% 以及肿瘤直径≤2 cm，其中前两项活检病理结果可提供，后三项需结合彩超、MRI 等辅助检查以及术中剖视标本肉眼观察或冰冻切片病理检查来进行判断 [6]。

总之，子宫内膜癌的淋巴结切除术应根据具体情况进行个体化处理，也就是有指征地进行淋巴结切除术。根据相应的标准，对淋巴结转移低危患者可以不必进行淋巴结切除术，以期改善患者预后并提高患者生活质量。但是，尽管如此，符合低危标准的患者仍存在少量的淋巴结转移情况，因此，关于子宫内膜癌的淋巴结切除问题仍需不断探索。

（二）主动脉旁淋巴结切除术相关问题

对子宫内膜癌淋巴结切除术的争议较多，例如，是否全部子宫内膜癌患者都需要进行主动脉旁淋巴结切除术？主动脉旁淋巴结需要切除到肠系膜下动脉水平还是肾血管水平 [7] ？

1. 是否全部子宫内膜癌患者都需要进行主动脉旁淋巴结切除术？

关于子宫内膜癌患者是否均需要常规进行主动脉旁淋巴结切除术，这方面有关的研究文献报道不多，结果差异较大，且无一致的观点，研究的焦点在于切除的主动脉旁淋巴结转移率并不高，是否需要对全部患者进行主动脉旁淋巴结切除术，以及切除主动脉旁淋巴结是否可以改善子宫内膜癌患者的预后 [8]。子宫内膜癌患者主动脉旁淋巴结转移率较低，北京大学人民医院对子宫内膜癌患者进行的回顾性研究发现，在 227 例行盆腔淋巴结切除术的患者中，仅 22 例（9.7%）有盆腔淋巴结转移，在 138 例同时行主动脉旁淋巴结切除术的患者中，存在主动脉旁淋巴结转移的患者更少，仅为 6 例（4.4%）[4]。子宫内膜癌主动脉旁淋巴结转移率不高，且切除主动脉旁淋巴结对改善生存的作用尚存在争议，因此，对子宫内膜癌主动脉旁淋巴结切除问题，有必要开展前瞻性随机对照研究。

2. 哪些子宫内膜癌患者需要进行主动脉旁淋巴结切除术？

NCCN 指南中建议 [3]，主动脉旁淋巴结切除术适用于有深肌层侵犯、高级别以及浆液性腺癌、透明细胞癌和癌肉瘤等特殊病理类型的子宫内膜癌患者。但也有学者有不同观点，认为肌层侵犯深度对于评估主动脉旁淋巴结转移没有意义；而较多学者认为，盆腔淋巴结转移对主动脉旁淋巴结转移有较重要的提示作用。对于术中可疑盆腔淋巴结阳性或冰冻切片病理检查证实盆腔淋巴结阳性以及深肌层侵犯的患者，应行主动脉旁淋巴结切除术。

3. 主动脉旁淋巴结切除术一定要到肾静脉水平吗？

关于主动脉旁淋巴结切除术的范围也存在争议，焦点集中在：是否需要切除肠系膜下动脉至肾静脉水平之间的主动脉旁淋巴结。有研究显示，在主动脉旁淋巴结转移的患者中，88% 存在肠系膜下动脉至肾静脉间的淋巴结转移，且 35% 仅存在该区域淋巴结转移；该研究还根据患者的临床病理特征提出，单纯该区域淋巴结转移集中出现于深肌层侵犯的 G2/G3 子宫内膜样腺癌，因此，建议腹主动脉旁淋巴结切除应达到肾静脉水平[9]。

（三）患者的卵巢去留问题

子宫内膜癌治疗的标准术式为全子宫切除术＋双侧附件切除术。根据这一原则，即使早期患者也应切除双侧卵巢。然而，卵巢的去除意味着患者术后卵巢功能完全丧失，导致绝经前患者提前进入绝经状态，出现一系列低雌激素症状，严重影响其日常工作和生活质量[10]。然而，对于子宫内膜癌手术是否能够保留卵巢，保留卵巢是否增加转移风险，是否影响患者生存期等诸多问题，目前在国际上仍然缺乏共识。

1. 卵巢切除对内膜癌患者生存质量的影响

手术绝经与自然绝经有两个明显区别：其一，手术绝经患者术后激素水平是陡然下降，而不是缓慢下降；其二，手术后患者同时失去了卵巢的全部内分泌功能，而正常女性自然绝经后卵巢仍可以分泌部分雄烯二醇和睾酮——能够在外周转化为雌激素，发挥一定的补充作用。因而手术绝经患者的症状往往更为严重。

2. 子宫内膜癌患者保留卵巢的安全性

子宫内膜癌切除双侧卵巢是标准术式的一部分，其理论基础有以下两点：①子宫腔通过输卵管与卵巢相连，肿瘤细胞可能因此发生卵巢的微小转移，术中肉眼无法判断，需要依靠术后病理检查判断[11]；②长期雌激素刺激是子宫内膜癌发病机制之一，如果保留卵巢，则卵巢会继续分泌雌激素，增加术后复发风险。但是，究竟卵巢切除是否影响年轻子宫内膜癌患者的预后还需要看大样本临床研究数据。

保留卵巢对子宫内膜癌患者的预后的影响：Matsuo 等基于美国国立癌症研究所 SEER 数据库再次进行了一项样本量更大的研究，共纳入 I 期子宫内膜癌患者 86 005 例，其中 50 岁以下保留卵巢 1 242 例。研究结果发现，保留卵巢的患者的 10 年总生存率甚至高于不保留组（分别为 95.6% 和 93.7%），分析原因可能是由于选择保留卵巢的患者相对更年轻、身体体质更好[12]。Koskas 等在法国进行了一项队列研究，共纳入 40 岁以下的低级别子宫内膜样癌保留卵巢患者 101 例，结果同样认为，保留卵巢不增加疾病相关的死亡率，因此认为严格挑选适宜的患者，保留卵巢是安全可行的。国内也有子宫内膜癌保留卵巢的相关临床研究报道。有 meta 分析最终得出的结论认为，年轻的早期子宫内膜癌保留卵巢与切除卵巢患者的 5 年肿瘤复发率分别为 2.58% 和 4.43%，差异无统计学意义；两者的 5 年总生存率分别为 96.00% 和 96.51%，差异也无统计学意义，因此认为，年轻的早期子宫内膜癌患者行保留卵巢手术对其预后无明显影响[13]。但是，一个不可忽视的问题是：部分年轻的子宫内膜癌患者为 Lynch 综合征患者，其双卵巢癌发生率及远期卵巢癌发生率都显著升高，这类患者不适宜于保留卵巢。目前我国对 Lynch 综合征基因筛查的情况为时间长、费用高昂、尚未普及，因此，在决策前应注意详细询问家族史，若患者亲属有卵巢癌、子宫内膜癌、结肠癌等病史，选择保留卵巢手术应更加慎重[14]。

3. 子宫内膜癌保留卵巢的适应证

目前有关年轻的子宫内膜癌患者保留卵巢的安全性的证据不足，但综合国内外研究结果和专家共识认为，早期子宫内膜癌患者保留卵巢功能的适应证为：①患者年龄 <45 岁；②无癌症家族史（排除 Lynch 综合征）；③ Ⅰ 期高分化子宫内膜样腺癌，排除高危因素（肌层浸润、低分化、LVSI 阳性）；④腹腔细胞学检查阴性；⑤术前检查或术中探查未发现可疑腹膜后淋巴结；⑥术中需行卵巢剖探，快速冰冻切片病理检查，排除卵巢转移；⑦雌激素和孕激素受体均为阳性；⑧患者有保留卵巢的强烈愿望，并且同意密切随访 [15]。

需要特别注意的是，年轻女性子宫内膜癌手术治疗前与患者的积极沟通十分重要。对要求保留卵巢的患者，在解释保留卵巢的益处的同时，一定要告知患者卵巢微转移的风险和雌激素对促子宫内膜癌复发的刺激作用；对于卵巢切除患者，需让其认识到切除卵巢后心血管疾病、骨质疏松、认知功能障碍和抑郁发生的风险。在患者充分知情同意之后，方可做出相应的手术选择。

（四）Ⅱ期子宫内膜癌手术子宫切除范围问题

子宫内膜癌患者中，约 72% 为 Ⅰ 期，12% 为 Ⅱ 期，13% 为 Ⅲ 期，3% 为 Ⅳ 期。2009 年 FIGO 的新分期将 Ⅱ 期变为仅子宫颈间质受累。根据新的分期标准，Ⅱ 期子宫内膜癌的发生率尚无准确报道。对于可疑或明确子宫颈间质受累的患者，手术是首选治疗方式 [16]。目前争议较大的是手术子宫切除范围，是行广泛性子宫切除术还是行改良的广泛性子宫切除术尚无定论 [17]。

2017 年 NCCN 指南和 2015 年美国妇产科学会（American College of Obstetricians and Gynecologists，ACOG）指南均推荐行广泛性子宫切除术，而 2015 年欧洲肿瘤内科学会 - 欧洲妇科肿瘤学会 - 欧洲放疗与肿瘤学会（ESMO-ESGO-ESTRO）一致推荐，对 Ⅱ 期子宫内膜癌行筋膜外子宫切除术，术后辅以放疗 ± 化疗，而不建议行广泛性子宫切除术。在我国 2014 年版的子宫内膜癌诊治指南中，对 Ⅱ 期内膜癌推荐的治疗方式基本同 NCCN 指南，也提出可以行改良的广泛性子宫切除术，再根据手术病理结果，选用术后辅助治疗。

2009 年，一项美国国立研究所的 SEER 大样本研究回顾性分析了 1 577 例 Ⅱ 期内膜癌患者手术方式对预后的影响，结果发现，广泛性子宫切除术对生存率无影响（HR 0.86，95%CI 0.61 ~ 1.23）。2010 年，韩国的一项回顾性研究表明，Ⅱ 期内膜癌患者行全子宫或广泛性子宫切除术，平均随访 50.7 个月，无病生存期无明显差异。早期的文献报道表明，对 Ⅱ 期子宫内膜癌患者行广泛性子宫切除术对预后有益 [17]；而近年的文献研究表明，广泛性子宫切除术相比于筋膜外子宫切除术未能使生存获益。不同的结论可能与早期文献采用的是 FIGO 1998 年分期标准，而近年文献采用的是 FIGO 2009 年有关标准。总之，对广泛性子宫切除术的预后获益和手术增加的风险需要仔细权衡，手术方式对预后的影响也需要进一步根据 FIGO 2009 年新分期设计的前瞻性试验来明确 [18]。

（王建六）

参考文献

[1] Benedetti P P, Basile S, Maneschi F, et al. Systematic pelvic lymphadenectomy vs. no lymphadenectomy in early-stage endometrial carcinoma: randomized clinical trial. J Natl Cancer Inst, 2008, 100 (23): 1707-1716.

[2] ASTEC study group, Kitchener H, Swart A M, et al. Efficacy of systematic pelvic lymphadenectomy in endometrial cancer (MRC ASTEC trial): a randomised study. Lancet, 2009, 373 (9658): 125-136.

[3] National Comprehensive Cancer Network. NCCN clinical practice guidelines in oncology: uterine neoplasms, Vol. 2,

2016.

[4] Wang Z Q, Wang J L, Shen D H, et al. Should all endometrioid uterine cancer patients undergo systemic lymphadenectomy? Eur J Surg Oncol, 2013, 39 (4): 344-349.

[5] Yost K J, Cheville A L, Al-Hilli M M, et al. Lymphedema after surgery forendometrialcancer: prevalence, risk factors, and quality of life. Obstet Gynecol, 2014, 124 (2 Pt 1): 307-315.

[6] Urzal C, Sousa R, Baltar V, et al. Factors predictive of retroperitoneallymphnodemetastasis in endometrial cancer. Acta Med Port, 2014, 27 (1): 82-87.

[7] 魏丽惠, 吴小华, 刘继红, 等. 《关于子宫内膜癌腹主动脉旁淋巴结切除术相关问题》和《Ⅰ期低危型子宫内膜癌是否需要切除淋巴结》的专家点评. 中华妇产科杂志, 2016, 51 (5): 318-320.

[8] Luomaranta A, Lohi J, Bützow R, et al. Prediction of para-aortic spread by gross pelvic lymphnode findings in patients with endometrial carcinoma. Int J Gynecol Cancer, 2014, 24 (4): 697-702.

[9] Alay I, Turan T, Ureyen I, et al. Lymphadenectomy should be performed up to the renal vein in patients with intermediate-high risk endometrial cancer. Pathol Oncol Res, 2015, 21 (3): 803-810.

[10] Rodriguez M, Shoupe D. Surgical Menopause. Endocrinol Metab Clin North Am, 2015, 44 (3): 531-542.

[11] Lin K Y, Miller D S, Bailey A A, et al. Ovarian involvement in endometrioid adenocarcinoma of uterus. . Gynecologic Oncology, 2015, 138 (3): 532.

[12] Matsuo K, Machida H, Shoupe D, et al. Ovarian conservation and overall survival in young women with early-stage low-grade endometrial cancer. Obstet Gynecol, 2016, 128 (4): 761-770.

[13] Sun C, Chen G, Yang Z, et al. Safety of ovarian preservation in young patients with early-stage endometrial cancer: a retrospective study and meta-analysis. Fertility & Sterility, 2014, 100 (3): 782.

[14] Wright J D, Buck A M, Shah M, et al. Safety of ovarian preservation in premenopausal women with endometrial cancer. J Clin Oncol, 2009, 27 (8): 1214-1219.

[15] 李林, 吴令英, 张蓉, 等. 年龄≤40岁Ⅰ期子宫内膜癌患者保留卵巢的临床分析. 中华妇产科杂志, 2014, 49 (4): 260-264.

[16] Cohn D E, Woeste E M, Cacchio S, et al. Clinical and pathologic correlates in surgical stage II endometrial carcinoma. Obstetrics & Gynecology, 2007, 109 (5): 1062-1067.

[17] Wright J D, Fiorelli J, Kansler A L, et al. Optimizing the management of stage II endometrial cancer: the role of radical hysterectomy and radiation. American Journal of Obstetrics & Gynecology, 2009, 200 (4): 419.

[18] Ayhan A, Taskiran C, Celik C, et al. The long-term survival of women with surgical stage II endometrioid type endometrial cancer. Gynecologic Oncology, 2004, 93 (1): 9-13.

第57章 子宫内膜癌的放疗问题

子宫内膜癌是常见的妇科恶性肿瘤之一，约占女性生殖道恶性肿瘤的20%～30%[1]。子宫内膜癌的治疗方法有手术、放疗（放疗）、化学药物治疗（化疗）和激素治疗等。其治疗原则是：早期患者以手术治疗为主，术后根据高危因素选择辅助治疗；晚期患者采用手术、放疗、药物等综合治疗。放疗作为子宫内膜癌的主要治疗手段之一，可用于子宫内膜癌的根治性治疗和术前、术后的辅助治疗。近年来，随着对子宫内膜癌的生物学行为的认识的不断深入及放疗技术的不断发展，放疗在子宫内膜癌治疗中发挥着越来越重要的作用，在提高疗效和降低并发症方面都取得了很大进展，但也提出了一些新的问题，如下所述。

一、子宫内膜癌放疗的理论依据

子宫内膜癌为放射敏感性肿瘤，这已被诸多学者所认同，作者通过大量临床和基础研究也证实了这一点[2-3]。目前约2/3的子宫内膜癌患者需接受放疗，因此，放疗已成为治疗子宫内膜癌的重要手段。

随着放疗技术的发展和不断完善，体外照射剂量的分布更加合理；同时由于后装治疗的个体化和准确性等优势，其并发症明显降低；这些都为提高子宫内膜癌的放疗疗效、确保患者的生活质量提供了保证。目前子宫内膜癌单纯放疗的，5年生存率可达50%～70%[4-5]。

体外照射与后装治疗的合理配合是子宫内膜癌放疗的最理想方式。体外照射又称为远距离照射，即放射线经一定的空间距离——大多穿过皮肤和皮下组织——到达肿瘤部位进行治疗的方式。子宫内膜癌的体外照射目前主要应用直线加速器进行。体外照射主要针对盆腔及主动脉旁淋巴区。在体外照射方面，传统放疗方式是采用体外全盆照射（whole pelvic radiotherapy，WPRT）和（或）四野照射并选择性地应用腹主动脉旁延伸野照射进行的。传统体外照射的治疗是在平面坐标上做出一个二维剂量分布图基础上进行的[6]。这种二维放疗技术并不能很好地保护肿瘤周围的正常组织，特别在术后的患者，由于受到小肠进入盆腔内及术后肠粘连小肠活动受限等因素影响，且受到周围正常组织耐受剂量的限制，对肿瘤组织的照射不能达到根治剂量，且放疗后消化道和泌尿系统的急慢性并发症发生率较高，会影响患者的生活质量[5]。

近年来，三维适形放疗（three-dimensional conformal radiotherapy，3D-CRT）及调强放疗（intensity-modulated radiotherapy，IMRT）等技术在子宫内膜癌的临床治疗中已逐渐应用。3D-CRT是放射线高剂量区域与临床病变靶区形状高度一致的一种现代放疗手段[7]。IMRT是近十年来发展起来的一项放疗新技术，能实现照射野的形状与靶区形状一致，且照射野内诸点输出剂量率按要求分布。IMRT的目的是使高剂量区内出现急剧升高或降低的剂量梯度，使临床靶体积被照射而邻近正常组织可避免遭受较高剂量的照射。适形调强放疗在分别调节肿瘤靶区即阴道上段、子宫颈、子宫体、子宫旁三角区及盆腹腔淋巴引流区精确照射剂量的同时，可减少邻近敏感器官即小肠、直肠、膀胱等的受量，达到提高肿瘤控制率、减少并发症以及提高患者放疗后的生活质量的目的。但临床研究显示，适形调强放疗并不能改善患者的远期生存率。然而，3D-CRT 技术也处于不断发展过程中，其治疗过程存在很多不足，例如，CT 或 MRI 定位存在误差，治疗时的摆位误差，以及放疗过程中盆腹腔内脏器官运动数据的获取有障碍等，因此，3D-CRT 技术尚需进行不断地探索与完善。总之，适形调强放疗是今后体外照射的方向和趋势。

子宫内膜癌的传统腔内后装放疗沿袭了传统宫颈癌腔内放疗的方法，所使用的容器也为传统治疗容器，实施腔内及阴道治疗。随着对子宫内膜癌的认识及放射剂量学研究的深入，临床研究发现，子宫内膜癌多发生于子宫上段、子宫底部及两侧子宫角。由于病灶部位与宫颈癌病变部位不同，在子宫内膜癌放疗时多给予与宫颈癌腔内放疗相反的剂量分布，即倒梨形剂量分布，以使病灶部位达到所需的根治剂量。Heyman[8] 的子宫腔填塞法已很好地解决了子宫内膜癌放疗剂量分布问题，已取得了良好的治疗效果，但其缺点是操作复杂，不易推广。

对于子宫内膜癌腔内放疗，国际上并无统一的剂量参照点。Heyman[8] 等认为，子宫内膜癌腔内放疗效果取决于剂量分布的合理性，并且子宫底部剂量尤为重要。Sorbe 等[9] 应用 Cathertron 治疗子宫内膜癌时以长轴中点旁开 1 cm 作为剂量参照点。Inowe 选用子宫底下段或侧壁，且为单点；通过该点既不能反映子宫角部的剂量，又不能反映出整个子宫的剂量分布。孙建衡等采用两个点作为剂量参照点来评估子宫内膜癌腔内放疗剂量分布的合理性：一个为 F 点，位于子宫腔源的顶端，旁开子宫中轴 2 cm，代表肿瘤受量；另一个即宫颈癌放疗中的 A 点，位于子宫旁三角区内，代表着子宫旁正常组织的受量（见第 53 章，图 53-3）；该方法临床实施中简单易行，其应用的合理性在于[10]：①子宫内膜癌病灶 90% 以上起源于子宫底及子宫角部，F 点的剂量能够代表子宫底部即肿瘤部位的照射剂量；②子宫本身即为倒梨形器官，子宫底、子宫角部不易获得足够剂量的照射，通过提高 F 点剂量可增加子宫底、子宫角部的剂量；③通过 A 点和 F 点剂量可评价剂量分布的合理性；对于深肌层受侵、低分化肿瘤应提高 F 点剂量。对于子宫颈受侵特别是基质受侵的 II 期患者，则应注意提高 A 点剂量。医科院肿瘤医院应用这两个参照点指导子宫内膜癌的单纯放疗，结果显示，5 年生存率 I 期患者为 79.2%，II 期患者为 75.3%，III 期患者为 31.4%，且无明显并发症发生[11]。由此可见，单纯放疗是一种安全有效的根治子宫内膜癌的方法，特别是对于 I 期和 II 期患者。

近年来，基于 CT、MRI、PET-CT 影像学的三维近距离放疗计划系统（image-based brachytherapy，IBBT）的出现，引进了三维近距离放疗的概念。它是指以三维影像为基础，对靶区及高危器官给予剂量评估，从而在立体空间实现对肿瘤、正常组织和重要器官的剂量精确分布[12]。Gill 等[13] 认为，图像引导的腔内放疗是早期不能手术治疗患者的有效治疗手段，有良好的近期疗效。

子宫内膜癌腔内放疗国内常用放射源有镭 226（^{226}Ra）、钴 60（^{60}Co）、铱 192（^{192}Ir）和铯 137（^{137}Cs）等。但经过多年的临床观察，这种传统腔内放疗方式并未显示能明显提高患者的远期生存率，放疗不良反应也未能得到有效控制。因此，寻找能进一步提高疗效、降低并发症的腔内治疗方法就成为妇科肿瘤放疗领域的重要课题。山东省肿瘤医院近年来与天津荣力电子有限公司合作开发出了一套一体化后装治疗系统，开展一体化后装治疗十几年来，应用新的治疗计划系统已治疗子宫内膜癌患者 5 000 余例（多家医院协作），临床观察初步显示，在总剂量不变的情况下，患者的肿瘤近期控制率和放射不良反应均优于常规的后装治疗；然而，其远期疗效及并发症情况有待进一步观察。

^{252}Cf 作为一种应用较晚的放射源已被证实对腺癌的治疗效果明显好于 ^{137}Cs。雷新等[14]

观察了 ^{252}Cf 中子腔内照射＋全盆腔外照射治疗子宫内膜癌的 3 年局部控制率、生存率、远期并发症等，结果显示，40 例患者的 3 年局部控制率达到 88%（35/40），总生存率达到 75%（30/40）；其中，腺癌患者的 3 年局部控制率为 93%（28/30），总生存率为 87%（26/30），明显高于腺鳞癌及乳头状腺癌的 70% 和 30%。由此可见，^{252}Cf 中子腔内照射在子宫内膜癌的治疗中有较好的应用前景。

二、早期子宫内膜癌的放疗

（一）早期低、中危子宫内膜癌的放疗

对于低危的 Ⅰa 期 G1、G2 和 Ⅰb 期 G1、G2 子宫内膜癌，由于其局部复发率低，单纯手术就足够达到治疗目的。许多文献报道，Ⅰb 期 G1、G2 子宫内膜癌术后不行辅助放疗也取得良好的疗效。Straughn[15] 报道，296 例 Ⅰb 期 G1、G2 子宫内膜癌病例的复发率为 3.7%，其中 64% 发生在阴道。然而，放疗对早期低、中危子宫内膜癌的作用，不同作者有不同意见[16]。

对于低危病例的盆腔复发，一些学者建议只行腔内放疗。Alektiar 等 [17] 报道，对 233 例 Ⅰb 期 G1、G2 子宫内膜癌全部行单纯子宫切除术，其中，9% 进行了腹腔冲洗液检查以及盆腔和腹主动脉旁淋巴结活检术；术后行高剂量率后装治疗，总复发率为 4%，2% 出现在盆腔复发，其余为远处和阴道复发。Anderson 等 [18] 报道，102 例 Ⅰb、Ⅰc 期子宫内膜癌行全子宫切除术后行高剂量率后装治疗，5 年生存率为 93%，总的局部复发率为 3%，MacLeod 等 [19] 的观察结果相似。上述作者认为，对于低危 G1 或 G2、肌层侵犯 < 50% 的病例，手术后不需要补充放疗。

（二）早期高危子宫内膜癌的放疗

对于伴有高危因素的 Ⅰ 期、Ⅱ 期子宫内膜癌，复发率高达 20%，许多学者建议术后补充放疗[11]。其危险因素包括：特殊类型的癌（腺鳞癌、透明细胞癌、乳头状腺癌、浆液性乳头状癌等），中低分化，淋巴脉管侵犯，侵犯肌层外 1/3 等。

对有高危因素病例的局部复发的分析显示，Ⅰb 期 G3 病例盆腔淋巴结转移率相对较低。Creasman 等 [20] 的观察显示，G2 或 G3 肌层侵犯 > 2/3 的病例 4% ~ 9% 有盆腔淋巴结转移。Creutzberg 等 [21] 对 37 例 Ⅰb 期 G3 病例进行了随访研究，发现其 5 年局部复发率为 14%，且所有复发部位均在阴道。Straughn 等 [15] 观察了 29 例 Ⅰb 期 G3 只行手术包括淋巴结切除术的病例，大约有 14% 的复发率，几乎全部为远处转移。

Keys[22] 的手术病理分析表明，侵犯肌层外 1/3 的病例 18% 有盆腔淋巴结转移，建议患者对这类补充术后治疗。Aalders 等 [23] 研究显示，深肌层侵犯的盆腔转移率为 15%。Straughn 等 [15] 报道了 121 例只行手术治疗、未行放疗的病例，复发率为 12%，其中 6% 为局部复发，主要部位在阴道。而 Creutzberg 等 [21] 报道了 Ⅰc 期 G1 和 G2 病例相对低的盆腔复发率：67 例 Ⅰc 期 G1 病例未接受放疗，只有 2% 有盆腔复发，10% 有阴道复发；133 例 Ⅰc 期 G2 病例 6% 出现盆腔复发和 13% 阴道复发。

因此，对中高危子宫内膜癌，大部分学者认为术后行放疗（包括盆腔体外照射及近距离照射）可降低局部复发率。

（三）早期子宫内膜癌放疗的疗效

Scholten 等 [16] 回顾性分析了 Ⅰ 期子宫内膜癌术后放疗病例的长期随访结果，将 714 例 Ⅰ 期子宫内膜癌病例随机分成术后盆腔放疗（RT）和术后观察两组，结果显示，术后放疗可显著减少局部复发率，中位随访时间为 97 个月，10 年局部复发率分别为 5%（RT）和 14%

（观察），$P<0.0001$，10 年总存活率分别为 66% 和 73%，$P=0.09$。由此说明，术后放疗对于控制 Ⅰ～Ⅱ期子宫内膜癌局部复发有重要意义。

Creutzberg[21] 等子宫内膜癌术后放疗进行了观察，随机抽取 715 例肌层侵犯<50% 的Ⅰb 期 G2 和 G3 病例和侵犯肌层为 50% 的Ⅰc 期 G1 和 G2 病例进行放疗或不进行进一步治疗。结果显示，辅助放疗可以降低盆腔和阴道复发，治疗组和未治疗组 5 年复发率分别为 4%、14%，$P<0.001$。Keys[22] 等也进行了同样研究，作者对 448 例病例进行了分析，包括所有级别Ⅰb、Ⅰc 期病例，随访 4 年，治疗和未治疗复发率分别为 1.5% 和 9%。

Cengiz 等 [17] 观察了 109 例Ⅰc 期 G1 和 G2 子宫内膜癌病例的放疗效果，其中 31 例行内照射，78 例接受体外照射＋内照射，中位随访期为 54 个月。结果显示，共有 10 例出现复发，其中 5 例为盆腔复发，3 例为远处复发，2 例为盆腔和远处均有复发；9 例发生在体外照射和内照射组，内照射组只有 1 例出现复发；5 年无瘤生存率：外照射＋内照射组为 85%，单纯内照射组为 92%。

孙建衡等 [10] 报道，术前、术后合理应用放疗能显著提高患者的生存率及降低盆腔及阴道残端复发率。

但也有研究发现，放疗对总的生存率没有改善。Creutzberg[21] 等发现，5 年总生存率放疗组为 81%，观察组为 85%，$P=0.31$。Keys[22] 等的研究显示，放疗组 4 年存活率为 92%、观察组为 86%，$P=0.557$。Aalders 等 [23] 对 540 例临床Ⅰ期子宫内膜癌行子宫切除术病例进行了分组研究——随机分为盆腔照射和不照射两组，结果显示，局部复发率分别为 2% 和6.9%，总的生存率无差异。

三、晚期或伴有手术禁忌证的子宫内膜癌的放疗

对于晚期或伴有手术禁忌证的子宫内膜癌患者，放疗是主要的治疗措施，可以行单纯放疗，也可以作为综合治疗的组成部分与手术、化疗合理配合，以提高控制率及疗效并减少局部复发。孔为民等 [3] 报道的 59 例单纯放疗的子宫内膜癌病例的总的 5 年生存率达 64.3%，其中Ⅰ期为 79.2%，Ⅱ期为 75.3%，Ⅲ期达 31.4%。Bristow 等对 41 例Ⅲc 期子宫内膜癌患者行手术后均行全盆腔放疗，17 例加延伸野照射，15 例辅以化疗，平均中位生存期为30.6 个月；作者认为，手术后辅以系统的化疗、放疗可明显延长生存期。Hansgen 等观察了541 例术后放疗患者的疗效，发现对高危患者行近距离照射＋盆腔照射可以预防和减少局部复发，降低死亡率。而对于单纯腹水细胞学阳性的病例是否给予放疗，学者们的意见并不一致。Kasamatsu[24] 对 46 例单纯腹水细胞学阳性的病例进行的术后观察发现，患者的 3 年生存率为 90%，其中只有 3 例接受了放疗。

四、子宫内膜癌的放疗方式及其适应证

子宫内膜癌的放疗方式有术前放疗、术后放疗、单纯放疗等，临床多采用放疗与手术的综合治疗。在制订治疗方案时，应对放疗、手术等合理配合进行综合考虑，尽量避免治疗过度或治疗不足 [8]。对已行广泛性子宫切除术＋淋巴结清扫术的患者行术后放疗其并发症发生率增高，可达 60%，且生存率无明显改进。因此，若考虑术后给予放疗，则必须选择合适的手术范围，即既要保证疗效，又要考虑到患者治疗后的生存质量。若考虑应用放疗与手术综合治疗，则要考虑是应用术前放疗还是术后放疗、腔内还是体外照射以及放疗剂量及手术范围等 [9]。

（一）术前放疗

随着 1988 年的手术病理分期的广泛应用，绝大部分子宫内膜癌病例是先进行分期手术和减瘤术，术后再根据病理情况选择放化疗，术前放疗仅用于很少的情况。术前放疗的适应证有：①子宫内膜癌子宫大小＞2 个月妊娠者；②子宫内膜癌累及子宫颈；③手术病理分期为Ⅲ期者；④高危病理类型，如腺鳞癌、透明细胞癌、黏液腺癌等；⑤临床Ⅲ、Ⅳ期患者。术前放疗可降低肿瘤体积，降低肿瘤细胞的活性，为手术的彻底性和安全性提供保证，并能降低手术所引起的癌细胞种植、转移的机会。

术前放疗一般采取单纯腔内治疗。腔内治疗分为全量和非全量两种。孙建衡等[10]认为，临床Ⅰ、Ⅱ期患者术前放疗以腔内全量为佳；当患者子宫大小＞10～12 孕周时，应采用术前腔内治疗结合体外照射的方法。

（二）术后放疗

目前各期子宫内膜癌治疗仍以手术治疗为主，但对于有高危因素的早期子宫内膜癌患者，手术治疗后应予以辅助治疗。目前大部分学者主张对早期子宫内膜癌术后予以放疗，其优点是：可根据手术病理分期结果明确癌变范围及有无高危因素，确定是否选用放疗及其种类（腔内放疗或体外照射），放疗的范围及部位。这样既可消灭残留或可疑残留的病灶，预防复发，又可避免不必要的放疗，减少因放疗发生的并发症和费用，使放疗更有针对性[25]。

术后放疗的适应证有[26-27]：①手术不彻底，阴道切缘有残余癌组织或有子宫旁浸润；②癌灶侵犯子宫肌层超过内 1/2；③有盆腔或腹主动脉旁淋巴结转移；④有脉管间隙浸润；⑤癌组织分化差；⑥不良病理类型，如透明细胞癌、腺鳞癌、未分化癌等。术后放疗包括阴道断端腔内放疗、体外照射等。目前一般采用体外照射，必要时加腹主动脉旁淋巴结照射。术后体外照射的剂量一般与单纯放疗时体外照射的剂量相同，而腔内治疗黏膜下 5～10 mm 处剂量不要超过 20 Gy。术后放疗是选择内照射还是体外照射，诸多学者正在探讨中，如下所述。

Jolly 等[28]观察了早期子宫内膜癌术后病例用内照射代替盆腔体外照射的治疗疗效。作者对 243 例子宫内膜癌病例进行了经腹全子宫切除术＋双侧附件切除术及选择性淋巴结摘除术，术后予以辅助放疗。结果显示，其中 50 例Ⅰ～Ⅱ期子宫内膜腺癌患者接受内照射作为单一治疗方法，总剂量为 30 Gy，中位随访时间为 3.2 年，2 例出现了局部复发（4%），1 例为阴道复发，1 例为阴道和盆腔同时复发；4 年存活率为 97%；内照射组长期Ⅱ级毒性比盆腔照射组低，Ⅰ级毒性为 0% 比 34%，$P < 0.001$。作者认为，对于早期子宫内膜癌术后行内照射的疗效与盆腔体外照射相似，但毒性更低，治疗时间更短。

Rittenberg[29]等对Ⅱ期子宫内膜癌淋巴结阴性接受内照射者的效果进行了评估，20 例符合纳入标准，其中 3 例手术后未接受任何治疗，12 例接受了腔内内照射，5 例进行了盆腔体外照射＋内照射，平均随访时间为 40 个月结果显示，无复发和死亡病例发生，无手术并发症和放疗并发症。作者认为，对于淋巴结阴性的Ⅱ期子宫内膜癌患者，单纯腔内照射的生存率很高，值得进一步探讨。

Small 等[30]对子宫内膜癌术后行内照射治疗的患者的现状进行研究，共随机调查了 2 396 例病例，757 例回复，回复率 31.6%，其中 551 例（72.8%）患者完成了术后放疗，91.5% 的患者接受了内照射，呈上升趋势。作者认为，腔内照射用于子宫内膜癌术后辅助治疗是切实可行一种方法。

2014 年，美国放射肿瘤学会（ASTRO）在发表的《关于术后放疗在子宫内膜癌中的作用》中指出[31]：①盆腔放疗对于减少早期患者盆腔复发是一种行之有效方法，但并无证据表明其可改善患者的远期生存；对于癌组织分化差者且肌层浸润或子宫颈基质浸润≥50%的患者，接受盆腔放疗可减少复发风险，如果患者存在其他危险因素［如年龄>60岁和（或）脉管浸润］、肿瘤组织呈高、中级别分化且肿瘤肌层浸润≥50%，也可以接受盆腔放疗以减少复发风险；②阴道残端近距离放疗和盆腔放疗一样，可以预防肿瘤组织呈高、中级别分化且子宫肌层浸润≥50%或肿瘤组织呈低级别分化且肌层浸润<50%的患者复发，对于有上述危险因素，特别是行综合淋巴结评估的患者，阴道断端近距离放疗优于骨盆放疗；③有研究显示，盆腔放疗可改善患者生存。对于淋巴结阳性或子宫浆膜、卵巢和输卵管、阴道、膀胱或直肠受累的Ⅲ~Ⅳ期患者，采用包含外照射放疗及辅助化疗在内的辅助治疗是合理的选择，化疗或单一放疗或可用于存在盆腔复发高危病理因素的患者；④盆腔放疗后使用近距离放疗的可行性还缺少前瞻性研究数据的证实，而回顾性研究显示，尽管存在少数获益，但这一治疗方案几乎没有结论性的获益证据，行阴道近距离放疗的患者一般不会同时进行盆腔外照射放疗，除非存在阴道复发高危因素。

关于腔内治疗参照点，参照 2015 年美国 NCCN 指南[32]，子宫内膜癌术后腔内放疗剂量参照点为阴道黏膜表面或黏膜下 0.5 cm。当以阴道黏膜表面为参照点时，可给予 6 Gy、共 5 次照射；当以阴道黏膜下 0.5 cm 为参照点时，则给予 7 G 共 3 次剂量照射。腔内放疗一般于术后 4~6 周开始，不晚于术后 12 周前结束。

综上所述，放疗作为子宫内膜癌的重要治疗手段，其疗效是肯定的，但在临床应用上要求个体化对待，在和手术的配合上，要具体情况具体对待，灵活掌握，必要时，要配合化疗或内分泌治疗，以提高疗效和患者的生活质量。

（盛修贵 孙 丽）

参考文献

[1] 杨越波,李小毛,向阳.子宫肿瘤.北京:人民军医出版社,2011:190-211.

[2] 盛修贵,孙建衡,梁克,等.人子宫内膜癌裸小鼠移植瘤放射敏感性的测定.中华放射肿瘤学杂志,1998,7(3):49.

[3] 孔为民,吴令英.关注放疗新技术及其在妇科恶性肿瘤领域的应用.中华妇产科杂志,2013,48(9):641-643.

[4] 孔为民,孙建衡.56例子宫内膜癌单纯放射治疗分析.中华放射肿瘤学杂志,2000,9(3):184-186.

[5] 孔为民,孙建衡.59例子宫内膜癌单纯放射治疗.中华放射肿瘤学杂志,2000,9(3):184-186.

[6] 殷蔚伯,余子豪,徐国镇,等.肿瘤放射治疗学.第4版.北京:中国协和医科大学出版社,2008:149-175.

[7] 王璐璐,孔为民.放疗新技术在宫颈癌治疗中应用的进展.中华妇产科杂志,2013,48(10):792-794.

[8] Heyman J. The so-called stockholm method and the results of treatment of uterine cancer at radiumhemmet. Acta Radiol, 1984(16): 129-134.

[9] Sorbe B. Preoperative intrauterine irradiation of endometrial carcinoma stage I: clinical and radiographic evaluation of the "bulb technique". Acta Oncologica, 1990, 29 (2): 217-223.

[10] 孙建衡,盛修贵,周春晓. Ⅰ、Ⅱ期子宫内膜癌治疗方法的评价.中华妇产科杂志,1997,32(10):601-604.

[11] 曹泽毅.中华妇产科学.第2版.北京:人民卫生出版社,2004.

[12] Suri V, Arora A. Management of endometrial cancer: a review. Rev Recent Clin Trials, 2015, 10 (4): 309-316.

[13] Gill B S, Kim H, Houser C, et al. Image-based three-dimensional conformal brachytherapy for medically inoperable endometrial carcinoma. Brachytherapy, 2014, 13 (6): 542-547.

[14] 雷新,单锦露,汤成,等. ^{252}Cf 中子腔内照射加全盆腔外照射治疗子宫内膜癌的临床观察.中华妇产科杂志,2007, 42 (11): 733-736.

[15] Straughn J M, Huh W K, Orr J W, Jr, et al. Stage IC adenocarcinoma of the endometrium: survival comparisons of surgically sta18//Gill BS, Kim H, Houser C, et al. Image-based three-dimensional conformal brachytherapy for medically inoperable endometrial carcinoma. Brachytherapy, 2014, 13 (6): 542-547.

[16] Carey M S, O' Connell G J, Johanson C R, et al. Good outcome associated with a standardized treatment protocol using selective postoperative radiation in patients with clinical stage I adenocarcinoma of the endometrium. Gynecol Oncol, 1995, 57 (2): 138-144.

[17] Alektiar K M, McKee A, Venkatraman E, et al. Intravaginal high-dose rate brachytherapy for Stage IB (FIGO Grade 1, 2) endometrial cancer. Int J Radiat Oncol Biol Phys, 2002, 53 (3): 707-713.

[18] Anderson J M, Stea B, Hallum A V, et al. High-dose-rate postoperative vaginal cuff irradiation alone for stage IB and IC endometrial cancer. Int J Radiat Oncol Biol Phys, 2000, 46 (2): 417-425.

[19] MacLeod C, Fowler A, Duval P, et al. High-dose-rate brachytherapy alone for post-hysterectomy endometrial cancer. Int J Radiat Oncol Biol Phys, 1998, 42 (5): 1033-1039.

[20] Creasman W T, Morrow C P, Bundy B N, et al. Surgical pathologic spread patterns of endometrial cancer: a Gynecologic Oncology Group study. Cancer, 1987, 60 (suppl): 2035-2041.

[21] Creutzberg C L, van Putten W L, Koper P C, et al. Surgery and postoperative radiotherapy versus surgery alone for patients with stage-1 endometrial carcinoma: multicentre randomized trial. Lancet, 2000, 355 (9213): 1404-1411.

[22] Keys H M, Roberts J A, Brunetto V L, et al. A phase III trial of surgery with or without adjunctive external pelvic radiation therapy in intermediate risk endometrial adenocarcinoma: a Gynecologic Oncology Group study. Gynecol Oncol, 2004, 92 (3): 744-751.

[23] Aalders J, Abeler V, Kolstad P, et al. Postoperative external radiation and prognostic parameters in stage I endometrial carcinoma: clinical and histopathologic study of 540 patients. Obstet Gynecol, 1980, 56 (4): 419-427.

[24] Kasamatsu T, Onda T, Katsumata N, et al. Prognostic significance of positive peritoneal cytology in endometrial cancer confined to the uterus. Br J Cancer, 2003, 88 (2): 245-250.

[25] Harkenrider M M, Block A M, Siddiqui Z A, et al. The role of vaginal cuff brachytherapy in endometrial cancer. Gynecol Oncol, 2015, 136 (2): 365-372.

[26] Kong A, Johnson N, Kitchener H C, et al. Adjuvant radiotherapy for stage I endometrial cancer: an updated Cochrane systematic review and meta-analysis. J Natl Cancer Inst, 2012, 104 (21): 1625-1634.

[27] Guntupalli S R, Zighelboim I, Kizer N T, et al. Lymphovascular space invasion is an independent risk factor for nodal disease and poor outcomes in endometrioid endometrial cancer. Gynecol Oncol, 2012, 124 (1): 31-35.

[28] Jolly S, Vargas C, Kumar T, et al. Vaginal brachytherapy alone: an alternative to adjuvant whole pelvis radiation for early stage endometrial cancer patients with and without adjuvant radiation therapy. Gynecol Oncol, 2003, 89 (2): 295-300.

[29] Rittenberg P V, Lotocki R J, Heywood M S, et al. Stage II endometrial carcinoma: limiting post-operative radiotherapy to the vaginal vault in node-negative tumors. Gynecol Oncol, 2005, 98 (3): 434-438.

[30] Small W, Jr, Erickson B, Kwakwa F. American Brachytherapy Society survey regarding practice patterns of postoperative irradiation for endometrial cancer: current status of vaginal brachytherapy. Int J Radiat Oncol Biol Phys, 2005, 63 (5): 1502-1507.

[31] Klopp A, Smith B D, Alektiar K, et al. The role of postoperative radiation therapy for endometrial cancer: executive summary of an American Society for Radiation Oncology evidence-based guideline. Pract Radiat Oncol, 2014, 4 (3): 137-144.

[32] National Comprehensive Cancer Network. NCCN clinical practice guidelines in oncology (NCCN guidelines): uterine neoplasms, version 2. 2015 [EB/OL]. http://www. nccn. org/professionals/physician_gls/f_guidelines. asp, 2015.

推荐阅读文献

[1] Ahamad A, D'Souza W, Salehpour M, et al. Intensity-modulated radiation therapy after hysterectomy: comparison with conventional treatment and sensitivity of the normal-tissue-sparing effect to margin size. Int J Radiat Oncol Biol Phys, 2005, 62 (4): 1117-1124.

[2] Nguyen T V, Petereit D G. High dose brachytherapy for medically inoperable stage I endometrial cancer. Gynecol Oncol, 1998, 71 (2): 196-203.

[3] 包如迪, 孙建衡, 吴爱如. 子宫内膜癌腔内放疗剂量参考点的临床研究. 中国实用妇科与产科杂志, 1996. 12 (2): 91-92.

[4] 中国抗癌协会. 新编常见恶性肿瘤诊治规范: 妇科恶性肿瘤分册. 北京: 北京医科大学中国协和医科大学联合出版社, 1999: 62-64.

第 *58* 章 子宫内膜癌的化疗问题

子宫内膜癌是最常见的妇科恶性肿瘤之一。长期以来，手术与放疗的综合治疗一直是治疗子宫内膜癌的基本方法。以往化疗只推荐用于晚期或复发子宫内膜癌的治疗，或用于晚期患者激素治疗失败后的补救治疗。目前已有研究表明，对于早期合并高危因素的子宫膜癌患者，术后辅助化疗可行且安全，而且联合放化疗的疗效要好于单独放疗[1-2]。对于 II 型子宫内膜癌，2017 年 NCCN 子宫内膜癌临床实践指南[3]也指出多数患者需补充化疗。现分述如下。

一、子宫内膜癌的化疗方案

1. 单药化疗

晚期及复发子宫内膜癌的 II 期临床试验[4]研究证实，缓解率大于 20% 的化疗药物有蒽环类、铂类化合物及紫杉醇；顺铂（50 mg/m^2 静滴，每 3 周重复一次）用于未曾化疗过的晚期或复发内膜癌的缓解为 25%，用于曾接受过化疗的患者的缓解率为 21%。一项 GOG 的研究报道，紫杉醇用于子宫内膜癌可取得较好疗效[5]。晚期及复发子宫内膜癌单药化疗的疗效及毒性反应见表 58-1。

表 58-1 单药化疗方案的疗效及毒性反应

试验报道	方案	缓解率（%）	生存时间（月）	毒性反应
GOG	顺铂 50 mg/m^2（一线）	25	—	—
GOG	顺铂 50 mg/m^2（二线）	21	—	—
GOG	紫杉醇 250 mg/m^2+GCSF	35.7	—	—
GOG	脂质体多柔比星 50 mg/m^2	9.5	8.2	4 级毒性反应有食管炎、血尿症和呕吐
GOG	脂质体多柔比星 40 mg/m^2	—	—	体质虚弱 32/52，贫血 28/52，疼痛 27/52，皮肤病 25/52，心血管 12/25
EORTC-GCG	卡铂 400 mg/m^2（一线）	13		4 级毒性反应及治疗相关的死亡
	卡铂 300 mg/m^2（二线）	—		
GOG	奥沙利铂 130 mg/m^2（二线）	13.5	10.9	
ECOG	托泊替康 1.0 mg/m^2	20	6.5	
GOG	托泊替康 0.5～1.5 mg/(m^2·d)	7		骨髓抑制为主
Traina TA	托泊替康 2.5～4.0 mg/m^2，周疗	13.5(1 例)	—	—

单药作为晚期或复发子宫内膜癌的一线化疗方案的疗效不理想，对于持续性或曾接受化疗的复发患者，单药化疗可考虑使用紫杉醇或托泊替康周疗。

2．多药联合化疗

多药联合化疗的客观缓解率好于单药化疗，一般在40%～60%之间，并且仅有轻度到中度毒性反应[6]。GOG-177试验表明，多柔比星＋顺铂＋紫杉醇（TAP）方案的缓解率、总生存时间及无进展生存时间均明显好于紫杉醇＋顺铂（AP）方案。但是TAP方案具有毒性重叠作用，且由于其毒性反应重及需要GCSF支持，本方案尚未普遍应用[7]。最近HeCOG的研究也报道了类似的结果[8]。多药联合化疗方案的疗效及毒性反应比较见表58-2。

表 58-2　多药联合化疗方案的疗效及毒性反应比较

试验报道	方案	缓解率（%）	生存时间（月）	毒性反应
GOG-177	多柔比星 60 mg/m^2 ＋顺铂 50 mg/m^2	57	15.3	3～4级血小板减少21%，治疗相关死亡
	多柔比星 45 mg/m^2（第1天）＋顺铂 50 mg/m^2（第1天）＋紫杉醇 160 mg/m^2（第2天）	34	12.3	3～4级血小板减少21%，治疗相关死亡
SOG	紫杉醇 175 mg/m^2 ＋卡铂（AUC=6）＋氨磷汀 740 mg/m^2	40	14	3～4级中性粒细胞减少症79%
D. Pectasides	紫杉醇 175 mg/m^2 ＋卡铂（AUC=5）	62	25	3～4级中性粒细胞减少症36% 3级感觉神经障碍6%，1例4级血小板减少

紫杉醇联合顺铂（TP）方案已经广泛应用于妇科恶性肿瘤，除了其神经毒性外，此方案的毒性相对较小。Humber CE等的Ⅱ期临床试验研究已经证实，TP方案用于晚期及复发子宫内膜癌的缓解率在60%～70%之间。其具体用法为：紫杉醇150～175 mg/m^2，静脉滴注，连续3 h；然后给予顺铂70 mg/m^2。最近Ito等[9]报道，紫杉醇周疗联合卡铂治疗子宫内膜癌患者有更好的耐受性。

总之，对于初次化疗的晚期或复发子宫内膜癌患者，由于其缓解率较好且其毒性可耐受，AP方案可作为一线化疗方案。部分经济条件好的患者可以考虑在严密监测心脏毒性条件下选用紫杉醇＋卡铂（TP）方案或TAP方案作为一线化疗方案。

对于患者不能应用铂类或肾功能不良者，有报道应使用以非铂类为主的联合化疗。如应用异环磷酰胺、甲氨蝶呤、多柔比星联合治疗，患者仍有近30%的有效率，但需注意，该方案的不良反应如出血性膀胱炎和骨髓抑制等。

MVAC方案是传统的治疗晚期子宫内膜癌的方案，应用方法为：甲氨蝶呤30 mg/m^2，第2、15、22天静脉注射；长春新碱1.4 mg/m^2，第2天静脉注射；多柔比星30 mg/m^2，第

1、15、22 天静脉注射；顺铂 70 mg/m²，第 1 天静脉注射。该方案的有效率为 40%，中位无进展时间为 6.9 个月，不良反应包括骨髓抑制、黏膜炎等。由于患者耐受性差，尽管有效率较高，目前常常将该方案简化为多柔比星联合顺铂方案（AC 方案）。AC 方案的有效率相似，但不良反应大大降低。

二、子宫内膜癌的化疗方式

1. 同步放化疗

部分化疗药物具有放射增敏作用，目前在临床及临床试验中与放疗联合应用的药物主要有铂类、紫杉碱类、嘧啶类似物（吉西他滨等）及 DNA 拓扑异构酶 1 抑制剂（主要为喜树碱类）。目前关于子宫内膜癌同步放化疗的临床试验研究报道较少。

De Marzi 等 [10] 对 47 例高危子宫内膜癌患者给予同步放化疗，具体方案为：总放疗剂量为 50.4 Gy，分 6 周完成，每周 5 d，每天 1.8 Gy；于放疗同时每周给予紫杉醇 60 mg/m²，静脉滴注 1 次，共 5 次；于放疗结束后每周给予紫杉醇 80 mg/m²，静脉滴注 1 次，共 3 次。结果发现，没有出现危及生命的毒性反应，5 年无病存活率为 81.8%，总的 5 年总体存活率为 88.4%，提示紫杉醇同步放化疗用于高危子宫内膜癌安全有效。一项韩国妇科肿瘤学组进行的 II 期试验也评估了放疗同步每周紫杉醇化疗对高危子宫内膜癌的疗效和毒性，得出了相似的结论 [11]。Wen 等 [12] 则分析了紫杉醇联合卡铂同步放疗治疗高危或晚期子宫内膜癌患者的结局和可行性。研究发现，3 年、5 年总体存活率分别为 87%、83%，不良反应中 3 ~ 4 级血液毒性和胃肠道毒性分别为 45.2% 和 32.3%，结论是该方案可耐受，并能达到较好的局部控制。以上几个临床试验的初步结果显示，子宫内膜癌的同步放化疗具有较好疗效，但尚需前瞻性、大样本的临床研究证实。

2. 序贯放化疗

单纯放疗不能有效降低子宫内膜癌患者远处转移的可能性，因此，在实际治疗过程中应当结合子宫内膜癌转移高危因素（如肌层浸润深度、淋巴脉管间隙浸润、淋巴结转移、子宫颈间质浸润等）制订适当的化疗方案。而对于放化疗具体顺序的安排可以是同步，也可以是序贯。对于序贯放化疗的方式可以是术后放疗＋化疗、化疗＋放疗或化疗＋放疗＋化疗（即"夹心疗法"）。

Signorelli 等 [13] 的一项研究纳入了 254 例 I b ~ III 期子宫内膜癌患者，其中 98 例行放疗，59 例行化疗，42 例行序贯放化疗，55 例未行任何辅助治疗。结果发现，与单独放疗或化疗相比，序贯放化疗提高了高危子宫内膜癌特别是 III 期子宫内膜癌患者的生存率。Mustea 等 [14] 进行了一项前瞻性、多中心的 II 期临床试验，对 35 例高危子宫内膜癌患者先行 4 个周期紫杉醇＋卡铂化疗，随之再给予盆腔外照射及阴道近距离放疗。结果显示，3/4 级血液学的毒性发生率为 25.6%，3/4 级非血液学毒性发生率≤3%，2 年中位无病存活率和总体存活率均为 75.8%，表明术后辅助化疗＋顺序放疗方案可行。Gao 等 [15] 进行的一项 meta 分析显示，"三明治"疗法治疗晚期子宫内膜癌患者的 3 年无病存活率和总体存活率分别为 68% 和 75%，认为该方案有效且耐受性良好。由此可见对于晚期子宫内膜癌患者进行术后序贯放化疗的临床前景值得期待。

3. 新辅助化疗（NACT）

具有高危因素、晚期或特殊类型（如浆液性乳头状癌）的子宫内膜癌患者往往在就诊时就已经出现子宫体外侵犯或腹腔转移病灶。对于这部分患者，先期行全身或局部有效疗程的化疗有望缩小肿瘤体积，并为最大限度地切除肿瘤创造条件，从而延长患者的生存时间，提高患者的生活质量。2017 年新辅助化疗（neoadjuvant chemotherapy，NACT）子宫内膜癌临床实践指南指出，对于怀疑或有肉眼可见的子宫颈受侵的初次评估不适宜手术的子宫内膜癌患者，或肿瘤超出子宫转移至腹腔的患者，可考虑术前新辅助化疗。

Vandenput 等[16]对 30 例Ⅳ期子宫内膜癌患者在 3～4 周期的 NACT 后予以减瘤手术的研究发现，24 例患者获得了最佳减瘤效果，其中 22 例患者无残余瘤灶，平均无进展生存时间（PFS）和整体生存时间（OS）分别为 13 个月和 23 个月，与 2002 年 Memarzadeh 等[17]和 2007 年 Thomas 等[18]的研究结果相似。Vandenput 等[16]的研究还发现，肿瘤残留少的患者可以获得较好的 PFS。Gehrig 等[19]的研究也认为，肿瘤细胞减灭术后残留病灶大小是影响预后的重要因素，NACT 对存在远处转移的晚期患者，尤其是病理学类型为浆液性乳头状癌的子宫内膜癌患者，可有效地提高其生存率。

三、子宫内膜癌的分子靶向治疗

近年来，随着分子遗传学的发展，有学者发现，Ⅰ 型、Ⅱ 型子宫内膜癌形态学及临床特征的差异与影响信号通路的各种基因遗传变异有关，从而提出了分子靶向治疗在子宫内膜癌中应用的可能[20]。目前子宫内膜癌治疗研究最多的分子靶向药物包括表皮生长因子受体（epidermal growth factor receptor，EGFR）拮抗剂和雷帕霉素靶蛋白（mTOR）通路抑制剂。

1. EGFR 拮抗剂

EGFR 是小分子化合物，通过与表皮生长因子结合引起细胞增殖。研究表明，在子宫内膜癌组织中，EGFR 表达丰富，在晚期、分化差或复发转移的子宫内膜癌中表达量尤其高，并且与子宫内膜癌细胞分化、肌层浸润和预后都有相关性。EGFR 拮抗剂通过阻断 EGFR 与其配体结合而破坏肿瘤细胞的信号传递，达到治疗肿瘤的目的。根据与 EGFR 结合部位不同，EGFR 拮抗剂分为酪氨酸激酶抑制剂和单克隆抗体。

酪氨酸激酶抑制剂包括吉非替尼、厄洛替尼、索拉菲尼和伊马替尼，既往主要用于非小细胞肺癌、乳腺癌、肾癌等的治疗。Xu 等[21]的研究发现，EGFR 在低级别子宫内膜癌组织中高表达，厄洛替尼可以抑制 EGFR 高表达子宫内膜癌细胞增殖，且在异种移植肿瘤小鼠模型中，厄洛替尼能明显降低 EGFR 高表达肿瘤的生长。另一项临床前研究发现，EGFR 过表达会导致子宫内膜癌细胞对激素的耐药性，而吉非替尼能抑制小鼠肿瘤模型中高表达 EGFR 的子宫内膜癌细胞增殖，同时逆转其对孕激素的耐药性。然而，一项 Ⅱ 期临床试验证实，吉非替尼对子宫内膜癌患者疗效不佳[22]。因此，吉非替尼是否能用于子宫内膜癌患者的治疗尚需更多的临床试验证明。

曲妥珠单抗是针对 EGFR 酪氨酸激酶家族中 HER2 的单克隆抗体，1998 年获准用于乳腺癌的治疗。一项 GOG 的 Ⅱ 期研究发现，17%～50% 的 Ⅱ 型子宫内膜癌和约 3% 的 Ⅰ 型子宫内膜癌中存在 HER2 基因的扩增，但单一的曲妥单抗不能对 HER2 过表达或 HER2 扩增的子宫内膜癌显示出有效的抗癌活性[23]。该药物对子宫内膜癌的疗效尚存在争议，还需要进一步验证。

2. AmTOR 通路抑制剂

PTEN 是一种抑癌基因，其失活可引起磷脂酰肌醇 3- 激酶 / 蛋白激酶 B/ 雷帕霉素靶蛋白质（PI3K/AKT/mTOR）信号通路异常激活，导致细胞的恶性增殖。目前，针对 PI3K/AKT/mTOR 通路的抗癌药物可分为 PI3K 抑制剂、mTOR 抑制剂、PI3K/mTOR 抑制剂和 AKT 抑制剂。依维莫司和替西罗莫司是 mTOR 抑制剂，临床 Ⅱ 期试验已证明，依维莫司和替西罗莫司分别对复发的子宫内膜样腺癌和晚期复发子宫内膜癌有效[24-25]。其他三种抑制剂与子宫内膜癌相关的临床试验较少，其疗效尚需进一步证实。

对于子宫内膜癌，分子靶向药物的临床应用目前尚处于起步探索阶段，缺乏大量临床资料，其疗效、不良反应、预后等问题仍有待进一步研究。

（孔为民）

参考文献

[1] Aloisi A, Plotti F, Scaletta G, et al. Chemotherapy as adjuvant treatment for intermediate-high risk early-stage endometrial cancer: a pilot study. Int J Gynecol Cancer, 2015, 25 (8): 1418.

[2] Boer S M, Powell M E, Mileshkin L, et al. Toxicity and quality of life after adjuvant chemoradiotherapy versus radiotherapy alone for women with high-risk endometrial cancer (PORTEC-3): an open-label, multicentre, randomised, phase 3 trial. Lancet Oncol, 2016, 17 (18): 1114.

[3] NCCN Guidelines Version 1. 2017[S]. Panel Members Uterine Neoplasms. http: //www. nccn. org/professionals/ physician_gls/pdf/uterine. pdf.

[4] Humber C E, Tierney J F, Symonds R P, et al. Chemotherapy for advanced, recurrent or metastatic endometrial cancer: a systematic review of Cochrane collaboration. Ann Oncol, 2007, 18 (3): 409.

[5] Lincoln S, Blessing J A, Lee R B, et al. Activity of paclitaxel as second-line chemotherapy in endometrial carcinoma: a Gynecologic Oncology Group study. Gynecol Oncol, 2003, 88 (3): 277.

[6] Fleming G F, Fowler J M, Waggoner S E, et al. Phase I trial of escalating doses of paclitaxel combined with fixed doses of cisplatin and doxorubicin in advanced endometrial cancer and other gynecologic malignancies: a Gynecologic Oncology Group study. J Clin Oncol, 2001, 19 (4): 1021.

[7] Fleming G F, Filiaci V L, Bentley R C, et al. Phase III randomized trial of doxorubicin + cisplatin versus doxorubicin + 24-h paclitaxel + filgrastim in endometrial carcinoma: a Gynecologic Oncology Group study. Ann Oncol, 2004, 15 (8): 1173.

[8] Papadimitriou C A, Bafaloukos D, Bozas G, et al. Paclitaxel, epirubicin, and carboplatin in advanced or recurrent endometrial carcinoma: a Hellenic Co-operative Oncology Group (HeCOG) study. Gynecol Oncol, 2008, 110 (1): 87.

[9] Ito K, Tsubamoto H, Itani Y, et al. A feasibility study of carboplatin and weekly paclitaxel combination chemotherapy in endometrial cancer: a Kansai Clinical Oncology Group study (KCOG0015 trial). Gynecol Oncol, 2011, 120 (2): 193.

[10] De Marzi P, Frigerio L, Cipriani S, et al. Adjuvant treatment with concomitant radiotherapy and chemotherapy in high-risk endometrial cancer: a clinical experience. Gynecol Oncol, 2010, 116 (3): 408.

[11] Cho H, Nam B H, Kim S M, et al. A phase 2 trial of radiation therapy with concurrent paclitaxel chemotherapy after surgery in patients with high-risk endometrial cancer: a Korean Gynecologic Oncologic Group study. Int J Radiat Oncol Biol Phys, 2014, 90 (1): 140.

[12] Wen Q, Shao Z, Yang Z. Concomitant paclitaxel plus carboplatin and radiotherapy for high-risk or advanced endometrial cancer. Int J Gynecol Cancer, 2013, 23 (4): 685.

[13] Signorelli M, Lissoni A A, De Ponti E, et al. Adjuvant sequential chemo and radiotherapy improves the oncological outcome in high risk endometrial cancer. J Gynecol Oncol, 2015, 26 (4): 284.

[14] Mustea A, Koensgen D, Belau A, et al. Adjuvant sequential chemoradiation therapy in high-risk endometrial cancer: results of a prospective, multicenter phase-II study of the NOGGO (North-Eastern German Society of Gynaecological Oncology). Cancer Chemother Pharmacol, 2013, 72 (5): 975.

[15] Gao H, Zhang Z. Sequential chemotherapy and radiotherapy in the sandwich method for advanced endometrial cancer: a meta-analysis. Medicine (Baltimore), 2015, 94 (16): 672.

[16] Vandenput I, Van Calster B, Capoen A, et al. Neoadjuvant chemotherapy followed by interval debulking surgery in patients with serous endometrial cancer with transperitoneal spread (stage IV): a new preferred treatment? Br J Cancer, 2009, 101 (2): 244.

[17] Memarzadeh S, Kozak K R, Chang L, et al. Urokinase plasminogen activator receptor: prognostic biomarker for endometrial cancer. Proc Natl Acad Sci USA, 2002, 99 (19): 10647.

[18] Thomas M B, Mariani A, Cliby W A, et al. Role of cytoreduction in stage III and IV uterine Papillary serous carcinoma. Gynecol Oncol, 2007, 107 (2): 190.

[19] Gehrig P A, Bae-Jump V L. Promising novel therapies for the treatment of endometrial cancer. Gynecol Oncol, 2010, 116 (2): 187.

[20] Weigelt B, Banerjee S. Molecular targets and targeted therapeutics in endometrial cancer. Curr Opin Oncol, 2012, 24 (5): 5545.

[21] Xu Y, Tong J, Ai Z, et al. Epidermal growth factor receptor signaling pathway involved in progestin-resistance of human endometrial carcinoma: in a mouse model. J Obstet Gynaecol Res, 2012, 38 (12): 1358.

[22] Leslie K K, Sill M W, Fischer E, et al. A phase II evaluation of gefitinib in the treatment of persistent or recurrent endometrial cancer: a Gynecologic Oncology Group study. Gynecol Oncol, 2013, 129 (3): 486-49.

[23] Fleming G F, Sill M W, Darcy K M, et al. Phase II trial of trastuzumab in women with advanced or recurrent, HER2-positive endometrial carcinoma: a Gynecologic Oncology Group study. Gynecol Oncol, 2010, 116 (1): 15.

[24] Slomovitz B M, Lu K H, Johnston T, et al. A phase 2 study of the oral mammalian target of rapamycin inhibitor, everolimus, in patients with recurrent endometrial carcinoma. Cancer, 2010, 116 (23): 5415.

[25] Diaz-Padilla I, Duran I, Clarke B A, et al. Biologic rationale and clinical activity of mTOR inhibitors in gynecological cancer. Cancer Treat Rev, 2012, 38 (6): 767.

第*59*章 子宫内膜乳头状浆液性癌

子宫乳头状浆液性癌（uterine papillary serous carcinoma，UPSC）是由 Novak 于 1947 年报道的一种具有乳头状结构、恶性程度较高的特殊病理类型子宫内膜癌。1963 年子宫内膜癌首次被描述带有砂粒体。1981 年关于子宫内膜癌的预后不良的文献发表，其中部分文献报告已经列举出此病的临床分期有不足之处，有多样复发率，以及有上腹或远处转移的倾向。1982 年 Hendrick-son[1] 等将这种癌正式命名为 UPSC，并制定了细胞病理学诊断标准。子宫内膜癌根据临床病理特征可分为两型：Ⅰ型即为常见的子宫内膜腺癌，患者相对比较年轻，内源性或外源性雌激素水平过高，确诊时多为早期，无或有浅肌层浸润，预后较好；Ⅱ型较为少见，与长期高雌激素状态无关，患者几乎全部为绝经后的老年女性，通常既不肥胖也无糖尿病，易发生深肌层浸润和远处转移，预后差，包括 UPSC 和子宫内膜透明细胞癌等类型。UPSC 虽然少见，仅占子宫内膜癌总数的 1.1% ~ 1.6%，但恶性程度高，是一种高度侵袭性的子宫内膜癌亚型，与高达 50% 的治疗失败和 39% 的子宫内膜癌导致的死亡有直接关系。甚至在早期，UPSC 都有高复发率和较差的预后。早期的复发率为 20% ~ 60%。有文献报道，40% 的临床Ⅰ期患者会发生腹部或远处转移并在确诊 3 年内死亡。

北京协和医院的资料表明，UPSC 中 80% 的病例有深肌层浸润，而普通的子宫内膜癌有深肌层浸润的病例仅为 24%；UPSC 淋巴转移率达 50%，而普通子宫内膜癌淋巴转移率仅为 5%[2]。Goff 等[3] 的研究表明，病变局限在子宫体的 UPSC，子宫体外转移率可高达 72%，腹腔内转移可达 43%，腹腔冲洗液细胞学阳性为 50%，主要是因为 UPSC 早期即有向子宫深肌层浸润、淋巴转移、脉管间隙浸润及子宫外播散的倾向。而在有关预后因子中，组织学分级、子宫肌层侵袭、LVSI、肿瘤大小、疾病分期和治疗方法与预后显著相关，尤其是早期出现的淋巴转移和脉管间隙浸润是 UPSC 最重要的生物学行为之一。由于 UPSC 具有高度侵袭性，预后差，近年来越来越多地引起了人们的关注。

一、UPSC 的临床病理特征

（一）概述

1. 病因及高危因素

UPSC 占所有子宫内膜癌发病率的 1.1% ~ 11.6%，患者几乎全部为绝经后女性，平均发病年龄为 65 ~ 68 岁[4-5]，比普通的内膜腺癌大 8 ~ 10 岁。有不少作者认为，肥胖、糖尿病、高血压、不孕不育、绝经迟缓等因素均为雌激素依赖性子宫内膜癌的高危因素。有报道称，48% 的子宫内膜样腺癌患者合并肥胖、糖尿病、高血压，60% 有绝经延迟，15% ~ 20% 有不育史[6]；作者认为，与普通子宫内膜样癌不同，大多数 UPSC 患者的 ER、PR 为阴性，是非雌激素依赖性内膜癌。UPSC 与普通的子宫内膜腺癌不同，与高血压、肥胖、糖尿病和长期高雌激素状态等因素无明显的相关性。Memarzadeh 等[7] 报道，UPSC 患者中有糖尿病史者占 11% ~ 19%，有高血压史者占 30%，肥胖者占 5%，远低于子宫内膜腺癌情况。Kato

报道，30 例 UPSC 病例中，30% 合并高血压，13% 伴有糖尿病，20% 有吸烟史，20% 是肥胖者。Goff 等报道的 36 例患者，39% 患高血压，27% 有吸烟史，11% 有糖尿病，5% 为肥胖者，约 17% 有激素替代治疗史。此外，UPSC 患者中有个人或家族乳腺癌史者分别为 12.4%～25% 和 16%～44%。Biron shental[8] 和 Lave 等[9] 发现，UPSC 患者 32% 有个人乳腺癌史，23% 有家族乳腺癌史，远高于子宫内膜腺癌的情况，所以可以认为，乳腺癌可能是 UPSC 的高危因素。近来有报道认为，UPSC 的发生与宫颈癌术后放疗有关[10]，但其确切的相关性有待于进一步的研究。

2．UPSC 的前期病变

（1）子宫内膜腺体异型增生（endometrial glandular dysplasia，EmGD）

Fadare 等[11] 发现，53% 的 UPSC 患者可见子宫内膜腺体的异型增生。他们还报道，UPSC 的 EmGD 发生率是良性病变子宫切除术患者的 10 倍。在 Liang 等[12] 的研究中，EmGD 可能是 UPSC 发生的前期病变，患者的年龄一般大于 55 岁，多见于绝经期女性。EmGD 细胞学异型性程度还达不到浆液性子宫内膜上皮内癌（SEIC）的程度，但比伴有或不伴有化生改变的良性静止腺体的异型性程度高。EmGD p53 免疫组织化学染色显示阳性，介于 UPSC 和 SEIC 之间，Ki 指数评分为 4～6 分以上。光镜下，EmGD 细胞核呈圆形或椭圆形，比良性静止期内膜细胞核增大 2～3 倍，空泡状，核仁不明显，细胞极性紊乱。EmGD 可出现于内膜表面上皮或内膜腺体，可表现为内膜息肉样、非内膜息肉样，一般发生于萎缩内膜，或轻度增生期内膜，但极少发生于内膜具有非典型特征的良性病变，如出血和修复性上皮以及息肉化生等。EmGD 与 UPSC 无直接的形态过渡，病灶多为灶状。近期，Liang 等还成功制作了由 EMG D、子宫内膜上皮内癌（EIC）到子宫浆液性癌的大鼠动物模型。因此，他们认为，EMG D 是 Ⅱ 型子宫内膜癌的真正癌前病变，这一观点正在逐渐被接受。至于 EMG D 的临床处理，目前尚没有定论。郑文新等[13] 提出建议，对于内膜活检发现 EMG D 的散发病例，患者每 3 个月进行 1 次经阴道超声检查，随访 1 年；在此期间如果患者出现异常阴道流血、内膜增厚以及宫颈细胞学发现不典型腺细胞，则需再行分段刮宫，并依据病理情况做进一步处理。对于高危患者，如乳腺癌术后服用他莫昔芬者，应权衡利弊，考虑是否行子宫全切，病理再详细检查排除伴有 SEIC 或浆液性癌的可能性。

（2）浆液性子宫内膜上皮内癌（serous endometrial intraepithelial carcinoma，SEIC）

Ambros 等 1995 年报道，SEIC 多发生在内膜息肉内，特征为子宫表面上皮和（或）腺体被相似于浆液性癌的恶性细胞所替代，间质无侵袭，在细胞学和免疫组织化学上与 UPSC 具有同样的形态学和免疫组织化学特征，表现为细胞分化差和 p53 强阳性，被认为是 UPSC 的原位癌。这一概念的提出有利于对 UPSC 进行早期诊断和早期治疗。SEIC 在形态学上等同于浸润性 UPSC 的高度恶性的肿瘤细胞取代良性内膜表面上皮或腺体，但其没有肌层和间质侵犯却在早期就有宫外扩散的症候，这种恶性生物学行为完全不同于其他部位的上皮内癌或原位癌，故 SEIC 不是真正意义上的前驱病变。

由于早期对该病变的认识局限，2003 年第 3 版 WHO 分类中仍将子宫内膜上皮内癌（endometrial intraepithial carcinoma，EIC）归在癌前病变中。然而，越来越多的研究发现，EIC 常常与浸润性浆液性腺癌共同存在。临床上，即使病变没有侵犯子宫内膜间质或肌层，也可以出现子宫外的播散，例如，盆腔及腹膜的播散性转移。文献报道，浆液性 EIC 伴有宫外病变的比例为 17%～67%[14]。因此，现在已经不再认为 EIC 是浆液性癌的癌前期病变，也不属于原位癌范畴。第 4 版 WHO 分类中将该病变直接归类在子宫内膜浆液性癌中，命名为浆液性子宫内膜上皮内癌（SEIC）[15]，而不是放在前期病变中，表明 SEIC 具有高度侵袭性，其与普通浆液性癌不同之处仅仅是病变表浅而微小。因此，有学者建议使用子宫表层癌（uterine surface carcinoma，USC）来命名这一病变。而第 4 版 WHO 分类中推荐在活检中使用微小子宫浆液性癌（minimal uterine serous carcinoma，MUSC）来命名这类病变，因为这样不会导致临床低估病变的性质。

因此，特别需要注意，如果在筛查、活检、刮宫以及息肉切除标本中发现含有这类病变，无论采用何种命名来诊断这一病变，病理医生都应提醒临床医生：这种浅表的浆液性癌不同于其他部位的上皮内癌 / 原位癌，患者的预后并不是依据子宫内病变是否浅表以及有无间质浸润来决定的，而是由手术后的临床病理分期决定的，即是否出现子宫外病变。UPSC 肌层浸润深度可以＜1 mm 或肿瘤仅局限于子宫内膜或一个内膜息肉即发生远处转移、深肌层浸润。早期即可发生淋巴管 - 血管间隙浸润（lymph-vascular space infiltration，LVSI）。无 LVSI 者子宫外转移的发生率为 58%，而有 LVSI 者为 85%，故 LVSI 是 UPSC 子宫外转移的预测因素。至于这一浅表肿瘤是如何转移到子宫外的，还不十分清楚。目前较为认可的推测是，子宫内膜浅表的癌脱落后，经过输卵管播散到盆腹腔。一项多中心的研究评估了阳性盆腔冲洗液的重要意义和辅助治疗对于局限为子宫内膜息肉的 UPSC 患者的复发的重要性 [16]。该研究共统计了 33 例确诊为局限为内膜息肉的 UPSC I 期 LVSI（-）UPSC 患者，息肉的大小从 0.3 cm 到 4.3 cm 不等，出现盆腔冲洗液肿瘤细胞阳性的为 8/33 例（24%），虽对 22/33 例（66.6%）进行了辅助治疗，仍有 6/33（18%）复发，腹腔灌洗液（＋）与灌洗液（－）组有显著性差异，P=0.0013。因此，对于这类病变，如果病理诊断明确，临床处理应等同于子宫内膜浆液性癌，即应实行全面的分期手术，需行全子宫、双侧附件、大网膜切除，并行盆腔及腹主动脉旁淋巴结切除术，并送检盆腹腔冲洗液；病理医生应全面仔细地检查送检标本，进行准确的病理分期。如果还发现了子宫外病变，手术后还需进行辅助化疗以及阴道残端的放疗。

（二）病理特征

UPSC 可分为：①单纯性乳头状浆液性癌，表现为浆液乳头成分占标本的 75%～100%，单纯性 UPSC 约占 UPSC 的 40%～83%；②混合性乳头状浆液性癌，表现为浆液性乳头成分占标本的 25%～74%，文献报道，混合性 UPSC 约占 UPSC 的 30%（17%～57%）。一般报道认为，肿瘤中浆液性乳头成分的多少与肿瘤的分期无关。UPSC 的肿瘤细胞分化很差，G3 占 47%～50%。剖腹探查时常有深肌层浸润，达 40%～60%，仅 13%～28% 的患者的病变局限于子宫内膜，肌层浸润深度与肿瘤分级和组织学无关。

UPSC 的组织发生可能与子宫内膜的输卵管上皮化生有关，其组织病理学特征与卵巢乳头状浆液性腺癌非常相似，由纤维血管组织结构形成乳头，间质丰富，乳头表面被覆高度异型性细胞，细胞核深染，核仁明显，具有明显的异型性，并存在大量的核分裂象。乳头和腺体表现复杂。此类型肿瘤常与其他类型的子宫内膜癌混合存在，约 30% 的瘤组织中含有砂粒体。确诊主要是依靠诊断性刮宫或手术获取子宫内膜的标本行病理学检查。

组织学诊断标准采用 1988 年 ISGP 认可的、由 Hendrickson 等 [1] 拟定的组织学诊断及病理学分级标准。1982 年，Hendrickson 详细描述了具有上述特征的子宫内膜癌，称之为子宫乳头状浆液性癌。其瘤组织以复杂分支的乳头状结构为主，其表面被覆的上皮细胞有明显异型性；乳头表面可见上皮细胞"出芽"现象，散在与成团的游离细胞，肿瘤细胞核深染，核分裂象多见，有灶性坏死；约 30% 的病例肿瘤组织中含有砂粒体。癌周的子宫内膜往往是萎缩的。有时 UPSC 可与子宫内膜样癌和透明细胞癌共存。为了除外卵巢乳头状浆液性腺癌子宫转移，UPSC 的诊断还应具备两个条件：①肿瘤主要位于子宫；②卵巢无病变或病变很

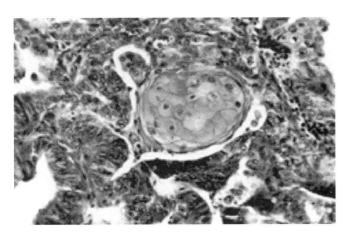

图 59-1（也见彩图）　子宫乳头状浆液性癌(UPSC)（图片来源：Cavanagh D，Fiorica J V，Hoffman M S，et al. Adenocarcinoma of the endometrium：an institutional review. Cancer control. 1999；6(4)：354-360.）

轻，且病变必须局限在卵巢门处的淋巴管浸润或卵巢皮质局部镜下浸润，或当腹膜广泛播散时，卵巢皮质仅有镜下病灶。

形态为乳头状结构并含有砂粒体是卵巢浆液性癌的主要特征。该特征为什么出现在子宫内膜癌中，最初不为人理解。1968 年，Lauch-lan 解释为，输卵管上皮、卵巢和子宫内膜均为体腔上皮起源，因此，这些部位出现形态一致的肿瘤是不奇怪的。但 UPSC 术前诊断性刮宫的病理诊断率也较低，常有部分患者被诊断为其他类型的癌，如分化差的腺癌、腺鳞癌或透明细胞癌。在 Grice 等[17] 报道的 36 例 UPSC 患者中，行术前诊刮仅有 18 例（50%）诊断为 UPSC，另外 18 例被误诊为分化差的腺癌 11 例（31%）、腺鳞癌 2 例、分化好的腺癌 1 例。而在 Gof 等[3] 报道的 45 例 UPSC 患者中，术前诊刮确诊率为 66%，24% 被误诊为分化差的腺癌，2 例被误诊为分化差的腺鳞癌，1 例被误诊为透明细胞癌，1 例被误诊为中分化腺癌诊断。

另有学者报道了 II 型子宫内膜癌的 UPSC 和子宫内膜乳头状腺癌（papillaryendometrialcarcinoma，PEC）[18] 的组织学特征：① UPSC 的形态学特征类似卵巢浆液性乳头状癌，肿瘤由复杂的乳头构成，其纤维血管轴心宽阔而粗糙，被覆的上皮异型性明显，核浆比例增高，不正常核分裂象增多，成簇的上皮细胞"出芽"，散在或成团的游离细胞具有特征性；砂粒体见于 13.3%（2/15）的病例，脉管瘤栓见于 20.0%（3/15）的病例，部分病例有鳞化现象；②子宫内膜乳头状腺癌以绒毛状、细长而平滑的乳头为特点，乳头表面覆以分化较好的子宫内膜腺癌细胞，脉管瘤栓占 9.8%（4/41）。两种乳头状癌的临床生物学行为：该组 15 例 UPSC 显示了高度恶性的生物学特征，宫外扩散率高达 53.3%，深肌层浸润率达 75.0%，未控率达 46.2%，I 、II 期的 5 年生存率仅为 45.7%；UPSC 的扩散方式以盆腹腔扩散为主，上腹部播散率高，这与形态学一致的卵巢癌是相似的；因此，认为 PEC 是介于 UPSC 和普通子宫内膜腺癌之间的一个临床病理类型。从 UPSC、PEC 到普通子宫内膜腺癌，深肌层浸润率、宫外扩散率依次降低，5 年生存率依次升高。PEC 患者临床早期的比例与普通子宫内膜腺癌几无差别，宫外扩散多限于盆腔，不像 UPSC 那样易于播散至上腹部。因此，PEC 初次治疗的控制率与普通子宫内膜腺癌一样满意。子宫内膜乳头状腺癌的最大特点是复发及转移率较高（31.0%），这是此类型肿瘤 5 年生存率显著低于普通子宫内膜腺癌的重要原因。

（三）临床特征

UPSC 患者的平均发病年龄在 65 ~ 72 岁之间，比普通子宫内膜癌患者大 8 ~ 10 岁。绝经后出血为最常见的临床表现，占 70% ~ 80%；其次为腹部和盆部症状，如腹部疼痛、腹水、盆部包块等，约占 23%，这部分患者的症状与卵巢癌相似，但腹水量以中等多见，不似卵巢癌常为大量腹水[19]。另外，还有少数患者没有任何症状，仅表现为子宫颈涂片有异常腺细胞。UPSC 子宫颈涂片的异常率为 87.5%，显著高于 PEC 的 37.8%。UPSC 的子宫颈涂片异常与病变的子宫外扩散有关，EC 的子宫颈涂片异常则与子宫颈浸润有关[20]。Eddy 等[21]报道，通过检查分析 112 例患者的子宫颈巴氏涂片，89 例（79%）在 3 个月内诊断，另有 16 例（14%）在 6 个月才被诊断。

UPSC 具有与卵巢浆液性乳头状囊腺癌相似的临床特点，临床上以 CA125 作为评估 UPSC 治疗反应及肿瘤进展的标志物，对术前了解有无宫外转移，判断预后及肿瘤有无复发均有参考价值。CA125 在胚胎期体腔上皮来源的胸腹膜及输卵管、子宫内膜等组织有表达，其表达率受一些良性疾病及性激素水平的影响，一般以 35 U/ml 为临界值，闭经后其表达可降至 16 U/ml。Niloff 等[22]和其他一些人提出，有 3/4 的患者 CA125 升高。Fanning 和 Piver[23]指出，21 例临床缓解和后来复发的患者其 CA125 水平随着肿瘤进展或复发而变化，两者存在关联。监测 CA125 水平是有用的，尤其是在有复发高危因素的患者以及复发并有 CA125 水平升高而接受治疗的患者。Abrarnovieh 等[24]动态检测了 16 例 UPSC 患者的血浆 CA125 值，其中 13 例高于正常，2~8 个疗程化疗后，8 例（57%）明显下降或恢复正常，而在 11 例临床证实肿瘤复发者中，8 例 73% 血清 CA125 升高，提示 CA125 浓度在 UPSC 患者治疗后可观察到水平下降，复发时则升高，因此可作为反映疾病发展和估计预后的较好指标。孙晓光等[18]研究提示，血清 CA125 水平提高与 UPSC 组宫外扩散有较高的符合率（75.0%），与子宫内膜乳头状腺癌组的符合率略低（61.1%）。因此，治疗前测定两组病例的血清 CA125 水平有助于正确估计病情。

（四）分子生物学特征

近年来，关于 UPSC 的分子生物学方面的报道较多，从基因水平对这一疾病的病因和发展等方面进行了解释[25]。

p53 基因在 UPSC 中的过度表达情况已有广泛报道，这一基因被认为与 UPSC 的发生和发展有很大的关系。King 等[26]曾报道，在 22 例患者中有 16 例（73%）检测到 p53 基因的过度表达，而且有 p53 基因过度表达的患者的生存率明显低于无 p53 基因过度表达的患者。Kovalev 等[27]报道，32 例 UPSC 患者中有 78% 有 p53 基因的过度表达，而且有 53% 可检测到 p53 基因突变；而在高分化子宫内膜腺癌中 p53 基因过度表达的比例仅为 10%~20%。Mallipeddi 等[28]还发现，在 UPSC 患者中，70% 以上的患者有 p53 基因过度表达，且 p53 基因过度表达者生存率明显低于无 p53 基因过度表达者。Zheng 等[29]提出，p53 基因改变引起 UPSC。Sherman 等[30]因此提出子宫内膜癌起源的二元假说，认为在长期雌激素作用下的慢通路导致子宫内膜腺癌的发生，而在 p53 基因作用下的快速通路则导致侵袭性的 UPSC 的发生。

由于 UPSC 患者合并乳腺癌的概率增加，并且可以检测到 BRCA1 基因和 BRCA2 基因的突变，有学者提出，UPSC 可能为遗传性乳腺-卵巢肿瘤综合征的一种表现形式。最早在 1999 年，Hornreich 等[31]报道了分别患有 UPSC 和卵巢乳头状浆液性癌（serous papillary carcinoma of ovary，OSPC）的两姐妹同时被检测到 BRCA1 基因的突变。随后 Lavie 等[32-33]在 2000 年和 2004 年分别报道了 UPSC 患者 BRCA1 基因和 BRCA2 基因有 14.8%~16.7% 的突变率，并且合并个人或家族乳腺癌史的概率增加（25%，44%），提示 UPSC 的发病可能与 BRCA1 基因和 BRCA2 基因的突变有一定关系，UPSC 可能为遗传性乳腺-卵巢肿瘤综合征的一种表现形式。另有报道，在 UPSC 患者的 DNA 中可以检测到 BRCA2 基因和 BRCA1 基因的突变，突变率达 27%[34]。但也有学者持不同观点，Goshen 等[35]对 56 例 UPSC 患者进行了 BRCA1 和 BRCA2 基因检测，未发现 BRCA 基因突变，得出了相反的结论。因此，UPSC 合并乳腺癌的概率增加可能还有其他基因突变的机制存在。p27 基因定位于人染色体 12p13 区，有 2 个外显子和 1 个 600 bp 内含子，能编码分子量 27×10^3 的热稳定蛋白质，即 p27 蛋白。p27 基因是在 1994 年由 Polyak 发现并克隆出来的新的细胞周期依赖性激酶抑制剂，对细胞周期起负调控作用，被称为候选的抑癌基因。研究表明，UPSC 早期 p27 表达降低。

C-erbB2 扩增参与子宫内膜癌的发生，其表达与子宫内膜癌的组织学类型有关。在 UPSC 中，C-erbB2 高表达而 ER、PR 受体低表达，这与乳腺癌中 C-erbB2 与 ER 负相关是一致的。C-erbB2 可能与 UPSC 的非激素依赖性肿瘤发生有关。Mallipeddi 等发现，UPSC 中有 HER-2/neu 癌基因扩增及过度表达，所以其表达产物 HER-2 蛋白可能是一个 UPSC 的分子标志物。另外，在 UPSC 患者中还可检测到癌基因蛋白 C-erbB2 的高表达，提示 C-erbB2 基因的突变在 UPSC 的发生和发展中可能起了一定的作用[36]。

二、UPSC 的治疗

UPSC 恶性程度高，早期发生远处转移，而转移程度与病理分期有关。目前对 UPSC 的治疗方案虽存在一定的差异，但已逐渐趋向一致。美国国立综合癌症网络（NCCN）建议，UPSC 患者行手术病理分期和（或）最大限度减瘤。治疗应根据患者的身体情况、病理分级、临床分期及发展趋势采取综合治疗及个体化治疗原则相结合的方法，以全面分期手术为首选，辅以辅助性治疗。与卵巢上皮细胞癌的治疗原则相同，以手术治疗为主，多种辅助治疗（以铂为基础的化疗，术后全盆腔放疗及阴道短程放疗等）均被建议使用，以提高 UPSC 的治疗疗效，改善患者生存。Ⅰa 期的辅助治疗方案包括：观察、化疗或肿瘤靶向放疗。Ⅰb 期，Ⅰc 期和Ⅱ期患者的辅助治疗方案包括：化疗 ± 肿瘤靶向放疗或全盆腔放疗 ± 阴道近距离放疗。对于常见子宫内膜样腺癌，孕激素治疗的有效率可达 25%；而对于 UPSC，孕激素治疗却无效，此与雌孕激素受体均为阴性有关。故 UPSC 的治疗方案中一般不包含激素治疗。

（一）手术治疗

手术治疗是 UPSC 的首选治疗方法，既能最大限度地切除肿瘤，又能进行准确的分期——准确的分期对指导 UPSC 术后治疗十分重要。手术方式包括全面的手术分期和肿瘤细胞减灭术。NCCN 2016 指南[37] 提出了子宫内膜癌手术分期及评估原则：①全子宫切除术 + 双侧输卵管 - 卵巢切除术（TH+BSO）是最基本手术方式，可经腹、经阴道、腹腔镜或机器人腹腔镜完成；②评估腹膜、横膈膜及浆膜层有无病灶，在任何可疑部位取活检以排除子宫外病变；③仍推荐进行腹水细胞学并单独报告；④浆液性腺癌、透明细胞腺癌和癌肉瘤需切除大网膜；⑤需切除可疑或增大盆腔或腹主动脉旁淋巴结排除转移；⑥病变局限于子宫者，推荐切除盆腔淋巴结；⑦深肌层浸润、G3、浆液性腺癌、透明细胞腺癌或癌肉瘤，需行腹主动脉淋巴结切除术；⑧前哨淋巴结显像可考虑用于合适的患者。

术中剖视子宫检查癌瘤大小、部位，肌层浸润深度，以及子宫颈峡部和双侧附件有无受累等。由于 UPSC 在疾病早期就可以发生宫外转移，临床分期常常低于手术分期。据报道，经过全面的手术分期，69%～87% 的病例可以发现宫外转移[38]。因此，即使对于病变尚局限于子宫内膜的非浸润性乳头状浆液性癌（noninvasive uterine papillary serous carcinoma），进行全面的手术分期也是很有必要的。据报道[39-40]，高达 50%～62.5% 的临床Ⅰa 期患者经过全面的手术分期发现了大网膜等处的远处转移，因此，手术分期有助于指导术后进行相应的辅助治疗。最佳肿瘤细胞减灭术是指使残余病灶的直径 <1 cm。行肿瘤细胞减灭术后残余病灶的大小对于患者的预后和生存期有很大的影响[7]。据 Bristow 等[38] 报

道，Ⅳ期患者的残余病灶≤1 cm 和 >1 cm 的中位数生存期分别为 26.2 个月和 9.6 个月，存在显著性差异（$P<0.001$）。因为 UPSC 与卵巢乳头状浆液性癌具有相似性，作者也探索了 UPSC 患者能否从理想的肿瘤细胞减灭术中获益，因为上皮性卵巢癌患者可以从中获益。尽管为回顾性研究，两项多中心研究评估了肿瘤细胞减灭术对Ⅲ/Ⅳ期 UPSC 患者的治疗作用。两项研究均表明，与有肿瘤病灶残留患者相比，理想的肿瘤细胞减灭术可使患者更能得到生存获益[38-39]。

（二）化疗

由于 UPSC 复发率和转移率极高，应在全面的手术分期和最佳肿瘤细胞减灭术的基础上，对高危组（分化差、Ⅰb 以上、特殊类型）术后辅以腔内照射、外照射、化疗或两者结合，以提高患者的生存率。术后化疗药物以铂类为主，常选用与浆液性乳头状瘤相同的方案，有子宫外癌变者术后应采用腹腔化疗。尽管 UPSC 和卵巢乳头状浆液性癌在病理学表现方面有很多相似之处，但目前的研究表明，对卵巢上皮癌有效的联合化疗对 UPSC 的疗效有限。以多柔比星、顺铂、环磷酰胺联合化疗（PAC 方案）治疗 UPSC 的效果较治疗卵巢浆液性乳头癌的差，有效率为 20%～30%，且缓解期短，平均为 4～7 个月；对于复发或转移性 UPSC，PAC 方案无效。GOG-122[4] 进行了一项Ⅲ期临床对照试验，对比了全腹部放疗与多柔比星和顺铂对晚期子宫内膜癌患者的作用。该研究认为，化疗优于全腹部放疗，在 422 例患者中，83 例为 UPSC，其复发率［风险比率（HR）=1.39］、病死率（HR=1.56）均高于其他组织病理类型。Price 等[41] 也应用 PAC 方案治疗了 30 例 UPSC 患者，结果表明，PAC 方案对无转移的 UPSC 患者治疗有效，对复发和转移者无效。

近年来，随着化疗药物的发展，泰素已被广泛用于大多数恶性肿瘤的治疗研究。紫杉醇被认为是不良反应较少的化疗药物之一，也被单独或联合用于 UPSC 的治疗。泰素 + 顺铂或卡铂的治疗方案对复发和转移病例有疗效，因此，泰素的出现为 UPSC 的治疗带来光明前景。许多文献报道了泰素与顺铂或卡铂联合用于 UPSC 的术后及新辅助化疗和复发转移性癌的挽救治疗，有效率分别为 89% 和 64%，甚至可以达到完全缓解，其有效率与无病生存时间高于 PAC 化疗和全盆腔放疗。GOG 209 研究结果表明，卡铂 + 紫杉醇（TC 方案）的疗效与多柔比星 + 顺铂相同，但前者耐受性更好，故卡铂 + 紫杉醇化疗方案为Ⅲ/Ⅳ期子宫内膜样腺癌的标准辅助化疗方案。特殊类型的子宫内膜癌，如浆液性癌、透明细胞癌和癌肉瘤，其首选化疗方案也是 TC。研究表明，TC 化疗可以提高浆液性癌、透明细胞癌患者的无进展生存期。NCCN 2016 指南（晚期、复发及高危类型患者的化疗）推荐多药联合方案：卡铂 / 紫杉醇，顺铂 / 多柔比星，顺铂 / 脂质体多柔比星 / 紫杉醇，卡铂 / 多西他赛，异环磷酰胺 / 紫杉醇（用于癌肉瘤），顺铂 / 异环磷酰胺（用于癌肉瘤）推荐单药用于癌肉瘤，如顺铂、卡铂、多柔比星、多柔比星、紫杉醇、托泊替康、贝伐珠单抗、西罗莫司，多烯紫杉醇（2B 级证据）异环磷酰胺（用于癌肉瘤）等。有使用紫杉醇的禁忌证时可使用多烯紫杉醇。化疗后肿瘤仍进展，可考虑使用贝伐珠单抗。Zanotti 等[42] 报道，用紫杉醇 + 顺铂或卡铂方案治疗了 24 例 UPSC 患者（Ⅰ期 8 例，Ⅱ期 1 例，Ⅲ期 7 例，Ⅳ期 8 例），作为术后辅助治疗，患者平均缓解期为 30 个月，对复发和转移病例平均缓解期为 9 个月；辅助治疗组有效率为 89%，复发组有效率为 64%。大部分有关晚期患者的研究表明，化疗对于术后辅助治疗或有肿瘤残余的患者是有效的。美国克利夫兰临床基金会 Fader 等[43] 的研究表明，Ⅰ/Ⅱ期 UPSC 患者中，接受化疗（铂类 / 紫杉醇）± 放疗者的复发率较低，而接受单纯化疗与化疗 + 放疗者之间的复发率和生存率均无显著性差异。该研究纳入了 1993—2006 年的 129 例Ⅰ/Ⅱ期 UPSC 患者，化疗采用≥3 个疗程卡铂 / 紫杉醇，放疗则采用阴道近距离放疗、全盆腔放疗或两者兼有。研究结果显示，接受观察、放疗、化疗和化疗 + 放疗者分别为 38 例（29.2%）、18 例（13.8%）、39 例（30.8%）和 34 例（26.2%）。接受放疗的 52 例患者中，63.5% 接受了阴道近距离放疗 ± 全盆腔放疗，中位随访 34 个月后发现，23 例复发，且均发生在 25 个月内，47.8% 为盆腔外复发。化疗组复发率低于放疗组和观察组。单纯化疗组和化疗 + 放疗组的 5 年生存率相似，放疗组和观察组的 5 年生存率（71.1%）则较低。近来有人尝试将拓扑异构酶 I 的抑制剂托泊替康（topotecan）用于 UPSC 的治疗，平均缓解期可达 25 个月，但其效果有待于进一步观察[44]。另外，特异性分子靶向治疗将作为 UPSC 的一种新的治疗手段。有以往的研究提出，C-erbB2 扩增参与子宫内膜癌的发生，与 HER-2/neu 基因的扩增有关，因此，提出以 HER-2 蛋白为分子靶点，使用抗 HER2 单克隆抗体（herceptin）以达到抑制肿瘤增殖的作用[45]。

（三）放疗

UPSC 常发生局部及远处转移，伴随盆腔外复发。理想肿瘤细胞减灭术联合化疗以及放疗治疗 UPSC 受到了相当大的关注，因为仅仅接受放疗的患者腹腔内容易复发，而仅仅接受化疗的患者则易发生盆腔或阴道的复发。这些都表明，放疗和化疗的结合理论上会对 UPSC 患者有益。目前根据 NCCN 建议，对于 I b 期以上 UPSC 患者，规范化放疗是肿瘤靶向放疗或全盆腔放疗 ± 阴道近距离放疗[37]。早先曾有多篇文献报道，包括全腹盆腔放疗、全腹盆腔及盆腔扩大野加量放疗、全盆腔体外 + 阴道腔内放疗等。由于 UPSC 多于上腹部复发，且发生在盆腔放射野外，故认为全腹盆腔放疗有益于治疗。对于晚期病例，化疗 + 放疗优于单纯放疗。基于大数据的临床研究报道，NCCN 指南推荐：化疗 + 肿瘤靶向放疗 + 盆腔或腹主动脉旁淋巴区域放疗。一项联合放化疗对 1 838 例 UPSC 患者预后的影响的研究表明，在 III 期患者中，联合放化疗较单纯放疗可以显著改善患者的预后[46]。也有术后联合治疗可提高 I b ～ II 期患者的 5 年生存率的研究报道[47]。Grice 等[17] 比较 36 例 UPSC 患者经全面的手术分期后是否行术后辅助放疗的复发率和生存期的差异，提出对经全面手术分期后的 I a 期患者可不行术后辅助放疗；对 I b ～ II b 期患者建议行全盆腔放疗 + 腹主动脉旁照射；对晚期（III 期和 IV 期）患者建议行全腹 + 盆腔外照射，同时行全身静脉化疗，以控制远处转移和复发。Turner 等[48] 对 38 例 I 期患者进行了术后腔内放疗和化疗，结果显示，高剂量率后装治疗 + CAP 方案［顺铂 50 mg/m^2，多柔比星 50 mg/m^2，环磷酰胺（CTX）500 mg/m^2］可取得较好的治疗效果。Mehta 等[49] 也报道，对 I 期和 II 期患者行术后辅助放疗［包括全盆腔放疗和（或）阴道腔内放疗］可有效防止盆腔内复发。Fields 等[50] 报道，在 30 例（60% 的患者是 I ～ II 期患者）接受盆腔放疗的女性中，给予 6 个周期的紫杉醇 / 铂类化疗，97%（29/30）的患者完成了疗程；随访观察 3 年，无病存活率和总体存活率分别为 69% 和 75%，表明放化疗结合是治疗 UPSC 的最佳选择。加拿大 Martin 等[51] 进行的一项回顾性研究显示，UPSC 对术前放疗的反应性很低。该研究纳入了 62 例 1991—2003 年间经活检证实的子宫内膜癌且 FIGO 分期为 ≥ II 期的患者，这些患者手术前接受了放疗，随后进行了全子宫和双侧附件切除术。该研究对患者的临床特征、肿瘤分期、组织学分级和类型、放疗的方法和剂量以及手术后是否出现病理完全缓解进行了回顾分析，以明确可预测子宫内膜癌对放疗反应的因素。结果显示，62 例患者中，共 24 例获得了病理学完全缓解；7 例 UPSC 患者无 1 例获得病理学完全缓解；55 例非 UPSC 患者中 24 例获得病理学完全缓解，两组之间有显著差异；但患者的年龄、肿瘤分期、术前的总放疗剂量、放疗时间、放疗和手术间隔的时间等，在 UPSC 患者和非 UPSC 患者间均无显著差异。因此，研究者认为，UPSC 对放疗具有内在抵抗性，因而对放疗的敏感性较低。UPSC 产生的基因变异可能是其对放疗不敏感的原因。

三、UPSC 的预后

与卵巢浆液性乳头状囊腺癌类似，UPSC 的预后较差。大多数文献报道，Ⅰ期和Ⅱ期 UPSC 的 5 年生存率为 35% ~ 50%，Ⅲ期和Ⅳ期为 0 ~ 15%[40,49]；出现复发和转移时，Ⅰ期和Ⅱ期几乎全部发生在盆腔，而Ⅲ期和Ⅳ期则多发生在腹部和肺等远处器官[50]。Ⅰ期患者的复发率为 31% ~ 50%，平均复发时间为术后 38 个月，46% 的病例复发部位在腹腔。UPSC 易发生转移，剖腹探查时已有子宫外转移的病例占 67% ~ 72%。子宫外转移以腹腔扩散为最高，达 88%；其次为盆腔及主动脉旁淋巴经转移，占 33% ~ 59%，腹腔冲洗液阳性率为 33% ~ 60%；手术分期通常高于临床分期，50% ~ 70% 的临床Ⅰ期和 82% 的临床Ⅱ期在开腹探查时的期别上升；手术病理分期中，Ⅲ期和Ⅳ期占 60% ~ 70%。有人认为，肌层浸润深度、淋巴管或血管间隙受侵及肿瘤分级是影响子宫外转移及淋巴结转移的重要因素。Martin 等[51]报道，在无肌层浸润的 UPSC 患者中未发现复发者。但也有学者持不同意见，认为子宫外转移不受肿瘤分级及肌层浸润深度的影响。Goff 等[3]报道，在无肌层浸润、肌层浸润内 1/2 及外 1/2 的病例中，淋巴结转移率分别为 36%、50% 及 40%，发现高分化和低分化的子宫肌层浸润或子宫外转移的发生率无差异；有无肌层浸润之间的淋巴结转移率、腹腔内转移病变率和腹腔冲洗液阳性率均无显著性差异，因此，认为分级和肌层浸润深度不能对 UPSC 的预后做出正确的判断；而有无淋巴管或血管间隙受侵者间子宫外转移的发生率分别为 85% 和 58%，故淋巴管或血管间隙受侵才是 UPSC 子宫外转移的预测因素。但也有学者认为，上述结论的得出是由于没有进行全面的手术分期。Turner 等[40]报道，21 例经全面手术分期后的Ⅰa、Ⅰb 和Ⅰc 期患者的 5 年生存率分别为 100%、71% 和 40%，因此，认为在全面的手术分期的基础上，肌层浸润深度可以作为一个重要的预后因子。另有研究回顾性地分析了其中心 1995—2009 年的所有子宫内膜癌患者。在其全部的 647 例患者中，经组织病理证实，子宫内膜样癌Ⅲ级 51 例，UPSC、透明细胞癌 46 例。分析结果显示，UPSC、透明细胞癌（CC）与子宫内膜样腺癌组织学Ⅲ级组之间的宫外转移均有显著差异，与子宫内膜样腺癌组织学Ⅲ级相比，UPSC/CC 与患者不良的预后更加相关[52]。如何改善 UPSC 患者的预后、提高术后辅助治疗的效果是日后重要的研究课题。

（李红霞）

参考文献

[1] Hendrickson, Ross J, Eifel P, et al. Uterine papillary serous carci-noma: a highly malignant form of endometrial adenocarcinoma. Am J Surg Pathol, 1982, 6 (2): 93-108.

[2] 吴鸣, 郎景和, 郭丽娜. 子宫内膜癌的特殊类型——子宫乳头状浆液性癌. 中华妇产科杂志, 1996, 31 (1): 3-7

[3] Goff B A, Kato D, Schmitldt R A, et al. Uterine papillary serous carcinoma: patterns of metastatic spread. Gynecol Oncol, 1994, 54 (3): 264-268.

[4] Zehavi S, Schneider D, Bukovsky I, et al. Pathological findings in early-stage endometrial cancer. Eur J Gyneacol Oncol, 2003, 24 (1): 18-20.

[5] Slomovitz B M, Burke T W, Eifel P J, et al. A single institution review of 129 cases. Gynecol Oncol, 2003, 91 (3): 463-469.

[6] 曹斌融. 子宫体肿瘤//张惜明. 实用妇产科学, 第2版. 北京: 人民卫生出版社, 2003: 663-674.

[7] Memarzadeh S, Holschneider C H, Bristow R E, et al. FIGO stage Ⅲ and Ⅳ uterine papillary serous carcinoma: impact

of residual diseaseon survival. Int J Gynecol Cancer, 2002, 12 (5): 454-458.

[8] Biron S T, Drueker L, Altaras M, et al. High incidence of BRCA1-2 germline mutations, previous breast cancer and familial cancer history in Jewish patients with uterine serous papilary carcinoma. Eur J Surg Oncol, 2006, 32 (10): 1097-1100.

[9] Lavie O, Homreich G. BRCA germline mutations in Jewish women with uterine serous papillary carcinoma. Gyneeol Oncol, 2004, 92 (2): 521-524.

[10] Behtash N, Tehranian A, Ardalan F A, et al. Uterine papillary serous carcinoma after pelvic radiation therapy for cancer of the cervix. J Obstet Gynaecol, 2002, 22 (1): 96-97.

[11] Fadare O, Zheng W. Endometrial glandular dysplasia (EmGD): morphologically and biologically distinctive putative precursor lesions of Type II endometrial cancers. Diagn Pathol, 2008, 8: 3: 6. doi: 10. 1186/1746-1596-3-6.

[12] Liang S X, Chong L, Chambers S K, et al. Endometrial glandular dysplasia: a putative precursor lesion of uterine papillary serous carcinoma. Part II: molecular features. Int J Surg Pathoh, 2004, 12 (4): 319-331.

[13] 郑文新, 庞淑洁, 贾琳, 等. 子宫内膜癌前期病变//郑文新, 沈丹华, 郭东辉. 妇产科病理学. 北京: 科学出版社, 2013: 293-315

[14] Acharya S, Hensley M L, Montag A C, et al. Rare uterine cancers. Lancet Oncol, 2005, 6 (12): 961-971.

[15] Zaino R, Matias-Guiu X, Carinelli S G, et al. Tumours of the uterine corpus: epithelial tumours and precursors//Kurman R J, Carcangiu M L, Herrington C S, et al. WHO classification of tumor of female reproductive organs. 4th edition, IARC Press: Lyon, 2014: 125-135.

[16] Hanley K Z, Fadare O, Fisher K E, et al. Clinical significance of positive pelvic washings in uterine papillary serous carcinoma confined to an endometrial polyp. Int J Gynecol Pathol, 2016, 35 (3): 249-255.

[17] Grice J, Merit E K, Greer B, et al. Uterine papillary serous carcino-ma: evaluation of long-term survival in surgically-staged patients. Gynecol Oncol, 1998, 69 (1): 69-73.

[18] 孙晓光, 石素胜, 盛修贵, 等. 子宫乳头状浆液性癌与子宫内膜乳头状腺癌生物学行为的临床分析. 中华妇产科杂志, 1996, 31 (1): 8-11

[19] DiSaia P J, Creasman W T. Clinical Gynecologic Oncology. 6th ed. St. Louis, MO: Mosby Inc, 2002.

[20] Roelofsen T, Geels Y P, Pijnenborg J M, et al. Cervical cytology in serous and endometrioid endometrial cancer. Int J Gynecol Pathol, 2013, 32 (4): 390-398.

[21] Eddy G L, Wojtowycz M A, Piraino P S, et al. Papanicolaou smears by the Bethesda system in endometrial malignancy: utility and prognostic importance. Obstet Gynecol, 1997, 90 (6): 999-1003.

[22] Niloff J M, Klug T L, Schaetzl E et al. Elevation of serum CA125 in carcinoma of fallopian tube, endometrium, and endocervix. Am J Obstet Gynecol, 1984, 148 (8): 1057-1058.

[23] Fanning J, Piver M S. Setial CA125 level during chemotherapy for metastatic or recurrent endometrial cancer. Obstet Gynecol, 1991, 77 (2): 278.

[24] Abramovich D, Markman M, Kennedy A, et al. Serum CA-125 as a marker of disease activity in uterine papillary serous carcinoma. JCancer Res Clin Oncol, 1999, 125 (12): 697-698.

[25] Mendivil A, Schuler K M, Gehrig P A. Non-endometrioid adenocarcinoma of the uterine corpus: A review of selected histological subtypes. Cancer Control, 2009, 16 (1): 46-52.

[26] King S A, Adas A A, Livolsi V A, et al. Expression and mutation of the p53 gene in uterine papillary serous carcinoma. Cancer, 1995, 75 (11): 2700-2705.

[27] Kovalev S, Marchenko N D, Gugliotta B G, et al. Loss of p53 function in uterine papillary serous carcinoma. Hum Pathol, 1998, 29 (6): 613-619.

[28] Malli P P, Kapp D S. Teng N N. Long-term survival with adjuvant whole abdominopelvic irradiation for uterine papillary serous carcinoma. Cancer, 1993, 71 (10): 3076-308l.

[29] Zheng W, Schwartz P E. Serous E I C as an early form of uterine papillary serous carcinoma: recent progress in

understanding its pathogenesis and currant opinions regarding pathologic and clinical management. Gynecologic Oncology, 2005, 96 (3): 579-582.

[30] Sherman M E, Bur M E, Kurman R J. P53 in endometrial cancer audits putative precursors-evidence for diverse pathways of tumorigenesis. Hum Pathol, 1995, 26 (11): 1268-1274.

[31] Hornreich G, Beller U, Lavie O, et al. Is uterine serous papillary carcinoma a BRCA1-related disease? Case report and review of the literature. Gynecol Oncol, 1999, 75 (2): 300-304.

[32] Lavie O, Hornreich G, Arie A B, et al. BRCA1 germline mutations in women with uterine serous papillary carcinoma. Obstet Gynecol, 2000, 96 (1): 28-32.

[33] Lavie O, Hornreich G, Arie A B, et al. BRCA germline mutations in Jewish women with uterine serous papillary carcinoma. Gynecol Oncol, 2004, 92 (13): 521-524.

[34] Xie R, Shipley G L. Hypomethylation-induced expression of S100A4 in endometrial carcinoma. Mod pathol, 2007, 20 (10): 1045-1054.

[35] Goshen R, Chu W, Elit L, et al. Is uterine papillary serous adenocar-cinoma a manifestation of the hereditary breast-ovarian cancer syndrome? Gynecol Oncol, 2000, 79 (3): 477-481.

[36] 葛霞, 谢群, 姚敏. 子宫乳头状浆液性癌组织中雌激素受体和CerB2的表达及意义. 中华妇产科杂志, 1999, 34 (3): 186.

[37] NCCN. Uterine Neoplasms. [S. I. : s. n.] NCCN Guidelines Version 2. 2016.

[38] Bristow R E, Duska L R, Montz F J, et al. The role of cytoreductivesurgery in the management of Stage IV uterine papillary serous carci-noma. Gynecol Oncol, 2001, 81 (1): 92-99.

[39] Chan J K, Loizzi V, Youssef M, et al. Significance of comprehensive surgical staging in noninvasive papillary serous carcinoma of the en-dometrium. Gynecol Oncol, 2003, 90 (1): 181-185.

[40] Gehrig P A, Groben P A, Fowler W C, et al. Noninvasive papillary serous carcinoma of the endometrium. Obstet Gynecol, 2001, 97 (1): 153-157.

[41] Price F V, Chambers S K, Carcangiu M L, et al. Intravenous cis-platin, doxorubinsin, and cyclophosphamide in the treatment of uter-ine papillary serous carcinoma (UPSC). Gynecol Oncol, 1993, 51 (3): 383-389.

[42] Zanotti K M, Belinson J L, Kennedy A W, et al. The use of paclitaxel and platinum-based chemotherapy in uterine papillary serous carcino-ma. Gynelcol Oncol, 1999, 74 (2): 272-277.

[43] Fader A N, Drake R D, O' Malley D M, et al. Platinum/taxane-based chemotherapy with or without radiation therapy favorably impacts survival outcomes in stage I uterine papillary serous carcinoma. Cancer, 2009, 115 (10): 2119-2127. doi: 10. 1002/cncr. 24247.

[44] Chambers J T, Rutherford T J, Schwartz P E, et al. A pilot study of topotecan in the treatment of serous carcinoma of the uterus. Int J Gynel Cancer, 2003, 13 (2): 216-222.

[45] Villella J A, Cohen S, Smith D H, et al. HER-2/neu overexpression in uterine papillary serous cancers and its possible therapeutic implications. Int J Gynecol Cancer. 2006 16 (5): 1897-1902.

[46] Mahdi H, Nutter B, Abdul-Karim F, et al. The impact of combined radiation and chemotherapy on outcome in uterine papillary serous carcinoma compared to chemotherapy alone. J Gynecol Oncol, 2016, 27 (2): 19. doi: 10. 3802/jgo. 2016. 27. e19. Epub 2015 Oct 12.

[47] Vogel T J, Knickerbocker A, Shah C A, et al. An analysis of current treatment practice in UPSC and UCCC at two high volume cancer centers J Gynecol Oncol, 2015, 26 (1): 25-31

[48] Turner B C, Knisely J P S, Kacinski B M, et al. Effective treatment of Stage I uterine papillary serous carcinoma with high dose-rate vaginal apex radiation (192Ir) and chemotherapy. Int J Radiat Oncol Biol Phys, 1998, 40 (1): 77-84.

[49] Mehta N, Yamada S D, Rotmensch J, et al. Outcome and pattern of failure in pathologic stage I-II papillary serous carcinoma of the endometrium: implications for adjuvant radiation therapy. Int J Radiat Oncol Biol Phys 2003; 57 (4): 1004-1009.

[50] Fields A L, Einstein M H, Novetsky A P, et al. Pilot phase II trial of radiation "sandwiched": between combination paclitaxel/platinum chemotherapy in patients with uterine papillary serous carcinoma (UPSC). Gynecol Oncol, 2008, 108 (1): 201-206.

[51] Martin J D, Gilks B, Lim P. Papillary serous carcinoma—a less radio-sensitive subtype of endometrial cancer. Gynecol Oncol, 2005, 98 (2): 299-303.

[52] Kim H J, Kim T J, Lee Y Y, et al. A comparison of uterine papillary serous, clear cell carcinomas, and grade 3 endometrioid corpus cancers using 2009 FIGO staging system. J Gynecol Oncol, 2013, 24 (2): 120-127.

第*60*章　子宫肉瘤

　　子宫肉瘤（sarcoma of the uterus）不多见，据文献报道，子宫肉瘤占子宫恶性肿瘤的 1%～6%。George 曾提到，子宫肉瘤在法国的发病率为 3.3/10 万[1]。一些大的肿瘤中心每年收治的子宫肉瘤不过几例。医科院肿瘤医院 1958—1999 年共收治 194 例子宫肉瘤，占同期收治的子宫恶性肿瘤的 1%，占子宫体恶性肿瘤的 11.5%，其中宫颈肉瘤 38 例，子宫体肉瘤 156 例，两者之比为 1∶4.1。辽宁省肿瘤医院在 1985—2009 年间共收治子宫肉瘤 101 例，占同期妇科恶性肿瘤的 1.4%，占子宫体恶性肿瘤的 6.0%。

一、子宫肉瘤的特点

1. 本病虽然不多见，但病理形态多变，至今仍难有病理统一标准，诊断差异大。诊断常需要考虑多种因素，如平滑肌肉瘤不单要看核分裂象，有的肿瘤鉴别要参考免疫组织化学检查、肿瘤标志物、ER 和 PR 受体以及临床综合分析[2-10]。

2. 本病来源于间叶组织，但包括成分颇为复杂，有同源、异源，单纯、混合。名称繁多，分类不统一，多变。

3. 长期以来，FIGO 一直无子宫肉瘤分期，直到 2009 年 FIGO 才有了子宫肉瘤分期。不同子宫肉瘤分期有一定差异。

4. 子宫肉瘤的生物学行为差异甚大，有的较长期停滞于局部，复发也主要在局部，如有的虽有浸润，但预后良好，如现在属于低级别间质肉瘤范围的子宫肉瘤［以往曾被称为子宫间质内膜异位症（stromatosis）］[11]。

5. 子宫肉瘤患者的年龄分布有一定倾向性。癌肉瘤患者多为老龄女性，横纹肌肉瘤患者多为幼女，而间质肉瘤与平滑肌肉瘤患者以绝经前后女性为多[12]。

6. 相当一部分的子宫肉瘤患者有放疗史[13-14]。

7. 子宫肉瘤治疗以手术为主，基本式式为全子宫附件切除术。随着对其认识的深入，更强调个体化手术。传统上认为，子宫肉瘤是以血行转移为主，但是，淋巴转移也是常见的转移途径，即使是恶性度低的子宫肉瘤，也有淋巴结转移，如早期低级别子宫内膜间质肉瘤的淋巴结转移率为 7%～10%。因此，手术中的探查、冰冻切片病理检查、子宫标本剖开检查不可缺少，并且手术范围应根据这些检查的结果来选择（以避免手术范围不足或过度手术）及术后辅助治疗。子宫肉瘤手术要重视无瘤术，谨防术中通过血管、淋巴转移。

8. 不同时期对诊断和分类的看法有一定区别，因此，回顾分析有一定困难，但有关临床处理仍具有意义。

二、WHO 子宫肉瘤分类

　　在本书上一版中，相关分类内容来自 2003 年 WHO 肿瘤组织学分类［乳腺及女性生殖器官肿瘤病理学和遗传学]。

在本书这一版，相关分类则来自 2014 年 WHO 子宫体肿瘤分类：

（1）平滑肌肉瘤：分为典型的平滑肌肉瘤、上皮样平滑肌肉瘤和黏液样平滑肌肉瘤。

（2）内膜间质肉瘤：分为低级别内膜间质肉瘤、高级别内膜间质肉瘤和未分化内膜间质肉瘤。

（3）其他间质肉瘤（ miscellaneous mesenchymal sarcoma ），如横纹肌肉瘤。

（4）上皮与间叶组织混合瘤：如腺肉瘤、癌肉瘤。

（5）淋巴瘤。

三、子宫肉瘤 2009 年 FIGO 分期

2009 年，FIGO 公布了子宫肉瘤的分期，结束了子宫肉瘤长期以来没有 FIGO 分期的状况。此分期将子宫肉瘤分为三部分，如下所述。

（一）子宫平滑肌肉瘤的分期

Ⅰ期　肿瘤限于子宫

Ⅰa期　肿瘤 < 5 cm

Ⅰb期　肿瘤 > 5 cm

Ⅱ期　肿瘤扩展到盆腔

Ⅱa期　肿瘤累及附件

Ⅱb期　肿瘤扩展到子宫外的盆腔组织

Ⅲ期　肿瘤浸润腹腔组织（并非仅仅突向腹腔）

Ⅲa期　肿瘤累及一个部位

Ⅲb期　肿瘤累及多于一个部位

Ⅲc期　肿瘤转移到盆腔和（或）主动脉旁淋巴结

Ⅳ期　肿瘤浸及膀胱和（或）直肠黏膜，和（或）远处转移

Ⅳa期　肿瘤浸润膀胱和（或）直肠黏膜

Ⅳb期　肿瘤远处转移

（二）子宫内膜间质肉瘤和腺肉瘤的分期

Ⅰ期　肿瘤限于子宫

Ⅰa期　肿瘤限于子宫内膜 / 宫颈内膜（没有肌层浸润）

Ⅰb期　肌层浸润 ≤ 1/2

Ⅰc期　肌层浸润 > 1/2

Ⅱ期　肿瘤扩展到盆腔

Ⅱa期　附件受累

Ⅱb期　肿瘤扩展到子宫以外的盆腔组织

Ⅲ期　肿瘤浸润腹腔组织（并非仅仅突向腹腔）

Ⅲa期　肿瘤累及一个部位

Ⅲb期　肿瘤累及多于一个部位

Ⅲc期　肿瘤转移到盆腔和（或）主动脉旁淋巴结

Ⅳ期　肿瘤浸及膀胱和（或）直肠黏膜，和（或）远处转移

Ⅳa期　肿瘤浸润膀胱和（或）直肠

Ⅳb期　肿瘤远处转移

（三）子宫癌肉瘤的分期（同子宫内膜癌）

Ⅰ期　肿瘤局限于子宫体

　Ⅰa期　肿瘤浸润深度＜1/2肌层

　Ⅰb期　肿瘤浸润深度≥1/2肌层

Ⅱ期　肿瘤浸润子宫颈间质，但无子宫体外蔓延

Ⅲ期　肿瘤局部和（或）区域扩散

　Ⅲa期　肿瘤累及浆膜层和（或）附件

　Ⅲb期　肿瘤累及阴道和（或）子宫旁

　Ⅲc期　盆腔淋巴结和（或）主动脉旁淋巴结转移

　　Ⅲc1期　盆腔淋巴结转移

　　Ⅲc2期　腹主动脉旁淋巴结转移伴有（或无）盆腔淋巴结转移

Ⅳ期　肿瘤浸及膀胱和（或）直肠黏膜，和（或）远处转移

　Ⅳa期　肿瘤浸及膀胱或直肠黏膜

　Ⅳb期　远处转移，包括腹腔内和（或）腹股沟淋巴结转移

四、子宫肉瘤的临床表现

（一）症状

子宫肉瘤无特殊特异症状，其症状仍为常见的妇科疾病症状。

1. 月经不规则

表现可为周期缩短或不规则，经血过多，经期延长等，或为不规则性阴道流血。流血量多少不一，可因大量出血导致出血性休克，也可为阴道少量滴血，淋漓不净。

2. 阴道分泌液增多

可呈血性、黏液样、脓样、恶臭的液体。有时阴道可排出烂肉样组织，子宫恶性中胚叶混合瘤和子宫内膜间质肉瘤常有此类症状。

3. 腹痛

由肿瘤增长较快或合并局部及盆腔感染所致。疼痛可为隐痛、胀痛及痉挛痛，1/3以上的子宫肉瘤患者有此症状。

4. 肿块

当肿物增大超出盆腔时，患者可自行触及腹部肿块。此症状在子宫平滑肌肉瘤时可能更为突出。

5. 排便障碍

由肿瘤压迫或刺激膀胱、直肠所致。可表现为尿频、排尿不畅、肛门下坠、便秘等。

6. 其他症状

如继发性贫血、肾功能不全、长期消耗所致恶病质以及由肿瘤转移至不同器官而引起的相应症状。子宫内膜间质肉瘤或恶性中胚叶混合瘤时，子宫颈外口有时排出烂肉样组织。

（二）体征

妇科检查，子宫增大，增大范围由丰满状子宫到足月妊娠；子宫可活动，也可固定，表面光滑或结节不平；子宫旁增厚、有结节或有肿块存在，并可与子宫融合。子宫内膜间质肉瘤或恶性中胚叶混合瘤时，子宫颈外口可见乳头样或息肉样组织。当有远处转移时，出现相应器官受累的体征。

（三）影像学辅助检查

影像学检查是当今肿瘤检查不可或缺的方法，包括超声检查、CT、MRI、PET-CT 等，临床可根据具体情况选择。

1. 超声检查

超声检查最为普及，其特点是经济、方便、快捷、无辐射、无创、可反复进行，能很好地判别肿块的形态轮廓和大小、肿瘤的内部结构、子宫腔及子宫内膜情况。对于膀胱充盈不好的患者，可采用经阴道超声检查。彩色多普勒可提供生理和病理状态下的血供特点。多数子宫肉瘤的肿瘤血管丰富、走行紊乱，对区别肿瘤良恶性有帮助。

2. CT

在目前临床上应用最广泛的影像学技术中，CT 的分辨率高，扫描时间短，在短时间内可获得盆腔、腹腔及胸部的广泛、大范围图像，是其他方法无法比拟的，且其检查费用适中。其缺点是：患者会受到放射线照射，平扫提供的信息量少，必须行增强扫描。CT 对于诊断淋巴结是否转移、术后随诊、检出肿瘤复发等的作用同 MRI，优于 B 超。

3. MRI

有关 MRI 诊断子宫肉瘤的研究较多，MRI 对软组织病变的分辨率优于其他影像学检查。MRI 的 T1、T2 加权像可显示不同病理类型的子宫肉瘤病灶内部的结构特点和出血坏死等特征性改变，能显示出病变发生的位置，病变的大小形态及其与子宫内膜、肌层及子宫颈的关系。增强 MRI 能够显示子宫肉瘤内部血流分布特点，为确定良恶性提供证据。放置子宫内避孕环的患者不适于进行 MRI 检查。

4. PET 和 PET-CT

PET 的原理是：给患者注射同位素 ^{18}F- 脱氧葡萄糖，由于恶性肿瘤的代谢率比正常组织明显增高，其吸收的 ^{18}F- 脱氧葡萄糖比正常组织明显增多，当进行 PET 扫描时，恶性肿瘤出现同位素浓集，与正常组织形成对比，由此可确定肿物的位置和性质。PET-CT 是将 PET 和 CT 整合到同一机器上，将不同的图像进行融合，可提高病灶定位和测量的准确性，提高诊断率。

（四）子宫腔组织活检及诊断性刮宫

组织病理检查是诊断子宫肉瘤金标准。一般而言，获取组织并不困难。内膜间质肿瘤、癌肉瘤时，有时子宫口有突出组织，咬取小块组织即可。子宫颈及子宫腔内刮除组织也可用于诊断。对子宫平滑肌肉瘤也主张刮取内膜组织用于诊断，因为其可累及内膜。医科院肿瘤医院的 56 例子宫肉瘤患者手术前曾行取内膜、子宫颈及子宫口息肉活组织检查[15]，39 例为经病理检查证实（69.6%），其中平滑肌肉瘤的诊断率为 25%。在子宫中胚叶混合瘤手术前曾施行刮取宫内组织、子宫颈及子宫口息肉进行活组织检查的患者中，术前诊断率为 91.4%。子宫内膜间质肉瘤的手术前诊断率为 66.7%。

对于临床怀疑子宫肉瘤的患者，不主张做全面诊断性刮宫，因后者创伤大、易出血，并有促使转移之虑，而且当今影像学检查已能很好地辅助临床诊断并确定手术指征，不必再行术前诊断性刮宫。

五、子宫肉瘤的治疗

（一）子宫肉瘤的手术治疗

子宫肉瘤（淋巴瘤本书另有专章介绍）治疗的基本手段是筋膜外子宫及双侧附件切除术手术。手术的原则前文已有所介绍，强调手术中探查，即时冰冻切片病理检查，剖开子宫了解子宫腔肿瘤及肌层受累情况的重要性，并强调结合术前病理检查影像学检查决定采取筋膜外子宫及双侧附件切除术、次广泛性子宫切除术或广泛性子宫切除术。对淋巴结可行活检、取样或系统清扫。对触及的主动脉旁淋巴结可取样活检。随着当今放疗技术的发展，适形调强放疗在主动脉旁区可予 60 ~ 70 Gy 的高剂量，且高度上方可达第 10 胸椎，避免在主动脉旁区过广的淋巴结切除术的危险和术后并发症的产生。当多组盆腔淋巴结（＋）或髂总淋巴结（＋）时，应予主动脉旁区照射，一般上界可达肠系膜下动脉或肾动脉水平。对于已有子宫外扩散的晚期病例，是否适合做类似卵巢癌的减瘤术，看法不一。减瘤术后必须结合其他治疗方法是不容置疑的，如化疗、放疗或放化疗。

对年轻患者保留卵巢问题，原则上应说服患者不要保留。即使保留卵巢，由于子宫切除术，卵巢血供受到影响，也会出现卵巢早衰，且大部分子宫肉瘤恶性程度高、复发率高，又要进行术后放化疗，这些对卵巢功能均有影响。

（二）子宫肉瘤的放疗

传统观点认为，除少数低级别内膜间质肉瘤对放疗敏感外，其他均不敏感，特别是平滑肌肉瘤。但这一观点与一些临床报道相左。国内有多家医院报道过术后放疗的效果。医科院肿瘤医院曾报道了单纯手术（45 例）和手术＋放疗（29 例）治疗子宫肉瘤的比较研究。结果显示，两组盆腔复发率分别为 42.2%（19/45）和 20.7%（6/29）（$P<0.05$），即手术＋放疗组可有效控制局部复发；两组远处复发率分别为 8.9%（4/45）和 24.1%（7/29）（$P>0.05$），即两组远处复发差异无显著性；两组的 5 年生存率相似：分别为 56.7% 和 58.6%[16]。在辽宁省肿瘤医院的 83 例术后可随诊子宫肉瘤患者中，手术后加辅助放疗 13 例，术后未加放疗 70 例，两组的 5 年生存率分别为 67.8% 和 52.4%（$P>0.05$），说明放疗有一定疗效。刘兰芳、高永良[17] 比较了早期子宫肉瘤单纯手术与术后加放疗的疗效差异，其中的单纯手术组 34 例，术后放疗组 42 例。结果显示，两组的 2 年存活率相似，术后放疗组盆腔复发率明显较单纯手术组低，5 年存活率分别为手术组 47%，术后放疗组 69%（$P<0.05$）。陈秀丽等报道[18]，术后放疗显著降低了子宫平滑肌肉瘤的局部区域复发，且显著提高了总生存率。

Gerszten[19] 总结了术后放疗与单纯手术的治疗结果，其中 29 例术后进行了放疗，盆腔复发率为 3%（1/29），平均存活 77 个月；而单纯手术的 31 例的盆腔复发率为 55%，平均存活 12 个月；显示术后放疗组复发率降低，存活率延长，差异有显著性。Brooks[20] 统计了美国 1989—1999 年 10 年 2 677 例子宫肉瘤的治疗结果，Ⅱ期单纯手术（82 例）5 年存活率为 31%，术后放疗组（88 例）5 年存活率为 53%（$P<0.01$）；Ⅲ ~ Ⅳ期单纯手术组（455 例）5 年存活率为 25%，术后放疗组（158 例）5 年存活率为 33%；显示术后放疗可提高存活率，差异有显著性（$P<0.05$）。

上述资料证明，子宫肉瘤对放疗有一定的敏感性，放疗对子宫肉瘤仍不失其临床应用价值。一般术后盆腔照射给予组织量 45 Gy，阴道残端给予 20 Gy。以往有盆腔放疗史者不适于术后盆腔照射，但主动脉旁区例外。

（三）子宫肉瘤的化疗

子宫肉瘤容易发生血管、淋巴管和远处转移，即使是Ⅰ ~ Ⅱ期的患者也容易发生远处转移。医科院肿瘤医院报道，65 例复发的病例中有 28 例为单纯远处转移，其中肺转移 12 例（18.5%）。化疗能否控制远处转移提高疗效长期以来备受重视。大量临床研究证明，软组织肉瘤对化学药物治疗有效。临床研究证明，联合化疗优于单药化疗。医科院肿瘤医院的 61 例子宫肉瘤术后即给予化疗，其中应用 VAD（长春新碱、多柔比星、卡巴哒嗪）方案化疗的 18 例，5 年存活率为 72.7%，疗效明显优于单药。王珂[21] 将 128 例子宫肉瘤治疗分为三组：

未化疗，单药化疗，联合化疗，结果显示，联合化疗组的存活率明显好于其他两组。辽宁省肿瘤医院的83例术后可随诊子宫肉瘤患者，手术后辅助化疗63例，术后未化疗20例；化疗方案为：57例为VAP（长春新碱、多柔比星、顺铂）方案，8例为其他方案；两组的5年生存率分别为56.3%对29.5%（P<0.05），说明化疗可提高患者的总体生存率。当然这些报道为回顾性分析，可比性差，但其有效性是可信的。

1. **子宫平滑肌肉瘤的化疗药物及方案**

（1）单药化疗

单药化疗的有效率为：多柔比星25%，依托泊苷7%，顺铂（DDP）3%，紫杉醇9%，托泊替康（topotecan）11%，吉西他滨（gemcitabine）20%，异环磷酰胺（IFO）17%

（2）联合化疗

联合化疗的有效率为：吉西他滨+多西他赛的有效率为35.8%~53%；丝裂霉素+顺铂+多柔比星联合化疗的有效率为23%；异环鳞酰胺+多柔比星联合化疗的有效率为30%。

多柔比星、异环磷酰胺、达卡巴嗪等为常用且有效的化疗药物。单药研究中，多柔比星是应用最广泛的，在软组织肉瘤中70 mg/m^{2}比50 mg/m^{2}更有效。Piver[22]报道，多柔比星75 mg/m^{2}或60 mg/m^2，间隔4周，共6个疗程化疗给予平滑肌肉瘤术后患者，与单纯手术患者组比较，结果显示，单纯手术组5年生存率为36%，手术+多柔比星化疗组为63%。多柔比星是子宫肉瘤的首选药物之一。

近年来，对异环磷酰胺的研究不断深入，异环磷酰胺单药对平滑肌肉瘤的有效率为17.2%。Sutton[23]报道，多柔比星+异环鳞酰胺联合化疗的有效率提高到30%。

2005年Hensley[24]报道的美国GOG的一项研究显示，吉西他滨+多西他赛联合治疗一组转移性平滑肌肉瘤的有效率为35.8%。该作者2002年曾报道以同样方案治疗子宫平滑肌肉瘤的有效率达到53%，中位存活时间为17.9个月。虽然这一结果并没有得到全世界同行的肯定，但提示子宫平滑肌肉瘤化疗的作用值得探索。

（3）可供参考的化疗方案

1）DDP，75 mg/m^2，静脉点滴，第1天

多柔比星，40 mg/m^2，静脉注射，第1天

2）吉西他滨，700 mg/m^2，静脉点滴，第1天

多西他赛，100 mg/m^2，静脉点滴，第1天

3）异环磷酰胺，1.2~1.5 g/m^2，静脉点滴，第1~4天

多柔比星，40 mg/m^2，静脉注射，第1天

应用异环磷酰胺化疗时应使用美斯钠（Mesna，400 mg用异环磷酰胺后的0、4、8 h静脉注射）解毒。应用顺铂化疗时应水化。

2. **癌肉瘤的化疗药物及方案**

（1）单药化疗

单药化疗的有效率为：在GOG的早期研究中，癌肉瘤对单药化疗的有效率大致为依托泊苷6.5%，多柔比星10%，顺铂17.9%，异环磷酰胺36%。

（2）联合化疗的效率

联合化疗的有效率为：环磷酰胺（CTX）+长春新碱（VCR）+多柔比星（ACD）+卡巴哒嗪（DTIC）23%，CTX+VCR+ACD 29%，异环磷酰胺+ACD 36%~41%。

癌肉瘤单药化疗有效，联合化疗能提高有效率，但缓解期短。许多研究认为，术后化疗并没有提高生存率，联合化疗也没有显示出比单药化疗有明显的优越性。只有少数研究认为

化疗能提高疗效。

Sutton[23,25] 的一项随机分组对照研究收集了 194 例癌肉瘤，102 例应用单药异环磷酰胺化疗，92 例应用顺铂与异环磷酰胺联合化疗。单药化疗组为异环磷酰胺 1.5 g/m²，5 日一个疗程，间隔 21 d；联合化疗组增加了顺铂 20 mg/m²，第 1~5 天。结果显示，单药化疗组有效率为 36%，联合化疗组有效率为 54%；单药化疗组无瘤存活期为 4 个月，联合化疗组为 6 个月；中位存活期前者为 7.6 个月，后者为 9.4 个月。虽然差异无显著性，但联合化疗组在无瘤存活期与存活率方面都有提高。联合化疗组化疗的不良反应重，与化疗毒性反应相关的死亡为 6 例，其中超过 76 岁者 3 例。因此，在设计此种化疗方案时应慎重，有过多疗程化疗史，有放疗史，高龄，以及其他合并症等情况都应考虑在内。

GOG[25] 的一项Ⅲ期临床试验的结果令人鼓舞。该研究纳入了 214 例晚期子宫肉瘤或子宫转移癌肉瘤病例，一组应用异环磷酰胺化疗，另一组加用紫杉醇。联合化疗组与单药化疗组的有效率分别为 45% 和 29%（P=0.02），无瘤存活时间分别为 5.8 个月和 3.6 个月，中位存活时间分别为 13.5 个月和 8.4 个月；联合化疗组毒性反应重。

（3）可供参考的化疗方案

1）异环磷酰胺（1.2~1.5 g/m²，第 1~4）+泰素（135 mg/m²，第 1 天）

2）异环磷酰胺（1.2~1.5 g/m²，第 1~4）+顺铂（75 mg/m²，第 1 天）

应用异环磷酰胺时应使用美斯钠解毒（如上所述）。

3. 子宫内膜间质肉瘤

有关子宫内膜间质肉瘤化疗的报道很少。Sutton 报道，应用异环鳞酰胺单药治疗复发转移性子宫内膜间质肉瘤，1.5 g/m²，5 日一个疗程，有效率为 33%。

（四）子宫肉瘤的手术与术后放化疗

关于手术与化疗及放疗的序贯疗法的研究，Manolitsas[26] 报道了一组以化疗配合放疗序贯治疗子宫癌肉瘤的结果：38 例Ⅰ~Ⅱ期子宫癌肉瘤，术后接受放疗与化疗［顺铂（DDP）+表柔比星］，平均随访 55 个月，总生存率为 74%，而完成治疗计划的 21 例的存活率为 95%；Menczer[27] 报道了另一项序贯治疗的初步结果：49 例进入随机分组研究，按手术的先后顺序分别进入化疗组、放疗组以及化疗+放疗组；化疗组方案为异环鳞酰胺（1.5 g/m²，第 1~5 天）+顺铂（60 mg/m²，第 1 天），每 3 周一个疗程，共 6 个疗程；化疗+放疗组化疗方案为异环鳞酰胺（1.2 mg/m²，第 1~3 天）+顺铂（80 mg/m²，第 1 天），3 周为一个疗程，3 个疗程化疗完成后放疗。与化疗相比，序贯放化疗明显降低了死亡率；与放疗相比，死亡率减少但无显著差异。

目前手术、化疗、放疗的序贯治疗及术后放化疗同期进行也受到临床关注，但相关经验不多，尚需积累临床资料。

（五）子宫肉瘤的激素治疗

Wade[28] 检测了 60 例子宫肉瘤患者的雌、孕激素受体，发现该组病例雌激素受体阳性率为 48%，孕激素受体阳性率为 30%。目前认为，应用孕激素治疗子宫内膜间质肉瘤、恶性中胚叶混合瘤有一定疗效。Chu[29] 应用孕激素治疗 8 例低度恶性复发子宫内膜间质肉瘤，4 例完全有效，3 例稳定。另外还有应用促性腺激素释放激素激动剂及芳香化酶抑制剂治疗低度恶性子宫内膜间质肉瘤有效的报道。有些作者认为，激素可以作为治疗子宫内膜间质肉瘤、恶性中胚叶混合瘤的方法之一，既可以用于初次治疗的患者，也可以用于复发转移的患者。已有多种高效孕激素可以选用，用药时间可以到 2 年。

（六）子宫肉瘤的靶向治疗

帕唑帕尼、曲贝替定和 olaratumab 是美国 FDA 批准的应用于平滑肌肉瘤的靶向药物。对 olaratumab 在 133 例子宫肉瘤（38% 平滑肌肉瘤）患者中进行的研究发现，olaratumab+多柔比星治疗和单用多柔比星治疗的中位生存时间分别为 26.5 个月和 14.7 个月（95%CI 为 0.52，$P<0.05$）。完全缓解（CR）+部分缓解（PR）18.1% 比 2.1%[30]。在抗血管生成靶向药的研究中，Arita[31] 发现，39 例子宫肉瘤中 25 例 VEGF 阳性，38 例 VEGF-1 受体阳性，34 例 VEGF-2 受体阳性，均比正常组织高，提示我们治疗子宫肉瘤应用抗血管生成靶向药物可能有效。David（2005）[32] 报道，多柔比星 + 贝伐珠单抗治疗 17 例转移性软组织肉瘤（多柔比星 75 mg/m²；贝伐珠单抗 15 mg/kg，每 3 周 1 次），其中 2 例 PR（12%），11 例（65%）病变稳定（SD），维持≥4 周，中位生存期 16 个月。2014 年 ASCO 报道，贝伐珠单抗周疗（2 mg/kg，第 1、8、15 天，间隔 4 周），替莫唑胺（80 mg/d，每日 1 次）治疗平滑肌肉瘤，2（14%）例达到 CR，3 例（21%）PR，6 例（43%）至少 3 个月肿瘤稳定；有效率（CR+PR）为 35%，临床有效率（CR+PR+SD）为 78%，中位无进展生存期为 10 个月（3～44 个月），无毒性相关的死亡和 4 级以上毒性反应。2015 年 Hensley[10] 报道了 NRGO/GOG 的双盲、随机Ⅲ期临床试验研究，对 107 例子宫平滑肌肉瘤应用多西紫杉醇 + 吉西他滨 ± 安维汀治疗，结果显示，增加安维汀没有改善无瘤生存率、总生存时间以及总反应率。目前靶向治疗还在探索中。

六、子宫肉瘤的治疗疗效及预后影响因素

除少数低级别子宫内膜间质肉瘤外，子宫肉瘤恶性程度高，综合文献报道的总的 5 年生存率为 5%～48%[33]，复发率为 50%～65%。医科院肿瘤医院报道的总的 5 年生存率为 49%[34]。影响预后的因素如下所述。

（一）病理类型

分化程度及核分裂象是影响预后的重要因素。低度恶性子宫内膜间质肉瘤有远期复发，但 5 年生存率可达 90% 以上；而高级别子宫内膜间质肉瘤及中胚叶混合瘤的 5 年生存率不过 20%～30%，平滑肌肉瘤则为 20%～63%。医科院肿瘤医院报道的子宫内膜间质肉瘤及中胚叶混合瘤的 5 年生存率分别为 69.3% 及 34.1%，平滑肌肉瘤为 46.9%。Olah 报道[35]，高分化者 5 年生存率 62%，中分化者为 28%，低分化者为 10%。医科院肿瘤医院报道，核分裂象少的子宫内膜间质肉瘤的 5 年生存率可达 90%，核分裂象多者不过 25%。

（二）病变范围

据医科院肿瘤医院资料，病变限于子宫者，不论子宫颈或浆膜是否受累（即Ⅰ期、Ⅱ期），其复发率及生存率无明显差异[15]；Ⅰ期 5 年生存率为 59.6%，Ⅱ期为 50%；肿瘤超出子宫、累及盆腔脏器（Ⅲ期）的 5 年生存率为 25%，侵及上腹或远处转移（Ⅳ期）的 5 年生存率为 10%；中胚叶混合瘤侵及肌层内 1/3 的 5 年生存率为 75%，侵及肌层中 1/3 的为 50%，深肌层受累 100% 复发，而病变局限在内膜者无复发。

（三）淋巴结转移

关于血管淋巴管浸润，Major 报道[19]，淋巴结转移阳性者复发风险高出阴性者 4.83 倍，有血管和淋巴管浸润者 3 年无瘤生存率为 36%，而无血管和淋巴管浸润者为 59%。但低级别子宫内膜间质肉瘤即使有血管和淋巴管浸润，预后仍然良好。

（四）治疗方法

上文已介绍，手术及术后与放疗、化疗的综合治疗可提高治疗疗效[21]。

（五）其他

原发性子宫平滑肌肉瘤预后差，继发性的预后好，有放疗史的预后差。

（李联昆　白　萍　佟晓晶）

参考文献

[1] George M, Pejovic M H, Kramar A, et al. Uterine sarcoma: prognostic factors and treatment modalities steady on 209 patients. Gynec Oncol, 1986, 24 (1): 58-67.

[2] Bodner K, Bodner-Adler B, Kimberger O, et al. Estrogen and progesterone receptor expression in patients with uterine smooth muscle tumors. 2004, 81 (4): 1062-1066.

[3] Amant F, Steenkiste E, Schurmans K, et al. Immunohistochemical expression of CD10 antigen in uterine adenosarcoma. Int Gynecol Cancer, 2004, 14 (6): 1118-1121.

[4] O' Neill C J, McBride H A, Connolly L E, et al. Uterine leiomyosarcomas are characterized by high p16, p53 and MIB1 expression in comparison with usual leiomyomas, leiomyoma variants and smooth muscle tumours of uncertain malignant potential. Histopathology, 2007, 50 (7): 851-858.

[5] Farah-Klibi F, Ben Hamouda S, Ben Romdhane S, et al. Immunohistochemical study of endometrial stromal sarcoma and smooth-muscle tumors of the uterus. J Gynecol Obstet Biol Reprod (Paris), 2008, 37 (5): 457-462.

[6] Hoskins P J, Le N. Preoperative tumor markers at diagnosis in women with malignant mixed müllerian tumors/ carcinosarcoma of the uterus. Int J Gynecol Cancer, 2008, 18 (6): 1200-1201.

[7] Lee C H, Turbin D A, Sung Y C, et al. A panel of antibodies to determine site of origin and malignancy in smooth muscle tumors. Mod Pathol, 2009, 22 (12): 1519-1531.

[8] Ramondetta L M, Johnson A J, Sun C C, et al. Phase 2 trial of mifepristone (RU-486) in advanced or recurrent endometrioid adenocarcinoma or low-grade endometrial stromal sarcoma. Cancer, 2009, 115 (9): 1867-1874.

[9] Petrovi D, Babi C D, Forko J I, et al. Expression of Ki-67, p53 and progesterone receptors in uterine smooth muscle tumors. Diagnosis value. Coll Antropol, 2010, 34 (1): 93-97.

[10] Hensley M L, Miller A, O' Malley DM, et al. Randomized phase III trial of gemcitabine plus docetaxel plus bevacizumabor placebo as first-line treatment for metastatic uterine leiomyosarcoma: an NRG Oncology/ Gynecologic Oncology Group study. J Clin Oncol, 2015, 33 (10): 1180-1185.

[11] 孙建衡. 子宫肉瘤44例临床分析. 中华肿瘤杂志, 1981, 3 (3): 216-218.

[12] 廖秦平, 王建六, 韩劲松. 子宫肉瘤106例临床及病理分析. 中华妇产科杂志, 2001, 36 (2): 104-107.

[13] 于国瑞. 宫颈癌放射治疗后发生的子宫中胚叶混合瘤15例报告. 中华放射肿瘤杂志, 1994, 3 (2): 112-114.

[14] 盛修贵. 宫颈癌放射治疗后再发子宫体恶性肿瘤//孙建衡. 妇科恶性肿瘤继续教育教程. 北京: 中国协和医科大学出版社, 2007: 264-269.

[15] 白萍, 章文华, 孙建衡. 子宫肉瘤的联合化疗. 中华肿瘤学杂志, 2000, 22 (1): 80-82.

[16] 白萍, 孙建衡. 子宫肉瘤放射治疗的临床观察. 中华妇产科杂志, 2001, 36 (3): 159-161.

[17] 刘兰芳, 高永良. 早期子宫肉瘤的术后放疗临床分析. 中国癌症杂志, 2004, 14 (3): 274-276.

[18] 陈秀丽, 侯海玲, 孟茂斌, 等. 术后放疗在子宫肉瘤治疗中的意义. 中华放射肿瘤杂志, 2016, 25 (1): 50-53.

[19] Major F J, Blessing J A, Silverberg S G, et al. Prognostic factors in early stages uterine sarcoma: a Gynecologic Oncology Group study. Cancer, 1993, 71 (4 suppl): 1702-1713.

[20] Brooks S E, Zhan M, Cote T, et al. Surveillance, Epidemiology, and end results analysis of 2677 cases of uterine sarcoma 1989-1999. Gynecol Oncol, 2004, 93 (1): 204-208.

[21] 王珂, 李文录. 子宫肉瘤128例临床及预后因素分析. 天津医科大学学报, 2006, 12 (2): 250-252.

[22] Piver M S, Lele S B, Marchetti D L, et al. Effect of adjuvant chemotherapy on time to recurrence and survival of stage I uterin sarcoma. J sur Oncol, 1988, 38 (4): 233-239.

[23] Sutton G, Brunetto V L, Kilgore L, et al. A phase III trial of ifosfamide with or without cisplatin in carcinosarcoma of the uterus: a Gynecologic Oncology Group study. Gynecol Oncol, 2000, 79 (2): 147-153.

[24] Hensley M L, Blessing J A, Mannel R, et al. Fixed-dose rate gemcitabine plus docetaxel as first-line therapy for metastatic uterine leiomyosarcoma: A Gynecologic Oncology Group phase II trial. Gynecol Oncol, 2008, 109 (3): 329-334.

[25] Sutton G, Kauderer J, Carson L F, et al. Adjuvant ifosfamide and cisplatin in patients with completely resected stage I or II carcinosarcomas (mixed mesodermal tumors) of the uterus: a Gynecologic Oncology Group study. Gynecol Oncol, 2005, 96 (3): 630-634.

[26] Manolitsas T P, Wain G V, Williams K E, et al. Multimodality therapy for patients with clinical stage I and II malignant mixed Müllerian tumors of the uterus. Cancer, 2001, 91 (8): 1437-1443.

[27] Menczer J, Levy T, Piura B. et al. A comparison between different postoperative treatment modalities of uterine carcinosarcoma. Gynecol Oncol, 2005, 97 (1): 166-170.

[28] Wade K, Quinn M A, Hammond I, et al. Uterine sarcoma steroid receptors and response to hormonal therapy. Gynecol Oncol, 1990, 39 (3): 364-367.

[29] Chu M C, Mor G, Lim C, et al. Low-grade endometrial stromal sarcoma: hormonal aspects. Gynecol Oncol, 2003, 90 (1): 170-176.

[30] Tap W D, Jones R L, Van Tine B A O, et al. laratumab and doxorubicin versus doxorubicin alone for treatment of soft-tissue sarcoma: an open-label phase 1b and randomised phase 2 trial. Lancet, 2016, 30: 388 (10043): 488-497.

[31] Arita S, Kikkawa F, Kajiyama H, et al. Prognostic importance of vascular endothelial growth factor and its receptors in the uterine sarcoma. Int J Gynecol Cancer, 2005, 15 (2): 329-336.

[32] David R. D' Adamo, Sibyl E, et al. Phase II study of doxorubicin and bevacizumab for patients with metastatic soft-tissue sarcomas. J Clin Oncol, 2005, 23 (28): 7135-7142.

[33] 白萍, 高菊珍. 子宫体肉瘤//董志伟, 谷铣之. 临床肿瘤学. 北京: 人民卫生出版社, 2002: 1234-1239.

[34] 白萍, 孙建衡, 晁红霞, 等. 子宫肉瘤153例临床分析. 中华妇产科杂志, 1997, 32 (3): 163-167.

[35] Olah K S, Dunn J A, gee H, et al. Leiomyosarcomas have a poorer prognosis than mixed mesenchymal tumours when adjusting for known prognostic factors: the result of a retrospective syudy of 423 cases of uterine sarcoma. Bri J Obstet Gynecol, 1992, 99 (7): 590-594.

推荐阅读文献

[1] Benoit L, Arnould L, Cheynel N, et al. The role of surgery and treatment trends in uterine sarcoma. Eur J Surg Oncol, 2005, 31 (4): 434-442.

[2] Callister M, Ramondetta L M, Jhingran A, et al. Malignant mixed müllerian tumors of the uterus: analysis of patterns of failure, prognostic factors, and treatment outcome. In J Radiat Oncol Biol Phys, 2004, 58 (3): 786-796.

[3] Callister M, Ramondetta L M, Jhingran A, et al. Malignant mixed müllerian tumors of the uterus: analysis of patterns of failure, prognostic factors, and treatment outcome. Int J Radiat Oncol Biol Phys, 2004, 58 (3): 786-796.

[4] Chan J K, Kawar N M, Shin JY, et al. Endometrial stromal sarcoma: a population-based analysis. Br J Cancer, 2008, 99 (8): 1210-1215.

[5] Gadducci A, Cosio S, Romanini A, et al. The management of patients with uterine sarcoma: a debated clinical challenge. Crit Rev Oncol Hematol, 2008, 65 (2): 129-142.

[6] Gerszten K, Faul C, Kounelis S, et al. The impact of adjuvant radiotherapy on carcinosarcoma of the uterus. Gynecol Oncol, 1998, 68 (1): 8-13.

[7] Giuntoli R L, Metzinger D S, DiMarco C S, et al. Retrospective review of 208 patients with leiomyosarcomas of the uterus: prognostic indicators, surgical management, and adjuvant therapy. Gynecol Oncol, 2003, 89 (3): 460-469.

[8] Hensley M L, Ishill N, Soslow R, et al. Adjuvant gemcitabine plus docetaxel for completely resected stages I-IV high grade uterine leiomysarcoma: results of a prospective study. Gynecol Oncol, 2009, 112 (3): 563-567.

[9] Juang C M, Yen M S, Horng H C, et al. Potential role of preoperative serum CA125 for the differential diagnosis between uterine leiomyoma and uterine leiomyosarcoma. Eur J Gynaecol Oncol, 2006, 27 (4): 370-374.

[10] Kanjeekal S, Chambers A, Fung M F, ea al. Systemic therapy for advanced uterine sarcoma: a systematic review of the literature. Gynecol Oncol, 2005, 97 (2): 624-637.

[11] Kapp D S, Shin J Y, Chan J K. Prognostic factors and survival in 1396 patients with uterine leiomyosarcomas: emphasison impact of lymphadenectomy and oophorectomy . Cancer, 2008, 112 (4): 820-830.

[12] Kir G, Cetiner H, Karateke A, et al. Utility of MIB-1 and estrogen and progesterone receptor in distinguishing between endometrial stromal sarcomas and endometrial stromal nodules, highly cellular leiomyomas. Int J Gynecol Cancer, 2005, 15 (2): 337-42.

[13] Kokawa K, Nishiyama K, Ikeuchi M, et al. Clinical outcomes of uterine sarcomas: results from 14 years worth of experience in the Kinki district in Japan (1990-2003). Int J Gynecol Cancer, 2006, 16 (3): 1358-1363.

[14] Kubo T, Sugita S, Wada R, et al. Uterine epithelioid leiomyosarcoma with c-kit expression and YWHAE gene rearrangement: a case report of a diagnostic pitfall of uterine sarcoma. Diagnostic Pathology, 2017, 12 (1): 26.

[15] Livasy C A, Reading F C, Moore D T, et al. EGFR expression and HER2/neu overexpression/amplification in endometrial carcinosarcoma. Gynecol Oncol, 2006, 100 (1): 101-106.

[16] Park J Y, Kim D Y, Suh D S, et al. Prognostic factors and treatment outcomes of patients with uterine sarcoma: analysis of 127 patients at a single institution, 1989-2007. J Cancer Res Clin Oncol, 2008, 134 (12): 1277-1287.

[17] Shah J P, Bryant C S, Kumar S, et al. Lymphadenectomy and ovarian preservation in low-grade endometrial stromal sarcoma. Obstet Gynecol, 2008, 112 (5): 1102-1108.

[18] World Health Organization classification of tumors// Tavassoli FA, Devilee P. Pathology and genetics of tumors of the breast and female genital organs. Lyon: IARC Press, 2003.

[19] Wu T I, Chang T C, Hsueh S, et al. Prognostic factors and impact of adjuvant chemotherapy for uterine leiomyosarcoma. Gynecol Oncol, 2006, 100 (1): 166-172.

[20] 李自新, 杨惜秋. 子宫肉瘤 (附15例临床病理分析). 中华妇产科杂志, 1979, 14 (3): 169-171.

第*61*章 特殊类型的子宫平滑肌肿瘤

子宫平滑肌瘤属于子宫间叶性肿瘤，而其中特殊亚型较多，具有各自特殊的病理特征，甚至不尽相同的临床生物学行为，与恶性潜能未定的平滑肌瘤一起并称为特殊类型的子宫平滑肌瘤。而子宫平滑肌瘤恶变作为一种相对比较罕见的特殊情况，也将在此章一并阐述。

一、子宫平滑肌瘤的亚型

平滑肌瘤边界清楚，镜下可见交错束状排列的梭形细胞，细胞边界不清，胞质嗜酸性、纤丝状，核呈雪茄状，核仁小，核分裂象少见。子宫平滑肌瘤亚型因为病理和（或）临床表现不同，分为十二个亚型。根据 2014 年 WHO 女性生殖器官肿瘤分类[1]及《Blaustein 女性生殖道病理学（第 6 版）》（薛德彬主译，2014），按分化细胞的类型、细胞丰富、细胞异型及核分裂象等组织学特征进行分类。

（一）富于细胞性平滑肌瘤

肿瘤细胞丰富，细胞较小，呈圆形至梭形，排列紧密，核分裂象 <5/10 HPF，无细胞异型性，或有轻度细胞异型性，无凝固坏死（图 61-1）。

（二）平滑肌瘤伴奇异形核

以前称为非典型性平滑肌瘤，在普通平滑肌瘤中出现异型细胞，细胞丰富或不丰富，核形奇异，呈分叶状或为多核，有时可见到核内胞质假包涵体及大量多核瘤巨细胞，但无核分裂象（图 61-2）。

（三）核分裂活跃的平滑肌瘤

核分裂象可达到或超过 5/10 HPF，通常为（5~9）/10 HPF，偶尔可高达（10~20）/10 HPF，有轻度细胞异型性，无异常核分裂象，无凝固性坏死。

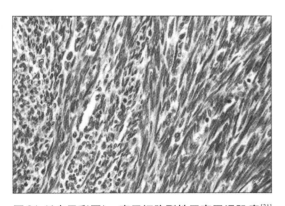

图 61-1(也见彩图) 富于细胞型性子宫平滑肌瘤[31]

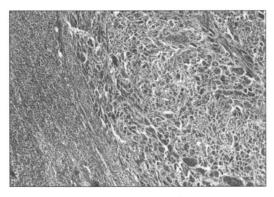

图 61-2(也见彩图) 子宫平滑肌瘤伴奇异形核[31]

（四）卒中性平滑肌瘤

孕激素治疗或妊娠及产后，可出现所谓"卒中"样改变，其特征为出血性梗死区周围富于细胞围绕，常伴有核分裂象轻度增多，也称为出血性富于细胞性平滑肌瘤。

因富于细胞性平滑肌瘤、平滑肌瘤伴奇异形核、核分裂活跃的平滑肌瘤这三种亚型具有细胞丰富、细胞异型及核分裂象增多等特点，以往与恶性潜能未定型平滑肌肿瘤一起被称为子宫交界性平滑肌瘤。

上述四种类型的子宫平滑肌瘤的临床表现、诊断及处理大致相同。这四种亚型的子宫平滑肌瘤患者临床表现方面无特异性，与良性子宫平滑肌瘤患者表现相同，主要为月经过多，经期延长，周期缩短，盆腔肿块、尿频。也有无症状经体检被发现的患者。

由于它们的术前临床特征、体检以及影像学检查都很难区分，明确诊断依靠术后石蜡切片病理诊断。

关于临床处理，对于有生育要求的患者，可按子宫肌瘤处理，行保留子宫的肌瘤剔除术，术后严密观察随访；对于年龄大、无生育要求的患者，建议切除子宫[2]。年轻患者可保留卵巢。术后辅助治疗的意义不大，但应向患者及家属交待清楚，应特别强调随诊的重要性。

对于行肿瘤剔除术的患者，因有复发可能，术后的严密随访很重要。建议术后 1 年内每 1~2 个月随访一次；术后 2 年内，每 3~4 个月随访一次；术后 3~5 年至少半年随访一次。对于行子宫切除术的患者，一般建议每年随访一次。

（五）水肿性平滑肌瘤

此型的特征是出现显著的区带性水样水肿，也可能见到透明变区域。水肿和透明变的存在可导致肿瘤细胞排列成纤细的束状。肿瘤常富于血管，当出现广泛水肿性改变时，有时可见到典型的结节状结构。

（六）脂肪瘤样平滑肌瘤（脂肪平滑肌瘤）

典型的特征是平滑肌成分中含有单个或成群的脂肪细胞，一些肿瘤可呈软骨样外观或类似脂肪瘤。平滑肌瘤中还可见到其他成分，例如，软骨、横纹肌和棕色脂肪。

（七）上皮样平滑肌瘤

肿瘤细胞呈圆形或多角形，排列成片状、束状、小梁状或巢状，胞质明显嗜酸性或透明。当肿瘤呈丛状生长且仅在镜检时可见时，称为丛状微小瘤。

（八）黏液样平滑肌瘤

细胞量少，平滑肌细胞被广泛分布的酸性黏液样间质分隔（阿辛蓝染色阳性）。肿瘤细胞无细胞异型性，核分裂象罕见或无。边界无浸润性表现。

（九）分割性平滑肌瘤

肌壁被形态温和的平滑肌细胞不规则分割，有时伴有显著水肿性改变，延伸到子宫外的部分可以类似胎盘组织，称为绒毛叶状分割性平滑肌瘤。

以上五种平滑肌瘤亚型，细胞不丰富，无细胞异型性，无核分裂象增多，均为少见的子宫平滑肌瘤病，因术前症状不典型，常被误诊为普通的子宫平滑肌瘤，诊断靠术后病理诊断。剔除肌瘤手术为最主要的治疗方法。术后应定期复查。

（十）静脉内平滑肌瘤病（IVL）

静脉内平滑肌瘤病（intravenous leiomyomatosis，IVL）是一种在育龄女性罕见但有可能致命的疾病。1896 年，Birch-Hirschfeld 首先描述了 IVL，而 Dürck 于 1907 年报道了第一例 IVL 延伸至心脏的病例。这种的平滑肌肿瘤是良性的，但肿瘤侵入邻近的子宫壁静脉或子宫旁静脉，可沿其继续向上生长，延伸至下腔静脉、肾静脉，甚至右心房、右心室及肺动脉，引起机械性阻塞症状，并可因总流出道梗阻而导致突然死亡。对于 IVL 的起源，有两种说法 [3-4]：一种认为其源于子宫的平滑肌瘤侵入邻近的子宫壁静脉或子宫旁静脉 [5-6]；另一种认为其起源于静脉壁的平滑肌组织，而后突入管腔。

IVL 的特征是在平滑肌瘤范围以外的血管腔内出现良性平滑肌，病变在腔内自由漂浮或与血管壁黏附。大体上，IVL 在子宫肌层内呈复杂的卷曲状或结节样生长（图 61-3），蠕虫样延伸至阔韧带子宫静脉内或盆腔静脉内。镜下，肿瘤位于内衬内皮细胞的静脉腔内，不累及动脉（图 61-4）；肿瘤常有显著的血管成分，常伴有水肿，但罕见其他平滑肌瘤亚型表现。细胞一般形态温和，核分裂象罕见。由于侵入血管 IVL 的特征也可局灶性地出现于典型的平滑肌瘤内，因此，只有在大体检查时见到平滑肌蠕虫样生长，才能诊断为 IVL。超过 10% 的病例病变延伸至腔静脉，其中有部分病例的病变可达心脏 [3,7-8]。

IVL 的临床表现主要为不规则阴道出血、月经过多和腹部肿块；部分患者有盆腔疼痛，不明原因的盆腔不适及压迫感。少数患者由于病变侵入下腔静脉和右心可有下肢水肿、突发晕厥、呼吸困难、大量腹水、猝死、栓塞综合征，也可因心脏内肿瘤堵塞流出道导致致命性心肌梗死。盆腔检查，子宫不规则增大，可向子宫旁延伸。影像学检查包括 CT、MRI，结合超声心动可提示右心和肺有不同栓塞表现，妇科超声多无法诊断盆腔静脉内平滑肌瘤病。多数患者因月经异常和盆腔症状就诊，也可因子宫肌瘤就诊而在子宫肌瘤手术术中发现该病。部分患者一直无症状，直到有栓塞症状或因累及心脏出现并发症才出现症状而就诊。

IVL 首选手术治疗，且因已经证实其为激素依赖性肿瘤，建议切除子宫及双侧附件。对于病变超出子宫范围、累及盆腔外血管、达肾静脉和下腔静脉甚至右心的病例，需与血管外科医生合作，经腹、胸腹联合做下腔静脉的纵向切口，联合体外循环，尽量行病灶完全切除术。对于病变范围太大、不能完全切除肿瘤的患者，术前给予达菲林（GnRHa，3.75 mg）和来曲唑治疗，至少 3 个月，以抑制肿瘤的增大和减小肿瘤。IVL 的术前诊断率低，术后复发率高。Ma 等 [9] 对 76 例 IVL 患者进行了术后随访，发现只有 4 例复发，复发者都是因病变局限于子宫、为保留生育能力而选择保留卵巢和子宫的患者，而其余所有患者在子宫和卵巢切除术后无复发。因此，Nisolle 等 [10] 认为，切除双侧卵巢对于抑制肿瘤生长和避免复发是必要的。而 Yu 等 [11] 对 58 例完整切除肿瘤的患者进行了随访，术前 58 例患者中有 31 例患者肿瘤扩散到了下腔静脉和心脏。中位随访时间为 11.5 个月，发现 18 例复发，复发率为 31%（95% 置信区间 19.0%～43.0%）。该研究提示，大静脉受累与复发风险增加相关，双侧

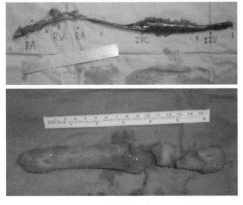

图 61-3(也见彩图)　静脉内平滑肌瘤病患者的大体标本

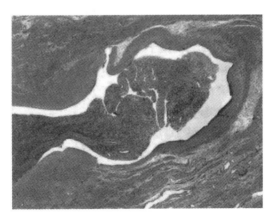

图 61-4(也见彩图)　平滑肌瘤病生长于子宫肌层的静脉内

卵巢切除术及术后激素治疗与复发无关。

IVL 术后应加强随诊，及早发现复发病灶。一般要求术后每 3～6 个月随访 1 次。对于复发病例，应再次积极手术。

（十一）良性转移性平滑肌瘤（BML）

良性转移性平滑肌瘤（benign metastasizing leiomyoma，BML）多发生于子宫平滑肌瘤患者，合并远离子宫部位的转移，一般于子宫平滑肌瘤手术后或治疗后数年，在肺、腹腔等处出现多发性结节，其中以肺为多见（图 61-5）[12]。BML 生长缓慢，界限清楚，具有与子宫良性平滑肌瘤相似的组织学形态。其细胞分化成熟，呈梭形，胞质丰富、红染，胞核呈短梭形或卵圆形，两端圆钝；核分裂象罕见，没有明显的核异型性和凝固性坏死，没有破坏性生长[2]。

关于 BML 的起源，有颇多争议。有人认为，BML 是由良性子宫平滑肌瘤经淋巴或血液播散而形成的[4]；也有人认为，位于子宫的原发性肿瘤可能是低级别的平滑肌肉瘤，是由于取材不充分或形态学表现未达到诊断标准而未被判定为恶性肿瘤[10]；还有人认为，BML 是静脉内平滑肌瘤病沿脉管生长的继发性病变[5]；还有人认为，BML 是富于平滑肌的肺错构瘤[4]；由激素引起的非肿瘤性增生[13]；以及由平滑肌瘤病产生的相互独立、各自起源的多发性平滑肌组织[14]。

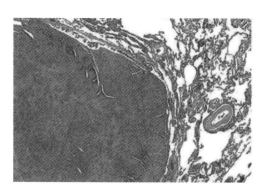

图 61-5（也见彩图） 肺组织内见到的平滑肌瘤

BML 患者多无明显的临床症状，为在常规体检或在因其他疾病做 X 线胸片或 CT 检查时的无意发现。Simoeon 等回顾了国外关于 BML 的文献，发现诊断时患者大多数无症状，少数患者有咳嗽、胸痛、呼吸困难，病灶多是体检或做其他检查时的无意发现。也有极少数患者为急性发病。虽然肿瘤本身并不致命，但病变的持续进展可能危及患者的生命，如广泛肺内播散而致呼吸衰竭。

BML 治疗方法首选手术。因 BML 对化疗不敏感，在 BML 患者中 ER 和 PR 有较高的表达，以及可通过化学去势或切除卵巢使病变退缩或稳定，选择手术联合激素治疗比较理想[15-16]。手术可减轻肿瘤负荷，缓解肿瘤对邻近器官的压迫；切除卵巢或药物去势的激素治疗能抑制甚至扭转 BML 的发展[17-18]。治疗药物有促性腺激素释放激素（GnRH）类药物、芳香酶抑制剂——阿那曲唑、来曲唑等。

BML 进展较为缓慢，预后较平滑肌肉瘤好。Kayser[19] 等报道的 10 例 BML 患者在行手术切除后中位生存时间为 94 个月。术后要定期随访患者，密切观察其病情变化。

（十二）弥漫性平滑肌瘤病

弥漫性平滑肌瘤病是一种少见类型，其特征是子宫内可见无数平滑肌小结节，使子宫对称性增大。镜下，可见形态一致的温和梭形平滑肌细胞，无数富于细胞性瘤结节彼此融合，并与肌壁平滑肌有移行过渡。瘤细胞缺乏非典型性。

弥漫性子宫平滑肌瘤病的病因尚不清楚。Nisolle 等[10] 和 Purohit 等[20] 的研究结果显示，弥漫性子宫平滑肌瘤病可能是激素依赖性良性肿瘤，孕激素在其发生发展中具有很大作用。也有研究表明[21]，弥漫性子宫平滑肌瘤病可与 Alport 综合征（遗传性肾炎）并发，但机制不详。本病患者由于正常子宫肌层完全被小肌瘤取代，子宫腔失去正常形态，所以临床症状较重，常发生不孕。

盆腔 MRI 表现基本等价于病理学大体外观，可见子宫体对称性增大，肌层有不计其数的小肌瘤；各瘤体边界不清、相互融合，其间很难分辨出正常肌层组织（图 61-6）。

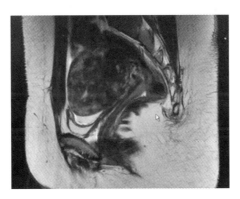

图 61-6 弥漫性子宫平滑肌瘤病 MRI 表现

手术治疗为主要的治疗方式，而全子宫切除术仍然是弥漫性子宫平滑肌瘤病的经典治疗手段。但对于有生育要求的患者，治疗方式的选择常常困扰着临床医师。经腹子宫肌瘤剔除术及宫腔镜子宫肌瘤剔除术为保留生育能力的手术方式。手术之外可以尝试子宫动脉栓塞术、高强度聚焦超声治疗及子宫肌瘤剔除前后结合药物（如促性腺激素释放激素类似物 GnRH-a）等方法，以达到缓解症状、保留生育功能的目的，从而获得良好的妊娠结局。

二、恶性潜能未定型子宫平滑肌肿瘤

恶性潜能未定型子宫平滑肌肿瘤（uterine smooth-muscle tumors of uncertain malignant potential，STUMP），也称为子宫非典型性平滑肌肿瘤，是不能明确诊断为平滑肌肉瘤，也不完全符合平滑肌瘤或其亚型的诊断标准，可能具有恶性生物学行为的平滑肌肿瘤。STUMP 是介于不典型平滑肌瘤与子宫肉瘤之间的类型，即在非典型肌瘤的基础上，细胞异型性更明显或核分裂象更多，但不足以诊断为子宫平滑肌肉瘤。

（一）组织病理学特征

肿瘤细胞丰富或不丰富，细胞轻度异型伴核分裂象（3 ~ 5/10 HPF），或细胞中、重度异型伴核分裂象（1 ~ 2/10 HPF）。免疫组化染色，p16 和 p53 的结果有助于将 STUMP 再进一步分为低危型和高危型。当 p16 和 p53 同时呈弥漫强阳性时，提示 STUMP 为高危型[6-8]，应警惕平滑肌肉瘤的可能。

（二）临床表现

以下腹部包块、阴道不规则出血及腹痛症状为主，部分患者存在膀胱受压而出现尿频症状，临床表现无特异性。

（三）治疗

治疗以手术为主。Campbell[21] 等建议，由妇科病理医生对手术标本进行全面的评估，以确保平滑肌肉瘤可以排除。在仅行子宫肌瘤切除的标本中必须对手术边缘进行确认，因为阳性切缘可能导致复发或肿瘤持续存在。肌瘤病灶应完整切除，碎宫器的使用会造成对标本病理评估的困难。如果对手术切缘不确定，应再次进行手术切除，以确保边缘阴性。应告知患者，大部分复发患者都有良好的预后，但依然有死亡病例的报道。对于频繁复发的肿瘤——类似于平滑肌肉瘤具有侵袭性，建议随访，与子宫肉瘤相同；并建议在完成生育后行子宫切除术，以降低复发的风险。

Ip 等报道了有充分随访资料的 STUMP 病例[23]，根据 STUMP 的进一步分类，随访了 21～192 个月，其中 4%～27% 被证明为临床恶性（即复发或转移）。免疫组化染色，p16 和 p53 也可能有助于判定 STUMP 复发的高风险。与典型平滑肌肉瘤不同，STUMP 的复发间隔时间较长，复发后也能长期生存。Ip 等进行的研究随访结束时，复发患者都存活，其他患者则都为无瘤生存。

Guntupalli[24] 等进行的研究显示，STUMP 的复发率为 7.3～26.7%。Ip[25] 等 2010 年进行的研究显示，91 例 STUMP 患者中有 10 例复发，复发率为 11%，复发的时间从 15 个月到 9 年之间，平均为 51 个月；而在复发的患者中，67% 的患者有类似于子宫肉瘤的凝固性坏死（coagulative tumor cell necrosis，CTCN），80% 的患者出现了超出盆腔的转移，如淋巴结、肺、骨、肝以及网膜；复发的 STUMP 的主要病理学特征与平滑肌肉瘤一致。因此，他们认为，STUMP 复发的危险因素包括：大量的 CTCN，P16 和 p53 的表达，以及不完全的肌瘤切除术。

三、子宫肌瘤恶变

子宫肌瘤恶变是子宫肌瘤的恶性转变，来源于子宫平滑肌细胞，是罕见的妇科恶性肿瘤，占子宫恶性肿瘤的 2%～5%，患者年龄多较大。子宫肌瘤在短期内迅速长大或伴有不规则出血时应考虑子宫肌瘤恶变。子宫肌瘤恶变后，组织变软且脆，切面灰黄色，似生鱼肉状，与周围组织界限不清。镜下，可见平滑肌细胞增生，排列紊乱，漩涡状结构消失，细胞有异型性（图 61-7）。

关于子宫肌瘤恶变细胞的起源，仍有争议。部分研究认为，恶变的肉瘤细胞为新生细胞，与原有肌瘤无关。也有观点认为，子宫肌瘤恶变很有可能来自原有肌瘤组织的恶性转变。

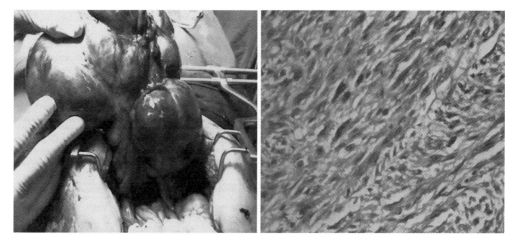

图 61-7（也见彩图） 子宫肌瘤恶变（图片来源：Vellanki V S, Rao M, Sunkavalli C B, et al. A rare case of uterine leiomyosarcoma: a case report. J Med Case Reports, 2010(4): 222.）

（一）组织病理学特征

病理检查是诊断子宫肌瘤恶变的金标准，诊断主要依靠术中、术后的病理检查。对于评估患者的期别、预后和术后处理很重要。术中恶变肌瘤剖视似生鱼肉状、包膜不完整或呈弥漫性生长。子宫肌瘤恶变的病理学特点为：镜下，子宫肌瘤细胞和子宫肉瘤细胞相互融合，局部可见子宫肌瘤向子宫肉瘤过渡的区域；此外，典型的肌瘤恶变还可见包膜和肌瘤痕迹。对子宫平滑肌肉瘤公认的病理诊断标准为：细胞中重度异型性、核分裂象≥10个/10 HPF，以及肿瘤细胞的凝固性坏死，3项中具备2项即可诊断平滑肌肉瘤，这一镜下标准也适用于子宫肌瘤恶变的诊断。

（二）临床表现

子宫肌瘤恶变的早期无明显症状和体征；随着病情迅速进展，患者可以迅速出现以下症状：异常阴道出血、盆腔肿块和腹痛；晚期患者出现食欲差、消瘦、贫血等恶病质症状；发生远处转移者可以出现相应症状，例如，肺转移可有咳嗽、咯血，脑转移可有头痛、下肢瘫痪等。

由于子宫肌瘤恶变是一种少见的并发症，而且无论是子宫肌瘤恶变，还是原发性子宫肉瘤，临床表现与子宫肌瘤相比并无明显特殊，因而术前很少能准确诊断。妇科检查，常见子宫体增大，有的很难与子宫肌瘤相区别；部分可于子宫颈口出现息肉或肌瘤状肿块，可继发感染，易与息肉及黏膜下子宫肌瘤混淆。肿瘤晚期可转移至盆腔及腹腔各脏器，常伴有血性腹水。肉瘤常有向肺部转移的倾向，因此，应常规行X线胸片检查。在子宫肉瘤的定位及定性诊断方面，可采用B超、CT等辅助检查手段。彩色多普勒超声检查所提供的血管密度和血流阻力指数（RI）有一定的参考价值。

（三）治疗方法

肌瘤恶变的临床分期和治疗原则同子宫平滑肌肉瘤，以手术治疗为主，辅以化疗、放疗和激素等综合治疗。对于确诊的子宫肌瘤恶变患者，原则上应考虑行全子宫和双侧附件切除术以及盆腔淋巴结和腹主动脉旁淋巴结清扫术。临床Ⅰ期患者可以考虑行全子宫和双侧附件切除术而不行淋巴结清扫术。对于希望保留卵巢的患者，多数学者认为，对于绝经前期的肌瘤恶变、期别较早、卵巢无转移的患者，可以考虑保留单侧或双侧卵巢。对于年轻希望保留生育功能的患者，鉴于肌瘤恶变的预后相对好于原发性子宫肉瘤，处理可以个体化。有观点认为，肿瘤直径大于5 cm者预后差。对于肿瘤体积较小、包膜完整、恶性程度较低的患者，在患者充分知情的条件下，可以考虑保留子宫和双侧附件。目前关于这方面治疗及预后的报道很少。

随着手术技术的发展，目前腹腔镜下子宫肌瘤切除得到了广泛的开展。但腹腔镜下肌瘤旋切粉碎术在给患者带来福音的同时，也给患者带来肿瘤播散的风险，并且肉瘤旋切粉碎播散后分期会改变。因此，术前鉴别子宫肌瘤的良恶性至关重要。但目前还无可靠的方法来预测肌瘤是否为子宫肉瘤，建议临床医生彻底讨论所有患者治疗的益处和风险。使用腹腔镜辅助旋切子宫肌瘤标本袋在一定程度上可避免恶性肿瘤医源性播散。

肉瘤具有早期血行转移的特点，因此，术后辅助全身化疗对于预防肉瘤的全身转移尤为重要。目前，对子宫恶性中胚叶混合瘤多采用以铂类为主的联合化疗，如PAD方案（顺铂、多柔比星、氮烯米胺）。对于早期子宫肉瘤的化疗，有观点认为，早期（Ⅰ～Ⅱ期）子宫肉瘤患者手术时已有相当比例存在亚临床转移，术后系统化疗可提高生存率。但也有学者不认同这种观点。因此，对早期肉瘤是否需要化疗尚有待进一步探讨。对于晚期（Ⅲ、Ⅳ期）子宫肉瘤患者，术后全身化疗可以明显改善预后和降低肺转移。因此，对于晚期患者或复发患者，均应采用联合化疗。

放疗对子宫肉瘤的作用仍有争议。多数研究发现，无论是对于晚期患者，还是对于早期患者，术后单纯盆腔放疗虽然能减少局部复发，但并不能改善预后。因此，盆腔放疗对子宫肉瘤的作用有待进一步证实。

有关孕激素治疗子宫肉瘤的报道较少，部分肉瘤表达雌激素和孕激素受体，对于该类患者，可以采用辅助孕激素治疗。一般采用高效孕激素，如醋酸甲羟孕酮 200～600 mg，每日1 次，连用 3～6 个月。

总之，子宫平滑肌肿瘤的诊断目前仍有许多问题尚在探讨中，常规石蜡切片是诊断的基础，只有综合考虑各种临床病理参数，才能做出一个比较确切的临床诊断，并给出相应的治疗方案；同时也只有加强随访，才能对复发病例做进一步治疗，积累更多的经验。

（郭红燕　袁　蔚）

参考文献

[1] Kurman R J, Carcangiu M L, Herrington C S, et al. WHO classification of tumours of female reproductive organs. 4th ed. Lyon: Iarc Press, 2014, 121-154. Metastasizing leiomyoma. Obstet Gynecol, 2012. 119 (2 Pt 2): 438-442.

[2] 林洁与, 刘从容, 良性转移性平滑肌瘤的起源及发病机制. 中华病理学杂志, 2014. 43 (10): 718-720.

[3] Norris H J, Parmley T. Mesenchymal tumors of the uterus-V. intravenous leiomyomatosis: a clinical and pathologic study of 14 cases. Cancer, 1975, 36 (6): 2164-2178.

[4] Horstmann J P, et al. Spontaneous regression of pulmonary leiomyomas during pregnancy. Cancer, 1977. 39 (1): 314-321.

[5] Kocica M J, et al. Intravenous leiomyomatosis with extension to the heart: rare or underestimated? J Thorac Cardiovasc Surg, 2005, 130 (6): 1724-1726.

[6] Ordulu Z, et al. Intravenous leiomyomatosis: an unusual intermediate between benign and malignant uterine smooth muscle tumors. Mod Pathol, 2016, 29 (5): 500-510.

[7] Kokawa K, et al. Postmenopausal intravenous leiomyomatosis with high levels of estradiol and estrogen receptor. Obstet Gynecol, 2002, 100 (5 Pt 2): 1124-1126.

[8] Zhang G, Yu X, Lang J. Intravenous leiomyomatosis with inferior vena cava or intracardiac extension and concurrent bilateral multiple pulmonary nodules: A report of 2 cases. Medicine (Baltimore), 2016, 95 (35): e4722.

[9] Ma G, et al. Different surgical strategies of patients with intravenous leiomyomatosis. Medicine (Baltimore), 2016, 95 (37): e4902.

[10] Nisolle M, et al. Immunohistochemical study of the proliferation index, oestrogen receptors and progesterone receptors A and B in leiomyomata and normal myometrium during the menstrual cycle and under gonadotrophin-releasing hormone agonist therapy. Hum Reprod, 1999. 14 (11): 2844-2850.

[11] Yu X, et al. Factors associated with recurrence after surgical resection in women with intravenous leiomyomatosis. Obstet Gynecol, 2016, 128 (5): 1018-1024.

[12] Rivera J A. et al. Hormonal manipulation of benign metastasizing leiomyomas: report of two cases and review of the literature. J Clin Endocrinol Metab, 2004. 89 (7): 3183-3188.

[13] Esteban J M, Allen W M, Schaerf R H. Benign metastasizing leiomyoma of the uterus: histologic and immunohistochemical characterization of primary and metastatic lesions. Arch Pathol Lab Med, 1999. 123 (10): 960-962.

[14] Cho K R. Woodruff J D, Epstein J I. Leiomyoma of the uterus with multiple extrauterine smooth muscle tumors: a case

report suggesting multifocal origin. Hum Pathol, 1989. 20 (1): 80-83.

[15] Abu-Rustum N R, et al. Regression of uterine low-grade smooth-muscle tumors metastatic to the lung after oophorectomy. Obstet Gynecol, 1997. 89 (5 Pt 2): 850-852.

[16] De Leo, V, et al. A benefit-risk assessment of medical treatment for uterine leiomyomas. Drug Saf, 2002. 25 (11): 759-779.

[17] Taveira-DaSilva A M, et al. Favorable response to antigonadal therapy for a benign metastasizing leiomyoma. Obstet Gynecol, 2012, 119 (2 Pt 2): 438-442.

[18] Lewis E I, et al. Novel hormone treatment of benign metastasizing leiomyoma: an analysis of five cases and literature review. Fertil Steril, 2013, 99 (7): 2017-2024.

[19] Kayser K, et al. Benign metastasizing leiomyoma of the uterus: documentation of clinical, immunohistochemical and lectin-histochemical data of ten cases. Virchows Arch, 2000, 437 (3): 284-292.

[20] Purohit R, Sharma JG Singh S. A case of diffuse uterine leiomyomatosis who had two successful pregnancies after medical management. Fertil Steril, 2011, 95 (7): 2434. e5-6.

[21] Thielen B K, et al. Deletion mapping in Alport syndrome and Alport syndrome-diffuse leiomyomatosis reveals potential mechanisms of visceral smooth muscle overgrowth. Hum Mutat, 2003. 22 (5): 419.

[22] Campbell J E, et al. Successful pregnancy following myomectomy for uterine smooth muscle tumor of uncertain malignant potential: a case report and review of the literature. Gynecol Oncol Rep, 2016, 15 (Jan): 1-3.

[23] Ip P P, Cheung A N Clement P B. Uterine smooth muscle tumors of uncertain malignant potential (STUMP): a clinicopathologic analysis of 16 cases. Am J Surg Pathol, 2009, 33 (7): 992-1005.

[24] Guntupalli S R, et al. Uterine smooth muscle tumor of uncertain malignant potential: a retrospective analysis. Gynecol Oncol, 2009, 113 (3): 324-326.

[25] Ip P P, Tse K Y, Tam K F. Uterine smooth muscle tumors other than the ordinary leiomyomas and leiomyosarcomas: a review of selected variants with emphasis on recent advances and unusual morphology that may cause concern for malignancy. Adv Anat Pathol, 2010, 17 (2): 91-112.

推荐阅读文献

[1] Nogales F F. et al. Uterine intravascular leiomyomatosis: an update and report of seven cases. Int J Gynecol Pathol, 1987, 6 (4): 331-339.

[2] Atkins K A, et al. The Use of p16 in enhancing the histologic classification of uterine smooth muscle tumors. Am J Surg Pathol, 2008, 32 (1): 98-102.

[3] Canzonieri V, et al. Leiomyomatosis with vascular invasion: a unified pathogenesis regarding leiomyoma with vascular microinvasion, benign metastasizing leiomyoma and intravenous leiomyomatosis. Virchows Arch, 1994, 425 (5): 541-545.

[4] Du J, et al. Intravenous leiomyomatosis of the uterus: a clinicopathologic study of 18 cases, with emphasis on early diagnosis and appropriate treatment strategies. Hum Pathol, 2011, 42 (9): 1240-1246.

[5] 郎景和, 妇科癌瘤临床诊治的挑战与对策. 中国癌症防治杂志, 2012. 04 (1): 1-4.

第62章 子宫内膜异位症与卵巢癌

　　子宫内膜异位症（以下简称"内异症"）是最常见的妇科良性疾病之一，其发病率在育龄女性中可高达 10%～15%，其典型的临床表现为有包块、疼痛和不孕，严重影响育龄期女性的身心健康及生活质量。此外，内异症病灶由于具备侵袭、转移能力，有某些类似癌瘤的特质，对内异症的恶变潜能的关注由来已久。一般情况下，内异症病灶的发展是可控的且非致死的，与真正的恶性肿瘤有明显区别。近年来，由于卵巢癌新病因理论的兴起，内异症恶变与某些特殊类型的卵巢癌的发病之间的关系已成为临床基础研究的热点之一。

一、子宫内膜异位症与卵巢癌的关系的流行病学研究

　　大量针对内异症及卵巢癌的临床流行病学研究明确提示，内异症的存在与卵巢上皮性肿瘤的发生具有密切联系。Brinton 等 [1] 报道了一项有 20 686 例内异症病例的临床研究，研究发现，内异症患者相较于一般人群具有较高的罹患恶性肿瘤的风险（癌症标准化发病率 1.9，95%CI 1.3～2.8），并且随着内异症病程延长，该风险显著增加。Melin 等 [2] 通过追踪一个有 25 430 例卵巢内异症病例的队列也有相似发现（癌症标准化发病率 1.77，95%CI 1.38～2.24）。Kim 等 [3] 对 13 项病例对照研究和 3 项队列研究的 meta 分析也证实，内异症为卵巢癌发病的重要危险因素（相对风险 1.265，95%CI 1.214～1.318）。Gadducci 等 [4] 报道，卵巢内异症患者的总体恶变风险为 0.2%～2.5%，且大多发生在 60 岁前。

　　另一方面，不同病理类型的卵巢癌与内异症的亲疏关系也有巨大差异，其中以卵巢透明细胞癌与子宫内膜样癌较为密切。Nezhat 等 [5] 通过总结 29 项病例研究发现，内异症相关的浆液性癌占浆液性癌总数的 4.5%，且绝大多数为低级别浆液性癌，黏液性癌占 1.4%，而透明细胞癌与子宫内膜样癌分别为 35.9% 和 19%。Rossing 等 [6] 对 812 例卵巢癌患者进行的病例对照研究也证实，相比普通人群，内异症患者罹患卵巢透明细胞癌及子宫内膜样癌的风险高出 2～3 倍，而患其他组织类型的卵巢癌的风险则无明显差异。

二、子宫内膜异位症相关性卵巢癌的临床研究

（一）内异症相关性卵巢癌的临床研究现状及存在的问题

　　早在 1925 年，"内异症之父"Sampson[7] 就最先描述了内异症与卵巢癌之间存在联系，他提出的"内异症继发性恶性肿瘤"的诊断标准一直沿用至今。其后，Scott 进一步对"内异症相关性卵巢癌"（endometriosis-associated endometriosis，EAOC）给予了组织病理学的界定。组织病理学上的"非典型内异症"也被认为是内异症病灶从良性转变为恶性的中间环节，是内异症恶变的证据之一。近年来，多项大型临床回顾性分析表明，内异症患者中卵巢癌的总的发病风险为 1.3～1.9[8]。内异症相关性不孕症患者中卵巢癌的相对风险为 2.7，内异症病史超过 10 年则卵巢癌的相对风险上升至 4.2，而在大于 50 岁的内异症患者中升高 13%。另一方面，2012 年，*Lancet Oncology* 发表了题为《内异症罹患不同组织学亚型卵巢癌的风险——

病例 - 对照研究的汇总分析》的文章，研究结果表明，有内异症病史的患者罹患卵巢透明细胞癌的风险上升 3 倍，罹患子宫内膜样癌的风险升高 2 倍。以上数据总体看来，内异症患者中发生恶变的比率不大，但内异症在育龄女性中发病率高，因此，发生恶变的总人数并非少数。

研究还发现，EAOC 患者发病时较年轻，临床期别较早，病理级别较低，预后较好，结合特殊的组织病理类型推测，这或许是一类特殊的卵巢癌亚类。更多的研究则开始关注"内异症相关性卵巢癌"。笔者对北京协和医院既往 12 年（2000—2012 年）的上皮性卵巢癌患者的临床病理及生存资料进行的分析表明，内异症与卵巢透明细胞癌及卵巢子宫内膜样癌密切相关；EAOC 患者与非内异症相关性卵巢癌患者相比，发病时较年轻，FIGO 分期较早，Ca125 水平较低，无瘤生存时间较长。自 Kurman 和 Shih 提出卵巢癌二元论模型与卵巢外起源学说之后，更有学者提出，内异症可能是卵巢透明细胞癌和卵巢子宫内膜样癌的癌前病变。

就临床研究而言，目前各个临床研究结论对于 EAOC 患者的纳入标准不甚统一，例如，有研究采用患者自我报告内异症病史，有研究采用内异症共存卵巢癌的标准（即卵巢癌与内异症共存于同侧或对侧卵巢，甚至与卵巢外的盆腔内异症共存），少数研究中包括了符合严格 Scott 诊断标准的 EAOC。研究者们的考虑大多出于以下原因：手术确诊内异症的比率仍较低，可能有大量合并有内异症的卵巢癌患者未能明确病史；一旦诊断卵巢癌，很多病理医师可能忽略或省略了内异症病灶的检查及报告；迅速生长的癌细胞也可能取代（燃尽，burnout）了早先的内异症病灶，从而消灭了内异症存在的组织学证据。基于以上原因，要克服组织病理学诊断此类疾病时遇到的非典型表型、主观影响大的缺陷，进行相关的分子生物学研究或许能深入了解恶变过程中的基因或其表达产物的变化谱，帮助我们最终找到预测内异症恶变的分子标志物，并对 EAOC 进行分子分型。

（二）内异症相关性卵巢癌的临床特点

大量临床研究得出的一致性结果均支持，内异症及其潜在的恶变能力在一部分卵巢癌的发生发展中起关键作用，因而目前这部分特殊类型的卵巢癌被单独定义为内异症相关性卵巢癌（EAOC）。过去多数临床病例分析提示，EAOC 与一般卵巢癌相比，具有相对独特的临床特点，如更早的发病年龄，更早的临床分期，更好的肿瘤分化程度，以及相对较好的临床预后（无病生存期及总生存期）。同时，危险因素分析研究也提示，不育、较早的月经初潮、晚绝经等为 EAOC 发生的高危因素；而生育、使用口服避孕药、输卵管结扎术及子宫切除术等则可不同程度地降低卵巢癌的发生。

然而，近年来也有部分学者对 EAOC 的上述临床特点提出异议。多项基于发病年龄、肿瘤期别、分化程度及治疗方式的亚组分析发现，亚组间无进展生存时间和总生存时间并无显著差异，因而推测，相较于一般人群，内异症患者会趋于接受更频繁及更多样的妇科检查，如定期检测血 CA125、妇科检查或盆腔影像学检查，而这一差异所致相关恶性肿瘤更易早期被发现与诊断则是影响临床预后的主要因素，而内异症本身并非影响卵巢癌预后的独立因素。相关研究还在进行中。

三、子宫内膜异位症恶变来源与不典型子宫内膜异位症

早在 1925 年，Sampson[7] 就已在组织学层面观察到卵巢异位内膜与恶性肿瘤灶间的联系，并提出了内异症恶性转化的概念与诊断标准，包括：①在同一卵巢中，内异症病灶与肿瘤病灶毗邻；②内异症病灶与肿瘤灶存在相似的组织学类型；③除外其他部位恶性肿瘤的继

发浸润。1953 年，Scott[9] 在此基础上增加了第 4 条，即有良性内异症向恶性组织过渡的组织形态。

基于内异症发生经典的"经血逆流"学说，大多数观点认为，EAOC 直接起源于经输卵管逆流种植于卵巢表面的异位子宫内膜病灶，并在后期反复出血损伤及慢性炎性刺激下发生恶变，并由此提出了"不典型内异症"的概念。不典型内异症主要表现为异位子宫内膜样腺体出现异型性，具有：①细胞核出现中-重度异型性，伴有深染或苍白；②核质比增大；③细胞排列密集、复层或呈簇状突；④可伴有腺体形状异型性。不典型内异症被认为是 EAOC 典型癌前病变，可直接于良性内异症与癌组织间连续存在，被称为"过渡状态"，抑或单独出现。在 Fukunaga 等 [10] 总结的 54 例 EAOC 中，33 例（61.1%）有不典型内异症检出，而在一般内异症人群中，不典型内异症的发生率仅为 1.7%～3.0%。

另一学说则认为，子宫在位内膜本身的异常是导致内异症形成和恶变的根本因素，又称为"在位内膜决定论"。一些研究表明，过去认为的某些异位内膜特有的分子改变在在位内膜中也有出现。临床病例分析也发现，相较于普通卵巢癌，EAOC 有更高机会合并子宫内膜病变，而后续的分子水平的研究也证实，同时罹患卵巢子宫内膜样癌和 I 型子宫内膜癌的患者其两种癌组织细胞存在近乎相同的体细胞突变和基因拷贝数改变。以上结果均提示，对部分 EAOC 而言，"坏的在位内膜"似乎更可能是卵巢癌的真实的起源。

近年来也有一些新的假说被提出来，试图解释部分 EAOC 的组织学起源。Kajihara 等 [10] 通过分析在位内膜、异位内膜、卵巢表面上皮及癌组织间上皮细胞膜抗原（上皮标志物）、钙网膜蛋白（间皮标志物）及 HNF-1β 的表达差异提出，部分 HNF-1β（－）的内异症相关性子宫内膜样癌可能来源于体腔间皮化生继发恶变。Wang 等 [11] 则通过分析不同部位组织 PAX-8 表达差异进而提出，部分卵巢透明细胞癌及子宫内膜样癌可能起源于输卵管或"第二 müller 系统"。这些新假说的提出促使我们重新思考 EAOC 的组织学起源——可能并非过去想象的那么单一和明确，同时也希望有更多基础临床研究来进一步验证。

四、子宫内膜异位症恶变的分子机制

内异症本身即是由多个因素和环节交叉影响、共同作用的结果，而内异症恶变的机制和过程则更是复杂而模糊。随着多层面研究的推进，目前认为，内异症恶变可能与腹腔内环境中氧化应激状态、性激素代谢、细胞因子调控异常等多环节相关。另一方面，近年来随着第二代高通量测序技术的普及，基于分子生物学水平的研究也揭示了一些在内异症恶变过程中起重要作用的基因和蛋白质通路，帮助我们描绘了从内异症到卵巢癌这一重大转变的崎岖路径。

（一）氧化应激反应

氧化应激反应作为一个重要发病机制已在多个疾病中被揭示，包括心血管疾病、糖尿病、神经退行性病变、肺纤维化等。大部分卵巢子宫内膜异位症患者均存在反复腹腔内出血及吸收的机化过程。反复的腹腔出血所致的亚铁血红素及游离铁在内异症病灶内的积聚促进了病变部位活性氧的大量形成，产生了氧化应激反应。内异症细胞由于长期直接暴露所引起一系列细胞成分损伤被认为是良性内异症向卵巢癌转变的重要驱动因素。Yamaguch 等 [12] 通过比较分析内异症囊肿、透明细胞癌灶和非内异症囊肿内成分差异发现，在内异症囊肿中，游离铁和应激相关因子如乳糖脱氢酶、8- 羟基 -2'- 脱氧鸟苷水平有显著性升高。体外实验也证实，内异症囊肿内容物相比其他囊肿，能产生更多活性氧物质，造成更严重的氧化损伤。

氧化应激的直接结果一般是导致细胞死亡，但部分细胞可通过提高自身抗氧化防御能力而获得存活，同时也会伴随 DNA 和细胞膜的损伤，因而更易表现出恶变潜能。Kajihara 等[10]通过基因表达阵列分析卵巢透明细胞癌表达谱发现，有 54 个基因出现高表达，其中 47 个（87%）为氧化还原相关基因，但后续癌变通路目前还不清楚。

（二）雌激素代谢变化

高雌激素状态被明确认为与部分妇科肿瘤如乳腺癌、Ⅰ型子宫内膜癌的发生发展存在直接联系。对于 EAOC 而言，高雌激素状态可参与诱导异位内膜组织内更多的雌激素积累，从而促进内异症的恶性转变。研究发现，内异症组织中有高水平的芳香化酶和极低水平的Ⅱ型 17β 羟类固醇脱氢酶，而正常内膜组织中却恰好相反。以上改变促进了内异症组织内雄烯二酮和睾酮向雌二醇转化，同时又抑制了雌二醇向雌酮的代谢，使内异症组织内雌二醇积聚，长期的高雌激素水平可通过刺激 IL-8 和 PGE_2 等因子分泌，加速细胞增殖和组织修复，而同时伴随的则是更多的 DNA 损伤和突变概率。

近年来，激素代谢研究发现，雌激素代谢可能还在 EAOC 的组织亚型分化中起重要作用。免疫组化研究结果表明，在 EAOC 中，子宫内膜样癌常常大量表达雌激素受体（ER）及孕激素受体（PR），相反，透明细胞癌几乎不表达。由此，一些学者提出了 EAOC 发生的二元模型假说，即内异症恶变过程中，ER 数量的变化可能直接决定了病理分化方向：高 ER 表达的雌激素依赖型肿瘤（如子宫内膜样癌），低 ER 表达的非雌激素依赖型肿瘤（如透明细胞癌）。当然，此假说仅仅是基于有限的形态学和基因组学结果，详细的发生机制仍有赖进一步研究。

（三）免疫系统异常

免疫反应在内异症发展及恶变中可能起一定作用。内异症患者腹膜中激活的巨噬细胞减少，自然杀伤细胞（natural killer cell，NK）和 T 细胞细胞毒性减弱，而异位子宫内膜微环境中具有免疫抑制作用的 Treg 细胞增多，其调节因子 Foxp3 水平上调，可能导致内异症病灶微环境中细胞免疫减弱，异位子宫内膜细胞清除减少。另一方面，晚期卵巢癌患者被发现 Treg 细胞比例明显升高，且 Treg 细胞和患者整体生存率及预后呈负相关，并独立于肿瘤期别及手术切净程度。上述结果显示，内异症患者和卵巢癌患者可能存在类似的免疫系统失常，这可能可以为后续研究内异症恶变机制及治疗提供新思路。

（四）分子遗传学改变

1. 单核苷酸多态性

内异症可能与遗传相关，其遗传概率为 51%，有内异症家族史的女性内异症的发病率是没有相关内异症家族史女性的 7 倍。内异症的发病在人类和恒河猴中均呈家族聚集现象；单卵双胎的发病有一致性；在非双胎姐妹中，内异症首次出现症状的年龄相近。应用磁共振成像进行的疾病流行病学分析发现，重度内异症患者的姐妹之间内异症的发病率高达 15%。这些提示，内异症的发病可能有遗传因素作用，或与卵巢癌相似，是由多位点基因和环境因素相互作用导致的一种多因素遗传性疾病。

目前已在全基因组及亚基因组发现多种变异与内异症有关。鉴于内异症与卵巢癌的相关性，Lee 等对 46 176 名女性（其中 15 361 名为卵巢癌患者，30 815 名为对照）进行了遗传数据汇集分析，对比了两组人群中已知与内异症有关的单核苷酸多态性（single nucleotide polymorphism，SNP）的频率。结果发现，8 个与内异症相关的 SNP 与卵巢癌相关，且多位于与激素和细胞因子调节、细胞生长及肿瘤抑制相关的基因附近，其中，最为相关的 SNP 为 rs7515106，位于染色体 1p36。但该研究结果显示，最相关的卵巢癌类型是高级别浆液性癌和透明细胞癌，并未发现卵巢子宫内膜样癌与内异症 SNP 的相关性，与流行病学研究结果不甚相符，该研究分析，这可能提示，高级别浆液性癌与透明细胞癌在遗传通路上存在相关性。

2. 杂合性丢失

多项研究在内异症中发现了基因杂合性丢失（loss of heterozygosity，LOH），其发生率在内异症为 27.5%～56.5%，在透明细胞癌为 27.3%。对 EAOC 恶性转化区的研究发现，癌组织及与其连续的异位子宫内膜病灶存在多个相同 LOH，而在孤立的异位子宫内膜组织中没有发现相同的 LOH，提示内异症在向肿瘤组织转化过程中存在基因突变。统计学分析发现，这些基因改变并不是一个独立的事件，可能存在内异症恶变转化基因谱系，且 LOH 累计可能与疾病进展相关。

3. LINE-1/LINE-1 甲基化

长散在重复序列 -1（long interspersed nuclear elements，LINE-1）是一种可自主转座的非末端重复序列反转录转座子，其编码产物通过反转座作用参与细胞基因表达调控、基因组稳定性、细胞凋亡等，在正常组织中表现为高甲基化。多项研究发现，在卵巢癌中，LINE-1 甲基化减少，这一改变可能与卵巢癌发生中的氧化应激有关。Senthong 等[13] 对正常子宫内膜、卵巢子宫内膜异位囊肿、卵巢子宫内膜样癌、卵巢透明细胞癌的 LINE-1 甲基化研究发现，LINE-1 甲基化水平按照正常子宫内膜、卵巢子宫内膜异位囊肿、卵巢子宫内膜样癌和透明细胞癌的顺序逐步减少，其中 EAOC 中的异位子宫内膜细胞的 LINN-1 低甲基化百分比大于良性卵巢子宫内膜异位囊肿，提示 LINE-1 低甲基化可能是内异症恶变中的分子机制之一。

4. ARID1A 基因突变

ARID1A 基因位于染色体 1p36.11，其与肿瘤发生主要相关的两个位点，一个位于核输出信号序列附近——其突变可能导致核输出 ARID1A 减少，另一个突变影响其编码 BAF250 蛋白——BAF250 蛋白是 SWI/SNF 复合体的重要组成部分，与抑制细胞增生和肿瘤发生有关。

多项研究表明，ARID1A 基因突变与内异症恶变有关。Wiegand 等[14] 发现，ARID1A 基因突变在透明细胞癌中为 46%～57%，在子宫内膜样癌中为 30%，在高级别浆液性癌及黏液癌中没有发现。ARID1A 表达缺失在 EAOC 透明细胞癌中较在非 EAOC 透明细胞癌中更常见。另有研究在 EAOC 癌灶及与其连续的非典型内异症病灶中都见到了 ARID1A 突变及其编码的 BAF250 蛋白（SWI/SNF 复合体核心蛋白）表达缺失，但在远离癌灶的内异症组织却没有见到，提示 ARID1A 在恶性转变中可能具有重要作用。BAF250 蛋白在子宫内膜异位囊肿中的表达可能可以作为其恶变的风险指标。

5. PTEN 失活

PTEN 基因位于染色体 10q23.3，编码磷酸酶，其作用包括抑制凋亡以及参与有关细胞增殖的复杂细胞信号转导。PTEN 失活的发生率在内异症组织中为 15%～20%。在内异症恶变组织中，大约 10% 的 PTEN 蛋白被 ROS 氧化——PTEN 蛋白中半胱氨酸残基的活性位点被氧化使其失去亲核属性——PTEN 活性被抑制，直接促进 PIK3K-AKT 通路信号激活。另外，DJ-1（或称为 PARK7）负调节 PTEN，通过氧化 DJ-1 重要的半胱氨酸，增加 DJ-1 与 PTEN 结合，减少 PTEN 活性，增加 AKT 磷酸化作用，导致细胞增殖及转化。

6. PI3K/AKT 通路异常

PIK3CA 基因位于染色体 3q26.3，编码 p110α，是 PIK3K 催化剂亚单位。PI3K 是 PI3K/AKT/mTOR 通路核心上游信号，此通路调节细胞生长、增殖、分化及凋亡。其下游信号

mTOR 通过控制合成与分解代谢平衡，例如，蛋白质合成和自我吞噬，调节细胞生长发育；当营养及生长因子丰富时，mTOR 抑制自噬；当营养及生长因子减少或氧化应激时，抑制 mTOR，允许自噬发生，导致氨基酸产生，氨基酸负反馈激活 mTOR 减弱自噬。有研究提出，这一通路异常可能与内异症细胞铁负荷过多导致氧化应激相关。

在卵巢透明细胞癌中发现，PIK3CA 基因有 33% ~ 46% 的突变。Yamamoto 等[15] 发现，在与卵巢透明细胞癌相邻的异位内膜中，PIK3CA 的突变及 ARID1A 表达缺失同时发生。ARID1A 突变导致癌变可能与 PI3K/AKT 通路有关，PTEN 是此通路的负调节因子，PTEN 失活，可以直接促进 PIK3K-AKT 通路信号激活。

7. K-ras 基因

K-ras 基因位于染色体 12p，编码 p21 蛋白，RAS-BRAF-MEK-ERK 通路参与多种重要细胞活动，包括细胞生长、分化、存活等。在 EAOC 中发现，K-ras 突变为 10% ~ 29%。RAS 基因突变继发激活 RAF-MAPK、PIK3、NK-kB 等。RAS 通过 MAPK 通路诱导 NOX1 持续表达，产生 ROS，作用于细胞生长、凋亡抵抗、促进血管新生以及肿瘤发生。另外，ROS 激活表皮生长因子受体家族以及其他酪氨酸激酶，导致 RAS 蛋白及其下游信号通路激活。ROS 诱导 ERK1/2 和 AKT 活化，RAS/RAF/MEK/ERK 和 RAS/PI3K/PTEN/AKT 通路相互作用调节细胞增殖及肿瘤生成。

8. MET 基因

比较基因组杂交芯片检测发现，卵巢透明细胞癌中存在 MET 基因扩增。MET 是具有多个功能域的酪氨酸激酶受体，其配基是 HGF/SF（肝细胞生长因子 / 离散因子，hepatocyte growth factor/scatter factor）。HGF/MET 信号涉及促进生长、细胞运动、存活、血管形成和侵袭 / 转移等重要生理过程。在体外实验中，MET 扩增的卵巢透明细胞癌细胞株在敲除 MET 后表现细胞增殖和存活能力的显著下降。另有研究显示，15.9% 的透明细胞癌中有 TERT（端粒酶反转录酶，telomerase reverse transcriptase）启动子基因序列突变，它的表达上调在肿瘤发生过程中有重要作用，但可能不是恶变过程中的早期事件。另有研究表明，在卵巢透明细胞癌中，炎症因子的表达量发生明显变化，如 TNF-α，IL-1β，IL-6。体外细胞培养证明，在卵巢癌细胞中，TNF-α mRNA 的表达量是正常卵巢组织的 1 000 倍以上，目前认为该现象的出现与血管生成、细胞黏附以及 NOTCH 信号激活均有密切关系。

9. ERK 通路

ERK 通路激活可能在肿瘤生长、分化以及在 EAOC 中伴有 K-ras 或 BRAF 基因突变细胞存活中起重要作用。MKP3 负调节 ERK，有研究在卵巢癌中发现，MKP3 蛋白表达缺失可能与 ROS 调节的泛素化蛋白酶降解相关。另外，ROS 可能直接导致 ERK 磷酸化以及 MKP3 降解，进而使 ERK 通路活化异常，导致肿瘤发生。

10. HNF1β 信号通路

HNF1β 基因位于染色体 17q12，编码 HNF-1β 细胞转录因子，调节多个基因表达，包括细胞周期调节、凋亡敏感性以及糖代谢。在内异症中 HNF-1β 突变为 33.3%，在透明细胞癌中为 92.3%。多项研究发现，在透明细胞癌中，HNF-1β 表达上调，而在包括子宫内膜样癌的非透明细胞癌中未发现，其可能作为透明细胞癌肿瘤标志物。

HNF1β 信号通路尚不完全清楚，有研究发现，炎性细胞因子 NF-kB/p65 可上调 HNF1β 表达，导致卵巢透明细胞凋亡敏感性减弱。另外，HNF-1β 可能上调 OGG1 基因表达，产生修复酶，修复 ROS 介导的线粒体功能失调。

综上所述，目前对内异症的恶变机制尚未完全清楚。目前研究提示，可能与异位子宫内膜微环境中铁离子诱导氧化与抗氧化失衡、雌孕激素代谢异常、免疫系统异常以及多种遗传相关信号通路异常有关，是多种因素共同作用的结果。未来针对内异症恶变及 EAOC 的基因进化树分析、表观遗传学研究以及针对目前现有分子遗传学研究结果进行的深度生物信息学分析，可能将成为内异症恶变领域的主要突破方向。对内异症恶变机制的进一步研究将有助于临床对恶变高危患者的筛查，以及对 EAOC 的早期诊断和个体化治疗。

五、子宫在位内膜异常与子宫内膜异位症相关性卵巢癌

既往对内异症在位内膜的研究文献表明，在位内膜在诸多方面与正常内膜存在差异，例如，在位内膜雌激素自分泌和孕激素抵抗特性、在位内膜的免疫原性及局部免疫微环境异常、在位内膜细胞黏附及细胞外基质的异常特性、在位内膜的增殖与凋亡调节异常、在位内膜的血管生成能力异常、在位内膜的干细胞及其微环境异常。故有学者认为，"在位内膜决定"内异症是否发病，在位内膜的异常改变是异位的子宫内膜能否形成病灶的决定性因素。那么，在位内膜在恶性变在内异症病灶中起到什么作用呢？恶性变的内异症是因为这些患者的在位内膜本身变得更容易形成癌了？还是异位内膜病灶受周围环境刺激逐渐具备了致癌的特性？这些问题都没有得到解决。

关于在位内膜在 EAOC 发病过程中所起的作用，目前研究仍很缺乏。但已经有学者提出了类似的考虑，例如，关于卵巢透明细胞癌，Gounaris[16] 曾提问它是源于"不好"的子宫内膜呢？还是源于"不好"的内异症呢？这是个非常有趣的问题，对于内异症相关性卵巢子宫内膜样癌也是如此。北京协和医院对 12 年的临床资料进行的回顾研究显示，卵巢子宫内膜样癌中合并内异症的比例约为 17%；而合并内膜病变［包括内膜息肉、内膜不典型增生以及内膜癌（符合"双癌"诊断）］的比例达 19%。此外，今年有少数相关的基础研究结果显示，EAOC 患者的在位子宫内膜与癌灶有某些共同的分子遗传学改变。如前所述，Glas 和 Wiegand 分别发表了研究报道，在 46% ~ 57% 的卵巢透明细胞癌中和 30% 的卵巢子宫内膜样癌中发现了 ARID1A 基因突变，而 ARID1A 表达缺失和 PI3K/AKT 途径激活同样也见于 I 型子宫内膜癌中。有一项基于 9 种基因突变的内膜癌分类研究显示（包括 ARID1A、PTEN、PIK3CA、KRAS、P53 和 BRAF），ARID1A 突变可见于 47% 的低级别内膜样腺癌、60% 的高级别内膜样腺癌、11% 的浆液性腺癌和 24% 的癌肉瘤。有 ARID1A 突变的内膜腺癌组织中也经常合并 PTEN 和 PIKCA 突变。上述研究结果提示，子宫内膜病变可能与内异症和 EAOC 有共同的基因突变，部分共享相同的致病分子途径。

六、子宫内膜异位症与其他肿瘤

研究发现，内异症患者及其亲属患乳腺癌、卵巢癌、黑色素瘤及淋巴瘤的风险增加，内异症患者其患恶性肿瘤的相对风险为 1 : 18。Rossing 等 [6] 报道，有内异症病史的女性患子宫内膜样癌及透明细胞癌的风险增加 3 倍。2006 年 Melin[2] 发现，内异症使内分泌肿瘤、卵巢癌、肾癌、甲状腺癌、脑肿瘤、黑色素瘤及乳腺癌的风险增加，而患宫颈癌的风险下降。内异症患者患恶性肿瘤的风险增加同样提示，内异症和某些恶性肿瘤可能有共同的病因。

多年来，从临床流行病学到分子生物学水平的多层面系统性研究已深刻揭示了子宫内膜异位症与部分卵巢癌特别是卵巢透明细胞癌和子宫内膜样癌间的密切联系，内异症相关性卵巢癌作为一类具有特殊临床意义的卵巢癌值得引起每一个妇产科工作者的注意。同时，一系列关于内异症恶变来源和机制的理论和假说的提出也极大丰富了我们对内异症和卵巢癌本质的认识。然而，迄今我们仍未能系统地描述出内异症恶变的完整过程和其中的关键步骤，因

此，我们希望未来能有更多基于氧化应激、性激素调控和基因修饰等方面的研究来向我们进一步揭示内异症的恶变机制，也希望借此我们能找到若干个高度提示恶变倾向的关键标志物，以用于内异症相关性卵巢癌的早期判断和预防。

（郎景和　王　姝　付晨薇）

参考文献

[1] Brinton L A, Gridley G, Persson I, et al. Cancer risk after a hospital discharge diagnosis of endometriosis. Am J Obstet Gynecol, 1997, 176 (3): 572-579.

[2] Melin A, Sparén P, Persson I, et al. Endometriosis and the risk of cancer with special emphasis on ovarian cancer. Hum Reprod, 2006, 21 (5): 1237-1242.

[3] Kim H S, Kim T H, Chung H H, et al. Risk and prognosis of ovarian cancer in women with endometriosis: a meta-analysis. Br J Cancer, 2014, 110 (7): 1878-1890.

[4] Gadducci A, Lanfredini N, Tana R. Novel insights on the malignant transformation of endometriosis into ovarian carcinoma. Gynecol Endocrinol, 2014, 30 (9): 612-617.

[5] Nezhat F, Datta M S, Hanson V, et al. The relationship of endometriosis and ovarian malignancy: a review. Fertil Steril, 2008, 90 (5): 1559-1570.

[6] Rossing M A, Cushing-Haugen K L, Wicklund K G, et al. Risk of epithelial ovarian cancer in relation to benign ovarian conditions and ovarian surgery. Cancer Causes Control, 2008, 19 (10): 1357-1364.

[7] Sampson J. Endometrial carcinoma of the ovary arising in endometrial tissue in that organ. Arch Surg, 1925(10): 1-72.

[8] Bounous V E, Ferrero A, Fuso L, et al. Endometriosis-associated ovarian cancer: a distinct clinical entity? Anticancer Res, 2016, 36 (7): 3445-3449.

[9] Scott R B. Malignant changes in endometriosis. Obstet Gynecol, 1953, 2 (3): 283-289.

[10] Fukunaga M, Nomura K, Ishikawa E, et al. Ovarian atypical endometriosis: its close association with malignant epithelial tumours. Histopathology, 1997, 30 (3): 249-255.

[11] Wu R C, Ayhan A, Maeda D, et al. Frequent somatic mutations of the telomerase reverse transcriptase promoter in ovarian clear cell carcinoma but not in other major types of gynaecological malignancy. J Pathol, 2014, 232 (4): 473-481.

[12] Yamaguchi K, Mandai M, Toyokuni S, et al. Contents of endometriotic cysts, especially the high concentration of free iron, are a possible cause of carcinogenesis in the cysts through the iron-induced persistent oxidative stress. Clin Cancer Res, 2008, 4 (1): 32-40.

[13] Senthong A, Kitkumthorn N, Rattanatanyong P, et al. Differences in LINE-1 methylation between endometriotic ovarian cyst and endometriosis-associated ovarian cancer. Int J Gynecol Cancer, 2014, 24 (1): 36-42.

[14] Wiegand K C, Shah S P, Al-Agha O M, et al. ARID1A mutations in endometriosis-associated ovarian carcinomas. N Engl J Med, 2010, 363 (16): 1532-1543.

[15] Yamamoto S, Tsuda H, Takano M, et al. Loss of ARID1A protein expression occurs as an early event in ovarian clear-cell carcinoma development and frequently coexists with PIK3CA mutations. Mod Pathol, 2012, 25 (4): 615-624.

[16] Gounaris I, Charnock-Jones D S, Brenton J D. Ovarian clear cell carcinoma—bad endometriosis or bad endometrium? J Pathol, 2011, 225 (2): 157-160.

推荐阅读文献

[1] Anglesio M S, Bashashati A, Wang Y K, et al. Multifocal endometriotic lesions associated with cancer are clonal and carry a high mutation burden. J Pathol, 2015, 236 (2): 201-209.

[2] Anglesio M S, Wang Y K, Maassen M, et al. Synchronous endometrialandovariancarcinomas: evidence of clonality. J Natl Cancer Inst, 2016, 108 (6): djv428.

[3] Banz C, Ungethuem U, Kuban R J, et al. The molecular signature of endometriosis-associated endometrioid ovarian cancer differs significantly from endometriosis-independent endometrioid ovarian cancer. Fertil Steril, 2010, 94 (4): 1212-1217.

[4] Beresford S A, Weiss N S, Voigt L F, et al. Risk of endometrial cancer in relation to use of oestrogen combined with cyclic progestagen therapy in postmenopausal women. Lancet, 1997, 349 (9050): 458-461.

[5] Boyraz G, Selcuk I, Yazıcıoğlu A, et al. Ovarian carcinoma associated with endometriosis. Eur J Obstet Gynecol Reprod Biol, 2013, 170 (1): 211-213.

[6] Brinton L A, Sakoda L C, Sherman M E, et al. Relationship of benign gynecologic diseases to subsequent risk of ovarian and uterine tumors. Cancer Epidemiol Biomarkers Prev, 2005, 14 (12): 2929-2935.

[7] Bulun S E. Endometriosis. N Engl J Med, 2009, 360 (3): 268-279.

[8] Burghaus S, Häberle L, Schrauder M G, et al. Endometriosis as a risk factor for ovarian or endometrial cancer results of a hospital-based case control study. BMC Cancer, 2015(15): 751.

[9] Cerutti P A. Oxy-radicals and cancer. Lancet, 1994, 344 (8926): 862-863.

[10] Chene G, Ouellet V, Rahimi K, et al. The ARID1A pathway in ovarian clear cell and endometrioid carcinoma, contiguous endometriosis, and benign endometriosis. Int J Gynaecol Obstet, 2015, 130 (1): 27-30.

[11] Collaborative group on hormonal factors in breast cancer. Breast cancer and hormone replacement therapy: Collaborative reanalysis of data from 51 epidemiological studies of 52, 705 women with breast cancer and 108, 411 women without breast cancer. Lancet, 1997, 350 (9084): 1047-1059.

[12] Dinulescu D M, Ince TA, Quade B J, et al. Role of K-ras and Pten in the development of mouse models of endometriosis and endometrioid ovarian cancer. Nat Med, 2005, 11 (1): 63-70.

[13] Du Q, Zhang X, Liu Q, et al. Nitric oxide production upregulates Wnt/ β -catenin signaling by inhibiting Dickkopf-1. Cancer Res, 2013, 73 (21): 6526-6537.

[14] Gilks C B. Molecular abnormalities in ovarian cancer subtypes other than high-grade serous carcinoma. J Oncol, 2010(2010): 740968.

[15] Goumenou A G, Arvanitis D A, Matalliotakis I M, et al. Microsatellite DNA assays reveal an allelic imbalance in p16 Ink4, GALT, p53, and APOA2 loci in patients with endometriosis. Fertility and sterility, 2001, 75 (1): 160-165.

[16] Gourley C. Link between endometriosis and ovarian-cancer subtypes. Lancet Oncol, 2012, 13 (4): 326-328.

[17] Govatati S, Kodati V L, Deenadayal M, et al. Mutations in the PTEN tumor gene and risk of endometriosis: a case-control study. Hum Reprod, 2014, 29 (2): 324-336.

[18] Jones S, Wang TL, Shih IeM, et al. Frequent mutations of chromatin remodeling gene ARID1A in ovarian clear cell carcinoma. Science, 2010, 330 (6001): 228-231.

[19] Kajihara H, Yamada Y, Kanayama S, et al. Clear cell carcinoma of the ovary: Potential pathogenic mechanisms. Oncol Rep, 2010, 23 (5): 1193-1203.

[20] Kajihara H, Yamada Y, Shigetomi H, et al. The Dichotomy in the Histogenesis of Endometriosis-associated Ovarian Cancer: Clear Cell-type Versus Endometrioid-type Adenocarcinoma. Int J Gynecol Pathol, 2012, 31 (4): 304-312.

[21] Kobayashi H, Yamada Y, Kanayama S, et al. The role of iron in the pathogenesis of endometriosis. Gynecol Endocrinol, 2009, 25 (1): 39-52.

[22] Kumar S, Munkarah A, Arabi H, et al. Prognostic analysis of ovarian cancer associated with endometriosis. Am J Obstet Gynecol, 2011, 204 (1): 63. e1-7.

[23] Kurman R J, Shih IeM. Molecular pathogenesis and extra ovarian origin of epithelial ovarian cancer-shifting the paradigm. Hum Pathol 2011; 42 (7): 918-931.

[24] LaGrenade A, Silverberg S G. Ovarian tumors associated with atypical endometriosis. Hum Pathol, 1988, 19 (9): 1080-1084.

[25] Lee A W, Templeman C, Stram D A, et al. Evidence of a genetic link between endometriosis and ovarian cancer. Fertil Steril, 2016, 105 (1): 35-43.

[26] Mangili G, Bergamini A, Taccagni G, et al. Unraveling the two entities of endometrioid ovarian cancer: a single center clinical experience. Gynecol Oncol, 2012, 126 (3): 403-407.

[27] Mandai M, Yamaguchi K, Matsumura N, et al. Ovarian cancer in endometriosis: molecular biology, pathology, and clinical management. Int J Clin Oncol, 2009, 14 (5): 383-391.

[28] Mao T L, Ardighieri L, Ayhan A, et al. Loss of ARID1A expression correlates with stages of tumor progression in uterine endometrioid carcinoma. Am J Surg Pathol, 2013, 37 (9): 1342-1348.

[29] Matalliotakis I M, Arici A, Cakmak H, et al. Familial aggregation of endometriosis in the Yale Series. Arch Gynecol Obstet, 2008, 278 (6): 507-511.

[30] Matsumoto T, Yamazaki M, Takahashi H, et al. Distinct β-catenin and PIK3CA mutation profiles in endometriosis-associated ovarian endometrioid and clear cell carcinomas. Am J Clin Pathol, 2015, 144 (3): 452-463.

[31] McConechy M K, Ding J, Senz J, et al. Ovarian and endometrial endometrioid carcinomas have distinct CTNNB1 and PTEN mutation profiles. Mod Pathol, 2014, 27 (1): 128-134.

[32] Mckinnon B D, Kocbek V, Nirgianakis K, et al. Kinase signalling pathways in endometriosis: potential targets for non-hormonal therapeutics. Hum Reprod Update, 2016, 22 (3): 382-403.

[33] Mogensen J B, Kjær S K, Mellemkjær L, et al. Endometriosis and risks for ovarian, endometrial and breast cancers: a nationwide cohort study. Gynecol Oncol, 2016, 143 (1): 87-92.

[34] Munksgaard P S, Blaakaer J. The association between endometriosis and ovarian cancer: a review of histological, genetic and molecular alterations. Gynecol Oncol, 2012, 124 (1): 164-169.

[35] Nagle C M, Olsen C M, Webb P M, et al. Endometrioid and clear cell ovarian cancers: a comparative analysis of risk factors. Eur J of Cancer, 2008, 44 (16): 2477-2484.

[36] Němejcová K, Tichá I, Kleiblová P, et al. Expression, epigenetic and genetic changes of HNF1B in endometrial lesions. Pathol Oncol Res, 2016, 22 (3): 523-530.

[37] Orezzoli J P, Russell A H, Oliva E, et al. Prognostic implication of endometriosis in clear cell carcinoma of the ovary. Gynecol Oncol, 2008, 110 (3): 336-344.

[38] Pearce C L, Templeman C, Rossing M A, et al. Association between endometriosis and risk of histological subtypes of ovarian cancer: a pooled analysis of case control studies. Lancet Oncol, 2012, 13 (4): 385-394.

[39] Prowse A H, Manek S, Varma R, et al. Molecular genetic evidence that endometriosis is a precursor of ovarian cancer. Int J Cancer, 2006, 119 (3): 556-562.

[40] Qiu L, Wang S, Lang J H, et al. The occurrence of endometriosis with ovarian carcinomas is not purely coincidental. Eur J Obstet Gynecol Reprod Biol, 2013, 170 (1): 225-228.

[41] Reisman D, Glaros S A, Thompson E. The SWI/SNF complex and cancer. Oncogene, 2009, 28 (14): 1653-1668.

[42] Samartzis E P, Samartzis N, Noske A, et al. Loss of ARID1A/BAF250a-expression in endometriosis: a biomarker for risk of carcinogenic transformation? Mod Pathol, 2012, 25 (6): 885-892.

[43] Sansal I, Sellers W R. The biology and clinical relevance of the PTEN tumor suppressor pathway. J Clin Oncol, 2004, 22 (14): 2954-2963.

[44] Sato N, Tsunoda H, Nishida M, et al. Loss of heterozygosity on 10q23. 3 and mutation of the tumor suppressor

gene PTEN in benign endometrial cyst of the ovary: possible sequence progression from benign endometrial cyst to endometrioid carcinoma and clear cell carcinoma of the ovary. Cancer Res, 2000, 60 (24): 7052-7056.

[45] Scarfone G, Bergamini A, Noli S, et al. Characteristics of clear cell ovarian cancer arising from endometriosis: a two center cohort study. Gynecol Oncol, 2014, 133 (3): 480-484.

[46] Schultheis A M, Ng C K, De Filippo M R, et al. Massively parallel sequencing-based clonality analysis of synchronous endometrioid endometrial and ovarian carcinomas. J Natl Cancer Inst, 2016, 108 (6): djv427.

[47] Siufi Neto J, Kho R M, Siufi D F, et al. Cellular, histologic, and molecular changes associated with endometriosis and ovarian cancer. J Minim Invasive Gynecol, 2014, 21 (1): 55-63.

[48] Somigliana E, Vigano'P, Parazzini F, et al. Association between endometriosis and cancer: a comprehensive review and a critical analysis of clinical and epidemiological evidence. Gynecol Oncol, 2006, 101 (2): 331-341.

[49] Somigliana E, Vigano' P, Parazzini F, et al. Association between endometriosis and cancer: a comprehensive review and critical analysis of clinical and epidemiological evidence. Gynecol Oncol, 2006, 101 (2): 331-341.

[50] Stewart C J, Leung Y, Walsh M D, et al. KRAS mutations in ovarian low-grade endometrioid adenocarcinoma: association with concurrent endometriosis. Hum Pathol, 2012, 43 (8): 1177-1183.

[51] Stewart CJ, Walsh MD, Budgeon CA, et al. Immunophenotypic analysis of ovarian endometrioid adenocarcinoma: correlation with KRAS mutation and the presence of endometriosis. Pathology, 2013, 45 (6): 559-566.

[52] Tanase Y, Yamada Y, Shigetomi H, et al. Modulation of estrogenic action in clear cell carcinoma of the ovary (review). Exp Ther Med, 2012, 3 (1): 18-24.

[53] Varma R, Rollason T, Gupta J K, et al. Endometriosis and the neoplastic process. Reproduction, 2004, 127 (3): 293-304.

[54] Wang S, Qiu L, Lang J H, et al. Clinical analysis of ovarian epithelial carcinoma with coexisting pelvic endometriosis. Am J Obstet Gynecol, 2013, 208 (5): 413.

[55] Wang S, Qiu L, Lang J H, et al. Prognostic analysis of endometrioid epithelial ovarian cancer with or without endometriosis: a 12-year cohort study of Chinese patients. Am J Obstet Gynecol, 2013, 209 (3): 241.

[56] Wang Y, Mang M, Wang Y, et al. Tubal origin of ovarian endometriosis and clear cell and endometrioid carcinoma. Am J Cancer Res, 2015, 5 (3): 869-879.

[57] Yamada Y, Shigetomi H, Onogi A, et al. Redox-active iron-induced oxidative stress in the pathogenesis of clear cell carcinoma of the ovary. Int J Gynecol Cancer, 2011, 21 (7): 1200-1207.

[58] Yamamoto S, Tsuda H, Takano M, et al. PIK3CA mutations and loss of ARID1A protein expression are early events in the development of cystic ovarian clear cell adenocarcinoma. Virchows Arch, 2012, 460 (1): 77-87.

[59] Yamashita Y, Akatsuka S, Shinjo K, et al. Met is the most frequently amplified gene in endometriosis-associated ovarian clear cell adenocarcinoma and correlates with worsened prognosis. PLoS One, 2013, 8 (3): e57724.

[60] Yang B, Wang D, Chen H, et al. The association betweenendometriosisand survival outcomes of ovarian cancer: Evidence-based on a meta-analysis. Niger J Clin Pract, 2015, 18 (5): 577-583.

[61] Zanetta G M, Webb M J, Li H, et al. Hyperestrogenism: a relevant risk factor for the development of cancer from endometriosis. Gynecol Oncol, 2000, 79 (1): 18-22.

[62] Zeitoun K M, Bulun S E. Aromatase: a key molecule in the pathophysiology of endometriosis and a therapeutic target. Fertil Steril, 1999, 72 (6): 961-969.

[63] 郎景和. 子宫内膜异位症的研究与设想. 中华妇产科杂志, 2008, 38 (8): 478-480.

第七篇

输卵管与卵巢篇

第63章 原发性输卵管癌

原发性输卵管癌（primary fallopian tube carcinoma）是罕见的恶性肿瘤，1847 年 Renaud 报道了首例输卵管腺癌，1886 年 Orthmann 真正对输卵管癌进行了完整的描述。在西方国家，原发性输卵管癌占所有妇科恶性肿瘤的 0.3%～1.6%，年发病率在 2.9/10 万～5.7/10 万，近年有略微升高趋势 [1]。原发性输卵管癌通常是在剖腹探查或诊断为附件包块时的偶然发现。其病因学和卵巢癌相似，没有可推荐的筛查方法。

一、原发性输卵管癌的病因学

癌的病因尚不明确。以前一些学者认为，输卵管慢性炎症刺激可能是其诱因，但有研究显示，衣原体或 HPV 感染并不增加发生输卵管癌的风险 [2-3]。p53 和 BRCA 基因突变可能与输卵管癌的发生有关。有报道称，在输卵管上皮内癌中，超过一半的病例可查到 p53 基因突变 [4]。p53 的过表达在输卵管癌或输卵管异型增生的上皮中常见，而在良性输卵管上皮中则罕见 [5]。在卵巢癌、乳腺癌或已知 BRCA 基因突变的高危人群中，不少病例其输卵管上皮都具有非典型的形态学改变（输卵管上皮异型增生）。Carcangiu 等报道，26 例有胚系 BRCA1、BRCA2 突变而行预防性卵巢和输卵管切除的女性，组织学证实其卵巢没有癌变，而在 22 例有 BRCA1 突变的女性中，2 例为输卵管上皮原位癌，2 例为不典型增生 [6]。输卵管癌可能是遗传性乳腺癌 - 卵巢癌综合征的一部分，有与卵巢癌相似的基因异常，比如 BRCA、c-erbB-2、p53 及 k-ras 基因突变等 [7-9]。遗传因素在输卵管癌的病因中可能扮演着重要角色。

二、原发性输卵管癌的组织病理学

90% 以上的原发性输卵管癌是浆液性癌 [1]，多数是高级别浆液性癌；其他类型还有子宫内膜样癌、未分化癌、黏液性癌、透明细胞癌、移行细胞癌等；少见的类型有腺肉瘤、癌肉瘤、平滑肌肉瘤、未成熟型畸胎瘤及淋巴瘤等。原发性输卵管癌的病理学诊断标准为 [10]：①肿瘤来源于输卵管内膜；②组织学结构中可见输卵管黏膜上皮；③有良性上皮向恶性上皮转变的移行区；④卵巢和子宫内膜可以正常，也可以有肿瘤，但肿瘤体积必须小于输卵管肿瘤。

三、原发性输卵管癌的诊断

原发性输卵管癌较为罕见，目前临床尚缺乏可靠的诊断方法，临床上常被忽视或被误诊为卵巢肿瘤或其他疾病，大多数患者是在手术后才得以确诊，术前诊断正确率为 0%～10% [11]。因此，重视临床症状与体征，配合一些辅助检查手段，可以使一些患者不致被漏诊。输卵管癌的确诊必须有组织病理学依据。

（一）临床症状

原发性输卵管癌好发于 40~60 岁的女性，文献报道的年龄跨度自 17 岁至 88 岁，60%以上的输卵管癌发生在绝经后的女性[11]。早期患者可无自觉症状或症状不典型，最常见的症状是异常阴道流血、阴道水样分泌物或下腹部隐痛不适、腹胀等。由于癌组织在输卵管内生长，渗出较多，加上输卵管伞端又常常阻塞封闭，液体向子宫腔排溢，经阴道流出，这是输卵管癌的重要临床症状。由于输卵管癌高发于近绝经期及绝经后，对此年龄段女性的阴道血性液体应引起高度警惕。约有 50% 以上的患者有阴道排液，排出的液体多为浆液性或浆液血性，量较多。Latzko 在 1915 年首先描述的外溢性输卵管积水（hydrops tubae profluens）是指，患者在阵发性阴道排液后，痉挛性下腹疼痛减轻，或双合诊挤压盆腔包块时肿块缩小。这被认为是输卵管癌所特有的，但临床上并不多见，仅占 5%~10%。阴道流血、阴道流液、腹痛、盆腔包块是输卵管癌常见的"四联征"，但患者就诊时，同时出现"四联征"的概率较低。绝经后女性如有阴道液体流出，即便时有时无，也不要忽视就医。有时阴道流液是早期输卵管癌的报警信号，中晚期患者可出现排尿不畅、肠梗阻、消瘦、体重下降及恶病质表现等。

（二）体检

体检时应进行全身体检及妇科三合诊检查，着重检查附件肿块情况，如性质、大小、活动度及与周边脏器的关系等，特别要注意子宫直肠窝有无结节。此外，注意腹部膨胀、移动性浊音、全身浅表淋巴结情况，特别是锁骨上淋巴结及腹股沟淋巴结是否肿大等。

（三）辅助检查

1. 细胞学检查

由于输卵管管腔与子宫腔相通，理论上输卵管的脱落细胞可以经阴道排出。阴道细胞学检查，有时可以找到癌细胞，但阳性率很低，在 10%~36%[11]。在复旦大学附属妇产科医院报道的 49 例病例中[12]，子宫颈涂片异常仅 6 例（巴氏Ⅱ级 3 例，Ⅲ级 3 例），占 12.2%，且其中 2 例合并宫颈腺癌。在 Takeshima 等报道的 20 例病例中，子宫颈涂片阳性率为 25%（5 例），而用聚乙烯吸管做子宫腔吸片可提高阳性率至 50%[13]。细胞学阳性者应行诊断性刮宫，以排除子宫内膜癌。若细胞学阳性而诊刮阴性，则要考虑输卵管癌的可能。

阴道穹后部或腹腔穿刺查找脱落细胞可以帮助诊断，尤其是对合并腹水的患者。但应注意，穿刺可引起感染，穿破肿瘤囊壁可造成囊内液外溢，以及穿刺部位可能造成肿瘤种植等并发症。

2. 诊断性刮宫

诊断性刮宫的诊断价值有限，诊刮阳性一般常考虑为子宫内膜癌或宫颈管癌，但若同时有附件包块，应想到输卵管癌可能。在挪威镭锭医院报道的 103 例输卵管癌术前诊断性刮宫病例中，32 例（31%）提示腺癌，6 例（6%）提示不典型增生[14]。在复旦大学附属妇产科医院报道的 38 例术前做诊刮的病例中，10 例（27.8%）发现异常[12]。

3. 影像学检查

由于输卵管与卵巢及子宫的解剖位置很近，尽管诸如阴道超声检查、计算机断层扫描（CT）磁共振成像（MRI）等影像学检查可能可以发现附件包块，但有时很难鉴别出输卵管是否为原发灶部位，尤其是在晚期患者。通常这些检查可以提示盆腔肿块，并可区分囊性或实性、有无腹水，是诊断输卵管癌必不可少的工具。临床上常结合一些肿瘤标志物（如

CA125）来判断。影像学检查在肿瘤分期及治疗后的随访中价值很大。

（1）超声检查

输卵管癌的声像图特点为附件区的"腊肠样"包块，可为囊性、囊实混合性或实性回声；但无法分辨附件区炎性包块与肿瘤。彩色多普勒超声与二维超声相比可提供更加丰富的输卵管癌的形态学和血流动力学信息，可提示肿瘤乳头内血流阻力指数（RI）降低，有时可显示附件区卵巢形态完整，从而排除卵巢癌。三维超声精确度更高，尤其是三维能量多普勒超声可重点描绘肿物的血管几何形态，如有无动静脉瘘、肿瘤血管湖、微动脉瘤、血管有无盲端和分支等。三维超声可以精确地描述输卵管壁的不规则性，如输卵管的突起和假分隔；可以确定输卵管多层面的"腊肠样"结构，有无局部癌扩散及被膜浸润等[15]。

（2）CT、MRI 及 PET-CT 检查

CT 和 MRI 常常可以发现小的、实性的或分叶状的肿块，对判断肿瘤大小、性质、波及范围及提示盆腔或主动脉旁淋巴结是否增大有一定价值。在 MRI 上输卵管癌常表现为带有乳头状突起的囊实性复合物，在 T1 加权像上显示低信号，在 T2 加权像上则为均一的高信号，MRI 较 CT 可以更好地显示肿瘤侵犯膀胱、阴道、盆侧壁、骨盆脂肪及直肠等的情况[16]。PET-CT 在输卵管癌随访复查时价值高于 CT 和 MRI，可以发现后者发现不了的复发病灶。

4．肿瘤标志物 CA125

CA125 对诊断输卵管癌有一定参考价值，尤其是浆液性癌。原发性输卵管癌血清 CA125 的升高一般随着肿瘤分期增高而更多见。在 Takeshima 等报道的输卵管癌病例组中，Ⅰ、Ⅱ、Ⅲ 和Ⅳ期患者 CA125 升高者分别占 20%、75%、89% 和 100%[13]。CA125 作为疗效评估及随访监测指标的价值更大。

四、原发性输卵管癌的分期

输卵管癌的分期是一种手术 - 病理分期，主要建立在手术探查肿瘤累及盆腹腔器官范围的基础上，经术后组织病理学证实并结合临床或影像学评估加以修正；现采用的分期是 FIGO 的 2013 年修订、2014 年公布的卵巢癌 - 输卵管癌 - 原发性腹膜癌分期标准[17]。表 63-1 即该分期标准中单独描述输卵管癌的部分。

一般输卵管癌主要通过以下方式转移：①直接蔓延至邻近器官；②腹膜种植转移，即使输卵管浆膜面完整时也可发生；③转移到区域淋巴结，包括盆腔及腹主动脉旁淋巴结。然而，输卵管是一个空腔器官，临床发现肿瘤对输卵管管壁浸润深度不同，其预后也不一样[14,18]。美国解剖与外科病理主任联合会（Association of Directors of Anatomic and Surgical Pathology，ADASP）建议 FIGO 对输卵管癌分期加以修改，像诸如胃肠等空腔器官的肿瘤一样，将肿瘤浸润管壁的深度这一预后不良因素融入Ⅰ期输卵管癌的分期之中[19]，但这一建议至今未被采纳。2013 年修订的 FIGO 分期删除了 0 期（输卵管原位癌）。同样有学者呼吁分期中应包括原位癌[20]。

表 63-1　输卵管癌的分期（FIGO 2014 年）

Ⅰ期　病变局限于输卵管

　　Ⅰa期　病变局限于一侧输卵管，输卵管表面无肿瘤，腹水或腹腔冲洗液没有恶性细胞

　　Ⅰb期　病变局限于双侧输卵管，输卵管表面无肿瘤，腹水或腹腔冲洗液没有恶性细胞

　　Ⅰc期　病变局限于一侧或双侧输卵管，伴随：

　　　　Ⅰc1期　术中包膜破裂

　　　　Ⅰc2期　术前包膜破裂，或输卵管表面有肿瘤

　　　　Ⅰc3期　腹水中或腹腔洗液中找到恶性细胞

Ⅱ期　病变累及一侧或双侧输卵管伴盆腔扩散（骨盆边缘下方）

　　Ⅱa期　病变扩散或种植至子宫和（或）卵巢

　　Ⅱb期　病变扩散至其他盆腔组织

Ⅲ期　病变累及一侧或双侧输卵管，细胞学或组织学证实盆腔以外腹膜受累或腹膜后淋巴结转移

　　Ⅲa1期　仅腹膜后淋巴结转移（细胞学或组织学证实）

　　　　Ⅲa1（i）期　转移淋巴结最大直径≤10 mm

　　　　Ⅲa1（ii）期　转移淋巴结最大直径＞10 mm

　　Ⅲa2期　盆腔外腹膜（超出盆腔边缘）镜下受侵，伴有或不伴有腹膜后淋巴结转移

　　Ⅲb期　盆腔外腹膜肉眼可见转移灶，最大直径≤2 cm，伴有或不伴有腹膜后淋巴结转移

　　Ⅲc期　盆腔外腹膜肉眼可见转移灶，最大直径＞2 cm，伴有或不伴有腹膜后淋巴结转移（包括肝、脾表面受累，而非实质受累）

Ⅳ期　远处转移（不包括腹膜转移）

　　Ⅳa期　胸腔积液伴细胞学阳性

　　Ⅳb期　肝、脾实质受累，腹腔外脏器转移（包括腹股沟淋巴结转移或腹腔外淋巴结转移）

五、原发性输卵管癌的治疗

由于输卵管癌的发病率低，至今文献也仅报道数千例，目前缺乏大样本的前瞻性随机对照研究，单独的输卵管癌文献报道均为回顾性分析。由于输卵管癌的病因学机制、生物学行为、组织学类型、预后相关因素等都与卵巢癌相似，输卵管癌的处理原则与上皮性卵巢癌相同。近年来，国内外已很少将输卵管癌的治疗单独报道，通常是将上皮性卵巢癌、输卵管癌和原发性腹膜癌当作同一疾病来治疗与研究。

（一）治疗方式

1. 手术治疗

手术是治疗输卵管癌的主要手段，根据患者的病变范围、分期、年龄及生育要求等综合考虑。早期患者需行全面的手术分期（具体步骤参见卵巢癌章节）。对于年轻、渴望生育的患者，需仔细评估并谨慎决定是否保留其子宫及对侧附件。单侧的输卵管原位癌可以保留生育功能[11,16]，高分化的Ⅰa期患者也可采取保守性手术[11]。

对晚期患者，应行最大限度的肿瘤细胞减灭术，为术后辅助化疗创造条件。资料显示，输卵管癌的腹膜后淋巴结转移率比卵巢癌高，尤其是腹主动脉旁淋巴结。因此，建议手术中实施盆腔及腹主动脉旁淋巴结切除术[11]。

2. 化疗

输卵管癌的化疗与上皮性卵巢癌的化疗相同，紫杉醇＋卡铂是标准的一线化疗方案。Peters 等回顾总结了 115 例输卵管癌病例的治疗，对于病变局限在输卵管的早期患者，术后单药化疗或盆腔放疗均不改善生存；而对于病变超出盆腔的患者，含顺铂的联合化疗可使生存受益[21]。Gadducci 等也得出了类似结论，即 I 期患者术后是否接受铂类联合化疗并不影响其生存，而晚期患者可因化疗受益[22]。Pectasides 等回顾了 64 例原发性输卵管癌患者的治疗[23]，其中 48 例（75%）术后采用卡铂（AUC=6）与紫杉醇（175 mg/m^2）联合化疗，在 28 例有可测量病灶的患者中，该方案的总有效率高达 93%，其中完全有效 19 例（68%），全组 5 年生存率为 70%，其中Ⅲ～Ⅳ期患者的中位生存期为 62 个月。美国 Memorial Sloan-Kettering 癌症中心总结了 24 例输卵管癌术后紫杉醇与铂类联合化疗的疗效[24]，其 1 年和 3 年生存率分别达到了 96% 和 90%；满意减瘤术者的 3 年肿瘤无进展生存率为 67%，而非满意减瘤术者的 3 年肿瘤无进展生存率为 45%，显示了紫杉醇与铂类联合的极佳疗效。

3. 放疗

尽管放疗可用于输卵管癌患者的术后辅助治疗，但其确切价值并不明确。Klein 等对 95 例 I ～ Ⅱ 期输卵管癌术后采用辅助放疗或辅助化疗的患者做了回顾性比较，结果显示，辅助化疗组中位生存期为 73 个月，高于辅助放疗组的 57 个月，但统计学上无差异[25]。基于放疗出现严重并发症的概率高于化疗，现已很少采用放疗。若患者有化疗禁忌证，放疗仍可用于肿瘤已穿破浆膜面的早期输卵管癌患者，以及无残留灶或仅有微小残留灶的晚期输卵管癌患者[16]，放疗方法包括全盆或全腹放疗、同位素 P-32 腹腔灌注等。

4. 内分泌治疗

输卵管上皮在胚胎学上和组织发生学上与子宫内膜相似，在月经周期中会随着体内激素水平的变化而改变。曾有用甲羟孕酮或醋酸甲地孕酮治疗输卵管癌的报道，但都是与化疗药物同时使用的，因而不能确定激素在其中是否起到了作用[16]。

（二）治疗策略

1. 原位癌、I 期输卵管癌的处理

患者应进行全面的手术分期，若为原位癌、I a 期 G1 或 I b 期 G1，术后不必辅助化疗；其他 I 期患者，应给予铂类为基础的化疗 3 ～ 6 个疗程。对于既往未进行全面手术分期的早期输卵管癌患者，建议再次手术分期。若患者拒绝再次手术，应给予铂类为基础的化疗。

2. Ⅱ、Ⅲ和Ⅳ期输卵管癌的处理

实施最大限度的肿瘤细胞减灭术及铂类为基础的联合化疗 6 个疗程。对于术后残留灶小于 1 cm 的患者，也可采用腹腔化疗。若患者初次手术未达到理想减灭，可在 3 个疗程化疗后再重新评估，若估计残留灶可以切除，可以考虑间隔减瘤术，并在术后完成剩余疗程的化疗。否则，继续完成剩余疗程的化疗。

3. 其他少见的输卵管恶性肿瘤的处理

（1）输卵管绒癌

输卵管绒癌十分罕见，据报道可见于输卵管妊娠患者，也可能与体外受精有关。其治疗与子宫绒癌类似，一般先采用手术治疗，然后根据预后因素选择化疗。这类患者有望治愈。如果肿瘤范围局限，对希望保留生育功能者可以考虑保守性手术。

（2）输卵管生殖细胞肿瘤

输卵管生殖细胞肿瘤相当罕见，可发生在有生育潜能的年轻女性，虽然治愈率高，但进展较快，因此，早期诊断和早期治疗十分重要。治疗以手术为主，然后根据相关预后因素选择化疗。如果需要保留生育功能，对任何期别的患者均可以行保守性手术。化疗方案与卵巢生殖细胞肿瘤相同。

（3）输卵管肉瘤

输卵管肉瘤极为罕见。绝大多数肉瘤的组织学类型为混合性苗勒管瘤。治疗参考子宫肉瘤治疗方案，一般先手术，再化疗。

六、原发性输卵管癌的预后及随访

大多数的输卵管癌复发是在治疗后的头 2~3 年内，由于缺乏有效的二线化疗或挽救性化疗方案，一旦复发，患者预后较差。患者就诊时的肿瘤期别及首次手术后残留灶的大小是影响预后的最重要因素。Gadducci 等报道，残留灶小于 1 cm 的Ⅲ~Ⅳ期输卵管癌的 5 年生存率为 55%，而大于 1 cm 者仅 21%[22]。Pectasides 等报道，残留灶小于 2 cm 的患者的中位肿瘤进展时间为 86 个月，而大于 2 cm 者仅 23 个月 [22]。美国监测、流行病和最终结果数据库（The Surveillance, Epidemiology, and End Results database）1988—2004 年 1 576 例输卵管癌的统计资料显示，Ⅰ、Ⅱ、Ⅲ和Ⅳ期患者的 5 年肿瘤特异生存率分别为 81%、65%、54% 和 36%[26]。与同期 54 249 例上皮性卵巢癌相比，输卵管癌早期患者的预后与早期卵巢癌相似，但晚期患者预后比晚期卵巢癌好。

目前还没有证据表明患者治疗后的密切监测有助于改善预后或提高生存质量。但对于长期无瘤生存的患者，早期发现肿瘤复发可以尽早采取补救措施。随访的目的是：①评估患者对治疗的近期反应；②及早识别和妥善处理相关并发症，包括心理紊乱；③早期发现持续存在的病灶或复发病灶；④收集有关治疗效果的资料；⑤对早期输卵管癌患者，提供乳腺癌筛查的机会；⑥对行保守性手术的患者，提供宫颈癌筛查的机会。

随访计划：建议前 2 年每 2~4 个月复查 1 次；第 3~5 年每 3~6 个月复查 1 次，5 年以后每年复查 1 次。随访内容包括：详细询问病史，仔细进行体检（包括乳房、盆腔和直肠）；血清 CA125 检测，特别是初次诊断时 CA125 升高的患者；根据临床指征选择影像学检查，如 B 超、X 线、CT、MRI 及 PET-CT 等，特别是在肿瘤标志物升高时要密切跟踪监测。

（朱笕青）

参考文献

[1] Riska A, Leminen A. Determinants of incidence of primary fallopian tube carcinoma (PFTC). Methods Mol Biol, 2009, 472 (5): 387-396.

[2] Riska A, Finne P, Alfthan H, et al. Past chlamydial infection is not associated with primary fallopian tube carcinoma. Eur J Cancer, 2006, 42 (12): 1835-1838.

[3] Riska A, Finne P, Koskela P, et al. Human papillomavirus infection and primary fallopian tube carcinoma: a seroepidemiological study. BJOG, 2007, 114 (4): 425-429.

[4] Zheng W, Sung C, Cao P, et al. Early occurrence and prognostic significance of p53 alteration in primary carcinoma of the fallopian tube. Gynecol oncol, 1997, 64 (1): 38-48.

[5] Cass I, Holschneider C, Datta N, et al. BRCA-mutation-associated fallopian tube carcinoma: a distinct clinical phenotype? Obstet Gynecol, 2005, 106 (6): 1327-1334.

[6] Carcangiu M L, Radice P, Manoukian S, et al. Atypical epithelial proliferation in fallopian tubes in prophylactic salpingo-oophorectomy specimens from BRCA1 and BRCA2 germline mutation carriers. Int J Gynecol Pathol, 2004, 23 (1): 30-45.

[7] Lacy M Q, Hartmann L C, Keeney G L, et al. C-erbB-2 and p53 expression in fallopian tube carcinoma. Cancer, 1995, 75 (12): 2891-2896.

[8] Mizuuchi H, Mori Y, Sato K, et al. High incidence of point mutation in K-ras codon 12 in carcinoma of the fallopian tube. Cancer, 1995, 76 (1): 86-90.

[9] Colgan T J. Challenges in the early diagnosis and staging of Fallopian-tube carcinomas associated with BRCA mutations. Int J Gynecol Pathol, 2003, 22 (2): 109-120.

[10] 林仲秋. FIGO/IGCS妇科恶性肿瘤分期及临床实践指南 (五): 输卵管癌. 国际妇产科学杂志, 2008, 35 (5): 389-390.

[11] Pectasides D, Pectasides E, Economopoulos T. Fallopian tube carcinoma: a review. Oncologist, 2006, 11 (8): 902-912.

[12] 曹斌融, 张惜阴, 陈梅清. 49例原发性输卵管癌临床病理分析. 实用妇科与产科杂志, 1990, 6 (6): 311-312.

[13] Takeshima N, Hirai Y, Yamauchi K, et al. Clinical usefulness of endometrial aspiration cytology and CA-125 in the detection of fallopian tube carcinoma. Acta Cytol, 1997, 41 (5): 1445-1450.

[14] Baekelandt M, Jorunn Nesbakken A, Kristensen G B, et al. Carcinoma of the fallopian tube: clinicopathologic study of 151 patients treated at the norwegian radium hospital. Cancer, 2000, 89 (10): 2076-2084.

[15] 马小卿, 谢玉娴. 超声对原发性输卵管癌的诊断价值. 中华超声影像学杂志, 2006, 15 (5): 390-391.

[16] Ajithkumar T V, Minimole A L, John M M et al. Primary fallopian tube carcinoma. Obstet Gynecol Surv, 2005, 60 (4): 247-252.

[17] Prat J. Ovarian, fallopian tube and peritoneal cancer staging: rationale and explanation of new FIGO staging 2013. Best Pract Res Clin Obstet Gynaecol, 2015, 29 (6): 858-869.

[18] Alvarado-Cabrero I, Young R H, Vamvakas E C, et al. Carcinoma of the fallopian tube: a clinicopathological study of 105 cases with observations on staging and prognostic factors. Gynecol Oncol, 1999, 72 (3): 367-379.

[19] Longacre T A, Oliva E, Soslow R A, et al. Recommendations for the reporting of fallopian tube neoplasms. Hum Pathol, 2007, 38 (8): 1160-1163.

[20] Tjalma W A. Staging classification for cancer of the ovary and fallopian tube should include in situ carcinoma. Cancer, 2016, 122 (4): 651.

[21] Peters W A, 3rd, Andersen W A, Hopkins M P, et al. Prognostic features of carcinoma of the fallopian tube. Obstet Gynecol, 1988, 71 (5): 757-762.

[22] Gadducci A, Landoni F, Sartori E, et al. Analysis of treatment failures and survival of patients with fallopian tube carcinoma: a cooperation task force (CTF)study. Gynecol Oncol, 2001, 81 (2): 150-159.

[23] Pectasides D, Pectasides E, Papaxoinis G, et al. Primary fallopian tube carcinoma: results of a retrospective analysis of 64 patients. Gynecol Oncol, 2009, 115 (1): 97-101.

[24] Gemignani M L, Hensley M L, Cohen R, et al. Paclitaxel-based chemotherapy in carcinoma of the fallopian tube. Gynecol Oncol, 2001, 80 (1): 16-20.

[25] Klein M, Rosen A, Lahousen M, et al. The relevance of adjuvant therapy in primary carcinoma of the fallopian tube, stages I and II: irradiation vs. chemotherapy. Int J Radiat Oncol Biol Phys, 2000, 48 (5): 1427

[26] Wethington S L, Herzog T J, Seshan V E et al. Improved survival for fallopian tube cancer: a comparison of clinical characteristics and outcome for primary fallopian tube and ovarian cancer. Cancer, 2008, 113 (12): 3298-3306.

第64章 卵巢交界性肿瘤

卵巢交界性肿瘤（borderline ovarian tumor，BOT）占上皮性卵巢癌的 15%～20%，年发病率为（1.8～4.8）/10 万[1]，其组织病理学特征是介于卵巢良性与恶性肿瘤之间的一种肿瘤，表现为轻度的核异型及细胞增生，而不像浸润性卵巢癌那样呈侵袭破坏性生长或有明显的间质浸润。越来越多的证据表明，BOT 是有独特生物学特性、发病及分子机制为相对独立的一类卵巢肿瘤。2014 年修订的 WHO 女性生殖道肿瘤组织学分类中已规定不再使用"低度恶性潜能肿瘤（low malignant potential tumor，LMP）"这一名称[2]。

一、临床特点

BOT 患者发病通常较浸润性卵巢癌患者年轻，约 1/3 为 40 岁以下。因而许多患者在治疗上涉及保留生育功能或保留卵巢功能的问题。约 30% 的 BOT 患者无主诉症状，50%～60% 表现为腹胀或盆腔疼痛。交界性浆液性肿瘤患者 CA125 水平正常或轻度升高，而黏液性肿瘤患者 CA199 或 CEA 可能升高[3]。大多数患者由超声检查发现。一小部分 BOT 患者可出现腹胀、腹水、淋巴结受累及腹腔内扩散，其症状类似于晚期卵巢癌。

与浸润性卵巢癌相比，BOT 生长速度较慢，以局部扩散和盆腹腔种植为主，极少发生远处转移；患者就诊时约 80% 的患者为 I 期，II 和 III 期（盆腹腔种植）少见，IV 期则罕见[4]。BOT 复发时间往往较迟，预后良好。FIGO I 期的 5 年和 10 年生存率分别为 99% 和 97%，晚期患者尤其是有浸润性种植的患者生存率降低，10 年生存率可从 95% 降低至 60%[5-6]。

二、诊断与组织病理学

术前诊断 BOT 存在难度，因其无特异性临床症状，超声等影像学检查与早期卵巢癌或部分良性附件包块难以区分。24%～61% 的 BOT 患者血清 CA125 升高，升高水平一般比浸润性卵巢癌低，两者的平均值分别为 34.7 U/ml 和 401.5 U/ml[7]。浆液性 BOT 中 20%～50% 为双侧性的，而黏液性中 5%～10% 为双侧性的。BOT 超声检查的典型特征为盆腔囊性肿物，内有分隔或乳头状结构。黏液性 BOT 多表现为巨大（平均直径 20～22 cm）、多房（子房超过 10 个）囊肿，内外壁光滑。浆液性 BOT 的囊肿则相对较小，子房少，但有更多乳头状结构或囊内实性结节血流信号[8]。CT 或 MRI 术前确诊 BOT 机会有限，有报道 MRI 难以区别 BOT 和早期卵巢癌[9]。

BOT 的诊断通常通过术中冰冻切片病理检查来确认，但由于取材的局限性，存在一定误差。BOT 冰冻切片病理检查的确诊率低于浸润性卵巢癌。据报道，20%～30% 的冰冻切片病理检查诊断为 BOT 患者的最终病理结果为浸润性卵巢癌，另 5% 为良性肿瘤[10-11]。

BOT 的确诊必须依赖病理学诊断。在组织病理学上，BOT 分为以下几类：①交界性浆液性肿瘤，占 50%～55.3%；②交界性黏液性肿瘤，占 42.5%～45%；③交界性内膜样肿瘤，占 4.2%；④交界性透明细胞肿瘤；⑤交界性 Brenner 瘤；⑥交界性浆黏液性肿瘤。BOT 的大体病理特点类似于卵巢囊腺瘤，呈单房或多房，卵巢表面或囊内可见乳头突出，这种突出的乳头远较囊腺瘤的密集。多数患者的卵巢表面是光滑的。病理诊断标准为：≥10%的肿瘤细胞出现细胞核轻到中度不典型和细胞层次紊乱，可出现微乳头结构。一般无间质浸润，但少数可有微浸润。2014年，WHO在女性生殖系统组织学分类中将交界性肿瘤微浸润定义为间质中有孤立的细胞或细胞巢，细胞形态学上与微乳头表面上皮细胞一致，且浸润灶最大径不超过5 mm，通常周边间质富于成纤维细胞且退缩形成空隙。但若实性巢状或筛状腺体在细胞形态上类似低级别浆液性癌细胞，即使浸润灶<5 mm，也不再归入交界性肿瘤的微浸润。2014年WHO女性生殖系统组织学分类已将之归入低级别浆液性癌（low-grade serous carcinoma，LGSC），也称为"微浸润癌"[2]。

BOT的分期系统与卵巢癌的一致，目前使用的是FIGO 2013年修订的卵巢癌 - 输卵管癌 - 原发性腹膜癌分期标准（参见第66章上皮性卵巢癌第二节）。

三、治疗

（一）手术治疗

手术治疗是BOT的最佳治疗手段。BOT患者一直沿用上皮性卵巢癌的手术方式，即实施全面的手术分期。由于大多数BOT患者属早期BOT，肿瘤发展缓慢，预后良好，即使复发，补救性手术仍然可以达到很好的治疗效果，越来越多的学者质疑全面的手术分期是否是过度治疗。许多研究提示，全面手术分期对BOT患者的生存期改善有限[12-13]，盆腔及腹主动脉旁淋巴结切除术或淋巴结阳性并不影响患者的预后[14-15]。也有研究显示，期别晚、分期不完全、术后有残留、保留生育功能的手术是影响肿瘤复发的重要因素[4]。Bendifallah等回顾了多中心研究，通过对428例BOT患者进行的生存分析指出，全面手术分期对Ⅰ期患者预后影响不大，但对晚期患者意义重大[16]。因而BOT的治疗决策取决于患者的年龄、临床病理特征以及有无浸润性种植等。与上皮性卵巢癌相比，BOT的手术方式可以相对保守。建议对无生育要求、年龄大或盆腹腔有种植的患者采用积极的根治性手术，即全面的手术分期，并尽可能切除所有肉眼可见病灶；而对年轻的早期患者或有生育要求的患者，建议采取相对保守的术式，在认真探查的同时，并不一定要做淋巴结切除术。

由于相当一部分患者有生育需求，保留生育功能手术适用于任何分期的BOT患者。对于肿瘤局限在一侧卵巢的Ⅰ期患者，首选单侧附件切除术；对于双侧卵巢受累者，可选择一侧附件切除术及对侧卵巢肿瘤剥除术或双侧卵巢肿瘤剥除术；而对于Ⅱ期以上患者，除了保留至少一侧卵巢及子宫外，应切除所有肉眼可见病灶。研究显示，保留生育功能手术的肿瘤复发率明显高于根治性手术，而行卵巢肿瘤剥除术的患者的复发率较单侧附件切除术高10%～42%[17]。有研究显示，卵巢肿瘤剥除术后切缘阳性是复发的高危因素，因此强调术中应尽可能确保切缘阴性[18]。对侧卵巢若外观正常，不推荐常规活检，因活检阳性率低，且术后粘连可达14%，影响以后的妊娠。但若对侧卵巢有可疑病灶，应进行活检[19]。部分术后不孕患者选择了卵巢刺激辅助生殖技术，这是否会增加BOT复发尚未定论。有报道显示，BOT患者接受体外受精者，复发率升高2倍，且部分患者转化为上皮性卵巢癌[20]。因此，不建议BOT患者接受体外受精，若别无他选，则需严密随访[1]。另外，对黏液性BOT患者不推荐采用卵巢肿瘤剥除术，由于其与浸润性癌关联度高，建议切除阑尾。

近年来，随着腹腔镜的广泛应用，许多附件良性包块手术是在腹腔镜下完成的，BOT的手术也不例外。du Bois等报道，腹腔镜与开腹手术治疗BOT的复发率及总生存期并无显著差异[4]。Fauvet等报道，腹腔镜较开腹手术的肿瘤破裂、分期不完全比例明显要高，但尽管有复发的潜在风险或再次手术的概率增高，并不影响患者的总生存期[14]。因此，对于估计为Ⅰ期的 BOT 患者，可以行腹腔镜手术，但术中若发现肿瘤播散或期别升高，应及时中转开腹，且建议由妇科肿瘤医师来评估实施。

对于保留生育功能的 BOT 患者在完成生育后是否追加子宫及附件切除术，有研究认为，BOT 患者复发时，大多数患者的病理仍处在 BOT 阶段，再次手术仍有较好的结局，因而提出不必在生育完成后立即手术，可以延迟到肿瘤复发时再行子宫及附件切除术，这样还能保持内分泌功能，有利于生活质量的维持[18,21]。Morice 等报道，浆液性 BOT 平均复发时间为 75 个月，黏液性 BOT 为 33 个月，2%~3% 转化为浸润癌；无浸润性种植的患者复发时再次手术效果良好，并不影响总生存期；因此，仅建议病理学存在微浸润或上皮内癌的患者在完成生育后切除子宫及附件[22]。延迟手术的患者需充分知情转化为浸润癌的潜在风险。

对于首次手术未完全分期的 BOT 患者是否需再次手术分期，则取决于首次手术有无残留灶、有无浸润性种植以及患者是否渴望生育。如果没有残留灶，则选择严密观察；如果有残留灶且有浸润性种植，首选再次手术分期并切除残留灶；对有生育要求者，选择保留生育功能手术，也可按低级别浆液性癌化疗或严密观察。有人认为，微乳头型浆液性交界性肿瘤常存在卵巢外病变、淋巴结受累或浸润性种植，应行再分期手术[15]。

（二）术后辅助治疗

由于 BOT 对化疗不敏感，无论早期或晚期患者均无需术后辅助化疗；甚至认为即使有浸润性种植，辅助化疗或放疗除了会给患者带来毒副作用外，并不能使生存受益[1,21]。但浸润性种植毕竟是 BOT 患者的预后不良因素。Seidman 等回顾性分析了 245 项研究中的 4129 例浆液性 BOT 患者，随访了 7.4 年，有浸润性种植者和无浸润性种植者的生存率分别为 66% 和 95.3%（$P<0.0001$）[23]。有浸润性种植的 BOT 患者的预后几乎与文献报道的低级别浆液性癌患者的相当。因此，对于浸润性种植的患者，也可参照低级别浆液性癌来处理，可以随访观察，也可以给予卡铂 + 紫杉醇或卡铂 + 多西他赛化疗。

（三）对复发患者的治疗

BOT 患者一旦复发，首选手术治疗，应实施肿瘤细胞减灭术。由于复发时 BOT 转化为浸润癌的概率为 2%~3%[4,22]，完成手术后需根据病理情况决定下一步措施。对于无浸润性种植的复发，术后继续观察，这类患者预后良好；对于病理提示为浸润性种植或低级别卵巢癌的复发，可参照低级别浆液性癌的处理原则；而对于病理为高级别卵巢癌的复发，则按上皮性卵巢癌治疗。对于复发时仍要求保留生育功能的患者，只要病理未提示有浸润性种植或浸润癌，年龄在 40 岁以下且能密切随访者，可再次实施保留生育功能的手术[24]。

四、随访

由于 BOT 进展缓慢，患者复发历时较长，故随访是长期的。建议最初 2 年每 3 月复查 1 次，随后 3 年每 6 月复查 1 次，以后每年复查 1 次。BOT 患者的随访应包括体检、CA125 等血清肿瘤学指标；对于保留生育功能的患者复查，建议采用 B 超检查，其他则根据需要选择 CT、MRI 或 PET-CT 等。

（朱笕青　陈　鑫）

参考文献

[1] Seong S J, Kim da H, Kim M K, et al. Controversies in borderline ovarian tumors. J Gynecol Oncol, 2015, 26 (4): 343-349.

[2] Hauptmann S, Friedrich K, Redline R, et al. Ovarian borderline tumors in the 2014 WHO classification: evolving concepts and diagnostic criteria. Virchows Arch, 2017, 470 (2): 125-142.

[3] Ayhan A, Guven S, Guven E S, et al. Is there a correlation between tumor marker panel and tumor size and histopathology in well staged patients with borderline ovarian tumors? Acta Obstet Gynecol Scand, 2007, 86 (4): 484-490.

[4] du Bois A, Ewald-Riegler N, de Gregorio N, et al. Borderline tumours of the ovary: a cohort study of the Arbeitsgemeinschaft Gynäkologische Onkologie AGO Study Group. Eur J Cancer, 2013, 49 (8): 1905-1914.

[5] Sherman M E, Mink P J, Curtis R, et al. Survival among women with borderline ovarian tumors and ovarian carcinoma: a population-based analysis. Cancer, 2004, 100 (5): 1045-1052.

[6] Abascal-Saiz A, Sotillo-Mallo L, de Santiago J, et al. Management of borderline ovarian tumours: a comprehensive review of the literature. Ecancermedicalscience, 2014, 8 (1): 403.

[7] Lenhard M S, Nehring S, Nagel D, et al. Predictive value of CA 125 and CA 72-4 in ovarian borderline tumors. Clin Chem Lab Med, 2009, 47 (5): 537-542.

[8] Fruscella E, Testa A C, Ferrandina G, et al. Ultrasound features of different histopathological subtypes of borderline ovarian tumors. Ultrasound Obstet Gynecol, 2005, 26 (6): 644-650.

[9] Medeiros L R, Freitas L B, Rosa D D, et al. Accuracy of magnetic resonance imaging in ovarian tumor: a systematic quantitative review. Am J Obstet Gynecol, 2011, 204 (1): 67. e1-10.

[10] Burger C W, Prinssen H M, Baak J P, et al. The management of borderline epithelial tumors of the ovary. Int J Gynecol Cancer, 2000, 10 (3): 181-197.

[11] Seidman J D, Cho K R, Ronnett B M, et al. Surface epithelial tumors of the ovary// Kurman RJ, Ellenson LH, Ronnett BM, editors. Blaustein's pathology of the female genital tract. 6th ed. New York: Springer Science Business Medica, 2011: 679-784.

[12] Winter W E, 3rd, Kucera P R, Rodgers W, et al. Surgical staging in patients with ovarian tumors of low malignant potential. Obstet Gynecol, 2002, 100 (4): 671-676.

[13] Wingo S N, Knowles L M, Carrick K S, et al. Retrospective cohort study of surgical staging for ovarian low malignant potential tumors. Am J Obstet Gynecol, 2006, 194 (5): e20-22.

[14] Fauvet R, Boccara J, Dufournet C, et al. Restaging surgery for women with borderline ovarian tumors: results of a French multicenter study. Cancer, 2004, 100 (6): 1145-1151.

[15] Park J Y, Kim D Y, Kim J H, et al. Surgical management of borderline ovarian tumors: the role of fertility-sparing surgery. Gynecol Oncol, 2009, 113 (1): 75-82.

[16] Bendifallah S, Nikpayam M, Ballester M, et al. New pointers for surgical staging of borderline ovarian tumors. Ann Surg Oncol, 2016, 23 (2): 443-449.

[17] Darai E, Fauvet R, Uzan C, et al. Fertility and borderline ovarian tumor: a systematic review of conservative management, risk of recurrence and alternative options. Hum Reprod Update, 2013, 19 (2): 151-166.

[18] Alvarez R M, Vazquez-Vicente D. Fertility sparing treatment in borderline ovarian tumours. Ecancermedicalscience, 2015, 9 (2): 507.

[19] Camatte S, Morice P, Thoury A, et al. Impact of surgical staging in patients with macroscopic "stage I" ovarian borderline tumours: analysis of a continuous series of 101 cases. Eur J Cancer, 2004, 40 (12): 1842-1849.

[20] van Leeuwen F E, Klip H, Mooij T M, et al. Risk of borderline and invasive ovarian tumours after ovarian stimulation for in vitro fertilization in a large Dutch cohort. Hum Reprod, 2011, 26 (12): 3456-3465.

[21] du Bois A, Trillsch F, Mahner S, et al. Management of borderline ovarian tumors. Ann Oncol, 2016, 27 (Suppl 1): i20-i22.

[22] Morice P, Uzan C, Fauvet R, et al. Borderline ovarian tumour: pathological diagnostic dilemma and risk factors for invasive or lethal recurrence. Lancet Oncol, 2012, 13 (3): e103-115.

[23] Seidman J D, Kurman R J. Ovarian serous borderline tumors: a critical review of the literature with emphasis on prognostic indicators. Hum Pathol, 2000, 31 (5): 539-557.

[24] Crispens M A, Bodurka D, Deavers M, et al. Response and survival in patients with progressive or recurrent serous ovarian tumors of low malignant potential. Obstet Gynecol, 2002, 99 (1): 3-10.

第65章 卵巢恶性肿瘤

卵巢恶性肿瘤是女性生殖器的三大恶性肿瘤之一，约占女性生殖器恶性肿瘤的23%，占女性所有恶性肿瘤的2.5%~5%，为全球第七最常见的女性肿瘤，为中国第十最常见的女性肿瘤；其发病率居女性生殖器官恶性肿瘤的第2位；全球范围内，每年约有20万人被诊断为卵巢癌[1-4]。由于卵巢癌发病隐匿，早期诊断困难，约3/4的患者就诊时已属晚期，而晚期患者的治疗结果大多很差。虽然近二十年来化疗的进步使卵巢恶性生殖细胞肿瘤的治疗疗效明显提高，死亡率从90%降低到10%，但卵巢上皮性癌的治疗疗效仍未能根本改善，治疗后约70%将再复发，能获得治愈的患者不到40%，其5年生存率始终徘徊在30%~40%，死亡率高居女性生殖器恶性肿瘤之首，成为女性恶性肿瘤第五位的致死原因。

卵巢癌发病率呈逐年上升及年轻化的趋势，全世界范围内年新发病率约为17.1/10万，死亡率约为12/10万。2010年美国约有21 880例的新诊断病例和约13 850例的死亡病例[4]。2003-2007年，我国卵巢癌发病率合计为8.28/10万，死亡率合计为3.31/10万，在我国女性恶性肿瘤死亡中占2.51%，在中国居第12位，在全世界居第166位，相对处于较低水平。卵巢癌死亡率随年龄的增长呈上升趋势，在75~79岁组达到高峰（13.80/10万）[3,5-9]，诊断时的平均年龄约为63岁，发病年龄特征与女性乳腺癌极其相似，发病率同样呈现双峰状态，45~59岁形成病例绝对数值高峰。一般而言，每个女性患浸润性卵巢癌的终生风险为1/71，且随着年龄的增长患病风险增加，死于该病的终生风险为1/95[3]。

卵巢恶性肿瘤发病原因迄今不明，可能的高危因素有[2-4,7-12]：①肥胖，现被认为是卵巢癌发病的高危因素之一；②持续排卵，未产、不孕和应用促排卵药物是卵巢癌的危险因素，而较早年龄（25岁或以前）妊娠和生育、多次妊娠、口服避孕药和哺乳可减低30%~60%的卵巢癌发病风险，其机制可能是重复的排卵过程使卵巢上皮细胞发生遗传性损伤，最终在某些卵巢癌易患体质的个体中导致癌变；③内分泌因素，过多的促性腺激素刺激和雌激素作用可促使卵巢包涵囊肿的上皮细胞增生与转化，乳腺癌或子宫内膜癌合并功能性卵巢癌的机会较一般女性高2倍，说明三者都是激素依赖性肿瘤；④环境和其他因素，滑石粉、石棉等某些工业产物的接触者发病机会增加；⑤不良生活方式，如抽烟、酗酒和高胆固醇饮食不利于对卵巢的保护；⑥激素替代治疗（hormone-replacement therapy，HRT），增加了激素对卵巢的刺激，尤其与黏液性腺癌有一定关系；⑦子宫内膜异位症，可能与卵巢子宫内膜样癌和透明细胞癌有关；⑧盆腔炎、多囊卵巢综合征以及子宫切除术，对卵巢癌发病的影响尚不完全明确；⑨遗传和家族因素，约有10%卵巢癌患者具有遗传异常，如BRCA1/2突变的遗传性乳腺-卵巢癌综合征（HBOC），常染色体异常的Lynch综合征Ⅱ型等，所谓家族聚集性卵巢癌是指一家数代均发病（主要是上皮性癌），BRCA1和BRCA2基因突变者患卵巢癌的机会分别达26%~154%和10%~23%，Peutz-Jeghers综合征患者有5%~14%发生卵巢肿瘤。遗传易感性表现为高-中度显性的少见遗传突变，已鉴定出与卵巢癌相关的29个等位基因，包括14个亚型特异性等位基因[2]。卵巢癌病因不清，预防较难。据报道，一些因素如口服避孕药、哺乳、双侧输卵管结扎（尤其对卵巢黏液性腺癌）或预防性卵巢切除可减低卵巢癌的风险 [2-4,12]。因此，积极针对高危因素、开展普查普治、及时早期诊断和加强随访监测是卵巢癌防治工作中的有效措施，对改善其的预后有重要意义。

第一节　卵巢恶性肿瘤的组织病理学分类和分级

卵巢恶性肿瘤的组织学类型繁多，目前普遍采用的是世界卫生组织（WHO）2014 年制定的分类方法（表 65-1）[13]。其中，生殖细胞肿瘤和性索间质细胞肿瘤较为少见，而以上皮性卵巢癌最为常见，占原发性卵巢肿瘤的 50%～70%，占卵巢恶性肿瘤 85%～90%，故卵巢癌常泛指为卵巢恶性肿瘤。近年来，人们对卵巢癌的细胞起源的认识发生了革命性变化，卵巢表面生发上皮起源假说已基本被否定，而高级别卵巢浆液性癌大多起源于输卵管的观点已被国际上多数学者所接受。2004 年，美国霍普金斯大学病理学家提出了卵巢癌的"二元论模型"理论，随后美国德州大学 M.D. Anderson 癌症中心（The University of Texas M.D. Anderson Cancer Center）提出了具体的两级分级标准 [14]。"二元论模型"将卵巢癌分为两型：Ⅰ型卵巢癌包括低级别卵巢浆液性癌及低级别卵巢子宫内膜样癌、透明细胞癌、黏液性癌和移行细胞癌；Ⅱ型卵巢癌包括高级别卵巢浆液性癌及高级别卵巢子宫内膜样癌、未分化癌和恶性中胚叶混合性肿瘤（癌肉瘤）。Ⅰ型卵巢癌起病缓慢，常有前驱病变，多为临床早期，预后较好；Ⅱ型卵巢癌发病快，无前驱病变，侵袭性强，多为临床晚期，预后不良。两型卵巢癌的发生、发展遵循两种不同的分子途径，具有不同的生物学行为 [15-17]。

卵巢上皮性肿瘤的体积往往较大，多呈囊性，单房或多房；包括浆液性、黏液性、内膜样肿瘤以及纤维上皮瘤或 Brenner 瘤、混合性上皮性肿瘤、未分化癌等组织类型，各类肿瘤又有良性、交界性和恶性之分。交界性肿瘤是一种低度恶性潜能肿瘤，其上皮细胞增生活跃，细胞层次增加，核异型及核分裂象增加，但常无间质浸润。卵巢恶性生殖细胞肿瘤（ovarian malignant germ cell tumor）是指来源于胚胎性腺的原始生殖细胞而具有不同组织学特征的一组肿瘤，占卵巢肿瘤的 20%～40%，占所有卵巢恶性肿瘤的 5%。卵巢无性细胞瘤为中度恶性的卵巢实质性肿瘤。卵巢非无性细胞瘤性肿瘤是除无性细胞瘤外的卵巢生殖细胞肿瘤，肿瘤常混合存在，除成熟性畸胎瘤外，均为恶性，且恶性程度较高。卵巢性索间质肿瘤来源于原始性腺中的性索组织及特殊性间叶组织，为良性或低度恶性肿瘤，多数有内分泌功能，产生类固醇类激素（如颗粒细胞瘤常产生雌激素），肿瘤多为中等大小、实质性，组织形态多样化，占卵巢恶性肿瘤的 4.3%～6% [3,18]。支持细胞间质细胞瘤属低度恶性肿瘤，通常发生在 30～40 岁女性，多数是单侧发生。典型的支持细胞 - 间质细胞肿瘤会产生雄激素，70%～85% 的病例会有临床男性化的表现。卵巢非特异性间质肿瘤是指出自卵巢间质区的非特殊的支持组织的一类肿瘤，较少见，可为良性或恶性，恶性肿瘤包括各种卵巢肉瘤（如纤维肉瘤、平滑肌肉瘤、横纹肌肉瘤、血管肉瘤、恶性中胚叶混合瘤、神经纤维肉瘤等）、原发性恶性淋巴肉瘤，其恶性程度高，常很快广泛转移或复发，预后极差 [3,7-11]。

以往卵巢肿瘤分类中将具有宫颈内膜型黏液细胞的卵巢交界性肿瘤分为两组：一组由单纯的宫颈内膜型黏液细胞组成，称为宫颈内膜型或苗勒管型黏液型交界性囊腺瘤，归入卵巢黏液性肿瘤；另一组由宫颈内膜型黏液细胞、浆液性细胞、子宫内膜样细胞等混合组成，称为混合性上皮性交界性肿瘤，归入卵巢混合性上皮性肿瘤。然而，几乎所有含宫颈内膜型黏液细胞的卵巢交界性肿瘤均由不同类型的细胞混合组成，且上述分组并无实际临床意义。因此，上述两组肿瘤应被归为具有异质性细胞成分的同一类型肿瘤。由于浆液性细胞和宫颈内膜型黏液细胞是其主要的细胞成分，并且此类肿瘤的乳头结构、临床病理学特点以及生物学行为更接近于浆液性肿瘤，故推荐使用浆黏液性肿瘤这一名称。浆黏液性交界性肿瘤的典型形态学特点包括：等级分支的复杂乳头结构，间质水肿，并伴有中性粒细胞浸润的大乳头、混合性上皮成分（主要为浆液性上皮与宫颈内膜型黏液性上皮）。近 40% 的浆黏液性交界性肿瘤为双侧性的肿瘤，可以出现微乳头结构、微浸润、腹膜种植、淋巴结受累等。与肠型黏液性肿瘤或单纯浆液性肿瘤不同的是，浆黏液性肿瘤具有不同的免疫组织化学特征，其典型的免疫组织化学表型为 $ER^+/PR^+/CK7^+/CK20^-/CDX-2^-/WT-1^-$，且约有 1/3 的浆黏液性肿瘤病例与子宫内膜异位症密切相关。此外，分子遗传学研究也显示，一部分浆黏液性肿瘤病例存在 ARID1A 基因的突变与表达缺失。这些均提示，浆黏液性肿瘤在发生机制及遗传学上更接近于子宫内膜样癌和透明细胞癌[13,19-20]。身体任何部位的恶性肿瘤均可转移到卵巢，称为继发性卵巢肿瘤，最常见的原发肿瘤部位为乳房、胃肠道，其次为生殖道、泌尿道及身体其他部位。

　　WHO 卵巢肿瘤组织学分级主要依据组织结构并参照了细胞分化程度，将卵巢肿瘤分为三级：①分化 1 级，为高度分化；②分化 2 级，为中度分化；③分化 3 级，为低度分化。组织学分级对预后的影响较组织学类型更重要。

第二节　常见类型的卵巢恶性肿瘤的临床特点

一、卵巢恶性肿瘤

（一）浆液性癌（serous carcinoma）

　　浆液性腺癌是最常见的原发性卵巢恶性肿瘤，占所有卵巢恶性肿瘤的 40% ~ 60%，占上皮性卵巢癌的 75% 左右，好发年龄为 40 ~ 60 岁，双侧性者占 1/3 ~ 1/2。肿瘤往往较大，为单房性或多房性，半实质或囊性，质脆。其特点为常有大量质脆的乳头状突起充于囊内，可位于肿瘤内壁，也可穿透瘤壁，向外继续生长，呈菜花状。囊壁破溃后很容易侵犯周围器官并形成广泛癌性种植，到腹膜及脏器表面。切面可见不同程度的乳头状突起，有囊性及实性部分，并可见坏死或出血。囊内液体不透明，呈棕黄色，有时呈血性。镜下，因细胞分化程度不同而有不同表现；囊壁上皮细胞明显增生，呈复层排列，一般在 4 ~ 5 层以上；瘤细胞可显著堆积，呈乳头状突起，间质有恶性细胞侵袭；或细胞小，分化差，核深染，有分裂象；分化差者乳头状结构少或无，腺样结构少，异型性明显，间质和包膜有严重侵犯；砂粒体（约 1/3 可见）是其特点，但无特异性。有时伴有腹水。预后较差，5 年生存率仅为 20% ~ 30%。

　　1. 低级别浆液性癌

　　卵巢低级别浆液性癌（low-grade serous carcinoma，LGSC）是指与浆液性交界性肿瘤有关的浆液性肿瘤，占所有卵巢浆液性癌的 5%，包括组织学 1 级（高分化）浆液性癌，其前驱病变是卵巢交界性浆液性肿瘤 / 非典型增生性浆液性肿瘤。LGSC 的预后较好，5 年和 10 年存活率达 85% 和 50%。

　　2. 高级别浆液性癌

　　卵巢高级别浆液性癌（high-grade serous carcinoma，HGSC）包括大部分女性生殖道（非子宫）发生的组织学 2 级和 3 级（中分化和低分化）浆液性癌，其前驱病变往往见于输卵管，75% ~ 80% 的患者就诊时已届晚期，分期手术和减瘤手术后的残余病灶大小和多少是影响预后的重要因素[13,20]。

（二）卵巢黏液性腺癌和囊腺癌

卵巢黏液性腺癌（mucinous carcinoma）和囊腺癌的发生率较浆液性腺癌低，占卵巢恶性肿瘤的10%～20%，绝大多数发病于30～60岁，儿童病例偶尔也有见到。肿瘤往往较大，房性者居多[7-9,13,15]，可为实性或囊性。囊腔中有浑浊的黏性液体，可以是血性的。囊壁破溃的黏液流入腹腔可形成腹膜假黏液瘤。切面显示多数境界不清的囊腔分布于实质块中并有出血或坏死区域。镜下，上皮细胞异型性明显，腺体密集，腺上皮超过3层，异型性明显，间质有明显侵袭。高分化型有多数腺样结构，有少量核分裂象；中分化型不典型细胞层次多，核分裂象也更多，细胞排列不规则，腺样结构也呈不规则形，间质有多量癌细胞；低分化型上皮细胞分化不好，呈索状排列，但有少量腺样结构。黏液性囊腺癌的总的5年生存率为40%～60%[1,13,21-22]。

（三）卵巢子宫内膜样癌

卵巢子宫内膜样癌（endometrioid adenocarcinoma）占卵巢恶性肿瘤的10%～15%，其组织形态与子宫内膜腺癌极相似，高发年龄为40～60岁[7-9,18]。约半数为双侧性的，15%～20%的患者同时患有子宫内膜癌，故必须认真检查子宫腔的变化。约42%的患者与同侧卵巢或盆腔子宫内膜异位症相关。肿瘤多呈囊性，仅少数呈完全实性。肿瘤大小各异，肿瘤包膜光滑或有外生乳头，10%可见砂粒体。切面呈实性或部分实性，有时有内生乳头。瘤内可有清亮液体或为血性。癌细胞呈立方形或柱状，排列成腺腔、乳头或实性细胞巢，内衬单层或多层癌细胞，基底膜清楚。5年生存率为Ⅰ期78%，Ⅱ期63%，Ⅲ期24%，Ⅳ期6%[13]。

（四）卵巢透明细胞癌

卵巢透明细胞癌（clear cell carcinoma）占卵巢恶性肿瘤的5%～11%，发病年龄多在40～70岁（平均55岁）。多数肿瘤直径为10～20 cm，有时达30 cm[8-9,13,15-18]。40%为双侧性，呈实性或囊实性。镜下，可找到透明细胞或鞋钉样细胞，后者为球形，胞核向腺腔或囊腔内突入，几乎超过细胞质的范围。透明细胞可呈团块状或形成腺腔，偶尔可见高分化的乳头样结构。50%～70%的肿瘤来源于卵巢及盆腔子宫内膜异位症，并易于与卵巢内膜样癌相混淆。偶尔可见合并高钙血症。肿瘤期别是单一重要的影响预后的因素，Ⅰa期预后较好，Ⅰc期则差；高期别者对铂类化疗不敏感，故预后往往不好[13]。

（五）卵巢无性细胞瘤

卵巢无性细胞瘤（dysgerminoma）主要发生在青少年期，是卵巢恶性生殖细胞肿瘤中最常见者，占卵巢肿瘤的1%～2%，占卵巢恶性肿瘤的3%～5%[1,8,13,18,21]。绝大多数为单侧性的，极少呈双侧性。肿瘤呈圆形或卵圆形，表面光滑分叶状，一般直径为10～20 cm。切面多呈实性质脆，少数有囊性变。单纯型可分为大细胞及小细胞两类，一般后者分化较差，可见核分裂象或瘤细胞排列成索条状。多数患者月经正常，性染色体正常；但也有少数患者合并两性畸形及性染色体异常，并表现为闭经、第二性征发育差、阴蒂肥大及多毛等。部分患者血清乳酸脱氢酶（LDH）及绒毛膜促性腺激素（HCG）升高。无性细胞瘤对化疗及放疗皆很敏感，预后较好，5年生存率可达90%，可视为低度恶性肿瘤。

（六）卵巢内胚窦瘤

卵巢内胚窦瘤（endodermal sinus tumor），又称卵黄囊瘤（Yolk sac tumor），占卵巢恶性肿瘤的6%～15%，占卵巢生殖细胞肿瘤的22%[1,8,13,18,21]。在女性恶性生殖细胞肿瘤中，内胚窦瘤占近一半。年轻者发病率较高，中位发病年龄为19岁。肿瘤表面光滑，大小不等，多数直径大于10 cm；常为单侧性的，呈圆形或卵圆形，为实质性或囊性变[1,18-21]；有包膜但常见自然破裂；切面呈灰白色，质脆，或有明显的出血坏死及大小不等的囊性区。临床表现主要是盆腔内肿块迅速增大，伴腹胀、腹痛。若肿瘤破溃，则产生剧烈腹痛及发热。约有80%的患者合并腹水，少数合并胸水。因有卵黄囊成分，血清甲胎蛋白（AFP）极度升高，可作为诊断及监测的肿瘤标志物。卵巢内胚窦瘤为高度恶性的肿瘤，生长快，转移率高，短期内复发，预后差。因对化疗较敏感，近年来随着合理化疗方案的使用，预后有很大改善。

（七）卵巢未成熟型畸胎瘤

在卵巢畸胎瘤中，多数为成熟畸胎瘤，未成熟畸胎瘤仅占所有畸胎瘤的2%～5%，占原始生殖细胞肿瘤的20%[1,8,13,18,21-25]。未成熟畸胎瘤多发生于青少年期。瘤体往往较大，几乎都是单侧性的，呈实质性或囊实性，可呈分叶状；包膜不坚实，常已自行破裂，或在手术切除中破裂。常见有腹膜种植。因由三种胚层不同组织组成，切面多样化，可找到各种成分。外胚层中，皮肤及其附属器最多见，其次为神经组织，其中又以神经胶质最为多见；其他还有脉络丛，神经节细胞团，偶尔可见大脑皮质样组织。中胚层中有结缔组织、脂肪、透明软骨、骨片、平滑肌等，幼稚成分中有幼稚软骨、疏松网状结构或似肉瘤样组织。内胚层中有黏液柱状上皮，或多层纤毛柱状上皮形成的小腔，有平滑肌或软骨、黏液腺等围绕，类似肠管或呼吸系统结构。其预后与病理分级密切相关。瘤体内不成熟的神经上皮多恶性程度高。该肿瘤对化疗较敏感，虽然其复发和转移率较高，但其病理分级与原发灶可不完全相同，时间较长的复发灶有自未成熟向成熟转化的趋势。

（八）卵巢颗粒细胞瘤

卵巢颗粒细胞瘤（granulosa cell tumor）占卵巢恶性肿瘤的5%～10%，为性腺间质瘤（其中绝大多数是颗粒细胞瘤）。90%的颗粒细胞瘤为单侧性的，多发生在生殖年龄阶段或绝经后，在青春期前发生的仅占5%。颗粒细胞瘤大多数具有雌激素标志物，是一种高雌激素的功能性肿瘤。临床表现为绝经后出血、乳房胀痛、性早熟等症状。少数还有男性化表现。约5%的病例合并子宫内膜癌，75%的病例与假性性早熟有关，25%～50%的中老年女性病例与子宫内膜增生有关[8,18]。一般认为颗粒细胞瘤属于中、低度恶性肿瘤，但也有少部分颗粒细胞瘤恶性程度很高，可出现远期复发。颗粒细胞瘤可分为[1,8,13,18,21-25]：①幼年型颗粒细胞瘤，好发生在30岁以前，45%发生在10岁以下，单侧性多，平均直径12 cm，体积较大，切面实性或囊实性；瘤细胞胞质丰富，黄素化明显；细胞核圆、深染，缺乏成人型颗粒细胞瘤的核沟；约5%临床表现为恶性的；复发较快，约在诊断后2年之内。②成人型颗粒细胞瘤，占所有卵巢肿瘤的1.5%～2%，占卵巢恶性肿瘤的10%，至少是潜在恶性的；1/3发生在生殖年龄，其余发生在绝经后，发病的平均年龄是50～53岁；单侧多，大小差别很大，多为实性或囊实性，表面光滑；镜下可见Call-Exner小体，细胞呈圆形或卵圆形，细胞核具有典型的核沟，咖啡豆样；复发间隔时间长，甚至于在10年后，且扩散主要在腹腔内。

（九）卵巢继发性癌[1,8,13,18,21-25]

几乎所有类型的肿瘤均可转移至卵巢，卵巢继发性癌（secondary carcinoma）约占所有卵巢恶性肿瘤的8%，大部分来自胃肠道。来自大肠的可能呈实体者居多，镜下，与原发大肠癌相似，被覆上皮偶尔可见杯状细胞，并常见坏死。胃转移至卵巢者多为实性，很少有囊肿，也可能只有一层薄壁并充满黏液，镜下可找到印戒细胞，由Krukenberg首先报道并描述，故称Krukenberg瘤，但后者有时也可来源于大肠癌、乳腺癌或其他能分泌黏液的其他器官肿瘤；而有时来自胃的转移瘤反而不具备Krukenberg瘤的特征。女性其他生殖器癌晚期可能直接转移至卵巢，但很少见来自外阴、阴道及宫颈癌的转移。约10%的子宫内膜癌伴有卵巢内膜样癌，但在大多数病例，卵巢内膜样癌及子宫内膜癌均是原发的，而不是继发的。输卵管癌可直接扩散至同侧卵巢，甚至难以确定原发部位而命名为输卵管卵巢癌。在约

25%的因乳腺癌行治疗性切除的卵巢中，可见弥散性乳腺癌；而在另外一些卵巢转移癌病例中，由于未仔细检查乳腺，通过详细检查后才找到有乳腺癌。

二、卵巢交界性肿瘤（低度恶性潜能肿瘤）

1973年，WHO已将卵巢交界性肿瘤（ovarian borderline tumor）列入卵巢肿瘤分类中。但卵巢交界性肿瘤的诊断标准多年来一直有争议，也就是近年来才渐趋于统一。WHO对卵巢交界性肿瘤的定义为：在生长方式和细胞学特征方面介于明显良性和明显恶性的同类肿瘤之间，无损毁性间质浸润，且与同样临床分期的卵巢癌相比是预后好得多的卵巢肿瘤。其5年生存率Ⅰ期高达96%，其他各期平均约为92%[1,8,18,21]。卵巢交界性肿瘤的主要病理类型为浆液性和黏液性肿瘤，也有子宫内膜样、透明细胞肿瘤等类型，但均非常少见。与过去有较大不同的是，引入了微灶性浸润和非浸润性种植等概念，为交界性肿瘤的治疗提供了依据。

（一）特点

卵巢交界性肿瘤占卵巢上皮性肿瘤的9.2%～16.3%，其特点包括[1,8,13,18,21]：①发病年龄较轻，易发生于生育年龄女性，平均发病年龄为34～44岁，小于40岁者约占1/3，合并妊娠者占9%；②发现时常为早期肿瘤，Ⅰ期为主，占50%～80%，Ⅰ～Ⅱ期占80%，Ⅰ期中主要是黏液性，而Ⅲ期中则主要是浆液性；③在临床上有一定的恶性上皮卵巢癌的组织学特征，但缺少可确认的间质浸润，恶性程度较低，预后好；④对化疗不敏感；⑤多为晚期复发，复发率随着时间的推移而增加；⑥复发多仍为卵巢交界瘤，再次手术仍可达到较好效果。

（二）组织学诊断标准

WHO（1999）制定的卵巢交界性肿瘤的基本诊断标准为：①交界性肿瘤细胞核异常及核分裂象介于该类型明显良性与肯定恶性之间；②有些不典型复层上皮细胞团脱离了原来部位；③缺乏明显的间质浸润。

1. 浆液性交界性肿瘤的组织学诊断

一般采用Katzenstein等提出的标准[8,18,21,25]：①上皮细胞复层和（或）呈出芽状簇集；②细胞异型性；③核分裂象；④无间质浸润。在无真正间质浸润的前提下，这四点中必须达到两点以上才能诊断。间质浸润有时不容易判断和识别。一部分浆液性交界性肿瘤有腹膜种植，在诊断时应以原发肿瘤的形态为准。

2. 黏液性交界性肿瘤的组织学诊断

有上皮增生，无间质浸润，并具有以下三项中的两项：①绒毛样腺状增生；②核分裂象或细胞不典型；③细胞不超过四层。

黏液性交界性肿瘤分为宫颈内膜型和肠型。宫颈内膜型其结构类似交界性浆液性肿瘤，唯乳头含有丰富间质并有细胞出芽，可能种植于腹膜及转移至淋巴结，但不伴有腹膜假黏液瘤。其腹膜播散为散布的结节，其组成为黏液腺和纤维间质。其预后好于肠型。肠型的诊断标准：①黏液上皮呈复层及簇状，但无间质浸润；②伴微浸润者常表现为腺体拥挤，呈融合性生长或背靠背，缺乏纤维间质；或呈筛状结构，可伴有坏死，核分裂象<5/10 HPF，浸润范围<5 mm。伴有腹膜假黏液瘤的多为肠型。Riopel对肠型交界性黏液性肿瘤的间质浸润的标准由<3 mm放宽至<5 mm，是因两者的预后之间无显著性差异。

3. 腹膜种植

约35%的卵巢浆液性交界性肿瘤在初次诊断时卵巢外已有播散，呈盆腹膜和下结肠系膜种植。传统的观点将卵巢外病灶均视为"种植"，这种分类方法有缺陷。现在已将腹膜种植分为非浸润性种植（non-invasive implant）和浸润性种植（invasive implant）两种预后不同的类型。非浸润性种植中上皮成分稀少，被四周反应性纤维细胞围绕，使上皮与间质细胞常常融合，难以查见；浸润性种植则上皮成分较多，显示高度复杂增生或微乳头结构及小细胞巢无规律地分布于间质中。

4. 浆液性交界性肿瘤伴微灶浸润（serous borderline tumor with microinvasion）[1,8,13,15,21]

典型形态的浆液性交界性肿瘤间质中存在灶性或多灶性，呈现以单个细胞、不规则小巢状、乳头状或筛孔状细胞巢，细胞呈现不典型性，但对周围间质不构成破坏性并不伴有间质反应，病灶范围直径 <3 mm 或面积 <10 mm²。目前，绝大多数研究认为，微浸润不影响预后，仍将其划入交界性肿瘤的范围。

5. 淋巴结转移

卵巢交界性肿瘤存在淋巴结转移的发生率为 1%～16%，与临床分期无关，无临床显著意义。非浸润性种植者淋巴结受累一般不影响预后，而浸润性种植者有较高的复发率，偶尔有转化为明显癌者，则影响预后。

表 65-1　WHO 卵巢肿瘤组织学分类（2014）

上皮性肿瘤	内膜样囊肿
浆液性肿瘤	内膜样囊腺瘤
良性	内膜样腺纤维瘤
浆液性囊腺瘤	交界性
浆液性腺纤维瘤	内膜样交界性肿瘤 / 不典型增生性内膜样肿瘤
浆液性表面乳头状瘤	恶性
交界性	内膜样癌
浆液性交界性肿瘤 / 不典型增生性浆液性肿瘤	**透明细胞肿瘤**
浆液性交界性肿瘤——微乳头亚型 / 非浸润性低级别浆液性癌	良性
恶性	透明细胞囊腺瘤
低级别浆液性癌	透明细胞腺纤维瘤
高级别浆液性癌	交界性
黏液性肿瘤	透明细胞交界性肿瘤 / 不典型增生性透明细胞瘤
良性	恶性
黏液性囊腺瘤	透明细胞癌
黏液性腺纤维瘤	**Brenner 瘤（纤维上皮瘤或移行细胞瘤）**
交界性	良性
黏液性交界性肿瘤 / 不典型增生性黏液性肿瘤	Brenner 瘤
恶性	交界性
黏液腺癌	交界性 Brenner 瘤 / 不典型增生性 Brenner 瘤
内膜样肿瘤	恶性
良性	恶性 Brenner 瘤

表 65-1　WHO 卵巢肿瘤组织学分类 (2014)　　　　　　　　　　(续表)

浆黏液性肿瘤

　良性

　　浆黏液性囊腺瘤

　　浆黏液性腺纤维瘤

　交界性

　　浆黏液性交界性肿瘤 / 不典型增生性浆黏液性

　　肿瘤

　恶性

　　浆黏液性癌

未分化癌

间叶性肿瘤

　低级别内膜样间质肉瘤

　高级别内膜样间质肉瘤

混合性上皮和间叶肿瘤

　腺肉瘤

　癌肉瘤

性索 - 间质肿瘤

　纯间质肿瘤

　　纤维瘤

　　富细胞纤维瘤

　　卵泡膜细胞瘤

　　黄素化卵泡膜细胞瘤伴硬化性腹膜炎

　　纤维肉瘤

　　硬化性间质瘤

　　印戒细胞型间质瘤

　　微囊性间质瘤

　　莱迪（Leydig）细胞瘤

　　类固醇细胞瘤

　　恶性类固醇细胞瘤

　纯性索肿瘤

　　成年型粒层细胞瘤

　　幼年型粒层细胞瘤

　　Sertoli 支持细胞瘤

　　环小管性索瘤

　混合性性索 - 间质肿瘤

　　支持 - 间质细胞肿瘤

　　高分化

　　中分化

　　　伴异源性成分

　　低分化

　　　伴异源性成分

　　网状型

　　　伴异源性成分

　　非特异性支持 - 间质细胞肿瘤

生殖细胞肿瘤

　无性细胞瘤

　卵黄囊瘤

　胚胎性癌

　非妊娠性绒癌

　成熟性畸胎瘤

　未成熟性畸胎瘤

　混合性生殖细胞肿瘤

单胚层畸胎瘤和起源于皮样囊肿的体细胞型肿瘤

　良性甲状腺肿

　恶性甲状腺肿

　类癌

　　甲状腺肿类癌

　　黏液性类癌

　神经外胚层型肿瘤

　皮脂腺肿瘤

　　皮脂腺瘤

　　皮脂腺癌

　其他罕见的单胚层畸胎瘤

　癌

　　鳞状细胞癌

　　其他

生殖细胞 - 性索 - 间质肿瘤

　性腺母细胞瘤，包括性腺母细胞瘤伴恶性生殖细

　胞肿瘤

　混合性生殖细胞 - 性索 - 间质肿瘤，未分类

其他肿瘤

　卵巢网肿瘤

　　卵巢网腺瘤

　　卵巢网腺癌

　Wolff 管肿瘤

　小细胞癌，高钙血症型

表 65-1　WHO 卵巢肿瘤组织学分类（2014）　　　　　　　　　（续表）

小细胞癌，肺型	过度黄素化反应
Wilms 瘤	妊娠黄体瘤
副节瘤	间质增生
实性假乳头性肿瘤	间质卵泡增生
间皮肿瘤	纤维瘤病
腺瘤样瘤	巨块性水肿
间皮瘤	Leydig 细胞增生
软组织肿瘤	其他
黏液瘤	**淋巴样和髓样肿瘤**
其他	淋巴瘤
瘤样病变	浆细胞瘤
滤泡囊肿	髓系肿瘤
黄体囊肿	**继发性肿瘤**
巨大孤立性黄素化滤泡囊肿	

第三节　卵巢恶性肿瘤的 FIGO 分期

国际妇产科联盟（FIGO）将卵巢癌分为 Ⅰ、Ⅱ、Ⅲ 和Ⅳ期。要对卵巢癌做出全面、准确的临床分期，必须进行全面的体检，通过手术对盆、腹腔进行全面检查，对腹腔液体或冲洗液进行细胞学检查，以及对盆腔以外可疑部位进行活检病理检查。卵巢癌（包括输卵管癌和原发性腹膜癌）的 FIGO 2014 年的手术 - 病理分期及国际抗癌联盟 TNM 分期见表 64-2[26]。

关于早期病变和晚期病变的定义，现在更倾向于将 Ⅰ ~ Ⅱa 期归为早期卵巢癌，而将 Ⅱb 及以上者归为晚期卵巢癌。

表 65-2　原发性卵巢恶性肿瘤、输卵管癌及原发性腹膜癌分期（FIGO 2014 年和 TNM）

FIGO	描述	TNM
0	原发肿瘤无法评估	T_X
	无原发肿瘤证据	T_0
Ⅰ 期	肿瘤局限于卵巢或输卵管	T_1
Ⅰa 期	肿瘤局限于一侧卵巢（包膜完整）或输卵管，卵巢和输卵管表面无肿瘤，腹水或腹腔冲洗液中未找到恶性细胞	T_{1a}
Ⅰb 期	肿瘤局限于双侧卵巢（包膜完整）或输卵管，卵巢和输卵管表面无肿瘤，腹水或腹腔冲洗液中未见恶性细胞	T_{1b}
Ⅰc 期	Ⅰa 期或 Ⅰb 期肿瘤伴下述任一项者：	T_{1c}
Ⅰc1 期	手术导致肿瘤破裂	
Ⅰc2 期	手术前肿瘤包膜已破例或卵巢输卵管表面有肿瘤	
Ⅰc3 期	腹水或腹腔冲洗液中找到恶性细胞	

表 65-2　原发性卵巢恶性肿瘤、输卵管癌及原发性腹膜癌分期（FIGO 2014 年和 TNM）　　　（续表）

FIGO	描述	TNM
Ⅱ期	肿瘤累及一侧或双侧卵巢或输卵管，伴盆腔内扩散（在骨盆入口平面以下）或原发性腹膜癌	T_2
Ⅱa 期	肿瘤蔓延和（或）种植到子宫和（或）输卵管和（或）卵巢	T_{2a}
Ⅱb 期	侵及其他盆腔组织	T_{2b}
Ⅲ期	肿瘤累及一侧或双侧卵巢或输卵管或原发性腹膜癌，伴细胞学或组织学证实的盆腔外腹膜转移和（或）腹膜后淋巴结转移	T_3
Ⅲa1 期	仅有腹膜后淋巴结阳性（细胞学或组织学证实）	$T_{3a}/T_{3a}N_1$
Ⅲa1（ⅰ）期	转移灶（不是淋巴结）最大直径≤10 mm	
Ⅲa1（ⅱ）期	转移灶（不是淋巴结）最大直径>10 mm	
Ⅲa2 期	显微镜下盆腔外腹膜受累，伴或不伴腹膜后淋巴结阳性	
Ⅲb 期	肉眼可见盆腔外腹膜转移，病灶最大直径≤2 cm，伴或不伴腹膜后淋巴结阳性	$T_{3b}/T_{3b}N_1$
Ⅲc 期	肉眼可见盆腔外腹膜转移，病灶最大直径>2 cm，伴或不伴腹膜后淋巴结转移，包括肿瘤累及肝和脾包膜但未侵入其实质的转移	$T_{3c}/T_{3c}N_1$
Ⅳ期	超出腹腔外的远处转移	任 何 T、任何 N
Ⅳa 期	胸水发现癌细胞	M_1
Ⅳb 期	腹腔外器官的实质转移，包括肝脾实质转移、腹股沟淋巴结转移和腹腔外淋巴结转移	

第四节　卵巢恶性肿瘤的诊断

诊断卵巢恶性肿瘤的依据是肿瘤的组织病理学，而临床症状和体征、腹水细胞学、影像学及肿瘤标志物检查结果等均不能作为卵巢癌的确诊依据。确诊前还需与子宫内膜异位症、结核性腹膜炎、生殖器官以外的肿瘤、转移性卵巢肿瘤、慢性盆腔炎等疾病进行鉴别诊断。诊断步骤如下所述。

一、病史

应详细、完整询问病史，注意有无卵巢肿瘤的病史，如有，是否治疗过及用何种方法。注意卵巢癌的高危因素：年龄的增长（>50 岁）；未产或排卵年数增加（12 岁前月经初潮或绝经晚于 55 岁）；未婚、未孕、不哺乳；使用促排卵药物等；高动物脂肪、高蛋白质和高热量饮食；以及子宫内膜癌、乳腺癌、结肠癌病史。注意有无癌症家族史，特别是卵巢癌家族史。遗传性卵巢癌综合征（HOCS），尤其是 BRCA1 或 BRCA2 基因表达阳性者，其患病的风险高达 50%，并随着年龄的增长，风险增加 [1,8,18,21]。

二、临床表现

卵巢恶性肿瘤早期常无自觉症状，可在妇科检查中发现。晚期可出现腹胀、腹部肿块、腹水、腹痛、阴道出血、消瘦、贫血及恶病质等。因此，对于不明原因的腹胀、腹水、腹内肿块及腹痛，都应进行彻底的检查。"卵巢癌三联征"（年龄 40～60 岁、卵巢功能障碍、胃肠道症状）概念的引入有助于提高对卵巢癌的警惕。

（一）症状

卵巢恶性肿瘤早期常无症状，或可有一些非特异的症状，如食欲减退、消化不良、腹胀、恶心感等。晚期主要表现为腹胀、腹部肿块及腹水。症状的轻重决定于：①肿瘤的大小、位置、侵犯邻近器官的程度；②肿瘤的组织学类型；③有无并发症[1,8,18,21-22]。

约有 25% 的卵巢恶性肿瘤患者有不规则阴道出血，这是由于癌转移到子宫内膜或同时伴发子宫内膜癌所致。患者还可能因卵巢组织破坏或卵巢间质受到过度刺激产生过多雌激素而导致子宫内膜增生出血，故若有异常的阴道出血，也应对子宫内膜进行认真检查。晚期肿瘤患者常有消瘦、体重下降及恶病质表现。各类症状分述如下。

1. 胃肠道症状

早期可有消化不良、便秘、恶心、腹泻及腹部不适，渐渐出现腹胀。

2. 下腹包块

以囊肿为主，中等大小，也有较大者，单侧或双侧。早期者表面可较光滑，晚期者表面高低不平，固定。

3. 压迫症状

因肿瘤生长较大或浸润邻近组织所致。腹水量多者可出现呼吸困难、上腹饱胀。有胸水者可出现心悸、心律改变。压迫盆腔静脉可致下肢水肿。腹痛及尿频、尿潴留和排尿困难往往是由于卵巢肿瘤对邻近器官的浸润、牵拉或压迫所致。

4. 播散及转移症状

腹膜种植可引起腹水，肠道转移可引起消化道症状，子宫内膜转移或侵犯卵巢，内分泌细胞可导致子宫内膜增生出血等症状。

5. 内分泌症状

由于一些卵巢肿瘤分泌的雌激素、孕酮的刺激，可发生性早熟、男性化、闭经、月经紊乱、不规则阴道出血及绝经后出血等。

6. 腹痛

由于肿瘤破裂、扭转等所致。当肿瘤内发生出血、坏死、破裂、感染时可导致腹痛。发生扭转时可发生急腹痛。恶性肿瘤侵犯盆壁、累及神经时，可出现疼痛并向下肢放射。

7. 恶病质

晚期恶性肿瘤患者有贫血、消瘦等恶病质表现，甚至出现肠梗阻。

（二）体检

1. 全身检查

应特别注意乳腺、区域淋巴结是否肿大，如锁骨上淋巴结及腹股沟淋巴结，以及腹部膨胀情况，腹部是否能扪及肿块，有无腹水的移动性浊音，肝脾是否肿大，有无肝脾表面不平，直肠检查有无占位病变等。

2. 盆腔检查

双合诊和三合诊检查，注意附件肿块的位置、大小、形状、边界、质地、表面状况、活动度、触痛、与周围脏器的关系以及子宫直肠窝有无结节等。对伴有下述情况的盆腔肿块应警惕恶性卵巢肿瘤的可能：①实性；②双侧；③肿瘤不规则，表面有结节；④粘连、固定；⑤肿块生长迅速；⑥子宫直肠窝结节；⑦腹水，尤其血性腹水；⑧恶病质；⑨大网膜肿块、肝脾肿大及胃肠道梗阻表现[1,8,18,21-22]。

三、辅助检查

（一）影像学检查

1. 超声扫描[27-28]

超声扫描对于卵巢肿瘤的检查有重要意义，可探测肿物的部位、大小、形态及性质等，并可鉴别卵巢肿瘤、腹水和结核性包裹性积液。B 超的临床诊断符合率可 >90%，但难以发现 <1 cm 的实性肿瘤，且对良恶性的判定也依操作者经验而定。彩色多普勒超声扫描能测定卵巢及其新生组织血流变化，对于鉴别良性与恶性有重要参考价值。交界性肿瘤的最常见的两个特征声像仍是囊内乳头结构和多房隔，但它们不是诊断的敏感指标。

2. CT 和 MRI

CT 和 MRI 可清晰地显示肿瘤，对合并肠梗阻的诊断更有价值，对于判断肿瘤大小、性质、卵巢周围脏器的浸润、有无肝脾和淋巴转移以及确定手术方式也有参考价值。

3. 胸部、腹部 X 线片

胸部、腹部 X 线片对于判断有无胸腔积液、肺转移和肠梗阻有诊断意义。腹部 X 线平片还可显示卵巢畸胎瘤的牙齿、骨质和囊壁钙化。

（二）肿瘤标志物

1. CA125

80% 的卵巢上皮性癌患者 CA125 水平高于正常值，90% 以上的患者 CA125 水平的消长与病情缓解或恶化相一致，尤其是对浆液性腺癌更有特异性，可作为治疗及随访的监测检查[29-30]。但是，CA125 并非绝对特异，有一部分非恶性妇科疾病如急性盆腔炎、子宫内膜异位症、腹盆腔结核、卵巢囊肿、子宫肌瘤及一些非妇科疾病的 CA125 值也时有升高，诊断时应多加注意。75% 的浆液性交界性肿瘤患者术前 CA125 升高，平均为 156 IU/ml ；而黏液性交界性肿瘤患者仅 30% 升高，平均为 28 IU/ml。

2. 甲胎蛋白（AFP）

AFP 对卵巢内胚窦瘤有特异性价值，绝大多数内胚窦瘤的 AFP 升高，部分含卵黄囊成分的未成熟畸胎瘤、混合性无性细胞瘤及胚胎癌的 AFP 也可升高。AFP 的动态变化与癌瘤病情的好转和恶化是一致的，可作为生殖细胞瘤治疗前后及随访的重要标志物。

3. 人绒毛膜促性腺激素（hCG）

hCG 对原发性卵巢绒癌及含有绒癌成分的生殖细胞肿瘤有特异性。

4. 性激素

粒层细胞瘤、泡膜细胞瘤可产生较高水平的雌激素。黄素化时也可有睾酮分泌。浆液性、黏液性或纤维上皮瘤有时也可分泌一定的雌激素。

5. 癌胚抗原（CEA）

有些晚期卵巢恶性肿瘤，特别是黏液性囊腺癌，其 CEA 值常常升高，但它并非卵巢肿瘤的特异性抗原。

6. 乳酸脱氢酶（LDH）

部分卵巢恶性肿瘤血清中 LDH 升高，特别是无性细胞瘤的 LDH 常常升高，但它并非特异性指标。

7. CA19.9

57% 的黏液性交界性肿瘤术前有 CA19.9 升高，可作为黏液性肿瘤的肿瘤标志物。

（三）腹腔镜检查 [1,8,18,21-22,27]

对有盆腔肿块、腹水、腹胀等可疑卵巢恶性肿瘤的患者行腹腔镜检查可明确诊断。腹腔镜检查的作用包括：①明确诊断，做初步临床分期；②取得腹水或腹腔冲洗液进行细胞学检查；③取得活体组织进行组织学诊断；④观察腹膜、横膈膜及脏器表面的情况；⑤术前排放腹水或腹腔化疗，进行术前准备；⑥手术及化疗后判断疗效，虽然腹腔镜检查并不能完全取代二次探查术，但在二次探查术前常常可以先进行腹腔镜检查，若已存在广泛转移灶而无法彻底切除，则可以避免二次探查术。若肿块过大或到达脐耻中点以上，或已有腹膜炎且肿块粘连于腹壁，则不宜进行此检查，腹腔有广泛粘连者宜慎用。

（四）细胞学检查

阴道穹后部吸液脱落细胞学检查有时可找到癌细胞，但阳性率很低，价值不大。腹水明显者可直接从腹部穿刺，若腹水少或不明显，可从阴道穹后部穿刺。腹水或腹腔冲洗液细胞学检查找癌细胞对于Ⅰ期患者确定临床分期及选择治疗方法有意义。穿刺腹水找癌细胞的阳性率较高，但对穿刺引起的感染、穿破肿瘤囊壁造成囊内液体外溢甚至引起皮肤及穿刺部位的种植等并发症也应考虑。

（五）组织病理学检查

肿瘤组织标本病理检查可明确诊断。标本可通过开腹、腹腔镜手术取得。对有些病例可用细针穿刺获取标本，如对于固定盆底的实质性肿块，可进行经阴道细针穿刺；也可在B超引导下，进行经腹或经阴道细针穿刺直接取肿瘤取活体组织进行病理学检查。

（六）其他检查

必要时可选择以下检查方法。

（1）系统胃肠摄片（GD）或乙状结肠镜观察，必要时行胃镜检查，提供是否有卵巢癌转移或胃肠道原发性癌瘤的证据。

（2）淋巴造影：可用于观察有无淋巴结转移。

（3）肾图、静脉肾盂造影：观察肾的分泌及排泄功能，了解泌尿系压迫或梗阻情况。

（4）肝扫描或 γ 照像：了解肝转移或肝肿物。

（5）放射免疫显像或 PET 检查：有助于对卵巢肿瘤进行定性和定位诊断，PET 还有助于发现早期复发。

（6）体外药敏试验：由于缺乏有效的循证医学证据，美国国家综合癌症网（NCCN）和美国临床肿瘤学会（ASCO）均不主张采用体外药物敏感试验来选择化疗药物或改变现行的标准化疗方案 [3,27,31-32]。

第五节　卵巢恶性肿瘤的治疗

一、治疗基本原则

卵巢恶性肿瘤的处理原则是采取以手术为主的综合治疗。手术可明确诊断并切除肿瘤，同时可进行手术 - 病理分期。手术可采取腹腔镜和（或）剖腹方式，前者多用于诊断，后者更宜于治疗。在辅助治疗中，化疗是重要治疗手段。手术和术后是否进行辅助治疗应根据肿瘤的性质、组织学类型、手术 - 病理分期和患者年龄、对生育的要求以及全身情况等综合分析来决定。低危型（Ⅰa/Ⅰb 期、非透明细胞癌、分化好、肿瘤较小、包膜完整、与周围无粘连或交界性肿瘤）患者术后可以不加用化疗 [1,8,14,18,21-22,26,28]。

恶性肿瘤患者很少妊娠，合并妊娠者以无性细胞瘤及浆液性囊腺癌为多，妊娠可使恶性肿瘤扩散，故一旦诊断或疑为卵巢恶性肿瘤，也与非孕期一样，应尽早手术。

对于卵巢上皮癌，早期者争取治愈；晚期者控制复发以延长生存期及提高生存质量，方法是采用手术 + 含铂类药物的联合化疗（推荐紫杉醇和铂类联合）。

对于卵巢生殖细胞肿瘤，目标应是治愈，保留生育功能是其治疗原则，方法是采用手术和以 BEP（博来霉素 + 依托泊苷 + 顺铂）或 BVP（博来霉素 + 长春新碱 + 顺铂）为主要方案的化疗。

对于性索间质性肿瘤，目标也是治愈，手术是主要治疗手段，对年轻的早期患者，可行单侧卵巢切除术以保留其生育功能，对发生转移的患者目前尚无最佳治疗方案。

除了Ⅰ期、1 级的卵巢癌，所有其他期别的卵巢癌患者均应进入初治或复发治疗的临床研究中。因为 70%～80% 的患者对于初次治疗有反应，但是，肿瘤复发非常普遍，需要进一步的治疗以控制肿瘤、缓解症状并维持生活质量。

对于复发性卵巢癌的挽救治疗，选择取决于治疗无进展间期，无进展间期越长，预后越好，手术治疗的价值越大。对于铂类敏感者的复发（初治化疗后 6～12 个月之间的复发为铂类部分敏感，>12 个月为铂类敏感性复发，<6 个月为耐药），改用其他化疗方案或再度尝试一线化疗方案均能获得显著的疗效。细胞毒性药物对于铂类难治病例有一定效果，序贯单药治疗效果较好，放疗也能获得姑息性的治疗效果。

目前许多新的治疗手段正在不断涌现，包括抗癌疫苗、单克隆抗体、基因疗法、抗血管生成治疗、酪氨酸激酶途径抑制剂、纳米途径等；一些分子靶向治疗药物如贝伐珠单抗（bevacizumab）已经被 NCCN 推荐用于铂类耐药的复发卵巢癌患者。生物治疗可能有望成为卵巢癌的第四大治疗手段 [3,18,21,27,31-38]。

卵巢癌治疗的具体要求和注意事项是 [1,8,18,21-22,27,31-32]：

1. 术前应对疾病进行充分评估，术后有明确的病理 - 手术分期。

2. 手术应尽量将肿瘤完全切除，减瘤术应尽量达到理想或最小的残余肿瘤。

3. Ⅰ期肿瘤是否使用微创技术目前仍有争议，不是推荐的标准方法。

4. 所有黏液性肿瘤患者均应行阑尾切除术。

5. 除早期卵巢癌低危型或交界瘤者术后可不辅助化疗（但应定期随访）外，其他中、低分化癌及晚期者应采用术后化疗。

6. 根据组织病理学类型选择化疗方案，多采用联合化疗，通常先选择含铂类药物的联合化疗作为一线化疗。化疗要及时、规范，剂量要足，疗程要够。

7. 浸润性上皮性卵巢癌或腹膜癌患者，如细胞减灭术后残留肿瘤负荷小，应考虑行腹腔化疗。

8. 保留生育功能的手术仅限于某些明显为早期和（或）一些低危肿瘤，如肿瘤细胞分化好者、生殖细胞肿瘤、交界性卵巢肿瘤、早期（Ⅰa）浸润性上皮癌或性索间质肿瘤，可考虑行患侧附件切除术，保留子宫和对侧卵巢。但仍需进行全面手术分期，以排除可能存在的隐匿性晚期肿瘤；还要有密切随访条件，待完成生育功能后视具体情况决定是否切除对侧卵巢。卵巢恶性生殖细胞肿瘤保留生育功能的手术后应使用 BEP 或 VBP 联合化疗。

9. 复发的卵巢恶性肿瘤估计可被切除时，可施行二次减瘤术。若能达到较小的肿瘤残余灶（<2 cm），术后配合二线化疗可延长生存期；若达不到理想的二次减瘤术则难以延长生存期。复发的卵巢恶性肿瘤对铂类耐药者，可选用紫杉醇（taxol）、六甲嘧啶（HMM）、异环磷酰胺（IFO）及托泊替康（TPT）等作为二线化疗药物，现在脂质体多柔比星、吉西他滨和托泊替康也已成为复发性癌治疗的常用药物；若为铂类敏感者，可再用以铂类

为基础的联合化疗或其他二线化疗药物。无性细胞瘤复发或残余病灶局限者可采用术后放疗（外照射）。

10.当发现为浸润性黏液性卵巢肿瘤时，应仔细检查上、下消化道，以排除原发于消化道的隐匿性肿瘤转移至卵巢。

二、治疗方法

（一）手术治疗

1. 全面确定分期的剖腹手术（comprehensive staging laparotomy） [1,8,18,21-22,27,39-42]

①做腹部足够大的纵切口；②进行全面探查；③对腹水或腹膜冲洗液进行细胞学检查，通常应取四处即膈面、左结肠沟、右结肠侧窝及盆腔的冲洗液；④对盆腹腔所有可疑病变部位和粘连部位进行活检，如盆腔侧壁、肠浆膜、肠系膜、横膈等；⑤若肉眼观无明显种植，则应对膀胱反折部、子宫直肠窝、左右结肠侧窝及盆壁腹膜进行随机活检；⑥做全子宫和双侧附件切除术；⑦做横结肠以下的大网膜切除；⑧做盆腔及腹主动脉旁淋巴结清扫术（至肠系膜下动脉水平）。

2. 再分期剖腹手术（restaging laparotomy）

首次手术未进行确定分期且未用药时施行的全面探查，目的是完成准确分期。如已进行化疗，则属第二次剖腹手术（second laparotomy）。

3. 肿瘤细胞减灭术（cytoreductive surgery）或减瘤术（debulking surgery） [1,8,18,21-22,27,39-41]

理想手术（optimal surgery）是尽最大努力切除原发灶及一切转移瘤以使残余癌灶的直径<1 cm的手术。其要求是：①做足够大的纵切口；②对腹水或腹腔冲洗液进行细胞学检查；③做全子宫和双侧附件及盆腔肿块切除，并做卵巢动、静脉高位结扎；④做横结肠下缘大网膜切除，注意肝、脾、横膈、结肠侧沟、盆壁腹膜、肠系膜及子宫直肠窝转移灶的切除或多点活检；⑤做腹主动脉旁及盆腔淋巴结清扫术；⑥做阑尾切除及肠道转移处理。若肿瘤已转移到肠管的肌层或黏膜层，可同时施行肠切除和吻合或造瘘。若病灶广泛不可能完全切除干净，则只能施行较保守的减瘤术。

4. 再次肿瘤细胞减灭术 [8,18,27,39-41]

指对残余瘤或复发瘤进行的手术，目的是缓解症状、提高生活质量，尤其是对于复发病灶孤立、缓解期达1年以上的复发患者，但关键是要有更有效的二线化疗药物配合，否则这种手术的价值很有限。

5. "中间性"或间隔肿瘤细胞减灭术 [8,18,21,27,39-41]

有些晚期卵巢癌病灶较大，固定，有大量腹水，估计难以切除干净或基本切除干净，或一般情况不能耐受手术，对此先进行几个疗程的化疗，再行肿瘤细胞减灭术，这样可能可以使腹水减少、肿块缩小或松动而使减灭术可行，提高手术质量；但这样对术后化疗不利，仍应力争先行肿瘤细胞减灭术。

6. 二次探查术 [8,18,21,27,39-41]

二次探查术指在初次满意的肿瘤细胞减灭术后1年内施行了至少6个疗程的化疗后，临床检查及辅助检查（包括CA125等肿瘤标志物和影像学检查）均无肿瘤复发迹象，为评估治疗疗效及病灶是否持续存在而施行的剖腹探查术，目的是了解腹腔癌灶有无复发，以作为日后治疗的依据，决定是否停止化疗（或少数疗程巩固）或改变化疗方案及治疗方案。二次探查术应与初次手术分期一样，切除所见癌灶，并进行全面细致的探查和活检，进行盆腹腔等部位冲洗液细胞学检查，认真探查整个盆、腹腔，对上次手术部位及可疑部位的可疑结节及可疑腹膜后淋巴结等进行活检，对肉眼观即使正常的腹膜也应行多处随机活检，以便达到全面评估盆、腹腔内病灶情况。手术时间一般距初次手术 6 ~ 10 个月。

由于二次探查手术可发现非创伤性检查难以发现的细小肿瘤病灶（ <2 cm ），故有其应用价值。但二次探查手术并不能改善患者的生存时间和预后，故现已较少应用。交界性肿瘤、Ⅰ期上皮性癌、恶性生殖细胞肿瘤、性索间质瘤不做二次探查术。

（二）化疗

1. 指征和应用

化疗是卵巢癌继手术治疗之后的次要治疗方法，包括术前化疗及术后化疗。联合化疗优于单药化疗，目前全身化疗多采用联合化疗方案，应根据不同的组织病理类型选择不同的方案。

术前化疗适用于晚期卵巢癌、有大量腹水、估计手术切除有困难的患者或初次手术肿瘤未能切除的患者，可先进行 1 ~ 3 个疗程化疗（腹腔、动脉或静脉），以使原本不能手术切除的卵巢癌达到较理想的减瘤术要求，此即新辅助化疗（ neoadjuvant chemotherapy，先期化疗 ）[8,18,21,27]。其目的是减少肿瘤负荷、提高手术质量。进行新辅助化疗要求有明确的诊断和明确的病变程度和范围，目前还没有确切的循证医学证据表明其能提高卵巢癌患者的生存率。

术后化疗适用于早期卵巢恶性肿瘤低危型以外的其他患者，因为前者术后化疗与不化疗的长期生存率相似——单纯手术的生存率即达 90% ~ 95% 以上；而对于Ⅰ期卵巢癌中具备如下一个以上高危因素的患者，应予以化疗 [1,8,18,21-22,27,31-32]：①无精确的手术分期；②组织学上属预后不良类型，如透明细胞癌、移行细胞癌等；③中、低分化肿瘤；④Ⅰc 期（表面有乳头、破裂或包膜不完整、腹水或腹腔冲洗液细胞学阳性）肿瘤；⑤肿瘤周围有粘连；⑥肿瘤细胞 DNA 倍体分析为非二倍体。

对于卵巢交界性肿瘤，现多主张原则上不予以术后化疗，但要密切追踪 [1,8,21-22,27]。由于交界性肿瘤对化疗不敏感，化疗对生存改善无帮助甚至有害，只有在下列情况下可以考虑进行 3 ~ 6 个疗程正规化疗：①期别较晚、存在卵巢外病变且手术后有肿瘤残留者；②卵巢外病变属于浸润性种植者——目前认为浸润性种植是交界性肿瘤唯一的致死原因，应按癌处理；③肿瘤细胞 DNA 非整倍体的患者，有报道交界性肿瘤非整倍体者的生存率仅为 15%。

化疗前应进行全身检查，除血压、脉搏、呼吸之外，应测量体重及身高，因为有些化疗药物要根据体表面积计算；其次应进行血生化检查以了解肝肾功能、心肺功能以及必要的心电图及肺 X 线片等。除血、尿、便常规（包括白细胞分类及血小板）外，还应进行血电解质（钾、钠、氯及镁）检查。各种肿瘤标志物及 B 超等检查能及时了解化疗前后肿瘤的变化，必要时进行 CT 或 MRI 有助于了解转移部位。有条件时可行单抗放射免疫显像（ RII ），有助于术前诊断及肿瘤定位。Karnofsky 分级在 40 分以下者一般不适宜进行化疗。

化疗期限应根据肿瘤的类别和期别等决定，早期患者 3 ~ 6 个疗程，晚期患者 6 ~ 8 个疗程，生殖细胞肿瘤 3 ~ 6 个疗程 [18]。疗程的多少还与采用的化疗方案、剂量及残余肿瘤的大小有关，剂量偏小需较多的疗程。化疗时也应考虑"个体化"，重视评估化疗的效果和毒副反应，以及时调整化疗药物的剂量和方案。

化疗途径应以全身化疗为主（静脉或口服），也可配合腹腔化疗。腹腔化疗是卵巢癌常用的化疗途径，有利于药物直接与肿瘤细胞接触，全身的毒副反应较轻。腹腔化疗可用腹腔穿刺注药或腹壁皮下植入化疗泵注入药物。腹腔化疗注入腹腔的液体应有足够的体积，一般约为 2 000 ml，当液体能很通畅地输入腹腔后再将稀释的化疗药物注入。常用于腹腔化疗的药物有 5-FU、噻替派（TSPA）、丝裂霉素（MMC）、顺铂（DDP）、卡铂（CBP）、苯丁酸氮芥（CLB）等[43-47]。关于腹腔热灌注化疗方案是否比静脉注射化疗方案有更好的疗效，有资料显示，尽管在无进展生存期（PFS）上两者无明显差异，但是在生活质量、神经毒性、腹部不适及恶心方面，热灌注顺铂组的结果均更差[48]。

巩固化疗的目的在于加强初治效果、延缓复发以提高患者生存率。但目前尚无资料能表明巩固或维持化疗能改善卵巢癌的总生存率。考虑到普通巩固化疗疗效的非限定性及毒副作用，在缺乏循证医学证据支持的情况下，巩固化疗尚不能作为卵巢癌的常规治疗。

2. 常用化疗药物

许多抗癌药物对卵巢癌有效，常用的药物有苯丙氨酸氮芥（L-PAM）、环磷酰胺（CTX）、异环磷酰胺（IFO）、苯丁酸氮芥（CLB）、噻替派（TSPA）、六甲嘧胺（HMM）、多柔比星、甲氨喋呤（MTX）、5- 氟尿嘧啶（5-FU）、顺铂（DDP）、卡铂（CBP）、紫杉醇（paclitaxel）、多西紫杉醇（docetaxel）、放线菌素 D（KSM）、丝裂霉素（MMC）、博来霉素（BLM，平阳霉素）、长春新碱（VCR）、依托泊苷（etoposide）、吉西他滨（gemcitabine）及托泊替康（TPT）等。

化疗药物都有一定的毒副作用，不同的化疗药物其毒副反应不尽相同。在进行化疗时应注意不要超过限定的累积量，并应根据不同的反应进行对症处理或特殊的解毒处理。临床上较常见的毒副反应有以下几种[1,8,18,21-22,27]：

（1）骨髓抑制：大多数抗癌药物都可引起不同程度的骨髓抑制，常表现为白细胞及血小板下降。化疗期间及化疗后应每周 1～2 次检测白细胞及血小板。当出现较严重的骨髓抑制时应暂时停止化疗，并及时采用重组人粒细胞集落刺激因子（GCSF）治疗，如惠尔血、格拉诺赛特、生白能及吉粒芬等。

（2）胃肠道反应：顺铂常可引起严重的胃肠道反应，如恶心、呕吐等，反应严重者往往拒绝化疗，若引起脱水和电解质紊乱，更易出现不良后果。可给予各种止吐剂和镇静剂，如甲氧氯普胺（灭吐灵）、氯丙嗪、维生素 B_6 以及 5- 羟色胺受体拮抗剂枢复宁、恩丹西酮等。如枢复宁可于化疗前 15 min 给予或化疗后根据反应轻重重复用药，如配伍用地塞米松，则更能较好地预防呕吐。

（3）肾功能损害：大剂量顺铂（DDP）、甲氨喋呤（MTX）及异环磷酰胺（IFO）等药物容易引起肾损害，表现为血清肌酐升高、蛋白尿、少尿甚至无尿。可用水化方法防治大剂量顺铂所致的肾功能损害。水化可缩短顺铂血浆浓度的半衰期及增加顺铂的肾消除率，减少与肾小管细胞结合，从而减轻肾毒性。水化的液体包括 5% 葡萄糖生理盐水、10% 葡萄糖液及林格液等，水化液体总量一般每日 3 000 ml，于顺铂用药前数小时至 12 h 开始。在用药期内还应给予利尿剂如速尿和甘露醇等。由于水化过程中易出现电解质紊乱，应注意补充钾、镁等电解质。

（4）肝功能损害：化疗药物大多在肝解毒，疗程长时易引起药物性肝损害，常表现为转氨酶升高，而在过去有肝病病史的患者、乙肝病毒携带者或患者手术化疗时输血导致的输血后肝炎患者，化疗可加重肝功能受损。可给予保肝药物防治，也可使用下述治疗方案来保证化疗的继续进行：①甘草甜素（强力宁，每 20 ml 含甘草酸单胺 40 mg）：每日静注 80 ml 加入 5% 葡萄糖液 500 ml 中，2～3 日无反应，可加大至 100～200 ml，持续 3 个月；此药有类似皮质激素的作用，但不引起继发感染，个别患者血压可能会略升高或有轻度水肿。②猪苓多糖：每日肌注 2～4 ml（10 mg/ml），持续应用 3～6 个月，有调节免疫功能、保护肝及增强化疗疗效等作用。③干扰素：隔日肌注 300 万单位，肝功能正常后，可改为每周 2 次或

1次，持续3～6个月；不良反应是可出现体温升高，至38℃左右，停药后即恢复，如反应重，可适当减量。

（5）过敏反应：紫杉醇（taxol）引起的过敏反应时有发生，表现为皮疹、支气管痉挛、喘鸣、血管性水肿和低血压。在应用紫杉醇前6～12 h给予地塞米松20 mg口服，用药前半小时给予苯海拉明50 mg，西咪替丁300 mg，常可预防严重的过敏反应。

（6）脱发：许多化疗药物如多柔比星、长春新碱（VCR）、紫杉醇（taxol）等会引起脱发，不需要特殊治疗，化疗停止后，新生头发可逐渐长出，应向患者做好解释工作。

（7）低镁血症：顺铂还可引起低镁血症。由于肾小管受损，镁的重吸收发生障碍，引起镁从尿中过度排出。常见的症状有肌无力、手足抽搐、痉挛、颤抖、眩晕或末梢感觉异常。如出现上述症状，可口服氧化镁250～500 mg，每日4次，或肌注25%硫酸镁10 ml，也可静脉点滴。

（8）肺纤维化：博来霉素易诱发肺纤维化，表现为憋气、胸闷或呼吸困难等症状，在X线胸片上往往可找到典型病变。此时应立即停止有关化疗药物，必要时应给予激素（强的松）等等药物治疗。博来霉素总剂量超过450～500 IU时，毒性明显增加。

（9）其他：心律失常、消化道黏膜炎、肺纤维化、出血性膀胱炎等也可因不同的化疗药物而发生。

（三）放疗

放疗是卵巢恶性肿瘤综合治疗的手段之一，但由于其对女性生理功能有损害，大照射野及剂量问题限制了其应用，目前已不作为首选的辅助疗法，仅作为手术治疗及化疗失败的辅助治疗，而肿瘤病灶很大或术后盆腹腔内严重粘连者不适于放疗[1,8,18,21-22,27,49-50]。无性细胞瘤对放疗最敏感，颗粒细胞瘤对放疗属中度敏感，而上皮性癌的放疗效果不如前者。

放疗的主要适应证有[1,8,18,21-24,51]：①化疗失败且对放疗敏感的生殖细胞瘤，如无性细胞瘤；②手术治疗及化疗失败的局限性较小病灶或较表浅的病灶；③局限性复发病灶，对阴道残端复发灶可行腔内治疗。

放疗的主要方法有全腹照射、盆腹病灶的小照野照射（包括适形及调强照射）及阴道复发灶的腔内照射或插植照射。放射源通常采用⁶⁰Co或直线加速器。

由于卵巢恶性肿瘤常有上腹腔的转移，外照射的照射野往往采取全腹照射，肝及肾挡铅防护。全腹照射野的剂量为2 500 cGy，4～5周。由于卵巢肿瘤的主要病灶位于盆腔，需要对盆腔照射时，照射剂量可达到4 500 cGy。照射野的大小及照射剂量可根据病灶大小及部位适当调整。

（四）激素治疗

卵巢内膜样癌可联合应用孕酮类药物与化疗药物，甲地孕酮160 mg，每日1次，连服3个月；或甲羟孕酮片500 mg，每日1次，连用3～6个月[1,8,18,21-22,27,51-52]。

（五）巩固或维持治疗

对减瘤术和化疗后获得临床完全缓解（CR）的卵巢癌患者，是继续进行巩固或维持治疗，还是停药观察、待复发后再给予二线化疗或其他治疗，目前仍存在争议；但一般认为，卵巢癌患者手术或6个疗程辅助化疗后任何形式的维持治疗均未能带来明显的临床益处。

三、治疗方案

（一）上皮性卵巢癌的治疗

1. 早期上皮性卵巢癌的治疗

治疗采用全面的分期手术，这是其最基本、最重要的治疗手段；一些患者还需术后给予以紫杉醇和铂类为基础的综合化疗 [1,8,18,21-22,27]。

（1）Ⅰ期低危组：包括所有 FIGO 的Ⅰa 和Ⅰb 期中的肿瘤分化好的患者，预后良好；全面的分期手术十分重要，术后大部分患者不需要进行进一步治疗。

（2）Ⅰ期高危组：包括所有Ⅰa 和Ⅰb 期中的中分化和低分化肿瘤患者、Ⅰc 期和所有卵巢透明细胞癌、未能确定手术分期以及有较大肿块的患者，30% ~ 40% 有复发风险，25% ~ 30% 在首次手术后 5 年内死亡，所以在全面手术分期后，还需要进行术后化疗。

（3）Ⅱ期患者：应进行肿瘤细胞减灭术并给予术后辅助治疗。早期患者常用的辅助化疗方案是 TC，一般 3 ~ 6 个疗程，非浆液性癌患者可用 3 个疗程，浆液性癌患者可用 6 个疗程；但近来认为，3 个疗程和 6 个疗程之间无统计学差异 [1,8,18,21-22,27]。

2. 晚期卵巢上皮癌的治疗

标准治疗是一开始即应行满意的肿瘤细胞减灭术，使残余肿瘤 <1 cm，术后首选铂类药物和紫杉醇的联合化疗，至少 6 个疗程。也可腹腔静脉联合化疗。常用化疗方案如下所述。

（1）TC：紫杉醇 135 ~ 175 mg/m^2，iv（3 h），第 1 天；卡铂曲线下面积（AUC）为 5 ~ 6，iv，第 1 天；每 3 ~ 4 周重复。

（2）TP：紫杉醇 135 ~ 175 mg/m^2，iv（3 h），第 1 天；顺铂 75 mg/m^2，iv，第 1 天（需水化）；每 4 周重复。

（3）CAP：环磷酰胺 600 mg/m^2，iv，第 1 天；多柔比星 50 mg/m^2，iv，第 1 天（最大累计量为 350 mg/m^2）；顺铂 50 ~ 70 mg/m^2，iv，第 1 天（需水化）；每 3 ~ 4 周重复。

（4）CP：顺铂 75 mg/m^2（水化），环磷酰胺 700 mg/m^2；每 3 ~ 4 周重复。

目前经循证医学研究认为，TC 方案优于其他方案，并已成为现行的标准方案。对于未能行满意的肿瘤细胞减灭术的术后患者，也可以使用同样的化疗方案。另外，如果患者在首次肿瘤细胞减灭术后残余的肿瘤数量相当多，可以给予 2 ~ 3 个疗程的辅助化疗，紧接着再行中间性肿瘤细胞减灭术，术后再给予 3 ~ 6 个疗程的化疗。

3. 复发性上皮性卵巢癌的治疗

卵巢癌的复发（recurrence，relapse）是指经过正规治疗（包括满意的肿瘤细胞减灭术和正规足量的化疗）达到临床完全缓解，停止药物半年后临床上再次出现肿瘤复发的证据（发现病灶或一些监测指标提示肿瘤存在），称为复发。一些病例虽然经过正规治疗，但肿瘤仍进展或稳定，二次探查手术发现残余灶，或停止化疗半年之内发现复发证据，称为未控（persistent disease，failure of the treatment），其治疗原则与复发者相同，也可归于复发性卵巢癌 [1,8,18,21-22,27,53]。

卵巢癌复发的诊断最好有病理学支持，如出现下述情况中的两项可考虑为复发：①CA125 升高；②出现胸腹水；③体检发现肿块；④影像学检查发现肿块；⑤发生不明原因的肠梗阻。

目前对复发性卵巢癌没有肯定的根治性手段，对这些复发者进行适当的治疗，部分患者可以达到临床缓解，但缓解以后还会复发，而且每次复发后的缓解期将越来越短。治疗基本原则一般是趋于保守性姑息治疗，要个体化。治疗方法主要取决于患者初次缓解时间的长短以及患者的症状和以前用药情况，还要考虑所选择方案的预期毒副作用及其对整个生活质量的影响，同时也应尊重患者的意愿，制订较为适度的治疗方案。

临床上有下述情况可考虑作为开始治疗的时机和指征 [1,3,8,18,21-22]：①有临床症状，临床或影像学检查有复发证据，伴有或不伴有 CA125 的升高；②没有临床症状，但 CA125 升高，临床或影像学检查发现 >2 ~ 3 cm 的复发灶；③虽然无临床和影像学检查的复发证据，但有症状和 CA125 的明显升高；④系列测定 CA125 持续升高，可排除其他原因引起的 CA125。

开始治疗时间最好在早期 CA125 迅速攀升时进行，不宜过早，更不能过晚。

复发性卵巢癌在手术治疗以后有 1 年以上治疗无进展间期时，可考虑再次进行肿瘤细胞减灭术。但是，对化疗之后短期内就复发的，不主张进行第二次肿瘤细胞减灭术。对孤立可切除病灶，特别是对首次治疗对化疗敏感的患者，原则上采用手术与化疗相结合的治疗方法。对初始治疗后 >12 个月（铂类敏感）复发或 6 ~ 12 个月复发者（铂类部分敏感），应进行以铂类为基础的联合化疗，选 TC 或卡铂＋吉西他滨方案。对于对铂类耐药（<6 个月复发）或复发后治疗之后再次复发的，可考虑使用其他卵巢癌二线化疗药物，如多柔比星、吉西他滨或托泊替康姑息化疗。

可用于卵巢癌二线治疗（挽救化疗）的药物的有效率基本相似，为 10% ~ 20%，故二线化疗没有首选的药物，可考虑采取患者未用过的、尤其是作用机制不同的单药或联合化疗药物作为二线化疗药物。

4. 交界性卵巢肿瘤（低度恶性卵巢癌）的治疗

交界性卵巢肿瘤恶性程度低，预后好，复发晚，复发率随着时间的推移而增加。交界性卵巢肿瘤复发，绝大多数病理形态上仍为交界性肿瘤，再次手术仍可得到较好结果。所以手术为交界性卵巢肿瘤的最重要、最基本的治疗；是否进行辅助治疗仍存在争议，多不主张加用辅助化疗 [1,3,8,18,21-22]。

（1）手术

手术范围视患者的年龄、生育状况及临床分期而定。由于同一肿瘤中常常并存良性、交界性和恶性成分，如果术中冰冻切片病理检查不能确定交界性或恶性时，一般应结合探查情况（包括淋巴结活检、冰冻切片病理检查）考虑是否进行淋巴结清扫术。

1）保留生育功能手术：保守手术患者的无病生存率和总生存率与满意分期手术患者无差异，都接近 100%；而且保守手术后患者的生育、妊娠结局也很好。因此，对于早期、有生育要求的患者，切除患侧附件，进行对侧剖探、腹腔冲洗液细胞学检查及腹膜多点活检，并保留生育功能。由于附件切除术和囊肿剥除术后的复发率分别为 2% ~ 3% 和 20%，肿瘤剥除术仅限于双侧交界性卵巢肿瘤（发生率约为 38%）或已有一侧卵巢切除的患者。对于期别较晚者，如无外生乳头结构及浸润种植的患者，也可考虑保留生育功能，但术后均应进行严密随访。

2）对于晚期、年龄大或无生育要求者，行全子宫及双侧附件切除术，以及大网膜、阑尾切除或肿瘤细胞减灭术。

（2）化疗

关于对超过 I 期的患者给予辅助化疗是否能减少复发并提高患者生存率仍争议较大，而过度化疗可引起并发症，增加患者的死亡率。不过，交界性卵巢肿瘤对化疗并非完全不敏感，术后辅助治疗仍有一定的近期疗效，特别是在术后有残留病灶者，化疗可使肿瘤松动、病灶缩小，待条件许可时再次手术可达到将肿瘤完全切除的目的。对于期别较晚、有浸润性种植和 DNA 为非整倍体的交界性卵巢肿瘤，也可术后给予 3 ~ 6 个疗程的正规化疗，方案同卵巢上皮癌。

交界性卵巢肿瘤术后辅助治疗应注意 [1,3,8,18,21-22]：①辅助化疗的目的是缩小残留病灶，为再次减瘤术成功创造条件，但不能期待化疗改善预后；② I 期和其他期别术后无肿瘤残留者不必接受辅助治疗，但应进行严密随访；③无腹膜浸润的患者不需要辅助治疗，浆液性交界性卵巢肿瘤中只有发生浸润种植者需要化疗；④宜选用较温和的方案（如 PC 方案较为理想），疗程不宜过于集中，因交界性卵巢肿瘤的肿瘤细胞的增殖速度较上皮性癌缓慢，所以其化疗应有别于卵巢上皮癌；⑤肿瘤细胞 DNA 含量、倍体水平及有关癌基因的检测有助于指导术后辅助化疗。

（二）卵巢恶性生殖细胞肿瘤的治疗

卵巢恶性生殖细胞肿瘤常发生于年轻的女性及幼女，多为单侧发病，有很好的肿瘤标志物，即使复发，也很少累及对侧卵巢和子宫，尤其是其对化疗敏感且已有有效的化疗方案，预后已大为改观，5 年存活率已由既往的 10% 提高到现在 90%，所以对大部分患者可行保留生殖内分泌功能及生育功能的治疗，但术后必须进行足够的辅助治疗。保留生育功能是其治疗的原则，治愈是其目标，主要的治疗方式为手术和化疗 [1,8,18,21-22,27,54-57]。

疗效的评估主要根据肿瘤标志物和影像学检查，前者常用 HCG、AFP、LDH、CA125 和 inhibin（抑制素），盆腹腔 CT 和超声检查是对术后可测量病灶进行评估的常用手段。

1. 手术

（1）对于有生育要求者，切除其患侧卵巢和转移灶，保留生育功能。保留生育功能的手术可不受期别限制，对 Ⅱ、Ⅲ、Ⅳ期者，只要对侧子宫和卵巢无明显受累，仍可行保守手术，即仅切除患侧附件，同时行全面分期探查术，切除转移灶及腹膜后淋巴结，术后给予化疗。对于复发的卵巢生殖细胞肿瘤，仍主张进行积极手术。

（2）对于无生育要求者、绝经后年龄较大者、晚期者或对侧卵巢已经受累者，应行全面手术分期和肿瘤细胞减灭术，唯其肿瘤细胞减灭术不需要像上皮性肿瘤一样非常严格地要求残存肿瘤大小。

（3）对于复发者，仍应积极进行手术治疗。

2. 化疗

根据肿瘤分期、类型和肿瘤标志物的水平，术后可采用 3～4 个疗程的联合化疗，选择以铂类为基础的化疗，首选 BEP 方案，但对于 Ⅰa 期的无性细胞瘤和 Ⅰa 期 1 级未成熟畸胎瘤，术后不需要进行进一步化疗。对于有肿瘤标志物升高的患者，化疗应持续至肿瘤标志物降至正常后 2 个疗程。

常用化疗方案如下所述。

（1）BEP：博来霉素 15～20 mg/d，iv，第 2、9、16 天，最大剂量为每次 30 mg，终生剂量为 360 mg；依托泊苷 100 mg，iv，第 1～5 天；顺铂 20 mg/m²，iv，第 1～5 天；每 3～4 周重复，共 3 个疗程；必要时可增加 1～3 个疗程，但在增加疗程中应除去博来霉素，仅用 依托泊苷及顺铂。

（2）VBP：博来霉素 15 mg/d，iv，第 2、9、16 天，单次最大剂量不可超过每次 30 mg，最大累计终生剂量为 360 mg；长春新碱 1.5 mg/m²，iv，第 1、2 天，最大剂量为每次 2.0 mg；顺铂 20 mg/m²，iv，第 1～5 天；每 3～4 周重复；当其用量达总剂量后 PVB 方案可改用 PV 方案，用法同 PB 方案。

（3）VAC：长春新碱 1.5 mg/m²，iv，第 1 天，最大剂量为每次 2.5 mg；春日霉素（KSM）0.5 mg/d，iv，第 1～5 天；环磷酰胺 5～7 mg/(kg·d)，iv，第 1～5 天；每 3～4 周重复。

3. 放疗

放疗为手术和化疗的辅助治疗。无性细胞瘤对放疗最敏感，但由于无性细胞瘤患者大多年轻，要求保留生育功能，目前放疗已较少应用。对于晚期、复发或有远处转移者，放疗仍能取得较好疗效。

（三）卵巢性索间质细胞肿瘤的治疗

卵巢性索间质细胞肿瘤较少见，具有不可预测的生物学行为。多数卵巢性索间质细胞肿瘤（如纤维瘤、泡膜细胞瘤、支持细胞瘤、硬化性间质瘤等）是良性的，应按良性卵巢肿瘤处理；少数是低度或潜在恶性的，如颗粒细胞瘤、间质细胞瘤、环管状性索间质瘤等，可按照低度卵巢恶性肿瘤处理。

低度恶性或潜在恶性的卵巢性索间质细胞肿瘤的主要治疗方式为手术和化疗，治疗目标是治愈，但这类肿瘤多数具有低度恶性、复发晚的特点，故需长期随诊。

1. 手术

多数卵巢性索间质细胞肿瘤是单侧的，预后好，故对于Ⅰ期要求保留生育功能者，全面分期术后行保留生育功能手术；对于其他期别或不希望生育的年龄较大的患者，行全子宫双侧附件切除术（TAH-BSO）和确定分期手术；对于晚期肿瘤患者，应行肿瘤细胞减灭术。对复发的卵巢性索间质细胞肿瘤患者仍应进行积极手术。

2. 化疗

凡为恶性卵巢间质肿瘤，术后均需化疗。由于Ⅱ期或以上期别的支持细胞-间质细胞肿瘤更有可能复发，术后更要进行辅助化疗；以铂类为基础的一线联合化疗能有效改善其预后，尤其是对晚期患者。常用化疗方案可酌情选用 BEP、PVB、PAC、VAC 方案，3~6 个疗程。BEP 为首选方案，也有选用 TC 和 TP 方案的。

大多数的卵巢性索间质细胞肿瘤就诊时是Ⅰ期，预后很好。对Ⅰ期患者的化疗现仍存争议。对于有高危因素的患者，如肿瘤体积 >10 cm、有丝分裂指数比较高的Ⅰc 患者，可进行以铂类为基础的辅助化疗。

3. 放疗

放疗的价值未定，对盆腔和局限性病灶可行放疗。

4. 激素治疗

激素治疗的价值还未肯定。

（四）卵巢非特异性间质肿瘤的治疗

恶性卵巢非特异性间质肿瘤包括各种卵巢肉瘤和原发性恶性淋巴肉瘤，因其恶性程度高，肿瘤常很快广泛转移或复发，预后极差，可行全子宫及双侧附件切除术，术后辅以化疗及放疗。

（五）卵巢转移性肿瘤的治疗

大部分卵巢转移性肿瘤的治疗效果不好，预后很差。其处理取决于原发灶的部位和治疗情况，需要多学科协同诊治。处理原则以有效缓解和控制症状为目的。首要的是治疗原发肿瘤。如果原发瘤已经切除且无转移复发征象，转移瘤仅局限于盆腔，则可采用原发性卵巢癌的手术方式，即行全子宫和双侧附件切除术，尽可能切除盆腔转移瘤，术后配合化疗，以延长患者生命；如果已广泛转移或为恶病质者则不宜手术。术后采用以 5-氟尿嘧啶为主的联合化疗，常用方案为顺铂、丝裂霉素和 5-氟尿嘧啶联合应用[1,8,18,21-22]。

第六节　卵巢恶性肿瘤的预后

卵巢恶性肿瘤的预后与其组织学类型、临床分期、分级、患者年龄、治疗及复发等有关，以临床分期最为重要。恶性度越低、期别越早、分化越高者疗效越好；对化疗药物敏感者、术后残余癌灶 <1 cm 者治疗效果较好；年老者免疫功能低下，其预后不如年轻患者；低潜在恶性的治疗效果比上皮癌为好；治疗处理不及时或不得当，对治疗效果也会产生不良影响。

低恶性度的卵巢性索间质细胞肿瘤预后较好，如颗粒细胞肿瘤的 10 年存活率为 90%，20 年存活率为 75%，支持细胞 - 间质细胞肿瘤的 5 年存活率为 70%~90%。卵巢生殖细胞肿瘤虽然恶性度高，但对化疗敏感，5 年生存率为Ⅰ期 95%，Ⅱ期 70%，Ⅲ期 60%，Ⅳ期 30%[1-4,12,21-22,58]。

卵巢上皮癌Ⅰ期低危者预后良好，90% 以上的患者可长期无瘤存活；与复发有关的高危因素是包膜破裂、肿瘤表面生长、低分化（G3）、与周围组织粘连、腹腔冲洗液细胞学检查阳性、透明细胞癌以及卵巢癌外转移等。晚期卵巢上皮癌高、中、低分化的 5 年生存率分别为 59%、25%、7%；浆液性癌、透明细胞癌较黏液性癌及子宫内膜样癌预后差；肿瘤细胞减灭术后 4 周的血清 CA125 水平下降不满意（不及术前的 50%），或术后 2 个月未降至正常者，预后差[1-4,8,18,21-22]。

交界性瘤的最重要的预后因素是卵巢外病变的性质，Ⅱ、Ⅲ期患者腹膜种植的形态学是主要的预后因素。浆液性交界性肿瘤伴微乳头型及有腹膜浸润性种植者预后较差，初次手术后有残留病灶也是预后不良的指标。

恶性卵巢非特异性间质肿瘤因恶性程度高，患者常很快有广泛转移或复发，预后极差。

大部分卵巢转移性肿瘤的治疗效果不好，预后很差。

第七节 卵巢恶性肿瘤的疗后随诊

卵巢恶性肿瘤易于复发，治疗以后应进行长期随访和监测，认真进行病情监测并详细记录各种症状及发现。

对卵巢交界性肿瘤应像对卵巢癌一样进行随访。

一、术后随诊内容

（1）临床症状、体征、全身检查及盆腔检查。强调每次随诊中盆腔检查的重要性，要注意肝脾和腹部触诊以及全身浅表淋巴结的检查（应特别注意锁骨上淋巴结及腹股沟淋巴结）。

（2）肿瘤标志物：CA125、AFP、hCG、CA19.9、LDH 和 inhibin 等。

（3）影像学检查：定期胸部 X 线片、盆腹腔 B 超或 CT 检查，必要时可行 MRI 和 PET 检查。

（4）类固醇激素测定：雌激素、孕激素及雄激素（对某些肿瘤）。

（5）必要时二次探查术。

二、术后随访时间

术后第一年，每 1~2 个月 1 次；术后第二年，每 3 个月 1 次；术后第三年以后可适当延长。若有异常症状或发现肿块及腹水，则应随时就诊。

（李广太　许洪梅）

参考文献

[1] 孔北华. 妇产科学. 北京: 高等教育出版社, 2005: 305.

[2] Reid B M, Permuth J B, Sellers T A. Epidemiology of ovarian cancer: a review. Cancer Biol Med, 2017, 14 (1): 9-32.

[3] Jelovac D, Armstrong D K. Recent progress in the diagnosis and treatment of ovarian cancer. CA Cancer J Clin, 2011, 61 (3): 183-203.

[4] Permuth-Wey J, Sellers T A. Epidemiology of ovarian cancer. Methods Mol Biol, 2009, (472): 413-437.

[5] 杨念念, 严亚琼, 龚洁, 等. 中国2003-2007年卵巢癌发病与死亡分析. 中国肿瘤, 2012, 21 (6): 401-405.

[6] 杨念念, 严亚琼, 郑荣寿等. 中国2009年卵巢癌发病与死亡分析. 中国肿瘤, 2013, 22(8): 8617-8621.

[7] 中华医学会. 临床诊疗指南妇产科学分册. 北京: 人民卫生出版社, 2007: 82-92.

[8] 连丽娟. 林巧稚妇科肿瘤学. 第4版. 北京: 人民卫生出版社, 2006: 543-691

[9] 殷蔚伯. 中华医学会. 临床诊疗指南放射肿瘤分册. 北京: 人民卫生出版社, 2006: 57-61.

[10] 徐光炜. 中华医学会, 临床诊疗指南肿瘤学分册. 北京: 人民卫生出版社, 2005: 500-517.

[11] 高永良, 楼洪坤. 卵巢恶性肿瘤//孙建衡. 妇科恶性肿瘤继续教育教程. 北京: 中国协和医科大学出版社, 2007: 307-335.

[12] NCCN. NCCN clinical practice guidelines in Oncology: genetic/familial high-risk assessment: breast and ovarian. V2, 2017 (Decenber 7, 2016): 3-47.

[13] Kurman R J, Carcangiu M L, Herrington C S, et al. WHO Classification of Tumours of Female Reproductive Organs. 4 ed. Lyon: International Agency for Research on Cancer (IARC), 2014: 11-101.

[14] Malpica A, Deavers M T, Tornos C, et al. Interobserver and intraobserver variability of a two-tier system for grading ovarian serous carcinoma. Am J Surg Pathol, 2007, 318(8): 1168-1174.

[15] 孔北华, Zheng W X. 重视卵巢癌的二元论模型与卵巢外起源新说. 中华妇产科杂志, 2011, 46(10): 721-723.

[16] 李杰, 王立杰, 相丽等. 卵巢癌的二元论模型及细胞起源与发病机制. 中华妇产科杂志, 2011, 46(10): 792-795.

[17] 波蒂, 昌晓红, 沈丹华等. 卵巢癌的二元论模型研究进展. 中华妇产科杂志, 2011, 46(10): 789-779.

[18] 谢幸, 苟文丽. 妇产科学. 第8版. 北京: 人民卫生出版社, 2013: 321-333.

[19] 吴焕文, 陈杰, 卢朝晖. 解读WHO 2014女性生殖器官肿瘤分类中的上皮性卵巢肿瘤. 诊断病理学杂志, 2016, 23 (1): 1-9.

[20] 张彦宁, 黄受方. WHO (2014)女性生殖器官肿瘤分类解读. 诊断病理学杂志, 2014, 21 (12): 725-729.

[21] 丰有吉, 沈铿. 妇产科学. 北京: 人民卫生出版社, 2005: 321-333.

[22] 孙建衡. 妇科恶性肿瘤诊疗纲要. 北京: 北京大学医学出版社, 2009: 88-126.

[23] 孙建衡. 妇科恶性肿瘤的近距离放射治疗. 北京: 中国协和医科大学出版社, 2005: 222-227.

[24] 孙建衡. 妇科恶性肿瘤放射治疗学. 北京: 中国协和医科大学出版社, 2002: 220-273.

[25] 刘丽影, 洪婉君, 李晓江, 等. 卵巢恶性肿瘤//董志伟, 谷铣之. 临床肿瘤学. 北京: 人民卫生出版社, 2002: 1244-1280.

[26] Mutch D G, Prat J. 2014 FIGO staging for ovarian, fallopian tube and peritoneal cancer. J Gynecol Oncol, 2014, 133 (3): 401-404.

[27] NCCN. NCCN clinical practice guideline in oncology-ovarian cancer including fallopian tube cancer and primary peritoneal cancer V. 1. 2017 (April 12, 2017): 6-78.

[28] Smith C G. A resident's perspective of ovarian cancer. Diagnostics (Basel), 2017, Apr 27; 7 (2). pii: E24. doi: 10. 3390/ diagnostics7020024.

[29] 李广太. 妇科肿瘤标志物的一些相关问题. 中华妇产科杂志, 2008, 43 (1): 2-3.

[30] 沈铿, 郎景和. 卵巢上皮癌诊断和治疗中应注意的问题. 中华妇产科杂志, 2003, 38 (1): 65-68.

[31] Wright A A, Bohlke K, Armstrong D K, et al. Neoadjuvant chemotherapy for newly diagnosed, advanced ovarian cancer: Society of Gynecologic Oncology and American Society of Clinical Oncology Clinical Practice Guideline. J Clin Oncol, 2016, 34 (28): 3460-3473.

[32] Minig L, Zorrero C, Iserte P P, et al. Selecting the best strategy of treatment in newly diagnosed advanced-stage ovarian cancer patients. World J Methodol, 2015, 25 (4): 196-202.

[33] Burger R A, Sill M W, Monk B J. Phase II trial of bevacizumab in persistent or recurrent epithelial ovarian cancer or

primary peritoneal cancer: a Gynecologic Oncology Group study. J Clin Oncol, 2007, 25 (33): 5165-517.

[34] Knutson K L, Karyampudi L, Lamichhane P, et al. Targeted immune therapy of ovarian cancer. Cancer Metastasis Rev, 2015, 34 (1): 53-74.

[35] Bax H J, Josephs D H, Pellizzari G, et al. Therapeutic targets and new directions for antibodies developed for ovarian cancer. MAbs, 2016, 8 (8): 1437-1455.

[36] Vaughan S, Coward J I, Bast R C, Jr, et al. Rethinking ovarian cancer: recommendations for improving outcomes. Nat Rev Cancer, 2011, 11 (10): 719-725.

[37] Bowtel D D, Böhm S, Ahmed A A, et al. Rethinking ovarian cancer II: reducing mortality from high-grade serous ovarian cancer. Nat Rev Cancer, 2015, 15 (11): 668-679.

[38] Sarah A. Engelberth, Nadine H, et al. Development of nanoscale approaches for ovarian cancer therapeutics and diagnostics. Crit Rev Oncog, 2014, 19 (0): 281-315.

[39] Makar A P, Tropé C G, Tummers P, et al. Advanced ovarian cancer: primary or interval debulking? five categories of patients in view of the results of randomized trials and tumor biology: primary debulking surgery and interval debulking surgery for advanced ovarian cancer. Oncologist, 2016, 21 (6): 745-754.

[40] Gómez-Hidalgo N R, Martinez-Cannon B A, Nick A M, et al. Predictors of optimal cytoreduction in patients with newly diagnosed advanced-stage epithelial ovarian cancer: time to incorporate laparoscopic assessment into the standard of care. Gynecol Oncol, 2015, 137 (3): 553-558.

[41] Schorge J O, Garrett L A, Goodman A. Cytoreductive surgery for advanced ovarian cancer: quo vadis? Oncology (Williston Park), 2011, 25 (10): 928-934.

[42] Rauh-Hain J A, Rodriguez N, Growdon W B, et al. Primary debulking surgery versus neoadjuvant chemotherapy in stage IV ovarian cancer. Ann Surg Oncol, 2012, 19 (3): 959-965.

[43] 李广太. 循证医学对卵巢上皮性癌化疗决策的影响. 中华妇产科杂志, 2012, 47 (8): 582-586.

[44] Walker J L, Armstrong D K, Huang H Q. Intraperitoneal catheter outcomes in a phase III trial of intravenous versus intraperitoneal chemotherapy in optimal stage III ovarian and primary peritoneal cancer: a Gynecologic Oncology Group Study. Gynecol Oncol, 2006, 100 (1): 27-32.

[45] Gore M, du Bois A, Vergote I. Intraperitoneal chemotherapy in ovarian cancer remains experimental. J Clin Oncol, 2006, 24 (28): 4528-4530.

[46] Armstrong D K, Brady M F. Intraperitoneal therapy for ovarian cancer: a treatment ready for prime time. J Clin Oncol, 2006, 24 (28): 4531-4533.

[47] Ozols R F, Bookman M A, du Bois A. Intraperitoneal cisplatin therapy in ovarian cancer: comparison with standard intravenous carboplatin and paclitaxel. Gynecol Oncol, 2006, 103 (1): 1-6. 0.

[48] Gressel G M, Van Arsdale A, Dioun S M, et al. The gynecologic oncology fellowship interview process: challenges and potential areas for improvement. Gynecol Oncol Rep, 2017, 20 (20): 115-120.

[49] Sorbe B, Swedish-Norwegian Ovarian Cancer Study Group. Consolidation treatment of advanced (FIGO) stage ovarian carcinoma incomplete surgical remission after induction chemotherapy: a randomized controlled clinical trial comparing whole abdominal radiotherapy, chemotherapy, and no further treatment. Int J Gynecol Cancer, 2003, 13 (3): 278-286.

[50] Thomas G M. Is there a role for consolidation or salvage radiotherapy after chemotherapy in advanced epithelial ovarian cancer? Gynecol Onco, 1993, 51 (1): 97-103.

[51] Markman M. Management of ovarian cancer. An impressive history of improvement in survival and quality of life. Oncology (Williston Park), 2006, 20 (4): 347-354

[52] Modugno F, Laskey R, Smith A L, et al. Hormone response in ovarian cancer: time to reconsider as a clinical target? Endocr Relat Cancer, 2012, 19 (6): R255-R279.

[53] Ozols R F, Rubin S C, Thomas G. Epithelial ovarian cancer//Hoskins WJ, Perez CA, Young RC. Principles and practice

of gynecologic oncology. 4th ed. Philadelphia: Lippincott Williams & Wilkins, 2005: 919-922.

[54] Hacker N F, Ngan H Y S, Benedet L. Staging Classifications and Clinical Practice Guidelines for Gynaecologic Cancers. 2nd Ed. [S. I.] Elsevier, 2000: 95-117.

[55] Velasco A P, Herráez A C, Ruipérez A C, et al. Treatment guidelines in ovarian cancer. Clin Transl Oncol, 2007, 9(5): 308-316.

[56] Colombo N, Peiretti M, Castiglione M; ESMO Guidelines Working Group. Non-epithelial ovarian cancer: ESMO clinical recommendations for diagnosis, treatment and follow-up. Ann Oncol, 2009, 20 (Suppl 4): 24-26.

[57] Colombo N, Peiretti M, Parma G, ESMO Guidelines Working Group. Newly diagnosed and relapsed epithelial ovarian carcinoma: ESMO Clinical Practice Guidelines for diagnosis, treatment and follow-up. Ann Oncol, 2010; 21 (Suppl 5): v23-30.

[58] Jemal A, Siegel T, Ward E. Cancer Statistics, 2008. CA Cancer J Clin, 2008, 58(2): 71-96.

第66章 上皮性卵巢癌

上皮性卵巢癌（epithelial ovarian cancer，EOC）是妇科较常见的恶性肿瘤，其死亡率居妇科恶性肿瘤之首。手术治疗与化疗仍是卵巢癌的主要治疗方式。近年来靶向治疗成为肿瘤治疗的热点，在卵巢癌治疗上也取得一些进展，合理地将这些进展应用到临床，有助于提高患者的生存率和生存质量。

第一节 上皮性卵巢癌概述

卵巢恶性肿瘤的组织类型繁多，由于绝大多数为上皮性癌，也称卵巢癌，人们常将卵巢癌泛指卵巢恶性肿瘤。本章将重点阐述上皮性卵巢癌的临床诊治。

一、流行病学特点

卵巢恶性肿瘤的发病率在妇科恶性肿瘤中仅次于宫颈癌及子宫内膜癌，居第3位，但其死亡率却为妇科肿瘤之首。卵巢癌发病率各国差异很大，一般发达国家和地区的发病率（9.4/10万）高于不发达国家和地区的发病率（5.0/10万）[1]。根据中国2010年145个肿瘤登记处数据，中国卵巢癌的发病率为6.47/10万，其中城市地区为7.73/10万，农村地区为5.19/10万。女性40岁以前发病率低（小于4.0/10万），以后则逐年增高，55～60岁为发病高峰年龄（发病率为17.54/10万）[2]。迄今尚未找到切实有效的早期发现卵巢癌的方法。因此，卵巢癌仍是威胁女性健康的重要疾病。

二、发病因素

卵巢癌的病因尚不明了，可能与多因素有关。

（一）遗传因素

1. 遗传性卵巢癌综合征

从患者的家谱调查及流行病学分析可见部分卵巢癌有明显的遗传倾向，这类患者约占所有卵巢癌患者的15%，即这类患者发生的卵巢癌其实是一种遗传性疾病——通常符合常染色体显性遗传特征，包括三种遗传性卵巢癌综合征：①遗传性乳腺癌-卵巢癌综合征（hereditary breast-ovarian cancer syndrome，HBOCS），是遗传性卵巢癌综合征中最常见的一种类型，指一个家族中有2名一级亲属或1名一级亲属和1名二级亲属患乳腺癌或卵巢癌，并具有遗传倾向；②遗传位点特异性卵巢癌综合征（hereditary site specific ovarian cancer syndrome，HSSOCS），指一个家族中有2名或以上一级亲属同患卵巢癌；③遗传性非息肉性结肠直肠癌综合征（hereditary non-polyposis colorectal cancer syndrome，HNPCCS），又称Lynch综合征，其特征是家族性聚集，多见于右半结肠癌，伴同时性或异时性的肠外恶性肿瘤，特别是子宫内膜癌、胃癌、卵巢癌等。在遗传性卵巢癌综合征中，HBOCS 和 HSSOCS 最多见，约占 90%，这些患者多伴有乳腺癌易感基因 1（BRCA1）和乳腺癌易感基因 2（BRCA2）的突变；而 HNPCCS 约占 10%，与 DNA 错配修复基因突变有关[3]。

2. BRCA1 或 BRCA2 基因突变携带者

除了上述遗传性卵巢癌综合征家族中 BRCA1 或 BRCA2 突变率很高外，在一些散发性卵巢癌中也发现了这两种基因突变。国内一项多中心研究采用二代测序法对中国东部地区的 916 例非选择连续收治的上皮性卵巢癌病例进行了 BRCA1/2 突变检测，结果显示，153 例为阳性（16.7%），其中 BRCA1 和 BRCA2 突变率分别为 13.1% 和 3.9%，由此认为，对所有上皮性卵巢癌患者均应检测是否存在 BRCA 基因突变[4]。

（二）生殖与内分泌因素

每次排卵都会使卵巢表面有个破口，需要加以修复；不间断地排卵则会使卵巢表面上皮不断损伤与修复，有时难免有异常修复，这是一种致癌因素。月经早发或推迟绝经都会使排卵及修复次数增多，从而增加异常修复的风险。流行病学调查显示，妊娠生育年龄早（25 岁之前）、口服避孕药及哺乳可使卵巢癌发病风险下降 30%～60%[5]。反之，35 岁以后才生育或不育则增加发病风险。绝经后激素替代治疗和盆腔炎性疾病也可致卵巢癌发病风险升高[6-7]。

（三）环境因素

卵巢癌高发于工业发达国家。早年石棉及滑石粉是两种可以诱发卵巢癌的化学致癌物质，但迄今仍不明确何种环境因素是导致卵巢癌发生发展的重要原因。

（四）饮食因素

卵巢癌发病率高的地区往往是多食肉类及动物脂肪的地区。多食乳酪发生卵巢癌的风险也相对增高。

三、卵巢癌筛查

目前，没有一种单一筛查的方法可以作为一种理想的卵巢癌筛查方法。通过血清 CA125 测定联合阴道超声或多种血清肿瘤标志物的联合检测（如 CA125、HE4 等）可以提高筛查的敏感性[8-10]，但在普通女性人群中进行筛查花费的人力与物力大，检出率低。目前有关卵巢癌筛查研究的目标人群主要是 50 岁以上的绝经女性，尤其是高危人群（有卵巢癌家族史、BRCA1 或 BRCA2 基因突变携带者等）[11]，但迄今仍无一种切实有效的早期发现卵巢癌的筛查方法。

四、恶性上皮性卵巢肿瘤的组织病理学分类

根据 WHO 2014 年修订的卵巢肿瘤组织病理学分类，恶性上皮性肿瘤主要分以下几类：
（1）浆液性癌：分为低级别浆液性癌和高级别浆液性癌；
（2）黏液腺癌；
（3）子宫内膜样癌；
（4）透明细胞癌；
（5）恶性 Brenner 瘤；
（6）浆液 - 黏液性癌；
（7）未分化癌。

第二节　上皮性卵巢癌的临床特点

早期卵巢癌多无自觉症状。有时也可有一些消化道症状，如食欲减退、消化不良、腹部不适、恶心等。随着肿瘤的增大或腹水的产生，腹部不适及腹胀明显，或伴腹痛。由于卵巢癌早期无特定症状，容易被忽略。对于不明原因的腹胀、腹水、腹内肿块及腹痛，都应进行全面的检查。腹水量多者会出现呼吸困难。有胸水者可出现呼吸及心律改变。腹痛及尿频往往是由于卵巢肿瘤对邻近器官的牵拉或压迫所致。一部分患者有不规则阴道出血，这是由于癌转移到子宫内膜或同时伴发子宫内膜癌所致。还可能因卵巢组织的破坏或卵巢间质受到过度刺激产生过多雌激素而导致子宫内膜增生出血，故对异常的阴道出血也应进行认真检查。晚期患者常有消瘦、体重下降及恶病质表现。

第三节　上皮性卵巢癌的诊断

一、诊断方法

对于卵巢癌的诊断，一般包括以下步骤：①详细的病史采集（强调家族遗传史询问）。②体检（包括妇科检查）。③盆腹腔超声检查。④胸部 X 线检查，若有胸腔积液，需穿刺做细胞学检查。⑤肿瘤标志物检测，血清 CA125 测定，联合人类附睾蛋白 4（human epididymis protein 4，HE4）检测可以提高特异性；若 CA125 未升高，则加测 CEA、CA19.9（对黏液性或子宫内膜样肿瘤有意义）[13]；对 40 岁以下的女性，建议加测 AFP 和 β-hCG。⑥ CT、MRI 或 PET-CT 检查，主要用于判断肿瘤累及范围，根据临床需要选择。⑦胃镜、结肠镜或胃肠道钡剂 X 线检查，可用于鉴别诊断。

早期卵巢癌在多数情况下无明显症状与体征，附件肿块是最重要的体征。患者常通过妇科检查、B 超、CT 或 MRI 等检查发现有盆腔肿块，对此最好用非损伤性方法区别是子宫肌瘤、输卵管炎性肿块或卵巢良性囊肿等。对于实质性或混合性卵巢肿块，要避免用细针穿刺来做细胞学检查。对于肿块为囊性且囊内无乳头状结构的患者，若患者已停经且囊肿大于 5 cm，也禁用细针穿刺[13]。三联诊断方法（妇科检查、B 超及血清肿瘤标志物测定）对发现卵巢癌有帮助。大约 1/2 的早期上皮性卵巢癌患者的血清 CA125 升高[14]。B 超、CT 或 MRI 检查可以提示卵巢肿块的存在，其大小、性质、内部结构、血流状况等对于区分良、恶性有一定参考价值，但不能作为确诊依据。

晚期卵巢癌多表现为进行性腹胀及腹部隆起，当盆腔肿块压迫膀胱或直肠时可出现相应症状。腹水或胸腔积液常常是患者就诊的原因，胸腔积液以右侧多见。妇科检查时需注意盆腔三合诊检查，以便了解子宫直肠窝有无结节。影像学检查可能发现腹水、盆腔肿块或大网膜肿块，但需注意，有少数卵巢癌患者的卵巢可呈现正常大小。80% 以上的晚期卵巢癌患者 CA125 升高[15]。当绝经后女性出现 CA125 升高并伴有附件包块或腹水时，要高度怀疑卵巢癌的可能性。

二、肿瘤标志物

（一）CA125

临床上一般以 CA125>35 U/ml 为阳性界值。对诊断卵巢上皮性癌有重要的参考价值，特别是浆液性癌。浆液性癌的 CA125 检测阳性率在 80% 以上。但 CA125 对黏液性癌的应用价值较差，且 CA125 在绝经前女性的应用价值不如在绝经后女性。由于在部分健康女性、良性疾病（如子宫内膜异位症、急性盆腔炎、肝疾病、胰腺炎、腹膜炎等）患者和其他恶性肿瘤（如子宫内膜腺癌、胆道恶性肿瘤、肝癌、胰腺癌、乳腺癌、结肠癌等）患者 CA125 也可升高，故其特异性不强。CA125 对早期卵巢癌的敏感性有限，但 CA125 作为治疗后的疗效评估指标以及随访中监测复发的指标有极高价值。

（二）HE4

HE4 是一种小分子分泌型糖蛋白，在卵巢癌组织中高表达，但在癌旁组织和正常卵巢组织不表达。2005 年，Drapkin 等通过免疫组化方法研究发现，HE4 在 100% 的卵巢子宫内膜样癌、93% 的卵巢浆液性癌及 50% 的透明细胞癌中表达，但在卵巢黏液性癌中不表达[16]。近年研究发现，HE4 和 CA125 之间存在表达谱的互补性，HE4 单项检测诊断卵巢恶性肿瘤的特异性优于 CA125 单项检测，两者联合检测可以提高诊断能力。HE4 以 150 pmol/L 为界值点，对卵巢恶性肿瘤的诊断正确率更高[17]。此外，HE4 有助于卵巢上皮性癌与卵巢内异症囊肿的鉴别诊断，当 HE4 和 CA125 水平均升高时，提示卵巢癌可能性大，当 HE4 水平正常而 CA125 水平升高时，提示卵巢内异症囊肿可能性大[18]。

（三）甲胎蛋白（AFP）

AFP 是检测卵巢生殖细胞肿瘤的重要指标，绝大多数内胚窦瘤和胚胎癌的 AFP 明显升高。部分未成熟畸胎瘤及混合性生殖细胞瘤也可轻度升高。AFP 也可作为这些肿瘤治疗前后疗效评估及随访监测的重要指标。AFP 采用放射免疫定量法测定，成人正常值 <40 ng/ml。

（四）绒毛膜促性腺激素（hCG）

卵巢绒癌及部分胚胎癌血清 hCG 异常升高，部分含有绒癌成分的生殖细胞肿瘤 hCG 也可升高。正常非妊娠女性血清 hCG 值 <10 ng/ml，β 亚单位 hCG 值 <3.1 ng/ml。

（五）乳酸脱氢酶（LDH）

部分卵巢恶性肿瘤血清中 LDH 升高，特别是无性细胞瘤常常升高，但 LDH 并非特异性指标，在转移性卵巢癌中也可升高。

（六）癌胚抗原（CEA）

有些晚期卵巢恶性肿瘤特别是黏液性腺癌 CEA 值常常升高，但 CEA 在多种癌中都可检测到，缺乏特异性。

（七）CA19.9

CA19.9 特异性较差，在多种癌中都可检测到，在卵巢黏液性癌中有一定敏感性。

三、影像学检查

（一）腹部 B 超

腹部 B 超是初诊卵巢肿瘤的必检方法，对盆腔包块大小、部位、内容及界限的诊断准确性可达 90% 以上。腹部 B 超具有操作简单、方便、无创、可重复等优点。通过腹部 B 超检查还可以评估肿瘤为囊性或实性，与子宫的关系及有无腹水等。腹部 B 超的缺点是充盈膀胱需要一定时间，且难以发现 <2 cm 的病变或盆腔底部的卵巢癌。

（二）阴道 B 超

将 B 超的阴道探头置入阴道穹，可使探头与卵巢及子宫等生殖器官的距离更近。阴道 B 超的分辨力较腹部 B 超更强，更易显示囊壁厚度及囊内乳头，有助于卵巢良恶性病变的鉴别。阴道 B 超不需要充盈膀胱，用于穿刺活检更方便与准确，对于过度肥胖、术后盆腔脏器粘连引起盆腔内结构不清或肠胀气的患者尤为适用。阴道 B 超的缺点是显示视野较小，对于大的盆腔肿块难见其全貌，且未婚者、有阴道炎症和阴道出血者等不适合。阴道 B 超计算卵巢的体积公式为：宽 × 长 × 厚 × 0.523。绝经后女性如卵巢体积 >10 cm^3 或绝经前女性卵巢体积 >20 cm^3 应视为异常[19]。在诊断卵巢恶性肿瘤上，阴道 B 超的敏感性及特异性均较腹部 B 超明显高，图像更清晰。

（三）彩超

彩超即超声彩色多普勒血流显像是在二维灰阶图的基础上加上彩色多普勒血流显像技术，可获得血流信号。彩超可以直接或间接反映血管的阻力和弹性，对判断卵巢肿瘤的良、恶性有一定参考价值。

恶性肿瘤在很早期就有新生血管形成。这种新生血管壁薄，只有一层内皮细胞，缺乏平滑肌结构，对交感神经的反应性差。与正常血管相比这种新生血管弹性差，对血流的阻力低；血管床扩张，总的横截面积增加，血流丰富，血管动力学频谱特点为低阻力型。卵巢恶性肿瘤的彩超检查可显示被检查部位的血流信息，常用阻抗指数（RI）或脉冲指数（PI）表示，RI=（A−B）/B，PI=（A−B）/M（A：收缩期峰血流速度；B：舒张期末血流速度，M：平均血流速度）。肿瘤血管的阻力降低，表现为 RI 或 PI 降低。卵巢恶性肿瘤的血流阻力值明显低于卵巢良性肿瘤，一般认为，PI<1.0 或 RI<0.4 应考虑为恶性肿瘤[20-21]。

（四）胸部 X 线

胸部 X 线片的敏感性和特异性均低于胸部 CT，若有条件，首选 CT。

（五）CT 或 MRI

对判断肿瘤大小、性质、转移部位，尤其是评估盆腔或主动脉旁淋巴结以及肝、脾、肺等实质器官有无转移具有重要参考价值。腹盆腔 CT 检查时强调采用增强 CT。MRI 具有较好的软组织分辨率，区分良恶性卵巢肿瘤的敏感性、特异性分别为 92% 和 85%，均高于 CT 和超声[22]。全身弥散加权磁共振成像（whole body MRI with diffusion-weighted sequence，WB-DWI/MRI）能够较为准确地判断腹膜有无受累，比普通 MRI 能更准确地显示卵巢癌患者的原发肿瘤、腹膜转移灶及远处转移灶的特点。此外，CT 或 MRI 在随访中也是必不可少的。在卵巢癌治疗前、后及随访过程中，必须定期复查 CT 或 MRI，以评价治疗疗效和发现复发病灶。

（六）PET–CT

PET-CT 即正电子发射计算机断层显像。将正电子发射计算机体层显像与 X 线计算机体层摄影整合为一体，是功能显像与解剖显像的融合。前者通过病灶部位对示踪剂的摄取了解病灶的功能代谢状态，后者通过测定透过病灶的 X 线射线量获得断层图像，两者的结合可以提高诊断的准确率。与盆腹腔增强 CT 相比，PET-CT 对累及膈下和小肠浆膜面的肿瘤的检测准确性更高，此外，PET-CT 诊断卵巢癌淋巴结转移的准确率较高，尤其是腹膜后淋巴结，优于 CT。随着近年来的广泛应用，PET-CT 在复发患者的早期发现上显示出巨大价值。PET-CT 不仅可以提示复发病灶的部位，而且可以提示大小和数目，尤其在 CA125 升高而其他影像学检查阴性时，可以率先发现肿瘤复发的存在[23]。

四、腹腔镜检查

诊断不明确时，可通过腹腔镜检查了解是否可能患有卵巢癌，并可通过对可疑部位的活检来判断疾病性质。对于晚期卵巢癌，有学者提出，可通过腹腔镜探查进行评分[24-5]，以判断能否实施满意的肿瘤细胞减灭术或先行新辅助化疗。

第四节　上皮性卵巢癌的治疗

一、卵巢癌的初始治疗

卵巢癌的初始治疗，指对新诊断为卵巢癌患者进行的治疗，初始治疗是否恰当直接关系到患者的预后。

（一）早期卵巢癌

所谓早期卵巢癌是指病灶局限于卵巢或盆腔的卵巢癌，近年早期卵巢癌治疗疗效的提高主要归功于完整的手术分期及术后危险因素的判断。60%～80% 的早期卵巢癌具有预后高危因素，包括病理分级 G3、Ⅰc 或Ⅱ期、透明细胞癌等，这些高危因素是术后辅助化疗的指征。

1. 手术治疗

（1）手术分期

资料显示，那些貌似早期的卵巢癌在实施全面的手术分期后，约有 30% 的患者其实已非早期患者[26]。若不进行完整手术分期，其中部分患者可能会失去术后化疗机会而致肿瘤复发。因此，全面的手术分期对早期卵巢癌的术后辅助治疗有重要意义。具体手术分期步骤见表 66-1。

表 66-1　卵巢癌的手术分期步骤

• 术前肠道准备；
• 足够长的腹部纵向切口；
• 抽取腹水或冲洗盆、腹腔进行脱落细胞检查；
• 尽可能完整取出卵巢肿瘤，避免包膜破裂，并送冰冻切片做病理检查；
• 全子宫双侧附件切除术，高位切断骨盆漏斗韧带；
• 全面探查及评估所有腹膜、肠表面、横膈、肝表面，对粘连或可疑之处进行活检；
• 若无明显种植灶，则对腹膜随机取样进行活检，包括子宫直肠窝、膀胱浆膜面、两侧盆侧腹膜、两侧结肠旁沟、横膈面（也可使用细胞刮片行膈下细胞学取样）；
• 横结肠水平下切除大网膜；
• 腹主动脉旁淋巴结切除术时，对下腔静脉和腹主动脉两侧的淋巴组织至少切至肠系膜下动脉根部水平，或者达左肾静脉水平；
• 两侧盆腔淋巴结切除术应包括髂总血管前外侧、髂内外血管表面及闭孔神经前方的淋巴结；
• 若为黏液性癌，应行阑尾切除术；
• 切除所有肉眼可见的腹盆腔转移结节，至少残留灶不超过 1 cm。

需注意以下几点：①术后详细记录病变累及范围及大小、术式、术后残留灶部位及大小、卵巢肿瘤是自发破裂或术中破裂；②渴望保留生育功能的患者须符合Ⅰa 或Ⅰc 期、非透明细胞癌才能实施保留生育功能手术。③对部分经选择的早期患者，可选择腹腔镜完成手术分期，但临床观察到腹腔镜手术导致的肿瘤破裂、取出标本时造成穿刺孔肿瘤种植等，建

议由有经验的妇科肿瘤医师来实施手术。

（2）早期卵巢癌的腹膜后淋巴结切除术

淋巴结取样术是手术分期中淋巴结切除术的常用方式。与一般意义的淋巴结活检不同，淋巴结取样术要求在腹主动脉旁以及左、右盆腔各区域切除一定数量的淋巴结，且总数至少在 10 个以上[27]，目的是评估腹膜后淋巴结的状态，以便准确分期。

美国 M.D. Anderson 癌症中心的 Burke 首先提出，在实施卵巢癌淋巴结取样术时，对髂外、髂总、闭孔及腹主动脉旁两侧区域选择性切除一定数目的淋巴结，数目在 10 个以上。在此基础上，美国妇科肿瘤协作组（Gynecologic Oncology Group，GOG）制定了关于卵巢癌淋巴结取样术的具体步骤，即"自下腔静脉和腹主动脉两侧切除淋巴组织要至少到肠系膜下动脉根部水平，并触诊其上方淋巴结，若有异常，则切除至左肾静脉水平；盆腔淋巴结则需切除覆盖两侧髂总血管表面前外侧的淋巴组织，覆盖髂外血管和髂内血管表面及内侧的淋巴组织，以及自闭孔窝到闭孔神经前方的淋巴组织"。欧洲癌症研究和治疗组织（European Organisation for Research and Treatment of Cancer，EORTC）的妇科癌症协作组（Gynecologic Cancer Cooperative Group）制定的卵巢癌手术分期的操作规范（European Guidelines of Staging of Ovarian Cancer，EGSOC）中关于淋巴结取样术的描述如下："沿着髂外和髂总动静脉实施淋巴结取样切除；沿腹主动脉和下腔静脉进行淋巴结取样时，应包括肠系膜下动脉和左肾静脉之间的区域"。他们认为，卵巢癌淋巴回流是向上的，数据显示肠系膜下动脉至左肾静脉之间的区域转移率最高，该区域必须常规取样，而盆腔深部诸如闭孔区的淋巴结转移往往是继发形成的，不必常规取样[28]。由此可见，欧洲和美国关于淋巴结取样的标准有所差异。Pereira 等对美国 Mayo Clinic 1996—2000 年间所有行腹主动脉旁及盆腔淋巴结切除术且淋巴结阳性的 120 例卵巢癌患者用数学预测模型推导出：淋巴结取样总数在 22 个以上方可精确评估淋巴结状态[29]。

对早期卵巢癌是否有必要行系统性腹膜后淋巴结清扫术？所谓系统性腹膜后淋巴结清扫术是指完全清除腹主动脉及下腔静脉周围以及两侧盆腔的各组淋巴和脂肪组织，上界至少达到左肾静脉水平。判断清扫是否完全的标准是：两侧腰大肌、脊柱前纵韧带和骶骨骨膜等结构在手术完成后应显露可见，淋巴结数通常在 35 ~ 60 个之间[30]。然而，现有的随机对照研究显示，对早期卵巢癌行系统性腹膜后淋巴结清扫术检出的阳性淋巴结尽管比行淋巴结取样术更多，但并不改善早期患者生存，而围术期与术后并发症却明显升高[31]。因此，并不主张对早期卵巢癌行系统性腹膜后淋巴结清扫术。

（3）保留生育功能手术

对早期上皮性卵巢癌患者通常应行全子宫双侧附件切除术及大网膜切除。但对年轻、渴望生育的患者可考虑行保守性手术。在保留对侧附件及子宫的同时，仍应认真地探查并进行完整的手术分期。如果对侧卵巢外观正常，不必常规做楔形切除活检。保留生育功能手术的适应证包括任何病理分级的 Ⅰa 期或 Ⅰc 期、非透明细胞癌[32-34]。Maltaris 等报道，282 例早期卵巢癌行保守性手术后有 113 例妊娠（40%），87 例足月分娩（31%），33 例复发（12%），16 例因肿瘤而死亡（6%）[35]。这说明对早期卵巢癌行保守性手术有一定风险，应慎重。实施前需做好知情同意。

2. 辅助化疗

在精确而全面的手术分期后，辅助化疗的原则包括：①若患者为 Ⅰa 期或 Ⅰb 期且为高分化（G1）癌，只需观察，无须化疗；②若患者为 Ⅰa 期或 Ⅰb 期且为中分化（G2）癌，可以不化疗或选择 3 ~ 6 个疗程的铂类联合化疗；③若有致密粘连或低分化（G3）或为 Ⅰc 期或透明细胞癌，则术后应进行 3~6 个疗程的铂类联合化疗；④若患者为 Ⅱ 期癌，则术后进行 6 个疗程的铂类联合化疗。

在处理早期上皮性卵巢癌时，一个主要进步就是对高危复发危险因素的认识。许多有关早期卵巢癌的研究表明，病变局限于单侧或双侧卵巢、组织学高分化或中分化、包膜完整、无粘连或无表面新生物、腹腔冲洗液细胞学阴性的患者复发风险低，属早期低危患者，长期生存率可高于 90%[36-37]。与此相反，另一类患者就属于早期高危患者，包括病变已超出卵巢本身（Ⅱ 期）、包膜破裂或有表面新生物、有致密粘连、腹腔冲洗液细胞学阳性、组织学低分化（G3）、透明细胞癌等，这类患者术后常需进行进一步的辅助治疗[36,38-39]。Vergote 等对 5 项研究中的 1 545 例 Ⅰ 期上皮性卵巢癌进行了 meta 分析，得出的最重要的预后因素是肿瘤低分化及术前肿瘤破裂。而术中肿瘤破裂仅在单因素分析中有意义，在多因素分析中没有预后价值，但在实施手术过程中仍应注意避免肿瘤破裂[40]。

有证据显示，对早期高危卵巢癌行完整的手术分期及含铂类联合化疗有助于提高患者的生存率[37]。联合化疗可以经静脉给药，也可经静脉、腹腔联合给药。关于化疗疗程数，美国 GOG157 研究在 427 例早期高危患者（Ⅰa 期 G3，Ⅰb 期 G3，透明细胞癌，Ⅰc 期及 Ⅱ 期）中随机比较 3 个疗程与 6 个疗程紫杉醇联合卡铂术后辅助化疗的结果[41]，中位随访 6.8 年，结果显示，两组患者总的复发率及死亡率均无显著性差异，5 年预期复发率 3 个疗程组为 25.4%，6 个疗程组为 20.1%；而 3 个疗程组 3~4 级神经毒性、严重贫血及粒细胞减少则明显低于 6 个疗程组。这项研究的后续报道又提出，病理类型为浆液性癌的早期高危患者宜给予 6 个疗程化疗[42]。

3. 其他辅助治疗

有报道，早期高危卵巢癌术后应用同位素 P-32 腹腔灌注（7~10 mCi）的疗效与辅助化疗相似。1995 年，意大利妇科肿瘤区域协作组（GICOG）比较了顺铂（DDP）单药化疗与 P-32 腹腔灌注的结果，结果显示，顺铂组 5 年无瘤生存率较佳，但两组 5 年总生存率无差异[38]。2003 年，美国 GOG 的 Ⅲ 期临床试验在 Ⅰa 期 G3、Ⅰb 期 G3、Ⅰc 期和 Ⅱ 期卵巢癌患者中随机比较了环磷酰胺（CTX）+ 顺铂联合化疗与 P-32 腹腔灌注的结果，结果显示，两组 10 年复发率和死亡率均无显著性差异[43]。此外，上述研究均提示，患者更易耐受化疗的毒性，而 P-32 腹腔灌注常常会引起腹部不适、术后血肿、腹水、胸水和胃肠道并发症，其中以胃肠道并发症最为多见，发生率为 0~21%，严重的有肠出血、肠梗阻及肠穿孔。因此，现在临床上已很少使用 P-32 腹腔灌注。

Chiara 等在 70 例早期高危卵巢癌患者中随机比较了顺铂 + 环磷酰胺化疗与全腹放疗的结果，结果显示，尽管两组的疗效无显著差异，但化疗更安全[44]。

4. 对首次手术未行完整手术分期的患者的处理

所谓手术分期不完整包括如下情形：①子宫未切除；②附件未切除；③大网膜未切除；④分期记录不完整；⑤残留灶有可能需再切除；⑥淋巴结未切除等。对这些患者均可选择再次实施完整的手术分期，尤其是对早期低危（即 Ⅰa 期 G1 或 Ⅰb 期 G1 可能）、术后无需化疗的患者。如果可能是早期高危患者（如 Ⅰa 期 G2/G3 或 Ⅰb 期 G2/G3、Ⅰc 期、Ⅱ 期或透明细胞癌），需先行 CT 或 MRI 等影像学检查，如果显示有残留灶，应实施再次手术；如果无残留灶且患者拒绝再分期手术，则给予铂类联合化疗 6 个疗程。

欧洲的一项大型协作研究（ACTION）包含 9 个国家 1990 — 2000 年的 448 例高危早期卵巢癌（Ⅰa 期 G2/3，Ⅰb 期 G2/3，Ⅰc 期，Ⅱa 期），该研究比较了术后辅助化疗和不化疗两组各 224 例，中位随访时间 5.5 年。结果显示，尽管两组的总生存期（OS）无显著差异，但在化疗组无复发生存期有改善。该研究仅 1/3 的病例是进行过完整的手术分期的，2/3 的病例是未进行过完整的手术分期的。该研究提示，辅助化疗可使那些有潜在残留灶的患者受益[45]。

（二）晚期卵巢癌

1. 手术治疗

（1）初始减瘤术（PDS）

初始减瘤术（primary debulking surgery，PDS）或称初始肿瘤细胞减灭术（primary cytoreductive surgery），许多证据表明，满意的肿瘤细胞减灭术是影响晚期卵巢癌患者生存的独立预后因子。晚期卵巢癌患者的标准治疗方式是：最大限度的肿瘤细胞减灭术，术后辅以铂类为基础的联合化疗。手术方式包括：全子宫和双侧附件切除术，所有受累大网膜切除、双侧盆腔和主动脉旁肿大的或可疑的淋巴结切除术，根据需要切除受累的肠管、阑尾、部分膀胱或输尿管、脾、远端胰体尾、部分膈肌、胆囊、部分肝、部分胃等，尽可能剥除受累的腹膜或对粟粒样转移灶进行消融，即在患者可以耐受的前提下行最大限度的肿瘤细胞减灭术。满意的减瘤术的标准是：术后残留灶最大直径在 1 cm 以下（R1），最好无肉眼残留（R0）。

近年越来越多的资料显示，PDS 的终极目标应该是 R0，达到 R0 者无论肿瘤非进展生存期（PFS）或总生存期（OS）均显著高于 R1 患者[8,46-47]。一些学者提出了超根治减瘤术的概念，主要是针对上腹部转移灶的处理。Eisenhauer 等报道了 262 例连续的 Ⅲ ~ Ⅳ期卵巢癌病例，若在 PDS 中实施了上腹部超根治手术（如脾、胰尾、横膈、肝或肝门等部位转移灶切除），则可将减瘤满意率自 53% 提高至 82%，且并发症也无明显增加，并且经超根治达到 R1 者与无需上腹部手术就达到 R1 者的肿瘤非进展生存期和总生存期均无显著差异[48]。Chi 等报道了两组不同年代的ⅢC ~ Ⅳ期卵巢癌，A 组为 1996—1999 年 168 例，B 组为 2001—2004 年 210 例，PDS 中实施上腹部减瘤者分别占 0 和 38%，减瘤满意率分别为 46% 和 80%，5 年肿瘤非进展生存率分别为 14% 和 31%，5 年总生存率分别为 35% 和 47%，提示上腹部超根治减瘤术可以显著提高晚期卵巢癌患者的生存率[49]。

关于晚期卵巢癌是否需行系统性腹主动脉旁及盆腔淋巴结清扫术，2005 年意大利的一项多中心临床研究对 427 例 PDS 达到 R1 的Ⅲb ~ Ⅳ期卵巢癌患者随机比较系统性腹主动脉旁及盆腔淋巴结清扫术与单纯肿大淋巴结切除术的结果，结果显示，系统性清扫组肿瘤非进展生存期改善了 7 个月（29.4 个月对 22.4 个月），但总生存期无显著性差异（58.7 个月对 56.3 个月）；系统性清扫组的手术时间、输血率、围术期发病率均显著增高。因此，该研究认为，对满意减瘤的晚期患者应进行系统性淋巴结清扫术[50]。2010 年 du Bois 等回顾了 1 942 例晚期卵巢癌，其中，在 996 例 PDS 后 R0 的患者中，658 例接受了不同程度的淋巴结切除术，其 5 年生存率明显高于未做淋巴结切除术者（67.4% 对 59.2%，$P=0.0166$），中位总生存期分别为 103 个月和 84 个月。因此，该研究认为，PDS 若能达到无肉眼残留，则应行系统性腹膜后淋巴结清扫术[51]。目前他们正在进行的随机对照试验（AGO-OVAR OP.3）对此加以验证。

晚期卵巢癌的 PDS 难度大、耗时长，除了要求手术医师有较高的专业素养（包括毅力、胆略、耐心）外，还要求手术医师有较全面的外科手术技能。为了达到满意减瘤术，妇科肿瘤医师已越来越多地运用一些新的手术方式及手术技术，例如，盆腔腹膜全切除术（complete pelvic peritonectomy），国内又称盆腔腹膜“卷地毯”切除技术；卵巢癌盆腔器官整块切除术（radical oophorectomy），即通过腹膜外进路，整块切除子宫、直-乙状结肠及盆腔腹膜，并行直肠吻合；部分膀胱或输尿管切除及泌尿道修复；部分小肠或（和）结肠切除；脾或（和）远端胰体尾切除术（splenectomy with or without distal pancreatectomy）；横膈腹膜剥离术（diaphragmatic stripping）；横膈部分切除及修复术（diaphragmatic resection and reconstruction）；心膈角淋巴结切除术（cardiophrenic angle lymph node dissection）；肝表面肿瘤切除（superficial liver mass resection）；胆囊切除（cholecystectomy）；肝门区肿瘤剥除术（portal triad stripping）；部分胃切除（gastric resection）；以及部分肝切除（parenchymal liver mass resection）等。许多国家已经建立了妇科肿瘤专科医师培养体系（需经过数年的专业学习及外科技能训练），形成了妇科肿瘤医师专科队伍。许多数据显示，由妇科肿瘤医师实施的卵巢癌手术其规范程度及疗效均高于普通妇科医师和一般外科医师[52-55]。因此，近年来的许多国际妇科肿瘤指南（包括美国 NCCN 指南）均强调，卵巢癌的手术应由妇科肿瘤医师来实施[8,56-58]。可惜我国迄今仍未建立妇科肿瘤专科医师的培训及认证体系，尽管少数医师能胜任这些手术，但大多数卵巢癌患者是由普通妇产科医师来诊治的，因手术权限或手术能力所限，许多可以做到满意减瘤的手术却没有做到。目前除了与其他外科专业医师（如肝胆外科、胃肠外科、泌尿外科等）加强合作外，最好组建一支固定团队来开展此类手术。总之，我国应尽快建立完善的妇科肿瘤医师培训、考核、认证及继续教育体制[59]。

（2）间隔减瘤术（IDS）和新辅助化疗（NACT）

所谓间隔减瘤术（interval debulking surgery，IDS）指先进行 2～3 个疗程化疗，再进行肿瘤细胞减灭术，并在术后完成剩余疗程的化疗。该手术一般用于初治患者预计肿瘤无法切净或 PDS 为非满意减瘤术者，经过不超过 4 个疗程的化疗，使肿瘤缩小，一般状况改善，再进行 IDS，以期提高手术满意率，从而最终改善患者的生存。在 IDS 之前实施的化疗即为新辅助化疗（neoadjuvant chemotherapy，NACT）。

1995 年，EORTC 研究报道了对非满意减瘤的晚期卵巢癌行 IDS 的随机对照研究，将 319 例 PDS 后残留灶 >1 cm 的卵巢癌患者随机分为两组：研究组先给予 3 个疗程的环磷酰胺 + 顺铂化疗，随后实施 IDS，并在术后再给予 3 个疗程化疗；对照组给予 6 个疗程环磷酰胺 + 顺铂化疗。结果显示，研究组的肿瘤无进展生存期和总生存期均高于对照组，IDS 可使非满意减瘤的晚期卵巢癌的死亡风险下降 33%[60]。2004 年报道的美国 GOG152 研究是对上述 EORTC 研究的重复验证，不同的是，后者的化疗方案采用的是紫杉醇 + 顺铂，共入组 550 例，结果显示，对于 PDS 后残留灶 >1 cm 的患者，IDS 组和单纯化疗组的中位总生存期（32 个月对 33 个月）和中位肿瘤无进展生存期（10.5 个月对 10.8 个月）均无显著性差异[61]。上述两项研究的设计相同，结论相反。仔细分析发现：① GOG152 研究采用的是更为有效的化疗方案；② GOG152 研究中患者的 PDS 均由妇科肿瘤医师完成，而 EORTC 研究则大部分由普通妇产科医师或普外科医师实施，因而后者的手术质量存在疑问，也就是说，EORTC 研究可能存在部分患者 PDS 时本应达到满意减瘤的病例。Tangjitgamol 等对所有非满意 PDS 后进行 IDS 的随机对照试验做了一个 meta 分析，结果显示，没有证据表明 IDS 可以改善或降低患者的生存期，但对于 PDS 由非妇科肿瘤医师实施的或肿瘤播散不严重的晚期卵巢癌患者，实施 IDS 可能会使患者受益[62]。

对晚期卵巢癌先进行 NACT 再行减瘤术是目前国内许多单位经常采用的治疗模式，一直以来也备受争议。回顾性的研究显示，NACT 可以降低患者的肿瘤负荷，使手术更容易操作，可提高手术切除率，降低并发症。但 NACT 能否真正改善晚期卵巢癌患者的生存一直没有得到证实。2010 年报道的 EORTC 55971 研究在 670 例Ⅲc～Ⅳ期卵巢癌患者中，随机比较了 NACT+IDS+ 辅助化疗与传统的 PDS+ 辅助化疗的治疗方式，结果显示，NACT 组和 PDS 组的中位肿瘤无进展生存期均为 12 个月［相对风险（HR）=0.91，0.76～1.09］，中位总生存期分别为 30 个月和 29 个月（HR=0.87，0.72～1.05）；NACT 组满意减瘤比例明显高于 PDS 组（80.6% 对 41.6%），但两组的肿瘤无进展生存期和总生存期没有显著差异；术后并发症是 NACT 组明显降低 [63]。2015 年，英国的 CHORUS 研究对 552 例晚期卵巢癌的研究也得出了相同的结论，NACT 组和 PDS 组的中位肿瘤无进展生存期（12.0 个月对 10.7 个月）和中位总生存期（22.6 个月对 24.1 个月）均无显著差异；NACT 组满意减瘤比例更高（73% 对 41%，P=0.0001）[64]。有学者指出，在这两项研究中尽管 NACT 大幅提高了手术满意率，却没有提高肿瘤无进展生存期和总生存期。Chi 等回顾了与 EORTC 55971 研究同一时期治疗的 316 例Ⅲc～Ⅳ期卵巢癌患者，其中，285 例行 PDS 者中达到残留灶最大直径<1 cm 的比例为 71%，远高于 EORTC 55971 研究的 41.6%，中位肿瘤无进展生存期和总生存期分别为 17 个月和 50 个月，均高于 EORTC 55971 研究中 PDS 组患者 [65]。Rose 等回顾了美国 GOG 以前做的有关晚期卵巢癌的临床试验，包括 GOG111、GOG158、GOG172、GOG114、GOG132、GOG152、GOG162 和 GOG182 等研究，指出，EORTC 55971 研究中患者的中位肿瘤无进展生存期和总生存期均低于 GOG 的研究，NACT 组的肿瘤无进展生存期和总生存期甚至与 GOG 研究中非满意减瘤的患者相当，PDS 组达到无肉眼残留和残留灶（RO）最大直径<1 cm（RI）的比例也明显偏低，因此认为，手术质量可能影响了他们的研究结果 [66]。

总之，现有的证据支持，对晚期卵巢癌可以先做 NACT，其疗效不劣于传统的 PDS 治疗模式，且手术可以降低并发症，但应由妇科肿瘤医师来评估是先行 NACT 还是直接选择 PDS [58]。NACT 主要适用于肿瘤负荷大、难以满意减瘤、高龄、有内科合并症或无法耐受 PDS 的患者。另外，NACT 的远期疗效还存在疑问。

（3）腹腔镜探查

随着腹腔镜技术的发展，晚期卵巢癌行腹腔镜探查可以观察盆、腹腔肿瘤侵及的范围及脏器受累程度，可以用于评估实施满意的 PDS 的可能性，而不是用腹腔镜来直接做肿瘤细胞减灭术。若评估认为宜选择 NACT，则通过腹腔镜下活检明确病理诊断。

Fagotti 等提出了一个腹腔镜用于晚期卵巢癌预测指数评分（predictive index value，PIV）的模型 [24-25,67]，将前期研究中观察到的影响满意减瘤术的因素进行了量化评分，包括以下七个部分：①腹膜，大面积受累和（或）粟粒状分布的种植；②膈肌，广泛转移和（或）大部分膈肌表面有融合结节；③肠系膜，因大块浸润结节和（或）肠系膜根部受累导致小肠移动受限；④大网膜，肿瘤沿着大网膜扩散直达胃大弯侧（局部孤立灶除外）；⑤肠管，可能需行肠段切除（直 - 乙状结肠切除除外）或癌结节蔓延至肠袢；⑥胃，肿瘤明显累及胃壁；⑦肝，肝表面病灶超过 2 cm。以上任一项为 2 分，当 PIV<8 分时可行 PDS，而当 PIV≥8 分时认为行满意减瘤术的机会低，建议先行 NACT。但腹腔镜对肝肾隐窝、脾窝、腹膜后淋巴结等区域的探查存在不足；此外，腹腔镜探查技术或经腹行肿瘤细胞减灭术的技术也因人而异，这些均可影响腹腔镜的预测价值。目前尚无足够资料证实晚期卵巢癌腹腔镜预测模型优于传统的临床及影像学评估 [58]。Rutten 等综述了 6 个系列共 7 项关于腹腔镜预测晚期卵巢癌可切除性的研究，认为 PIV 尽管对有可能达到满意减瘤的患者的特异性及敏感性较好，但并不能降低非满意减瘤术的发生 [68]。有报道，对 55 例 PIV 在 8～12 分的患者行 PDS，达到无肉眼残留的比例高达 45.5% [69]。因此，目前对腹腔镜评分预测的精准度还存在疑问，未被广泛认同。

（4）二次探查术（second-look laparotomy）

二次探查术指卵巢癌一线治疗后，在临床体检及影像学检查阴性、CA125正常的情况下，为评估疗效而进行的第二次剖腹探查，简称二探。非随机的研究显示，二探术对生存期的改善并无帮助，因为即使二探术为阴性，也有50%的患者会复发。因此，对晚期卵巢癌已不采用二探术来评估疗效了。

2. 辅助化疗

（1）全身化疗

英 国 Advanced Ovarian Cancer Trialists Group 在 2000 年 对 49 项 随 机 对 照 研 究中 8 763 例卵巢癌患者进行了 meta 分析[70]，得到的对晚期卵巢癌化疗的结论是：①以铂类为基础的联合化疗优于非铂类化疗；②铂类联合化疗优于铂类单药化疗，③顺铂与卡铂疗效相当，但卡铂的毒性更易耐受。有关卵巢癌一线化疗的重要随机对照研究见表66-2。迄今为止，紫杉醇＋卡铂6个疗程仍是晚期上皮性卵巢癌的标准化疗方案。

另外两个一线化疗方案是：多西他赛＋卡铂和多柔比星＋卡铂。与紫杉醇＋卡铂相比，它们的主要优点是可以回避紫杉醇的神经毒性和脱发毒性，缺点是白细胞减少相对较重。

ICON-3 研究随机比较了紫杉醇＋卡铂、卡铂单药及 CAP 方案（顺铂＋多柔比星＋环磷酰胺）治疗卵巢癌的结果，结果显示，三组间疗效无显著性差异。由于该研究包含了所有期别的患者，且其中20%以上为Ⅰ~Ⅱ期患者，而一般临床试验往往将早期与晚期卵巢癌分开研究，因而该研究不足以说明这三个方案对晚期卵巢癌是否具有相同疗效。然而，ICON-3 研究有超过 2 000 例患者入组，卡铂单药化疗的患者的中位生存期达到了 35.4 个月，不亚于其他研究中的一些联合化疗方案，因此，对于诸如高龄、体力状况评分差或不能耐受联合化疗的患者，卡铂单药也不失为一种替代[71]。

日本妇科肿瘤协作组（JGOG）比较了紫杉醇周疗＋卡铂3周给药与紫杉醇和卡铂均3周给药的结果[72]，637 例晚期卵巢癌随机分组，结果显示，紫杉醇周疗组的中位肿瘤无进展生存期（28.2个月对17.5个月）和总生存期（100.5个月对62.2个月）均显著高于传统3周疗法组，由此作者提出，紫杉醇周疗＋卡铂3周给药可作为晚期卵巢癌的常规治疗方案，但该方案的缺点是贫血和生活质量略有下降。

表 66-2　卵巢癌一线化疗方案随机对照研究

研究（年份）	化疗方案	例数	期别	PFS（个月）	OS（个月）
GOG111[73]（1996）	紫杉醇（135 mg/m², 24 h）＋顺铂（75 mg/m²）	184	Ⅲ~Ⅳ	18	38
	环磷酰胺（750 mg/m²）＋顺铂（75 mg/m²）	202		13*	24*
OV-10[74]（2000）	紫杉醇（175 mg/m², 3 h）＋顺铂（75 mg/m²）	162	Ⅱb~Ⅳ	15.5	35.6
	环磷酰胺（750 mg/m²）＋顺铂（75 mg/m²）	161		11.5*	25.8*
GOG132[75]（2000）	紫杉醇（135 mg/m², 24 h）＋顺铂（75 mg/m²）	201	Ⅲ~Ⅳ	14.2	26.6
	顺铂（100 mg/m²）	200		16.4	30.2
	紫杉醇（200 mg/m², 24 h）	213		11.2*	26

表 66-2 卵巢癌一线化疗方案随机对照研究 （续表）

研究（年份）	化疗方案	例数	期别	PFS（个月）	OS（个月）
ICON-3[71] （2002）	紫杉醇（175 mg/m², 3 h）+ 卡铂（AUC=6）	478	Ⅰ～Ⅳ	17.3	36.1
	卡铂（AUC=6）	943		16.1	35.4
	紫杉醇（175 mg/m², 3 h）+ 卡铂（AUC=6）	232		17	40
	环磷酰胺（750 mg/m²）+ 多柔比星（50 mg/m²） + 顺铂（75 mg/m²）	421		17	40
Danish-Dutch[76] （2000）	紫杉醇（175 mg/m², 3 h）+ 卡铂（AUC=5）	100	Ⅱb～Ⅳ	16	32
	紫杉醇（175 mg/m², 3 h）+ 顺铂（75 mg/m²）	108		16	30
GOG158[71] （2003）	紫杉醇（175 mg/m², 3 h）+ 卡铂（AUC=7.5）	392	Ⅲ	20.7	56.7
	紫杉醇（135 mg/m², 24 h）+ 顺铂（75 mg/m²）	400		19.4	48.8
AGO/OVAR-3[78] （2003）	紫杉醇（185 mg/m², 3 h）+ 卡铂（AUC=6）	397	Ⅱb～Ⅳ	17.2	43.3
	紫杉醇（185 mg/m², 3 h）+ 顺铂（75 mg/m²）	386		19.1	44.1
SCOTROC[79] （2004）	紫杉醇（175 mg/m², 3 h）+ 卡铂（AUC=5）	538	Ⅰc～Ⅳ	14.8	68.9%#
	多西他赛（75 mg/m², 1 h）+ 卡铂（AUC=5）	539		15.0	64.2%#
MITO-2[50] （2011）	紫杉醇（175 mg/m², 3 h）+ 卡铂（AUC=5）	397	Ⅰc～Ⅳ	16.8	53.2
	多柔比星（30 mg/m², 3 h）+ 卡铂（AUC=5）	386		19.0	61.6

* 有显著性差异

2 年生存率

AUC：曲线下面积；PFS：肿瘤非进展生存期；OS：总生存期

此外，现有的研究表明，在紫杉醇＋卡铂方案中加入第 3 种化疗药或三药联合的化疗方案是得不偿失的，不仅不能提高疗效，而且增加毒性[81-83]。

（2）腹腔化疗

腹腔化疗是临床实践中许多医师经常采用的一种治疗方式。随机对照研究显示，对于术后残留灶＜1 cm 或无肉眼残留的患者，腹腔化疗联合静脉化疗可显著提高患者的肿瘤非进展生存期和总生存期[84]。顺铂由于在腹腔内滞留时间长，是腹腔化疗的首选药物。腹腔化疗可通过单针穿刺或皮下埋置化疗泵实施，前者的缺点是穿刺针容易进入肠腔，后者的缺点是可出现导管阻塞、腹壁局部感染或腹腔内感染，极少数患者发生穿孔或瘘管形成等。此外，诸如骨髓抑制、腹痛、疲劳、肾毒性、神经毒性等会相应增高。因此，腹腔化疗尽管可提高疗效，但毒副作用也大[85]。应合理选择化疗药物、调整剂量和疗程数，减少和避免并发症的发生。

（3）巩固化疗（consolidation chemotherapy）

目前没有证据表明巩固化疗可以改善卵巢癌患者的生存期。2003 年，美国西南肿瘤协作组（SWOG）和 GOG 随机比较了 3 个疗程与 12 个疗程紫杉醇单药巩固化疗，尽管 12 个疗程组肿瘤无进展生存期有所改善，但 OS 无显著差异。其他的随机对照研究也均未显示出巩固化疗的疗效。因此，目前不推荐对晚期卵巢癌完成一线化疗后再给予巩固化疗[86]。

3．分子靶向治疗

近年来靶向药物在恶性肿瘤的治疗上取得巨大进展，一些新型药物在卵巢癌患者中也进行了临床试验，包括血管内皮生长因子（VEGF）抑制剂、聚腺苷二磷酸核糖聚合酶（PARP）抑制剂等。目前已证实在卵巢癌一线治疗中，有效的药物是贝伐珠单抗（bevacizumab），它是一种重组人源化单克隆抗体，通过抑制人类 VEGF 的生物学活性起作用。美国 GOG218 和欧洲 ICON7 临床试验均显示，在传统的紫杉醇＋卡铂联合化疗方案中加入贝伐珠单抗并用贝伐珠单抗维持治疗，可以将晚期卵巢癌患者的肿瘤无进展生存期提高 2～4 个月，尤其是在非满意减瘤或合并腹水的晚期卵巢癌患者[87-88]。其主要毒副作用是高血压（11%～16%）和肠穿孔（1.1%～1.5%）。另一个 VEGF 及血小板衍生生长因子受体抑制剂帕唑帕尼（pazopanib）作为维持治疗用于一线治疗后未进展的晚期卵巢癌，肿瘤无进展生存期改善了 5.6 个月，但总生存期无显著差异。然而，帕唑帕尼在亚裔患者中却没有显示出肿瘤无进展生存期改善，因此，帕唑帕尼并不适合亚裔患者[89]。此外，EORTC 与妇科癌症国际协作组（Gynecologic Cancer Intergroup，GCIG）对表皮生长因子受体（EGFR）抑制剂厄洛替尼（erlotinib）也做了研究，这项有 835 例患者入组的 Ⅲ 期临床试验结果显示，经一线治疗后肿瘤未进展的卵巢癌用厄洛替尼进行维持治疗，肿瘤无进展生存期和总生存期均未改善[90]。

（三）常用化疗方案

1．单药化疗

卡铂：AUC=6～7.5，静注，第 1 天，每 3 周重复。

2．联合化疗

（1）TC 方案：紫杉醇 175 mg/m²，静点（3 h），第 1 天；卡铂 AUC=5～6，静注，第 1 天；每 3 周重复。

（2）TP 方案：紫杉醇 135 mg/m²，静点（24 h），第 1 天；顺铂 75 mg/m²，静注，第 2 天；每 3 周重复。

（3）TP 腹腔静脉联合：紫杉醇 135 mg/m²，静点（3 h 或 24 h），第 1 天；顺铂 75 mg/m²，腹腔注射，第 2 天；紫杉醇 60 mg/m²，腹腔注射，第 8 天；每 3 周重复。

（4）多西他赛＋卡铂：多西他赛 65～70 mg/m²，静点（1 h 以上），第 1 天；卡铂 AUC=5～6，静注，第 1 天；每 3 周重复。

（5）紫杉醇周疗＋卡铂：紫杉醇 80 mg/m²，静点（1 h 以上），第 1、8、15 天；卡铂 AUC=5～6，静注，第 1 天；每 3 周重复。

（6）卡铂＋多柔比星：卡铂 AUC=5，静注，第 1 天；多柔比星 30 mg/m²，静注，第 1 天；每 3 周重复。

二、复发性卵巢癌的治疗

复发性卵巢癌的治疗尚未确立最佳治疗方案，手术治疗对复发性卵巢癌的意义尚不明确；二线化疗有效率低。近年来分子靶向治疗在复发性卵巢癌的治疗中取得了一些进展。对于反复复发的患者，对症支持治疗非常重要，要注重患者的生存质量。

（一）复发性卵巢癌的诊断和分型

关于卵巢癌复发的诊断，2002 年国内曾有一个共识[91]，若符合以下 4 条中的 2 条就应考虑复发诊断：①CA125 升高；②体检或影像学发现肿块；③出现胸水、腹水；④出现不明原因肠梗阻；并提出，复发的诊断最好有病理的支持。

CA125 是卵巢癌最重要的随访监测指标之一，患者在经过一线治疗后，随访复查时出现血清 CA125 反复升高，往往提示肿瘤复发，且通常比影像学提示复发早 2～6 个月。GCIG 进行的临床试验在评价疗效时除了采用 RECIST 实体瘤评价标准外，还提出了一个 CA125 评价标准，其中判断肿瘤进展的指标为：①在完全缓解（CA125<35 U/ml）的患者，CA125 升高超过正常值的 2 倍（70 U/ml），至少持续 1 周以上；或②在部分缓解（CA125 未降将至正常，即 >35 U/ml）的患者，CA125 升高超过之前最低值的 2 倍，至少持续 1 周以上[92-93]。这种单纯的 CA125 升高，没有临床症状与体征，也没有影像学证据，是所谓的"生化复发"。临床上不乏见到 CA125 升高就开始化疗的例子。2010 年，Rustin 等进行的随机对照研究对此做了回答，即出现"生化复发"时不必立即进行化疗，可以等到患者出现症状体征时再行化疗，这样不仅不影响疗效，而且有益于患者的生存质量[94]。

临床上毕竟还有一部分患者复发时 CA125 并不升高，因此，判断卵巢癌复发的可靠指标应该是影像学检查，B 超、CT 或 MRI 可以发现胸腹水及复发灶的存在。但对于一些小的或弥散的病灶，常规的影像学检查可能会遗漏。近年将 PET-CT 用于诊断卵巢癌复发大大提高了诊断敏感性和特异性[23]，并且 PET-CT 在肝包膜、淋巴结及腹膜病灶的诊断上有巨大优势[95]。

根据患者对首次铂类化疗的反应，一般将复发性卵巢癌分为以下两种类型：①铂类敏感型，指对一线铂类化疗有效，在完成化疗后 6 个月以上复发；②铂类耐药型，指对一线铂类化疗无效导致肿瘤进展，或有效但在完成化疗后 6 个月以内复发。

（二）复发性卵巢癌的治疗

1. 手术治疗

尽管目前缺乏大规模的随机对照试验证实再次减瘤术能改善复发患者的生存，但许多回顾性研究显示，二次减瘤术（secondary cytoreduction，SCR）可以使部分复发卵巢癌患者生存受益[96-98]，而患者受益通常有以下特点：①卵巢癌初始治疗后缓解期越长越好，最好在 12 个月以上；②初治时为早期卵巢癌，或 PDS 达到无肉眼残留，或残留灶最大直径<1 cm；③复发时病灶孤立或局限，有可能手术切净；④预计二线化疗仍会有效；⑤无腹水；⑥复发时 CA125 尚处较低水平；⑦体力状况评分良好等。Munkarah 等总结分析了 12 篇已发表的复发卵巢癌 SCR 的研究，再次手术后若达无肉眼残留，中位生存期可长达 44～60 个月，而同期不手术仅进行化疗者中位生存期最长为 35 个月[96]。Bristow 等对 1983—2007 年 2 019 例行 SCR 的复发卵巢癌做的 meta 分析显示，只有 SCR 达到无肉眼残留的患者才能生存受益，手术的满意程度是独立的预后因素[97]。由此可见，复发性卵巢癌的手术指征是：铂类敏感的复发性卵巢癌，病灶孤立或局限，无腹水[56]。因此，卵巢癌患者复发时，应由妇科肿瘤医师评估有无实施 SCR 的可能性。

大量回顾性资料显示，在铂类敏感的复发性卵巢癌患者中，若 SCR 能完全切净肿瘤，达到无肉眼残留，则可以改善患者的总生存期[96-97,99]。目前尚不明确这种疗效究竟来自于手术本身还是源于患者肿瘤的生物学特性[99]。近年国内外已对此开展了随机对照研究，将可能进一步阐明 SCR 的价值，以及选择 SCR 的适应证。

2. 化疗及靶向治疗

尽管一线化疗的近期有效率可达 60%～80%，但远期效果并不理想，超过 80% 的患者会因肿瘤复发而接受二线化疗[100]。无铂类治疗间期（platinum-free interval，PFI）是预估二线化疗是否有效的最重要因素。临床上把 PFI<6 个月的复发归为铂类耐药复发，把 PFI>6 个月的复发归为铂类敏感复发，在选择治疗方案时有所不同。近年来化疗联合靶向药物在复发性卵巢癌治疗中取得了可喜的进步。

（1）铂类耐药复发

铂类耐药复发患者完全治愈几乎是不可能的，因此，治疗的主要目标应为：①缓解肿瘤所引起的症状；②减少治疗的不良反应；③延长生命；④改善生活质量。铂类耐药患者重复应用铂类药物的有效率低，一般认为应选择未用过的药物，特别是作用机制不同的非铂类单药作为挽救治疗。没有证据显示对这类患者采用联合化疗优于单药化疗[101]。目前已证明有效的药物包括：吉西他滨、托泊替康、多柔比星、多西他赛以及口服依托泊苷等。其他可能有效的药物有：六甲密胺、异环磷酰胺、多柔比星、伊立替康、卡培他滨、奥沙利铂、白蛋白结合型紫杉醇、培美曲塞及长春瑞滨等。许多随机对照研究并未显示出某一种药物明显优于其他药物。吉西他滨和多柔比星之间治疗铂类耐药复发卵巢癌患者的有效率及总生存期均无显著性差异[102]；托泊替康和紫杉醇[103]、托泊替康和多柔比星[104-105]之间也未显示显著性差异。有研究指出，托泊替康周疗较3周给药法的骨髓毒性更低，而疗效不降低，因而更适合铂类耐药患者[106]。2014年发表的AURELIA试验在铂类耐药复发性卵巢癌的单药非铂类化疗中加入了贝伐珠单抗并维持治疗，客观有效率从11.8%提高至27.3%（P=0.001），中位肿瘤无进展生存期从3.4个月提高到6.7个月（P<0.001），中位总生存期没有显著性差异（13.3个月对16.6个月，P<0.174）；贝伐珠单抗组发生胃肠穿孔占2.2%[107]。该研究尽管显示了非铂单药联合贝伐珠单抗有一定疗效，但作用还是很有限的。对于铂类耐药患者，临床上在选择化疗方案时，要充分考虑患者的身体状况、器官功能以及对毒性的耐受能力，并应与患者及其家属充分沟通知情，以明确治疗是姑息性的，保持生活质量或许比微弱的疗效更加重要。对于无法耐受化疗的患者应选择对症支持治疗，同时鼓励患者加入临床试验。

（2）铂类敏感复发

铂类敏感复发性卵巢癌无论是否接受SCR，二线化疗几乎是必然选择。大量证据显示，铂类敏感复发性卵巢癌首选含铂类的联合化疗[101,108-112]，方案包括紫杉醇＋卡铂、多柔比星＋卡铂、吉西他滨＋卡铂、多西他赛＋卡铂等。一些铂类敏感复发性卵巢癌患者即使经过多线化疗，仍会保持对化疗的有效性，因此，个体化治疗显得非常重要，要充分平衡药物的毒性和疗效、患者的意愿及其身体状况等，有时选择单药卡铂或非铂类单药也未尝不可。有人提出，利用非铂单药来延长PFI可能有利于以后的铂类化疗，但迄今尚未被证实。

近年来靶向药物的出现使铂类敏感复发性卵巢癌的治疗有了更多的选择。OCEANS试验在铂类敏感复发患者中比较了吉西他滨＋卡铂和吉西他滨＋卡铂＋贝伐珠单抗的治疗，结果显示，贝伐珠单抗组显著改善了肿瘤无进展生存期（8.4个月对12.4个月，P<0.0001）[113]，但总生存期没有改善[114]。另一个VEGF受体抑制剂西地尼布（cediranib）也显示了类似疗效，ICON6试验提示，在含铂类的联合化疗中加入西地尼布维持治疗，中位肿瘤无进展生存期提高了2.3个月[115]。

PARP抑制剂通过阻断癌细胞的DNA损伤修复，促进其发生凋亡。在一项有16个国家82个医疗机构参加的随机、双盲、安慰剂对照的Ⅱ期临床研究，共纳入265例病理类型为高级别浆液性癌的铂类敏感复发性卵巢癌患者，结果显示，使用奥拉帕利（olaparib）维持治疗显著改善了PFS（8.4个月对4.8个月，P<0.001）[116]，总生存期无显著性差异，但在携带BRCA基因突变的患者中有所延长（34.9个月对30.2个月）[117]。奥拉帕利的主要毒性是疲劳、贫血和胃肠道反应。另一项对PARP抑制剂rucaparib进行的Ⅱ期临床研究，除了在携带BRCA基因突变的铂类敏感复发患者中明显改善了肿瘤无进展生存期，在野生型BRCA基因杂合性缺失（loss of heterozygosity，LOH）比率高的患者中也显示了疗效[118]。2016年报道的NOVA研究是第一个有关PARP抑制剂治疗复发性卵巢癌的Ⅲ期临床试验[119]，共

有 553 例铂类敏感复发患者入组，结果显示，在有胚系 BRCA 基因突变的患者中用尼拉帕尼（niraparib）维持治疗，中位肿瘤无进展生存期长达 21 个月，比对照组的 5.5 个月显著延长（$P<0.001$）；在无胚系 BRCA 基因突变的患者，中位肿瘤无进展生存期也有改善（9.3 个月对 3.9 个月，$P<0.001$），尤其是在有同源重组缺陷（HRD）的患者中疗效更加显著（12.9 个月对 3.8 个月，$P<0.001$）。尼拉帕尼最常见的 3~4 级毒性为血小板减少（33.8%）贫血（25.3%）和中性粒细胞减少（19.6%），但这些毒性可通过给药剂量调整得到控制。

第五节　上皮性卵巢癌的随访计划

当卵巢癌患者经过一线治疗达到临床完全缓解（即体检未发现异常体征、CA125 正常、影像学阴性）时，均需进行严密随访。

一、随访频率

一般前 2 年为每 2~4 个月复查 1 次；第 3~5 年每 3~6 个月复查 1 次，5 年后每年复查 1 次。

二、随访内容

盆腔检查、血常规、CA125 或其他治疗前升高的肿瘤标志物、B 超等，如有指征，应进行 CT、MRI 或 PET-CT 检查。建议在卵巢癌治疗前、后及随访过程中，定期复查 CT 或 MRI，通过影像学的前、后对比常常会有所发现。每 6~12 个月行胸部的 X 线或 CT 检查。酌情选择生化检查。根据需要行家族史评估。

第六节　上皮性卵巢癌的预防

由于卵巢癌的病因尚不明确，迄今尚无有效的预防措施。近年来对遗传性卵巢癌综合征的认识不断加深，提出了针对这类危险人群的预防措施，如建立卵巢癌遗传咨询门诊，确认具有遗传性卵巢癌综合征的家族等。若患者家谱调查提示家族成员有明显的卵巢癌遗传倾向，即符合常染色体显性遗传特征，且胚系 BRCA 基因检查提示有突变，则为卵巢癌高危发病风险人群，其家族女性成员需在成年后检查是否有相同位点的 BRCA 基因突变；若为阳性，则建议在完成生育或 35 岁之后考虑实施预防性双侧附件切除术，具体手术步骤如下 [56]：①行腹腔镜探查术；②探查上腹部、肠管表面、大网膜、阑尾和盆腔器官；③对任何有异常的腹膜进行活检；④抽取盆腔冲洗液进行细胞学检查（50 ml 生理盐水灌注后立即送检）；⑤行双侧附件切除术，切除卵巢悬韧带 2 cm，完整切除输卵管达子宫角部，切除卵巢和输卵管周围所有腹膜，特别是在输卵管和（或）卵巢与盆壁之间粘连的腹膜；⑥使用无损伤器械处理输卵管和卵巢，以防止细胞脱落；⑦使用取物袋将输卵管和卵巢从盆腔取出；⑧卵巢和输卵管必须进行分段取材病理检查；⑨如发现有隐匿恶性疾病或确诊浆液性输卵管上皮内癌（STIC），转诊至妇科肿瘤专科；⑩单纯切除输卵管的预防作用尚未被证实。如果决定手术，须完整切除整条输卵管，包括输卵管伞端至进入子宫的部分。单纯预防性输卵管切除术后仍有发生卵巢癌的风险。

（朱笕青　高永良）

参考文献

[1] Jemal A, Bray F, Center M M, et al. Global cancer statistics. CA Cancer J Clin, 2011, 61 (2): 69-90.

[2] 张爽爽, 夏庆民, 郑荣寿, 等. 中国2010年卵巢癌发病与死亡分析. 中国肿瘤, 2016, 25 (3): 169-173.

[3] 马学功, 薛凤霞. 遗传性卵巢癌综合征的研究进展. 中华妇产科杂志, 2011, 46 (12): 955-958.

[4] Shi T, Wang P, Xie C, et al. BRCA1 and BRCA2 mutations in ovarian cancer patients from China: ethnic-related mutations in BRCA1 associated with an increased risk of ovarian cancer. Int J Cancer, 2017, 140 (9): 2051-2059.

[5] Fleming G F, Seidman J, Lengyel E. Epithelial ovarian cancer//Barakat RR, Markman M, Randall ME. Principles and Practice of Gynecologic Oncology. 6th ed. Philadelphia: Lippincott Williams and Wilkins, 2013: 757-847.

[6] Lin H W, Tu Y Y, Lin S Y, et al. Risk of ovarian cancer in women with pelvic inflammatory disease: a population-based study. Lancet Oncol, 2011, 12 (9): 900-904.

[7] Morch L S, Lokkegaard E, Andreasen A H, et al. Hormone therapy and different ovarian cancers: a national cohort study. Am J Epidemiol, 2012, 175 (12): 1234-1242.

[8] du Bois A, Quinn M, Thigpen T, et al. 2004 consensus statements on the management of ovarian cancer: final document of the 3rd International Gynecologic Cancer Intergroup Ovarian Cancer Consensus Conference (GCIG OCCC 2004). Ann Oncol, 2005, 8: viii7-viii12.

[9] Fuys S S, Partridge E, Black A, et al. Effect of screening on ovarian cancer mortality: the Prostate, Lung, Colorectal and Ovarian (PLCO) Cancer Screening Randomized Controlled Trial. JAMA. 2011, 305 (22): 2295-2303.

[10] Au K K, Josahkian J A, Francis J A, et al. Current state of biomarkers in ovarian cancer prognosis. Future Oncol, 2015, 11 (23): 3187-3195.

[11] Smith R A, Manassaram-Baptiste D, Brooks D, et al. Cancer screening in the United States, 2015: a review of current American cancer society guidelines and current issues in cancer screening. CA Cancer J Clin, 2015, 65 (1): 30-54.

[12] Prat J. Ovarian, fallopian tube and peritoneal cancer staging: Rationale and explanation of new FIGO staging 2013. Best Pract Res Clin Obstet Gynaecol, 2015, 29 (6): 858-869.

[13] Kerbrat P, Lhomme C, Fervers B, et al. Ovarian cancer. Br J Cancer, 2001, 84 (Suppl 2): 18-23.

[14] Partridge E E, Barnes M N. Epithelial ovarian cancer: prevention, diagnosis, and treatment. Ca Cancer J Clin, 1999, 49 (5): 297-320

[15] Cannistra S A. Cancer of the ovary. N Engl J Med, 2004, 351 (24): 2519-2529.

[16] Drapkin R, von Horsten H H, Lin Y, et al. Human epididymis protein 4 (HE4)is a secreted glycoprotein that is over expressed by serous and endometrioid ovarian carcinomas. Cancer Res, 2005, 65 (6): 2162-2169.

[17] 董丽, 昌晓红, 叶雪, 等. 血清人附睾分泌蛋白4和CA125水平检测在卵巢恶性肿瘤中的诊断价值. 中华妇产科杂志, 2008, 43 (12): 931-936.

[18] 刘亚南, 叶雪程, 洪艳, 等. 人附睾分泌蛋白4联合CA125在卵巢恶性肿瘤与子宫内膜异位症鉴别诊断中的价值. 中华妇产科杂志, 2010, 45 (5): 363-366.

[19] van Nagell J R, Jr, DePriest P D, Reedy M B, et al. The efficacy of transvaginal sonographic screening in asymptomatic women at risk for ovarian cancer. Gynecol Oncol, 2000, 77 (3): 350-356.

[20] Kurjak A, Zalud I, Alfirevic Z, et al. Evaluation of adnexal masses with transvaginal color ultrasound. J Ultrasound Med, 1991, 10 (6): 295-297.

[21] Varras M. Benefits and limitations of ultrasonographic evaluation of uterine adnexal lesions in early detection of ovarian cancer. Clin Exp Obstet Gynecol, 2004, 31 (2): 85-98.

[22] 张颖, 张英丽, 张平. 晚期卵巢癌新辅助化疗的研究进展. 肿瘤学杂志, 2014, 20 (11): 942-946.

[23] Risum S, Høgdall C, Markova E, et al. Influence of 2- (18F)fluoro-2-deoxy-D-glucose positron emission tomography/

computed tomography on recurrent ovarian cancer diagnosis and on selection of patients for secondary cytoreductive surgery. Int J Gynecol Cancer, 2009, 19 (4): 600-604.

[24] Fagotti A, Ferrandina M G, Fanfani F, et al. A laparoscopy-based score to predict surgical outcome in patients with advanced ovarian carcinoma: a pilot study. Ann Surg Oncol, 2006, 13 (8): 1156-1161.

[25] Fagotti A, Ferrandina G, Fanfani F, et al. Prospective validation of a laparoscopic predictive model for optimal cytoreduction in advanced ovarian carcinoma. Am J Obstet Gynecol, 2008, 199 (6): 642. e1-e6.

[26] Stier E A, Barakat R R, Curtin J P, et al. Laparotomy to complete staging of presumed early ovarian cancer. Obstet Gynecol, 1996, 87 (5 Pt 1): 737-740.

[27] Trimbos J B. Lymphadenectomy in ovarian cancer: standard of care or unnecessary risk. Curr Opin Oncol. 2011, 23 (5): 507-511.

[28] 朱笕青. 腹膜后淋巴结切除术在卵巢癌中的应用. 肿瘤学杂志, 2014, 20 (4): 326-330.

[29] Pereira A, Irishina N, Pérez-Medina T, et al. Defining the optimal lymphadenectomy cut-off value in epithelial ovarian cancer staging surgery utilizing a mathematical model of validation. Eur J Surg Oncol, 2013, 39 (3): 290-296.

[30] Pomel C, Naik R, Martinez A, et al. Systematic (complete)para-aortic lymphadenectomy: description of a novel surgical classification with technical and anatomical considerations. BJOG, 2012, 119 (2): 249-253.

[31] Maggioni A, Benedetti P P, Dell'Anna T, et al. Randomised study of systematic lymphadenectomy in patients with epithelial ovarian cancer macroscopically confined to the pelvis. Br J Cancer, 2006, 95 (6): 699-704.

[32] Schilder J M, Thompson A M, DePriest P D, et al. Outcome of reproductive age women with stage Ia or Ic invasive epithelial ovarian cancer treated with fertility-sparing therapy. Gynecol Oncol, 2002, 87 (1): 1-7.

[33] Wright J D, Shah M, Mathew L, et al. Fertility preservation in young women with epithelial ovarian cancer. Cancer, 2009, 115 (18): 4118-4126.

[34] Satoh T, Hatae M, Watanabe Y, et al. Outcomes of fertility-sparing surgery for stage I epithelial ovarian cancer: a proposal for patient selection. J Clin Oncol, 2010, 28 (10): 1727-1732.

[35] Maltaris T, Boehm D, Dittrich R. Reproduction beyond cancer: a message of hope for yound women. Gynecol Oncol, 2006, 103 (3): 1109-1121.

[36] Young R C. Early-stage ovarian cancer: to treat or not to treat. J Natl Cancer Inst, 2003, 95 (2): 94-95.

[37] Winter-Roach B A, Kitchener H C, Lawrie T A. Adjuvant (post-surgery) chemotherapy for early stage epithelial ovarian cancer. Cochrane Database Syst Rev, 2012, (3): CD004706.

[38] Bolis G, Colombo N, Pecorelli S, et al. Adjuvant treatment for early epithelial ovarian cancer—results of two randomised clinical trials comparing cisplatin to no further treatment or chromic phosphate (32P): by the Gruppo Interregionale Collaborativo in Ginecologia Oncologica. Ann Oncol, 1995, 6 (9): 887-893.

[39] Colombo N, Pecorelli S. What have we learned from ICON1 and ACTION? Int J Gynecol Cancer, 2003, 13 (Suppl 2): 140-143.

[40] Vergote I, DeBrabanter J, Fyles A, et al. Prognostic importance of degree of differentiation and cyst rupture in stage I invasive epithelial ovarian carcinoma. Lancet, 2001, 357 (9251): 176-182.

[41] Bell J, Brady M F, Young R C, et al. Randomized phase III trial of three versus six cycles of adjuvant carboplatin and paclitaxel in early stage epithelial ovarian carcinoma: a Gynecologic Oncology Group study. Gynecol Oncol, 2006, 102 (3): 432-439.

[42] Chan J K, Tian C, Fleming G F, et al. The potential benefit of 6 vs. 3 cycles of chemotherapy in subsets of women with early-stage high-risk epithelial ovarian cancer: an exploratory analysis of a Gynecologic Oncology Group study. Gynecol Oncol, 2010, 116 (3): 301-306.

[43] Young R C, Brady M F, Nieberg R K, et al. Adjuvant treatment for early ovarian cancer: a randomized phase III trial of intraperitoneal 32P or intravenous cyclophosphamide and cisplatin: a gynecologic oncology group study. J Clin Oncol, 2003, 21 (23): 4350-4355.

[44] Chiara S, Conte P, Franzone P, et al. High-risk early-stage ovarian cancer: randomized clinical trial comparing cisplatin plus cyclophosphamide versus whole abdominal radiotherapy. Am J Clin Oncol, 1994, 17 (1): 72-76.

[45] Trimbos J B, Vergote I, Bolis G, et al. Impact of adjuvant chemotherapy and surgical staging in early-stage ovarian carcinoma: European Organisation for Research and Treatment of Cancer-Adjuvant ChemoTherapy in Ovarian Neoplasm trial. J Natl Cancer Inst, 2003, 95 (2): 113-125.

[46] Bristow R E, Tomacruz R S, Armstrong D K, et al. Survival effect of maximal cytoreductive surgery for advanced ovarian carcinoma during the platinum era: a meta-analysis. J Clin Oncol, 2002, 20 (5): 1248-1259.

[47] du Bois A, Reuss A, Pujade-Lauraine E, et al. Role of surgical outcome as prognostic factor in advanced epithelial ovarian cancer: a combined exploratory analysis of 3 prospectively randomized phase 3 multicenter trials: by the Arbeitsgemeinschaft Gynaekologische Onkologie Studiengruppe Ovarialkarzinom (AGO-OVAR) and the Groupe d'Investigateurs Nationaux Pour les Etudes des Cancers de l'Ovaire (GINECO). Cancer, 2009, 115 (6): 1234-1244.

[48] Eisenhauer E L, Abu-Rustum N R, Sonoda Y, et al. The addition of extensive upper abdominal surgery to achieve optimal cytoreduction improves survival in patients with stages IIIC-IV epithelial ovarian cancer. Gynecol Oncol, 2006, 103 (3): 1083-1090.

[49] Chi D S, Eisenhauer E L, Zivanovic O, et al. Improved progression-free and overall survival in advanced ovarian cancer as a result of a change in surgical paradigm. Gynecol Oncol, 2009, 114 (1): 26-31.

[50] Benedetti P P, Maggioni A, Hacker N, et al. Systematic aortic and pelvic lymphadenectomy vs resection of bulky nodes only in optimally debulked advanced ovarian cancer: a randomised clinical trial. J Natl Cancer Inst, 2005(97): 560-566.

[51] du Bois A, Reuss A, Harter P, et al. Potential role of lymphadenectomy in advanced ovarian cancer: a combined exploratory analysis of three prospectively randomized phase III multicenter trials. J Clin Oncol, 2010, 28 (10): 1733-1739.

[52] Giede K C, Kieser K, Dodge J, et al. Who should operate on patients with ovarian cancer? an evidence-based review. Gynecol Oncol, 2005, 99 (2): 447-461.

[53] Earle C C, Schrag D, Neville B A, et al. Effect of surgeon specialty on processes of care and outcomes for ovarian cancer patients. J Natl Cancer Inst, 2006, 98 (3): 172-180.

[54] Engelen M J, Kos H E, Willemse P H, et al. Surgery by consultant gynecologic oncologists improves survival in patients with ovarian carcinoma. Cancer, 2006; 106 (3): 589-598.

[55] Chan J K, Kapp D S, Shin J Y, et al. Influence of the gynecologic oncologist on the survival of ovarian cancer patients. Obstet Gynecol, 2007, 109 (6): 1342-1350.

[56] 卢淮武, 谢玲玲, 林仲秋. 2016 NCCN卵巢癌临床实践指南 (第1版)解读. 中国实用妇科与产科杂志, 2016, 32 (8): 761-768.

[57] 袁航, 张玉敏, 黄文倩, 等. 美国妇科肿瘤学会和临床肿瘤学会 "2016初诊晚期卵巢癌新辅助化疗临床实践指南"解读. 中国实用妇科与产科杂志, 2016, 32 (9): 860-863.

[58] Wright A A, Bohlke K, Armstrong D K, et al. Neoadjuvant Chemotherapy for Newly Diagnosed, Advanced Ovarian Cancer: Society of Gynecologic Oncology and American Society of Clinical Oncology Clinical Practice Guideline. J Clin Oncol, 2016, 34 (28): 3460-3473.

[59] 郎景和. 试论妇科肿瘤医师的培养. 中国实用妇科与产科杂志, 2002, 18 (1): 1-3.

[60] van der Burg M E, van Lent M, Buyse M, et al. The effect of debulking surgery after induction chemotherapy on the prognosis in advanced epithelial ovarian cancer. Gynecological Cancer Cooperative Group of the European Organization for Research and Treatment of Cancer. N Engl J Med, 1995, 332 (10): 629-634.

[61] Rose P G, Nerenstone S, Brady M F, et al. Secondary surgical cytoreduction for advanced ovarian carcinoma. N Engl J Med, 2004, 351 (24): 2489-2497.

[62] Tangjitgamol S, Manusirivithaya S, Laopaiboon M, et al. Interval debulking surgery for advanced epithelial ovarian cancer. Cochrane Database Syst Rev, 2016, (1): CD006014.

[63] Vergote I, Tropé C G, Amant F, et al. Neoadjuvant chemotherapy or primary surgery in stage IIIc or IV ovarian cancer.

N Engl J Med, 2010, 363 (10): 943-953.

[64] Kehoe S, Hook J, Nankivell M, et al. Primary chemotherapy versus primary surgery for newly diagnosed advanced ovarian cancer (CHORUS): an open-label, randomised, controlled, non-inferiority trial. Lancet, 2015, 386 (9990): 249-257.

[65] Chi D S, Musa F, Dao F, et al. An analysis of patients with bulky advanced stage ovarian, tubal, and peritoneal carcinoma treated with primary debulking surgery (PDS) during an identical time period as the randomized EORTC-NCIC trial of PDS vs neoadjuvant chemotherapy (NACT). Gynecol Oncol, 2012, 124 (1): 10-14.

[66] Rose P G, Brady M F. EORTC 55971: does it apply to all patients with advanced state ovarian cancer? Gynecol Oncol, 2011, 120 (2): 300-301.

[67] Fagotti A, Vizzielli G, De Iaco P, et al. A multicentric trial (Olympia-MITO 13) on the accuracy of laparoscopy to assess peritoneal spread in ovarian cancer. Am J Obstet Gynecol, 2013, 209 (5): 462. e1-462. e11.

[68] Rutten M J, Leeflang M M, Kenter G G, et al. Laparoscopy for diagnosing respectability of disease in patients with advanced ovarian cancer. Cochrane Database Syst Rev, 2014(2): CD009786.

[69] Fagotti A, Ferrandina G, Vizzielli G, et al. Phase III randomised clinical trial comparing primary surgery versus neoadjuvant chemotherapy in advanced epithelial ovarian cancer with high tumour load (SCORPION trial): final analysis of peri-operative outcome. Eur J Cancer, 2016, 59 (11): 22-33.

[70] Stewart L, Advanced Ovarian Cancer Trialists Group. Chemotherapy for advanced ovarian cancer. Advanced Ovarian Cancer Trialists Group. Cochrane Database Syst Rev, 2000, (2): CD001418.

[71] International Collaborative Ovarian Neoplasm Group. Paclitaxel plus carboplatin versus standard chemotherapy with either single-agent carboplatin or cyclophosphamide, doxorubicin, and cisplatin in women with ovarian cancer: the ICON3 randomised trial. Lancet, 2002, 360 (9332): 505-515.

[72] Katsumata N, Yasuda M, Isonishi S, et al. Long-term results of dose-dense paclitaxel and carboplatin versus conventional paclitaxel and carboplatin for treatment of advanced epithelial ovarian, fallopian tube, or primary peritoneal cancer (JGOG 3016): a randomised, controlled, open-label trial. Lancet Oncol, 2013, 14 (10): 1020-1026.

[73] McGuire W P, Hoskins W J, Brady M F, et al. Cyclophosphamide and cisplatin compared with paclitaxel and cisplatin in patients with stage III and stage IV ovarian cancer. N Engl J Med, 1996, 334 (1): 1-6.

[74] Piccart M J, Bertelsen K, James K, et al. Randomized intergroup trial of cisplatin-paclitaxel versus cisplatin-cyclophosphamide in women with advanced epithelial ovarian cancer: three-year results. J Natl Cancer Inst, 2000, 92 (9): 699-708.

[75] Muggia F M, Braly P S, Brady M F, et al. Phase III randomized study of cisplatin versus paclitaxel versus cisplatin and paclitaxel in patients with suboptimal stage III or IV ovarian cancer: a gynecologic oncology group study. J Clin Oncol, 2000, 18 (1): 106-115.

[76] Neijt J P, Engelholm S A, Tuxen M K, et al. Exploratory phase III study of paclitaxel and cisplatin versus paclitaxel and carboplatin in advanced ovarian cancer. J Clin Oncol, 2000, 18 (17): 3084-3092.

[77] Ozols R F, Bundy B N, Greer B E, et al. Phase III trial of carboplatin and paclitaxel compared with cisplatin and paclitaxel in patients with optimally resected stage III ovarian cancer: a Gynecologic Oncology Group study. J Clin Oncol, 2003, 21 (17): 3194-3200.

[78] du Bois A, Lück H J, Meier W, et al. A randomized clinical trial of cisplatin/paclitaxel versus carboplatin/paclitaxel as first-line treatment of ovarian cancer. J Natl Cancer Inst, 2003, 95 (17): 1320-1329.

[79] Vasey P A, Jayson G C, Gordon A, et al. Phase III randomized trial of docetaxel-carboplatin versus paclitaxel-carboplatin as first-line chemotherapy for ovarian carcinoma. J Natl Cancer Inst, 2004, 96 (22): 1682-1691.

[80] Pignata S, Scambia G, Ferrandina G, et al. Carboplatin plus paclitaxel versus carboplatin plus pegylated liposomal doxorubicin as first-line treatment for patients with ovarian cancer: the MITO-2 randomized phase III trial. J Clin Oncol, 2011, 29 (27): 3628-3635.

[81] du Bois A, Weber B, Rochon J, et al. Addition of epirubicin as a third drug to carboplatin-paclitaxel in first-line treatment of advanced ovarian cancer: a prospectively randomized gynecologic cancer intergroup trial by the Arbeitsgemeinschaft Gynaekologische Onkologie Ovarian Cancer Study Group and the Groupe d' Investigateurs Nationaux pour I'Ètude des Cancers Ovariens. J Clin Oncol, 2006, 24 (7): 1127-1135.

[82] Bookman M A, Brady M F, McGuire W P, et al. Evaluation of new platinum-based treatment regimens in advanced-stage ovarian cancer: a Phase III Trial of the Gynecologic Cancer Intergroup. J Clin Oncol, 2009, 27 (9): 1419-1425.

[83] Bolis G, Scarfone G, Raspagliesi F, et al. Paclitaxel/carboplatin versus topotecan/paclitaxel/carboplatin in patients with FIGO suboptimally resected stage III-IV epithelial ovarian cancer a multicenter, randomized study. Eur J Cancer, 2010, 46 (16): 2905-2912.

[84] Jaaback K, Johnson N, Lawrie T A. Intraperitoneal chemotherapy for the initial management of primary epithelial ovarian cancer. Cochrane Database Syst Rev, 2016, (1): CD005340.

[85] 陈鲁, 朱笕青. 初治卵巢上皮性癌腹腔化疗的应用. 肿瘤学杂志, 2006, 12 (2): 103-106.

[86] 陈鲁, 朱笕青. 卵巢癌的巩固治疗. 国际妇产科学杂志, 2006, 33 (2): 135-138.

[87] Hall M, Gourley C, McNeish I, et al. Targeted anti-vascular therapies for ovarian cancer: current evidence. Br J Cancer, 2013, 108 (2): 250-258.

[88] Ferriss J S, Java J J, Bookman M A, et al. Ascites predicts treatment benefit of bevacizumab in front-line therapy of advanced epithelial ovarian, fallopian tube and peritoneal cancers: an NRG Oncology/GOG study. Gynecol Oncol, 2015, 139 (1): 17-22.

[89] du Bois A, Floquet A, Kim J W, et al. Incorporation of pazopanib in maintenance therapy of ovarian cancer. J Clin Oncol, 2014, 32 (30): 3374-3382.

[90] Vergote I B, Jimeno A, Joly F, et al. Randomized phase III study of erlotinib versus observation in patients with no evidence of disease progression after first-line platin-based chemotherapy for ovarian carcinoma: a European Organisation for Research and Treatment of Cancer-Gynaecological Cancer Group, and Gynecologic Cancer Intergroup study. J Clin Oncol, 2014, 32 (4): 320-326.

[91] 沈铿. 复发性卵巢癌的诊断和治疗策略. 现代妇产科进展, 2005, 14 (3): 177-180.

[92] Rustin G J, Vergote I, Eisenhauer E, et al. Definitions for response and progression in ovarian cancer clinical trials incorporating RECIST 1. 1 and CA 125 agreed by the Gynecological Cancer Intergroup (GCIG). Int J Gynecol Cancer, 2011, 21 (2): 419-423.

[93] Sölétormos G, Duffy M J, Othman Abu Hassan S, et al. Clinical Use of Cancer Biomarkers in Epithelial Ovarian Cancer: Updated Guidelines From the European Group on Tumor Markers. Int J Gynecol Cancer, 2016, 26 (1): 43-51.

[94] Rustin G J, van der Burg M E, Griffin C L, et al. Early versus delayed treatment of relapsed ovarian cancer (MRC OV05/EORTC 55955): a randomised trial. Lancet, 2010, 376 (1): 1155-1163.

[95] Fulham M J, Carter J, Baldey A, et al. The impact of PET-CT in suspected recurrent ovarian cancer: a prospective multi-centre study as part of the Australian PET Data Collection Project. Gynecol Oncol, 2009, 112 (3): 462-468.

[96] Munkarah A R, Coleman R L. Critical evaluation of secondary cytoreduction in recurrent ovarian cancer. Gynecol Oncol, 2004, 95 (2): 273-280.

[97] Bristow R E, Puri I, Chi D S. Cytoreductive surgery for recurrent ovarian cancer: a meta-analysis. Gynecol Oncol, 2009, 112 (1): 265-274.

[98] Suh D H, Kim H S, Chang S J, et al. Surgical management of recurrent ovarian cancer. Gynecol Oncol, 2016, 142 (2): 357-367.

[99] Rawahi A T, Lopes A D, Bristow R E, et al. Surgical cytoreduction for recurrent epithelial ovarian cancer. Cochrane Database Syst Rev, 2013, (2): CD008765.

[100] Poveda A. Remarks and conclusions on ovarian cancer treatment. Int J Gynecol Cancer, 2001, 11(Suppl 1): 77-81.

[101] Fung-Kee-Fung M, Oliver T, Elit L, et al. Optimal chemotherapy treatment for women with recurrent ovarian cancer.

Curr Oncol, 2007, 14(5): 195-208.

[102] Mutch D G, Orlando M, Goss T, et al. Randomized phase III trial of gemcitabine compared with pegylated liposomal doxorubicin in patients with platinum-resistant ovarian cancer. J Clin Oncol, 2007, 25(19): 2811-2818.

[103] ten Bokkel H W, Lane S R, Ross G A, et al. Long-term survival in a phase III, randomised study of topotecan versus paclitaxel in advanced epithelial ovarian carcinoma. Ann Oncol, 2004, 15(1):100-103.

[104] Gordon A N, Fleagle J T, Guthrie D, et al. Recurrent epithelial ovarian carcinoma: a randomized phase III study of pegylated liposomal doxorubicin versus topotecan. J Clin Oncol, 2001, 19(14): 3312-3322.

[105] Gordon A N, Tonda M, Sun S, et al. Long-term survival advantage for women treated with pegylated liposomal doxorubicin compared with topotecan in a phase 3 randomized study of recurrent and refractory epithelial ovarian cancer. Gynecol Oncol, 2004, 95(1): 1-8.

[106] Sehouli J, Stengel D, Harter P, et al. Topotecan weekly versus conventional 5-day schedule in patients with platinum-resistant ovarian cancer: a randomized multicenter phase II trial of the North-Eastern German Society of Gynecological Oncology Ovarian Cancer Study Group. J Clin Oncol, 2011, 29(2): 242-248.

[107] Pujade-Lauraine E, Hilpert F, Weber B, et al. Bevacizumab combined with chemotherapy for platinum-resistant recurrent ovarian cancer: the AURELIA open-label randomized phase III trial. J Clin Oncol, 2014, 32(13): 1302-1308.

[108] Parmar M K, Ledermann J A, Colombo N, et al. Paclitaxel plus platinum-based chemotherapy versus conventional platinum-based chemotherapy in women with relapsed ovarian cancer: the ICON4/AGO-OVAR-2.2 trial. Lancet, 2003, 361(9375): 2099-2106.

[109] Pfisterer J, Plante M, Vergote I, et al. Gemcitabine plus carboplatin compared with carboplatin in patients with platinum-sensitive recurrent ovarian cancer: an Intergroup Trial of the AGO-OVAR, the NCIC CTG, and the EORTC GCG. J Clin Oncol, 2006, 24(5): 4699-4707.

[110] Pujade-Lauraine E, Wagner U, Aavall-Lundqvist E, et al. Pegylated liposomal doxorubicin and carboplatin compared with paclitaxel and carboplatin for patients with platinum-sensitive ovarian cancer in late relapse. J Clin Oncol, 2010, 28(20): 3323-3329.

[111] Wagner U, Marth C, Largillier R, et al. Final overall survival results of phase III GCIG CALYPSO trial of pegylated liposomal doxorubicin and carboplatin vs paclitaxel and carboplatin in platinum-sensitive ovarian cancer patients. Br J Cancer, 2012, 107(4): 588-591.

[112] Raja F A, Counsell N, Colombo N, et al. Platinum versus platinum-combination chemotherapy in platinum-sensitive recurrent ovarian cancer: a meta-analysis using individual patient data. Ann Oncol, 2013, 24(12): 3028-3034.

[113] Aghajanian C, Blank S V, Goff B A, et al. OCEANS: a randomized, double-blind, placebo-controlled phase III trial of chemotherapy with or without bevacizumab in patients with platinum-sensitive recurrent epithelial ovarian, primary peritoneal, or fallopian tube cancer. J Clin Oncol, 2012, 30(17): 2039-2045.

[114] Aghajanian C, Goff B, Nycum L R, et al. Final overall survival and safety analysis of OCEANS, a phase III trial of chemotherapy with or without bevacizumab in patients with platinum-sensitive recurrent ovarian cancer. Gynecol Oncol, 2015, 139(1): 10-16.

[115] Ledermann J A, Embleton A C, Raja F, et al. Cediranib in patients with relapsed platinum-sensitive ovarian cancer (ICON6): a randomised, double-blind, placebo-controlled phase III trial. Lancet, 2016, 387(10023): 1066-1074.

[116] Ledermann J, Harter P, Gourley C, et al. Olaparib maintenance therapy in platinum-sensitive relapsed ovarian cancer. N Engl J Med, 2012, 366(15): 1382-1392

[117] Ledermann J A, Harter P, Gourley C, et al. Overall survival in patients with platinum-sensitive recurrent serous ovarian cancer receiving olaparib maintenance monotherapy: an updated analysis from a randomised, placebo-controlled, double-blind, phase II trial. Lancet Oncol, 2016, 17(11): 1579-1589.

[118] Swisher E M, Lin K K, Oza A M, et al. Rucaparib in relapsed, platinum-sensitive high-grade ovarian carcinoma

(ARIEL2 Part 1): an international, multicentre, open-label, phase II trial. Lancet Oncol, 2017, 18(1): 75-87.

[119] Mirza M R, Monk B J, Herrstedt J, et al. Niraparib maintenance therapy in platinum-sensitive, recurrent ovarian cancer. N Engl J Med, 2016, 375(22): 2154-2164.

第 *67* 章　卵巢生殖细胞肿瘤

卵巢生殖细胞肿瘤（germ cell tumor）是来自胚胎原始性腺生殖细胞的一组肿瘤。由于原始性腺生殖细胞具有全能性分化潜能，在某种情况下可分化成各种生殖细胞肿瘤。原始性腺生殖细胞向胚胎外结构发展可形成内胚窦瘤和原发性绒癌，向胚胎内结构发展可形成多胚瘤及畸胎瘤，而来自胚胎发育尚未定性之前的生殖细胞肿瘤则为无性细胞瘤或胚胎癌。

卵巢恶性生殖细胞肿瘤（malignant ovarian germ cell tumor，MOGCT）约占所有卵巢恶性肿瘤的 2%～3%[1]，好发于 10～30 岁的女性，亚洲女性更高发[1-3]。其治疗涉及生殖内分泌的功能问题。近年来由于化疗的进展，生殖细胞肿瘤在治疗模式及预后上都发生了很大改观。

一、组织学分类

根据 2014 年 WHO 修订的组织学分类[4]，卵巢生殖细胞肿瘤包括如下几类：①无性细胞瘤（dysgerminoma）；②卵黄囊瘤（yolk sac tumor，又称内胚窦瘤，endodermal sinus tumor）；③胚胎癌（embryonal carcinoma）；④非妊娠性绒癌（non-gestational choriocarcinoma）；⑤成熟性畸胎瘤（mature teratoma）；⑥未成熟性畸胎瘤（immature teratoma）；⑦混合性生殖细胞肿瘤（mixed germ cell tumor）。以上除了成熟性畸胎瘤为良性肿瘤外，其他均为恶性肿瘤，其中无性细胞瘤、未成熟性畸胎瘤、卵黄囊瘤和混合性生殖细胞肿瘤占 MOGCT 的 90% 以上[2]。

二、临床特点

（一）卵巢无性细胞瘤

卵巢无性细胞瘤占 MOGCT 的 30%～40%，大约 75% 的患者就诊时为 I 期，但有 10%～15% 的患者为双卵巢发病。单纯的无性细胞瘤对化疗及放疗都非常敏感，预后较好，5 年生存率可达 90%[5]。

卵巢无性细胞瘤可发生于自婴儿至老年期的任何年龄段，但绝大多数发生在青春期或早成年期。卵巢无性细胞瘤并无独特的临床特征，患者往往因腹胀或腹部包块而就诊。妇科检查时可发现一侧或双侧附件实性肿块或囊实性肿块。由于常常合并性腺发育不全或性母细胞瘤，故临床上也可见月经异常。实验室检查发现有：乳酸脱氢酶（LDH）升高；有时肿瘤合并有合体滋养细胞成分，因此在血清中也可测到绒毛促性腺激素（hCG）升高；妊娠合并卵巢无性细胞瘤也时有发生。以前卵巢无性细胞瘤分为单纯性无性细胞瘤和混合性无性细胞瘤，后者即无性细胞瘤合并其他 MOGCT 成分（如胚胎癌、卵黄囊瘤、绒癌等），现已把这种混合性无性细胞瘤归入混合型生殖细胞肿瘤中，故单纯性无性细胞瘤的甲胎蛋白（AFP）不会升高。无性细胞瘤若发生腹膜后淋巴结转移，则对预后产生不良影响。

（二）卵巢卵黄囊瘤

卵巢卵黄囊瘤是一种高度恶性的肿瘤，因其在形态上与鼠卵黄囊的内胚窦很相似，又称为内胚窦瘤。卵巢卵黄囊瘤并非罕见，约占 MOGCT 的 25%[6]。

卵巢卵黄囊瘤病理组织学特征：肿瘤大小不一，大的直径可达 40 cm，外形呈圆形或卵圆形，表面光滑有包膜，质地坚实，切面呈粉白色或灰黄色，可见不同程度的坏死或囊性变。显微镜下，实际上是内胚窦在胚胎不同阶段的形态，表现多种多样，肿瘤细胞呈扁平形、立方形、多角形或呈柱状，排列成疏网状结构、内胚窦样结构或腺样结构；细胞内外还可见 PAS 阳性小滴；中央血管内陷是其特征性表现[6]。极少数患者可以有卵黄囊瘤和恶性上皮成分（腺癌）共存，表现为混合性组织学特征，这种混合类型见于老年女性，预后差[3]。

卵巢卵黄囊瘤患者从儿童至中老年人均可见，年轻者发病率高，主要症状是盆腔内肿块迅速增大，伴腹胀、腹痛。由于肿瘤生长迅速，瘤体内常有出血坏死。瘤体破裂则引起剧烈腹痛，出血坏死吸收可导致发热。就诊时一半患者的肿瘤尚局限在一侧卵巢，双卵巢发病罕见[3]。许多患者可合并有腹水，少数还可合并有胸水。尽管其恶性程度高，但卵巢功能多属正常，只有极少数患者有闭经或月经稀少。

由于胚胎时期卵黄囊及肝细胞产生 AFP，卵巢卵黄囊瘤分泌大量 AFP。因此，患者血清中 AFP 显著升高是其突出特点，对诊断及治疗后的随访监测都有重要意义。AFP 的高低与卵黄囊瘤成分多少有关。少数患者 LDH 也会升高，但 hCG 正常。卵巢卵黄囊瘤恶性程度高，即使是 I 期患者，也有较高的复发率，常需使用挽救性治疗方案。

（三）卵巢畸胎瘤

卵巢畸胎瘤约占全部原发性卵巢肿瘤的 15%，其中 95% 为成熟性畸胎瘤，只有 5% 为未成熟性畸胎瘤[6]。

1. 成熟性畸胎瘤

成熟性畸胎瘤可分为囊性和实性两种，高发于生育年龄，多见于 20 ~ 40 岁，几乎所有畸胎瘤皆可见有外胚层的组织，有中胚层组织的约占 79%，有内胚层组织的占 40%。

囊性畸胎瘤又称皮样囊肿，瘤体有完整的包膜，肿瘤大小不一，囊内充满皮脂样物及毛发、牙齿或骨、软骨组织等。由于皮脂样物在体内的温度下为液态，若将肿瘤取出到体外，则脂肪凝固成半固体状。囊性畸胎瘤的囊内可见到一个较突出的实质部分，称为"头节"，毛发及牙齿等多由此长出。显微镜下，囊性畸胎瘤的囊内主要被覆鳞状上皮，有丰富的皮脂腺、汗腺及毛囊等；在"头节"的部位还可见中胚层及内胚层衍化而来的组织，如骨和软骨组织以及呼吸道上皮或消化道上皮。

实性畸胎瘤是很罕见的卵巢肿瘤，肿瘤中所含的成分类似于未成熟性畸胎瘤，但全为成熟的组织。若为未成熟组织，则应属未成熟性畸胎瘤。实性畸胎瘤通常为单侧性的，有的也可见到成熟的神经胶质组织。临床上有时可见到这类患者发生腹膜种植，但即使有广泛的种植，预后仍然良好。

成熟性畸胎瘤是生长很慢的一种肿瘤，许多临床症状与肿瘤的大小、压迫或扭转、破裂有关。在肿瘤小的时候可毫无症状，可在影像学检查时偶尔发现。临床上常见患者因肿瘤发生扭转引起剧烈腹痛而就诊，多为儿童及年轻患者。若包膜破裂，囊内的胆固醇及脂肪碎片扩散于腹腔内，可引起化学性腹膜炎，日后发生广泛致密的粘连。妊娠合并成熟性畸胎瘤也时常可见。在 X 线片上可见到成熟性畸胎瘤有钙化的牙齿或高密度骨骼影像，这种独特的影像学特征可作为诊断依据。在超声图上常可见面团征、壁立乳头征及脂液分层等图像；若有牙齿及骨骼，则可见钙化光团伴后方声影，此时 B 超就能较准确地诊断成熟性畸胎瘤。

成熟性畸胎瘤经手术切除患侧卵巢即可治愈。双侧性发生约占 12%，术时应认真检查对侧的卵巢，必要时做卵巢剖检以排除微小肿瘤。有时卵巢外观正常，但剖检发现小点状脂肪滴或毛发等组织时，应切除这些细小的肿瘤。对年轻患者应考虑行肿瘤剥除术，这种保守性手术的复发率并不高。

2. 未成熟性畸胎瘤

未成熟性畸胎瘤系含有三个胚层衍化的幼稚组织或胚胎成分的组织。未成熟组织大多系外胚层组织，包括神经胶质组织及神经管上皮。根据未成熟组织的多少及未成熟的程度，未成熟性畸胎瘤被分为三级：Ⅰ级为成熟性畸胎瘤中仅含有少量未成熟灶；Ⅲ级为含有大量胚胎样及神经组织，伴有异型核分裂象；Ⅱ级为介于Ⅰ级与Ⅲ级之间。病理分化程度对预后影响大，通常年纪大的患者的肿瘤分化程度好于年轻患者。

未成熟性畸胎瘤多发生在 20 岁之前，极少发生于 50 岁之后。双侧性发生极少，偶尔对侧卵巢可见成熟性畸胎瘤，术中应仔细甄别。实验室检查，约 1/3 的患者 AFP 升高，往往只是轻度升高，但 hCG 和 LDH 均正常 [3]。

（四）卵巢胚胎癌

卵巢胚胎癌较少见，约占 MOGCT 的 4%，是 MOGCT 中恶性度最高的肿瘤 [6]。过去常与卵巢绒癌及内胚窦瘤混淆，现已证明，卵巢胚胎癌与后两者是完全不同的肿瘤。胚胎癌来自原始的生殖细胞，这种细胞具有全能的分化能力，可以分化成各种肿瘤，在组织学上类似于睾丸的胚胎癌。

卵巢胚胎癌多为单侧性，很少为双侧性。肿瘤发现时多呈中等大小，直径为 10～25 cm。表面光滑，有时呈分叶状，可有出血坏死。形态学上，类似无性细胞瘤，但细胞较大，呈片状或管状，有时呈现乳头或腺样结构；细胞分裂象多并有核异型；许多多核巨细胞类似于合体细胞。卵巢胚胎癌好发于儿童与青少年，平均发病年龄为 15 岁；约半数患者表现为性腺内分泌异常，如性早熟、不规则阴道出血、闭经、多毛症及男性化等。由于肿瘤分泌 hCG 和 AFP，实验室检查 hCG 和 AFP 均升高，且 LDH 也常常升高。

（五）非妊娠性绒癌

原发性卵巢非妊娠性绒癌是一种罕见的高度恶性肿瘤。卵巢绒癌可见于以下三种情况：①伴有卵巢妊娠的原发性妊娠绒癌；②其他生殖系统的妊娠性绒癌转移至卵巢；③生殖细胞肿瘤向滋养叶结构分化的原发性卵巢绒癌。前两者属妊娠性绒癌，而后者才属于本章讨论的卵巢非妊娠性绒癌。

约有半数卵巢非妊娠性绒癌发生于青春前期及儿童期。患者常伴有性早熟、乳房发育、阴毛增加、腋部毛发增多及子宫出血等。在成年人，由于肿瘤分泌 hCG，常易被误诊为异位妊娠。实验室检查，hCG 升高，而 AFP 和 LDH 一般正常。

（六）混合型生殖细胞瘤

混合型生殖细胞瘤至少由两种生殖细胞肿瘤成分组成，无性细胞瘤是常见的组织成分之一，含有三种或四种生殖细胞瘤成分的也并非罕见，较多见的是无性细胞瘤与内胚窦瘤的混合，而其他成分的混合如畸胎瘤、绒癌、胚胎性癌则相对少见。根据组成成分，实验室检查可以有 AFP 或 hCG 升高，也可以无血清标志物升高。

三、诊断与分期

MOGCT 通常没有特征性的症状和体征。当青少年患者伴有较大的腹盆腔包块，应怀疑 MOGCT 可能。大约 85% 的 MOGCT 患者表现为腹痛及腹盆腔包块，约 10% 的患者表现为像急性阑尾炎一样的急腹痛，多为肿瘤破裂、出血或扭转引起。其他少见的临床表现有腹胀（35%）、发热（10%）、腹水（10%）及阴道出血（10%）等[1]。少数儿童患者因肿瘤分泌异位 β-hCG 而呈现假性性早熟。AFP、hCG、LDH 和 CA125 等血清肿瘤标志物可以帮助诊断及鉴别诊断。尽管 LDH 和 CA125 并非特异性指标，在诊断上价值有限，但在随访监测上有重要的参考价值[1]。B 超和 MRI 在年轻患者的盆腔包块的诊断上有优势，大多数 MOGCT 呈实性。CT 和 MRI 对胸、腹部转移灶的诊断有帮助。对卵巢非妊娠性绒癌或横膈以上有转移的 MOGCT 建议进行头颅 CT 以排除脑转移。

MOGCT 的分期系统与上皮性卵巢癌相同，采用 FIGO 2013 年修订、2014 年公布的卵巢癌 - 输卵管癌 - 原发性腹膜癌手术病理分期法（参见第 66 章上皮性卵巢癌）。

四、治疗

手术是治疗 MOGCT 的主要手段，根据分期不同及是否保留生育功能采取不同的手术方式。除了少数早期患者外，大多数患者需在术后接受辅助化疗。MOGCT 只要经过恰当的治疗，总体预后良好。

（一）手术治疗

如果患者无生育要求，初治手术应参照上皮性卵巢癌进行全面的手术分期。手术方式包括全子宫双侧附件切除术、部分大网膜切除、腹主动脉旁及盆腔淋巴结取样术、盆腹腔腹膜多点活检及脱落细胞送检。对于晚期患者，应尽可能切除盆腹腔肉眼可见的转移灶，尤其是对非无性细胞瘤的 MOGCT[7]。

由于 MOGCT 好发于青少年及年轻女性，许多患者有生育要求，可行保留子宫及对侧附件的全面手术分期，这种保守性手术是基于以下理由[8]：①除 15% 左右的无性细胞瘤外，MOGCT 多为单侧卵巢发病；②肿瘤的转移和复发几乎不累及对侧卵巢和子宫；③对以铂类为基础的联合化疗高度敏感；④部分肿瘤有特异性肿瘤标志物，敏感度高，便于病情监测；⑤联合化疗对 MOGCT 患者的内分泌和生殖功能的影响在很大程度上可逆，并已研究探索出了一些在化疗中保护卵巢功能的方法。以往认为 MOGCT 患者可以保留生育功能的仅限于 I 期，现在认为只要病变未累及对侧附件及子宫，对任何期别均可行保留生育功能的手术。现有证据表明，行保守性手术的治疗效果不亚于根治性手术[9]。对于术中探查对侧卵巢无异常的患者，一般不推荐行对侧卵巢活检，以避免因粘连或卵巢早衰引起继发性不孕。但无性细胞瘤比较特殊，由于双侧卵巢发病比例高（10%~15%），有学者建议对其应常规行对侧卵巢活检。若为双侧发病，则在切除双侧附件的同时保留子宫，以便今后通过供卵体外受精方法完成生育[5]。但也有学者认为，无性细胞瘤对化疗高度敏感，即使是双卵巢发病，只要术中观察到正常卵巢组织，可以考虑行一侧卵巢切除及另一侧卵巢肿瘤剥除术或双侧卵巢肿瘤剥除术以保留生育功能[10-11]。MOGCT 患者在完成生育后，有建议应再次切除对侧卵巢和子宫[1]。

全面的手术分期是影响 MOGCT 患者预后的重要因素，而未实施完整手术分期的患者复发风险明显升高[12-14]。目前认为，对无生育要求的 MOGCT 患者应实施全面的手术分期，但对儿童和青少年患者实施全面的手术分期存有异议，理由是：MOGCT 对化疗敏感，即使复发也可用挽救性化疗补救。手术范围并非是影响生存的关键因素[15-16]。有研究显示，早期 MOGCT 患者行淋巴结切除术或淋巴结阳性皆非影响生存的独立预后因子[17]。故建议儿童和青少年患者若术中全面探查考虑为 I 期，可省略诸如腹膜后淋巴结切除术或大网膜切除这种创伤较大的术式。但采取何种手术还应结合肿瘤的病理类型，对非无性细胞瘤的 MOGCT 更倾向于进行积极的手术[7]。

临床上经常遇见一些MOGCT患者初次手术未施行规范手术分期的情况，如仅切除了患侧附件而未全面探查腹盆腔等。对于这些患者，应首先进行影像学（CT、MRI或PET-CT）评估，根据影像学检查结果及病理类型分别对待：①卵巢无性细胞瘤或未成熟性畸胎瘤G1：若临床评估为Ⅰ期且影像学阴性，可严密随访观察；若评估为已超过Ⅰ期且影像学阴性，可选择辅助化疗；若影像学阳性，则首先考虑再次手术分期（根据患者意愿保留或不保留生育功能），再根据术后病理结果决定是否辅助化疗。②卵黄囊瘤、胚胎性癌或未成熟畸胎瘤G2/G3：若影像学阴性，可直接选择辅助化疗；若影像学阳性，可选择再次手术切除残留灶（根据患者意愿保留或不保留生育功能）及术后辅助化疗，也可直接选择辅助化疗。

（二）化疗

1. 化疗原则

MOGCT患者经过全面手术分期后，若为无性细胞瘤Ⅰ期或未成熟性畸胎瘤Ⅰ期G1，术后可不化疗，进行严密随访；除此之外的其他患者均需辅助化疗（包括任何期别的胚胎性癌或内胚窦瘤、Ⅱ～Ⅳ期无性细胞瘤、Ⅰ期G2/G3或Ⅱ～Ⅳ期未成熟畸胎瘤等）。化疗疗程数取决于肿瘤分期、病理类型、残留灶大小以及肿瘤标志物水平下降情况等。常用的一线化疗方案有BEP、PVB、EP或VAC方案等，一般术后给予3～4个疗程[18-20]，或者血清肿瘤标志物降至正常后再巩固1～2个疗程。一直以来，BEP方案是MOGCT的标准化疗方案，对早期或术后无有残留灶的患者给予3个疗程，而对Ⅳ期或术后有残留灶的患者给予4个疗程。由于博来霉素具有肺毒性，使用前必须评估患者的肺功能。当传统的BEP方案用至4个疗程时，博来霉素的总剂量往往已达到其终生限量（360 mg）[18]。改良的BEP方案降低了每疗程博来霉素的给药量，仍具有较高的疗效[21]，近年已被广泛采用。卵巢无性细胞瘤对化疗高度敏感，为降低毒副反应，EP方案被认为是较为合适的替代方案，尤其是对不适合使用博来霉素的患者[19]。

关于晚期患者采用新辅助化疗是否可以提高疗效，从回顾性研究的分析来看，新辅助化疗在MOGCT中并无优势。而且目前尚缺乏随机对照研究证据支持新辅助化疗在MOGCT的应用[20]。

2. 常用化疗方案

（1）BEP方案

博来霉素　20 mg/m²，静注或肌注，第1、8、15天（单次最大30 mg，总剂量不超过360 mg）；

依托泊苷　100 mg/m²，静注，第1～5天；

顺铂　20 mg/m²，静注，第1～5天；

每3周重复。

（2）改良的BEP方案

博来霉素　15 mg/d，静注（2 h），第1～3天；

依托泊苷　120 mg/m²，静注（1 h），第1～3天；

顺铂　40 mg/m²，静注（1 h），第1～3天；

每3周重复。

（3）PVB方案

顺铂　20 mg/m²，静注，第1～5天；

长春新碱　1 mg/m²，静注，第1～2天；

博来霉素　20 mg /m²，静推或肌注，第 2、9、16 天（单次最大 30 mg，总剂量不超过 360 mg）；

每 3 周重复。

（4）EP 方案

依托泊苷　120 mg/m²，静注，第 1～3 天；

卡铂　AUC=5，静注，第 1 天；

每 4 周重复。

（5）VAC 方案

长春新碱　1.5 mg/m²，静注，第 1、8 天（单次最大剂量≤2 mg）；

放线菌素 D　400 μg/d，静注，第 1～5 天；

环磷酰胺　5～7 mg /（kg · d），静注，第 1～5 天；

每 4 周重复。

（三）放疗

尽管卵巢无性细胞瘤对放疗非常敏感，但放疗有其局限性，如卵巢早衰、不孕、毒性不可逆等，从而限制了其使用；而非无性细胞瘤的 MOGCT 对放疗多数不敏感，因此，临床已很少使用放疗。但对于某些不能耐受化疗或反复复发的 MOGCT（尤其是无性细胞瘤）患者，放疗仍可作为挽救性治疗的一种选择。

（四）挽救性治疗

对于经过一线治疗后未能获得临床缓解或完全缓解后又出现肿瘤复发的患者，通常进行挽救性治疗。最好由妇科肿瘤医师来评估是否有治愈的可能性。

对于影像学检查发现有残留灶的患者，应区分究竟是残留肿瘤、良性畸胎瘤或坏死组织，有时需要再次手术才能确定。目前尚不清楚再次减瘤术对复发 MOGCT 的确切价值，但对预计手术能够切除肿瘤的复发患者，应考虑先行手术切除病灶，再进行化疗[22-23]，尤其是对未成熟性畸胎瘤患者[22,24]。而对于手术无法切净或一线治疗后肿瘤持续存在的患者，可考虑：①大剂量化疗联合造血干细胞支持[25-26]，强烈建议将这些患者转诊至具备干细胞移植条件的三级医疗中心；②挽救性化疗[27-32]：方案有 TIP（紫杉醇、异环磷酰胺、顺铂）、VAC（长春新碱、放线菌素 D、环磷酰胺）、VeIP（长春碱、异环磷酰胺、顺铂）、VIP（依托泊苷、异环磷酰胺、顺铂）、多西他赛＋卡铂、紫杉醇＋卡铂、紫杉醇＋吉西他滨、紫杉醇＋异环磷酰胺等。其中许多方案或许只起到姑息治疗作用，因此，需权衡利弊，尽可能降低化疗毒性。在毒性难以耐受且无法治愈的情况下，应选择对症支持治疗。

五、随访

治疗结束后前 2 年内应每 2～4 个月随访 1 次，第 3 年每 6 个月随访 1 次，以后每年随访 1 次。对于治疗前血清肿瘤标志物（AFP、hCG 和 LDH 等）升高的患者，每次随访应监测这些指标。对于治疗前无肿瘤标志物升高的患者，建议采用 CT[20]。而对于行保留生育功能手术的患者，随访复查宜选择超声以避免射线辐射。

（朱笕青　高永良）

参考文献

[1] Brown J, Friedlander M, Backes F J, et al. Gynecologic Cancer Intergroup (GCIG) consensus review for ovarian germ cell tumors. Int J Gynecol Cancer, 2014, 24 (9 Suppl 3): S48-54.

[2] Smith H O, Berwick M, Verschraegen C F, et al. Incidence and survival rates for female malignant germ cell tumors. Obstet Gynecol, 2006, 107 (5): 1075-1085.

[3] Boussios S, Zarkavelis G, Seraj E, et al. Non-epithelial ovarian cancer: elucidating uncommon gynaecological malignancies. Anticancer Res, 2016, 36 (10): 5031-5042.

[4] 马亚琪, 王昀, 刘爱军. WHO (2014)卵巢肿瘤组织学分类. 诊断病理学杂志, 2014, 21 (8): 530-531.

[5] Iavazzo C, Vorgias G, Iavazzo P E, et al. Is fertility sparing surgery a treatment option for premenopausal patients with dysgerminoma? Bratisl Lek Listy, 2016, 117 (12): 738-740.

[6] Koulouris C R, Penson R T. Ovarian stromal and germ cell tumors. Semin Oncol, 2009, 36 (2): 126-136.

[7] Bafna U D, Umadevi K, Kumaran C, et al. Germ cell tumors of the ovary: is there a role for aggressive cytoreductive surgery for nondysgerminomatous tumors? Int J Gynecol Cancer, 2001, 11 (4): 300-304.

[8] 张英丽, 朱笕青. 卵巢恶性生殖细胞肿瘤保留生育功能的治疗策略. 实用妇产科杂志, 2016, 32 (11): 805-807.

[9] Chan J K, Tewari K S, Waller S, et al. The influence of conservative surgical practices for malignant ovarian germ cell tumors. J Surg Oncol, 2008, 98(2): 111-116.

[10] Brewer M, Gershenson D M, Herzog C E, et al. Outcome and reproductive function after chemotherapy for ovarian dysgerminoma. J Clin Oncol, 1999, 17(9): 92670-2675.

[11] Sigismondi C, Scollo P, Ferrandina G, et al. Management of bilateral malignant ovarian germ cell tumors: a MITO-9 retrospective study. Int J Gynecol Cancer, 2015, 25(2): 203-207.

[12] Palenzuela G, Martin E, Meunier A, et al. Comprehensive staging allows for excellent outcome in patients with localized malignant germ cell tumor of the ovary. Ann Surg, 2008, 248(5): 836-841.

[13] Park J Y, Kim D Y, Suh D S, et al. Significance of the Complete surgical staging of stage i malignant ovarian germ cell tumors. Ann Surg Oncol, 2016, 23(9): 2982-2987.

[14] Mangili G, Sigismondi C, Lorusso D, et al. The role of staging and adjuvant chemotherapy in stage I malignant ovarian germ cell tumors (MOGTs): the MITO-9 study. Ann Oncol, 2017, 28(2): 333-338.

[15] 刘倩, 丁西来, 杨佳欣, 等. 卵巢恶性生殖细胞肿瘤手术治疗方式及疗效的多中心临床研究. 中华妇产科杂志, 2013, 48(3): 188-192.

[16] Billmire D, Vinocur C, Rescorla F, et al. Outcome and staging evaluation in malignant germ cell tumors of the ovary in children and adolescents: an intergroup study. J Pediatr Surg, 2004, 39(3): 424-429.

[17] Mahdi H, Swensen R E, Hanna R, et al. Prognostic impact of lymphadenectomy in clinically early stage malignant germ cell tumour of the ovary. Br J Cancer, 2011, 105(4): 493-497.

[18] Saxman S B, Finch D, Gonin R, et al. Long-term follow-up of a phase III study of three versus four cycles of bleomycin, etoposide, and cisplatin in favorable-prognosis germ-cell tumors: the Indian University experience. J Clin Oncol, 1998, 16(2): 702-706.

[19] Williams S D, Kauderer J, Burnett A F, et al. Adjuvant therapy of completely resected dysgerminoma with carboplatin and etoposide: a trial of the Gynecologic Oncology Group. Gynecol Oncol, 2004, 95(3): 496-499.

[20] Simone C G, Markham M J, Dizon D S. Chemotherapy in ovarian germ cell tumors: a systematic review. Gynecol Oncol, 2016, 141(3): 602-607.

[21] Dimopoulos M A, Papadimitriou C, Hamilos G, et al. Treatment of ovarian germ cell tumors with a 3-day bleomycin, etoposide, and cisplatin regimen: a prospective multicenter study. Gynecol Oncol, 2004, 95(3): 695-700.

[22] Rezk Y, Sheinfeld J, Chi D S. Prolonged survival following salvage surgery for chemorefractory ovarian immature teratoma: a case report and a review of the literature. Gynecol Oncol, 2005, 96(3): 883-887.

[23] Li J, Yang W, Wu X. Prognostic factors and role of salvage surgery in chemorefractory ovarian germ cell malignancies: a study in Chinese patients. Gynecol Oncol, 2007, 105(3): 769-775.

[24] Pectasides D, Pectasides E, Kassanos D. Germ cell tumors of the ovary. Cancer Treat Rev, 2008, 34(5): 427-441.

[25] Einhorn L H, Williams S D, Chamness A, et al. High-dose chemotherapy and stem-cell rescue for metastatic germ-cell tumors. N Engl J Med, 2007, 357(4): 340-348.

[26] Reddy Ammakkanavar N, Matei D, Abonour R, et al. High-dose chemotherapy for recurrent ovarian germ cell tumors. J Clin Oncol, 2015, 33(2): 226-227.

[27] Slayton R E, Park R C, Silverberg S G, et al. Vincristine, dactinomycin, and cyclophosphamide in the treatment of malignant germ cell tumors of the ovary: a Gynecologic Oncology Group Study (a final report). Cancer, 1985, 56(2): 243-248.

[28] Nichols C R, Roth B J, Loehrer P J, et al. Salvage chemotherapy for recurrent germ cell cancer. Semin Oncol, 1994, 21(5 Suppl 12): 102-108.

[29] Loehrer P J, Sr, Gonin R, Nichols C R, et al. Vinblastine plus ifosfamide plus cisplatin as initial salvage therapy in recurrent germ cell tumor. J Clin Oncol, 1998, 16(7): 2500-2504.

[30] Hinton S, Catalano P, Einhorn L H, et al. Phase II study of paclitaxel plus gemcitabine in refractory germ cell tumors (E9897): a trial of the Eastern Cooperative Oncology Group. J Clin Oncol, 2002, 20(7): 1859-1863.

[31] Hinton S, Catalano P J, Einhorn L H, et al. Cisplatin, etoposide and either bleomycin or ifosfamide in the treatment of disseminated germ cell tumors: final analysis of an intergroup trial. Cancer, 2003, 97(8): 1869-1875.

[32] Kondagunta G V, Bacik J, Donadio A, et al. Combination of paclitaxel, ifosfamide, and cisplatin is an effective second-line therapy for patients with relapsed testicular germ cell tumors. J Clin Oncol, 2005, 23(27): 6549-6555.

第 *68* 章 卵巢性索间质肿瘤

第一节 卵巢性索间质肿瘤概述

一、发病和组织学分类

卵巢性索间质肿瘤（ovarian sex cord-stromal tumor）是性腺间质来源的一组肿瘤，包括多种类型：①颗粒-间质细胞肿瘤，此类肿瘤以分泌雌激素为主，少数可分泌雄激素；包括颗粒细胞瘤成人型和幼年型，泡膜细胞瘤-纤维瘤——泡膜细胞瘤，纤维瘤-纤维肉瘤，纤维泡膜细胞瘤，硬化性间质瘤。②支持-间质细胞瘤（男性母细胞瘤），此类肿瘤主要分泌雄性激素；包括支持细胞瘤，间质细胞瘤，支持-间质细胞瘤——高分化、中分化、低分化、网状亚型。③类固醇细胞肿瘤。④未分类。

卵巢恶性肿瘤中，90% 为卵巢上皮癌，10% 为其他类型。卵巢性索间质肿瘤相对少见，占卵巢肿瘤的 0.8% ~ 9%，占卵巢恶性肿瘤的 5% ~ 7%。性索间质肿瘤各年龄段均可发病，患者平均发病年龄为 40 ~ 54 岁，且发病率随年龄增长缓慢增加。

卵巢性索-间质肿瘤的发病原因不明，是由性腺体腔上皮向下生长而成，发育中原始性索细胞向皮质分化成颗粒-泡膜细胞，向间质分化成支持-间质细胞，在形成肿瘤时即形成颗粒细胞瘤、泡膜细胞瘤、颗粒-泡膜细胞瘤、支持细胞瘤、间质细胞瘤、支持-间质细胞瘤。卵巢性索-间质肿瘤的发病与月经、妊娠、生育、口服避孕药等无关，无遗传倾向。

二、临床表现

（一）激素刺激相关症状

60% ~ 70% 的患者出现与激素刺激相关的症状。雌激素相关症状有：因肿瘤分泌雌激素，引起子宫内膜增生，导致闭经。而肿瘤坏死、破裂引起激素水平的波动可造成子宫内膜不规则脱落，发生绝经后阴道出血和不规则阴道出血。在青春期前激素刺激可引发患者出现性早熟，表现为初潮提前，乳房增大，外阴丰满，阴毛、腋毛生长。雄激素相关症状有：卵泡及间质黄素化，肿瘤将孕激素转变为睾丸酮和雄烯二酮，使血液中雄激素水平高于正常水平，导致声音嘶哑、体重增加、多毛、月经稀发、闭经、乳房不发育或萎缩、阴蒂肥大。

（二）腹部肿块

60% 左右的患者可扪及腹块，少数患者以腹部肿块就诊。以腹部肿块首诊者常常肿瘤较大。

（三）腹痛、腹胀

22% ~ 59% 的患者有肿瘤破裂、扭转引起的腹痛。腹部肿块、腹水可引起腹胀。一般腹水不多见，文献报道，原发及复发患者很少有腹水大于 500 ml。卵巢纤维瘤可发生 Meigs 综合征，出现腹水、胸水。

三、诊断

（一）临床症状及体征

当患者出现与激素刺激相关的症状时，应该想到此类肿瘤的可能。妇科检查发现实性肿瘤、中等大小、光滑、活动时，应该想到此类肿瘤。B 超、CT 检查多为实性肿物或囊实性肿瘤。

（二）实验室检查

监测激素水平，部分患者血清中雌激素水平可升高，临床上有男性化表现的患者血清睾酮及雄烯二酮水平可升高，甚至可高达 10 倍。文献报道，患侧卵巢静脉血中激素水平可高于外周血中激素水平。

（三）子宫内膜检查

诊段性刮宫，病理上除外雌激素水平升高引起的相关疾病，如内膜增生（单纯增生、不典型增生）、子宫内膜癌。

（四）抑制素

抑制素是由非黄素化粒层细胞产生的，是分子质量为 32 000 u 的糖蛋白，正常生育期女性卵泡期血清中抑制素水平为 <250 μ/L，绝经后或双侧附件切除术后 <50 μ/L，卵巢颗粒细胞瘤患者可高达 6 650 μ/L，而随着肿瘤的消退或生长，血清中抑制素水平降低至正常或升高（因此，血清中抑制素水平可用来检测卵巢颗粒细胞瘤病情的变化）。文献报道，血清中抑制素水平升高一般一年内复发肿瘤出现。因此，检测血清中抑制素水平可作为随诊检测肿瘤复发的肿瘤标志物。Fotopoulou[1] 报道，除 1 例外，所有复发患者血清中抑制素水平升高，中位水平为 214.2 u/L（3 ~ 1 082 u/L）。检测血清中抑制素水平可用于卵巢性索间质肿瘤的鉴别诊断。

（五）鉴别诊断

一些卵巢上皮性肿瘤具有分泌激素的功能，临床上也有绝经后阴道出血表现，如黏液瘤分泌功能较明显。另外，卵巢转移瘤有分泌雌激素、雄激素功能，临床上可表现为女性化或男性化。卵巢支持 - 间质细胞肿瘤低分化，需与卵巢类癌相鉴别，合并异源成分时需与卵巢未成熟畸胎瘤相鉴别。检测血清抑制素水平、免疫组织化学钙网膜蛋白染色有助于鉴别诊断卵巢性索间质肿瘤与非性索间质肿瘤。

四、肿瘤的性质和分期

卵巢性索间质肿瘤为一大类肿瘤，包括良性和恶性。

（一）良性

泡膜细胞瘤、纤维瘤、泡膜纤维细胞瘤、高分化支持间质瘤、支持细胞瘤、两性母细胞瘤、硬化间质瘤。

（二）恶性

颗粒细胞瘤、恶性泡膜细胞瘤、纤维肉瘤、中、低分化支持间质瘤。

颗粒细胞瘤为常见恶性肿瘤，分为成人型、幼年型；①成人型，低度恶性肿瘤，早期多见，预后较好，远期复发；②幼年型，少见，大多发生于青少年女性，Ⅰ期预后好，Ⅱ期以上预后差。

（三）分期

卵巢性索间质肿瘤分期按 FIGO 上皮性卵巢癌分期标准分期，参见表 65-2。

第二节　各种类型的卵巢性索间质肿瘤

一、卵巢成人型颗粒细胞瘤

（一）临床特点

成人型颗粒细胞瘤（adult granulosa cell tumor）是卵巢性索间质肿瘤中最为常见的类型，好发于 40～50 岁。其临床表现为以分泌雌激素为主的症状。肿瘤中等大小，大多数为实性或囊实性。但部分患者无分泌雌激素为主的症状，仅以腹部肿块就诊。FOXL2 是维持卵巢功能和颗粒细胞正常发育所必需的常染色体基因，FOXL2 基因突变几乎存在于所有的成人型卵巢颗粒细胞瘤中，可作为诊断的特异性标志物。

（二）病理特点

肿瘤大体呈圆形、卵圆形或为分叶状，为实性或囊实性，切面灰白略带黄色，常有小灶出血坏死。肿瘤细胞为圆形、卵圆形或角形，排列呈巢状、小梁状或弥漫状。肿瘤细胞巢中细胞松散分布，围成菊形团样的 Call-Exner 小体。细胞的异型性不明显，核分裂象少。

（三）治疗

1. 手术治疗

成人型卵巢颗粒细胞以手术治疗为主，化疗、放疗为辅。对于临床诊断腹盆腔实性或囊实性肿瘤，可行手术切除者首选手术，需行全面的手术分期。首次手术时分期应该按照卵巢上皮癌的原则进行。行纵向切口，充分显露腹盆腔，取腹水或盆腔和两侧结肠旁沟等部位的冲洗液进行细胞学检查。仔细探查整个腹盆腔及各脏器，对任何可疑区取活检。仔细探查主动脉旁和盆腔淋巴结，如有肿大，应切除活检。行大网膜切除，行腹膜多点活检。行标准手术分期。

（1）全子宫双侧附件大网膜阑尾切除

Ⅱ期以上颗粒细胞瘤，对绝经后或无生育要求者，行全子宫双侧附件大网膜阑尾切除及减瘤术。

（2）单侧附件大网膜阑尾切除

Ⅰ期颗粒细胞瘤，年轻、有生育要求患者。术前需行诊断性刮宫除外宫内膜癌，行单侧附件大网膜阑尾切除及腹膜多点活检。

（3）淋巴结清扫或取样

一直存在不同看法。Brown（2009 年）[2] 报道，性索间质肿瘤 111 例分期者中 58 例进行了淋巴结切除术作为标准分期一部分，无 1 例淋巴结转移；而复发患者中仅 1 例有单纯腹膜后淋巴结转移，其余为盆腹腔和（或）脏器多处转移合并淋巴结转移。Ranganath（2008 年）[3] 报道，手术范围为单侧附件或全子宫双侧附件＋大网膜阑尾切除及腹膜多点活检。NCCN 2010 年以后指南明确指出，卵巢性索间质肿瘤初次手术时可不常规行淋巴结清扫术。

2. 术后辅助化疗

Ⅰ期术后可不行辅助治疗。文献报道，Ⅰ期特别是年龄小于 50 岁的患者的 5 年、10 年存活率达 97%、94%。但 Evanset 报道，Ⅰa 期有约 9% 的复发率，因此认为对Ⅰ期、肿瘤大、核分裂象多、术前肿瘤破裂者需进行化疗。一般Ⅱ期以上中晚期患者、复发转移患者术后均应接受辅助化疗。但对此文献报道也存在差异。Fotopoulou[1] 报道，18 例Ⅰ～Ⅲ期患者中，初次治疗时手术后仅有 1 例接受了化疗。Ranganath[3] 报道，34 例患者中，Ⅰa 期 17 例，

Ⅰc～Ⅳ期17例，手术后21例进行了化疗，包括4例Ⅰa。化疗方案多种多样，但一般常用一线卵巢上皮癌的化疗方案，如TP方案（3周重复）：紫杉醇，135～175 mg/m²，第1天；顺铂，75 mg/m²，分2日给药，或卡铂，ACU＝4～5，第2天。也可采用卵巢恶性生殖细胞肿瘤的一线化疗方案——BEP方案（3周重复）：博来霉素，15 mg，第1～3天，依托泊苷，75 mg/m²，第1～5天；顺铂，20 mg/m²，第1～5天。NCCN 2010指南提出，Ⅰ期肿瘤大，术前肿瘤破裂，核分裂象多，Ⅰc期和Ⅱ期以上期别需要进行化疗，化疗方案是BEP和TP。

术后辅助化疗疗程为：①无残存肿瘤，一般4～6个疗程；②有残存肿瘤，治疗至肿瘤消失后巩固2～3个疗程，或化疗2～3个疗程，肿瘤缩小后再次手术，术后再巩固2～3个疗程。

3．术后放疗

颗粒细胞瘤对放疗较敏感，20世纪80年代前，术后常规采用放疗。早期肿瘤采用盆腔野放疗，晚期肿瘤采用腹部移动条形野＋盆腔野放疗。颗粒细胞瘤对化疗也敏感，Ⅱ期以上患者术后常规给予化疗。目前放疗多用于化疗后腹盆腔内有残存肿瘤患者或有复发转移患者，进行盆腔野放疗或针对复发病灶的适形调强放疗。

4．激素治疗

一些颗粒细胞瘤患者分泌雌激素，并且发现颗粒细胞瘤中存在孕激素受体。Hardy[4]报道，18例颗粒细胞瘤患者肿瘤标本检测，全部孕激素受体阳性。因此，一些作者对晚期、复发患者采用孕激素治疗。Hardy报道，1例多次复发、多次手术后肿瘤再复发的患者接受甲地孕酮口服治疗18个月，肿瘤消失，治疗后存活5年。

（四）预后和预后影响因素

早期肿瘤预后好，中晚期肿瘤预后仍不满意。Zhang[5]报道Ⅰ～Ⅱ期5年、10年存活率为95%、84%；晚期肿瘤5年、10年存活率为59%、57%，差异具有统计学意义，$P<0.001$。医科院肿瘤医院院收治的100例颗粒细胞瘤总的5年、10年存活率为80%、72%，各期5年、10年存活率分别为：Ⅰ期98%、96%，Ⅱ期70%、60%，Ⅲ～Ⅳ期0；外院治疗后复发者58%、40%。

有利预后因素有：期别早，特别是Ⅰa期患者，预后好；年轻<50岁，未绝经，肿瘤直径小于10 cm，未破裂，减瘤满意，无残存肿瘤。不利预后因素：肿瘤直径大于10 cm、破裂，DNA非整倍体比例高，核分裂象多，细胞非典型性明显，P53阳性表达，减瘤不满意，有残存肿瘤。Zhang[5]报道，年龄<50岁和>50岁的5年存活率分别为93%和84%，差异有统计学意义，$P<0.001$。Ⅰ～Ⅱ级和Ⅲ级之间5年之间存活率（96%对64%）具有显著差异，$P<0.001$。标准分期与保留生育功能手术之间存活率（97%对98%）无显著差异。Zhang报道，肿瘤>10 cm和<10 cm之间5年存活率无显著差异。Chan[6]报道，83例中，肿瘤直径>10 cm的患者存活率降低。吴令英等[7]报道，47例行核分裂象检测者中，核分裂象<5/10高倍视野和≥5/10高倍视野之间5年、10年存活率为96%和96%对58%和36%，差异有统计学意义，$P<0.01$，核分裂象高者近期复发率高。

（五）复发

颗粒细胞瘤属低度恶性肿瘤，一般预后较好，总的存活率较高。但颗粒细胞瘤有远期复发的特点。文献报道的颗粒细胞瘤复发率为2%～52%，第一次复发的中位时间38个月（12～120个月），17%的复发发生在10年后，报道的最久的复发出现在初次治疗后37年，第二次、第三次复发的中位时间20个月（10～51个月）、18个月（2～45个月）。复发部位为盆腔内转移占30%～45%，55%～70%转移超出盆腔到腹腔，远处转移少见。

（六）复发后治疗

目前颗粒细胞瘤复发后的治疗并无标准，腹盆腔内单个或多个肿瘤能手术切除者，首选手术切除。手术的目的是最大限度地切除全部肉眼所见肿瘤。Fotopoulou 报道，复发再手术患者中 85.3% 能达到减瘤满意。术后 89.5% 的患者接受了化疗。复发后的化疗方案需根据患者的复发时间及原先的化疗方案制订；复发时间距首次治疗长久者仍可以用原先方案。Gerhenson[8-9] 报道，PAC 化疗方案的总反应率为 63%，BEP 方案为 83%。其他文献报道，PVB 化疗方案的反应率为 57%～82%。Homesley[10] 报道（1999 年）了 GOG 采用 BEP 化疗方案的结果，56 例患者中 69% 为初治晚期患者，51% 复发患者获 3 年无瘤存活。

具体化疗方案：① PAC 方案（4 周重复）：环磷酰胺，500～600 mg/m^2，第 1 天；多柔比星，50～60 mg/m^2，第 1 天；顺铂，50～60 mg/m^2。② PVB 方案（3 周重复）：博来霉素 15 u，第 1～3 天；长春新碱，1～2 mg，第 1～2 天；顺铂，20 mg/m^2，第 1～5 天。2014 年 Brown[11] 报道，贝伐珠单抗治疗复发性卵巢性索间质肿瘤的 Ⅱ 期临床研究，15 mg/kg，单药，21 d 重复，36 例，中位 9 个疗程（2～37 个疗程），部分缓解 6 例（16.7%），肿瘤稳定 28 例（77.8%），2 例进展。Bryk[12] 报道，240 例成人型卵巢颗粒细胞瘤中，164 例患者有 FOXL2（402C-G）基因突变，164 例中 92 例为 Ⅰ 期，5 年、10 年存活率分别为 96.3%、88.4%，52 例（32%）有复发，常见多部位复发，半数患者复发时无症状，第一次中位复发时间为 7.4 年，75% 的复发发生于 10 年内，肿瘤破裂与复发有相关性，复发患者中 48% 死于肿瘤。

二、卵巢幼年型颗粒细胞瘤

（一）病理特点

幼年型颗粒细胞瘤（juvenile granulosa cell tumor）罕见，约占全部颗粒细胞瘤的 5%，其中 97% 发生在 30 岁之前。绝大多数肿瘤为单侧的，体积较大，呈实性或囊实性。镜下，肿瘤细胞呈弥漫性、结节状、管状、条索状或排列成大小不规则的滤泡结构；滤泡间或间质内富含酸性多糖液体，罕见 Call-Exner 小体，FOXL2 基因突变在卵巢幼年型颗粒细胞瘤中少见，且颗粒细胞和（或）卵泡膜细胞常常黄素化，核染色质深，异型性相对明显，核分裂象常见，有时可见异常核分裂象。

（二）临床特点

青春期前发病的患者常常伴有性早熟，临床表现为乳房增大，阴道出血，阴蒂增大等二性征及生殖器官发育。年龄大者出现月经混乱。非特异症状有腹胀、腹痛，盆腔肿块。

（三）治疗

大部分患者为 Ⅰ 期肿瘤，晚期少见。Ⅰ 期患者可保留生育功能，行单侧附件切除术和标准的分期手术。Ⅰa 期患者预后好，术后可以不用化疗，长期存活率可达 90% 以上。Ⅱ 期及以上患者应像卵巢上皮癌一样行肿瘤细胞减灭术，尽可能切除肿瘤。Ⅰb 期（肿瘤瘤体大，异型性明显，核分裂象多）和 Ⅰc 期及以上患者术后需化疗，化疗方案同成人型颗粒细胞瘤。晚期患者预后差、易复发，一般复发出现在诊断后 1 年内，复发后病情发展快，一般 13～16 个月内死亡。

目前仍无明确有效的化疗方案，一般参考成人型颗粒细胞瘤的化疗方案。Vassal[13] 报道了一组 15 例幼年型颗粒细胞瘤，除 1 例复发外，Ⅰ 期 6 例，Ⅱ 期 1 例，Ⅲ 期 6 例，Ⅳ 期 1 例，术后化疗，放疗后 14 例中 11 例长期存活（2～18 年）。Hirakawa[14] 报道了 1 例幼年型颗粒细胞瘤，进行了全子宫双侧附件大网膜切除，淋巴结取样，术后进行了 3 个疗程的 BEP 方案化疗，结果腹盆腔肿瘤复发，出现了腹水，改用 TP 方案后仍无效，行放疗腹水控制，肿瘤缩小，但 5 个月后患者仍死于肿瘤。

（四）预后

幼年型颗粒细胞瘤的预后与期别明确相关，Ⅰ期患者预后好，约 90% 的患者可长期存活，单纯手术，术后无辅助治疗仍有很好的预后；但晚期患者预后差。邹雪梅[15]报道了 10 例幼年型颗粒细胞瘤，8 例为Ⅰ期，随诊 2～18 年，均存活；而 2 例Ⅲ期均在 1 年内死亡。谢伟民[16]在综述卵巢幼年型颗粒细胞瘤的研究进展中总结，年龄小于 10 岁、假性性早熟和有 FOXL2 表达的患者预后较好，而年龄大于 40 岁、肿瘤直径大于 15 cm 的患者预后较差。

三、卵巢泡膜细胞瘤

卵巢泡膜细胞瘤（thecoma）常与颗粒细胞瘤混合存在。纯卵巢泡膜细胞瘤绝大多数为良性，恶性卵巢泡膜细胞瘤少见。在医科院肿瘤医院收治的 74 例卵巢泡膜细胞瘤中，恶性卵巢泡膜细胞瘤为 8 例，占 10.8%[7]。

卵巢泡膜细胞瘤有分泌雌激素的功能，临床表现常常为雌激素增高引起的功能性表现，以及月经不调、月经增多、闭经或绝经后阴道出血。部分患者有男性化的表现，表现多毛、声音低沉、阴蒂增大。卵巢泡膜细胞瘤多发生在绝经期女性。妇科检查可发现盆腔包块。大多数肿瘤为单侧性的，呈实性或囊实性，肿瘤一般中等大小。少数患者有腹水，或出现 Megis 综合征。在医科院肿瘤医院收治的 66 例良性卵巢泡膜细胞瘤病例中，22 例有腹水，1 例有胸水和腹水。泡膜细胞瘤还常与纤维瘤混合着存在，为纤维泡膜瘤。卵泡膜细胞瘤有分泌雌激素功能，可引起子宫肌瘤、子宫内膜增生、不典型增生，子宫内膜癌。

治疗以手术切除肿瘤为主。对年轻有生育要求的患者仅行肿瘤剔除或单侧附件切除术，对绝经期及以后的患者行全子宫双侧附件切除术。恶性泡膜细胞瘤按卵巢恶性肿瘤处理原则处理，手术 + 化疗和（或）放疗。

四、卵巢纤维瘤

卵巢纤维瘤（fibroma）为良性肿瘤，大多数为单侧的，少数为双侧的。卵巢纤维瘤多发生于中老年女性。肿瘤中等大小，呈实性，质硬，呈分叶状，表面光滑。一般认为卵巢纤维瘤无内分泌功能，患者无月经紊乱或绝经后出血，临床表现主要是腹痛，腹胀，以及肿瘤压迫或扭转引起的相关症状，或患者无症状，只是常规体检时的发现。卵巢纤维瘤可伴有腹水或胸水、腹水同时存在，表现为 Meigs 综合征。卵巢纤维瘤的诊断并不困难，中老年女性，实性肿瘤质硬，表面光滑，活动，可考虑此诊断。合并胸水、腹水者需与晚期卵巢癌、卵巢泡膜细胞瘤等相鉴别。

卵巢纤维瘤为良性肿瘤，治疗主要采用手术，对年轻患者可行单侧附件切除术，对中老年患者行全子宫双侧附件切除术。术后胸水、腹水即消失。

五、卵巢支持 – 间质细胞瘤

（一）病理特点

卵巢支持 - 间质细胞瘤（sertoli-leydig cell tumor）又称男性母细胞瘤，来源于原始或未分化的性腺间质，组织形态上反映睾丸组织的不同发育时期。该肿瘤含支持细胞和间质细胞两种成分；好发年龄为 11～45 岁，平均 25 岁。卵巢支持 - 间质细胞瘤绝大多数为单侧，双侧少见，1985 年 Young 等[17]报道 207 例中仅 3 例为双侧。肿瘤大小不一，大的肿瘤可以很大，小的肿瘤可以小到为显微镜下病灶；按分化程度可分为高分化、中分化和低分化，高分化一般为良性，中、低分化为恶性；可分为两种亚型：①网状型支持-间质细胞瘤：肿瘤大，呈囊性，由不规则形的小管、空间或裂隙构成，大部分属中、低分化；②异源型支持-间质细胞瘤：异源成分最常见者为胃肠型上皮，其次为横纹肌或软骨，偶尔有肝细胞样细胞或神经外胚层成分，可为高分化，良性或恶性。

（二）临床特点

卵巢支持-间质细胞瘤的最常见的临床表现是雄激素水平升高引起的去女性化或男性化征，但仍有 50% 的患者无激素升高引起的症状，仅表现为盆腔肿物或腹胀。

临床期别：97.5% 为 I 期，2.5% 超出卵巢，但肿瘤常常位于盆腔内，罕见肿瘤转移到上腹部。高分化者均为 I 期，低分化者可表现为晚期或术中肿瘤易破裂。

（三）诊断

结合临床症状、体征、血清雄激素水平升高，或测定腹水、患侧卵巢静脉血睾酮浓度明显高于外周血而诊断。对仅有腹胀、腹部肿瘤者，可进行 B 超、CT 检查。

（四）治疗

1. 手术

年轻、I 期行单侧附件切除术，可保瘤对侧附件、子宫；晚期，无生育要求，所有低分化、中分化，术中肿瘤破裂，或合并异源型，需行全子宫双侧附件切除术，还有文献报道需加盆腔淋巴结切除术。但对于盆腔淋巴结切除术是否有助于预后的改善，尚无定论。Brown[2]（2009 年）报道了 376 例卵巢性索间质肿瘤，其中 31 例为支持-间质细胞瘤，初次手术时 5 例切除了淋巴结，检查发现无 1 例有淋巴结转移，9 例复发患者中无 1 例发现淋巴结转移。NCCN 2010 年卵巢性索间质肿瘤指南明确指出，初次手术时可不常规行淋巴结清扫术。

2. 化疗

因卵巢支持-间质细胞瘤少见，晚期、复发者更少见，化疗的经验很少。目前的文献报道对复发、晚期、中分化、低分化、合并异源型者采用 BEP、CAP 及紫杉醇 + 铂类化疗方案进行化疗，一般 3~6 个疗程。

（五）预后

卵巢支持-间质细胞瘤中高分化者属良性，预后好，无复发。11% 的中分化、58% 的低分化、19% 的异源型临床上表现为恶性行为，因属低度恶性，总的预后好。1984 年 Zaloudek[19] 报道了 64 例中、低分化患者，5 年、10 年存活率均为 92%，预后好。李斌[18] 报道，医科院肿瘤医院 20 年间收治了 11 例卵巢支持-间质细胞瘤，为 I a 期 ~ Ⅲ c 期，I a 期、高分化患者未进行术后化疗，对 Ⅱ c 期及以上、中低分化患者均进行了化疗。结果除 1 例 7 年后死于乳腺癌外均存活。

影响卵巢支持-间质细胞瘤预后的因素是：临床期别，分化程度，肿瘤破裂，网状型，肿瘤大小。因肿瘤大小与分化有关，肿瘤直径平均为 5 cm 多为高分化，而 >15 cm 多为低分化。如出现复发，一般出现比较早，2/3 发生在 1 年内，而仅 6%~7% 超过 5 年。腹腔和腹膜后是局部复发或转移的好发部位，肿瘤也可侵及对侧卵巢以及肺、肝和骨。复发后的治疗因病例数少而经验不足，可行化疗、放疗。

Schneider[20] 报道了一项欧洲的研究，44 例卵巢支持-间质细胞瘤，中位年龄 13.9 岁，肿瘤无进展存活 36/44 例，总存活 39/44 例，其中 I a 期存活 24 / 24 例，I c 期、Ⅱ 期、Ⅲ 期存活 12 / 20 例；高分化存活 3 / 3 例，中分化存活 19 / 22 例，低分化存活 8 / 13 例；预后与期别、组织分化明确相关。

（张　蓉）

参考文献

[1] Fotopoulou C, Sawatis K, Braicu E I, et al. Aduit granulosa cell tumors of the ovary: tumor dissemination pattern at primary and recurrent situation, surgical. Gynecologic Oncology, 2010, 119 (2): 285-290.

[2] BrownJ, Sood A K, Deavers M T, et al. Pattern of metastasis in sex cord-stromal tumors of the ovary: can routine staging lymphadenectomy be omitted? Gynecol Oncol, 2009, 113 (1): 86-90.

[3] Ranganath R, Sridevi V, Shirley S S, et al. Clinical and pathologic prognostic factors in adult granulosa cell tumors of the ovary. Int J Gynecol Cancer, 2008, 18 (11): 929-933.

[4] Hardy R D, Bell J G, Nicely C J, et al. Homonal treatment of a recurrent granulosa cell tumor of the ovary: case report and review of the literature. Gynecol Oncol 2005, 96 (3): 865-869.

[5] Zhang M, Cheung M K, Shin J K, et al. Prognostic factors responsible for survival in sex cord stromal tumor of the ovary: an analysis of 376 women. Gynecologic Oncology 2007, 104(2): 396-400.

[6] Chan J K, Zhang M, Kaleb V, et al. Prognostic factors responsible for survival in sex cord stromal tumors of the ovary: a multivariate analysis. Gynecologic Oncology, 2005, 96(1): 204 (2)-209.

[7] 吴令英, 章文华, 李凌, 等. 卵巢颗粒细胞瘤预后影响因素分析, 中华妇产科杂志, 2000, 35 (11): 673-676.

[8] Gershenson D M, Copeland L J, Kavanagh J J, et al. Treatment of metastatic stromal tumors of the ovary with cisplatin, doxorubicin, and cyclophosphamide. Obstet Gynecol, 1987, 70 (5): 765-769.

[9] Gershenson D M, Morris M, Burke T W, et al. Treatment of poor-prognosis sex cord-stromal tumors of the ovary with the combination of bleomycin, etoposide, and cisplan. Obstet Gynecol, 1996, 87 (4): 527-531.

[10] Homesley H D, Bundy B N, Hurteau J A, et al. Bleomycin, etoposide, and other stromal malignancies: a gynecologic oncology group study. Gynecologic Oncology, 1999, 72 (2): 131-137.

[11] Brown J, Brady W E, Schink J, et al. Efficacy and safety of bevacizumab in recurrent sex cord-stromal ovarian tumors results of a phase 2 trial of the Gynecologic Oncology Group. Cancer 2014; 120 (3): 344-351.

[12] Bryk S, Färkkilä A, Bützow R, et al. Characteristics and outcome of recurrence in molecularly defined adult-type ovarian granulosa cell tumors. Gynecologic Oncology, 2016, 143 (5): 571-577.

[13] Vassal G, Flamant F, Caillaud J M, et al. Juvenile granulose-cell tumor of the ovary in children : a clinical study of 15 cases. J Clin Oncol, 1988, 6 (6): 990-995.

[14] Hirakawa M, Nagai Y, Yagi C, et al. Recurrent juvenile granulose cell tumor of the ovary managed by palliative radiotherapy. Int J Gynecol Cancer, 2008, 18 (5): 913-915.

[15] 邹雪梅, 吴鸣. 卵巢幼年型颗粒细胞瘤10例临床分析. 现代医学, 2002, 30 (2): 118-120.

[16] 谢伟民, 杨佳欣. 卵巢幼年型颗粒细胞瘤的研究进展. 现代妇产科进展, 2016, 25(3): 234-236.

[17] Young R H, Scully R E. Ovariansertoli-leidyg cell tumors: a clinicophatologic analysis of 207 cases. Am J Sury Pathol, 1985(9): 543-546.

[18] 李斌, 吴令英, 章文华, 等. 卵巢支持莱狄细胞瘤11例临床分析. 中华妇产科杂志, 2004, 39 (5): 334-337.

[19] Zaloudek C, Norris H J. Sertol-leydig tumors of the ovary: a clinicopathologic study of 64 intermediate and poorly differentiated neoplasms. Am J Sury Pathol, 1984, 8(6): 405-418.

[20] Schneider D T, Orbach D, Cecchetto G, et al. Ovarian sertoli-leydig cell tumours in children and adolescents: an analysis of the European Cooperative Study Group on Pediatric Rare Tumors (EXPeRT). European Journal of Cancer, 2015, 51 (4): 543-550.

第69章 转移性卵巢癌

一、转移性卵巢癌概述

转移性卵巢癌（metastatic ovarian cancer），即卵巢非原发性肿瘤的肿瘤细胞通过各种转移途径，如血管、淋巴管或直接蔓延等途径，转移到卵巢并形成与原发性肿瘤病理类型相同的肿瘤。在很多消化道原发性肿瘤以及乳腺原发性肿瘤病例发现卵巢转移。转移性卵巢癌约占卵巢癌3%~40%，但其具体比例在不同作者、不同地区、不同国家的报道不同，因其影响因素过多，尚不确切[1]。

转移性卵巢癌可来自于胃肠道、乳腺、其他生殖器官、肺、肾、胆道、胰腺和皮肤等。也有淋巴瘤和血液系统恶性肿瘤等转移到卵巢的报道，但胃肠道、乳腺和生殖系统恶性肿瘤转移到卵巢较为多见。据我国石一复等[2]统计，在我国1980—1989年的10 288例卵巢恶性肿瘤中，转移性卵巢肿瘤为1 003例，占总卵巢恶性肿瘤的9.7%，转移性卵巢肿瘤以胃肠道来源肿瘤居多（61.4%），原发于生殖系统肿瘤次之（5.9%），乳腺癌转移瘤第三位（2.5%）。欧洲和北美洲转移性卵巢癌主要来自于结直肠癌（25%~50%），乳腺癌次之（8%~25%）[3]。我国有关转移性卵巢癌报道较少。

（一）临床病理特点

转移性卵巢癌患者的年龄一般较原发性卵巢癌患者的小，可能原因主要为：年轻患者的卵巢功能强大，血供丰富，原发灶通过各种方式转移至卵巢的机会多，并且血供丰富的环境适宜癌细胞增殖。不除外其他部位原发性癌流行病学发病年龄较卵巢癌小的可能。

转移性卵巢癌一般发生于原发性肿瘤发生的几年内，发现卵巢转移已是晚期，绝大多数患者预后很差。

转移性卵巢癌患者的卵巢多为双侧实性增大，形若双肾，内部可有坏死、出血或囊性变；癌灶位于卵巢表面或卵巢内部散在多个癌组织结节常提示转移性卵巢癌。

转移性卵巢癌原发灶多为胃肠道、乳腺以及生殖系统恶性肿瘤，其他系统的原发灶转移至卵巢者较少见。

（二）转移途径

1. 腹水或浆膜面转移

腹腔内癌组织侵犯、穿透浆膜层并脱落进入腹腔即可通过腹水或光滑的浆膜面侵入卵巢组织，造成卵巢转移。

2. 直接蔓延

卵巢邻近器官的肿瘤，如输卵管、子宫及结直肠等组织器官的肿瘤，可通过直接蔓延的方式侵及卵巢，形成转移性卵巢癌。

3. 淋巴管转移

女性内外生殖器具有丰富的淋巴管及淋巴结，并与盆腹腔淋巴系统构成错综复杂的淋巴网络，当任何部位癌细胞侵及淋巴系统时，脱落的癌细胞或癌栓沿淋巴管道移动均可转移至卵巢淋巴系统，造成卵巢转移。一侧卵巢转移还可通过淋巴管转移至对侧卵巢。

4. 血行转移

血行转移是肿瘤转移最常见的途径之一，任何晚期癌灶均可通过血液循环转移至卵巢，尤其是在绝经前女性——其卵巢血供丰富，若发现卵巢门深部间质有转移灶，很可能是由血行转移所致。

5. 输卵管转移

子宫内膜癌及输卵管癌可通过输卵管伞端播散至卵巢，宫颈癌及子宫肉瘤也可通过此途径形成卵巢转移。

6. 医源性转移

一些以治疗或诊断为目的的有创操作，如手术、穿刺活检、腹腔穿刺、阴道穹后部穿刺等操作，均可增加肿瘤细胞播散可能。

以上转移方式可同时存在。此外，可能还有其他转移途径尚未被发现。

二、胃肠道癌卵巢转移

胃癌卵巢转移最早由 Krukenberg 发现并报道，因此，后人将源于消化道的转移性卵巢癌称为 Krukenberg 瘤（库肯勃瘤）[4]。但后者既不等同于卵巢转移癌，也不等同于消化道原发性肿瘤卵巢转移，Krukenberg 瘤是一种以镜下大的印戒细胞结构为特征的，来源于消化道的卵巢转移瘤，最常来自于胃和大肠。

（一）临床表现

1. 症状

（1）原发灶症状

原发于胃肠道恶性肿瘤的转移性卵巢癌患者可有上腹部疼痛，逐渐加重，持续性不缓解或短暂缓解后再出现；还可有上腹部饱胀、反酸、嗳气和消化不良等，呕血、黑便或大便隐血阳性，以及消瘦、乏力等全身症状。但这些症状缺乏特异性，需要进一步检查以明确诊断。

（2）转移癌症状

部分患者可无原发灶症状，或因原发灶症状不典型未予以重视，而是以转移癌症状就诊。转移性卵巢癌早期症状不明显，且无特异性，一般表现为腹胀、背痛、胀痛或不适、腹围增大、便秘、疲乏、尿频或尿急、不能正常进食、原因不明的体重减轻。随着转移癌的发展，可有压迫症状。若肿瘤向周围组织浸润或压迫神经，可引起腹痛、腰痛或坐骨神经痛；若肿瘤压迫盆腔静脉，可出现下肢水肿；若巨大的肿瘤压迫膀胱，可有尿频、排尿难、尿潴留；压迫直肠则有大便困难；压迫胃肠道可有消化道症状；压迫膈肌可发生呼吸困难，不能平卧。若肿瘤迅速生长，出现营养不良及体质消瘦，则形成恶病质。卵巢恶性肿瘤极少引起疼痛，如发生肿瘤破裂、出血或感染或由于浸润压迫邻近脏器，可引起腹痛、腰痛。还可出现月经紊乱、阴道出血。若双侧卵巢均被癌组织破坏，可引起月经失调和闭经。

2. 体征

（1）盆腔包块

几乎所有病例体检均可触及盆腔包块。少数病例由于卵巢增大不明显、腹部膨隆或腹壁脂肪厚，可能触诊不满意，此时盆腔检查也难以发现。可通过影像学检查或实验室检查进一步明确诊断。老年女性双侧实性附件包块常提示胃肠道肿瘤来源的可能性。

（2）腹水

转移性卵巢癌患者常出现腹水。腹水产生原因有：①淋巴管瘤栓所致淋巴回流受阻；②大网膜以及腹膜种植转移癌组织渗出产生；③低蛋白质血症：血浆渗透压降低所致腹水。进行腹腔穿刺术取腹水做细胞学检查，可找到癌细胞。

（二）诊断

转移性卵巢癌术前诊断率较低，其原因如下：①转移性卵巢癌较为罕见，临床工作中容易误诊或漏诊；②患者原发灶症状不明显或不典型，患者常以转移灶症状就诊，病史询问不易收集到原发灶的相关主诉；③临床医生对此类罕见肿瘤不重视。

因此，当收集胃肠道肿瘤以及乳腺癌病史时，要提高警惕，定期做相关科室包括妇科的随访。妇科检查或影像学检查如提示双侧附件实性包块，应提高警惕，完善相关化验检查，同时建议患者去消化科或乳腺科会诊，以提高术前诊断率。对于术中发现双侧卵巢实性包块的病例，应常规做肠胃探查。

（三）治疗

若患者一般状态良好，可耐受手术，应积极进行手术治疗，并根据术中术后情况以及原发灶性质选用适当的辅助治疗方式。

1. 手术治疗

手术范围根据原发性肿瘤部位、性质、转移情况以及患者身体状况确定。对于一般情况尚可、盆腹腔内无肉眼可见病灶者，可行子宫双侧附件切除术、大网膜部分活检或横结肠以下切除。对于一般情况尚可、有盆腹腔内广泛种植者，仔细探查，尽量切除肉眼可见病灶。对于一般情况较差或术中发现腹腔广泛种植者，可行双侧附件切除术。若同时发现原发灶，应按原发性癌治疗原则确定手术方案[5]。

2. 化疗

化疗作为恶性肿瘤手术后的重要辅助治疗之一，在提高患者生存率、预防和治疗腹腔播散中具有一定作用。因此，手术过后，应根据原发灶性质，选择敏感性较高、毒副作用较小的化疗药物进行化疗。

3. 放疗

胃肠道癌对放疗不敏感，一般放疗效果不显著，且并发症较重，一般不选用。

4. 靶向治疗

可以根据原发性癌靶向治疗的原则和方案进行。

（四）预后

转移性卵巢癌的预后极差，一旦确诊，已是晚期，平均术后生存时间为 2～11 个月。王海鹏等[6] 报道，46 例胃癌卵巢转移患者的中位生存时间仅为 11 个月；多因素分析显示，肿瘤局限于盆腔和进行根治性切除是预后良好的独立相关因素，而患者的年龄、腹水及肿瘤的大小、组织学类型、分期等其他临床病理变量与预后无关。Ayhan 等[7] 研究了 154 例非生殖道来源的卵巢转移癌，多因素分析显示，预后与患者的年龄、是否绝经及原发灶、腹膜种植、手术类型等有关。胃肠道癌卵巢转移患者的具体平均生存率各家报道大同小异，但尚缺乏大样本多中心前瞻性研究数据支持。

三、乳腺癌卵巢转移

乳腺癌卵巢转移大多发生于绝经前女性。早期也无明显症状，体征也较胃肠道癌卵巢转移者稍轻。患者多有乳腺癌病史，主要因转移灶症状前来就诊。少有未发现乳腺癌原发灶而以卵巢转移相关症状就诊者。

乳腺癌卵巢转移早期诊断率很低，由于卵巢转移病灶卵巢增大不明显，影像学检查早期发现困难，常在进行卵巢去势手术后病理检查时才发现有卵巢转移，或因出现明显的转移灶症状而就诊时发现[8]。因此，应详细询问患者是否有乳腺癌相关病史。对于有乳腺癌病史的患者，应定期监测其雌激素水平，并进行组织雌激素受体检测以及B超等影像学检查，必要时进行放射性核素检查，因为乳腺癌发生卵巢转移时可能会出现雌激素的异常分泌。长期高雌激素水平可能是导致乳腺癌发生、发展和转移的主要危险因素。因此，对于组织雌激素受体阳性且雌激素水平高的乳腺癌患者，推荐对其进行卵巢去势手术（包括手术去势及放疗去势）。

乳腺癌卵巢转移的主要治疗方式有手术治疗、化疗、放疗、免疫治疗、分子靶向治疗及中医治疗。但是，乳腺癌化疗耐药是临床面临的难题之一。

四、女性生殖系统肿瘤卵巢转移

（一）宫颈癌卵巢转移

宫颈癌卵巢转移率为0~1.5%，仅次于子宫内膜癌卵巢转移。卵巢与子宫颈在盆腔中解剖位置较近，两者之间在血液供应与淋巴回流方面关系密切。过去认为，宫颈癌有卵巢转移倾向，建议切除卵巢。随着研究数据的积累，人们发现，宫颈鳞癌转移至卵巢少见（0~0.5%），但其他病理类型宫颈癌如腺癌、腺鳞癌等则不同文献报道的差异较大。总体上，宫颈腺癌的卵巢转移率远大于宫颈鳞癌的卵巢转移率。

（二）子宫内膜癌卵巢转移

李隆玉等[9]对子宫内膜癌卵巢转移的危险因素进行的分析发现，独立危险因素按危险强度排列依次为：盆腔淋巴结转移、腹水或腹腔冲洗液细胞学检查阳性、病理分级。有关子宫内膜癌卵巢转移危险因素的报道存在一定的差异，可能与资料的完整性、准确性以及种族区域差异等所致的转移途径上的差异有关，但这些都可用病理特征及子宫内膜癌卵巢转移的转移途径来解释。从临床及病理角度出发，以下指标可提示子宫内膜癌卵巢转移可能：①卵巢肿瘤呈多结节样生长，镜下可见卵巢的皮质和髓质有独立的肿瘤结节；②卵巢肿瘤伴有以下2个或2个以上指标：子宫内膜癌灶≥2 cm、双侧卵巢浸润、低分化或未分化、淋巴脉管间隙受侵、深肌层浸润及输卵管受侵等。

（三）输卵管癌卵巢转移

输卵管癌在女性生殖系统肿瘤中所占比例较低，可直接蔓延或经淋巴管转移到卵巢，转移率很高（50%以上）。癌细胞常将卵巢结构完全破坏，很难分清原发灶位于输卵管还是卵巢，需要病理学进一步诊断。

五、其他系统肿瘤卵巢转移

甲状腺癌、肺癌、胰腺癌、肝外胆管癌、胆囊癌、泌尿道系统肿瘤、肾癌、淋巴瘤、白血病、黑色素瘤等恶性肿瘤偶尔会转移至卵巢，但十分罕见。

（孔为民）

参考文献

[1] Tamas J, Vereczkey I, Toth E. Metastatic tumors in the ovary, difficulties of histologic diagnosis. Magy Onkol, 2015, 59 (3):205-213.

[2] 石一复, 叶大风, 吕卫国, 等. 我国10288例卵巢恶性肿瘤的分布及组织学类型. 中华妇产科杂志, 2002, 37(2): 97-100.

[3] Horn L C, Einenkel J, Handzel R, et al. Morphology of secondary ovarian tumors and metastases. Pathology, 2014, 35(4): 336-347.

[4] Reel PJ. Krukenberg tumor of the ovary. Ann Surg, 1921, 73(4): 481-486.

[5] Peng W, Hua R X, Jiang R, et al. Surgical treatment for patients with Krukenberg tumor of stomach origin: clinical outcome and prognostic factors analysis. PLoS One, 2013, 8(7): e68227.

[6] 王海鹏, 邵永孚, 袁兴华, 等. 不同年龄段胃癌患者卵巢转移的危险因素与预后. 中华胃肠外科杂志, 2004, 7(5): 353-356.

[7] Ayhan A, Guvenal T, Salman M C, et al. The role of cytoreductive surgery in nongenital cancers metastatic to the ovaries. Gynecol Oncol, 2005, 98(2): 235-241.

[8] Abu-Rustum N R, Aghajanian C A, Venkatraman E S, et al. Metastatic breast carcinoma to the abdomen and pelvis. Gynecol Oncol, 1997, 66(1): 41-44.

[9] 李隆玉, 曾四元, 万磊, 等. 子宫内膜癌卵巢转移危险因素的探讨. 中华妇产科杂志, 2008, 43(5): 352-355.

第 *70* 章　卵巢癌的手术治疗

卵巢癌是严重威胁女性健康的恶性肿瘤之一，死亡率居妇科恶性肿瘤的首位，一些城市中女性卵巢癌发病率已居妇科肿瘤首位。早期卵巢癌的治愈率在 90% 左右，约 80% 的晚期卵巢癌首次治疗可获得满意的效果。目前人们对卵巢癌的生物学行为的认识还非常有限，20% 的晚期卵巢癌即使经过了积极的手术和化疗，仍然迅速发展，有效的治疗手段匮乏。约 80% 的晚期卵巢癌首次治疗后出现肿瘤复发，目前的巩固治疗包括靶向治疗和免疫治疗，但这些都尚不足以延缓肿瘤复发，诸多因素致使其死亡率居高不下。

通常意义上的卵巢癌主要指上皮性卵巢癌（epithelial ovarian cancer，EOC），约占卵巢恶性肿瘤的 90%。EOC 的组织类型又以高级别癌（high grade serous cancer，HGSC）最常见。原发性输卵管癌和原发性腹膜癌的治疗原则等同于卵巢癌的治疗原则。本章将重点介绍与EOC 手术治疗有关的一些问题。

一、一般原则

手术是卵巢癌诊断和治疗的基础和关键。早期卵巢癌手术主要针对 Ⅰ ~ Ⅱb 患者，但目前严格意义上的早期仅指 Ⅰ 期卵巢癌。早期卵巢癌的治疗必须建立在严格手术分期的基础上，手术范围包括全子宫及双侧附件切除术、大网膜切除基础上的全面的手术。黏液性癌或交界性肿瘤均需做阑尾切除，尤其是在老年女性；如果术中发现肿瘤呈果冻样，需要切除阑尾以明确原发病灶的诊断。

对于要求保留生育功能的早期卵巢癌患者，可行保留生育功能的手术。在保留子宫和对侧附件的卵巢癌手术中，大约 15% 的"表现正常"的对侧卵巢有镜下腺癌，因此，务必要对对侧卵巢进行活检。对早期卵巢癌保留生育功能的指征有：①正确分期手术后的 Ⅰa 期、Ⅰc 期患者；②有生育要求和有保留生育功能希望的患者；③术后有条件随访；④对于后面提到的黏液性囊腺癌，需除外继发可能。美国一项多中心研究报道，对 Ⅰa 期和 Ⅰc 期 EOC 保留生育功能的患者的 5 年和 10 年生存率分别是 98% 和 93%。

临床 Ⅲb 和 Ⅲc 期的患者均需行手术分期，要求如下：①切口，正中或旁正中，以充分显露腹腔。如果是低位横切口，可以将腹直肌分开或从耻骨联合处离断。如果切口不够大，可以将切口在一侧延长成 J 形切口，或改为 T 形切口。②卵巢肿瘤尽可能完整切除，并送冰冻切片病理检查。恶性肿瘤诊断确立后，有游离液体者送细胞学检查；没有游离液体者，将其腹腔冲洗液送细胞学检查。③全面检查，腹腔表面和内脏依次检查，可按顺时针方向从阑尾、回盲部沿结肠旁沟、升结肠、右肾、肝胆、右侧横膈、大网膜、网膜囊、胃及胃大小弯、横结肠、胰腺、左结肠旁沟、脾、左肾、降结肠、乙状结肠、直肠、小肠、腹主动脉和盆腔淋巴结进行。④如果没有病灶，应做腹膜多点活检，如子宫直肠凹腹膜、两侧结肠旁沟腹膜、膀胱表面腹膜、肠系膜。横膈可以借助腹腔镜器械进行活检。⑤横结肠下大网膜切除，沿横结肠根部切断大网膜。⑥打开腹膜后间隙，对条状可疑淋巴结进行活检，范围上自左肾静脉，下至髂外和闭孔。

二、初次肿瘤细胞减灭术

肿瘤细胞减灭术的对象是Ⅱc期以上的卵巢癌，要求尽可能最大限度地切除原发和转移肿瘤，使最大的残留病灶不超过1 cm，甚至达到无肉眼残留病灶（no gross residual，NGR）。手术过程要求手术医生有信心、细致和耐心。尽管单纯手术治愈的病例只占少数，但手术仍然是晚期EOC的最重要的治疗方法，辅助化疗只有在满意的细胞减灭术基础上才能最大限度地发挥其治疗作用。肿瘤细胞减灭术的理论基础是：人类实体肿瘤增长符合Gompeertzian模型，由于血供和营养物质的相对缺乏，肿瘤生长速度随着其体积增大而减缓；较大体积的肿瘤包含较高比例的非增殖周期或休止期细胞，细胞毒性药物很难发挥作用。

（一）卵巢癌肿瘤细胞减灭术的意义

Griffiths总结了卵巢癌肿瘤细胞减灭术的意义：①降低肿瘤的倍增时间，加速肿瘤细胞的再增殖；大体积肿瘤含有大量非增殖周期或"休止"期细胞，即G0期细胞，肿瘤细胞减灭术后更多的肿瘤细胞进入增殖周期，有利于药物的高效杀伤。②清除乏氧细胞，改善血供有利于化疗药物到达肿瘤内，从而更好地发挥化疗的功效。③自发性耐药性来自肿瘤细胞对化疗药物产生的自发性耐药突变，因为肿瘤体积增大和细胞数目增加，细胞突变和耐药的机会增高。当肿瘤细胞增殖到一定程度时，会自发产生大量的耐药克隆，使化疗药物不能发挥作用。继发性耐药性来自化疗药物的长期使用，药物敏感细胞克隆被清除，耐药克隆细胞凸现；或原先敏感的细胞克隆基因突变后产生了耐药性。满意的肿瘤细胞减灭术后，所需的化疗药物治疗周期缩短，肿瘤细胞产生耐药的机会就减少了。④肿瘤细胞减灭术后，解除了肿瘤对机体免疫功能的抑制。大体积肿瘤会产生大量的肿瘤抗原，会阻碍、消耗体内的细胞毒淋巴细胞，使自身免疫系统对肿瘤细胞无法识别，也会阻碍细胞毒药物的进入。⑤清除大部分肿瘤细胞可缓解胃肠道的压迫或梗阻并减少肿瘤的负代谢，使营养代谢失衡得到纠正，提高患者对化疗的耐受力，从而改善对抗肿瘤的主客观条件。

（二）卵巢癌肿瘤细胞减灭术的手术步骤

1. 切口

选择腹部正中切口，自耻骨联合向上，左侧绕脐达其上10 cm左右；根据需要切口可延长至剑突下。

2. 手术分期

（1）腹水或腹腔冲洗液细胞学检查：有腹水者开腹后抽取约200 ml腹水送细胞学检查；无腹水者腹腔冲洗液200 ml送细胞学检查。

（2）腹膜活检：盆腔底部和腹腔任何可疑部位多点腹膜活检，结肠肝曲、脾曲和盆底腹膜随机活检。

（3）沿横结肠切除大网膜：术者右手提起大网膜，左手持电刀沿横结肠根部游离大网膜无血管区域，分离至肝曲和脾曲，在横结肠水平离断大网膜血管区域，血管用止血钳逐把结扎。

（4）条状切除腹膜后淋巴结（腹主动脉旁和盆腔）：术者首先应熟悉不同部位卵巢癌转移路径。其次对肿大淋巴结予以切除；若无肿大淋巴结则随机活检。于腹部正中扪及腹主动脉搏动后，打开小肠系膜，术者用电刀缓慢前行游离腹主动脉鞘膜，在其右外侧钝性分离下腔静脉，沿血管走行打开其鞘膜。条状切除淋巴和脂肪组织。对盆腔淋巴结方法相同。

（5）对于临床Ⅰa期需要保留生育功能的患者，应剖视对侧卵巢，进行快速冰冻切片病理检查。

完成上述步骤后，如尚有以下情况，术者需考虑：

（6）输尿管游离基础上的子宫、双侧附件＋盆腔肿块切除术：如果盆腔肿块较小，与周围组织界限清楚，不需要游离输尿管。但晚期卵巢癌常伴有广泛的种植和转移，手术常涉及肠道和泌尿道，需要游离输尿管，解剖子宫和膀胱、子宫和直肠间隙。

（7）盆腔腹膜切除术（"卷地毯"手术）：盆腔腹膜切除的范围视肿瘤病灶范围而定。手术先打开两侧侧腹膜，显露输尿管并予以游离，然后沿输尿管内侧分离切除直肠子宫腹膜反折，达直肠并分离直肠前腹膜，包括直肠陷凹的腹膜。对膀胱子宫腹膜反折同样视侵犯范围切除。个别可自腹部下部的腹膜切口开始，分离整片受侵腹膜，直达子宫颈前缘。

（8）大网膜切除术：大网膜切除的范围一般在横结肠下缘，但当结肠肝曲、脾曲部网膜有转移性团块或整个大网膜浸润呈饼状时，大网膜的切除范围应向上延伸，尽量切除转移灶，包括切除胃网膜。

（9）肠管切除术：肿瘤可能侵犯小肠或大肠表面，为了切除全部或大部分腹部病灶，需要行肠管切除术。详见本章复发性卵巢癌二次肿瘤细胞减灭术。

三、腹膜后淋巴结清扫术

淋巴结转移是卵巢癌的主要播散途径之一，当肿瘤局限于盆腔（Ⅰ～Ⅱ期）时，有10%～20%的患者发生淋巴结转移；当肿瘤超出盆腔范围（Ⅲ～Ⅳ期）时，淋巴结转移率可达50%～70%。出现淋巴结转移提示预后差，故1986年FIGO将淋巴结转移作为Ⅲ期分期标准。淋巴结清扫可准确地证实腹膜后淋巴结状态，能为早期患者提供预后信息。已经有随机对照试验结果显示，晚期卵巢癌腹膜后淋巴结清扫术不能提高生存率。有意义的是，近年来文献报道，对于首次治疗后存在孤立的腹膜后淋巴转移者，淋巴结清扫术能够提高生存率。另外，文献中虽未见手术致死的报道，但作者都认为，腹膜后淋巴结清扫术存在一定风险和术后并发症。最近Santin从肿瘤免疫学角度又提出，无转移的区域性淋巴结不应作为常规切除。目前临床上面临的问题是：①早期卵巢癌淋巴结转移仅占10%，是否都要行腹膜后淋巴结清扫术？如果90%的患者不能从该手术中获益，为什么要其承受手术的痛苦？②无残留灶的晚期患者该不该行腹膜后淋巴结清扫术？③对于首次手术时存在腹膜后淋巴结转移者，淋巴结清扫术范围应多大？

卵巢癌腹膜后淋巴结转移率较高，因而手术时尤其是晚期卵巢癌手术要求最大限度地争取做肿瘤细胞减灭术，但如果Ⅲ期以上卵巢癌患者的病灶已广泛播散至盆腔，则完全切除这些癌灶一般都有难度，手术创面大、时间长，失血多，而腹膜后淋巴结清扫术是一个要求非常细致而艰难的手术操作，须分离下腔静脉、腹主动脉和盆腔髂血管，手术创面涉及整个后腹膜腔，目的是要尽量切除肿瘤，同时又要清除腹膜后淋巴结，一般晚期病例不能忍受如此大的手术创伤。晚期卵巢癌腹膜后淋巴结转移率为50%以上，近半数的患者腹膜后没有淋巴结转移，对于这些患者如果同时清除腹膜后淋巴结，则治疗价值不确切。复旦大学附属肿瘤医院总结了50例卵巢癌二次探查术中行腹膜后淋巴结清扫术的结果，术后病理证实：Ⅰ期无淋巴结转移，Ⅱ期淋巴结转移率为20%，Ⅲ期为54%，Ⅳ期有1例为腹主动脉旁淋巴结转移；5年生存率，Ⅰ期为100%，Ⅱ期为60%，Ⅲ期为42.9%。

对于早期卵巢癌是否行腹膜后淋巴结清扫术，或者何时行腹膜后淋巴结清扫术，国内外学者报道，早期卵巢癌腹主动脉旁淋巴结转移率为20%左右，但以低分化癌为主。因此对早期卵巢低分化癌可考虑做腹膜后淋巴结清扫术。对于所有早期病例，无论肿瘤细胞分化如何，出于分期需要，必须做淋巴结活检。淋巴结活检的原则：是如果存在增大的淋巴结，取包括增大的淋巴结在内的整条淋巴结进行活检；如果无增大的淋巴结，则随机分离、条状切取淋巴结进行检查。复旦大学附属中山医院的 50 例中晚期卵巢癌在二次探查术中行腹膜后淋巴结清扫术，术后病理均无腹膜后淋巴结转移，但其中无低分化病例。

复旦大学附属中山医院自 20 世纪 80 年代初即开展了卵巢癌腹膜后淋巴结清扫术，Ⅰ期、Ⅱ期和Ⅲ（Ⅳ）期病例的淋巴结转移率分别为 10.5%、20.7% 和 70%，且它们向腹主动脉旁淋巴结引流区及盆腔淋巴引流区转移的机会相仿。与淋巴结转移相关的危险因素是首次术后残留灶大小、临床分期和组织分化程度。因此，我们认为，在早期患者中选择具有淋巴结转移危险因素的患者行腹膜后淋巴结清扫术较合理，如为分化差（G3）或未分化腺癌者，或术中探查有腹膜后淋巴结异常者。鉴于患者的耐受力和术者的体力精力，在首次肿瘤细胞减灭术中同时行淋巴结清扫术有些不切实际，因此，对于晚期患者的淋巴结清扫，除非残瘤癌灶小于 1 cm，我们均选择在二次探查术或再次肿瘤细胞减灭术中行淋巴结清扫术。淋巴结清扫术的范围应包括左肾静脉下缘的乳糜池及腹主动脉旁和盆腔的各组淋巴结。我们曾在 30 例患者中行腹主动脉旁淋巴结切除术时切除了肾门淋巴结，但均未发现其有转移，因此，在行淋巴结切除术时不必切除肾门淋巴结。左肾静脉区腹膜后淋巴结清扫术的手术指征有：①早期卵巢癌术中探查发现淋巴结增大，活检提示腹膜后淋巴结转移；②二次肿瘤细胞减灭术时。

四、手术并发症和主要并发症的处理

晚期卵巢癌手术范围广，涉及的手术技术复杂，要达到满意的肿瘤细胞减灭效果，就要求手术者掌握多学科综合外科技术，有良好的品德和耐心，并且注意以下技术问题及损伤。

（一）术中出血

晚期卵巢癌手术在膀胱面和直肠面操作时，渗血较多，应注意止血。初次手术中盆腔肿块比较固定或界限不清时，首先离断卵巢和子宫血管可以显著减少出血。复发肿块与直肠关系密切时，先离断直肠系膜血管，可以减少直肠面的出血。上腹部操作面止血操作需更加严紧。术后需留置 1~2 根引流管，盆腔渗血可以通过压迫和止血药来控制。

（二）肠道损伤

卵巢癌肠道损伤比较常见。浆肌层损伤可不需缝合，肌层完全破损黏膜层外露时应及时修补，浆肌层间断缝合即可。黏膜破损者按肠管端端吻合术修补。黏膜面损伤较广者，宜行肠段切除端端吻合。特别应注意的是，应避免肠管的电损伤，该损伤术中不宜发现，如果术后发生肠瘘，则处理将变得复杂。

（三）血管损伤

腹膜后淋巴结清扫术时最容易损伤静脉，其次是损伤动脉分支。小静脉分支或营养血管损伤出血是手术常出现的情况，预防方法是：解剖结构应充分显露，手术操作要轻柔、仔细。遇到血管损伤出血时，不可慌乱钳夹，因为这样往往事与愿违，不易奏效；我们的做法是：一旦静脉损伤出血，可以用无损伤血管钳钳夹，然后缝扎或用钛夹结扎；如损伤稍大，可以缝合 2~3 针，无一不奏效。腹主动脉旁淋巴结清扫术时，遇到下腔静脉出血时，一定不要慌乱，先以纱布压迫，分析破损血管范围和血管走行，细致解剖出血点周围组织，吸引器引导下显露出血点。盲目血管钳钳夹于事无补，反而添乱。用无损伤 ALLIS 钳钳夹后，缝合结扎或钛夹夹闭可快速见效。

（四）膀胱损伤

初学者手术中膀胱损伤比较常见，预防措施是：注意解剖层次，特别是仔细寻找膀胱子宫间隙。一旦出现膀胱损伤，多数是发生在膀胱底部，用2-0或4-0可吸收缝线做连续缝合即可。肿块较大时应避免损伤膀胱三角区。

（五）输尿管损伤

因输尿管走行于需清除的结缔组织中，故稍不注意即易造成损伤。我们团队1990年以前卵巢癌手术中输尿管损伤率为1%；1990年以来基本没有发生，这归功于大量的子宫颈手术操作时输尿管游离技术的娴熟。我们的经验是：盆腔肿块与盆壁关系密切时，常规游离输尿管隧道，不要图省事而采用简单的钝性分离。过去有人认为，游离盆腔段输尿管隧道会使其缺血坏死，但事实证明这一看法是没有任何依据的，我们进行了数千例操作，没有出现因此而发生输尿管瘘的。

（六）脾损伤

多数脾损伤发生于大网膜的过度牵拉，及时发现不会产生任何后果，而如果漏诊则将给患者带来生命危险。预防措施是：在切除大网膜脾曲时操作应避免过度牵拉。脾损伤很少能够修补成功，小的破损可用生物胶喷涂后用棉胶海绵压迫；大的破损或非常活跃的出血情况需要切除脾。

（七）静脉栓塞症

静脉栓塞症（venous thromboembolism，VTE）在晚期卵巢癌中非常常见，危害极大。VTE包括下肢静脉血栓（deep venous thrombosis，DVT）和肺栓塞（pulmonary embolism，PE）。PE是晚期卵巢癌术后非肿瘤死亡的最主要原因。

五、卵巢癌根治术的外科技术及其进展

（一）腹膜外盆腔肿块切除术

晚期卵巢癌常伴有广泛的种植和转移，手术常涉及肠道和泌尿道，手术难度大。一般主要肿瘤位于盆腔，由于按常规进行腹膜腔内操作切除盆腔内已广泛转移的肿瘤常较困难，不能达到肿瘤减灭的目的，许多妇科肿瘤专家都尝试了采用新的手术途径，以解决腹膜腔内手术容易导致损伤输尿管和髂血管等重要腹膜后脏器和血管而难以切除肿瘤的问题。1973年，Hudson采用了逆行子宫切除术，此手术方式有利于子宫直肠凹的肿瘤组织与直肠的分离。Rutledge提出了经腹膜外手术的方法，以充分显露髂血管和输尿管，并能整块切除盆腔广泛而不规则的肿瘤。我们深有同感，当在手术治疗晚期卵巢癌、盆腔转移已形成团块时，如果从腹膜腔内进行操作往往无入门之路，唯有从左或右结肠旁沟进入腹膜后腔进行操作，才能充分显露输尿管和髂血管，才能争取完整切除盆腔肿块。

事物总有其对立面。腹膜外途径会破坏腹膜的完整性，也会为肿瘤种植提供良好的土壤，并且会使肿瘤复发后的二次手术难度增加，因为缺少正常的解剖间隙；而且因肿瘤缺少腹膜屏障，即使手术中肉眼完整切除了复发病灶，肿瘤细胞残留隐患仍然存在。因此，我们建议，初次手术应根据肿瘤范围，采用合适的腹膜外途径，避免产生不必要的腹膜破坏创面。

（二）盆腔腹膜切除术（"卷地毯"手术）

卵巢癌的生物学行为特点之一是地图样播散，最为常见的如Ⅱ～Ⅲ期病例的播散，以盆腹腔浆膜为主；尤为多见的如膀胱或直肠子宫腹膜的反折，可为散在性粟粒状，或形成片状或结节状的转移。对于上述腹膜面的转移灶，理想的治疗方法是：采用盆腔腹膜切除术，即所谓的"卷地毯"手术，盆腔腹膜切除的范围视病灶侵犯范围而定；手术先打开两侧侧腹膜，

显露输尿管并予以游离，然后沿输尿管内侧分离切除直肠子宫反折，达直肠并分离直肠前腹膜，包括直肠陷凹的腹膜；对膀胱子宫腹膜反折同样视侵犯范围切除；个别可自腹部下部的腹膜切口开始，分离整片受侵腹膜，直达子宫颈前缘。

盆腔腹膜切除术的范围如上所述。如果腹膜受侵主要呈粟粒状，手术操作较容易，如果腹膜受侵已形成片状，甚至达 1 cm 厚度，我们仍做此手术。如果癌灶已侵犯膀胱或直肠肌层，则须慎重；如果肿瘤仅为局限浸入肌层或深肌层者，也可考虑在做腹膜切除术的同时，行部分膀胱或（和）直肠切除术。根据我们的经验，在手术过程中，如果由于癌灶的侵蚀，组织水肿充血，与膀胱或直肠分离时层次分明，则出血少，操作基本没有困难。

（三）大网膜切除术

大网膜是卵巢癌极易扩散的地方，转移率达 37%～71%；早期转移灶小而分散，临床上不易发现；晚期转移灶多呈团块状；临床上无论有无肉眼转移均应切除。部分大网膜切除较为简单，但全部大网膜切除则困难得多。大网膜切除的范围一般在横结肠下缘，但当结肠肝曲、脾曲部大网膜有转移性团块或整个大网膜浸润成饼状时，大网膜的切除范围应向上延伸，尽量切除转移灶，包括切除胃网膜血管。值得注意的是：①手术切口必须为腹部正中切口，自耻骨联合至脐上 4 cm 以上，才能充分切除大网膜，相应的麻醉平面应较高。②分期手术时沿横结肠根部切除大网膜即可，但需仔细探查大网膜表面和隐匿病灶，对怀疑病灶处应做标记以便取材活检；大网膜有明显病灶时，沿胃大弯离断，应保留大网膜左右血管，但如果该部位有肿瘤侵犯时，可切断其中一支。③结肠脾曲、肝曲大网膜是肿瘤易转移而难切净的地方，应在充分显露下将其切除，必要时连同部分肠管一起切除。④对胃短动脉需仔细进行止血，手术后胃部常常扩张，会导致胃短动脉结扎处出血；胃短动脉结扎后应常规留置胃管。⑤打开大网膜囊后如果发现大网膜囊内有病灶，切除病灶时应注意避开结肠中动脉；如果确实有肿瘤侵犯该部位时，可考虑横结肠部分切除。⑥牵拉大网膜脾曲时注意避免撕破脾包膜。

（四）肠管切除术

对于确诊为卵巢癌需行手术的病例，术前均需做肠道准备，因为卵巢癌的肠道转移比较多见，有些病例肠管虽已被侵犯 1/3 或 1/2，但临床上可毫无症状出现。因此，肿瘤妇科医生应掌握肠管手术技巧，重视切除肠道相关的转移灶。对于多数肠管病灶属表浅转移的病例，切除后尽量予以肠壁修补；对于侵及浆肌层的转移灶，要考虑进行一段小肠或结肠的切除及吻合术；对于回盲部或结肠肝曲的较广泛转移，可行右半结肠切除。术中应充分考虑肠道吻合口瘘的危险因素：第一危险因素是吻合口血供差，因此，肠吻合后应注意观察肠管颜色及其蠕动情况，以便及时处理隐患；第二危险因素是吻合口有张力，特别是低位直肠吻合时，吻合口距肛门太近，适当的减张加固并放置好双套管是防治吻合口有张力的主要方法；第三危险因素是术后引流不充分，吻合口周围感染，继发吻合口漏，术后及时注意引流情况，及时进行冲洗，加强抗感染治疗，完全可以控制。我们的经验是，低位直肠吻合采用人工缝合，经济实用，不受场地和环境等各种限制，但需注意缝合要平整，避免高低错落；吻合器操作简便，时间短，但膀胱截石位不利于盆腔肿块切除，助手由于台上空间限制不能充分施展，肿块显露困难较平卧位大。

（五）肿瘤细胞减灭术进展

从掌握一门手术技术来讲，腹主动脉旁淋巴结清扫术肯定比较重要，然而，关于做晚期卵巢癌肿瘤细胞减灭术的同时是否做淋巴结清扫术，有大样本随机临床试验表明没有任何意义；单纯做盆腔淋巴结清扫术更是缺乏理论依据。

对于 Chi 等提出的晚期卵巢癌根治性手术（radical surgical procedure）的概念，有没有必要专门提出这样一个新词汇这里不做讨论，他们提出的根治性手术主要是针对手术有难度的有腹部广泛转移病灶的切除术（extensive upper abdominal procedure），包括肠段切除、膈肌切除、脾切除、胰体尾切除、肝叶切除、肝门肿块切除和胆囊切除等。他们的研究结果显示，Ⅲc 和Ⅳ期卵巢癌的手术切除率从 50% 提高到 76%。但他们所做手术的手术时间和失血量明显增加。经过训练，妇科肿瘤科医生完全可以做这些上腹部手术，但由于认识上的差异，妇瘤科医生往往过度依赖普外科医生，并不能给患者带来多少益处。事实上，不少普外医生的技术还不能胜任如此范围广泛的手术。

（六）肝表面转移灶的切除

晚期卵巢癌肝表面转移比较常见，因二维成像的关系，CT 等影像学检查发现的所谓肝转移病灶绝大多数是表面转移，对此只要手术切口充分大，肝表面肿瘤病灶多数能够理想切除。

（七）膈肌转移灶的切除

对于膈肌病灶的切除，过去重视不够。近年来国外文献认为，膈肌病灶的切除方式主要有两种：一是肿瘤表浅者，可以完整保存膈肌，做片状表面切除；二是肿瘤较广泛者，做膈肌部分切除和补片修补，并发症较少。术中应仔细检查有无膈肌的较小缺损，对较小缺损可以直接缝合 [1]。

（八）脾和脾曲转移灶的处理

近年来大家对脾膈面和脾曲转移病灶的切除比较关注。我们在二次手术时发现，脾曲大网膜经常有复发病灶，主要是因为第一次手术时切除得不够彻底。脾门血供丰富，如果第一次手术时有肿瘤细胞残留，则该处会成为肿瘤培养基。有作者提出，如果脾曲有较大的病灶，估计保守手术难以达到理想的肿瘤细胞减灭效果或有脾门脾实质转移时，可以做脾切除。解剖脾周围关系时，注意胰腺解剖结构，如果有胰体尾损伤或病灶切除后，应仔细修补缝合，放置引流，避免术后发生胰瘘。

六、腹腔镜技术的适用性

随着手术技能的日渐娴熟和腔镜器械的不断优化，腹腔镜技术已应用于卵巢癌的诊断和分期，并且其安全性也得到了充分的认可 [2]。对于Ⅰ期卵巢癌患者而言，腹腔镜技术可将诊断、分期、切除一同完成，患者术后恢复较快，能够更早地接受后续治疗，益处颇大。当然如果对患者选择不当和手术操作有误，腹腔镜手术也可能导致术中肿瘤破裂，使得原先为Ⅰa 期或Ⅰb 期的患者的分期上升而影响预后。对于晚期患者来说，尤其是Ⅲ期以上的患者，由于病灶粘连和解剖位置不宜显露等原因，通过腹腔镜对转移病灶进行全面的探查和评估仍然困难重重，有 10% 的腹腔镜手术分期不完全，近 20% 的患者需中转开腹手术。因此，国外学者希望通过技术的改良来提高腹腔镜技术对晚期卵巢癌分期和肿瘤负荷评估的准确率 [2-3]，但腹腔镜肿瘤负荷评估对预后是否有影响尚有待临床证据予以证明。

七、新辅助化疗的适用性

卵巢癌的标准治疗方式是初始肿瘤细胞减灭术（primary debulking surgery，PDS），术后采用铂类和紫杉醇为基础的辅助化疗，PDS 的目的是最大限度地切除所有肿瘤，使得残留病灶的最大直径<1 cm，手术的彻底性是影响预后的最重要因素。卵巢癌应用新辅助化疗（NACT）最主要的目的是降低肿瘤负荷，以增加满意手术切除的可能性。PDS 仍然是公认

的晚期卵巢癌手术方式，新辅助化疗仍需更多的临床试验予以证明。

八、复发性卵巢癌的手术治疗

（一）二次肿瘤细胞减灭术的理论基础

二次肿瘤细胞减灭术（secondary cytoreductive surgery，SCR）是恶性肿瘤治疗领域的一个特殊问题，也是目前晚期卵巢癌复发后挽救治疗（salvage therapy）的重要组成部分，并且被认为是能够延长生存时间，提高复发后生活质量的一种治疗方法[1,4-7]。卵巢癌二次手术情形比较复杂，许多同行对此非常困惑。实际上，二次肿瘤细胞减灭术主要针对存在肿瘤复发病灶、铂类化疗敏感的卵巢癌。关于复发后挽救治疗，行之有效的方法非常有限，二次肿瘤细胞减灭术是可以选择的方法之一，其理论依据是：①除了手术化疗中继续发展的病例，多数患者在首次化疗停药一段时间后，肿瘤复发，可以通过手术，切除耐药细胞克隆和乏氧的肿瘤细胞，剩余癌灶在 1 cm 以内，镜下残留肿瘤细胞可以通过挽救化疗再次被杀灭。相比之下，单纯靠化疗完全消灭 1 cm 以上的肿瘤要困难得多。另外，在肿瘤结节缩小到一定程度后，剩余的部分容易产生耐药。②二次肿瘤细胞减灭术切除荷瘤可使剩下的肿瘤细胞再充氧，从而可使药物易于进入残存肿瘤部位和肿瘤结节内部。③肿瘤细胞数量急剧减少后，残留的肿瘤细胞进入增殖周期，更高比例的卵巢癌细胞对化疗敏感，有利于增强抗癌药物的杀伤效应，减少化疗疗程数。④避免无休止的化疗，有利于肌体自身免疫功能的恢复。虽然肿瘤对化疗敏感，但杀灭 1 cm 以内的肿瘤细胞和杀灭大块的肿瘤细胞需要化疗疗程数完全不同，后者可能需要终身化疗，会抑制患者的免疫功能，有加剧肿瘤发展的风险。

（二）二次肿瘤细胞减灭术的病例选择与治疗效果

复发性卵巢癌的再治疗是目前卵巢癌治疗中最为棘手的难题之一。尽管不断有新的化学药物问世，但二线治疗仍未取得突破性进展。不少学者对 SCR 做了有益的探索，较早见于 Berek 等的报道，他们对 32 例中位缓解期为 12 个月的患者进行了 SCR，成功率为 38%；残留癌灶 ≤ 1.5 cm 的组与 > 1.5 cm 的组的中位生存期分别为 20 个月和 5 个月（$P < 0.01$）[8]。

二次肿瘤细胞减灭术的目的是理想的切除肿瘤，首选对象为：①孤立或局限性病灶。Salani 等对影像学检查不超过 5 个复发病灶的患者进行二次肿瘤细胞减灭术，手术完全切除率为 74.5%，结果为：有 1~2 个病灶的患者二次肿瘤细胞减灭术后的中位生存期为 50 个月，有 3~5 个病灶的患者只有 12 个月（$P < 0.03$）。复旦大学附属中山医院的研究结果显示，单个复发灶 SCR 术后，5 年生存率达到 49.8%，且术后如果没有肉眼残留病灶，生存率可以达到 61%。②孤立的腹膜后淋巴结转移。Santillan 等报道，切除孤立的腹膜后淋巴结者的中位生存期为 37 个月，手术切除率为 100%。Uzan 报道，术后 5 年生存率为 71%，只是病例数较少（12 例）。次选对象为：①首次治疗停药 6 个月以上复发者。多数作者持有的观点是，次选对象首次化疗停药 12 个月以上复发患者。我们认为，首次化疗停药 3 个月以上复发患者也可以进行 SCR 手术。②症状缓解。肿瘤复发出现肠梗阻或肠瘘者，进行手术以解除症状者，术后短期生活质量可以获得明显改善。但若复发者存在腹水，则预示腹腔存在广泛的肿瘤病灶，不宜进行 SCR，手术切除肿瘤机会很少。

（臧荣余）

参考文献

[1] Petrillo M, Vizzielli G, Fanfani F, et al. Definition of a dynamic laparoscopic model for the prediction of incomplete cytoreduction in advanced epithelial ovarian cancer: proof of a concept. Gynecol Oncol, 2015, 137 (1): 5.

[2] Chi D S, Abu-Rustum N R, Yukio S, et al. The safety and efficacy of laparoscopic surgical staging of apparent stage I ovarian and fallopian tube cancers. Am J Obstet Gynecol, 2005, 192 (5): 1614-1619.

[3] Spirtos N M, Eisekop S M, Boike G, et al. Laparoscopic staging in patients with incompletely staged cancers of the uterus, ovary, fallopian tube, and primary peritoneum: a Gynecologic Oncology Group (GOG) study. Am J Obstet Gynecol, 2005, 193 (5): 1645.

[4] Potter M E. Secondary cytoreduction in ovarian cancer: pro or con? Gynecol Oncol, 1993, 51 (1): 131-135.

[5] Zang R Y, Zhang Z Y, Li Z T, et al. Effect of cytoreductive surgery on survival of patients with recurrent epithelial ovarian cancer. J Surg Oncol, 2000, 75 (1): 24-30.

[6] Zang R Y, Zhang Z Y, Li Z T, et al. Impact of secondary cytoreductive surgery on survival of patients with advanced epithelial ovarian cancer. Eur J Surg Oncol, 2000, 26 (8): 798-804.

[7] Zang R Y, Li Z T, Tang J, et al. Secondary cytoreductive surgery for patients with relapsed ovarian carcinoma: who benefits? Cancer, 2004, 100 (6): 1152-1161.

[8] Berek J S, Edwards R P, Parker L P, et al. Catumaxomab for the treatment of malignant ascites in patients with chemotherapy-refractory ovarian cancer: a phase II study. Int J Gynecol Cancer, 2014, 24 (9): 1583-1589.

推荐阅读文献

[1] Janich F. Radical surgical procedure improves survival time in patients with recurrent ovarian cancer. Cancer, 1993 (70): 21-29.

[2] Tian W J, Chi D S, Sehouli J, et al. A risk model for secondary cytoreductive surgery in recurrent ovarian cancer: an evidence-based proposal for patient selection. Ann Surg Oncol, 2012, 19 (2): 597-604.

[3] Tang J, Liu D L, Shu S, et al. Outcomes and patterns of secondary relapse in platinum-sensitive ovarian cancer: implications for tertiary cytoreductive surgery. Eur J Surg Oncol, 2013, 39 (7): 786-791.

[4] Tian W J, Jiang R, Cheng X, et al. Surgery in recurrent epithelial ovarian cancer: benefits on survival for patients with residual disease of 0. 1-1 cm after secondary cytoreduction. J Surg Oncol 2010, 101 (3): 244-250.

[5] Vergote I, Tropé C G, Amant F, et al. Neoadjuvant chemotherapy or primary surgery in stage IIIC or IV ovarian cancer: European Organization for Research and Treatment of Cancer—Gynaecological Cancer Group, NCIC Clinical Trials Group. N Engl J Med, 2010, 363: (10)943-953.

[6] Yin S, Jiang R, Wang P, et al. Role of transdiaphragmatic thoracic exploration in bulky stage IIIC ovarian cancer patients who underwent diaphragmatic surgery. Int J Gynecol Cancer, 2015, 25 (8): 1392-1397.

[7] Zang R Y, Harter P, Chi D S, et al. Predictors of survival in patients with recurrent ovarian cancer undergoing secondary cytoreductive surgery based on the pooled analysis of an international collaborative cohort. Br J Cancer, 2011, 105 (7): 890-896.

[8] 连丽娟. 林巧稚妇科肿瘤学. 第4版. 北京: 人民卫生出版社, 2006: 573-579.

[9] 张志毅, 妇科肿瘤手术学. 上海: 上海科学技术出版社, 2009.

第71章　卵巢恶性肿瘤的化疗

卵巢恶性肿瘤是女性生殖器官最常见的三大恶性肿瘤之一，占所有妇科恶性肿瘤的 23%，死亡率却高达 47%。卵巢恶性肿瘤在任何年龄均可发病，且在不同年龄段其组织学亚型不同。例如，在超过 20 岁的年轻女性中，生殖细胞肿瘤占主导地位，交界性肿瘤通常发生在 30～40 岁的女性，而浸润性上皮性卵巢癌大多发生在 50 岁以后。化疗是治疗肿瘤的重要手段，可控制肿瘤的发展和转移，减轻患者的痛苦，延长生存期。有些肿瘤通过化疗可以达到完全缓解或根治。

一、给药途径

卵巢癌化疗根据给药途径大体上分为两种：全身性化疗（经静脉或口服）和区域性化疗。

（一）全身性化疗

全身性化疗是通过静脉直接给药或者口服药物经胃肠道吸收入血，药物经血液循环到达肿瘤部位。全身性化疗是基本的给药途径，其优点之一是方法简单方便，很多医院都能开展，口服抗肿瘤药物者甚至不需住院；其优点之二是药物可到达全身各个器官。对于一些已有远处转移的患者，只有全身化疗才能奏效。由于药物分布于全身，其毒副反应也较大。近年来，为了提高化疗药物的疗效，减轻其副作用，结合卵巢癌的转移特点发展了一些区域性化疗。

（二）区域性化疗

1. 腹腔化疗

由于卵巢癌容易在盆腹腔、腹膜及脏器表面广泛种植转移，有时即使做了肿瘤细胞减灭术，但仍有可能有较多的细小颗粒癌灶残留。因此，对卵巢癌采用腹腔内直接给予化学药物应该是合理的，可达到杀灭作用。腹腔化疗可使腹腔局部获得的药物浓度是静脉用药的 10～10 000 倍。腹腔用药可减轻腹水，全身反应较轻，故对一般状况较差、难以耐受全身用药以及有明显腹水者更为合适。现在还发展了腹腔和静脉双途径联合化疗，一部分药物通过腹腔灌注，另一部分药物则通过静脉输入，还可应用一些药物对抗腹腔中药物的全身毒性。北京协和医院的资料表明[1]，这种双途径的联合方案可在增大剂量的同时减轻其毒副作用。

2. 动脉灌注化疗

静脉或口服药物后，药物都要先通过静脉回流入心脏，再从心脏射入动脉，然后再到达肿瘤部位，绕了一大圈，有效药物浓度自然会降低，而且药物也会到达其他我们并不希望的部位并产生相应的毒副作用。而动脉灌注化疗则是通过在肿瘤供血的动脉上直接插管注射药物的化疗。插管可在手术时直接插入，也可于术前或术后通过放射学技术（血管造影）做动脉插管。对于卵巢癌肝转移的患者，动脉灌注化疗效果较好。

3. 淋巴化疗

淋巴化疗是通过淋巴管灌注化疗药物的化疗。卵巢癌有很高的腹膜后淋巴结转移率。淋巴转移对于全身化疗甚至腹腔化疗都无明显的反应，淋巴化疗期望能对此发挥作用。但目前淋巴化疗还有很多问题需要解决，大规模应用于临床尚需时日。

二、上皮性卵巢癌 / 输卵管癌 / 原发性腹膜癌的化疗

2014 年，FIGO 妇科肿瘤委员会修订的分期将卵巢癌、输卵管癌和原发性腹膜癌并在了同一系统，根据原发部位（即卵巢、输卵管或腹膜）来判定；当原发部位不明确时，列为"不确定"[2]。上皮性卵巢癌可能起源于子宫内膜异位囊肿或卵巢皮质包涵囊肿，包括低级别子宫内膜样癌、透明细胞癌、交界性和低级别浆液性癌以及黏液腺癌，以上被归为 I 型[3]；而输卵管癌起源于输卵管远端，大部分为高级别浆液性癌，前期病变隐匿并迅速进展，可归为 II 型[3-4]；另外，还包括高级别子宫内膜样腺癌和癌肉瘤。

（一）早期卵巢癌 / 输卵管癌 / 腹膜癌的化疗

全面分期手术确定的 I a 期和 I b 期 G1、G2 的上皮性卵巢癌患者的预后较好，辅助化疗并无益处；对于高级别和 I c 期患者，大多给予以铂类为基础的化疗，疗程为 3 ~ 6 个；但对于 I a 期和 I b 期 G3 患者的化疗尚有争议；所有 II 期及以上的患者均应接受辅助化疗。GOG 157 研究表明，卡铂和紫杉醇化疗 3 个疗程的疗效与 6 个疗程的相等，但分层分析发现，高级别浆液性癌患者 6 个疗程化疗的预后可能更好[5]。尚无证据支持输卵管原位癌的辅助治疗，不推荐对其进行术后化疗（A 级证据）[2]。

（二）晚期卵巢癌 / 输卵管癌 / 腹膜癌的化疗

患者初次肿瘤细胞减灭术后应接受化疗，公认的标准是 6 个疗程的以铂类为基础的联合化疗，铂类包括卡铂或顺铂，紫杉类包括紫杉醇或多西紫杉醇（多西他赛）[6]。多西紫杉醇（多西他赛）因神经毒性小而被推荐，但其骨髓抑制比紫杉醇更多见。一个相对较小的研究报道称，紫杉醇每月一次的维持化疗可改善无瘤生存期，但不能延长总生存期[7]。维持化疗的作用不确定，不是标准的治疗，尚在临床试验阶段（表 71-1）。

表 71-1 晚期卵巢癌 / 输卵管癌 / 腹膜癌的化疗推荐方案

药物剂量	输注时间（h）	化疗间隔	化疗周期
卡铂，AUC=5 ~ 63	3	3 周	6 ~ 8 程
紫杉醇，175 mg/m²			
卡铂，AUC=5 ~ 6	3	3 周	6 程
紫杉醇，80 mg/m²		每周	18 周
卡铂，AUC=5	3	每周	6 程
多西紫杉醇（多西他赛），75 mg/m²		3 周	
顺铂，75 mg/m²	3	3 周	6 程
紫杉醇，135 mg/m²			
卡铂（单药），AUC=5	3	3 周	6 程

对于晚期卵巢癌 / 输卵管癌 / 腹膜癌患者，理想的肿瘤细胞减灭术后行腹腔灌注化疗可以改善患者的无瘤生存期和总生存期，但这种方法尚未在美国以外的地区广泛使用，主要是因为对这种治疗方式所增加的毒性反应和导管相关的问题以及存在的益处尚存在争议。

GOG172 试验旨在比较Ⅲ期卵巢癌或腹膜癌患者经过满意的肿瘤细胞减灭术后给予紫杉醇 ＋ 顺铂的静脉给药与腹腔灌注化疗方案的疗效，腹腔灌注组仅有 42% 的患者完成 6 个疗程的化疗，无进展生存期延长了 5.5 个月（23.8 个月对 18.3 个月，$P = 0.05$），总生存期延长 15.9 个月（65.6 个月对 49.7 个月，$P = 0.03$）。腹腔灌注化疗的研究目前仍在进行中（A 级证据）。

紫杉醇联合顺铂静脉给药或腹腔灌注（GOG172）均是晚期卵巢癌患者的标准治疗方案，另外，可选择性地加入贝伐珠单抗。腹腔内灌注化疗只适用于满意的肿瘤细胞减灭术后的晚期患者，只能在有腹腔内灌注经验的中心开展。

（1）静脉化疗推荐的剂量和方案

卡铂（起始剂量 AUC 5～6），紫杉醇（175 mg/m²），每 3 周 1 次，6 个疗程；或卡铂大剂量方案（AUC 6），每 3 周 1 次，6 个疗程；紫杉醇 80 mg/m²，周疗方案。日本 GOG（JGOG）的研究发现，后者可改善患者的无进展生存期和总生存期[8]。目前已有临床试验正在进行该方案与标准的每 3 周 1 次静脉给药和腹腔灌注化疗疗效的比较。一项意大利临床试验（MITO-7）比较了卡铂［AUC 2 mg/(ml·min)］＋ 紫杉醇（60 mg/m²）周疗方案与卡铂［AUC 2 mg/(ml·min)］＋ 紫杉醇（175 mg/m²）每 3 周 1 次给药的疗效[9]，发现周疗方案并没有改善患者的无进展生存时间（18.8 个月对 16.5 个月，$P = 0.18$），但采用周疗方案的患者的生活质量较好，毒性反应小。其他正在进行的临床试验包括 ICON 8 和 GOG 262，目的是评估大剂量化疗的疗效。

（2）腹腔灌注化疗推荐的剂量和方案为

第 1 日紫杉醇 135 mg/m² 静脉注射，第 2 日顺铂 100 mg/m² 腹腔灌注，第 8 日紫杉醇 60 mg/m² 腹腔注射，每 3 周 1 次，6 个疗程[7]。在 GOG 172 研究中，为减少药物毒性，顺铂剂量调整为 75 mg/m²。有其他临床试验选择卡铂（AUC 5～6）替代顺铂，但疗效尚未确定。JGOG 和 NRG 的临床试验正在评估腹腔内卡铂灌注的疗效。

在以上方案中，可加用贝伐珠单抗 7.5～15 mg/kg，每 3 周 1 次联合治疗，研究显示，贝伐珠单抗联合卡铂和紫杉醇序贯治疗，在一定程度上可改善患者的无进展生存期[10-11]。目前尚无证据表明使用贝伐珠单抗可改善患者的总生存期，但卵巢癌国际合作组织 ICON 7 亚组分析显示，对于肿瘤细胞减灭术不满意的晚期卵巢癌患者，在术后使用贝伐珠单抗可改善其中位生存时间（30.3 个月对 39.4 个月）[10]。贝伐珠单抗的作用、最佳剂量、时机选择以及治疗的持续时间仍存在争议。

对于不能耐受联合化疗的患者，如老年患者或存在严重合并症的患者，可选择卡铂（AUC 5～6）单药静脉注射。对于紫杉醇过敏者，可使用多西紫杉醇或纳米紫杉醇替代治疗。一线化疗方案中，卡铂过敏非常罕见，但在复发患者中，应用以铂类为基础的二线化疗方案过敏反应常见。在卡铂过敏的病例中，可以尝试进行脱敏治疗，根据反应的严重程度，可以选择顺铂（50～75 mg/m²）替代治疗，但也有发生严重过敏反应的可能。

对所有晚期卵巢癌患者的治疗方式大致相同，需根据药物的毒副作用调整剂量。当联合化疗应用于身体状况差或合并肾功能损害的患者时，一定要慎重。

（三）复发性上皮性卵巢 / 输卵管 / 腹膜癌的化疗

大多数晚期上皮性卵巢癌 / 输卵管癌 / 腹膜癌的中位复发时间为 16 个月，复发患者的预后异质性很大，对进一步治疗的反应也不同。临床上应用最广泛的预测化疗反应及预后的指标是无进展间期或"无铂间期"（即从停止铂类化疗至肿瘤复发或进展的时间间隔[12]）。

"无铂间期" < 6 个月被定义为铂类抵抗，一般采用无铂化疗。"无铂间期" > 6 个月为铂类敏感，仍可采用铂类化疗。化疗期间或停止化疗4周内出现疾病进展的为铂类难治。化疗结束后常规检测CA125，例如，"铂抵抗"亚组可能包括化疗停止后3个月出现的CA125升高或影像学检查提示复发而无临床症状的患者，以及有症状的临床复发者。第四届卵巢癌的共识会议已达成协议，以无进展间期来划分不同的患者群，无进展间期定义为从铂类用药的最后日期至肿瘤进展之间的时间间隔[12]。

对于铂类敏感的患者，ICON4研究显示，与卡铂单药应用相比，卡铂和紫杉醇联合治疗在总生存期和无进展生存期方面均具有优势（A级证据）。对于出现神经毒性的患者，可以使用吉西他滨或脂质体多柔比星替代紫杉醇[13-14]（A级证据）。对于铂类敏感者，与仅用卡铂和吉西他滨方案相比，增加贝伐珠单抗联合治疗可改善无进展生存期[15]。

对于铂类耐药者，应考虑让其入组参加临床试验或选择无铂化疗，可供选择的药物有脂质体多柔比星、托泊替康、依托泊苷或吉西他滨，但总体缓解率不足10%，中位进展期为3~4个月，中位生存期为9~12个月。在过去的5年里，陆续开展了一些临床试验，应用新药治疗铂类耐药患者，包括埃博霉素、他比特定[16]和培美曲塞等[17]，结果表明，应用这些新药治疗后，患者在疾病缓解和无进展生存期方面并没有得到明显的改善。

对于铂类抵抗或铂类难治的患者，需要仔细评估其身体状况、临床症状和肿瘤播散的范围，控制症状和良好的姑息治疗是治疗方案的重要组成部分。除了极少数患者，复发是不可治愈的，治疗的目的主要是改善患者生活质量和减轻症状，尤其是对铂类抵抗患者[18]。可供选择的治疗方法包括：化疗、血管生成抑制剂以及放疗，个别患者可选择手术及纳入临床试验[19]。少数患者可能可以获益于二次肿瘤细胞减灭术，后者的作用需进行前瞻性随机临床试验来评价（C级证据）。

（四）新辅助化疗

新辅助化疗是指在明确诊断卵巢癌后，选择相应有效的化疗方案给予患者有限疗程的化疗，然后再进行肿瘤细胞减灭术。新辅助化疗一般为2~3个疗程。

1. 目的

新辅助化疗减少肿瘤负荷；提高手术质量；改善患者预后。

2. 先决条件

新辅助化疗的先决条件明确的病理诊断；明确病变程度和范围。

3. 给药途径

新辅助化疗的给药途径可分为全身用药和区域性化疗，主要包括静脉和腹腔化疗，也有采用动脉灌注化疗的。因为卵巢癌的主要转移途径为腹腔内种植转移，腹腔内直接药物灌注可以使腹腔局部获得较高的药物浓度，其腹腔药物浓度通常是静脉用药的10~20倍，药物可直接作用于肿瘤，达到杀灭肿瘤的作用。腹腔化疗全身反应较轻，对于一般身体状况较差、难以耐受全身用药及有明显腹水者更为适用。

4. 方案和疗程

新辅助化疗的方案同卵巢癌化疗方案，为以铂类为基础的联合化疗，目前常用的化疗方案有：顺铂/卡铂＋紫杉醇类药物，每3周一个疗程。对于NACT的疗程数，目前虽然没有统一规定，SGO/ASCO指南推荐NACT为3~4疗程。

5. 临床意义

新辅助化疗的临床意义主要是可以明显提高手术质量和手术彻底性。目前还没有极具说服力的前瞻性研究表明先期化疗能提高卵巢癌患者的生存率，值得进一步研究。

2015年的FIGO报告指出，对于经过细胞学检查证实为卵巢癌Ⅲc期和Ⅳ期的患者，对其初始治疗的合适选择为：可先行 2～3 疗程的新辅助化疗，然后再行间歇性肿瘤细胞减灭术，术后再追加化疗。

(五)晚期上皮性卵巢癌的靶向治疗

靶向治疗选择包括：抗血管生成药物、多聚（ADP-核糖）聚合酶（PARP）抑制剂、疫苗以及抗 PD-1/PD-L1 药物。

1. 抗血管生成治疗

血管生成是在原有血管的基础上开始的，正常情况下，促进血管生成和抗血管生成信号通路保持平衡，只有当需要治疗时，血管生成通路才开放。血管生成通路由血管内皮生长因子受体（VEGFR）调控，VEGFR 1、VEGFR 2 和 VEGFR 3 介导血管内皮生长因子（VEGF）的作用，配体 VEGF 家族包括 VEGFA、VEGFB、VEGFC、VEGFD、VEGFE 以及胎盘生长因子（PIGF），可诱导内皮细胞的增生和迁移，这些内皮细胞参与新血管的生成。

一般来讲，肿瘤当直径超过 1 mm 时，就不能从周围组织仅通过单纯扩散得到足够的营养物质或氧气，而必须刺激新的血管形成，以满足生长所需。肿瘤细胞对乏氧作出反应，发生基因调变，产生 VEGF，激活血管形成信号途径（如 VEGF 通路），诱导新的血管生成，而新生血管有助于肿瘤的生长并提供其潜在的传播途径。VEGF 信号可以通过多水平被阻断。

靶向治疗不同于化疗，不直接诱导细胞死亡。一般来讲，靶向治疗的客观反应率是低的，但能够延长无进展生存期和总生存期。由于靶向治疗仅影响病变组织，不影响正常组织，可以用于维持治疗。

2004 年，美国食品和药品管理局（FDA）批准了贝伐珠单抗（靶向 VEGF-A 单克隆抗体）联合标准化疗作为转移性结直肠癌的一线治疗。最近，美国 GOG 218 试验[20] 和欧洲 ICON 7 试验[21] 研究了对高危转移性卵巢癌患者采用贝伐珠单抗联合常规化疗以及化疗后用贝伐珠单抗进行维持治疗的疗效，两项试验均表明，患者的无进展生存期得到显著改善。EMA 基于 OCEANS 试验[22] 批准了铂敏感的复发性卵巢癌患者应用贝伐珠单抗（可使无进展生存期延长 1 倍）。FDA 和 EMA 还批准了贝伐珠单抗治疗复发性铂类耐药型卵巢癌患者。Ⅲ期 AURELIA 试验[23] 证实，贝伐珠单抗联合化疗与单纯化疗相比减少了 52% 的疾病进展风险。

目前，几个临床试验正在研究如何优化使用贝伐珠单抗，包括最佳持续时间（AGO-OVAR-17/BOOST）、联合剂量强度化疗（GOG 262，OCTAVIA）、联合腹腔化疗（GOG 252）或联合新辅助化疗（GOG 262，ROSiA）。由于卵巢癌中 VEGF 和 Ang1/Ang2-Tie2 依赖的血管通路是活跃的，研究者正在评估预测疗效的肿瘤标志物，如基因免疫特征[24]、组织学增殖亚型、间充质亚型以及 Ang 1 和 Tie2 浓度等。其他血管生成抑制剂也在研究中，例如，trebananib 可阻断 Ang1 和 Ang2 与 Tie2 受体结合，可改善复发性上皮性卵巢癌患者的无进展生存期，但其副作用与 VEGF 靶向药物有所不同，主要包括肠穿孔和高血压。另外，也有相关的研究涉及 VEGFR 的其他信号途径。

抗血管生成治疗仍面临着许多障碍，如疗效温和、价格昂贵、并发症明显（高血压、血栓和肠穿孔），从而限制了该类药物在发展中国家的应用。此外，血管生成在肿瘤发展中的作用比最初设想的更加复杂，人们对肿瘤、血管系统和微环境之间的相互作用仍然知之甚少。

其他药物，如帕唑帕尼和西地尼布，相关的临床试验正在进行中。帕唑帕尼（800 mg/d，口服）Ⅱ期开放性研究显示，在 36 例 CA125 升高的复发性卵巢癌患者（既往铂类化疗 CA125 完全反应）经过治疗后，其中 11 例（31%）的 CA125 有反应，17% 的患者无进展生存期为 6 个月（95% CI，6%～33%）。西地尼布的Ⅱ期临床试验发现，47 例复发性卵巢癌患者的中位无进展生存期为 5.2 个月。

2. PARP 抑制剂

PARP 抑制剂的作用取决于 PARP 途径同源重组缺陷细胞的敏感性（如 BRCA 基因突变），它仅作用于靶细胞，而不影响正常细胞。目前已有 ARIEL、SOLO 和 NOVA 三项研究对 PARP 抑制剂的疗效进行了分析。基于 SOLO 研究的 III 期临床试验，FDA 和 EMA 最近批准了 olaparib-PARP 抑制剂作为铂类敏感卵巢癌的维持治疗，以预防复发 [25]。新药研发企业提交的数据也支持对接受 3 个或更多疗程化疗且存在 BRCA 突变的卵巢癌患者使用 olaparib。其他两项 III 期临床试验正在进行中，SOLO2 临床试验旨在比较评估 olaparib 与安慰剂在维持治疗中的作用，SOLO3 试验旨在比较复发性卵巢癌患者使用 olaparib 与标准化疗的疗效。

3. 其他生物活性剂

使用抗 PD-1 免疫抑制剂（nivolumab）治疗复发性铂类耐药卵巢癌的剂量依赖性反应率为 20%～33%[26]，可使用或不使用抗 CTLA-4 抗体（ipilimumab）。其他研究包括使用 mTOR 抑制剂治疗透明细胞癌和卵巢浆液性癌，以及使用 MEK 抑制剂治疗低级别浆液性癌 [27-28]。

总之，靶向治疗在妇科恶性肿瘤中的作用目前仍不明确。过去的十年在靶向使用相关药物治疗卵巢癌方面已取得了很大进步，例如，抗血管生成药物和 PARP 抑制剂在卵巢癌中的应用，并已可通过各种临床和生化指标检测筛选获益人群。交界性肿瘤不论任何期别均应行手术治疗；少部分有浸润性种植的患者可能会得益于化疗，但对化疗的反应一般情况下远低于高级别浆液性癌。短时间内复发并存在高级别浸润性癌的患者可能可以从化疗中获益 [29]。

三、卵巢非上皮性恶性肿瘤的化疗

卵巢非上皮性恶性肿瘤虽然不常见，但仍十分重要，主要包括：颗粒细胞瘤、生殖细胞瘤、肉瘤及淋巴瘤。卵巢转移瘤，如起源于下生殖道部位（子宫颈或子宫体癌）、胃肠道［印戒细胞癌（Krukenberg 瘤）、低级别阑尾癌或胰腺胆管黏液性肿瘤］以及其他肿瘤，应按照各自原发部位来进行分级和分期 [2]。

（一）卵巢恶性生殖细胞肿瘤的化疗

大部分恶性生殖细胞肿瘤对化疗非常敏感，化疗可以治愈绝大多数无性细胞瘤。

1. I 期无性细胞瘤

I a 期 G1～G2 未成熟畸胎瘤在完成全面分期手术后可随诊观察，不必进行辅助化疗。2015 年，NCCN 指南指出，对 I a 期、I b 期无性细胞瘤，I 期 G1 未成熟畸胎瘤，I a 期胚胎性肿瘤，以及 I a 期内胚窦瘤可观察也可进行化疗。

2. 其他初治患者完成全面分期手术后均行辅助化疗

首先推荐 BEP 方案：

依托泊苷（E）100 mg/m^2×5 d，iv，每 3 周 1 次，3 个疗程；

顺铂（P）20 mg/m^2×5 d，iv，每 3 周 1 次，3 个疗程；

博来霉素（B）30 000 IU，iv/im，第 1、8、15 天，维持 12 周。

也可行 EP×4 周疗。

若有较大残留病灶，推荐行 3～4 个疗程 BEP 方案（B 级证据）。

对于部分 I b～III 期无性细胞瘤患者，减少化疗反应的毒性作用极为必要，可用 3 个疗程依托泊苷 + 卡铂方案进行化疗（卡铂 400 mg/m^2，AUC 5～6，第 1 天；依托泊苷 120 mg/m^2，第 1～3 天；间隔 4 周，共 3 个疗程）。即使中性粒细胞减少，也不建议减少剂量或延迟化疗。

3. 化疗结束后有残余病灶或肿瘤复发

对于化疗后取得临床完全缓解的患者，治疗结束 2 年内应每 2~4 个月 1 次随访，并监测 AFP 和 β-hCG 水平（如果治疗前有升高）。对于肿瘤标志物异常升高且有明确肿瘤复发的患者，治疗选择（2B 类）包括：大剂量化疗；考虑追加化疗。强烈建议将这些患者转诊至其他三级医疗机构接受有治愈可能的治疗。

对于化疗结束后有影像学证据证实有残留病灶的患者，若患者的肿瘤标志物（CA125、抑制素、β-hCG、AFP、LDH）正常，可随访观察，也可选择再次手术切除残留病灶。若再次手术切除病灶为恶性，选择以铂类为基础的化疗。转移性未成熟畸胎瘤的残留病灶往往是成熟成分，再次切除残留病灶后可随诊观察。

若患者的肿瘤标志物持续升高，且有明确残留病灶，可选择二线化疗方案 TIP（紫杉醇、异环磷酰胺、顺铂）或干细胞支持下的大剂量联合化疗。强烈推荐将此类患者转诊至其他三级医疗接受治疗。

对于已接受多种化疗方案后仍有肿瘤残留或复发，已没有可用治愈性手段的患者，可采用复发治疗方案，包括 TIP、VAC（长春新碱、放线菌素 D、环磷酰胺）、VeIP（长春新碱、异环磷酰胺、顺铂）、VIP（依托泊苷、异环磷酰胺、顺铂）、顺铂 + 依托泊苷、多西他赛 + 卡铂、紫杉醇 + 卡铂、紫杉醇 + 吉西他滨、紫杉醇 + 异环磷酰胺、多西他赛、紫杉醇、大剂量化疗、放疗或支持治疗。

（二）卵巢无性细胞瘤的化疗

卵巢无性细胞瘤对化疗非常敏感，即使是晚期患者，治愈率仍然较高[13-14,30-32]。推荐以下方案化疗。

BEP 方案：每 3 周 1 次，3 个疗程。如果仅为 PE 方案，则需给予 4 个疗程。需注意博来霉素的多种使用方法。

具体使用方法为：

依托泊苷（E）100 mg/(m^2·d)，iv×5 d

顺铂（P）20 mg/m^2，iv×5 d

博来霉素（B）30 000 IU，iv/im，第 1、8、15 天，共 12 周（注：博来霉素剂量为国际单位）。

当残留病灶较大时，建议应用 BEP 方案 3~4 个疗程[30]（B 级证据）。对于化疗后复发风险小的患者，可适当减少 CT 检查频率[4]。随访内容应包括病史、体检和肿瘤标志物检查[4]。对未接受化疗的患者应密切随访，其中约 90% 的患者 2 年内复发，绝大多数可成功治愈（D 级证据）。

（三）卵巢性索间质肿瘤的化疗

卵巢性索间质细胞肿瘤可分为：颗粒细胞瘤、卵泡膜细胞瘤、支持细胞瘤、间质细胞瘤、颗粒细胞-卵泡膜细胞瘤、支持-间质细胞瘤、两性母细胞瘤。颗粒细胞瘤占性索间质肿瘤的 80%、所有卵巢肿瘤 3%~5%。颗粒细胞瘤可分为成年型颗粒细胞瘤和幼年型颗粒细胞瘤。性索间质细胞肿瘤发展较缓慢，诊断时多处于早期，预后较好。因为颗粒细胞可以产生雌激素，幼年型颗粒细胞瘤患者往往表现为性早熟，而成年型颗粒细胞瘤患者可表现为绝经后阴道出血、子宫内膜增生、子宫内膜癌，所以怀疑颗粒细胞肿瘤时应行诊断性刮宫。支持-间质细胞肿瘤可分泌雄激素，患者可表现出男性化的特征。

除颗粒细胞瘤为低度恶性肿瘤、中分化和低分化的支持-间质细胞肿瘤为恶性肿瘤外，其余类型的卵巢性索间质肿瘤绝大部分为良性，应按照良性卵巢肿瘤处理原则处理。诊断时肿瘤的期别、大小和组织学类型是关键的预后因素，主要的治疗方式为手术和化疗。

Ⅰ期低危患者，术后可仅观察。

Ⅰ期高危患者（肿瘤破裂、Ⅰc期、分化差、肿瘤直径超过 10～15 cm）或中危患者（异源性成分），可选择（2B级证据）：观察、放疗或以铂类为基础的化疗。若治疗前抑制素水平升高，应对抑制素水平进行监测随访（2B级证据）。2015年FIGO指出，目前没有证据支持术后辅助化疗、放疗可改善Ⅰ期患者的预后；对于有高危因素的Ⅰ期患者，术后辅助化疗的价值不确定。

Ⅱ～Ⅳ期患者（均为2B级证据）：可选择对局限性病灶进行放疗或给予以铂类为基础的化疗（首选BEP方案或紫杉醇＋卡铂方案）。

Ⅰ～Ⅳ期患者治疗结束后发生临床复发：可选择参加临床试验或按照复发方案进行治疗，也可考虑再次行肿瘤细胞减灭术。对于晚期或复发性颗粒细胞瘤：以铂类为基础的化疗可达到 63%～80% 总体反应率。贝伐珠单抗和亮丙瑞林可用来治疗复发性颗粒细胞瘤。

（四）卵巢肉瘤

卵巢肉瘤比较少见，主要发生在绝经后女性，预后非常差，主要有两种病理类型：恶性中胚叶混合瘤（malignant mixed müllerian tumor，MMMT）和纯肉瘤（纤维肉瘤、平滑肌肉瘤、神经纤维肉瘤、横纹肌肉瘤、软骨肉瘤、血管肉瘤、脂肪肉瘤）。大部分肉瘤为MMMT。

MMMT的手术治疗应参照盆腔高级别浆液性癌手术原则，术后可辅助以铂类为基础的化疗。

（张师前　李爱华）

参考文献

[1] 郎景和. 卵巢癌的临床研究进展, 齐鲁肿瘤杂志, 1991, 4 (4): 241-242.

[2] Berek J S, Friedlander M, Hacker N F. Epithelial ovarian, fallopian tube, and peritoneal cancer//Berek JS, Hacker NF. Berek and Hacker's Gynecologic Oncology. 6th ed. Philadelphia: Lippincott Williams and Wilkins, 2015: 464-529.

[3] Kurman R J, Shih IeM. Pathogenesis of ovarian cancer: lessons from morphology and molecular biology and their clinical implications. Int J Gynecol Pathol, 2008, 27 (2): 151-160.

[4] Patterson D M, Murugaesu N, Holden L, et al. A review of the close surveillance policy for stage I female germ cell tumors of the ovary and other sites. Int J Gynecol Cancer, 2008, 18 (1): 43-50.

[5] Chan J K, Tian C, Fleming G F, et al. The potential benefit of 6 vs. 3 cycles of chemotherapy in subsets of women with early-stage high risk epithelial ovarian cancer: an exploratory analysis of a Gynecologic Oncology Group study. Gynecol Oncol, 2010, 116 (3): 301-306.

[6] Bookman M A, Brady M F, McGuire W P, et al. Evaluation of new platinum-based treatment regimens in advanced-stage ovarian cancer: A Phase III Trial of the Gynecologic Cancer InterGroup. J Clin Oncol, 2009, 27 (9): 1419-1425.

[7] Armstrong DK, Bundy B, Wenzel L, et al. Intraperitoneal cisplatin and paclitaxel in ovarian cancer. N Engl J Med, 2006, 354 (1): 34-43.

[8] Katsumata N, Yasuda M, Isonishi S, et al. Longterm results of dose-dense paclitaxel and carboplatin versus conventional paclitaxel and carboplatin for treatment of advanced epithelial ovarian, fallopian tube, or primary peritoneal cancer (JGOG 3016): a randomised, controlled, open-label trial. Lancet Oncol, 2013, 14 (10): 1020-1026.

[9] Perren T J, Swart A M, Pfisterer J, et al. A phase 3 trial of bevacizumab in ovarian cancer. N Engl J Med, 2011, 365 (26):

2484-2496.

[10] Pignata S, Scambia G, Katsaros D, et al. Carboplatin plus paclitaxel once a week versus every 3 weeks in patients with advanced ovarian cancer (MITO-7): a randomised, multicentre, open-label, phase 3 trial. Lancet Oncol, 2014, 15 (4): 396-405.

[11] Burger R A, Brady M F, Bookman M A, et al. Incorporation of bevacizumab in the primary treatment of ovarian cancer. N Engl J Med, 2011, 365 (26): 2473-2483.

[12] Trimble E, Tinker A, Alberts D, et al. Clinical trials in recurrent ovarian cancer. Int J Gynecol Cancer, 2011, 21 (4): 771-775.

[13] Brown J, Shvartsman H S, Deavers M T, et al. The activity of taxanes compared with bleomycin, etoposide, and cisplatin in the treatment of sex cord-stromal ovarian tumors. Gynecol Oncol, 2005, 97 (2): 489-496.

[14] Pautier P, Gutierrez-Bonnaire M, Rey A, et al. Combination of bleomycin, etoposide, and cisplatin for the treatment of advanced ovarian granulosa cell tumors. Int J Gynecol Cancer, 2008, 18 (3): 446-452.

[15] Aghajanian C, Blank S V, Goff B A, et al. OCEANS: a randomized, double-blind, placebo-controlled phase III trial of chemotherapy with or without bevacizumab in patients with platinum-sensitive recurrent epithelial ovarian, primary peritoneal, or fallopian tube cancer. J Clin Oncol, 2012, 30 (17): 2039-2045.

[16] Monk B J, Herzog T J, Kaye S B, et al. Trabectedin plus pegylated liposomal doxorubicin in recurrent ovarian cancer. J Clin Oncol, 2010, 28 (19): 3107-3114.

[17] Colombo N, Kutarska E, Dimopoulos M, et al. Randomized, open-label, phase III study comparing patupilone (EPO906) with pegylated liposomal doxorubicin in platinum-refractory or -resistant patients with recurrent epithelial ovarian, primary fallopian tube, or primary peritoneal cancer. J Clin Oncol, 2012, 30 (31): 3841-3847.

[18] Butow P, Stockler M, Gainford C, et al. Symptom control in patients with recurrent ovarian cancer: measuring the benefit of palliative chemotherapy in women with platinum refractory/resistant ovarian cancer. Int J Gynecol Cancer, 2009, 19 (Suppl 2): S44-48.

[19] Chi D S, McCaughty K, Diaz J P, et al. Guidelines and selection criteria for secondary cytoreductive surgery in patients with recurrent, platinum-sensitive epithelial ovarian carcinoma. Cancer, 2006, 106 (9): 1933-1939.

[20] Burger R A, Brady M F, Bookman M A, et al. Incorporation of bevacizumab in the primary treatment of ovarian cancer. N Engl J Med, 2011(365): 2473-2483.

[21] Perren T J, Swart A M, Pfisterer J, et al. A phase 3 trial of bevacizumab in ovarian cancer. N Engl J Med, 2011(365): 2484-2496.

[22] Aghajanian C, Blank S V, Goff B A, et al. OCEANS: a randomized, double-blind, placebo-controlled phase III trial of chemotherapy with or without bevacizumab in patients with platinum-sensitive recurrent epithelial ovarian, primary peritoneal, or fallopian tube cancer. J Clin Oncol, 2012(30): 2039-2045.

[23] Pujade-Lauraine E, Hilpert F, Weber B, et al. Bevacizumab combined with chemotherapy for platinum-resistant recurrent ovarian cancer: The AURELIA open-label randomized phase III trial. J Clin Oncol, 2014, 32: (13)1302-1308.

[24] Gourley C, McCavigan A, Perren T, et al. Molecular subgroup of high grade ovarian cancer (HGSOC)as a predictor of outcome following bevacizumab. Presented at the 2014 ASCO Annual Meeting. J Clin Oncol, 2014. 15 (8):793-794 (Abstract 5502).

[25] Ledermann J, Harter P, Gourley C, et al. Olaparib maintenance therapy in patients with platinum-sensitive relapsed serous ovarian cancer: a preplanned retrospective analysis of outcomes by BRCA status in a randomised phase 2 trial. Lancet Oncol, 2014, 15(8): 852-861.

[26] Lavoué V, Thédrez A, Levêque J, et al. Immunity of human epithelial ovarian carcinoma: the paradigm of immune suppression in cancer. J Transl Med, 2013, 11(1): 147.

[27] Mazzoletti M, Broggini M. PI3K/AKT/mTOR inhibitors in ovarian cancer. Curr Med Chem, 2010(17): 4433-4447.

[28] Miller C R, Oliver K E, Farley J H. MEK1/2 inhibitors in the treatment of gynecologic malignancies. Gynecol Oncol,

2014, 133 (1): 128-137.

[29] Shih K K, Zhou Q C, Aghajanian C, et al. Patterns of recurrence and role of adjuvant chemotherapy in stage II-IV serous ovarian borderline tumors. Gynecol Oncol, 2010, 119 (2): 270-273.

[30] Huddart R A, Purkalne G, ESMO Guidelines Task Force. ESMO Minimum Clinical Recommendations for diagnosis, treatment and follow-up of mixed or nonseminomatous germ cell tumors (NSGCT). Ann Oncol, 2005, 16: (suppl)137-139.

[31] Colombo N, Parma G, Zanagnolo V, et al. Management of ovarian stromal cell tumors. J Clin Oncol, 2007, 25 (20): 2944-2951.

[32] Berek J S, Friedlander M, Hacker N F. Germ cell and non-epithelial ovarian cancer//Berek J S, Hacker N F. Berek and Hacker's gynecologic oncology. 6th ed. Philadelphia: Lippincott Williams and Wilkins, 2015: 530-559.

第 *72* 章 卵巢癌的放疗

第一节 放疗在卵巢癌治疗中的地位

一、一般简介

早年认为卵巢癌术后复发多局限于盆腔，因此，卵巢癌术后均行常规盆腔局部照射。然而，总体来说，放疗的疗效差。但一些性索间质细胞瘤（如颗粒细胞瘤）及生殖细胞肿瘤（如无性细胞瘤）等对放疗敏感，放疗有良好疗效。近 20～30 年来，化疗进展较快，特别是顺铂治疗卵巢癌的疗效得到了肯定。顺铂和紫杉醇联合化疗在临床上对上皮性癌及 BEP、PVB 方案对生殖细胞肿瘤的应用，化疗疗效明显提高，放疗已很少成为首选的辅助治疗。因此，许多治疗中心对卵巢癌的放疗的热情有所下降，以为化疗可以取代放疗。尽管化疗对一些敏感的患者确实能提高疗效，但患者的总的 5 年生存率并无显著提高。

随着人们对卵巢肿瘤生物特性的认识不断深入，经验不断积累，化疗的抗药、复发以及长期生存效果不理想，而与此同时，放射设备更新，新技术应用，因而放疗方法不断完善，因而放疗又重新引起了人们的注意，又作为多种治疗方法中的一部分，对术后无残留或仅有镜下病灶者行全腹 + 盆腔照射有较好疗效，能挽救患者，延长生命。

近几年来，由于化学药物治疗的发展，新药不断涌现，疗效提高，而由于全腹 + 盆腔放疗的不良反应，放射线损害女性生理功能，放疗在卵巢恶性肿瘤治疗中的应用范围明显缩小，目前已不作为首选的辅助疗法，但仍是卵巢恶性肿瘤综合治疗方法之一[1-2]。

二、卵巢恶性肿瘤放疗的制约因素及应用情况

由于多数卵巢恶性肿瘤对放疗不够敏感，一些对放疗较为敏感的肿瘤患者又多为年轻女性或少女患者，以及卵巢癌早期不易发现，肿瘤转移范围常不清楚，多数情况下肿瘤负荷大，突破卵巢表面。由于卵巢癌癌细胞脱落到盆腔后随着器官运动可以自由流动至盆腹腔和膈下，放疗必须包括整个盆腹腔，照射面积大。然而，照射野内又有肝、肾、小肠等高危器官，照射剂量受到限制，无法控制大病灶，因而常规剂量对术后肉眼可见的残存病灶的治疗疗效有限；而增加剂量又会使部分患者发生严重的肠并发症。另外，大面积照射会增加骨髓的损害风险，导致白细胞计数下降，导致不能及时化疗，影响疗效。总之，诸多因素制约了放疗在卵巢恶性肿瘤治疗中的应用。尽管如此，放疗仍有其独特的特点：治疗范围局限，针对性强，手术及化疗失败的局限性病灶或表浅性病灶能被放疗所控制，如果治疗恰当，确能提高疗效。关于放疗导致的并发症，多数作者认为一般可以耐受。因此，放疗也可以用于姑息治疗，以减轻患者痛苦，延长生命，提高生活质量。随着影像学与放射物理学的发展，放疗设备的更新，新技术三维适形放疗和调强照射在临床中的应用，增加病变区剂量而提高

疗效已成为可能，即可减少周围正常组织和器官剂量，使其少受不必要照射，就可以减少并发症。但这毕竟是一种局限性的治疗。当今在以手术和化疗为主的综合治疗中，在下述情况下仍可考虑进行放疗。

（一）上皮性卵巢癌

对于术后化疗后的局限性病灶、浅表病灶或复发以及未控局部小病灶，如锁骨上淋巴结转移、骨转移、脑转移，可以进行放疗。

但对于上皮性卵巢癌术后化疗后复发者接受盆腔、腹腔或盆腹腔手术者，有下列情况者不宜进行盆腹腔放疗：①复发或残存肿瘤 >5 cm；②有盆、腹腔粘连者；③有肠梗阻病史；④有急性盆腹腔炎；⑤有急性肠炎。

（二）敏感的生殖细胞癌

卵巢生殖细胞癌患者多为年轻人，对其已有敏感的化疗药物，很少再考虑放疗，但对于有复发、抗药或残余病灶局限者或有远处转移者，进行放疗能取得较好疗效。

（三）少数性索细胞瘤

少数卵巢性索细胞瘤，如颗粒细胞瘤、间质细胞瘤，具有低度恶性、复发晚的特点，对复发者可考虑给予局限性放疗及酌情盆腔外放疗。

第二节　放疗在卵巢癌治疗中的实施方法

一、放疗方法与剂量

（一）体外照射

1. 盆腔照射

照射野的大小依患者体型而定，通常照射范围为上至脐孔水平，下至闭孔窝下缘，外缘为骨盆外 1～2 cm，面积约为 15 cm×15 cm 或 20 cm×15 cm 大小，可呈方形、菱形或长方形。前后两野对称垂直照射，盆腔正中平面肿瘤照射量为 40～50 Gy。

2. 全腹照射

全腹固定野范围为上至横膈上 1～2 cm，下至闭孔窝下缘，两侧缘包括两侧腹膜，全腹面积为（24～30）cm×10 cm。前后两野平行对称照射，照射剂量为 20～28 Gy，6～7 周，每天 100～120 Gy。为减少肝肾损伤，从后方遮挡肾，照射剂量限于 15～18 Gy；从前方遮挡肝，照射剂量限于 22～25 Gy。

3. 全腹 + 盆腔照射

这种照射方法即在全腹部照射的基础上加盆腔补充照射，使盆腔的总剂量达到 40～50 Gy。

（二）腔内放疗 [3]

腔内放疗治疗主要用于全子宫切除术后阴道断端或阴道直肠膈有残存肿瘤或转移肿瘤患者，但只限于腔内放疗可以照射到的范围，一般仅作为辅助治疗，可以与体外照射或化疗配合。患者术后往往有肠管粘连于阴道断端，治疗时应注意勿使肠管受到过量照射，应据患者具体情况决定剂量，个别对待。

（三）放射性核素腹腔内治疗

放射性核素腹腔内治疗目前应用的放射性核素为 ^{32}P，其特点为腹膜表面剂量高，照射深度浅，适合治疗腹腔表浅种植的癌细胞，对器官损伤小，治疗时间短，使用方便，但疗效难以评价。由于化疗的发展，这种方法现已被腹腔化疗替代，目前临床已很少应用。

（四）全盆及腹盆病灶小野照射

全盆及腹盆病灶小野照射定位后前后对称垂直照射，也可采用适形放疗或调强照射[4]。放疗的目的是最大限度地将放疗剂量集中到病变区（靶区），以杀灭肿瘤细胞，而使周围正常细胞和器官少受或免受不必要的照射。因此，理想的放疗技术应按肿瘤形状给予靶区很高的致死剂量，而靶区周围的正常组织不受到照射。调强照射比三维适形放疗有更多优点，计划靶区剂量分布更均匀，能提高肿瘤的局部控制率和生存率，明显减少对正常组织的放射损伤。

（五）姑息性放疗[5]

尽管发展了有效的多种药物联合治疗上皮性卵巢癌的方法，但仍有 2/3 的患者发生复发。对于复发不能手术切除病灶的患者，没有很好的治愈挽救的方法，如果肿瘤细胞耐药化疗难以奏效，则只能进行姑息性放疗。

综观报道，姑息性放疗对止血、缓解疼痛有较好的效果，而对下肢淋巴性水肿效果最差。1987—2001 年发表的 6 篇文献报道，姑息性放疗的止血有效率为 71% ~ 100%，缓解疼痛有效率为 55% ~ 100%；病灶 <1.5 cm 或无症状者效果好；肿瘤分化、之前化疗及年龄不影响疗效。

（六）其他部位转移灶的放疗

对于锁骨上淋巴结，骨、腹主动脉旁淋巴结，纵隔淋巴结、肺、脑转移，局部照射配合化疗能达到明显的姑息治疗结果。

对于脑转移，多数作者采用综合治疗方法，手术一般适用于脑转移为单发孤立脑转移病灶者，脑部放疗及放疗联合化疗可控制颅内多发转移灶。

二、放疗的并发症

放疗的并发症近期有乏力、食欲缺乏、恶心甚至呕吐、腹泻等反应。白细胞和血小板减少以及骨髓抑制常见于接受多疗程化疗者。肠梗阻与肠穿孔可发生于有肠粘连、照射野大及剂量高的患者。

放疗的并发症后期可有放疗性直肠炎，肛门下坠，可有里急后重甚至便血症状；放射性膀胱炎，可有尿路刺激症状，血尿；小肠、结肠狭窄。长期慢性腹泻少见。

对于放疗毒副反应，给予对症治疗，随着放疗炎症消退能够慢慢缓解、消退。

根据病变范围，选择适合放射能量，合适的照射方法与剂量，可减少或避免并发症。

（楼洪坤）

参考文献

[1] 李广太, 吴小华. 卵巢恶性肿瘤//孙建衡. 妇科恶性肿瘤诊治纲要. 北京: 北京大学医学出版社, 2009: 107-124.

[2] 高永良. 楼洪坤. 卵巢恶性肿瘤//孙建衡. 卵巢恶性肿瘤继续教育教程. 北京: 中国协和医科大学出版社, 2007: 307-335.

[3] 王建东. 卵巢恶性肿瘤//孙建衡. 妇科恶性肿瘤的近距离放射治疗. 第2版. 北京: 中国协和医科大学出版社, 2015: 166-167.

[4] Rochent N, Sterting F, Jensen A, et al. Intensity-modulated whole abdominal radiotherapy after surgery and carboplatin taxane chemotherapy for advanced ovarian cancer: phase I study. Int Radiat Oncol Biol Phys, 2010, 76 (5): 1382-1389.

[5] Choan E, Quon M, Gallan TV, et al. Effective palliative radiotherapy for symptomatic recurrent or residual ovarian cancer. Gynecol Oncol, 2006, 102 (2): -204-209.

第八篇

妊娠滋养细胞肿瘤

第 *73* 章 妊娠滋养细胞肿瘤的组织病理学

第一节 妊娠滋养细胞概述

滋养细胞来自胚外滋养层，最初只有一层扁平或矮立方形细胞。这些滋养层细胞与游离在胚囊中的一组胚外中胚层细胞共同迅速发展，在胎囊表面形成许多毛状突起，被称为绒毛。绒毛形成之前的滋养细胞被称为前绒毛滋养细胞（previllous trophoblast），是滋养细胞的干细胞。绒毛大约是在妊娠 2 周后开始形成，此时的滋养细胞按其分布不同被称为"绒毛滋养细胞"（villous trophoblast）和"绒毛外滋养细胞"（extravillous trophoblast）。

形态学上，"绒毛滋养细胞"是由绒毛表面的细胞滋养细胞（villous cytotrophoblast，CT）、合体滋养细胞（villous syncytiotrophoblast，ST）和位于绒毛侧缘的滋养细胞柱中间滋养细胞（intermediate trophoblast at trophoblastic column，IT-TC）即绒毛型中间滋养细胞共同构成的。细胞滋养细胞排列在绒毛表面一层，是未分化状态的，会进一步分化、融合而形成成熟的、失去增殖能力但具有内分泌功能的合体滋养细胞；而中间型滋养细胞则位于绒毛侧缘的滋养细胞柱，是两者的过渡状态（图 73-1）。胚胎发育的前 3 个月是细胞滋养细胞发育的旺盛时期，铺在绒毛表面形成完整的一层细胞；以后细胞滋养细胞逐渐退化，至第 6 个月时仅剩零星细胞，至妊娠末期仍然不完全消失。细胞滋养细胞体积小，呈多角形，胞质透明，排列于绒毛表面和绒毛周的滋养细胞簇内，位于合体细胞下方，免疫组织化学染色 AE1/AE3、CK18 和 p63 呈阳性，但不表达 hCG 和 hPL，是合体滋养细胞和中间型滋养细胞的前体细胞。合体滋养细胞是分化成熟和有功能的滋养细胞，具有多个小细胞核，胞质常呈空泡状，覆盖细胞滋养细胞表面；免疫组织化学染色 AE1/AE3 和 CK18 呈阳性，p63 呈阴性，

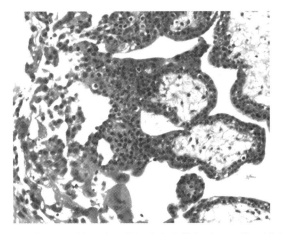

图 73-1（也见彩图） 妊娠早期绒毛表面的细胞滋养细胞和合体细胞以及位于绒毛一侧滋养细胞柱的中间型滋养细胞（HE 染色）

妊娠早期 hCG 和 hPL 呈强阳性而妊娠晚期 hPL 呈阴性。增生的或不成熟的合体滋养细胞是完全性和部分性葡萄胎的主体成分。绒毛型中间型滋养细胞参与滋养细胞肿瘤的形成。

所谓"绒毛外滋养细胞"主要是由中间滋养细胞（intermediate trophoblast，IT）构成，这些细胞从光镜、电镜的形态和免疫组织化学染色表达都是介于细胞滋养细胞与合体滋养细胞两者之间的状态。绒毛外中间滋养细胞是早期胎盘阶段从滋养细胞柱（trophoblastic column）游入子宫蜕膜和肌层的，这些细胞由细胞滋养细胞分化而来；随着细胞的分化，其增殖指数逐渐下降。游入胎盘床的中间滋养细胞称为"胎盘床中间滋养细胞"（intermediate trophoblastic cell at implantation site，IT-PS），浸润并取代基底板（胎盘床）的螺旋动脉，由此建立母体 - 胚胎循环。游入平滑绒毛膜的中间滋养细胞称为"绒毛中间膜滋养细胞"（intermediate trophoblastic cell at chorionic-type，IT-CH）。这些细胞的形态依部位不同而不同，位于滋养细胞柱的细胞和细胞核均较细胞滋养细胞略大且呈多角形，胞质透明。游入胎盘床的中间滋养细胞呈多角形，胞质嗜酸性，很像与之混合存在的蜕膜细胞。游入肌层的中间滋养细胞常为梭形，很像平滑肌。游入平滑绒毛膜的中间滋养细胞混有嗜酸和透明胞质的两种细胞。这些细胞多数拥有单个细胞核，位于胎盘床的细胞有的拥有双核或多核（胎盘床巨细胞），有时可见核内包涵体。这两种中间滋养细胞免疫组织化学染色均表达 AE1/AE3 和 CK18。此外，绒毛膜中间滋养细胞 HLA-G、p63 和 EMA 呈阳性，而胎盘床中间滋养细胞呈阴性；绒毛膜中间滋养细胞 hPL、CD146 呈阴性或弱阳性，而胎盘床中间滋养细胞呈强阳性；胎盘床中间滋养细胞中的个别多核细胞 β-hCG 呈弱阳性，而绒毛膜中间滋养细胞呈阴性。由于合体滋养细胞和中间滋养细胞是相对分化和具有内分泌功能的细胞，组织形态上可以通过免疫组化染色（β-hCG 和 hPL）得到证实[1]。

在整个孕卵种植和胎盘形成过程中，滋养细胞具有代谢、内分泌和浸润等重要功能。绒毛和绒毛外的各型滋养细胞分化异常时，可以形成不同类型（或以某种类型为主的）的滋养细胞疾病。妊娠滋养细胞疾病（gestational trophoblastic disease，GTD）是一组主要包括妊娠滋养细胞肿瘤（trophoblastic neoplasm）、异常胎盘（葡萄胎）和非肿瘤性的良性滋养细胞病变的疾病[2]。这组滋养细胞疾病是发生于上述胎盘分化过程中的不同阶段和不同滋养细胞亚型的疾病，其具体组织学分型见表 73-1。

表 73-1　妊娠滋养细胞疾病的组织学分型 [2]

滋养细胞肿瘤（肿瘤性疾病）
绒毛膜上皮癌
胎盘床滋养细胞肿瘤
上皮样滋养细胞肿瘤
葡萄胎（异常胎盘）
完全性
部分性
侵蚀性
滋养细胞瘤样病变（良性病变）
胎盘床超常 / 反应
胎盘床结节或斑块

第二节 滋养细胞肿瘤的组织病理学

滋养细胞肿瘤（trophoblastic neoplasm）包括妊娠绒癌、胎盘床滋养细胞瘤和上皮样滋养细胞瘤。这种分类反映了早期胎盘发育的不同阶段的状态，如绒癌（choriocarcinoma）是由不同比例的肿瘤性细胞滋养细胞混合构成，包括细胞滋养细胞、中间滋养细胞和合体滋养细胞，类似于前绒毛滋养细胞伴有不同程度的绒毛滋养细胞分化。胎盘床滋养细胞肿瘤（placental site trophoblastic tumour，PSTT）主要是由胎盘床中间滋养细胞构成，而上皮样滋养细胞肿瘤（epithelioid trophoblastic tumour，ETT）则是以平滑绒毛膜的绒毛膜中间滋养细胞为主要成分。因此，绒癌是最为原始的滋养细胞肿瘤，而 PSTT 和 ETT 是相对分化的中间滋养细胞肿瘤。这些不同类型的肿瘤也可以同时并存，病理诊断时区分滋养细胞肿瘤的各亚型对于临床治疗和估计预后有重要意义。

一、妊娠绒癌

（一）概述

妊娠绒癌是由滋养细胞干细胞（细胞滋养细胞）发生的恶性转化而形成的高度恶性肿瘤。该肿瘤重复了早期胎盘阶段细胞滋养细胞的分化，即具有分化形成合体滋养细胞和中间滋养细胞的能力，由不同比例混合的细胞滋养细胞、中间型滋养细胞和合体细胞构成。近年的免疫组织化学研究证实，绒癌中的单核滋养细胞主要是中间型滋养细胞，相当于早期妊娠阶段滋养细胞柱和绒毛外的中间型滋养细胞，仅有少量是细胞滋养细胞，提示绒癌中的单核滋养细胞成分相当于前绒毛阶段的原始的细胞滋养细胞和中间型滋养细胞。

妊娠绒癌的临床发病高峰年龄为 35～40 岁，大约 50% 的患者有葡萄胎病史，也有未发生葡萄胎的妊娠者，如继发于流产（25%）、异位妊娠（2.5%）或正常妊娠（22.5%）等。病变的子宫可以无症状自行消退，而以转移瘤为临床首发症状；也有的病变可隐匿多年后发病。少数绒癌与妊娠无关，称为非妊娠性或原发性绒癌，被归类为生殖细胞肿瘤，多见于性腺及纵隔等部位。

（二）病理学表现

1. 大体形态

绒癌常见于子宫不同部位，偶尔见于胎盘内。有的子宫绒癌发生转移后，子宫的原发灶消失。绒癌的特点是：明显的出血坏死结节，常为多发，似血肿样或呈海绵状血管瘤样（图 73-2）；结节的界限可清楚可不清楚，无包膜。

位于胎盘的绒癌病灶常常很小，有时为多发性的，位于母体面，就像普通的梗死灶（图 73-3），取材时很容易被忽略而漏诊。文献报道的病例多是在发现母体或新生儿有转移瘤后再仔细观察胎盘才找到病变的。肿瘤结节大小、数量与转移状况与恶性度无关。

2. 显微镜下表现

肿瘤由不同比例的合体滋养细胞、细胞滋养细胞和中间滋养细胞混合构成，有突出的出血坏死和血管浸润表现，常见血管内癌栓。癌细胞聚集成团或呈索状，细胞混杂或有极向排列，即外层为合体细胞覆盖（图 73-4 和 73-5），具有双向分化和双层分布的特点；子宫绒癌无绒毛结构。细胞团索之间常充满血块或被浸润组织，无肿瘤性间质；有时肿瘤几乎全部为出血坏死表现（常见于化疗后），癌细胞只残存于肿瘤边缘部。少数分化差的绒癌需要充分取材才能找到双向分化图像，诊断时注意不要将其误认为是分化差的子宫内膜癌，免疫组织化

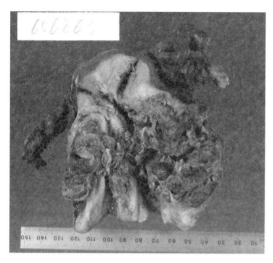

图 73-2（也见彩图） 子宫绒癌，肿瘤出血坏死明显，似血管瘤样

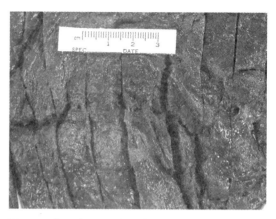

图 73-3（也见彩图） 胎盘绒癌。病灶很像梗死结节。患者顺产后 51 d 阴道大出血，刮宫样本病理检查见到成片的滋养细胞；同时新生儿出生 13 d 时出现无诱因黑便，检查发现空肠肿物，经肿物切除样本病理检查证实为绒癌。之后重新检查患者的胎盘母体面，发现了病灶，此病灶侵入了母体子宫壁同时转移到了胎儿

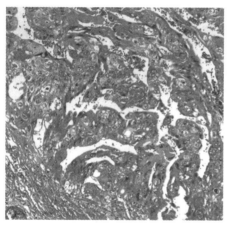

图 73-4（也见彩图） 子宫绒癌。滋养细胞保留极向排列，即细胞滋养细胞表面有合体细胞覆盖（HE 染色）

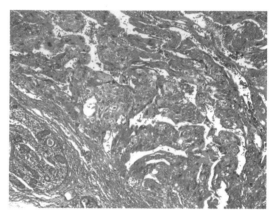

图 73-5（也见彩图） 绒癌。从胎盘（与图 73-3 为同一病例）转移至新生儿的空肠的转移瘤，患儿出生后第 24 天进行了手术切除。图左下部为正常小肠黏膜组织（HE 染色）

学染色，GATA3、hCG、HSD3B1、CD10、CD146、HLA-G 阳性表达可以与子宫内膜癌鉴别。

与子宫体的绒癌不同，发生在胎盘的绒癌病灶是在绒毛间隙呈片状生长（子宫绒癌无绒毛结构），而且绒毛的结构正常，通常不伴有水肿，是绒毛表面的滋养细胞增生、融合成片形成肿瘤；有时还能观察到肿瘤细胞侵入绒毛的间质（图 73-6），这些就是浸润的肿瘤细胞，可以通过绒毛间质的血管转移至胎儿。

（三）鉴别诊断

根据刮宫组织材料确诊绒癌较困难，因为片状、有一定异型性的滋养细胞不一定都是绒癌。早期妊娠的滋养细胞很活跃，但通常可见绒毛结构，而且临床上 hCG 水平不及绒癌的 hCG 水平。因此，即使刮宫组织材料中没有绒毛，也不能确诊为绒癌，如葡萄胎二次刮宫

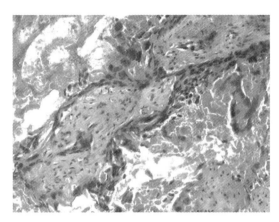

图 73-6（也见彩图）　胎盘绒癌（与图 73-5 为同一病例）。镜下可见肿瘤细胞侵入绒毛间质（HE 染色）

组织材料中可以无绒毛，但滋养细胞增生很活跃。刮宫组织材料绒癌的诊断必须根据以下几点综合判断：①临床资料显示血中或尿中 hCG 水平高；②肿瘤细胞呈大片状，具有明显异型性的两种以上滋养细胞；③肿瘤明显出血坏死或有血管浸润；④无绒毛结构；⑤肺等部位有转移瘤结节；⑥肿瘤无明显血管及结缔组织间质。

　　与早期妊娠滋养细胞增生的鉴别：在妊娠早期的刮宫组织中，有时可见片状增生的滋养细胞，但与绒癌相比，这种组织的量较少，滋养细胞呈小灶状，细胞体积较小，异型性和出血坏死相对较小，以及临床上 hCG 水平较绒癌低。

　　与妊娠葡萄胎的鉴别：妊娠葡萄胎有水肿的绒毛结构而无明显出血坏死，可与绒癌鉴别。

　　如果在子宫摘除标本中，虽然有结节性病灶，组织学上没有混杂的异型滋养细胞，而且血管浸润不突出，或滋养细胞主要侵及子宫壁肌肉间，呈小片状或单个存在，则需注意与滋养细胞的其他良性或潜在恶性病变以及其他类型的滋养细胞肿瘤鉴别[2]（表 73-2）。有时，不同病变还可以同时混合存在或以某种成分为主，表现出绒癌的原始滋养细胞向各型滋养细胞分化的过程，而成熟的合体细胞很少，使临床和病理改变很不典型，又称为"不典型绒癌"[3]。

　　胎盘内绒癌很容易被忽略，与葡萄胎的区别主要是：前者没有葡萄状水肿的绒毛结构，肿瘤的成分是异型增生的滋养细胞。

　　在转移性绒癌中，有时病灶较小而又无明显的出血坏死，合体细胞易被误认为是角化性鳞癌细胞，而细胞滋养细胞易被误认为是低分化鳞癌细胞。转移性绒癌有以下几点需要鉴别：①子宫或其他部位有原发性绒癌；②血中或尿中 hCG 水平较高（其他癌可有异位激素，但一般水平较低）；③肿瘤细胞无细胞间桥；④免疫组织化学染色显示 hCG 等滋养细胞免疫表型为强阳性；⑤临床资料提示有葡萄胎或妊娠病史。

　　发生在卵巢的绒癌需要与非妊娠绒癌鉴别，后者常伴有其他生殖细胞肿瘤成分，单纯绒癌则很少伴有；若伴有卵黄囊瘤和畸胎瘤，则常有 AFP 增高，而滋养细胞肿瘤无此特点。

　　需要提出的是，不仅绒癌可以分泌促性腺激素（hCG），其他肿瘤，诸如卵巢及睾丸的一些生殖细胞肿瘤，黑色素瘤，淋巴瘤，食管、胃、胰腺、膀胱、肾、肺、肾上腺以及乳腺的一些肿瘤，也可表达 hCG。因此，不能将含有 hCG 的肿瘤均诊断为绒癌。

表 73-2　妊娠滋养细胞肿瘤的临床病理特点比较 [2]

	PSTT	ETT	CC
临床表现	忽略的流产	异常阴道出血	葡萄胎后持续 GTD
末次妊娠	不一，可很久远	不一，可很久远	数月内或 GTD
葡萄胎病史	5%～8%	14%	50%
血 β-hCG	低（<2 000 mIU/ml）	低（<2 000 mIU/ml）	高（>10 000 mIU/ml）
临床行为	自限，持续或侵袭	自限，持续或侵袭	侵袭
化疗反应	不肯定	不肯定	好
初始治疗	子宫切除或局部切除	子宫切除或局部切除	化疗
瘤细胞类型	胎盘床中间滋养细胞	绒毛膜型中间滋养细胞	原始的绒毛前滋养细胞
细胞大小和形态	大，多形	稍小，圆而一致	不规则，多样
胞质	丰富、嗜酸	嗜酸或透明	嗜酸到紫色
生长	融合成片、块	上皮样巢、索	双向的单核和多核
	或单个细胞浸润	或实性成块	滋养细胞
边缘	浸润性	膨胀性	膨胀性
出血	灶性或任意的	灶性，不明显	成片和中心性
坏死	一般无	广泛	广泛
钙化	无	常有	无
血管侵入	从周围至子宫腔	无	从子宫腔至周围
纤维素样变	有	有	无
核分裂象 /10 HPF	0～6	1～10	2～22
绒毛	无	无	无

PSTT：胎盘床滋养细胞肿瘤；ETT：上皮样滋养细胞肿瘤；CC：绒癌；GTD：妊娠滋养细胞疾病

（四）预后

由于滋养细胞具有极强的浸润破坏血管的能力，这类细胞发生的肿瘤具有较强的局部浸润、破坏及侵入血管发生早期血行转移的能力。虽然恶性度高，但又是化疗疗效较好的肿瘤，故若能及时诊断并正确治疗，通常预后较好。

二、胎盘床滋养细胞肿瘤

（一）概述

胎盘床滋养细胞肿瘤（placental site trophoblastic tumour，PSTT）少见，约为妊娠滋养细胞疾病的 3%[4]。多数发生在生育年龄女性产后数年或数月，表现为阴道不规则出血。肿瘤复发的概率为 1/3 以上，转移的概率约为 1/3，常见的转移部位为肺、盆腔和淋巴结，少见的转移部位为脑、肾和肝。

（二）病理学表现

1. 大体形态

PSTT 的大体表现多样，可以弥漫浸润肌壁，也可以呈结节状；多为子宫腔或肌壁内结节，界限清楚或不清楚，有的呈息肉状突入子宫腔，有的呈内生性位于肌壁内。切面棕黄色，有时伴有坏死，但出血通常不如绒癌明显（图 73-7）。

2. 显微镜下表现

PSTT 的瘤细胞分布似早期妊娠胎盘床的滋养细胞样浸润子宫肌壁，没有片状上皮样的生长，但有的肿瘤细胞也弥漫成片状分布。瘤细胞的形态相对一致，其中有散在的、大的异型核细胞，也有个别可以很像合体细胞。免疫组织化学染色，hPL 呈弥漫阳性，而 hCG 和胎盘样碱性磷酸酶（PLAP）很少或呈灶性阳性（图 73-8）。除以上细胞成分和分布特点外，肿瘤周边的瘤细胞穿插深入子宫肌壁内的平滑肌束之间，并向血管壁侵入，还有特征性的、似胎盘床血管样的纤维素沉积，这一特点可与上皮样绒癌区别（73-9）。肿瘤的出血坏死通常不如绒癌突出，瘤细胞自血管周围向血管壁侵入（图 73-10），这些特点与绒癌不同。有的 PSTT 还可与绒癌或上皮样滋养细胞肿瘤分别或同时存在，诊断需注意斟酌。

罕见的情况下，遇到刮宫物中有较多的中间型滋养细胞时需要警惕 PSTT。PSTT 患者通常有数月之前的孕产史和产后持续的 β-hCG 低度增高；也有的患者是疑为再次妊娠而就诊。与宫内孕的鉴别是：刮宫物中没有绒毛和底蜕膜，而且镜下中间滋养细胞增生活跃。

（三）鉴别诊断

PSTT 需要与胎盘床超常鉴别，后者不但伴有胚胎或绒毛和蜕膜结构，而且肿瘤细胞通常不融合成片状或肉眼可见的肿块。Ki-67 指数有鉴别意义，胎盘床超常的中间滋养细胞的 Ki-67 指数几乎为 0，若超过 5%，需注意 PSTT 的可能性。

（四）预后

PSTT 的生物学行为很难预测，良性的肿瘤体积较小、出血坏死和核分裂象少（<2/10 HPF）；病变限于子宫的病例通常手术可以治愈。而恶性病变体积大、细胞异型性明显、核分裂多（>5/HPF）出血坏死增多；临床 Ⅱ 期、Ⅲ 期的病例一般预后较差。

三、上皮样滋养细胞瘤

（一）概述

上皮样滋养细胞瘤（epithelioid trophoblastic tumour，ETT）很少见，是 PSTT 的亚型，临床常表现为阴道不规则出血，也有的患者是体检疑为"子宫肌瘤"而被偶然发现的。ETT 由类似于平滑绒毛膜（chorion leave）的中间型滋养细胞构成，此类瘤细胞免疫组化染色，PLAP、p63 呈弥漫阳性，而 hPL 仅呈灶性阳性或阴性。

（二）病理学表现

1. 大体形态

ETT 多位于子宫底、子宫下段或子宫颈，形成孤立的、出血性、囊实性结节状病灶。

2. 显微镜下表现

尽管周围浸润肌壁，ETT 的主体是膨胀性生长。瘤细胞由单核的中间型滋养细胞组成，形态相对一致，呈结节状或膨胀性生长，并呈巢状、索状或片块状分布。常有广泛出血坏死或钙化（图 73-11），但没有绒癌的双向混杂结构和 PSTT 的散在浸润性生长方式，也很少有血管浸润，而且肿瘤与周围肌壁的关系相对清楚（图 73-12 和 73-13）。当肿瘤取代宫颈内膜上皮时，形态上很像鳞癌（图 73-14）。

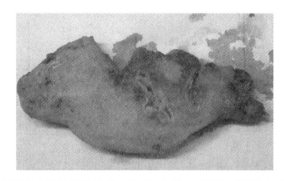

图 73-7（也见彩图） 子宫胎盘床滋养细胞肿瘤。患者 30 岁，G2P1，2007 年 11 月自然正常分娩一活婴，产后 7 个月阴道出血月余，不治自愈。产后 20 个月再次阴道出血，血 hCG 阴性，自愈。2009 年 8 月 7 日因阴道再次出血来我院就诊，查血 hCG17.10 mol/ml；盆腔 B 超检查显示，子宫左侧子宫底占位病变，符合滋养细胞肿瘤表现。2009 年 9 月 11 日刮宫物病理检查显示，分泌期子宫内膜，未见绒毛及滋养细胞。之后化疗一个疗程，切除子宫。本图示手术切除的子宫标本，见左侧、内膜下方有一边界欠清的灰黄色结节，周边呈灰褐色，一侧可见高度扩张的血管；肿瘤的出血远不及绒癌明显

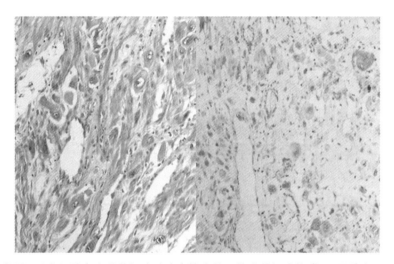

图 73-8（也见彩图）（左）胎盘床滋养细胞肿瘤由较为单一的滋养细胞构成（HE 染色）；（右）免疫组织化学染色证实为中间型滋养细胞（hPL 染色）

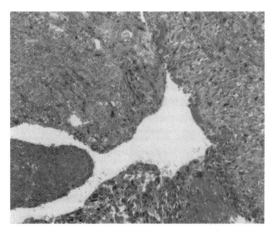

图 73-9（也见彩图） 胎盘床滋养细胞肿瘤。肿瘤细胞侵入血管壁，管腔缘右上方有纤维素样坏死（HE 染色）

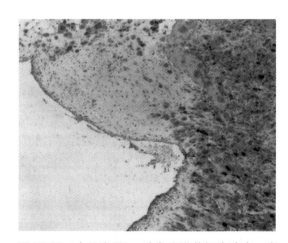

图 73-10（也见彩图） 胎盘床滋养细胞肿瘤。瘤细胞自血管周围侵入血管壁（hPL 染色）

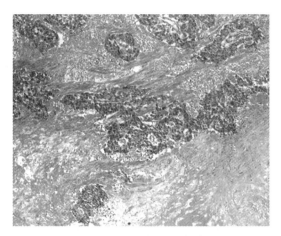

图 73-11（也见彩图）　上皮样滋养细胞肿瘤。瘤细胞形态相对一致，呈巢或片块状分布（HE）

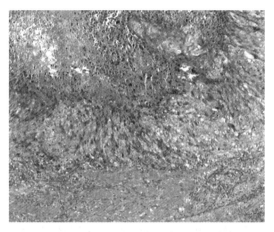

图 73-12（也见彩图）　子宫上皮样滋养细胞肿瘤。以边缘清楚的片状上皮细胞为特征，很像分化差的子宫内膜癌（HE 染色）。患者 42 岁，2006 年 7 月阴道出血伴 hCG 略增高，刮宫诊断为绒癌。经化疗后于 2007 年 4 月切除子宫。大体标本见子宫底深肌层灰黄褐色结节并突入子宫腔，直径约 4 cm，边界清楚。本图为镜下所见。该患者子宫切除术后 1 年复发，伴有 hCG 增高，再次手术见肿瘤侵入肠壁。术后再次化疗，患者 1 年后死亡

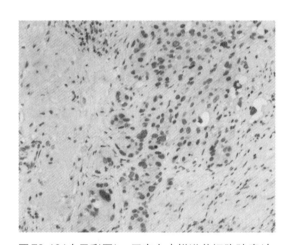

图 73-13（也见彩图）　子宫上皮样滋养细胞肿瘤（与图 73-12 为同一病例）。肿瘤细胞核免疫组织化学染色 p63 弥漫阳性表达

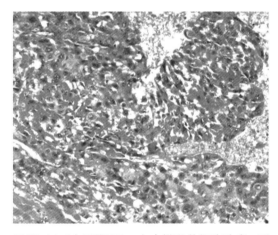

图 73-14（也见彩图）　上皮样滋养细胞肿瘤。形态上可以很像鳞癌（HE 染色）

（三）鉴别诊断

　　免疫组织化学染色可以协助鉴别诊断（图 73-15），ETT p63 和 PLAP 呈弥漫阳性，hPL 呈阴性或灶性阳性，细胞周期蛋白 E、E- 钙黏蛋白和 EGFR 强阳性表达。若肿瘤位于子宫颈，则 CK18、α 抑制素呈弥漫阳性和相对较低的 Ki67 增殖指数可用于与鳞癌鉴别。

（四）预后

　　ETT 的生物学行为较绒癌侵袭性低，与 PSTT 接近。目前认为，核分裂象增多、与末次妊娠间隔时间 >2 年和临床已有转移扩散等均提示预后不良。

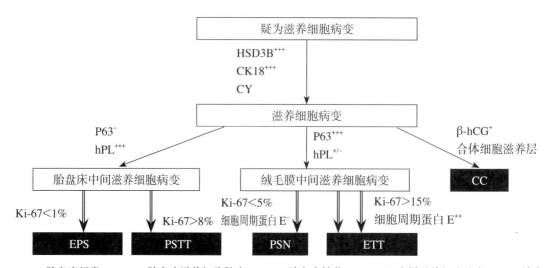

EPS：胎盘床超常；PSTT：胎盘床滋养细胞肿瘤；PSN：胎盘床结节；ETT：上皮样滋养细胞肿瘤；CC：绒癌

图 73-15　各型滋养细胞疾病的免疫组化表达 [2]

第三节　葡萄胎的组织病理学

葡萄胎（molar pregnancies）是一种以绒毛间质水肿导致其体积增大为特征的异常胎盘。按绒毛水肿和滋养细胞增生的程度和浸润的程度不同分为完全性、部分性、侵蚀性和转移性四型。

一、完全性葡萄胎

（一）大体形态

完全性葡萄胎（complete hydatidiform mole）的多数绒毛水肿，绒毛体积增大呈水泡样（图 73-16）。

（二）显微镜下表现

水肿的绒毛间质内有中央池形成，表面环绕以增生的滋养细胞，不见胚胎成分，通常为二倍体核型。增生的滋养细胞主要包括合体滋养细胞和中间滋养细胞，以合体细胞为主，呈岛状、片状或环绕在水肿的绒毛表面，其分布特点与正常绒毛不同。这些典型形态多见于妊娠中期（14 周左右），而早期妊娠（8～12 周）的葡萄胎的形态常不典型，易被忽略或与部分性葡萄胎混淆（图 73-17）。在早期葡萄胎，绒毛间质细胞较丰富，呈软骨黏液样，通常不能形成很好的中央池，多数绒毛的轮廓呈趾状和球样突起，滋养细胞有灶性增生（图 73-18）。除了上述滋养细胞增生和软骨样间质外，有的病变滋养细胞增生并不明显，但可见绒毛间质的不成熟血管和核碎，可与绒毛水肿鉴别（图 73-19）。CD31 免疫组织化学染色显示，在早期葡萄胎，能够形成具有明确管腔的成熟小血管减少。上述形态改变说明，葡萄胎不仅是滋养细胞的病变，还包括来自胚外中胚层的绒毛间质成分 [5]。除了绒毛的变化外，葡萄胎还同时伴有胎盘床滋养细胞的增生（图 73-20），增生的程度大于不伴有葡萄胎的病例，这一点对于早期葡萄胎的诊断很有意义。

任何类型妊娠的蜕膜细胞和绒毛外滋养细胞 p57 免疫组织化学染色均呈阳性；在正常妊娠，绒毛间质细胞和绒毛表面的细胞滋养细胞核也可见阳性表达，表达率 >25%（图 73-21）；在完全性葡萄胎，绒毛间质细胞和细胞滋养细胞的细胞核则呈阴性或基本阴性，此

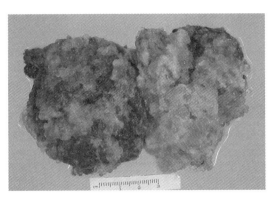

图 73-16（也见彩图）　完全性葡萄胎。水肿绒毛

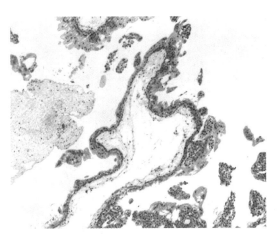

图 73-17（也见彩图）　早孕完全性葡萄胎。患者
29 岁，停经 55 d，阴道出血，刮宫物仅有个别绒毛
间质形成中央池，呈典型的葡萄胎表现（HE 染色）

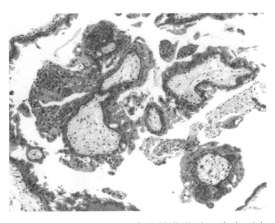

图 73-18（也见彩图）　完全性葡萄胎。患者刮宫
物中尽管多数绒毛没有中央池形成，但这些绒毛间
质呈软骨样，细胞较丰富；滋养细胞呈环状增生
（HE 染色）

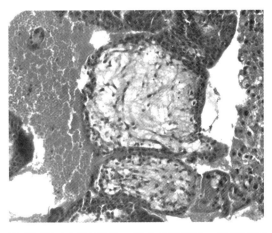

图 73-19（也见彩图）　完全性葡萄胎。高倍镜下
绒毛间质内有散在的、不成熟血管芽，并可见个别
核碎（HE 染色）

时，周围的蜕膜和绒毛外滋养细胞阳性可以用作染色的内参照（图 73-22）。仅在极少数携带
保留的母系染色体 11 的完全性葡萄胎，p57 才呈阳性。

二、部分性葡萄胎

部分性葡萄胎（partial hydatidiform mole）的发生率占葡萄胎的 15%～35%。

（一）大体形态

部分性葡萄胎由不同比例的正常绒毛和水肿及伴有增生滋养细胞的绒毛构成，大体上通
常可辨认出胚胎成分，为三倍体核型。

（二）显微镜下表现

部分性葡萄胎由水肿和"正常"的绒毛构成。由于水肿绒毛的轮廓不规则，呈扇贝样，
间质常可见内陷的滋养细胞；中央池发育不良，呈迷宫样；表面滋养细胞主要是合体滋养细
胞的增生，呈多小灶性，轻微（图 73-23）。胚胎分化的证据为显微镜下可见胎囊、胚胎组
织及绒毛间质的有核红细胞。免疫组织化学染色，p57 呈阳性，可与完全性葡萄胎鉴别（图
73-24）。与非葡萄胎的绒毛异常鉴别则需要进行 DNA 分子检测[4]。与完全性葡萄胎的临床

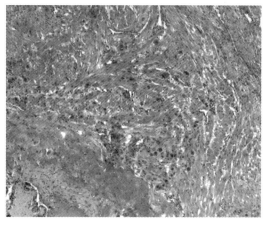

图 73-20（也见彩图） 完全性葡萄胎。胎盘床滋养细胞增生，左下方有个别绒毛（HE 染色）

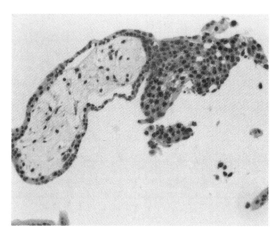

图 73-21（也见彩图） 正常绒毛的 p57 免疫组织化学染色表达状态

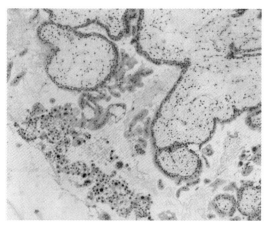

图 73-22（也见彩图） 完全性葡萄胎。p57 免疫组织化学染色表达状态

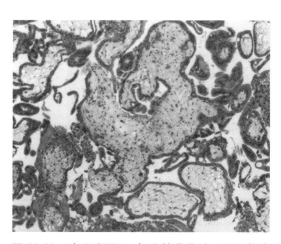

图 73-23（也见彩图） 部分性葡萄胎。可见轮廓不规则的绒毛，被覆的滋养细胞轻度增生，间质内有内陷的滋养细胞（HE 染色）

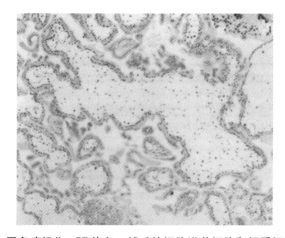

图 73-24（也见彩图） 上图免疫组化 p57 染色，绒毛的细胞滋养细胞和间质细胞，以及绒毛外滋养细胞（右上）均为阳性表达

病理比较见表 73-4。

表 73-4 完全性葡萄胎与部分性葡萄胎的比较

	完全性葡萄胎	部分性葡萄胎
术前诊断		
葡萄胎	+++	+/-
自发流产	++	++
忽略流产	+/-	+++
出血量	+++	+
毒血症	++	+/-
子宫大于预期	++	+/-
子宫小于预期	+/-	+/-
含胚胎组织	-	+
血 hCG 水平	+++	+/++
细胞遗传学	二倍体，父系（XX 或 XY）	三倍体，父系：母系 = 2：1（XXY 或 XXX）
持续性 GTD	10%～30%	0.5%～5.6%

GTD，滋养细胞疾病

（三）鉴别诊断

　　流产物中绒毛退变水肿时，送检物总量比葡萄胎少；绒毛体积增大不明显，也不伴有多灶或全周的滋养细胞增生，可与部分性葡萄胎区别，但免疫组化 p57 染色表达与其相同，需要进行分子检测予以证实。若仅为镜下证实的绒毛水肿，一般不诊断葡萄胎。另外，早期妊娠的绒毛表面的滋养细胞增生明显，但保留有正常极向，而且临床血清 hCG 增高不突出。

三、侵蚀性葡萄胎

　　侵蚀性葡萄胎（invasive hydatidiform mole）指水肿的绒毛位于肌层或血管腔内，多数继发于完全性葡萄胎，常见于子宫肌层、阔韧带、阴道、外阴和肺等部位。

第四节　滋养细胞瘤样病变的组织病理学

　　滋养细胞瘤样病变（trophoblastic tumor-like lesions）是良性病变，包括胎盘床超常和胎盘床结节或斑块。

一、胎盘床超常

　　胎盘床超常（exaggerated placental site/reaction）过去被称为"合体细胞性子宫内膜炎"，是胎盘床生理反应的超常表现，与正常妊娠、流产或葡萄胎有关。显微镜下，有胚胎、绒毛或蜕膜；虽然有广泛的滋养细胞浸润，但无结构的破坏，无出血坏死或融合的包块，核分裂象罕见。

二、胎盘床结节或斑块

胎盘床结节或斑块（placental site nodule or plaque）发生在生育年龄女性，因月经过多或不规则出血而就诊时发现，或在清宫术中意外发现。

病变单发或多发，位于绒毛膜或胎膜，界限清楚，由丰富的玻璃样变间质和散在浸润的中间型滋养细胞构成（图 73-25）。

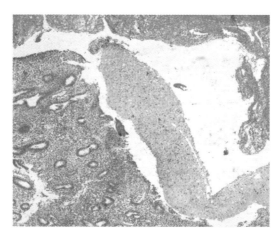

图 73-25（也见彩图） 胎盘床结节或斑块。流产后出现不明原因的不规则阴道出血，刮宫物中见有退化的蜕膜结节（HE 染色）

少数形态上介于典型的胎盘床结节与上皮样滋养细胞肿瘤之间者被称为"不典型胎盘床结节"，代表两者间的过渡阶段。

（郭丽娜）

参考文献

[1] 郭丽娜. 滋养细胞肿瘤的病理//向阳, 宋鸿钊滋养细胞肿瘤学. 第3版. 北京: 人民卫生出版社, 2011: 44-54.

[2] Shih I M, Mazur M T, Kurman R J. Gestational trophoblastic disease//Mills SE. Sternberg's diagnostic surgical pathology. [S. I.] Wolters Kluwer: Lippincott Williams & Wilkins. 2010: 2049-2070.

[3] Zhen H, Guo L, Wan X, et al. Unusual pathologic form of malignant gestational trophoblastic neoplasms with low serum B-hCG levels (Corresponding author) . Int J Chlin Exp Pathol, 2016, 9 (5): 6297-6706.

[4] Tsui-Lien Mao, Ie-Ming Shih. Advances in the diagnosis of gestational trophoblastic tumors and tumor-like lesions. Expert Opin Med Diagn, 2009, 3 (4): 371-380

[5] Kim K R, Park B H, Hong Y O, et al. The villous stromal constituents of complete hydatidiform mole differ histologically in very early pregnancy from the normally developing placenta. Am J Surg Pathol, 2009, 33 (2): 176-185.

第 *74* 章　妊娠滋养细胞疾病

妊娠滋养细胞疾病（gestational trophoblastic disease）是一组与异常妊娠相关的罕见疾病，主要包括葡萄胎、侵蚀性葡萄胎、绒毛膜癌、胎盘部位滋养细胞肿瘤及上皮样滋养细胞肿瘤。妊娠滋养细胞肿瘤（gestational trophoblastic neoplasia，GTN）是指胎盘的滋养细胞发生恶性变而形成的肿瘤，包括除葡萄胎外的所有滋养细胞疾病。

滋养细胞肿瘤区别于其他肿瘤的特点如下。

1. 组织来源：滋养细胞系来源于受精卵发育至囊胚期细胞分化所形成的滋养层，属胚外层细胞，而其他肿瘤多来自胚胎外胚层、中胚层和内胚层所发育而成的各器官。
2. 细胞成分：具有男性成分，属半异体细胞，滋养细胞肿瘤在体内生长具有同种异体移植的性能。
3. 免疫原性：异体细胞入侵应具有较强的抗原性，但至今为止未找到特异性抗原，滋养细胞也不受母体排斥。
4. 临床表现：此类肿瘤生长极快，具有较强的亲血管性生物学特征，很早即可通过血液转移，病情进展快。
5. 病程较清楚：几乎均继发于妊娠之后，发病时间可以追溯，容易观察病程变化的前过程。
6. 病理特点：有大量的核分裂象，肿瘤细胞增殖周期短。
7. 产生激素：可产生特异而敏感的肿瘤标志物——人绒毛膜促性腺激素（hCG）。
8. 对化疗极敏感：滋养细胞肿瘤是肿瘤中对化疗最敏感者。

第一节　滋养细胞疾病研究历史

国内外很早就有滋养细胞疾病的相关记载。相传在 3 000 多年前，我国就有女性生子 600 之说，当时称之为"奇胎"或"水泡状鬼胎"。在国外，希波克拉底于公元前 400 年将葡萄胎称为"uterine hydrops"。

此类疾病由于在临床、病理、病理生理和免疫学上均具有其相对独有的特征，受到了国内外学者的重视，目前主要的研究成果集中在以下三个方面：①明确了此类疾病的组织学来源；②证实了此类疾病能特异性地分泌绒毛膜促性腺激素，从而为早期诊断和疗效观察提供了指标；③有效化疗药物的使用为治愈此类肿瘤创造了条件。

公元 500 年，Amida 首先使用了 hydatid（水泡样）一词形容葡萄胎的绒毛。1827 年，有学者提出，葡萄胎的组织来源于绒毛膜；当时认为葡萄胎是绒毛膜基质黏液变性所致，故又称之为绒毛膜黏液瘤（myxoma chorio）。1877 年，Chiari 根据 3 例患者所见，认为是年轻女性新近妊娠后发生的一种不寻常的"子宫上皮癌"。1889 年，Sanger 发现该类肿瘤中有种细胞在形态上类似子宫蜕膜细胞，故认为其由子宫蜕膜细胞恶变而来，并称之为"恶性子宫蜕膜瘤"（deciduoma），属于肉瘤的一种。1893 年，Gottschalk 认为，滋养细胞是此类肿瘤的基本组成部分，它们同时也可引起蜕膜细胞发生恶性转化，故称之为"混合瘤"（mixed tumor）或"混合肉瘤"（mixed sarcoma）。1895年，Hubrech使用了trophoblast（tropho-，即滋养；blast-，即生长）一词形容滋养细胞在早孕期的重要作用。同年，Marchand准确地识别了绒癌，认为其是一种如Sanger提出的滋养细胞来源的上皮肿瘤，而非肉瘤，同时指出，葡萄胎的形成主要是绒毛上皮滋养细胞（合体滋养细胞和郎罕氏细胞）增生所致。1911年，Memorial医院的Ewing描述了各种滋养细胞疾病的形态学特征，并确定了沿用至今的专业术语：葡萄胎（hydatidiform mole，HM）、侵蚀性葡萄胎（invasive mole）和绒癌（choriocarcinoma）。1977年，美国国立卫生研究院（NIH）的Kajii和Ohama的工作带来了滋养细胞疾病遗传学研究的重大突破，他们发现，完全性葡萄胎的染色体均为父源的。1978年，Szulman和Surti报道了部分性葡萄胎的形态学和遗传学特征。1978年，Scully和Young对胎盘部位滋养细胞肿瘤（placental site trophoblastic tumor，PSTT）进行了形态学描述。PSTT原来被认为是一种相对无害的绒癌，但现已证实，与更具有侵蚀性的两种细胞组成的绒癌相比，PSTT是一种独特的由单细胞组成的肿瘤，现将之归类为胎盘部位病变，包括胎盘部位过度反应（exaggerated placental site reaction，EPSR）、胎盘部位滋养细胞结节（placental site trophoblastic nodule，PSN）、PSTT和上皮样滋养细胞肿瘤（epithelioid trophoblastic tumor，ETT）以及恶性PSN。

在20世纪中叶，对滋养细胞肿瘤没有较好的治疗方法，其国内外死亡率居高不下。因此，国外一位著名病理学家Ewing曾声称，"凡是绒癌无一例能活，能活的都不是绒癌"，认为绒癌是一种不治之症。但是，自从有效化疗药物被发现后，滋养细胞肿瘤已成为人类最早可以完全治愈的实体瘤之一，在恶性肿瘤治疗史上开辟了新的篇章。

现代GTN的化疗开始于1950年Memorial医院的病理学家M.C. Li的一个偶然发现：一名尿hCG升高的男性肝细胞瘤患者在甲氨蝶呤治疗后肿瘤消退。这提示了Roy Hertz领导的NIH内分泌小组进行了甲氨蝶呤对绒癌转移患者的治疗作用的研究。他们的第一篇报道在1957年发表于*Mil Med*。1965年，该小组的5年研究结果发表于*AJOG*，报道了甲氨蝶呤对转移绒癌患者有47%的治愈率。这项报道促使美国政府在全美投资建立了大量临床肿瘤研究中心，并使医学肿瘤学成为法定的亚专科。1963年，甲氨蝶呤被证实对未转移的GTN患者有效并可保留患者的生育功能。1965年，放线菌素D被证实对转移性及非转移性GTN均有良好疗效，尤其对甲氨蝶呤治疗失败的患者有效。1973年，Hammond首次推荐，对"预后不良"的患者，即高危GTN患者，进行联合化疗。在中国，早在20世纪50年代后期，以北京协和医院宋鸿钊院士为主的研究中心，使用大剂量6-MP和5-FU治疗GTN取得突破性成就，并经过反复摸索找到了药物有效治疗剂量窗口，大大增加了GTN患者的治愈率。

1959年，第一次国际滋养细胞疾病学术会议在纽约科学院举办。1964年，国际抗癌协会（IUCC）会议在菲律宾的Baguio City举办。1967年起，举办了多次罗切斯特滋养细胞会议（Rochester Trophoblast Conference），该会议相对于GTN而言更多讨论了胎盘相关的问题。1975年，在伦敦举办的会议获得了广泛参与并具有很高学术重要性。IUCC在香港发起了另一个会议，由Ho Kei Ma主办。WHO最终认识到了此项工作的重要性，于1982年在日内瓦召开了会议，会议修正了Ken Bagshawe预后评分系统并沿用至今。鉴于国际会议作为学术论坛在学术领域发展上的重要性，建立了国际滋养细胞疾病协会（International Society on Study of Trophoblastic Disease，ISSTD），并在JK Mati的资助下，于内罗毕召开第一次会议。之后，该会议每两年召开一次，在全世界的不同城市召开，会议内容发表于《生殖医学杂志》（*The Journal of Reproductive Medicine*）。另外，ISSTD现已出版自己的杂志*Trophoblastic*

Disease Update。1990 年，FIGO 癌症委员会接受了将 GTN 作为一种新肿瘤纳入妇科肿瘤的建议。现行的 FIGO 分期系统正是基于宋鸿钊于 1988 年于北京发表的先驱性的尸检相关研究报道。

第二节　葡萄胎

葡萄胎是一种良性滋养细胞疾病，故又称良性葡萄胎，是由绒毛滋养细胞不规则增生所致，是滋养细胞疾病中最常见的类型。葡萄胎以绒毛间质水肿变性和滋养细胞不同程度增生为特征，外观似许多水泡聚集如葡萄状，其病变局限于子宫腔内，不侵入肌层，也不发生远处转移。葡萄胎妊娠的发生率在不同的国家和地区差异较大。在亚洲，葡萄胎较多见尤其是在东南亚国家，发生率高达 2‰ 的妊娠；在欧洲和北美，葡萄胎的发生率通常小于 1‰ 的妊娠 [1-4]。近年来，亚洲国家葡萄胎的发生率似乎在减少，可能与经济和饮食的改善以及出生率下降相关。英国的一项调查认为，25～29 岁妊娠的葡萄胎发生率最低，15 岁以下妊娠的葡萄胎的发生风险增加 6 倍，40～45 岁妊娠的风险增加 3 倍，45～49 岁则增加 26 倍，年龄超过 50 岁时风险可增加至 400 倍。我国的流行病学调查表明，妊娠葡萄胎发生率以单次妊娠计算为 0.81‰，如以多次妊娠中一次葡萄胎计算则为 1∶1 238。根据大体标本和显微镜下特点、染色体核型分析以及临床表现，可将葡萄胎妊娠分为完全性葡萄胎（complete hydatidiform mole，CHM）和部分性葡萄胎（partial hydatidiform mole，PHM）两种类型。

一、病因学

葡萄胎的病因尚不清楚，与种族、年龄等相关，迄今有细胞遗传异常、营养不良、病毒感染、卵巢功能失调及免疫机制失调等学说。

1. 种族因素

由于葡萄胎多见于亚洲各国，有人认为其可能与种族有关。McCorristor 曾对住在同一地区不同种族女性中的滋养细胞疾病进行了调查，发现在滋养细胞疾病患者中，东方人占 72%，白种人仅占 14%，因此认为，滋养细胞疾病的发生存在着种族倾向性。

2. 营养因素

研究表明，叶酸和组氨酸的摄入不足以及饮食中胡萝卜素和动物脂肪的缺乏将导致葡萄胎的发生率增加。因此，对于葡萄胎高发地区的女性，可采用饮食补充胡萝卜素和维生素 A 等方法来预防葡萄胎的发生。

3. 感染因素

有研究显示，从葡萄胎和绒癌组织中可分离出一种滤过性病毒，又称为亲绒毛病毒。

4. 内分泌失调

葡萄胎的发生可能与卵巢功能衰退有关，因此认为，雌激素不足可能是引起葡萄胎的原因之一。

5. 遗传因素

近年来，有关遗传学方面的研究较多。细胞遗传学研究表明，在葡萄胎的发生中，染色体异常起着主要作用，其中，较为公认的是双精子受精学说和空卵受精学说。早在 1978 年，Szulman 和 Surti 就根据大体标本、镜下结构、染色体核型及临床表现将葡萄胎分为部分性葡萄胎（PHM）和完全性葡萄胎（CHM）两种类型。

（1）完全性葡萄胎

约占所有葡萄胎的80%，表现为绒毛水肿，滋养细胞增生，缺乏胎儿及羊膜组织；绝大多数完全性葡萄胎为46,XX父源性染色体的互补体，是由一个精子（23X）与一个空卵受精后核内DNA自身复制（约占CHM的75%）或空卵与双精子（或减数分裂失败的二倍体精子）受精（约占CHM的25%）而成，即其两个X来自父系；因其缺乏母源性染色体，故称为孤雄二倍体或孤雄完全性葡萄胎（androgenetic CHM，AnCHM）；另外，少数三倍体和四倍体完全性葡萄胎也有报道，其发生机制可能是正常单倍体卵子与三个精子或两个精子（其中之一是二倍体）结合。

（2）部分性葡萄胎

约占所有葡萄胎的20%，表现为正常绒毛与水肿的绒毛相混杂，局灶性滋养细胞增生，可能可以见到胚胎组织；部分性葡萄胎通常是三倍体，有69条染色体，有母系和父系来源，额外的单倍体是父系来源，故称为双雄三倍体；这可能产生于双精入卵（两个独立的精子使一个正常卵受精）或第一次减数分裂失败的精子使正常卵受精；在后一种情况，父源性染色体没有经过配子形成过程中的减数分裂，形成了46,XY精子，而正常精子与46,XX卵子受精不会产生葡萄胎。

绝大多数葡萄胎的根本性遗传学缺陷在于父源性基因组过多，在PHM和AnCHM中均能看到滋养细胞的过度增生，这是父源性基因过度转录表达的结果。而双雌三倍体（即遗传物质中仅一组染色体来源于父系，另外两组染色体均来自于母系）则与葡萄胎的发生无关，常常表现为异常的小胎盘和胎儿生长受限。畸胎瘤是孤雌来源的二倍体，常常被看做是AnCHM的对应物，其胚胎组织的发育十分常见，而缺乏胚胎外组织的分化。Barton等及Surani等曾用小鼠动物模型研究双亲遗传物质在受精卵发育中的作用，结果显示，孤雄受精卵在胚胎的早期即死亡，而胚胎外滋养细胞明显增生；雌核来源的受精卵则表现出相当正常的胚胎发育，而胚胎外组织发育不良。因此，推测，母源性遗传物质主要促进胚胎组织的发生，而父源性遗传物质则主要促进胚胎外组织的发生，失去母源性转录基因可能是导致AnCHM中无胚胎发育的原因。

有研究显示，p57^{KIP2}蛋白的异常表达在葡萄胎的发生中可能也起一定作用[5-6]。p57^{KIP2}蛋白是CDKN1C基因的表达产物，是一种循环依赖性激酶抑制剂（cyclin-dependent kinase inhibitor），可能在先兆子痫患者的胎儿生长中起负性调节作用。CDKN1C基因位于人类染色体11p15.5，是一个母源表达的印迹基因。CDKN1C基因突变时，p57^{KIP2}蛋白的表达缺失，使胚胎及其附属物出现过度生长现象。CDKN1C基因缺陷的小鼠表现为细胞的异常增殖，表明p57^{KIP2}蛋白在调节小鼠的滋养细胞生长中起一定作用。在人类，CDNK1C基因突变或p57^{KIP2}蛋白表达缺失时，胎盘有一些葡萄胎的病理特征，如绒毛水肿等，提示CDNK1C基因在葡萄胎的发生中可能起一定作用。

二、病理特征

1. 大体所见

完全性葡萄胎子宫腔全部被大小不等的水泡所填充，水泡小的如米粒大小，大的可达1～2 cm，水泡间有细蒂相连，形如葡萄样外观。充满液体的囊泡代表水肿的胎盘绒毛。而部分性葡萄胎除不等量的水泡之外，尚可见正常绒毛，还可见胚胎组织，如脐带、羊膜囊等。

2. 显微镜下表现

（1）完全性葡萄胎：①绒毛不同程度的水肿扩张；②间质血管稀少或消失；③滋养细胞

不同程度的增生。

（2）部分性葡萄胎：一般与胎儿存在有关。当胎儿死亡并发生退化时，胎儿结构的确认是困难的，在这种情况下，含有有核红细胞的绒毛毛细血管的存在是胎儿发育的象征。

3. 鉴别诊断

大多数葡萄胎患者在清宫之前依据临床表现常常被误诊为不完全性流产或稽留流产，早期清除的完全性葡萄胎常可表现为不典型形态学改变，而易被误诊为部分性葡萄胎或自然流产。部分性葡萄胎较为少见，大多数部分性葡萄胎患者也表现为阴道出血，其特征是多种绒毛形态共存，一些绒毛与完全性葡萄胎中所见的水肿性绒毛相同，但这些变化不如完全性葡萄胎中所见的变化那样显著，中心池也不太明显，滋养细胞增生呈局灶性表现，一般同时有胎儿存在，但当胎儿死亡并发生退化时，胎儿结构的确认有时较为困难。在这种情况下，绒毛毛细血管内有核红细胞的存在，是确认部分性葡萄胎的主要指征。同时，染色体核型分析也可作为鉴别诊断的有效手段。自然流产，尤其是那些与卵子萎缩相关者，可以存在无血管的水肿绒毛，并有滋养细胞增生，但非葡萄胎流产的绒毛水肿一般不明显，无液池，肉眼无法看到；滋养细胞增生通常为轻度，没有细胞异型性。此外，葡萄胎的滋养细胞增生还需要与妊娠极早期的滋养细胞正常增生状态相区别。在后一种情况，滋养细胞的增生呈极性形式，即按照植入的方向生长，而在葡萄胎中则见到杂乱的周边增生。

当完全性和部分性葡萄胎的区分较为困难时，细胞遗传学研究、流式细胞学检查及免疫细胞化学技术有助于鉴别。印迹基因 p57Kip2 的免疫组织化学染色可以帮助显示母系基因的存在，而排除完全性葡萄胎[5-6]。在完全性葡萄胎中，hCG 染色均匀一致，呈强阳性，而胎盘碱性磷酸酶仅为局灶阳性。部分性葡萄胎则显示出相反的染色特征。完全性葡萄胎和部分性葡萄胎的主要特点见表 74-1。

表 74-1　完全性葡萄胎和部分性葡萄胎的主要特点

特点	完全性葡萄胎	部分性葡萄胎
阴道出血	++++	++++
妊娠高血压综合征	++	++
甲状旁腺功能亢进症	+	少见
β-HCG>100 000 mIU/ml	+++	+
子宫增大	++	+
黄素囊肿	++	-
囊泡	普遍	局限
胎儿或胎膜	无	有
显微镜检查	绒毛普遍水肿肿胀，滋养细胞增生、间变，无胎儿血管	绒毛局限性水肿肿胀，局灶性滋养细胞增生，存在胎儿血管、绒毛扇状皱折及滋养层包涵体
免疫组化染色（p57^{KIP2}）	-	+
核型	46, XX/46, XY	69, XXY/69, XXX/69, XYY
潜在恶性	有	有

三、临床表现

妊娠期间阴道出血是葡萄胎患者的最常见症状，常发生于闭经后 1 ~ 2 个月，迟至 2 ~ 3 个月，反复发生阴道出血。妊娠剧吐和妊娠高血压综合征也是较常见的表现。极少数患者可出现甲状旁腺功能亢进症的症状，可能与葡萄胎组织产生游离的促甲状腺激素有关，也有人认为这是极高水平的 hCG 的结果。葡萄胎妊娠随着诊断水平的不断提高，其临床常见症状也发生了很大变化。在 20 世纪 60 ~ 70 年代，葡萄胎妊娠诊断时，子宫明显增大、贫血、妊娠剧吐以及先兆子痫的发生率分别为 51%、54%、26% 和 27%。随着阴道超声的应用和血 hCG 的精确测定，葡萄胎妊娠的早期诊断成为可能。由于诊断的时间提前，典型的症状和体征已不多见，子宫明显增大、贫血、妊娠剧吐以及先兆子痫的发生率仅分别为 28%、5%、8% 和 1%。

部分性葡萄胎较为少见，大多数部分性葡萄胎患者也表现为阴道出血。在清宫之前，很少能作出部分性葡萄胎的诊断，大多数患者清宫前的临床诊断为不完全性或过期流产。

四、辅助检查及其临床意义

1. hCG 测定

血或尿 hCG 的含量与体内滋养细胞活动情况有关。正常妊娠血清 hCG 测定呈双峰曲线，至妊娠 70 ~ 80 d 达到高峰，中位数多在 10 万 mIU/ml 以下，最高值可达 20 万 mIU/ml。葡萄胎患者血清 hCG 测定值常远高于正常妊娠，且持续不降。因此，临床可疑葡萄胎时，应连续测定血清 hCG，结合临床表现和其他诊断方法及时诊断。近年来，血 hCG 测定应用与 LH 无交叉的 β-hCG 亚单位作为指标，更为敏感、专一。

2. 超声检查

B 超检查是诊断葡萄胎的重要手段之一，B 超下可见子宫内充满无数小的低回声和无回声区，形如雪花纷飞，称之为"落雪征"。无胎体和胎盘反射。采用灰阶超声后，可以看到有细小水泡结构，使葡萄胎的诊断可以提早到孕 11 ~ 12 周。近年来，随着阴道超声探头的应用，使葡萄胎的诊断可以提早到妊娠 8 周左右。但是，在早期，超声检查可能不会出现完全性葡萄胎的典型"落雪征"，胎儿部分缺失，囊性外观胎盘和变形孕囊可能提示早期葡萄胎。

五、临床处理和治疗原则

葡萄胎的诊断应进一步进行血清 hCG 定量测定和 X 线胸片检查。后者是为了排除转移和为将来随访建立一个基础。葡萄胎一经诊断，应尽快予以清除。葡萄胎清宫应由有经验的妇科医师进行，特别是当子宫体积大于妊娠 16 周时，理想的情况是在超声引导下进行。

1. 葡萄胎妊娠的清除

（1）术前准备

1）详细了解患者的一般情况和生命体征：对于合并重度妊高征或心力衰竭者，应首先积极对症治疗，待病情平稳后予以清宫。

2）配血：保持静脉通路开放。

3）阴拭子培养：目的是一旦发生感染，可选择有效抗生素。

（2）术中注意

1）充分扩张子宫颈管：从小号依次扩至 8 号以上，以免在子宫颈管过紧情况下操作，以减少创伤。

2）尽量选用大号吸管：以免葡萄胎组织堵塞吸管而影响操作；如遇葡萄胎组织堵塞吸头，可迅速用卵圆钳钳夹，基本吸净后再用刮匙沿宫壁轻刮 2~3 圈。

3）出血多时：可予催产素，静脉点滴（10 U，加至 5% 葡萄糖液 500 ml 中），但应在子宫口已扩大，开始吸宫后使用，以免子宫口未开，子宫收缩，将葡萄胎组织挤入血管。④由于葡萄胎子宫极软，易发生穿孔，故第一次吸宫时，如果子宫较大，并不要求一次彻底吸净，而常在第一次清宫后 1 周左右行第二次刮宫术；一般不主张进行第三次刮宫，除非高度怀疑有残存葡萄胎必须再次刮宫时；目前主张对子宫大小小于妊娠 12 周者争取一次清宫干净。

（3）术后处理

1）仔细检查清除物的数量、出血量、葡萄粒的大小，观察术后阴道出血情况。

2）将子宫腔内吸出物与宫壁刮出物分别送病理检查，以评估滋养细胞增生程度。

2. 黄素化囊肿的处理

葡萄胎清除后，大多数黄素化囊肿均能自然消退，无需处理。但如果发生卵巢黄素化囊肿扭转，则需及时进行手术探查。如果术中所见卵巢外观无明显变化，血运尚未发生障碍，可将各房囊内液穿刺吸出，使囊肿缩小自然复位，不需手术切除。如果血运已发生障碍，卵巢已有变色坏死，则应切除病侧卵巢而保留健侧卵巢。

3. 子宫穿孔的处理

如果吸宫开始不久即发现穿孔，应立即停止阴道操作，必要时进行剖腹探查，并根据患者的年龄及对生育的要求决定剖宫取胎和子宫修补或切除子宫。如果在葡萄胎块已基本吸净后发现穿孔，则应停止操作，严密观察。如果无活动性子宫出血，也无腹腔内出血征象，可等待 1~2 周后再决定是否再次刮宫；如果怀疑有内出血，则应进行超选择性子宫动脉栓塞术或及早开腹探查。

4. 预防性化疗

预防性化疗不是常规的治疗方案。大多数葡萄胎可经清宫治愈，但仍有部分患者的葡萄胎可发展为侵蚀性葡萄胎。完全性葡萄胎恶变率约为 20%，然而，当存在某些高危因素时，恶变率将明显增加。例如，当血 hCG>10^6 mIU/ml、子宫体积明显大于停经月份或并发黄素化囊肿（直径 >6 cm）时，恶变率可高达 40%~50%。随着年龄的增长，恶变率也将增加。研究表明，当患者年龄大于 40 岁时，恶变率可达 37%，而当患者的年龄大于 50 岁时，56% 的患者的葡萄胎将发展为侵蚀性葡萄胎。有重复性葡萄胎的患者其恶变概率也将增加 3~4 倍。预防性化疗以单药方案为宜，可选用 5-FU、放线菌素 D 或甲氨蝶呤，用药剂量和方法与正规化疗相同。如果一疗程后患者的血 hCG 未恢复正常，应重复化疗疗程至血 hCG 完全正常为止。

六、葡萄胎恶变的早期诊断

葡萄胎妊娠属于良性滋养细胞疾病，但部分患者可以发生恶变。文献报道，完全性葡萄胎的恶变率为 15%~20%，部分性葡萄胎的恶变率为 0.1%~5%[7]；且恶变的早期诊断与及时化疗是治疗成功的关键。葡萄胎后发生的妊娠滋养细胞肿瘤（GTN）通常是通过监测血 hCG 得到的诊断，患者一般无症状。葡萄胎后 GTN 的 FIGO 诊断标准包括以下几点（符合其中一条即可诊断）：①在第 1、7、14、21 天测量血 hCG，hCG 升高超过 3 周或更长时间，呈平台状；②在第 1、7、14 天测量血 hCG，hCG 上升至少持续 2 周；③hCG 持续升高 6 个月以上；④有病理诊断。

1. hCG 监测

葡萄胎清除后，每周复查血 hCG，血 hCG 滴度呈对数下降。如符合上述 FIGO 的诊断标准时可诊断为 GTN，并可考虑化疗。

2. 影像学监测

自 20 世纪 50 年代起即有学者应用盆腔动脉造影术对滋养细胞肿瘤盆腔病灶进行评估，该技术可清楚地了解病灶的部位及侵蚀程度，有利于侵蚀性葡萄胎的早期诊断，但因该技术存在一定的创伤性及技术难度，其临床应用受到一定限制。20 世纪 80 年代开始，超声影像学开始用于滋养细胞肿瘤子宫病灶的诊断，特别是近些年来阴道超声的介入及彩色多普勒血流显像（CDFI）和脉冲多普勒（PD）的应用与发展，对于早期确定滋养细胞疾病的性质、判断化疗效果及预测疾病转归均有十分重要的价值。滋养细胞肿瘤有亲血管性特点，一旦病灶侵蚀子宫肌层，超声检查常可发现其广泛的肌层内肿瘤血管浸润及低阻性血流频谱，故即使葡萄胎清宫术后未到 12 周，超声检查已出现特征性的子宫肌层病变时，即可早期作出恶变的诊断，从而可以及时治疗。

3. 分子生物学监测

临床上对葡萄胎很少使用分子生物学监测。

（1）端粒酶活性测定

端粒是位于染色体末端的一段富含 G 的重复 DNA 序列，它在维持染色体的稳定、调节细胞衰老和死亡中起重要作用。正常情况下人类体细胞中测不到端粒酶活性。研究表明，侵蚀性葡萄胎及绒癌组织的端粒酶 RNA 基因表达及端粒酶活性显著高于正常妊娠绒毛及葡萄胎组织，因而端粒酶活性被认为是葡萄胎恶变的早期诊断的重要生物参数。

（2）金属蛋白酶测定

金属蛋白酶（matrix metalloproteinase，MMP）及其抑制物（tissue inhibitor of metalloproteinase，TIMP）对肿瘤的发生和转移起重要作用。滋养细胞肿瘤有很强的亲血管性，在葡萄胎转变为侵蚀性葡萄胎进而转变为绒癌的过程中，必定多次溶解血管内皮基底膜，而 MMP 能降解基底膜的Ⅳ型胶原，促进恶变及转移的发生。正常情况下，MMP 以酶原的形式与 TIMP 结合，TIMP 活性受到抑制，故 MMP 的过度表达可以作为预测葡萄胎恶变及早期诊断的重要指标之一。

七、随诊

葡萄胎清除后，血清 β-hCG 滴度呈对数级下降，因此，对患者应每周进行一次血清 β-hCG 监测。体外实验显示，100 000 个滋养细胞才能产生 1 mIU/ml 的 β-hCG。因此，当得到第一次正常血清 β-hCG 结果时，可能还有许多残留的滋养细胞存在；因此，在至少连续得到 3 次 β-hCG 正常值以后，还要至少 6 个月每月监测一次血 β-hCG。最近的研究显示，GTN 很少发生在 HCG 自然恢复到正常的患者，因此，现在推荐只需避孕 6 个月[7-8]。如果在 β-hCG 持续正常后，又发现 β-hCG 滴度上升，应做盆腔超声检查以除外再次妊娠。如果发生意外妊娠，也不需要终止妊娠。相关研究也表明，口服避孕药是安全的[9]。据报道，单次葡萄胎后复发的风险较低（0.6% ~ 2%），反复葡萄胎的发生占 2% 左右，而有两次葡萄胎妊娠的患者发生第三次葡萄胎妊娠的概率可达到 28%[10-12]。

八、葡萄胎的特殊类型

（一）异位葡萄胎

与正常妊娠一样，葡萄胎妊娠也可以发生于子宫内膜以外的其他部位，称为异位葡萄胎。异位葡萄胎发生率极低，文献中仅见个案报道，因其临床表现与宫外孕类似，术前常常被误诊为宫外孕。异位葡萄胎根据术中所见及术后病理检查方可明确诊断，有几点值得注意：①通常情况下，宫外孕由于着床部位供血不足，滋养细胞发育较差，其血 hCG 值一般低于正常部位妊娠；而异位葡萄胎的 hCG 值可以高于正常妊娠的，因此，如果根据临床表现诊断为宫外孕而血 hCG 值又异常升高，应考虑到异位葡萄胎的可能。②在宫外孕手术中应仔细检查绒毛，若发现绒毛呈葡萄状，应考虑到葡萄胎；因为输卵管黏膜层菲薄，滋养细胞易于植入输卵管基层，且不易完全清除，故不宜行保守性手术，而应以患侧输卵管切除为宜。③输卵管葡萄胎妊娠极易并发穿孔和出血，较易发展为绒癌，应长期随访。

（二）双胎之一葡萄胎妊娠（完全性葡萄胎和正常胎儿共存）

正常宫内妊娠和妊娠性滋养细胞疾病并存非常罕见，存在一系列诊断和治疗上的难题，其中以完全性葡萄胎和正常胎儿共存的双胎妊娠为多。胎儿和葡萄胎并存的发生率为 1/22 000～1/100 000，文献中已有 200 多例病例报道，但其发生率有可能将随着诱导排卵和辅助生育技术应用的增加而升高。仅仅依靠影像学检查很难将这种完全性葡萄胎和正常妊娠并存的情况与部分性葡萄胎进行鉴别，甚至终止妊娠后的病理学诊断也不一定准确。完全性葡萄胎和正常胎儿共存属于双胎妊娠，而部分性葡萄胎为单胎妊娠，后者由于胚胎染色体核型异常，即使有胎儿胎盘发育，胎儿也几乎不可能存活到妊娠的中晚期；而前者由于胎儿核型多为正常二倍体，常能维持其正常宫内发育。因此，正确的鉴别诊断对于决定临床处理十分重要。由于两种情况存在明显的遗传学差异，染色体核型分析可作为鉴别诊断的有效手段。近年来，已成功应用的产前诊断技术包括：染色体倍体分析，短阵重复序列 DNA 多态性分析，应用 X 和 Y 染色体以及常染色体探针在绒毛滋养细胞中进行的荧光原位杂交（FISH）等。

在正常妊娠和葡萄胎并存的情况下，胎儿的可存活性有赖于孕妇和胎儿等多重因素。对于正常妊娠和葡萄胎并存的患者是否继续妊娠，还必须充分考虑到患者的意愿、医疗条件以及胎儿存活的可能性，应强调遵循个体化处理的原则。对于选择继续妊娠的患者，应进行详细的产前咨询，以得到患者的理解与配合。研究表明，继续妊娠者发生产科并发症及持续性滋养细胞疾病的风险增加。一些严重的并发症，如出血、妊娠高血压综合征、胎膜早破等，将使妊娠被迫终止。最近一项出自英国 Charing Cross 医院的最大样本量的研究对 77 例正常妊娠和葡萄胎并存的患者进行了分析，其中 24 例患者选择终止妊娠，而在 53 例选择继续妊娠的患者中，2 例（4%）因为在孕 16～18 周时发生严重的妊娠高血压综合征而终止妊娠，23 例（46%）于孕 15～23 周发生自然流产，28 例（36%）胎儿存活到孕 24 周以后，这 28 例患者的平均孕龄为 35 周（25～41 周）。在来自约翰霍普金森大学的 Bristow 等进行的一项回顾性研究中，27 例正常妊娠和葡萄胎并存的患者在胎儿有存活力之前即进行了清宫术，另外有 7 例继续妊娠者获得了存活胎儿；在平均年龄、孕产次、临床症状、超声诊断葡萄胎的准确性、清宫时子宫的大小、是否存在先兆子痫和黄素化囊肿方面，有存活力胎儿组和无存活力胎儿组之间无显著性差异。有趣的是，持续性滋养细胞疾病在无存活力胎儿组的发生率为 68.4%，而在有存活力胎儿组只有 28.6%（$P=0.09$）。大部分研究认为，正常妊娠和葡萄胎并存的患者发展为持续性滋养细胞疾病的概率较高，可高达 50% 以上。但有学者对此持不同意见。Sebire 等对 77 例患者的临床结局进行的分析表明，无论是在早孕期终止妊娠者，还是继续妊娠者，发展为持续性滋养细胞疾病的风险均为 15%～20%，与单纯的完全性葡萄胎恶变概率相似。分娩正常胎儿的最大障碍是孕妇发生了诸如肿瘤旁分泌导致的内分泌紊乱，例如，妊娠高血压综合征，急性呼吸窘迫综合征（ARDS），溶血、转氨酶升高和血小板降低（HELLP 综合征），阴道出血，以及罕见的妊娠期间妊娠滋养细胞肿瘤的转移。实际上，很大一部分葡萄胎和正常的健康胎儿并存者可以获得胎儿存活的良好结局。有学者认为，在妊娠过程中如果双胎之一——完全性葡萄胎的体积明显增加以及血清 β-hCG 水平上升，则葡萄胎恶变的概率较大，应考虑终止妊娠；如果胎儿核型与发育均正常，妊娠过程中监测葡萄胎的体积变化不大，血清 β-hCG 水平无上升趋势，则在产科并发症控制满意的情况下多可获得较好的妊娠结局[13]。总之，对胎儿和葡萄胎共存的孕妇，应采用有效的产前诊断方法，对正常妊娠和葡萄胎共存与部分性葡萄胎进行鉴别。对于完全性葡萄胎和正常胎儿共存患者是否继续妊娠应采取个体化处理原则，应强调对继续妊娠者加强孕期产科并发症的监测，同时由于该类患者发展为持续性滋养细胞疾病的风险较高，在妊娠终止之后也应密切随访其血 β-hCG 水平，及时发现恶变患者并及早治疗。

（三）家族性复发性葡萄胎

家族性复发性葡萄胎（familial recurrent mole，FRM）是指在一个家系中有两名或以上家族成员反复发生（两次或以上）的葡萄胎，其最显著的特征是家族中的患者反复发生葡萄胎或自然流产，而几乎没有正常后代。到目前为止，文献报道的仅有 20 个家系，因此，很难估计其真正的发生率。研究表明，尽管绝大多数完全性葡萄胎（CHM）为孤雄起源——父源性完全性葡萄胎（androgenetic complete hydatidiform mole，AnCHM），但偶尔也可见到二倍体 CHM 的基因组中既有母源性遗传物质，又有父源性遗传物质，将其称为双亲来源的完全性葡萄胎（biparental complete hydatidiform mole，BiCHM）。BiCHM 也是二倍体核型，其与 AnCHM 不同的是仅有一套染色体来自父亲，另一套来自母亲（与正常妊娠类似），但却具有所有经典 AnCHM 的组织病理学特征，包括滋养细胞不同程度增生及异常绒毛间质，缺乏胚胎发育等，从组织学上 BiCHM 和 AnCHM 无法区分，两者的鉴别需要进行 DNA 分析进行。由于 BiCHM 与 AnCHM 在所有表型上（包括组织病理学和临床表现）有着惊人的相似性，正常印迹的失调、母源性遗传物质的表达沉默、父系转录基因的过度表达被认为很可能是 BiCHM 发生的原因。在临床表现方面，BiCHM 多表现为反复发生葡萄胎，很少有正常的妊娠结局，发生持续性滋养细胞疾病的概率明显高于 AnCHM[14]。

除了起源不同外，AnCHM 常见于散发病例，而 BiCHM 常与家族性复发性葡萄胎相关。Moglabey 等对多个姐妹发生一或多次葡萄胎的两个家系进行了研究，发现所有的葡萄胎组织均为 BiCHM，因而认为家族性复发性葡萄胎为 BiCHM。Fisher 等对同一女性患者的两次 BiCHM 组织的 22 对常染色体进行了微卫星多态性的测定，结果未发现一对常染色体为孤雄来源，这提示，葡萄胎的病理改变是由一个很小区域的孤雄来源所致；还有一种可能是，正常情况下因印迹而不转录的母系基因表达导致了该等位基因的双重表达。由于该患者与两名不同的性伴均发生了 BiCHM，故考虑 BiCHM 的根本性发病原因可能并不是葡萄胎组织的基因缺陷，而该患者体内存在某些基因缺陷，且这种缺陷可能与卵子正常印迹的建立和维持有关，即这种缺陷使卵子中的母源基因印迹无法建立和维持。尽管目前尚不清楚 FRM 的发病机制，有关对家系近亲婚配情况和遗传模式的综合分析提示，FRM 可能为常染色体隐性遗传病。但核型分析检查却发现，这些家系中患病的女性并没有染色体核型异常。目前认为，复发性葡萄胎的女性存在 NLRP7 和 KHDC3L 基因突变[15-17]。

（四）复发性葡萄胎的预防

有学者曾提出，对于复发性葡萄胎患者，可以考虑通过卵母细胞胞质内单精子注射（intracytoplasmic sperm injection，ICSI）、着床前胚胎遗传学诊断（preimplantation genetic diagnosis，PGD）的方法预防再次发生葡萄胎。其机制为：先采用单精子注射排除双精子受精的可能，以预防双亲三体的部分性葡萄胎（PHM）和双精子与空卵受精导致的AnCHM；然后，在孕卵植入前进行遗传学诊断，选择男性胚胎，从而预防空卵与单精子受精后自身复制导致的AnCHM。但是，当CHM为双亲来源时，卵子本身的缺陷在行体外受精（in-vitro fertilization，IVF）前就已经存在。因此，该方法仅适用于复发性PHM及AnCHM患者，而对复发性BiCHM者并无益处。

第三节　侵蚀性葡萄胎

侵蚀性葡萄胎（invasive mole），又称恶性葡萄胎（malignant mole）。侵蚀性葡萄胎与良性葡萄胎的不同之处是：良性葡萄胎的病变局限于子宫腔内，而侵蚀性葡萄胎的病变则已侵入子宫肌层或转移至近处或远处器官。在侵蚀性葡萄胎患者，子宫肌层内的葡萄胎组织继续发展，可以穿破子宫壁，引起腹腔内大出血；也可侵入阔韧带内形成子宫旁肿物；还可以经血运可转移至阴道、肺甚至脑部而造成不良预后。

一、病因学说

侵蚀性葡萄胎理论上讲均应继发于良性葡萄胎，但临床上也可因病史不详或对流产标本未做详细检查而未被发现。侵蚀性葡萄胎多发生于良性葡萄胎清除后一年以内，故患者的发病年龄与良性葡萄胎相似。葡萄胎转变为侵蚀性葡萄胎可能与以下两方面因素有关。

（一）免疫力降低

免疫力低下的患者排斥异体细胞的能力减弱。患者年龄较大易出现免疫力的下降。

（二）葡萄胎滋养细胞的侵蚀能力增强

如果子宫明显大于停经月份、血β-hCG滴度过高以及病理上以小葡萄为主等，均提示葡萄胎滋养细胞的侵蚀力增强。

二、病理特点

侵蚀性葡萄胎的病理特点为：葡萄胎组织侵蚀子宫肌层或其他部位。葡萄胎组织的肌层侵蚀可以是浅表的，也可以蔓延到子宫壁，导致穿孔并累及韧带和附件。由于这种病变的破坏性较强且绒毛较小，肉眼观并不总能看到葡萄状囊泡。

当绒毛和滋养细胞造成子宫肌层和子宫外组织器官的破坏性侵犯时，侵蚀性葡萄胎的组织病理学诊断即可成立。侵蚀性葡萄胎的水肿性绒毛比非侵蚀性葡萄胎的小，其直径为2~4mm。侵蚀性葡萄胎可累及子宫外器官，以阴道、外阴和肺最为常见。如果在任何被检查的部位（子宫或子宫外）不能确切辨认绒毛，则诊断绒毛膜癌才是恰当的；但是，为了避免将病变错误归类，应采取连续切片方法以尽可能确认绒毛。

三、临床表现

（一）阴道出血

阴道出血为侵蚀性葡萄胎的最常见症状。葡萄胎清宫后阴道有持续的不规则出血时应高度警惕侵蚀性葡萄胎的可能。

（二）腹痛和腹部包块

子宫病灶增大明显时，可出现下腹疼痛和腹部包块。若病灶穿出子宫浆膜层，则可引起腹痛加重，甚至穿孔后内出血休克。

（三）其他症状

血 hCG 过高者可伴有妊娠高血压综合征的症状。若出现痰中带血或咯血，应警惕肺转移的发生。脑转移患者可有剧烈头痛、恶心和呕吐，甚至偏瘫等神经系统症状。膀胱转移者可出现血尿。

四、诊断方法和临床意义

对于典型的侵蚀性葡萄胎，诊断一般不太困难。如果葡萄胎排出后，阴道不规则出血持续不断，血 hCG 持续 6 个月仍不能恢复至正常值，或一度正常后又转阳性，则在除外残余葡萄胎后即可诊断为侵蚀性葡萄胎。侵蚀性葡萄胎的病理诊断标准为：肉眼或镜下可见到葡萄胎组织侵入子宫肌层或血管，或转移灶中见到葡萄胎组织。

（一）血 hCG 测定

葡萄胎完全清除后，血 hCG 水平将逐渐下降。正常情况下，血 hCG 水平一般在葡萄胎清扫术后 8～12 周降至正常范围。如果超过 6 个月血 hCG 未降至正常，或下降后又上升，或血 hCG 持续平台期超过 3 周，则在除外残余葡萄胎的情况下应考虑到发生恶变的可能[18]。研究还表明，不同成分的 hCG 的含量高低也可作为预后判断的指标。如果葡萄胎患者的血清游离 β-hCG/hCG 比值较高，则恶变的可能性明显增加。

（二）影像学检查

侵蚀性葡萄胎具有亲血管性，一旦病灶侵蚀子宫肌层，则超声检查常可发现广泛的肌层内肿瘤血管浸润和低阻性血流频谱；因此，当葡萄胎清宫术后未到 2 个月而超声检查已出现特征性子宫肌层病变时即可早期作出恶变的诊断。胸部 X 线适合用于诊断肺转移，也可用于计算肺转移的数目以评估风险得分。CT 可以用来诊断肺、肝和脑等部位的转移。脑转移也可通过 CT 或 MRI 来诊断。

（三）盆腔动脉造影

侵蚀性葡萄胎的病理表现多为葡萄胎组织侵入子宫肌层，破坏血管，并在肌壁间形成较大的血窦，故盆腔动脉造影常可表现其特殊的征象，该技术可以用以清楚地了解病灶的部位及侵蚀程度，不仅有利于疾病的早期诊断，而且对判断化疗效果及预测病变转归均有十分重要的价值。

五、鉴别诊断

侵蚀性葡萄胎应与胎盘植入异常（如植入胎盘）、超常胎盘部位反应、残余葡萄胎以及绒毛膜癌相区别。胎盘植入的主要特征是缺乏底蜕膜，绒毛直接黏附于子宫肌层，且绒毛没有侵蚀性葡萄胎特有的水肿性变化特征。超常胎盘部位反应与侵蚀性葡萄胎有时难以区别，尤其是当侵蚀性葡萄胎的绒毛很少时；超常胎盘部位反应的特征为：由中间滋养细胞和合体滋养细胞对子宫内膜和子宫肌层形成广泛的滋养层侵蚀。葡萄胎清宫不全可导致子宫复旧不好及持续不规则出血，超声检查及再次刮宫有助于鉴别早期葡萄胎和残余葡萄胎。

六、治疗

见绒毛膜癌。

七、预后

在发现有效化疗药物之前，侵蚀性葡萄胎的死亡率达 25%。自 20 世纪 50 年代后期证实大剂量甲氨蝶呤能有效治疗侵蚀性葡萄胎以及随后发现了一系列有效化疗药物起后，侵蚀性葡萄胎患者已基本无死亡。研究表明，患者年龄、发病潜伏期、血 hCG 滴度以及临床期别均是影响其预后的重要因素。

第四节　绒毛膜癌

绒毛膜癌（choriocarcinoma），简称绒癌，是一种高度恶性的滋养细胞肿瘤。其特点是：滋养细胞失去了原来的绒毛或葡萄胎的结构，散在地侵入子宫肌层，不仅造成局部严重破坏，而且可转移至身体其他部位[6]。绝大多数绒癌继发于正常或不正常的妊娠，称为妊娠性绒癌，主要发生于育龄女性，是由妊娠滋养细胞恶变所致。少数绒癌发生于未婚或绝经后女性，甚至男性，这种类型常和卵巢或睾丸的恶性肿瘤（如内胚窦瘤、未成熟畸胎瘤等）同时存在，称为"非妊娠性绒癌"或"原发性绒癌"。本节主要讨论妊娠性绒癌。

一、流行病学及发病机制

绒癌在欧美国家极为罕见，一般认为，每 15 万次分娩中有一次发病。而在我国及东南亚国家，绒癌的发病率较高，大多数妊娠性绒癌继发于葡萄胎妊娠。有研究显示，其先行妊娠为葡萄胎者占 57%，继发于流产者占 17%，发生于正常妊娠者占 26%，也有极个别的绒癌与异位妊娠有关。

绒癌的发病机制尚不十分清楚。因为恶性细胞常存在染色体变异，所以绒癌的核型分析也多有变异。这些异常包括染色体数目变化，染色体结构部分缺失、插入或重排等。应用限制性片段长度多态性（restriction fragment length polymorphism，RFLP）DNA 分析有助于阐明绒癌的发病机制，同时也能区别妊娠性绒癌与非妊娠性绒癌。应用 RFLP 技术分析得知，来源于葡萄胎的绒癌仅含有父源性 DNA，而来源于正常妊娠的绒癌则含有父源和母源两者的 DNA；当只含有母源性 DNA 时，可认为是非妊娠性绒癌或原发性绒癌。

二、病理特点

绒癌的表现为：滋养细胞高度增生并大片侵犯子宫肌层和血管，伴有明显和广泛的出血坏死，常伴有远处转移，显微镜下见不到绒毛结构或阴影。

三、临床表现

1. 前次妊娠史

绒癌可继发于正常或不正常妊娠，故前次妊娠史可为葡萄胎，也可为流产、足月产或异位妊娠。前次妊娠之后至发病其间隔时间不定，有的妊娠开始即可发生绒癌，中间无间隔期，也有报道间隔可长达 18 年。

2．临床症状和体征

常见症状为葡萄胎、流产或足月产后出现阴道持续不规则出血，有时也可有一段时间正常月经之后再出现闭经，然后发生阴道出血。如果绒癌发生了远处转移，则因转移部位不同而有不同的症状，如阴道转移瘤破裂者可发生阴道大出血，发生肺转移者可出现咯血、胸痛及憋气等症状，发生脑转移者可表现出头痛、呕吐、抽搐、偏瘫甚至昏迷等。长期阴道出血者可发生严重贫血，肿瘤在体内破坏并消耗大量能量，也可使患者极度衰弱，出现恶病质 [7]。

妇科检查时可发现阴道有暗红色分泌物，子宫增大、柔软、形状不规则；有时可发现子宫旁两侧子宫动脉有明显搏动，并可触到像猫喘样的血流漩涡感觉，这一征象是因为子宫旁组织内有转移瘤或动静脉瘘的形成。

四、诊断要点

（1）凡是产后、流产后尤其是葡萄胎后阴道持续性不规则出血，子宫复旧不好，且血 HCG 持续异常，就应想到绒癌的可能。

（2）血 hCG 测定：一般足月产或流产后血 hCG 在 1 个月内转为阴性，葡萄胎完全排出后 6 个月 hCG 也应转阴。如果超过上述时间血 hCG 仍未正常，或一度正常后又转为阳性，在除外胎盘残留、不全流产或残余葡萄胎的情况下，应考虑绒癌的可能。

（3）在有上述临床病史的情况下，胸部 X 线检查发现肺部转移阴影或出现其他脏器转移者，应考虑绒癌的可能。

（4）盆腔动脉造影有异常表现者：绒癌患者盆腔动脉造影常见的表现有：①子宫动脉扩张、扭曲，子宫肌壁血管丰富，病灶部位出现多血管区；②子宫肌层动静脉瘘出现；③造影剂大量溢出血管外，形成边缘整齐均匀的"肿瘤湖"征象；④造影剂滞留，呈头发团样充盈，又称肿瘤着色 [19]。

（5）彩色多普勒超声显像：由于滋养细胞肿瘤具有极强的亲血管性，一旦病灶侵蚀子宫肌层，彩超检查常可发现广泛的肌层内肿瘤血管浸润和低阻性血流频谱。

（6）绒癌的病理诊断标准：在子宫肌层或其他切除的器官有大片坏死和出血，在其周围可见大片生长活跃的滋养细胞，并且肉眼及镜下均找不到绒毛结构；这些也可作为鉴别绒癌与侵蚀性葡萄胎的标准。

（7）在得不到子宫或其他转移器官的标本供病理检查时，临床上可根据以下两点初步鉴别绒癌和侵蚀性葡萄胎：①根据末次妊娠性质：凡是于流产或足月产后发生恶变的，临床诊断为绒癌；②根据葡萄胎排出的时间：凡葡萄胎排出后在 1 年之内者诊断为侵蚀性葡萄胎，超过 1 年者诊断为绒癌。

五、临床分期及预后评分标准

在我国，宋鸿钊教授根据妊娠滋养细胞肿瘤的发展过程，于 1962 年提出了解剖临床分期（表 74-2），后者于 1985 年由 WHO 推荐给国际妇产科联盟（FIGO），修改后于 1992 年正式被采纳为国际统一临床分期标准（表 74-3）。目前国内大多采用宋鸿钊教授提出的临床分期标准，该标准基本能反映 GTN 的发展规律和预后。1976 年，Bagshawe 首先提出了主要与肿瘤负荷有关的预后评价指标，随后 WHO 对 Bagshawe 的评分标准进行了修改，并于 1983 年提出了一个改良的预后评分标准（表 74-4）。该评分标准根据累计总分将患者归类为低危、中危或高危三组，并依此指导化疗方案的选择和预后判断。但由于 FIGO 分期（1992 年）和 WHO 预后评分系统（1983 年）在临床实际应用过程中存在一定程度的脱节，临床医师常不能有机地将它们结合起来。国际滋养细胞肿瘤学会（ISSTD）于 1998 年提出了新的妊娠滋养细胞肿瘤（gestational trophoblastic tumor，GTT）分期与预后评分修改意见，并提交 FIGO讨论，FIGO 于 2000 年审定并通过了新的分期及预后评分标准（表 74-5 和 74-6）。新的 GTT

表 74-2　宋鸿钊教授提出的妊娠滋养细胞肿瘤的临床解剖分期

期别	定义
I	病变局限于子宫
II	病变超出子宫但局限于生殖器官
IIa	病变转移至子宫旁组织或附件
IIb	病变转移至阴道
III	病变转移至肺，伴有或不伴有生殖道转移
IIIa	病变转移瘤直径小于 3 cm 或片状阴影不超过一侧肺的一半
IIIb	病变转移灶超过上述范围
IV	病变转移至脑、肝、肠、肾等其他器官

表 74-3　FIGO 妊娠滋养细胞肿瘤临床分期（1992）

期别	定义
I	病变局限于子宫
Ia	无高危因素
Ib	有一个高危因素
Ic	有两个高危因素
II	病变超出子宫但局限于生殖器官（子宫旁、阴道）
IIa	无高危因素
IIb	有一个高危因素
IIc	有两个高危因素
III	病变转移至肺，伴有或不伴有生殖道转移
IIIa	无高危因素
IIIb	有一个高危因素
IIIc	有两个高危因素
IV	病变转移至脑、肝、肠、肾等其他器官
IVa	无高危因素
IVb	有一个高危因素
IVc	有两个高危因素

高危因素：①hCG＞100 000 mIU/ml；②妊娠中止至化疗开始间隔＞6 个月

表 74-4　WHO 滋养细胞肿瘤预后评分标准（1983）

预后因素	计分（分）			
	0	1	2	4
年龄（岁）	<39	>39		
末次妊娠	葡萄胎	流产	足月产	
妊娠中止至化疗开始的间隔（月）	<4	4~6	7~12	>12
hCG（IU/L）	$<10^3$	$<10^4$	$<10^5$	$>10^5$
ABO 血型		O 或 A	B 或 AB	
肿瘤最大直径（cm）	<3	3~5	>5	
转移部位		脾、肾	胃肠道、肝	脑
转移瘤数目		1~3	4~8	>8
曾否化疗			单药化疗	多药化疗

总计分：0~4 为低危；5~7 为中危；≥8 为高危

表 74-5　FIGO 滋养细胞肿瘤解剖分期标准（2000）

期别	定义
I	病变局限于子宫
II	病变超出子宫但局限于生殖器官（子宫旁、附件及阴道）
III	病变转移至肺，伴有或不伴有生殖道转移
IV	病变转移至脑、肝、肠、肾等其他器官

表 74-6　FIGO 滋养细胞肿瘤预后评分标准（2000）

预后因素	计分（分）			
	0	1	2	4
年龄（岁）	<40	≥40		
末次妊娠	葡萄胎	流产	足月产	
妊娠中止至化疗开始的间隔（月）	<4	4~7	7~13	≥13
hCG（IU/L）	$<10^3$	$10^3~10^4$	$10^4~10^5$	$≥10^5$
肿瘤最大直径（cm）		3~5	≥5	
转移部位		脾、肾	胃肠道	脑、肝
转移瘤数目[*]		1~4	5~8	>8
曾否化疗			单药化疗	多药化疗

总计分：0~6 分为低危；≥7 分为高危

[*]肺内转移瘤超过 3 cm 者予以计数

分期标准的基本框架同宋鸿钊教授提出的解剖分期标准的框架，分为Ⅰ期、Ⅱ期、Ⅲ期和Ⅳ期，删除了原有的 a、b、c 亚期，但以修改后的 FIGO 评分替代。修改后的评分标准与原WHO 评分系统的区别为：ABO 血型作为危险因素被去掉，肝转移的计分由原来的 2 分上升至 4 分；总计分<6 分者为低危患者，≥7 分者为高危患者，删除了原来 WHO 评分系统中的中危计分，因为中危患者也需进行联合化疗，故中危因素不再单独列出；临床诊断时应结合解剖分期与预后计分，如果一患者为绒癌脑转移，预后评分为 16 分，则诊断时应标注为绒癌Ⅳ：16。新的 GTT 分期与评分系统更加客观地反映了 GTN 患者的实际情况，在疾病诊断的同时可以更加简明地指出患者除分期之外的病情轻重及预后危险因素。一些期别较早的患者可能存在较高的高危因素，而一些期别较晚的患者可能仍属于低危组。诊断时新的分期与评分系统的结合更有利于患者治疗方案的选择及对预后的评估。

六、治疗方案及其原理

在发现有效化疗药物之前，一旦诊断为绒癌，均采用子宫切除术的方法治疗，但疗效极差，除少数病变局限于子宫的患者能存活外，有转移者几乎全部难以治愈。自 20 世纪 50 年代起，首先证实了大剂量甲氨蝶呤能有效治疗恶性滋养细胞肿瘤，随后又发现了一系列有效化疗药物，其后绒癌的治愈率明显提高，并从此开创了以化疗为主、手术及放疗为辅的治疗绒癌的新纪元。

（一）化学药物治疗

绒癌曾被认为是人类恶性程度最高的实体瘤之一，在应用有效化疗药物治疗之前，其死亡率高达 90% 以上。直到 20 世纪 50 年代后期，全世界有三个医疗中心不约而同地分别对恶性滋养细胞肿瘤开展了大剂量的化学药物化疗，并先后获得突破性的成果，使绒癌成为人类第一个通过化疗得到根治的肿瘤。北京协和医院就是这三个医疗中心之一，该院宋鸿钊教授等经过大量的科学研究和艰苦探索，找到了有效的化疗药物和科学的给药方法，这就是目前仍广泛应用的大剂量化疗方案[20]。

1. 常用化疗药物

自 20 世纪 50 年代后期学者们发现了几种有效的化疗药物之后，绒癌的治疗疗效有了明显的提高。国外最早试用成功的是甲氨蝶呤（methotrexate，MTX），我国最早试用成功的是 6- 巯嘌呤（6-mercaptopurine，6-MP）。为解决药物过量的毒副反应及耐药问题，学者们随后又找到了 5- 氟尿嘧啶（5-fluorouracil，5-FU）、放线菌素 D、硝卡芥（nitrocaphane，AT-1258）等一系列化疗药物。单药或联合应用均可取得明显疗效。用于治疗恶性滋养细胞肿瘤的常用化疗药物的作用机制及其主要毒副反应见表 74-7。

2. 单药化疗

单药化疗主要用于病灶局限于子宫和低危转移性滋养细胞肿瘤患者。常用的方案如下：

（1）甲氨蝶呤 - 四氢叶酸（MTX-FA）方案，第 1、3、5、7 天；甲氨蝶呤，50 mg，肌注；亚叶酸钙，15 mg，口服，甲氨蝶呤注射 24 h 之后，即第 2、4、6、8 天；8 日一个疗程，每 2 周重复。

（2）甲氨蝶呤，0.4 mg/kg（最多 25 mg），静脉注射或肌注，5 d，每 2 周 1 次。

（3）放线菌素 D，脉冲给药，1.25 mg/m²，静脉注射，每 2 周 1 次。

（4）放线菌素 D，0.5 mg，静脉注射，5 d，每 2 周 1 次。

（5）5-FU，每天 28～30 mg/kg，溶于 500 ml 5% 葡萄糖溶液，均速静脉点滴 8 h，8～10 d 为一个疗程，疗程间隔为 2 周。

表 74-7　治疗恶性滋养细胞肿瘤的常用化疗药物及其主要毒副作用

药物类型	药物名称	作用机制	主要毒副反应
烷化剂	环磷酰胺（CTX）	通过与细胞内大分子呈共价结合而发挥作用，属于细胞周期非特异性药物（CCNSA）	骨髓抑制 出血性膀胱炎
	硝卡芥（AT1258）		骨髓抑制
	异环磷酰胺（IFO）		出血性膀胱炎
抗代谢药物	6-巯嘌呤（6-MP）	为生理代谢物（嘌呤、嘧啶、叶酸等）的结构类似物，其作用是通过干扰正常代谢物的功能，影响核酸合成。其作用机制是抑制与正常代谢合成有关的酶类，属于细胞周期特异性药物（CCSA）	骨髓抑制
	5-氟尿嘧啶（5-FU）		骨髓抑制 胃肠道反应
	氨甲喋呤（MTX）		骨髓抑制 肝肾毒性
抗癌抗生素	放线菌素 D（dactinomycin）	作用于 DNA-RNA-蛋白质合成过程的不同环节而起作用，为 CCNSA	骨髓抑制，尤以血小板为甚
	博来霉素（BLM）		肺纤维化
植物碱类	长春新碱（VCR）	作用于微管蛋白，破坏纺锤体的形成，干扰核分裂，为 CCSA	神经毒性
	依托泊苷（etoposide）		骨髓抑制
铂类化合物	顺铂（DDP）	与 DNA 产生链间交联与链内交联，破坏 DNA 的模板信息复制，抑制 DNA 合成，大剂量时也可抑制 RNA 及蛋白质的合成，为 CCNSA	肾及神经系统毒性 骨髓抑制
	紫杉醇（paclitaxel）	与细胞微管蛋白结合，促进微管聚合抑制解聚，阻断有丝分裂，抑制肿瘤生长	骨髓抑制 过敏反应 心血管反应

对于低危 GTN 患者，化疗方案推荐使用甲氨蝶呤或放线菌素 D 单药方案治疗。2012年，循证医学系统评价了包括 513 例患者的 5 项随机对照试验研究的结果，显示放线菌素 D（Act-D）似乎优于甲氨蝶呤（甲氨蝶呤）（RR=0.64，95% CI 为 0.54～0.76），显示甲氨蝶呤治疗失败比放线菌素 D 治疗失败更多（RR=3.81，95% CI 为 1.64～8.86）[21]。

如果对第一个单药治疗反应良好，hCG 平台在治疗期间仍高于正常水平，或者由于药物毒性妨碍了足够剂量或治疗频率，则可改为另一种单药化疗。如果对单药化疗反应不佳，hCG 水平显著升高，转移灶进展，或对替换的单药化疗抵抗，应进行多药联合化疗。有研究表明，当 hCG＜100 IU/L 或 300 IU/L 时，改用放线菌素 D 单药化疗会有良好的反应，否则需要进行多药联合化疗[22-24]。

3. 联合化疗

对于肿瘤出现多处转移或 FIGO 预后评分为高危的患者，应采用两种或两种以上的药物进行联合化疗。以 5-FU 为主的联合化疗方案可作为首选联合化疗方案。研究表明，长春新碱+5-FU 联合放线菌素 D 和（或）依托泊苷的化疗方案（FAV 或 FAEV）治疗高危患者，治愈率可达 80% 以上[25-26]。有研究显示，对于初治的 GTN Ⅳ 期患者，使用 FAEV 方案缓解率也可以达到 80%[27]。1984 年，Bagshawe 首先提出了 EMA/CO 方案（依托泊苷、甲氨蝶呤、放线菌素 D、环磷酰胺及长春新碱）用于治疗高危及耐药的滋养细胞肿瘤患者。对于高危及耐药患者，采用 EMA/CO 方案治疗的完全缓解率可达 85%，5 年总生存率为 75%～90%[28-30]；但对于合并肝和（或）脑转移的患者结局较差。如果患者对以 5-FU 为主的联合化疗或 EMA/CO 方案发生耐药，也可采用以顺铂等药物联合化疗方案治疗，以提高缓解率。近年来，临床医师也在不断寻找一些新的化疗药物及方案治疗耐药性滋养细胞肿瘤患者。Van Besien 等报道，采用超大剂量联合化疗方案（异环磷酰胺、卡铂、依托泊苷）及自体造血干细胞移植治疗耐药患者取得了满意效果。紫杉醇作为新一代植物碱类抗肿瘤药，对耐药性 GTN 患者的治疗也有成功的报道，但多数为个案或少数病例，其确切疗效尚有待进一步临床验证。

对于合并严重疾病的患者，给予标准化疗可能会引起严重的骨髓抑制，导致出血、败血症，甚至多器官衰竭，对此可通过使用较低剂量和减少使用频率的方案来避免；如依托泊苷 100 mg/m^2，顺铂 20 mg/m^2，第 1 天和第 2 天，每周重复，治疗 1～3 周后再开始应用常规的化疗方案[29]。

对于 HCG 正常后的低危妊娠滋养细胞肿瘤患者，建议巩固化疗 2～3 个周期；对于高危患者，建议巩固 4 个周期化疗，以减少复发的机会[23,31]。

（二）手术治疗

在进行有效化疗之前，恶性滋养细胞肿瘤的治疗主要为手术切除子宫，但效果极差。自证明大剂量化疗能有效治疗该肿瘤后，手术就逐步居于治疗的次要地位。然而，在某些情况下，手术治疗仍有十分重要的价值，其主要适应证如下：①当原发病灶或转移瘤大出血（如子宫穿孔、肝脾转移瘤破裂及颅内出血等）时，如其他措施无效，常需立即手术切除出血器官，以挽救患者生命[32]；②对于年龄较大且无生育要求的患者，为缩短治疗时间，经过几个疗程化疗，病情稳定后，可考虑进行子宫切除术；③对于子宫或肺部病灶较大，经过多个疗程化疗后，血 HCG 已正常，而病变消退不满意者，也可考虑手术切除[33]；④对于一些耐药病灶，如果病灶局限（如局限于子宫或局限于一叶肺内），也可考虑在化疗的同时辅以手术切除；⑤对于子宫或（和）其他部位病灶持续存在的患者，在给予积极化疗的同时，联合子宫手术（子宫切除术或子宫病灶切除术）或肺、脑以及肝内孤立性耐药病灶的转移灶切除术，可以进一步改善患者的预后。

北京协和医院的学者分析了化疗联合手术治疗耐药性 GTN 患者的临床资料，结果显示，完全缓解率为 76.2%。影响手术治疗效果的因素为年龄、末次妊娠性质、术前血 β-hCG 水平以及疾病的转移部位等。年龄≥35 岁、末次妊娠性质为非葡萄胎、有生殖道和肺以外的转移、术前血 β-hCG 水平＞10 U/L 通常预示治疗效果不良；对于这些患者，应谨慎选择联合手术治疗。另外，手术治疗失败与手术时存在非手术部位的隐匿性转移灶有关。因此，准备手术治疗时应进行全面的评估，尤其是对初始治疗时存在非手术部位转移灶的患者。

另外，关于复发性 GTN 患者的临床资料分析表明，单纯化疗者获得完全缓解后的再次复发率明显高于化疗联合手术治疗者（50% 和 17.4%），且其治愈率也明显低于化疗联合手术治疗者（64.3% 和 81.8%）。因此，在应用多药联合化疗的同时，对于有手术指征的患者，联合手术治疗不仅可以提高复发后患者的治愈率，而且可以降低再次复发率，使患者达到持续缓解的最终目的。

值得注意的是，手术时机的选择至关重要，只有在血 β-hCG 水平正常或接近正常时进行手术才能获得满意的治疗效果。这是由于血 β-hCG 水平越高，体内的活性滋养细胞越多，发生远处迁徙、种植与转移的机会越大；再加上这些患者都是耐药或复发患者，术后辅助化疗可能已经无法控制病情的进展而导致手术后疾病进展。因此，为获得较好的治疗效果，手术时机最好选择在血 β-hCG 水平≤10 U/L 时进行。

（三）放疗

在应用有效化疗药物之前，放疗也常用来治疗绒癌的肺或阴道转移。然而，随着化疗药物治疗的长足进步，放疗对于绒癌的价值已日渐局限。但在某些情况下，放疗仍有一定的作用，特别是对顽固性耐药病灶、预防转移灶出血及减轻疼痛等方面疗效尚可。有文献报道，对脑转移及肝转移患者采用全脑或全肝照射，约有 50% 的患者可获痊愈。

（四）选择性动脉插管介入治疗

随着介入性放射技术的不断发展，选择性动脉插管灌注化疗或动脉栓塞治疗已开始应用于滋养细胞肿瘤的治疗。

由于是动脉内注入化疗药物，药物直接进入肿瘤供血动脉，肿瘤内药物浓度比一般周围静脉给药高得多，可明显提高疗效，尤其是对于肿瘤细胞增殖较快的滋养细胞肿瘤。采用保留动脉插管持续灌注的方法能有效提高时间依从性抗代谢药物的疗效，特别是对需要保留生育功能的患者疗效显著。

选择性动脉栓塞术可用于治疗滋养细胞肿瘤导致的腹腔内出血或子宫出血。进行动脉造影能很快明确出血部位。选择性动脉栓塞术可准确地阻断出血部位血供而达到止血目的，该手术操作时间短、创伤小，对绒癌子宫出血患者在保守疗法无效时，可考虑进行以达到保留生育功能的目的。对于肝脾转移瘤破裂大出血患者，子宫动脉栓塞术也是一种有效的应急措施，可使某些无法承受手术的患者获得治疗机会。北京协和医院近 10 年来对 30 例滋养细胞肿瘤原发灶或转移灶破裂大出血的患者进行了急诊选择性肿瘤供血动脉栓塞术，以及术后联合全身化疗，结果是所有患者的出血均得到了及时和有效的控制，4 例患者治愈后再次妊娠并足月分娩。上述经验表明，选择性动脉栓塞术治疗滋养细胞肿瘤原发灶及转移灶大出血是安全有效的方法，尤其是对有生育要求的女性，既可以达到保留子宫的目的，也有利于随后化学药物的治疗。

七、预后

自从绒癌的治疗有了有效的化学药物，绒癌的预后发生了根本性改变，其死亡率已由过去的 90% 以上逐步下降到不足 10%，使其成为最早可治愈的癌症之一。虽然绒癌的治疗疗效得到了极大的改善，但以下因素仍对其预后具有十分重要的影响：①患者年龄，年龄对预后有一定的影响，大于 40 岁者其预后比小于 40 岁者差；②末次妊娠性质，绒癌来自于葡萄胎者其预后好于来自于流产及足月产者；③发病至诊断明确的间隔时间，诊断越早，治疗越及时，其预后越好，反之则预后较差；④血 hCG 水平，血 hCG 水平越高，说明肿瘤细胞增殖分裂越活跃，侵蚀能力越强，恶性程度越高；⑤肿瘤病灶大小，无论原发灶还是转移灶，肿瘤病灶直径越大，预后越差；⑥转移瘤部位及数目，发生脑、肝转移者预后最差，其次是发生胃肠道及脾、肾转移者；转移瘤数目越多，治疗效果越不令人满意；⑦是否曾经进行过化疗，曾接受过化疗者，发生化疗药物耐药的可能性较大，对患者的预后也将产生不良影响。

总之，为进一步提高恶性滋养细胞肿瘤的治疗疗效，改善患者预后，对其应做到早期诊断与及时正规的化疗。

八、妊娠滋养细胞肿瘤（GTN）治疗后再次妊娠时间

GTN 治疗后，应定期监测 hCG 至少 12 个月并进行可靠避孕。虽然某些患者可能需要

心理咨询和性心理咨询，但是 GTN 患者治愈后对其将来的生育、妊娠和后代没有影响。

第五节　胎盘部位滋养细胞肿瘤

胎盘部位滋养细胞肿瘤（ placental site trophoblastic tumor，PSTT ），又称胎盘原位绒癌，是一种罕见的滋养细胞肿瘤。1981 年，Scully 等首先对这一肿瘤进行了报道并给予了命名。PSTT 占 GTN 的 1%～2%，是由形态单一的中间型滋养细胞组成的，可以继发于各种类型妊娠，包括足月产、流产、异位妊娠和葡萄胎等，也可以和上述各种妊娠合并存在。

一、病因学

目前对这种罕见的滋养细胞肿瘤的发病机制不是很清楚。它主要是由中间型滋养细胞构成的肿瘤，通常跟随着一个良性过程，但有成为高度恶性的潜在可能。

在胚胎早期，随着绒毛形成，原先均匀分布的绒毛前滋养层分化成覆盖于绒毛表面的绒毛滋养层和位于绒毛以外的绒毛外滋养层两部分。在绒毛外滋养层中，细胞滋养细胞先经过中间型滋养细胞，再分化为合体滋养细胞，但大多数中间型滋养细胞常终止于此阶段而不再继续分化。在正常妊娠时，这类中间型滋养细胞可侵入底蜕膜或浅肌层；但在发生恶性转化时，则向深肌层侵犯，甚至向子宫外转移，形成 PSTT。

二、病理特点

1. 大体形态

PSTT 的大体表现多种多样，一般可分为息肉型和包块型两类。前者多突向子宫内膜腔，为呈黄褐色、质软的息肉样团块。在这种情况下，子宫内膜诊刮术可获得有诊断价值的组织。后者主要局限于子宫肌层，诊刮多无诊断意义；肿瘤可以有边界或分界不清，通常有区域性出血和坏死，有的可穿透子宫肌层达浆膜层。当肿瘤造成深肌层浸润时，刮宫易导致穿孔发生。肿瘤很少侵及附件结构。

2. 显微镜下表现

肿瘤多融合成索状或片状，且有单个单核细胞浸润子宫肌层或血管。PSTT 中的主要细胞是中间型滋养细胞。这些细胞通常为单核细胞，形态上从多面体到纺锤形；有位于中心的、中等大小的圆形或卵圆形核，有不规则的核膜；胞质呈嗜酸性或异染性，有细小颗粒。肿瘤的少数成分由细胞滋养细胞和合体滋养细胞组成。肿瘤细胞弥散于子宫平滑肌细胞之间，虽可发生血管侵蚀，但其程度远小于典型绒癌的血管侵蚀，且血管壁结构大多完整。在 PSTT 中不存在绒毛结构。

3. 免疫组织化学

PSTT 的肿瘤细胞对人胎盘催乳素（ hPL ）有强烈而广泛的反应，呈强阳性；对 HCG 只有局灶性反应，显示 hCG 弱阳性到中等阳性；Ki67 指数较低 [6]。因此，hPL 是 PSTT 更为敏感的肿瘤标志物。

三、临床特点

1. 发病年龄及孕产次

PSTT 一般发生于生育年龄，30～40 岁最为常见，绝经后罕见。但有报道，最小发病年龄为 18 岁，最大发病年龄为 56 岁。多数患者为经产妇。

2. 前次妊娠性质

PSTT 可继发于流产、足月产或葡萄胎之后。有研究显示，60% 继发于足月产，25% 继发于流产，约 13.6% 继发于葡萄胎妊娠。

3. 症状和体征

PSTT 的主要表现为闭经和不规则阴道出血，多数发生于前次妊娠终止、月经恢复正常之后，闭经时间从 1 个月至 1 年不等。阴道出血多为少量连续出血，少数出血较多。盆腔检查，一些患者可有子宫增大。如果发生血行远处转移，则可出现转移灶相应的症状与体征。该类肿瘤血 β-hCG 测定可为阳性，但大多滴度不高，少数患者甚至为阴性。

四、诊断与鉴别诊断

由于 PSTT 起源于中间型滋养细胞，大多数患者的血 hCG 水平不高或表现出轻度升高，故依赖 hCG 诊断 PSTT 常易导致误诊。如果临床上继发于流产、足月产或葡萄胎之后出现不规则阴道出血，而 23% 的患者 hCG 水平处于正常范围，31% 中度升高，B 超提示子宫有局灶性病变，应考虑到 PSTT 的可能。

PSTT 的确诊常需依据病理诊断，其病理特征如下：①无绒毛结构，主要由中间型滋养细胞组成；②常见不到典型的细胞滋养细胞和合体细胞；③病理切片免疫组织化学染色大多数肿瘤细胞 hPL 呈阳性，仅少数细胞 hCG 呈阳性。某些情况下，PSTT 可通过刮宫标本作出诊断，但要全面、准确判断 PSTT 侵蚀子宫肌层的深度和范围则要依靠子宫切除标本。

PSTT 通常容易与绒毛膜癌区别。前者主要由中间型滋养细胞组成，只有极少数散在的合体滋养细胞。后者病理特点是有典型的细胞滋养细胞、合体滋养细胞以及大量的出血坏死，血 hCG 水平较高，且极易经血运发生远处转移。在一些区别较为困难的患者，采用免疫细胞生化技术分析 hPL 和 hCG 分布有助于鉴别。

PSTT 还需要与合体细胞子宫内膜炎相区别。后者可发生于足月产、流产及葡萄胎妊娠之后，也可表现为产后阴道淋漓出血；其病理特征为：胎盘部位浅肌层有合体滋养细胞浸润，并混有不等量的炎性细胞，过去曾被认为是绒癌的一种早期表现，实际上仅是一种局部组织反应，不属于滋养细胞肿瘤的范畴。

五、治疗

1. 手术治疗

子宫切除术是 PSTT 的首选治疗方法。多数患者仅接受手术就可以达到完全缓解。对于年龄较轻的患者，如果术中未见卵巢转移，手术范围选择全子宫及双卵管切除即可。曾经有观点认为，刮宫可作为治疗 PSTT 的方法，但目前认为这一方法并不可取，因为即使病灶呈息肉状突向子宫腔，病灶组织虽可通过刮宫去除部分，但大多数 PSTT 均有中间型细胞在肌纤维索间侵蚀生长，甚至达子宫浆膜层，而这些均非通过刮宫可以治愈。对于希望保留生育功能的病灶局限的患者，可以考虑保守治疗，例如，宫腹腔镜或开腹切除病灶，其指征包括：病灶为局限于子宫的、边界清楚病灶以及局限于子宫腔的息肉型病灶。保留生育功能不适用于有弥漫性病变的患者 [34]。

2. 化疗

组织学结果证明，化疗对 hCG 阳性的肿瘤细胞有效，而对 hPL 阳性的细胞影响小。因此，PSTT 对化疗远不如绒癌和侵蚀性葡萄胎敏感。但随着 EMA/CO 方案（依托泊苷、甲氨碟呤、放线菌素 D/ 环磷酰胺、长春新碱）和 EMA/EP 方案（依托泊苷、甲氨碟呤、放线菌素 D/ 依托泊苷、顺铂）的应用，PSTT 的化疗出现了一些转机[35]。化疗现在多作为术后辅助治疗，对术后有残余瘤、术后复发或已有远处转移的患者具有十分重要的作用，尤其是对肺转移，后者化疗后可获得完全缓解。目前肿瘤细胞减灭术 + 联合化疗已成为治疗转移性 PSTT 的标准治疗方案。1999 年，有学者总结了用 EMA/CO 方案治疗的 9 例 PSTT，总反应率为 75%，完全有效反应率为 38%。但与 EMA/EP 方案相比，EMA/CO 方案对 PSTT 的疗效并不理想。另有学者分析了用 EMA/EP 方案化疗的 8 例转移性 PSTT，结果显示，对于 PSTT 发病潜伏期＞2 年者，化疗完全缓解率仅为 20%；而对于潜伏期＜2 年者，化疗缓解率为 100%；化疗对 PSTT 的总完全缓解率为 50%。有研究显示，EMA/CO 方案化疗后复发的 PSTT 用 EMA/EP 方案治疗，患者可获长期完全缓解[36]。因此，应强调顺铂对 PSTT 的重要作用。多数学者认为，EMA/EP 方案对于对 EMA/CO 方案耐药或化疗后复发及转移性的 PSTT 有明确作用，应作为 PSTT 的首选化疗方案。EMA/EP 方案的肾毒性及累积性骨髓抑制作用明显，常使化疗难以坚持进行。粒细胞集落刺激因子（GCSF）及自体骨髓干细胞移植在支持化疗中能起一定作用。尽管如此，还应强调，手术切除病灶在支持化疗取得完全缓解中起关键性作用。由于 EMA/EP 方案对于潜伏期＞2 年者效果差，且不良反应明显，还有待于开发更为有效的化疗方案。二线方案可选择其他以顺铂为中心的化疗方案，如 BEP（顺铂、依托泊苷、博来霉素）或 VIP（依托泊苷、异环磷酰胺、顺铂）等，但其效果尚未确定。

　　3．放疗

　　一般认为，PSTT 对放疗不敏感。有学者回顾性分析了 6 例进行放疗的 PSTT 患者，结果显示，放疗取得了不同程度的疗效，有 2 例行盆腔外照射的患者获得缓解；因此认为，放疗在控制耐药残余病灶及控制局部症状中能起一定作用，但一般推荐用于孤立病灶或局部复发的病例[37]。

六、预后

　　PSTT 通常呈良性临床经过，绝大多数预后良好，仅少数死于子宫外转移。与其他类型的滋养细胞肿瘤一样，PSTT 治疗前后应密切监测病情，定期随访。曾有学者报道，转移可以迟至原始诊断后 10 年再发生。由于肿瘤分泌少量 hCG，因而当发现血清 β-hCG 首次升高时，就可能已存在一个大的肿瘤负荷。而转移病灶多对化疗耐药，放疗也只能用于局部控制和缓解症状。在积极化疗后，手术切除局部转移病灶可取得满意疗效。

第六节　上皮样滋养细胞肿瘤

　　上皮样滋养细胞肿瘤（epithelioid trophoblastic tumor，ETT）是一种罕见且独特的滋养细胞疾病，是中间型滋养细胞的绒毛膜型损伤。

一、病理特点

　　ETT 通常显示为一个独立的、出血的、固体和囊性病变，病变可能会在基底部、子宫下段、子宫颈甚至阔韧带中找到。组织学上，ETT 兼有滋养细胞肿瘤和癌的特征，中间型滋养层细胞的岛屿被广泛坏死包围，合并有玻璃样变基质。肿瘤对 hPL、hCG、细胞角蛋白和抑制素 -α 免疫组织化学染色呈局灶反应。可以通过 p63 免疫组织化学染色呈阳性与 PSTT 区分。

二、临床特点

ETT 可继发于足月产、流产及葡萄胎等。前次妊娠至发病时间可以为 1～18 年；发病多数为 15～48 岁患者，偶尔有绝经后患者。阴道异常出血是 ETT 的最常见症状。大多数 ETT 患者血 hCG 水平升高，但通常为低水平性升高。

三、诊断与鉴别诊断

ETT 可以与绒癌或 PSTT 共存[38-40]。新的研究表明，非典型胎盘部位结节（APSN）可以共存和（或）先于 ETT 和 PSTT，这表明，至少 APSN 不能被视为良性疾病[41]。ETT 因其结构类似于鳞状细胞癌，故常被误诊为宫颈角化鳞状上皮细胞癌。

四、治疗

ETT 对化疗的敏感性低于绒癌。子宫切除术是其主要的治疗方式。如果希望保留生育功能，对病灶局限者可以考虑进行保守治疗，例如，刮宫、宫腔镜切除病灶和化疗。保留生育功能不适用于有弥漫性病变的患者。EP-EMA 方案是最常用的化疗方案[18]。

（向　阳　杨隽钧）

参考文献

[1] Martin B H, Kim J H. Changes in gestational trophoblastic tumors over four decades: a Korean experience. J Reprod Med, 1998, 43 (1): 60-68.

[2] Steigrad S J. Epidemiology of gestational trophoblastic diseases. Best Pract Res Clin Obstet Gynaecol, 2003, 17 (6): 837-847.

[3] Loukovaara M, Pukkala E, Lehtovirta P, et al. Epidemiology of hydatidiform mole in Finland, 1975 to 2001. Eur J Gynaecol Oncol, 2005, 26 (2): 207-208.

[4] Lybol C, Thomas C M, Bulten J, et al. Increase in the incidence of gestational trophoblastic disease in The Netherlands. Gynecol Oncol, 2011, 121 (2): 334-338.

[5] Fisher R A, Hodges M D, Rees H C, et al. The maternally transcribed gene p57 (KIP2) (CDNK1C) is abnormally expressed in both androgenetic and biparental complete hydatidiform moles. Hum Mol Genet, 2002, 11 (26): 3267-3272.

[6] Clement P B, Young R H. Trophoblastic lesions, miscellaneous primary uterine neoplasms, hematopoietic neoplasms, and metastatic neoplasms to the uterus//Clement P B, Young R H. Atlas of Gynecologic Surgical Pathology. 3rd ed. Oxford: Saunders, Elsevier Inc, 2014: 284-310.

[7] Lurain J R. Gestational trophoblastic disease I: epidemiology, pathology, clinical presentation and diagnosis of gestational trophoblastic disease, and management of hydatidiform mole. Am J Obstet Gynecol, 2010, 203 (6): 531-539.

[8] Sebire N J, Foskett M, Short D, et al. Shortened duration of human chorionic gonadotrophin surveillance following complete or partial hydatidiform mole: evidence for revised protocol of a UK regional trophoblastic disease unit. BJOG, 2007, 114 (6): 760-762.

[9] Costa H L, Doyle P. Influence of oral contraceptives in the development of post-molar trophoblastic neoplasia: a systematic review. Gynecol Oncol, 2006, 100 (3): 579-585.

[10] Matsui H, Iitsuka Y, Suzuka K, et al. Subsequent pregnancy outcome in patients with spontaneous resolution of hCG after evacuation of hydatidiform mole: comparison between complete and partial mole. Hum Reprod, 2001, 16 (6): 1274-1277.

[11] Sebire N J, Fisher R A, Foskett M, et al. Risk of recurrent hydatidiform mole and subsequent pregnancy outcome following complete or partial hydatidiform molar pregnancy. BJOG, 2003, 110 (1): 22-26.

[12] Tse K Y, Ngan H Y. Gestational trophoblastic disease. Best Pract Res Clin Obstet Gynaecol, 2012, 26 (3): 357-370.

[13] 戚庆炜, 向阳, 郝娜, 等. 双胎之一完全性葡萄胎的产前诊断及处理. 中华妇产科杂志, 2003, 38 (10): 595-598.

[14] 赵峻, 向阳, 黄尚志, 等. 家族性复发性葡萄胎的临床特征及遗传学分析. 中华妇产科杂志, 2006, 41 (3): 177-181.

[15] Fisher R A, Hodges M D, Newlands E S. Familial recurrent hydatidiform mole: a review. J Reprod Med, 2004, 49 (8): 595-601.

[16] Williams D, Hodgetts V, Gupta J. Recurrent hydatidiformmoles. Eur J Obstet Gynecol Reprod Biol, 2010, 150 (1): 3-7.

[17] Ulker V, Gurkan H, Tozkir H, et al. Novel NLRP7 mutations in familial recurrent hydatidiform mole: are NLRP7 mutations a risk for recurrent reproductive wastage? Eur J Obstet Gynecol Reprod Biol, 2013, 170 (1): 188-192.

[18] Ngan H Y, Seckl M J, Berkowitz R S, et al. Update on the diagnosis and management of gestational trophoblastic disease. Int J Gynaecol Obstet, 2015, 131 (Suppl 2): S123-S126.

[19] 向阳, 杨秀玉, 杨宁, 等. 阴道超声与盆腔动脉造影诊断滋养细胞肿瘤的对比观察. 中华医学杂志, 1997 (15): 77-78.

[20] 宋鸿钊. 绒毛膜癌和侵蚀性葡萄胎的化学药物治疗//连丽娟. 林巧稚妇科肿瘤学. 北京: 人民卫生出版社, 2000: 648.

[21] Lawrie T A, Alazzam M, Tidy J, et al. First-line chemotherapy in low-risk gestational trophoblastic neoplasia. Cochrane Database Syst Rev, 2012, 7: CD007102.

[22] McNeish I A, Strickland S, Holden L, et al. Low-risk persistent gestational trophoblastic disease: outcome after initial treatment with lowdose methotrexate and folinic acid from 1992 to 2000. J Clin Oncol, 2002, 20 (7): 1838-1844.

[23] Seckl M J, Sebire N J, Berkowitz RS. Gestational trophoblastic disease. Lancet, 2010, 376 (9742): 717-729.

[24] McGrath S, Short D, Harvey R, et al. The management and outcome of women with post-hydatidiform mole 'low-risk' gestational trophoblastic neoplasia, but hCG levels in excess of 100 000 IU l (-1). Br J Cancer, 2010, 102 (5): 810-814.

[25] 万希润, 向阳, 杨秀玉, 等. FAEV化疗方案治疗高危型耐药性妊娠滋养细胞肿瘤的疗效分析. 中华妇产科杂志, 2006, 41 (2): 88-90.

[26] Feng F, Xiang Y, Wan X, et al. Salvage combination chemotherapy with floxuridine, dactinomycin, etoposide, and vincristine (FAEV) for patients with relapsed/chemoresistant gestational trophoblastic neoplasia. Ann Oncol, 2011, 22 (7): 1588-1594.

[27] Yang J, Xiang Y, Wan X, et al. Primary treatment of stage IV gestational trophoblastic neoplasia with floxuridine, dactinomycin, etoposide and vincristine (FAEV): a report based on our 10-year clinical experiences. Gynecol Oncol, 2016, 143 (1): 68-72.

[28] Newlands E S, Holden L, Seckl M J, et al. Management of brain metastases in patients with high-risk gestational trophoblastic tumors. J Reprod Med, 2002, 47 (6): 465-471.

[29] Ahamed E, Short D, North B, et al. Survival of women with gestational trophoblastic neoplasia and liver metastases: is it improving? J Reprod Med, 2012, 57 (5-6): 262-269.

[30] Neubauer N L, Latif N, Kalakota K, et al. Brain metastasis in gestational trophoblastic neoplasia: an update. J Reprod Med, 2012, 57 (7-8): 288-292.

[31] Yang J, Xiang Y, Wan X, et al. Recurrent gestational trophoblastic tumor: management and risk factors for recurrence. Gynecol Oncol, 2006, 103 (2): 587-590.

[32] Yang J J, Xiang Y, Yang X Y, et al. Emergency craniotomy in patients with intracranial metastatic gestational trophoblastic tumor. Int J Gynaecol Obstet, 2005, 89 (1): 35-38.

[33] Cao Y, Xiang Y, Feng F, et al. Surgical resection in the management of pulmonary metastatic disease of gestational trophoblastic neoplasia. Int J Gynecol Cancer, 2009, 19 (4): 798-801.

[34] Zhao J, Lv W G, Feng F Z, et al. Placental site trophoblastic tumor: a review of 108 cases and their implications for prognosis and treatment. Gynecol Oncol, 2016, 42 (1): 102-108.

[35] Newlands E S, Mulholland P J, Holden L, et al. Etoposide and cisplatin/etoposide, methotrexate, and actinomycin D (EMA)chemotherapy for patients with high-risk gestational trophoblastic tumors refractory to EMA/cyclophosphamide and vincristine chemotherapy and patients presenting with metastatic placental site trophoblastic tumors. J Clin Oncol 2000, 18 (4): 854-859.

[36] Thomas C, Randall, George, et al. Case Report, prolonged remission of recurrent, metastatic placental site trophoblastic tumor after chemotherapy. Gynecol Oncol, 2000, 76 (1): 115.

[37] Janni W, Hantschmann P, Rehbock J, et al. Successful treatment of malignant placental site trophoblastic tumor with combined cytostatic-surgical approach: case report and review of literature. Gynecol Oncology, 1999, 75 (1): 164-169.

[38] Shen D H, Khoo U S, Ngan H Y, et al. Coexisting epithelioid trophoblastic tumor and choriocarcinoma of the uterus following a chemoresistant hydatidiform mole. Arch Pathol Lab Med, 2003, 127 (7): e291-e293.

[39] Chen B J, Cheng C J, Chen W Y. Transformation of a post-cesarean section placental site nodule into a coexisting epithelioid trophoblastic tumor and placental site trophoblastic tumor: a case report. Diagn Pathol, 2013 (8): 85.

[40] Luk W Y, Friedlander M. A fibroid or cancer: a rare case of mixed choriocarcinoma and epithelioid trophoblastic tumour. Case Rep Obstet Gynecol 2013 (1-2): 492754.

[41] Kaur B, Short D, Fisher RA, et al. A typical placental site nodule (APSN) -and association with malignant gestational trophoblastic disease; a clinicopathologic study of 21 cases. Int J Gynecol Pathol 2015, 34 (2): 152-158.

第九篇

其他特殊类型的妇科恶性肿瘤

第 *75* 章　女性生殖系统黑色素瘤

黑色素瘤（melanoma）为来源于神经外胚层组织的生长在皮肤黏膜的恶性肿瘤，即在胚胎发育过程中，神经外胚层细胞迁徙停留于各组织，在长期静止后恶变，是极少见的恶性肿瘤，其特征是可产生黑色素。

当然也有不产生黑色素的黑色素瘤，即原发女性生殖道无色素性黑色素瘤（amelanotic melanoma in female genital tract，AMFGT），是黑色素瘤的特殊类型，甚为罕见。缺乏色素沉着是无色素性黑色素瘤的突出特点。组织学形态上，AMFGT 不易与其他恶性肿瘤区分，易造成临床误诊。采用正确的方法活检并结合 S-100、波形蛋白及 HMB-45 等免疫组织化学染色检查可对 AMFGT 做出诊断。

发生在女性生殖系统的黑色素瘤非常罕见，占女性生殖系统恶性肿瘤的 2%～4%，占所有黑色素瘤的 3%～5%，主要好发于外阴和阴道，其次是子宫颈[1]。女性生殖道黑色素瘤约占女性全身黑色素瘤的 3%，其恶性程度高，易发生远处转移，预后较差[2]。文献报道，黑色素瘤可发生在女性生殖器官的外阴、阴道、子宫颈、子宫体及卵巢等处。原发于子宫体及卵巢等处的黑色素瘤极为罕见，常在开腹探查术中发现而诊断；其治疗原则为手术尽量广泛切除病灶，术后辅以化疗、放疗和生物治疗，本章不再赘述这部分内容。

第一节　外阴黑色素瘤

外阴黑色素瘤是仅次于外阴鳞癌的第二常见的外阴恶性肿瘤。外阴黑色素瘤占外阴恶性肿瘤的 2%～3%[3]，大多数外阴黑色素瘤位于阴蒂或小阴唇，可以采用 Clark 或 Breslow 的改良的镜下分期系统进行分期。对于外阴任何色素性病变，都应该予以切除并进行活检，除非发现很早且多年无变化[4]。外阴黑色素瘤的生物学行为方面与其他部位的黑色素瘤显著不同，预后也显著差于后者。外阴黑色素细胞主要位于皮肤表皮，镶嵌于基底细胞之间，因此，外阴黑色素瘤好发于外阴皮肤及近皮肤的黏膜。外阴黑色素瘤（melanoma of vulva）常来源于结合痣或复合痣。尽管有一些外阴黑色素瘤家族史的报道，但有关家族性外阴黑色素瘤的资料几乎缺如，有皮肤黑色素瘤家族史者出现外阴黑色素瘤的年龄早于无家族史者，两者的年龄分别为 44.8 岁和 49.7 岁。有家族史者可能有多发病灶和良好预后倾向。外阴黑色素瘤与妊娠有关的证据存在疑问，尚未定论。其他因素如性伴侣、激素影响等也未显示出与外阴黑色素瘤发病有关。

外阴黑色素瘤病因不清，其发生的可能危险因素较多。紫外线被认为是诱发皮肤黑色素瘤的首要环境因素，但由于外阴解剖位置隐蔽，目前尚无研究可以确定外阴黑色素瘤与紫外线暴露之间有相关性。外阴黑色素瘤的发病可能与其组织特异性及其环境因素有关，如毒素、药物或病毒。白人女性发病率明显高于有色人种。长期外阴炎症刺激易导致外阴黑色素瘤。HPV 感染可直接或间接在黑色素瘤发生发展中起作用 [5]。Rohwedder 等报道，在黑色素瘤细胞中可检测到 HPV16 型，且诱导 HPV 16 E1、E2 表达可使黑色素细胞永生化 [6]。具有以下至少一个高危因素的人群为发生外阴黑色素瘤的高危人群：①有血缘关系的亲属中有黑色素瘤的家族史；②不容易晒黑，常在青少年时期有晒伤史；③具有以下特征的不典型黑色素痣，较大（如比 1 元硬币大），颜色暗沉（蓝黑色），呈斑点状或污点状着色，边缘模糊或呈锯齿状，近期突然出现痣的大小、形状、颜色改变等。

一、临床特点

（1）多见于 50 岁以上女性，极少发生于青春前期。文献报道中最小发病年龄为 7 岁，随着年龄增长，发病率呈上升趋势，60～70 岁为发病高峰年龄，报道发病年龄最大者为 90 岁。

（2）常有多年的外阴黑痣病史，恶变时外阴瘙痒、疼痛、色素增加，黑痣扩大，出现溃疡及卫星病灶等。无色素性黑色素瘤的病例则表现为类似于鳞状上皮原位癌的稍隆起于皮面的斑片状病灶。

（3）外阴黑色素瘤可发生于外阴的任何部位，常见于无毛发分布区，65%～70% 起自于或累及外阴的黏膜面，25% 仅累及一侧大阴唇，10% 累及阴蒂，约有 20% 的患者就诊时呈广泛病变。形似外阴癌，表面常出现溃疡或发生肿块，有出血或浆液性渗出。临床上经常可见到局部皮肤或黏膜呈蓝黑色、黑褐色或无色素，病变界限不清，病灶为扁平、凸起或息肉状，可有溃疡、肿胀或皮肤卫星状转移结节形成等改变。病变范围小者数毫米，大者十几厘米。10% 的黑色素瘤为无色素的黑色素瘤，组织学形态上不易与其他恶性肿瘤区分，易造成临床误诊。显微镜下，典型的黑色素瘤常规 HE 染色观察，可发现肿瘤细胞胞质内含有黑色素颗粒，借此可与其他肿瘤相鉴别。而 AMFGT 细胞缺少黑色素颗粒，显微镜下形态与其他恶性肿瘤极为相似 [7]。

（4）肿瘤易扩散至阴道和尿道，即使病灶很小，也可有血行及淋巴转移。1/3～1/2 的患者有腹股沟淋巴结转移，远处转移占 2.6%。

二、病理检查

（一）大体表现

外阴黑色素瘤一般为富于色素的病变，但文献报道有 1.8%～27% 的黑色素瘤为无色素性的。黑色素瘤可在原有的良性或非典型性黑色素性病变的基础上发生，大部分为结节状或息肉样，约 5% 伴有溃疡。

（二）显微镜下表现

黑色素瘤由上皮细胞、痣细胞和梭状细胞组成，这三种细胞的黑色素程度不同。组织形态学上变化很大，可类似于上皮或间叶来源的肿瘤，也可类似于未分化癌。细胞大小差异明显，呈圆形、多角形、梭形或多形性。核异型性明显，也可见多核或巨核细胞。常有明显的核仁，核分裂象多见。瘤细胞多呈巢状或弥漫分布，少数浅表型瘤细胞仅在表皮内浸润。

外阴黑色素瘤的免疫组织化学染色检测技术对黑色素瘤的诊断具有重要意义，黑色素瘤细胞角蛋白、波形蛋白、S-100、HMB-45 等抗原的联合免疫组织化学染色有助于黑色素瘤的诊断和鉴别诊断。一般细胞角蛋白染色呈阴性，波形蛋白及 S-100 全部呈阳性反应，其中 S-100 蛋白对黑色素细胞标记的敏感性可达 98%。HMB-45 为黑色素瘤的特异性抗体，但有些黑色素瘤不表达色素抗原。文献报道，HMB-45 在黑色素瘤中的表达率为 90.6%，特异性可达 85% 以上 [8]。

三、诊断

黑色素瘤的临床病理生长形式按照色素瘤的生长方式发展，一般皮肤黑色素瘤可分为三种类型：浅表蔓延型、结节型和雀斑型。

（一）浅表蔓延型

尖锐，边缘呈弧形，表面隆起不平，可出现结节。外观呈杂色，由褐、棕、灰、黑、粉红和白色混合组成。在侵犯基质以前有一个范围相对较大的放射状生长阶段，一旦进入向基质垂直生长浸润阶段，临床疾病进展相当快。浅表蔓延型约占皮肤黑色素瘤的 70%，1/2 ~ 2/3 的外阴黑色素瘤表现为浅表蔓延型生长。

（二）结节型

有黑色和蓝黑色两种，表面光滑或不平。此型仅存在于垂直浸润生长阶段，病史短暂，在诊断时具有较深的基质浸润。此型占皮肤黑色素瘤的 10% ~ 15%，占外阴黑色素瘤的 25% ~ 50%。

（三）雀斑型

覆盖面积大、边缘不齐，颜色为深浅不同的棕色，其特点为放射状生长，向深部浸润发展，确诊时一般属于晚期。该型占外阴黑色素瘤的 0 ~ 10%。

早期诊断将明显改善预后，特别是浅表蔓延型及雀斑型，该病早期征象可归纳为四点，即 ABCD 征象 [9]。

A：不对称病变。

B：边缘不规则。

C：颜色多样。

D：直径扩大。

注意这四点往往可以得到较早的诊断。对任何外阴色素性疾病都应引起高度警惕，特别是呈结节型或色素加深的病变都应迅速取得组织学诊断。活检应注意组织深度以利分期。

根据临床病史及表现，结合病理学检查可确诊。但切记，黑色素瘤活检取材时，千万不能切取部分肿瘤或于病灶上钳取组织，以免引起肿瘤迅速扩散。正确的方法是：在做好手术准备的前提下，进行病灶切除，切除范围应包括病灶周围正常组织 2 ~ 3 cm 以上。如果病灶较大，应楔形切除，标本进行冰冻切片检查。如果病理证实为黑色素瘤，则应扩大手术范围。近年来，也有美国学者认为，扩大活检范围并不能改善预后，提示在诊断不明的情况下扩大活检切除范围是不必要的。

四、分期

外阴黑色素瘤一般可按外阴癌的 FIGO 分期方法分期。由于皮肤的形态类型不同，由 Clark 提出的皮肤黑色素瘤分层（level）分期系统似乎也不太适用于外阴黑色素瘤。Chung 在 Clark 基础上提出了改良的分期系统，即保留了 Clark 系统中的 level I、level V，对 level II、level III 和 level IV 则精确到毫米级分期。外阴黑色素瘤也可按照 Breslow 于 1970 年提出的目镜测微器直接测量肿瘤的厚度分级法（具体分期见表 75-1）或美国癌症协会（AJCC）2009 年新修订的黑色素瘤 TNM 分期方法进行分期（表 75-2）。GOG 的一项对外阴黑色素瘤进行的唯一的前瞻性研究提示，在所有分期系统中，AJCC 分期对外阴黑色素瘤具有预后预测意义。

表 75-1 外阴黑色素瘤的显微镜下分期（1970）

分期	Clark 分期（level 分期）	Chung 分期	Breslow 分期
I	局限于表皮内	局限于表皮内	≤0.75 mm
II	侵犯真皮乳头	距离颗粒层≤1 mm	0.76～1.50 mm
III	充满真皮乳头	距离颗粒层 1.1～2 mm	1.51～2.25 mm
IV	侵犯真皮网状组织	距离颗粒层>2 mm	2.26～3.0 mm
V	侵犯皮下脂肪	侵犯皮下脂肪	>3 mm

表 75-2 黑色素瘤的 AJCC 分期（2009）

临床分期			
0	T_{is}	N_0	M_0
I a	T_{1a}	N_0	M_0
I b	T_{1b}	N_0	M_0
	T_{2a}	N_0	M_0
II a	T_{2b}	N_0	M_0
	T_{3a}	N_0	M_0
II b	T_{3b}	N_0	M_0
	T_{4a}	N_0	M_0
II c	T_{4b}	N_0	M_0
III	任何 T	N_1	M_0
	任何 T	N_2	M_0
	任何 T	N_3	M_0
IV	任何 T	任何 N	M_1
病理分期			
0	T_{is}	N_0	M_0
I a	T_{1a}	N_0	M_0
I b	T_{1b}	N_0	M_0
	T_{2a}	N_0	M_0
II a	T_{2b}	N_0	M_0
	T_{3a}	N_0	M_0
II b	T_{3b}	N_0	M_0
	T_{4a}	N_0	M_0
II c	T_{4b}	N_0	M_0

表 75-2 黑色素瘤的 AJCC 分期 (2009) （续表）

病理分期			
Ⅲa	$T_{1\sim4a}$	N_{1a}	M_0
	$T_{1\sim4a}$	N_{2a}	M_0
Ⅲb	$T_{1\sim4b}$	N_{1a}	M_0
	$T_{1\sim4b}$	N_{2a}	M_0
	$T_{1\sim4a}$	N_{1b}	M_0
	$T_{1\sim4a}$	N_{2b}	M_0
	$T_{1\sim4a/b}$	N_{2c}	M_0
Ⅲc	$T_{1\sim4b}$	N_{1b}	M_0
	$T_{1\sim4b}$	N_{2b}	M_0
	任何 T	N_3	M_0
Ⅳ	任何 T	任何 N	M_0

T	原发肿瘤
T_x	原发肿瘤无法评估
T_0	无原发肿瘤证据
T_{is}	原发黑色素瘤
T_1	厚度≤1.0 mm，伴或不伴溃疡
T_{1a}	厚度≤1.0 mm，核分裂象少于 $1/mm^2$，无溃疡
T_{1b}	厚度≤1.0 mm，核分裂象至少为 $1/mm^2$ 或有溃疡，如无法辨认核分裂象且无溃疡，则 Clark 分层 为Ⅳ ~ Ⅴ级
T_2	厚度 1.01 ~ 2.0 mm，伴或不伴溃疡
T_{2a}	厚度 1.01 ~ 2.0 mm，无溃疡
T_{2b}	厚度 1.01 ~ 2.0 mm，有溃疡
T_3	厚度 2.01 ~ 4.0 mm，伴或不伴溃疡
T_{3a}	厚度 2.01 ~ 4.0 mm，无溃疡
T_{3b}	厚度 2.01 ~ 4.0 mm，有溃疡
T_4	厚度 >4.0 mm，伴或不伴溃疡
T_{4a}	厚度 >4.0 mm，无溃疡
T_{4b}	厚度 >4.0 mm，有溃疡
N	区域淋巴结
N_x	区域淋巴结无法评估
N_0	无区域淋巴结转移
N_1	单个淋巴结有转移
N_{1a}	临床隐性转移（镜下转移，包括免疫组织化学染色证实）
N_{1b}	临床显性转移（肉眼转移）
N_2	2 ~ 3 个区域淋巴结有转移，或虽无区域淋巴结转移但有淋巴系统内转移
N_{2a}	临床隐性转移
N_{2b}	临床显性转移
N_{2c}	无区域淋巴结转移但有卫星灶，或有原发肿瘤与淋巴结之间的途中转移
N_3	4 个或淋巴结出现转移，或有融合的淋巴结转移，或局部淋巴结转移伴有卫星灶或 伴有肿瘤与淋巴结途中转移
M	远处转移

M_x	远处转移无法评估
M_0	无远处转移
M_1	有远处转移
M_{1a}	远处转移到皮、皮下组织或远处淋巴结
M_{1b}	远处转移到肺
M_{1c}	远处转移到其他内脏，或远处转移到任何部位，同时伴血清 LDH 水平升高

五、治疗

外阴黑色素瘤较为少见，局部早期患者可发生远处转移是该病特点之一。手术是治疗早期、中期患者的首选方法 [10]。安菊生等和 Frumovitz 等均报道了未行手术治疗、只行放化疗的患者的生存时间明显短于手术组（$P<0.05$），说明手术治疗能够延长患者的生存时间，是外阴黑色素瘤的首选治疗方法 [11-12]。目前对该病手术范围尚有争议。一般对外阴黑色素瘤沿袭了外阴癌的术式，以广泛性外阴切除术 + 患侧或双侧腹股沟淋巴结清扫术为主 [13]。但近年来，许多学者对外阴黑色素瘤的临床资料进行的回顾性分析发现，镜下分期为重要的预后相关因素。依据肿瘤侵犯深度及扩散范围选择手术方式、进行个体化手术治疗日趋重要。如果肿瘤侵犯深度≤1 mm，可仅行根治性局部切除术；如果肿瘤侵犯深度>1 mm，需行根治性全外阴切除及腹股沟淋巴结切除术。White 及 Polk（1986 年）提出，外阴病灶切除应该包括 3～5 cm 的正常组织。1/3～1/2 的患者可有腹股沟淋巴结转移，因此，双侧腹股沟淋巴结切除术也作为常规。有人认为，原发灶多位于外阴中心区域，可直接经淋巴管转移至盆腔淋巴结，故主张行常规盆腔淋巴结清扫术。但 Davison 等（1987 年）报道，32 例外阴黑色素瘤患者的腹股沟淋巴结转移率虽然高达 50%，但无一例合并盆腔淋巴结转移，故常规行盆腔淋巴结清扫术似乎并无必要。根治术切口方式以外阴病灶与腹股沟淋巴结同时整块切除为宜，不主张分开切口。

对于早期外阴黑色素瘤，近年来有缩小手术范围的趋势。White 和 Davidson 等认为，选择适当的早期病例行局部广泛性切除也能达到良好的效果。Chung（1975 年）、Clark（1969）、Breslow（1970）及 Podratz（1983）注意到了间质浸润深度与预后的关系，对于浸润 1 mm 者，因预后良好，可考虑保守性手术。Scheistren 总结了 43 例 I 期患者不同手术范围的疗效，他发现，行局部广泛性切除、单纯外阴切除术或广泛性外阴切除术，5 年生存率并无显著差异。即使局部广泛性切除术后有局部复发，但对有复发者可再次手术，因此，主张对 I 期患者采用广泛的局部切除或单纯外阴切除，对此值得进一步探讨。

对于晚期外阴黑色素瘤，则强调以手术为主的综合治疗，例如，辅助全身性化疗、局部放疗、免疫治疗和靶向治疗，扩大手术范围并不能改善预后。化疗是治疗黑色素瘤最悠久的辅助治疗。由于黑色素瘤的天然耐药性，单一用药疗效不佳，因此，化疗对黑色素瘤的治疗以个体化的综合治疗为主。化疗联合生物治疗方案的研究已成为现阶段的主流研究，虽然这种联合疗治仍未有稳定的疗效，但随着新型药物的加入，例如，紫杉烷（taxane）、长春蔓（vinca）、生物碱类（alkaloids）、铂类（platinums）等（单药有效率均为 10%～15%），联合治疗仍有发展空间 [14]。化疗可采用子宫肉瘤常用的联合化疗方案，如 CYVADIC［长春新碱（VCR）、多柔比星、达卡巴嗪和环磷酰胺（CTX）］、达卡巴嗪 + 顺铂 + 长春碱类药物、AP［多柔比星、顺铂（PDD）］方案等。有研究指出，术前累及淋巴结总数为 10～15 个时其远段转移率为 70%，此时放疗对远端转移控制疗效不佳，并且术后放疗可引起类似远端病灶转移淋巴结肿大的特殊毒副反应，所以不建议使用术后放疗 [15]。

针对原发病灶和区域淋巴结的放疗对于外阴黑色素瘤的治疗也必不可少，尤其是对中晚期患者。黑色素瘤属于对放疗不敏感的肿瘤，多用于姑息和对症治疗。2004 年欧洲肿瘤年会认为，术后放疗的作用是肯定的，尤其是对具有高危因素的患者，即使放疗无法根治晚期患者，但仍可以作为缓解脑或骨转移症状的有效手段[16]。

生物治疗也可作为综合治疗的手段之一。长久以来，干扰素（interferon，IFN）被多数国内外学者认为适用于 II 期的黑色素瘤或已有淋巴结转移的 III 期患者，认为其可以降低术后复发转移风险[17-18]。根治性手术后的辅助治疗可选用免疫治疗，如重组干扰素 α（IFNα），术后每天 2 000 万 U/ml，静脉注射；4 周后改为每天 1 000 万 U/ml，皮下注射，3 次 / 周，共 48 周[19]。免疫治疗中高剂量干扰素 α-2b 于 1995 年被美国 FDA 批准用于黑色素瘤 AJCC III 期患者，在皮肤转移性黑色素瘤中已有随机临床试验证实其可以延长无瘤生存时间及总体生存时间，然而，其是否能改善黏膜黑色素瘤患者的预后还无相关研究[20]。

近来，已有多种靶向治疗药物用于黑色素瘤治疗的研究，它们有可能改善外阴黑色素瘤的预后。靶向药物可用于黑色素瘤的术后辅助治疗，主要包括 CTLA4 单抗、MAPK 通道抑制剂。但近年各类靶向药物在治疗女性生殖道黑色素瘤的研究中并无突破性进展，它们对晚期黑色素瘤的疗效仍不理想。其中，CTLA4 单抗对已有转移的黑色素瘤的疗效虽然已被肯定，但 CTLA4 单抗单药治疗对比联合化疗药物治疗的总体生存率的差异并无统计学意义。联合使用威罗菲尼（vemurafenib）、曲美替尼（trametinib）、新型 BRAF 抑制剂等与化疗或干扰素等治疗 MM 是近年 MAPK 抑制剂类药物的研究重点。多种新型靶向治疗药物，例如，索拉非尼（sorafenib）、酪氨酸激酶抑制剂（lenvatinib）、帕唑帕尼（pazopanib）、达拉菲尼（dabrafenib）、阿昔替尼（axitinib）、依维莫司（everolimus）、贝伐珠单抗（bevacizumab）等，与化疗的联合使用也正在展开研究[21]。

六、预后

外阴黑色素瘤恶性度极高，5 年生存率仅为 14%~50%。有腹股沟淋巴结转移者的 5 年生存率则不足 14%。浅表蔓延型肿瘤较结节型肿瘤预后要好，后者常有深部浸润和转移[3]。此之，肿瘤大小及厚度也是影响预后的主要因素。累及尿道及有卫星病灶者预后也差。多数学者认为，AJCC 分期、肿瘤表明有无溃疡、淋巴结转移、病灶部位、肿瘤浸润深度、病灶残留、手术边缘有无肿瘤累及、治疗方案等都是影响外阴黑色素瘤预后的重要因素[22-24]。最常见的复发部位是外阴局部和腹股沟淋巴结。

参考文献

[1] Mert I, Semaan A, Winer I, et al. Vulvar/vaginal melanoma: an updated surveillance epidemiology and end results database review, comparison with cutaneous melanoma and significance of racial disparities. Int J Gynecol Cancer, 2013, 23 (6): 1118-1125.

[2] 高永良. 女性生殖道黑色素瘤的诊疗进展. 国外医学产科学分册, 1997, 24 (4): 195-198.

[3] 曹品江. 瑞典25年间219例外阴恶性黑色素瘤妇女的研究. 国外医学妇产科学分册, 2000, 27 (3): 184-185.

[4] 林仲秋, 谢玲玲, 林荣春.《FIGO 2015妇癌报告》解读连载五——外阴癌诊治指南解读. 中国实用妇科与产科杂志, 2016, 32 (5): 47-53.

[5] Volgareva G M, Mikhaylova I N, Golovina D A. Melanoma and human papillomaviruses: is there an outlook for

study?. Vestn Ross Akad Med Nauk, 2016 (2): 121-127.

[6] Roh H J, Kim D Y, Kim J H, et al. Paget's disease of vulva: evaluation of recurrence relative to sympotom duration, volumetric excision of lesion, and surgical margin status. Acta Obstet Gynecol Scand, 2010, 89 (7): 962-965.

[7] 安菊生, 吴令英, 李斌, 等. 6例女性生殖道无色素性黑色素瘤临床分析. 中国肿瘤临床, 2008, 35 (10): 555-558.

[8] 孔蕴毅, 孔令城. 皮肤与黑色素肿瘤//吴炳铨, 刘彦仿. 免疫组织化学病理诊断. 第2版. 北京: 北京科学技术出版社, 2013: 198-223.

[9] 朱壮彦, 靡若然. 女性生殖道恶性黑色素瘤的早期诊断及合理治疗. 国外医学妇产科学分册, 2005, 32 (1): 57-59.

[10] 应晔. 原发性阴道恶性黑色素瘤26例临床分析. 中华肿瘤杂, 2004, 26 (4): 253-254.

[11] 安菊生, 吴令英, 李宁, 等. 生殖系统原发恶性黑色素瘤42例临床分析. 中华妇产科杂志, 2007, 42 (5): 320-324.

[12] Frumovitz M, Etchepareborda M, Sun C C, et al. Primary malignant melanoma of the vagina. Obstet Gynecol, 2010, 116 (5): 1358-1365.

[13] 李洪君, 吴令英, 张蓉, 等. 原发性女性生殖器恶性黑色素瘤30例临床分析. 临床肿瘤学杂志, 2004, 9 (1): 1-4.

[14] Rughani M G, Gupta A, Middleton M R. New treatment approaches in melanoma: current research and clinical prospects. Ther Adv Med Oncol, 2013, 5 (1): 73-80.

[15] Strojan P, Jancar B, Cemazar M, et al. Melanoma metastases to the neck: role of adjuvant irradiation. Int J Radiat Oncol Biol Phys, 2010, 77 (4): 1039-1045.

[16] 张小玲, 陈真云, 盛修贵. 外阴阴道黑色素瘤研究进展. 实用癌症杂志, 2006, 21 (1): 110-112.

[17] Rosenberg S A, Lotze M T, Yang J C, et al. Combination therapy with interleukin-2 and alpha-interferon for the treatment of patients with advanced cancer. J Clin Oncol, 1989, 7 (12): 1863-1874.

[18] Mocellin S, Lens M B, Pasquali S, et al. Interferon alpha for the adjuvant treatment of cutaneous melanoma. Cochrane Database Syst Rev, 2013, 6: CD008955.

[19] 刘继红, 黄鹤, 李玉洁, 等. 外阴癌诊治指南. 中华妇产科杂志临床指南荟萃, 2015: 342-355.

[20] Petrella T, Verma S, Spithoff K, et al. Phase III multicenter randomized trial of the Dartmouth regimen versus dacarbazine in patients with metastatic melanoma. J Clin Oncol, 2012, 24 (3): 413-423.

[21] Moreno Nogueira J A, Valero Arbizu M, Pérez Temprano R. Adjuvant treatment of melanoma. Dermatol, 2013 (20): 545631.

[22] 綦晓蓉, 潘小玲, 赵霞, 等. 外阴、阴道恶性黑色素瘤预后相关因素分析. 西部医学, 2009, 21 (1): 54-55.

[23] 张梅芳, 向锦, 符珈, 等. 女性原发性生殖道恶性黑色素瘤的临床病理特征及预后分析. 中华肿瘤防治杂志, 2010, 17 (14): 1119-1122.

[24] 夷恬进, 王平, 江炜, 等. 29例原发性外阴、阴道恶性黑色素瘤诊治及预后影响因素分析. 四川大学学报 (医学版), 2014, 45 (4): 724-727.

第二节　阴道黑色素瘤

阴道黑色素瘤（melanoma of vagina）是一种恶性程度较高的肿瘤，极为少见，比外阴黑色素瘤更少见[1-2]。Norris 及 Taylor（1966 年）报道，阴道黑色素瘤占原发性阴道癌的 3%，0.3% 的皮肤黑色素瘤在阴道。阴道黑色素瘤生长快，容易血行扩散，早期发生远处转移。阴道黑色素瘤病因不清，据报道，其发病与患者种族、遗传及免疫状态有关。阴道黑色素瘤多发生在 40 ~ 60 岁，最小 22 岁，最大 83 岁。患者有不规则阴道出血（80%）和阴道分泌物（25%），自觉有包块者占 15%，自觉疼痛者占 10%[3-5]。肿瘤坏死、排出黑色素瘤样组织时可被误认为是凝固的陈旧黑血块。患者也可有疼痛，排尿困难，性感不快，下腹坠胀感等症状。出现症状至明确诊断一般为期 2 ~ 3 个月。妇科检查，可见阴道壁有蓝黑色或棕黑色肿物突起，呈乳头状或结节状，形状不规则，表面凹凸不平。有时病变为多发性的，表面有溃疡。肿瘤生长迅速，向外直接蔓延可突出于阴道口，向上扩散可到子宫颈和主韧带，向内可侵蚀阴道旁、直肠和膀胱。晚期经血行播散，可发生肝、肺、脑等远处器官转移。

一、临床特点

阴道黑色素瘤的临床特点如下所述。

（1）多发生于 40~60 岁女性。

（2）多表现为阴道出血和有血性分泌物。部分患者自觉有疼痛、排尿困难等。

（3）妇科检查：可见阴道壁肿物，肿物多位于阴道壁下 1/3[6]，其外观形态多样，可呈结节状、乳头状，黑色或棕黑色，大小不等，多少不一，常在病灶周围出现卫星病灶。腹股沟区可触及肿大的淋巴结。

（4）易出现直肠、膀胱及远处器官转移。

二、转移途径

阴道黑色素瘤的转移途径如下所述。

（1）局部蔓延：侵蚀性强，易直接侵犯子宫颈、主韧带、直肠、膀胱、尿道等。

（2）淋巴转移：淋巴转移率 50%[7]，首先累及腹股沟和盆腔淋巴结。

（3）血行转移：易发生远处转移，远处转移率为 20%[7]，转移部位常为肺、肝、脑等。

三、病理检查

阴道黑色素瘤肿瘤细胞似鳞状上皮细胞，胞质较透明，内含黑色素颗粒，核呈圆形、卵圆形或肾形，核仁大，有核分裂象。少数患者的肿瘤细胞内无色素颗粒，较容易误诊。免疫组织化学标志物抗黑色素瘤特异性抗体（HMB-45）、S-100、NSE 等可协助诊断。

四、诊断

阴道黑色素瘤根据症状及妇科检查，可初步做出诊断。钳取活体组织时范围应超出肿物的 0.5 cm 以上；应避免反复活检，以免引起肿瘤迅速扩散。

该病全身转移多见，应仔细进行全身检查和影像学检查。

五、分期

阴道黑色素瘤一般按阴道癌 FIGO 分期方法进行分期。也可按照 Breslow 于 1970 年提出的目镜测微器直接测量肿瘤的厚度分级法（将肿瘤厚度分为 Ⅰ 级 ≤0.75 mm、Ⅱ 级 0.76~1.5 mm 和 Ⅲ 级 >1.5 mm 共三个级别）或美国癌症协会（AJCC）2009 年修订的黑色素瘤 TNM 分期方法进行分期（具体参照第一节外阴癌分期中表 75-1 和表 75-2）。

六、治疗

阴道黑色素瘤早期患者以手术治疗为主，晚期患者的治疗综合应用化疗、放疗、生物治疗等。

1. 手术治疗

对于临床分期为 Ⅰ~Ⅱ 期者，若肿瘤位于阴道上 2/3，则行广泛性子宫、阴道切除术及盆腔淋巴结清扫术；若肿瘤位于下 1/3，则行外阴、阴道广泛性切除术及腹股沟淋巴结清扫术。近年来，前哨淋巴结活检已成为常规治疗黑色素瘤的一部分[8]。前哨淋巴结活检可提高分期的准确性，为手术时区域淋巴结切除术范围提供依据[9]，但前哨淋巴结活检存在15%的假阴性率[10]。对于临床分期为肿瘤晚期者，不赞成盲目扩大手术范围，因为手术创伤大，并发症多，患者不易接受，且不能提高生存率。笔者曾参与了3例Ⅰ期阴道黑色素瘤患者的全阴道切除术和区域淋巴结清扫术，患者手术出血量均在2 000 ml以上，3例均在2年内死亡；而2002—2003年治疗的2例Ⅰ期阴道黑色素瘤患者，在局部病灶切除后，因患者拒绝大范围手术；而均给予了化疗＋放疗＋免疫治疗，其无瘤生存时间均达7年多[11]，提示阴道黑色素瘤的治疗不能仅仅寄希望于扩大范围的手术。

2. 化学药物治疗

化疗可作为早期肿瘤手术治疗的辅助治疗或晚期患者的姑息治疗方法。化疗方案多采用子宫肉瘤常用的联合化疗方案，如CYVADIC、达卡巴嗪＋顺铂＋长春碱类药物、大剂量AP方案（多柔比星＋顺铂）等。达卡巴嗪是单药治疗黑色素瘤有效化疗药物，其与口服制剂替莫唑胺联合应用有效率可达12%～20%[12-13]。

3. 放疗

黑色素瘤对放射线不敏感。对于中、晚期患者，放疗作为综合治疗的一种方法可起到一定作用。放疗方法包括腔内后装治疗和体外照射。前者主要是针对原发病灶，后者则是针对区域淋巴结，并作为腔内治疗的补充。

4. 生物治疗

生物治疗可作为综合治疗的方法之一。以往常用卡介苗划痕法或瘤内注射方法，有一定疗效。目前常用干扰素和白细胞介素-2（IL-2）联合治疗。瘤苗也可试用于阴道黑色素瘤的治疗，但疗效尚不肯定。

5. 靶向治疗

近年来，已进行多种靶向治疗药物治疗黑色素瘤的研究，它们有可能改善阴道黑色素瘤的预后。用于治疗黑色素瘤的靶向治疗药物主要包括致癌途径抑制剂和抗凋亡蛋白质抑制剂等，如威罗菲尼、GSK2118436（GSK436）、伊马替尼等[14]，靶向治疗在阴道黑色素瘤患者中的应用前景值得期待。

七、预后

阴道黑色素瘤因恶性度极高，转移发生早，预后差。多数患者于治疗后1年死亡，生存5年者较为少见。据报道，阴道黑色素瘤的5年生存率仅为5%～25%[7,15]。

参考文献

[1] Piura B. Management of primary melanoma of the female urogenital tract. Lancet Oncol, 2008, 9 (10): 973-981.

[2] Terzakis E, Androutsopoulos G, Adonakis G, et al. Vaginal primary malignant melanoma: report of four cases and review of the literature. Eur J Gynaecol Oncol, 2011, 32 (1): 122-124.

[3] Reid GC, Schmidt RW, Roberts JA, et al. Primary melanoma of the vagina: a clinicopathologic analysis. Obstet Gynecol, 1989, 74 (2): 190-199.

[4] Piura B, Rabinovich A, Yanai-Inbar I. Primary malignant melanoma of the vagina: case report and review of literature. Eur J Gynaecol Oncol, 2002, 23 (3): 195-198.

[5] Hauspy J, Nevin A, Harley I, et al. Paraneoplastic syndrome in vaginal melanoma: a case report and review of the literature. Int J Gynecol Cancer, 2007, 17 (5): 1159-1163.

[6] Frumovitz M, Etchepareborda M, Sun CC, et al. Primary malignant melanoma of the vagina. Obstet Gynecol, 2010, 116 (6): 1358-1365.

[7] Pankaj S, Kumari A, Nazneen S, et al. Malignant melanoma of vagina: a report and review of literature. J Obstet Gynaecol India, 2016, 66 (5): 394-396.

[8] 王华英, 孙建民, 汤洁, 等. 宫颈癌根治术中的淋巴显影和前哨淋巴结识别. 中华妇产科杂志, 2004, 39 (1): 7-9.

[9] Phan GQ, Messina JL, Sondak VK, et al. Sentinel lymph node biopsy for melanoma: indications and rationale. Cancer Control, 2009, 16 (3): 234-239.

[10] Dhar KK, DAS N, Brinkman DA, et al. Utility of sentinel node biopsy in vulvar and vaginal melanoma: report of two cases and review of the literature. Int J Gynecol Cancer, 2007, 17 (3): 720-723.

[11] 王晨, 孔为民. 非手术治疗阴道黑色素瘤二例. 中华妇产科杂志, 2011, 46 (3): 236-236.

[12] Serrone L, Zeuli M, Sega FM, et al. Dacarbazine-based chemotherapy for metastatic melanoma: thirty-year experience overview. J Exp Clin Cancer Res, 2000, 19 (1): 21-34.

[13] Yi J H, Yi S Y, Lee H R, et al. Dacarbazine-based chemotherapy as first-line treatment in noncutaneous metastatic melanoma: multicenter, retrospective analysis in Asia. Melanoma Res, 2011, 21 (3): 223-227.

[14] 杨莉, 吴小华, 程玺, 等. 原发性阴道恶性黑色素瘤的研究进展. 中国癌症杂志, 2012, 22 (6): 474-480.

[15] Rema P, Suchetha S, Ahmed I. Primary Malignant Melanoma of Vagina Treated by Total Pelvic Exenteration. Indian J Surg, 2016, 78 (1): 65.

第三节 宫颈黑色素瘤

宫颈黑色素瘤（melanoma of cervix）是一种罕见的子宫颈恶性肿瘤，与外阴、阴道黑色素瘤相比更少见，其发病仅占生殖道黑色素瘤的 3%~9%，占全身黑色素瘤的比例不足 2%。文献多为个案报道。至 2016 年国外文献报道共有 96 例[1]。宫颈黑色素瘤来源于上皮基底层黑色素细胞或子宫颈间质，恶性程度高，多发生在 50 岁以上的绝经期女性[2]，且发生率有增加趋势[3]。因无特异性临床表现，其早期诊断困难，治疗以手术为主，辅以放疗和（或）化疗，尚无公认的治疗规范。该病预后较差。

一、病因和危险因素

宫颈黑色素瘤发病原因还不完全清楚。目前有几种假说：宫颈癌黑色素瘤可能起源于宫颈黑色素细胞的恶变，或原始胚胎神经脊的黑色素前体细胞。目前多支持其发病起源于黑色素前体细胞的假说[2]。有研究提出，其发生可能与高激素状态及雌激素受体表达有关[4]。也有研究指出，宫颈黑色素瘤的发生直接或间接地与 HPV 感染有关[5]。既往接受宫颈癌放疗可能也与宫颈黑色素瘤的发生有关[6]。

二、临床特点

宫颈黑色素瘤的临床特点如下所述。

（1）多见于 50 岁以上的绝经女性。

（2）该病常见的症状是不规则阴道出血，绝经后阴道出血或接触性出血，阴道分泌物增多，或有持续性下腹痛。当肿瘤坏死排出黑色素瘤样组织时，易被误认为是陈旧性血块。

（3）妇科检查，可见子宫颈上有呈棕、黑或蓝色的结节、息肉或肿块，数毫米至数厘米不等，有时肿瘤表面形成溃疡。阴道穹常受侵犯，也是常见的复发区。

（4）恶性程度高，生长迅速，可发生淋巴转移和血行转移，向子宫体、子宫旁及阴道旁侵犯，或发生肝、肺、脑、骨等远处转移。近年来有关于原发性宫颈黑色素瘤转移至心脏的文献报道 [7]。约 4% 的黑色素瘤只见转移灶而找不到原发灶 [8]。

三、组织病理特点与诊断

大体上，宫颈黑色素瘤呈外生性隆起或结节，有包膜，质地软、脆，可分离，颜色为红棕色、灰蓝色到黑色不等，表面常有溃疡。组织学形态与皮肤的黑色素瘤相同。镜下，肿瘤细胞呈多样性，核仁清楚，红染，核分裂象易见；部分细胞质内可见多少不等的黑色素颗粒。诊断的关键是找到黑色素细胞。约 25% 的黑色素瘤为极少色素或无色素瘤，称为无色素性黑色素瘤 [9]。无色素性黑色素瘤的诊断比较困难，通过免疫组织化学染色可确诊 [10-11]。宫颈黑色素瘤需与子宫颈的透明细胞癌、小细胞癌以及原发性或转移性未分化癌等相鉴别。

因缺乏特异性的临床表现，甚至部分患者以转移灶表现为首发症状，宫颈黑色素瘤的早期诊断困难。原发性宫颈黑色素瘤少见，诊断时需首先排除其他常见部位的原发性黑色素瘤转移的可能，如皮肤、食管、直肠、肛门等的原发性黑色素瘤的转移。妇科检查、子宫颈涂片细胞学检查以及 CT、MRI、PET-CT 等影像学检查有助于诊断和发现原发病灶部位以及肿块大小和范围。宫颈黑色素瘤的诊断主要依据活检组织病理检查，确诊需依据免疫组织化学检查 [12]。组织学诊断免疫组织化学检查的标志物主要有黑色素瘤特异性抗体（HMB-45）和 S-100 蛋白 [13-14]，其他如波形蛋白及 Melan-A 可协助诊断 [5]。HMB-45 对黑色素瘤具有高度的特异性，S-100 对黑色素瘤的敏感性最高 [15]。对于诊断时需要取活检者，应尽量完整切除病灶，切忌反复活检而促使肿瘤扩散；同时应注意评估肺、肝、脑等远处器官的情况。组织病理学诊断上需与低分化子宫颈恶性肿瘤鉴别，还需与宫颈子宫内膜异位症病灶、宫颈蓝痣等良性疾病相鉴别 [16]。

四、分期

原发性宫颈黑色素瘤的分期包括 FIGO 分期系统和基于肿瘤厚度的分期系统。FIGO 分期系统同宫颈癌临床分期标准已被大多学者所采用 [4,6,8,10,13,15,17-22]。原发性宫颈黑色素瘤也可按照 Clark 和 Breslow 于 1970 年提出的目镜测微器直接测量肿瘤的厚度分级法（将肿瘤厚度分为 I 级 ≤0.75 mm、II 级 0.76~1.5 mm 和 III 级＞1.5 mm 三个级别）或美国癌症协会（AJCC）2003 年修订的黑色素瘤 TNM 分期方法进行分期 [22]。与子宫颈原发病灶深度的分期系统相比，FIGO 分期可能更适用于宫颈黑色素瘤的分期，能更好地反映患者的生存和预后 [2]（具体参照第一节外阴黑色素瘤分期中表 75-1 和表 75-2）。

五、治疗

宫颈黑色素瘤因极少见，目前尚无大样本随机研究，其治疗缺乏统一的标准。其治疗多参考其他部位黑色素瘤的治疗，患者预后较差 [12]。总体来说，早期患者以手术为主，根治性全子宫切除术和盆腔淋巴结切除术＋部分阴道切除术，术后进行放疗或联合化疗，被推荐宫颈黑色素瘤的主要治疗方式 [23]。化疗或放疗联合生物治疗的综合治疗则用于晚期或复发患者。

（一）手术治疗

手术是宫颈黑色素瘤的主要治疗方法。推荐根治性子宫切除术，病灶切除边缘至少 2 cm，以达到切缘阴性的目的[5,23]。国内外学者大多建议行广泛性子宫切除术及盆腔淋巴结清扫术，累及阴道者应行部分或全部阴道切除术[12]。根治性手术被认为可以减少局部复发，延长患者生存期。但也有研究认为，扩大手术范围并不能提高治疗疗效。对于是否行淋巴结切除术目前仍有争议。有研究认为，肿瘤体积较大、存在有色素淋巴结时，应行淋巴结切除术[24]。也有学者认为，淋巴结转移少见，行淋巴结切除术并不能改善预后[2]。

（二）放疗

黑色素瘤对放疗并不敏感，其放疗包括术后放疗、新辅助放疗及姑息性放疗。对晚期、不能行根治性手术及复发患者，可行体外照射和（或）腔内放疗。术后放疗多用于手术切除不满意或切缘阳性、淋巴结转移、间质浸润者[3,25]。

（三）化疗

黑素色瘤被认为对化疗不敏感。化疗多用于晚期和复发患者，也用于术后的辅助治疗，有助于预防远处转移的发生。但关于辅助化疗的效果仍有争议，且目前尚无确切的可减少黑色素瘤复发的化疗方案。目前唯一被美国 FDA 批准的治疗晚期黑色素瘤的药物是达卡巴嗪（DTIC）[26]，可缩小皮肤黑色素瘤的病灶大小，用于晚期宫颈黑色素瘤的治疗的有效率为 15% ~ 20%[22]。

具体化疗方案包括单药和联合方案的化疗。联合方案的化疗多以 DTIC 和顺铂（DDP）为基础，如 DTIC+DDP+ 长春新碱（VCR）、DTIC+ 多柔比星、DTIC+ 洛莫司汀（CCNU）+ 铂类药物、DTIC+CCNU+VCR+ 铂类药物[24]。Liu 等报道，术后进行 DTIC、DDP 和 VCR 联合化疗，随访 29 个月，患者无进展生存。近年来，新辅助化疗被提出用于宫颈黑色素瘤的术前治疗，以缩小肿瘤的体积和提高手术切除的效果[24]。Min KJ 等报道了 1 例宫颈黑色素瘤患者，术前接受了 2 个疗程的顺铂联合 DTIC 的新辅助化疗，术后给予联合放化疗，随访 24 个月，患者无复发征象[3]。

（四）免疫和靶向治疗

近年来，免疫治疗和靶向治疗开始用于黑色素瘤的辅助治疗，主要用于皮肤黑色素瘤，可能有一定疗效。宫颈黑色素瘤极少见，其免疫治疗和靶向药物治疗可参照皮肤和其他部位黑色素瘤的治疗，多进行联合化疗。

目前美国 FDA 推荐的用于泌尿生殖道黑色素瘤的免疫治疗药物主要有白细胞介素 Ⅱ（IL-2）和干扰素（IFN）。IL-2 被推荐用于晚期患者的治疗，IFN 被推荐用于术后有高危因素者，但效果不理想[2,27]。干扰素已被美国 FDA 批准作为治疗 ⅡB 期黑色素瘤的药物。IFN 可能对少部分远处转移的患者有效。大剂量 IFN 可能可以增加肿瘤的缓解率，对淋巴结阳性的患者有一定的疗效，可提高存活率[20]。美国国立综合癌症网络指南（NCCN）将大剂量白介素治疗列为晚期黑色素瘤的一线治疗选择。

近来，已有多种靶向治疗药物用于黑色素瘤治疗的研究，这些药物有可能改善宫颈黑色素瘤的预后。目前美国 FDA 批准用于转移性黑色素瘤治疗的药物是伊匹木单抗（ipilimumab），一种细胞毒性 T 细胞抗原 -4（CTLA-4）靶向药物，可能有助于延长患者生存期；其用于 Ⅳ 期患者的推荐的具体方案为：3 mg/kg，每 3 周 1 次。Robert 等对未经治疗发生转移的晚期黑色素瘤患者进行的研究显示，接受 DTIC 和伊匹木单抗联合治疗的患者的总生存期比接受 DTIC 单药化疗的患者的总生存期长[28]。Schiavone 等报道了 1 例术后接受放疗和伊匹木单抗治疗的宫颈黑色素瘤患者，治疗结束后随访第 9 个月，发现纵隔淋巴结转移，后接受派姆单抗（pembrolizumab）治疗，随访19个月，患者存活[29]。派姆单抗为抗PD-1（程序性死亡受体）单抗，是2015年美国临床肿瘤学会（ASCO）提出治疗晚期黑色素瘤的新型药物，可能可以使患者的长期生存获益。

六、预后

宫颈黑色素瘤的治疗尚无统一标准，其总体预后较差，患者总生存时间从0.1个月至14年不等[21]。其诊断和治疗一直存有争议。与其他部位的黑色素瘤一样，原发性宫颈黑色素瘤的放疗、化疗效果不佳，预后差，5年生存率仅为7.41%[14]。总体上，Ⅰ期患者的5年生存率为18.8%，Ⅱ期患者为11.1%，Ⅲ期和Ⅳ期为0[21]。文献报道，87.5%的宫颈黑色素瘤在诊断后3年内死亡[25]。影响预后的主要因素有：手术切缘阴性，诊断时肿瘤分期、肿瘤大小、浸润深度，以及淋巴结转移等[27,30]。

总之，原发性宫颈黑色素瘤临床上非常罕见，诊断需排除其他部位黑色素瘤的转移并依据免疫组织化学染色确诊。手术是其主要的治疗方式，放疗、化疗、免疫治疗和靶向治疗可作为术后辅助治疗或姑息性治疗。宫颈黑色素瘤的总体预后很差，尚需进行大样本的随机研究及更多的治疗经验以形成一定的治疗规范。

（孔为民）

参考文献

[1] Lim K H, Tay S K, Ng A X, et al. Primary melanoma of the uterine cervix: a case report, with key points on recognition and pathological diagnosis. J Low Genit Tract Dis, 2017, 21 (1): e1-e4.

[2] Pusceddu S, Bajetta E, Carcangiu M L, et al. A literature overview of primary cervical malignant melanoma: an exceedingly rare cancer. Crit Rev Oncol Hematol, 2012, 81 (2): 185-195.

[3] Min K J, Kim Y S, Hong J H, et al. Primary malignant melanoma of uterine cervix: a suggestion of new scheme of treatment combination. Chin J Cancer Res, 2014, 26 (3): 351-354.

[4] Khoo U S, Collins R J, Ngan H Y. Malignant melanoma of the female genital tract: a report of nine cases in the Chinese of Hong Kong. Pathology, 1991, 23 (4): 312-317.

[5] Parada D, Peña K B, Riu F. Coexisting malignant melanoma and blue nevus of the uterine cervix: an unusual combination. Case Rep Pathol, 2012(2012): 986542.

[6] Benson R J, Tan LT. Radiation-induced malignant melanoma of the cervix. Clin Oncol (R CollRadiol), 2000, 12 (4): 234-237.

[7] Geredeli C, Boruban M C, Poyraz N, et al. Biatrial cardiac metastases in a patient with uterine cervix malignant melanoma. Case Rep Cardiol, 2015(2015): 958756.

[8] 刘晓霞, 王岩, 方媛, 等. 子宫体恶性黑色素瘤1例及文献复习. 临床与实验病理学杂志, 2010 (6): 751-754.

[9] Bhargava S, Mogra N, Goyal N. Primary malignant melanoma of uterine cervix. J Obstet Gynaecol India, 2014, 64 (Suppl 1): 132-133.

[10] 郝明. 警惕外阴、宫颈恶性黑色素瘤. 临床误诊误治, 2008(21): 50.

[11] Arık D, Öge T, Kabukçuoğlu S, et al. Amelanotic malignant melanoma of the uterine cervix diagnosed by cervical smear. Diagn Cytopathol, 2016, 44 (6): 535-537.

[12] Mihmanli V, Toprakci G, Cetinkaya N, et al. Primary malignant melanoma of the cervix: a case report. Eur J Gynaecol Oncol, 2015, 36 (5): 607-609.

[13] 梁峰冰, 胡燕军, 邵温群, 等. 原发性子宫颈恶性黑色素瘤二例. 中华妇产科杂志, 2005(2)：144.

[14] Duggal R, Srinivasan R. Primary amelanotic melanoma of the cervix: case report with review of literature. J Gynecol Oncol, 2010, 21 (3): 199-202.

[15] 许峰, 谭洁, 汪娟, 等. 原发性子宫颈恶性黑色素瘤2例临床分析及文献复习. 中国妇幼健康研究, 2013 (2): 276-277.

[16] Gupta M. Malignant melanoma of cervix. BMJ Case Rep, 2016, 28; 2016. pii: bcr2016217970.

[17] 朱壮彦, 糜若然. 女性生殖道恶性黑色素瘤的早期诊断及合理治疗. 国外医学妇产科学分册, 2005 (32): 57-59.

[18] 贺豪杰, 潘凌亚, 黄惠芳. 原发女性生殖道恶性黑色素瘤21例临床分析. 生殖医学杂志, 2007(4): 250-254.

[19] 方三高, 石群立, 肖华亮, 等. 宫颈原发性恶性黑色素瘤6例临床病理分析. 现代妇产科进展, 2012 (1): 27-30.

[20] 段瑶, 关铮, 刘爱军, 等. 原发性宫颈恶性黑色素瘤4例临床病理分析及文献复习. 国际妇产科学杂志, 2015(4): 477-480.

[21] Gupta R, Singh S, Mandal A K. Primary malignant melanoma of cervix -a case report. Indian J Cancer, 2005, 42 (4): 201-204.

[22] Piura B. Management of primary melanoma of the female urogenital tract. Lancet Oncol, 2008, 9 (10): 973-981.

[23] An J, Li B, Wu L, et al. Primary malignant amelanotic melanoma of the female genital tract: report of two cases and review of literature. Melanoma Res, 2009, 19 (4): 267-270.

[24] Liu Z, Wang H, Zhang X, et al. Primary malignant melanoma of the cervix: a case report. Oncol Lett, 2014 (8): 2661-2663.

[25] Myriokefalitaki E, Babbel B, Smith M, et al. Primary malignant melanoma of uterine cervix FIGO IIa1: a case report with 40months ongoing survival and literature review. Gynecol Oncol Case Rep, 2013, 5 (4): 52-54.

[26] 马水清, 白春梅, 于晓红, 等. 原发性子宫颈恶性黑色素瘤四例临床分析. 中华妇产科杂志, 2005(3): 183-185.

[27] Garbe C, Eigentler T K, Keilholz U, et al. Systematic review of medical treatment in melanoma: current status and future prospects. Oncologist, 2011, 16 (1): 5-24.

[28] Robert C, Thomas L, Bondarenko I, et al. Ipilimumab plus dacarbazine for previously untreated metastatic melanoma. N Engl J Med, 2011, 364 (26): 2517-2526.

[29] Schiavone M B, Broach V, Shoushtari A N, et al. Combined immunotherapy and radiation for treatment of mucosal melanomas of the lower genital tract. Gynecol Oncol Rep, 2016, 16 (4): 42-46.

[30] Berger J L, Samrao D, Huang M, et al. Primary gynecologic melanoma: a report of two unusual cases. Gynecol Oncol Rep, 2015, 11(1): 31-33.

第 76 章　女性生殖系统淋巴系统肿瘤

第一节　概述

淋巴系统的恶性肿瘤是指一组原发于淋巴结或淋巴结外器官或组织的表现形式多样、有时很容易让人们混淆的疾病，由 B 细胞、T 细胞和 NK 细胞（自然杀伤细胞）的非正常克隆性增殖演化而来，不同的病理亚型有其独特的临床表现，即使是同一病理亚型，由于原发部位不同，其表现形式、临床过程和对治疗的反应也有很大不同。由美国癌症研究联合会（AJCC）和国际抗癌联盟（UICC）的 TNM 委员会合作制定的规范的癌症分期手册（《AJCC 癌症分期手册》第 7 版 2009 年）已成为全世界各国通行的诊断标准 [1-2]。

一、分类及发病情况

淋巴系统肿瘤包括霍奇金淋巴瘤（Hodgkin's lymphoma，HL）、非霍奇金淋巴瘤（non-Hodgkin's lymphoma，NHL）和淋巴细胞白血病。B 细胞肿瘤、T 细胞肿瘤和 NK 细胞肿瘤共同组成 NHL。传统分类将淋巴瘤和白血病进行了区分，即认为淋巴瘤是淋巴结或淋巴结外器官或组织的明显肿瘤或肿块，而白血病侵犯骨髓和外周血，没有瘤性肿块。NK 细胞肿瘤可以表现为组织肿块，也可表现为循环血中有肿瘤细胞，可同时或先后发生在同一患者。因此，它们只是人为地被称为不同的疾病，事实上它们仅仅是同一疾病的不同病期或阶段。基于这个原因，这类疾病被统称为淋巴系统肿瘤，而非单独称为"淋巴瘤"或"白血病"，那些既有实体瘤又有循环血中肿瘤细胞的阶段常被称为淋巴瘤 / 白血病 [3-4]。B 细胞系的浆细胞瘤被归类为淋巴系统肿瘤，而多发性骨髓瘤基本上不再被看做是淋巴瘤。2016 年，WHO 对其 2008 年病理分类系统进行了更新 [5]（见附表）。旨在提供最新的淋巴系统肿瘤诊断类型、更为准确的诊断标准以及生物学与临床的相关性，以促进淋巴系统肿瘤治疗的进展，并推动淋巴系统肿瘤领域的基础研究。

淋巴系统肿瘤可发生于身体的任何部位，但 80% 的 HL 源于淋巴结内，较少累及结外淋巴组织。原发于女性生殖系统的淋巴系统肿瘤属于结外型淋巴瘤，临床上很少见，几乎全部为 NHL，仅占女性生殖系统恶性肿瘤的 0.13%。医科院肿瘤医院自 1958 年建院至 1981 年尚未发现 1 例原发于女性生殖系统的淋巴系统肿瘤，而在 1982 年至 2009 年间，在求诊的共 5 399 例 NHL 病例中共诊断出原发于女性生殖系统的淋巴系统肿瘤 38 例，占该院求诊的 0.7%[3]。原发于女性生殖系统的淋巴系统肿瘤以子宫颈、卵巢为多见 [5-8]，子宫、输卵管、阴道、外阴较少见。近年来，由于病理诊断水平提高及广泛应用免疫组织化学染色，确诊率有升高趋势；另外，其发病率可能也在上升。国内近 10 年相继报道了原发于子宫颈的淋巴系统肿瘤 80 余例。原发于卵巢的淋巴系统肿瘤 80 余例，原发于子宫、阴道、外阴的淋巴系统肿瘤 10 余例。

二、诊断和分期

由于女性生殖系统解剖部位的特殊性，女性生殖系统的淋巴系统肿瘤的临床分期一直借用 FIGO 分期，而与以往沿用的淋巴系统肿瘤国际分期 Ann Arbor 分期（表 76-1）及 1989 年后的 Cotswolds 临床分期（表 76-2）系统均有一定差别。

由于原发于女性生殖器官的 NHL 很少见，故国内外尚无统一的诊断标准，目前多采用 FOX 标准和 Vang 的诊断标准：①以生殖器官病变为主要表现，且为首发症状；②生殖器官是唯一的结外受累部位；③外周血及骨髓检查无异常；④以往无淋巴系统肿瘤病史；⑤若远方部位出现继发淋巴系统肿瘤，则必须与原发性淋巴瘤相隔数月。淋巴瘤的最后诊断还是要依靠病理检查[9-10]。

表 76-1　淋巴系统肿瘤 Ann Arbor 分期

分期	描述
I	一个淋巴结区域或淋巴样结构（如脾、胸腺或韦氏环）受侵（I期）；或一个淋巴结外器官和部位受侵（I_E 期）
II	横膈一侧两个或两个以上淋巴结区域受侵（II期）；或一个淋巴结外器官 / 部位部位局部延续性受侵合并横膈同侧一个或多个区域淋巴结受侵（II_E）
III	横膈两侧的淋巴结区域受侵（III期），合并局部结外器官或部位受侵（III_E）；或合并脾受侵（III_S）；或结外器官和脾受侵（III_{S+E}）
IV	同时伴有远处一个或多个结外器官广泛受侵
下面的定义适用于各期	
A	无全身症状
B	有全身症状
E	连续性的结外部位受侵，或淋巴结侵及邻近器官或组织
S	脾受侵
CS	临床分期
PS	病理分期

表 76-2　淋巴系统肿瘤 Cotswolds 临床分期（1989）[11]

分期	描述
I	一个淋巴结区域或淋巴样结构（如脾、胸腺或韦氏环）受侵（I期），或一个淋巴结外器官或部位受侵（I_E）
II	横膈一侧两个或两个以上淋巴结区域受侵（II期），或者一个淋巴结外器官 / 部位局部延续性受侵合并横膈同侧一个或多个区域淋巴结受侵（II_E），淋巴结受累区域的数目用下标注明（如 II_3）
III	横膈两侧的淋巴结区域受侵（III期），可合并局部结外器官或部位受侵（III_E），或合并脾受侵（III_S），或结外器官和脾受侵（$III_{E_{S+E}}$）
III1	有脾门、脾、腹腔、肝门淋巴结受侵

表 76-2　淋巴系统肿瘤 Cotswolds 临床分期（1989）[11]　　　　　　　　（续表）

分期	描述
Ⅲ2	伴有腹主动脉旁淋巴结、盆腔淋巴结和肠系膜淋巴结受侵
Ⅳ	同时伴有远处一个或多个结外器官内广泛受侵
下面的定义适用于各期	
A	无全身症状
B	有全身症状
X	有大肿块（包括大纵隔或淋巴结大肿块＞10 cm）
E	连续性结外部位受侵，或淋巴结侵及邻近器官或组织
CS	临床分期
PS	病理分期

1989 年，英国 Cotswolds 会议对 Ann Arbor 分期做了修改，主要修改如下所述。

（1）肝脾受侵定义：肝脾肋下可触及或两种影像学检查诊断证明有肝脾局灶缺损，即可诊断为临床肝脾受侵，肝功能可以正常。

（2）大肿块或大纵隔定义：大肿块定义为肿瘤最大直径＞10 cm，用下标 X 表示；大纵隔为纵隔肿块直径＞$T_{5.6}$ 水平胸廓内径的 1/3。

（3）新的治疗反应分类：用完全缓解未定（CRu）表示在治疗后疗效评估困难时的持续性影像学异常。

（4）对 Ⅱ 期患者用下标表示受侵犯淋巴结部位的数目。

三、治疗

淋巴系统肿瘤是一组全身性疾病，并与机体免疫功能异常密切相关，它们不同于其他实体恶性肿瘤，也不同于血液肿瘤。HL 的播散主要是邻近的淋巴结区，较少侵犯淋巴结外器官和组织，早期采用放疗结果较好，可达到根治目的。NHL 早期沿邻近淋巴结区播散，放疗也能取得满意的疗效，但侵袭性 NHL 无论早期或早中期，其播散有邻近淋巴结，也有"跳跃"到远处不同部位的淋巴结或结外器官，应采取综合治疗，即放疗、化疗、手术加 / 不加生物反应调节剂或中草药治疗。放疗对 NHL 的局部控制率可达 90% 以上，5 年生存率为50%～60%，但无病生存率仅为 40%～50%。多项随机对照研究显示，综合治疗与单一放疗比较，生存率和无病生存率均提高 10%～20%。因此，化疗后加受累野照射已成为早中期侵袭性 NHL 的标准治疗 [12-14]。

对于原发于胸、腹、盆腔的淋巴系统肿瘤，应争取做减瘤术，术后明确病理，按病期做相应治疗，以减少肠梗阻、穿孔、出血或瘤体扭转。

采用综合治疗、个别对待的原则，可以最大限度杀伤肿瘤并保护机体的免疫功能，从而提高疗效，改善生存质量。

NHL 化疗常用药方案是 CHOP+R（利妥昔单抗）或 BACOP+R。放疗靶区目前均采用精确放疗三维适形放疗（3DCRT）或调强放疗（IMRT），以减少对正常组织的损伤，特别是对小肠的损伤。靶区剂量（36~40）Gy/（20~22）f。

关于 NHL 的预后因素分析，1993 年，Shipp 等[15]分析了 2 031 例 NHL，进行了多因素回归分析，结果显示，年龄、乳酸脱氢酶（LDH）、一般情况、分期和结外受侵等五项指标与预后明显相关，被称为国际预后指数（international prognostic index，IPI）。年龄 >60 岁、LDH 高于正常、一般情况 2~4 级、分期为 Ⅲ/Ⅳ 期以及 >1 个结外器官受侵是预后不良因素。在 ≤60 岁的患者中，仅临床分期、LDH 和一般情况与预后有关。每一个预后不良因素计分为 1 分，根据所得分数 NHL 被划分为低危（0~1 分）、低中危（2 分）、中高危（3 分）和高危（4~5 分）四组。在治疗前，临床医师应了解患者的预后危险因素。

近 10 年，NHL 的治疗进展主要体现在剂量密度 / 剂量强度，以及化疗和利妥昔单抗（美罗华）等单克隆抗体用于一线治疗，使患者的生存率有了进一步提高。

一项德国淋巴瘤研究报道[16]，将 NHL 患者随机分为 CHOP 治疗 21 日组和 CHOP 治疗 14 日组，结果显示，对于老年患者，CHOP 治疗 14 日组相对于标准 CHOP 治疗 21 日组，无瘤生存期（PFS）和总生存期（OS）显著延长。

一项法国成人淋巴瘤协作研究组进行的研究[17]将老年 NHL 患者随机分为两组进行治疗，一组为 8 周美罗华（R）-CHOP 治疗，另一组为 CHOP 治疗 NHL，结果显示，加用利妥昔单抗后总反应率（ORR）、PFS、OS 都显著提高，两组的完全缓解率分别为 76% 和 63%（P=0.005），10 年随访无瘤生存率分别为 36.5% 和 20.1%（95% CI：29.7~43.4，95% CI：14.6~26.2），10 年总生存率分别为 43.5% 和 27.6%（95% CI：36.4~59.4，95% CI：21.4~34.3）。

第二节　卵巢淋巴瘤

一、发病情况

卵巢淋巴瘤（lymphoma of the ovary）发病人数不多。在 Chorlton 等[10]的报道中，在 9 500 例女性淋巴瘤患者中，原发于卵巢的仅有 19 例，占 0.2%。在 Freeman[4]总结的 1 467 例结外淋巴瘤患者中，原发于卵巢的仅有 2 例（0.14%）。在颜笑健[18]统计的 1 552 例卵巢恶性肿瘤患者中，有淋巴瘤 8 例，占 0.51%，符合 Fox 标准的原发性卵巢淋巴瘤病例仅有 3 例，占 0.19%。

关于卵巢组织中有无淋巴组织尚存在争议，故关于原发性卵巢淋巴瘤的组织发生尚有争议。有人曾认为，卵巢病损来源于畸胎瘤内的淋巴样成分；有人提出，正常卵巢内并无淋巴细胞作为一种原有成分，仅在卵巢卵管炎症或邻近盆腔炎症时才可见淋巴细胞侵犯，进展为淋巴增生性疾患；还有人认为，卵巢淋巴瘤系由其组织中原始网状细胞演变而来，因而也能解释对称器官双侧受侵犯。似乎支持后一种说法者多见。

二、病理表现

半数以上病例为双侧卵巢受累；肿瘤均为实性，瘤体直径为 10~15 cm 或更大，表面有光泽，呈结节状或分叶状，质韧；剖面灰白或灰黄，呈鱼肉或脑组织状，常见点状出血和坏死；可伴有子宫旁、输卵管、大网膜浸润以及髂淋巴结及腹主动脉旁淋巴结受累。显微镜下，首发于卵巢的淋巴瘤的组织分型大多为弥漫型 NHL，也可见滤泡性淋巴瘤、Burkitt 淋巴瘤。淋巴细胞以原始及幼稚细胞为主，胞质量少；核较大，呈圆形或椭圆形，常有凹陷、切迹、扭曲折叠，可见核仁。免疫组织化学染色，弥漫大 B 细胞型淋巴瘤 bcl-2 阳性，滤泡型淋巴瘤 bcl-2 阳性，而雌孕激素受体阴性。

三、临床表现

卵巢淋巴瘤好发于中年女性，常有腹痛、腹胀、腹部肿块，部分有腹水；有的患者有闭经、子宫出血等；肿瘤较大时常引起消化系统及泌尿系统症状，如尿频、尿急及里急后重感等；晚期患者常消瘦、体重减轻，可扩散至远处的淋巴结、肝、脾、骨髓等。体检，双侧盆腔肿物多见，占 41% ~ 71%，且均为实性。Woodruff 等[19]报道了 1 例卵巢淋巴瘤，重量为 5.28 kg。

四、诊断

由于原发性卵巢淋巴瘤少见，起病隐蔽，其临床表现又与其他原发性卵巢良、恶性肿瘤相似，临床及病理诊断困难，且单凭组织学方法很难与其他小圆形细胞肿瘤鉴别，而免疫组织化学检查有重要价值。另外，须仔细排除血液、骨髓、淋巴结的病灶的存在。诊断根据 Fox 提出的标准做出：临床病变局限于卵巢，排除邻近淋巴结或器官的淋巴瘤扩散或浸润至卵巢，外周血及骨髓无任何异常细胞；若远处出现继发性淋巴瘤，必须与卵巢相隔数月，以往无淋巴瘤病史。

五、肿瘤标志物

（一）乳酸脱氢酶（LDH）

LDH 是一种糖酵解酶，广泛存在于人体组织内，肿瘤组织及正常人血清内均可检出，尤以 NHL 患者血清中 LDH 升高最为明显。颜笑健[4]总结了 6 例患者，其中 4 例 LDH 增高（436 ~ 1 723 u/ml），正常参考值为 109 ~ 245 u/ml，3 例 LDH 随疾病进展呈显著增高。另有报道，1 例患者术前血清 LDH 正常，术后逐渐升高至 911 ~ 1 832 u/ml，当再次出现盆腔肿块时则升至 6 679 u/ml，表明血清 LDH 水平可作为推测肿瘤负荷、评估肿瘤转归的主要参考指标。LDH 进行性升高提示淋巴瘤复发。

（二）CA125

颜笑健[4]总结了 8 例，5 例检查了 CA125，结果均增高（44 ~ 3692 u/ml），而 CA153、CA199、CEA、AFP 均无异常。王梅等[20]总结了 6 例患者，其中 3 例 CA125 偏高（41 ~ 82 u/ml），而 5 例 CA199、CA153、SCC、CEA 及 6 例检测 AFP 均为阴性。

六、治疗及预后

原发性卵巢淋巴瘤较其他淋巴结外恶性淋巴肿瘤更具有侵蚀性，易较早累及全身其他组织，预后极差。胡毅、冯奉仪等进行的研究显示[21]，发生于卵巢的 NHL 较发生于女性生殖系统其他部位的 NHL 恶性程度高，且预后最差，发生于子宫颈者的预后次之，发生于阴道者预后较好[8]。尧名方等[22]报道，1 例孕 7 个月合并卵巢淋巴瘤者的腹水不能控制，术后 17 d 即死亡。张丽娟报道[23]，18 例卵巢淋巴瘤患者的中位总体生存时间（OS）为 34.3 个月，61.1% 的患者为双侧卵巢受累；与单侧卵巢受累患者相比，双侧卵巢受累的生存时间更短（$P=0.036$）。临床分期为 IV_E 的患者与临床分期为 I_E 和 II_E 的患者相比，总体生存时间更短（$P=0.026$）。与术前 LDH 正常患者相比，术前 LDH 升高患者的总体生存时间更短（$P=0.024$）。与国际预后指数（IPI）评分 ≤ 2 的患者相比，IPI 评分 > 2 的患者的总体生存时间更短（ *P*=0.002 ）。肿瘤≥10 cm 的患者与肿瘤＜10 cm 的患者相比有更差的预后（ *P*=0.003 ）。

治疗是以手术为主、结合化疗、放疗的综合治疗。①手术治疗：行全子宫和双侧附件切除术＋大网膜切除术，应尽可能行肿瘤细胞减灭术，彻底切除原发病灶及转移灶，使残存肿瘤细胞减少到最低程度，以有利于提高以后的化疗或放疗的疗效。②化疗：卵巢淋巴瘤对化疗的敏感性远比卵巢癌高，因此，应及时并行充分的化疗。③放疗：卵巢淋巴瘤对放疗也较敏感，对于病变发展迅速或范围广泛的病例，应先行化疗；对于化疗后仍有肿瘤残留或复发的病例，可考虑放疗。张丽娟报道 [23]，6 例患者应用的利妥昔单抗＋化疗（ R-CHOP 方案）似乎改善了预后。

影响预后的因素有临床分期、病理类型、原发性或继发性、治疗方法等。Stroh 等 [24] 认为，国际预后指数（ IPI ）是最重要的预后指标，比 Ann Arbor 分期和 FIGO 分期好。

第三节 宫颈淋巴瘤

一、发病情况

原发性宫颈淋巴瘤（ lymphomas of the uterine cervix ）是罕见的，约占子宫颈恶性肿瘤的 0.4%。孙敏等 [3] 报道了 10 例原发性宫颈淋巴瘤，占子宫颈恶性肿瘤的 0.9%。原发性宫颈淋巴瘤占女性结外型淋巴瘤的 16.7%。医科院肿瘤医院 1958—1994 年共收治了 1 032 例结外型淋巴瘤，其中 7 例（ 0.7% ）发生于子宫颈；1995 — 2001 年收治了 6 例宫颈淋巴瘤。近 10 年来，国内报道增多，共约 80 余例。Anagnostopoulos 回顾了 2001—2012 年文献，共有 118 例原发性宫颈淋巴瘤 [25]。

二、病理表现

宫颈淋巴瘤大多数为非霍杰金淋巴瘤（ NHL ），霍杰金淋巴瘤（ HL ）少见。大体上，子宫颈肿瘤均质，呈灰白色、鱼肉状。镜下，肿瘤形态与子宫外淋巴瘤相同，与其他小细胞肉瘤或未分化癌的鉴别困难，主要依靠免疫组织化学检查，CD20 （ ++ ）、CD45RO （ + ）、EMA （ - ）、CK （ - ）、嗜铬索 A （ - ）、myoglobin （ - ）、LCA （ + ）；特殊染色 AB/PAS （ - ）。

淋巴瘤病理方面长期以来较为混乱，20 世纪 80 年代后经过几次修改，目前应用 2008 年 WHO 病理分类。近年来随着对淋巴瘤免疫学方面认识的逐渐深入，免疫分型受到重视，来源于 T 细胞的淋巴瘤其恶性程度一般高于来源于 B 细胞的淋巴瘤。

三、临床表现

综合中外文献来看，宫颈淋巴瘤的平均发病年龄为 40 岁。其临床表现与一般宫颈鳞癌相似，有不规则阴道出血、白带增多或阴道排液，可伴腹痛、腰痛；一般无低热、体重减轻、盗汗、贫血、疼痛、淋巴结肿大等症状。

妇科检查，子宫颈外观表现多样性，局部肿瘤可呈结节、糜烂，偶尔呈息肉状或菜花状，质地硬且韧，检查时肿瘤出血不多，肿瘤可向阴道、子宫颈旁浸润。

四、诊断

原发性宫颈淋巴瘤少见，临床表现缺乏特征，诊断比较困难。确诊宫颈淋巴瘤的唯一方法仍是子宫颈活组织检查，有时需多次甚至在阴道镜下或深切取活检。子宫颈肿物为息肉时，应常规摘除并送活检。除了常规病理检查以外，有时需要免疫组织化学检查及抗原受体基因重组的结果。

细胞学检查，病变早期宫颈细胞学检查阳性率低，可能因为病变来自于子宫颈间质，表面覆以鳞状上皮，不宜获得肿瘤脱落细胞。

五、临床分期

多数作者采用 FIGO 有关宫颈癌分期原则，同时也参照淋巴瘤的 Ann Arbor 分期系统。Ann Arbor 分期为：I_E 期：肿瘤累及子宫颈、阴道、子宫和子宫旁组织；II_E 期：肿瘤侵犯盆腔和腹腔淋巴结；III_E 期：脾或膈上转移；IV_E 期：卵巢、骨髓转移。

六、治疗

治疗原则是综合治疗。淋巴瘤是全身性疾病，尽管对放疗、化疗均敏感。但是，单纯放疗或化疗或手术治疗疗效均不如综合治疗。

（一）放疗

淋巴瘤对放疗敏感。以往文献报道放疗者占 76%。医科院肿瘤医院曾报道 2 例原发性宫颈淋巴瘤，当给予常规宫颈癌放疗剂量 1/2 时，子宫颈肿物基本消退。但是，放疗后即使局部肿瘤控制满意，仍有发生远处转移可能。放疗方法可参照宫颈癌放疗，剂量可适当减少。但对于子宫颈大块性肿瘤，多疗程化疗仍不能控制子宫颈病灶，仍需进行腔内放疗，剂量需根据观察局部反应而定。

（二）化学治疗

常用的化疗方案如下所述。

（1）CHOP 方案：环磷酰胺 750 mg/m²，第 1 天；多柔比星 45 mg/m²，第 1 天；长春新碱 1.4 mg/m²，第 1、8 天；强的松 40 mg/m²，第 1~10 天。

（2）BACOP 方案：平阳霉素 10 mg/m²，肌内注射，第 15、22 天；多柔比星 25 mg/m²，第 1、8 天，或表柔比星 40 mg/m²，第 1、8 天；环磷酰胺 650 mg/m²，第 1、8 天；长春新碱 1.4 mg/m²，第 1、8 天；强的松 60 mg/m²，第 15~28 天。

目前，化疗的长期无瘤生存结果与放疗结果一致，已成为该病的基本疗法之一。

（三）手术治疗

手术适于早期病变，手术切除局限的肿瘤可提高生存率，并且可明确分期，但多数学者不主张行根治术。

（四）综合治疗

根据肿瘤情况采取综合治疗。

（1）病灶局限、肿瘤体积较小：可先行手术，术后加用化疗或生物治疗。

（2）子宫颈周围有浸润、FIGO 分期 IIb~III 期者：先化疗 2~3 周期，使播散趋向得到一定控制后再行放疗，放疗中及放疗后再巩固化疗 2~3 周期。

（3）第一次治疗失败或复发的患者：考虑采用强化治疗加骨髓或外周造血干细胞移植。

（4）生物治疗：在淋巴瘤治疗中有一定地位，加用干扰素后明显提高 5 年生存率。

（5）化疗 + 靶向药物利妥昔单抗可以提高疗效 [25]。

七、预后

宫颈淋巴瘤例数少，经验少，临床观察发现有的预后好，有的预后很差，主要与病理类型和临床分期有关。小淋巴细胞型为低度恶性；弥漫性大细胞型为中度恶性；大细胞免疫母细胞型、浆细胞型等为高度恶性，预后很差。近年来，免疫分型被认为是主要预后决定因素，来源于 T 细胞淋巴瘤恶性程度一般高于来源于 B 细胞。临床分期中，FIGO 分期或 Ann Arbor 分期均与预后密切相关，后者更明显。有人认为，血乳酸脱氢酶（LDH）可作为预后指标。伴全身症状者如伴发热、体重减轻、盗汗者预后差。Hilal 等回顾文献发现，246 例宫颈淋巴瘤中 185 例为原发性的，平均随诊时间为 38 个月，5 年生存率为 81%[26]。

医科院肿瘤医院采用综合方法治疗宫颈淋巴瘤 14 例，患者平均年龄为 48 岁，10 例以阴道出血症状来就诊；体检发现宫颈息肉 3 例，子宫颈肿瘤 1 例；宫颈细胞学检查 9 例，阴性 8 例，1 例为中度非典型增生；子宫颈结节型 9 例，息肉型 3 例，糜烂型 2 例；Ann Arbor 分期 I_E 期 12 例，II_E 期 2 例；治疗方面，93% 接受了两种以上的联合治疗，100% 接受了全身化疗，57.1% 接受了手术治疗，50% 接受了放疗，2 例患者接受了利妥昔单抗的靶向治疗；其中有 4 例患者死于肿瘤复发，治疗后平均生存期为 38 个月[27]。

第四节　原发性子宫内膜、阴道、外阴淋巴瘤

原发性子宫内膜、阴道、外阴淋巴瘤（lymphomas of the endometrium、vagina、vulva）临床罕见，其病因和发病机制尚不清楚，由于缺乏特征性临床表现，术前确诊很困难。子宫内膜活组织检查、诊断性刮宫是早期诊断子宫内膜淋巴瘤的有效方法，尤其是对有子宫排液或月经异常的绝经前后患者。

病理学特征：大多数为 B 细胞来源，肿瘤组织多由未成熟型淋巴细胞构成，呈弥漫性分布，免疫学检查以 B 细胞来源为主。

有学者提出了诊断子宫淋巴瘤的标准：①临床上肿瘤限于子宫，无白血病依据；② 如果出现继发肿瘤，必须在原发性子宫淋巴瘤之后有较长时间间隔；如果病变局限于子宫或虽有其他部位受累，但子宫病变显著，仍可视为原发性的。

由于原发性子宫内膜、阴道、外阴淋巴瘤病例数不多，预后报道不一。陆春艳等[28] 报道了 1 例子宫体 NHL，为 T 细胞型，同时伴有子宫内膜浆液性腺癌，随访一年后患者死于肿瘤复发。白萍报道[6] 了 1 例子宫内膜、1 例外阴、2 例阴道淋巴瘤；子宫内膜淋巴瘤为 I a 期，经过综合治疗后随访 2 年患者仍生存；外阴淋巴瘤为 IV 期伴双侧腹股沟淋巴结转移，经过化疗 + 放疗后随访 2 个月出现鼻腔、眼眶内转移，再次化疗 5 个疗程后完全缓解，无瘤生存 4 年；2 例阴道淋巴瘤，1 例生存 6 年复发，1 例生存 7 个月。Vang[29] 报道了 14 例阴道淋巴瘤，8 例为原发性的，分期为 I_E ~ II_E 期，治疗采用全身化疗和局部放疗，疗效良好，随访 2.8 ~ 21 年，1 例 9 年死于不相关疾病，1 例 1.8 年死于淋巴瘤，其余均无瘤生存，因此认为，原发性阴道淋巴瘤的预后较好。Agaoglu[30] 报道了 1 例，唯一的临床表现是 3 个月内体重减轻了 13 kg，给予综合治疗，患者一年后患右乳腺浸润性导管癌，又给予手术和放疗，已无瘤生存 4 年。Stroh 等[24] 报道了 16 例子宫体和宫颈淋巴瘤，12 例接受了化疗和体外照射，4 例仅给予化疗，5 年生存率和无瘤生存率分别为 77% 和 67%；国际预后指数（IPI）低到中（0 ~ 2 分）者 5 年生存率为 90%，中到高（3 ~ 5 分）者平均 66 个月后死于进展。

原发性子宫内膜、阴道、外阴淋巴瘤的治疗方法为综合治疗。手术中应尽量切除原发病

灶及转移病灶，术后治疗为化疗和放疗相结合。化疗采用 CEOP 方案，放疗剂量为 40 Gy。

（白 萍 马 莹）

附表　2016 版 WHO 淋巴系统肿瘤分类

低度恶性 B 细胞肿瘤	高度恶性 B 细胞肿瘤	成熟 T 细胞和 NK 细胞肿瘤
慢性淋巴细胞白血病 / 小细胞淋巴瘤	弥漫大 B 细胞淋巴瘤，非特指型	T 细胞幼淋巴细胞性白血病
单克隆 B 淋巴细胞增多症 / 组织型单克隆 B 淋巴细胞增多症[a]	生发中心 B 细胞型[a]	T 细胞大颗粒细胞白血病
	活化 B 细胞型[a]	NK 细胞慢性淋巴组织增生性疾病[a]
B 细胞幼淋巴细胞性白血病	富于 T 细胞 / 组织细胞大 B 细胞淋巴瘤	侵袭性 NK 细胞白血病
脾边缘区淋巴瘤	原发性中枢神经系统弥漫大 B 细胞淋巴瘤	儿童系统性 EB 病毒阳性 T 细胞淋巴瘤
毛细胞白血病[a]	原发性皮肤弥漫大 B 细胞淋巴瘤，腿型[a]	种痘水疱病样淋巴组织增生性疾病
脾 B 细胞淋巴瘤 / 白血病，不能分类型	EB 病毒阳性弥漫大 B 细胞淋巴瘤，非特指型（原老年性 EB 病毒阳性弥漫大 B 细胞淋巴瘤）[a]	成人 T 细胞白血病 / 淋巴瘤
脾红髓弥漫小 B 细胞淋巴瘤		结外 NK/T
细胞淋巴瘤，鼻型		
毛细胞白血病变异型[a]	EB 病毒阳性皮肤黏膜溃疡[a]	肠病相关 T 细胞淋巴瘤
淋巴浆细胞淋巴瘤	慢性炎症相关弥漫大 B 细胞淋巴瘤	单形性嗜上皮肠道 T 细胞淋巴瘤（原肠病相关 T 细胞淋巴瘤 V 型）[a]
华氏巨球蛋白血症[a]	淋巴瘤样肉芽肿	
不明意义单克隆丙种球蛋白病，IgM[a]	原发性纵隔（胸腺）大 B 细胞淋巴瘤	胃肠道惰性 T 细胞淋巴组织增生性疾病[a]
μ 重链病	血管内大 B 细胞淋巴瘤	肝脾 T 细胞淋巴瘤
γ 重链病	ALK[+] 大 B 细胞淋巴瘤	皮下脂膜炎样 T 细胞淋巴瘤
α 重链病	浆母细胞淋巴瘤	蕈样真菌病
不明意义单克隆丙种球蛋白病，IgG/A	原发性渗出性淋巴瘤	Sézary 综合征
浆细胞骨髓瘤	HHV8[+] 弥漫大 B 细胞淋巴瘤，非特指型	原发性皮肤 CD30[+]T 细胞淋巴组织增生性疾病
孤立性骨浆细胞瘤	伯基特（Burkitt）淋巴瘤	淋巴瘤样丘疹病[a]
骨外浆细胞瘤	伴 11q 异常的伯基特样淋巴瘤[a]	原发性皮肤间变性大细胞淋巴瘤
单克隆免疫球蛋白沉积病	伴 myc 和 bcl 2 或 bcl 6 重排的高度恶性 B 细胞淋巴瘤[a]	原发性皮肤 γ δ T 细胞淋巴瘤

附表　2016 版 WHO 淋巴系统肿瘤分类　　　　　　　（续表）

低度恶性 B 细胞肿瘤	高度恶性 B 细胞肿瘤	成熟 T 细胞和 NK 细胞肿瘤
黏膜相关淋巴组织结外边缘区 B 细胞淋巴瘤		原发性皮肤 CD8[+] 侵袭性嗜表皮毒性 T 细胞淋巴瘤[a]
结内边缘区淋巴瘤	高度恶性 B 细胞淋巴瘤，非特指型（原介于弥漫大 B 细胞淋巴瘤和伯基特淋巴瘤之间不能分类的 B 细胞淋巴瘤）[a]	原发性肢端皮肤 CD8[+]T 细胞淋巴瘤[a]
儿童结内边缘区淋巴瘤[a]		原发性皮肤 CD4[+] 小 / 中等大 T 细胞淋巴组织增生性疾病（原发性皮肤 CD4[+] 小 / 中等大 T 细胞淋巴瘤）[a]
滤泡性淋巴瘤		
原位滤泡性瘤变（原位滤泡性淋巴瘤）[a]	B 细胞淋巴瘤，特征介于弥漫大 B 细胞淋巴瘤和霍奇金淋巴瘤之间，不能分类型	外周 T 细胞淋巴瘤，非特指型
十二指肠型滤泡性淋巴瘤[a]		血管免疫母细胞性 T 细胞淋巴瘤
儿童型滤泡性淋巴瘤（原儿童滤泡淋巴瘤）[a]		滤泡性 T 细胞淋巴瘤[a]
伴 IRF4 重排大 B 细胞淋巴瘤[a]		伴 TFH 表型的淋巴结外周 T 细胞淋巴瘤[a]
原发性皮肤滤泡中心淋巴瘤		ALK[+] 间变性大细胞淋巴瘤 套细胞淋巴瘤 ALK[-] 间变性大细胞淋巴瘤[a] 原位套细胞瘤变（原原位套细胞淋巴瘤）[a] 乳腺假体植入相关间变性大细胞淋巴瘤[a]

[a] 为与 2008 年版比较有更新部分

参考文献

[1] 毛伟征, 苏东明, 李雪萍, 等, 主译. AJCC癌症分期手册. 2版. 沈阳: 辽宁科学技术出版社, 2005: 395-426, 429.

[2] Edge S B, Byrd D R, Compton C C. AJCC Cancer Staging Manual. New York: springer-verlag, 2009.

[3] 顾大中. 非何杰金淋巴瘤的放射治疗//谷铣之, 等. 肿瘤放射治疗学. 北京: 北京医科大学中国协和医科大学联合出版社, 1993: 560-575.

[4] Freeman C, Berg, J W, Cutter S J. Occurrence and prognosis of extranodal lymphomas. Cancer, 1972, 29 (1): 252-260.

[5] 易树华, 邹德慧, Young K H, 等. 2016年淋巴肿瘤分类修订解读. 中环医学杂志, 2016 (42): 3365-3369.

[6] 白萍, 孙建衡. 女性生殖系统原发性恶性淋巴瘤15例临床分析. 中华妇产科杂志, 1995, 30 (10): 614-617.

[7] 孙敏, 曹军宁, 张国玲, 等. 10例原发性宫颈淋巴瘤临床分析. 中华肿瘤杂志, 1997, 19 (3): 206-208.

[8] 马捷, 石群立, 周航波, 等. 原发性女性生殖道恶性淋巴瘤19例临床病理分析. 医学研究生学报, 2010, 23 (9): 938-942.

[9] 张明智, 李文才, 王瑞林, 恶性淋巴瘤诊断与治疗. 第3版. 河南: 郑州大学出版社, 2003: 520-523.

[10] Chorlton I, Norris H J, King F M. Malignant reticuloendothelial disease involving the ovary as a primary manifestation: a series of 19 lymphomas and 1 granulocytic sarcoma. Cancer, 1974, 34 (2): 397-407.

[11] 孙燕. 恶性淋巴瘤//孙燕. 内科肿瘤学. 北京: 人民卫生出版社, 2001: 815-851.

[12] 刘泰福. 现代放射肿瘤学. 上海: 复旦大学出版社, 上海医科大学出版社, 2001: 423.

[13] 殷蔚伯. 肿瘤放射治疗学. 4版. 北京: 中国协和医科大学出版社, 2008: 667.

[14] Shaoyan H, 王慧玉, 杜晓琴, 等. 原发性女性生殖系统非霍奇金淋巴瘤25例临床分析. 中国肿瘤临床, 2008, 35(14): 804-807.

[15] Shipp M A, Harrington D P, Anderson J R, et al. A predictive model for aggressive non-Hodgkin's lymphoma. N Engl J Med, 1993, 329 (14): 987-994.

[16] Pfreundschuh M, Trumper L, Kloess M, et al. German High-Grade Non-Hodgkin's Lymphoma Study Group. 2-weekly or 3-weekly CHOP chemotherapy with or without etoposide for the treatment of elderly patients with aggressive lymphomas: results of the NHL-B2 trial of the DSHNHL. Blool, 2004, 104 (3): 634-641.

[17] Coiffier B, Thieblemont C, Van Den Neste E, et al. Long-term outcome of patients in the LNH-98.5 trial, the first randomized study comparing rituximab-CHOP to standard CHOP chemotherapy in DLBCL patients: a study by the Groupe d'Etudes des Lymphomes de l'Adulte. Blood. 2010, 116(12): 2040-2045.

[18] 颜笑健, 梁立治, 熊樱. 8例卵巢非霍奇金淋巴瘤临床分析. 肿瘤学杂志, 2001, 7(4): 236-238.

[19] Woodruff J D, Noli Castillor D, Novak E R, Lymphoma of the ovary: a study of 35 cases from the Ovarian Tumor Registry of the American Gynecological Society Am J Obstet Gyeol 1963, 85(1): 912-918.

[20] 王梅, 熊樱. 女性生殖系统的非霍奇金淋巴瘤11例临床分析. 中华妇产科临床杂志, 2001 (1): 46-49.

[21] 胡毅, 冯奉仪, 张频. 原发于女性生殖系统的非霍奇金淋巴瘤28例临床研究. 中华肿瘤杂志, 2003, 25 (5): 486-489.

[22] 尧名方, 尧名英, 唐云, 妊娠合并原发性卵巢恶性淋巴病, 沪州医学院学报, 2003, 26 (13): 308-308.

[23] 张丽娟, 周静, 王林. 一项来自中国的单中心研究: 18例原发性卵巢非霍奇金淋巴瘤的临床特征、治疗及预后分析. 中国医科大学学报, 2015, 44 (11): 1024-1030.

[24] Stroh E L, Besa P C, Cox J D, et al Treatment of patients with lymphomas of the uterus or cervix with combination chemotherapy and radiation therapy, Cancer, 1995, 75 (9): 2392-2399.

[25] Anagnostopoulos A, Mouzakiti N, Ruthven S, et al. Primary cervical and uterine corpus lymphoma: a case report and literature review. Int J Clin Exp Med, 2013, 6 (4): 298-306.

[26] Hilal Z, Hartmann F, Dogan A, et al. Lymphoma of the cervix: case report and review of the literature. Anticancer Res, 2016, 36 (9): 4931-4940.

[27] 佐晶, 程敏, 李卓, 等. 宫颈原发造血系统肿瘤临床病理分析及文献复习. 癌症进展, 2016, 14 (5): 444-448.

[28] 陆春艳, 张晓阳, 何春年, 女性生殖器官原发非霍奇全淋巴瘤5例, 中国肿瘤临床, 2002, 29 (5): 49-50.

[29] Vang R, Medeiros L J, Fuller G N, et al. Non-Hodgkin's lymphoma involving the gynecologic tract: a review of 88 cases. Adv Anat Pathol, 2001, 8 (4): 200-217.

[30] Agaoglu F Y, Fayda M, Dizdary Y, et al, Primary uterine lymphoma: case report and literature review, J Obstet Gynaecol, 2005. 45 (4): 88-89.

第77章 女性生殖系统小细胞癌

　　小细胞癌最常见发生于肺，但也可发生于消化道（胰腺）、泌尿道（膀胱）、乳腺。女性生殖系统的小细胞癌主要发生于子宫颈，其次为卵巢、子宫内膜、阴道、外阴等部位。女性生殖系统各器官的小细胞癌的病理形态、生物学行为和治疗方法有许多相似或相近特征，如下所述。

1. 组织来源不清楚。
2. 恶性程度高，趋向早期转移、很快复发、远处转移。
3. 病理形态与免疫组化反应基本一致：①光镜显示小的、圆形细胞或梭形细胞，呈簇排列，拥挤；间质丰富，细胞质少；核大，核染色深，多为圆形，也有长形和不规则形，核仁少见，核分裂象多见。②电镜显示细胞拥挤呈核形态不一，有圆形或卵圆形，偶尔可见核裂缝；细胞质少，核浆比呈高比例；核呈颗粒状；细胞质含空泡、线粒体、包涵体，细胞质内可见神经内分泌颗粒。③免疫组化反应：细胞角蛋白（cytokeratin）呈阳性，以此可与淋巴瘤和肉瘤区别；上皮膜抗原（epithelial membrane antigen，EMA）、神经元特异性烯醇酶（neuron-specific enolase，NSE）、突触素（synaptophy sin）呈阳性。各器官病理形态与免疫组化反应不完全一样。
4. 由于少见，积累病例少，无成熟治疗经验，临床上常借鉴于肺小细胞癌的研究与经验。
5. 预后差，治疗后生存时间短。
6. 关于女性生殖器官小细胞癌的分期，一般报道习惯于用 FIGO 或 TNM 规定的女性生殖器官癌的临床分期。

第一节　宫颈小细胞癌

　　宫颈小细胞癌（small cell carcinoma of the cervix，SCCC）是一种很少见的原发性子宫颈恶性肿瘤。与普通的宫颈癌比较，SCCC 的恶性程度高，早期发生远处转移，预后差，其治疗方法也不同于普通类型宫颈癌，为一种特殊组织类型的宫颈癌。

一、命名

　　SCCC 由于组织来源不清，以往命名混乱，名称繁多，如有类癌、小细胞癌、分化差类癌、嗜银细胞癌、小细胞肿瘤、神经内分泌癌、小细胞未分化癌、内分泌癌中间细胞型等 15 个以上名称。美国病理学会癌症委员会和美国癌症研究会发起的专题讨论会推荐使用统一术语，即神经内分泌癌包括类癌、不典型类癌、小细胞癌和大细胞神经内分泌癌[1]。SCCC 少见，有时可能会被误诊为腺癌或鳞癌，影响治疗。因此，认识这种特殊类型的小细胞癌的特征有重要的临床意义。

二、发生率

美国 SEER（The Surveillance，Epidemiology and End-Results）资料显示，1977—2003 年，SCCC 为 290 例，宫颈鳞状细胞癌为 27 527 例，宫颈腺癌为 5 231 例。SCCC 的发生率每年为 0.02/10 万 ~ 0.12/10 万。日本 Kitasato 大学医院发生率为 0.8%，国内三家医院报道为 0.6% ~ 0.7%。小细胞癌占宫颈癌的 1% ~ 6%。各家报道不一致的主要原因是其所应用的诊断方法与诊断标准不统一，如光镜检查、电镜检查、免疫组化检查。

三、组织起源

SCCC 起源仍不清楚，主要有下列几种观点。

1. 来自子宫颈嗜银细胞：在正常宫颈内膜上皮内可以见到少量嗜银细胞，属于弥漫内分泌系统的一部分，这些细胞具有分泌多肽激素的潜能，可恶变成具有内分泌功能的小细胞癌。

2. 来自储备细胞：新近研究显示，小细胞癌常合并存在鳞癌或腺癌。也有胃肠道混合性神经内分泌癌（起源于内胚层干细胞）的报道。因此认为，SCCC 可能起源于子宫颈柱状上皮下的储备细胞。

3. 与 HPV18 和 HPV16 型的关系：与宫颈上皮性癌类似，SCCC 与 HPV（人类乳头状病毒）关系密切，85% 以上的 SCCC 患者感染过高危型 HPV，SCCC 中主要感染型为 HPV18。Masumoto 等 [2] 进行的研究发现，在 10 例 SCCC 标本中，9 例为 HPV18 型阳性，1 例为 HPV16 型阳性，提示 SCCC 可能起源于多功能干细胞或有鳞状分化的储备细胞，即可能是它们在 HPV 的刺激下形成肿瘤。

四、病理特征

（一）大体形态

与其他类型宫颈癌一样，SCCC 患者子宫颈大小正常或增大至 5 ~ 6 cm，呈糜烂状、菜花样、溃疡结节样生长。

（二）光镜检查

SCCC 主要由小细胞和中间型细胞（燕麦细胞）组成，细胞呈卵圆形或短梭形，细胞核深染，核仁不明显，几乎无胞质。部分肿瘤细胞中等大小，呈圆形或多边形，可见中等量淡染或嗜酸性胞质，细胞边界不清。周边细胞有时呈栅栏状，核呈圆形或卵圆形，可见核仁，这些细胞也常被称为中间型癌细胞。核分裂象多见，一般在 20 ~ 50 个 /10 HPF 或以上。坏死常见。肿瘤细胞排列成片块状、条索状，也可见菊形团、器官样结构形成，并常伴灶性鳞状上皮或腺样分化，有时合并腺癌或鳞癌。

（三）电镜检查

细胞核形态不一，许多细胞核呈圆形或卵圆形，有的很不规则，核染色明显成块状，可见散在核仁。大多数肿瘤细胞胞质少，为线粒体所充满，细胞间拥挤，细胞膜间紧密，留有很少间隙，有时细胞膜交错。如肿瘤横断切面，树枝状突起形成圆形或卵圆形。有些癌细胞内有致密核心神经内分泌颗粒，在不同肿瘤内甚至在同一肿瘤内数目不等，颗粒直径 120 ~ 330 nm，一致为圆形或卵圆形。神经内分泌颗粒位于细胞边缘或紧靠 Golgi 体。

（四）免疫组织化学

1. 上皮性细胞标志物

有一种或一种以上的上皮性细胞标志物呈阳性，如癌胚抗原（CEA）、细胞角蛋白

（CK）、上皮膜抗原（EMA）阳性，低分子量蛋白质（AE/AE3）阳性率为 80%~100%。

2．神经内分泌细胞相关的标志物

有一种或几种神经内分泌细胞相关的标志物呈阳性，如神经元特异性烯醇化酶（NSE）（阳性率为 90%~100%）、嗜铬粒蛋白（chromogranin）、嗜铬素（阳性率 20%~25%）、突触素、促肾上腺皮质激素（ACTH）、神经丝（neurofilament）、铃蟾肽（bombesin）呈阳性。

五、临床特征

（一）年龄与婚姻

SCCC 可发生在已婚或未婚女性。据美国 SEER 资料，1977—2003 年 SCCC 290 例，其中未婚占 20%，已婚占 53%，离婚或丧偶 27%；<45 岁占 20%，45~64 岁占 34%，>65 岁占 23%。而国内三家医院的资料显示，SCCC 的发病年龄为 25~53 岁，平均为 40 岁。

（二）临床症状与体征

SCCC 最常见的症状是阴道出血或流液。有时有大量出血或大量排液。合并感染时，肿瘤表面常覆盖大量坏死和脓性分泌物。晚期 SCCC 的症状有下腹疼痛。部分患者可毫无症状而在常规体检时发现，也有因妇科其他症状如腹部肿块就诊而被发现。SCCC 的体征与好发部位多数与鳞癌相同，极少数伴有神经内分泌症状，如低血糖、库欣综合征、类癌综合征等。

（三）早期发生淋巴结和血液远处转移

SCCC 的另一种特点是早期发生盆腔淋巴结转移和血行转移，复发率高。据国内四家医院报道，25 例 Ⅰa~Ⅱa 期患者中 21 例行广泛性子宫切除术＋盆腔淋巴结清扫术，术后病理检查，10 例有盆腔淋巴结转移，占 48%。美国 SEER 资料显示，1977—2003 年 SCCC、宫颈鳞状细胞癌病例盆腔淋巴结转移情况见表 77-1[3]。

表 77-1　SCCC 和宫颈鳞状细胞癌病例盆腔淋巴结转移与分期的关系（1977—2003 年美国 SEER）

分期	例数	盆腔淋巴结阳性例数	总淋巴结阳性率（%）
宫颈小细胞癌（SCCC）			
Ⅰ	91	20	27.5
Ⅱ	33	7	24.2
Ⅲ	24	11	66.7
Ⅳ	3	1	66.7
宫颈鳞状细胞癌			
Ⅰ	11 099	1 053	10.9
Ⅱ	4 101	618	21.3
Ⅲ	2 184	437	34.8
Ⅳ	502	101	46.8

美国 SEER 资料与我国的资料结果相近，表明 SCCC 早期即可发生淋巴结转移。SCCC 可经淋巴或血行途径广泛转移，转移部位依次为肺、骨骼、肝、脑、肾、乳房、锁骨上淋巴结。患者多死于肿瘤转移。

六、诊断与鉴别诊断

（一）诊断

与其他类型宫颈癌不同，SCCC 缺少典型的先驱病变——宫颈上皮内瘤样病变，因为 SCCC 多不侵犯子宫颈表皮层，所以细胞学检查常阴性，阴道镜检查也常无特异性征象。SCCC 的诊断依靠组织病理学结合免疫组织化学检查，鉴别诊断有时还需借助电镜检查。

1. 子宫颈涂片细胞学检查

（1）巴氏细胞学检查：Kim 发现，巴氏细胞学涂片特征为肿瘤细胞胞质极少，染色质呈点彩状，有显著的核挤压，细胞多形成大小不一的聚集体。

（2）液基薄层细胞涂片：肿瘤细胞小而圆，单个存在或形成疏松的小聚集体（<10 个细胞，鳞癌和腺癌可见典型的较大片状聚集体），细胞核质比高，核呈圆或卵圆形，染色质深染，核膜不规则或皱缩，核仁不明显，胞质少或几乎见不到胞质，细胞核相互挤压。

2. 宫颈活检病理检查

最后确诊根据病理组织形态决定。

3. 免疫组织化学检查

（1）有一种或一种以上的上皮组织标志物呈阳性，如 CEA、CK、EMA。

（2）有两种或两种以上的神经内分泌相关标志物呈阳性，如 NSE、嗜铬粒蛋白、突触素。具备（1）（2）两项标准可确诊为 SCCC。

4. 电镜检查

电镜检查与免疫组化标志物检查可以提高诊断的准确性。

（二）鉴别诊断

SCCC 需与下列疾病相鉴别：小细胞低分化鳞状细胞癌，淋巴瘤，间质肉瘤，非霍奇金淋巴瘤，转移性小细胞癌。

七、治疗

SCCC 发病率低，病例数少，早期即可发生淋巴和血行转移。目前尚无统一治疗方案，目前强调采用手术、放疗和化疗相结合的综合治疗。

（一）手术治疗

Ⅰ期、Ⅱa 期患者行广泛性子宫切除术 + 盆腔淋巴结清扫术，术后给予化疗或辅助放疗。盆腔外照射加或不加阴道腔内放疗。有学者认为，术后放疗对患者有益。但 Sevin 等 [4] 认为，SCCC 对放疗不敏感，在 5 例术后放疗中有 4 例有盆腔复发而死亡。

（二）放疗

对于Ⅱb ~ Ⅳ期患者，行放疗或 EP（依托泊苷、顺铂）方案化疗联合同步放疗是有效的治疗选择。放疗方法与普通宫颈癌照射方法相同，即体外照射 + 腔内治疗。关于盆腔放疗能否改善早期 SCCC 患者的预后，值得进一步研究。

（三）化学药物治疗

SCCC 的组织形态及生物学行为与肺小细胞癌相似，故临床上常常借鉴肺小细胞癌治疗的经验，采用化疗联合手术和（或）放疗进行综合治疗。小细胞癌肿瘤细胞的倍增时间短，对化疗敏感，因此化疗为常规治疗。手术与放疗的目的是去除局部病灶，化疗的目的是控制远处转移。常用的化疗方案为：VAC（长春新碱、多柔比星、环磷酰胺）、EP（依托泊苷、顺铂）或 VAC/EP 两者交替使用。化疗方式有术前新辅助化疗、术后辅助化疗和同步化疗，关于具体哪种方式疗效最好目前尚无定论，但在手术或放疗的基础上，化疗可提高治疗疗效。EP 方案 + 手术治疗或放疗被认为是 SCCC 的标准治疗。Zivanovic 等[5] 报道，早期 SCCC 术后辅加 EP 方案化疗有预防远处转移作用，5 例早期 SCCC 患者术后未加化疗，2 年内全部病例均发生了远处转移，而 6 例术后辅加 EP 方案化疗的患者中仅 1 例发生了远处转移。

1. 新辅助化疗

Hoskins 等[6] 报道，将新辅助化疗（EP 方案或紫杉醇 + 卡铂）用于子宫颈肿瘤 >4 cm 者，能提高手术切除率，但不能提高患者生存率。Bermadet[7] 报道，对 I b2 期以上 18 例患者术前给予了 BEP（博来霉素、依托泊苷、顺铂）方案新辅助化疗，并对其中 13 例进展期 SCCC 患者成功实施了手术切除，并且术后化疗敏感也提高到 84.7%，由此认为，对于肿瘤体积 >4 cm 或 <4 cm、有淋巴结转移或脉管浸润倾向的患者，应行新辅助化疗以增加手术切除率。

2. 同步放、化疗可用于局部晚期 SCCC

同步放疗、化疗方案：EP 方案、EIP 方案（依托泊苷、异环磷酰胺、顺铂）、TP 方案（紫杉醇、顺铂）。Lee 等[8] 比较了同步放化疗与辅助化疗的疗效，两组情况相近，5 年生存率辅助化疗组与同步放化疗组各为 52.5% 和 45.5%（P=0.37），表示同步放化疗未能提高生存率。国内学者报道的同步放化疗也未能提高生存率。

八、生存情况

据美国 SEER 资料，1977—2003 年 SCCC 患者 5 年生存率见表 77-2[3]。

表 77-2　美国 1977—2003 年 SCCC 患者 5 年生存率

诊断年份	5 年生存率（%）
1977—1986	43.8
1987—1996	34.1
1997—2003	32.5

SCCC 的 2 年、5 年和 10 年总体生存率分别为 46.8%、35.7% 和 28.3%；FIGO 分期的 I ～ IIa 期、IIb ～ IVa 期和 IVb 期患者的 5 年生存率分别为 36.8%、9.8% 和 0%。

九、影响疗效的因素

据美国 SEER 资料，对 290 例 SCCC 患者进行的多因素分析结果见表 77-3。

表 77-3　影响 SCCC 预后的多因素分析

项目	例数	风险比（RR）	95% 置信区间（CI）	P 值
分期				
Ⅰ期	91			
Ⅱ期	36	1.18	0.61 ~ 2.8	0.631
Ⅲ期	29	2.41	1.17 ~ 4.96	0.017
Ⅳ期	60	4.62	2.55 ~ 8.36	<0.001
淋巴结阳性				
盆腔	39	1.06	0.59 ~ 1.90	0.849
盆腔外	22	1.16	0.59 ~ 2.25	0.671
不清	63	1.11	0.67 ~ 1.83	0.680
肿瘤大小				
>2 cm	87	1.38	0.54 ~ 3.50	0.503
不清	109	200	0.79 ~ 5.07	0.143
年龄				
65 ~ 74 岁	25	0.34	0.14 ~ 0.78	0.01
55 ~ 64 岁	33	0.52	0.23 ~ 1.17	0.112
45 ~ 54 岁	40	0.40	0.18 ~ 0.91	0.29
35 ~ 44 岁	54	0.59	0.27 ~ 1.28	0.183
<35 岁	45	0.73	0.31 ~ 1.69	0.939
治疗方法				
单纯体外照射	41	0.99	0.59 ~ 1.85	0.978
单纯子宫切除术	46	0.46	0.22 ~ 0.96	0.035
子宫切除术 + 放疗	50	0.73	0.37 ~ 1.44	0.364
体外照射	33	1.04	0.55 ~ 1.96	0.895

　　上表多因素分析结果显示，诊断时年龄、分期、单纯子宫切除术是影响预后的主要因素，而淋巴结转移却与预后无关。另有报道认为，影响预后的主要因素有临床分期、淋巴结转移、肿瘤大小、脉管瘤栓。由此可见，临床分期是影响预后的独立因素，其他预后因素有待进一步验证。

参考文献

[1] Albores-Saavedra J, Gersell D, Gilks, et al. Terminology of endocrine tumors of the uterine cervix. Arch Pathol Lab Med, 1997, 121 (1): 34-39.

[2] Masumoto N, Fujii T, Ishikawa M, et al. P16 overexpression and human papillomavirus infection in small cell carcinoma of the uterine cervix. Hum Pathol, 2003, 34 (8): 778-783.

[3] Chen J, Macdonald O K, David D K, et al. Incidence, mortality, and prognostic factors of small cell carcinoma of the cervix. Obstet Gynecol, 2008, 111 (6): 1394-1402.

[4] Sevin B U, Method M W, Nadji M, et al. Efficacy of radical hysterectomy as treatment for patients with small cell carcinoma of the cervix. Cancer, 1996, 77 (8): 1489-1493.

[5] Zivanovic O, Leitao M M, Jr, Park K J, et al. Small cell neuroendocrine carcinoma of the cervix: analysis of outcome, recurrence pattern and the impact of platinum-based combination chemotherapy. Gynecol Oncol, 2009, 112 (3): 590-593.

[6] Hoskins P J, Swenerton K D, Pkike J A, et al. Small-cell carcinoma of the cervix: fourteen years of experience at a single institution using a combined-modality regimen of involved-field irradiation and platinum-based combination chemotherapy. J Clin Oncol, 2003, 21 (18): 3495-3501.

[7] Kim Y, Ha H J, Kim J S, et al. Significance of cytologic smears in the diagnosis of small cell carcinoma of the uterine cervix. Acta Cytol, 2002, 46 (4): 637-644.

[8] Lee J M, Lee K B, Nam J H, et al. Prognostic factors in FIGO stage IB-IIA small cell neuroendocrine carcinoma of the uterine cervix treated surgical: results of a multi-center retrospective Korean study. Ann Oncol, 2008, 19 (2): 321-326.

推荐阅读文献

[1] Bermúdez A, Vighi S, García A, et al. Neuroendocrine cervical carcinoma diagnostic and therapeutic challenge. Gynecol Oncol, 2001, 82 (1): 32-39.

[2] Bifulco G, Mandato V D, Giampaolino P, et al. Small cell neuroendocrine cervical carcinoma with l-year follow-up: case report and review. Anticancer Research, 2009, 29 (2): 477-484.

[3] Boruta D M, Schorge J O, Duska L A, et al. Multimodality therapy in early neuroendocrine carcinoma of the uterine cervix. Gynecol Oncol, 2001, 81 (1): 82-87.

[4] Boruta D M, 2nd, Schorge J O, Duska L A et al. Multimodality therapy in early stage neuroendocrine carcinoma of the uterine cervix. Gynecol Oncol, 2001, 81 (1): 82-87.

[5] Crowder S, Tuller E. Small cell carcinoma of the female genital tract. Semin Oncol, 2007, 34 (1): 57-63.

[6] Horn L C, Lindner K, Szepankiewicz G, et al. p16, p14, p53, and Cyclin D1 expression and HPV analysis in small cell carcinoma of the uterine. Int J Gynecol pathol, 2006, 25 (2): 182-186.

[7] Ishida G M, Kato N, Hayasaka T, et al. Small cell neuroendocrine carcinoma of the uterine cervix a histological immunohistochemical and molecular genetic study. Int J Gynecol Pathol, 2004, 23 (4): 366-372.

[8] Lee S W, Nam J H, Kim D Y, et al. Unfavorable prognosis of small cell neuroendocrine carcinoma of the uterine cervix: a retrospective matched ease-control study. Int J Gynecol Cancer, 2010, 20 (3): 411-416.

[9] Ng W K, Cheung L K, Li A S, et al. Thin-layer cytology findings of small cell carcinoma of the lower female genital tract: review of three cases with molecular analysis. Acta Cytol, 2003, 47 (1): 56-64.

[10] Tsunoda S, Jobo T, Arai M, et al. Small cell carcinoma of the uterine cervix: a clinicopathologic study of 11 cases. Int J Gynecol Cancer, 2005, 15 (2): 295-300.

[11] 楼洪坤, 王兰兰, 吴道芹. 子宫颈小细胞癌//陈惠祯, 蔡红兵, 毛永荣, 现代妇科肿瘤学. 武汉: 湖北科学技术出版, 2006: 543-547.

第二节　原发性卵巢小细胞癌

原发性卵巢小细胞癌（small cell carcinoma of ovary，SCCO）是一种罕见的肿瘤。2003版《WHO 乳腺和女性生殖道肿瘤分类》将卵巢小细胞癌划入卵巢杂类肿瘤，并将其分为两型：一种是卵巢小细胞癌高钙血症型（SCCOHT），通常伴有分泌高钙血症；另一种是卵巢小细胞癌肺型（SCCOPT），具有神经内分泌特征。SCCO 中以 SCCOHT 最为常见，而 SCCOPT 更为罕见。

一、组织起源

SCCO 组织来源尚不清楚，文献报道各不一致，主要有以下几种观点。

1. SCCO 最可能起源于生殖细胞，与卵黄囊肿瘤有关，但与典型的卵黄囊肿瘤有区别。采用治疗生殖细胞肿瘤有效的方案 VAC（长春新碱、放线菌素 D、环磷酰胺）方案或 BEP（顺铂、依托泊苷、平阳霉素）方案治疗有效，提示它们组织来源相同。McMahou 电镜检查显示，肿瘤细胞团外围有断续的基膜（basal lamina）此外，未发现基底膜物质，因此怀疑 SCCO 与卵黄囊肿瘤或其他生殖细胞肿瘤有关。

2. 上皮性来源。一组病例 Memahou 电镜检查显示，SCCO 有上皮性肿瘤特征，常见细胞间有桥粒样连接（desmosome-like junction），细胞外围有断续的基膜。SCCO 形态上与分化不良的上皮肿瘤相似，但上皮肿瘤 EMA（上皮膜抗原）呈阳性，而 1/3 的 SCCO 病例 EMA 呈阴性。

3. 性索间质来源。Hlite 等根据 SCCO 的发病年龄、镜下形态、滤泡形成、calretinin（钙视网膜蛋白）染色呈阳性认为，SCCO 起源于原始或未分化的性索间质瘤。但 Eichor 进行的流式细胞学检查显示，25 例高钙血症型 SCCO 的 DNA（脱氧核糖核酸）中 23 例为二倍体（diploid），而成人型颗粒细胞瘤 20% 为非整倍体，无性细胞瘤 100% 为非整倍体（aneuploid），因此怀疑 SCCO 与生殖细胞有关。免疫组化染色，WTI（wills 蛋白）和 EMA 呈阳性，α 抑制素呈阴性，这在性索间质肿瘤少见，因此支持上皮性来源。此外，两者区别为：SCCO 通常有高钙血症，恶性程度高，预后差；而性索间质肿瘤无高钙血症，预后好。

SCCO 与性索间质肿瘤区别较多，而与上皮性肿瘤或生殖细胞肿瘤区别少，目前 SCCO 仍为组织来源不明肿瘤。

二、病理形态

（一）大体形态

SCCOHT 以实性为主，伴少量囊性变。SCCOPT 也以实性为主，其内可含黏液。

（二）光镜检查

SCCOHT 由大量弥散性条束状或簇状排列的小细胞组成，核呈圆形或卵圆形，常伴有不明显的小核仁，40% 的肿瘤内出现大细胞，直径 10～40 μm，胞质较丰富，80% 的肿瘤内存在数量不等的泡样间隙。SCCOPT 所见类同于高钙血症型，唯滤泡样结构和大细胞少见。

（三）电镜检查

SCCOHT 肿瘤细胞胞质内含有粗面内质网扩大形成的大囊，其内含有电子密度不等的细颗粒物质，具有一定的诊断特征，胞质中无神经内分泌颗粒物，可以区别于其他组织小细胞癌的卵巢转移。SCCOPT 肿瘤细胞中无大量粗面内质网。

三、临床表现

两种类型的 SCCO 的主要症状均为腹胀、腹部肿块或盆腔肿块、腹痛、阴道出血，偶尔有急腹症，系由于肿瘤扭转或破裂所致；晚期伴腹水。

SCCOHT 患者多见于年轻女性，占 SCCO 的 99%，发病年龄为 9～45 岁，平均为 23 岁。60%～75% 的病例术前血清钙升高，血清磷一般正常或降低。血清钙增加一般被认为是肿瘤细胞本身分泌产生的。高钙血症患者的临床表现有：恶心、呕吐、体重下降。偶尔有高钙血症所致的急性胰腺炎和精神错乱等症状。肿瘤切除后血清钙水平短期内恢复正常，肿瘤复发后血清钙水平又升高。因此，血清钙检查可作为诊断和治疗随访参考指标。

SCCOPT 是 SCCO 中少见类型，发病年龄为 28～85 岁，血清钙正常水平。据文献报道，SCCO 病例不到 200 例，而 SCCOPT 不足 20 例。

四、诊断与鉴别诊断

（一）诊断

SCCO 罕见，临床缺乏经验，患者很少有典型的临床表现，故术前难以正确诊断。Young 等[1] 报道了 150 例病例，均为术后明确诊断。对于年轻女性、单侧附件肿块、血清钙升高者，在除外甲状旁腺及骨疾病外要高度怀疑 SCCO。最后依靠病理与免疫组织化学染色辅助检查才能确诊。

（二）鉴别诊断

SCCO 需要与下述肿瘤区别。

1. 颗粒细胞癌

颗粒细胞癌的病理形态与发病年龄均与 SCCO 相似，但两者免疫组织化学染色不同。SCCO 免疫组织化学染色，EMA（上皮膜抗原）呈阳性，而 α 抑制素（α-inhibin）呈阴性。相反，颗粒细胞癌 EMA 呈阴性，而抑制素 α 呈阳性。

2. 生殖细胞肿瘤（卵黄囊瘤与胚胎癌）

SCCO 患者大多年轻，组织形态上与卵黄囊瘤或胚胎癌相似。但后者放射免疫测定 AFP 与 hCG 呈阳性，SCCO 呈阴性。

3. 转移性小细胞癌

肺与女性生殖器官的 SCC（小细胞癌）都可能转移到卵巢。显微镜下，上述器官转移来小细胞癌细胞质内有嗜银颗粒，而 SCCO 中除个别外不存在神经内分泌颗粒。

4. 卵巢淋巴瘤

SCCO 具有特有的淋巴细胞标记抗体，而且细胞角蛋白检测两者不同可以区别。

此外，SCCO 尚需与原始神经内分泌瘤、黑色素瘤、转移性圆细胞肉瘤鉴别。

五、治疗

多数学者主张采用手术、化疗、放疗等综合治疗。

1. 手术治疗

手术范围与卵巢上皮癌相同。早期行全子宫和双侧附件切除术＋大网膜切除＋盆腔淋巴结切除术加或不加腹主动脉旁淋巴结切除术。晚期不能行根治术者给予肿瘤细胞减灭术。

SCCOHT 单侧卵巢患病率高达 90% 以上，若患者年轻，要求保留生育功能，愿承担二次手术风险，子宫与对侧卵巢外观正常则行病侧附件切除术，术后化疗。Pana 和 Powll 各报道了 1 例 SCCOⅢ期年轻患者，行病侧附件切除术，术后联合化疗，均存活了 2 年以上。

2. 化学药物治疗

SCCO 少见，积累病例困难，无成熟化疗方案。化疗常常借鉴治疗卵巢恶性生殖细胞肿瘤、上皮性卵巢恶性肿瘤和肺小细胞癌方案。所用药物有 DDP（顺铂）、VCR（长春新碱）、BLM（博来霉素）、DOX（多柔比星）、VP16（依托泊苷）、Tax（紫杉醇）、CBP（卡铂）、CTX（环磷酰胺）。近几年有文献报道，采用 6 药联合方案（VCR+DDP+CTX+VP16+DOX+BLIV）治疗取得了良好效果。

3. 放疗

术后全盆腔照射加或不加主动脉旁淋巴结照射或全腹 + 盆腔照射。全盆腔照射剂量为 45 ~ 50 Gy，全腹照射剂量为 25 Gy，腹主动脉旁照射剂量为 45 Gy。据国际妇科肿瘤协作组（Gynaecological Cancer Intergroup，GCIG）的经验，SCCO Ⅰ期 10 例，其中 6 例术后辅助放疗，6 例中 5 例存活 50 个月以上，4 例手术后未加放疗，仅 1 例长期生存；因此，提倡术后辅加放疗。Young 等[5]报道，5 例长期存活病例中 4 例接受了盆腔或全腹照射。Dickersin 等[2]报道，5 年存活者均接受了全腹照射，提示放疗对提高生存率有帮助。

六、预后

（一）生存情况

手术、放疗、化疗等综合治疗后疗效多数不佳，总的生存率约为 10%，Ⅰa 期为 30%。Young 等[1]分析了 150 例 SCCO 病例，其中Ⅰa 期 42 例（占 33%），其中有 14 例随访 1 ~ 13 年，存活良好，其余 23 例 2 年内死于癌瘤；Ⅰa 期以上患者，除 1 例Ⅱb 期，其余病例均死于癌瘤。

（二）影响疗效因素

Young 等[1]分析的 150 例 SCCO 病例显示，年龄、分期、肿瘤大小、血清钙水平是影响疗效的因素，Ⅰa 期、年龄 >30 岁、术前血钙正常、肿瘤 <10 cm、没有大细胞者预后好。

参考文献

[1] Young K H, Olivea E, Scully K E. Small cell carcinoma of the ovary hypercalcemic type a clinical-pathological analysis of 150 cases. Am J Surg Pathol, 1994, 18 (11): 1102-1116.

[2] Dickersin G R, Kline I W, Scully R E. Small cell carcinoma of the ovary with hypercalcemia: a report of 11cases cancer. Cancer, 1982, 49 (1): 188-197.

推荐阅读文献

[1] Harrison M L, Hoskins P, Bois A, et al. Small cell of the ovary, hypercalcemic type analysis of combined experience and recommendation for management: a GCIG study. Gynecol Oncol, 2006, 100 (2): 233-238.

[2] Memahou J T, Hart W R. Ultrastructural analysis of small cell carcinoma of the ovary. Am J Clin Pathol, 1998, 90 (5): 523-529.

[3] Powell J I, McAfee R D, McCoy. Uterine and ovarian conservation in advanced small cell carcinoma of the ovary. Obstet Gynecol, 1998, 91 (5 Pt 2): 846-848.

[4] Rana S, Warren B K, Yamada D. Stage IIIc small cell carcinoma of the ovary: survival with conservative surgery and chemotherapy. Obstet Gynecol, 2004, 103 (5 Pt 2): 1120-1123.

[5] Tavassoli F A, Devilee P. Pathology and genetics of tumours of the breast and female genital organs. IRAC, 2003, 115.

[6] Ulbright T M, Roth L M, Stehman F B, et al. Poorly differentiated (small cell) carcinoma of the ovary in young women. Hum Pathol, 1987, 18 (2): 175-184.

[7] Wynn D, Everett G D, Boothby R A. Small cell carcinoma of the ovary with hypercalcemia causes severe pancreatitis and altered mental status. Gynecol Oncol, 2004, 95 (3): 716-718.

[8] 宋旭东, 冯海英, 温永富, 等. 原发性卵巢肺型小细胞癌1例并文献复习. 中国肿瘤临床, 2006, 33 (4): 240-242.

[9] 程玺, 杨文涛, 吴小华, 等. 肺型原发性卵巢小细胞癌三例及文献复习. 中华妇产科杂志, 2006, 41 (7): 481-483.

第三节　原发性子宫内膜小细胞癌

在女性生殖系统中，小细胞癌多发生于子宫颈，其次为卵巢，子宫内膜居第三位，多为个案报道。国内有少数文献有关于此病介绍[1-2]。

一、组织起源

子宫内膜小细胞癌（small cell carcinoma of endometrium，SCCE）组织起源仍不清楚，Olson 认为，小细胞癌来源于正常内膜的神经内分泌系统。Campo 等[3]认为，子宫内膜腺癌和非肿瘤内膜中存在嗜银颗粒和神经内分泌颗粒，提示神经内分泌起源于苗勒管具有多向分化潜能的细胞，在一定条件下向各方向转化，可向神经内分泌分化，也可向腺分化，因此，SCCE 源于子宫内膜上皮。SCCE 与鳞癌或腺鳞癌同时存在支持这种观点。

二、病理形态与免疫组化

（一）光镜检查

SCCE 是由分化差的小细胞至中间型细胞组成，呈片状、条索状或巢状分布。胞质少，核深染，呈圆形、卵圆形、梭形或不规则形。核内染色质弥散呈颗粒状，核仁不明显，核分裂象多。有时同时伴有腺癌、腺鳞癌、其他中胚叶肿瘤。

（二）电镜检查

SCCE 肿瘤细胞可表现为由细胞桥粒连接，胞质中有典型的神经内分泌颗粒（100～200 nm）。

（三）免疫组织化学染色

SCCE 免疫组织化学染色，一种或多种神经内分泌标志物呈阳性，如神经元特异性烯醇化酶（NSE）、突触素（SY）、嗜铬素（CgA）、细胞角蛋白（CK）呈阳性。

三、临床表现

SCCE 患者发病年龄为 23～78 岁，平均为 57 岁（有报道为 64 岁）。临床表现为月经不规则，有不规则阴道出血、绝经后阴道出血。有时出现转移性肿瘤引起的腹痛，少见有盆腔炎表现。也有癌旁综合征（paraneoplastic syndrome）报道，因出现视力功能障碍、进行性视力下降、视野狭窄、失明而来就诊。体检可扪及盆腔肿块，阴道转移性病灶。

四、诊断与鉴别诊断

（一）诊断

对有不规则阴道出血或绝经后阴道出血患者，除外月经疾病后要做诊断性刮宫，标本送病理检查和免疫组织化学染色。Van Han Hoeven[4] 提出的诊断标准为：①肿瘤由单一的小的至中间型肿瘤细胞组成，排列致密，成片生长，可合并或不合并其他肿瘤亚型成分；②免疫组化在此单一细胞成分中必须有至少一种神经内分泌标志阳性；③须有明确的原发子宫内膜的证据，如部位局限于子宫内膜或子宫内膜出现与小细胞癌有关的不同形态的原发性肿瘤。

妇科恶性肿瘤患者伴原因不明视力障碍要怀疑本病可能。

（二）鉴别诊断

SCCE 需要与下列疾病鉴别：子宫内膜其他恶性肿瘤如腺癌，子宫内膜间质肉瘤，小细胞低分化鳞癌，子宫颈扩张或转移性小细胞癌，淋巴瘤。免疫组织化学检测有助于鉴别。

五、治疗

SCCE 少见，目前无统一治疗方案。多数学者主张以手术为主进行综合治疗。手术范围参照子宫内膜癌分期相应手术。全子宫切除术 + 双侧附件切除术，术后辅助化疗 + 放疗或不加体外照射。全盆腔照射，肿瘤照射剂量 45 ～ 50 Gy。偶尔有报道采用单纯化疗缓解症状与体征。

化疗方案借鉴肺小细胞癌的治疗经验，一线方案为 EP 方案，二线方案为 IC（伊立替康 + 顺铂）方案。

六、生存与预后

SCCE 预后差，文献报道的生存期最短的 1 例生存 8 d，最长的 1 例无病生存 13 年。预后与肿瘤肌层浸润、淋巴转移及治疗方式有关。

参考文献

[1] 董薇, 王建六. 子宫内膜小细胞癌诊疗进展. 肿瘤, 2014, 3 (20): 177-180.

[2] 程静, 涂频, 王建军, 等. 子宫内膜小细胞神经内分泌癌临床病理观察. 诊断病理学杂志, 2016, 5 (23): 361-364.

[3] Campo E, Brunier M, Merino MJ. Small cell carcinoma of the endometrium with associated ocular paraneoplastic syndrome. Cancer, 1992, 69 (9): 2283-2288.

[4] Van Hoeven KH, Hudock JA, Woodruff JM, et al. Small cell neuroendocrine carcinoma of the endometrium. Int J Gynecol Pathol, 1995, 14 (1): 21-29.

第四节　原发性阴道小细胞癌

女性生殖系统发生小细胞癌少见，恶性程度高，易早期发生血行播散和淋巴结转移，预后差。其发生率依次为子宫颈、卵巢、子宫内膜，阴道居第 4 位。据 Colemon 收集的 1984—2006 年资料，英文文献共报道了 25 例。

一、临床表现

原发性阴道小细胞癌（small cell carcinoma of the vagina，SCCV）罕见，其起源不清楚。Kaminski 等[1] 收集了至 2003 年的英文文献，共报道了 22 例 SCCV 病例，其中 20 例有临床资料，患者年龄为 32 ~ 78 岁，平均为 59 岁。绝大多数为中老年女性，60 岁以上占 9 例。

SCCV 常见症状有阴道接触性出血，绝经后阴道出血，阴道点滴状出血，分泌物增多，阴道疼痛。有研究显示，可合并库欣（Cushing）综合征和抗利尿激素异常分泌引起的症状。妇科检查，可见阴道内外生性包块。肿块呈菜花样、结节样、团块状向外突出生长，触之易出血。肿瘤可发生在阴道任何部位，多见于阴道后壁上 1/3 或下 1/3，而中 1/3 较少见。晚期向阴道周围或子宫旁浸润。

二、病理形态

光镜下，SCCV 表现为小的圆形细胞或燕麦细胞，成簇排列、拥挤，被丰富间质分开。可见染色过深的核，核大多数为圆形，但也有长方形和不规则形核，核仁少见。细胞质少，核分裂象多见，可见脉管受侵，嗜银颗粒染色呈阳性。

电镜下，SCCV 表现为细胞拥挤，形态不一，呈圆形或卵圆形。偶尔可见核裂缝，核染质颗粒状，核边缘致密。细胞质少与细胞核呈高比例，细胞质含空泡、线粒体。可见细胞质包涵物，偶尔可见神经内分泌颗粒，无胞桥小体。

三、诊断与鉴别诊断

对于妇科检查发现阴道有新生物者，要取活检，送组织病理检查。对于怀疑小细胞癌者，要进行免疫组织化学染色以确定诊断。有条件的单位可做电镜检查。要注意是否并存阴道鳞癌或腺癌，并排除肺和生殖道转移性小细胞癌。

SCCV 需与下列肿瘤鉴别：低分化间质肉瘤、原发性神经外胚层肿瘤、颗粒细胞瘤、非霍奇金淋巴瘤。

常规检查之外，需做盆腔、腹部、肝、肺、骨 CT 检查以评估肿瘤范围，了解是否有区域或远处转移，从而决定治疗方法。

四、治疗

SCCV 少见，无统一治疗方案，常借鉴肺小细胞癌治疗经验，应根据临床期别选择适宜的治疗方案。

（一）手术治疗

手术治疗常用于早期、病灶小、位于阴道上 1/3 者，行广泛性子宫切除术 + 盆腔淋巴结切除术。对于肿瘤位于阴道下 1/3 者，行阴道部分切除术 + 双侧腹股沟淋巴结清扫术，术后辅助化疗加或不加放疗。对于肿瘤位于中 1/3 者，行放疗和化疗。放疗后如局部未控或复发，阴道旁组织软，无远处转移，可酌情行前或后半盆腔脏器切除术。

（二）放疗

放疗方法与原发性阴道鳞癌相同，为体外照射 + 腔内治疗。

也可借鉴新辅助化疗后照射或同步放化疗治疗宫颈癌经验。有学者采用 EP 方案化疗后行放疗或同步放化疗。Mirhashemi 等[2] 报道，EP 方案化疗 2 ~ 3 疗程后行全盆腔外照射。

（三）化学药物治疗

多数采用联合化疗，常用方案为 EP 方案或加 5- 氟尿嘧啶（5-FU）。Hayashi 等 [3] 报道，1 例 SCCV 病例采用联合化疗 5 个疗程后肿瘤完全消退，患者存活了 41 个月。

五、预后

SCCV 的预后差。Kaminaki [1] 收集了原发性 22 例 SCCV 病例，除 2 例无生存时间记录外，其余病例存活 5~41 个月，最长 1 例生存 41 个月，16 例（80%）2 年内死亡，生存 2 年以上 4 例（20%），大多数死于肺、肝、骨骼转移。

（楼洪坤　楼寒梅）

参考文献

[1] Kaminski J M, Anderson P R, Han A C, et al. Primary small cell carcinoma of the vagina. Gynecol Oncol, 2003, 88 (3): 451-455.

[2] Mirhashemi R, Krat A, Weir M M, et al. Vaginal small cell carcinoma mimicking a Bartholin's gland abscess: a case report. Gynecol Oncol, 1998 (3), 68: 297-300.

[3] Hayashi M, Mori Y, Takag Y, et al. Primary small cell neuroendocrine carcinoma of the vagina, marked effect of combination chemotherapy: a case report. Oncology, 2000, 58 (4): 300-304.

推荐阅读文献

[1] Chase W. Neuroepithelial small cell carcinoma of the vagina. Cancer, 1989, 64 (9): 1948-1951.

[2] Coleman N M, Smith-tagone M J, Tanyi J, et al. Primary neuroendocrine carcinoma of the vagina with merkel cell carcinoma phenotype. Am J Surg Pathol, 2006, 30 (3): 405-410.

[3] Colleron K M, Burge M R, Crook L A, et al. Small cell carcinoma of the vagina causing Cushing's syndrome by ectopic production and secretion of ACTH: a case report. Gyneco Oncol, 1997, 65 (3): 526-529.

[4] Crowder S, Tuller E. Small cell carcinoma of the female genital tract. Semin Oncol, 2007, 34 (1): 57-63.

[5] Elsaleh H, Bydder S, Cassidy B, et al. Small cell carcinoma of the vagina. Australas Radiol, 2000, 44 (3): 336-337.

第五节　原发性外阴小细胞癌

原发性外阴小细胞癌（small cell carcinoma of the vulva，SCCV）十分少见。女性生殖系统小细胞癌发生率以外阴为最低，而且容易误诊为 Merkel 细胞癌。Gil-Moreno 等 [1] 于 1997 年收集文献病例加其本人病例（1 例）共报道 9 例。浙江省肿瘤医院建院 40 多年，只收治了 1 例。以上 10 例患者的资料见表 77-4。1972—1994 年，西班牙巴塞罗那 Universitario Materno-infantile Valld Hebron 医院共治疗了外阴癌 176 例，其中 1 例为小细胞癌，病理类型分布见表 77-5。

表 77-4　10 例原发性外阴小细胞癌的临床资料

作者	患者年龄	部位与大小	治疗	复发	预后
Tang 等（1982）	67 岁	左小阴唇，1.5 cm	局部广泛性切除术	2 年腹股沟淋巴结转移，2 个月子宫颈、肝、股骨转移	存活 2.5 年
Bottles 等（1984）	73 岁	左侧大阴唇，3 cm	根治性外阴切除术，左侧腹股沟淋巴结切除术	初期腹股沟淋巴结转移	术后 11 d 心肌梗死死亡
Copelang 等（1988）	59 岁	左小阴唇，4 cm	左半外阴切除，腹股沟淋巴结切除术	左侧腹股沟淋巴结、外阴、肺转移	12 个月死亡
Hussentadeh 等（1988）	47 岁	右小阴唇，4 cm	根治性外阴切除术，腹股沟淋巴结切除术	腹股沟淋巴结转移，肺、大腿皮肤转移	6 个月死亡
Chandeying 等（1989）	28 岁	右侧大阴唇，4 cm	根治性外阴切除术，双侧腹股沟淋巴结切除术	初期腹股沟淋巴结转移	失访
Walbel 等（1990）	33 岁	左小阴唇，2 cm	局部切除	术后 1 个月耻骨联合皮肤、膀胱转移	23.5 个月转移死亡
Loretde Mole（1993）	49 岁	左后联合，2 cm	局部广泛性切除术，左侧腹股沟淋巴结切除术	17 个月肝多个转移	12 个月死亡
Chen 等（1994）	68 岁	左侧外阴，3 cm	局部广泛性切除术	9 个月后腹股沟淋巴结转移	17 个月死亡
Gil 等（1997）	74 岁	右侧大阴唇，9 cm	局部广泛性切除术	13 个月时无瘤	报告时无瘤生存
楼洪坤（2005）	37 岁	右侧大阴唇，2 cm	广泛性外阴切除术，双侧腹股沟淋巴结切除术	阴道、耻骨、肺、肝转移	生存 3 年 6 个月

表 77-5　176 例外阴癌病例病理类型分布

病理类型	病例数（%）
鳞癌	162（92.05）
黑色素瘤	6（3.41）
Basocellular 瘤	5（2.84）
腺癌	2（1.14）
小细胞癌	1（0.57）
合计	176（100）

一、组织起源

外阴小细胞癌 1972 年由 Toker 首先报道，其组织起源不明，有学者认为其起源于皮肤的 Merkel 细胞，有学者认为其可能起源于具有神经内分泌分化的原始干细胞。

二、病理形态

病理学上小细胞癌具有共同形态，如细胞小，呈圆形或立方形或梭形。细胞排列呈细长小柱状，有些玫瑰形态。核呈圆形或卵圆形，细胞核大，核分裂象多，胞质少，表皮与真皮交界处无活性（activity）。免疫组化染色，黑色素瘤抗体（HBM-45）和波形蛋白呈阴性，神经元特异性烯醇化酶（NSE）、Leu7（CD57）呈阳性，细胞角蛋白（CK）阳性率低，甲状腺转录因子 1（thyroid transcription factor 1，TTFl）呈阳性。

三、临床表现

外阴小细胞癌多发生于老年女性，文献报道的 10 例患者的发病年龄为 28～74 岁，平均 55 岁。外阴小细胞癌的症状与体征与常见外阴癌相似，外阴出现结节或肿块，大小不等，渐渐增大，可溃烂继发感染、流液、流血、疼痛。肿瘤可发生在左、右小阴唇，两侧发病概率似乎相等。早期即发生局部浸润、区域淋巴结转移、腹股沟淋巴结肿大，晚期可浸润周围尿道和阴道。

四、诊断与鉴别诊断

（一）诊断
外阴小细胞癌必须根据病理形态与免疫组织化学染色确诊。

（二）鉴别诊断
外阴 Merkel 细胞癌与外阴小细胞癌临床表现相似，恶性程度高，病情发展快，预后差。超微结构显示两者镜下细胞内可见神经内分泌颗粒，容易混淆。免疫组织化学检测有助鉴别，90% 以上外阴 Merkel 细胞癌，CK20 呈阳性，而外阴小细胞癌 CK20 阳性率低；外阴小细胞 TTFl 呈阳性，而外阴 Merkel 细胞癌呈阴性。

哥伦比亚学者文献报道，外阴小细胞癌病例多数为外阴 Merkel 细胞癌，被误诊为外阴小细胞癌。有的病例的病理形态与免疫组织化学资料很少，难以肯定。

五、治疗

外阴小细胞癌恶性程度高，早期转移，治疗前要做盆腔、腹部、胸部与骨骼 CT 检查，评估肿瘤范围，以决定治疗方案，采用手术、化疗、放疗综合治疗。

1. 手术治疗

外阴或根治性外阴切除术 + 双侧或病侧腹股沟淋巴结清扫术。有人主张，对于病灶 <2 cm 者，可做局部扩大切除。

2. 化疗

对于早期发生淋巴结转移者，术后可加化疗提高疗效，治疗方案常借鉴肺小细胞癌经验，目前常用化疗方案为 EP 方案。

3. 放疗

对于腹股沟淋巴结有转移或局部复发者，进行放疗可以提高疗效。

六、预后

外阴小细胞癌恶性程度高，在已报道病例，随访至死亡均有远处转移，全部病例存活 11 d 至 3 年 6 个月，因广泛转移而死亡。

与预后有关因素有：肿瘤大小、浸润深度、组织分化程度、淋巴结转移。这些因素不仅影响预后，而且是选择治疗方法的参数。

病例介绍

患者，37 岁，工人，已婚，因外阴结节诊断为外阴癌，于 1995 年 10 月在外院行广泛性外阴切除术 + 双侧腹股沟淋巴结切除术。术后病理诊断为外阴未分化癌。给予 5-FU+ 环磷酰胺化疗 3 个疗程。1996 年 3 月因左侧阴道壁上 1/3 结节、盆腔 CT 检查示阴道转移瘤收入院。行阴道结节切除，术后病理诊断为未分化癌，给予盆腔外照射 48 Gy。1996 年 6 月，因耻骨处转移结节切除结节，病理诊断为小细胞癌。免疫组织化学检测，神经元特异性烯醇化酶（NSE）呈阳性，上皮膜抗原（EMA）呈阳性，细胞角蛋白（CK）呈阳性。给予局部放疗 +VBP 方案（长春地辛 + 博来霉素 + 顺铂）化疗 3 个疗程。1997 年 2 月右侧腹股沟又出现肿块，行肿块局部切除，术后病理诊断为小细胞癌转移，给予局部放疗 + 化疗（异环磷酰胺 + 卡铂）2 个疗程。1998 年 11 月，因左肺与左肺门淋巴结转移住院，给予肺局部放疗 50 Gy。1999 年 2 月，耻骨结节活检为转移性小细胞癌，给予 EP 方案（顺铂 + 依托泊苷）化疗 3 个疗程，出院时带瘤生存，后因肝转移死亡，生存 3 年 6 个月。

（楼洪坤　楼寒梅）

参考文献

[1] Gil-Moreno A, Garcia-Jiménez A, González-Bosquet J, et al. Merkel cell carcinoma of the vulva. Gynecol Oncol, 1997, 64 (3): 526-532.

推荐阅读文献

[1] Cliby W, Soisson A P, Berchuck S, et al. Stage I small cell carcinoma of the vulva treated with vulvectomy, lymphadenectomy, and adjuvant chemotherapy. Cancer, 1991, 67 (9): 2415-2417.

[2] Finan M A, Barre G. Bartholin's gland carcinoma, malignant melanoma and other rare tumorous of the vulva. Best Pract Res Clin Obstet Gyneal, 2003, 17 (4): 609-633.

[3] Crower S, Tuller E. Small cell carcinoma of the female genital tract. Semin Oncol, 2007, 34 (1): 57-63.

第**78**章　女性生殖系统肉瘤

外阴、阴道及卵巢肉瘤均为女性生殖器官少见的来源于中胚叶成分的恶性肿瘤，本章将分别予以讨论。

第一节　外阴肉瘤

外阴肉瘤（sarcoma of the vulva）占外阴恶性肿瘤的 5%[1]。外阴肉瘤种类较多，常见组织学类型有平滑肌肉瘤（leiomyosarcoma）、恶性纤维组织细胞瘤（malignant fibrous histocytoma）、横纹肌肉瘤（rhabdomyosarcoma）、皮肤纤维肉瘤（dermatofibrosarcoma）、脂肪肉瘤、淋巴肉瘤、恶性神经鞘肉瘤、血管肉瘤和表皮样肉瘤等，一般均为个例报道而无大宗文献回顾[2]。

一、临床特点

（1）发病年龄：依不同组织学类型而不同，例如，平滑肌肉瘤多发生于 40~60 岁，中位发病年龄为 54 岁；横纹肌肉瘤多发生于幼女，中位发病年龄为 12 岁；皮肤纤维肉瘤 28~40 岁多见，中位发病年龄为 31 岁。

（2）症状：早期症状不明显，或仅主诉皮下硬结。随着病情的发展，患者可有外阴疼痛，肿瘤破溃可出血。出现转移者会有相应部位的症状。

（3）妇科检查：外阴肿块常位于大阴唇，其他部位少见；肿块大小为 1~5 cm，呈圆形或椭圆形，孤立或多发。外阴局部检查以皮下结节多见，少数为外生型赘生物。晚期肿瘤可固定于筋膜上。

（4）扩散与转移：恶性纤维组织细胞瘤侵蚀力强，易侵犯皮下脂肪、筋膜及盆底肌肉；横纹肌肉瘤恶性度高，即使局部病灶很小，也可由淋巴及血行转移；皮肤纤维肉瘤为低度恶性，可局部侵犯及复发，一般无转移[3]。

二、病理检查

1．大体形态

外阴肉瘤为实性肿块，切面可呈鱼肉样，呈淡红色、灰白色或暗黄色，质脆或软，但有些纤维较多的肿瘤质地较韧实。较大的病灶可伴有出血和坏死[4]。

2．显微镜下表现

与身体其他部位相应的肉瘤一样，各种类型的外阴肉瘤的病理诊断常较为困难，需结合临床，排除转移性的可能，有时借助各种免疫组化指标检测或特殊染色及电镜检查才能做出诊断，必要时还要结合分子遗传学检查做出诊断[5]。

三、诊断

由于外阴肉瘤极为罕见，对于临床上外阴皮下肿块逐渐增大者，尤其短期内迅速增大者，应怀疑为软组织恶性肿瘤[6]。怀疑外阴肉瘤时应尽早做活组织病理检查。外阴肉瘤的确诊均需做病理检查。鉴别诊断主要是除外转移性病灶[7]。

四、治疗

外阴肉瘤以手术治疗为主，晚期强调综合治疗。

（一）手术治疗

根据病理类型及局部肿瘤扩散范围决定手术范围。手术应切除肿瘤及其周围可能被浸润的组织，达到根治的目的。

广泛性外阴切除术及双侧腹股沟淋巴结清扫术适用于多数外阴肉瘤患者；广泛局部切除术适用于年轻、病理类型为皮肤纤维肉瘤等低度恶性肉瘤患者；术后应严密随访。原发灶的切除范围必须足够，切除不够易局部复发。若腹股沟淋巴结阳性，则行盆腔淋巴结清扫术[8]。

（二）化疗

化疗作为术后的辅助疗法，常用于晚期及转移患者的治疗。近年来，为减小手术范围，保护年轻患者的器官功能，术前新辅助化疗也应用于外阴肉瘤的治疗[9]。目前常用的治疗软组织肉瘤的抗癌化疗方案有：VAC（长春新碱＋放线菌素 D＋环磷酰胺）、ADIC（多柔比星＋氨烯咪胺）、CYVADIC（长春新碱＋环磷酰胺＋多柔比星＋达卡巴嗪）方案。

（三）放疗

放疗可作为综合治疗的一种治疗方法。可用于术后外阴局部照射和区域淋巴结的照射。一般外阴照射剂量在 40 ～ 50 Gy，需注意野的大小及皮肤保护。腹股沟照射剂量可达 50 ～ 70 Gy[10]。

五、预后

外阴肉瘤的预后与组织类型、病变范围、组织学分化程度、治疗方式有关。低度恶性肉瘤若手术切除彻底，复发少，预后好，即使复发也多为局部复发，可再次手术。其他类型的肉瘤预后差，血行转移常见，绝大多数患者于诊断后 3 ～ 5 年内死亡，其中又以横纹肌肉瘤、平滑肌肉瘤的预后最差。根据大宗资料的生存数据进行的分析显示，5 年生存率约为 25%，治疗后多在 1 ～ 2 年内出现局部复发，复发者 80% 以上最终会出现肺转移。与外阴软组织肉瘤预后相关的有手术方式和肿瘤大小及分化程度。肿瘤直径 >5 cm，边缘呈浸润性而非膨胀性生长，核分裂象 >10/10 HPF，是预后不良的最危险因素[11]。

六、较常见的外阴肉瘤

（一）外阴平滑肌肉瘤

1. 临床特点

（1）外阴平滑肌肉瘤少见，但在外阴肉瘤中平滑肌肉瘤是最常见的。外阴平滑肌肉瘤占外阴肉瘤的 33% ～ 68%，多见于 30 ～ 50 岁的女性，但也有发生于幼女者。幼女外阴肉瘤多为葡萄状肉瘤。

（2）外阴平滑肌肉瘤起源于平滑肌的低度恶性肿瘤，肿瘤生长较快，核分裂象多见，淋巴转移少见。外阴平滑肌肉瘤主要来自于外阴肌层的平滑肌细胞或外阴血管壁的平滑肌纤维，少数由外阴平滑肌瘤恶变而来。

（3）外阴平滑肌肉瘤起初为较小肿块，位于皮下，可无任何症状，常表现为缓慢生长无痛性肿物，可数年内无变化，患者常因肿块、出血和疼痛而就诊。肿块大多位于前庭大腺周围的深部软组织、阴唇系带，偶尔发生于阴蒂、阴阜和会阴。肿块直径通常为 5 ~ 10 cm，呈圆形或椭圆形，为孤立或多发性结节状肿块。早期肿块表面皮肤完好，随着肿瘤的发展，皮肤受累后出现充血、溃疡。晚期肿瘤可能侵犯深部组织或出现远处转移[12]。

（4）外阴平滑肌肉瘤为界限不清的灰白色肿物，呈浸润性生长。部分可有假包膜，切面呈灰红色或灰棕色，细腻如鱼肉样，常有灶性或片状出血坏死。但高分化的平滑肌肉瘤缺少明显的恶性组织学特性，与不典型平滑肌相似。

2．诊断

确诊主要依靠病理检查。对于皮肤完好者，可做针吸或穿刺活检，也可做切取活检。外阴平滑肌肉瘤浸润性强。高分化平滑肌肉瘤与平滑肌瘤不易区别，免疫组化对于确定肌源性具有较高价值[13]。

3．治疗

外阴平滑肌肉瘤的治疗以手术为主，辅以化疗或放疗可望提高疗效。手术采用根治性外阴切除术和腹股沟淋巴结清扫术。原发灶的切除范围必须足够，切除不够常会局部复发。若腹股沟淋巴结阳性则行盆腔淋巴结清扫术。常用的化疗方案有 VAC、ADIC 等。

4．预后

外阴平滑肌肉瘤容易局部复发，患者大多在术后 2 年内复发，复发者 80% 以上最终会出现肺转移[14]。但也有报道术后 10 年复发的，需密切随访。复发一般与肿瘤大小、分化程度及手术方式等有关。

（二）骨外 Ewing 肉瘤（extraskeletal Ewing's sarcoma，ESS）

1．临床特点

（1）ESS 是一组少见的发生于软组织的恶性小圆细胞肉瘤，组织学上与发生在骨骼的 Ewing 肉瘤（Ewing's sarcoma，EWS）很难区别。Tefft 在 1969 年首先报道了一组发生在椎旁但形态学上与骨 EWS 相似的肿瘤，使人们对其有了初步了解。1975 年，Angervall 和 Enzinger 回顾了相关文献，正式将此类肿瘤命名为 ESS[15]。

（2）ESS 十分少见，约占软组织恶性肿瘤的 1.1%[16]，好发于青年人，常见于 15 ~ 30 岁，患者很少超过 40 岁，ESS 发生于女性生殖道的病例非常罕见[17]，但仍有个案或小样本病例报道[18-19]。

（3）ESS 患者通常无明显症状，多因发现会阴部肿块而就诊，临床常常初诊为脂肪瘤或囊性肿瘤。肿块一般位于皮肤真皮及皮下或黏膜上皮下，呈结节状或略呈分叶状，肉眼呈棕红色、灰棕色或棕色，质软或脆，常伴有坏死、囊性变或出血。

（4）显微镜下，肿瘤细胞呈密集片状排列或不清楚的分叶状结构，叶间有少量纤维结缔组织分隔。肿瘤细胞呈小圆形、卵圆形和小梭形，细胞界限不清；胞质多少不一，有的胞质极少，有的胞质较丰富，多嗜伊红色，少数病例胞质透明；肿瘤细胞核多居中，核染色深，核仁小，核分裂象及坏死易见。

2．诊断

ESS 的确诊主要依靠病理检查。

3．治疗

EES 的治疗主要是以化疗、手术和放疗为主的综合治疗。研究表明，综合治疗的预后明显好于非综合治疗，能提高生存率、局控率及消除微小转移灶[20]。

4．预后

ESS 的预后与骨 EWS 的预后相似，易发生肺部和骨转移，5 年生存率约为 75%。由于目前文献报道病例较少，所以关于发生于女性外阴及阴道的 ESS 的预后与其他部位的 EWS 的预后是否不同，尚不能确定。

（三）外阴上皮样肉瘤

1．临床特点

（1）上皮样肉瘤（epithelioid sarcoma，ES）起源于具有多向分化潜能的原始间叶细胞，可以向间叶（肉瘤）和上皮方向分化，于 1970 年由 Enzlnger 首先报道并命名。

（2）上皮样肉瘤极为少见，WHO 软组织肿瘤分类将其归类于来源不明的软组织肿瘤。根据临床表现可将其分为远端型和近端型。远端型主要发生于四肢末端[21]。近端型主要发生于头颈、躯干、外阴等，侵袭性更强，对多种治疗方法有抵抗性，更易早期转移和复发，预后较差，且老年人多见。发生于外阴的 ES 极为罕见，可发生于阴阜、阴蒂、大小阴唇及巴氏腺，生长缓慢[22]。

（4）外阴上皮样肉瘤常为多结节状，由上皮样及癌样细胞构成；核空泡状，有明显核仁；细胞明显异型，常见横纹肌样细胞；胞质内有球形玻璃样红染的包涵体，部分甚至以此类细胞为主。

2．诊断

外阴上皮样肉瘤误诊率较高，确诊主要依靠病理检查。需要结合免疫组织化学检查。诊断上皮样肉瘤的标志物为波形蛋白、EMA 和 CK。

3．治疗

外阴上皮样肉瘤的首选治疗仍然是手术切除，包括扩大切除和根治性切除；然而，即使进行了广泛切除，肿瘤复发仍很常见，且并不随着时间的推移而减少。术后辅助性放疗可降低复发及死亡率，但化疗的疗效不一，作用有限。放疗和化疗一般作为辅助治疗用于术前、术后或对失去手术机会的患者进行姑息性治疗[23]。

4．预后

外阴上皮样肉瘤的恶性程度不高，5 年生存率为 65%。孙力等[24]对医科院肿瘤医院收治的 4 例和文献报道资料完整的 16 例外阴上皮样肉瘤患者进行回顾性分析，结果显示，20 例外阴上皮样肉瘤患者中无复发及转移 11 例（55%）。

（四）外阴隆突性皮纤维肉瘤

1．临床特点

（1）隆突性皮纤维肉瘤（dermatofibrosarcoma protuberans，DFSP）是一种生长缓慢的低度恶性的纤维组织细胞性肿瘤，以局部浸润性生长为特点，特别是浸润至皮下脂肪组织。DFSP 好发于躯干，发生于外阴者极为罕见[25]。

（2）DFSP 的临床表现为无痛性皮肤斑块状或瘢痕样实性结节，从皮肤向表面隆起，呈现缓慢持续性生长，病程常达数年，此后生长加速，并相互融合，形成隆起的不规则性结节。

（3）DFSP 瘤体大小不一，直径为 0.5 ~ 12 cm，切面灰白，无包膜，边缘尚清，不与筋膜和肌肉组织粘连[26]。

2．诊断

DFSP 根据病史和体检很难确诊，绝大部分病例是通过手术以后的病理切片确诊的。由于 DFSP 的组织结构通常不典型，并且在较重或复发的 DFSP 中常见形态多样性，其病理诊断，尤其是早期确诊，是比较复杂和困难的。

3．治疗

（1）手术治疗

由于 DFSP 的肿瘤细胞常呈蜂窝状向皮下脂肪组织浸润性生长，或呈板层状穿插在脂肪细胞之间，因此，局部广泛性切除术是治愈早期患者的主要方法。DFSP 术后复发率与手术切缘密切相关，切缘 <3.0 cm 的肿瘤切除术后的复发率为 50% 左右。

（2）放疗

术后可以采用辅助放疗。辅助放疗可明显减少肿瘤术后复发率和提高局部控制率，平均放疗剂量为 50 Gy（50~65 Gy）；对于镜下残留病灶推荐的放射剂量为 60 Gy；对于肉眼残留病灶推荐的放疗剂量为 70 Gy。对于某些肿瘤无法切除或切除困难者，也可以考虑单纯放疗。目前，使用化疗的报道很少，多数疗效不佳。

（3）生物治疗

有研究表明，隆突性纤维肉瘤细胞过度表达血小板源性生长因子 β，因而用酪氨酸激酶抑制剂伊马替尼治疗 DFSP 的研究也在进行中。

4．预后

作为恶性潜能未定的中间型肿瘤，DFSP 的恶性程度介于纤维瘤和纤维肉瘤之间，只具有局部侵袭性，极少发生转移。但大多数 DFSP 会复发，也常在复发之后才能得到正确的诊断。

（五）外阴其他类型肉瘤

外阴其他类型肉瘤包括粒细胞肉瘤、外阴脂肪肉瘤等与人体其他部位相应病理类型的肉瘤，诊断和治疗方法也相似，在此不一一赘述。

第二节　阴道肉瘤

阴道肉瘤（sarcoma of the vagina）为来源于阴道中胚叶成分的恶性肿瘤，临床罕见，仅占阴道恶性肿瘤的 2% 以下，常见的有阴道平滑肌肉瘤、纤维肉瘤、横纹肌肉瘤等。前两者多发生于成年人，目前认为，既往盆腔放疗史可使其发病率增加；后者横纹肌肉瘤多发生于幼女。

一、阴道平滑肌肉瘤

平滑肌肉瘤（leiomyosarcoma）是一种好发于消化道和子宫的恶性软组织肿瘤，占成人软组织肿瘤发病率的 5%~10%，发生于阴道者罕见。原发性阴道平滑肌肉瘤仅占阴道恶性肿瘤的近 2%。在成年女性中，平滑肌肉瘤是阴道肉瘤中最常见的病理类型[27]；这类肿瘤可发生于阴道任何部位，但常见于阴道后壁[28]。阴道平滑肌肉瘤可发生于任何年龄，但 40~60 岁者多见。阴道平滑肌肉瘤通常来源于阴道壁的平滑肌组织，也可来源于邻近阴道组织的平滑肌细胞[29]。

（一）病理表现

1．大体形态

阴道平滑肌肉瘤的形状与身体其他部位的平滑肌肉瘤相似，开始为小的黏膜下硬结，表面黏膜完整；随着病情发展，肿瘤可穿透黏膜，呈乳头状、菜花状，也可形成溃疡。肿瘤大小不一，直径 3~10 cm，瘤体质地较硬，切面质软，灰红色似鱼肉状，可有出血坏死[30]。

2. 镜下表现

肿瘤形态结构差别很大，分化好的平滑肌肉瘤与生长活跃的平滑肌瘤相似，但细胞成分丰富，纤维组织少[31]。肿瘤细胞镜下可分为圆形细胞、梭形细胞及混合性细胞三种类型，其中以梭形细胞肉瘤最为常见。核异型明显，核分裂象多。一般认为核分裂象＞5/10 HPF 可考虑为平滑肌肉瘤，核分裂象＜5/10 HPF 称为富细胞性平滑肌瘤[32]。

（二）临床特点

阴道平滑肌肉瘤多发生于成年人，好发于 40～60 岁女性。约 1/3 的患者有盆腔放疗史。早期肿块较小时无临床症状，随着病情发展，可出现白带增多、阴道不规则出血、阴道胀痛、阴道下坠感及性生活不适等。如果肿瘤压迫或侵犯膀胱、直肠，可致排尿、排便困难。最常见的症状为阴道直肠疼痛，约半数病例有此症状[33]。

妇科检查，可见阴道壁肿物，多位于阴道后壁上段，其次为后壁下段，其他各壁也可出现。多位于阴道上 1/3，肿物呈结节状或浸润状硬块，阴道壁坚硬、狭窄，表面可有溃疡、坏死。平滑肌肉瘤恶性度高，生长快，可较迅速地直接浸润邻近脏器，还可通过淋巴及血行转移至区域引流淋巴结及远处器官，晚期可有肺、肝等处转移[34]。

（三）诊断

出现以上症状、体征时，及早进行活体组织检查可明确诊断。如果肿瘤侵犯阴道黏膜或已向阴道内生长，可取组织做病理检查。如果阴道黏膜表面尚光滑，可做穿刺活检或切取活检，以确定诊断。阴道平滑肌肉瘤因缺乏典型的临床症状和体征，术前很难诊断，多为术后病理检查确诊。病理诊断主要依靠细胞的异型性及核分裂象，可根据免疫组织化学与其他阴道恶性肿瘤相鉴别，其中结蛋白、SMA 可呈（＋）或（＋＋＋）反应[35]。

（四）治疗

由于阴道平滑肌肉瘤恶性度较高，单纯手术、放疗或化疗的疗效均较差，一般主张综合治疗。早期患者可选择手术治疗，手术前后辅以放疗和化疗；晚期患者则给予放疗和化疗，作为姑息治疗。化疗方案同外阴肉瘤。一些学者认为，对于可手术病例，行盆腔脏器清扫术可延长患者生存期。

（五）预后

阴道平滑肌肉瘤的预后极差，多数患者在治疗后 5 年内死亡。平滑肌肉瘤转移常为血行转移，局部盆腔复发也常见。盆腔外转移主要为肺，其次为肝、肾、脑及骨。

二、阴道横纹肌肉瘤（葡萄状肉瘤）

横纹肌肉瘤是起源于苗勒管上皮间质中的原始间叶细胞的恶性肿瘤，恶性度极高，进展快，死亡率高。其好发部位与年龄有关，在婴幼儿多见于阴道，在中青年多发生于子宫颈，在老年人多发生于子宫体。因此，阴道横纹肌肉瘤（葡萄状肉瘤）多发生于婴幼儿，约占儿童横纹肌肉瘤的 3.5%，是横纹肌肉瘤中治疗预后较好的一种类型。2/3 的病例＜2 岁，90%的病例＜5 岁。患者几乎全部为＜5 岁的儿童，平均年龄为 1.8 岁，少数为年轻女性甚至绝经后女性[36]。

2002 年 WHO 软组织肿瘤病理学和遗传学分类中，横纹肌肉瘤被分为三个类型：胚胎性横纹肌肉瘤、腺泡状横纹肌肉瘤和多形性横纹肌肉瘤，其发病年龄和临床特点各不相同。胚胎性横纹肌肉瘤发生于儿童和青少年，具有胚胎型骨骼肌分化的表型和生物学特征，预后好于其他类型；腺泡状横纹肌肉瘤是原始的小圆细胞肿瘤，青少年多见，恶性程度高；多形性横纹肌肉只发生于成人，肿瘤细胞多形性，为高度恶性。阴道发生的胚胎性横纹肌肉瘤和发生于鼻腔、鼻咽、膀胱、子宫颈等被覆黏膜的空腔脏器部位的胚胎性横纹肌肉瘤一样，由于外观呈息肉样、团块状、多结节状、葡萄簇状，也被称为葡萄簇状横纹肌肉瘤，属于胚胎性横纹肌肉瘤的一个特殊亚型[37]。

（一）病理表现

1. 大体形态

阴道胚胎性横纹肌肉瘤的病变起源于阴道上皮下层，肿瘤好发于阴道前壁下 2/3 处，并在阴道内扩展，开始时呈有蒂或无蒂的息肉样组织，随着日渐增大，成为血管性或出血性息肉样肿块，远端膨大为圆形水泡状物，形如一串葡萄突向阴道，很快充满阴道，甚至突出于阴道口外，因此，也称之为葡萄状肉瘤。肿瘤呈淡红色或紫红色，质软，切面灰白或半透明黏液状，可有出血及坏死[38]。

2. 显微镜下表现

可见肿瘤表面被覆正常阴道上皮，肿瘤由横纹肌细胞、星形细胞或梭形细胞组成，核异型明显，常可见横纹肌母细胞。

（二）临床表现

婴幼儿患者出现阴道分泌增多和阴道出血，且常在哭闹时出现，通常是当患儿阴道口有组织物脱出时，才被父母发现而就诊。如果肿瘤侵犯膀胱或尿道，可出现尿急、尿频、排尿困难或血尿。

由于阴道横纹肌肉瘤多发生于婴幼儿，阴道检查困难，可行一指检查，必要时可行轻度麻醉，应用气管镜、尿道镜等进行阴道检查；可见肿瘤呈息肉状物突向阴道，或达阴道口外；肿瘤状如葡萄，表面光滑、淡红色，质软，或呈息肉状组织块。直肠指检可了解阴道情况及阴道周围浸润情况。晚期患者可有肺和其他部位的远处转移。

（三）诊断

根据发病年龄及临床特点，应考虑本病。为达到早期诊断目的，凡遇婴幼儿阴道出血者，尤其是伴有息肉样肿物脱出于阴道口者，应在麻醉下仔细检查，可以在儿科窥器下直视或应用尿道镜、宫腔镜行阴道内检查，并做活体组织检查以明确诊断。生殖道横纹肌肉瘤可以在阴道、膀胱、子宫颈、宫腔多中心发生，故对于临床表现及体检疑似阴道胚胎性横纹肌肉瘤的患者，应进行宫腔镜检查，以明确阴道、子宫颈及子宫腔是否同时受累并同时取活组织进行病理检查以明确诊断。宫腔镜检查对于幼女阴道、子宫颈及子宫腔内的病变诊断具有极大的优势，它特有的无创、直视及定点活检是其他检查方法无法比拟的，是诊断幼女生殖器病变的好方法[39]。鉴别诊断主要与阴道炎性息肉、黏液瘤、良性横纹肌瘤等相鉴别。

（四）治疗

胚胎性横纹肌肉瘤的恶性程度高，多数患者在出现症状后数月内死亡。本病的治疗以手术治疗为主，手术前后辅以放疗或化疗。

（五）预后

阴道横纹肌肉瘤预后差，若不治疗，患者多在数月内死亡。治疗后总的 5 年生存率仅为 15% 左右，患者多在治疗后 2 年内死亡。阴道胚胎性横纹肌肉瘤是所有横纹肌肉瘤中预后最好的类型，5 年生存率为 10%～30%，也有高达 50% 的报道。根治性手术的生存率高于局部性切除。若肿瘤扩展超出阴道外组织，则治愈机会少。胚胎性横纹肌肉瘤也可呈局部浸润性生长，容易侵及阴道旁和子宫旁组织，可以累及局部或远处淋巴结，可以发生肝、肺等器官的转移。局部常复发。可发生血行及淋巴管转移，最常见的死亡原因是肿瘤的直接扩散。其预后与发病年龄、肿瘤大小、生长部位、组织学类型、侵犯程度、局部淋巴结有无转移及治疗方案等因素有关。发病年龄为 1 ~ 9 岁者预后较好，1 岁以内或超过 10 岁者预后较差。肿瘤直径≥5 cm，预后明显差。

第三节　卵巢肉瘤

卵巢肉瘤有原发性和转移性两种。原发性卵巢肉瘤（primary ovarian sarcoma）是一种高度恶性的卵巢间叶肿瘤，具有病理类型复杂、侵袭性强、进展快、预后差的特点[40]。卵巢肉瘤临床较为罕见，发病率仅占所有卵巢肿瘤的 0.16% ~ 2.84%，占女性生殖系统肉瘤的10%。按 20 世纪 80 年代后期 WHO 卵巢肿瘤组织学分类，属于第 8 类"非卵巢特异性软组织肿瘤"[41]。原发性卵巢肉瘤包括卵巢单纯肉瘤（ovarian pure sarcoma）和卵巢恶性混合性苗勒管瘤（ovarian malignant mixed mesodermal tumor，OMMMT）两类。临床上，卵巢恶性混合性苗勒管瘤比卵巢单纯肉瘤更为常见。由于卵巢肉瘤极少见，临床缺乏大规模病例研究，目前对其诊断和治疗仍处于探索阶段[42]。本节对较为多见的卵巢肉瘤类型加以介绍。

一、卵巢纤维肉瘤

原发性卵巢纤维肉瘤（fibrosarcoma of the ovary）并不常见，一部分卵巢纤维肉瘤可能被诊断为恶性泡膜细胞瘤或梭形细胞肉瘤[43]。

（一）组织来源

卵巢纤维肉瘤可由起源于卵巢内非特异性纤维结缔组织的纤维瘤恶变形成，也可能由于畸胎瘤恶变形成。

（二）病理表现

1. 大体形态

卵巢纤维肉瘤与卵巢纤维瘤外观相似，但肿瘤通常较大，文献报道为 9 ~ 35 cm 不等，且更多见出血和坏死。

2. 显微镜下表现

卵巢纤维肉瘤与其他部位发生的纤维肉瘤的典型镜下特点一样，梭形细胞呈人字形或席纹状排列，细胞丰富，肿瘤细胞具有异型性（中重度不典型），通常表现为明显的细胞多形性和有丝分裂活跃。恶性程度与核分裂象成正比[44]。

（三）临床表现

卵巢纤维肉瘤在任何年龄女性均可能发生，常见于绝经期和绝经以后，患者常因腹痛和盆腔肿物就诊。

（四）诊断与鉴别诊断

有研究认为，诊断卵巢纤维肉瘤最重要的指标是核分裂象：核分裂象≤3/10 HPF 为良性纤维瘤，>4/10 HPF 为恶性纤维肉瘤[45]。免疫组织化学染色，对卵巢纤维肉瘤缺乏特异性，Ki-67 可反映肿瘤细胞增殖活性，是近年来协助诊断该肿瘤的重要指标；此外，也可见波形蛋白、α 抑制素、SMA、雌激素受体（ER）及孕激素受体（PR）等标志物呈阳性[46]。

卵巢纤维肉瘤应与多细胞性纤维瘤鉴别。核分裂象是较好的鉴别指标，卵巢纤维肉瘤核分裂象 >4/10 HPF。但有报道提出，部分核分裂象较高的患者却有良好的预后，故需要结合细胞异型性预估预后，但如果核分裂象≥4/10 HPF，仅有轻度细胞异型性，应倾向考虑"富于细胞性纤维瘤"[47]。

（五）治疗

可行全子宫及双侧附件切除术，必要时行较彻底的盆腔淋巴结清扫术。

（六）预后

预后差，2 年总生存率约为 55.9%，肿瘤可较早地经血循环转移至肺。

二、卵巢平滑肌肉瘤

原发性卵巢平滑肌肉瘤（leiomyosarcoma of the ovary）十分罕见。仅占所有卵巢肿瘤的 0.1%，好发于绝经期后，少数发生在绝经前[48]。

（一）病理表现

肿瘤通常较大，灰黄色，质软，肌性，常见出血、坏死。镜下与平滑肌瘤不同，可见核分裂象，细胞和核异型性。分化好的平滑肌肉瘤与多细胞性平滑肌瘤的鉴别唯一靠核分裂象。现在多认为，在鉴别良恶性方面，核分裂象较细胞和核的异型性重要得多。

（二）临床表现

常发生于绝经后女性，但也可见与年轻女性。症状和体征与腹腔、盆腔肿物相关。肿瘤常位于单侧卵巢，直径 >10 cm，早期无明显症状和体征，肿瘤生长迅速时可自行破裂，出现腹腔内出血症状，血清 CA125 水平可正常或略升高。

（三）诊断与鉴别诊断

Lerwill 等[49]认为，卵巢平滑肌瘤中存在以下两项可以诊断为平滑肌肉瘤：①肿瘤细胞中度或重度不典型，核分裂象≥10/10 HPF；②肿瘤细胞坏死。

卵巢平滑肌肉瘤的诊断虽对核分裂象的数目无明确标准，但核分裂象的计数仍应作为诊断的主要依据，并辅以肿瘤组织的出血、坏死等表现，但最终还要看肿瘤的生物学行为，即是否发生转移。所有部位的平滑肌肉瘤中，70%～80% 结蛋白呈阳性，60%～65% 钙调素结合蛋白呈阳性。Taskin 等[50]报道，原发性卵巢平滑肌肉瘤细胞中 SMA、结蛋白、波形蛋白、p53 通常呈阳性表达。

原发性卵巢平滑肌肉瘤应与下列疾病鉴别：①含有平滑肌肉瘤成分的恶性中胚叶混合瘤；②含有明显平滑肌瘤样成分的未成熟畸胎瘤；③子宫或其他部位原发的平滑肌肉瘤转移至卵巢；④原发或转移至卵巢的低分化肉瘤和癌肉瘤；⑤黏液样平滑肌肉瘤还应与其他卵巢黏液样肿瘤鉴别，如卵巢水肿、黏液瘤、内胚窦瘤、癌肉瘤等。

（四）治疗与预后

原发性卵巢平滑肌肉瘤能手术者应争取进行手术治疗，手术后辅助放化疗，可望改善预后，但预后通常不佳。

三、卵巢横纹肌肉瘤

原发性卵巢横纹肌肉瘤（rhabdomyosarcoma of the ovary）罕见。文献报道的病例并不都是纯粹的横纹肌肉瘤，其中有些属于恶性中胚叶混合肉瘤，有些属于畸胎瘤伴有显著的横纹肌母细胞成分。因此，在做出原发性卵巢横纹肌肉瘤的诊断之前应仔细取材，注意可能存在其他细胞成分。如果存在，应排除纯粹的卵巢横纹肌肉瘤的诊断。

（一）组织来源

尚不确定，可能来源于卵巢的结缔组织，可能为单向发展的畸胎瘤，也可能为伴有恶性成分过度生长的成熟性囊性畸胎瘤的恶性转化，或者为单向发展的恶性中胚叶混合瘤。

（二）病理表现

1. 大体形态

肿瘤为单侧发生，但也可见肿物转移而累及对侧卵巢，应与双侧受累鉴别。肿瘤通常较大，直径超过 10 cm，实性，质软，鱼肉样，暗粉色至黄褐色，部分区域有出血、坏死，出血、坏死也可十分显著。

2. 显微镜下表现

肿瘤整个由横纹肌母细胞构成，分为胚胎型、葡萄簇型和多形型。前两型多见于儿童和年轻女性，而多形型多见于老年女性。

（三）临床表现

发病年龄为 25～84 岁。多形型常发生于老年患者，而胚胎型和葡萄簇型（腺泡型）多发生与年轻患者。出现的症状常由肿瘤较大而引起，通常生长较快。可发现腹部肿物，常伴有血性腹水。转移常见。

（四）治疗和预后

治疗可参照卵巢癌治疗。过去常认为横纹肌肉瘤的预后差，而且已报道病例中绝大多数患者在诊断 1 年内死于广泛转移。推荐联合化疗，包括放线菌素 D、长春新碱和环磷酰胺。此外，加用甲氨蝶呤和多柔比星，也是有效的。

四、卵巢血管内皮肉瘤

卵巢血管内皮肉瘤（hemangioendothelial sarcoma of the ovary）又称为血管肉瘤（hemangiosarcoma，或 angiosarcoma），非常少见。

（一）组织来源

不确定。可能来源于卵巢内的血管组织，或为单向发展的畸胎瘤。

（二）病理表现

肿瘤通常较大，蓝棕色，有出血，质软，糟脆。可局限于卵巢，也可有周围组织浸润。镜下由大小和形态各异的血管构成，内衬内皮细胞。肿瘤细胞通常较大，呈非典型性增生，有奇形怪状的核分裂象。在某些区域，肿瘤含有相当数量的结缔组织散布于血管之间。肿瘤可有局部浸润，转移主要通过血液循环。

（三）临床表现

发病年龄为 19～77 岁，肿瘤常为单侧。可触及下腹肿物，常伴扭转、破裂和出血。

（四）鉴别诊断

应与伴有突出血管成分的未成熟畸胎瘤鉴别，鉴别的要点为后者存在其他细胞成分。还应与淋巴结肉瘤鉴别，后者由淋巴结构成，而不是由血管构成。应与血管外皮细胞瘤鉴别，后者由增生的外皮细胞构成，并呈不同的组织学类型，两者可进一步用血管网织纤维染色加以鉴别。

（五）治疗和预后

尚无成熟的治疗方案，卵巢血管内皮肉瘤恶性度高，预后差，特别是就诊时已有转移的患者。

五、卵巢未分化肉瘤

有些卵巢肿瘤分化差，尽管可以做出肉瘤的诊断，但除肿瘤显示间叶组织来源外，尚无法进一步鉴别来源，被称为卵巢未分化肉瘤。在这种情况下，进行仔细和彻底的病理学检查有助于鉴别诊断，且有可能发现分化好的区域，从而做出更准确的诊断。

（孔为民）

参考文献

[1] 盛修贵, 孙建衡. 外阴肉瘤10例临床分析. 中华妇产科杂志, 1995, 30 (8): 483.

[2] Kim J H, Choi Y S, Lee T S. A case of epithelioid sarcoma arising in the vulva. J Gynecol Oncol, 2008, 19 (3): 202-204.

[3] 石一复. 外阴阴道疾病. 北京: 人民卫生出版社, 2005: 104, 245.

[4] 田扬顺. 妇科肿瘤临床病理学. 北京: 人民卫生出版社, 2001: 44, 69, 355.

[5] 张土伟. 外阴肉瘤的诊治. 中国实用妇科与产科杂志, 1996, 12 (3): 139.

[6] 臧荣余, 张志毅, 张仁元. 外阴肉瘤12例临床病理分析. 现代妇产科进展, 1998, 7 (1): 49.

[7] 周慧梅, 郎景和, 朱兰, 等. 非上皮来源外阴肿瘤的临床病理分析. 中华妇产科杂志, 2008, 43 (7): 490.

[8] DiSaia P J, Pecorelli S. Gynecological sarcomas. Semin Surg Oncol, 1994, 10 (1): 369.

[9] Billings S D, Giblen G, Fanburg-Smith J C. et al. Superficial low-grade fibromyxoid sarcoma (Evans tumor): a clinicopathologic analysis of 19 cases with a unique observation in the pediatric population. Am J Surg Pathol, 2005, 29 (5): 204.

[10] 孟红, 吴宁, 蔡丛芳. 外阴平滑肌肉瘤1例. 四川肿瘤防治, 2001, 14 (1): 65.

[11] Sumathi V P, Fisher C, Williams A, et al. Synovial sarcoma of the vulva and vagina: a clinicopathologic and molecular genetic study of 4 cases. Int J Gynecol Pathol, 2011, 30 (4): 84.

[12] Korkmaz V, Kurdoğlu Z, Karadag B, et al. A rare case of leiomyosarcoma localized in the Bartholin's gland area and review of the literature. J Obstet Gynaecol Res, 2016, 42 (5): 589-592.

[13] 赵平宗. 外阴平滑肌肉瘤1例. 肿瘤, 2005, 25 (2): 131.

[14] Alnafisah F, Alfieri J. Lung Metastasis in a case of recurrent poorly differentiated leiomyosarcoma of the bartholin gland: a case report and review of the literature. Cureus, 2016, 8 (3): e550.

[15] Fong Y E, López-Terrada D, Zhai Q J. Primary Ewing sarcoma/peripheral primitive neuroectodermal tumor of the vulva. Hum Pathol, 2008, 39 (4): 1535-1539.

[16] McCluggage W G, Sumathi V P, Nucci M R, et al. Ewing family of tumours involving the vulva and vagina: report of a series of four cases. J Clin Pathol, 2007, 60 (6): 674-680.

[17] Schoffski P, Adkins D, Blay J, et al. Phase II trial of anti-IGF-IR antibody cixutumumab in patients with advanced or metastatic soft-tissue sarcoma and Ewing family of tumors. J Clin Oncol, 2011, 29 (1): 10004.

[18] Anastasiades E N, El Abiad S A, Chouairy C J. Ewing sarcoma/primitive neuroectodermal tumor (PNET) of the vulva. Case report and review of the literature. J Med Liban, 2012, 60 (2): 113-116.

[19] Rekhi B, Chinnaswamy G, Vora T, et al. Primary Ewing sarcoma of vulva, confirmed with molecular cytogenetic analysis: A rare case report with diagnostic and treatment implications. Indian J Pathol Microbiol, 2015, 58 (3): 341-344.

[20] 谢春芳, 刘孟忠, 习勉, 等. 18例骨外Ewing肉瘤的临床分析并文献复. 癌症, 2010, 29 (4): 462-467.

[21] 蔡俊娜, 彭芳, 李里香, 等. 上皮样肉瘤样血管内皮瘤的临床病理学观察. 中华病理学杂志, 2011, 40 (1): 27-31.

[22] Hasegawa T, Matsuno Y, Shimoda T, et al. Proximal-type epithelioid sarcoma: a clinicopathologic study of 20 cases. Mod Pathol, 2001, 14 (7): 655-663.

[23] Altundag K, Dikbas O, Oyan B, et al. Epithelioid sarcoma of vulva: a case report and review of the literature. Med Oncol, 2004, 21 (4): 367-372.

[24] 孙力, 吴令英, 李晓光, 等. 外阴上皮样肉瘤的临床分析. 中华肿瘤杂志, 2010, 32 (12): 935-938.

[25] Wiszniewska J, Roy A, Masand R P. Myxoid dermatofibrosarcoma protuberans of the vulva: case report of a rare variant in an unusual location, with unusual morphologic and immunohistochemical features. Am J Dermatopathol,

2016, 38 (3): 226-230.

[26] 马爱平, 徐秀兰, 龚月宾, 等. 外阴隆突性皮肤纤维肉瘤的诊断与治疗. 现代肿瘤医学, 2016, 1 (1): 135-137.

[27] Curtin J P, Saigo P, Slucher B, et al. Soft-tissue sarcoma of the vagina and vulva: a clinicopathologic study. Obstet Gynecol, 1995, 86 (2): 269.

[28] 粟安刚. 儿童阴道葡萄状肉瘤1例. 实用儿科临床杂志, 2008, 23 (22): 1729.

[29] 徐晖. 阴道肉瘤 (附3例病例报告). 青海医药杂志, 1998, 28 (5): 54.

[30] 张蓉, 孙建衡. 阴道肉瘤六例临床分析. 中华妇产科杂志, 1999, 34 (3): 159.

[31] Nirenberg A, Ostor A G, Slavin J, et al. Primary vulvar sarcomas. Int J Gynecol Pathol, 1995, 14 (4): 55.

[32] 罗恋梅, 黄惠芳, 潘凌亚, 等. 42例原发性阴道恶性肿瘤临床分析. 中华妇产科杂志, 2008, 43 (12): 923.

[33] 周雷. 阴道肉瘤7例临床治疗分析. 天津医药, 2000, 28 (7): 436.

[34] 阮志兵. 低度恶性阴道平滑肌肉瘤一例报告并文献复习. 实用临床医学, 2009, 10 (2): 76.

[35] Ulutin H C, Zellars R C, Frassica D. Soft tissue sarcoma of the vulva: a clinical study. Int J Gynecol Cancer, 2003, 13 (4): 528.

[36] 蔡莉, 胡小青. 阴道胚胎性横纹肌肉瘤一例报道. 医学信息, 2010, 23 (9): 140.

[37] 王春兰, 李新功. 阴道胚胎性横纹肌肉瘤二例临床病理观察. 中华全科医师杂志, 2013, 12 (7): 583-584.

[38] Cetiner H, Kir G, Gelmann E P, et al. Primary vulvar Ewing sarcoma/primitive neuroectodermal tumor: a report of 2 cases and review of the literature. Int J Gynecol Cancer, 2009, 19 (3): 1131.

[39] 宋冬梅, 刘玉环. 宫腔镜诊断幼女阴道及子宫胚胎性横纹肌肉瘤1例. 山东医药, 2012, 52 (12): 42.

[40] 余健. 原发性卵巢肉瘤. 四川肿瘤防治, 2000, 13 (1): 62.

[41] 宋俊芬, 贾金华, 程建新, 等. 卵巢肉瘤8例临床分析. 浙江肿瘤, 1996, 2 (1): 135.

[42] 刘少扬, 朱云庆. 原发性卵巢肉瘤: (附3例报告). 湖北医科大学学报, 1997 (18): 357.

[43] 张璐芳, 刘从容. 卵巢原发纤维肉瘤1例. 中国肿瘤临床, 2008, 35 (8): 477.

[44] 王海萍. 郑曙民. 原发性卵巢肉瘤. 中国当代医药, 2009, 16 (10): 25.

[45] Kaku S, Takeshima N, Akiyama F, et al. A unique fibrous tumor of the ovary: fibrosarcoma or mitotically active cellular fibroma? Anticancer Res, 2007, 27 (4): 4365-4369.

[46] Huang L, Liao L M, Wang H Y, et al. Clinicopathologic characteristics and prognostic factors of ovarian fibrosarcoma: the results of a multi-center retrospective study. BMC Cancer, 2010, 10 (10): 585.

[47] 蔡阳阳, 何涛, 袁红瑛, 等. 卵巢纤维肉瘤1例. 实用妇产科杂志, 2016, 32 (8): 631-632.

[48] 牛丽满, 王平, 王德华, 等. 原发性卵巢平滑肌肉瘤一例. 中华妇产科杂志, 2013, 48 (1): 69-70.

[49] Lerwill M F, Sung R, Oliva E, et al. Smooth muscle tumors of the ovary: a clinicopathologic study of 54 cases emphasizing prognostic criteria, histologic variants, and differential diagnosis. Am J Surg Pathol, 2004, 28 (11): 1436-1451.

[50] Taşkin S, Taşkin E A, Uzüm N, et al. Primary ovarian leiomyosarcoma: a review of the clinical and immunohistochemical features of the rare tumor. Obstet Gynecol Surv, 2007, 62 (7): 480-486.

推荐阅读文献

[1] Abir R, Feinmesser M, Yaniv I, et al. Occasional involvement of the ovary in Ewing sarcoma. Hum Reprod, 2010, 25 (7): 1708.

[2] Lerwill M F, Sung R, Oliva E, et a1. Smooth muscle tumors of the ovary: a clinicopathologic study of 54 cases emphasizing prognostic criteria, histologic variants, and differential diagnosis. Am J Surq Pathol, 2004, 28 (11): 1436.

[3] Rutledqe T L, Gold M A, McMeekin D S, et a1. Carcinosarcoma of the ovary-a case series. Gynecol Oncol, 2006, 100 (18): 128.

[4] 李洪君, 石素胜, 章文华. 卵巢恶性中胚叶混合瘤12例临床分析. 中华肿瘤杂志, 1998, 20 (6): 460.

[5] 李艺, 杜海燕, 杨柳, 等. 原发性卵巢恶性苗勒管混合瘤10例临床和病理分析. 实用妇产科杂志, 2012, 28 (6): 437-441.

[6] 彭素蓉, 张彤. 原发性卵巢肉瘤8例临床分析. 江苏医药, 1998, 24 (5): 343.

[7] 汤桂英, 陈欣. 左卵巢平滑肌肉瘤1例报告. 四川医学, 2010, 31 (1): 1384.

[8] 王世阆. 卵巢疾病. 北京: 人民卫生出版社, 2004: 201.

[9] 夏晓艾, 何成章, 吕蓓, 等. 女性盆腔肉瘤4例临床分析. 郑州大学学报 (医学版), 2007, 42 (2): 384.

[10] 袁碧波, 任亚娟, 糜若然. 卵巢肉瘤的诊治现状. 国外医学计划生育/生殖健康分册, 2007, 26 (3): 162.

[11] 张鸿瑞, 何春年. 卵巢原发性未分化肉瘤1例及文献复习. 临床与实验病理学杂志, 2009, 25 (4): 428.

[12] 周莉, 黄萍, 莫美陆, 等. 原发性卵巢平滑肌肉瘤临床分析. 国际医药卫生导报, 2004, 10 (18): 79.

第79章　女性原发性腹膜癌

一、概述

腹腔内播散的肿瘤，既可发生在男性，也可发生在女性；肿瘤多来源于消化道、肺、乳腺及生殖系统；组织学类型为浆液性、黏液性、小细胞型、透明细胞型及子宫内膜样。例如，女性患者出现大量腹水并含有腺癌细胞，80%～90% 为 Ⅲ～Ⅳ 期卵巢上皮性癌所致，10%～15% 的患者卵巢无病灶或小病灶，诊断为腹膜原发腺癌。

女性腹膜可以发生多种类型的肿瘤，特别是原发肿瘤的发生率明显多于男性，许多女性的腹膜病变中仍保持腹膜或间皮的外观和细胞表型，另一些则显示明确的苗勒（müler）系统的分化。

由于女性腹膜与苗勒管均起源于体腔上皮，可以发生苗勒上皮多样分化的良性和恶性变。对体腔及苗勒管的发育过程的研究证实，体腔上皮衍化的腹膜不仅与女性的苗勒管上皮有共同的胚胎来源，而且具有向苗勒管上皮及间质分化的倾向，因此认为，女性腹膜及其间叶组织保留了分化的潜能。另外，女性腹腔的开放性会使其腹膜及卵巢暴露于外界的致病因素中，当某种因素引起腹膜病变时，可引发苗勒系统的分化和化生。由于腹膜原发肿瘤发生学及肿瘤组织结构与苗勒管类似，产生了第二苗勒系统的概念，认为女性腹膜原发的肿瘤是起源于"第二苗勒系统"的肿瘤。

腹膜是由中胚层衍化而来的，壁层衬于腹腔，脏层衬于脏器表面，封闭形成腹腔。男性腹腔为一完整的封闭腔；而女性腹腔通过输卵管开口，经输卵管腔、子宫腔及阴道与外界相通，常为外界感染的途径。由于女性生殖器官多为腹膜内器官，覆盖在它们表面的腹膜曲折迂回，形成多处隆起和凹陷，有利于感染的炎性渗出聚集和粘连形成，特别是肿瘤细胞的种植。以上所述腹膜的组织学及解剖学特点为腹膜发生肿瘤提供了条件。

（一）命名

1959 年，Swerdlow[1] 首先描述报道了卵巢外腹膜浆液性乳头状癌（extraovarian peritoneal serous papillary carcinoma，PSPC），自此就不断有该病的报道。1977 年，Kannerstein 首先将该病命名为原发腹膜乳头状浆液性癌，并详细叙述了其组织学特征，指出了间皮瘤和卵巢外上皮性肿瘤的区别。随着病理学研究及临床实践活动的增加，逐渐认识到该病的性质类似于卵巢癌，但由于它特征不明显，称谓众多，如卵巢外腹膜浆液性乳头状癌（PSPC）、原发腹膜浆液性乳头状癌（primary peritoneal serous papillary carcinoma，PPSPC）、卵巢正常大小癌综合征（normal-sized ovary carcinoma syndrome，NOCS）、多灶性卵巢外浆液性癌（multiple focal extraovarian serous carcinoma）、腹膜浆液性乳头状癌（serous peritoneal papillary carcinoma，SPPC），而文献上经常用的是前三种名称。

（二）有关腹膜肿瘤的分类

WHO 曾对腹膜肿瘤进行了组织学分类：①间皮肿瘤：弥漫性恶性间皮瘤，分化好的乳头状间皮瘤，多发性囊性间皮瘤及腺瘤样瘤；②平滑肌瘤：腹膜播散性平滑肌瘤病；③不能确定来源的肿瘤：促纤维结缔组织增生性小圆细胞肿瘤；④上皮性肿瘤：原发腹膜浆液性腺癌及交界性肿瘤。

常见于第二苗勒系统的病变如表 79-1。

表 79-1　常见的苗勒系统的病变

浆液性上皮性病变	输卵管内膜异位（endosalpingiosis）
	腹膜浆液性交界性肿瘤（peritoneal serous borderline tumor）
	浆液性砂粒体癌（serous psammocarcinoma）
	腹膜浆液性乳头状腺癌（peritoneal serous papillary carcinoma, PSPC）
黏液上皮病变	宫颈子宫内膜异位（endocervicosis）
	黏液性肿瘤（mucinous neoplasm）
移行上皮性病变	Walthard 细胞巢（Walthard nest）
	移行上皮肿瘤（transitional cell neoplasm）
鳞状上皮病变	
透明细胞性病变	
异位蜕膜	
播散性腹膜平滑肌病（leiomyomatosis peritonealis disseminata，LPD）	
良性可转移性平滑肌瘤（benign metastasizing leiomyoma）	

腹膜浆液性乳头状癌（PSPC）只是众多腹膜病变中的一种，由于在女性腹膜原发性苗勒管类肿瘤中，以腹膜浆液性腺癌报道最多，发生率占女性腹膜原发肿瘤的绝大部分，所以有关诊断、治疗及预后基本上围绕 PSPC 进行描述。

二、诊断

（一）诊断标准

自 1959 年 Swerdlow 首次报道以来，PSPC 就逐渐有小量病例不断出现于各种医学杂志，1990 年以前文献共报道了 250 例。由于 PSPC 起病隐匿，临床特征不明确，并且往往以消化道症状为首发症状，患者经常转诊于多个科室，甚至只有在开腹探查时方能诊断，通常只有在比较晚期时才能接触到妇科肿瘤医生。目前尚未见到大宗的病例报道，病例数最多的是 2003 年 *Gynecologic Oncology* 上刊登的由美国 GOG 对 36 例 PSPC 进行的与Ⅲ～Ⅳ期上皮性卵巢癌的临床观察比较，由于 PSPC 具有广泛腹膜的种植性，与晚期卵巢癌的临床特征相似，经常以Ⅲ～Ⅳ期上皮性卵巢癌为基础对 PSPC 进行基础和临床的研究。

目前采用的诊断标准为美国妇科肿瘤学组（GOG）制定的 PSPC 诊断标准：

1. 卵巢正常大小或呈良性增大。
2. 卵巢外病变大于卵巢表面被侵及的病变。
3. 显微镜下表现需具备以下一项：①卵巢无病变存在；②肿瘤仅侵及卵巢表面上皮，无间质浸润；③肿瘤侵及卵巢表面上皮及其皮质间质，但是肿瘤小于 5 mm×5 mm；④无论有无卵巢表面浸润，卵巢实质内病灶小于 5 mm×5 mm。

4. 无论肿瘤的分化程度如何，其组织学类型及细胞学特征必须与卵巢浆液性乳头状囊腺癌类似或一致。

随着病理诊断技术的发展以及对疾病认识的提高，目前，对腹膜原发腺癌的诊断要同时参照根据 2014 年 WHO 肿瘤学分类。腹膜浆液性癌诊断的前提是，完全除外输卵管癌及子宫内膜癌。病理诊断中基本上没有该病的诊断，基本上是临床医生根据病理报告，在除外了本系统及其他系统肿瘤后做出诊断。

（二）病理学特征

1. 大体表现

广泛累及腹膜，而卵巢无或轻微受累。腹膜弥漫受累，难以见到正常腹膜，其上有众多小结节或疣样突起，也可形成大的包块，包膜糟脆易出血。病变分布在腹膜腔及盆腔内的主要表现为：在大网膜呈饼状，粘连于肝脾结肠曲、结肠、胃、盆底腹膜结肠沟、膈、阑尾及膀胱等脏器，肠管及膀胱僵硬纠结成团。大多数卵巢大小及形态正常，仅表面有散在的种植。子宫大小正常或萎缩。

2. 显微镜下表现

PSPC 组织学表现与卵巢癌相似，肿瘤细胞呈低柱状，排列为大小、形态不规则的乳头，细胞核大而深染，呈多形性，核分裂活跃，核分裂象为 20～60 个 /10 HPF。肿瘤的实质和间质部分呈小灶性浸润，多见砂粒体。以浆液型为主，与卵巢乳头状浆液性腺癌相似，分化程度不限。卵巢组织内癌灶最大为 5 mm×5 mm，肿瘤浸润卵巢表面上皮及其间质。

3. 免疫组织化学

与卵巢浆液性乳头状癌相似，与间皮瘤有明显的不同。表 79-2 是不同作者的有关免疫组织化学研究。

表 79-2 腹膜原发腺癌和Ⅲ～Ⅳ期上皮性卵巢癌免疫组织化学研究

作者	腹膜原发腺癌例数	Ⅲ～Ⅳ期上皮性卵巢癌例数	结果
Wick 等	13	31	PLAP（38% 对 61%）
			Amylase（15% 对 31%）
			CEA（8% 对 16%）
			CK、EMA、CA125、L e uM1、B72.3 表达相同
Moll 等	26	—	p53 超表达为 81%
Kowalski 等	44	44	p53（48% 对 59%），NS
			HER2（59% 对 36%），P=0.05
Schorge 等	35	34	WT1（49% 对 47%），NS
Halperin 等	26	22	ER（3 1% 对 7%），P=0.003
			PR（4 6% 对 91%），P=0.001
			Ki67（38% 对 28%），P=0.039
			HER2（38% 对 9%），P=0.019
			P53（31% 对 45%），NS
Chen 等			BCL2（9.4% 对 5.6%），NS
			Nm23-H1（＞90% 对 ＞90%），NS

NS：无显著性差异

表中表明两者之间在免疫组化表达方面没有特异的区别。

（三）与上皮性卵巢癌的关系

由于对 PSPC 的认识不足，病例分散，其发病率多与卵巢癌为基础，有资料显示，PSPC 占卵巢浆液性癌的 7%～26%，平均发病年龄为 55～65 岁，比卵巢癌发病年龄低 3～7 岁，临床症状与卵巢癌基本相同。由于 PSPC 发病在腹腔内，一旦发病，就广泛分布在盆腹腔内，即相当于 Ⅲ～Ⅳ 期上皮性卵巢癌。因此，妇科肿瘤系列的治疗指南中将卵巢上皮性癌、输卵管癌及腹膜原发腺癌列为同种疾病进行治疗。根据目前的诊断，两者仍然显示可能同源。

三、临床表现

（一）发病年龄及病因

PSPC 的发病年龄为 55～65 岁，确切病因不明。有人认为，其高危因素与上皮性卵巢癌相似，如不育及促性腺激素水平高等，PSPC 患者的生育情况与卵巢上皮性癌并无明显的区别，可能与不育无关。因某种原因或出于对家族性遗传性卵巢癌的忧患而进行了双侧卵巢切除后发生腹膜癌的病例甚多，这表明，PSPC 与上皮性卵巢癌似乎是两种疾病，同类而不同源或不同因果。所以，因为其他原因特别是家族性卵巢癌而切除双侧卵巢的患者，即通过 BRCA1、BRCA2 基因检测阳性女性，仍然需要进行常规体检以及早发现 PSPC。当然由于发病过程不确定，有些人即使是一年体检一次也很难早期发现。

（二）症状与体征

PSPC 起病隐袭，从感觉不适到住院时间长短不一，可以从几天至一年。腹胀腹坠、腹围增大、腹痛最为明显，腹痛程度以隐痛不适及胀痛为主；伴有明显的消化道症状，乏力、食欲下降，体重明显减轻；上腹部可以触及肿块，体积巨大者可达几十厘米，一般考虑为巨大的网膜饼，或为全腹部可触及的大小不等的小包块；有如晚期卵巢癌的体征，如贫血、不明原因的肠梗阻等；可有腹部压痛，高度腹水，腹水量在 3 000～10 000 ml 甚至更多，血性或黄色透明。部分患者合并胸腔积液，在胸腹水中，肿瘤细胞可以阳性或阴性。

妇科检查，子宫萎缩，光滑，子宫直肠窝的肿块一般不易触及，即使触及，也与 Ⅲ～Ⅳ 期卵巢癌的后陷凹有明显的不同，卵巢癌者的组织更为厚实，面积广泛，而 PSPC 一般后陷凹有散在的种植，组织较少；在附件区内触不到明显的附件肿块。高度腹水时妇科检查很难得到满意的结果，需要引流腹水后可以进行妇科检查，当伴有腹水时上腹部包块可以非常明显。

PSPC 的基本症状与体征与卵巢癌相同，明显的区别是，PSPC 有卵巢癌的症状和体征而卵巢大小正常或稍大；另外，主要包块出现在网膜，这也是容易引起误诊的原因之一。

（三）辅助检查

1. 影像学检查

临床上经常应用的影像学检查如 B 超、CT 及 MRI 检查均可显示 PSPC 的特点，高度的腹水，盆腹腔内多发占位性病变的肿块，而附件区无明显肿块。

2. 标志物

CA125 是诊断上皮性卵巢癌的标志物，虽然部分卵巢癌患者的 CA125 变化水平并不明显，但其在临床中已经广为应用。在 PSPC 中 CA125 的升高也作为一个明确的指标在临床中应用。有作者对 PSPC、腹膜间皮瘤及卵巢浆液性乳头状癌进行多项肿瘤标志物的检测，认为 CEA、CA125、CA199、S100、B72.3 及 BerEP4 对于鉴别 PSPC 与其他肿瘤（如转移性卵巢癌）无明显意义。另外，有的 PSPC 病例，CA125 水平升高并不明显，所以应该结合其他检查综合考虑。

3. 消化道检查

由于网膜巨大结节及瘤体本身、腹水及不全肠梗阻的原因，胃肠道症状常为 PSPC 患者的主要症状，为了鉴别消化道肿瘤，除影像学检查外，在适当的时候应考虑胃镜及肠镜的检查。

四、治疗

由于 PSPC 的临床表现与组织类型与Ⅲ～Ⅳ期卵巢癌的相似，到目前为止，其治疗采用治疗卵巢癌的方法，各个临床指南均将其归在卵巢上皮性癌与输卵管癌的治疗中。肿瘤细胞减灭术和以铂为基础的全身化疗为其标准治疗，不幸的是，几乎所有的本病患者均没有机会进行分期手术，反而因为减瘤手术困难需要进行新辅助化疗后才能进行减瘤术。

（一）肿瘤细胞减灭术

大部分患者的初次肿瘤细胞减灭术很难达到满意的程度，或者是如果达到了满意的肿瘤细胞减灭程度，则手术创面巨大。理想的减瘤程度是使肿瘤减至残余病灶≤2 cm，现在采用的更多的是残余病灶≤1 cm。手术方式仍然建议以开腹手术为主，虽然目前腹腔镜技术已是成熟的操作，因为存在手术野的限制，腹腔镜手术不能充分施行肿瘤细胞减灭。

1. 手术方式

取腹部旁正中切口，由于手术范围包括大网膜的切除，手术切口必须足够大，以利于充分显露，一般下起耻骨联合，上至脐与剑突之间，或根据手术要求视切除肿物的需要延长切口。

进入腹腔后行腹腔探查，应留取腹水进行细胞学检查；若无腹水则需进行腹腔冲洗并收集冲洗液行细胞学检查；若全腹盆腔已经充满种植结节，则留取腹水的意义就不大了。全腹腔探查自上而下，以了解肿瘤浸润的范围和各器官组织受累的程度，全面估计手术切除的难度和可能付出的代价，并制订计划（切除的内容和切除的顺序）。探查应包括消化道器官，如胃、小肠、结肠和肠系膜；腹膜检查应特别注意双侧之结肠侧沟；腹膜后探查，主要沿腹主动脉及髂血管走行详细触摸，以发现有无肿大的淋巴结；上腹探查除针对网膜受累外，应仔细了解肝、脾和横膈有无转移或种植。一般情况下，PSPC 的腹腔表现为一系列转移的景象，以广泛的种植为特点，网膜固定，似盔甲镶嵌于肝及结肠表面；脾结肠韧带固定，将左侧上腹腔封闭。因此，探查时应动作轻柔，避免牵动深埋于肿瘤组织中的血管而引起难以制止的出血。

腹腔探查后，一般已初步与卵巢癌区别开来，可以开始进行肿块的切除。切除的顺序以网膜切除为先，网膜是 PSPC 最常浸润的部位，肿物最大，为减少腹腔内之肿瘤负荷，防止腹水产生，应切除网膜。切除时一般多从横结肠下缘根部离断；如果网膜受累较轻，手术时只需耐心止血，不会遇到困难，但如果整个网膜都被肿瘤浸润，缩成一块厚达数厘米之网膜饼，则需仔细锐性分离，将网膜从横结肠上松解下来，然后切断；如果结肠肝曲和脾曲部位之网膜严重受累，则很难将全部病变之网膜切除，此时但仍应努力将其大部切除，甚至必要时要切除脾，以缩小腹腔内残存肿瘤之体积，但操作应该十分小心，当分离位置较高时，为了尽量保护脾，注意保护脾血管，否则脾门血管撕裂后可能引起难以制止的出血。如果不得已切除脾，应注意胰腺的保护，尽量避免术后的胰瘘的发生。

盆腔肿块切除，在多数情况下，在整个手术中并不是难度最大的，在情况允许的条件下，可以行子宫及双侧附件切除。但在大多数情况下，肿瘤分布广泛，巨大的肿块往往充满整个腹盆腔。此时肿瘤穿透被膜，在邻近组织间浸润，以至子宫、附件、直肠、膀胱和盆腔腹膜粘连成不规则的大块，无法辨认正常解剖关系，以至不得不切除肠管。如果按常规步骤切除无法操作而强行将肿物剥离，则可造成大面积渗血，此时，可以考虑仅行双侧附件的切除，然后准备第二次肿瘤细胞减灭术。

肝、脾及横膈表面的转移一般不需要切除。横膈转移多数为小于 $1 \sim 2 \ cm$ 之微型结节，一般不需要切除。当发现个别较大的转移病变且其位置不太高时，也可考虑切除，但需注意有无膈肌损伤，如有损伤，应及时修补，以免引起气胸。

肠转移在 PSPC 中的发生率很高，以浆膜表面浸润为主，虽然肿瘤细胞减灭术的价值是肯定的，一次彻底或比较彻底的转移癌切除可以显著改善患者的生存率，但往往除肠外的其他部位仍残留有难以切除的肿块，应根据情况适时终止手术操作，充分估计完全切除的可能性。首选的手术方式是尽量将肿物切除而不损害肠管的完整性。如果肠转移已至黏膜层，继续下去可能引起肠梗阻，则应尽量切除或造瘘，为后续的化疗争取时间。

腹膜后淋巴结清扫术，在 PSPC 中很难进行，因为术中显示肿瘤已表现为广泛的大块种植，且无资料显示 PSPC 的转移与后腹膜淋巴结有明确的关系，即清除淋巴结势必增加手术难度及损伤，对预后又无明确的意义，所以除极早期的病例，对淋巴结的清扫应谨慎地根据手术当时情况和患者状态决定。

腹腔化疗管留置是 PSPC 经常采用的方法，由于广泛的腹腔种植，右膈下方、肝表面以及盆腔往往是残留癌组织聚集之部位，留置腹腔化疗管有助于后续的化疗。在手术结束时可放置一或两根导管：一根经右上腹达膈下，另一根经左下腹达盆腔，以备术后腹腔内化疗之用。

术后伤口的处理，应该时刻注意伤口裂开的可能，由于消化道症状，营养缺乏，腹水致腹部张力增大，伤口愈合困难，建议预防性应用张力线缝合伤口，待术后化疗结束后，即术后 2 周拆线，尽量保证伤口的一期愈合。

2. 复发 PSPC 的手术治疗

复发时癌组织常广泛累及肠道、肠系膜、肝脾表面或腹膜后淋巴结等，又由于有手术史，合并粘连较多，手术操作一般较困难，脏器损伤风险高，创伤也较大，要使肿瘤减至残余病灶≤2 cm 或≤1 cm 是非常困难的，即使能完成肿瘤细胞减灭术，预后也较差，因此，复发 PSPC 的手术治疗往往以姑息手术为主，如造瘘术等。

3. 术中给药

为了进一步减少残余病灶，在手术结束时可在腹腔中放置药物，如顺铂。但应注意药物的不良反应，仍然需要保护肾，进行水化。因为手术前的禁食和术中的体液丢失，一般的给液量不能达到水化的目的而易引发急性肾衰竭，对此应引起高度的重视。另外，术中给药应警惕药物过敏反应，特别是在复发病例——既往使用过铂类，患者在全麻状态下，不能及时判断是否过敏——易与麻醉意外混淆而延误治疗时机。随着腹腔化疗的价值得到了进一步肯定，目前已有腹腔热灌注循环系统，即可在满意减瘤后，封闭腹腔，以 41℃ ～42℃液体加药物（铂类或紫杉醇）在腹腔内循环，由于高温，提高了药物的通透性，使其较腹腔化疗有更好的效果。

4. 术后处理

原则上与一般盆腔大型手术相同。对于曾行肠道手术者，术后应予以禁食及胃肠减压，给予胃肠外高营养以促进术后恢复，结肠造瘘术后应减压至瘘口开放。肠吻合术后减压应持续至肠蠕动和排气正常，一般需 5~7 d。术后 48~72 h，引流液明显减少后可将引流管拔出 3~4 cm，如仍无液体引出即可拔掉引流管。当减压管及引流管全部取出时，应鼓励患者早期离床活动。肿瘤细胞减灭术后进行化疗是最好时机，这一时机稍纵即逝，故应尽早开始化疗。静脉化疗可在术后第 2~7 天开始，但由于需要明确的病理诊断，往往在 7~10 d 才能开始。腹腔化疗应在拔除引流管后或手术中即开始。部分患者有大量的腹水，若不能迅速控制，可能引起伤口裂开，应立即经腹腔导管给药。如患者曾行肠吻合术，则最好推迟在肠功能恢复后用药，以免影响愈合。

（二）化疗

1. 全身和腹腔化疗

国内外的妇科肿瘤治疗指南均将 PSPC 与卵巢上皮性癌归为一类疾病，所以一般采用卵巢上皮性癌的多药联合化疗方案治疗，复发也采用与卵巢癌相同的方案。肿瘤细胞减灭术和多疗程化疗不仅是卵巢上皮性癌的基本治疗方法，也是 PSPC 的治疗方法。另外，PSPC 常常有盆腹腔广泛种植转移，特别是有细小颗粒状癌灶，以及肉眼未能发现的转移，故需要化疗。如果患者一般情况差、年龄大或心肺功能不佳、有麻醉禁忌证、难以承受或无法施行满意的手术，则化疗几乎是唯一的治疗方法。

2. 新辅助化疗

新辅助化疗作为开始于 20 世纪 80 年代的治疗方法已广泛用于妇科肿瘤临床，即在术前进行以铂类为基础的全身化疗，疗程在 2 个或直到认为可以进行满意的肿瘤细胞减灭术时。对新辅助化疗曾观点不一，有观点认为，新辅助化疗可以有效地降低围术期并发症，保证肿瘤细胞减灭术的满意进行。另有观点认为，新辅助化疗增加了治疗费用，没有给患者带来真正意义的好处。直到 2010 年《新英格兰医学杂志》（*The New England Journal of Medicine*）上发表了有关卵巢癌新辅助化疗的 RCT 研究，其得出的结论是，晚期卵巢癌患者经过新辅助化疗后行肿瘤细胞减灭术的总生存期与先进行肿瘤细胞减灭术再化疗的总生存期相当，由此新辅助化疗通过循证医学得到了证明。在评估手术的可能性后开始新辅助化疗至手术者认为可以满意减瘤为止，推荐的方案为紫杉醇和铂类，推荐疗程数为 6 个为基本或根据情况更多。新辅助化疗后的肿瘤细胞减灭术以围术期并发症少占优，当然目前仍然有质疑的观点，因此，尚在进行进一步的研究。

如果不经过手术分期以化疗作为初始治疗，即新辅助化疗，如何取得病理诊断，这是个临床中需要注意的问题。虽然西方国家的治疗指南中允许通过腹水细胞学作为化疗的依据，但是，在我国仍然需要以病理诊断为根据。通过腹水细胞学检查并不能准确判断肿瘤的来源，如是消化道肿瘤的转移，还是其他系统肿瘤的转移。病理诊断可以通过 B 超或 CT 引导下转移部位的穿刺活检进行，穿刺的部位要仔细斟酌，在获得病理诊断的同时，也可以得到转移部位的信息，如颈部淋巴结穿刺或肝实质转移灶的穿刺，在明确诊断的同时即可分期为 Ⅳ 期。还有部分病例不能通过转移灶确定诊断，需要手术活检。目前腹腔镜技术已广泛普及，可以通过腔镜获得活检组织。仍然有部分患者即不能穿刺也根本不能耐受手术，对此需要根据腹水细胞学检查结果开始治疗，对此应予以充分告知。

3. 全身化疗和腹腔化疗方案

对于 PSPC 的治疗，联合化疗已成为主流，特别是以顺铂为主的联合化疗。目前临床中多采用 NCCN 指南和 FIGO 指南中推荐的化疗方案，如下所述。

（1）静脉与腹腔联合方案

第 1 天，紫杉醇 135 mg/m^2，静滴持续 3 h 或 24 h；

第 2 天，顺铂 75 ~ 100 mg/m²，腹腔或在第 1 天紫杉醇后静脉给予；

第 8 天，紫杉醇 60 mg/m²，腹腔给予；

每 3 周 1 次，共 6 个疗程。

（2）静脉化疗

1）第 1 天，紫杉醇 175 mg/m²，静滴持续 3 h；卡铂 AUC=5 ~ 6，静脉给予；

每 3 周 1 次，共 6 个疗程。

2）密集式周疗

第 1 天，紫杉醇 60 ~ 80 mg/m²，静滴 1 h 以上；卡铂 AUC=5 ~ 6，静滴 1 h 以上；

第 8 天，紫杉醇 60 ~ 80 mg/m²，静脉给予；

第 15 天，紫杉醇 60 ~ 80 mg/m²，静脉给予；

每 3 周重复，共 6 个疗程（即连续 18 周的化疗）。

3）体弱者（老年人）方案

第 1 天，紫杉醇 60 ~ 80 mg/m²，静滴 1 h 以上；卡铂 AUC=2，静滴 30 min 以上；

每 3 周 1 次，共 6 个疗程（即连续 18 周的化疗）。

4）第 1 天，多西紫杉醇 60 ~ 75 mg/m²，静滴持续 1 h；卡铂 AUC=5 ~ 6，静滴 1 h 以上；

每 3 周 1 次，共 6 个疗程。

5）贝伐珠单抗联合化疗方案（一）

第 1 天，紫杉醇 175 mg/m²，静滴 3 h；卡铂 AUC=5 ~ 6 静脉给予；贝伐珠单抗 7.5 mg/kg，静滴 30 ~ 90 min；

每 3 周 1 次，共 6 个疗程，贝伐珠单抗持续至 12 个疗程（即停止化疗后继续维持 6 个疗程）。

6）贝伐珠单抗联合化疗方案（二）

第 1 天，紫杉醇 175 mg/m²，静脉持续 3 h；卡铂 AUC=5 ~ 6，静脉给予；贝伐珠单抗 15 mg/kg，静滴 30 ~ 90 min；

每 3 周 1 次，共 6 个疗程，贝伐珠单抗持续至 22 疗程（即停止化疗后继续维持 16 个疗程）。

化疗作为一个重要的治疗手段，已经广泛应用于临床，由于 NCCN 指南提供证据等级，临床中采用得更多，只是应该注意的是，用量应该根据具体情况确定，如卡铂用量，需要警惕骨髓抑制，贝伐珠单抗联合方案的证据等级并不是一级，也应该为患者谨慎选用。

二线化疗主要用于复发或难治性患者。复发肿瘤目前采用卵巢癌的标准，指经过积极手术与化疗，肿瘤得以控制，达到完全缓解（CR）或部分缓解（PR），且持续时间超过 6 个月，之后病情进展者，肿瘤细胞对铂类仍然保持一定敏感性。难治性肿瘤是指虽然经过积极治疗但肿瘤仍持续进展，或虽然一度达到 CR 或 PR，但持续时间不足 6 个月肿瘤再次进展者。复发或难治性肿瘤由于肿瘤细胞产生了多药耐药性，对铂类抗药，需要选择二线化疗方案。但是，必须明确一线化疗药物的累积量、疗效和毒性、反应持续时间及停药时间，患者一线治疗中对铂类的敏感性对于选择二线化疗方案具有重要参考价值。一般采用如下的原则用药：无铂类应用史的，可用铂类药物联合化疗，如 CAP 或腹腔化疗；铂类化疗后复发的，仍可选用以铂类为主的联合化疗，或可以更换铂类，如二代或三代铂类；难治性患者不再选用以铂类为主的化疗，而应选用与铂类无交叉耐药的药物，如紫杉醇、异环磷酰胺、六甲密胺、拓扑树碱的单药治疗。

PSPC 的复发问题，与卵巢癌一样仍然没有得到很好的解决，虽然靶向药物的应用已经在卵巢癌的治疗指南中出现，但是与在临床中广泛应用尚有一定的距离，针对复发，需要医生根据患者的个体的情况参照复发卵巢癌的治疗处理。

五、预后

鉴于目前对 PSPC 的观察，均将其与Ⅲ~Ⅳ卵巢癌进行比较，很难从临床症状、体征、手术范围、CA125 水平及对一线化疗的反应找出两种疾病的明显区别。一般手术后选择有效的联合化疗，并在化疗期间（3 个疗程后）密切观察 CA125 水平并通过影像学检查监测盆腹腔内变化，以及时调整方案。当出现耐药或复发时，CA125 水平和（或）影像学出现改变。部分学者认为，PSPC 的治疗效果与卵巢癌相同，另一部分学者则认为两者大相径庭。有作者认为，PSPC 的病程发展慢于卵巢癌，对化疗的敏感性好于卵巢癌；有作者对 28 例 PSPC 和 35 例卵巢浆液性癌进行了比较，发现，PSPC 比卵巢浆液性癌更易出现腹胀、腹腔包块、腹水及盆腔微小病灶（P=0.017~0.000001）；在 BRCA2 细胞系的变异频率两者无明显差异；在 3 年生存率方面，PSPC 比卵巢癌更低，且有发病升高的倾向。还有人认为，PSPC 与卵巢癌之间似乎有必然的联系，指出当 BRCA1 和 BRCA2 基因卵巢浆液性癌高危人群，预防性切除双侧卵巢后，体腔上皮性癌和乳腺癌的发病明显减少。2003 年，GOG 对 36 例 PSPC 与 130 例卵巢浆液性癌进行了临床治疗的比较，在进行肿瘤细胞减灭术后，以 CP 方案（环磷酰胺 750 mg/m²，顺铂 75 mg/m²）进行化疗 6 个疗程后发现，两者对 CP 方案的敏感性及生存时间相同。PSPC 是以临床主要特征诊断的疾病，大部分作者认为它是一种独立的疾病，但是病理科医师对它很少进行单独诊断。由于 PSPC 的病因及发病仍不清楚，治疗也相对困难。但是，当绝经后女性出现高度腹水（少数人腹水量可以不多），腹水细胞学阳性或阴性；影像学显示异常增大的大网膜，呈饼状，在临床中也可以在上腹部触及；消化系统无异常，双侧附件未见到或未触及明确的肿物，有时影像学可以显示卵巢表面有不规则的小肿物（这项最为主要）；或有人首发症状为肠梗阻，同时又有以上情况时，应该想到 PSPC，避免使患者周转于多个科室延误治疗。

（高雨农）

参考文献

[1] Swerdlow M. Mesothelioma of the pelvic peritoneum resembling papillary cystadenocarcinoma of the ovary: case report. Am J Obstet Gynecol, 1959, 77 (1): 197-200.

推荐阅读文献

[1] Bloss J D, Brady M F, Liao S Y, et al. Extraovarian peritoneal serous papillary carcinoma: a phase II trial of cisplatin and cyclophosphamide with comparison to a cohort with papillary serous ovarian carcinoma—a Gynecologic Oncology Group Study. Gynecologic Oncology, 2003, 89 (1): 148-154.

[2] Chen L M, Yamada S D, Fu Y S, et al. Molecular similarities between primary peritoneal and primary ovarian carcinomas. Int J Gynecol Cancer, 2003, 13 (6): 749-755.

[3] Eltabbakh G H, Piver M S, Natarajan N, et al. Epidemiologic differences between women with extraovarian primary peritoneal carcinoma and women with epithelial ovarian cancer. Obstetrics and Gynecology, 1998, 91 (2): 254-259.

[4] George P, Nicholas P. Serous papillary peritoneal carcinoma: unknown primary tumour, ovarian cancer counter part or

a distinct entity: a systematic review. Critical Reviews in Oncology Hematology, 2010, 75 (1): 27-42.

[5] Halperin R, Zehavi S, Hadas E, et al. Immunohistochemical comparison of primary peritoneal and primary ovarian serous papillary carcinoma. Int J Gynecol Pathol, 2001, 20 (4): 341-345.

[6] Halperin R, Zehavi S, Langer R, et al. Primary peritoneal serous papillary carcinoma: a new epidemiologic trend: a matched-casecomparison with ovarian serous papillary cancer. Int J Gynecol Cancer, 2001, 11 (5): 403-408.

[7] Ignace V, Claes G T, Frédéric A, et al. Neoadjuvant chemotherapy or primary surgery in stage IIIC or IV ovarian cancer. N Engl J Med, 2010, 363 (24): 943-953.

[8] Katsumata N, et al. For the Japanese Gynecologic Oncology Group dose-dense paclitaxel once a week in combination with carboplatin every 3 weeks for advanced ovarian cancer: a phase 3, open-label, randomised controlled trial. Lancet, 2009, 374 (9698): 1331-1338.

[9] Moll U M, Valea F, Chumas J. Role of p53 alteration in primary peritoneal carcinoma. Int Gynecol Pathol, 1997, 16 (2): 156-162.

[10] Pentheroudakis G, Pavlidis N. Serous papillary peritoneal carcinoma: unknown primary tumor, ovarian cancer counter part or adistinct entity: a systematic review. Critical Reviews in Oncology/Hematology, 2010, 7(2): 466.

[11] Piura B, Meirovitz M, Bartfeld M, et al. Peritoneal papillary serous carcinoma: study of 15 cases and comparison with stageIII-IV ovarian papillary serous carcinoma. Journal of Surgical Oncology, 1998, 68 (3): 173-178.

[12] Rebbeck T R, Lynch H T, Neuhausen SL, et al. Prophylacticoophorectomy in carriers of BRCA1 or BRCA2 mutations. N Engl J Med, 2002, 346 (21): 1616-1622.

[13] Robert J K, Maria L C, Simon C H, et al. WHO Classification of Tumours of Female Reproductive Organs//World Health Organization Classification of Tumors. 4th Ed. [S. I. : s. n.] 2014.

[14] 曹泽毅. 中华妇产科学. 北京: 人民卫生出版社, 1996: 1882-1883.

[15] 陈乐真. 妇产科诊断病理学. 第二版. 北京: 人民军医出版社, 2010: 457-463.

[16] 连利娟. 林巧稚妇科肿瘤学. 第三版. 北京: 人民卫生出版社, 2000: 460-461.

第**80**章 放疗后再发肿瘤

1895 年伦琴发现 X 线后不久，X 线和放射性同位素镭就被用于了医学实践，随后人们逐渐发现有患者接受照射后发生了白血病和其他恶性肿瘤。对原子弹爆炸后幸存者的研究更使人们认识到了辐射（照射）的风险，并对照射致癌的机制有了越来越深的认识[1]。在妇科肿瘤治疗中，特别是在宫颈癌的治疗中，放疗是重要的治疗手段之一；放疗，特别是化放疗，已经是中晚期（Ⅱb 及以上期别）宫颈癌的常用治疗方法，其他还有子宫内膜癌术后辅助放疗或不适合手术患者的根治放疗，以及阴道癌、外阴癌等肿瘤的放疗。

宫颈癌是女性最常见的恶性肿瘤之一，在世界范围内，约 65% 的浸润性宫颈癌患者接受了放疗，而且有很大部分患者可长期存活[2-3]。因此，关注放疗后长期生存患者发生第二个肿瘤的风险十分重要。不少研究发现，长期生存的宫颈癌患者随访超过 30 年，其发生第二个肿瘤的风险明显增加，并随着存活时间的延长进一步增加[2]。宫颈癌放疗患者是研究放疗后再发肿瘤的最佳人群之一，因为：①宫颈癌患者放疗效果比较好，多数患者可以长期存活；②可以精确确定照射剂量及剂量效应；③放疗已开展了很长时间，已有大量长期存活的患者可以进行放疗后再发肿瘤的风险的评估；④过去初次治疗时很少给予化疗作为辅助治疗；⑤可以用宫颈癌手术后未接受放疗的患者作为对照；⑥与仅靠死亡后尸解结果估计再发肿瘤的发生率的研究资料相比，长期存活的放疗后患者的资料能提供更多的信息；⑦可以评估距离盆腔较远、接受不同剂量照射的器官[4-5]。

目前化放疗是局部晚期宫颈癌的常用治疗方式，而调强放疗（intensity-modulated radiation therapy，IMRT）也逐渐被推荐使用，使评估治疗后再发肿瘤变得更为复杂。不少研究发现，化疗，特别是放化疗，也增加再发肿瘤的风险[6-8]。IMRT 是立体多野等中心照射技术，常导致低剂量照射的正常组织明显增加，是否会有导致第二种继发肿瘤的风险，也需要警惕[9-10]。

一、放疗后再发恶性肿瘤的风险及发生率

Kleinerman 等[11]分析了 49 828 例接受放疗的宫颈癌患者及 16 713 例未接受放疗的宫颈癌患者发生第二种肿瘤的情况。他们发现，放疗是导致再次出现肿瘤的重要原因。Arai 等[12]发现，宫颈癌放疗后的患者再次发生直肠癌、膀胱癌、肺癌及白血病等恶性肿瘤的风险明显增加。Chatuvedi 等[2]研究了丹麦、芬兰、挪威、瑞典及美国的 13 个肿瘤登记中心登记的 104 760 例存活 1 年以上的宫颈癌患者。他们发现，这些患者再次发生肿瘤的风险较普通人群发生肿瘤的风险高，接受放疗的患者再次发生肿瘤的风险较未接受放疗的患者再次出现肿瘤的风险大，照射野内再次发生肿瘤的概率高于其他部位发生肿瘤的概率，而且初次放疗时年轻者发生第二种肿瘤的风险高于初次放疗时年龄大的患者发生第二肿瘤的风险。Boice 等[5]研究发现，与放疗有关的再发肿瘤其相对风险超过 2 倍的有白血病（除外慢性淋巴细胞白血病）、非霍其金淋巴瘤、膀胱癌、阴道癌、胃癌、甲状腺癌；相对风险在 1.3～2.0 的肿瘤有

直肠癌、胰腺癌、盲肠癌；相对风险在 1.1 ~ 1.3 的肿瘤有子宫体癌、肾癌、骨肿瘤；相对风险小于 1.1 的肿瘤有慢性淋巴细胞白血病、多发骨髓瘤、霍其金病、乳腺癌、卵巢癌、小肠癌、结肠癌、其他生殖道肿瘤、结缔组织肿瘤。Boice 等[4] 在一项多国资料研究中发现：①总体上讲，接受照射剂量在 100 cGy 的器官发生的治疗后再发肿瘤可能与照射有关；②膀胱癌、直肠癌、骨肿瘤、子宫体癌、结缔组织肿瘤等可能与照射有关；③年龄在 30 岁以下或老年患者接受重度照射的器官（照射野内）的相对风险最大；④发生胃癌、结肠癌、肝癌、胆囊癌、皮肤癌的风险未明显增加；⑤放疗后白血病未明显增加，可能是大剂量盆腔照射破坏了骨髓细胞而非导致细胞发生转化；⑥照射使卵巢丧失功能，从而降低了发生乳腺癌的风险；⑦肺癌风险的升高可能与照射关系不大（剂量很低），而可能是将部分转移瘤误认为是再发肿瘤以及宫颈癌患者吸烟的比例高等。

而 Kapp 等[13] 研究发现，总体上讲，宫颈癌放疗后发生第二种恶性肿瘤的风险并不大于观察组，但是，发生肺癌、外阴阴道癌的风险明显增加，而发生乳腺癌的风险明显下降。Lee 等[14] 的研究也发现，照射并不增加照射野内或其他部位发生第二种恶性肿瘤的风险。

文献报道的研究多以比较接受照射患者与未接受照射患者发生再发肿瘤的相对风险为指标，有关放疗后再发肿瘤发生率的报道并不多。Ota 等[15] 报道，宫颈癌放疗后再发肿瘤的发生率为 0.87%。Lee 等[14] 报道，宫颈癌放疗后发生第二种恶性肿瘤的发生率为 5.49‰ / 人年。文献报道的发生率在 0.12% ~ 2.75%。医科院肿瘤医院 1992 年报道[16] 的宫颈癌放射后再发子宫体肿瘤的发生率为 0.52%。Gallion 等[1] 报道，316 例宫颈癌放疗后存活至少 5 年的患者子宫内膜癌的发生率为 0.6%。Anil 等报道了，104 760 例宫颈癌患者治疗后发生第二种恶性肿瘤的情况，在诊断宫颈癌时年龄小于 50 岁的患者中，随访 10 年、20 年、30 年、40 年发生第二种肿瘤的累积发生率分别为 3%、7%、15%、22%，均显著高于普通人群的 1%、5%、10%、15%[2]。Ohno 等[3] 报道了 2 167 例宫颈癌放疗后随访时间与第二种肿瘤的累积发生率，分别为 10 年 6.7%、20 年 15.6%、30 年 23.8%。表 80-1 列出了部分文献报道的宫颈癌治疗后发生第二种原发性肿瘤的发生率。

表 80-1　宫颈癌治疗后发生第二种原发性肿瘤的发生率[13-14]

作者	病例数	发生第二种原发性肿瘤例数	人年数	发生率（‰ / 人年）
Lee 等	1 048	32	5 834	5.49
Arneson 和 Schellhas	874	36	6 142	5.86
Spratt 和 Hoag	1 853	36	6 264	5.74
Bailar	3 008	91	14 461	6.29
Schottenfeld 和 Berg	2 529	56	8 273	6.77
Newell 和 Krementz	1 491（W）	102	10 203	10.00
	3 380（B）	128	21 129	6.06
Kapp 等	763	44*	5 555	7.92

* 除外皮肤癌的第二种原发性肿瘤例数

W：白种人；B：黑种人

二、放疗与再发恶性肿瘤的关系

有关放疗后再发恶性肿瘤的报道不少，但对放射线是否致癌还有不同的看法。多数学者认为，放疗与再发恶性肿瘤的关系是肯定的 [17]。医科院肿瘤医院即有 1 例宫颈癌放疗照射野内皮肤经久不愈的溃疡，22 年后在患者放射性溃疡边缘取活检证实为纤维肉瘤 [16]。一般认为，肉瘤与放疗病史有密切关系，接受治疗的儿童肿瘤患者发生新的恶性肿瘤的累积发生率达 12%，其中 17% 的患者接受了放疗，发生在照射野内的肿瘤有 42% 为肉瘤 [18]。Travis 等 [19] 通过文献回顾认为，很多实体肿瘤可能均与放疗有关。放射线照射是人类白血病的病因之一，原子弹爆炸幸存者中白血病发生率明显增加；此外，放射工作人员、接受照射的患者发生白血病的风险也增加 [20]。

放射导致的 DNA 损伤以双链断裂多见，当正常的 DNA 修复机制受损后，可导致基因突变，抑癌基因失去功能，癌基因激活。但很多因素可导致 DNA 损伤，即使与放射有关，也是十分复杂的，目前尚缺乏直接的证据 [21]。Travis 等 [19] 对照射引起的基因及系列变化导致肿瘤的可能机制进行了文献综述。另外，放疗的恶性肿瘤患者常有 HPV 感染、吸烟等病史，这些高危因素可能对放射后发肿瘤的发生也有关 [2,3,5,22]。Ohno 等 [3] 研究发现，有吸烟史的宫颈癌放疗患者发生第二种肿瘤的相对风险是普通人群的 1.6 倍，而无吸烟史的宫颈癌放疗患者发生第二肿瘤的相对风险是普通人群的 1.4 倍。有研究显示，放疗与吸烟发生相互作用增加了霍其金淋巴瘤长期存活患者发生肺癌的风险 [22]。照射、HPV 感染及吸烟之间可能存在相互作用，如通过 P53 肿瘤抑制基因的途径影响细胞增生等 [2,22]。肿瘤患者治疗后发生第二种恶性肿瘤的原因很复杂，可能与如下因素均有关系：①患者的生活方式，如吸烟、饮酒、饮食习惯和其他；②患者自身因素，如基因、免疫功能、激素水平等；③环境方面，如污染、职业等；④多因素综合作用，如放疗、化疗、放化疗及基因、环境因素等相互作用等 [19]。

综上所述，放射诱发恶性肿瘤的可能机制为：①射线直接作用于细胞，导致细胞内 DNA 损伤、修复过程紊乱及错误。②射线直接或间接导致癌基因激活和抑癌基因失活，如 ras 基因家族及 C-myc 基因的激活，Rb 基因、P53 基因突变或丢失。③射线损伤机体免疫功能，免疫监视功能下降；有研究发现，放疗患者外周血中淋巴细胞减少，特别是 T 细胞减少，Tn/T5 比例下降。④遗传易感性的差异，即在相同照射条件下，个体的易感性不同。⑤多因素综合作用。

三、影响放疗后再发肿瘤发生率的因素

（一）照射剂量

放射线致癌剂量很难确定，宫颈癌的放疗多为体外与腔内照射相结合，不同组织受到照射的剂量很难确定。照射剂量小到几个戈瑞（Gy），高至 100 Gy 以上都有致癌的报道。放射后再发肿瘤的部位和其他条件不同其致癌剂量可能也存在差异，但一般认为，致癌剂量在 40 Gy 以上 [15]。随着照射剂量的增加，发生再发肿瘤的风险增加。但也有学者认为，中等剂量（30～60 Gy）诱发肿瘤的概率更大，因为中等剂量照射时产生亚致死损伤的细胞多，修复后的这种细胞易发生癌变，而大剂量照射对肿瘤细胞和正常组织细胞的杀灭较多，亚致死损伤修复存活下来的细胞少，同时照射所致的纤维化明显，血供差，影响肿瘤细胞的生长。Robert 等 [23] 报道了视网膜母细胞瘤患者发生放疗后再发肿瘤的情况，照射剂量 < 60 Gy 者再

发肿瘤的发生率为 2.5%，60～109 Gy 者为 5.5%，110～150 Gy 者为 32%。Kapp[13] 的研究发现，照射剂量大于 3 000 cGy 的患者发生治疗后再发肿瘤的风险至少是照射剂量 <3 000 cGy 的患者发生再发肿瘤风险的 2.5 倍。有学者认为，随着照射剂量的增加，发生照射后再发肉瘤的风险随之增大。照射剂量 <10 Gy 者引起肉瘤的风险可以忽略，照射引起骨肉瘤的平均剂量及中位剂量在 43～64 Gy 之间，导致软组织肉瘤的剂量为 37 Gy，总的剂量范围在 36～49 Gy。Boice 等 [5] 认为，照射导致直肠、阴道、骨、结缔组织等发生癌变的剂量有一定的阈值，仅在照射剂量 >10 Gy 时，发生肿瘤的风险才显著增加。Chatuvedi 等 [2] 研究发现，在接受放疗的宫颈癌患者中，重度照射（平均照射剂量 >3 Gy）部位第二种恶性肿瘤的标化发生率为 1.59（相对风险），中度照射（平均照射剂量 1～3 Gy）部位为 1.30，轻度照射（平均照射剂量 <1 Gy）部位为 1.21；而未接受放疗的患者的这些相同部位的第二种恶性肿瘤的标化发生率无差异。Boice 等 [5] 研究发现，很多器官如直肠、膀胱、阴道、和其他生殖道等发生治疗后再发肿瘤可能与照射剂量有关系，而小肠、结肠、外阴、骨髓等部位的照射效应不明显。

对原子弹爆炸幸存者的研究发现，在受照射剂量 <4 Gy 者，随着照射剂量的增加，发生白血病的风险呈线性增加；而在照射剂量 >4 Gy 者，剂量效应消失甚至风险反而降低 [20]。不少研究发现，肿瘤患者照射治疗后再发白血病的风险并未增加，这可能是因为骨髓受到高剂量照射时，骨髓细胞发生死亡、坏死等而非细胞分裂转化形成血液系统肿瘤 [4-5,20,24]。Curtis 等 [20] 对接受照射的子宫体癌患者的骨髓受到照射的剂量进行了推算，总体上讲，体外联合腔内照射者骨髓受照射平均权重剂量为 5.2 Gy，腔内照射者为 1.7 Gy，体外照射者为 9.7 Gy；单纯腔内治疗者 90% 的骨髓平均剂量为 0.7～2.7 Gy，单纯体外照射者平均剂量为 6.4～14.0 Gy[20]。Boice 等 [5] 在分析结肠受照射后发生肿瘤的风险并不增加的原因时认为，与骨髓、乳腺、甲状腺一样，结肠有很多细胞分裂增殖活跃，高剂量照射直接导致细胞死亡从而降低了发生肿瘤的风险。

（二）放疗后再发肿瘤的潜伏期（随访时间）

多数与照射有关的肿瘤其风险最大值是在接受照射后 20 年及以上时 [5]。联合国科学效应委员会（UNSCEAR）1986 年报告推荐辐射诱发肿瘤的潜伏期平均为 20～30 年，实体瘤最少 10 年，骨肉瘤平均 20 年，白血病的潜伏期至少 2 年，平均 8 年。不少研究发现，宫颈癌放疗后存活时间越长（随访时间越长），发生第二种恶性肿瘤的风险越大。Chatuvedi 等 [2] 进行的研究显示，治疗后随访 10～19 年的相对风险为 1.27，随访 40 年相对风险为 1.83，差异显著，特别是重度照射部位的再发肿瘤，如直肠 / 肛门、膀胱、卵巢、女性生殖道等发生肿瘤，其风险随着随访时间延长而增加，随访 40 年时发生结肠癌的风险增加 2 倍，发生阴道癌、外阴癌等生殖道肿瘤的风险增加 9 倍。Ohno 等 [21] 进行的研究也有类似的结果，见表 80-2 和 80-3。Kleinerman 等 [25] 研究发现，患者第一种肿瘤放疗后随访 20 年时其发生第二种恶性肿瘤的相对风险持续增加。另一项研究 [11] 发现，接受照射后 10 年，某些器官如膀胱、肾、卵巢、子宫等发生第二种恶性肿瘤的相对风险及绝对风险均增加，照射后 15 年及以上则风险明显增加 [11]。而白血病的发生有所不同，风险最大是在受照射后 1～4 年 [5]。另一项研究 [24] 发现，宫颈癌放疗的患者照射后 4～8 年发生白血病的风险最大，而照射 9 年后发生白血病的风险减少 [24]。由于目前临床上多采用放化疗同步治疗，诱发肿瘤的潜伏期可能缩短，因为细胞毒制剂的使用进一步损害了患者的免疫力，降低了机体的免疫监视功能，并激活机体内的潜在致癌因素。

表 80-2　宫颈癌放疗后发生第二种恶性肿瘤的例数、相对风险（RR）与潜伏期的关系 [2]

第二种恶性肿瘤	1~9 年		10~19 年		20~29 年		30~39 年		≥40 年	
	例数	RR	例数	RR	例数	RR	例数	RR	例数	RR
所有肿瘤	2 399	1.31	1 977	1.27	1 480	1.37	737	1.50	203	1.83
所有实体瘤	2 258	1.32	1 859	1.28	1 386	1.38	697	1.53	197	1.93
结肠癌	225	1.25	184	1.13	155	1.23	78	1.19	28	1.67
直肠 / 肛管癌	81	0.93	154	2.01	127	2.23	84	3.09	36	5.79
膀胱癌	63	0.48	113	1.06	87	1.27	38	1.40	7	1.39
卵巢癌、输卵管癌	66	0.61	86	0.98	68	1.22	38	1.73	11	2.72
其他女性生殖道肿瘤	82	4.00	70	4.01	70	5.54	41	6.33	15	8.66
骨肿瘤	8	2.86	7	3.63	4	3.59	0	0.00	0	0.00
软组织肿瘤	20	2.41	23	3.63	9	2.24	7	4.05	0	0.00
急性非淋巴细胞性白血病	36	2.74	12	1.01	11	1.26	5	1.24	1	1.05
慢性淋巴细胞性白血病	9	0.56	11	0.74	13	1.11	10	1.62	1	0.59

表 80-3　放疗后随访时间与发生第二种原发性肿瘤的相对风险（RR）[3]

肿瘤部位	间隔时间 <5 年			5 年≤间隔时间 <15 年			间隔时间≥15 年		
	实际例数	估计例数	RR	实际例数	估计例数	RR	实际例数	估计例数	RR
所有部位	49	40.8	1.2	90	68.5	1.3	71	60.3	1.2
直肠	5	1.9	2.6	2	3.5	0.6	5	3.3	1.5
膀胱	0	0.5	0.0	1	1.1	0.9	4	1.2	3.5
子宫体	1	0.5	2.2	2	0.9	2.2	4	0.9	4.7
骨及软组织	3	0.2	17.6	6	0.3	22.2	4	0.21	9.0
卵巢	0	0.8	0.0	3	1.4	2.1	1	1.3	0.8
胃	15	11.3	1.3	21	17.1	1.2	18	12.6	1.4
肺	2	2.8	0.7	17	5.5	3.1	4	5.6	0.7
肝	1	1.9	0.5	6	3.6	1.7	5	3.7	1.3
乳腺	9	3.92	2.3	7	6.2	1.1	6	5.2	1.2
血液（白血病）	1	0.5	1.9	5	0.9	5.8	0	0.8	0.0

（三）第一肿瘤诊断时的年龄

部分放射后再发肿瘤发生的风险与第一肿瘤诊断时患者的年龄有关。Chatuvedi 等 [2] 的研究显示，部分与宫颈癌放疗有关的第二种恶性肿瘤，如直肠 / 肛门癌、生殖道肿瘤、膀胱癌等，与宫颈癌诊断时患者的年龄有关，宫颈癌诊断时年龄 <40 岁的患者，发生上述放疗后再发肿瘤的风险明显高于诊断时年龄 >59 岁的患者发生第二种恶性肿瘤的风险。Ohno 等 [3] 的研究也有类似的发现，第一肿瘤（宫颈癌）诊断时患者年龄 <60 岁者放疗后发生第二种恶性肿瘤的相对风险为 1.3，其中发生膀胱癌、白血病、骨和软组织肿瘤以及肺癌的风险明显升高，相对风险分别为 3.9、3.8、26.7、2.1，高于诊断时年龄 ≥60 岁的患者；而年龄 ≥60 岁者的相对风险为 1.1，其中发生子宫体恶性肿瘤、卵巢癌及乳腺癌的风险明显增加，相对风险分别为 10.0、2.2、2.1，高于诊断时年龄 <60 岁的患者。Boice 等 [4] 报道，宫颈癌诊断时年龄 <30 岁或 >50 岁的患者放疗后发生第二种恶性肿瘤的风险最大。Kleinerman 等 [25] 的研究显示，在放疗后存活 10 年的患者中，在照射野中器官发生第二种恶性肿瘤的相对风险对分别为：第一种肿瘤诊断时年龄 <40 岁者为 2.1，40 ~ 49 岁者为 1.6，50 ~ 59 岁者为 1.4，>60 岁者为 1.2。Boice 等 [4] 的研究发现，照射后随访 10 年及以上的患者在照射野或邻近照射野部位发生治疗后再发肿瘤的相对风险增加，特别是接受照射时年龄 <30 岁者；在绝对风险方面，接受照射时年龄 <30 岁或 >50 岁者发生治疗后肿瘤的风险最大。以上均说明，第一种肿瘤诊断时患者的年龄对放疗后再发肿瘤有影响。

表 80-4 显示了 Boice 等 [5] 对宫颈癌治疗后发生第二种恶性肿瘤的研究结果之一，说明了治疗后的随访时间（潜伏期）、初次治疗时的年龄、照射剂量对第二种恶性肿瘤的影响。

表 80-4 宫颈癌放疗后发生的膀胱癌与治疗时年龄、随访时间和照射剂量的关系 [5]

因素	例数 *		膀胱受照射剂量（Gy）	相对风险（RR）
	观察组病例数	对照组病例数		
全部例数	273	520	30 ~ 60	4.05
治疗时年龄				
<55	194	374	30 ~ 60	16.0
≥55	79	146	30 ~ 60	1.67
随访时间				
~10 年	65	123	30 ~ 60	2.36
~15 年	69	138	30 ~ 60	5.60
≥20 年	139	259	30 ~ 60	8.72
存活 10 年患者照射剂量				
0	6	41	0	1.00
低	32	97	>0 ~ 29.9	2.13
中	190	310	30 ~ 59.9	5.65
高	28	45	≥60	7.14

* 总观察例数为 4 173；总对照例数为 6 857

（四）其他因素

调强放疗已广泛应用于临床，使低剂量照射区域大大增加（即"剂量分摊"现象），大体积小剂量照射的随机效应可能增加照射致癌的概率。Hall 等 [26] 认为，对于存活 10 年以上的患者，与常规放疗相比，调强放疗致癌的概率增加了几乎两倍。放射诱发肿瘤的发生与放射线的种类有关，一般认为，高 LET 射线较低 LET 射线诱发肿瘤的概率高；普通射线较高能射线诱发骨肿瘤的概率更高，因为骨组织对普通 X 线的吸收明显高于对高能射线的吸收。另外，放疗与化疗联合应用可能增加诱发肿瘤的概率，并使潜伏期缩短。

四、放疗后再发恶性肿瘤的诊断

放疗后再发肿瘤没有任何组织学特异性，诊断比较困难。首先，要注意与初次肿瘤治疗后肿瘤复发或转移相鉴别；其次，要完全排除与治疗无关的重复癌也很困难，如宫颈癌患者合并 HPV 感染、吸烟、环境因素等导致外阴、阴道等发生重复癌的风险增加而非照射所致的再发肿瘤等。因此，需要有一定的潜伏期（随诊时间），一般选择治疗后 5 年，因为初次肿瘤治疗后复发多在 5 年内，同时应尽量获得组织学病理诊断，如果是不同病理类型，则可排除原发肿瘤复发或转移；但照射所致的不同肿瘤有不同的潜伏期，如照射所致的白血病多在照射后 1～4 年，而照射所致的肉瘤潜伏期多在 10 年以上 [5,25]。

Cahan [27] 首先提出了放疗后再发恶性肿瘤的诊断标准。一般认为，在照射野内发生照射后再发实体肿瘤的诊断标准为：①有放疗病史；②恶性肿瘤必须在原放疗区，并排除了复发或转移；③组织学证实与原发肿瘤不同；④有较长的潜伏期，一般至少 5 年 [11,16,28]。这个诊断标准也有一定的不足，例如，照射野区域的划分问题，如果以照射野（50% 等剂量曲线所包括的范围）来界定，研究已经发现，骨髓受照剂量在 4～6 Gy 时发生白血病的风险最大，而宫颈癌放疗的 50% 等剂量曲线包括的范围内照射剂量远远超过了这个剂量，而且常规照射野包括的骨组织很少。另外，目前已广泛采用的适形或调强放疗常常以靶区为中心进行多方向多野照射，这样照射区域的确定更为复杂和困难。因此，有学者把照射区域规定为 5% 等剂量曲线所包括的范围 [29]。

五、放疗后再发恶性肿瘤的相关研究

Chatuvedi 等 [2] 研究发现，104 760 例宫颈癌患者放疗后在不同部位发生的第二种恶性肿瘤的标化发生比（standardized incidence ratio, SIR）有明显的不同，最高者为女性生殖道（除外子宫颈），其 SIR 为 4.81；其次为膀胱，其 SIR 为 3.44；再次为骨，其 SIR 为 2.7，表 80-5 所示为该研究的部分发生第二种恶性肿瘤的部位别 SIR（相对风险 >1）。Ohno 等 [3] 报道了 2 167 例宫颈癌放疗后发生第二种恶性肿瘤的部位别的标化发生比（表 80-6），其中骨和软组织肿瘤 SIR 为 22.0，子宫恶性肿瘤 SIR 为 4.0，白血病 SIR 为 3.1，膀胱恶性肿瘤 SIR 为 2.2。Brown 等 [30] 报道了 69 739 例子宫内膜癌患者治疗后发生第二种恶性肿瘤的部位别 SIR（表 80-7）。

表 80-5　宫颈癌放疗后发生第二种恶性肿瘤的部位别标化发生比（SIR）[2]

部位	所有患者 N=104 760		接受放疗的患者 N=52 613		未接受放疗的患者 N=27 382	
	例数	SIR	例数	SIR	例数	SIR
全部肿瘤	12 496	1.30	6 796	1.34	2 244	1.06
全部实体肿瘤	11 720	1.31	6397	1.36	2 102	1.06
小肠	63	1.80	31	1.84	7	1.05
结肠	1 168	1.22	670	1.22	178	0.93
直肠、肛管	817	1.84	482	1.90	108	1.28
膀胱	949	3.44	536	3.51	109	1.93
其他女性生殖道	497	4.81	278	4.73	102	5.00
骨	32	2.70	19	3.00	3	1.18
软组织	114	2.53	59	2.84	10	1.13
胃	492	1.30	317	1.31	48	0.96
肝	84	1.10	45	1.10	18	1.31
胰腺	447	1.37	256	1.35	75	1.26
胆囊胆管	178	1.14	97	1.19	21	0.94
肾	342	1.35	182	1.34	61	1.26
唇	31	1.66	23	2.17	5	1.61
舌	32	1.18	20	1.36	4	0.61
口腔	66	1.48	32	1.30	21	1.98
咽	52	1.83	23	1.57	15	2.28
食管	101	1.42	68	1.55	12	0.90
气管、支气管、肺	1 912	2.57	1 119	2.74	422	1.93
非霍其金淋巴瘤	333	1.27	157	1.20	68	1.11
急性非淋巴细胞白血病	122	1.72	65	1.68	18	1.12

表 80-6　宫颈癌放疗后发生第二种恶性肿瘤的部位别标化发生比（SIR）[3]

部位	观察例数	期待（估计例数）	SIR	95%CI
所有部位	210	169.6	1.2	1.1 ~ 1.4
直肠	7	6.8	1.0	0.4 ~ 2.1
膀胱	5	2.3	2.2	0.7 ~ 5.2
血液（白血病）	6	1.9	3.1	1.1 ~ 6.8
子宫体	7	1.8	4.0	1.6 ~ 8.1
骨及软组织	13	0.6	22.0	11.7 ~ 37.7
卵巢	4	2.7	1.5	0.4 ~ -3.8
胃	54	41.0	1.3	1.0 ~ 1.7
肺	23	13.8	1.7	1.1 ~ -2.5
肝	11	9.2	1.2	0.6 ~ 2.1
乳腺	22	15.3	1.4	0.9 ~ 2.2

表 80-7　子宫内膜癌患者接受不同形式的放疗后发生第二种恶性肿瘤的部位别标化发生比（SIR）[30]

部位	未接受放疗 N=43 170 458 061 人年 SIR	近距离照射 N=6 642 93 095 人年 SIR	外照射 N=11 587 123 308 人年 SIR	腔内放疗 + 外照射 N=6 358 61 507 人年 SIR	任何形式的照射 N=25 310 287 431 人年 SIR
所有部位	0.92	0.97	1.10	1.22	1.09
小肠	1.43	1.05	1.63	2.13	1.57
结肠	1.00	1.14	1.44	1.75	1.40
升结肠	1.01	1.48	1.69	2.33	1.72
降结肠	0.99	0.75	1.37	2.37	1.33
乙状结肠	0.89	1.24	1.38	1.40	1.34
直肠	0.91	1.07	1.25	1.82	1.35
膀胱	0.97	1.62	2.19	2.41	2.03
阴道	1.85	2.33	3.68	6.49	4.09
乳腺	1.05	0.96	1.00	0.94	0.97
软组织	1.03	0.55	3.00	1.61	1.83
骨及关节	0.87	1.66	6.17	0.00	3.21
白血病	0.79	0.84	1.14	1.33	1.12
淋巴瘤	0.86	1.11	0.86	1.56	1.11

（一）白血病

约 34% 的活性骨髓（红髓）在盆骨，外照射时骨髓受照平均剂量在 9 ~ 45 Gy 之间，全部活性骨髓的平均剂量为 3 ~ 15 Gy；腔内镭疗时骨髓受照平均剂量在 0.5 ~ 2.5 Gy 之间 [24]。而骨髓是对辐射致癌最敏感的组织之一 [31]，全身照射 3 ~ 15 Gy 就可导致白血病 [4]。对日本原子弹爆炸幸存者的研究发现，受照射剂量在 4 Gy 以下者，随着照射剂量的增加，发生白血病的风险呈线性增加 [20]。Inskip 等 [31] 对盆腔良性病变患者照射后的研究显示，由于是良性病变，照射剂量为如下所述。体外照射剂量分三种：单次照射 600 cGy，前野（25 cm × 20 cm）；前后野第 1 天、第 6 天各照射 600 cGy；左右侧野（13 cm × 20 cm），每天 1 野轮流照射 600 cGy，共 4 d。腔内镭疗为每小时几个厘戈瑞（cGy），连续 10 ~ 24 h。估计骨髓受照的平均剂量为 119 cGy，其中大多数进行单纯腔内镭疗的患者的骨髓平均受照剂量 <100 cGy。研究发现，急性髓细胞白血病及单核细胞性白血病较对照人群明显升高 70%（RR 为 1.7），在照射后 2 ~ 5 年内风险最大，而且照射时的年龄 >50 岁者风险大，潜伏期短。骨髓平均受照剂量在 400 cGy 以下者的相对风险为 2 ~ 3。在宫颈癌接受放疗的患者，由于受照总剂量大，骨髓受照的剂量相对也高，治疗后发生白血病的风险是否增加还有争论。Boice 等 [5] 的研究发现，慢性淋巴细胞性白血病与照射无关（RR 为 1.03），总体上发生其他类型的白血病风险增加 2 倍，在治疗后 1 ~ 4 年风险最大，在平均骨髓受照剂量 <4 Gy 者发生风险随受照剂量的增大而增加，>4 Gy 则风险逐渐降低；在淋巴瘤方面，骨髓受照平均剂量在 7.1 Gy，发生非霍其金淋巴瘤的风险是对照组的 2.5 倍，照射时年龄 <55 岁及照射后 5 ~ 14 年时风险最高；霍其金淋巴瘤与照射关系不大；多发骨髓瘤与照射的关系不确切。Boice 等 [4] 在另一项研究中也发现，在宫颈癌患者放疗后发生急性非淋巴细胞白血病的风险增加（RR 为 1.3），而慢性淋巴细胞性白血病、霍其金淋巴瘤、非霍其金淋巴瘤、多发骨髓瘤与照射关系不大。Curtis 等 [20] 对子宫体癌患者放疗后的研究也有类似的结果。但一项国际间的研究发现，宫颈癌患者放疗后发生白血病的风险并未增加，可能是骨髓受照剂量较大，导致了对骨髓细胞的杀灭作用而非细胞转化导致癌 [24]。Kleinerman 等 [11] 的研究也发现，宫颈癌患者放疗后发生非霍其金淋巴瘤的风险增加，而白血病、霍其金淋巴瘤与放疗的关系不大。

（二）肉瘤

1957 年，Cade [32] 首次报道了宫颈癌放疗后导致软组织肉瘤。Boice 等 [4,24] 的研究发现，宫颈癌放疗后发生软组织肉瘤的风险持续增加，特别是在照射时年龄 >50 岁的患者；并且放疗后发生肉瘤的风险与照射剂量有关，存活时间超过 10 年受照剂量 >10 Gy 的患者发生肉瘤的相对风险为 2.8，而受照剂量 <10 Gy 者相对风险仅为 0.5。Kleinerman 等 [11] 的研究也有类似的结果。但也有研究发现，照射并不增加肉瘤的风险。Lee 等 [14] 研究了 1 048 例接受了放疗的宫颈癌患者，随访 1 ~ 16 年，未发现放疗后再发肿瘤的风险明显增加。Kapp 等 [13] 研究了 763 例以放疗治疗为主的宫颈癌患者，随访 5 ~ 25 年，未发现放疗后再发肿瘤的风险增加。照射后肉瘤常发生于照射野内或边缘 [6,8]。Ruka 等 [33] 研究发现，后野（臀及骶前）较前野发生照射后再发肉瘤更多见。总体上讲，照射后肉瘤的发生率小于 1%。Mark 等 [6] 通过研究及文献回顾认为，照射后肉瘤的发生率为 0.03% ~ 0.8%。文献报道的发生照射后肉瘤的器官别平均及中位剂量差异很大，骨组织为 43 ~ 64 Gy（14 ~ 290 Gy），软组织为 37 Gy（9 ~ 132 Gy），所以总体上发生肉瘤的组织受照剂量为 36 ~ 49 Gy（25 ~ 124 Gy）。Sheppard 等 [8] 研究了 63 例照射后肉瘤，发现最常见的肉瘤为骨肉瘤和恶性纤维组织肉瘤。Mark 等 [6] 研究 13 例妇科生殖道照射后再发肉瘤，最常见的是恶性混合性苗勒瘤（6 例），其次为平滑肌肉

瘤（4 例），子宫内膜间质肉瘤、纤维肉瘤、血管肉瘤各 1 例。Murray 等 [29] 分析了 20 例照射后再发肉瘤，发现骨肉瘤及恶性混合性苗勒瘤多见。另一项研究 [34] 发现，纤维肉瘤及血管肉瘤多见，而且常有皮肤浸润或溃疡形成。

（三）子宫体恶性肿瘤

于国瑞等 [17] 报道的发生于盆腔的 55 例宫颈癌放疗后再发肿瘤的情况，以子宫恶性肿瘤及直肠腺癌为多见（表 80-8）。马绍康等 [35] 报道 47 例宫颈癌放疗后发子宫体恶性肿瘤中，以子宫内膜腺癌最多见，共 30 例，其中内膜样腺癌 27 例，浆液性乳头状癌 3 例；子宫恶性中胚叶混合瘤 17 例。有研究发现，有盆腔照射史的子宫内膜癌较普通子宫内癌，出现透明细胞癌、浆液性乳头状癌、癌肉瘤等恶性程度高的亚型更多见 [36]。盛修贵等 [37] 分析了 27 例宫颈癌放疗后发生子宫内膜癌的临床特征，发现 5 例 I 期患者肿瘤均位于子宫角或子宫底部，并认为可能是在宫颈癌放疗（腔内放疗）时双侧子宫角及子宫底部受照射剂量低，有部分内膜组织残存并发生癌变。Pothuri 等 [36] 报道的 23 例宫颈癌放疗后发子宫体恶性肿瘤中，癌肉瘤的比例也仅为 30%（7/23）。在 Boice 等 [4] 的研究中，子宫体照射后发肿瘤中腺癌占 77%，而肉瘤仅占 17%。Hagiwara 等 [38] 报道 5 例宫颈癌放疗后发生子宫恶性肿瘤中，内膜癌占 60%（3/5）。范建玄等 [39] 报道 44 例宫颈癌放疗后继发盆腔恶性肿瘤中，子宫内膜癌 18 例，子宫恶性中胚叶混合瘤仅 10 例。而过去的报道均认为子宫体放射后发肿瘤中以恶性中胚叶混合瘤（癌肉瘤）多见，值得注意是，随着临床病理学研究的进展，目前认为子宫恶性中胚叶混合瘤（恶性混合性苗勒瘤）是子宫内膜癌恶性程度高的一种亚型 [40]，说明照射后发生真正子宫肉瘤的比例更低。

表 80-8　55 例宫颈癌放疗后再发恶性肿瘤的情况 [17]

再发恶性肿瘤类型	例数	再发肿瘤区受照射剂量（Gy）	平均潜伏期（年）
子宫中胚叶混合瘤	13	55 ~ 120	12.1（5 ~ 19）
子宫内膜腺癌	13	55 ~ 120	15.3（5 ~ 26）
直肠腺癌	16	55 ~ 80	14.9（5 ~ 25）
膀胱移行细胞癌	6	55 ~ 80	17.8（13 ~ 27）
卵巢癌	4	45 ~ 60	12.3（7 ~ 24）
臀部纤维肉瘤	2	45 ~ 110	14（6 ~ 22）
髂骨肉瘤	1	45 以上	14

（四）其他实体肿瘤

很多研究都显示，宫颈癌放疗后照射野发生再发肿瘤包括直肠癌、膀胱癌、其他生殖道肿瘤的风险增加，而发生结肠癌、小肠癌、卵巢癌等的风险仅轻度增加或不增加。在赵静等 [41] 报道的 8 例放疗诱发的恶性肿瘤中，有 3 例为宫颈癌放疗后发生直肠腺癌；1 例为宫颈癌放疗后发生膀胱移行细胞癌，中位照射剂量为 66 Gy，中位潜伏期为 8 年；另有 1 例子宫内膜癌放疗后 10 年发生了腹股沟横纹肌肉瘤。范永田 [42] 也报道了 3 例宫颈癌放疗后发生了直肠癌。在范建玄等 [39] 报道的 44 例宫颈癌放疗后发生的盆腔恶性肿瘤中，有大肠癌 15 例，膀胱移行细胞癌 1 例。Shirouzu 等 [43] 报道了宫颈癌放疗后发生直肠癌的情况，75% 为黏液腺癌，同时存在慢性肠炎、肠壁纤维化、动脉内膜炎等放射性损害的证据。Seidman 等[21] 报道了 15 例盆腔照射后发生女性生殖道肿瘤的情况，放疗后再发肿瘤除了 3 例内膜癌、1 例 恶性子宫中胚叶混合瘤外，还包括卵巢癌、阴道癌、外阴癌、尿道（远端）癌等。Brown 等[30] 分析了 69 739 例子宫内膜癌治疗后发生第二种恶性肿瘤的情况，接受照射的患者的风险 较不接受照射的患者的风险增加，其中接受放疗的患者发生结肠癌、直肠癌、膀胱癌、阴 道癌及软组织肿瘤的风险高于未接受放疗的患者。

六、放疗后再发恶性肿瘤的治疗及预后

照射野外出现的第二种恶性肿瘤的治疗与初次放疗的关系不大，可遵照初次原发肿瘤 的治疗原则进行，但应考虑放疗及化疗对骨髓功能的影响。而照射野内发生的再发肿瘤由 于患者的肿瘤周围正常组织对再次照射的耐受性差，能耐受的照射剂量不能彻底控制肿瘤。 另外，还应该考虑放疗后再发肿瘤本身对放射线的敏感性，如肉瘤本身对放疗就十分抗拒。 Jones 等[44] 在研究复发或未控宫颈癌患者再次照射时指出，放疗后再次放疗有如下不利因 素：①由于初次放疗对正常组织的血管结缔组织的损伤，再次照射可导致组织坏死甚至穿 孔；②初次放疗对血管的损伤可能导致肿瘤缺氧，影响再次照射时的敏感性；③正常组织耐 受性差，影响照射剂量；④肿瘤自身的放射敏感性差。这些因素在选择放疗后再发肿瘤的治 疗方式时应该充分予以考虑，因此，应多考虑非放疗，能手术者首先手术，包括肿瘤扩大切 除、根治性手术或盆腔脏器去除术等多种方式，但应注意放疗后盆腔纤维化严重，手术难度 大，术后组织细胞活性弱、生长能力差，伤口往往难以愈合，对此术前应予以充分评估。如 果考虑选择再次进行放疗，治疗前应对患者进行充分评估，包括肿瘤周围正常组织的情况， 必要时行膀胱镜、结肠镜及全消化道造影检查，了解膀胱、结直肠、小肠等器官初次放疗 后放射损伤的程度。如果已存在较严重的放射损伤，如放射性膀胱炎、放射性直肠炎，则应 放弃再次放疗。放疗应该尽量避免选择体外照射，可考虑腔内照射或组织间插植照射[45]； 同时应告知患者及家属，预期的放疗并发症明显升高的风险。Jones 等[44] 认为，初次放疗后 选择再次照射应只考虑距初次放疗时间在 5 年以上的患者，同时应对患者的直肠、膀胱、小 肠等进行仔细的评估；对于初次放疗后直肠膀胱有较严重的反应的患者，应放弃再次放疗。 Russell 等[45] 报道了对 25 例初次放疗后肿瘤复发或发生第二种恶性肿瘤的患者再次放疗的情 况（表 80-9），随访 10 个月至 61 个月，14 例患者无瘤生存，其中 50% 的患者出现严重并 发症，需要手术处理。该作者认为，对于肿瘤体积小、位于盆腔中心、能够进行腔内或组 织插植照射的再发肿瘤患者，选择再次照射可能获得较好的结果；而对肿瘤位于盆壁、肿瘤 体积大、需要采用外照射、初次放疗后有明显放疗损伤的患者，不应选择再次照射治疗。随 着治疗技术的发展进步，适形调强照射、术中照射、盆腔脏器去除术、放化疗结合等为治 疗提供了更多的选择。

表 80-9　再次放疗后的肿瘤控制及并发症情况[45]

再次放疗的方式	肿瘤控制	并发症 *
单纯外照射	4/7（57%）	4/4（100%）
外照射＋腔内照射	4/9（44%）	3/4（75%）
单纯腔内照射	6/9（67%）	0/6（0%）

* 仅为肿瘤控制的患者发生的并发症

　　总体上讲，放疗后再发肿瘤的预后差，由于放疗导致的第二种原发肿瘤的周围组织中的毛细血管闭塞、血供差，对再次放疗、化疗的敏感性差，因此，手术治疗的效果最好。放射后再发肿瘤的预后较初次原发同类型的肿瘤的预后要差。有学者认为，盆腔照射后发生子宫内膜癌肉瘤的患者，因为以前照射导致的子宫颈粘连阻塞掩盖了阴道出血等症状，会导致延误病情，因而诊断时多有子宫外病灶，为晚期，预后差[46]。范建玄等[39] 报道，44 例宫颈癌放疗后继发盆腔恶性肿瘤的 5 年生存率仅为 17.5%，并发现消化道再发肿瘤的预后要好于生殖道再发肿瘤。以宫颈癌放疗后再发子宫恶性肿瘤为例，盛修贵等[37] 报道的 27 例宫颈癌放疗后再发子宫内膜癌的 3 年、5 年生存率仅为 56.8%、37.8%；马绍康[28] 等报道的 47 例宫颈癌放疗后再发子宫体恶性肿瘤中，子宫内膜癌的 3 年、5 年生存率为 60%、38%，子宫肉瘤的 3 年生存率仅为 12%，无存活超过 5 年的患者；Pothuri 等[36] 报道的 23 例宫颈癌放疗后再发子宫内膜恶性肿瘤的 2 年、5 年生存率仅为 50% 及 21%。这些结果均较原发子宫内膜癌的预后要差很多。

（马绍康）

参考文献

[1] Gallion H H, Nagell J R, Donaldson E S, et al. Endometrial cancer following radiation therapy for cervical cancer. Gynecol Oncol, 1987, 27 (1): 76-83.

[2] Chatuvedi A K, Engels E A, Gilbert E S, et al. Second cancer among 104760 survivors of cervical cancer: evaluation of long-term risk. J Natl Cancer Inst, 2007, 99 (21): 1634-1643.

[3] Ohno T, Kato S, Sato S, et al. Long-term survival and risk of second cancers after radiotherapy for cervical cancer. Int J Radiation Oncol Biol Phys, 2007, 69 (3): 740-745.

[4] Boice J D, Day N E, Andersen A, et al. Second cancer following radiation treatment for cervical cancer: a international collaboration among cancer registries. J Natl Cancer Inst, 1985, 74 (5): 955-975.

[5] Boice J D, Engholm C, Kileinerman R, et al. Radiation dose and second cancer risk in patients treated for cancer of the cervix. Radiat Res, 1988, 116 (1): 3-55.

[6] Mark R J, Poen J, Tran L M, et al. Postirradiation sarcoma of the gynecologic tract. Am J Clin Oncol, 1996, 19 (1): 59-64.

[7] Travis L B, Holowaty E J, Bergfeldt K, et al. Risk of leukemia after platinum-based chemotherapy for ovarian cancer. N Engl J Med, 1999, 340 (5): 351-357.

[8] Sheppard D G, Libshitz H I. Post-radiation sarcomas: a review of the clinical and imaging features in 63 cases. Clin Radio, 2001, 56 (1): 22-29.

[9] Hasselle M D, Rose B S, Kochanski J D, et al Clinical outcomes of intensity-modulated pelvic radiation therapy for carcinoma of the cervix Int J Radiat Oncol Biol Phys, 2011, 80 (5): 1436-1445. (USA)

[10] Russell A H. Editorial Base Two? Gynecol Oncol, 2011, 122(1): 1-2.

[11] Kleinerman R A, Curtis R E, Boice J D, et al. Second cancer following radiotherapy for cervical cancer. J Natl Cancer Inst, 1982, 69 (5): 1027-1033.

[12] Arai T, Nakano T, Fukuhisa K, et al. Second cancer after radiation therapy for cancer of the uterine cervix. Cancer, 1991, 67 (2): 398-405.

[13] Kapp D S, Fischer D, Grady K J, et al. Subsequent malignancies associated with carcinoma of the uterine cervix: including an analysis of the effect of patient and treatment parameters on incidence and sites of metachronous

malignancies. Int J Radia Oncol Biol Phys, 1982, 8 (2): 197-205.

[14] Lee J Y, Perez C A, Ettinger N, et al. The risk of second primaries subsequent to irradiation for cervix cancer. Int J Radia Oncol Biol Phys, 1982, 8 (2): 207-211.

[15] Ota T, Takeshima N, Tabata T, et al. Treatment of squamous cell carcinoma of the uterine cervix with radiation therapy alone: long-term survival, late complications, and incidence of second cancers. Br J Cancer, 2007, 97 (8): 1058-1062.

[16] 于国瑞, 杨培云, 王振玲. 宫颈癌放射治疗后发恶性肿瘤55例. 中华放射肿瘤学杂志, 1992 (2): 110-112.

[17] 于国瑞. 宫颈癌放射治疗后发子宫恶性肿瘤12例报告及文献复习. 中华肿瘤杂志, 1985(7): 361-363.

[18] Li F P, Cassady J R, Jaffe N. Risk of second tumors in survivors of childhood cancer. Cancer, 1975, 35 (4): 1230-1235.

[19] Travis L B. Therapy-associated solid tumors. Acta Oncol, 2002, 41 (4): 323-333.

[20] Curtis R E, Boice J D, Stovall M, et al. Relationship of leukemia risk to radiation dose following cancer of the uterine corpus. Natl Cancer Inst, 1994, 86 (17): 1315-1324.

[21] Seidman J D, Kumar D, Cosin J A, et al. Carcinomas of the female genital tract occurring after pelvic irradiation: a report of 15 cases. Int J Gynecol Pathol, 2006, 25 (3): 293-297.

[22] Allan J M, Travis L B. Mechanisms of the therapy-related carcinogenesis. Nat Rev Cancer, 2005, 5 (12): 943-955.

[23] Robert H S, Cassady R, Tretter P, et al. Radiation induced neoplasia following external beam therapy for children with retinoblastoma. Am J Roent, 1969, 105 (3): 529-535.

[24] Boice JD, Hutchison GB. Leukemia in women following radiotherapy for cervical cancer: ten-year follow-up of an international study. J Natl Cancer Inst, 1980, 65 (1): 115-129.

[25] Kleinerman R A, Boice J D, Storm H H, et al. Second primary cancer after treatment for cervical cancer: an international cancer registries study. Cancer, 1995, 76 (3): 442-452.

[26] Hall E, Wuu C S. Ridiation-induced second cancers: the impact of 3D-CRT and IMRT. Int J Radiat Oncol Biol Phys, 2003, 56 (1): 83-88.

[27] Cahan W G, Woodard H Q, Higibotham N L, et al. Sarcoma arising in irradiated bone: report of eleven cases. Cancer, 1998, 82 (1): 8-34.

[28] 马绍康, 吴令英. 宫颈癌放疗后子宫体恶性肿瘤47例临床分析. 中华放射肿瘤学杂志, 2007, 16 (2): 121-124.

[29] Murray E M, Werner D, Greeff E A, et al. Postradiation sarcomas: 20 cases and a literature review. In J Radia Oncol Biol Phys, 1999, 45 (4): 951-961.

[30] Brown A P, Neeley E S, Werner T, et al. A population-based study of subsequent primary malignancies after endometrial cancer: genetic, environmental, and treatment-related associations. Int J Radiat Oncol Biol Phys, 2010, 78 (1): 127-135.

[31] Inskip P D, Kleiner R A, Stovall M, et al. Leukemia, lymphoma, and multiple myeloma after pelvic radiotherapy for benign disease. Radia Res, 1993, 135 (1): 108-124.

[32] Cade S. Radiation induced cancer in man. Br J Radiol, 1957, 30 (356): 393-402.

[33] Ruka W, Sikorowa L, Iwanowska J, et al. Induced soft tissue sarcomas following radiation treatment for uterine carcinomas. Eur J Sur Oncol, 1991, 17 (6): 585-593.

[34] Verellen D, Vanhavere F. Risk assessment of radiation-induced malignancies based on whole-body equivalent dose estimates for IMRT treatment in the head and neck region. Radiother Oncol, 1999, 53 (3): 199-203.

[35] 马绍康, 高菊珍, 吴令英. 宫颈癌放疗后子宫腔积液151例临床分析. 中华放射肿瘤学杂志, 2007, 16 (6): 451-454.

[36] Pothuri B, Ramondetta L, Martino M, et al. Development of endometrial cancer after radiation treatment for cervical carcinoma. Obstet Gynecol, 2003, 101 (5 Pt 1): 941-945.

[37] 盛修贵, 孙建衡, 周春晓, 等. 宫颈癌放射治疗后发生子宫内膜癌的临床观察. 中华妇产科杂志, 1998, 33 (9): 553-555.

[38] Hagiwara T, Mori T, Kaku T. Development of endometrial cancer following radiation therapy for cervical carcinoma. Eur J Gynaec Oncol, 2005, 26(2): 191-195.

[39] 范建玄, 蔡树模, 莫善兢, 等. 44例宫颈癌放疗后继发盆腔肿瘤. 肿瘤, 1995, 15 (4): 345-347.

[40] Prat J, Mbatani N. Uterine sarcomas. Int J Gynecol Obstet, 2015, 131 (suppl): 105-110.

[41] 赵静, 刘刚, 韩淑华, 等. 放射治疗诱发恶性肿瘤8例临床分析及文献复习. 现代肿瘤学, 2009, 17 (9): 1780-1782.

[42] 范永田. 放射性直肠癌三例报道. 中国癌症杂志, 2000, 10 (6): 577.

[43] Shirouzu K, Isonoto H, Morodoni T, et al. Clinicopathologic characteristics of large bowel cancer developing after radiotherapy for uterine cervical cancer. Dis Colon Rectum, 1994, 37 (12): 1245-1249.

[44] Jones T K, Levitt S H, King R E. Retreatment of persistent and recurrent carcinoma of the cervix with irradiation. Radiology, 1970, 95 (1): 167-174.

[45] Russell A H, Kon W J, Markette K, et al. Radical reirradiation for recurrent or second primary carcinoma of the female reproductive tract. Gynecol Oncol, 1987, 27 (2): 226-232.

[46] Kahraman K, Ortac F, Kankaya D, et al Uterine carcinosarcoma associated with pelvic radiotherapy for sacral chordoma: a case report Taiwanese Journal of Obstetrics & Gynecology, 2012, 51 (1) : 89-92.

推荐阅读文献

[1] Bloechle C, Peiper M, Schwarz R, et al. Post-irradiation soft tissue sarcoma. Eur J Cancer, 1995, 31 (1): 31-34.

[2] Fehr P E, Prem K A. Malignancy of the uterine corpus following irradiation therapy for squamous cell carcinoma of the cervix. Am J Obstet Gynecol, 1974, 119 (5): 685-692.

[3] Fisher G, Harlow S D, Schottenfeld D. Cumulative risk of second primary cancers in women with index primary cancers of uterine cervix and incidence of lower anogenital tract cancers, Michigan, 1985-1992. Gynecol Oncol, 1997, 64 (2): 213-223.

[4] Kay S F, Salehpour M, Follonill D S, et al. The calculated risk of fatal secondary malignancies from intensity-modulated therapy. Int J Radiat Oncol Biol Phys, 2005, 62 (4): 1195-1203.

[5] Schneider U, Zwahlen D, Ross D, et al. Estimation of radiation-induced cancer from three-dimensional dose distributions, concept of organ equivalent dose. Int J Radiat Oncol Biol Phys, 2005, 61 (5): 1510-1515.

[6] Storm H H. Second primary cancer after treatment for cervical cancer: late effects after radiotherapy. Cancer, 1988, 61 (4): 679-688.

[7] 韩大力, 罗小瑾, 陈延条, 等. 肿瘤放疗后诱发第二恶性肿瘤危险因子研究进展. 国际肿瘤学杂志, 2006, 33 (5): 37-39.

[8] 马缠过, 杨克强. 放射治疗诱发恶性肿瘤32例分析. 中华放射肿瘤学杂志, 2000, 9 (2): 108-109.

[9] 寿江, 吴德昌. 辐射致癌分子机理研究. 国外医学放射医学核医学分册, 1995 (19) (3): 129-132.

[10] 汤钊猷. 现代肿瘤学. 上海. 上海医科大学出版社, 1993: 523.

[11] 伍国号, 陈福世, 曾宗渊, 等. 放射诱发的第二原发肿瘤的临床治疗. 中华肿瘤杂志, 2003, 25 (3): 275-277.

[12] 殷蔚伯, 余子豪, 徐国镇, 等. 肿瘤放射治疗学. 北京: 中国协和医科大学出版社, 2008: 22-27.

[13] 张家钰. 放射治疗诱发恶性肿瘤. 中华放射医学与防护杂志, 1998, 18 (2): 138-139.

[14] 张幸平, 戴晓波, 刘宇, 等. 头颈部肿瘤放射治疗后发生第二恶性肿瘤 (附18例报道). 重庆医科大学学报, 2003, 28 (5): 74-76.

[15] 周卫兵, 冯炎. 放疗的致癌作用. 中华放射肿瘤学杂志, 2005, 14136-138: (370-372) (04).

第十篇

妊娠与妇科肿瘤

第*81*章　妊娠合并宫颈上皮内瘤变

宫颈癌是妊娠期最常见的妇科恶性肿瘤，占（1.5～12）/10万次妊娠，妊娠期诊断的宫颈癌占所有新发宫颈癌的3%。妊娠期异常宫颈细胞学的发生率和非孕期相近，孕妇人群宫颈癌筛查诊断为不同程度的宫颈上皮内瘤变（cervical intraepithelial neoplasia，CIN）者约占1%[1]。近年来，随着宫颈癌发病的年轻化趋势、孕期规范的宫颈癌筛查技术的广泛实施，妊娠合并CIN病例逐渐增多，而且大多数妊娠合并宫颈病变均处于不同级别的上皮内瘤变及早期浸润癌阶段，因此，建议孕期第一次产前检查时常规行宫颈癌筛查。但是，孕期宫颈脱落细胞学标本采集过程中可导致出血、感染、流产，患者因担心发展为宫颈浸润癌可能会终止妊娠，而且孕期宫颈癌前病变及高危型人乳头瘤病毒（high risk human papilloma virus，HPV）感染有其独特自然转归，过早干预可能导致不必要的流产及其他产科并发症，因此，孕期以监测子宫颈病变为主，监测的目的是鉴别病情进展及宫颈浸润癌发生。目前孕期CIN的诊断和处理还没有形成学界认可的规范化诊治，仍然是妇科医生、产科医生及新生儿医生需要面对的挑战。

一、妊娠对宫颈上皮内瘤变的监测和筛查的影响

妊娠期特殊的生理改变使子宫颈病变的监测与非孕期相比有很多不同之处，其生理性大体形态及细胞水平的改变都会对子宫颈病变的筛查及监测造成影响。因此，了解妊娠期子宫颈脱落细胞的特点对于准确监测子宫颈病变非常重要。

（一）妊娠期正常子宫颈脱落细胞的特点

妊娠期高雌激素状态导致宫颈鳞柱交界部移行带外移，移行带的基底细胞增生活跃，脱落细胞的胞核增大、深染，貌似不典型细胞。妊娠期特有的内分泌状态使子宫颈脱落细胞标本中的细胞种类增加，增加了诊断的难度。例如，蜕膜细胞、合体滋养细胞及细胞滋养细胞等，这些细胞的形态及核特征易被误认为是高级别鳞状上皮内病变（high-grade squamous intraepithelial lesion，HSIL）或低级别鳞状上皮病变（low-grade squamous intraepithelial lesion，LSIL），从而导致孕期宫颈脱落细胞学检查假阳性增加。与非孕期相比，孕期HSIL的敏感性仅为70%～80%。孕期细胞滋养细胞、合体滋养细胞及不成熟的化生细胞可能会被误认为是HSIL细胞等。造成孕期宫颈脱落细胞学诊断敏感性降低的主要原因是：脱落细胞中存在四类特殊细胞且其形态与异型细胞有相似之处[2-4]。

孕期子宫颈脱落细胞涂片中最多见的是中间型鳞状细胞。由于孕激素的刺激，使鳞状上皮成熟不全，导致中间型细胞比例增多。中间型细胞胞质中大量糖原沉积，含丰富的嗜碱性透明细胞质，细胞核呈网状，染色质均匀，形似扁平船状细胞，称为舟状细胞。随着妊娠进展，舟状细胞层增厚，呈束状。孕期子宫颈脱落细胞涂片中第二常见的是子宫颈间质蜕膜变细胞，大小似成熟鳞状细胞，细胞单个分布，异常细胞质，胞质丰富，颗粒网状；细胞核分叶状，可见核仁及均匀分布的染色质，核膜光滑，可能被误诊为反应性鳞状细胞或LSIL。

另一些蜕膜细胞体积增大，呈片样结构，胞质宽广，核浆比例低，胞质丰富，颗粒状，细胞质疏松，伸出伪足，与周围比邻细胞相连；没有 HPV 感染的征象，易误诊为 HSIL。脱落细胞中常可见子宫颈或子宫内膜腺上皮细胞的良性反应性细胞，称为 A-S 征反应。在妊娠期或非孕期激素刺激后，子宫颈脱落细胞涂片上显示细胞的大小和形态各异，胞质颗粒状；细胞核轮廓不规则，多样性甚至奇异核，染色质丰富，易误诊为 LSIL 或 HSIL[5]。此外，脱落细胞中可见细胞滋养细胞及合体滋养细胞。细胞滋养细胞呈小细胞，单个存在，核大，核浆比例升高，胞质匮乏，常被误诊为鳞状细胞化生、子宫内膜细胞或 HSIL，但背景中可见蜕膜细胞、合体滋养细胞、感染及血染。孕晚期及产后取材，涂片上常可见合体滋养细胞，这种细胞含有 50 个以上的核仁及稀疏分布的颗粒状细胞间质，细胞巨大，常常被误认为恶性细胞[4]。

孕期产前检查是孕妇接受子宫颈检查的一个良好机会，但由于孕期特殊的生理改变，导致宫颈脱落细胞学诊断存在一定的特殊性。只有认识妊娠期正常子宫颈脱落细胞的形态学特点，才能降低由此造成的假阳性，展示宫颈脱落细胞学的真实价值。

（二）妊娠期子宫颈阴道镜所见的特点

宫颈形态学的改变贯穿整个妊娠期，形成特殊的阴道镜所见。一方面，雌激素水平持续升高，使子宫颈鳞柱交界（squamo-columnar junction，SCJ）外移，子宫颈转化区及病变区易显露，阴道镜检查的准确性增高。鳞柱交界外移，单层柱状上皮暴露于子宫颈阴道部，柱状上皮增生，使柱状上皮乳头的密度和高度增加，腺开口增多，腺上皮区域呈"蜂窝状"外观。腺上皮外翻，葡萄状增生，伴有血管增生。柱状上皮葡萄岛结构发生息肉样改变，称之为"蜕膜息肉"，醋白上皮和点状血管多于非妊娠期，导致阴道镜检查可能高估子宫颈病变的程度。文献报道，孕期子宫颈上皮增厚，醋白反应明显，评估程度增高，对 HSIL 更加敏感。11%～13% 的孕期阴道镜判读存在过度判读[6-7]。另一方面，妊娠期子宫颈水肿、盆腔充血、组织质脆、阴道黏膜增厚突起、阴道壁松弛，增加了阴道镜检查的难度。子宫颈移行区外移，水肿加重，血管形态增多，容易出血，移行带过度外移，可能造成移行带外的病变易遗漏。约 2% 的阴道镜判读低于组织学。

因此，孕期由于激素的改变，醋白上皮反应过度，可能造成孕期阴道镜下过度判断。但是，由于 SCJ 外移，阴道镜可能遗漏 SCJ 外围病灶，造成遗留诊断。阴道镜检查应注意这两方面的问题，尽量达到准确。

在孕早期及中孕早期，阴道镜图像与非孕期相同。由于中孕晚期及孕晚期子宫颈鳞柱交界外移明显，阴道镜检查的满意度增加。因此，建议早孕期及中孕早期阴道镜检查不满意的患者于中孕晚期后复查阴道镜，以获得更为可靠的阴道镜判读。中孕晚期仍不能获得满意的 SCJ 时，注意是否存在子宫颈病变。

（三）孕期高危型人乳头瘤病毒感染的特征

妊娠对 HPV 感染的确切影响尚不明确。理论上讲，孕期特有的免疫耐受提示孕期可能促进感染的进展，至少可能因为免疫功能降低而使病毒的自然清除率降低；免疫抑制状态使 HPV 感染的风险增加。观察发现，免疫抑制治疗的患者 HPV 感染率增加，可能启动 CIN 或宫颈癌的发生和发展；而在免疫力活跃的个体，HPV 清除加快及 CIN 病变逆转[8-9]，提示妊娠可能导致 HPV 感染率增加、CIN 及宫颈癌发生及发展[10-11]。流行病学结果显示，某些 HPV 亚型孕期感染率增加，如 HPV16、18、31、35、45、51、52 及 56。年轻孕妇及多产孕妇的 HSIL 及 HPV16 感染者的病变进展及稳定的比率明显高于非孕妇，尤其是在 25 岁以上的患者[12-13]。不同孕期 HPV 感染率不同，早孕 50%，中孕 44%，晚孕 45%，产后 31%。由此可见产后机体清除病毒的能力明显增强。

但大多数 meta 分析及纵向研究结果均显示，妊娠不增加 HPV 感染的风险，孕期 HPV 总体的流行趋势与非孕妇无明显差异。与非孕妇女比较，孕期 HPV 感染率无显著升高，与 HPV 感染相关的 CIN 及宫颈癌无显著性增加，妊娠不是 HPV 感染相关的 CIN 及宫颈癌的高危因素 [12]。另一项大的、以人群为基础的队列研究比较了正常孕妇与 CIN 及妊娠合并宫颈癌孕妇的人口学特征。结果显示，妊娠合并 CIN 患者较正常孕妇更年轻，而妊娠合并宫颈癌患者较正常孕妇更大，这一趋势与 HPV 感染趋势分析提示，孕期 HPV 感染者更容易发生 CIN。观察还发现，妊娠合并 CIN 及宫颈癌的患者更多发生在低收入人群，在农村基层医院治疗，这一特点与非孕宫颈癌一致，提示子宫颈病变的发生与妊娠本身无确定关系 [14]。

二、妊娠期子宫颈病变的监测及处理

流行病学资料显示，孕期 CIN 的发生率为 1%。产前检查是某些患者 CIN 得到诊断的唯一机会，因此，有必要进行孕期 HPV 感染及宫颈脱落细胞学筛查。但取材过程可能会引起少数患者子宫颈局部出血，大多数孕妇经局部压迫止血可完全缓解，不能有效止血患者则可能存在子宫颈病变。对绝大多数孕妇而言，孕期子宫颈病变筛查对孕妇及胎儿均无明显不良影响。因此，建议孕期第一次产前检查即对孕妇行生殖道 HPV 及宫颈脱落细胞学检查，但建议由有经验的医师实施孕期子宫颈病变的筛查。宫颈活检术可能会导致子宫颈出血，宫颈点活检可以确诊或排除宫颈浸润癌，因此，在孕期宫颈活检术适应证存在的情况下，建议行阴道镜下宫颈点活检。宫颈锥切术与流产、早产有关，必须严格掌握适应证。

（一）妊娠期宫颈细胞学异常的处理

总体上，妊娠期宫颈细胞学监测异常和处理的主要目标是排除宫颈浸润癌，在没有明确宫颈浸润癌的情况下，孕期采用保守方法处理。美国阴道镜和宫颈病理学学会（ASCCP）2013 年修订了指南，关于孕期宫颈脱落细胞学异常的处理指南强调，孕期排除子宫颈浸润癌后，子宫颈病变的诊断和处理可以等到产后。

30 岁以上孕妇宫颈脱落细胞学无异型细胞及癌细胞而 HR-HPV 阳性时，CIN 2 及以上病变的发生率为 4%，因此，ASCCP 建议，孕期宫颈脱落细胞学阴性、HR-HPV 阳性者产后 6 周复查宫颈脱落细胞学和生殖道 HR-HPV[15]。

与非孕妇一样，孕期宫颈脱落细胞学显示无明确意义的不典型鳞状细胞（atypical squamous cell of undetermined significance，ASC-US）患者很罕见进展为浸润癌，其孕期及产后浸润癌发生率不超过 1%。尽管有报道称细胞学 AS-CUS 时诊断 HSIL 病变的发生率为 17%，孕期阴道镜评估无明显的预后意义 [16]。因此，建议对 ASC-US、HR-HPV 阳性者产后 6 周行阴道镜检查术，对可疑位点行宫颈活检；ASC-US、HR-HPV 阴性者产后 6 周重复宫颈细胞学和 HR-HPV；但对宫颈细胞学提示不典型鳞状细胞不能除外高度病变（atypical squamous cell cannot exclude an HSIL，ASC-H）者建议行阴道镜检查，对可疑部位进行活检 [11,17]。

观察发现，孕期子宫颈病变逆转率很高，进展为浸润癌的风险很小。Fader 报道，86% 的 LSIL 孕期逆转，无一例浸润癌 [18]。另有研究发现，孕期 LSIL 患者产后复查，62% 的病变消退，32% 持续不变，6% 进展到 HSIL，无进展到浸润癌者 [19]。因此，大多数学者主张，对孕期宫颈细胞学显示 LSIL 者可以产后再诊断及处理。ASCCP 建议，孕期宫颈脱落细胞学 LSIL 者产后 6 周行阴道镜检查。

孕期宫颈脱落细胞学 HSIL 患者中约 1% 存在浸润癌，11% 在产后行锥切术时，进展到微浸润癌（Ⅰa1 期）。因此，建议对孕期宫颈细胞学 HSIL 者，孕期应行阴道镜检查，对阴道镜下可疑高度病变延迟至产后 6 周治疗，孕期每 12 周行阴道镜复查，仅在可疑浸润癌的情况下才行病理学检查。

子宫颈脱落细胞提示不典型腺细胞（atypical glandular cell，AGC）常提示子宫颈、子宫内膜及输卵管和卵巢的病变。非孕妇 9%~38% 的 AGC 可能存在 CIN 2~CIN 3、AIS 或癌；3%~17% 的 AGC 可能存在浸润癌 [5,20-22]。最常见的 AGC 相关病变是 CIN[23]，35 岁以下患者的 AGC 的恶性病变少见，妊娠并不改变 AGC 与恶性肿瘤的相关性 [24]。因此，孕期宫颈细胞学显示 AGC 或 AIS 时，应高度关注，应行阴道镜检查并对镜下可疑部位进行活检。AGC 可能来源于子宫颈管腺细胞、子宫内膜细胞及输卵管和卵巢细胞，在妊娠的任何阶段都应进行全面评估，以排除生殖道恶性病变。

（二）孕期阴道镜检查

如前所述，一方面，孕期阴道壁松弛，子宫颈黏液分泌增加，视野显露困难，子宫颈血运丰富、血管增加，触之易出血，阴道镜检查存在一定的难度；另一方面，子宫颈鳞柱交界部外移，阴道镜检查的满意度提高。因此，孕期阴道镜检查存在两方面问题，一是在视野范围内可能过高估计病变的严重程度；二是由于 SCJ 外移，SCJ 外围部位显露困难，可能造成低估病变。

孕期子宫颈病变存在很高的病变逆转率，孕期阴道镜检查的目的是诊断或排除宫颈癌。因此，孕期阴道镜检查的适应证包括：

（1）孕期宫颈细胞学为 ASC-H、HSIL、AGC 及 AIS；

（2）有子宫颈肿物或肉眼异常；

（3）盆腔检查可疑子宫颈肿瘤性疾病；

（4）临床或宫颈病理学存在子宫颈高度病变的证据，需要排除子宫颈浸润癌；

（5）不能解释的非产科因素阴道出血。

孕期存在宫颈脱落细胞学异常或 HR-HPV 感染、宫颈组织学为 CIN 病变的患者，都应在产后 6~8 周进行细胞学和阴道镜的再次评估。

（三）孕期宫颈活检

资料显示，孕期阴道镜下子宫颈组织活检后发生阴道出血、生殖道感染、流产的发生率与同孕龄孕妇无显著性差异，也没有证据证明孕期宫颈活检增加产科并发症的风险；但是，孕期子宫颈充血、水肿有可能导致宫颈活检部位不可控制的出血。

依据孕期子宫颈病变的监测及处理的原则，孕期宫颈活检的目的是排除或确诊子宫颈浸润癌。孕期宫颈点活检的适应证包括：

（1）宫颈细胞学为 HSIL、AGC、AIS，阴道镜检查可疑为子宫颈浸润癌；

（2）阴道镜检查不满意；

（3）孕期子宫颈病灶持续存在或存在病变进展的高危因素，如吸烟、免疫抑制治疗、依从性差；

（4）可疑浸润癌。

为避免宫颈活检相关的流产，建议阴道镜下活检在孕中期进行，尽量取病变最严重的部位，取材深度不宜过深，在活检部位用大棉球压迫止血，必要时加大压迫时间。

（四）妊娠期宫颈组织学异常的处理

妊娠期 CIN 病变进展到浸润癌的概率很低，为 0%~0.4%。大部分子宫颈病变孕期稳定在 CIN 阶段或逆转为正常上皮。文献报道，48%~70% 的 HSIL 或 CIN 2、CIN 3 在妊娠

过程中消退 [16,25-27]。妊娠合并 CIN 2 和 CIN 3 的逆转率分别 68% 和 70% [12]。产后观察发现，仅 7% 的 CIN 2 或 CIN 3 孕期病变有改变，但无浸润癌。孕期阴道镜诊断 CIN 2 或 CIN 3 的患者，产后一年内病变逆转率达到 35%，病变进展率低，妊娠合并子宫颈浸润癌的风险是（0.45 ~ 1）/1 000 个分娩孕妇 [18]。因此，基于妊娠期子宫颈病变逆转率高、进展率低的特点，在排除子宫颈浸润癌的前提下，孕期以监测为主。

孕期子宫颈病变处理的目的是确定或排除子宫颈浸润癌。阴道镜下宫颈活检异常程度不同，处理决策不同。在宫颈组织学提示 LSIL 情况下，产后复查宫颈细胞学及阴道镜，在宫颈组织学提示 HSIL 的情况下，每 8 ~ 12 周行宫颈细胞学及阴道镜检查，产后 6 周再次进行总体评估。孕期阴道镜下可疑病变进展或细胞学提示癌细胞时，再次进行活检，可疑浸润癌时行宫颈锥切术。孕期宫颈冷刀锥切术可导致 5 ~ 15% 的患者出现严重阴道出血 [16,28-29]，自然流产率在 25% 以上 [12]，因此，孕期宫颈锥切术的适应证要严格掌握。

（五）妊娠期子宫颈病变患者分娩方式的选择

分娩方式对子宫颈病变自然转归的影响存在争议 [11]。研究发现，60% 经阴道分娩的 HSIL 患者发生了病变逆转，而经剖宫产分娩的 HSIL 患者无一例发生病变逆转 [25]。推测妊娠中晚期及分娩期相关的子宫颈炎性反应可加速子宫颈上皮的修复，使病变逆转。阴道分娩过程中子宫颈成熟的过程中，一过性缺血可能有助于子宫颈病变的逆转。但 Yost 等报道，HSIL 的逆转率为 70%，且与分娩方式无关 [26]。CIN 不是剖宫产的适应证，分娩方式由产科因素决定，CIN 不影响分娩方式。

三、子宫颈病变及生殖道 HR-HPV 感染对妊娠的影响

对 2 480 例孕妇的观察显示，HR-HPV 感染同早产和胎盘异常明显相关 [30]，提示孕期 HR-HPV 感染是早产的危险因素。另有研究显示，自然流产患者和足月分娩孕妇的 HR-HPV 感染率无显著差异。孕期宫颈脱落细胞学及 HR-HPV 检测是妊娠结局预测的指标。也有资料显示，妊娠合并宫颈癌与早产相关，但 CIN 与早产无关。目前没有发现 CIN 或宫颈癌与 IUGR、早产早破膜及胎死子宫内有关。另一方面，孕前宫颈锥切术患者孕期早产率明显升高 [31-32]。Meta 分析也显示，孕前 CIN 的局部手术治疗会增加产科不良结局的风险，可能同妊娠导致的解剖改变、子宫颈治疗、免疫因素及子宫颈和阴道菌群改变有关 [33-34]。

（王淑珍）

参考文献

[1] Mcintyre-Seltman K, Lesnock J L. Cervical cancer screening in pregnancy. Obstet Gynecol Clin North Am, 2008, 35 (4): 645-658.

[2] Jain A G, Higgins R V, Boyle M J. Mana gement of low grade squamous intraepithelial lesions during pregnancy. Am J Obstet Gynecol, 1997, 177 (2): 298-302.

[3] Sherman M E, Schiffman M, Herrero R, et al. Performance of a semiautomated Papanicolaou smear screening system: results of a population-based study conducted in Guanacaste. Costa Rica Cancer, 1998, 84 (5): 273-280.

[4] Ritu N, David C, Wilbur. Pregnancy-related cellular changes: the bethesda system for reporting cervical cytology. 3rd Ed. [S, I.]: Springer, 2015: 54-59.

[5] Derchain S F, Rabelo-Santos S H, Sarian L O, et al. Human papillomavirus DNA detection and histological findings in women referred for atypical glandular cells or adenocarcinoma in situ in their Pap smears. Gynecol Oncol, 2004, 95 (3):

618-623.

[6] Benedet J L, Selke P A, Nickerson K G. Colposcopic evaluation of abnormal Papanicolaou smears in pregnancy. Am J Obstet Gynecol, 1987, 157 (4 pt 1): 932-937.

[7] Stillson T, Knight A L, Elswick R K, Jr. The effectiveness and safety of two cervical cytologic techniques during pregnancy. J Fam Pract, 1997, 45 (2): 159-163.

[8] Seresini S, Origoni M, Lillo F, et al. IFN-γ produced by human papilloma virus-18 E6-specific CD4 + T cells predicts the clinical outcome after surgery in patients with high-grade cervical lesions. J Immunol, 2007, 179 (10): 7176-7183.

[9] Seresini S, Origoni M, Caputo L, et al. CD4+ T cells against human papillomavirus-18 E7 in patients with high-grade cervical lesions associate with the absence of the virus in the cervix. Immunology, 2010, 131 (1): 89-98.

[10] Uberti-Foppa C, Origoni M, Maillard M, et al. Evaluation of the detection of human papillomavirus genotypes in cervical specimens by hybrid capture as screening for precancerous lesions in HIV-positive women. J Med Virol, 1998, 56 (2): 133-137

[11] Coppolillo E F, De Ruda Vega H M, Brizuela J, et al. High-grade cervical neoplasia during pregnancy: diagnosis, management and postpartum findings. Acta Obstet Gynecol Scand, 2013, 92 (3): 293-297.

[12] Hunter M I, Monk B J, Tewari K S. Cervical neoplasia in pregnancy— Part 1: screening and management of preinvasive disease. Am J Obstet Gynecol, 2008, 199 (1): 3-9.

[13] Origoni M, Stefani C, Gelardi C, et al. Worsening immunodeficiency correlates with increasing frequency of HPV-correlated cervical intraepithelial lesions in HIV-infected women. Int J Gynaecol Obstet, 2012, 24 (4): 174-180.

[14] Al-Halal H, Kezouh A, Abenhaim H A. Incidence and obstetrical outcomes of cervical intraepithelial neoplasia and cervical cancer in pregnancy: A population-based study on 8. 8 million births. Arch Gynecol Obstet, 2013, 287 (2): 245-250.

[15] Clavel C, Masure M, Bory J P, et al. Human papillomavirus testing in primary screening for the detection of high-grade cervical lesions: a study of 7932 women. Br J Cancer, 2001, 84 (12): 1616-1623.

[16] Dunn T S, Bajaj J E, Stamm C A, et al. Management of the minimally abnormal papanicolaou smear in pregnancy. J Low Genit Tract Dis, 2001, 5 (3): 133-137.

[17] Origoni M, Carminati G, Sideri M, et al. "Low-grade positivity" of HPV viral load after atypical squamous cells of undetermined significance (ASC-US) cytology identifies women at low-risk for cervical intraepithelial neoplasia grade 2 and 3. Eur J Gynaecol Oncol, 2012, 33 (3): 261-264.

[18] Fader A N, Alward E K, Niederhauser A, et al. Cervical dysplasia in pregnancy: a multi-institutional evaluation. Am J Obstet Gynecol, 2010, 203 (2): 113. e1-6.

[19] Kaplan K J, Dainty L A, Dolinsky B, et al. Prognosis and recurrence risk for patients with cervical squamous intraepitheliallesions diagnosed during pregnancy. Cancer, 2004, 102 (4): 228-232.

[20] Tam K F, Cheung A N, Liu K L, et al. A retrospective review on atypical glandular cells of undetermined significance (AGUS) using the Bethesda 2001 classification. Gynecol Oncol, 2003, 91 (3): 603-607.

[21] Sharpless K E, Schnatz P F, Mandavilli S, et al. Dysplasia associated with atypical glandular cells on cervical cytology. Obstet Gynecol, 2005, 105 (3): 494-500.

[22] De Simone C P, Day M E, Tovar M M, et al. Rate of pathology from atypical glandular cell Pap tests classified by the Bethesda 2001 nomenclature. Obstet Gynecol, 2006, 107 (6): 1285-1291.

[23] Diaz-Montes T P, Farinola M A, Zahurak M L, et al. Clinical utility of atypical glandular cells (AGC) classification: cytohistologic comparison and relationship to HPV results. Gynecol Oncol, 2007, 104 (2): 366-371.

[24] Wright T C, Jr, Massad L S, Dunton C J, et al. 2006 ASCCP-Sponsored Consensus Conference: 2006 consensus guidelines for the management of women with abnormal cervical screening tests. Am J Obstet Gynecol, 2007, 197 (4): 346-355.

[25] Ahdoot D, Van Nostrand K M, Nguyen N J, et al. The effect of route of delivery on regression of abnormal cervical

cytologic findings in the postpartum period. Am J Obstet Gynecol, 1998, 178 (6): 1116-1120.

[26] Yost N P, Santoso J T, Mcintire D D, et al. Postpartum regression rates of antepartum cervical intraepithelial neoplasia II and III lesions. Obstet Gynecol, 1999, 93 (3): 359-362.

[27] Jensen K E, Schmiedel S, Norrild B, et al. Parity as a cofactor for high-grade cervical disease among women with persistent human papillomavirus infection: a 13-year follow-up. Br J Cancer, 2013, 108 (1): 234-239.

[28] Disaia P C W. Clinical gynecological oncology. St Louis (MO): Mosby Inc, 2002.

[29] Van Hentenryck M, Noel J C, Simon P. Obstetric and neonatal outcome after surgical treatment of cervical dysplasia. Eur J Obstet Gynecol Reprod Biol, 2012, 162 (1): 16-20.

[30] Zuo Z, Goel S. Carter J E. Association of cervical cytology and HPV DNA status during pregnancy with placental abnormalities and preterm birth. Am J Clin Pathol, 2011, 136 (2): 260-265.

[31] Khalid S, Dimitriou E, Conroy R, et al. The thickness and volume of LLETZ specimens can predict the relative risk of pregnancy-related morbidity. BJOG, 2012, 119 (6): 685-691.

[32] Castanon A, Brocklehurst P, Evans H, et al. Risk of preterm birth after treatment for cervical intraepithelial neoplasia among women attending colposcopy in England: retrospective prospective cohort study. Br Med J, 2012, 16; 345: e5174. doi: 10. 1136/bmj. e5174.

[33] Phadnis S V, Atilade A, Bowring J, et al. Regeneration of cervix after excisional treatment for cervical intraepithelial neoplasia: a study of collagen distribution. BJOG, 2011, 118 (13): 1585-1591.

[34] Kyrgiou M, Arbyn M, Martin-Hirsch P, et al. Increased risk of preterm birth after treatment for CIN. Br Med J, 2012, 345: e5847.

推荐阅读文献

[1] Coleman C A. Evaluation and management of abnormal cervical cytology during pregnancy. Clin Obstet Gynecol, 2013, 56 (1): 51-54.

[2] Connolly T P, Evans A C. Atypical Papanicolaou smear in pregnancy. Clin Med Res, 2005, 3 (1): 13-18.

[3] Morimura Y, Fujimori K, Soeda S, et al. Cervical cytology during pregnancy-comparison with nonpregnant women and management of pregnant women with abnormal cytology. Fukushima J Med Sci, 2002, 48 (1): 27-37.

[4] Origoni M, Carminati G, Rolla S. et al. Human papillomavirus viral load expressed as relative light units (RLU) correlates with the presence and grade of preneoplastic lesions of the uterine cervix in atypical squamous cells of undetermined significance (ASC-US) cytology. Eur J Clin Microbiol Infect Dis, 2012, 31 (9): 2401-2406.

[5] Paraskevaidis E, Koliopoulos G, Kalantaridou S, et al. Management and evolution of cervical intraepithelial neoplasia during pregnancy and postpartum. Eur J Obstet Gynecol Reprod Biol, 2002, 104 (1): 67-69.

第 82 章 妊娠合并宫颈癌

妊娠合并恶性肿瘤是指妊娠期至产后 1 年内诊断的恶性肿瘤[1]。宫颈癌是女性第 2 位最常见的恶性肿瘤。尽管 HPV 疫苗出现及宫颈癌筛查技术的广泛应用已使宫颈浸润癌的总体发病率有所下降,但生育年龄仍然是宫颈癌的高发年龄,随着越来越多的人选择更高龄妊娠,妊娠合并宫颈癌的发生率呈增加趋势。宫颈癌是妊娠期第 3 位常见的恶性肿瘤,其发生率为(1~4)/10 万次妊娠,占宫颈癌患者的 3% 左右[2]。由于妊娠期特有的生理改变,妊娠期宫颈癌的临床特征及治疗选择与非孕期不同。妊娠合并宫颈癌的诊断有赖于完善的产前监测制度,相当一部分宫颈癌是在产前检查常规筛查中发现的,妊娠提供了诊断疾病的机会,使更多的患者可以得到早期诊断。由于胎儿的存在,妊娠合并宫颈癌的处理不仅涉及医学,而且与宗教、心理、宗族、法律等因素均有关,其诊断及孕期监测需要病理科医生、妇科肿瘤医生、超声科医生、放射科医生、围产医学医生的共同努力。妊娠合并宫颈癌的治疗既要考虑肿瘤因素,如临床分期、组织类型等,还需要考虑胎儿因素,如孕周、家庭对妊娠的渴望程度等,需要妇科肿瘤医生、肿瘤内科医生、围产医学医生、放射治疗学、病理学医生、儿科医生多学科的共同努力。

一、妊娠合并宫颈癌概述

(一)妊娠合并宫颈癌的诊断、临床表现和临床分期的分布特征

1. 孕期宫颈癌的筛查

与非孕期相同,孕期宫颈癌的诊断需要经历宫颈脱落细胞学及生殖道 HPV 检测联合筛查、阴道镜助诊及组织病理学确诊过程。确诊宫颈癌后还要进行临床检查以明确临床分期。

孕期宫颈脱落细胞异常的临床意义与非孕期相同。随着脱落细胞异常程度的增加,宫颈浸润癌的风险增加。高危型人乳头瘤病毒(HR-HPV)感染是已经确认的宫颈癌的发病的直接因素。大量的研究显示,HR-HPV 检测与宫颈脱落细胞学检查相比,前者的敏感性高、特异性低,后者的特异性高、敏感性低,前者的假阴性率较后者低,但两者均不能完全排除假阴性。因此,主张进行 HR-HPV 与宫颈脱落细胞联合检查以达到更好的筛查结果。美国阴道镜和宫颈病理学会(ASCCP)建议,对于孕期宫颈脱落细胞学 ASC-US 以上任何异常、HPV16/18 阳性(宫颈脱落细胞阴性或 ASC-US),均行阴道镜检查。阴道镜检查的目的是排除宫颈浸润癌。孕期由于雌激素水平增高,宫颈鳞柱交界区外移,阴道镜检查的满意度提高,但可能出现过度诊断的问题。阴道镜下对可疑点活检。

2. 孕期宫颈癌的活组织病理学检查

阴道镜下对可疑病变区进行活检,如果不能除外浸润癌,则行锥形切除活检,以诊断是否为宫颈浸润癌。非孕期宫颈点活检诊断高级别宫颈上皮内瘤变(cervical intraepithelial neoplasia,CIN)及早期宫颈浸润癌时可行宫颈锥切术活检,以诊断是否为宫颈浸润癌。由于孕期宫颈充血、水肿,宫颈锥切术活检可能导致不能控制的创面出血、继发感染、流产、

早产等，因此，孕期宫颈锥切术活检主张缩小范围，以尽量避免大出血及胎儿流产。

孕期宫颈病变筛查手段及诊断路径与非孕期相同，但因孕期特殊的生理改变，各种诊断技术的价值受到一定限制，在选择诊断手段时要考虑到每种手段的局限性。

孕期禁忌行宫颈管内膜诊刮。对孕期 CIN 监测及治疗的目的是发现病灶，以诊断是否为宫颈浸润癌。

3. 孕期宫颈癌的症状和体征

大部分妊娠合并宫颈癌患者无明显症状，是通过细胞学和 HR-HPV 检测、阴道镜及病理学诊断诊断的。仅少部分患者表现出与非孕期宫颈癌相似的临床表现。妊娠合并宫颈癌最常见的症状是异常阴道出血，接触性、无痛性阴道出血；有些患者出现阴道排液；晚期患者有腰骶部疼痛、不适；肿瘤压迫导致输尿管部分梗阻时可表现为腰疼，但这些症状往往被认为是妊娠并发症导致的，常常被忽略而导致延误诊断。

4. 临床分期的分布特征

Meta 分析资料显示，孕期宫颈癌与非孕期宫颈癌的临床特征不同，表现在其临床分期的分布截然不同。妊娠合并宫颈癌患者更多处于疾病早期。因为妊娠，孕妇需要接受常规产前检查，包括宫颈癌的筛查。绝大多数妊娠宫颈癌是在产前检查中诊断的。与非孕妇相比，早期癌的比例是非孕期宫颈癌的 3 倍。有报道，76% 的妊娠合并宫颈癌患者诊断时在 Ⅰb 期以内[3-10]。

表 82-1 显示了妊娠合并宫颈癌与非妊娠宫颈癌确诊时的临床分期的分布。孕期宫颈癌以早期癌为主，中晚期宫颈癌少见。

表 82-1　妊娠合并宫颈癌和非妊娠宫颈癌确诊时的临床分期的分布

临床分期	妊娠合并宫颈癌	非妊娠宫颈癌
Ⅰ	70% ~ 80%	42%
Ⅱ	11% ~ 20%	35%
Ⅲ	3% ~ 8%	21%
Ⅳ	0 ~ 3%	2%

（二）妊娠合并宫颈癌的临床分期

确定宫颈浸润癌后，临床分期及病情评估是妊娠合并宫颈癌患者所必需的选择。盆腔检查是临床分期的基本手段，但必须指出，由于妊娠期盆腔脏器充血、质软，子宫旁受侵病灶范围在双合诊或三合诊检查时可能被低估。有学者主张，在盆腔检查及确切的临床分期困难的情况下，可以在麻醉状态下进行盆腔双合诊及三合诊检查，以获得更准确的子宫旁受侵的判断。

盆腔磁共振成像（MRI）可通过三维结构评估肿瘤的体积、阴道及子宫旁受侵情况及淋巴结受侵情况，在妊娠合并宫颈癌的临床分期确定中具有一定的参考价值。1998 年 MRI 开始用于妊娠合并宫颈癌子宫旁受侵及分期的评估。有结果显示，MRI 所见与术后组织病理学结果的一致性很好，可以协助子宫旁受侵及淋巴结受累的评估。关于 MRI 对胎儿发育的影响，美国放射学会明确指出，至今未发现任何孕周的胎儿接受 MRI 检查后影响了胎儿发育。但 MRI 中注射的对比剂（美国 FDA 归类为 C 类）可以通过胎盘，经胎儿肾排出到羊水内（在羊水内滞留的时间尚不明确），其螯合物的分解产物具有毒性，可能影响胎儿发育。因此，孕期 MRI 检查应尽量避免使用对比剂，但非对比状态可能影响图像分析和判断。

盆腔淋巴结评估：MRI 还可用于术前评估盆腔淋巴结的情况。术中手术探查可以直观评估淋巴结受累。临床研究显示，孕期腹腔镜下盆腔淋巴结清扫术技术上可行，并发症发生率低，对妊娠影响很小，可以得到很好的盆腔淋巴结的组织标本[11]。组织病理学诊断依然是评估盆腔淋巴结的最准确的方法。淋巴结的状态是最重要的预后因素，尤其是对早期癌，盆腔淋巴结是否受累是决定治疗选择一个很重要的依据。

超声检查：近年发现，术前超声评估病灶范围也有一定的意义，可以通过局部超声影像特点、局部血流的特征判断病灶范围及病灶的性质。前瞻性研究也发现，经阴道或经直肠超声检查对宫颈癌病灶的评估能力与 MRI 相近，但与超声医生的诊断经验有关。至今为止未发现超声对胎儿有任何不良影响。超声检查的动态性可以克服胎动对结果判读的影响，有望作为妊娠合并宫颈癌患者病情评估中的一种重要手段。

妊娠合并宫颈癌远处转移的诊断：MRI 及超声检查都可以用于远处转移的诊断，但都有一定的局限性。PET-CT 对肿瘤远处转移的筛查和诊断具有其独特价值，但 PET-CT 的放射线对胎儿的影响限制了其在孕期的应用。孕期肿瘤诊断的原则之一是尽量避免放射学手段及核医学手段。但如果胎儿已经发育成熟、或 PET-CT 确有必要，也可考虑用 PET-CT 明确远处转移。胎儿从核医学检查中受到的射线量取决于母体的吸收量、通过胎盘的排泄量以及胎儿的吸收量[12]。Takalkar 等对 5 例孕妇进行了 PET-CT 检查，经检测，胎儿射线接受量为 1.1 ~ 2.43 cGy，远远低于阈值 50 ~ 100 cGy，因此，认为孕期 PET-CT 是安全的。但 PET-CT 对胎儿的安全性尚未得到确切研究，也缺乏远期随访结果，有待进一步研究[13]。

妊娠期禁忌 CT 检查，CT 检查射线量对胎儿发育有明确的影响。但当高度怀疑患者有胸膜或肺转移时，存在胸部 CT 检查适应证时，可以进行腹部挡铅胸部 CT 检查，以获得胸膜及肺部的影像，同时避免其对胎儿发育的影响[12]。

对非孕期宫颈癌肿瘤标志物的应用的价值也有质疑。孕期生理性肿瘤标志物的改变尚未研究，仅有两项研究报道了孕期母体鳞状细胞癌抗原（SCC）的水平，孕晚期 SCC 明显升高，但整个孕期 SCC 的平均值仍在分界值之下，所以孕期肿瘤标志物在宫颈癌的诊断、病情评估及治疗后随访中的意义有待探讨[14]。

二、妊娠合并宫颈癌的治疗

妊娠合并恶性肿瘤的治疗选择中首先要考虑恶性肿瘤的预后，其次考虑胎儿情况。

治疗方式取决于孕周、肿瘤分期、病理类型和患者对妊娠的渴望程度。治疗计划的拟定需要由多学科组成的治疗团队共同讨论，包括妇科肿瘤医生、肿瘤内科医生、放射科医生、放疗科医生、围产医学医生和新生儿科医生。妊娠合并宫颈癌有其特殊之处，一方面，医生可以直接窥视宫颈，能够相对准确地估计病变的发展，为治疗选择提供准确的依据；另一方面，宫颈病灶部位的任何处理都会直接影响胎儿的宫内安危，使治疗选择中举步维艰。宫颈癌是妊娠期最常见的生殖道恶性肿瘤，但对其治疗经验仍不足，至今尚未建立大家均认可的规范和标准治疗，也难以设计前瞻性随机研究。目前宫颈癌合并妊娠的治疗中尚有很多方面可以探讨，比较一致的意见是依据孕周、肿瘤分期及患者对妊娠的渴望程度决定治疗方式[15]。

总体来说，对于孕早期确诊的宫颈浸润癌患者，建议其放弃妊娠，尽快行胎儿在体的宫颈癌的根治性治疗；如果患者非常渴望妊娠，建议依据宫颈癌的临床分期确定能否延期宫颈癌的治疗；如果可以，延期至中孕期胎儿肺成熟后终止妊娠，即开始宫颈癌的治疗。对于中孕期诊断的宫颈癌癌患者应行先期化疗及淋巴结清扫术，必要时行广泛性宫颈切除术或锥切术等干预治疗，适当延期宫颈癌的治疗，至胎儿肺成熟后开始宫颈癌的根治性治疗。对于晚孕期诊断的宫颈癌患者，胎儿肺成熟后应立即行剖宫产分娩＋宫颈癌的根治性治疗[16]。

（一）不同临床分期的处理策略

1. 宫颈可疑点活检病理确诊的宫颈微小浸润癌Ⅰa1 期

对此大部分学者主张早孕期及中孕早期行宫颈锥切术活检，如果可以排除浸润癌，则孕期间隔 4～8 周、产后 6 周行阴道镜检查、宫颈活检，监测病变的进展。如果为孕 24 周以后确诊，则可等待胎儿肺成熟后再行宫颈早期浸润癌的进一步诊断及处理，以减少孕期宫颈锥切术活检的出血及早产。而有些学者认为，对于孕期宫颈点活检确诊的Ⅰa1 期患者，可以保守观察，孕期间隔 4～8 周行阴道镜检查，可疑部位活检，发现病变进展时及时行锥切术或终止妊娠。妊娠合并宫颈微小浸润癌患者的分娩方式以产科因素决定，不受疾病的影响。

2. Ⅰa2 期及病灶＜ 2 cm 的Ⅰb1 期

如果存在淋巴转移的高危因素，建议行腹腔镜下盆腔淋巴结清扫术。如果淋巴结转移，应立即开始宫颈癌的治疗。而盆腔淋巴结阴性的患者，可以延期宫颈癌的治疗，延长孕周，等待胎儿肺成熟后终止妊娠，然后立即开始宫颈癌的治疗。延期治疗期间，定期行阴道镜观察、可疑部位活检，如果发现病变进展，立即停止延长孕周，开始宫颈癌的治疗。有关延期时间，文献报道不一，平均为 16 孕周，安全的延期时间与癌组织的分化程度、临床分期及孕周有关，建议个体化治疗原则，尽量缩短延期时间[11]。

对于延期治疗的患者，宫颈局部的处理存在分歧。研究显示[17-20]，宫颈浸润癌局部病灶＜2 cm 时，子宫旁浸润率＜1%，淋巴结阴性、间质浸润＜1 cm，对此有学者主张，当患者需要延长孕周、延期宫颈癌的治疗时，行宫颈局部锥切术或宫颈离断术，产后行广泛性宫颈切除术及淋巴结清扫术。有学者提出，孕 16 周以内行保留宫体的广泛性宫颈切除术。但有关该手术的资料报道极少，术后胎儿丢失率大（33%）[21-23]，该术式的主要问题是术中及术后出血，如果子宫动脉受损，可导致子宫血供明显降低，后者与胎儿丢失有关。尽管这种手术治疗方式的结局很好，但明显增加了手术并发症和不良产科结局，因此，孕期不推荐采用。

3. 病灶＞2 cm 的Ⅰb1 期及中晚期宫颈癌

宫颈局部保守性手术治疗不可能，新辅助化疗（NACT）可以在延长孕周、等待胎儿肺成熟的过程中控制肿瘤，为延期治疗赢得时间，产后行宫颈癌根治性治疗。对 1 078 例局部晚期或晚期非妊娠宫颈癌患者的 meta 分析显示，与单纯手术比较，新辅助化疗后序贯根治性治疗可以明显改善局部晚期及晚期宫颈癌患者的无进展生存期及总生存率，而且预后不良因素，如淋巴结转移、子宫旁受侵的检出率明显降低[24]。

有关孕期化疗对胎儿的安全性问题已经有很多研究，化疗药物对胎儿发育有影响是不争的事实。化疗药物对不同孕期的影响不同。早孕期是胎儿器官的形成期，早孕期化疗相关的胎儿畸形率为 10%～20%，晚孕期仅为 1.3%，因此，早孕期禁忌化疗[25]。

中孕期胎儿器官形成，组织器官进一步增大、成熟，化疗导致的胎儿畸形率明显降低，但近期并发症如胎膜早破、宫内发育迟缓（IUGR）及早产风险明显升高，对围生期胎儿预后构成一定程度的威胁。资料显示，中晚孕期化疗导致胎儿的远期并发症无明显增多，尚需长期随访观察进一步确定[12,17,251]。Amant 等对 70 例暴露于化疗药物的胎儿平均随访 22.3 个月，无一例早孕期接受化疗，其胎儿畸形发生率与正常孕妇的胎儿畸形发生率无显著性差异；影响胎儿神经系统发育的最重要的因素是早产，胎儿脑发育不成熟；3 例患儿听力受损，其中 1 例分别于孕 28 周、31 周及 34 周接受过顺铂治疗；另 1 例确诊为中耳炎后遗症。但化疗对胎儿出生后生育力的影响及发生肿瘤的风险尚需长期观察[26]。孕期行定期超声检查观察胎儿的形态发育及脐血流情况。最后一次化疗应该在计划终止妊娠前 3 周完成，以避免化疗导致血液毒性对孕妇和胎儿的影响。

孕期化疗药物药代动力学研究很少，少数几项研究显示，孕期化疗药物的血药浓度曲线下面积缩小、峰值浓度降低、药物分布容积增大。这一结果还没有得到临床确认，但理论上讲，按照非孕妇计算的药量对孕妇是不足的。妊娠相关的生理改变，如孕期血容量增加45%，心搏出量增加 50%，孕期肝和肾灌注明显增加，这些都会影响化疗药物的药代动力学，加速药物的代谢及排泄、扩大药物的分布范围。依据体表面积法计算的药量其血药浓度较非孕期降低。因此，孕期化疗药物应用的有效剂量及相关药代动力学尚需进一步研究。

（二）不同孕周宫颈癌的处理策略

妊娠合并恶性肿瘤的治疗原则是在考虑肿瘤治疗结果的同时，必须结合孕周及家庭对妊娠的渴望程度。对孕 16 周以内尤其是孕 12 周以内确诊的宫颈浸润癌患者，应立即开始宫颈癌的治疗，因为胎儿尚为无生机儿，等待胎儿肺成熟所需时间太长，可能影响宫颈癌的结局。因此，大部分学者建议以 16 孕周为界限，对孕 16 周以内确诊者不予延长孕周和延期治疗，而应立即依据宫颈癌的临床分期开始宫颈癌的根治性治疗；对孕 16 周以上确诊的患者，按照宫颈癌的临床分期决定治疗方式。

也有学者把孕 20 周作为分界点。认为对孕 20 周以内确诊的患者应立即开始宫颈癌的治疗，尽快行胎儿在体的广泛性子宫切除术，或胎儿在体的体外照射治疗。大部分患者体外照射后发生自然流产，如果是不全流产，行急诊清宫术，以避免不全流产导致的大量失血。对于不能自然流产的患者在行后装放疗前需行清宫术。年轻患者尽量手术治疗，以保护卵巢功能、明确子宫旁受累程度。行手术治疗或放疗取决于临床分期。手术增加治疗并发症的风险，如膀胱功能障碍及感染风险，但是放疗的远期并发症也值得关注，最常见的有阴道纤维化、放射性膀胱炎、放射性肠炎等。

对孕 20 周以后确诊的早期、拒绝延期治疗的患者，行剖宫产 + 广泛性子宫切除术及淋巴结清扫术。局部晚期患者给予以铂类为基础的先期化疗以降低肿瘤细胞活性、缩小局部病灶，然后实施广泛性子宫切除术 + 区域淋巴结清扫术。对于延期治疗的患者，延期期间严密监测宫颈病变局部状态及胎儿的安危，估计胎儿肺成熟后，行剖宫产 + 广泛性子宫切除术 + 淋巴结清扫术，或行同步放化疗。对孕足月确诊的患者，立即终止妊娠，开始宫颈癌的治疗。尽管子宫很大，大多数文献显示，延期治疗组患者的术中出血量、与广泛性子宫切除术有关的出血量、子宫旁受侵、输尿管受损均与非妊娠宫颈癌相似。

对于中孕期确诊的患者，在等待胎儿肺成熟的过程中可以先期予以化疗。对于孕 35 周以后确诊的患者，禁忌化疗，适时终止妊娠；因为在这个阶段胎儿的免疫抑制达到最高峰，而化疗导致的孕妇骨髓抑制会对胎儿造成一定程度的影响。化疗并发症如前所述，目前孕期推荐的化疗药物包括顺铂、紫杉醇、长春新碱及博来霉素，均于中孕期以后用药，未发现明显的致畸作用，但其远期致畸作用尚不明确。孕期化疗的近期胎儿主要并发症是低出生体重、FGR，胎儿肺不成熟、胎死宫内等。孕期化疗对孕妇的骨髓抑制作用必须高度关注。粒细胞集落刺激因子（GCSF）是 C 类药物，可以通过胎盘，其应用应依据临床需要，但有限的资料没有发现其应用会给孕妇和胎儿带来更多的后遗症[2]。对妊娠期化疗骨髓抑制应用促红细胞生成素的安全性尚不明确，肾衰竭患者的资料显示，孕期重组促红素不能通过胎盘屏障，其应用应相对安全。

妊娠合并宫颈癌，妊娠终止前禁忌放疗，放疗可导致胎儿畸形、宫内发育迟缓、精神发育迟缓及癌变。子宫放疗剂量超过 100～200 cGy 就可引起胎儿畸形和精神发育迟缓。放弃妊娠后，放疗依据临床分期决定，放射剂量与非孕期相同，但必须要考虑到孕期盆腔充血，更容易导致射线损伤。

（王淑珍）

参考文献

[1] Peccatori FA, Azim HA Jr, Orecchia R, et al. Cancer, pregnancy and fertility: ESMO Clinical Practice Guidelines for diagnosis, treatment and follow-up. Ann Oncol, 2013, 24 (Suppl 6): vi160-70.

[2] Eibye S, Kjaer SK, Mellemkjaer L. Incidence of pregnancy-associated cancer in Denmark, 1977-2006. Obstet , Gynecol, 2013, 122 (3): 608-617.

[3] Nguyen C, Montz FJ, Bristow RE. Management of stage I cervical cancer in pregnancy. Obstet Gynecol Surv, 2000, 55 (10): 633-643.

[4] Pavlidis NA. Coexistence of pregnancy and malignancy. Oncologist, 2002, 7 (4): 279-287.

[5] American College of Obstetricians and Gynecologists. ACOG practice bulletin. Diagnosis and treatment of cervical carcinomas. Number 35, May 2002. American College of Obstetricians and Gynecologists. Int J Gynaecol Obstet. 2002, 78 (1): 79-91.

[6] Eitan R, Abu-Rustum NR. Management of cervical carcinoma diagnosed during pregnancy. Primary Care Update for Ob/Gyns, 2003, 10 (4): 196-200.

[7] Van Calsteren K, Vergote I, Amant F. Cervical neoplasia during pregnancy: diagnosis, management and prognosis. Best Pract Res Clin Obstet Gynaecol, 2005, 19 (4): 611-630.

[8] Traen K, Svane D, Kryger-Baggesen N, et al. Stage Ib cervical cancer during pregnancy: planned delay in treatment--case report. Eur J Gynaecol Oncol, 2006, 27 (6): 615-617.

[9] Monego HI, Magno V, Appel M, et al. Câncernagestação//Freitas F, Martins-Costa S, Lopes J G. Rotinasemobstetrícia. Porto Alegre: ARTMED, 2006: 563-569.

[10] Nygård M, Daltveit AK, Thoresen SO, et al. Effect of an antepartum Pap smear on the coverage of a cervical cancer screening programme: a population-based prospective study. BMC Health Serv Res, 2007(7): 10-14.

[11] Morice P, Narducci F, Mathevet P, et al. French recommendations on the management of invasive cervical cancer during pregnancy. Int J Gynecol Cancer, 2009, 19 (9): 1638-1641.

[12] McCollough C, Schueler B, Atwell T, et al. Radiation exposure and pregnancy: when should we be concerned? Radiographics, 2007, 27 (4): 909-917.

[13] Takalkar A, Khandelwal A, Lokitz S, et al. 18F-FDG PET in pregnancy and fetal radiation dose estimates. J Nucl Med, 2011, 52 (7): 1035-1040.

[14] Caluwaerts S, Van Calsteren K, Mertens L, et al. Neoadjuvant chemotherapy followed by radical hysterectomy for invasive cervical cancer diagnosed during pregnancy: report of a case and review of the literature. Int J Gynecol Cancer, 2006, 16 (2): 905-908.

[15] Bader AA, Petru E, Winter R. Long-term follow-up after neoadjuvant chemotherapy for high-risk cervical cancer duringpregnancy. Gynecol Oncol, 2007, 105 (1): 269-272.

[16] Amant F, Van Calsteren K, Halaska M, et al. Gynecologic cancers in pregnancy: guidelines of an international

consensus meeting. Int J Gynecol Cancer, 2009, 19 (Suppl. 1): S1-S12.

[17] Covens A, Rosen B, Murphy J, et al. How important is removal of the parametrium at surgery for carcinoma of the cervix? Gynecol Oncol, 2002, 84 (1): 145-149.

[18] Wright J, Grigsby P, Brooks R, et al. Utility of parametrectomy for early stage cervical cancer treated with radical hysterectomy. Cancer, 2007, 110 (6): 1281-1286.

[19] Stegeman M, Louwen M, van der Velden J, et al. The incidence of parametrial tumor involvement in select patients with early cervix cancer is too low to justify parametrectomy. Gynecol Oncol, 2007, 105 (2): 475-480.

[20] Frumovitz M, Sun C, Schmeler K, et al. Parametrial involvement in radical hysterectomy specimens for women with early-stage cervical cancer. Obstet Gynecol, 2009, 114 (1): 93-99.

[21] Ungar L, Smith J, Palfalvi L, et al. Abdominal radical trachelectomy during pregnancy to preserve pregnancy and fertility. Obstet Gynecol, 2006, 108 (3 Pt 2): 811-814.

[22] Karateke A, Cam C, Celik C, et al. Radical trachelectomy in late pregnancy: is it an option? Eur J Obstet Gynecol Reprod Biol, 2010, 152 (1): 112-113.

[23] Morice P, Uzan C, Gouy S, et al. Gynaecological cancers in pregnancy. Lancet, 2012, 379 (9815): 558-569.

[24] Falcetta FS1, Medeiros LR, Edelweiss MI, et al. Adjuvant platinum-based chemotherapy for early stage cervical cancer. Cochrane Database Syst Rev, 2016, 22; 11: CD005342.

[25] Sorosky JI, Squatrito R, Ndubisi BU, et al. Stage I squamous cell cervical carcinoma in pregnancy: planned delay in therapy awaiting fetal maturity. Gynecol Oncol, 1995, 59 (2): 207-210.

[26] Amant F, Van Calsteren K, Halaska M, et al. Long-term cognitive and cardiac outcomes after prenatal exposure to chemotherapy in children aged 18 months or older: an observational study. Lancet Oncol, 2012b, 13 (3): 256-264.

推荐阅读文献

[1] Hogg R, Ungar L, Hazslinszky P. Radical hysterectomy for cervical carcinoma in pregnant women-a case of decidua mimicking metastatic carcinoma in pelvic lymph nodes. Eur J Gynaecol Oncol, 2005, 26 (5): 499-500.

[2] McDonald SD, Faught W, Gruslin A. Cervical cancer during pregnancy. J Obstet Gynaecol Can, 2002, 24 (6): 491-498.

[3] Kobayashi Y, Akiyama F, Hasumi K. A case of successful pregnancy after treatment of invasive cervical cancer with systemicchemotherapy and conization. Gynecol Oncol, 2006, 100 (1): 213-215.

[4] Ostrom K, Ben-Arie A, Edwards C, et al. Uterine evacuation with misoprostol during radiotherapy for cervical cancer in pregnancy. Int J Gynecol Cancer, 2003, 13 (3): 340-343.

[5] Takushi M, Moromizato H, Sakumoto K, et al. Management of invasive carcinoma of the uterine cervix associated with pregnancy: outcome of intentional delay in treatment. Gynecol Oncol, 2002, 87 (2): 185-189.

第 *83* 章 妊娠合并卵巢肿物

随着产前监测制度的完善及超声诊断技术在产前检查中的普及，妊娠期无症状性附件肿物的诊断率有了很大的提高，这给产科医生和妇科肿瘤医生提出了挑战。妊娠期特有的生理状态使妊娠期附件肿物在其临床特征、病理特征等方面都有明显的异质性，因此，对妊娠期附件肿物病理、生理的深刻认识有助于妊娠合并附件肿物的诊断、鉴别诊断及合理的临床处理。妊娠使卵巢发生功能性囊肿的发生率较非孕期明显增加。常规产前检查使更早诊断卵巢良恶性肿瘤成为可能。妊娠期的生理改变还会明显增加卵巢肿瘤尤其是恶性肿瘤鉴别诊断的困难。因此，对妊娠期附件肿物的处理既要考虑肿瘤的因素，又要关注妊娠本身及妊娠和肿瘤之间的相互关系。

一、妊娠合并卵巢肿物的流行病学特征

1. 发病率

妊娠合并附件肿物的发病率的文献报道不一，同诊断时的孕周、诊断的手段均有关。孕周越早，发病率越高，中孕晚期以后的确诊率明显降低。早孕期发现的附件肿物约占妊娠总数的 1%～4%，其中 80%～90% 是功能性卵巢肿物，孕中期自然消退，只有约 10% 的附件肿物持续存在 [1-3]。排除生理性囊肿后，妊娠合并附件肿物的发病率占妊娠总数的 0.1%～0.3%，与非妊娠期育龄女性卵巢肿瘤的发病率相近 [4]。Nazer 等在以人群为基础的研究中对 7 785 583 名产妇的研究发现，妊娠合并卵巢肿物的发病率为 0.25%（19 591/7 785 583）[5]。Leiserowitz 等在加利福尼亚对 4 846 505 名孕妇进行的研究发现，孕期附件肿物的发病率为 0.19%（9 375/4 846 505）[2]。纵观不同地域、不同历史时期、不同国家的流行病学资料，尽管各项研究所采用的检查手段不同、诊断的孕周不同，但它们有共同的特点，即妊娠早期诊断率高，中孕晚期以后确诊率明显下降，排除生理性囊肿后妊娠合并附件肿物的发病率相近，与非孕期育龄女性相近。

妊娠合并卵巢恶性肿瘤虽不多见，但仍是妊娠期第二位的生殖道恶性肿瘤。妊娠期特有的产前检查是使卵巢恶性肿瘤能够得到及时诊断的大好机会。大样本及小样本研究资料均显示，妊娠合并卵巢恶性肿瘤患者占分娩总数的（0.12～0.179）/10 000，占妊娠合并卵巢肿瘤患者的 2%～8%[6-7]。各研究报道妊娠合并卵巢恶性肿瘤占妊娠期附件肿物的比率不同，是由于基数不同所致，有些研究排除了生理性囊肿、瘤样囊肿，而有些研究包括所有孕期附件肿物。

2. 组织病理学分布特征

妊娠期附件肿物包括三类：①生理性囊肿、瘤样病变；②良性肿瘤；③恶性肿瘤。功能性肿物的发病率较非孕期育龄女性更高，一般在孕中期后自然消退。附件瘤样病变包括卵巢巧克力样囊肿、卵巢冠囊肿等。与非妊娠期相比，孕期卵巢肿瘤良恶性的比率相似。良性卵巢肿瘤包括成熟畸胎瘤、浆液性囊腺瘤、黏液性囊腺瘤、单纯性囊肿。多数文献报道，以成

熟畸胎瘤及上皮性肿瘤最多见。卵巢恶性肿瘤以生殖细胞肿瘤、上皮性肿瘤比率为高，性索间质肿瘤相对少见。Ueda 等总结了 106 例在妊娠期手术治疗的卵巢肿瘤患者的资料，发现卵巢瘤样囊肿占 29.2%，良性卵巢肿瘤占 66%，恶性肿瘤占 4.7%。Bernhard 等 [8] 对孕期附件包块直径≥5 cm 的单纯性囊肿、多房性或混合型囊肿进行的手术治疗发现，良性皮样囊肿占 39%，囊腺瘤占 26%，卵巢甲状腺肿占 3%，海绵状血管瘤占 3%；瘤样病变占 19%（子宫内膜异位囊肿占 16%，黄体血肿占 3%），交界性肿瘤占 3%。

关于妊娠期卵巢恶性肿瘤的组织病理学分布特征报道不一，以低度恶性卵巢上皮性肿瘤、生殖细胞肿瘤及卵巢浆液性腺癌多见。在 Morikawa 等 [9] 报道的日本 41 例妊娠合并卵巢恶性肿瘤患者中，中低度恶性卵巢肿瘤占 61%（25 例），卵巢上皮癌占 20%（8 例），恶性生殖细胞肿瘤占 17%（7 例），性索间质肿瘤 1 例。Blake 等 [10] 对 1955 年至 2013 年英文文献报道的妊娠合并卵巢癌合格病例共 105 例进行了 meta 分析，其组织病理学分布特征为，浆液性癌最多见（47.6%），其次为黏液性癌（27.6%）及子宫内膜样癌（10.5%）。对 102 例妊娠合并卵巢恶性生殖细胞肿瘤患者的病理类型进行的 meta 分析显示，最常见的妊娠合并卵巢生殖细胞肿瘤是无性细胞瘤（38.2%），其次是内胚窦瘤（30.4%）[9]。妊娠合并卵巢性索间质肿瘤少见。Blake 等对 1955 年至 2012 年英文文献报道的妊娠合并卵巢性索间质肿瘤共 46 例进行了 meta 分析，最常见的是颗粒细胞瘤（22%），其次是卵泡膜细胞瘤（18.6%）及支持 - 间质细胞瘤（8.5%）[11]。

二、妊娠合并卵巢良性肿瘤的临床特征

妊娠合并卵巢良性肿瘤患者的年龄为 18 ~ 43 岁，高峰年龄在 25 ~ 29 岁之间。大部分妊娠合并的卵巢肿瘤是无症状的，为在早孕期妇科双合诊检查或超声检查发现，其中 2/3 以上是卵巢的功能性肿物，无症状，5 ~ 6 cm 大小，多数在妊娠 16 ~ 18 周之前自然消失，尤其是在孕前促排卵治疗的患者。如肿物持续存在，则 78.6% 为卵巢瘤样病变，而子宫内膜异位囊肿孕期可自然缩小。直径≥5 cm 的单纯性囊肿、多房性或混合型囊肿未行手术治疗者，如果孕期囊肿持续存在，则不能自然消退 [8]。皮样囊肿和疑诊交界性肿瘤无一例自然消失或缩小。肿物的大小与肿物的自然转归密切相关，肿物越小，自然消失或缩小的可能性越大，但子宫内膜异位囊肿的转归与大小无关。出现疼痛症状者达 13.9%，提示发生了并发症。最常见的并发症是卵巢肿瘤蒂扭转，其次是产道梗阻、肿瘤破裂和肿瘤恶变等。

1. 卵巢肿瘤蒂扭转

妊娠合并卵巢肿瘤蒂扭转的发病率是非孕期的 3 倍，以囊性畸胎瘤多见，非孕期的发病率为 2% 左右，孕期发病率文献报道不一，为 11% ~ 50%。妊娠合并卵巢肿瘤蒂扭转多发生于妊娠前半期或产后 [4,12]。因孕中期卵巢肿瘤随子宫体增大而位置升高，较孕前在盆腔之活动余地大，尤其是经产妇腹壁松弛，易发生蒂扭转。妊娠期卵巢肿物蒂扭转的发生与肿瘤大小、肿瘤比重、活动度及孕妇的体位改变有关，尤其是与运动过度有关，发生蒂扭转的肿瘤类型以畸胎瘤及浆液性囊腺瘤多见。虽然妊娠合并卵巢性索间质肿瘤发病率很低，但这类肿瘤孕期破裂和扭转风险高，非孕期扭转率为 3%，孕期为 14%。卵巢肿物蒂扭转的临床表现与非孕期有所不同。非孕期蒂扭转以中等大小、瘤内质地不均匀者多见，但孕期由于子宫增大，占据盆腹腔，扭转的肿瘤可以较小。Zanetta 等 [13] 报道了 79 例妊娠合并卵巢包块患者，3 例发生了扭转，2 例为直径 <5 cm 的囊肿，多见于孕中期，但也有部分扭转发生在孕早期。蒂扭转不能及时诊断可继发感染，导致腹膜炎、麻痹性肠梗阻等。

2. 妊娠期卵巢肿瘤破裂或穿破

附件囊肿破裂的风险不明。卵巢的良性肿瘤发生破裂而需要急诊手术者并不多见，而卵巢的功能性囊肿如黄体囊肿、卵巢巧克力样囊肿更易发生破裂。妊娠期卵巢肿物的破裂率约为 3%，以孕晚期多见。良性卵巢肿瘤发生破裂是由于胎儿的压迫所致。恶性畸胎瘤易发生自发性破裂，由于肿瘤生长过快，囊壁的局部血液供应不足，增量的囊液即自囊壁的薄弱部破出，溢入腹腔。瘤内容不同在腹腔内可形成不同的后果，如腹膜炎、肠粘连甚至肠梗阻。外伤性破裂较少，可发生于较大的囊瘤患者腹部受重伤之后。偶尔有卵巢囊瘤嵌顿于子宫直肠窝，在分娩过程中为胎儿先露部挤压破裂。也有因为较小边界不清的囊肿在双合诊或麻醉状态下反复检查导致了肿瘤破裂。

三、妊娠合并卵巢恶性肿瘤的临床特征

妊娠合并卵巢恶性肿瘤的临床表现与非孕期有所不同，大部分患者为在产前检查中偶然发现，缺乏典型的临床表现，以卵巢肿瘤的症状出现而得到诊断的极少。综合文献发现，妊娠合并卵巢恶性肿瘤与非孕卵巢恶性肿瘤有四点显著不同：①早期癌的比率高；②高分化癌及低度恶性肿瘤的比例高；③肿瘤的组织类型不同，生殖细胞肿瘤的构成比非孕期高；④预后较非孕期卵巢恶性肿瘤好。Leiserowitz 等 [2] 的大样本研究发现，妊娠合并卵巢癌及低度恶性卵巢肿瘤以早期癌为主，妊娠合并卵巢癌及低度恶性卵巢肿瘤 FIGO Ⅰ 期分别 65.5% 和 81.7%，而非妊娠期分别为 27.1% 和 79.6%。分化程度同非孕期卵巢癌不同，G1 及 G2 卵巢癌达 69.7%，FIGO 1996—1998 年的资料显示，所有卵巢癌 G1 及 G2 级卵巢癌占 51.9%。孕期肿瘤的组织类型与非孕期卵巢癌不同，生殖细胞肿瘤占 39.1%，非孕期卵巢恶性肿瘤中生殖细胞肿瘤占 15%~20%。

妊娠合并卵巢上皮癌患者 1/3 无症状，为在产前检查时偶然诊断。同非孕期卵巢癌，腹胀是最常见的首发症状（26.7%）。诊断时大多数患者的肿瘤是 Ⅰ 期（63.8%），其次是 Ⅲ 期（24.8%）。回顾性资料与 meta 分析资料的结论相似，Ⅰ 期占 92%，交界性肿瘤占 61%，上皮性恶性肿瘤占 20%。孕期合并卵巢上皮癌的主要并发症是肿瘤破裂（10.5%）及孕产妇死亡（2.9%）。生存率与确诊卵巢癌时的妊娠期、组织学分类、临床分期相关。孕期越早，生存率越高，早、中及晚孕确诊者 2 年生存率分别为 94.6%、88.8% 及 72.9%（P=0.014）[9]。

妊娠合并卵巢恶性生殖细胞肿瘤患者的临床表现与上皮癌不同，发病年龄较上皮性恶性肿瘤小（25.8 岁对 31.6），最常见的首发症状是盆腹腔痛（35.3%）。大多数患者诊断时为临床 Ⅰ 期（76.4%）。临床分期与诊断时的孕周有关，早孕期诊断者晚期肿瘤更多见（Ⅱ~Ⅳ期占 36.4%），中、晚孕诊断者 Ⅱ~Ⅳ期占 11.4%（P=0.023），与上皮癌不同 [11]。

妊娠合并卵巢性索间质肿瘤最常见的症状是盆腹腔痛（45.7%），其次是盆腔包块（30.4%）和男性化特征（26.1%）。与上皮癌相似，诊断时大多数患者处于临床 Ⅰ 期（76.1%）；其主要孕期及分娩期并发症是孕妇出血及休克，影响预后的主要因素是年龄、临床分期、肿瘤大小 [12]。

四、妊娠合并卵巢肿瘤的诊断

妊娠合并卵巢肿瘤常无明显的临床症状，大部分患者在早孕期进行双合诊检查时发现的，中期妊娠以后体检较难发现，在超声检查时可发现。少部分患者孕期无症状而在足月剖宫产术中发现。孕期及分娩期出现并发症的症状时，例如，蒂扭转患者急性腹痛、继发感染

发热等，肿瘤破裂急性腹痛、休克等，可得到及时诊断。及时诊断的前提是定期产前检查，尤其是早孕检查。早孕期诊断的成功率远高于中晚孕期。早孕期妇科双合诊检查可以诊断一部分卵巢肿物，中晚期临床检查则很难诊断。

超声检查是孕期附件包块的主要诊断手段，临床检查结合超声检查可明显提高附件包块的检出率。但是，超声检查存在一定的局限性，虽然在早中孕期具有确诊价值，但孕晚期因为增大的子宫影响卵巢的显露，诊断的准确性明显下降。另外，由于卵巢的皮样囊肿及纤维卵泡膜细胞瘤在超声影像下类似肠管回声，可能造成一定的漏诊率。超声检查不能完全鉴别卵巢的瘤样囊肿和卵巢肿瘤，不能鉴别卵巢囊肿良性和交界性卵巢肿瘤。

由于妊娠，体内存在大量孕激素，可导致子宫内膜异位囊肿发生蜕膜样变，导致肿物增大，囊性瘤体内见到实性成分，影像学上酷似恶性肿瘤，与恶性肿瘤鉴别困难[7,15]。Mascilini 等对因妊娠合并卵巢肿瘤行肿物切除、术后诊断为子宫内膜异位囊肿蜕膜样变的 18 例患者的术前超声检查进行的回顾性分析发现，术前 10 例超声不易判断良性或恶性，9 例倾向良性，8 例倾向交界性，1 例倾向恶性，其中 17 例有乳头状凸起，至少一个凸起有血流信号，囊肿体积增大 1~4 cm。蜕膜样子宫内膜异位囊肿形态规则，提示子宫内膜异位症患者孕期发生蜕膜变易被误诊为卵巢恶性肿瘤，尤其是肿物增大明显的患者[13]。

超声检查显示体积大、囊实性、内生乳头、内生乳头样结构伴丰富的低阻高流量血流信号对诊断卵巢交界性肿瘤或恶性肿瘤有很高的价值。

妊娠期血清肿瘤标志物受到妊娠的影响，其基础值与非孕期不同，但动态监测仍有一定的价值。CA125 在早孕期升高，早孕期后开始下降，持续低于 35 U/L 以下。早孕期以后动态监测 CA125 值对诊断交界性或恶性肿瘤有意义。血甲胎蛋白值孕期变化很大，对孕期诊断卵巢生殖细胞肿瘤有意义。

MRI 可以比较明确地确定肿瘤的内部结构及与周围组织的关系，对胎儿无明显不良影响，对肿瘤性质的判断有一定的意义。孕期不建议 CT 用于肿瘤的诊断。

五、妊娠合并卵巢肿瘤对妊娠结局的影响

妊娠合并卵巢肿瘤本身对胎儿生长发育无直接影响，但卵巢肿瘤的各种并发症增加孕妇和胎儿的风险。卵巢肿瘤蒂扭转及肿瘤破裂导致的急腹症可引起孕妇疼痛、发热、菌血症、精神紧张、水电解质紊乱等，可严重影响胎儿宫内的安危，不能及时处理时可导致胎死宫内、胎儿宫内缺氧、早产、早产儿急性呼吸窘迫综合征等。早孕期肿瘤嵌入盆腔可引起流产；中孕期更易发生肿物扭转和破裂；孕晚期由于卵巢肿瘤占据盆腹腔，可导致胎位不正。巨大卵巢肿瘤不能及时诊断，干扰子宫可导致胎儿宫内生长受限。妊娠晚期卵巢肿瘤影响胎儿先露部下降，可导致产程延长、产道梗阻。

Ueda 等研究发现，妊娠合并卵巢肿瘤早孕期手术治疗后的自然流产率为 10%，比该院同期总的自然流产率 13% 低，手术不增加自然流产率。Leiserowitz 等[2] 对加利福尼亚地区出生登记和癌症登记资料进行了联合分析，发现妊娠合并卵巢癌孕妇与非癌孕妇的新生儿结局比较无显著性差异（低出生体重、再次入院率、住院时间、围产儿结局等）。Zanetta 等[13] 报道，79 例妊娠合并卵巢肿瘤患者中，97% 的患者无并发症妊娠达足月，1 例因扭转行急诊手术，2 例分娩过程中出现产道梗阻行剖宫产术。孕期手术治疗的主要并发症是流产、早破水和早产，尤其是手术干预在妊娠 24 周以后及急诊手术者妊娠结局不良。

卵巢肿瘤的治疗对孕妇和胎儿的影响：妊娠期诊断的卵巢交界性肿瘤或恶性肿瘤由于肿瘤治疗可导致治疗性流产、早产。肿瘤治疗过程中对孕妇和胎儿造成的精神和情绪的

影响，可能导致胎儿宫内生长受限、胎死宫内等。妊娠期化疗可导致流产和死胎。Nazer 等[5]进行的大样本的研究显示，妊娠合并卵巢瘤发生血栓风险明显升高［比值比（OR）5.52，95% CI 1.96 ~ 15.53］，但孕产妇的并发症及死亡率无明显升高；早产风险明显升高（OR 2.24，95% CI 1.48 ~ 3.40）；胎儿宫内生长受限、早破水的风险升高。

综合文献报道，妊娠合并卵巢肿瘤的胎儿死亡率为 0 ~ 24%。关于化疗对胎儿的影响，动物试验明确显示，化疗药物对胎儿有致畸、致死作用；临床观察发现，孕早期化疗药物的应用可导致胎儿畸形、流产，但中晚孕期化疗维持妊娠至足月，胎儿畸形率不高于一般人群。对 105 例妊娠合并卵巢癌的 meta 分析显示，21 例妊娠合并卵巢癌中晚孕期接受化疗患者未出现小于胎龄儿及胎儿畸形[9]。研究显示，对中孕期卵巢癌患者行保守性手术、术后给予化疗、维持妊娠至足月，与正常孕妇比较，新生儿出生正常，但缺乏对胎儿远期随访的资料。化疗对胎儿的远期影响尚需观察。

六、妊娠对卵巢肿瘤的影响

妊娠不影响良性卵巢肿瘤的生长速度，但可以增加卵巢肿瘤的并发症。随着孕期子宫增大，子宫位置升高，卵巢肿瘤受到被动牵拉，瘤蒂延长，活动度增大，蒂扭转的发生率是非卵巢肿瘤的 3 倍。妊娠子宫对卵巢肿瘤的压迫可导致肿瘤受压破裂，引起急腹症，恶性肿瘤则可引起肿瘤的扩散。妊娠时由于盆腔血液丰富，为卵巢肿瘤的生长创造了条件，但至今尚无妊娠加速卵巢恶性肿瘤生长的证据。由于妊娠，妇科双合诊及 B 超检查的准确诊断率下降，有可能导致卵巢肿瘤的诊断延误，但是，规范的产前检查会使部分无症状卵巢肿瘤得以及时诊断。

临床观察显示，对卵巢上皮性恶性肿瘤，孕期先行化疗，延长孕周、延期卵巢恶性肿瘤的手术治疗不影响预后。妊娠合并恶性生殖细胞肿瘤延期手术治疗不影响预后。妊娠合并性索间质肿瘤平均延期治疗 20 个月，不影响肿瘤治疗的预后。

七、妊娠合并卵巢肿瘤的处理

对于妊娠合并良性卵巢肿瘤的处理，过去主张在妊娠中期胎盘完全形成后，即孕 16 ~ 18 周以后，行手术治疗，因为孕中期手术可以减少流产发生率，减少肿瘤并发症，避免延误恶性肿瘤的诊断。但部分学者对此持不同的观点，认为对于稳定的无症状的卵巢肿物，可以等待剖宫产术中或产后行肿物切除术，以避免对生理性囊肿的过度治疗。一少部分是瘤样病变，如巧克力样囊肿，孕期可以逐渐缩小。即使是对于混合性肿瘤、临床检查和辅助检查考虑良性病变者，也可在孕期随访，术后处理。但对于可疑交界性、恶性肿瘤、建议进行积极的手术探查。Bernhard 等[8]对孕期 B 超诊断的 422 例附件包块的分析发现，直径 <5 cm 的单纯性包块，孕期未行任何处理，无不良结局产生，无一例需要手术干预，无蒂扭转发生，未发现恶性肿瘤；但 5 cm 以上、多房性或混合型附件包块 102 例均不能自然消退。Platek 等[6]对妊娠合并持续性附件肿物采取保守性处理或手术干预，发现两种处理的妊娠结局没有差异；观察发现，如果直径 <6 cm 的卵巢皮样囊肿在妊娠期不继续增大、在妊娠和产程中不引起并发症，可以在妊娠期严密观察。Lee 等[16]对 89 例妊娠合并卵巢肿瘤的患者分两组分别采取肿瘤扭转后急诊手术和孕中期择期手术，发现急诊手术组早产（<37 周）的发生率较高，但两组分娩时孕周、出生体重和分娩方式无差异。与择期手术比较，出现症状时再进行妊娠合并卵巢肿瘤的手术治疗并不增加不良妊娠结局。择期手术组无一例恶性肿瘤，急诊手术组有 2 例恶性肿瘤。但 Ueda 等对 106 例妊娠合并卵巢肿瘤进行了手术治疗。他们认为，

对于持续存在或进行性增大的卵巢肿物，在孕早期进行手术治疗以获得正确诊断、排除恶性是非常重要的。但是，手术的干扰明显增加了对孕妇和胎儿身体和情绪的影响，增加了早产的风险。综合分析认为，对于妊娠合并卵巢肿物，排除恶性可能后，对于持续性存在的、稳定的无症状的卵巢肿物，孕早期及中孕早期动态观察是可以的，可等待至剖宫产术中或产后行肿物切除术；对于妊娠合并有症状的肿瘤（如疼痛）、可疑肿瘤破裂、肿瘤扭转或因妊娠期肿瘤生长迅速高度怀疑恶性肿瘤者，不可延误时机，应果断进行手术探查，以排除恶性肿瘤，减少并发症的发生，术后给予保胎治疗。对于孕 24 周以后发现的卵巢肿瘤，排除考虑恶性可能后，可等待至分娩后行手术治疗，因为 24 周以后手术孕妇和胎儿的并发症明显增加。

孕期卵巢囊肿蒂扭转及肿瘤破裂的治疗原则同非孕期，立即进行手术探查，术中行腹水细胞学、规范探查、肿瘤组织取样的快速冰冻切片病理检查。术中术后保胎治疗，防止流产和早产。积极处理各种并发症，做好围术期胎儿的监测。

妊娠合并良性卵巢肿瘤的传统手术方式为剖腹探查术。术中注意保护子宫，尽量减少对子宫的刺激，缩短手术时间。随着腹腔镜手术技术的提高、器械的改善，腹腔镜手术用于妊娠合并卵巢肿瘤有其优势，如手术创伤小、时间短，术后胃肠功能恢复快，已被广大妇科肿瘤医生采用。Oelsner 等 [17] 对 39 例妊娠合并卵巢肿瘤的患者在早孕期进行了腹腔镜探查术，2 例发生流产，25 例行开腹探查术，2 例发生流产。他们认为，在孕期行腹腔镜手术是安全的。Nezhat[18] 及 Yuen 等 [19] 分别报道 9 例和 6 例孕期腹腔镜手术，均获得较好的产科结局。Moore 等 [20] 报道，14 例孕 16 周行腹腔镜探查术，无一例发生流产。因此认为，孕期可以考虑实施腹腔镜手术 [19]，但必须考虑腹腔镜手术存在对孕妇及胎儿的不利情况，如 CO_2 人工气腹可以增加子宫内的压力，改变母体血流动力学和酸碱平衡，由此可能造成对胎儿的不利影响。手术中必须采取的头低脚高位对肺循环及体循环的影响会增加胎儿的宫内缺氧风险，而且妊娠患者腹腔镜手术术中不能使用能源切割技术等给手术带来了一定的限制。另外，妊娠期子宫增大、质软，术中不宜惊动子宫。对于致密粘连于道格拉斯窝的巧克力样子宫内膜异位囊肿，手术存在困难。术前评估对手术方式的选择非常重要，对于可能存在粘连、子宫内膜异位囊肿的患者，不主张行腹腔镜手术治疗。有些学者对于出现急腹症的患者行腹腔镜手术的安全性提出了质疑。

文献报道，对于孕期单纯性卵巢囊肿行细针抽吸治疗，囊肿完全消失率不足 50%。虽然无严重并发症发生，但一半以上的囊肿持续存在，而且考虑到恶性肿瘤的禁忌，主张只对近足月、为避免肿瘤受压的情况下行细针抽吸。这部分患者产后需行腹腔镜探查，以排除肿瘤性病变。

八、妊娠合并交界性和恶性卵巢肿瘤的处理

妊娠合并交界性卵巢肿瘤的处理由于病例数少，缺乏大样本研究资料，未形成规范的治疗程序。临床观察发现，交界性肿瘤常常表现为稳定状态，孕期无明显进展，如果孕期行肿瘤手术分期，由于盆腔充血及增大子宫的影响，分期困难，且在术中进行多点活检、腹膜后淋巴结取样可能增加流产、出血和早产的风险，因此主张，即使怀疑交界性肿瘤，孕晚期也不必要急于进行手术分期，可等待胎儿近足月分娩后再行手术治疗。部分学者主张，诊断交界性肿瘤后行患侧附件切除术，保留生育功能，同时行大网膜切除术、腹水细胞学检查，并根据临床分期、孕龄、患者对妊娠的渴望程度，对 I 期患者可等待分娩后再进行全面的手术分期。妊娠合并卵巢恶性肿瘤的治疗原则同非孕卵巢癌，要根据孕龄、肿瘤范围、病理分

级、患者对妊娠的渴望程度等综合考虑，个体化对待。妊娠合并卵巢恶性肿瘤对孕妇和胎儿最重要的预后因素是肿瘤的期别和手术切除时肿瘤包膜是否完整。病理类型也是重要的预后因素。大部分学者认为，妊娠期一旦确定卵巢恶性肿瘤，不论孕龄，应尽快开腹探查术，根据临床情况、病理类型、肿瘤分化程度、孕龄及患者对妊娠的渴望程度等综合考虑决定手术范围及手术方式。对于妊娠早期发现的卵巢恶性肿瘤，建议行治疗性流产后尽快行卵巢恶性肿瘤的规范治疗。对于中晚期妊娠诊断的卵巢恶性肿瘤，如果肿瘤包膜完整，为单侧、交界性肿瘤，行单侧附件切除术、大网膜切除术、腹水细胞学、腹膜活检，继续妊娠，术后化疗，延长孕周，等待胎儿成熟终止妊娠后，择期行卵巢恶性肿瘤的再分期手术。Ueda 等对 5 例妊娠合并卵巢恶性肿瘤患者进行了治疗，他们认为，对于卵巢肿瘤包膜完整或假黏液瘤的年轻患者，可以考虑保守性手术治疗。对于在孕中期诊断的 Ⅰb 以上的卵巢肿瘤，当患者非常渴望胎儿时，可以考虑行保守性手术，术后化疗。妊娠合并生殖细胞恶性肿瘤的治疗尚未建立规范治疗，主张行个体化治疗。众多研究显示，顺铂、卡铂和紫杉醇在中孕期及晚孕早期应用对胎儿是安全的，孕中期可以根据肿瘤病变期别、组织学分级、患者对妊娠的渴望程度综合考虑，进行多学科会诊，要在产科医生、肿瘤科医生、儿科医生共同讨论后制定治疗计划。制订治疗计划时必须考虑到，延迟恶性肿瘤的治疗，可能导致肿瘤治疗的最佳时机的丧失，孕期手术和化疗可能导致的不良妊娠结局。

（王淑珍）

参考文献

[1] Hill L M, Connors-Beatty D J, Nowak A, et al. The role of ultrasonography in the detection and management of adnexal masses during the second and third trimesters of pregnancy. Am J Obstet Gynecol, 1998, 179 (3 Pt 1): 703-707.

[2] Leiserowitz G S, Xing G, Cress R, et al. Adnexal masses in pregnancy: how often are they malignant? Gynecol Oncol, 2006, 101 (2): 315-321.

[3] Grigoriadis C, Eleftheriades M, Panoskaltsis T, et al. Pathology-oriented treatment strategy of malignant ovarian tumor in pregnant women: analysis of 41 cases. Japan Int J Clin Oncol, 2014, 19 (6): 1074-1079.

[4] 丰有吉. 妇产科学. 第2版. 北京: 人民卫生出版社. 2010: 34-35.

[5] Nazer A, Czuzoj-Shulman N, Oddy L, et al. Incidence of maternal and neonatal outcomes in pregnancies complicated by ovarian masses. Arch Gynecol Obstet, 2015, 292 (5): 1069-1074.

[6] Platek D N, Henderson C E, Goldberg G L. The management of a persistent adnexal mass in pregnancy. Am J Obstet Gynecol. 1995, 173 (4): 1236-1240.

[7] Taylor L H, Madhuri T K, Walker W, et al. Decidualisation of ovarian endometriomas in pregnancy— a management dilemma: a case report and review of the literature. Arch Gynecol Obstet, 2015, 291 (5): 961-968.

[8] Bernhard L M, Klebba P K, Gray D L, et al. Predictors of persistence of adnexal masses in pregnancy. Obstet Gynecol, 1999, 93 (4): 585-589.

[9] Morikawa A, Ueda K, Takahashi K, et al. J Am Assoc Gynecol Laparosc, 2003, 10 (2): 200-204.

[10] Blake E A, Kodama M, Yunokawa M, et al. Feto-maternal outcomes of pregnancy complicated by epithelial ovarian cancer: a systematic review of literature. Eur J Obstet Gynecol Reprod Biol, 2015(186): 97-105.

[11] Kodama M, Grubbs B H, Blake E A, et al. Feto-maternal outcomes of pregnancy complicated by ovarian malignant germ cell tumor: a systematic review of literature. Eur J Obstet Gynecol Reprod Biol, 2014(181): 145-156.

[12] 连利娟. 林巧稚妇科肿瘤学. 第4版. 北京: 人民卫生出版社, 2006: 505.

[13] Zanetta G, Mariani E, Lissoni A, et al. A prospective study of the role of ultrasound in the management of adnexal masses in pregnancy. BJOG. 2003, 110 (6): 578-583.

[14] Blake E A, Carter C M, Kashani B N, et al. Feto-maternal outcomes of pregnancy complicated by ovarian sex-cord stromal tumor: a systematic review of literature. Eur J Obstet Gynecol Reprod Biol, 2014(175): 1-7.

[15] Groszmann Y, Howitt B E, Bromley B. Decidualized endometrioma masquerading as ovarian cancer in pregnancy . Ultrasound Med, 2014, 3 (11): 1909-1915.

[16] Lee G S R, Hur S Y, Shin J C, et al. Elective vs. conservative management of ovarian tumors in pregnancy. Int J Gynecol obstet, 2004, 85 (3): 250-254.

[17] Oelsner G, Stockheim D, Soriano D, et al. Ovarian cancer diagnosed during pregnancy: clinicopathological characteristics and management. G Chir, 2014, 35 (3-4): 69-72.

[18] Nezhat F R, Tazuke S, Nezhat C H, et al. Nezhat CR Laparoscopy during pregnancy: a literature review. JSLS. 1997, 1 (1): 17-27.

[19] Yuen P M, Chang A M. Laparoscopic management of adnexal mass during pregnancy. Acta Obstet Gynecol Scand, 1997, 76 (2): 173-176.

[20] Moore R D, Smith W G. Laparoscopic management of adnexal masses in pregnant women. J Reprod Med, 1999, 44 (2): 97-100.

第*84*章　妊娠合并子宫肌瘤

子宫肌瘤是最常见的女性良性肿瘤，多发生于生育年龄女性，妊娠合并子宫肌瘤（uterine myoma associated with pregnancy）是比较常见的妊娠合并症之一。随着生活方式的改变、工作生活压力的增加，高龄孕妇的增加，妊娠合并子宫肌瘤的发病率似有增高的趋势；随着产前规范管理的实施、产前超声技术在产科领域的广泛应用，妊娠合并子宫肌瘤的诊断率逐渐提高。近年来，随着微创技术在妇科领域的广泛应用，子宫肌瘤手术治疗后再妊娠导致的相关产科问题也逐渐引起关注。子宫肌瘤在妊娠期可产生一系列不良影响，危及母婴健康，因此，妊娠合并子宫肌瘤是值得产科医生和妇科医生共同关注的问题，改善妊娠合并子宫肌瘤患者的妊娠结局需要妇科医生精细的孕前处理、产科医生的孕期密切监测和分娩期合理的决策。

一、妊娠对子宫肌瘤的影响

妊娠合并子宫肌瘤是较为常见的妊娠合并症之一，其发生率占妊娠总数的 0.1%~3.9%，占子宫肌瘤患者的 0.5%~1%。文献报道的发生率差异较大与各研究的人群不同、妊娠期不同及研究方法不同有关[1-2]。

（一）妊娠期子宫肌瘤体积变化

理论上讲，妊娠期子宫血供明显增加，孕早期妊娠黄体及孕中晚期胎盘产生大量的雌激素、孕激素，对子宫肌瘤有促生长作用，子宫平滑肌细胞肥大，子宫肌瘤相应增大；产后哺乳期抑制卵巢功能，雌、孕激素维持在绝经期状态，子宫肌瘤体积逐渐缩小。但临床观察所见与推测不同。大量回顾性临床资料显示，妊娠期并非所有的子宫肌瘤均增大，部分肌瘤结节孕期无明显改变，部分肌瘤结节孕期缩小。Winer-Muram 等[3] 早年进行的研究发现，孕 10~20 周超声检查发现，92% 的肌瘤结节孕期无明显增大。回顾性资料显示，中孕晚期 55.5% 的患者子宫肌瘤缩小，晚孕期 75% 的患者子宫肌瘤缩小；<4 cm 肌瘤结节在早、中孕期体积增大，但在晚孕期体积缩小，而 >4 cm 的子宫肌瘤结节在早孕期增大，在中、晚孕期缩小，提示孕期肌瘤结节的变化同孕前子宫肌瘤的大小有关[3-4]。回顾性研究资料的结果虽然存在一定差异，但均显示大部分患者孕期肌瘤结节缩小或稳定，仅少部分肌瘤结节增大，且随着妊娠的进展，肌瘤结节增大的比例降低，肌瘤结节缩小的比例增高[5]。

前瞻性研究的结果与回顾性研究的结果有所不同。Aharoni 等[6] 对妊娠合并子宫肌瘤患者在平均孕 14.9 周时行超声检查显示，22% 的肌瘤结节较孕前增大超过 10%，59% 的肌瘤结节增大或缩小不超过 10%，19% 的肌瘤结节缩小超过 10%，提示孕早期大部分肌瘤结节稳定，约 1/5 的患者的肌瘤结节增大，1/10 患者的肌瘤结节缩小。Asaad 等[7] 对 107 例妊娠合并子宫肌瘤患者进行的孕期动态观察发现，在孕 30 周前子宫肌瘤体积缩小者占 55.1%，平均缩小 35%±4%；增大者占 44.9%，平均增大 69%±11%；在孕 20 周后子宫肌瘤体积缩小者占 75%，平均缩小 30%±3%；增大者占 25%，平均增大 102%±62%，且随着妊娠的进展，肌瘤结节逐渐趋于稳定。但 De Vivo 等[8] 对 38 例妊娠合并子宫肌瘤患者的 42 个肌瘤结节进行的孕期动态观察发现，与早孕期比较，71% 的肌瘤结节在中孕期明显增大，在妊娠晚期仍有 66.6% 的肌瘤结节进行性增大。肌瘤结节增大与孕前子宫肌瘤体积及局部因素（肌瘤部位、胎盘部位等）无关，早、中孕期肌瘤结节增大与孕前体重指数（BMI）及产次相关。孕前 BMI 越高，早、中孕期子宫肌瘤增大越明显，但妊娠后半期肌瘤结节的改变与孕前 BMI 无关。高 BMI 者早、中孕期肾上腺增加了雌激素的外周转化，后者导致肌瘤结节增大。孕妇年龄与妊娠期肌瘤结节改变密切相关，越年轻的孕妇，妊娠期子宫肌瘤增大越明显。

综合回顾性及前瞻性资料显示，早、中妊娠期更易发生肌瘤结节增大；随着妊娠进展，晚孕期肌瘤结节增大的比例减少，肌瘤结节缩小的比例增大，同早、中孕期胎盘产生大量雌、孕激素，但肝甾体激素结合蛋白质产生不足，因此导致游离雌激素增加所致，但妊娠后半期甾体激素结合蛋白质逐渐增加，游离雌激素减少，肌瘤结节缺乏激素刺激，子宫肌瘤生长减慢，部分缩小。

（二）子宫肌瘤变性

妊娠期子宫肌瘤体积增大的患者，由于肌瘤生长速度过快，造成肌瘤的中心部位血供不足、组织缺血、坏死、变性，表现为肌瘤组织中心坏死、液化，形成囊性组织，称为子宫肌瘤透明变性或囊性变，多发生在直径>6 cm 的肌瘤，常见于妊娠中、晚期或产后，妊娠期一般无明显的症状。分娩期依其对胎儿先露部的压迫程度、子宫肌瘤对子宫肌层的影响不同，呈现不同的临床表现。如果在妊娠期子宫肌瘤体积迅速增大过程中，肌瘤中心血管破裂、出血，血液弥漫于肌瘤组织内，则临床上表现为急性腹痛、体温升高，子宫肌瘤体积明显增大，局部压痛及血白细胞增高，严重时发生流产、早产。子宫肌瘤组织大体观，切面呈红色，似生牛肉状，失去原有的漩涡状结构；镜下，可见假包膜内大静脉及瘤体小静脉内血栓栓塞、溶血，肌细胞减少，有较多脂肪小球沉积，称为子宫肌瘤红色变性，是一种严重的妊娠期急腹症。

（三）子宫肌瘤蒂扭转

妊娠合并浆膜下子宫肌瘤时，随着子宫体积逐步增大，带蒂浆膜下肌瘤易发生蒂扭转，往往发生在妊娠 3 个月以后，表现为妊娠期突发一侧腹痛，呈持续性剧烈腹痛、间断性绞痛，伴恶心、呕吐；未能得到及时诊断及治疗时，扭转的子宫肌瘤因缺血、坏死、继发感染，表现出急腹症症状。

（四）腹膜播散性平滑肌瘤病（leiomyomatosis peritonealis disseminata）

多见于妊娠期，为卵巢、圆韧带、内生殖器浆膜面、大网膜、肠系膜及胃肠壁等处多发结节，酷似恶性肿瘤的种植及转移；结节大体形态与子宫肌瘤一样呈结节状，质地坚硬，表面光滑；组织学上为良性平滑肌瘤，很少有核分裂象，无浸润性生长，其组织发生不明。有学者认为这是由于腹膜下的间叶组织具有化生为平滑肌组织的能力，妊娠期雌激素、孕激素促进其增生成结节状生长；也有学者认为是由于同源多中心性平滑肌瘤的发展。妊娠期腹膜播散性平滑肌瘤在妊娠结束后也可部分或完全自然消退。

（五）子宫肌瘤肉瘤变

子宫肌瘤肉瘤变的发生率很低，为（0.4～1.80）/10 万。妊娠期子宫肌瘤恶性变的报道很少，妊娠是否是子宫肌瘤肉瘤变的原因尚不明确[7]。子宫肌瘤肉瘤变孕期监测及诊断需要借助于超声波肌瘤血流的特点做出疑似诊断：肌瘤中心血流丰富、高排低阻型血流及血浆 LDH 明显升高[8]。

二、子宫肌瘤对妊娠的影响

子宫肌瘤对妊娠的影响视其在子宫的部位、大小、数量及生长速度而异。小肌瘤、浆膜下肌瘤或近浆膜面的肌壁间肌瘤对妊娠的影响较小或无影响，但宫颈肌瘤、多发性肌瘤、向子宫腔内突出的肌壁肌瘤和黏膜下肌瘤对受孕、妊娠期、分娩期和产褥期均可造成一系列不良影响。子宫肌瘤相关的并发症包括：不孕症，异位妊娠，早、中孕期的流产，早产，胎膜早破，肌瘤变性，绒毛膜-子宫内膜炎，胎盘粘连，产后出血，产后子宫收缩乏力，以及梗阻性难产[1-2]。

（一）宫颈肌瘤影响精子进入子宫腔，可能导致不孕症

双侧子宫角部子宫肌瘤压迫输卵管可导致输卵管管腔不通畅而引起不孕症及异位妊娠。

（二）流产、早产

黏膜下子宫肌瘤及巨大肌壁间子宫肌瘤可引起子宫腔变形，妨碍孕囊着床及胚胎生长发育，导致阴道出血、流产，且常为不全流产，并导致大量阴道出血，诊断不及时可能发生严重失血、失血性休克等。妊娠合并子宫肌瘤患者的自然流产率明显高于正常人，文献报道为正常人的2~3倍。肌壁间子宫肌瘤突出于子宫腔；黏膜下子宫肌瘤占据子宫腔，使子宫腔变形，子宫腔压力增加，易造成流产、早产、胎儿宫内发育迟缓的风险明显增加。

（三）对产科结局的影响

肌壁间子宫肌瘤及黏膜下子宫肌瘤突出或占据子宫腔可使子宫腔变形，妨碍孕囊在正常部位着床，导致胎盘低置、前置胎盘的发生率增高，后者是孕晚期危及孕妇和胎儿生命的严重产科并发症。子宫肌瘤妨碍胎儿在宫内活动可造成胎位不正，使臀位和横位的发生率增加，由此可导致手术率及围产儿患病率增加。妊娠合并子宫肌瘤患者胎位异常的发生率为10%~30%。

在分娩过程中，由于子宫肌瘤影响子宫的正常收缩，引起子宫收缩乏力，可使产程延长、相关分娩并发症发生率增加，如产程停滞、胎儿宫内窘迫等。嵌顿在盆腔内的子宫肌瘤，如宫颈肌瘤、巨大的子宫肌瘤等，可以阻塞产道，引发梗阻性难产。子宫肌瘤影响子宫正常的极性可导致不协调性宫缩乏力，剖宫产率增加。子宫肌瘤可影响产后子宫收缩，引起产后出血、子宫复旧不良，恶露引流不畅，易导致宫内感染及晚期子宫出血。

（四）子宫肌瘤治疗对妊娠的影响

随着公众健康意识的增强、孕前保健的加强，很多子宫肌瘤患者是在计划妊娠前得到诊断的。随着妇科手术学的进展、微创技术的普及，越来越多的子宫肌瘤患者受孕前接受过子宫肌瘤的手术治疗或保守性治疗，这部分患者是高危妊娠患者，因为她们有子宫受创史，孕期子宫供血受影响、子宫瘢痕破裂导致不良妊娠结局发生的风险增加。保守治疗方式包括子宫动脉介入栓塞治疗、子宫动脉结扎术等，临床医生和患者共同接受的手术方式是子宫肌瘤剔除术。

子宫动脉介入栓塞治疗是通过阻断子宫血流，使肌瘤体积缩小，可为妊娠提供机会。但由于子宫动脉栓塞过程中卵巢受到放射线照射，术后子宫、卵巢血供受到不同程度的影响，这种影响的持续时间及对卵巢功能的远期影响尚不明确，子宫血供减少是否增加妊娠高血压疾病的风险也尚不明确，目前尚缺乏大样本长期观察。现有的资料普遍认为，子宫动脉介入栓塞治疗后妊娠率低、流产率高[9-10]

子宫肌瘤剔除术后妊娠的孕期安全问题一直受到很多学者的关注。开腹子宫肌瘤剔除术技术成熟，但创伤大。与开腹子宫肌瘤剔除术相比，腹腔镜下子宫肌瘤剔除术住院时间

短，恢复快，出血少，更符合腹部手术美学的要求；但不幸的是，不断有腹腔镜子宫肌瘤剔除术后妊娠期自发性子宫破裂的报道[11]，尤其是带蒂肌瘤浆膜下剔除术后孕期子宫破裂，高度提示术中电能源应用对子宫肌层的永久性破坏作用。综合大量文献，腹腔镜下子宫肌瘤剔除术后孕期及产时子宫破裂的发生率为 1%～10%，开腹子宫肌瘤剔除术后孕期及产时子宫破裂的发生率为 0.2%～5.3%[3-4,10,12-15]。腹腔镜下子宫肌瘤剔除术后妊娠率低、瘢痕部位妊娠及分娩时子宫破裂、子宫内膜受损导致胎盘附着部位异常等是这类患者存在的潜在风险[14-16]。Kumakiri 等[17]对 108 例有生育要求的子宫肌瘤患者行腹腔镜下子宫肌瘤剔除术后的妊娠相关因素分析显示，妊娠率同最大子宫肌瘤的直径相关，同患者的年龄及切除肌瘤的数量呈负相关，无一例孕期及阴道分娩时子宫破裂。Seracchioli 等[18]回顾性分析了 514 例生育年龄患者腹腔镜下子宫肌瘤剔除术后的妊娠期安全性。结果显示，术中子宫肌层纵切口、不使用电设备，术后妊娠的自然流产率为 27.2%，异位妊娠率为 2.6%，阴道分娩率为 25.5%，剖宫产率为 74.5%，无一例孕期及阴道分娩时子宫破裂发生；其中，对 158 例肌层受累范围较大者的肌层分两层缝合，禁忌用电设备，无一例孕期及分娩时子宫破裂发生[19]。观察发现，单层缝合后子宫破裂的风险是双侧缝合的 4 倍。对子宫肌瘤剔除术后孕期子宫破裂病例的综合分析认为，子宫破裂与缝合技术相关，与肌瘤数量、大小、部位有关。术中电设备的应用对周围肌层的破坏作用值得关注。术中子宫切口的正确选择、减少或禁用电能源、子宫肌层双层缝合是预防孕期子宫破裂的有效措施。当然，孕期严密监测以及时发现子宫破裂对于避免任何不良结局是至关重要的。

黏膜下子宫肌瘤占据子宫腔，妨碍受精卵着床，可导致不孕及早孕流产。宫腔镜下黏膜下子宫肌瘤剔除术后妊娠率高，但流产率不容忽视。对子宫肌瘤合并不孕症患者行宫腔镜下子宫肌瘤切除术后观察发现，妊娠率明显高于对照组，但黏膜下子宫肌瘤切除导致的子宫基底层受损可能导致妊娠期胎盘植入的风险也是值得关注的一个问题。

三、妊娠合并子宫肌瘤的处理

（一）妊娠前处理

子宫肌瘤患者计划妊娠前应进行常规孕前妇科检查和超声检查，依据子宫肌瘤的大小、部位、数量评估妊娠风险。孕前子宫肌瘤小，无症状，一般不需特别处理，需要生育者可计划妊娠。但黏膜下肌瘤可能影响受精卵着床，导致流产发生率高，建议行宫腔镜下子宫肌瘤切除术后再计划妊娠。生长在双侧子宫角部的肌瘤可能压迫输卵管，妨碍受精卵及精子的通过，建议行子宫肌瘤剔除术后再计划妊娠。肌壁间靠近黏膜下宫颈肌瘤影响受精卵着床，行子宫肌瘤剔除术后再计划妊娠。单个肌壁间肌瘤＞5 cm 者手术治疗后再计划妊娠。多发性子宫肌瘤要依据患者的年龄、最大肌瘤的直径、肌瘤的数量综合考虑，多发性子宫肌瘤剔除术后子宫肌层创伤较大，术后复发率高，在等待子宫肌层愈合的过程中，肌瘤复发可能发生，影响术后计划妊娠，因此，要综合衡量，充分告知患者孕期手术切除的利弊。

（二）妊娠期处理

妊娠合并子宫肌瘤患者是高危孕妇，应常规进行产前检查和定期超声检查，以动态了解子宫肌瘤的生长情况。

1. 妊娠早期的处理

妊娠合并子宫肌瘤者子宫压力增大可诱发子宫收缩而导致流产，尤其是子宫肌瘤周围的子宫肌层收缩。患者出现症状时应立即卧床休息，并保持心情舒畅，必要时给孕激素使子宫松弛，以预防流产。孕早期对子宫肌瘤不宜进行任何干预，但对于子宫肌瘤直径 ＞6 cm、既往曾因子宫肌瘤发生自然流产者，估计对日后的继续妊娠影响较大，可先行人工流产，然后再行子宫肌瘤剔除术。

2．妊娠中期、晚期的处理

对于子宫肌瘤直径＜6 cm 且无症状者，可定期做产前检查，绝大多数患者不需特殊处理。对于肌瘤直径＞6 cm，发生肌瘤红色变性及流产、早产风险大的患者，密切监测肌瘤的大小和质地，出现肌瘤红色变性的症状时嘱其立即卧床休息，给予保守治疗、抗感染治疗，以预防早产。

关于妊娠合并子宫肌瘤红色变性的处理，大多数有妊娠期子宫肌瘤红色变性的患者经过保守治疗，可以安全度过妊娠期至孕足月。保守治疗包括：卧床休息、纠正水电解质紊乱、支持治疗；适当应用镇静剂和止痛药，减轻疼痛刺激；适当应用宫缩抑制剂，如静滴硫酸镁、口服舒喘灵；抗感染治疗，虽然肌瘤红色变性并非感染所致，但由于变性部位血供障碍可导致坏死，易感染，故主张进行抗感染治疗。经过以上处理，绝大多数患者的临床症状在短期内可获缓解，妊娠可维持至足月。如果保守治疗无效，临床症状加重，高热不退，有剧痛，应考虑手术治疗。在妊娠早期，原则上行人工流产；在妊娠中、晚期，原则上保守治疗。

妊娠期子宫带蒂浆膜下肌瘤扭转、肌瘤嵌顿，出现急性腹痛，肌瘤继发感染，伴发腹膜炎，如果保守治疗无效，应立即行剖腹探查术，术中行肌瘤切除术，术后给予镇静剂以预防流产和早产，同时给予抗生素预防感染。妊娠期子宫血流丰富，肌瘤剔除术中出血活跃且止血困难，有发生流产、早产、术后感染及妊娠晚期或分娩期发生自发性子宫破裂的可能。妊娠期子宫肌瘤充血、变软、边界不清，手术中难以辨认肌瘤的确切位置，而产后肌瘤可明显缩小，因此，妊娠期尽量不做肌瘤剔除术。

3．分娩期处理

大多数学者认为，妊娠合并子宫肌瘤患者的分娩方式应依据孕妇年龄、肌瘤大小、肌瘤部位、产科情况及并发症决定。对于肌瘤不大、无并发症、不影响胎先露下降及娩出、无产科指征者，可经阴道分娩，对肌瘤不做处理。由于子宫肌瘤影响子宫收缩，可影响产程的进展，发生产程停滞及各种头位难产，如持续性枕横位、持续性枕后位等，且产程延长可继发胎儿宫内窘迫，产程中要注意子宫收缩、补充热量，严密监测胎儿宫内情况。此外，阴道分娩后容易发生子宫收缩乏力性产后出血，产后必须应用宫缩剂，预防产后出血。Qidwai 等[19]报道，妊娠合并子宫肌瘤者阴道分娩后发生严重产后出血（≥1 000 ml）的发生率为 8.2%，远高于对照组的 2.9%。因此，妊娠合并子宫肌瘤患者分娩前必须做好预防产后出血、降低产后出血量、减少产后出血并发症的准备工作。例如，备好血源，做好行急症子宫动脉栓塞术的准备等。如果子宫肌瘤位于盆腔内，尤其是子宫下段及宫颈肌瘤，可影响胎先露衔接，阻碍胎儿下降及娩出，应在足月后择期行剖宫产。

关于剖宫产术中是否同时行子宫肌瘤剔除术，仍是一个有争议的问题。大多数学者不主张剖宫产术时行肌瘤剔除术，认为妊娠时子宫肌壁血供丰富，术中易出血，且妊娠期子宫肌瘤充血变软，加之胎儿娩出后子宫收缩变形，肌瘤周界不清，手术难度较大，而哺乳期肌瘤可明显变小，因此不应在剖宫产时行子宫肌瘤剔除术。但如果肌瘤位于子宫下段切口，或大部分位于浆膜下，也可行子宫肌瘤剔除术，原则是行剖宫产术娩出胎儿和胎盘后立即给予宫缩剂，缝合剖宫产切口后实施子宫肌瘤剔除术，可以将子宫娩出腹壁切口外，用止血带机械压迫双侧子宫动脉以减少出血。

另一部分学者认为，足月妊娠时子宫肌瘤的边界清晰，容易分离，子宫对催产素较敏感，术中合理应用宫缩剂或止血带暂时结扎子宫动脉均可有效止血，与非妊娠期子宫肌瘤切除术相比，手术难度无明显增加，故认为剖宫产时切除子宫肌瘤是可行的，但应严格选择病例，进行充分的术前准备，如术前备血、适时给予宫缩剂。对于子宫下段后壁的肌瘤，若肌瘤大、位置深，应权衡利弊再做决定。对于靠近子宫动静脉、输尿管及输卵管间质部的大肌瘤，应谨慎对待，以免造成大血管破裂及输尿管、输卵管损伤[8,10,13,15,20-22]。目前多数文献资料显示，对于带蒂或部分突向浆膜下的肌瘤或靠近子宫切口的肌壁间、黏膜下肌瘤，可在剖宫产术中同时行肌瘤剔除术。如肌瘤过大，压迫邻近器官，或为深达子宫肌壁或子宫角阔韧带部的肌瘤，因其基底部宽大、血供丰富，术中存在出血风险，不主张手术，并应根据医生经验及所在单位的技术水平及抢救条件而定。

（三）产褥期的处理

产褥期应给予足量宫缩剂和抗生素，预防产后出血及感染。一般不主张在产褥期行肌瘤剔除术或子宫切除术，因产褥期盆腔充血，手术并发症相对增加，且子宫肌瘤可随子宫复旧而缩小，是否手术治疗需等待产后月经复潮、停止哺乳后再评估。

（王淑珍）

参考文献

[1] Practice Committee of American Society for Reproductive Medicine in collaboration with Society of Reproductive Surgeons. Myomas and reproductive function. Fertil Steril, 2008, 90 (5 Suppl.): 125-130.

[2] Pritts E A, Parker W H, Olive D L. Fibroids and infertility: an updated systematic review of the evidence. Fertil Steril, 2009, 91 (4): 1215-1223.

[3] Winer-Muram H T, Muram D, Gillieson M S, et al. Uterine myomas in pregnancy. Can Med Assoc J, 1983, 128 (8): 949-950.

[4] Obed J Y, Omigbodun A. Rupture of the uterus in patients with previous myomectomy and primary caesarean section scars: a comparison. J Obstet Gynaecol, 1996, 16 (1): 16-21.

[5] Lev Toaff A S, Coleman B G, Arger P H, et al. Leiomyomas in pregnancy: sonographic study. Radiology, 1987, 164 (2): 375-380.

[6] Aharoni A, Reiter A, David G, et al. Patterns of growth of uterine leiomyomas during pregnancy: a prospective longitudinal study. Br J Obstet Gynaecol, 1988, 95 (5): 510-513.

[7] Asaad R, Berman J, Treadwell M C, et al. Volume change of uterine myomas during pregnancy: do myomas really grow? J Minim Invasive Gynecol, 2006, 13 (5): 386-390.

[8] De Vivo A, Mancuso A, Giacobbe A, et al. Uterine myomas during pregnancy: a longitudinal sonographic study. Ultrasound Obstet Gynecol, 2011, 37 (3): 361-365.

[9] Sapmaz E, Celik H, Altungul A. Bilateral ascending uterine artery ligation vs. tourniquet use for hemostasis in cesarean myomectomy: a comparison. J Reprod Med, 2003, 48 (12): 950e4.

[10] Firouznia K, Ghanaati H, Jalali A H, et al. Uterine artery embolization for treatment of symptomatic fibroids: a review of the evidence. Iran Red Crescent Med J, 2013, 15 (12): e16699.

[11] Grande N, Catalano G F, Ferrari S, et al. Spontaneous uterine rupture at 27 weeks of pregnancy after laparoscopic myomectomy. J Minim Invasive Gynecol, 2005, 12 (4): 301-305.

[12] Roopnarinesingh S, Ramsewak S. Rupture of the uterus in patients with previous myomectomy. J Obstet Gynaecol, 1985, 6 (1): 32-34.

[13] Kim M S, Uhm Y K, Kim J Y, et al. Obstetric outcomes after uterine myomectomy: Laparoscopic versus laparotomic

approach. Obstet Gynecol Sci, 2013, 56 (6): 375-381.

[14] Parker W H, Iacampo K, Long T. Uterine rupture after laparoscopic removal of a pedunculated myoma. J Minim Invasive Gynecol, 2007, 14 (3): 362-364.

[15] Floss K, Garcia-Rocha G J, Kundu S, et al. Schippert fertility and pregnancy outcome after myoma enucleation by minilaparotomy under microsurgical conditions in pronounced uterus myomatous. Geburtsh Frauenheilk, 2015, 75 (1): 56-63.

[16] Sizzi O, Rossetti A, Malzoni M, et al. Italian multicenter study on complications of laparoscopic myomectomy. J Minim Invasive Gynecol, 2007, 14 (4): 453-462.

[17] Kumakiri J, Takeuchi H, Kitade M, et al. Pregnancy and delivery after laparoscopic myomectomy. J Minim Invasive Gynecol, 2005, 12(3): 241-246.

[18] Seracchioli R, Manuzzi L, Vianello F, et al. Obstetric and delivery outcome of pregnancies achieved after laparoscopic myomectomy. Fertil Steril, 2006, 86 (1): , 159-165.

[19] Qidwai G I, Caughey A B, Jacoby A F. Obstetric outcomes in women with sonographically identified uterine leiomyomata. Obstet Gyneco, 2006, 107 (2 Pt1): 376-382.

[20] Li H, Du J, Jin L, et al. Myomectomy during cesarean section. Acta Obstet Gynecol Scand, 2009, 88 (2): 183-186.

[21] Koivisto-Korander R, Martinsen J I, Weiderpass E et al. Incidence of uterine leiomyosarcoma and endometrial stromal sarcoma in Nordic countries: results from NORDCAN and NOCCA databases. Maturitas, 2012, 72 (1): 56-60.

[22] Bernardi T S, Radosa M P, Weisheit A, et al. Laparoscopic myomectomy: a 6-year follow-up single-center cohort analysis of fertility and obstetric outcome measures. Arch Gynecol Obstet, 2014, 290 (1): 87-91.

推荐阅读文献

[1] Bujold E, Bujold C, Hamilton E F, et al. The impact of a single-layer or double-layer closure on uterine rupture. Am J Obstet Gynecol, 2002, 186 (6): 1326-1330.

[2] Dillon A. Laparoscopic laser myomectomy. NICE interventional procedure guidance 23. Issued: 2003. www. nice. org/ ih/ipg23.

[3] Excoustos C, Romanini M E, Amadio A, et al. Can gray-scale and color Doppler sonography differentiate between uterine leiomyosarcoma and leiomyoma? J Clin Ultrasound, 2007, 35 (8): 449e57.

[4] Hurst B S, Matthews M L, Marshburn P B. Laparoscopic myomectomy for symptomatic uterine myomas. Fertil Steril, 2005, 83 (1): 1-23.

[5] Kreiker G, Chapron C. Pregnancy outcome and deliveries following laparoscopic myomectomy. Hum Reprod, 2000, 15 (4): 869-73.

[6] Hammoud A O, Asaad R, Berman J, et al. Volume change of uterine myomas during pregnancy: do myomas really grow? J Minim Invasive Gynecol, 2006, 13 (5): 386-390.

[7] Soriano D, Dessole L, Poncelet C, et al. Pregnancy outcome after laparoscopic and laparoconverted myomectomy. Eur J Obstet Gynecol Reprod Biol, 2003, 108 (2): 194-8.

第十一篇

个案病例
介绍及点评

第85章　个案病例介绍及点评

本章所介绍的病例均系作者所处理或会诊过的病例，希望能有助于读者的临床工作。

病例一

患者41岁。因接触性阴道出血1年行妇科检查，发现有子宫颈病变，经活检病理证实为宫颈腺癌Ⅱ级。妇科检查，子宫颈结节样病变；病变最大直径为4.5 cm，粗糙；子宫体前位，稍丰满；子宫旁双侧增厚达中线，弹性中等；左侧附件部有一团增厚组织，与周围似有粘连。临床诊断为：宫颈腺癌Ⅱ期，子宫旁，结节型；左侧附件慢性炎。患者曾于1984年5月7日至7月19日接受放疗：腔内后装（^{137}Cs，中高剂量率），治疗A点剂量为58.03 Gy；体外8 MV直线加速器盆腔四野垂直照射，肿瘤照射剂量（DT）40 Gy。放疗后7个月曾出现便血，诊断为放射性直肠炎，处理后治愈。患者放疗后每年均随诊，直至疗后19年4个月，盆腔均为放疗后改变，无肿瘤情况。患者于2003年7月出现便血，发现直肠后壁、肛门口上4 cm处有一个3 cm×2 cm肿物，诊断为直肠癌，并于2003年10月行直肠癌腹会阴切除术及乙状结肠造瘘术。2009年10月患者来院随诊，未见肿瘤复发。患者宫颈腺癌放疗治愈后已25年。

点评：本例为宫颈腺癌Ⅱ期，放疗后治愈已25年，说明放疗可治愈腺癌。医科院肿瘤医院报道的不同时期宫颈腺癌的5年生存率分别为：Ⅱ期64.9%、Ⅲ期40.0%、Ⅳ期4.2%（1995年），以及Ⅱ期56.4%、Ⅲ期36.0%、Ⅳ期40%（2005年）。放疗成功的要点在于剂量把握。一般腺癌腔内照射剂量高于鳞癌，因此放疗的并发症发生率也会高。

放疗多年之后有再发第二种肿瘤的可能，不仅可在原器官发生，也可在周围器官发生。本例就是宫颈癌放疗19年后直肠后壁发生了直肠癌，此时应积极治疗再发的第二种肿瘤，如治疗得当仍会有良好预后，切不可误以为肿瘤复发或消极对待。

病例二

患者60岁。因阴道出血于1984年5月诊断为宫颈腺癌Ⅱ期，子宫旁，结节型。患者接受了放疗：腔内后装放疗（^{137}Cs，中高剂量率），57.34 Gy；体外8 MV直线加速器盆腔四野垂直照射，DT 40 Gy。放疗后4年7个月，患者出现了大便次数增多，便血及黏液；曾于门诊做肛门镜检查，并于直肠前壁行活检；病理检查结果为：黏膜慢性炎细胞浸润，未见癌。1989年3月，患者出现了阴道大便流出；行直肠活检，活检处有溃疡，相应阴道壁有坏死及瘘口。1989 年 9 月准备行横结肠造瘘，此时患者已放疗后无肿瘤情况 5 年 4 个月，因患者严重贫血，电解质失衡，一般情况太差，患者不愿接受治疗。1991 年 9 月曾见患者不全信息，此后失随访。

点评：宫颈癌放疗之后放射性直肠炎常见，轻度者可不特别治疗，中度者可对症处理，一般经过这一段时间可以恢复。放射性直肠炎的临床表现有：里急后重，黏液血便；直肠黏膜可充血、水肿、糜烂，形成白膜甚至溃疡。对此不可盲目进行直肠壁活检，因为活检伤口往往不愈而有可能发展成阴道直肠瘘。作者曾反复强调这点，并借此病例再次提醒医生注意。

对放射性直肠炎要处理好，对轻度者不特别处理其也可自行恢复；但对有的情况，特别是重度者，要处理好，否则患者生活质量会受到严重影响，甚至威胁患者生命。

病例三

患者 52 岁。绝经后阴道出血淋漓不断 3 个月，在外院行分段刮宫确诊为子宫内膜高分化腺癌，临床 II 期。因患者有高血压、冠心病转肿瘤医院进行放疗。盆腔检查，患者的阴道光，有弹性；子宫颈直径为 2.5 cm；子宫体丰满，有不平感；右侧子宫旁厚。1998 年 6 月 24 日至 1998 年 8 月 8 日患者接受了放疗：腔内后装（^{192}Ir HDR），F 点 56.6 Gy，A 点 51 Gy；体外 8 MV 直线加速器盆腔四野垂直照射，DT 45 Gy 照射；治疗过程中患者子宫腔深度为 7～8 cm，余无特殊异常。放疗后患者子宫萎缩较慢，曾于 1998 年 9 月 29 日行探查，子宫腔深度为 7 cm，取子宫腔组织，病理结果为坏死组织及炎性渗出物。1998 年 11 月患者曾行子宫腔镜检查，子宫壁光滑，未见特殊。此后子宫渐小。放疗后 9 个月随诊，患者有放射性直肠炎；外院外科准备行直肠活检，被阻止；不久患者放射性直肠炎自愈。末次随诊时间为 2005 年 3 月。妇科检查，为萎缩性盆腔。此时已为疗后 6 年 11 个月。

病例点评见病例四之下。

病例四

患者 57 岁。患者系病例三的姐姐，绝经 4 年，阴道出血 9 个月。妇科检查，子宫增大，子宫腔深度为 8 cm。子宫内膜活检为子宫内膜高分化腺癌，临床 I b 期，伴高血压、糖尿病。患者 1991 年 1 月 7 日进行了手术治疗。手术体位先取膀胱截石位，行子宫口 8 字缝合。开腹后先钳夹子宫旁及子宫角，然后探查腹腔、主动脉及盆腔淋巴结（均阴性），然后行次广泛性子宫切除 + 盆腔双髂内、髂外和闭孔淋巴结取样。术后病理检查结果为：子宫内膜分化差腺癌，侵犯浅肌层。手术分期为 I b。因病理分期为高危型，故术后给予患者 45 Gy 盆腔照射。患者疗中及疗后无特殊，末次随诊时间为 2004 年 10 月。于 2005 年 3 月由其妹处得知，患者情况满意，其时已为疗后 4 年 2 个月。

点评：病例三及病例四为同胞姐妹，其家族尚有高血压、糖尿病家族史。两病例虽均为子宫内膜癌，但治疗方法不同，结果均获得治愈，长期生存。

病例三因心血管合并症采用了单纯放射疗法，以两个参照点来评估剂量，放疗后病理、子宫腔镜、临床检查均证明治愈。实际上，放疗也是子宫内膜癌的根治方法。医科院肿瘤医院的Ⅰ、Ⅱ期子宫内膜癌单纯放疗的 5 年生存率已达 62.5% ~ 79.2% 及 62.7% ~ 75.3%。国外报道的生存率也很高，子宫腔内中子治疗效果更好。子宫内膜癌的单纯放疗效果可以与宫颈癌的放疗效果媲美。但子宫内膜癌放疗较宫颈癌放疗难度大，子宫腔内的治疗有一定的盲目之处，更强调知识、经验和技术。疗后要注意子宫大小、子宫腔深度，保持子宫颈管通畅。

病例四术前临床分期为Ⅰb期，具有手术指征。手术时先缝合关闭子宫口、钳夹子宫角及子宫旁，然后再探查盆腹腔，检查后决定行次广泛性子宫切除术 + 淋巴结取样，其目的是避免手术范围过大。因术后病理检查结果为分化差的癌，故追加了体外照射。结果患者为无瘤长期生存。

病例五

患者 38 岁。月经不调 2 年，因近 1 个月出现月经多量出血于 1991 年 5 月来院就诊，拟诊为子宫癌（G3P3），收住院。患者既往史、家族史无特殊。常规体检无特殊发现。盆腔检查，外阴、阴道无特殊，子宫颈直径为 3 cm，子宫口处可见子宫腔内一个 1 cm × 1 cm 肿物。B 超检查，见子宫内膜消失，子宫内有一个 2.9 cm × 2.3 cm 强回声，不均匀；左盆腔内见小结节。B 超检查诊断为子宫内膜癌，不除外转移。MRI 检查，子宫大小为 7 cm × 5 cm × 3.3 cm，子宫下缘、颊部子宫颈管内膜增厚，子宫深肌层受累。患者住院后对其进行了子宫分段取内膜活检，诊断为子宫内膜及子宫颈管内膜高分化腺癌。临床诊断为子宫内膜癌Ⅱ期（G1）。于 1991 年 6 月 20 日至 1991 年 8 月 7 日对患者进行放疗：采用 WD-18 后装机，^{192}Ir 源放疗 7 次，F 点受量 48.5 Gy，A 点受量 42.5 Gy。患者腔内放疗结束后出院。2 个月后再次住院准备手术。术前盆腔检查，见阴道穹前部增厚；子宫颈直径为 2.5 cm；子宫中位，不大；子宫旁有少许增厚。MRI 检查，见子宫稍大，内膜信号带宽，不均匀，边缘不光，病变似有改善。1991 年 10 月 21 日对患者行筋膜外子宫切除术，探查盆腹腔及淋巴结，均无阳性发现；膀胱子宫腹膜反褶粘连紧。手术过程顺利，唯推下膀胱时因纤维化较为费力。术后病理检查结果为：子宫前后壁及子宫颈管内膜大量坏死，呈严重放射反应；子宫底及子宫角部有少量残存内膜腺体，呈轻度蜕变；上述部位均有炎细胞浸润及纤维化物，无肿瘤存在。术后未再对患者行体外照射。疗后患者无直肠及膀胱并发症出现。疗后末次随诊时间为 1998 年 10 月，患者仍在正常工作。于 2010 年 6 月联系，患者健在，疗后已 19 年。

点评：患者系子宫内膜癌Ⅱ期，若行手术治疗，应行广泛性子宫切除术 + 盆腔淋巴结清扫术，术后可能会留下手术并发症。本例采用术前先行全量腔内放疗，2 个月后行剖腹探查并行筋膜外子宫附件切除术。手术后标本病理检查显示，子宫内除放射反应外，无肿瘤存在。依探查及病理所见，未给予患者体外照射。疗后患者无并发症出现，已无瘤生存 19 年，足见对该患者治疗方法的成功。当前对子宫内膜癌的治疗虽首选手术治疗，但对该患者进行的传统子宫内膜癌的治疗方法仍有借鉴之处。

另外，在本例治疗过程中，虽然影像学诊断提供了一些信息，但仅能作为临床参考，与临床的实际情况有差别。此外，从病理检查结果看，子宫底部及角部有残存的、少量轻度蜕变腺细胞存在，提示我们这些部位是腔内剂量易偏低之处。因此，若这些部位有癌，可能是由于剂量偏低导致的癌细胞残留。因此，我们强调，过全量腔内放疗之后，应争取行子宫切除术，除了将原发性肿瘤部位切除外，还要探查盆腹腔情况，以决定是否需要进行手术后体外照射。此种作法已有报道，生存率颇高，并发症和复发发生率均低。

病例六

患者 37 岁。因接触性阴道出血 2 年在某院被诊断为宫颈癌 Ⅱb 期，准备进行放疗。对患者采取了放疗前将其右侧卵巢移位至其左腋下，以避免盆腔放疗影响其卵巢功能。患者于 1992 年 3 月 9 日至 5 月 8 日接受了放疗：^{60}Co 后装治疗，A 点剂量 40 Gy；^{60}Co 体外照射，DT 40 Gy。1993 年 3 月患者随诊时发现，其子宫颈局部结节不平，遂行全子宫及左附件和右卵管切除。同年 8 月发现患者阴道顶端粗糙，活检为破碎鳞癌细胞，遂转院至医科院肿瘤医院进行治疗。此时，患者的阴道上端已严重狭窄，只能行组织间单针插植放疗。1993 年 11 月 18 日行首次插植放疗，尚顺利（源旁 1 cm 处 1 000 Gy）。为避免损伤膀胱，第二次放疗改行小号阴道塞子放疗，但不满意。1993 年 12 月 9 日行第三次放疗时只能再次行组织间单针插植放疗（源旁 1 cm 处 1 000 Gy），2 日后患者阴道排液时多时少，小便无特殊，其后返家休息。1 周后患者来院就诊，诉阴道排液多。盆腔检查，阴道未见可疑瘘口；故在患者阴道内放置了一块纱布，静脉注射亚甲蓝，见纱布蓝染，证明有小膀胱阴道瘘存在；做尿管插管持续开放处置。1994 年 2 月 22 日患者经膀胱镜检查及膀胱内注射亚甲蓝试验证实，其膀胱阴道瘘已愈合。患者多次阴道细胞学检查无异常。患者曾于 1993 年 12 月 9 日（卵巢移植术后 1 年 10 个月）至 1995 年 5 月多次检查雌二醇，一直处于偏低状态，为 4.5 ~ 33 pg/ml（正常为 30 ~ 400 pg/ml）。3 年后，患者再查雌二醇，已为 0 值。患者随诊时间至 2005 年初，其阴道已狭窄，可容一指，深不过 2.5 cm。

点评：患者疗后生活质量是当今评价治疗方法优劣的重要方面，年轻妇科肿瘤患者疗后能否保持卵巢功能及性功能受到重视。早期宫颈癌手术保留卵巢、对术后有可能放疗的患者行卵巢悬吊或卵巢移位的目的就是为此。国外早有报道，行此种手术病例有卵巢"早衰"（即卵巢功能持续时间不长，达不到正常生理时间）和其他并发症，如卵巢囊肿、腹痛等。国内近期也开始注意到此类问题。但是还要想到，宫颈癌手术阴道切除术应有一定长度，否则阴道残端易复发；而如果切除过多，加之术后照射的直接作用，则会导致所余生殖道纤维化、狭窄、缩短。本例所经历的过程发人深省，医生的好心未能如愿。此例随诊无瘤生存已 11 年，依盆腔检查情况所见，患者无正常性生活可能，但仍乐观。

本例值得庆幸的是，其膀胱阴道瘘已经愈合，一般放疗后出现的膀胱阴道瘘或直肠阴道瘘无法愈合。此例膀胱阴道瘘得到愈合可能是由于直径不足 2 mm 的插植针所致创伤较小之故，但愈合也经历了 2 个月之久。

病例七

患者 45 岁。因阴道内疼痛 40 余天并于左侧阴道壁近阴道口处触及手指盖大小结节、活检病理诊断为鳞癌转来诊治。妇科检查，见阴道左下 2/3 黏膜粗糙，片状增厚，表面有浅溃疡，触痛明显；右侧阴道壁近外口处可见一个 2 cm×3 cm 溃疡面，触血（++）；子宫颈直径 3 cm，Ⅱ 度糜烂；子宫颈管较粗；子宫体饱满，子宫约 6 周妊娠大小；子宫旁无特殊。疑子宫内膜癌阴道转移，对患者进行了子宫分段取内膜及阴道壁活检。病理结果为：子宫腔左壁、子宫颈管、子宫颈、左右侧阴道壁均为中、低分化腺鳞癌。临床诊断为子宫内膜癌Ⅲ期。1996 年 10 月 30 日至 1997 年 1 月 28 日先后给予患者 8 MV 直线加速器 X 线照射，全盆 DT 30 Gy，盆腔四野 DT 15 Gy；子宫腔后装放疗（ ^{192}Ir，HDR），F 点 53 Gy，A 点 48 Gy；阴道盒一次，阴道穹黏膜 10 Gy；并给予阴道组织间和阴道塞子治疗，阴道肿瘤基底部 12 Gy。放疗期间曾用顺铂、5-氟尿嘧啶、表柔比星介入治疗一次。患者盆腔放疗近结束时出现耻骨部疼痛，经骨扫描、MRI 检查证实为耻骨转移。再次给予患者 8 MV 加速器 X 线照射，以 13.5 cm×8 cm 野给予 DM 30 Gy，并以顺铂、博来霉素、表柔比星静脉化疗一次。治疗末期，患者部分外阴阴唇及腹股沟有轻度湿反应，对症处理后顺利完成治疗。患者出院前曾做子宫腔镜检查，子宫腔内系放疗反应；刮取少许组织为渗出物。随诊曾行盆腹部 CT、骨扫描和 X 线片检查，均无异常。妇科检查，阴道狭窄，子宫颈、子宫体萎缩。末次随诊时间为 2004 年 11 月 2 日，无妇科肿瘤问题。但患者半个月前因乳腺癌在当地做了手术，其时距患者子宫体癌治疗已 7 年。2016 年患者曾来院随诊，一般情况好，无肿瘤表现，其时已距其子宫内膜癌治疗 20 年。

　　点评：本例是为颇晚期的子宫内膜癌患者，治疗期间又发现了骨转移，但其癌症得到治愈，长期生存。对此类病例并无一定的治疗模式，能否治疗成功关键在于"个体化对待"。对患者癌症的原发灶给予了高剂量放疗，针对其阴道转移灶给予了组织间及阴道塞子放疗，考虑到其盆腔可能有"播散"，给予了介入治疗。发现其耻骨转移后，仍给予了积极治疗，对其耻骨部追加了照射；治疗后虽出现了轻度湿性皮肤反应，对其进行对症处理后仍完成了放疗。因骨转移多由血行转移所致，故对其给予了全身化疗。患者出院前及随诊过程做过子宫腔镜、骨扫描、MRI、CT、X 线片检查，均无肿瘤证据，考虑其肿瘤系盆腔内扩散，盆腔治疗已充分，未再反复进行化疗，使患者保持了疗后良好的精神和体力状态。此例的治疗决策的制定是依靠临床的细致工作（包括有关检查）和对病情的分析，当然经验颇为重要。作者认为，肿瘤治疗要有根据，不应盲目地"过度"治疗。

病例八

　　患者 54 岁。于 1996 年 8 月因阴道不规则出血就诊当地医院，妇科检查发现子宫颈菜花样肿物，活检病理结果提示鳞癌。患者于 1996 年 10 月 26 日起在该院进行了 1 个周期的全身化疗：异胚磷酰胺 1 g，静滴，第 1~5 天；顺铂 40 mg，静滴，第 1~3 天；并于 1996 年 10 月 29 日开始全盆放疗：DT 2 500 cGy/10 f。之后患者转诊至医科院肿瘤医院治疗，于 1996 年 11 月 25 日至 1997 年 1 月 14 日进行了前后四野轮照，DT 1 800 cGy/9 f；并进行了同期腔内后装治疗，A 点 DT 4 300 cGy/7 f。此后定期复查，未发现肿瘤复发。2012 年 4 月（疗后 15 年 6 个月）下旬，常规复查液基细胞学检查（TCT），提示子宫颈恶性病变，再次取活检，病理检查示乳头状增生的上皮呈阴道上皮内瘤变（vaginal intraepithelial neoplasia，VAIN）3 改变，HPV 检测（−）。疗前盆腔检查，阴道后中上 1/3 有 1.5 cm × 2.0 cm 表面充血粗糙区，边界清楚；子宫颈萎缩，子宫小，子宫旁稍厚，有弹性；直肠（-）。于 2012 年 5 月 23 日至 2012 年 6 月 20 日行 ^{252}Cf 4 次阴道腔内治疗，采用灵顿阴道两半球容器及阴道柱型塞子各两次，源照射范围为 3$^+$cm，阴道黏膜充血粗糙部剂量为 15 Gy（i），过程顺利。疗后每日冲洗阴道。末次随诊时间为 2016 年 10 月 11 日，除有阵发性腹痛、肠鸣音而疑有肠粘连外无其他不适。盆腔检查，外阴（-）；阴道黏膜光，无充血，苍白，尚有一定弹性，稍狭窄；子宫颈萎缩，子宫体小，子宫旁稍厚；肛门指检，指检套未见血，直肠黏膜光。现宫颈癌治疗已 20 年余，VAIN 2 疗后已 6 年 4 个月。

点评： 本例在宫颈癌放疗后近 15 年出现了 VAIN 3。以往文献常有报道，在宫颈癌放疗后常出现阴道原位癌，并将前者列为后者发病的有关因素。近些年有文献报道，阴道原位癌与 HPV 感染有关，特别是高危的 HPV16 与 HPV18，与宫颈癌相同，但本例 HPV 检测（-）。目前对放疗后出现的 VAIN 3 进行处理的经验并不多，处理颇为困难，倾向于保守处理，但效果不满意。本例给予阴道局部 ^{252}Cf 放疗，结果满意，治疗后已 6 年 4 个月。近年来，我们在对宫颈上皮内瘤变（cervical intraepithelial neoplasia，CIN）行后装锥切的基础上，对 VAIN（包括子宫切除术后的 VAIN）进行了腔内放疗，取得了初步经验。应提醒的是，行腔内治疗前应仔细做阴道检查（包括阴道镜），治疗时可用 5% 醋酸、碘酒涂擦阴道壁，确定好病变范围，避免漏掉病变，导致治疗失败。

病例九

患者 48 岁。因接触性阴道出血 3 个月在当地医院进行妇科检查，发现阴道穹后部有溃疡，活检为腺癌，CT 示右侧盆壁淋巴结转移，于 1998 年 12 月 7 日转至医科院肿瘤医院治疗。患者孕 5 产 2。6 年前曾因月经量多、贫血、子宫增大行次全子宫切除术 + 左侧附件切除术。术后病理检查结果为：子宫多发性平滑肌瘤，子宫内膜腺瘤性增生过长。入院后治疗前妇科检查，见阴道穹后部 6 点处有直径 5 cm 长溃疡；子宫颈肥大，直径 4.0 cm；子宫颈管粗大，后壁结节不平；右侧子宫旁增厚达盆壁，弹性可；临床拟诊为子宫颈管腺癌。外院阴道病理切片会诊为分化较好腺癌，部分有乳头状结构，有浆液分化特征。患者于 1998 年 12 月 7 日至 12 月 22 日接受了 ^{137}Cs 后装治疗 2 次，阴道穹 20 Gy；体外 8 MV 直线加速器 X 线照射 14.6 Gy。考虑到患者的临床及病理情况，决定尽早对其进行手术治疗。1998 年 12 月 28 日在硬膜外麻醉下对患者行开腹手术。术中探查无腹水，冲洗液细胞学检查（-），直肠前壁腹膜与子宫颈粘连紧，有结节，右髂内、外有 0.5 cm×0.3 cm 淋巴结可及。故行残存子宫颈、部分阴道、右附件切除术 + 右髂内、外淋巴结活检术。术后病理结果为：子宫颈间质内见大量乳头状腺癌浸润，子宫颈外口及阴道黏膜未见明确肿瘤，直肠前瘢痕可见腺癌浸润，右髂内、外未见肿瘤。患者术后恢复顺利。患者术后 17 d 复行体外照射 40 Gy。此后患者于 1999 年 3 月 2 日至 3 月 5 日及 4 月 1 日至 3 日行顺铂、依托泊苷及表柔比星化疗两次，化疗中白细胞曾降至 $3×10^9$/L，处理后恢复。疗后于当地随诊，除有明显更年期症状外，无其他疗后并发症。2008 年曾因胃癌在医科院肿瘤医院腹部外科做手术。此后一直有通讯联系，无特殊情况。2017 年 2 月 14 日来院随诊，虽然其上腹部有不适，但无复发表现；其盆腔呈萎缩性表现。

点评：此例患者入院时诊断为子宫颈管腺癌，已穿破子宫颈至阴道穹后部及直肠前壁腹膜瘢痕中。疗前 CT 片有盆壁淋巴结转移。因曾做过部分子宫切除术，放疗盆腔难以达到满意剂量。病理检查为乳头状腺癌，且有浆液性分化。因此给予患者适量的术前放疗，之后经盆腔检查，患者子宫旁情况改善，因此抓紧时机适时进行了手术。手术后继续完成体外照射计划，并给予适当化疗。患者疗后长期生存。本例的成功经验在于依患者具体情况采用了合理的综合治疗。

妇科肿瘤治疗之后仍有发生其他部位肿瘤的可能，也应积极治疗。本例在治疗之后 10 年发生了胃癌。胃癌手术之后仍得以长期生存。

病例十

患者 24 岁。已婚。因阴道接触性出血 3 个月及外院 B 超检查发现盆腔肿物 3 个月来院就诊。妇科检查，阴道上 1/3 黏膜受侵；子宫颈 6 cm 大菜花样肿物样外生肿物；子宫体正常大小，右偏；右侧子宫旁达盆壁，弹性不好；左侧子宫旁近盆壁，弹性差。子宫颈病理检查，为透明细胞癌。临床诊断为宫颈癌Ⅲb 期，菜花型。1999 年 7 月 28 日至 1999 年 9 月 30 日接受了放疗，8 MV 直线加速器 X 线全盆照射，DT 30 Gy；四野照射，DT 20 Gy；阴道腔内 MDR ^{137}Cs 消除量 30 Gy；菜花样肿物内 ^{192}Ir（HDR）两针插植 34 Gy；并用顺铂每周 30 mg 增敏四程。结果显示，菜花样肿物消除不满意，且无法进入子宫腔进行放疗。因此认为患者对放疗不敏感，决定让患者休息 2 个月后进行手术。患者于 1999 年 11 月 29 日进行了手术。术前检查，子宫颈仍有 4 cm 菜花样肿物。术中探查，主动脉旁及盆腔淋巴结阴性，行次广泛性子宫切除术。术后病理结果为：子宫颈残存癌细胞及大片坏死，肿瘤累及子宫颈壁 3/5，子宫内膜大片坏死，阴道断端及子宫旁未见癌，并符合放射反应。术后患者曾高热 2 d，达 40℃，术后半个月出院。一年后患者随诊时诉有发热、出汗。妇科检查，阴道有明显的狭窄，弹性差。已离异。此后给予患者少量利维爱（1.25 mg/d）。2 年后患者阴道已有分泌物，阴道仍较短，但阴道口处可容两指，阴道已有一定弹性，发热、出汗症状好转。患者末次随诊时间为 2005 年 8 月，无瘤生存已 6 年。其后患者曾患肝炎，一度失随访。2016 年夏又曾遇到患者，告知其无肿瘤情况，仍在工作，其时已为疗后 17 年。

点评：20 世纪 70 年代即有学者倡导，对此类桶状宫颈癌进行全量放疗之后行子宫切除术能提高患者的生存率。国内近年也有报道。此例的放疗处理，腔内放疗主要是消除剂量，但局部剂量已颇高（^{137}Cs 39 Gy，^{192}Ir 34 Gy）；体外放疗达到全量，肿瘤消除不好，继续腔内放疗已不适宜，故休息 2 个月后行手术治疗。

放疗后的手术有一定的特殊性及困难。放疗后近期手术时，盆腔内充血水肿，手术过程易出血。解剖子宫旁，出血、止血会破坏了血供，易出现输尿管瘘。放疗后远期手术时，由于纤维化、粘连增加手术分离、解剖困难，若强行解剖，易损伤输尿管和破坏已形成的血供，往往造成输尿管瘘。因此，放疗后手术多以筋膜外子宫切除术为基本术式，以便手术不致有大问题。手术过程中困难之处在于推下膀胱。放疗后近期手术还存在易出血问题。放疗后远期手术时，由于粘连紧，推走膀胱费力，且往往会误认为进入了膀胱。

回顾本例治疗，开腹探查和随诊均有据可依，治疗并未过分。结果患者肿瘤治愈，无与治疗有关的直接并发症。少量应用利维爱，改善了生活质量，颇有参考之处。

病例十一

患者 48 岁。因阴道多量出血进行了宫颈活检，病理证实为中分化鳞癌，临床诊断为Ⅱb 期。会诊曾建议放疗，但患者在外院选择了术前介入化疗及手术治疗。行顺铂第二次介入治疗后 4 周行开腹手术。手术探查，子宫颈肥大，直径 4.5 cm；左侧子宫旁结节达左侧输尿管内侧；直肠表面有散在结节。对患者进行了全子宫和附件切除术。术后病理证实为子宫颈中 ~ 低分化鳞癌，累及全层；双卵巢、直肠表面、阴道壁鳞癌转移。术后行 3 个疗程 BIP 化疗。其后发现患者阴道左上方有肿块。术后 3 个月开始放疗，全盆 8 MV 直线加速器 X 线照射 40 Gy，阴道腔内给予残端 ^{252}Cf 16 Gy（i）。放疗结束后，阴道左上方肿块一度消失，但不久后又再度出现。原计划给予患者调强放疗姑息治疗，但因其出现肠梗阻，无法进行放疗。

点评：宫颈癌手术指征是Ⅱa 以早，已被大家认同。Ⅱb 期不适宜手术，因为肿瘤已浸润子宫外，肿瘤是难以切净的，而放疗有很高的治愈率。不要期待对手术切不净的病例术后给予放疗能改善预后，因为子宫没有了，腔内标准放疗无法进行，而单靠体外照射，盆腔剂量是不够的；而且由于手术粘连，放疗的并发症增多了，特别是肠道并发症。这也是有的医生当开腹后发现子宫外有肿瘤时予以关腹、保留子宫、改行放疗的原因。本例也说明了以往的经验和强调的观点是要记取的。

关于术前化疗是否有助于Ⅱb 期手术的预后，要慎之又慎，要有长期随诊依据，要与已有的治疗方法的生存率比较。

病例十二

患者 30 岁。2003 年妊娠期间曾有接触性阴道出血，妊娠足月行剖腹产。产后 4 个月又有房事后阴道出血，其后白带增多，并有血性排液。2004 年 3 月曾在其他医院诊治，妇科检查见子宫颈有肉样新生组织，活检为子宫颈低分化鳞癌，临床分期不详，并在全麻下进行了广泛性子宫切除术 + 盆腔淋巴结清扫术 + 双侧卵巢悬吊术。术后病理结果为：子宫颈后唇有 3.5 cm×3.0 cm×1.7 cm 中分化鳞癌，侵及浅肌层，脉管内有瘤栓；其他部位包括淋巴结均无转移。术后曾给予盆腔介入化疗。术后 4 个月余患者复查，有阴道残端肿物，病理活检为鳞癌。患者又至其他医院治疗。2004 年 8 月，患者曾接受 8MV 直线加速器照射；DT 46 Gy/23 f，35 d；阴道 ^{252}Cf 后装放疗，V 点 22 Gy/4 f，25 d。此后不久，患者感到左腰部及左下肢疼痛，CT、PET 等检查见有左侧盆壁阴影，肝多发转移，右侧髂血管区淋巴结转移，肾盂积水。给予患者化疗、适形放疗、γ 刀治疗，但患者病情仍进展并选择不治疗了。

点评：本例为妊娠合并宫颈癌。患者妊娠期间即有症状，但产后 4 个月才做出诊断。患者首次治疗时宫颈癌期别无资料可据，但从其手术病理结果描述来看，其子宫颈局部不是较早病灶，除肿瘤累及浅肌层及有脉管瘤栓外，未发现有其他部位转移。可能因为活检病理报告过未分化癌及术后病理报告有脉管瘤栓，术后给予了盆腔介入化疗。但是，根治术后，盆腔血管结扎，盆腔介入化疗的作用有多大尚不清楚。术中曾行卵巢悬吊，其目的是为了术后进行放疗，但看不出来术后及时放疗的原因。根治术后放疗也有其缺点，血管结扎、血供差会影响放疗敏感性。当然放疗也有其直接杀伤作用。回顾本例，首次治疗颇有值得反思之处：对宫颈癌根治术手术标本的检查应仔细、全面，以避免漏掉癌组织，这是很大的工作量。有时病理科医生对淋巴结的检查很重视，但会忽略对原发灶周围的浸润灶的寻找。本例疗后出现的阴道、盆腔、淋巴结及盆外转移应考虑其可能原因。

老一辈肿瘤学家经常告诫我们，肿瘤首次治疗是成败的关键。一旦首次治疗欠妥，就难以得到好的结果；而且经验告诉我们，有的手术后复发其病情进展之快，再治疗结果之差会出乎意料。

宫颈癌患者有年轻化的趋势，合并妊娠值得重视。产前检查应常规做宫颈细胞学检查，有异常时应做阴道镜检查，并在阴道镜下取活检，以做到早期发现并给予合理的治疗，这样才有望获得良好的预后。宫颈癌合并妊娠处理得好，母子平安，皆大欢喜；处理得不好，母子均失，成为悲剧；处理得欠妥，母活子丧或子活母丧，留下终生遗憾，我们应谨记。

病例十三

患者 55 岁。因无明显诱因气短、上楼时加重 1 个月就诊。2003 年 11 月 X 线胸片发现，左侧胸腔内有大量积液，抽出血性胸水，细胞学检查有腺癌细胞。为寻找原发灶，曾行 B 超检查，胸、腹 CT，胃镜，肠镜，结果均无异常。妇科检查，外阴正常，子宫颈萎缩、子宫前位、正常大小，右侧卵巢稍大，左侧附件无异常。PET 检查，膀胱右后上方有圆形高代谢灶，考虑恶性病变。再查 CT，右侧附件区囊实性占位病变。CA 125>500 ng/ml。临床考虑卵巢癌，胸腔转移。患者曾接受胸腔内顺铂 40 mg 治疗 2 次及紫杉醇 + 顺铂化疗 2 个周期，胸水控制满意。患者于 2004 年 3 月接受开腹手术。手术探查，腹腔无腹水，腹腔冲洗液未见癌细胞；腹腔脏器及大网膜正常；盆、腹淋巴结未及；子宫前位、萎缩；右侧卵巢 3 cm×3 cm，表面光，似可扪及其内有实性肿物；左侧卵巢大小正常，表面有 1 cm 大小肿物；双侧输尿管无特殊。探查后行全子宫和附件切除术。术后病理检查显示，右侧卵巢囊腺癌，左侧卵巢囊腺瘤。术后继续给予患者化疗，紫杉醇 + 顺铂，4 个疗程。CA 125 逐渐降至正常。末次化疗结束后 1.5 个月，CA125 再次上升，>500 ng/ml，其后出现腹水，拟改变化疗方案再行化疗，并依具体情况进行处理，但未被患者接受。

点评：卵巢癌是目前妇科肿瘤的难题，预后差。困难之处在于，70% 的患者就诊时已是晚期。卵巢癌的播散方式通常为盆、腹播散，腹水为常见。此例卵巢原发灶很小，临床上难以疑为恶性肿瘤；而且其在腹腔未见播散时已出现胸腔转移，探查时腹、盆内无可疑之处；治疗反应也好，但很快出现腹水。本例虽为原发病灶小的囊腺癌，但凶险度高。此例原发灶被怀疑在卵巢应归功于 PET 检查，且与临床存在的其他情况综合才考虑到卵巢癌的存在。

病例十四

患者 38 岁。于 2003 年 10 月因宫颈癌 I b1 期于外院行广泛性子宫切除术及盆腔淋结巴清扫术。术后病理证实为：宫颈浆液性乳头状癌，盆腔内髂血管及髂总血管多个淋巴结转移。术后曾给予盆腔 40 Gy 及主动脉旁区 35 Gy 高能 X 线照射，并给予顺铂 +5- 氟尿嘧啶（5-FU）同步化疗 1 个疗程。CA 125 术前为 167 μ/ml，术后降至 37 μ/ml。放化疗过程中，患者的白细胞曾降至 3×10^9/L 以下。随诊中，自疗后 6 个月起，患者的 CA 125 均高于正常，持续为 100 μ/ml，但临床检查未见特殊，一直处于临床密切观察中。2004 年 9 月，患者的 CA 125 升至 287 μ/ml，临床检查及包括 B 超、CT 等影像学检查均无异常发现。由于临床怀疑患者存在小的隐匿性病灶，故建议其做 PET 检查。PET 检查示其左锁骨上区有点状阳性区。再行锁骨上区 B 超检查，发现其左锁骨上区有可疑淋巴结，建议行穿刺活检。由于患者临床检查可疑部位界限不清，不易穿刺，故行左锁骨上可疑部位活检，活检病理证实为浆液性乳头状癌。随即开始给予患者泰素 + 顺铂全身化疗及左锁骨上区加速器 DM 60 Gy 照射。治疗后患者的 CA 125 降至正常。后因患者的白细胞低下，一度停药 2 个月。之后因患者的 CA 125 检查高出正常（52 μ/m），在升白细胞药物保护下再次给予患者泰素 + 顺铂方案治疗。2005 年 7 月患者的 125 CA 降至 29 μ/m，再次进行化疗。至 2005 年 10 月患者已化疗 5 个疗程，CA 125 为 8 μ/m，体检无特殊，之后失随访。

点评：子宫（子宫颈及子宫体）浆液性乳头状癌发病率不高，在子宫颈部更少，被认为是生物学行为很恶的肿瘤。说其生物学行为很恶是因为其早期即可出现转移，而且常是盆外转移。其基本治疗方法是手术及放、化疗综合治疗。化疗多采用与治疗卵巢浆液性乳头状癌相似的方案，但往往反应差。

本例为 I b1 期，局部病灶小，具有手术指征，但手术时发现已有较广泛盆腔、髂血管及髂总淋巴结转移。术后采用主动脉旁淋巴引流区照射及顺铂 +5-FU（增敏）化疗是合理的。可惜由于患者的白细胞低下，未再继续化疗，只能在其 CA 125 偏高的情况下继续观察。当其 CA 125 明显升高（也不过 287 μ/ml）时，进行 PET 检查发现了其左锁骨上区小的阳性病灶，且活检证实为转移（很可能已有较长时间的隐匿小病灶存在），并立即进行了放、化疗（放疗系照射其左锁骨上区，DM 60 Gy）。治疗后其 CA 125 得以降低，但其后又因患者的白细胞低下而延迟治疗。当患者的 CA 125 又升高时，又开始进行了化疗。至 2005 年 10 月，患者的化疗已进行了 5 个疗程，其 CA125 值正常，体检无特殊。然而之后患者失随访。

本例反映了宫颈浆液性乳头状癌的典型特点及临床寻找其转移灶的过程，值得临床参考。对于手术后病理结果提示其不良预后的结局、术后一系列治疗的价值，从不同的角度可能有不同的看法，但从确诊其左锁骨上淋巴结转移后治疗已逾一年。

病例十五

患者 52 岁。因阴道出血，于 2003 年 9 月经活检证实为宫颈鳞癌，临床 Ⅲ b 期。2003 年 9 月起患者在某医院接受了顺铂 + 博来霉素的子宫动脉介入治疗 3 次，病情未见好转而又进行了放疗。患者放疗前妇科检查，阴道上 1/3 黏膜下受累，质硬；子宫颈直径为 5 cm，呈结节溃疡状；双侧子宫旁达盆壁，固定，弹性不好。

患者于 200 4 年 1 ~ 2 月接受了 6 MV 直线加速器 X 线体外照射 50 Gy，^{137}Cs 阴道后装消除量 20 Gy，^{192}Ir（HDR）后装 A 点 42 Gy。放疗后 3 个月患者出现了腰痛，以左侧为剧，并伴有下腹部坠胀疼痛，阴道多量恶臭排液。妇科检查，阴道上段不平，表面有大量污秽渗出物，子宫增大。查 SCC，为 7.0 ng/ml，临床怀疑癌症未控，但患者阴道内可疑处多次活检均为坏死组织及渗出物，此时 CT 检查未见肯定异常，PET 检查阴性。患者愿意试用中子局部治疗，但未行，继续化疗。患者病情进一步恶化，疼痛加剧，发热，子宫增大似 3 个月妊娠，子宫旁结节不平。采用调强放疗，靶区包括子宫体、子宫颈（阴道）旁、A 点、B 点 30 Gy/10 f，14 d；中子腔内一次，6 Gy。治疗结束后一周，患者突发胸闷、气促；心电图显示窦性心动过速，ST 段抬高；心脏彩超有占位病变；患者死亡，考虑为瘤栓所致。

　　点评：本例有以下几点值得注意。首先，患者为Ⅲb 期宫颈癌，以往治疗均采用放疗。近年来，化疗用于宫颈癌的治疗，但还不是一个独立的根治方法，多作为综合治疗的一部分试用；其中新辅助化疗，包括放疗前的介入化疗及术前介入化疗多有使用。然而，经过一段时间的临床实践，目前对放疗前的化疗基本上持否定态度；但术前化疗也有其适用范围；对于Ⅲb 期行子宫动脉插管介入治疗，对于肿瘤浸润已达盆壁的病变，"介入"的范围可能不够。其次，本例临床怀疑局部未控，但多次活检阴性，导致对进一步的处理产生犹豫；PET 的阴性的结果更引起对诊断的疑问。实际上，CT、PET 等影像学诊断均存在假阴性、假阳性问题，特别是本例局部有大量的坏死，PET 未出现高代谢区是可以解释的。对宫颈癌的未控或复发的诊断，临床经验很重要。像本例，依临床症状及妇科检查所见是足以诊断其未控了。

病例十六

　　患者 56 岁。因阴道不规则出血 2 个月于 2006 年 4 月入院。妇科检查，子宫颈菜花状肿物，直径约 5 cm；侵及阴道穹前部、阴道侧壁上 1/3；双侧主韧带增厚达盆壁，固定；子宫丰满。子宫颈肿物活检病理诊断为黏液腺癌和腺鳞癌，中 - 低分化；临床 FIGO 分期为Ⅲb 期。于 2006 年 4 月 18 给予患者子宫动脉介入化疗一次：顺铂 80 mg+ 博来霉素 45 mg；介入治疗后第 1、2 天给予顺铂 30 mg，静脉滴注；22 d 后肿瘤无明显缩小。于 2006 年 5 月 11 日开始给予患者放疗。疗前血常规，WBC 3.38×10^9/L；Hgb 75 g/L。给予升白细胞及纠正贫血治疗。于 2006 年 5 月 31 日给予患者全身化疗：顺铂 60 mg，第 1、2 天；5-FU 5 g，持续泵入，第 1~5 天；胃肠道反应Ⅱ度，骨髓抑制Ⅱ度。放疗剂量：盆腔累计剂量 DT 45 Gy/25 f，53 d；^{252}Cf 中子腔内治疗，A 点剂量 47 Gy/8 f，56 d。放疗后 2 个月妇科复查，见子宫颈萎缩，局部黏膜苍白，肿瘤完全消失；但子宫增大，如 8 周妊娠大小；子宫旁组织增厚。盆腔 MRI 显示子宫饱满、增大。此后随诊中，患者子宫体大小未见明显缩小。故患者于 2006 年 12 月 28 日入院医科院肿瘤医院拟行手术治疗。术前妇科检查，阴道穹消失；子宫颈萎缩；子宫体前位，6^+ 周妊娠大小，活动；左侧子宫旁组织增厚。2006 年 12 月 30 日在全麻下行开腹探查，盆腹腔内未及可疑淋巴结及转移灶，子宫如妊娠 7 周大小，双侧子宫旁及子宫骶韧带增厚，故行筋膜外子宫切除术 + 双侧附件切除术 + 部分阴道切除术，切除阴道长 1 cm。术后病理检查结果为，子宫颈管内见少许退变的黏液腺体残存，符合放疗后改变；子宫肌壁间小平滑肌瘤，子宫内膜萎缩，子宫颈及颈管内膜组织慢性炎，双侧卵巢及输卵管组织、左右侧子宫旁、阴道未见癌组织残存。术后恢复满意。疗后一直于当地医院随诊，末次随诊时间为疗后 8 年 5 个月，无特殊异常，可外出旅游。

　　点评：宫颈黏液腺癌对放疗不敏感，对 γ 线及 X 线不敏感，单纯放疗的效果较差。国内文献报道，对病期较晚或不宜手术治疗者采用放疗，其 5 年生存率为 14%，在治疗后 2~18 个月（中位时间为 10 个月）出现复发或转移。本例病期较晚，为Ⅲb 期，失去了手术机会；曾进行化疗，未见病变改善；后采用外照射与 ^{252}Cf 中子腔内治疗，放疗后子宫颈肿瘤消失，但子宫体未见萎缩，故又进行了手术治疗。手术后病理证实，宫颈黏液腺癌已完全消失。作为高线性能量传递（LET）的 ^{252}Cf 中子源，其有独特的放射生物学特性，在莫斯科癌症研究中心，以 ^{252}Cf 治疗的宫颈腺癌的 5 年生存率为 84.6%，明显高于宫颈鳞癌的 63.3%。本例采用 ^{252}Cf 中子腔内治疗结合体外照射并进行了手术，患者的宫颈黏液腺癌经证实治愈了，患者得到了长期生存。

病例十七

患者 63 岁。绝经 10 年，因阴道不规则出血 4 个月于 2003 年 2 月 9 日收入院。患者孕 5 产 3，人流 2 次，末次妊娠在 31 岁。既往有高血压史 10 年，冠心病史 10 年。入院体检，体温、血压正常，心肺正常，肝脾肋下未触及，腹部无压痛和反跳痛。妇科检查，外阴经产式，阴道通畅，黏膜光滑；子宫颈直径 3 cm，外形不规则，局部凹陷、溃疡，质硬，触之易出血；子宫前位，大小正常，活动；双侧子宫旁片状增厚，未固定。辅助检查，血常规、肝肾功能正常。盆腔 CT，子宫颈部增大，直径 3.3 cm × 5.2 cm，有较明显的强化，浆膜粗糙；子宫体密度尚均匀。阴道镜检查，子宫颈形态消失，局部凹陷、溃疡，质脆，表面见大血管。病理（子宫颈）检查为腺鳞癌，诊断为宫颈腺鳞癌 Ⅱ b 期。

2003 年 2 月 11 日至 4 月 3 日对患者行全盆外照射 + ^{252}Cf 腔内照射，外照射与腔内照射同期进行，每周 4 次外照射，1 次腔内照射。盆腔野为：上界 L4 椎体下缘，下界闭孔下缘，侧界真骨盆外 1 cm，8 MV-X 线两野对穿照射。盆腔中平面 DT 3 000 cGy，17 f，29 d；四野照射子宫旁中平面 DT 1 500 cGy/8 f，11 d；^{252}Cf 腔内照射 7 次，其中阴道 1 次，子宫腔管 4 次，三管道 2 次，每次剂量 DT 600 ~ 700 cGy（i），A 点累计剂量 5 100 cGy（i）。放疗中患者无明显不良反应。治疗后妇科检查，子宫颈变浅，2 ~ 3 点处黏膜欠规则。治疗后每 3 个月复查 1 次，子宫颈逐渐萎缩，黏膜渐平。疗后 8 个月出现大便带血，给予思密达灌肠，症状消失。治疗后随诊临床满意。2010 年 11 月通讯联系，患者健在，疗后已 7 年 9 个月。

病例十八

患者 61 岁。因白带增多、腰酸 5 个月于 2003 年 10 月 20 日收入院。患者绝经 11 年，孕 3 产 3，末次妊娠在 26 岁。入院体检，体温、血压正常，心肺正常，肝脾肋下未触及，腹部无压痛和反跳痛。妇科检查，外阴经产式，阴道通畅，黏膜光滑，有少量白色分泌物；子宫颈凹陷，直径 3.5 cm，外口有一个 1 cm × 1 cm 大小空洞，肿瘤侵及全周，质硬，触之易出血；子宫中位，正常大小，活动；左侧附件增厚达盆壁，未固定；右侧附件阴性。辅助检查，血常规、肝肾功能正常。盆腔 CT，子宫颈部增大，其内见密度减低区，肿块与直肠分界不清，与膀胱界限较模糊，未见肿大淋巴结。病理子宫颈检查结果为腺癌，中低分化。临床诊断为宫颈腺癌 Ⅱ b 期（空洞型）。

2003 年 10 月 23 日至 12 月 4 日对患者行全盆外照射 + ^{252}Cf 腔内照射，外照射与腔内照射同期进行，每周 4 次外照射，1 次腔内照射。盆腔野为：上界 L4 椎体下缘，下界闭孔下缘，侧界真骨盆外 1 cm，野大小 14.5 cm × 17.5 cm，8 MV X 线两野对穿照射；盆腔中平面

DT 3 000 cGy/17 f，29 d；四野照射子宫旁中平面 DT 1 500 cGy/8 f，11 d；^{252}Cf 腔内照射 8 次，其中阴道 2 次，子宫腔管 6 次，每次剂量 DT 600 ~ 700 cGy（i），A 点累计剂量 4 260 cGy（i）。放疗中患者无明显不良反应。治疗后妇科检查，子宫颈空洞消失，萎缩，有白膜。治疗后 6 个月复查，局部放射反应好转，临床满意。疗后至今已 7 年 4 个月，患者情况满意。

病例十九

患者 49 岁。因月经淋漓不尽 1 年半、阴道不规则出血 4 个月于 2003 年 7 月 15 日收入院。患者月经周期正常，孕 5 产 3，人流 2 次，未绝经。入院体检，体温、血压正常，心肺正常，肝脾肋下未触及，腹部无压痛和反跳痛。妇科检查，外阴经产式，阴道通畅，黏膜光滑；子宫颈直径 3 cm，表面光；子宫中前位，增大如孕 12 周左右大小，活动差；右侧子宫旁增厚。辅助检查，血常规、肝肾功能正常。盆腔 MRI：①子宫内膜癌，癌变主要向上、向右生长，侵及浆膜外；②子宫颈管囊肿，子宫内膜诊刮病理证实为（子宫内膜）高分化腺癌。临床诊断为子宫内膜高分化腺癌，临床分期 Ⅰ b 期。

2003 年 7 月 15 日至 8 月 26 日对患者行全盆外照射 +^{252}Cf 腔内照射，外照射与腔内照射同期进行，每周 4 次外照射，1 次腔内照射。盆腔野为：上界 L4 椎体下缘，下界闭孔下缘，侧界真骨盆外 1 cm，野大小 15 cm × 18 cm，8 MV X 线两野对穿照射。盆腔中平面 DT 2 000 cGy/11 f，20 d；^{252}Cf 腔内照射 9 次，均为子宫腔管照射，子宫腔深度 8 ~ 9 cm，前 3 次每周 1 次，每次剂量 F 点 DT 700 cGy（i）；外照射结束后，每周 2 次内照射，每次剂量 F 点 DT 400 cGy（i），F 点累计剂量 4 600 cGy（i）。放疗结束后 1 个月，在全麻下行子宫及双侧附件切除术 + 盆腔淋巴结取样。术后病理检查显示，子宫内膜重度放射反应，未见肿瘤细胞，淋巴结未见转移。患者术后恢复满意。疗后基本每年 1 次来院随诊，末次随诊时间为 2015 年底，患者情况满意，其时已疗后 12 年余。

点评：病例十七、十八、十九分别为宫颈腺鳞癌 Ⅱ b 期、宫颈腺癌 Ⅱ b 期、宫内膜腺癌 Ⅰ b 期，均采用了 ^{252}Cf 腔内照射，均获得了疗后长期生存（病例十九也为 ^{252}Cf 腔内照射后手术治疗），均说明了中子放疗的疗效。文献报道，中子放疗对腺癌及大子宫颈病变有治疗优势，我们的治疗经验确实如此。据近几年的经验，除病理检查局部放射反应较为明显外，中子放疗后盆腔内组织反应及术后恢复与 γ 线源腔内治疗并无明显不同。

病例二十

患者 39 岁。阴道不规则出血，于 2006 年 7 月临床诊断为宫颈鳞癌 Ⅰ b2 期。患者"肾移植"术后 8 年，口服免疫抑制剂及激素类药物，肌酐和尿酸轻度升高。对患者行后装放疗 1 次（阴道两盒，12 Gy）后，于 2006 年 7 月 24 日在全麻下行广泛全子宫和左附件切除术 + 右侧盆腔淋巴结清扫术 + 右侧附件移位。术后病理检查证实，子宫颈中分化鳞状细胞癌，累及子宫颈管，未累及阴道及子宫内膜，侵及肌壁外 1/3，阴道切缘及双侧子宫旁净，肿瘤伴轻度治疗改变，淋巴结 0/6。术后未行治疗。2007 年 7 月 CT 提示，患者左侧盆腔淋巴结转移。给予患者 5 野调强放疗，腹主动脉旁淋巴结区及左侧盆腔淋巴结区 DT 70 Gy，右侧盆腔淋巴结 DT 45 Gy。放疗期间患者肾功能有轻度改变，与治疗前相仿。定期随访至今，患者末次随诊时间为 2016 年疗后 10 年、复发放疗后 9 年，无特殊异常。

点评：本例为肾移植多年患者，因宫颈癌 I b2 期，先行后装阴道 12 Gy 消除剂量放疗，然后行广泛性子宫切除术 + 右侧盆腔淋巴结清扫术 + 右侧附件移位。术后未行其他治疗。患者术后一年发现对侧盆腔淋巴结转移，又给予患者盆腔及主动脉旁淋巴结区照射。患者照射后已 9 年。回顾此例患者，初始治疗可能考虑了其有肾移植史，手术及术后均未给予较充分的治疗，但肿瘤复发后给予放疗之后，患者宫颈癌治愈。

病例二十一

患者 38 岁。因半年前出现阴道接触性出血、继之白带增多及不规则阴道出血行妇科检查，子宫颈肿物；活检病理证实为宫颈高分化鳞癌。妇科检查，外阴阴性，阴道无异常；子宫颈有菜花样肿物，直径 6 cm；子宫体前位，大小正常；右侧子宫旁增厚达盆壁，左侧子宫旁无特殊。B 超检查，见双肾缺如，移植肾位于右下腹。SCC 2.9 ng/ml，血尿素为 9.24 mmol/L。患者 13 年前曾行肾移植术，现仍在服用免疫抑制药物。

考虑到患者的具体情况，保护移植肾及输尿管非常重要，对患者采用了盆腔调强放疗，避开了肾及输尿管（输尿管开口移于膀胱顶）。A 点给予 48 Gy/24 f，33 d，B 点给予 44 Gy/24 f，33 d。腔内 ^{252}Cf 后装放疗，A 点 33.96 Gy（i）/7 f，42 d。放疗期间患者有 II 度骨髓抑制，余无特殊明显反应。疗后 2 个月复查，患者子宫颈萎缩，几乎与阴道穿平；子宫体较小；子宫旁稍厚，有弹性。B 超检查示子宫萎缩。PET 检查，盆腔未见核素浓聚阳性区。SCC 正常，血尿素仍高，为 9 mmol/L。疗后半年，随诊时 SCC 升至 3 ng/ml；盆腔检查满意；拍摄胸部 X 线片，见肺内有结节影，是为转移。

点评：本例是一位特殊患者，仅有一个移植肾，且尿素已高于正常水平。宫颈癌放疗后，由于输尿管狭窄、肾盂积水而失败者颇为多见，保护肾及输尿管成为关键考虑因素。近年来，在影像学帮助下进行调强放疗解决了此类问题，此例放疗即避开了肾及输尿管，而盆腔靶区也得到高剂量照射。同时，对本例也降低了腔内放疗剂量。治疗后患者的盆腔肿瘤得到了控制。但本例由于长期处于免疫抑制状态，仍出现了肺转移。此例也说明了患者的免疫状态对于肿瘤的治疗重要性。

在此还要提一下，调强放疗技术尚难以取代腔内治疗，因为子宫颈局部剂量达不到近距离放疗水平；而且无论放射物理或放射生物尚有一些问题及有不同意见；但调强放疗技术的优点也是明显的，此例就是例证。

结合病例二十，对肾移植后宫颈癌的治疗需考虑多方面因素。适当的综合治疗是需要的。文献报道，对肾移植后发生的妇科恶性肿瘤有采用化疗的。我们则常考虑患者长期使用免疫抑制药物而不愿用化疗药品，我们在这方面的经验尚不足。

病例二十二

患者 50 岁。2008 年 9 月因"子宫肌瘤"于外院行"腹腔镜下全子宫和双侧附件切除术"。术后病理证实为不典型子宫平滑肌瘤。我院会诊提示，患者为子宫多发性平滑肌瘤，其中较大的肌瘤结节的细胞及核分裂象均提示潜在恶性可能，但未见到明确坏死。2010 年 1 月因患者自己扪及下腹部包块，经外院 CT 及我院会诊提示，患者肝后缘及腹膜面可见大小不等的软组织肿物，轮廓完整，最大者 9.5 cm×7 cm，呈分叶状，压迫膀胱。2010 年 2 月 10 日患者在我院行剖腹探查术 + 大网膜切除术 + 肝部分切除术 + 膀胱修补术 + 减瘤术。术中探查腹腔，无腹水；肝表面触及 3 个转移结节，最大者直径约为 2 cm；大网膜表面、乙状结肠系膜、结肠表面可见多个肿瘤，最大者直径约为 8 cm；盆底有巨大瘤块，直径约 20 cm，呈分叶状，浸润膀胱肌层；无肉眼残存肿瘤。术后病理报告为：子宫平滑肌肉瘤，腹腔多发（盆底、大网膜、乙状结肠系膜、结肠表面、肝）转移。2010 年 2 月 25 日对患者进行化疗：表柔比星 40 mg，第 1~2 天；顺铂 30 mg，第 1~3 天；异环磷酰胺 2.0 mg，第 1~3 天；1 个疗程。疗后患者有Ⅲ度骨髓抑制。病程中患者饮食睡眠可，诉有下腹部不适。

点评：本例有潜在恶性子宫肌瘤，在腹腔镜下行全子宫和附件切除术。术后仅 3 个月患者即有可触及的下腹部包块。检查发现，患者盆腹腔内有多发肿瘤存在。剖腹探查为子宫平滑肌肉瘤伴腹腔内广泛转移。一个不过具有恶性潜能的子宫平滑肌瘤在术后 3 个月即出现多发性转移的肉瘤结节，不能不引起注意。

近年来，腹腔镜手术的开展给临床治疗提供了新途径，但我们也看到了其在处理恶性肿瘤中存在的问题，如对于卵巢癌、子宫肌瘤等病例，特别是大的肿瘤，常出现术中破裂、肿瘤囊液外溢，甚至将大的肿瘤剪碎取出。这些都是不符合肿瘤治疗中的"无瘤术"原则，应切实注意。腹腔镜手术也像其他手术一样有其适应证。

子宫平滑肌肉瘤的病理诊断有时也较为困难，临床医生应明白其病理特点并结合临床表现仔细考虑处理问题。在临床上，将子宫平滑肌肉瘤诊断为良性肌瘤或具有恶性潜能者常可见到。

病例二十三

患者 41 岁。因阴道出血于 2010 年 3 月 17 日在某医院诊断为 CIN 2，子宫肌瘤；行全子宫和附件切除术；术中冰冻切片病理检查为鳞癌；术后病理检查，子宫颈管内组织糟烂，角化性鳞癌，侵犯全子宫颈管，部分累及子宫腔；阴道断端仍见肿瘤；肌腺病；左侧附件成熟畸胎瘤伴输卵管炎，积水；右侧附件（－）。术后于 2010 年 3 月 31 日至 5 月 11 日给予患者盆腔调强放疗，DT 60 Gy。疗后 3 个月随诊，可见患者阴道残端瘢痕，左侧盆腔有模糊肿物；脐周围切口下有 4 cm 腹壁肿物。CT 显示明显肿瘤种植，B 超疑为盆腔肿瘤。

点评：对本例术前未能诊断出癌症颇为遗憾。关键在于当诊断为 CIN 2 时应进行阴道镜检查及子宫颈内刮除术活检。本例未经这些检查即行手术；术中冰冻切片病理检查诊断为鳞癌，不知何故又没及时扩大手术范围；术中无瘤术概念不强，切口保护不好，导致种植。术后虽对患者进行了放疗，但未及时发现腹壁问题，这又给以后处理增加了困难。

病例二十四

　　患者 38 岁。于 2005 年 10 月因不规则阴道出血 6 个月在当地医院就诊，发现子宫颈病变，取活检病理结果为中分化鳞状细胞癌，诊断为宫颈鳞癌Ⅲb 期。对患者行介入治疗一次，具体方式不详。患者于 2005 年 10 月至 12 月在某医院进行了放疗：全盆，DT 50 Gy/25 f，上界 L4-L5 之间，下界闭孔下缘，侧界真骨盆外 1.5 cm；子宫体、子宫颈给予调强放疗，GTV 20 Gy/10 f。放疗中患者有Ⅱ度骨髓抑制。患者于 2006 年 4 月至 5 月进行了 2 个疗程化疗。2007 年 3 月出现阴道出血，5 月行阴道镜检查，病理（子宫颈 3、6、9、12 处）检查报告为浸润性中分化鳞状细胞癌。妇科检查，阴道窄；子宫颈直径 2 cm，可见结节状肿物，侵及前后唇；双侧子宫旁增厚。于 2007 年 4 月至 6 月在另一家医院进行了腔内治疗 5 次，A 点 DT 20 Gy。

　　点评：我们反复强调，宫颈癌的放疗的基本疗法是腔内放疗与体外照射的合理配合。单纯的体外照射（包括近年来的一些体外照射的新技术）达不到腔内与体外配合的疗效。本例全盆 + 调强放疗，盆腔剂量已达 70 Gy 并与化疗配合，局部仍未控制。另外，肿瘤的治疗应在有条件的、设备齐全的医院进行。本例体外照射在一家医院进行，腔内治疗在另一医院进行，这样必然会给治疗带来一定的困难和盲目性，应避免这种情况。

病例二十五

　　患者 48 岁。2008 年 7 月因阴道排液多到医院就诊，诊断宫颈癌Ⅰb 期，患者还合并有骨髓增生异常综合征。患者于 2008 年 7 月 10 日至 2008 年 8 月 5 日在某市人民医院行三维适形放疗，DT 3 060 Gy/17 f，后因血小板降至 1.5 万 / 毫升，暂停放疗。患者于 2008 年 12 月至 2009 年 1 月继续放疗，DT 4 800 Gy/24 f，32 d，症状好转。2009 年 9 月患者再次出现阴道排液，行液基细胞学检查（TCT），在涂片中找到了鳞癌细胞，于 2009 年 11 月在北京某医院就诊。妇科检查，见子宫颈萎缩，局部黏膜不整，11 点处取活检病理报告为中分化鳞状细胞癌。SCC 为 2.6 ng/ml。血常规检查，白细胞为 3 000/ml，血小板为 5.2 万 / 毫升。患者于 2009 年 11 月 5 日至 12 月 4 日行腔内中子治疗 4 次。前 2 次，驻留点 3 个，源旁 1 cm，1 400 Gy/2 f。后 2 次，进子宫腔 6 个点，A 点 1 200 Gy/2 f。疗中血小板最低为 3.8 万 / 毫升。疗后 1 年随诊，患者肿瘤控制满意，目前仍在临床观察中。

　　点评：本例与病例二十四有相似之处，单纯给予体外照射治疗宫颈癌疗效不理想，关键是子宫颈局部剂量达不到腔内治疗给予子宫颈部的剂量。另外，本例合并严重的血液病，体外照射的范围尽管用了新的放疗技术，仍较大。腔内放疗的范围则较为局限，对血液系统影响较少，特别是对早期病例。本例初治时若采用腔内治疗似更为合理。

病例二十六

患者 38 岁。患者 2005 年 10 月因不规则阴道出血 6 个月就诊于当地医院，发现子宫颈病变，取活检，病理结果为中分化鳞状细胞癌，诊断为宫颈鳞癌Ⅲb 期。对患者曾行介入治疗一次，具体情况不详。2005 年 10 月至 12 月某医院曾对患者进行放疗，全盆 DT 50 Gy/25 f，上界 L4-L5 之间，下界闭孔下缘，侧界真骨盆外 1.5 cm；之后给予患者子宫体、子宫颈调强放疗，GTV 20 Gy/10 f。放疗中患者有Ⅱ度骨髓抑制。2006 年 4 月至 5 月给予患者 2 个周期化疗。2007 年 3 月患者出现阴道出血，5 月行阴道镜检查，活检（子宫颈 3、6、9、12 处）病理结果为浸润性中分化鳞状细胞癌。妇科检查，阴道窄；子宫颈直径 2 cm，见结节状肿物，侵及前后唇；双侧子宫旁增厚。2007 年 4 月至 6 月患者去另一家医院，给予患者中子腔内放疗 5 次，A 点 DT 20 Gy。疗后半年曾联系一次，之后失随访。

点评：我们多次强调，对宫颈癌的放疗的基本原则之一是腔内放疗与体外照射的合理配合。单纯体外照射达不到腔内放疗与体外照射的效果，主要问题是子宫颈局部照射剂量不够。由于体外照射不能很好地避开直肠、膀胱（包括调强放疗），难以提高对子宫颈的照射剂量。本例尽管体外照射结束后患者的局部肿瘤得到了一定的控制，但一定时间后还会重新出现。本例在高剂量的体外照射半年左右之后肿瘤再现。肿瘤首选治疗最为重要，第一次治疗不合理，预后可想而知。

病例二十七

患者 53 岁。因盆腔包块、右侧卵巢囊肿于 2009 年 3 月 16 日在全麻下行腹腔镜下右附件切除术。术中见患者子宫大小正常；右侧卵巢囊肿约 5 cm×6 cm，表面光滑；左侧附件外观未见异常。术中冰冻切片病理检查结果为交界性透明细胞肿瘤，倾向于癌。术后石蜡切片病理检查结果为右侧卵巢透明细胞癌（囊泡型），输卵管未见病变。患者于 2009 年 3 月 23 日患者全麻下行次广泛性子宫和左侧附件、阑尾切除术＋大网膜切除术＋盆腔淋巴结清扫术。术后病理检查结果为淋巴结未见转移。术后行 3 个周期化疗，紫杉醇 240 mg，卡铂 450 mg，21 日 1 个疗程。术后定期随访。于 2010 年 6 月触及患者脐下腹壁切口下肿物，缓慢生长，质硬。患者于 2010 年 11 月 17 日行腹壁下肿物切除术，术中见肿物体积较大，约 6 cm×5 cm×5 cm，基底宽，深及腹膜外脂肪层，穿越肌层至皮下，灰白色，呈分叶状，有完整包膜。术后病理检查结果为（腹部皮下肿物）肌肉组织内可见透明细胞癌。患者于 2010 年 12 月行 PET-CT 检查，示双侧腹股沟、腹膜后淋巴结、腹壁核素浓聚，考虑癌转移。患者于 2010 年 12 月 30 日行双侧腹股沟淋巴结切除术。术后病理检查结果为（左侧）腹股沟未见转移（0/2），（右侧腹股沟）淋巴结可见透明细胞癌转移（1/4）。建议对患者继续行放化疗。患者双侧腹股沟淋巴结切除术后接受了腹壁及右侧腹股沟的调强放疗，但未行化疗。至今已 8 年，保持联系，无特殊，正常工作中。

点评：本例为 1 例早期卵巢癌，腹腔镜手术后病理检查结果为卵巢透明细胞癌，故行二次手术。此后又发现腹壁种植及淋巴结转移。卵巢透明细胞癌是恶性度很高的肿瘤，对放化疗均不够敏感，预后可想而知。此例的教训应吸取。腹腔镜下卵巢癌手术一直受到质疑，术后肿瘤种植、扩散临床上常可见到。行腹腔镜手术一定要重视无瘤术，实施者一定要掌握技术，一定要有该手术指征。

病例二十八

患者 24 岁。未婚，20 岁开始性生活，14 岁月经来潮，无痛经史，月经规律，周期 27 d，3~4 天/次。因白带增多曾在其他医院做妇科检查，病理检查为 CIN 3，建议手术但未行治疗。患者于 2014 年 11 月 22 日来长治肿瘤医院行 ^{252}Cf 中子刀后装锥切。治疗前妇科检查，阴道（-）；子宫颈 2.5 cm×3.0 cm，子宫颈口有 1.0 cm×0.5 cm 糜烂面；子宫体前位，大小正常；子宫旁软；阴道指套有触血。肛门指检（-）。对患者行中子刀治疗共 6 次，1 次/周。在治疗中为减少患者卵巢受量，采取不按常规行阴道强力填塞，只做容器支撑；子宫颈边缘剂量为 3 150 cGy；卵巢受量为 198 cGy。治疗结束后，患者于 2015 年 1 月 13 日月经来潮，以后月经规律。2016 年 11 月患者通讯告知其新柏氏液基细胞学技术检查无异常，已结婚。

点评：CIN 3 需要治疗，主要治疗手段为宫颈锥切术及子宫切除术，但都有缺点。以往曾有过少数病例行腔内放疗，但按宫颈癌传统腔内放疗原则进行，可致卵巢功能缺失，子宫内膜破坏，阴道狭窄，近年已极少使用。由于后装技术及剂量学的进步，后装锥切可以得到与宫颈锥切术相似的剂量分布。后装锥切可以克服锥切术、子宫切除术及按传统腔内放疗原则治疗的缺点。后装锥切不影响患者疗后生活质量，是一个可选择的治疗方法，特别适于中老年 CIN 患者。本例系一未婚患者，选择了后装锥切。疗后 2 年患者结婚。因系第一例年轻患者，对其疗后妊娠、生育情况还无经验可谈。

病例二十九

患者 69 岁。于 2011 年因宫颈癌 Ⅱb 期在当地某医院进行了盆腔常规放疗。体外采用 6 MV 加速器照射 25 次，剂量为 50 Gy；腔内采用 ^{192}Ir 后装治疗 7 次，A 点剂量为 49 Gy；同时配合顺铂、5-氟尿嘧啶化疗 1 个周期（剂量不详）。治疗结束后患者病情稳定。2014 年 2 月患者因阴道排液增多再次入原来医院就诊，诊断为宫颈癌放化疗后局部复发。再次给予患者体外照射 15 次，剂量为 30 Gy；腔内治疗 4 次，A 点剂量为 20 Gy。疗后患者阴道排液明显改善。

2014 年 8 月患者因下腹部盆腔照射野区皮肤出现多发结节，来长治肿瘤医院就诊。当时患者一般状况差，消瘦；主诉局部疼痛，尿频，未说其他明显不适。患者既往史中无家族遗传病史及性病史。腹部检查，见患者下腹照射野部有明显的皮肤及皮下纤维瘢痕化，质硬、固定；皮肤表面有多个硬化结节，多数直径<1 cm 并相互有融合；个别结节表面有溃疡形成；部分皮肤红及有色素沉着，但野外皮肤色质正常（见图 85-1）。曾在一结节部位行组织活检，病理检查结果为鳞癌。考虑到患者病变及以往治疗情况，对患者试行了中子组织间放疗，源外 10 mm 处给予剂量 1 000 cGy（i），治疗一次后无明显效果即放弃治疗。

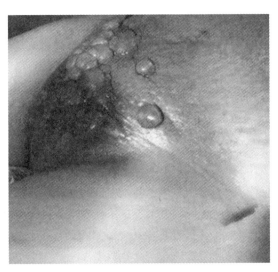

图 85-1（也见彩图）　盆腔照射野区皮肤出现多发结节

点评：本例系宫颈癌及疗后复发采用放疗患者。患者再次放疗后约半年在照射野部位出现了严重的晚期放射性皮肤改变：皮肤及皮下组织纤维瘢痕化，质硬，固定；皮肤表面有多个硬化结节；部分皮肤变红及有色素沉着，但照射野外皮肤良好。患者两次放疗均在外院进行，除上述介绍外，我们未获得更详细的有关放疗资料。能看出的是患者皮肤放疗受量颇高，出现的皮肤病变为放射性晚期改变，病理证实的鳞癌是在放疗后皮肤瘢痕上发生的。

　　众所周知，放射可以致癌。^{60}Co 临床使用后，皮肤受量减少，但皮下组织受量增加，皮下组织纤维化常可见到。加速器使用以来，虽然提高了深层组织受量，浅层组织受量减少，但临床上仍可见到皮肤受量过高或由于技术或知识不到位引起的严重皮肤及皮下组织放射性改变，如皮肤及皮下组织纤维瘢痕化，甚至可以见到皮肤放射性溃疡，皮肤全层放射性烧伤，但像本例出现的多发癌变却极为罕见。

病例三十

　　患者 33 岁。于 2012 年 7 月中旬出现一次接触性阴道出血，色鲜红，量少，未在意。2012 年 12 月中旬阴道出血量增多，伴血凝块。2012 年 12 月 29 日就诊于当地妇女儿童医院。阴道镜检查，示患者左侧阴道穹有赘生物生长，子宫颈转化区异常。2012 年 12 月 30 日就诊于当地妇产医院。阴道赘生物活检，病理检查结果为（阴道赘生物）浆液性乳头状上皮源性腺癌（中等分化）。子宫颈液基细胞学检查（TCT）示炎症反应性细胞改变。2013 年 1 月 5 日转诊于北京某医院。盆腔彩超检查示阴道左侧上段包块（符合阴道 CA）。会诊病理检查结果为异性腺体浸润性生长，符合腺癌，透明细胞腺癌可能性大。2013 年 1 月 9 日盆腔 MRI 检查，示阴道穹后部占位病变，大小约 3.4 cm×2.2 cm，边界不清，阴道癌可能性大；左侧卵巢生理性囊肿可能性大。2013 年 1 月 10 日 PET-CT 检查，示阴道穹左侧软组织灶 FDG 摄取显著增高，考虑上皮来源恶性肿瘤可能性大；左侧附件囊性实性结节；双侧腹股沟小淋巴结 FDG 轻度摄取，考虑炎性反应性增生。2013 年 1 月 17 日患者转诊至医科院肿瘤医院，会诊病理检查结果为：（阴道）腺癌，肿瘤细胞呈鞋钉样排列，符合透明细胞癌（分化较好）。2013 年 1 月 30 日开始治疗。患者疗前一般状况较差，瘦小。妇科检查，示患者阴道左侧壁中上 1/3 处有约 4.5 cm×4.5 cm×1.5 cm 外生型肿物；子宫、子宫旁、阴道旁（－）；双侧腹股沟可及多个小淋巴结。临床诊断为阴道透明细胞癌 I 期。对患者行双侧腹股沟大块淋巴结活检，切除淋巴结 30 个，病理检查（左侧 6 个，右侧 8 个）结果为未见转移。2013 年 1 月 30 日至 2013 年 2 月 20 日对患者行 3 次中子治疗，源照射距离 4 cm，黏膜累计 DT 20 Gy（i）。2013 年 2 月 7 日至 2013 年 2 月 27 日对患者行阴道病变调强放疗，靶区累计 DT 20 Gy/10 f，5 次 / 周，2 Gy/f。2013 年 3 月 15 日曾对患者行全身化疗 1 个疗程，具体方案为：伊立替康 160 mg/m^2（200 mg），第 1 天；卡铂 320 mg/m^2（400 mg），第 1 天。2013 年 3 月 27 日及 2013 年 4 月 17 日对患者再次行 2 次中子治疗，其中一次包括子宫腔治疗，A 点 4 Gy（i），另一次为阴道塞子治疗，源照射距离 5 cm，黏膜剂量 5 Gy。此外，对患者左侧髂内外及左侧腹股沟行加速器照射，DT 50 Gy。

患者疗后坚持进行阴道冲洗，曾有出汗及心烦不适，服用 1 个月莉芙敏，症状消失。患者停药 1 个月，未感特殊。疗后给予雌二醇，18.35 ~ 76.65 pmol/L。疗后 3 个月患者开始有节制的性生活，未感明显不适。患者于 2013 年 10 月 23 日疗后 11 个月随诊，诉近 1 个月有少许房事后见红。体检，仍瘦小，外院测血压 80/60 mmHg，X 线胸片及骨盆 X 线平片未见异常。妇科检查，患者阴道左侧中上段有浅表纤维化；子宫颈与子宫体稍小；子宫旁软。肛门指检（－）。患者疗后一直来院随诊，无特殊发现。2016 年 5 月后患者曾出现左侧股内侧轻度肿胀、隐痛，休息后消失。患者末次随诊日期为 2017 年 5 月 18 日，除左侧股内侧有时有轻度肿胀及不适外，无特殊不适；性生活正常，偶尔性生活后有少许粉色分泌物；已无更年期症状；B 超及 CA199、CA125 均正常。患者疗后 4 年余。妇科检查，外阴及阴道无明显狭窄，黏膜光；子宫颈萎缩；子宫体小，子宫旁软。肛门指检（－）。

点评：本例系一年轻、知识女性，治疗前曾就诊、咨询过多家医院。有医院曾建议患者行手术及化疗，患者因有疑虑，在网上查得尚有放疗方法而寻求放疗。经过对患者各项检查结果的评估，认为其肿瘤并非晚期，因此在确定治疗方案时，将重点放在对其阴道行局部肿瘤放疗的治疗，仅对其同侧阴道旁组织及淋巴区进行照射；也未强调对其子宫腔进行放疗，仅给予其子宫腔内放疗治疗一次，A 点 4 Gy（i），目的是尽量保持其一定的卵巢功能。因患者体质较差，一次全身化疗后反应较大，患者不愿再行化疗。患者现已疗后 4 年，临床满意。

病例三十一

患者 56 岁。于 2014 年 6 月在当地妇产医院诊断为子宫肌瘤并行子宫全切术，术后一般状况佳。2015 年 10 月患者无明显诱因出现阴道不规则出血，量多，为暗红色血块，再次就诊于当地妇产医院。B 超检查诊断为盆腔占位性病变，建议患者去上级医院进行进一步诊治。2015 年 11 月 9 日山西省肿瘤医院病理检查结果为：阴道残端活检为梭形细胞肿瘤，结合免疫组织化学染色符合平滑肌肉瘤。盆腔 CT，阴道残端肿物符合恶性病变征象；双侧髂区及腹膜可见转移淋巴结，建议行放疗。患者于 2015 年 11 月 26 日来长治肿瘤医院求治。入院检查，一般状况差，贫血面容。妇科检查，外阴（－），阴道内有巨大肿物，几乎占据了全阴道腔，阴道内肿物呈褐色，质脆，极易触血，活动欠佳；阴道壁弹性尚佳，用窥器打开阴道时，有大量暗红色分泌物排出，伴恶臭味；双侧子宫旁间隙消失，质硬，活动差。肛门指检（－）。妇科检查后阴道出血多，以纱布填塞止血。盆腔 MRI 检查，阴道内肿物长达 14 cm。患者于 2015 年 11 月 26 日至 12 月 9 日在长治肿瘤医院采用 6 mev 直线加速器行全盆外照射，DT 40 Gy，并给予腔内 Cf 中子微型源肿瘤组织间插植治疗 2 次，

首次间插植治疗于 2015 年 11 月 27 日进行。采用双针插入，源强为 94.15 μg，采用 SL（n）柱型剂量分布程序；插植针插入 9 cm，源旁 1 cm（V 点），剂量 5 Gy（i）。第二次组织间插植治疗于 2015 年 12 月 8 日进行，用 4 针插入 9 cm。两次间插植 V 点共 10 Gy（i），肿瘤体积内受量 50 Gy（i）。放疗中，静点青霉素 800 万单位；甲硝唑 250 ml，5 d。体外照射治疗至 DT 38 Gy。治疗中患者大便次数增多，给予口服蒙脱石散后症状改善。疗后 2 周，患者阴道内肿瘤消失，活检无肿瘤。2016 年 6 月 22 日患者随诊时诉又出现阴道出血；妇科检查，阴道又有肿物发现；肺内也出现转移灶。目前患者仍在化疗中。

点评：一般认为肉瘤对放疗不敏感。近来虽有中子对一些放疗不敏感肿瘤敏感的说法，如腺癌、黑色素瘤、肉瘤，但我们对肉瘤放疗没有临床经验。本例是我们经历的首例，其阴道内肿瘤巨大，无论临床或病理对诊断其肉瘤复发均无疑义。患者来院时状况极差，经两次组织间插植治疗后肿物消失，有病理证实，挽救了患者生命。

从本例我们体会到：① ^{252}Cf 中子治疗对肉瘤有良好的治疗效果，虽然我们仅有 1 例实例，但这开阔了我们的眼界，治疗经验需积累；②近距离放疗有很大的优点，特别是对巨大的肿瘤组织间治疗，肿瘤组织内可以得到高的剂量。但是，在我们对本例的腔内中子放疗的初期效果感到鼓舞的同时，我们忽略了对其复发肉瘤进行全身治疗的考虑。对本例及早进行化疗或放化疗同期进行也许更为有利。

病例三十二

患者 54 岁。于 2015 年 12 月因阴道不规则出血在当地就诊，病理检查结果为宫颈黏液腺癌，部分呈印戒细胞癌分化。2016 年 2 月 14 日起对患者进行了 3 个疗程的化疗，阴道出血无明显减轻。患者于 2016 年 3 月 7 日就诊于医科院肿瘤医院，诊断为宫颈腺癌 Ⅲb 期，建议行 Cf 中子放疗。患者于 2016 年 3 月 17 日就诊于长治市肿瘤医院。入院盆腔 MRI，子宫颈占位性病变，伴子宫旁周围淋巴结肿大；上腹部 MRI，胆囊泥沙样结石；L2～L3、L3～L4、L4～L5 椎间盘膨出伴退行性变；胸部 CT，右侧肺上叶、左侧肺下叶小结节，性质待定，建议密切随访；妇科检查，外阴（－）；阴道畅，弹性佳，阴道前壁上 1/2 癌浸润；子宫颈肿瘤外生型，直径 4.5 cm，质脆，触血活跃；子宫体前位，略增大；双侧子宫旁受侵，右侧达盆壁。入院后对患者行 6 MV 直线加速器盆腔大野照射，DT 5 600 cGy，源强 181.2 μg；^{252}Cf 中子治疗 8 次，消瘤剂量为 1 800 cGy（i），A 点剂量为 3 900 cGy（i）。2016 年 5 月 16 日放疗结束后，患者子宫颈局部肿瘤完全消退。疗后 1 个月随诊，患者子宫颈已萎缩，黏膜光；子宫体不大；子宫旁软化。3 个月后随诊发现，患者阴道穹前部质地硬，壁毛糙；子宫颈萎缩；双侧子宫旁增厚，右侧弹性稍差，左侧有弹性；疑患者阴道穹部未控。盆腔 MRI，宫颈癌放疗后改变，腰椎椎体骨质增生。胸部 X 线：双肺及纵隔未见明显转移灶。

2016 年 10 月 14 日及 2017 年 2 月 24 日对患者先后两次行 ^{252}Cf 中子补量治疗 4 次，V 点 1 600 cGy（i）。其间腹部 CT 检查，示腹膜后淋巴结转移，给予腹膜后淋巴结 6 MV 加速器适形放疗，DT 5 000 cGy；紫杉醇 60 mg，增敏治疗一次。治疗结束时患者肿瘤明显缩小，症状改善，骨髓抑制 II 度。

2017 年 5 月患者因"腰困"1 个月，阴道不规则出血 1 次，再次就诊于长治市肿瘤医院。入院妇科检查，外阴（–）；阴道畅；弹性佳；阴道前壁上 1/3 可触及结节，质硬，伴坏死，壁毛糙，触血阳性；子宫颈萎缩，呈冰冻骨盆。盆腔 MRI，宫颈癌放疗后局部异常信号提示复发可能。再次给予 ^{252}Cf 治疗，源外 1 cm，剂量 600 cGy（i）。

点评：本例为宫颈腺癌（黏液腺癌）III 期，^{252}Cf 中子腔内放疗 + 体外 6 MV 直线加速器治疗后肿瘤得以完全消除，治疗结束后 4 个月临床疑局部再现肿瘤。按 WHO 判断实体瘤疗效标准足以达 CR。我们曾一再强调，对于评价宫颈癌疗效而言，CR、PR 并不能反映，本例就是一个很好例证。判断疗效需要的是长年生存时间，如 3 年、5 年。

我们的临床工作提示，腺癌对 ^{252}Cf 中子敏感，但晚期腺癌的治疗尚需积累经验。

（孙建衡　白　萍　布　洁　刘惠明）

索 引

彩 图

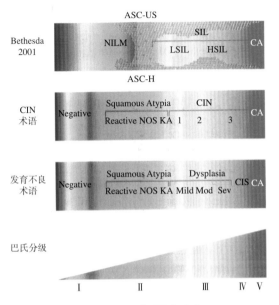

图 6-1　2004 年 TBS 示意

注：● 彩色图像代表的区域强调细胞学形态特征的连续性和术语间难以截然区分的移行状态
　　● 巴氏五级分类以楔形图像代表体内潜伏癌的风险增加
　　● 图中展示的几种报告方式并非意味纵向对比的合理性

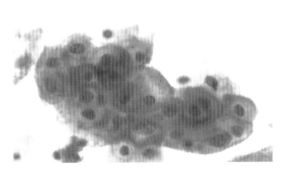

图 6-2　子宫颈液基涂片，LSIL

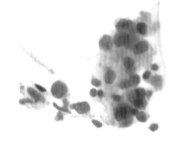

图 6-3　子宫颈液基涂片，HSIL

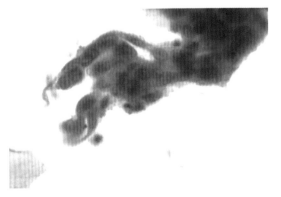

图 6-4　子宫颈液基涂片，ASC-H

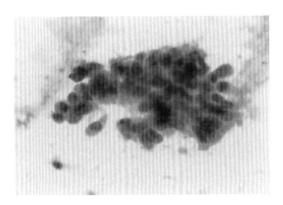

图 6-5　子宫颈液基涂片，AIS

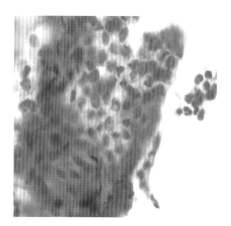

图 6-6 子宫颈液基涂片，鳞癌细胞

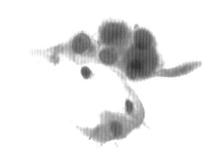

图 6-7 子宫颈液基涂片，宫颈高分化腺癌（胃型）

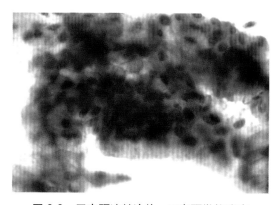

图 6-8 子宫颈液基涂片，子宫颈微偏腺癌

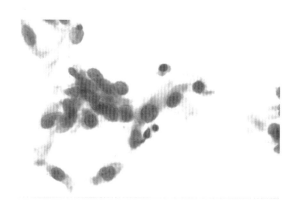

图 6-9 子宫颈液基涂片，膀胱移行细胞癌转移

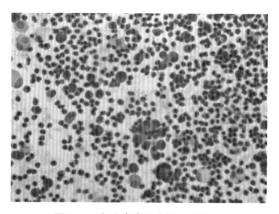

图 7-1 腹腔冲洗液中的间皮细胞

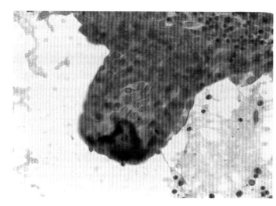

图 7-2 腹腔冲洗液中的间皮细胞

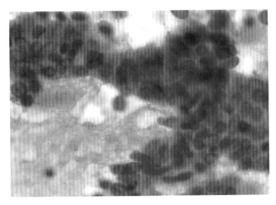

图 7-3 腹腔冲洗液中的纤毛细胞（输卵管来源）

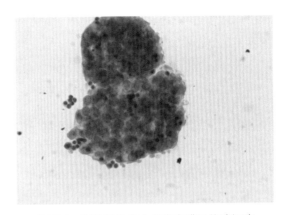

图 7-4 腹腔冲洗液中的宫内膜异位腺细胞

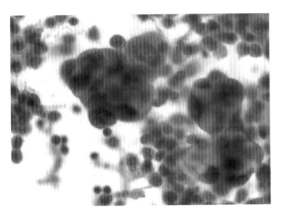

图 7-5 腹水中的卵巢腺癌

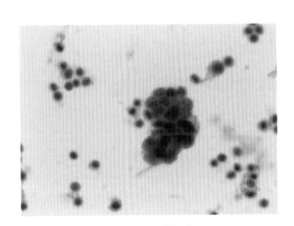

图 7-6 间皮细胞

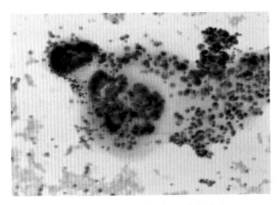

图 7-7 腹水液基涂片，黏液腺癌

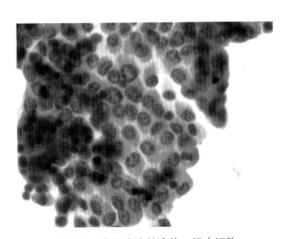

图 7-8 腹腔冲液基涂片，间皮细胞

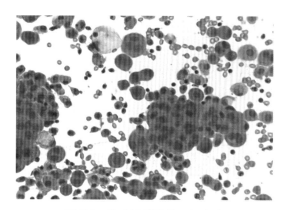

图 7-9　腹水液基涂片，间皮瘤

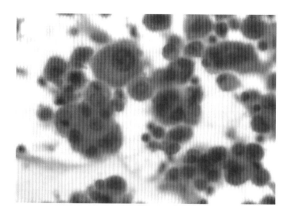

图 7-10　腹水液基涂片，间皮瘤

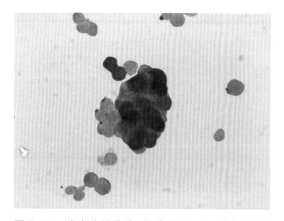

图 7-11　腹水液基涂片，间皮瘤（calrentinin阳性）

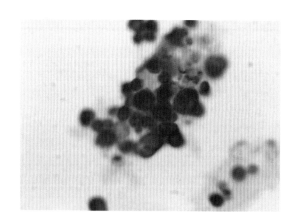

图 7-12　腹水液基涂片，间皮瘤（villin阳性）

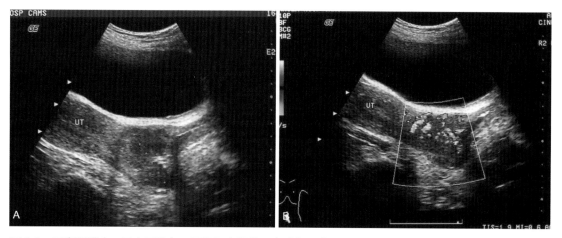

图 9-1　子宫颈增大，回声不均匀，可见子宫颈等回声肿物，边界不清。彩色多普勒超声检查可见子宫颈肿物内丰富血流信号

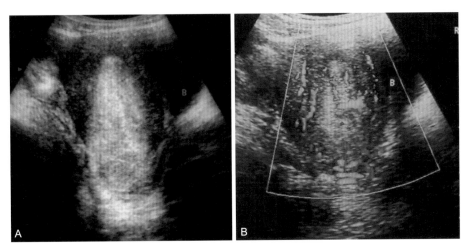

图 9-2　子宫内膜明显增厚，内部回声均匀。彩色多普勒超声检查显示子宫内膜内血流
丰富

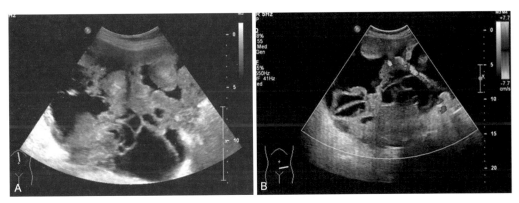

图 9-3　超声检查可见盆腔内囊实性肿物，肿物边界尚清晰，内部回声不均匀，可见较厚的分隔及
不规则实性区。彩色多普勒超声检查可见分隔上丰富的血流信号。病理诊断为浆液性乳头状囊腺癌

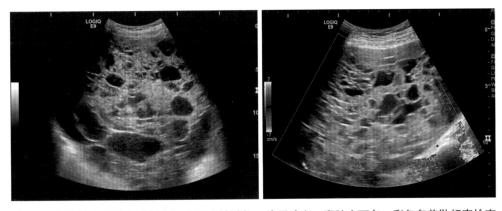

图 9-4　超声检查可见盆腹腔内巨大囊实性肿物，边界清晰；囊腔小而多。彩色多普勒超声检查
显示，肿物内部有少许血流，呈低阻力指数表现。病理诊断为黏液性囊腺癌

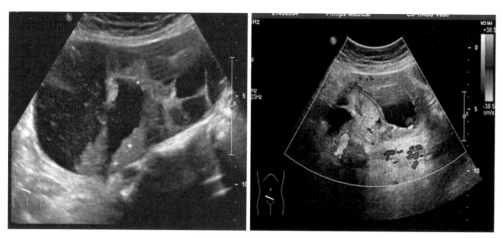

图 9-5　超声检查可见盆腹腔内巨大囊实性肿物，肿物内部可见乳头状结节及较厚分隔。彩色多普勒超声检查可见分隔上少量血流信号。病理诊断为交界性黏液性囊腺瘤

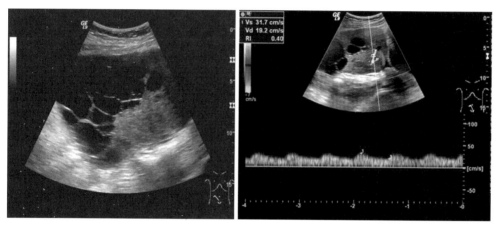

图 9-6　超声检查可见盆腹腔囊实性肿物，边界清晰，内部回声不均匀，可见较多细分隔；彩色多普勒超声检查显示低阻力指数表现。病理诊断为颗粒细胞瘤

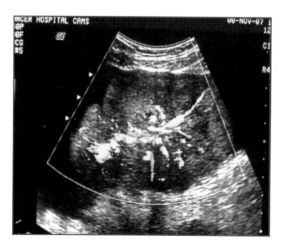

图 9-12　胃癌卵巢转移血流位于瘤体中心

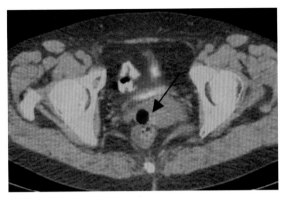

图 9-45

宫颈腺癌。盆腔淋巴结清扫术后无淋巴结转移。A.
PET-CT 横断面融合图像示子宫颈略增大，伴轻
度代谢增高灶（黑箭头所示），最大标准化摄取值
（standardized uptake value, SUV）为 2.6。手术后病理
诊断为宫颈高 - 中分化腺癌

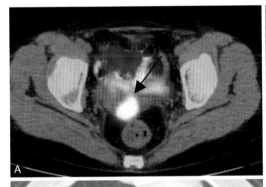

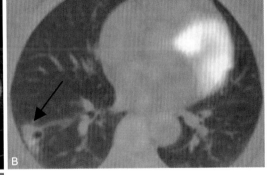

图 9-46

宫颈鳞癌。A. PET-CT 横断面融合示子宫颈增大，
伴代谢增高灶（黑箭头所示），最大 SUV 为 10.0。
PET-CT 横断面（B）和屏气胸部 CT（C）示右肺
下叶背段不规则结节（黑箭头所示），大小约为
1.7 cm，牵拉邻近胸膜，伴轻度代谢增高，最大
SUV 为 4.1。子宫活检病理诊断为浸润性鳞癌；手
术切除为右肺下叶腺癌，为第二原发性癌

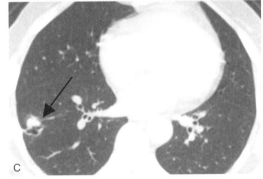

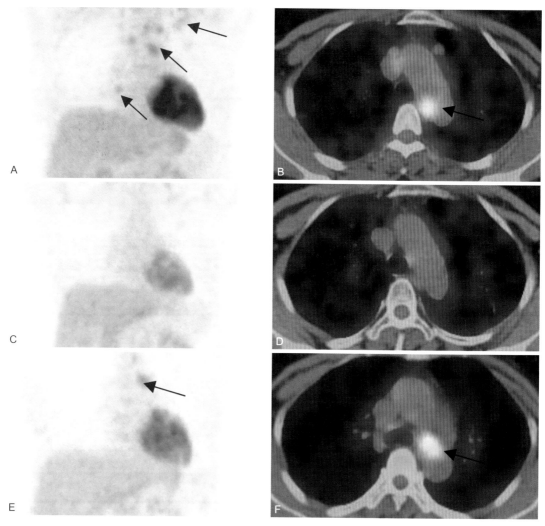

图 9-47

宫颈鳞癌,行术前放疗和手术切除后 10 年,左肺上叶转移瘤放疗后 9 年,近期肿瘤标志物 SCCA 持续升高（3.8 μg/ml）,PET-CT 发现左侧锁骨上及纵隔淋巴结转移。PET MIP（A）和横断面融合图像（B）（2008-11-13）示左侧锁骨上及纵隔（黑箭头所示）多发高代谢淋巴结,最大 SUV 为 3.3。后行化疗和双侧锁骨上区放疗,于化疗结束 1 个月和放疗结束 3 个月后行 PET-CT 检查,同期肿瘤标志物 SCCA 降至正常,PET-CT MIP（C）和横断面融合图像（D）（2009-4-14）示左侧锁骨上及纵隔淋巴结代谢明显减低。1 年后,肿瘤标志物 SCC 再次升高（5.9 μg/ml）,PET MIP（E）和横断面融合图像（F）（2010-4-13）纵隔淋巴结再次增大,伴代谢增高（黑箭头所示）,最大 SUV 为 3.1

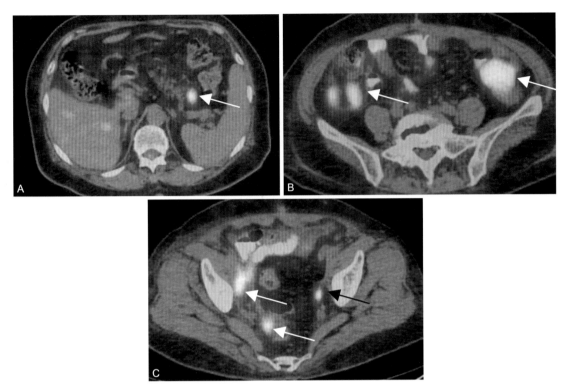

图 9-48

子宫内膜癌，术后腹盆腔多发种植转移。子宫内膜癌术后 8 个月发现肿瘤标志物 CA 125 升高（81.59 U/ml）。A 至 C.融合图像示，腹盆腔腹膜和肠系膜增厚及结节，为多发转移灶（白箭头所示），伴代谢增高，大者 4.1 cm×3.2 cm，最大 SUV 为 7.4，左侧髂血管旁摄取增高影，为输尿管生理性摄取（黑箭头所示）

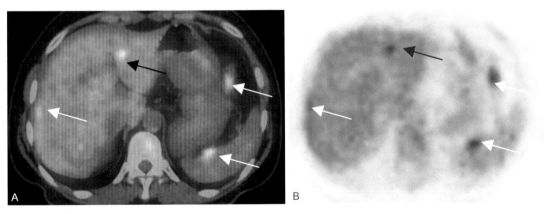

图 9-49

卵巢癌术后化疗后肝转移，腹膜及腹腔多发转移。卵巢癌术后 10 个月，化疗结束后 5 个月余，肿瘤标志物 CA125 升高（99 U/ml）。A 和 B.PET-CT 融合图像示肝周腹膜增厚，腹膜及腹腔多发高代谢结节（黑箭头所示），最大 SUV 为 5.9，位于左上腹部。肝左叶外侧段代谢增高灶（白箭头所示），最大 SUV 为 4.1，考虑为转移

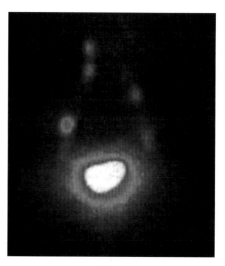

图 10-1　患者女, 36岁, 宫颈癌, 注射 ^{99m}Tc-DX于 60 min 时前位淋巴结显像

图中可见倒 Y 形的盆腔淋巴链, 下方大的近椭圆形放射性浓聚区为子宫颈注射部位的放射性。在大的近椭圆形放射性浓聚区的上方, 左、右可见数个近椭圆形小圆点, 即为前哨淋巴结 (SLN)

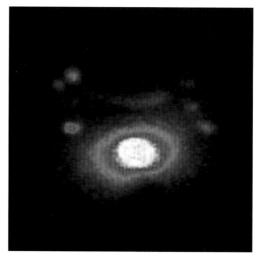

图 10-2　患者女,66 岁,外阴癌,注射 ^{99m}Tc-DX于60 min 时前位淋巴结显像

图正中大的近椭圆形放射性浓聚区即为外阴的注射部位的放射性。在大的圆形放射性浓聚区的两侧, 可见数个小圆点, 即为前哨淋巴结 (SLN)

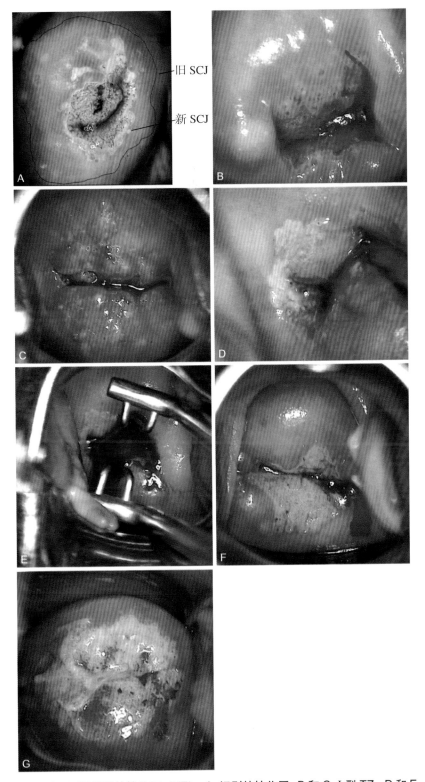

旧 SCJ

新 SCJ

图 11-1　不同类型的转化区（TZ）。A. 识别的转化区；B 和 C. Ⅰ型 TZ；D 和 E. Ⅱ型 TZ，病理为 CIN 2；F 和 G. Ⅲ型 TZ，病理为 CIN 3

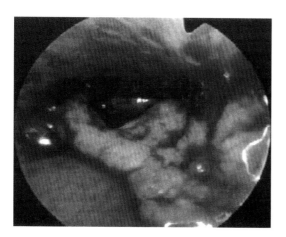

图 12-1　子宫内膜癌宫腔镜下表现

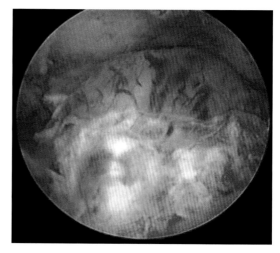

图 12-2　子宫内膜癌宫腔镜下示内膜弥漫型病变

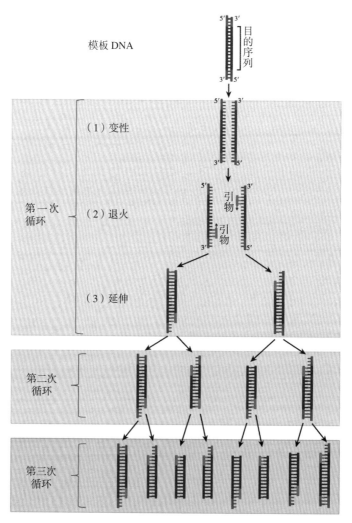

图 22-8　PCR 的基本原理

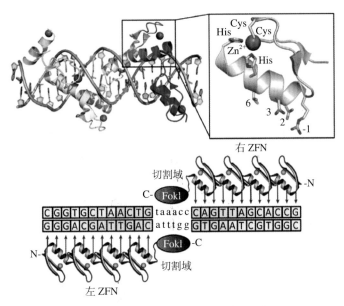

图 22-10　ZFN 的结构以及作用模式示意图

（图片来源：Gaj T, Gersbach C A, Barbas C F, 3rd. ZFN, TALEN, and CRISPR/Cas-based methods for genome engineering. Trends Biotechnol, 2013. 31(7): 397-405.）

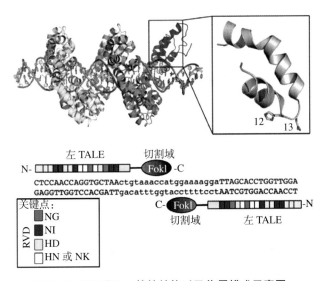

图 22-11　TALEN 元件的结构以及作用模式示意图

（图片来源：Gaj T, Gersbach C A Barbas, C F, 3rd. ZFN, TALEN, and CRISPR/Cas-based methods for genome engineering. Trends Biotechnol, 2013. 31(7): 397-405.）

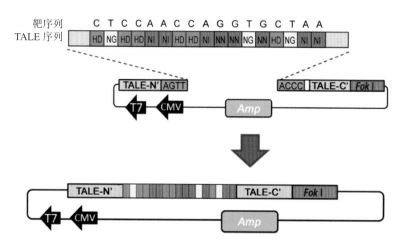

图 22-12　完整的 TALEN 元件的构建示意图

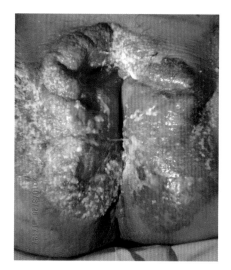

图 26-4　外阴 Paget 病的湿疹样病变，
伴有脱屑

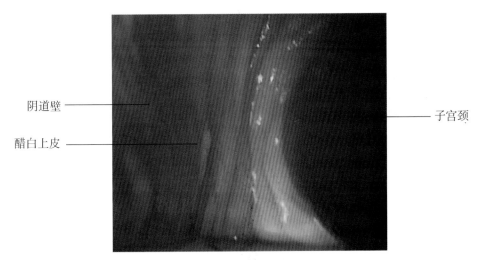

阴道壁

醋白上皮

子宫颈

图 30-1　阴道上皮内瘤变 2（VAIN 2）

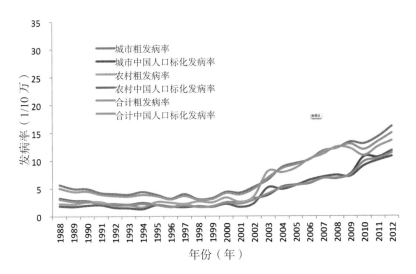

图 32-5A　1988—2012 年中国女性宫颈癌的发病率变化曲线

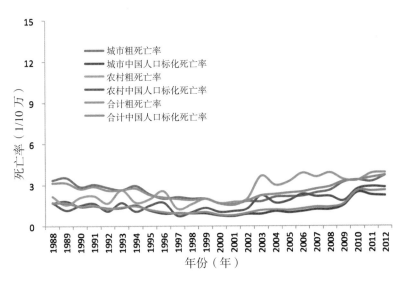

图 32-5B　1988—2012 年中国女性宫颈癌的死亡率变化曲线

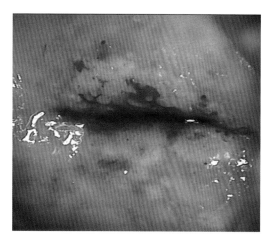

图 35-2　CIN 1 合并 HPV 感染
薄层醋白上皮，半透明，边界尚不清楚

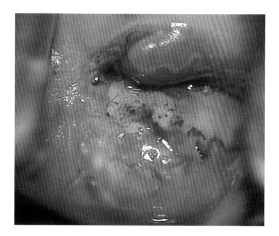

图 35-3　CIN 2
后唇醋白上皮较厚，边界清楚，点状血管粗大，
少许镶嵌

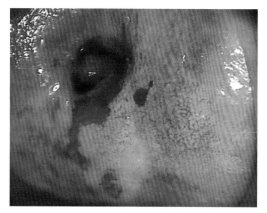

图 35-4　CIN 3
醋白上皮部分较厚，粗大不规则点状血管

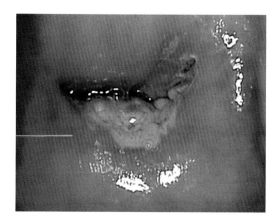

图 35-5　原位癌
后唇醋白上皮厚，边界清晰，向宫颈管内延伸，
粗大点状血管和镶嵌

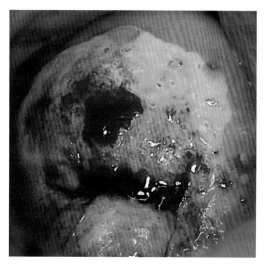

图 35-6　早期浸润癌
致密、浓厚醋白上皮，混浊，病变广泛，可见大
小不等、形态不一的镶嵌及点状血管

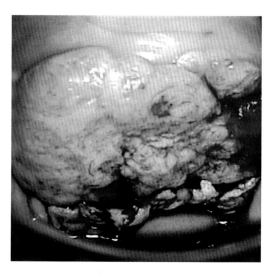

图 35-7　宫颈鳞癌 Ⅰb2 期，结节型

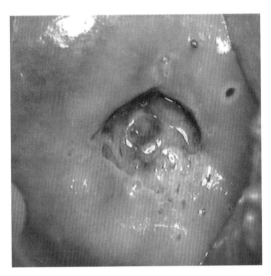

图 35-8　腺上皮异常

颈管内轻度醋白，后唇可见转化区样表现，腺开口增多增大

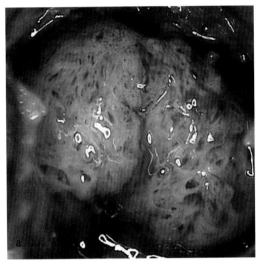

图 35-9　宫颈黏液腺癌

结节状肿瘤，厚醋白上皮，异型血管粗大，间距增宽，腺开口异常增多，呈网状

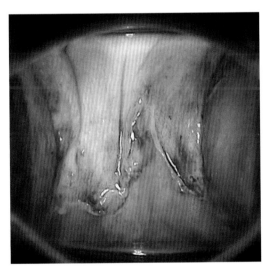

图 35-10　子宫切除术术后阴道残端放疗后

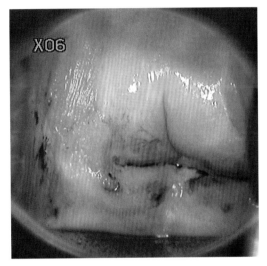

图 35-11　宫颈癌放疗后

宫颈黏膜苍白，点状血管，未见鳞柱交界，为不满意阴道镜图像

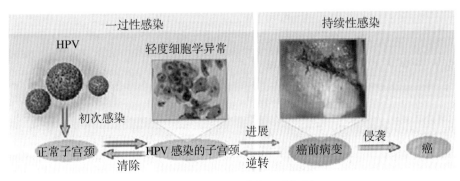

图 36-2　HPV 感染的致癌机制

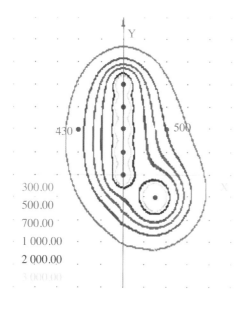

图 38-21　子宫腔 + 阴道（左）

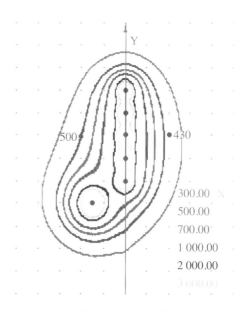

图 38-22　子宫腔 + 阴道（右）

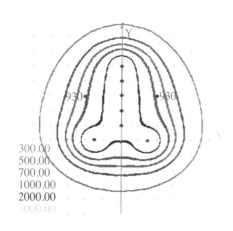

图 38-23　子宫腔 + 阴道（左、右）双管治疗的
两次剂量分布

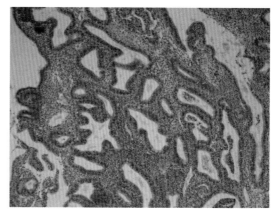

图 52-1　不伴有非典型增生的子宫内膜增生。显
微镜下，可见子宫内膜腺体增生，腺体与间质比例
超过 2∶1，腺体排列紧密，有些区域出现腺体的
背靠背。HE 染色，100X

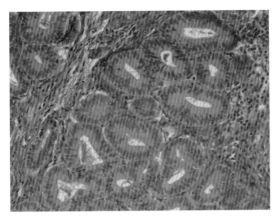

图 52-2　子宫内膜非典型增生，增生腺体的腺上皮细胞增大、细胞核变圆、失去极向，可见核仁。HE 染色，200X

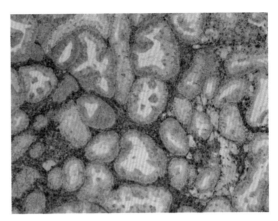

图 52-3　子宫内膜非典型增生。免疫组织化学染色，显示病变腺体 PTEN 表达缺失，而腺体之间的间质细胞表达 PTEN（胞质及胞核呈现棕色）。EnVison 一步法，100X

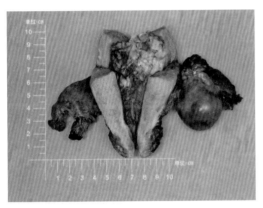

图 55-1　子宫内膜样癌。大体照片显示子宫底及后壁巨大肿物，表面凹凸不平，呈息肉状，灰黄色，质地糟脆

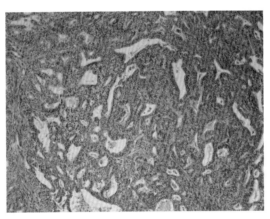

图 55-2　子宫内膜样癌。肿瘤组织由大小不等、结构复杂的腺体组成，局灶可见筛孔形成。HE 染色，100X

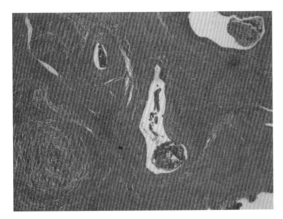

图 55-3　子宫内膜癌微囊状拉长及碎片状（MELF）浸润。子宫肌层内可见微囊状拉长的腺腔浸润，腺腔上皮被覆不完整。HE 染色，40X

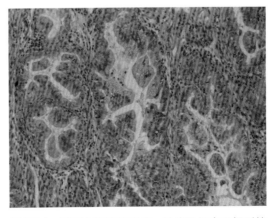

图 55-4　子宫内膜黏液腺癌。肿瘤组织由不规则的腺腔组成，腺上皮富含黏液，呈高柱状，细胞核位于腺腔基底部，分化较好。HE 染色，100×

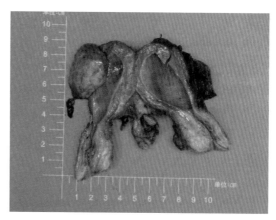

图 55-5　子宫内膜浆液性癌。大体照片显示子宫
体无明显增大，子宫肌壁萎缩变薄，子宫腔内可见
息肉状肿物

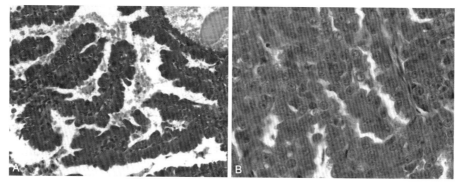

图 55-6　子宫内膜浆液性癌。A. 肿瘤形成乳头结构，被覆细胞异型明显，部分肿瘤细
胞脱落到腺腔内。HE 染色，200×。B. 肿瘤由大小不等的腺腔组成，腺腔排列密集，
形态不规整，细胞异型明显，可见大而红染的核仁。HE 染色，400×

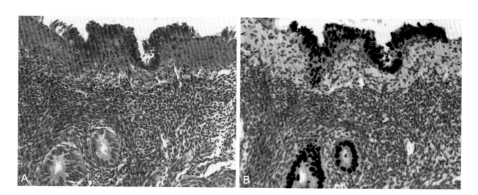

图 55-7　浆液性子宫内膜上皮内癌（SEIC）。A. 在子宫内膜表层黏膜上皮及其下的腺上
皮被明显异型的肿瘤细胞所替代。HE 染色，100×。B. 免疫组织化学染色显示肿瘤性
的上皮细胞 p53 呈强阳性表达。EnVison 一步法，100×

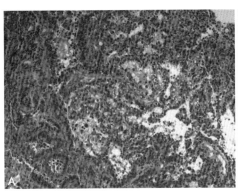
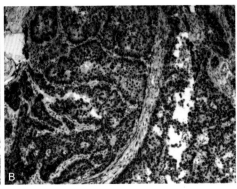

图 55-8　子宫内膜透明细胞癌。A. 肿瘤表现为腺样及乳头混合结构，细胞胞质部分透亮、部分嗜酸性；细胞核突向腺腔。HE 染色，100×。B. 免疫组织化学染色显示肿瘤细胞 HNF-1β 呈强阳性。EnVison 一步法，100×

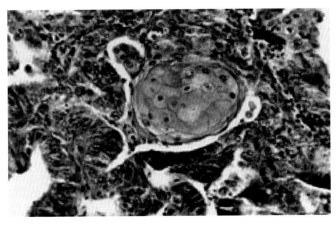

图 59-1　子宫乳头状浆液性癌(UPSC)（图片来源 Cavanagh D, Fiorica J V, Hoffman M S, et al. Adenocarcinoma of the endometrium: an institutional review. Cancer control. 1999; 6(4): 354-360.）

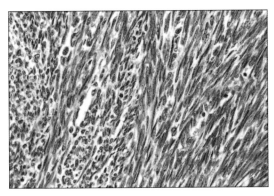

图 61-1　富于细胞型性子宫平滑肌瘤[31]

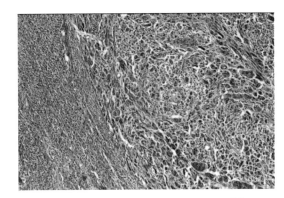

图 61-2　子宫平滑肌瘤伴奇异形核[31]

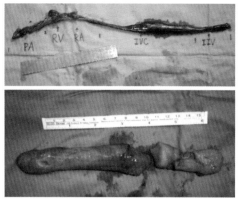

图 61-3　静脉内平滑肌瘤病患者的大体标本

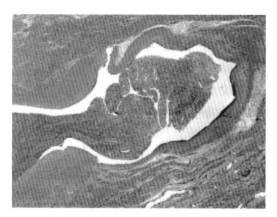

图 61-4　平滑肌瘤病生长于子宫肌层的静脉内

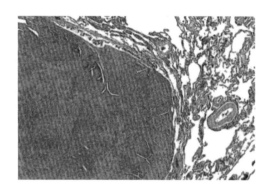

图 61-5　肺组织内见到的平滑肌瘤

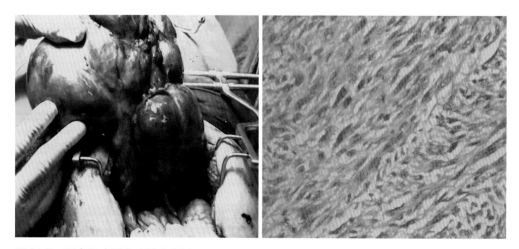

图 61-7　子宫肌瘤恶变（图片来源：Vellanki V S, Rao M, Sunkavalli C B, et al. A rare case of uterine leiomyosarcoma: a case report. J Med Case Reports, 2010(4): 222.）

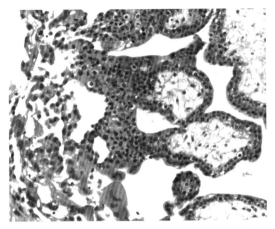

图 73-1 妊娠早期绒毛表面的细胞滋养细胞和合体细胞以及位于绒毛一侧滋养细胞柱的中间型滋养细胞（HE 染色）

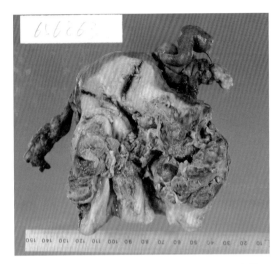

图 73-2 子宫绒癌，肿瘤出血坏死明显，似血管瘤样

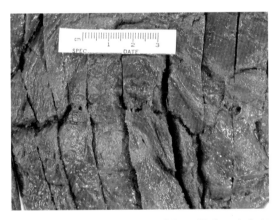

图 73-3 胎盘绒癌。病灶很像梗死结节。患者顺产后 51 d 阴道大出血，刮宫样本病理检查见到成片的滋养细胞；同时新生儿出生 13 d 时出现无诱因黑便，检查发现空肠肿物，经肿物切除样本病理检查证实为绒癌。之后重新检查患者的胎盘母体面，发现了病灶，此病灶侵入了母体子宫壁同时转移到了胎儿

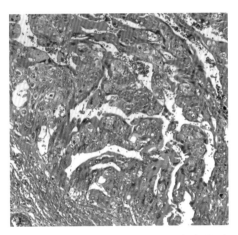

图 73-4 子宫绒癌。滋养细胞保留极向排列，即细胞滋养细胞表面有合体细胞覆盖（HE 染色）

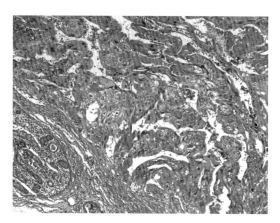

图 73-5　绒癌。从胎盘（与图 73-3 为同一病例）转移至新生儿的空肠的转移瘤，患儿出生后第 24 天进行了手术切除。图左下部为正常小肠黏膜组织（HE 染色）

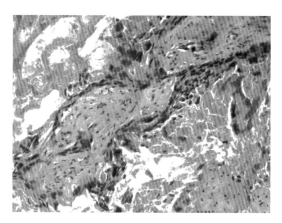

图 73-6　胎盘绒癌（与图 73-5 为同一病例）。镜下可见肿瘤细胞侵入绒毛间质（HE 染色）

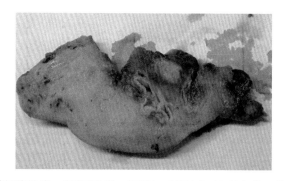

图 73-7　子宫胎盘床滋养细胞肿瘤。患者 30 岁，G2P1，2007 年 11 月自然正常分娩一活婴，产后 7 个月阴道出血月余，不治自愈。产后 20 个月再次阴道出血，血 hCG 阴性，自愈。2009 年 8 月 7 日因阴道再次出血来我院就诊，查血 hCG17.10 mol/ml；盆腔 B 超检查显示，子宫左侧子宫底占位病变，符合滋养细胞肿瘤表现。2009 年 9 月 11 日刮宫物病理检查显示，分泌期子宫内膜，未见绒毛及滋养细胞。之后化疗一个疗程，切除子宫。本图示手术切除的子宫标本，见左侧、内膜下方有一边界欠清的灰黄色结节，周边呈灰褐色，一侧可见高度扩张的血管；肿瘤的出血远不及绒癌明显

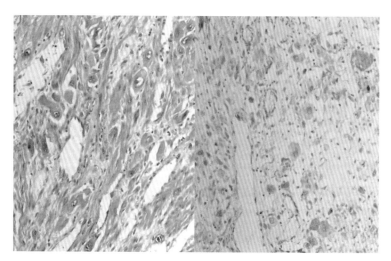

图 73-8　（左）胎盘床滋养细胞肿瘤由较为单一的滋养细胞构成（HE 染色）；（右）免疫组织化学染色证实为中间型滋养细胞（hPL 染色）

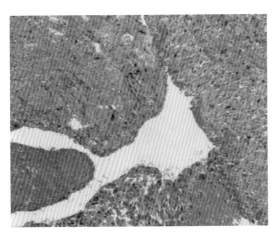

图 73-9　胎盘床滋养细胞肿瘤。肿瘤细胞侵入血管壁，管腔缘右上方有纤维素样坏死（HE 染色）

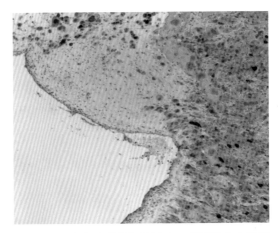

图 73-10　胎盘床滋养细胞肿瘤。瘤细胞自血管周围侵入血管壁（hPL 染色）

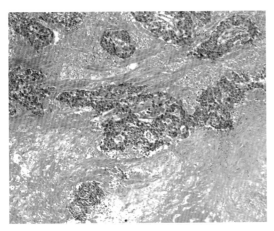

图 73-11　上皮样滋养细胞肿瘤。瘤细胞形态相对一致，呈巢或片块状分布（HE）

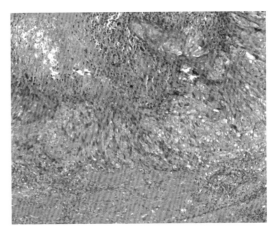

图 73-12　子宫上皮样滋养细胞肿瘤。以边缘清楚的片状上皮细胞为特征，很像分化差的子宫内膜癌（HE 染色）。患者 42 岁，2006 年 7 月阴道出血伴 hCG 略增高，刮宫诊断为绒癌。经化疗后于 2007 年 4 月切除子宫。大体标本见子宫底深肌层灰黄褐色结节并突入子宫腔，直径约 4 cm，边界清楚。本图为镜下所见。该患者子宫切除术后 1 年复发，伴有 hCG 增高，再次手术见肿瘤侵入肠壁。术后再次化疗，患者 1 年后死亡

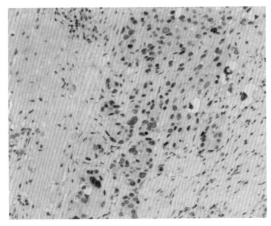

图 73-13　子宫上皮样滋养细胞肿瘤（与图 73-12 为同一病例）。肿瘤细胞核免疫组织化学染色 p63 弥漫阳性表达

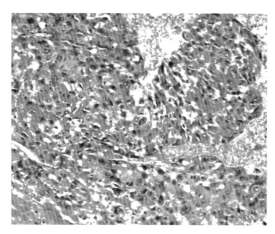

图 73-14　上皮样滋养细胞肿瘤。形态上可以很像鳞癌（HE 染色）

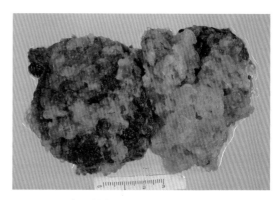

图 73-16　完全性葡萄胎。水肿绒毛

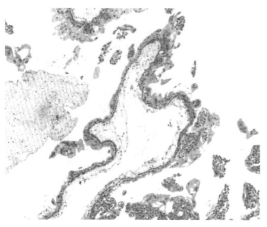

图 73-17　早孕完全性葡萄胎。患者 29 岁，停经 55 d，阴道出血，刮宫物仅有个别绒毛间质形成中央池，呈典型的葡萄胎表现（HE 染色）

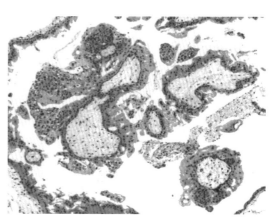

图 73-18　完全性葡萄胎。患者刮宫物中尽管多数绒毛没有中央池形成，但这些绒毛间质呈软骨样，细胞较丰富；滋养细胞呈环状增生（HE 染色）

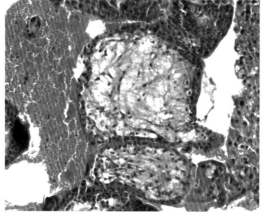

图 73-19　完全性葡萄胎。高倍镜下绒毛间质内有散在的、不成熟血管芽，并可见个别核碎（HE 染色）

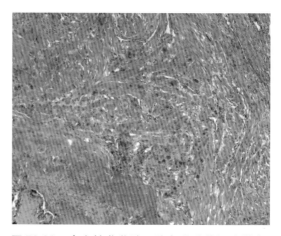

图 73-20　完全性葡萄胎。胎盘床滋养细胞增生，左下方有个别绒毛（HE 染色）

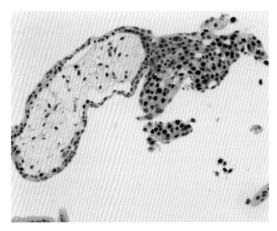

图 73-21　正常绒毛的 p57 免疫组织化学染色表达状态

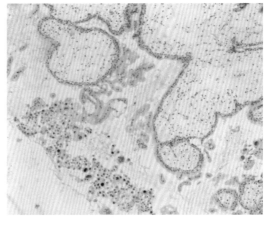

图 73-22　完全性葡萄胎。p57 免疫组织化学染色表达状态

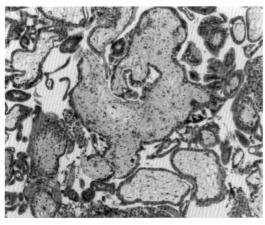

图 73-23　部分性葡萄胎。可见轮廓不规则的绒毛，被覆的滋养细胞轻度增生，间质内有内陷的滋养细胞（HE 染色）

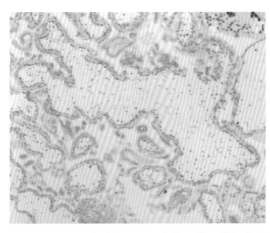

图 73-24　上图免疫组化 p57 染色，绒毛的细胞滋养细胞和间质细胞，以及绒毛外滋养细胞（右上）均为阳性表达

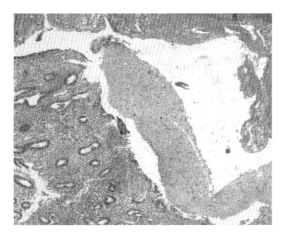

图 73-25　胎盘床结节或斑块。流产后出现不明原因的不规则阴道出血，刮宫物中见有退化的蜕膜结节（HE 染色）

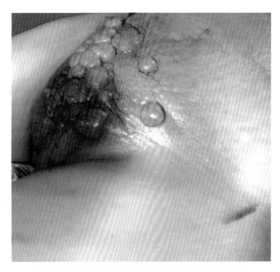

图 85-1　盆腔照射野区皮肤出现多发结节